W0260784

K.-H. Fuchs · H. J. Stein · A. Thiede (Hrsg.)

Springer
Berlin
Heidelberg
New York
Barcelona
Budapest
Hongkong
London
Mailand
Paris
Santa Clara
Singapur
Tokio

K.-H. Fuchs · H. J. Stein · A. Thiede (Hrsg.)

Gastrointestinale Funktionsstörungen

Diagnose, Operationsindikation, Therapie

Mit Geleitworten von J. R. Siewert und T. R. DeMeester

Mit 340 Abbildung und 95 Tabellen

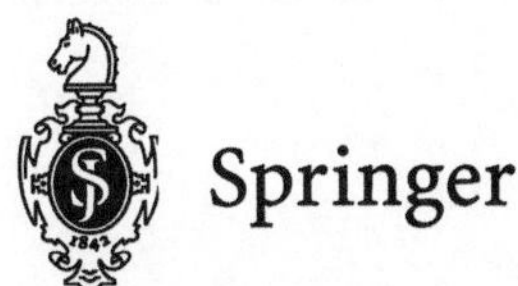

Springer

Prof. Dr. med. K.-H. Fuchs
Chirurgische Universitätsklinik
Josef-Schneider-Str. 2
97080 Würzburg

Dr. med. H. J. Stein
Chirurgische Klinik
Ismaninger Str. 22
81675 München

Prof. Dr. med. A. Thiede
Chirurgische Universitätsklinik
Josef-Schneider-Str. 2
97080 Würzburg

ISBN-13:978-3-642-64375-0

Die Deutsche Bibliothek – CIP-Einheitsaufnahme

Gastrointestinale Funktionsstörungen : Diagnose, Operationsindikation, Therapie ; mit Tabellen / K.-H. Fuchs … (Hrsg.). Geleitw. von J. R. Siewert und T. R. DeMeester. – Berlin ; Heidelberg ; New York ; Barcelona ; Budapest ; Hongkong ; London ; Mailand ; Paris ; Santa Clara ; Singapur ; Tokio : Springer, 1997
ISBN-13:978-3-642-64375-0 e-ISBN-13:978-3-642-60372-3
DOI: 10.1007/978-3-642-60372-3

NE: Fuchs, Karl-Hermann [Hrsg.]

Softcover reprint of the hardcover 1st edition 1997

Einbandgestaltung: Design & Production, Heidelberg
Satz: Fotosatz-Service Köhler OHG, Würzburg
Herstellung: *Produserv* Springer Produktions-Gesellschaft, Berlin

SPIN: 10492576 24/3020 – 5 4 3 2 1 0 – Gedruckt auf säurefreiem Papier

Geleitwort

Das Wohlbefinden eines Menschen hängt nicht zuletzt davon ab, ob sein Gastrointestinaltrakt gut funktioniert! Störungen dieser Funktion führen zu einer mehr oder minder starken Beeinträchtigung seiner Lebensqualität. Die Beschäftigung mit den Funktionsstörungen des Gastrointestinaltraktes ist somit eine wichtige ärztliche Aufgabe; ihre Diagnostik und Therapie setzt ein profundes Wissen um derartige Funktionsstörungen voraus. Das hier vorliegende Buch vermittelt dieses Wissen.

Funktionsstörungen werden in diesem Buch in erster Linie als Motilitätsstörungen verstanden. Dies ist verständlich und nachvollziehbar, wenn man bedenkt, daß im Gastrointestinaltakt Motilitätsphänomene tatsächlich ganz im Vordergrund stehen und auch für ein regelrechtes Funktionieren von Sekretion und Resorption eine wesentliche Voraussetzung darstellen. Wo sich nichts bewegt, verpuffen auch noch so gute Sekretions- und Resorptionsleistungen.

Störungen der Motilität können vielfältig sein. Die Motilität kann geschwächt werden oder ganz zum Erliegen kommen – es kommt zur Stase; eine hochpathologische Situation, die zu Infektion, aber auch über pathologisch verlängerten Kontaktzeiten zwischen Gastrointestinalinhalt und Mucosa zur Entwicklung maligner Tumoren führen. Die Motilität kann auf der anderen Seite beschleunigt sein und so zu einer zu raschen Passage führen mit all ihren Konsequenzen für eine regelrechte Resorption von Gastrointestinalinhalt.

Motilität kann auch unprogrammiert und in ihrer Stärke gesteigert bis hin zur Spasmus ablaufen, sie wird dann als schmerzhaft empfunden. Schließlich kann Motilität auch zu einer Rückwärtsbewegung des Gastrointestinalinhaltes führen mit den bekannten klinischen Konsequenzen.

Die Regelhaftigkeit des gastrointestinalen Transportes wird durch sog. Sphinkteren gewährleistet. Ein Versagen dieser Funktionen führt ebenfalls zu schweren Funktionsstörungen. Sphinkteren können insuffizient werden oder überreagieren. Besondere klinische Bedeutung kommt den ösophagealen Sphinkteren und dem Sphinkter ani zu. Überfunktionen können Störungen von Divertikeln bis hin zur Achalasie oder dem M. Hirschsprung auslösen. Insuffizienzen führen zur Inkontinenz oder zum intestinalen Reflux. Am interessantesten sind diese Funktionsstörungen im Bereich der Speiseröhre, weil hier die Motilität ganz im Vordergrund steht. Daß derartige Funktionsstörungen nicht nur die Lebensqualität beeinflussen können, sondern langfristig auch zu organischen Erkrankungen führen können, ist nachhaltig in den letzten Jahren am Beispiel des Barrett-Carcinoms belegt worden.

Die Bedeutung der Funktionsstörungen des Gastrointestinaltraktes macht ihre Diagnostik und Therapie besonders wichtig. Über Jahre war die Diagnostik dieser Funktionsstörungen schwierig. Deswegen ist ein großer Teil dieses Buches den verschiedenen modernen diagnostischen Möglichkeiten gewidmet. Ohne exakte Diagnose keine sinnvolle Therapie; aber auch ohne Verständnis der Pathophysiologie keine gezielte Therapie. Erfreulicherweise findet die Darstellung der Pathophysiologie breiten Raum. Für den praktisch tätigen Arzt wird naturgemäß die Therapievon besonderem Interesse sein. Ebenso selbstverständlich ist, daß von chirurgischen Herausgebern die chirurgische Therapie bevorzugt und kompetent dargestellt wird.

Insgesamt also ein sehr wichtiges Werk, das den pathophysiologisch interessierten Leser, aber auch den praktisch tätigen Arzt vielfältige und wichtige Informationen bietet. Es ist ein großes Verdienst der Herausgeber, sich dieser wichtigen Thematik angenommen und das Wissen zu diesem Thema zeitgemäß und aktuell dargestellt zu haben. Dem Buch ist eine weite Verbreitung zu wünschen, denn nur der umfassend informierte Arzt kann seinem Patienten wirkungsvoll helfen.

J. R. Siewert
Chirurgische Klinik und Poliklinik
Technische Universität München

Foreword

Clinical medicine has advanced by retrospective analysis, relating symptoms to anatomic lesions and using this relationship prospectively to diagnose disease. In time, biochemical alterations or histologic abnormalities were identified with disease processes, such as neoplasia, inflammation, or ischemia, and were used to recognize specific diseases in symptomatic patients. There are, however, abnormalities that cause symptoms in the absence of anatomic, histologic, or biochemical markers. For the most part, these are abnormalities of organ function that give rise to symptoms prior to the development of tissue or biochemical changes. Determining the cause of these symptoms requires detection of the underlying abnormal function which, if allowed to persist, can result in tissue injury.

Functional disorders of the gut are such abnormalities. They may exist for a period of time without producing morphologic changes but causing considerable symptoms. Ascribing these symptoms to a specific disease of the gut in the absence of histologic findings can lead to an error in diagnosis. Consequently, objective methods are required to confirm the presence of a functional gut abnormality and to distinguish it from other conditions.

Usually the surgeon is involved in the treatment of functional gut disorders only when the disease process has caused complications, severe morphologic damage or profound organ dysfunction. In this situation, extirpation of a diseased organ or removal of the diseased part often remains the only option. More recently, surgical procedures have been designed to improve the function of the gut without its removal, provided sufficient function remains at the time the patient is seen. Identification of patients who would benefit from such procedures has been difficult for the surgeon. This is because a successful surgical procedure to improve gut function requires an understanding of the normal physiology and the precise pathophysiologic abnormality causing the disease. In the past, dia gnostic tests to identify functional gut abnormalities were complex, difficult to perform, and frequently unreliable.

Today, interest in functional abnormalities of the gut is undergoing a revival amongst surgeons. Factors fostering this are the availability of modern technology that allows testing of gastrointestinal function in an ambulatory office setting and greater patient acceptance of surgical therapy brought about by the development of limited-access procedures.

The outgrowth of this interest has been the development of a new brand of surgeons. They are characterized by having a disease-focused as opposed to a procedure-focused interest. They understand and are skilled in the diagnosis of disease by the measurement of altered organ function. They improve the function of an organ by surgically altering its structure or the arrangement of its moving parts. While being talented open surgeons, they have also become adept in using the new tools of limited-access surgery.

This book entitled, Gastrointestinal Functional Disorders, has been produced by such surgeons. The focus of the book is on the physiologic approach to the diagnosis and management of functional gastrointestinal disorders. The contributions summarize the present state of this new approach to the field of gastrointestinal surgery. Young surgeons of today will find the book to be a stimulus for change and an introduction into an exciting new dimension of surgical science; one that adds diagnostic skills to technical skills.

Tom R. DeMeester, M. D.
Professor and Chairman
Department of Surgery
University of Southern California School of Medicine
Los Angeles, California, USA

Vorwort

Gastrointestinale Funktionsstörungen haben eine hohe Prävalenz in vielen Industriestaaten, besonders der westlichen Welt. Ein Großteil der finanziellen Mittel der Gesundheitsversorgung eines Landes wird für die Behandlung von gutartigen funktionellen Erkrankungen des oberen und unteren Gastrointestinaltraktes und des Anorektums jedes Jahr aufgebracht, wobei der volkswirtschaftliche Schaden durch diese Erkrankungen durch herabgesetzte Arbeitsleistung oder Krankentage nur schwer abgeschätzt werden kann. Bei häufig unspezifischem Beschwerdebild besteht ein diagnostisches Dilemma, das nur schrittweise durch neue Untersuchungstechniken mit verbesserter diagnostischer Wertigkeit gelöst werden kann. Man kann dennoch in den letzten zehn Jahren eine deutliche Optimierung der Untersuchungsmöglichkeiten und eine sich daraus ergebende Zunahme unseres Wissens über die Pathophysiologie dieser Erkrankungen feststellen.

Die Entwicklung neuer Medikamente und auf chirurgischem Fachgebiet besonders die Minimierung des Zugangstraumas durch laparoskopische und thorakoskopische Operationstechniken, führen gegenwärtig zu einer vermehrten Akzeptanz dieser Behandlungsverfahren unter den Patienten und den sie betreuenden Medizinern.

Dieses Buch soll allen Kolleginnen und Kollegen, die Patienten mit gutartigen Funktionsstörungen des gesamten Gastrointestinaltraktes betreuen, helfen, eine Übersicht und ein besseres Verständnis für Pathophysiologie, Diagnostik und Therapie zu erlangen.

Tiefe Dankbarkeit gilt allen beteiligten Autoren, die mitgeholfen haben, diese Zusammenstellung zu realisieren. Besonderer Dank gebührt den Firmen Synectics, Autosuture und Janssen für die finanzielle Unterstützung sowie Frau Schröder, Herrn Schiller und allen Mitarbeitern des Springer-Verlages für ihr Engagement.

Würzburg und München, im September 1996

Die Herausgeber

Inhaltsverzeichnis

Mitarbeiterverzeichnis

Ahrens, P.
Klinik für Allgemein- und Abdominalchirurgie Funktionsbereich Kinderchirurgie der Johann-Wolfgang-Goethe-Universität
Theodor-Stern-Kai 7, D-60590 Frankfurt

Barnert, J.
III. Medizinische Klinik, Zentralklinikum
Postfach 101920, D-86009 Augsburg

Beese, G.
Chirurgische Universitätsklinik und Poliklinik
Josef-Schneider-Str. 2, D-97080 Würzburg

Bernini, A.
Dept. of Surgery, University of Minnesota, Phillip-Wangensteen Building
516 Delaware Street S.E., Minneapolis/MN 55455, USA

Bonavina, L.
Istituto di Chirurgia e Oncologia Chirurgia, Università di Milano, Policlinico – Pad. Monteggia
Via F. Sforza 35, I-20122 Milano

Bozkurt, T.
Abteilung Gstroenterologie und Innere Medizin, Städtisches Krankenhaus
Gotenstr. 1, D-42653 Solingen

Bremner, Cedric G.
Dept. of Surgery, University of Southern California, School of Medicine
1510 San Pablo St., Suite 514, Los Angeles, California 90033, USA

Bremner, Ross M.
Dept. of Surgery, University of Southern California, School of Medicine
1510 San Pablo St., Suite 514, Los Angeles, California 90033, USA

Bruch, H.-P.
Direktor der Klinik für Chirurgie, Universitätsklinikum
Ratzeburger Allee 160, D-23538 Lübeck

Castell, Donald O.
Dept. of Medicine, Suite 501, Pepper Pavillon, One Graduate Plaza
1800 Lombard Street, Philadelphia, PA 19146, USA

Castell, June A.
Dept. of Medicine, Suite 501, Pepper Pavillon, One Graduate Plaza
1800 Lombard Street, Philadelphia, PA 19146, USA

DeMeester Tom, R.
Dept. of Surgery, USC Healthcare Consult. Center, School of Medicine
1510 San Pablo St., Suite 514, Los Angeles, California 90033, USA

Eberl, Th.
III. Medizinische Klinik, Zentralklinikum,
Postfach 101920, D-86009 Augsburg

Egeler, B.
II. Lehrstuhl für Chirurgie der Universität, Krankenhaus Merheim
Ostmerheimer Str. 200, D-51109 Köln

Etter, M.
Chirurgische Klinik, Klinikum Rechts der Isar
Ismaninger Str. 22, D-81675 München

Eypasch, E.
II. Lehrstuhl für Chirurgie der Universität, Krankenhaus Merheim
Ostmerheimer Str. 200, D-51109 Köln

Fein, M.
Chirurgische Universitätsklinik und Poliklinik
Josef-Schneider-Str. 2, D-97080 Würzburg

Feussner, H.
Chirurgische Klinik, Klinikum Rechts der Isar
Ismaninger Str. 22, D-81675 München

Freys, S. M.
Chirurgische Universitätsklinik und Poliklinik
Josef-Schneider-Str. 2, D-97080 Würzburg

Fuchs, K.-H.
Chirurgische Universitätsklinik und Poliklinik
Josef-Schneider-Str. 2, D-97080 Würzburg

Heimbucher, J.
Chirurgische Universitätsklinik und Poliklinik
Josef-Schneider-Str. 2, D-97080 Würzburg

Heller, K.
Klinik für Allgemein- und Abdominalchirurgie, Funktionsbereich Kinderchirurgie der Johann-Wolfgang-Goethe-Universität
Theodor-Stern-Kai 7, D-60590 Frankfurt

Herold, A.
Klinik für Chirurgie, Universitätsklinikum
Ratzeburger Allee 160, D-23538 Lübeck

Hinder, R. A.
Prof. of Surgery, H. E. Stuckenhoff Chair of Surgery, Creighton University
Mayo Clinic Jacksonville
4500 San Pablo Road, Jacksonville, Florida 32224, USA

Jost, W. H.
Deutsche Klinik für Diagnostik
Aukammallee 33, D-65191 Wiesbaden

Katada, N.
Research Fellow, Dept. of Surgery, Creighton University School of Medicine
Omaha, Nebraska, USA

Karaus, M.
Abteilung für Innere Medizin, Universitätsklinikum Rudolf Virchow
Augustenburger Platz 1, D-13353 Berlin-Charlottenburg

Kauer, W. K. H.
Chirurgische Klinik, Klinikum Rechts der Isar
Ismaninger Str. 22, D-81675 München

Klein, M.
Dept. of Surgery, USC Healthcare Consult. Center, School of Medicine
1510 San Pablo St., Suite 514, Los Angeles, California 90033, USA

Koop, H.
Leiter der IV. Inneren Klinik
Karower Str. 11, D-13122 Berlin

Korn, O.
Chirurgische Klinik, Klinikum Rechts der Isar
Ismaninger Str. 22, D-81675 München

Kraemer, M.
Chirurgische Universitätsklinik und Poliklinik
Josef-Schneider-Str. 2, D-97080 Würzburg

Langer, M.
Abteilung Gastroenterologie und Innere Medizin, Städtisches Krankenhaus
Gotenstr. 1, D-42653 Solingen

Leppert, R.
Chirurgische Universitätsklinik und Poliklinik
Josef-Schneider-Str. 2, D-97080 Würzburg

Liebermann-Meffert, D.
Chirurgische Klinik und Poliklinik, Klinikum Rechts der Isar
Ismaninger Str. 22, D-81675 München

Liehr, R.-M.
Medizinische Klinik, Klinikum Steglitz
Hindenburgdamm 30, D-12200 Berlin

Lux, G.
Chefarzt Gastroenterologie und Innere Medizin, Städtisches Krankenhaus
Gotenstr. 1, D-42653 Solingen

Maroske, J.
Chirurgische Universitätsklinik und Poliklinik
Josef-Schneider-Str. 2, D-97080 Würzburg

McBride, P.J.
General Surgery Resident & Research Fellow, Dept. of Surgery, Creighton University School of Medicine
Omaha, Nebraska, USA

Orth, K.H.
Abteilung Gastroenterologie und Innere Medizin, Städtisches Krankenhaus
Gotenstr. 1, D-42653 Solingen

Peters, J.H.
University of Southern California, Health Care Consultation Center
1510 San Pablo St., Suite 514, Los Angeles, California 90033, USA

Raiser, F.
Dept. of Surgery, School of Medicine, Creighton University
Suite 3740, 601 North 30th St., Omaha, Nebraska 68131, USA

Raiser, M.W.
Clinical Associate Professor
The University of Health Sciences' Chicago Medical School
North Chicago, Illinois, USA

Riecken, E.O.
Direktor der Medizinischen Klinik, Klinikum Steglitz
Hindenburgdamm 30, D-12203 Berlin

Ritter, M.P.
Dept. of Surgery, USC Healthcare Consult. Center, School of Medicine
1510 San Pablo St., Suite 514, Los Angeles, California 90033, USA

Rösch, W.
Chefarzt der Medizinischen Klinik, Krankenhaus Nordwest
Steinbacher Hohl 2–26, D-60488 Frankfurt

Sailer, M.
Chirurgische Universitätsklinik und Poliklinik
Josef-Schneider-Str. 2, D-97080 Würzburg

Scheurlen, M.
Medizinische Universitäts-Poliklinik
Klinikstr. 8, D-97070 Würzburg

Schiedeck, T.
Klinik für Chirurgie, Universitätsklinikum
Ratzeburger Allee 160, D-23538 Lübeck

Schippers, E.
Chirurgische Klinik, Medizinische Fakultät der RWTH
Pauwelsstr. 30, D-52074 Aachen

Schmidbauer, W.
III. Medizinische Klinik
Postfach 101920, D-86009 Augsburg

Siewert, J.R.
Chirurgische Klinik, Klinikum Rechts der Isar
Ismaninger Str. 22, D-81675 München

Sohn, S.K.
Dept. of Surgery, University of Minnesota, Phillip-Wangensteen Building
516 Delaware Street S.E., Minneapolis, MN 55455, USA

Spencer, M. P.
Dept. of Surgery, University of Minnesota, Phillip-Wangensteen Building
516 Delaware Street S.E., Minneapolis, MN 55455, USA

Stabenow-Lohbauer, U.
Abteilung Gastroenterologie und Innere Medizin, Städtisches Krankenhaus
Gotenstr. 1, D-42653 Solingen

Stein, H. J.
Chirurgische Klinik, Klinikum Rechts der Isar
Ismaninger Str. 22, D-81675 München

Stier, A.
Chirurgische Klinik, Klinikum Rechts der Isar
Ismaninger Str. 22, D-81675 München

Stumacher, S. G.
Dept. of Medicine
Suite 501, Pepper Pavillon, One Graduate Plaza, 1800 Lombard Street,
Philadelphia, PA 191146, USA

Thiede, A.
Direktor der Chirurgischen Universitätsklinik und Poliklinik
Josef-Schneider-Str. 2, D-97080 Würzburg

Troidl. H.
II. Chirurgischer Lehrstuhl der Universität
Ostmerheimer Str. 200, D-51109 Köln

Wienbeck, M.
Chefarzt III. Medizin. Klinik
Postfach 101920, D-86009 Augsburg

Wong, W., Douglas, M. D.
Dept. of Surgery, University of Minnesota, Phillip-Wangensteen Building
516 Delaware Street S. E., Minneapolis, MN 55455, USA

1 Praktische Durchführung verschiedener Untersuchungen zur Abklärung gastrointestinaler Funktionsstörungen

Bedeutung und Messung der Lebensqualität

E. EYPASCH, B. EGELER und H. TROIDL

Konservativ-medikamentöse und operative Fortschritte in der Gastroenterologie in den letzten 3 Jahrzehnten haben die Messung der Lebensqualität zu einem aktuellen Thema gemacht. Die Kontroversen um die Definition von Lebensqualität sowie die Verfügbarkeit geeigneter Meßinstrumente stellten jedoch die Kernprobleme im klinischen Alltag dar. Von der eigenen Arbeitsgruppe wurde unter Leitung von Prof. Troidl seit 1974 eine randomisierte Studie zur Lebensqualität nach Gastrektomie durchgeführt, die eine tendenziell bessere Befindlichkeit bei Patienten zeigte, die einen Ersatzmagen hatten. Um die Lebensqualität auch in anderen Bereichen der Gastroenterologie meßbar zu machen, wurde ein Lebensqualitätsindex in einer interdisziplinären und internationalen Arbeitsgruppe entwickelt. Die Integration von Befindlichkeitsdaten in die klinische Praxis wird eine patientenfreundlichere Gastroenterologie mitgestalten.

Acht Wochen nach totaler Gastrektomie geht ein Patient zum Arzt:

Patient: „Herr Doktor, ich habe 10 Kilogramm abgenommen und habe überhaupt keinen Appetit mehr!"
Arzt: „Eigenartig, Ihre Blutwerte sind vollkommen in Ordnung!"
Patient: „Außerdem stören mich die Schmerzen beim Schlucken und diese Antriebslosigkeit."
Arzt: „Gut, ich werde Ihnen etwas aufschreiben."

Dieser knappe Dialog schildert die typischen Probleme der Lebensqualität des Patienten in der Gastroenterologie, speziell der gastroenterologischen Chirurgie:

- der Patient hat eine große, belastende Operation hinter sich,
- er hat gravierende Beschwerden: Appetitlosigkeit und Schmerzen,
- er klagt über Beeinträchtigungen seines psychischen Wohlbefindens – eine wichtige Dimension der Lebensqualität, sein Arzt dagegen spricht über seine Welt – die Laborwerte und „paraklinischen" Daten – und tut was er kann: er verschreibt ein Mittel. Ein solcher von Unwissenheit, vielleicht ärztlicher Ignoranz, und Hilflosigkeit – auf beiden Seiten – gekennzeichneter Dialog sollte nicht mehr vorkommen!

Das brennende Problem in der Klinik – die Lebensqualität des Patienten

Klinische Gastroenterologen müssen täglich bei der Indikationsstellung zur Therapie, bei der Überwachung von Verläufen und bei der Bewertung verschiedener Therapieformen Entscheidungen anhand von Befindlichkeitsinformationen treffen. Dabei handeln sie oft in Unsicherheit, d.h. ohne solides zugrundeliegendes Datenmaterial.

In der Tat ist in zahlreichen klinischen Alltagssituationen den Klinikern das relevante Problem des Patienten durchaus bewußt, wie etwa das Sodbrennen der Refluxkrankheit, die Koliken beim Gallensteinleiden oder der quälende Schmerz bei der chronischen Pankreatitis. In der medizinischen Literatur jedoch dominieren die *paraklinischen* Informationen: Laborwerte, endoskopische Klassifikationen, Auflistungen von Nebenwirkungen oder Operationskomplikationen. Es fehlen echte *klinische* Daten über das konkrete Befinden der Patienten: Symptomatik, Emotionslage, physische und soziale Funktionen. Dieses Defizit entsteht durch eine vorwiegend biochemisch und pathophysiologisch ausgerichtete Universitätsausbildung der Mediziner, eine sicher legitime Vorliebe speziell der Chirurgen für technische Aspekte der Operationen und eine Skepsis gegenüber „weichen" Daten der Befindlichkeit.

Die Indikationsstellung zur Operation in der gastroenterologischen Chirurgie wird durch 2 Leitgedanken bestimmt. Diese Gedanken sind die Optimierung der Lebensqualität des Patienten (Nutzen) einerseits sowie das mit der Therapie verbundene Risiko für Gesundheit und Leben andererseits (Kosten). Auf diesem Hintergrund lassen sich nach Troidl [40] sowie White [46a] 5 Standardsituationen diskutieren, die die Bedingungen der Operationsentscheidung beschreiben und in denen dringend Informationen über die Befindlichkeit des Patienten erforderlich sind, um die richtige Entscheidung zu treffen (5 D nach White [46a]: „disease", „disability", „discomfort", „death", „dissatisfaction") (Abb. 1).

1) Standardsituation A:
Die Befindlichkeit des Patienten ist beeinträchtigt, aber es besteht keine akute Lebensbedrohung.
Beispiele: Leistenhernie, Gallensteinleiden, Hämorrhoiden. Die chirurgische Therapie verbessert die Lebensqualität.

2) Standardsituation B:
Die Befindlichkeit des Patienten ist beeinträchtigt, und es besteht eine Lebensbedrohung. Die Therapie bewirkt eine Lebensverlängerung, bedingt aber eine Morbidität.
Beispiele: Entzündliche Darmerkrankungen, Amputationen, Organtransplantationen.

3) Standardsituation C:
Mehrere therapeutische Alternativen mit gleicher Morbidität und Mortalität stehen zur Verfügung.
Beispiele: Autonomes Schilddrüsenadenom (Operation oder Bestrahlung), arterielle Verschlußkrankheit (Bypass oder Endarteriektomie), Magenkarzinom (Ersatzmagenbildung oder einfache Rekonstruktion).

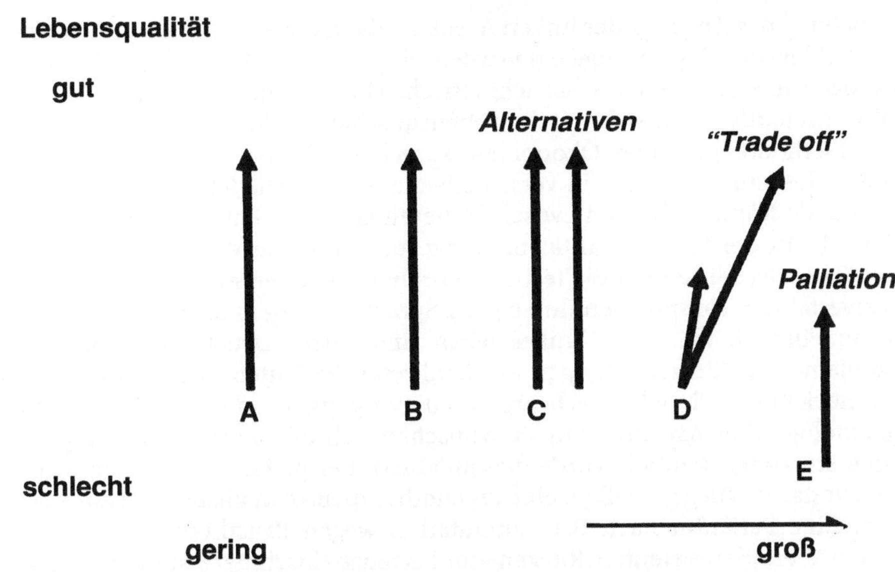

Abb. 1. Standardsituationen nach Troidl und White: Verbesserung der Lebensqualität durch die chirurgische Therapie

4) Standardsituation D:
Der erfolgreiche chirurgische Eingriff bietet eine bessere Lebensqualität, bedingt aber ein höheres Risiko (Trade-off-Situation). Beispiele: Ileostoma oder Pouch bei der Kolitis, Endoprothese oder Analgetika bei der Koxarthrose.

5) Standardsituation E:
Die Erkrankung ist inkurabel. Die chirurgische Therapie erreicht keine Lebensverlängerung mehr, sondern ist auf Linderung, Besserung der Lebensqualität, d.h. Palliation ausgerichtet.

Das Ziel chirurgischen Handelns in der Gastroenterologie ist es, die Lebensqualität über einen möglichst langen Zeitraum auf einem hohen Niveau zu halten oder zu verbessern und dies bei minimalem Risiko für den Patienten zu erreichen.

Das brennende Problem in der Theorie – Kommunikation der Experten

„Die wissenschaftliche Einbeziehung lebensqualitativer Aspekte macht eine operationale Präzisierung dieses bislang hauptsächlich vorterminologisch und umgangssprachlich verwendeten Begriffs erforderlich" [33]. Sätze wie dieser sind für einen Kliniker, zumal einen Chirurgen, „orientalische Blumensprache" [41]. Andererseits ist der Satz „Bei einem Mann mußte wegen Einbeziehung des Abgangs der linken A. subclavia in die Anastomose ein prothesiosubklavialer Bypass angelegt werden", [2] für einen Psychologen oder Soziologen unverständliches Fachchinesisch. Die verschiedenen Gruppen von Wissenschaftlern, die sich mit der Lebensqualität beschäftigen, seien es Kliniker, Methodologen oder Ökonomen, sprechen offenbar verschiedene Sprachen oder leben geradezu in verschiedenen Welten. Die fehlende oder unzureichende Kommunikation zwischen diesen Gruppen hat bisher wesentliche Fortschritte der Lebensqualitätsmessung verzögert. Die Methodologen haben ihre Theorie, sie kennen die testtheoretischen Kriterien moderner Meß- und Testverfahren, sie sprechen ihre eigene Sprache, die dem Kliniker fremd und unverständlich ist. Die Kliniker leben unter dem Druck oft brennender Probleme und Entscheidungen am konkreten Patienten. Sie arbeiten symptomorientiert, biochemisch-organisch vorgeprägt und in Unkenntnis psychologischer Aspekte, und sie wünschen sich oft mehr methodologische Unterstützung. Deutlich wurde dies an einem Beispiel in der eigenen Klinik, wo wir das Privileg genießen, eine Psychotherapeutin in unserem Team zu haben. Eine Patientin nach Brustamputation wegen Brustkrebses wurde mit einem therapieresistenten Rücken- und Kreuzbeinschmerz stationär aufgenommen. Nach dem Anamnesegespräch und den bildgebenden Untersuchungen war klar, daß sich keine organische Ursache für die Schmerzen und erst recht keine chirurgische Interventionsmöglichkeit ergab. Die Psychologin

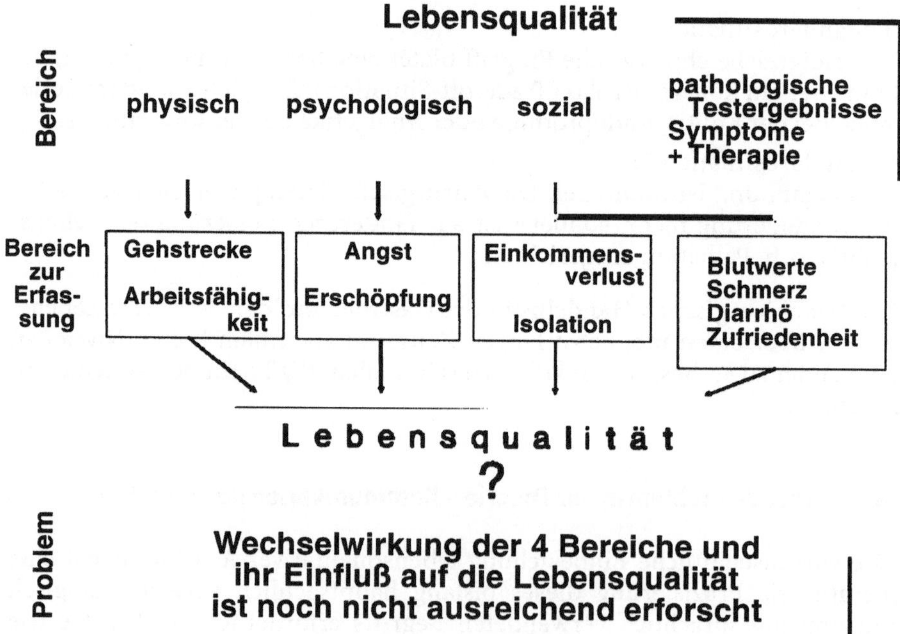

Abb. 2. Operationalisierung sowie Dimensionen der Lebensqualität [11, 40, 47]

führte ein Explorationsgespräch mit der Patientin und schilderte uns unbedarften Chirurgen in ihrer Terminologie überzeugend die Problematik der Patientin, nämlich den Wunsch, durch medizinische Untersuchungen und Behandlungen Aufmerksamkeit und Zuwendung zu bekommen. Somit hatten wir am konkreten Fall eine Brücke zwischen klinischer Medizin und Psychologie gebaut.

Die Kommunikationsprobleme der Experten, d.h. der Kliniker, Methodologen und Ökonomen, waren auch das größte Hindernis auf einer Quality-of-Life-Consensus-Konferenz, die das Ziel hatte, eine gemeinsame brauchbare Definition der Lebensqualität zu erarbeiten [7, 13, 23, 37, 42]. Konsens bestand jedoch in bezug auf die einzelnen Dimensionen, die Lebensqualität beschreiben: Symptome, Emotionen, physische und soziale Funktionen des Menschen (Abb. 2).

Das Ziel der 2. Lebensqualitätskonferenz war es, Bereiche in der Chirurgie zu definieren, in denen eine Messung der Befindlichkeit möglich, nötig und empfehlenswert ist [27, 48]. Das Ergebnis dieser Konferenz waren konkrete Empfehlungen für das gesamte chirurgische Spektrum von der Bauch- über die Herz- und Thoraxchirurgie bis hin zur plastischen und Kinderchirurgie. In Arbeitsgruppen wurden geeignete Instrumente diskutiert, geprüft und zur Anwendung empfohlen. Die Einzelheiten der Diskussion sprengen den Rahmen dieser Darstellung und sind publiziert [27]. Weitere enge klinische Kooperationen werden den trennenden Graben zwischen den Disziplinen verkleinern müssen.

Lebensqualitätsmessung – warum und wann?

Die Kliniker sind symptomorientiert! Warum soll man Lebensqualität und nicht nur Symptome messen? Wann muß die Lebensqualität gemessen werden?

Die Lebensqualität oder Befindlichkeit muß gemessen werden, weil sie das *eigentliche* Problem des Patienten darstellt. Das Problem eines Patienten mit chronischer Pankreatitis sind seine Schmerzen, nicht sein Blutzucker. Das Problem eines gastrektomierten Patienten sind sein Appetit- und Gewichtsverlust, nicht sein Lymphknotenstatus. Das Problem eines Patienten mit M. Crohn sind Schmerzen und Durchfälle, nicht sein endoskopischer Befund. Der versierte Kliniker muß natürlich den Blutzucker, den Lymphknotenstatus und die Endoskopiebefunde kennen, um eine professionelle Medizin zu betreiben. Dennoch repräsentieren diese paraklinischen Informationen nicht das eigentliche Problem des Patienten. Muß bei einer Leistenbruchoperation die Lebensqualität gemessen werden? Die Antwort in diesem konkreten Fall ist offen. Sinnvoll ist es, die Befindlichkeit dann zu messen, wenn viele Dimensionen der Lebensqualität betroffen sind und wenn sich daraus handlungsrelevante Informationen für die chirurgische Therapie ergeben. Ein Magen- oder Brustkrebs macht nicht nur Symptome, sondern er beeinflußt und bewirkt auch Emotionen, etwa Depressionen. Weiterhin hat er Auswirkungen auf die physi-

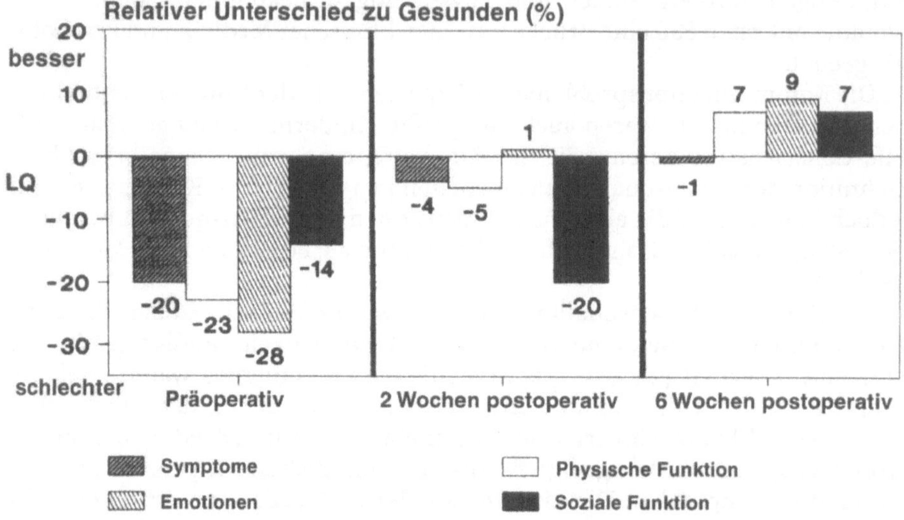

Abb. 3. Beeinträchtigung der Lebensqualität beim symptomatischen Gallensteinleiden. Relative Beeinträchtigung von Dimensionen der Lebensqualität vor und nach laparoskopischer Cholezystektomie bei 158 Patienten. (*Y-Achse:* relativer Unterschied der Lebensqualität im Vergleich zu 150 normalen gesunden Personen (0-Linie); *X-Achse:* Zustand prä- sowie 2 und 6 Wochen postoperativ. Bereits 2 Wochen nach der laparoskopischen Operation kommt es zu einer signifikanten Verbesserung der Befindlichkeit, die sich 6 Wochen postoperativ weiter steigert und nicht mehr von gesunden Probanden zu unterscheiden ist. Die Verbesserung der Lebensqualität wird verursacht durch ebenfalls signifikante Verbesserungen der einzelnen Dimensionen der Lebensqualität

schen und sozialen Funktionen des Patienten. Sogar beim „harmlosen" Gallensteinleiden finden sich Beeinträchtigungen verschiedener Dimensionen der Lebensqualität (Abb. 3 [9]).

Konkrete Beispiele, wie Informationen über die Lebensqualität des Patienten chirurgisches Handeln beeinflussen, mangeln nicht. Bei der Wiederherstellung der Nahrungspassage nach Magenentfernung bringt die Ersatzmagenbildung aus Dünndarm eine bessere Lebensqualität [43]. In der Chirurgie des Brustkrebses haben Frauen nach brusterhaltender, sog. konservativer Chirurgie weniger Depressionen [19]. Beim Extremitätensarkom, wo der Chirurg vor der Alternative der verstümmelnden Beinamputation oder dem Gliedmaßenerhalt in Kombination mit einer aggressiven Strahlen- und Chemotherapie steht, findet sich ein besseres Sexualleben bei den amputierten Patienten [39]. Informationen über die Befindlichkeit der Patienten sowohl prä- als auch postoperativ sind also unabdingbare Voraussetzungen, um die Chirurgie in eine sinnvolle Richtung weiterzuentwickeln.

Geschichte der Lebensqualitätsmessung in der Gastroenterologie

Zwar war seit jeher die Befindlichkeit des Patienten der wesentliche Antrieb ärztlichen Handelns, konkrete Messungen der Befindlichkeit mit dem Ziel der Bewertung von Therapien sind jedoch spärlich. Der weltberühmte Leeds-York-Trial mit der Beurteilung des Operationserfolges beim peptischen Ulkus anhand der nichtvalidierten Visick-Scala gilt als Geburtsstunde der Lebensqualitätsforschung in der gastroenterologischen Chirurgie [15].

In einer randomisierten Studie verglich Goligher verschiedene Operationstechniken beim peptischen Ulkus. Zwar war die Technik der Befindlichkeitsmessung nach heutigen Kriterien unzureichend, aber die Ergebnisse dieser Studie haben mehr bewegt als unendliche Magensekretionsanalysen. Zur gleichen Zeit wurden in Europa, Asien und Nordamerika die großen onkologischen Resektionen am Ösophagus, Magen, Pankreas und an der Lunge klinische Routine [42]. Die legitime chirurgische Begeisterung über den großen technischen Erfolg wurde rasch getrübt durch die schlechten Ergebnisse: damals die hohe Morbidität und Mortalität und bis heute die schlechten Überlebenszeiten nach der Operation. Erst Ende der 70er und Anfang der 80er Jahre wurden validierte Indizes publiziert und angewendet [16, 37], die es ermöglichten, Therapieformen hinsichtlich der Befindlichkeit der Patienten zu untersuchen und zu bewerten.

Die aktuelle Medizin – von der Transplantationschirurgie bis zur neuen endoskopischen Chirurgie – ist gekennzeichnet durch den unwiderstehlichen Rausch und die Versuchung der technischen Machbarkeit. Die nüchterne valide Messung der Lebensqualität und natürlich der Lebenszeit werden die Grundlagen bilden, um zu entscheiden, ob diese neuen Technologien für den Menschen sinnvoll eingesetzt werden können [48].

Technik und Probleme der Lebensqualitätsmessung

Die Kernprobleme der Lebensqualitätsforschung waren und sind die Definition, die Meßbarkeit und die Verfügbarkeit geeigneter Meßinstrumente [36]. Die Definition der Lebensqualität muß auf dem Hintergrund der Kontroverse zwischen Objektivisten und Subjektivisten gesehen werden [49]. Die Objektivisten favorisieren eine Beurteilung von außen durch „objektive" Beobachter und Experten, die die Lebensqualität beurteilen. Für diese Art der Beurteilung ist eine vorgegebene Definition von Lebensqualität unerläßlich. Die Subjektivisten bevorzugen eine Beurteilung der Lebensqualität durch den Patienten selbst. Die Beurteilung beruht dann auf den subjektiven Wahrnehmungen dessen, was der Patient als seine Lebensqualität definiert. Dies hat den praktischen Vorteil, daß eine vorgegebene Definition von Lebensqualität entfällt (Tabelle 1).

Wegen des Mangels einer allgemein akzeptierten Definition von Lebensqualität, wegen der besonderen Bedeutung der subjektiven Wahrnehmung sowie aus Gründen der Praktikabilität bevorzugen wir für die klinische Praxis in

Tabelle 1. Methodik der Lebensqualitätsmessung: Subjektive und objektive Erfassung

	Fremdbeurteilung „Experte"	Selbstbewertung Patient
Konstrukt der Lebensqualität		
Mit Definition	Keine Einigung der Experten Beobachtervarianz Großer Aufwand	Fehlende Einigung mit Patient Kommunikation, Verständnis
Ohne Definition	Fehlende Erfassung oder Meßbarkeit	Erfassung der Individualität und Subjektivität, Praktikabilität, weniger Kosten und Personal

der Chirurgie die subjektive Methode. An der eigenen Klinik gingen wir nach den genannten Konferenzen mit einer praktikablen Arbeitsdefinition daran, einen eigenen Index zu entwickeln. Diese Definition lautete:

„Lebensqualität ist eine persönliche Wahrnehmung des eigenen körperlichen und psychischen Befindens und der sozialen Integration einer Person, nach Einbeziehung des Einflusses von Krankheit und Behandlung" [47, 48].

Als Defizit an Lebensqualität wird akzeptiert, was der Patient subjektiv als Einschränkung seiner Lebensqualität wahrnimmt. Die Frage, ob eine Fremd- oder Selbstbeurteilung von Lebensqualität vorzuziehen ist, ist jedoch nach wie vor offen und wird erst durch die klinische Praxis beantwortet werden können. Die unfruchtbare Vermischung mit dem Begriff „Zufriedenheit" komplizierte zusätzlich die Definitionsproblematik [47].

Trotz des lange bestehenden Interesses an der Befindlichkeit des Patienten haben die Kontroversen um die Definition der Lebensqualität und um ihre Meßbarkeit echte Fortschritte lange verzögert. Weitere Verwirrung verursachten die unterschiedlichen Gruppen von Wissenschaftlern, die sich mit dem Thema Lebensqualität befaßten: erst Methodologen (Soziologen, Psychologen [4, 25, 50]), dann Gesundheitsökonomen [7, 23], und schließlich in sehr geringem Maße Kliniker [13, 18, 24, 28, 29, 30, 32, 35]. Die Methodologen haben komplizierte Fragenlisten entwickelt und für ihre Zwecke eingesetzt [50]. Die Gesundheitsökonomen entwarfen ausgefeilte theoretische Konstruktionen wie die QALYs („Quality adjusted life years" [7, 23]). Die Kliniker hingegen fühlten sich von der methodischen Seite verlassen und mußten mit selbstentwickelten Indizes – „Milchmädchen-Scores" arbeiten. Bei der Anwendung derartiger Indizes oder Maßstäbe traten die typischen Probleme auf, die auch jede andere nichtgeprüfte diagnostische Technik hat: Mangel an Gültigkeit, Reproduzierbarkeit und Empfindlichkeit sowie eingeschränkte Anwendbarkeit und praktische Verfügbarkeit. Dies kann an einem einfachen Beispiel demonstriert werden:

Die so plausibel erscheinende Visick-Skala [44] mit ihrer bestechend einfachen symptomorientierten Einteilung in „exzellent", „gut", „mäßig" und

„schlecht“ ist nicht auf Gültigkeit geprüft, d.h. es ist nicht getestet, ob „exzellent“, sei es durch den Arzt oder den Patienten selbst angegeben, tatsächlich einem exzellenten Befindlichkeitszustand des Patienten entspricht. Die Anwendung eines solchen ungültigen Instrumentes kann daher auch nur zu ungültigen Ergebnissen führen. Wie sollte man auch mit einem verbogenen Lineal messen können? Daher sind Ergebnisse der Visick-Einteilung sehr untersucherabängig und kaum zwischen Kliniken vergleichbar. Ein ähnliches Problem entsteht mit selbstentworfenen, nicht getesteten Skalen, mit denen Symptome im Sinne eines Scores zusammengezählt werden. Sie sind zwar ein Schritt in die richtige Richtung, aber auch sie können keine gültigen Ergebnisse liefern.

Nach der Einführung validierter Instrumente [6, 16, 18, 24, 28, 29, 32, 35] war der erste große Schritt überwunden. Es traten jedoch andere Schwierigkeiten auf. Ein typisches Problem ist die fehlende Empfindlichkeit grober Skalen, um subtile Veränderungen der Befindlichkeit des Patienten anzuzeigen. Die Indizes nach Spitzer oder Grogono mit ihrer 10er-Einteilung sind zu grob, um feine Veränderungen zu messen. Zwar erlauben sie an Patientenkollektiven Aussagen über Unterschiede der Befindlichkeit [17, 38, 43]. Sie sind jedoch für den individuellen Patienten im klinischen Alltag nicht brauchbar, da sie kleinere Veränderungen der Befindlichkeit nicht anzeigen. Ein weiteres Problem einiger Indizes ist ihre eingeschränkte Gültigkeit für bestimmte Erkrankungen, z.B. chronisch-entzündliche oder funktionelle Darmerkrankungen [6, 18] und Krebsleiden [24, 28, 29, 35]. Ein letztes, wenn auch riesiges Problem ist die Tatsache, daß zahlreiche sehr geeignete attraktive Indizes nur in englischer Sprache vorliegen und eine unprofessionelle Übersetzung ins Deutsche die Gültigkeit einschränken würde.

Das ärztliche Bedürfnis, die Befindlichkeit der Patienten zu messen und in ihre Entscheidungen einzubeziehen, ist groß. Die Verfügbarkeit geeigneter Instrumente ist dagegen gering. Belegt wird dies durch eine Studie aus New York [46], in der 675 Mediziner befragt wurden. Von diesen hielten es 78% für eindeutig möglich, Lebensqualität zu messen, 89% gaben an, daß sie – falls vorhanden – ein Instrument zur Messung in ihrer täglichen Praxis einsetzen würden, jedoch nur 37% berichteten, daß ihnen derzeit ein Instrument zur Messung der Lebensqualität bei Krebspatienten zur Verfügung steht. Im deutschsprachigen Raum würde die Zahl von 37% vermutlich noch deutlich unterschritten, da wenige Instrumente in einer deutschen Version vorliegen [31].

Meßinstrumente und Anwendungsbeispiele

Bei diversen gastrointestinalen Erkrankungen sind bereits Messungen der Lebensqualität beschrieben worden. Häufig wurden jedoch nichtvalidierte oder für die klinische Praxis nicht brauchbare Indizes eingesetzt. Ein weiteres Problem ist das Fehlen geeigneter Instrumente in deutscher Sprache. Einige Beispiele sollen kurz beschrieben und diskutiert werden.

Beschwerdenliste beim Ösophaguskarzinom

Roder u. Siewert [30] applizierten 3 standardisierte Fragebögen bei einer kleinen Gruppe nachuntersuchter Patienten – nach totaler Entfernung der Speiseröhre wegen eines Krebses. Sie untersuchten allgemeine körperliche Beschwerden, psychosoziale Belastungen und die Lebenszufriedenheit. Ein überraschendes Ergebnis der Studie war, daß Patienten nach Entfernung der Speiseröhre einen höheren Wert der Zufriedenheit erreichten als gesunde Personen, obwohl sie wesentlich mehr körperliche Beschwerden hatten. Letzteres kann als Indiz gesehen werden, daß Kranke bei der Wahrnehmung ihrer Lebensqualität die einzelnen Dimensionen der Lebensqualität offenbar anders bewerten als gesunde Personen. Die von Roder angewandten Fragelisten sind zwar nach methodologischen Kriterien brauchbar, scheinen jedoch für die klinische Praxis am Krankenbett eher ungeeignet.

Spitzer-Index beim Magenkarzinom

Sowohl Troidl et al. [43] als auch Stützer [38] setzten den Spitzer-Index zur Lebensqualitätsmessung beim Magenkarzinom ein. Stützer verwandte den Index im Rahmen einer Validierungsstudie zum TNM-Tumorklassifikationssystem [31]. Sein wesentliches Ergebnis war, daß es kurz vor dem Versterben der Patienten zu einer deutlichen Veränderung des Spitzer-Index kam, was er als „Wasserfall-Effekt" bezeichnete. Frühere, im klinischen Verlauf wichtige Veränderungen der Befindlichkeit wurden nicht sensibel angezeigt. Parallel dazu fand Troidl, daß der Spitzer-Index klinisch relevante Veränderungen der Lebensqualität im postoperativen Verlauf nicht anzeigen konnte, da sein numerischer Ausschlag zu gering war. Der Spitzer-Index erwies sich daher als ungeeignet für subtilere Veränderungen der Befindlichkeit.

Grogono-Index beim Rektumkarzinom

Grundmann setzte bei Patienten mit Rektumkarzinomen die Indizes nach Spitzer und nach Grogono ein, um die Rektumexstirpation mit Anus praeter mit einer Rektumresektion ohne Anus praeter zu vergleichen [17]. Männer hatten nach Rektumexstirpation häufiger Minderwertigkeitsgefühle, Depressionen und Störungen des Sexuallebens, während Frauen mit dem Anus praeter besser fertig wurden. Der Index nach Grogono zeigte am deutlichsten eine subjektiv bessere Lebensqualität nach kontinenzerhaltender Rektumresektion.

„Psychological General Well-Being Index" (PGWB) und Symptomliste (GSRS) bei der gastroösophagealen Refluxkrankheit und beim Ulkusleiden

Ein weiteres Beispiel für Befindlichkeitsmessungen bei Erkrankungen des oberen Gastrointestinaltraktes sind die von Dimenäs [5] beschriebenen Messungen der Lebensqualität und der Symptomatik bei Patienten mit peptischem Ulkusleiden. Die Autoren setzten den „Psychological General Well-Being Index“ (PGWB), die „Gastrointestinal Symptom Rating Scale“ (GSRS) und die „Ulcus Esophagitis Subjective Symptoms Scale“ (UESS) ein und dokumentierten die psychometrischen Qualitäten dieser Indizes, so daß sie für weitere Studien zur Verfügung stehen – leider wieder nur in englischer Sprache.

In einer weiteren Untersuchung stellte dieselbe Arbeitsgruppe heraus, daß Refluxpatienten nach laparoskopischer Fundoplicatio eine bessere Lebensqualität als unbehandelte Patienten vor der Operation und sogar als optimal konservativ behandelte Patienten hatten.

Lebensqualität bei chronisch entzündlichen Darmerkrankungen

Guyatt [18] entwickelte einen „Inflammatory Bowel Disease Questionnaire“ zur Messung der subjektiven wahrgenommenen Lebensqualität bei chronisch entzündlichen Darmerkrankungen. Zwar liegt die Fragenliste bisher nur in englischer Sprache vor, erstaunlich ist jedoch die Parallelität zu dem von unserer Arbeitsgruppe in Köln entwickelten „Gastrointestinalen Lebensqualitätsindex“.

GLQI – Gastrointestinaler Lebensqualitätsindex bei der Cholelithiasis und der Refluxkrankheit

Unter der Leitung von Troidl entwickelte unsere Arbeitsgruppe in Köln [8, 9, 10] eine für den Gastrointestinaltrakt spezifischen Index, der bei benignen und malignen Erkrankungen des Gastrointestinaltraktes eingesetzt werden kann. Ein plakatives Ergebnis der Anwendung des Index ist, daß Patienten nach laparoskopischer Cholezystektomie bereits 2 Wochen nach der Bauchspiegelungsoperation ein Befindlichkeitsniveau wie gesunde normale Personen erreicht haben. Patienten nach der konventionellen Gallenblasenoperation erreichten diesen Wert erst deutlich später (Abb. 4). Ebenso zeigten Patienten nach laparoskopischer Fundoplicatio eine wesentlich zügigere Normalisierung der Lebensqualität als nach konventioneller Operation (Abb. 5).

Weiterhin wurde der Index beim Magenkarzinom und beim peptischen Ulkusleiden vor und nach selektiv proximaler Vagotomie eingesetzt.

Entwicklung des Gastrointestinalen Lebensqualitätsindex (GLQI)

Die Beschäftigung mit der Lebensqualität und die Entwicklung eines Lebensqualitätsindex für gastrointestinale Erkrankungen wurden initiiert durch die Beschäftigung des Seniorautors mit der Befindlichkeit bei Patienten mit peptischem Ulkusleiden und Magenkarzinomen.

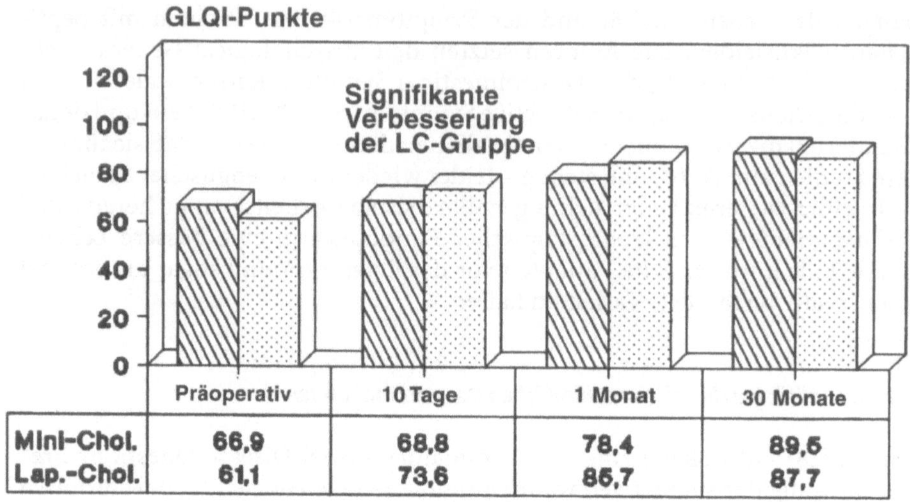

	Präoperativ	10 Tage	1 Monat	30 Monate
Mini-Chol.	66,9	68,8	78,4	89,5
Lap.-Chol.	61,1	73,6	85,7	87,7

Minicholezystektomie laparoskopische Cholezystektomie

Abb. 4. Verbesserung der Lebensqualität nach laparoskopischer Cholezystektomie bei kanadischen Patienten, gemessen mit dem Gastrointestinalen Lebensqualitätsindex (englische Version) [10, 13]. Ergebnisse einer randomisierten Studie: Minicholezystektomie versus laparoskopische Cholezystektomie (vgl. [9])

Nachdem der Chirurg in seiner Ausbildung die Techniken der Magenentfernung und der Wiederherstellung der Nahrungspassage gelernt hat, fällt ihm auf, daß die Patienten nach der Gastrektomie müde, abgeschlagen, appetitlos, untergewichtig und oft depressiv sind: Operation gelungen – Patient am Ende [43, 45]. Die chirurgische Behandlung des Magenkrebses ist ohnehin schon durch zahlreiche Kontroversen gekennzeichnet. Es ist umstritten, ob immer der ganze Magen beim Krebsbefall reseziert werden muß, ob die anhängenden Lymphknoten radikal entfernt werden müssen und wie die Nahrungspassage wiederhergestellt werden soll, sei es durch einen Dünndarmersatzmagen oder durch eine einfache Naht zwischen Speiseröhre und Dünndarm.

Klinisch relevante Daten über die Befindlichkeit-Lebensqualität von magenresezierten Patienten fehlten Anfang der 70er Jahre. Ebensowenig boten und bieten die chirurgischen Standardlehrbücher Hinweise, welche der über

→

Abb. 5. Computergraphik – Lebensqualitätsmessung in der klinischen Routine. **a** Verbesserung der Lebensqualität nach konventioneller Fundoplikation wegen gastroösophagealer Refluxkrankheit bei Patientin M.K. Erst 6 Wochen nach der Operation erreicht die Patientin einen Wert wie gesunde Personen. **b** Beschleunigte Verbesserung der Lebensqualität nach laparoskopischer Fundoplikation bei Patient K.A. bereits 3 Wochen nach der Operation. Ungewichtete Darstellung: *y-Achse:* GLQI Punkte; *x-Achse* Zeitpunkte: *pr* präoperativ sowie 3, 6 Wochen und 3 Monate postoperativ. (*Social:* soziale Funktionen; *physical:* physische Funktionen; *psychological:* Emotionen; *symptoms:* Symptome)

Individuelles Lebensqualitätsprofil des Patienten M.K.

mit Refluxkrankheit
Operation: konventionelle Fundoplikation

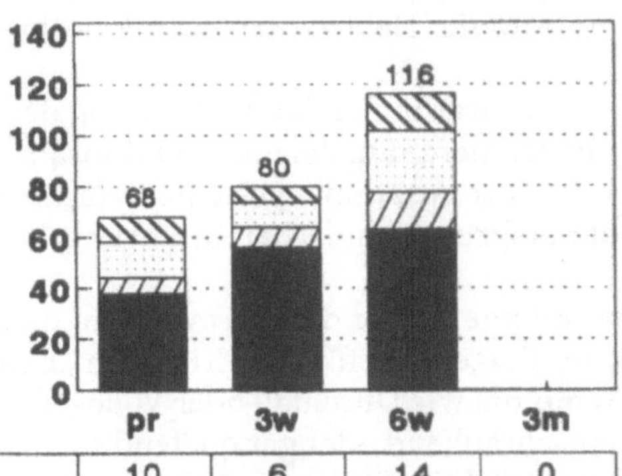

	pr	3w	6w	3m
„social“	10	6	14	0
„physical“	14	10	24	0
„psychological“	6	8	15	0
„symptoms“	38	56	63	0

„social“
„physical“
„psychological“
„symptoms“

a – ungewichtete Darstellung

Individuelles Lebensqualitätsprofil des Patienten K.A.

mit Refluxkrankheit
Operation: laparoskopische Nissen-Fundoplikation

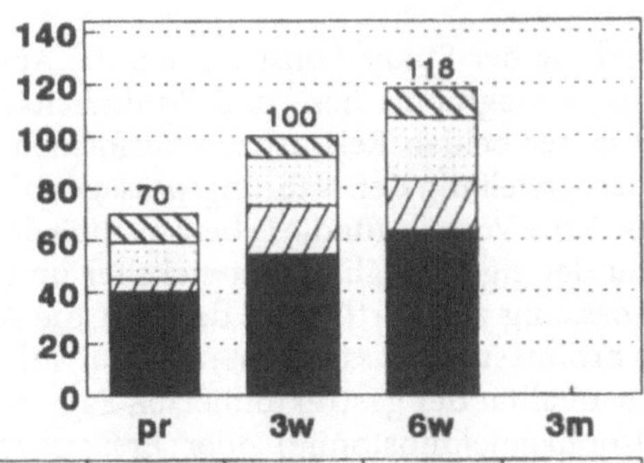

	pr	3w	6w	3m
„social“	11	8	11	0
„physical“	14	19	24	0
„psychological“	5	19	20	0
„symptoms“	40	54	63	0

„social“
„physical“
„psychological“
„symptoms“

b – ungewichtete Darstellung

60 möglichen Rekonstruktionsformen für den Patienten das beste Ergebnis liefert. Daher wurde 1974 von Troidl eine randomisierte klinische Studie begonnen, die anhand des Kriteriums „Befindlichkeit des Patienten" 2 unterschiedliche Rekonstruktionstechniken der Nahrungspassage vergleicht: den aufwendigen Dünndarmersatzmagen und die technisch einfachste Rekonstruktion, die Ösophagojejunostomie (Naht zwischen Speiseröhre und Dünndarm) [43].

Das größte Problem der Studie war in der Tat die Messung der Lebensqualität mit einem validierten Instrument. Ein solches stand 1974 nicht zur Verfügung. Es mußte daher auf selbst zusammengestellte Symptomfragebögen zurückgegriffen werden, die aufgrund klinischer Erfahrung in der Magenchirurgie erstellt wurden.

Zwar waren sämtliche Symptome vorher definiert worden, dies garantierte jedoch nicht die Gültigkeit der Fragenliste für das Kriterium „Befindlichkeit". Beispielsweise könnte ein Symptom wie Durchfall oder Völlegefühl für den einen Patienten belästigend einschränkend oder gar quälend sein, während sich andere Patienten weniger beeinträchtigt fühlen und gut zurechtkommen.

Die Verarbeitung eines Symptoms, d.h. der konkrete Einfluß auf die Lebensqualität des Patienten, spielt also eine wichtige, von den Chirurgen unterschätzte Rolle. Durch engen persönlichen Kontakt zu Spitzers Arbeitsgruppe in Kanada wurde dann 1981 der Spitzer-Index zur Beurteilung der Lebensqualität in das Studienprotokoll aufgenommen [31, 37]. Zwar war damit ein validiertes Instrument zur Hand, die numerischen Änderungen auf der 10-Punkte-Skala waren jedoch bei den meisten Patienten zu gering, um sinnvolle Aussagen zu gestatten. Erst kurz vor dem Versterben der Patienten kam es zu einem deutlichen Abfall des Spitzer-Index („Wasserfalleffekt" nach Stützer [38]), während in der für den Kliniker interessanten Phase der ersten 3–6 postoperativen Monate und der ersten 2 Jahre nach der Operation bei Überlebenden keine verwertbaren Veränderungen des Spitzer-Index zu verzeichnen waren.

Bei einer Zwischenauswertung der Studie konstruierten die Autoren einen gemischten Score aus soziodemographischen und krankheitsspezifischen Variablen, um die Ergebnisse der beiden Rekonstruktionsformen synoptisch darzustellen [43]. Die Wiederherstellung der Nahrungspassage mit einem Ersatzmagen hatte nach diesem Score Vorteile für die Lebensqualität der Patienten.

Erst seit 1994 steht ein an der eigenen Klinik entwickelter und validierter Index zur Lebensqualitätsmessung zur Verfügung, der jetzt die Anwendung bei Erkrankungen des Gastrointestinaltraktes gestattet [10, 12]. Eine Zwischenauswertung der Lebensqualität der gastrektomierten Patienten mit einfacher Rekonstruktion (Ösophagojejunostomie) oder Ersatzmagen (Hunt-Lawrence-Rodino-Pouch) findet sich in Abb. 6.

Das Fehlen eines geeigneten deutschsprachigen Instrumentes zur Messung der Lebensqualität in der gastroenterologischen Chirurgie hat uns angeregt, in Kooperation mit der kanadischen Arbeitsgruppe um Spitzer und Wood-Dauphinee, einen eigenen Index zur Lebensqualität zu entwickeln. Zusätzlich unterstützt wurde dieses Anliegen durch die Notwendigkeit, die eindrucksvollen

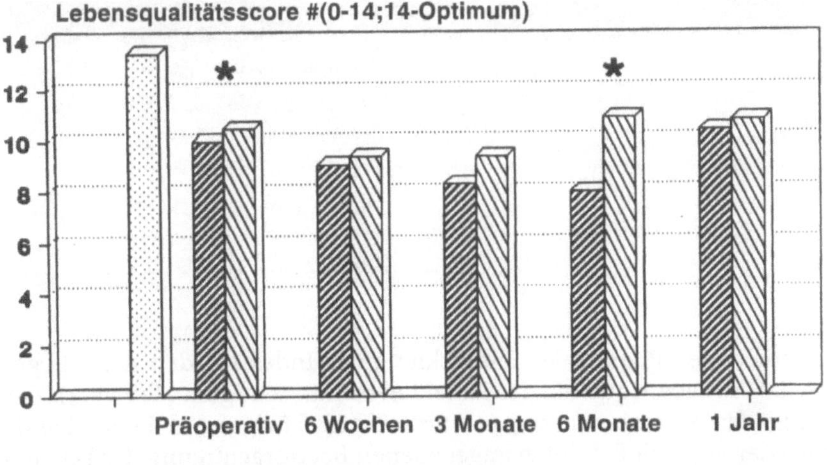

Abb. 6. Lebensqualität nach totaler Gastrektomie: Präoperativ hatten Patienten mit einem Magenkarzinom bereits eine deutlich schlechtere Befindlichkeit als gesunde Personen. Postoperativ kam es zu einer Talsohle von 3–6 Monaten. Die Patientin mit einem Ersatzmagen hatten zu diesem Zeitpunkt eine bessere Lebensqualität, gemessen mit dem Score nach Troidl [43]

Erfolge der laparoskopischen Chirurgie für die Lebensqualität der Patienten zu messen [9].

Zentraler Gedanke der modernen Lebensqualitätsmessung ist es, das relevante Zielkriterium zu messen (Tabelle 2) [43]. Dies bedeutet, das *eigentliche* klinische Problem des Patienten zu erfassen, das ihn zum Arzt führt und dessen Linderung oder Beseitigung der Patient wünscht.

Die Lebensqualität als multidimensionale Konstruktion wird immer dann zum relevanten Zielkriterium, wenn möglichst viele ihrer Dimensionen betroffen sind oder wenn die Messung der Lebensqualität für das chirurgische Handeln relevante Informationen liefert (s. Abb. 2).

Bei der Entwicklung des Gastrointestinalen Lebensqualitätsindex (GLQI) mußte das Problem der Fremdbeurteilung umgangen werden. In Anlehnung an gängige Techniken aus der Soziologie [4, 49] haben wir daher den Ansatz der Subjektivisten verfolgt und eine Beurteilung der Selbstwahrnehmung von Lebensqualität durch den Patienten oder Probanden angestrebt (s. Tabelle 1). Der Patient selbst gibt an, in welchen Bereichen (Dimensionen) der Befindlichkeit er Einschränkungen wahrnimmt.

Tabelle 2. Beispiele: Relevante Zielkriterien bei benignen und malignen Erkrankungen des Gastrointestinaltraktes

Erkrankung	Relevantes Zielkriterium Klinisches Problem des Patienten
Gallensteinleiden	Schmerzen, Koliken, Diäterfordernis
Säurereflux in die Speiseröhre	Sodbrennen, Regurgitation, Schluckstörung
Magengeschwüre	Schmerzen, Erbrechen, Gewichtsverlust
Bauchspeicheldrüsenentzündung	Schmerzen, Durchfall, Abmagerung
Speiseröhrenkrebs	Schluckstörung, Abmagerung, Leistungsverfall
Entzündliche Darmerkrankungen	Schmerzen, Durchfall, Inkontinenz, Gewichtsverlust, gestörtes Sexualleben

In verschiedenen Phasen der Entwicklung des Index wurden Aspekte gesammelt, die die Lebensqualität der Patienten beeinträchtigten (Tabelle 3). Zur Validierung der Patientenaussagen wurden Angehörige und behandelnde Ärzte nach der von den Patienten angegebenen Beeinträchtigung der Lebensqualität befragt [8].

Die Antworten der Angehörigen korrelierten eindeutig mit den Angaben der Patienten. Die Ärzte hingegen zeigten eine fehlende Korrelation mit den Angaben der Patienten, was wir als Ausdruck dafür werten, daß behandelnde Ärzte nicht abschätzen können, wie sehr die Lebensqualität ihrer Patienten durch eine Erkrankung tatsächlich beeinträchtigt ist.

Tabelle 3. Ablauf der Studie: Entwicklung, Validierung und Testen des Gastrointestinalen Lebensqualitätsindexes (GLQI)

1) Stoffsammlung	– Aufstellen eines Fragebogens durch das Team – Befragung von Patienten, Angehörigen und Behandelnden – Auswertung im Team nach Kriterien: Prävalenz und Einfluß auf die Lebensqualität
2) Stoffreduktion	– Modifikation und Verkürzung des Fragebogens – Befragung von Patienten – Auswertung im Team nach Kriterien: Prävalenz und Korrelation
3) Validierung	– Korrelation mit Spitzer-Index und Bradburn-Skala
4) Expertenurteil	– Beurteilung des Fragebogens durch Gastreoenterologen – Modifikation des Instrumentes und Erstellung eines Index (GLQI)
5) Reproduzierbarkeit	– Wiederholte Befragung von klinisch stabilen Patienten, Berechnung der Variation und Korrelation der Meßwerte
6) Sensitivität	– Prä- und postoperative Messungen bei laparoskopischer Cholezystektomie, Vergleich der Werte
7) Normale Probanden	– Normale Probanden; Verteilung der Werte nach Dimensionen der Lebensqualität

In einer weiteren Phase der Entwicklung des Index wurde die Anzahl der Fragen anhand der Kriterien „Häufigkeit“ und „Korrelation untereinander“ auf ein vertretbares Maß reduziert. Weitere Schritte der Entwicklung und Prüfung des Index beinhalteten die Untersuchung der Reproduzierbarkeit an 50 klinisch stabilen Patienten sowie die Anwendung bei 150 gesunden Personen [8].

Zur Testung der Empfindlichkeit wurde den Patienten nach konventioneller und laparoskopischer Cholezystektomie prä- und postoperativ der Fragebogen des Gastrointestinalen Lebensqualitätsindex vorgelegt. Bereits 2 Wochen nach der laparoskopischen Operation zeigten die Patienten nahezu eine Wiederherstellung ihrer vorher beeinträchtigten Lebensqualität (s. Abb. 4) [1, 9]. Ein Beispiel der routinemäßigen Anwendung des Index in unserer Klinik wird in Abb. 5 gezeigt.

Die derzeitige Form des Index, der jedoch durch weiteres Testen und durch Modifikationen verfeinert werden muß, ist eine Liste von 36 Fragen, mit denen maximal 144 Punkte bei theoretisch unbeeinträchtigter Lebensqualität gemessen werden können (Tabelle 4). Gesunde Probanden haben Indexwerte von 120 Punkten (Standardabweichung: 19 Punkte). Eine Faktorenanalyse zur Bestätigung der Inhalte und Dimensionen des Index wird zur Zeit durchgeführt. Ständiger Diskussionsgegenstand - auch in der eigenen Klinik - ist die ungewichtete oder gewichtete Darstellung der Dimensionen des Lebensqualitätsindex. Das in der ungewichteten Darstellung vorhandene Übergewicht der Symptome wird in der gewichteten Darstellung dadurch ausgeglichen, daß die 4 Dimensionen der Lebensqualität - Symptome, Emotionen, physische Funktionen, soziale Funktionen - jeweils ein Score-Gewicht von 25% erhalten.

Sinn und Ziel der Lebensqualitätsforschung

Was ist Sinn und Ziel der Lebensqualitätsforschung? Welche Konzeption liegt ihrer Messung zugrunde?

Die Konzeption ist, erstens den behandelnden Ärzten und „health care professionals“ (eine brauchbare Übersetzung finden wir im Deutschen nicht) bessere Informationen über die Auswirkung der Erkrankung auf das Wohlbefinden des Kranken zu liefern. Hier besteht offenbar ein eklatantes Wissensdefizit auf der Seite der Ärzte, was sowohl der kurze Dialog zu Beginn dieses Artikels als auch die fehlende Korrelation zwischen Patientenaussagen und Angaben der Ärzte bei der Entwicklung des Index zeigen [8]. Zweitens ist es erforderlich, zahlreiche medizinische Behandlungsstrategien hinsichtlich ihrer Befindlichkeitsaspekte zu beschreiben. Zwar kennen wir genau die Komplikationsraten bestimmter Operationen, die Leukozytenzahlen unter Chemotherapie oder auch die Gewebebelastung bei einer Bestrahlungsbehandlung. Wie aber fühlt sich ein Patient bei einer aggressiven Zytostasebehandlung? Welche emotionalen Folgen hat eine verstümmelnde, wenn auch lebensrettende Operation, sei es künstlicher Darmausgang oder die Amputation eines Beines? Wie wirkt sich die Mitteilung der Diagnose Krebs auf das Befinden

Tabelle 4. Struktur des Gastrointestinalen Lebensqualitätsindex (GLQI). Dimensionen und Aspekte der Lebensqualität, Berechnung des Indexwertes

Dimension/Aspekt	Punkte Aspekt	Dimension	Anteil (in %)
Symptome:			
- Schmerzen im Bauch		4	
- Epigastrisches Völlegefühl	4		
- Blähungen	4		
- Windabgang	4		
- Aufstoßen, Rülpsen	4		
- Darmgeräusche	4		
- Häufiger Stuhlgang	4		
- Spaß am Essen	4		
- Nahrungsrestriktion, Diät	4		
- Regurgitation	4		
- Langsames Essen	4		
- Schluckstörungen	4		
- Dringender Stuhlgang	4		
- Durchfall	4		
- Verstopfung	4		
- Übelkeit	4		
- Blut im Stuhl	4		
- Sodbrennen	4		
- Unkontrollierter Stuhlabgang	4		
Summe:		76	53
Emotionen:			
- Streßverarbeitung	4		
- Traurigkeit über Erkrankung	4		
- Nervosität, Angst	4		
- Befriedigung	4		
- Frustration	4		
Summe:		20	14
Physische Funktionen:			
- Müdigkeit	4		
- Unwohlsein	4		
- Nächtliches Aufwachen	4		
- Körperliches Aussehen	4		
- Körperliche Kraft	4		
- Ausdauer	4		
- Fitness	4		
Summe:		28	20
Soziale Funktionen:			
- Alltagsaktivitäten	4		
- Freizeitaktivitäten	4		
- Verhältnis zu nahestehenden Personen	4		
- Sexualleben	4		
Summe:		16	11
Medizinische Behandlung:			
- Belästigung durch medizinische Behandlung	4		
Summe:		4	2
Theoretischer Idealwert*:		144	100
Normale gesunde Personen: (Mittelwert und Standardabweichung)		120 (19)	

* Beim Idealfall einer unbeeinträchtigten Lebensqualität/Befindlichkeit.

und auf die Wechselbeziehungen der Dimensionen der Lebensqualität untereinander aus?

Drittes Ziel und Kern der Konzeption der Lebensqualitätsforschung ist es, in Zukunft dem Patienten relevante Lebensqualitätsdaten für seine Krankheitssituation verständlich zu vermitteln und ihn zum mündigen Partner bei der Behandlung zu machen. Diese Mündigkeit des Patienten ist nicht nur human geboten, sondern sie verbessert auch deutlich das Ergebnis chirurgischer Behandlungen. Eklatantes Beispiel ist die Studie von Klußmann zur Verarbeitung eines künstlichen Darmausgangs [20]. Die Aussage dieser Studie ist, daß Patienten um so besser mit einem Anus praeter fertig wurden, je besser und detaillierter sie über das Verfahren vorher aufgeklärt wurden. Unsere Philosophie der Lebensqualitätsforschung lautet: *Wissen, eigene Verantwortung, Mündigkeit und Partnerschaft verbessern das Ergebnis („Outcome") chirurgischer Eingriffe!*

Die bessere Erfassung der Emotionslage des Patienten zwecks besserer Betreuung muß selbstverständlich vor der Intimsphäre und dem freien Willen des Patienten haltmachen. Das Ziel darf und kann es nicht sein, eine Durchleuchtung der Psyche des Patienten mittels Fragebögen und Indizes zu betreiben. Vielmehr ist es das Ziel, diejenigen emotionalen, sozialen und physischen Aspekte der Befindlichkeit zu erfassen und zu verstehen, die der Patient mitteilen will, für die wir Ärzte bisher jedoch (noch) keine Antenne hatten.

Konkretes in der klinischen Routine

Die bis heute offene Frage ist, welche Rolle Indizes der Befindlichkeit in der konkreten klinischen Praxis spielen. Klar ist ihre Unverzichtbarkeit in den wissenschaftlichen Studien zur Bewertung verschiedener Therapieverfahren für das relevante Zielkriterium der Lebensqualität. Um diese Frage zu klären, muß zunächst die Information über die Befindlichkeit des Patienten dem behandelnden Arzt verfügbar und verständlich gemacht werden. An unserer Klinik werden daher die Patientendaten aus dem Fragebogen in eine Computerdatenbank eingegeben und dem Arzt in graphischer Form als Ausdruck zur Verfügung gestellt. Sowohl der (umstrittene) Globalwert als auch die Werte für die Dimensionen der Lebensqualität – Symptome, Emotionen, physische und soziale Funktionen – werden auf dem Hintergrund von Daten einer Stichprobe der Normalbevölkerung graphisch dargestellt. Unsere Hypothese ist, daß dies dem Arzt eine bessere Einsicht in die Probleme, Sorgen und Befindlichkeit des Patienten ermöglicht, was wiederum eine bessere Therapie zur Folge hat. Eine entsprechende Studie haben wir konzipiert.

Grenze Chirurgie – Psychologie

Wo liegt die Grenze zwischen chirurgischer und psychotherapeutischer Patientenbetreuung? Die Chirurgen haben natürlich in erster Linie die Aufgabe, chirurgische Behandlungsstrategien, Operationen auszuwählen, durchzuführen und im Ergebnis (Outcome) zu bewerten. Mit der psychotherapeutischen Betreuung von Patienten sind Chirurgen nicht nur zeitlich überfordert, sondern sie sind auch nicht ausgebildet und vielleicht desinteressiert. Dennoch sind psychologische Aspekte, eben die Lebensqualität des Patienten, von großer Bedeutung, da chirurgische Behandlung die Lebensqualität enorm beeinflußt. Chirurgische und psychotherapeutische Betreuung eines Patienten müssen daher ineinandergreifen wie Zähne eines Zahnrades. Das Wissen beider Seiten ist erforderlich. Der Chirurg weiß, daß die Müdigkeit, Depression oder Abgeschlagenheit eines Patienten durch einen niedrigen Blutfarbstoffwert (Hämoglobin) oder einen zu hohen Kalziumwert bedingt sein kann. Er kennt chirurgische Techniken, um diese Störungen zu korrigieren. Der Psychologe andererseits weiß, daß durch gezielte Aufklärung, Information und Führung eines Patienten die Symptomverarbeitung verbessert werden kann und ein Patient sein Leiden oder sein Handikap besser verarbeitet. Er kennt entsprechende psychologische Behandlungsverfahren. Die Messung der Lebensqualität in der klinischen Praxis wird dazu beitragen, den Punkt aufzuzeigen, an dem ein chirurgischer Patienten nicht nur chirurgisch-ärztliche Betreuung, sondern evtl. weitere psychotherapeutische Hilfe benötigt.

Zukunft der Lebensqualitätsmessung

Die Messung der Lebensqualität wird in den nächsten Jahren deutliche Fortschritte machen: mehr und mehr validierte Indizes für die gastroenterologische und die gesamte Chirurgie werden entwickelt und eingesetzt werden. Schon jetzt stehen einige brauchbare Indizes in deutscher Sprache und sogar spezifisch für den Magen-Darm-Trakt zur Verfügung [6, 10, 18]. Leider gibt es diese Indizes noch nicht lange genug, um von geeigneten Patienten Daten im Längsschnitt zur Verfügung zu haben. Prospektive Beobachtungsstudien, etwa nach laparoskopischer Cholezystektomie oder nach Krebsoperationen, werden diese Daten liefern müssen.

Der nächste wichtige Schritt wird sein, Lebensqualitätsdaten, z.B. Scorewerte, in klinische Entscheidungsprozesse einzubauen, so wie es heute schon bei der Prozenteinteilung der Verbrennungen, bei der TNM-Einteilung in der onkologischen Chirurgie oder in der Rheumatologie [26] geschieht.

Sind erst einmal genügend Informationen über die Lebensqualität bei bestimmten Erkrankungen vorhanden, geht es darum, diese Informationen dem Patienten zu vermitteln und mit ihm gemeinsam die weitere Therapie zu planen. Typische Beispiele solcher therapeutischer Alternativen, die dem Patienten anhand gesicherter Lebensqualitätsdaten angeboten werden können und müssen, sind die chirurgische Therapie der Colitis ulcerosa (Pouch versus Ileostoma [21]), des Extremitätensarkoms (Amputationen versus gliedmaßenerhaltende Therapie [39]) und des Mammakarzinoms (lokale Exzision plus Bestrahlung versus Mastektomie [19]).

Aufgrund dieser Informationen werden sich Patienten und Arzt gemeinsam und besser für eine bestimmte Therapie entscheiden können, *denn der in die*

Entscheidung und Verantwortung einbezogene Patient wird ein besseres Ergebnis haben!.

Die Messung der Lebensqualität in der gastroenterologischen Chirurgie ist möglich und muß zum modernen Standard werden. Sie gestattet es, verschiedene Therapieformen zu vergleichen und unzumutbare Therapieformen aufzugeben. Das Ziel muß sein, durch Weitergabe der relevanten Lebensqualitätsdaten an den Patienten, diesen mündiger zu machen und mit ihm eine lebensqualitätsfreundlichere Behandlung zu wählen.

Literatur

1. Barkun JS, Barkun AN, Sampalis JS et al. (1992) Randomised controlled trial of laparoscopic versus mini cholecystectomy. Lancet 340:1116–1119
2. Becker HM, Hatzl J, Wissing T, Brandl R, Fischer J (1993) Technik und Langzeitergebnisse bei thorakalen und thoraco-abdominalen Aortenerkrankungen. Chirurg 64:244–251
3. Boyle CA (1992) Assessment of quality of life in surgery. Br J Surg 79:395–398
4. Campbell A, Converse PE, Rodgers WL (1976) The quality of American life. Russel Sage Foundation, New York, pp 471–507
5. Dinemäs E, Glise H, Hallerbäck B, Hernqvist J, Svedlund J, Wiklund I (1993) Quality of life in patients with upper gastrointestinal symptoms. Scand J Gastroenterol 28:681–687
6. Drossman DA, Patrick DL, Mitchell CM, Zagami EA, Appelbaum MI (1989) Health-related quality of life in inflammatory bowel disease. Dig Dis Sci 34:1379–1386
7. Drummond MF (1987) Resource allocation decisions in health care: a role for quality of life assessments. J Chron Dis 40:605–616
8. Eypasch E, Troidl H, Wood-Dauphinee S, Williams JI, Reinecke K, Ure B, Neugebauer E (1990) Quality of life and gastrointestinal surgery – a clinimetric approach to developing an instrument for its measurement. Theor Surg 5:3–10
9. Eypasch E, Spangenberger W, Williams JI, Ure B, Neugebauer E, Wood-Dauphinee S, Troidl H(1992) Frühe Verbesserung der Lebensqualität nach laparoskopischer Cholezystektomie. In: Häring R (Hrsg) Diagnostik und Therapie des Gallensteinleidens im Wandel der Zeit. Blackwell, Berlin, S 481–496
10. Eypasch E, Wood-Dauphinee S, Neugebauer E, Williams JI, Troidl H (1993) Der gastrointestinale Lebensqualitätsindex (GLQI). Chirurg 64:264–274
11. Eypasch E, Holthausen U, Wellens E, Troidl H (1994) Immediate improval of quality of life after laparoscopic Nissen fundoplication. Surg Endosc 8:943
12. Eypasch E, Williams JI, Wood-Dauphinee S, Ure BM, Schmülling C, Neugebauer E, Troidl H (1995) Gastrointestinal Quality of Life Index: development, validation and application of a new instrument. Br J Surg 82:216–222
13. Feinstein AR (1987) Clinimetric Perspectives. J Chron Dis 40:635–640
14. Glise H, Hallerbäck B, Johansson B (1995) Quality of life assessment in evaluation of laparoscopic Rosetti fundoplication. Surg Endosc 9:183–189
15. Goligher JC, Pulvertaft CN, Watkinson G (1964) Controlled trial of vagotomy and gastroenterostomy, vagotomy and antrectomy, and subtotal gastrectomy in elective treatment of duodenal ulcer: interim report. Br Med J 1:455–460
16. Grogono AW (1971) Index for measuring health. Lancet 1024–1026
17. Grundmann R, Said S, Krinke S (1989) Lebensqualität nach Rektumresektion und -exstirpation. Dtsch Med Wochenschr 114:453–457
18. Guyatt G, Mitchell A, Irvine EJ, Singer J, Williams N, Goodacre R, Tompkin C (1989) A new measure of health status for clinical trials in inflammatory bowel disease. Gastroenterology 96:804–810
19. Haes JCJM de, Welvaart K (1985) Quality of life after breast cancer surgery. J Surg Oncol 28:123–125

20 Klußmann R (1987) Stomaakzeptanz. MMW 23:129–135
21. Köhler L, Mennigen R, Eypasch E, Troidl H (1991) Colitis ulcerosa: Lebensqualität nach operativer Therapie. Dtsch Med Wochenschr 116:1362–1367
22. Kümmerle F (1989) Lebensqualität aus chirurgischer Sicht – eine neue Bewertung alter Kriterien. Dtsch Med Wochenschr 114:1260–1263
23. Lane DA (1987) Utility, decision, and quality of life. J Chron Dis 40:585–591
24. Levine M, Guyatt G, Gent M et al. (1988) Quality of life in stage II breast cancer: an instrument for clinical trials. J Clin Oncol 6:1798–1810
25. McDowell I, Newell C (eds) (1987) Measuring health: a guide to rating scales and questionnaires. Oxford University Press, New York
26. Nelson E, Wasson J, Kirk J et al. (1987) Assessment of function in routine clinical practice: description of the COOP chart method and preliminary findings. J Chron Dis 40 (Suppl 1):55S–63S
27. Neugebauer E, Troidl H, Wood-Dauphinee S, Eypasch E, Bullinger M (1991) Quality of life assessment in surgery: results of the Meran Consensus Development Conference. Theor Surg 6:123–137
28. Padilla GV, Presant C, Grant MM, Metter G, Lipsett J (1983) Quality of life index for patients with cancer. Res Nurs Health 6:117–126
29. Priestman TJ, Baum M (1976) Evaluation of quality of life in patients receiving treatment for advanced breast cancer. Lancet 1:899–900
30. Roder JD, Herschbach P, Ritter M, Kohn MM, Sellschopp A, Siewert JR (1990) „Lebensqualität" nach Oesophagektomie. Dtsch Med Wochenschr 115:570–574
31. Rohde H, Rau E, Gebbensleben B (1984) Ergebnisse der Bestimmung des Lebensqualitätsindexes nach Spitzer in der multizentrischen Magenkarzinom-TNM-Studie. In: Rohde H, Troidl H (Hrsg) Das Magenkarzinom. Thieme, Stuttgart New York, S 74–80
32. Schipper H, Clinch J, McMuray A, Levitt M (1984) Measuring the quality of life of cancer patients: the functional living index-cancer: development and validation. J Clin Oncol 2:472–483
33. Schreiber HW (1989) Lebensqualität und Allgemeinchirurgie. Langenbecks Arch Chir Suppl II:43–48
34. Schwarz R, Ruoff G (1989) Meßmethoden der postoperativen Lebensqualität. Chirurg 60:441–444
35. Selby PJ, Chapman JAW, Etazadi-Amoli J, Dalley D, Boyd NF (1984) The development of a method for assessing the quality of life of cancer patients. Br J Cancer 50:13–22
36. Spitzer WO (1987) State of science 1986: quality of life and functional status as target variables for research. J Chron Dis 40:465–471
37. Spitzer WO, Dobson AJ, Hall J et al. (1981) Measuring the quality of life of cancer patients. J Chron Dis 34:585–597
38. Stützer H, Bauer P (1992) Die Analyse von Längsschnittdaten zur Lebensqualität am Beispiel der TNM-Validierungsstudie für das Magenkarzinom. Med. Dissertation, Universität Köln
39. Sugarbaker PH, Barofski I, Rosenberg SA, Gianola FJ (1982) Quality of life assessment of patients in extremity sarcoma clinical trials. Surgery 91:17–23
40. Troidl H (1989) Lebensqualität ein relevantes Zielkriterium in der Chirurgie. Chirurg 60:445–449
41. Troidl H, Lorenz W, Rohde H, Fischer M, Vestweber KH, Hamelmann H (1978) Pathophysiologie, Diagnostik, Operationsvorbereitung bei der benignen Magenausgangsstenose. In: Häring R (Hrsg) Das komplizierte gastroduodenale Ulkus. Thieme, Stuttgart, S 174–192
42. Troidl H, Kusche J, Vestweber KH, Eypasch E, Koeppen L, Bouillon B (1987) Quality of life: an important endpoint both in surgical practice and research. J Chron Dis 40: 523–528
43. Troidl H, Kusche J, Vestweber KH, Eypasch E, Maul U (1987) Pouch versus esophagectomy after total gastrectomy: a randomized clinical trial. World J Surg 11:699–712
44. Visick AH (1948) A study of failures after gastrectomy. Ann R Coll Surg (Engl) 3:266–284

45. Vestweber KH, Troidl H (1989) Lebensqualität nach Magenoperationen. Chirurg 60:450–453
46. Walsh DL, Emrich LJ (1988) Measuring cancer patients' quality of life – a look at physician attitudes. New York State Med J 88:354–357
46a. White KE (1967) Improved medical care statistics and health services system. Pub Health Rep 82:847
47. Wood-Dauphinee S, Troidl H (19991) Endpoints for clinical studies: conventional and innovative variables. In: Troidl H et al. (Hrsg) Principles and practice of research. Springer, New York Heidelberg, pp 151–169
48. Wood-Dauphinee S (1992) Bringing surgical reality to quality of life assessment. Theor Surg 7:34–38
49. Zapf W (1984) Individuelle Wohlfahrt: Lebensbedingungen und wahrgenommene Lebensqualität. In: Glatzer W, Zapf W (Hrsg) Lebensqualität in der Bundesrepublik. Campus, Frankfurt, S 13–26
50. Zerssen A von (1971) Die Beschwerdenliste als Test. Therapiewoche 25:1910–1917

1

Stationäre Ösphagusmanometrie

S.M. Freys

Die stationäre Ösophagusmanometrie ist eine Untersuchungstechnik, bei der die Charakteristika der Kontraktionen der Ösophagusmuskulatur unter standardisierten Bedingungen im Funktionslabor gemessen werden. Sie gilt als diagnostischer Standard zur Beurteilung der motorischen Funktion der Speiseröhre und dient als Grundlage der Klassifikation ösophagealer Motilitätsstörungen. Mit dieser Untersuchungsmethode werden der untere ösophageale Sphinkter (UÖS), der ösophageale Korpus und der obere ösophageale Sphinkter (OÖS) untersucht.

Geschichtlicher Rückblick

Die ersten Berichte über manometrische Untersuchungen am Ösophagus datieren in die Jahre 1883 und 1894 und wurden mit luftgefüllten Ballonsonden durchgeführt [10, 11]. 1940 wurden erstmals wassergefüllte Ballonkatheter zu Druckmessungen am Dünndarm eingesetzt [9]; es zeigte sich jedoch, daß die Compliance dieses Systems zu groß war, um rasche Druckwechsel mit ausreichender Genauigkeit darzustellen [14]. Diese Probleme konnten Anfang der 50er Jahre mit Einführung wasserperfundierter dünnlumiger Katheter prinzipiell gelöst werden [3]. Auch hier zeigten sich zunächst Schwierigkeiten, da eine recht hohe Perfusionsrate (5–10 ml/min/Kanal) zu Irritationen der Speiseröhre führte. Gemäß der von Dodds aufgestellten Relation ist bei der Perfusionsmanometrie die Meßgenauigkeit direkt proportional der Perfusionsrate und umgekehrt proportional der Compliance des benutzten Systems [5]. Demzufolge wurden Anfang der 60er Jahre sog. Niedrig-Compliance-Systeme zur Manometrie entwickelt, bei denen relativ steife zirkulär gebündelte kapilläre Schläuche (kleiner Innendurchmesser bei hoher Wanddicke) durch eine pneumohydraulische Pumpe mit einer konstanten Perfusionsrate von 0,5 ml/min perfundiert werden [8, 13, 18].

Indikationen

Eine *Dysphagie* ohne Zeichen einer organischen Obstruktion ist die häufigste Indikation für eine manometrische Untersuchung der Speiseröhre. In den meisten Fällen liegt hier eine Motilitätsstörung des Ösophagus zugrunde, entweder in ihrer primären Form (Achalasie, diffuser Ösophagusspasmus, „Nußknacker-Ösophagus") oder in ihrer sekundären Form (endokrine, metabolische, neuromuskuläre und systemische Bindegewebserkrankungen). Eine solche Motilitätsstörung kann nur durch die Manometrie bestätigt werden.

Die Abklärung *nichtkardialer* Thoraxschmerzen ergibt in etwa 50% der Fälle Ösophagusmotilitätsstörungen als deren Ursache, und hierbei handelt es sich immerhin um etwa 15% aller Patienten, die ursprünglich einer Herzkatheteruntersuchung zugeführt wurden [16].

Bei Verdacht auf *gastroösophageale Refluxkrankheit* dient die Manometrie 1) zur Erkennung der beiden häufigsten pathophysiologischen Ursachenkomponenten, nämlich der Inkompetenz des unteren ösophagealen Sphinkters und einer Ösophagusmotilitätsstörung; 2) werden mit der Manometrie die genauen Meßpunkte zur notwendigen 24-h-Ösophagus- und Magen-pH-Metrie determiniert; 3) liefert diese Untersuchung exakte Längenangaben über den ösophagealen Corpus, eine Information, die bei gegebener Operationsindikation von entscheidender Bedeutung ist; 4) erlaubt die Manometrie eine objektive Evaluierung des Operationsergebnisses nach stattgehabter Antirefluxoperation bzw. ein Erkennen postoperativer Probleme.

Im Rahmen *wissenschaftlicher Studien* wird die Ösophagusmanometrie bei Untersuchungen zur physiologischen Funktion und zu pathophysiologischen Veränderungen der Speiseröhre im Rahmen verschiedener Krankheitsbilder bzw. zur Evaluierung verschiedener Therapieprinzipien eingesetzt.

Instrumente

Ein moderner manometrischer Arbeitsplatz setzt sich aus einer Meßkette, bestehend aus Druckmeßkathetern, Perfusionspumpe, Druckaufnehmer, Verstärkersystem und Computer zusammen (Abb. 1).

Druckmeßkatheter

Prinzipiell werden 2 Typen unterschieden (Abb. 2): Mit flüssigkeitsperfundierten Kathetern werden intraluminale Drücke indirekt registriert, d.h. durch Fortleitung über eine Wassersäule an extrakorporale Druckaufnehmer mitgeteilt. Dieses Prinzip der Perfusionsmanometrie ist das derzeit weitest verbreitete und standardisierte Meßsystem, welches routinemäßig bei der stationären Ösophagusmanometrie eingesetzt und im weiteren detailliert beschrieben wird.

Ein 2. Typ von Druckmeßkathetern, auch als sog. Solid-state-Katheter bezeichnet, funktioniert über im Katheter befindliche und somit direkt intrakorporal messende Druckaufnehmer, mit deren Hilfe Drücke in ein elektrisches Signal umgewandelt werden. Diese direkt messenden Mikrotransducersysteme basieren entweder auf dem Prinzip der Änderung der Induktivität, der

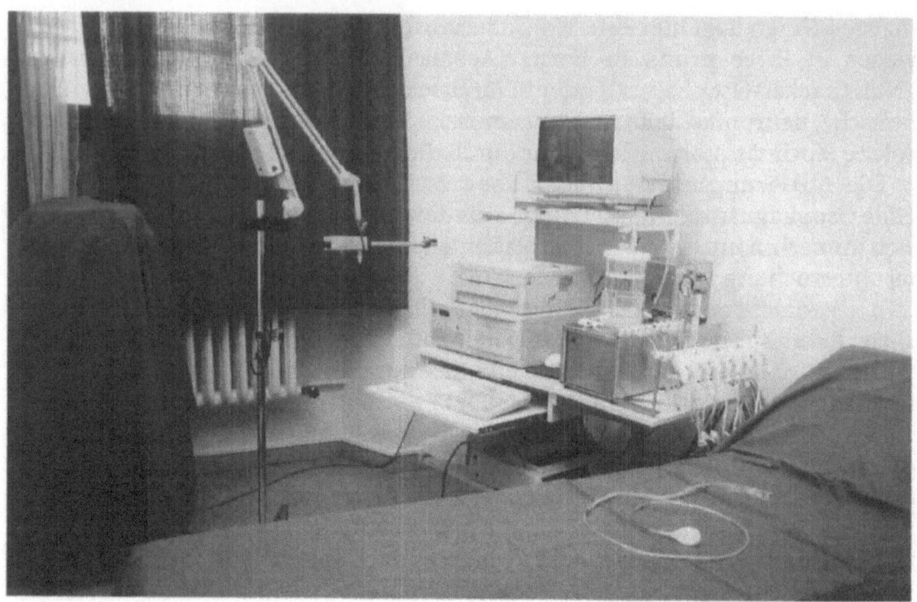

Abb. 1. Manometrischer Arbeitsplatz Chirurgische Universitätsklinik Würzburg

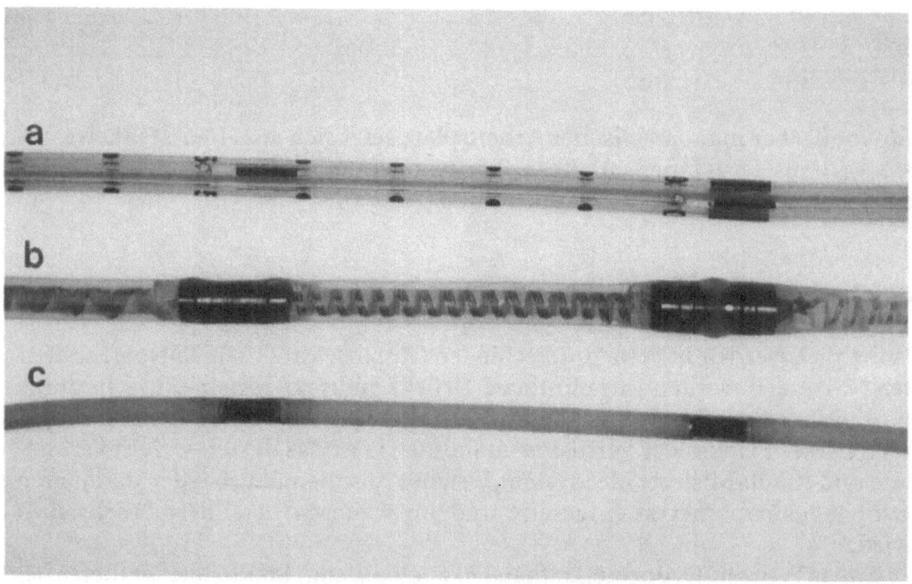

Abb. 2. Verschiedene Typen von Druckmeßkathetern bei der Ösophagusmanometrie (**a** Perfusionskatheter, **b** Solid-state-Katheter mit Druckrezeptoren, **c** Solid-state-Katheter piezoelektrisch)

Kapazität, des Widerstandes oder auf den piezoelektrischen Eigenschaften eines halbleitenden Kristalles. Diese Druckmeßkatheter arbeiten unabhängig von der Körperposition des gemessenen Patienten und werden direkt an ein Datenspeichergerät angeschlossen. Ein großer Vorteil dieses Systemes ist die Tatsache, daß einerseits keine Irritation des Ösophagus durch ein Perfusat entsteht und andererseits, daß es mittlerweile genügend kleine Datenspeichergeräte gibt, die eine ungestörte Mobilisation der Patienten erlauben. Aus diesen Gründen werden diese Meßsysteme vorwiegend für die ambulante 24-h-Ösophagusmanometrie eingesetzt, die im folgenden Kapitel von H.J. Stein ausführlich beschrieben wird.

Das Konstruktionsprinzip flüssigkeitsperfundierter Katheter ist prinzipiell gleich: Um einen Zentralschlauch, der ggf. zur Aufnahme eines Führungsdrahtes dient, sind radiär kapilläre Polyvinylschläuche angeordnet (Abb. 3). Im Zuge der Standardisierung dieses Meßverfahrens wurde eine Normierung der Abmessungen, d.h. des Durchmessers der einzelnen Kapillaren und somit des gesamten Katheters erstellt. Gemäß des physikalischen Prinzips, daß die Compliance sich umgekehrt proportional zur Lumenweite verhält, muß der Innendurchmesser der einzelnen Kapillare idealerweise möglichst klein sein. Bei einer solchen Reduktion des Kapillarlumens ergibt sich jedoch eine immer größer werdende Perfusionsrate. Als ideales Maß für Katheterlumen und Perfusionsrate wurde ein Innendurchmesser von 0,8 mm bei einem Fluß von 0,5 ml H_2O/min gefunden.

Entsprechend der geplanten Messung werden an den normalerweise 8 um den Zentralschlauch gebündelten kapillären Polyvinylschläuchen Austrittsöffnungen in verschiedenen Höhen angebracht. Der intraluminale Druck, der an diesen Austrittsöffnungen herrscht, wird über die Wassersäule in den Kapillaren an den extrakorporalen Druckaufnehmer weitergeleitet.

Hinsichtlich der Anordnung der Austrittsöffnungen gibt es grundsätzlich 2 verschiedene Konstruktionsprinzipien: Sollen die eher stationären asymmetrischen Druckverhältnisse im oberen und unteren ösophagealen Sphinkter

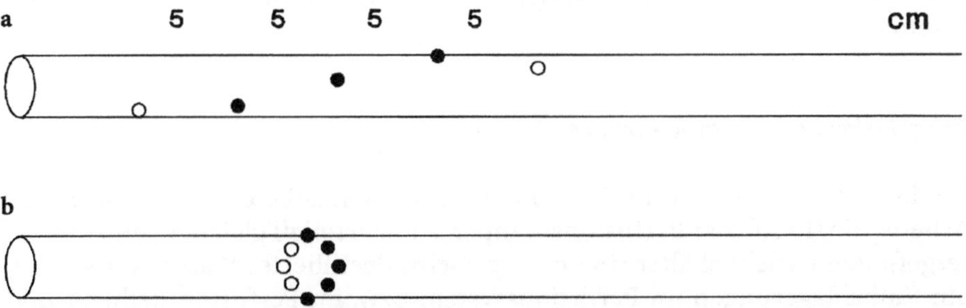

Abb. 3. a, b. Perfusionskatheter schematisch. **a** Konfigurierung zur kombinierten Messung von UÖS, Korpus und OÖS mit der Durchzugsmanometrie, **b** Konfigurierung zur Messung des Sphinkterdruckvektorvolumens

registriert werden (beide Sphinkteren besitzen in ihrem Verlauf räumlich unterschiedlich gerichtete Hoch- und Niederdruckzonen), so sollten die Austrittsöffnungen auf exakt der gleichen Höhe liegen; hierdurch kann der dreidimensionale Charakter der Druckverteilung im Sphinkter wiedergegeben werden, da jede der 8 Austrittsöffnungen die Druckverhältnisse eines Segmentes von 45° aus der Gesamtzirkumferenz mißt. Aus den auf diese Weise registrierten Druckwerten bzw. deren radiär orientierten Vektoren kann dann das sog. Sphinkterdruckvektorvolumen errechnet werden; dieses Vektorvolumen ist ein aus Druck- und Längenparametern integrierter Wert, der per Computer als dreidimensionales Polygon dargestellt werden kann und als quantitatives Maß für den Widerstand angesehen wird, den ein Schließmuskel einem hindurchtretenden Partikel entgegensetzt. (Im folgenden Kapitel von H. J. Stein wird diese Vektorvolumenerfassung eingehend dargestellt.)

Sollen hingegen die dynamischen Druckvorgänge bei der Peristaltik im ösophagealen Korpus gemessen werden, so sollten die Austrittsöffnungen in definierten Abständen von z. B. 5 cm wendeltreppenförmig entlang des Katheterverlaufes angelegt werden; hierbei mißt jede Austrittsöffnung wiederum ein unterschiedliches Winkelsegment aus der Gesamtzirkumferenz des Hohlorganes. Gleichzeitig können bei dieser Konfigurierung mit nur einem Durchzug die Druckverhältnisse an ein und demselben Ort entsprechend der Zahl x der Austrittsöffnungen x-mal gemessen werden, wodurch sich bei der Auswertung aufgrund der Möglichkeit der Ermittlung des Mittel- bzw. Medianwertes dieser x Messungen eine höhere Genauigkeit ergibt. Diesen Kathetertyp zeigt Abb. 3a, in Abb. 3b ist eine Katheterkonfiguration zur Messung des Sphinkterdruckvektorvolumens dargestellt.

In unserem Funktionslabor verwenden wir unterschiedlich konfigurierte Polyvinylkatheter (Fa. Zinetics Medical) mit einem Außendurchmesser von 4,5 mm (≙ 14 French) und einem Innendurchmesser der einzelnen Kapillaren von 0,8 mm. Die Gesamtlänge des Katheters variiert entsprechend des diagnostischen Einsatzes. Die Pflege dieser Perfusionskatheter erfolgt recht einfach, indem die Katheter nach jeder Messung mit einem seifenfreien Reinigungsmittel von außen gesäubert und von innen durchgespült werden, anschließend erfolgt eine Desinfektion für eine Stunde in einer 2%igen Lysetol-FF-Lösung.

Elektrohydraulische Perfusionspumpe

Sie dient der konstanten Perfusion des Druckmeßkatheters mit Wasser. Das Arbeitsprinzip solcher Perfusionspumpen ist prinzipiell gleich: In einem wassergefüllten Druckbehälter (in der Regel wird destilliertes Wasser verwendet, um Kalkablagerungen im Perfusionssystem bzw. im Perfusionskatheter und somit eine Erhöhung der Compliance zu vermeiden) wird mittels eines elektrischen Kompressors ein entsprechend der gewünschten Perfusionsrate variabel einstellbarer Druck erzeugt; das aus dem Druckbehälter abfließende

Wasser wird dann über ein Verteilersystem den auf einer Leiste parallel nebeneinander angeordneten Druckaufnehmern zugeleitet, hinter denen dann der Druckmeßkatheter angeschlossen wird.

Bei der elektrohydraulischen Pumpe (Fa. Mui Scientific) sorgt eine Automatik dafür, daß in dem mit 1,5 l destilliertem Wasser gefüllten Druckbehälter während der gesamten Messung konstante Druckverhältnisse herrschen. Bei einem Druck von 10 psi („pounds per square inch"), resultiert eine Perfusionsrate von 0,5 ml/min/Kapillare. Pflege und Wartung eines solchen Gerätes stellen nur geringe Anforderungen an den Betreiber.

Druckaufnehmer oder Druckwandler (Transducer)

Er stellt das Bindeglied zwischen Perfusionskatheter und Perfusionspumpe einerseits und Verstärkersystem zur computerisierten Registrierung und Datenverarbeitung andererseits dar. Der Druckaufnehmer registriert Druckschwankungen in den perfundierten Kapillarschläuchen, die durch eine Erhöhung des Widerstandes beim Abfließen des Wassers im Niveau der Austrittsstellen verursacht werden. Grundlage für die Arbeitsweise eines Druckaufnehmers ist das physikalische Prinzip einer Widerstandsmeßbrücke (Wheatstone-Brücke): Existieren in den einzelnen Schenkeln eines Stromkreises die gleichen Widerstände, so besteht keine Spannungsdifferenz, und es fließt kein Strom; kommt es aber zu einem Ungleichgewicht der Widerstände, ergibt sich also eine Spannungsdifferenz, so entsteht proportional dem Widerstandsungleichgewicht ein Stromfluß. Kernstück eines Druckaufnehmers ist diese Widerstandsmeßbrücke, in deren vierschenkeligem Stromkreis eine Metallmembran als eigentlicher mechanischer Druckaufnehmer eingeschaltet ist. Auf dieser Metallmembran ist der sog. Druckdom, eine transparente Plastikkammer, angebracht, die von der Perfusionsflüssigkeit durchspült wird. Die Transparenz des Plastikmaterials dient der Kontrolle der Luftfreiheit, da bereits kleinste Lufteinschlüsse den Druckaufnahmemechanismus beeinflussen. An diesem Druckdom befinden sich 2 Schlauchanschlüsse für die Zu- bzw. Ableitung der Perfusionsflüssigkeit. Kommt es nun im ableitenden Schenkel, dem Perfusionskatheter, zu einer Druckerhöhung, so resultiert daraus eine Auslenkung der Metallmembran und gemäß oben aufgezeigtem Mechanismus kommt es aufgrund eines entstehenden Widerstandsungleichgewichtes zu einem dem ausgeübten Druck proportionalen Stromfluß, der letztendlich an ein Verstärkersystem weitergeleitet wird.

Die an unserer Perfusionspumpe angebrachten Druckaufnehmer werden von der Fa. PvB-Medizintechnik hergestellt.

Verstärkersystem und Computer

Sie sind die Endstationen des Informationsflusses; die vom Druckaufnehmer generierte druckproportionale Signalspannung wird einem Verstärkersystem zugeleitet, das diese im Mikrovoltbereich liegende Eingangsspannung in ein

Analogsignal umwandelt. Das in unserem Funktionslabor verwendete Verstärkersystem, der sog. Polygraf HR (Fa. Synectics), ist direkt mit einem Computer verbunden, der einerseits zur graphischen Simultandarstellung der Druckkurven auf einem Monitor, andererseits zur Datenspeicherung und -verarbeitung mit einem speziellen Software-Programm (Polygram, Fa. Gastrosoft) dient. Mit diesem Computerprogramm können zahlreiche Charakteristika der registrierten Druckkurven ausgewertet und standardisiert gemäß vorgegebener Systemkonstanten und Normwertgrenzen analysiert werden.

Verstärkersystem und Softwareprogramm werden von der Fa. Synectics hergestellt bzw. vertrieben. Für die Datenverarbeitung ist ein Personalcomputer mit 486er Chip, einer Taktfrequenz von 66 MHz, einer Speicherkapazität von 300 MB, einem Arbeitsspeicher von 8 MB und einem Farbmonitor Super-VGA mit einer Graphics Accelerator Card notwendig.

Untersuchungstechnik

Zur Vorbereitung der Untersuchung wird das Instrumentarium zunächst auf Funktionstüchtigkeit überprüft. Der desinfizierte Druckmeßkatheter wird an die Druckaufnehmer der Perfusionspumpe angeschlossen, und nach vollständiger Füllung der Kapillarschläuche des Druckmeßkatheters mit destilliertem Wasser erfolgt eine Kalibrierung der Meßkette durch das Computerprogramm. Vor jeder Untersuchung muß der jeweilige Katheter kalibriert werden, da es durch Ablagerungen in den Kapillarschläuchen zu Änderungen der Compliance von Untersuchung zu Untersuchung kommen kann. Die Vorbereitung des Patienten beinhaltet eine mindestens 48stündige Karenz von jeglichen Medikamenten, die einen Einfluß auf das Sekretions- und Motilitätsverhalten des Gastrointestinaltraktes haben, eine mindestens 6stündige Nüchternheitsperiode vor der Untersuchung und eine detaillierte Aufklärung über die geplante Untersuchung.

Der Druckaufnahmekatheter wird dem Patienten analog einer nasogastralen Sonde im Sitzen nach Bestreichen mit einem gelartigen Lokalanästhetikum transnasal mit allen Meßpunkten bis in den Magen eingeführt. Prinzipiell ist auch eine Positionierung durch den Mund möglich, die nasale Intubation ist für den Patienten jedoch weitaus angenehmer, und eine orale Intubation führt häufig zu Schluckaktionen, die die Beurteilung des unteren ösophagealen Sphinkters erschweren. Die Verwendung eines topischen Anästhetikums ist häufig kritisiert worden, in 2 Untersuchungen konnte jedoch gezeigt werden, daß hierdurch grundsätzlich keine Änderung der Funktion beider Sphinkteren und des ösophagealen Korpus hervorgerufen wurden [7, 12]. Der Vorteil der Schleimhautanästhesie liegt einerseits in der geringeren subjektiven Beeinträchtigung des Patienten und andererseits in der Verhinderung des durch den Fremdkörper ausgelösten Schluckdranges, wodurch eine Beurteilung des unteren ösophagealen Sphinkters erschwert wird [4]. Ein fortgesetztes Schlucken durch den schrittweisen Katheterrückzug führt einerseits zu schluckinduzierten UÖS-Relaxationen und zu Schwierigkeiten bei der Bestimmung des respiratorischen Inversionspunktes.

Der Vorschub des Druckmeßkatheters aus dem Pharynx in den oberen Ösophagus bzw. bei Enge im Bereich des UÖS aus dem Ösophagus in den Magen wird durch simultanes Schlucken von Wasser erleichtert. Sollte dennoch, z. B. bei Achalasiepatienten, eine Passage in den Magen nicht gelingen, kann nach endoskopischer Lage eines Führungsdrahtes in den Magen und transnasaler Ausleitung desselben ein Katheter problemlos in seine Ausgangsposition plaziert werden. Zur Untersuchung legt sich der Patient ausgestreckt in Rückenlage auf eine Untersuchungsliege, wobei die Höhe der Liege so eingestellt sein sollte, daß die Druckaufnehmerleiste an der Perfusionspumpe sich auf der Höhe der Thoraxmittellinie befindet.

Zur Registrierung der Atemexkursionen des Patienten können dann entweder 3 EKG-Elektroden auf der Brust des Patienten befestigt werden, die nach dem Prinzip der Impedanz-Pneumographie ein Atemverlaufssignal liefern; andererseits kann diese Funktion von einem Dehnungsband, das um den Brustkorb des Patienten gelegt wird, übernommen werden. Zur Registrierung pharyngealer Schluckaktionen kann darüber hinaus ein Druckaufnehmer auf Höhe des Kehlkopfes um den Hals des Patienten fixiert werden [17].

Untersuchungsprotokoll

Es richtet sich nach der Art der verwendeten Untersuchungstechnik. Prinzipiell werden 2 Untersuchungstypen zur Messung des OÖS und UÖS unterschieden:

1) Die stationäre Durchzugsmanometrie („station-to-station-pull-through technique"), bei der ein mehrlumiger Perfusionskatheter mit Austrittsöffnungen in definierten Abständen (5 cm) nach Ablauf von stets gleichen Zeitintervallen (30 s) sukzessiv in 1-cm-Schritten durch die Sphinkterdruckzone zurückgezogen wird.
2) Die schnelle Durchzugsmanometrie („rapid pull-through technique"), bei der ein mehrlumiger Perfusionskatheter mit Austrittsöffnungen auf gleicher Höhe bei Atemstillstand in Atemmittellage von einer Zugapparatur zur Gewährleistung einer konstanten Rückzugsgeschwindigkeit durch die Sphinkterdruckzone zurückgezogen wird.

Bei der stationären Durchzugsmanometrie werden quantitativ Druckverhältnisse und Bewegungsvorgänge der Sphinkterdruckzonen gemessen, während die schnelle Durchzugsmanometrie sich in ihrer Aussagekraft auf die Bestimmung des Druckprofils beschränkt, jedoch eine exakte Berechnung des Sphinkterdruckvektorvolumens erlaubt.

Die Registrierung der dynamischen Druckverhältnisse im ösophagealen Korpus bei willkürlichen Trocken- und Wasserschluckaktionen erfolgt nach Fixierung des Druckaufnahmekatheters durch einen Pflasterstreifen am Nasenflügel, wobei die Katheteraustrittsöffnungen an definierten Meßpunkten positioniert werden.

In unserem Funktionslabor bevorzugen wir die stationäre Durchzugsmanometrie mit dem in Abb. 3a dargestellten Perfusionskatheter, wobei nach folgendem Protokoll vorgegangen wird [6]:

- Perfusionskatheter bis 80 cm einführen; hierbei liegen alle Katheteraustrittsöffnungen (Ableitungen) im Magen;
- 5minütige Perfusion ohne Registrierung zur Gewöhnung des Patienten an den Perfusionskatheter; hierbei Überprüfung der intragastralen Lage aller Ableitungen durch Bauchpresse bzw. durch Durchführung willkürlicher Schluckaktionen (hierbei sollten keine schluckproportionalen Druckkurven registriert werden);
- Beginn der Registrierung;
- schrittweises Zurückziehen des Perfusionskatheters in 1-cm-Schritten pro 30 s;
- bei Durchtritt einer jeden Ableitung durch den UÖS: Ein Wasserschluck à 5 ml zur Registrierung der schluckreflektorischen Relaxierung des UÖS;
- nach Durchtritt aller 5 Ableitungen durch den UÖS: Positionierung des Katheters mit seinen Ableitungen bei 3, 8, 13, 18 und 23 cm oberhalb des Oberrandes des UÖS und Fixierung des Katheters mit einem Pflasterstreifen am Nasenflügel. Sollte es hierbei zu einer Lage der oberen Ableitung im OÖS kommen, so sollte zur Vermeidung eines andauernden Schluckreizes durch Flüssigkeitsaustritt die Perfusion dieser obersten Ableitung abgestellt werden;
- Durchführung von 5 willkürlichen Trockenschlucken und 5 willkürlichen Wasserschlucken à 5 ml in 30-s-Abständen;
- weiteres schrittweises Zurückziehen des Perfusionskatheters in 1-cm-Schritten pro 30 s;
- bei Durchtritt einer jeden Ableitung durch den OÖS: Ein Wasserschluck à 5 ml zur Registrierung der schluckreflektorischen Relaxierung und Koordination des OÖS;
- weiteres schrittweises Zurückziehen des Perfusionskatheters, bis alle Ableitungen aus dem OÖS in den Pharynx getreten sind.

Auswertung der Untersuchungen

Nach Abschluß der Untersuchung und automatischer Abspeicherung im Computerprogramm erfolgt die Ausmessung der einzelnen registrierten Druckkurven am Computerbildschirm.

Ein Großteil der zu bestimmenden Parameter kann mit Hilfe des Computerprogrammes (Polygram) nach automatischem Basislinienabgleich errechnet werden, wenn eine schnelle Durchzugsmanometrie mit einem Zugapparat erfolgt. Sphinkterlänge, Ruhedruck des Sphinkters, Position des maximalen Ruhedruckes und Sphinkterdruckvektorvolumen lassen sich so bestimmen; eine Berechnung des respiratorischen Inversionspunktes ist nicht möglich. Ebenso kann das Computerprogramm nach automatischem Basislinienabgleich und manueller Markierung der einzelnen Schluckaktionen im ösophagealen Korpus die Kontraktionsamplitude und -dauer, die Neigung der einzelnen Kontraktionswellen und deren Fortleitgeschwindigkeit berechnen.

Bei der in unserem Funktionslabor durchgeführten stationären Durchzugsmanometrie werden die Charakteristika des UÖS und OÖS jedoch zur Erzielung einer höheren Genauigkeit „von Hand“ am Computerbildschirm bzw. an der ausgedruckten Kurve berechnet. Die hier bestimmten Parameter sind die Gesamtlänge und die intraabdominelle Länge, der Ruhedruck und die Relaxierung sowie die Position des respiratorischen Inversionspunktes des UÖS und die Gesamtlänge, der Ruhedruck und die Koordination des OÖS.

Die Berechnung des Sphinkterdruckvektorvolumens erfolgt bei speziellen Fragestellungen zum UÖS unter Verwendung eines besonders konfigurierten Perfusionskatheters (s. Abb. 3b) in einer 2. Messung durch eine schnelle Durchzugsmanometrie. Die hierbei gewonnenen Meßwerte werden dann mit dem Polygram-Auswertungsprogramm berechnet und können wie oben bereits erwähnt als dreidimensionale Vektorvolumengrafik dargestellt werden.

Ausmessung des unteren ösophagealen Sphinkters

Ziel ist die Quantifizierung seiner Position, seines Ruhedrucks, seiner Länge, seiner Relaxationsfähigkeit und der Position des respiratorischen Inversionspunktes in seinem Verlauf. Die Auswertung erfolgt manuell am Computerbildschirm bzw. am Papierausdruck der Druckkurven (Abb. 4). Nach Einzeichnen der Drucklinie für den gastralen Basisdruck kann die Sphinktergesamtlänge in cm bestimmt werden; der Unterrand (UR) des Sphinkters ist an der Stelle definiert, an der die Druckkurve sich erstmals dauerhaft von der gastralen Basisdrucklinie nach oben abhebt, der Oberrand (OR) des Sphinkters ist an der Stelle definiert, an der die Druckkurve nach Eintreten der Ableitung in den Ösophagus erstmals dauerhaft unter das Niveau der gastralen Basisdrucklinie abfällt. Danach wird die Position des respiratorischen Inversionspunktes (RIP) definiert; hierbei handelt es sich um den Punkt innerhalb des UÖS, an dem die atemabhängige Deflektion der Druckkurve von einem positiven Ausschlag bei Inspiration im Abdomen zu einem negativen Ausschlag bei Inspiration im Thorax wechselt. Nach Identifizierung des RIP kann die Höhe des Sphinkterdruckes (P) bestimmt werden; definitionsgemäß liegt das Druckmaximum des UÖS unmittelbar distal (d.h. auf der Registrierung links) des RIP. Der Sphinkterdruck wird als Differenz zwischen der zuvor eingezeichneten gastralen Basisdrucklinie und der zusätzlich eingezeichneten endexspiratorischen Drucklinie unmittelbar distal des RIP in mm Hg angegeben. Schließlich läßt sich aus der Lage des RIP die intraabdominelle Länge des Sphinkters berechnen; sie ist die Differenz in cm zwischen der Position des RIP und des zuvor bestimmten Unterrandes des Sphinkters (Strecke: RIP–UR). Zuletzt wird die Relaxationsfähigkeit des Sphinkters (RELAX) berechnet; dieser in Prozent angegebene Wert entspricht dem Ausmaß der Absenkung der endexspiratorischen Sphinkterdrucklinie während einer beim

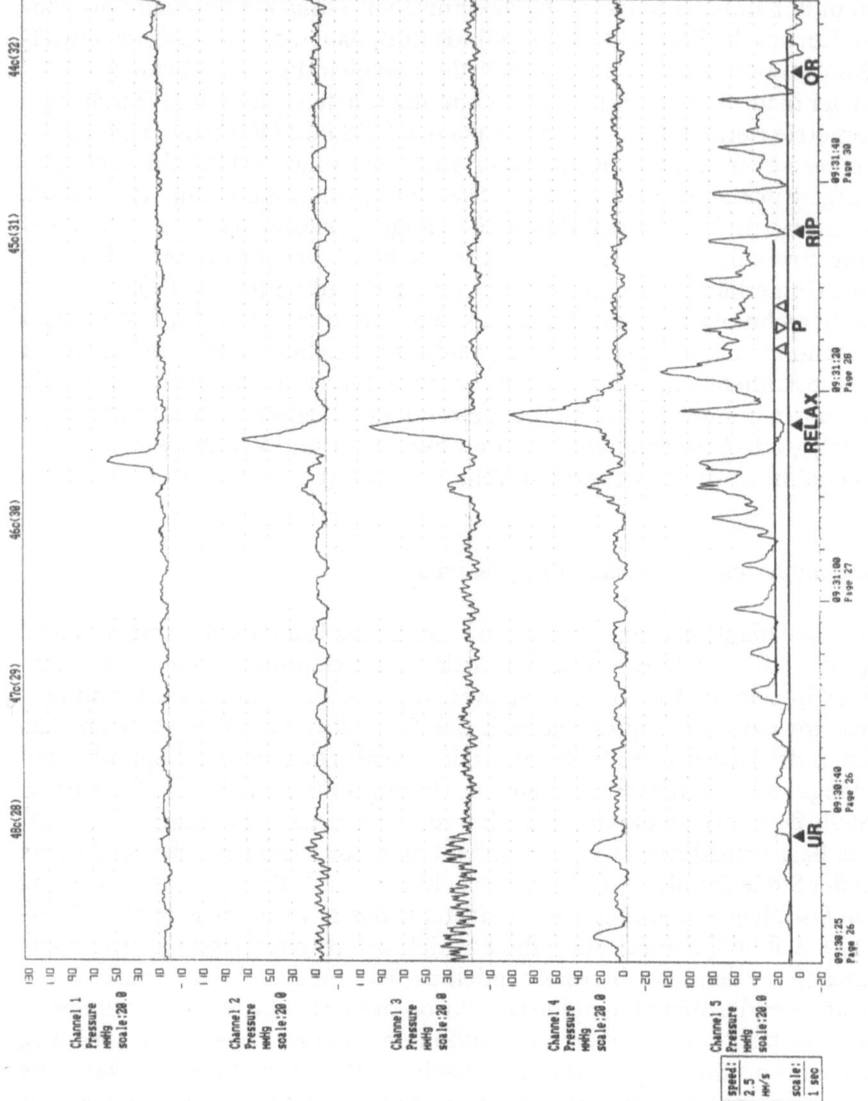

Abb. 4. Normaler unterer ösophagealer Sphinkter mit Auswertungsmarkierungen in Ableitung 5 (Erklärungen s. Text)

Sphinkterdurchzug erfolgten willkürlichen Schluckaktion. Eine Absenkung der Sphinkterdrucklinie unter das Niveau der gastralen Basislinie entspricht einer Relaxation von 100 %.

Die Auswertung der oben genannten Parameter erfolgt nacheinander bei jeder der 5 registrierten Druckkurven.

In dem folgenden Beispiel (Abb. 5) ist die Druckkurve eines hypotensiven unteren ösophagealen Sphinkters mit pathologisch verkürzten Längenparametern bei einem Patienten mit gastroösophagealer Refluxkrankheit wiedergegeben: In der Ableitung 4 zeigt die Druckkurve bei einer Gesamtlänge von 2 cm und einer intraabdominellen Länge von 1 cm eine nur äußerst schwache Anhebung von der eingezeichneten gastralen Basisdrucklinie, die unmittelbar distal des RIP nur einen Wert von 5 mmHg erreicht.

Ein weiteres Beispiel (Abb. 6) zeigt eine pathologisch kurze und hypertensive Druckzone im Bereich des unteren ösophagealen Sphinkters bei einem Patienten mit einer peptischen Stenose in Folge einer langjährigen gastroösophagealen Refluxkrankheit: In Ableitung 3 zeigt die Druckkurve einen Anstieg auf einen Wert von 55 mmHg unmittelbar distal des RIP bei einer Gesamtlänge und einer intraabdominellen Länge des unteren ösophagealen Sphinkters von nur 1 cm. Zusätzlich zeigt sich hier eine inkomplette Relaxierung des Schließmuskels beim Wasserschluck (WS) von 75 %.

Ausmessung der willkürlichen Schluckaktionen im ösophagealen Korpus

Ziele sind die Quantifizierung von Amplitude und Dauer der Einzelkontraktionen sowie die Qualifizierung der Progression der Schluckwelle im tubulären Ösophagus. Diese Aufgabe wird sehr verläßlich nach automatischem Basislinienabgleich und halbautomatischer Markierung von Anfang und Ende der einzelnen Kontraktionen in allen Ableitungen nach den durchgeführten willkürlichen 5 Trocken- und 5 Wasserschluckaktionen (= TS, WS) durch das Polygram-Computerprogramm durchgeführt (Abb. 7 a, b). Die mit dem Computerprogramm erstellten Auswertungsgrafiken liefern neben Minimal-, Median- und Maximalwert des Patienten für die einzelnen Parameter auch einen Vergleich zu den bekannten Normwerten.

Ein weiteres Beispiel (Abb. 8) zeigt die typische Registrierung bei einem Patienten mit Achalasie: Während sich im ösophagealen Korpus (Ableitung 1–4) nur niedrigamplitudige und stets simultane Kontraktionen zeigen, findet sich im Bereich des unteren ösophagealen Sphinkters (Ableitung 5) ein sehr hoher Rudedruck von 24 mmHg bei fehlender schluckreflektorischer Relaxation.

Ausmessung des oberen ösophagealen Sphinkters

Ziele sind die Quantifizierung seiner Position, seines Ruhedruckes, seiner Länge und seiner Relaxationsfähigkeit bei willkürlichen Schluckaktionen. Ähnlich der Auswertung des UÖS wird hier eine ösophageale Basislinie einge-

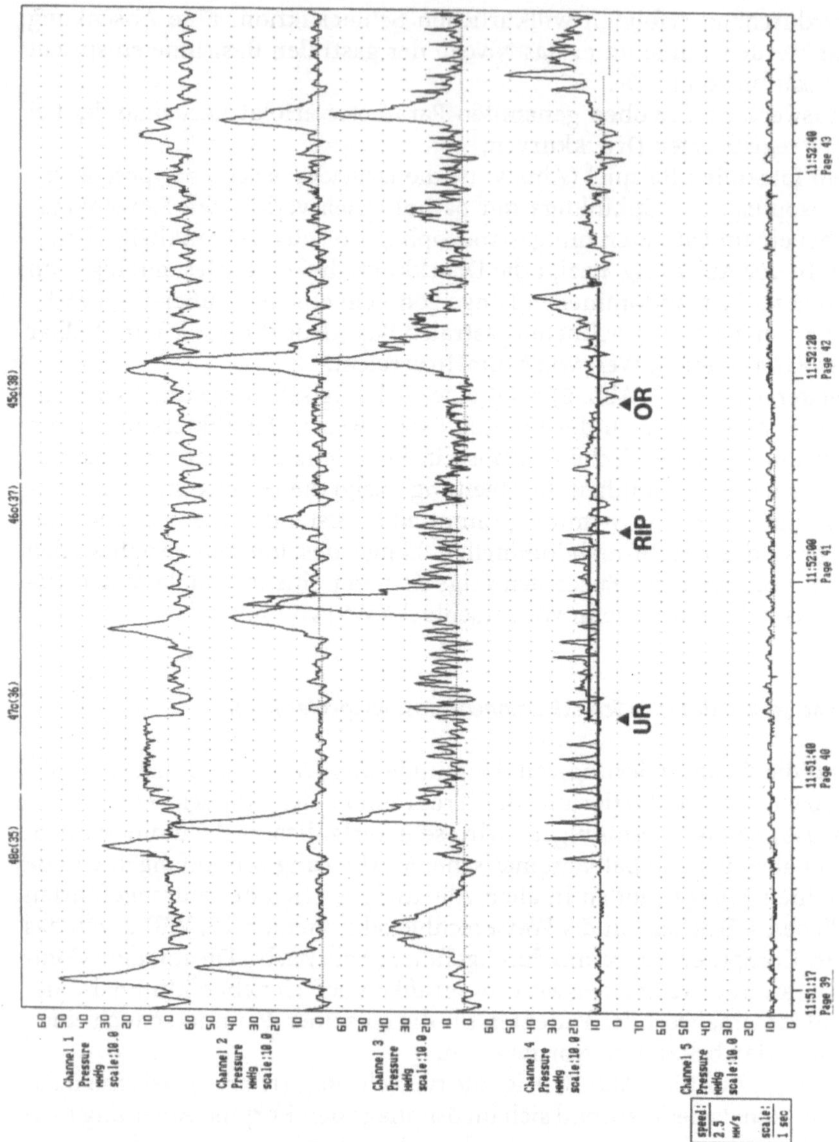

Abb. 5. Hypotensiver und pathologisch verkürzter unterer ösophagealer Sphinkter mit Auswertungsmarkierungen in Ableitung 4 (Erklärungen s. Text)

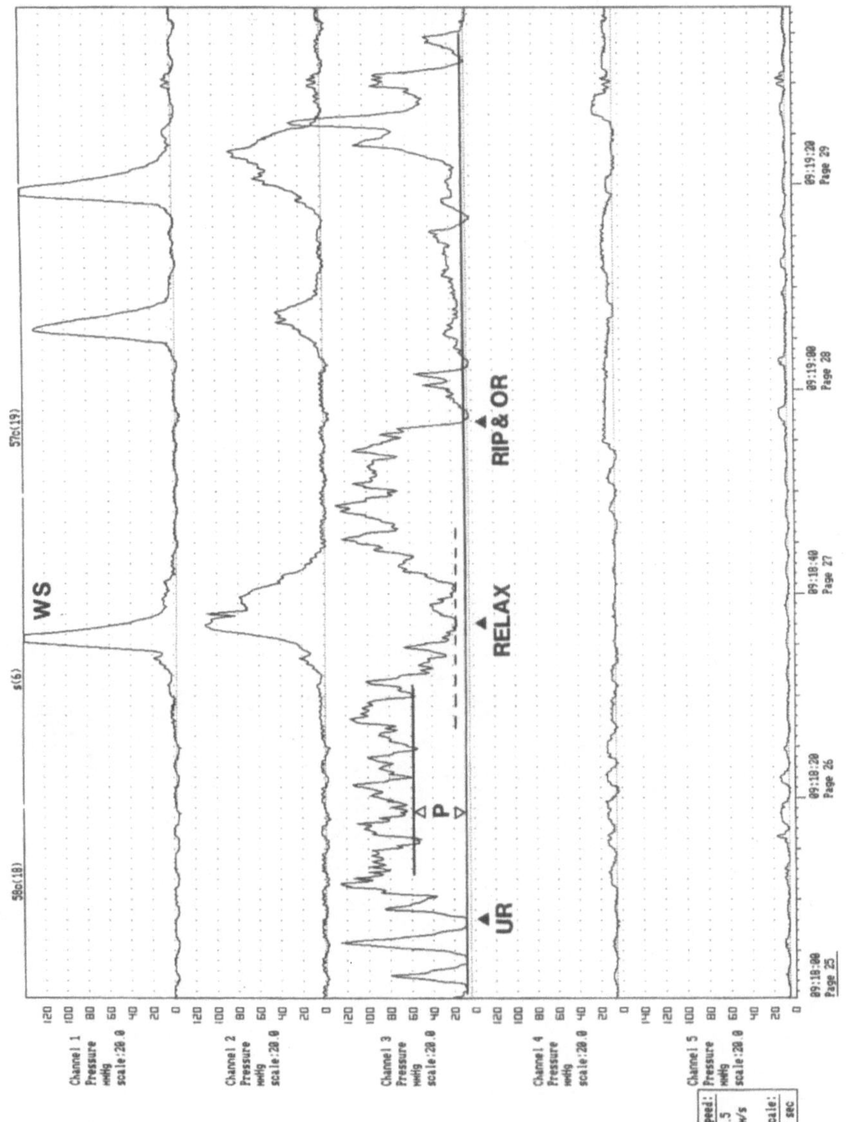

Abb. 6. Hypertensive und pathologisch verkürzte Druckzone im Bereich des unteren ösophagealen Sphinkters mit peptischer Stenose mit Auswertungsmarkierungen in Ableitung 3 (Erklärungen s. Text)

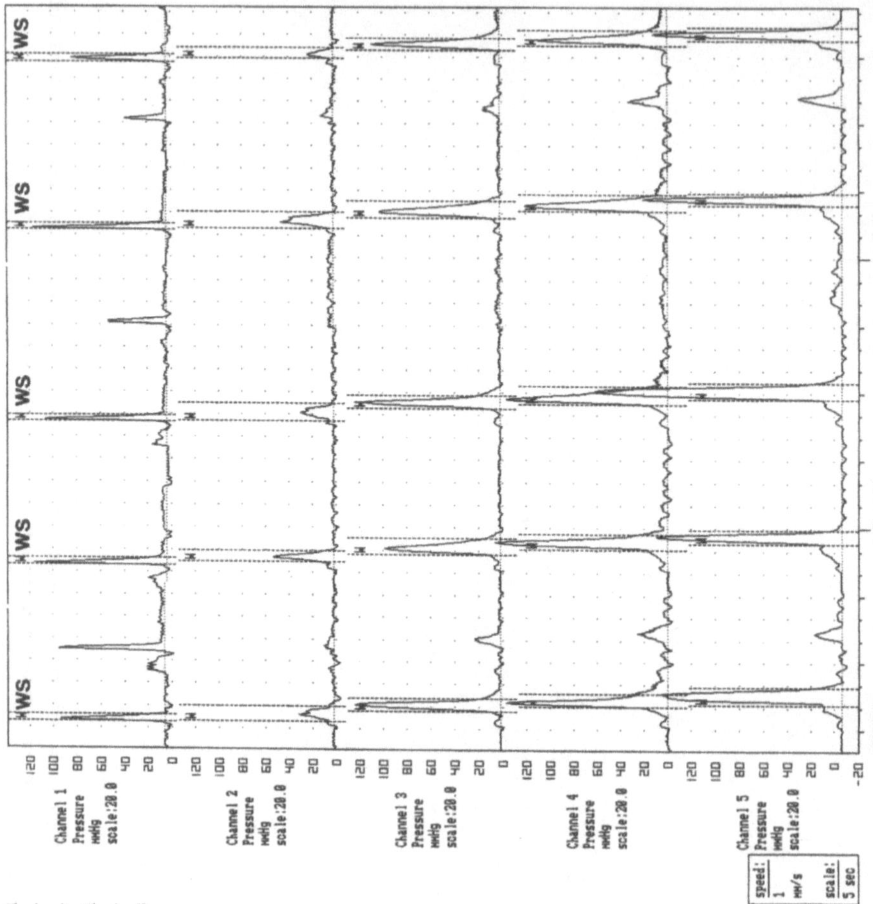

Abb. 7. a Normale Schluckperistaltik im ösophagealen Korpus bei 5 Wasserschluckaktionen mit Auswertungsmarkierungen (Erklärungen s. Text). **b** Computerisierte Auswertung von 5 Wasserschluckaktionen im ösophagealen Korpus. Relative Darstellung der Patientenergebnisse zur 5., 10., 90. und 95. Perzentile aus Normwertuntersuchungen

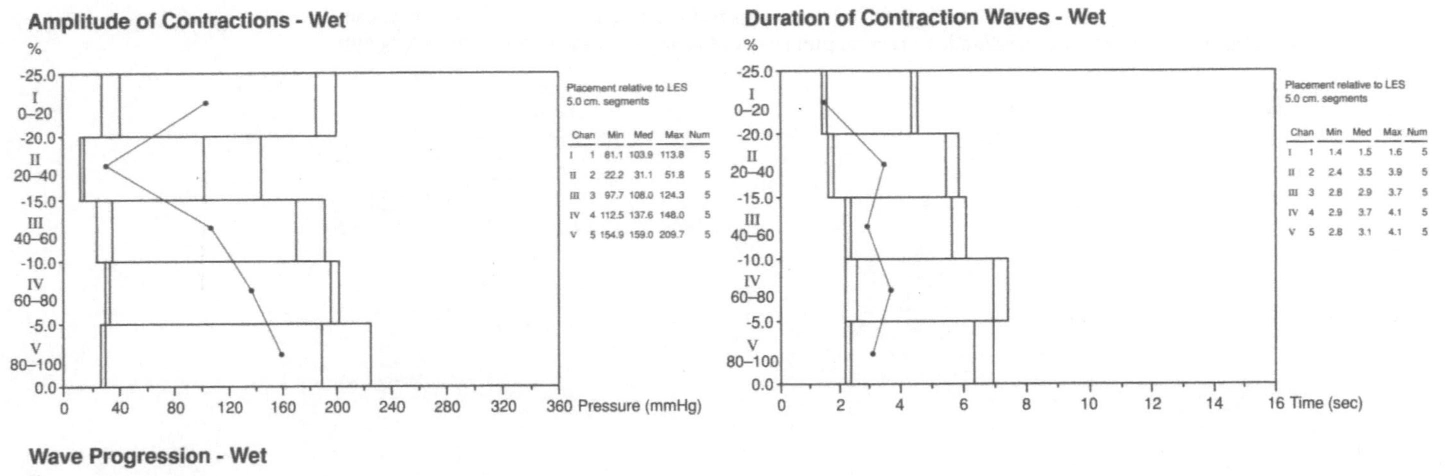

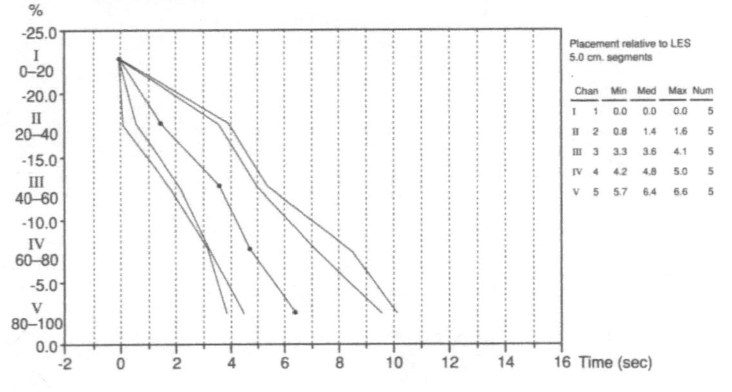

Peristalsis between levels - Wet

Total 5 WET Swallows	Chan 1 I	Chan 2 II	Chan 3 III	Chan 4 IV	Chan 5 V
Dist. from LES	23.0 cm.	18.0 cm.	13.0 cm.	8.0 cm.	3.0 cm.
Contractions	5	5	5	5	5
Peristaltic	0 0.0%	5 100.0%	5 100.0%	5 100.0%	5 100.0%
Simultaneous	0 0.0%	0 0.0%	0 0.0%	0 0.0%	0 0.0%
Interrupted	0 0.0%	0 0.0%	0 0.0%	0 0.0%	0 0.0%
Dropped	0 0.0%	0 0.0%	0 0.0%	0 0.0%	0 0.0%
Retrograde	0 0.0%	0 0.0%	0 0.0%	0 0.0%	0 0.0%
Multi-peaked	0 0.0%	0 0.0%	0 0.0%	0 0.0%	0 0.0%
Transmitting	5 100.0%	5 100.0%	5 100.0%	5 100.0%	0 0.0%
Isolated	0 0.0%	0 0.0%	0 0.0%	0 0.0%	0 0.0%

Abb. 7.b

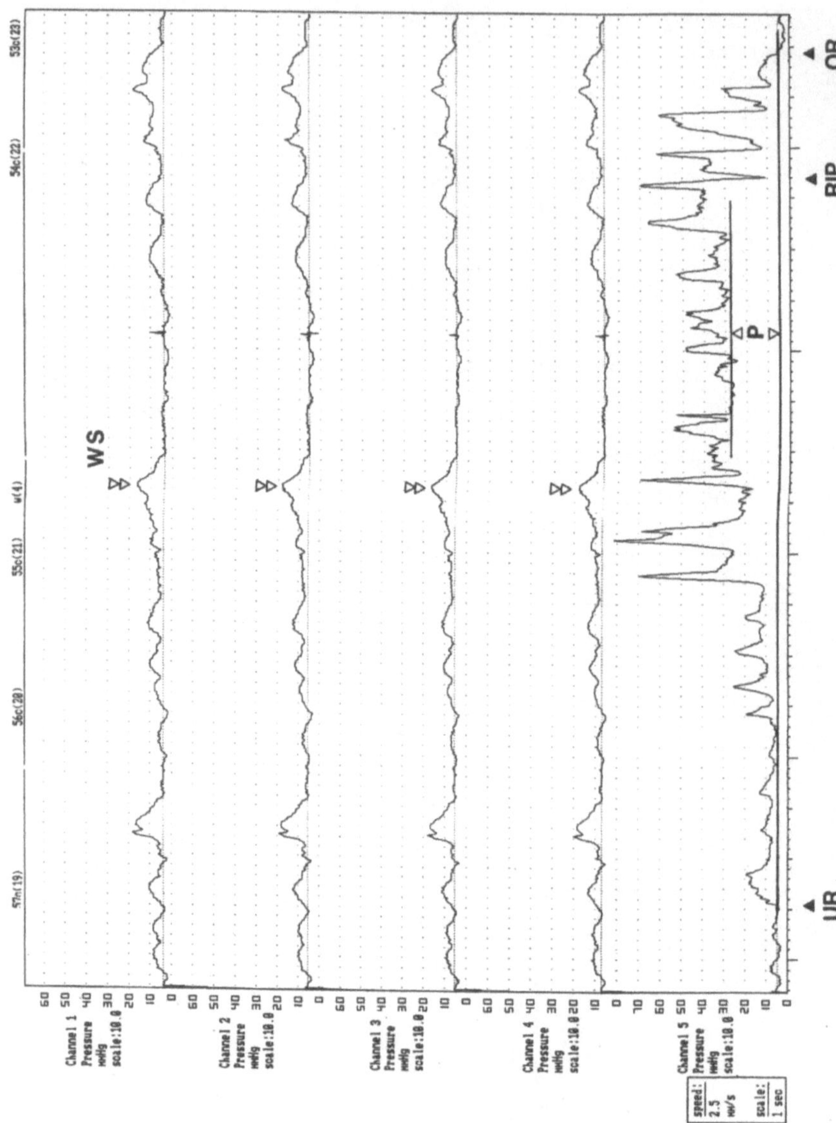

Abb. 8. Ösophagealer Korpus (Ableitungen 1–4) und unterer ösophagealer Sphinkter (Ableitung 5) bei Achalasie mit Auswertungsmarkierungen (Erklärungen s. Text)

zeichnet (Abb. 9), und die Sphinkterlänge läßt sich als Differenz zwischen den beiden Punkten bestimmen, wo es einerseits (distal) zu einer dauerhaften Abhebung der Druckkurve von der Basislinie (Unterrand: UR) und andererseits (proximal) zu einem Absinken der Druckkurve unter diese ösophageale Basislinie (Oberrand: OR) kommt. Nach Einzeichnen einer Linie im Bereich des Druckmaximums wird der Sphinkterdruck (P) als Differenz zwischen beiden Drucklinien in mm Hg ausgemessen. Auch beim OÖS wird die Relaxationsfähigkeit durch Ausmessen der Absenkung der Druckkurve beim willkürlichen Wasserschluckakt (WS) auf die ösophageale Basislinie errechnet (RELAX). Schließlich läßt sich bei Betrachtung der mittleren der 5 Ableitungen die Koordination des OÖS bewerten; bei einer durchgeführten Schluckaktion sollte der Sphinkterdruck bereits vor Eintreffen der in der darüberliegenden (5 cm weiter proximal gelegenen) Ableitung registrierten Kontraktion vollständig bis auf das Niveau der ösophagealen Basislinie bzw. darunter absinken, so daß bei Eintreffen des Speisebolus aus dem Pharynx der UÖS vollständig relaxiert und somit eine problemlose Passage ermöglicht wird (KOORD).

Die Meßergebnisse der einzelnen Parameter für UÖS, ösophagealen Korpus und OÖS werden für jede der 5 Ableitungen auf dem in Abb. 10 dargestellten Formblatt aufgetragen. Somit ergeben sich bei einem Perfusionskatheter mit 5 Ableitungen für die Parameter zur Bewertung der Sphinkteren jeweils 5 Meßergebnisse, aus denen für jede Ableitung ein Medianwert gebildet wird. Zusammen mit den Medianwerten aus den 10 Trocken- und 10 Wasserschluckaktionen im ösophagealen Korpus für jede einzelne Ableitung werden dann – jeweils in der ganz rechten Spalte auf dem Formblatt – die Gesamtmedianwerte berechnet, so daß für jeden Parameter letztendlich ein repräsentativer Wert für den Patienten aus den zirkumferenziellen Einzelmessungen resultiert.

Normwerte

Mit zunehmendem routinemäßigem Einsatz der Motilitätsuntersuchungen des Ösophagus als standardisiertem Bestandteil der Funktionsdiagnostik des oberen Gastrointestinaltraktes wurde die Erstellung und Validierung von Normwerten für die gemessenen Parameter eine grundsätzliche Voraussetzung.

Grundlegende Arbeit auf diesem Gebiet leistete die Arbeitsgruppe um DeMeester. Bezüglich des UÖS konnte Bonavina 1985 [2] zeigen, daß eine enge Wechselwirkung zwischen Längen- und Druckparametern besteht. Im einzelnen konnte er zeigen, daß

1) die Kompetenz des UÖS durch einen bestimmten Minimaldruck und eine bestimmte Minimallänge charakterisiert ist,
2) der UÖS-Ruhedruck und die UÖS-Gesamtlänge ursächlich nicht voneinander abhängen und
3) die intraabdominelle Länge des UÖS und das Ausmaß einer gastralen Dilatation neben Druck- und Gesamtlänge des UÖS Parameter sind, die die Kompetenz des UÖS charakterisieren.

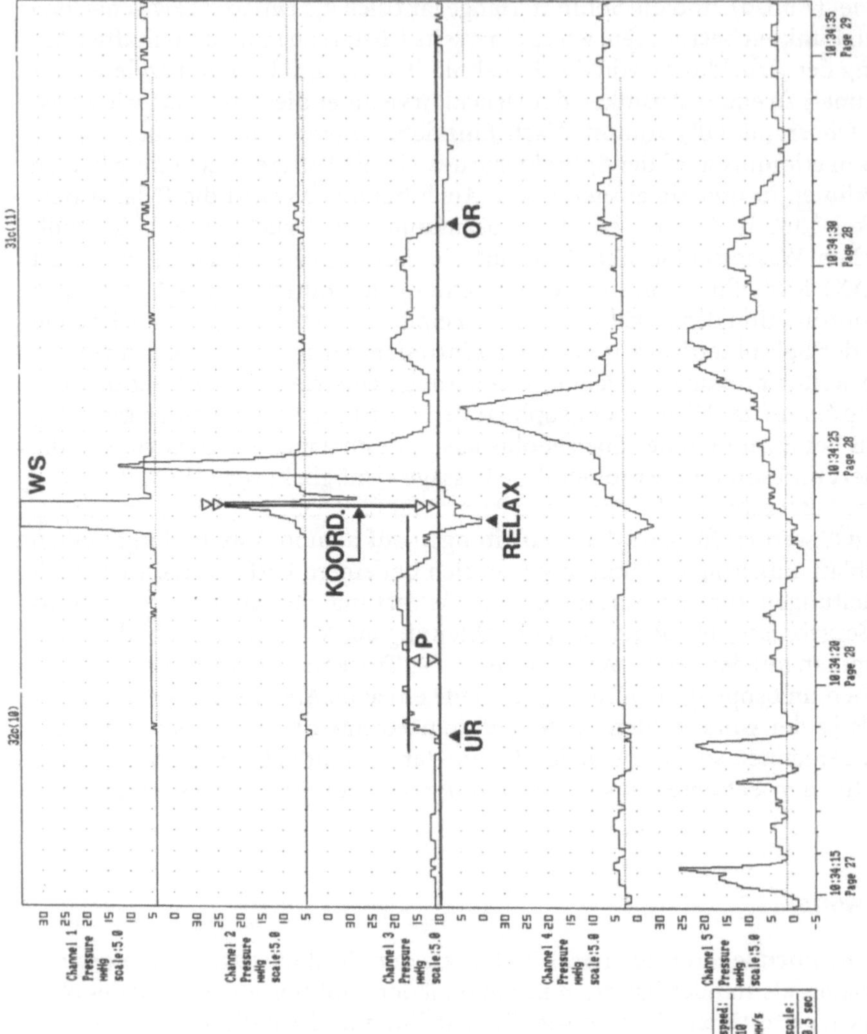

Abb. 9. Normaler oberer ösophagealer Sphinkter in Ableitung 3 mit Auswertungsmarkierungen (Erklärungen s. Text)

UÖS:	I	II	III	IV	V	Median
UR						*cm*
RIP						*cm*
OR						*cm*
Länge						*cm*
abdominell						*cm*
P						*mm Hg*
Relaxation						*%*

TS:

Amplitude						*mm Hg*
Dauer						*s*

WS:

Amplitude						*mm Hg*
Dauer						*s*

OÖS:

UR						*cm*
OR						*cm*
P						*mm Hg*
Relaxation						*%*
Koordination					*regelrecht*	*verzögert*

Abb. 10. Formblatt zur Auswertung der stationären Ösophagusmanometrie (Erklärungen s. Text)

Ausgehend von diesen manometrischen Befunden bzw. einem Vergleich zu simultan durchgeführten 24-Stunden-pH-Metrien wurden die folgenden Kriterien für die Inkompetenz des UÖS angegeben:

- UÖS-Druck ≤ 6 mm/Hg
- UÖS-Gesamtlänge ≤ 2 cm und
- UÖS intraabdominelle Länge ≤ 1 cm.

In einer weiteren Untersuchung konnte Zaninotto [19] diese Normwerte bestätigen. Bei 79 % der untersuchten Patienten mit entsprechenden Symptomen war der UÖS-Druck ≤ 6 mm/Hg, bei 79 % die UÖS-Gesamtlänge ≤ 2 cm und bei

Tabelle 1. Normwerte (Mittelwerte) verschiedener Arbeitsgruppen bei der Manometrie des unteren ösophagealen Sphinkters

Autor	n	Alter	Sphinkterlänge		Sphinkter-ruhedruck
			gesamt	intraab-dominell	
		(Jahre)	[cm]	[cm]	[mmHg]
Berges u. Wienbeck [1]	100	40	2,3		17,0
Richter [15]	95	43			29,0
Zaninotto et al. [19]	50	36	3,7	2,2	14,9
Eigene Probanden	31	26	3,0	2,0	10,0

80% die intraabdominelle UÖS-Länge ≤ 1 cm. Ebenso konnte er zeigen, daß ein niedriger Wert in einem der 3 Parameter durch einen höheren Wert in den beiden anderen kompensiert werden konnte, daß aber ein niedriger Wert in allen 3 Parametern unweigerlich zu einem pathologischen gastroösophagealen Reflux führte.

Eine Übersicht über die Normwerte mehrerer Studiengruppen gibt die Tabelle 1. Die teilweise recht stark differierenden Normwerte sind Ausdruck der unterschiedlichen Meßgewohnheiten und verwendeten Instrumente der jeweiligen Arbeitsgruppen. Aus diesem Grunde ist es prinzipiell empfehlenswert, vor Beginn einer routinemäßigen manometrischen Funktionsdiagnostik eine eigene Normwertuntersuchung der geplant zu untersuchenden Parameter durchzuführen.

Identifikation und Klassifikation von Motilitätsstörungen des ösophagealen Korpus befinden sich derzeit noch in ihrer Entwicklung. Bei Fehlen einer entsprechenden Definition tritt an die Stelle einer manometrischen Diagnose oft die Benennung des Krankheitsbildes (Achalasie, diffuser Ösophagusspasmus usw.).

Für die Beurteilung von Amplitude, Dauer und Progression der Kontraktionen liegen für die einzelnen Etagen des ösophagealen Korpus Normwerte aus Probandenuntersuchungen vor, die als 5., 10., 90. und 95. Perzentile in dem oben bereits erwähnten Computerprogramm vorgegeben sind und automatisch die Einordnung des jeweils untersuchten Patienten gegenüber dem Normkollektiv erlauben (s. Abb. 7 b) [4].

Bezüglich der Qualität der Fortleitung der einzelnen Kontraktionen wurden ebenfalls Normkriterien aufgestellt: Bei Betrachtung der Schluckwellen beim Wasserschluck über mindestens 3 hintereinanderliegende Ableitungen wird die Peristaltik als insuffizient definiert, wenn ein oder mehrere der folgenden Kriterien erfüllt werden:

- simultane Kontraktionen > 10%,
- repetitive Kontraktionen > 30%,
- nicht weitergeleitete Kontraktionen > 10%,
- Medianwert der Amplitude < 20 mmHg.

Kontraktionen werden als spastisch definiert, wenn ihre Amplitude > 180 mmHg ist und/oder länger als 7 s dauert.

Zusammenfassung

Die manometrischen Untersuchungen der Speiseröhre haben sich von einem Objekt klinisch-wissenschaftlicher Tätigkeit schrittweise zu einer weitgehend akzeptierten und standardisierten Untersuchungstechnik im Rahmen der Funktionsdiagnostik des oberen Gastrointestinaltraktes entwickelt. Aufgrund der erfolgten Standardisierung der Untersuchungstechnik, der somit gewährleisteten Vergleichbarkeit der Daten und der Computerisierung des Auswertungssystems ergibt sich eine fortschreitende Akzeptanz dieser Untersuchungstechnik.

Ziele der Weiterentwicklung sind die weitere Validierung dieser Untersuchungstechnik, ihr Einsatz zur Abklärung pathophysiologischer Hintergründe verschiedener Erkrankungen, ihr standardisierter Einsatz bei der Diagnostik von Erkrankungen des oberen Gastrointestinaltraktes und ihr routinemäßiger Einsatz bei Therapieplanung und -kontrolle.

Literatur

1. Berges W, Wienbeck M (1983) Oesophagus-Mehrpunktmanometrie. In: Wienbeck M, Lux G (Hrsg) Gastrointestinale Motilität – Klinische Untersuchungsmethoden. Edition Medizin, Weinheim Deerfield Beach Florida Basel, S 1–10
2. Bonavina L, Evander A, DeMeester TR, Walther B, Cheng SC, Palazzo L, Concannon JL (1986) Length of the distal esophageal sphincter and competency of the cardia. Am J Surg 151:25–34
3. Code CF, Schlegel JF (1958) The pressure profile of the gastro oesophageal sphincter in man: an improved method of detection. Proc Mayo Clinic 33:406–414
4. Crookes PF, Stein HJ, DeMeester TR (1992) Stationary manometry of the esophageal body and upper esophageal sphincter. In: Nyhus LM, Hinder RA (eds) Problems in general surgery, vol 9. Lippincott, Philadelphia, pp 39–61
5. Dodds WJ (1967) Instrumentation and methods for intraluminal esophageal manometry. Arch Intern Med 136:515–523
6. Freys SM, Heuer-Jöhnk U (1991) Praktischer Kurs: Stationäre Oesophagusmanometrie. In: Fuchs KH, Hamelmann H (Hrsg) Gastrointestinale Funktionsdiagnostik in der Chirurgie. Blackwell, Berlin, S 255–273
7. Hacker JF, Cattau EL (1987) Effects of nasopharyngeal benzocaine on esophageal motility. Am J Gastroenterol 82:127
8. Harris LD, Winans CS, Pope CE (1966) Determination of yield pressures: A method for measuring anal sphincter competence. Gastroenterology 50:754–760
9. Ingelfinger FJ, Abbot WO (1940) Intubation studies of human small intestine: Diagnostic significance of motor disturbances. Am J Dig Dis 7:468–474
10. Kronecker H, Meltzer SJ (1883) Der Schluckmechanismus, seine Erregung und seine Hemmung. Arch Ges Anat Physiol (Suppl) 7:328–362
11. Meltzer SJ (1994) Recent experimental contributions to the physiology of deglutition. NY State J Med 59:389
12. Nasrallah SM, Hendrix E (1987) The effect of tropical nasopharyngeal anesthesia on esophageal motility. Am J Gastroenterol 82:523

13. Pope CE (1967) A dynamic test of sphincter strength: It`s application to the lower esophageal sphincter. Gastroenterology 52:779–786
14. Pope CE (1970) Effect of infusion on force of closure measurements in the human esophagus. Gastroenterology 58:779
15. Richter JE (1987) Normal values for esophageal manometry. In: Castell DO, Richter JE, Dalton CB (eds) Esophageal motility testing. Elsevier, New York Amsterdam London, pp 79–90
16. Richter JE, Bradley LA, Castell DO (1989) Esophageal chest pain: Current controversies in pathogenesis, diagnosis and therapy. Ann Intern Med 110:67
17. Stein HJ, Crookes PF, DeMeester TR (1992) Manometric evaluation of lower esophageal sphincter function. In: Nyhus LM, Hinder RA (eds) Problems in general surgery, vol 9. Lippincott, Philadelphia, pp 75–91
18. Winans CS, Harris LD (1967) Quantitation on lower esophageal competence. Gastroenterology 52:773–778
19. Zaninotto G, DeMeester TR, Schwizer W, Johannsson KE, Cheng SC (1988) The lower esophageal sphincter in health and disease. Am J Surg 155:104–111

1

Ambulante 24-h-Manometrie der tubulären Speiseröhre

H. J. Stein

Motilitätsstörungen der tubulären Speiseröhre werden häufig als Ursache der nichtobstruktiven Dysphagie und des nichtkardialen Brustschmerzes diskutiert [1, 4, 6, 23]. Mit klassischen diagnostischen Methoden ist die Dokumentation eines Kausalzusammenhanges zwischen einer Motilitätsstörung und den angegebenen Symptomen jedoch schwierig. Die Endoskopie und Röntgenkontrastdarstellung können nur eine fixierte Obstruktion ausschließen, subtile und intermittierende Motilitätsstörungen jedoch nicht erfassen. Die Standardmanometrie des Ösophagus, der derzeitige „Goldstandard" für die Diagnose von Motilitätsstörungen, hat ebenfalls einige Einschränkungen: Die Manometrie erfolgt in der Regel in einer unnatürlichen Umgebung (dem Funktionslabor), und die Auswertung basiert auf der Analyse weniger, im Liegen durchgeführter „Naßschlucke". Die Standardmanometrie erfaßt damit nicht die normale physiologische Aktivität der Speiseröhre, intermittierend auftretende Motilitätsstörungen werden übersehen, und eine Klassifikation und Quantifizierung der Dysfunktion sind nur bedingt möglich.

Weiterhin treten während der Kurzzeitmessung nur selten spontan die typischen Symptome des Patienten auf, so daß ein Kausalzusammenhang zwischen den anamnestisch angegebenen Symptomen und einer dokumentierten Motilitätsstörung nur indirekt postuliert werden kann. Provokationstests zur Reproduktion der Symptome (wie z. B. der „Tensilon-Test", der „Bernstein-Test" oder die Ballon Distension) sind unphysiologisch und unspezifisch und helfen bei der diagnostischen Abklärung eines symptomatischen Patienten nicht weiter [2, 5, 22].

Für die ambulante 24-h-Messung der Ösophagusmotilität gelten die oben beschriebenen Einschränkungen der Standardmanometrie und der Provokationstests nicht. Die ambulante Langzeitmanometrie ermöglicht die Aufzeichnung der motorischen Aktivität der tubulären Speiseröhre über einen kompletten zirkadianen Zyklus während der normalen physiologischen Aktivitäten wie Essen, Schlafen und Arbeiten. Darüber hinaus multipliziert die Langzeitmessung die Menge der zur Analyse zur Verfügung stehenden Daten und erhöht damit die Wahrscheinlichkeit, intermittierend auftretende Motilitätsstörungen zu erfassen. Ferner ermöglicht die ambulante Langzeitmessung auch eine direkte zeitliche Korrelation der Ösophagusmotilität mit spontan auftretenden Symptomen. Weiterhin kann diese Meßmethode simultan mit einer ambulanten 24-h-pH-Metrie oder Bilitec-Messung des Ösophagus oder Magens ohne zusätzliche Belastung für den Patienten durchgeführt werden [19].

Technik und Datenanalyse der ambulanten 24-h-Manometrie

Zur ambulanten Langzeitmanometrie der tubulären Speiseröhre wird ein tragbarer digitaler Datenrekorder, ein Meßkatheter mit elektronischen Druckaufnehmern und ein Personal Computer benötigt. Die ambulante Aufzeichnung der Druckwerte erfolgt mit einer Meßfrequenz von mindestens 4 Hz. Eine höhere Meßfrequenz verbessert zwar die Genauigkeit der Messung, erhöht aber auch unproportional den benötigten Speicherbedarf und damit den Preis des Aufzeichnungsgerätes. Ein Meßkatheter mit 3 elektronischen Druckaufnehmern im Abstand von 5 cm zueinander erlaubt die zuverlässige Erfassung der Motilität in der distalen Speiseröhre und ist für klinische Messungen ausreichend. Zur Differenzierung primärer und sekundärer Peristalsis kann ein zusätzlicher pharyngealer Druckaufnehmer plaziert werden [19].

Alle Medikamente, welche die Funktion der Speiseröhre beeinflussen können, sollten vor der Messung für mindestens 48 h abgesetzt werden. Der Meßkatheter wird transnasal durch die Speiseröhre in den Magen vorgeschoben. Durch einen langsamen Rückzug des Katheters über den gastroösophagealen Übergang läßt sich der untere Ösophagussphinkter lokalisieren. Für die ambulante Messung werden die Druckaufnehmer 5, 10 und 15 cm über dem unteren Ösophagussphinkter plaziert (Abb. 1). Die Messung erfolgt ambulant, und die Patienten werden angehalten, während der Messung ihre normalen täglichen Aktivitäten durchzuführen. Es bestehen keinerlei Einschränkungen bezüglich der Mahlzeiten. Die Patienten führen jedoch während der Messung ein Tagebuch, in dem alle Mahlzeiten, Aktivitäten und Symptome vermerkt werden. Durch das Drücken eines „Event-Markers" läßt sich der zeitliche Zusammenhang zwischen spontanen Symptomen und Ösophagusmotilität exakt dokumentieren. Nach Ablauf der 24stündigen Meßphase wird der Meßkatheter entfernt. Die im Aufzeichnungsgerät gespeicherten Daten werden auf einen Personal Computer übertragen.

Während einer typischen ambulanten 24-h-Messung der Ösophagusmotilität werden pro Druckaufnehmer ca. 1000–1400 Kontraktionen aufgezeichnet. Das 24-h-Motilitätsprofil läßt sich graphisch darstellen (Abb. 1). Die Analyse dieser großen Datenmenge erfordert Computerhilfe. Heute stehen hierzu gut validierte vollautomatische Auswertungsprogramme zur Verfügung, welche die Analyse der gesamten Meßphase und einzelner Episoden ermöglichen. Alle Kontraktionssequenzen werden als peristaltisch (Propagationsgeschwindigkeit < 20 cm/s), simultan (Propagationsgeschwindigkeit > 20 cm/s), isoliert (Kontraktionsamplitude > 20 mmHg in einem und < 20 mmHg in den beiden anderen Meßkanälen), oder unterbrochen (Kontraktionsamplitude < 20 mmHg in einem und > 20 mmHg in den beiden anderen Meßkanälen) klassifiziert (Abb. 2). Die Auswertung der Daten sollte

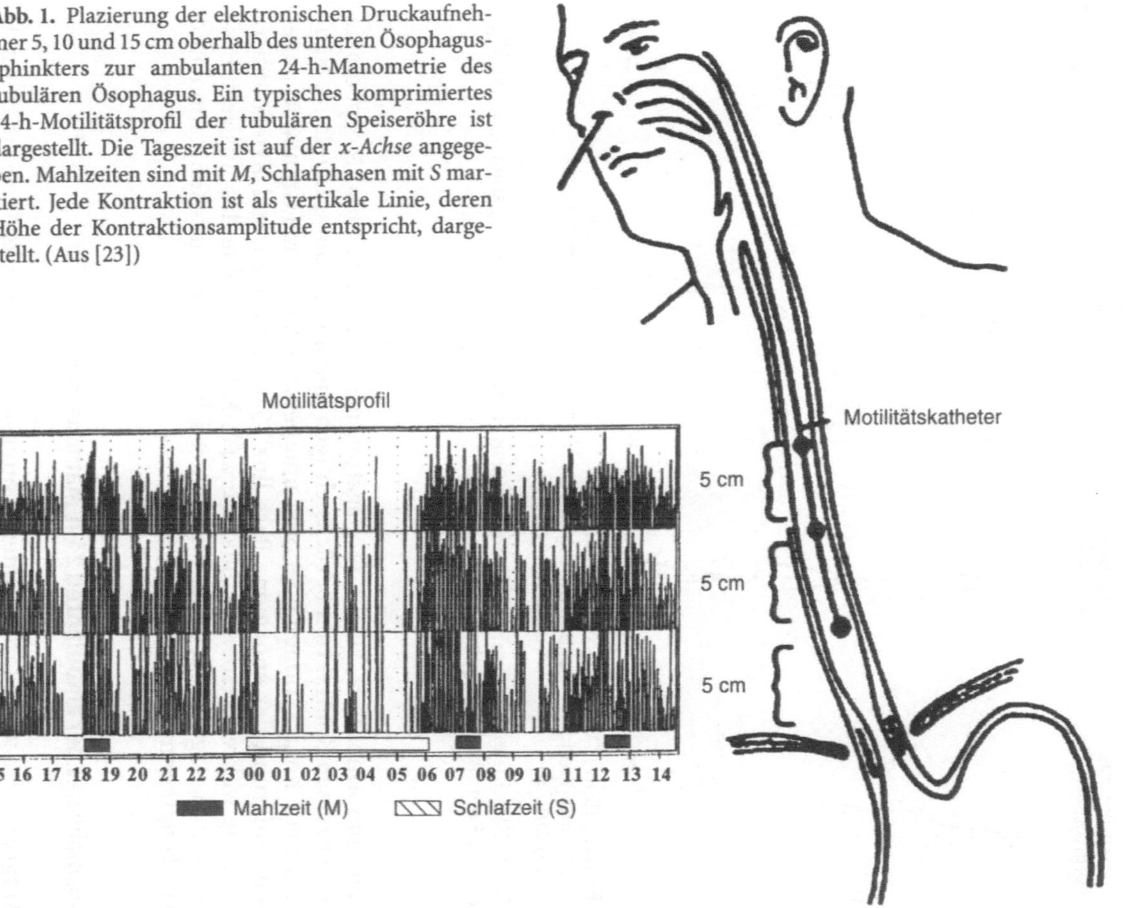

Abb. 1. Plazierung der elektronischen Druckaufnehmer 5, 10 und 15 cm oberhalb des unteren Ösophagussphinkters zur ambulanten 24-h-Manometrie des tubulären Ösophagus. Ein typisches komprimiertes 24-h-Motilitätsprofil der tubulären Speiseröhre ist dargestellt. Die Tageszeit ist auf der *x-Achse* angegeben. Mahlzeiten sind mit *M*, Schlafphasen mit *S* markiert. Jede Kontraktion ist als vertikale Linie, deren Höhe der Kontraktionsamplitude entspricht, dargestellt. (Aus [23])

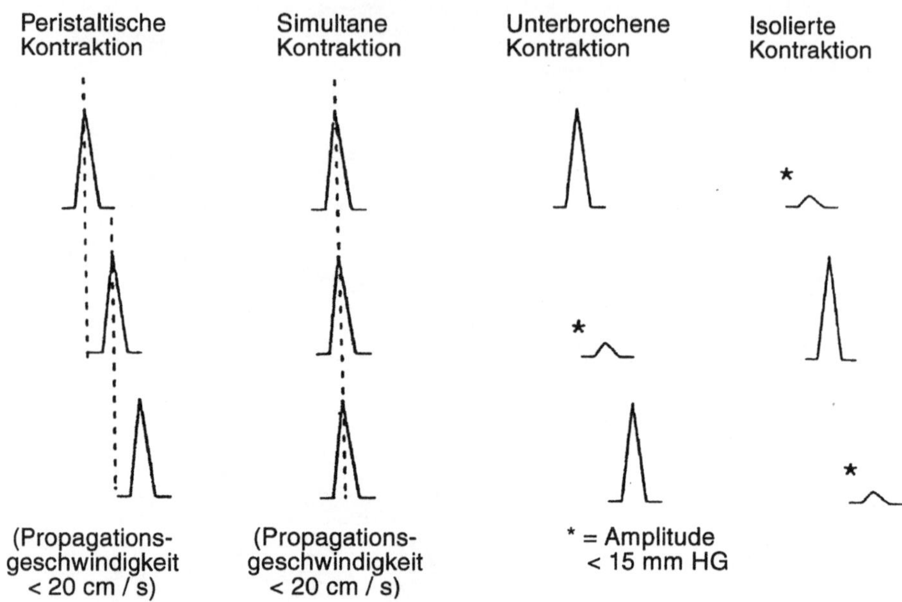

Abb. 2. Klassifizierung der Kontraktionssequenzen anhand der Propagationsgeschwindigkeit und Kontraktionsamplitude

weiterhin Amplitude, Dauer, Propagationsgeschwindigkeit und Morphologie der einzelnen Kontraktion berücksichtigen und die Anzahl und relative Häufigkeit von Kontraktionen über oder unter einem definierten Grenzwert angeben. Aufgrund der enormen „Base-line"-Schwankungen und Artefaktüberlagerung während einer ambulanten 24-h-Messung sollte das Auswertungsprogramm Algorithmen zur kontinuierlichen „Base-line"-Adaptation und Artefakterkennung besitzen [19, 22].

Normalwerte der ambulanten 24-h-Manometrie

Aufgrund der veränderten Untersuchungsbedingungen können die Normalwerte der Standardmanometrie nicht auf die ambulante 24-h-Ösophagusmanometrie übertragen werden. Die Mittelwerte und Streuung der mittels ambulanter Langzeitmanometrie erhobenen Meßwerte während der Schlafphase, interdigestiven Wachphase und Essenphase bei 25 in unserem Labor untersuchten, gesunden, symptomfreien Probanden sind in Tabelle 1 dargestellt [19]. Die relativ große Streuung der Meßwerte verdeutlicht die Variabilität der Ösophagusmotilität zwischen einzelnen symptomfreien Individuen. Die in Tabelle 1 dargestellten „Normalwerte" können somit allenfalls als Richtlinie für die Analyse der 24-h-Manometrie bei Patienten mit den entsprechenden Symptomen herangezogen werden. Innerhalb desselben Individuums ist

Tabelle 1. Normalwerte für die ambulante 24-h-Manometrie (basierend auf 25 normalen Probanden)

	Schlafphase	Wachphase	Essensphase
Kontraktionssequenzen/min	0,4 ± 0,1	1,2 ± 0,2	2,6 ± 0,3
– % peristaltisch	54,5 ± 6,0	73,1 ± 2,8	75,3 ± 4,2
– % simultan	43,3 ± 6,0	23,7 ± 3,0	21,4 ± 3,6
– % isoliert	2,2 ± 0,7	3,2 ± 1,0	3,3 ± 1,1
– % zweigipflig	14,2 ± 2,3	7,6 ± 2,0	10,5 ± 1,4
– % mehrgipflig	2,3 ± 0,9	1,0 ± 0,4	1,4 ± 0,4
– % < 30 mmHg	10,8 ± 1,7	20,6 ± 3,9	17,9 ± 2,9
– % > 180 mmHg	0,3 ± 0,2	0,3 ± 0,2	0,5 ± 0,3
– % > 7 s	12,0 ± 2,6	2,8 ± 1,4	4,8 ± 1,4
Mittlere Kontraktionsamplitude [mm Hg]			
– 15 cm über dem UÖS	45,3 ± 4,9	38,5 ± 5,3	40,4 ± 4,6
– 10 cm über dem UÖS	49,3 ± 3,5	39,5 ± 3,9	42,2 ± 4,0
– 5 cm über dem UÖS	59,1 ± 4,1	46,6 ± 3,1	47,4 ± 3,1
Mittlere Kontraktionsdauer (s)			
– 15 cm über dem UÖS	3,7 ± 0,4	2,9 ± 0,2	2,8 ± 0,2
– 10 cm über dem UÖS	3,9 ± 0,3	2,9 ± 0,1	2,9 ± 0,1
– 5 cm über dem UÖS	4,2 ± 0,3	3,4 ± 0,2	3,6 ± 0,1

Mittelwerte ± Standardfehler; UÖS: unterer Ösophagussphinkter.

die Messung jedoch gut reproduzierbar, so daß sich die Technik gut zur Verlaufskontrolle und Beurteilung der Wirksamkeit medikamentöser oder chirurgischer Interventionen einzelner Patienten eignet.

Wie in Tabelle 1 dargestellt, zeigen die Häufigkeit und Prävalenz peristaltischer Kontraktionssequenzen und die Amplitude, Dauer und Morphologie einzelner Kontraktionen auch eine beträchtliche zirkadiane Variabilität. Während der Schlafphase ist die ösophageale Aktivität reduziert, mit einer hohen Prävalenz nichtperistaltischer Kontraktionssequenzen. Während der Wachphase und v.a. während des Essens nimmt die Aktivität der tubulären Speiseröhre deutlich zu, und peristaltische Sequenzen prädominieren. Jedoch selbst während der Mahlzeiten bleibt die Häufigkeit nichtperistaltischer Kontraktionen auch bei normalen symptomfreien Probanden relativ hoch (Abb. 3) [12, 19].

Klinische Wertigkeit der ambulanten 24-h-Manometrie

Abklärung von Patienten mit nichtkardialem Brustschmerz

Seit ihrer klinischen Einführung wird die ambulante Ösophagusmanometrie v.a. zur Abklärung von Patienten mit dem sog. nichtkardialen Brustschmerzsyndrom eingesetzt. In initialen Studien wurde häufig eine direkte Korrelation

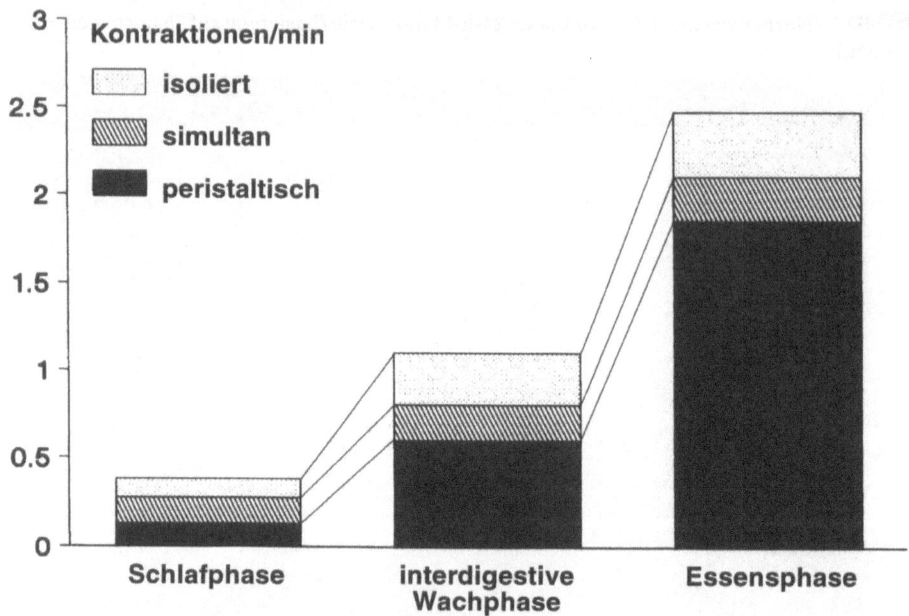

Abb. 3. Graphische Darstellung des zirkadianen Rhythmus der Ösophagusmotilität bei 25 symptomfreien Probanden. Die Häufigkeit und Prävalenz peristaltischer Kontraktionen nimmt von der Schlafphase über die interdigestive Wachphase zu den Essensphasen deutlich zu. Jedoch selbst normale Probanden zeigen während den Essensphasen noch eine relativ hohe Frequenz simultaner und isolierter Kontraktionen. (Aus [23])

von Motilitätsstörungen mit spontan auftretenden Schmerzepisoden berichtet [6, 7, 8, 24[. Die in diesen Studien untersuchten Patienten waren jedoch streng selektiert und die angewandten Analysetechniken inadequat [10, 11]. Neuere Untersuchungen an einem unselektierten Patientengut zeigen, daß bei der überwiegenden Mehrzahl der Patienten während der 24-h-Messung keine spontanen Schmerzepisoden auftreten. Bei den wenigen Patienten mit spontanen Symptomen während der Messung konnte in diesen Untersuchungen darüber hinaus nur selten eine Assoziation mit Motilitätsstörungen der Speiseröhre dokumentiert werden. Vielmehr zeigte die simultan durchgeführte Ösophagus-pH-Metrie häufig Säurereflux als Ursache der Brustschmerzepisoden [14, 18, 21].

In unserer eigenen Serie von 78 Patienten, bei denen wegen nichtkardialem Brustschmerz eine Langzeitmanometrie durchgeführt wurde, traten nur bei 26 Patienten (33 %) während der Messung Symptome auf [21]. Die spontan auftretenden Schmerzepisoden waren nur bei 8 dieser Patienten mit Motilitätsstörungen assoziiert. Das abnorme Motilitätsmuster bei diesen Patienten war durch eine erhöhte Frequenz repetitiver und simultaner Kontraktionen vor und während der Schmerzattacken gekennzeichnet (Abb. 4). Amplitude und Dauer der ösophagealen Kontraktionen vor und während der Schmerz-

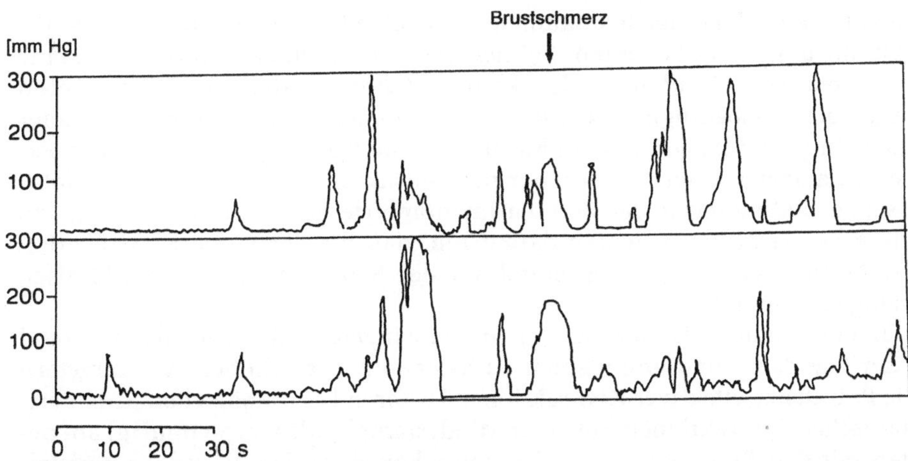

Abb. 4. Sequenz aus einer 24-h-Manometrie bei einem Patienten mit spontan auftretenden retrosternalen Schmerzen. Die Motilitätsmessung zeigt unmittelbar vor und während der Schmerzepisode eine erhöhte Anzahl simultaner, repetitiver und mehrgipfliger Kontraktionen. (Aus [21])

attacken unterschieden sich jedoch nicht von den Kontraktionen während der asymptomatischen Intervalle.

Die Indikation zur ambulanten 24-h-Manometrie der Speiseröhre zur Abklärung von Patienten mit nichtkardialem Brustschmerz sollte deswegen heute eher zurückhaltend gestellt werden. Die Untersuchung ist nur bei Patienten mit täglichen Symptomen indiziert und sollte immer simultan mit einer Ösophagus-pH-Metrie durchgeführt werden.

Abklärung von Patienten mit nichtobstruktiver Dysphagie

Dysphagie ohne Nachweis einer Obstruktion in der Endoskopie oder Kontraströntgenographie ist das Hauptsymptom primärer und sekundärer Motilitätsstörungen der Speiseröhre [2, 23]. Die Klassifikation dieser Motilitätsstörungen basiert derzeit auf der Anzahl und dem Charakter abnormer Kontraktionen während der Standardmanometrie [2, 9, 23]. Die ambulante 24-h-Manometrie multipliziert die zur Analyse verfügbaren Daten und sollte damit die Genauigkeit und Verläßlichkeit der Diagnose und Klassifikation einer Motilitätsstörung erhöhen. Der Vergleich der Diagnosen, die mit Standard und ambulanter 24-h-Manometrie gestellt werden können, zeigt jedoch eine erstaunlich schlechte Übereinstimmung beider Tests. Die größte Diskrepanz besteht bei Patienten, bei denen in der Standardmanometrie ein sog. „Nußknacker-Ösophagus" oder eine unspezifische Motilitätsstörung diagnostiziert wurde [15, 21]. In dieser Patientengruppe zeigt die ambulante 24-h-Manometrie häufig eine weitaus schwerere Dysfunktion der Speiseröhre. Die ambulante 24-h-Manometrie dokumentiert auch häufig intermittierende Motilitätsstörungen bei Patienten, bei denen in der Standardmanometrie keine Abnormalität gefunden werden konnte. Aufgrund der physiologischeren Untersuchungsbedingungen kann die ambulante 24-h-Manometrie aber auch ein normales zirkadianes Motilitätsprofil v.a. bei psychisch labilen Patienten aufzeigen, bei denen abnorme Kontraktionen durch die unphysiologischen Bedingungen der Standardmanometrie getriggert werden [3, 17]. Diese Beobachtungen deuten darauf hin, daß die derzeitige Klassifikation der Motilitätsstörungen, basierend auf der Standardmanometrie, klinisch wenig relevant ist.

In einer multivariaten Analyse konnten wir zeigen, daß von allen während einer Standard- und ambulanten 24-h-Manometrie erhobenen Parametern die Prävalenz „effektiver Kontraktionen" während der Mahlzeiten (d.h. peristaltischer Kontraktionen mit einer Mindestamplitude von 30 mmHg) am besten mit den Beschwerden des Patienten korreliert. Die Prävalenz peristaltischer und „effektiver" Kontraktionen während der Mahlzeiten kann somit als Marker für das Ausmaß der Dysfunktion der Speiseröhre gewertet werden [12, 15, 19]. Weniger als 50% peristaltische und effektive Kontraktionen während der Mahlzeiten führen mit hoher Wahrscheinlichkeit zur Dysphagie. Die Analyse der 24-h-Manometrie bei Patienten mit nichtobstruktiver Dysphagie sollte sich somit v.a. auf die Prävalenz peristaltischer und „effektiver" Kontraktionen während der einzelnen Meßphasen konzentrieren (Abb. 5a–c). Unsere Erfahrung mit mehr als 500 ambulanten 24-h-Manometrien in den letzten Jahren hat gezeigt, daß dieser Parameter eine weit bessere Beurteilung und Quantifizierung der Ösophagusfunktion bzw. -dysfunktion erlaubt als die Standardmanometrie. Die ambulante 24-h-Manometrie mit Analyse der „Effizienz" der Speiseröhrenfunktion während der Mahlzeiten ist somit heute die beste Methode zur Abklärung von Patienten mit nichtobstruktiver Dysphagie.

Abklärung von Patienten mit gastroösophagealer Refluxkrankheit

Die Motilität des tubulären Ösophagus ist der wesentliche Faktor für die „Clearance" von refluiertem Mageninhalt. Die kombinierte ambulante Ösophagus-pH-Metrie und Langzeitmanometrie zeigt eine direkte Korrelation zwischen der ösophagealen Säureexpositionszeit und der Anzahl und Amplitude primärer und sekundärer Kontraktionen nach Beginn einer Refluxepisode [13, 20]. Die ambulante Langzeitmanometrie des Ösophagus erlaubt damit eine Quantifizierung der Selbstreinigungsfunktion der Speiseröhre. Diese Information ist v.a. für die Optimierung einer medikamentösen Therapie der Refluxkrankheit (z.B. prokinetische Medikamente zusätzlich zur Säuresuppression) und die Indikationsstellung zur Antirefluxoperation bzw. Wahl des operativen Verfahrens hilfreich. Ob eine ambulante 24-h-Manometrie obligat vor der Durchführung einer Antirefluxoperation gefordert werden sollte, ist jedoch umstritten [19].

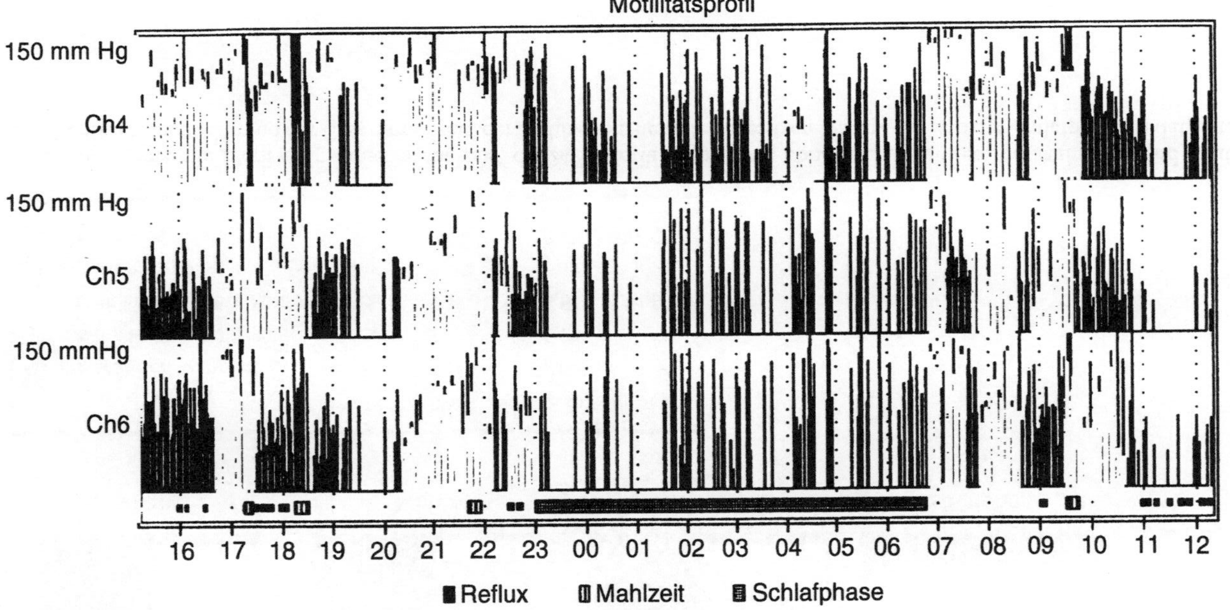

Abb. 5. a Typisches 24-h-Motilitätsprofil eines normalen Probanden 5 cm *(untere Kurve)*, 10 cm *(mittlere Kurve)* und 15 cm *(obere Kurve)* oberhalb des unteren Ösophagussphinkters. Die Tageszeit ist auf der *x-Achse* angegeben. Jede Kontraktion ist durch eine vertikale Linie dargestellt, deren Höhe der Kontraktionsamplitude entspricht. Essensphase *(M)*, Schlafphase *(S)* und Refluxepisoden *(R)* während der 24-h-Messung sind auf der *Zeitachse* markiert

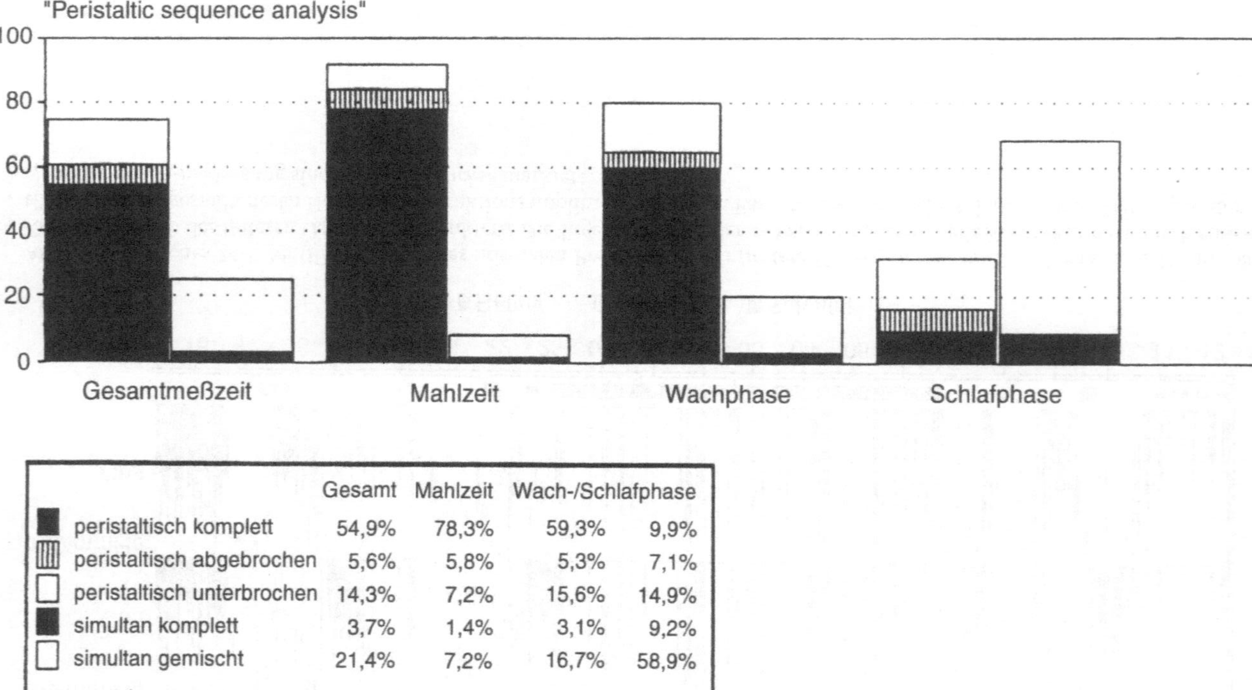

Abb. 5. b Sogenannte „Peristaltic sequence analysis" des 24-h-Motilitätsprofils in Abb. 5 a. Die Prävalenz peristaltischer und simultaner Kontraktionen während der Gesamtmeßzeit, der Mahlzeiten, der interdigestiven Wachphase und der Schlafphase ist dargestellt.

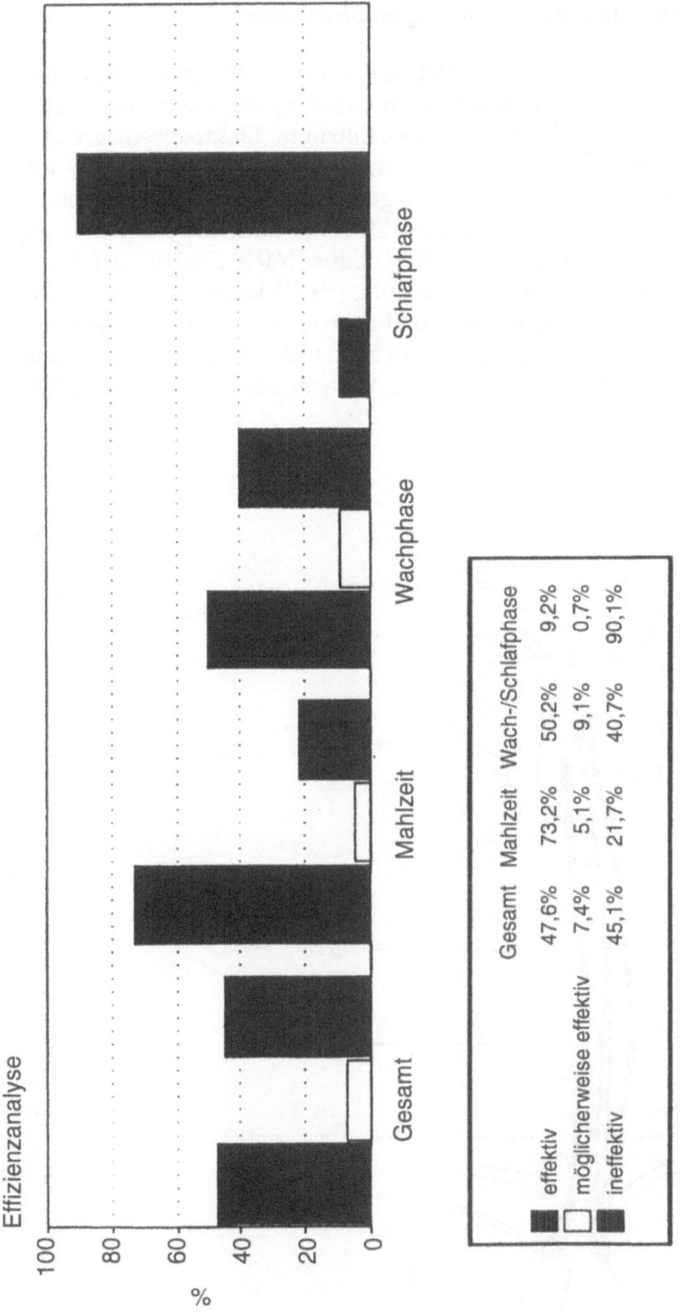

Abb. 5. c Sogenannte „Efficacy analysis" des 24-h-Motilitätsprofils in Abb. 5a. Die Prävalenz effektiver Kontraktionen (peristaltische Kontraktionen mit einer Amplitude > 30 mHg) während der Gesamtmeßzeit, der Mahlzeiten, der interdigestiven Wachphase und der Schlafphase ist dargestellt

Integriertes ambulantes Monitoring der ösophagogastralen Funktion:

Seit der Verfügbarkeit von tragbaren Datenrekordern mit großer Speicherkapazität ist eine kombinierte ambulante 24-h-Messung der gastrointestinalen Funktion mit einer beliebigen Anzahl von pH-, Bilirubin, Elektrogastrographie- und Motilitätselektroden möglich. Die kombinierte Messung von Druck- und pH-Werten im Pharynx, im tubulären Ösophagus und im Magen erlaubt eine integrierte Abklärung der gastroösophagealen Motilität und Sekretion während eines einzigen ambulanten 24stündigen Meßzyklus. Nach unserer Erfahrung wird das integrierte ambulante Monitoring mit 2 pH-Elektroden (1 im distalen Ösophagus, 1 im proximalen Magen oder im Pharynx) und 4 Druckaufnehmern (3 im tubulären Ösophagus, 1 im Pharynx) von Probanden und Patienten gut toleriert (Abb. 6). In einer ersten Untersuchung konnte mittels integriertem Moni-

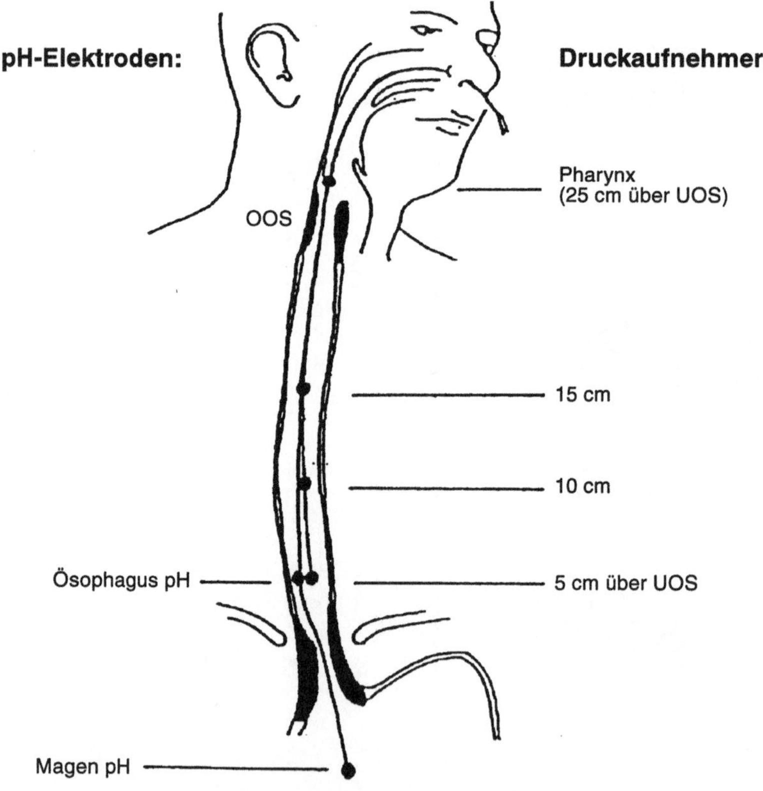

Abb. 6. Die integrierte ambulante Langzeit-Mano-pH-Metrie mit multiplen pH-Elektroden und Druckaufnehmern ist heute die physiologischste Methode zur Analyse ösophagogastraler Funktionsstörungen

toring bei über 80% der Patienten mit diagnostisch unklaren Oberbauchbeschwerden die Ursache der Symptome identifiziert werden [17]. Die gesamte Durchführung und Auswertung der Messung ist dabei nicht mehr an ein „Labor" gebunden, sondern erfordert außer dem tragbaren Datenrekorder und den Meßelektroden nur noch einen Personal bzw. Notebook Computer. Diese neue Technologie eröffnet somit dem niedergelassenen Kollegen das weite Feld der gastrointestinalen Funktionsdiagnostik.

Zusammenfassung

Die Entwicklung miniaturisierter elektronischer Druckaufnehmer und tragbarer digitaler Datenrekorder mit hoher Speicherkapazität hat in den letzten Jahren die ambulante 24-h-Manometrie der Speiseröhre als Routinetest möglich gemacht. Der breite klinische Einsatz dieser neuen Technologie bei einer großen Anzahl normaler symptomfreier Probanden und Patienten mit Symptomen erbrachte wesentliche neue Erkenntnisse über die zirkadiane Funktion und Dysfunktion der tubulären Speiseröhre. Im Vergleich zur Standardmanometrie liefert die 24-h-Manometrie eine ca. 100mal größere Datenmenge und erlaubt damit eine exaktere Analyse und Quantifizierung von Motilitätsstörungen. Bei einer signifikanten Anzahl von Patienten resultiert dies in einer Modifizierung der in der Standardmanometrie gestellten Diagnose. Weiterhin erlaubt die ambulante 24-h-Manometrie eine Kalkulation der ‚Effektivität' der Peristalsis und liefert damit einen quantitativen Parameter zur Messung der Dysfunktion der tubulären Speiseröhre. Vor allem bei Patienten mit nichtobstruktiver Dysphagie ermöglicht dieser Parameter die objektive Evaluierung medikamentöser oder chirurgischer Interventionen. Im Gegensatz dazu zeigt die ambulante 24-h-Manometrie bei Patienten mit ‚nichtkardialen Brustschmerzen' nur selten eine Motilitätsstörung als Ursache der Symptome und sollte deshalb bei diesen Patienten zurückhaltend und immer nur simultan mit einer Ösophagus-pH-Metrie eingesetzt werden. Bei Patienten mit Refluxkrankheit kann die simultane Durchführung einer 24-h-Manometrie/pH-Metrie der Speiseröhre wesentliche neue Informationen für die Weiterbehandlung eines Patienten erbringen. Die kombinierte Langzeitmessung von pH, Bilirubin und Motilität im oberen Gastrointestinaltrakt stellt heute die physiologischste Methode zur Analyse der gastroösophagealen Funktion bei Patienten mit unspezifischen Oberbauchbeschwerden dar.

Literatur

1. Brand DL, Martin D, Pope CE (1977) Esophageal manometrics in patients with angina type chest pain. Am J Dig Dis 23:300–304
2. Castell DO, Richter JE, Dalton CB (eds) (1993) Esophageal motility testing. Elsevier, New York
3. Clouse RE, Lustman JJ (1983) Psychiatric illness and contraction abnormalities of the esophagus. N Engl J Med 309:1337–1342

4. Hennington JP, Burns TW, Balart LA (1984) Chest pain and dysphagia in patients with prolonged peristaltic contractile duration of the esophagus. Dig Dis Sci 29:134–140
5. Hewson EG, Dalton CB, Richter JE (1990) Comparison of esophageal manometry, provocative testing, and ambulatory monitoring in patients with unexplained chest pain. Dig Dis Sci 35:320–309
6. Katz PO, Dalton CB, Richter JE et al. (1987) Esophageal testing of patients with non cardiac chest pain or dysphagia. Ann Int Med 106:593–597
7. Maas LC, Gordon RK, Penner D et al. (1985) 24-hour ambulatory manometry in diagnosis of esophageal motor disorders causing chest pain. South Med Journal 78:810–813
8. Peters L, Maas L, Petty D et al. (1988) Spontaneous non-cardiac chest pain. Evaluation by 24-hour ambulatory esophageal motility and pH monitoring. Gastroenterology 94:878–886
9. Richter JE, Wu WC, Johns DM et al. (1987) Esophageal manometry in 95 healthy adult volunteers: Variability of pressure with age and frequency of „abnormal" contractions. Dig Dis Sci 32:583–592
10. Richter JE, Castell DO: 24-hour ambulatory esophageal motility monitoring: How should motility data be analyzed? Gut 1989; 30:1040–1047
11. Richter JE, Bradley LA, Castell DA (1989) Esophageal chest-pain: Current controversies in pathogenesis, diagnosis, and therapy. Ann Int Med 110:66–78
12. Singh S, Stein HJ, DeMeester TR, Hinder RA (1992) Nonobstructive dysphagia in gastroesophageal reflux disease – A study with combined ambulatory pH and motility monitoring. Am J Gastroenter 87:562–567
13. Smout AJPM, Breediyk M, van der Zouw C et al. (1989) Physiological gastroesophageal reflux and esophageal motor activity studied with a new system for 24-hour reading and automated analysis. Dig Dis Sci 34:372–378
14. Soffer EE, Scalabrini P, Wingate DL (1989) Spontaneous non-cardiac chest pain: Value of ambulatory pH and motility monitoring. Dig Dis Sci 34:1656–1661
15. Stein HJ (1993) Ambulatory 24-hour esophageal motility monitoring in patients with primary esophageal motor disorders and/or nonobstructive dysphagia. Dysphagia 8:105–111
16. Stein HJ, DeMeester TR (1991) Evaluation of esophageal motor disorders: 24-hour ambulatory esophageal motility monitoring. Gastroenterol Internat 4:60–64
17. Stein HJ, DeMeester TR (1992) Integrated 24-hour ambulatory foregut monitoring in patients with complex foregut symptoms. Surg Ann 24:161–180
18. Stein HJ, DeMeester TR (1992) Therapy of non-cardiac chest pain: Is there a role for surgery? Am J Med 92:122S–126S
19. Stein HJ, DeMeester TR (1993) Indications, technique, and clinical use of ambulatory 24-hour esophageal motility monitoring in a surgical practice. Ann Surg 217:128–137
20. Stein HJ, DeMeester TR, Eypasch EP et al. (1990) Circadian esophageal motor function in patients with gastroesophageal reflux diesease. Surgery 108:769–778
21. Stein HJ, DeMeester TR, Eypasch EP, Klingman RP (1991) Ambulatory 24-hour esophageal manometry in the evaluation of esophageal motor disorders and non-cardiac chest pain. Surgery 110:753–763
22. Stein HJ, DeMeester TR, Hinder RA (1992) Outpatient physiologic testing and surgical management of foregut motility disorders. Curr Probl Surg 29:415–555
23. Vantrappen G, Janssens J, Hellemans J et al. (1979) Achalasia, diffuse esophageal spasm, and related motility disorders. Gastroenterology 76:450–457
24. Vantrappen G, Janssens J, Ghillebert G (1987) The irritable esophagus: A frequent cause of angina like chest pain. Lancet I:1232–1234

1

Dreidimensionale Manometrie und Vektor-Volumen-Analyse des unteren Ösophagussphinkters

H.J. Stein und O. Korn

Der untere Ösophagussphinkter stellt beim Menschen die wesentliche Barriere zwischen dem positiven intraabdominellen Druck im Magen und dem negativen intrathorakalen Druck in der tubulären Speiseröhre dar. Im Ruhezustand ist der Sphinkter tonisch kontrahiert und verhindert damit Reflux von Mageninhalt in den Ösophagus. Mit der Initiierung eines pharyngealen Schluckakts relaxiert der Sphinkter temporär und ermöglicht damit eine ungehinderte Nahrungspassage. Eine inadäquate Barrierefunktion des unteren Ösophagussphinkters führt unausweichlich zum gastroösophagealen Reflux. Eine fehlende, inkomplette oder unkoordinierte schluckreflektorische Relaxation des Sphinkters behindert die Nahrungspassage und führt zur Dysphagia, Regurgitation und Dilatation der tubulären Speiseröhre.

Seit der Erstbeschreibung einer manometrischen Hochdruckzone am gastroösophagealen Übergang durch Fyke et al. ist die Manometrie die klassische Methode zur Beurteilung der Funktion des unteren Ösophagussphinkters [5]. Verläßliche und reproduzierbare manometrische Sphinktermessungen wurden jedoch erst mit der Entwicklung von sog. „Low-compliance“-Perfusionssystemen und Sleeve-Kathetern möglich [1]. Eine radiale Asymmetrie der Hochdruckzone am gastroösophagealen Übergang wurde zuerst 1972 von Winans et al. beschrieben [14]. Mittels Durchzugmanometrie mit speziell entwickelten radial orientierten Druckaufnehmern konnte diese Asymmetrie seither wiederholt bestätigt werden [2, 10, 13].

Mit der Einführung von Personal Computern ins Manometrielabor ist die dreidimensionale Rekonstruktion radialer Druckmessungen bei gastrointestinalen Sphinkteren heute als Routineuntersuchung möglich geworden. Die breite klinische Anwendung der dreidimensionalen Sphinktermanometrie am gastroösophagealen Übergang hat in den letzten Jahren neue Einsichten in die Struktur und Funktion des unteren Ösophagussphinkters beim Menschen ermöglicht [13].

Strukturelles Äquivalent des unteren Ösophagussphinkters

Trotz der eindeutigen manometrischen Befunde einer Hochdruckzone am gastroösophagealen Übergang war die Existenz eines anatomischen unteren

Ösophagussphinkters beim Menschen lange umstritten [4]. Dies lag v.a. daran, daß man sich unter Sphinkteren des Gastrointestinaltrakts i.allg. zirkuläre oder ringförmige muskuläre Strukturen vorstellt, welche durch Kontraktion die Passage behindern. Derartige Muskelstrukturen existieren jedoch am gastroösophagealen Übergang nicht. Vielmehr zeigen detaillierte Untersuchungen von Faserpräparaten, daß die Muskelbündel der äußeren Längsmuskulatur des Ösophagus geradewegs über den gastroösophagealen Übergang hinwegziehen. Die viel kürzeren Muskelbündel der inneren Muskelschicht verlaufen im rechten Winkel zur äußeren Muskelschicht und bilden inkomplette Zirkel um das Ösophaguslumen (Abb. 1). Die semizirkulären Fasern der inneren Muskelschicht weichen auf Höhe des gastroösophagealen Übergangs abrupt auseinander und bilden lange und kurze Muskelbündel mit entgegengesetzter Orientierung. Ein Teil dieser Muskelbündel, die sog. Schlingenfasern („sling fibers"), verläuft klammerartig um den Magenfundus, modelliert den His-Winkel und läuft auf der Vorder- und Rückseite des Magens aus. Der andere Teil der inneren Muskelschicht, die sog. semizirkulären Klammerfasern („clasp fibers"), behält ihre Orientierung und umklammert die kleine Kurvatur (Abb. 1). Die Enden der „clasp"-

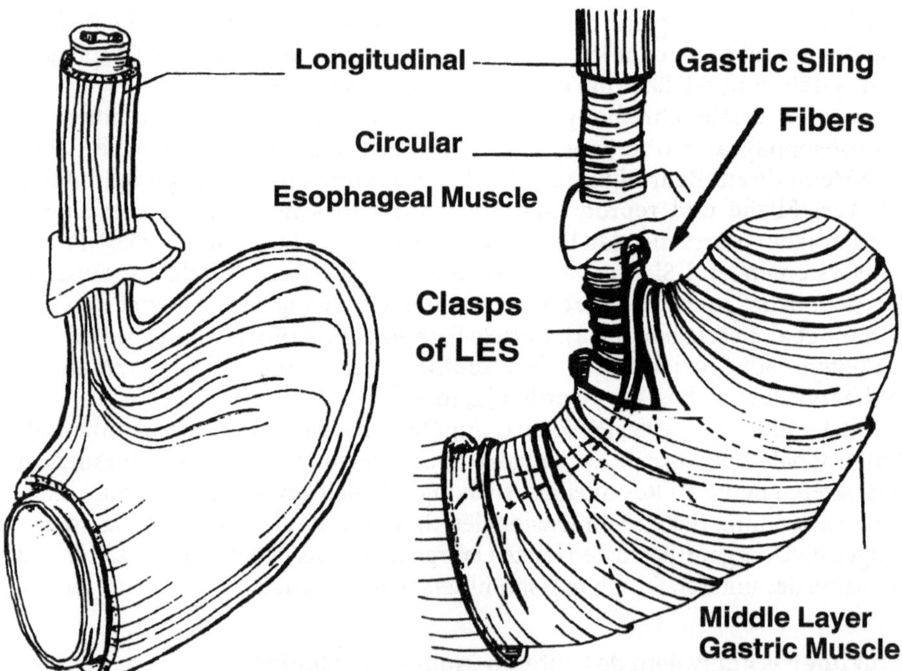

Abb. 1. Verlauf der äußeren longitudinalen und inneren zirkulären Ösophagusmuskulatur am gastroösophagealen Übergang. Die Orientierung der „sling fibers" und „clasp fibers" ist dargestellt. (Mod. nach [7])

und „sling"-Fasern stehen somit im nahezu rechten Winkel zueinander (Abb. 2) [7, 8, 13].

Mikrodissektionstudien zeigen eine Zunahme der Anzahl und Konzentration der „sling"- und „clasp"-Fasern im Bereich des gastroösophagealen Übergangs mit Überlagerung der Fasern. Dadurch entsteht eine asymmetrische Verdickung der inneren Muskelschicht. Das Maximum der Muskelverdickung liegt am gastroösophagealen Übergang im Bereich des His-Winkels an der großen Kurvatur (Abb. 3, *links*) [7, 8]. Diese asymmetrische Verdickung der Muskulatur spiegelt sich in der manometrischen Asymmetrie der Hochdruckzone an der Kardia wider (Abb. 3, *Mitte und rechts*). Die größte Muskeldicke und die höchsten manometrischen Drücke korrelieren mit dem Verlauf der sog. „sling"-Fasern [13].

Zusammen mit der Beobachtung, daß Muskelstreifen aus dem unteren Ösophagussphinkter regionale Unterschiede in ihrer Reaktion auf cholinerge Stimulation aufzeigen [9], zeigen die oben beschriebenen anatomischen und manometrischen Beobachtungen eindeutig, daß es sich beim unteren Ösophagussphinkter des Menschen nicht um einen muskulären Ring handelt. Vielmehr hat der untere Ösophagussphinkter des Menschen sein Korrelat in der Architektur der sog. „sling fibers" an der großen Kurvatur und der „clasp fibers" an der kleinen Kurvatur. Beide Komponenten tragen zur manometrischen Hochdruckzone am gastroösophagealen Übergang bei und können funktionell mittels radial orientierten Druckaufnehmern differenziert werden [13].

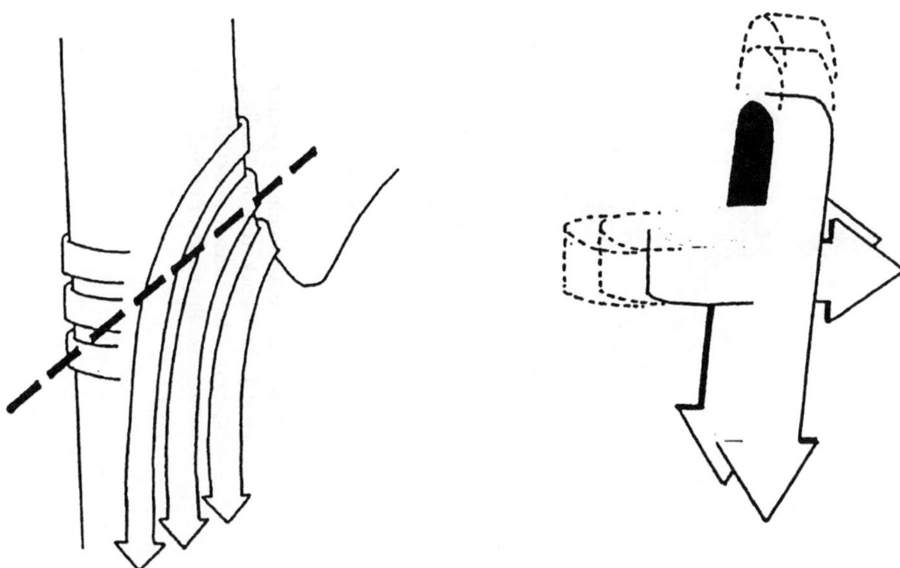

Abb. 2. Schemazeichnung der Zugrichtung der „sling" und „clasp" Fasern

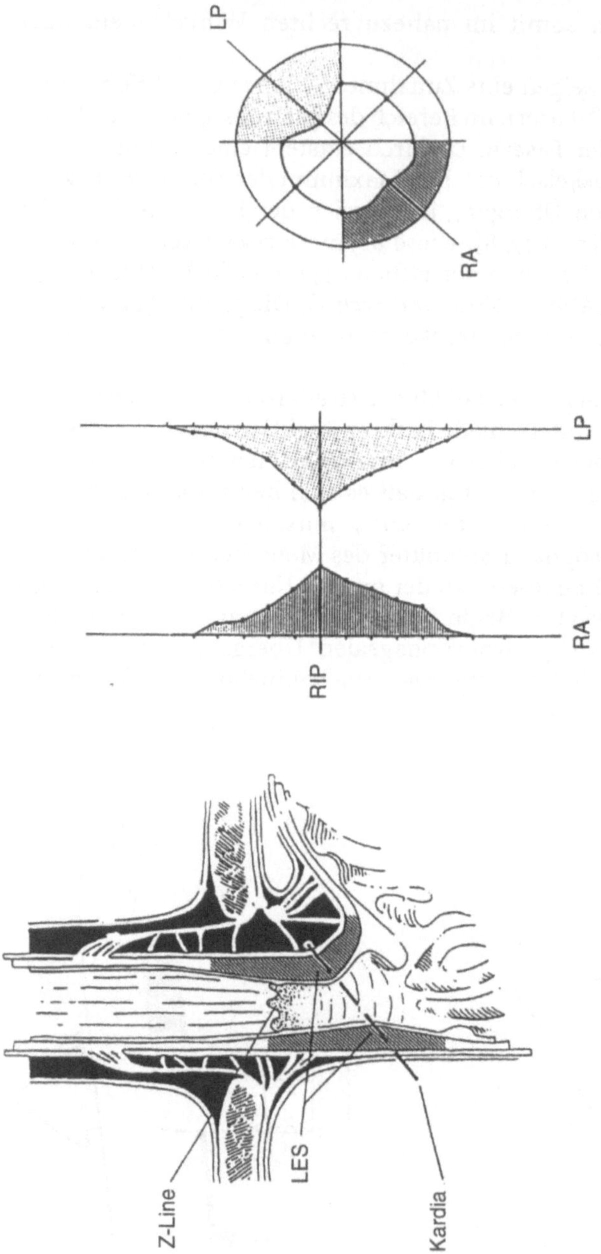

Abb. 3. *Links:* Anatomie des gastroösophagealen Übergangs und Muskeldicke im Bereich der Kardia. *Mitte:* Longitudinales manometrisches Druckprofil der Kardia in der rechts-anterioren (*RA*) und links-posterioren (*LP*) Richtung. Die Druckwerte sind am respiratorischen Umkehrpunkt (*RIP*) am höchsten. *Rechts:* Radiales manometrisches Druckprofil der Kardia auf Höhe des respiratorischen Umkehrpunkts. Die höchsten Druckwerte werden in der links-posterioren (*LP*) und rechts-anterioren (*RA*) Richtung gemessen

Technik der dreidimensionalen Sphinktermanometrie

Die manometrische Untersuchung des unteren Ösophagussphinkters wird in der Regel gemeinsam mit der Manometrie der tubulären Speiseröhre und des pharyngoösophagealen Segments durchgeführt. Alle Medikamente, welche die Sekretion oder Motilität beeinflussen könnten, müssen rechtzeitig vor der Untersuchung abgesetzt werden. Neben einem wasserperfundierten Kathetersystem wird eine pneumohydraulische Perfusionspumpe benötigt [1]. Zur Analyse von dreidimensionalen Druckprofilen des unteren Ösophagussphinkters sollte ein Manometriekatheter mit mindestens 4 radial orientierten Druckaufnehmern benutzt werden (Abb. 4). Die Respiration sollte simultan mit aufgezeichnet werden

Nach Kalibrierung des Manometriesystems wird der Katheter transnasal in den Magen vorgeschoben und der intragastrale Ruhedruck gemessen. Dieser Wert dient als Referenz für alle weiteren Messungen. Die Lage des unteren Ösophagussphinkters wird durch ein schrittweises Zurückziehen des Katheters durch den gastroösophagealen Übergang ermittelt. Der Beginn des Sphinkters wird für jeden der radial orientierten Druckaufnehmer separat durch einen Druckanstieg um mindestens 2 mmHg über den Ruhedruck des Magens definiert. Der respiratorische Umkehrpunkt ist definiert als der Punkt während des Rückzugs, an dem die endinspiratorischen Druckwerte von positiv nach negativ umschlagen. Der respiratorische Umkehrpunkt erlaubt die Trennung des sog. intraabdominellen vom sog. intrathorakalen Anteil des

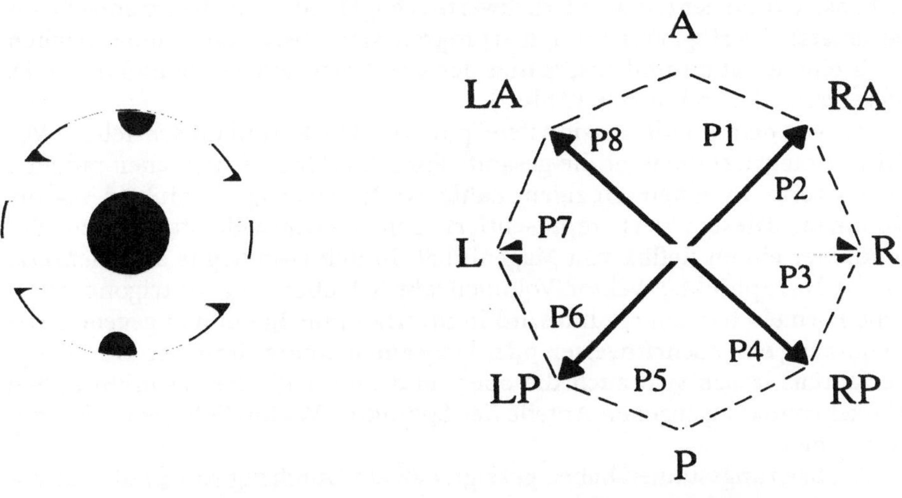

Abb. 4. Querschnitt eines Perfusionsmanometriekatheters mit acht radial orientierten Druckaufnehmern (*links*) und das Druck-Vektor-Diagramm, das damit an jedem Punkt einer Durchzugsmanometrie gemessen werden kann (*rechts*). (*R* rechts; *L* links; *P* posterior; *A* anterior)

Sphinkters. Die proximale oder obere Grenze des unteren Ösophagussphinkters kann leicht am Abfall des Drucks zum intraösophagealen Ruhedruck erkannt werden. Mit Ausnahme von Patienten mit einer fixierten Obstruktion am gastroösophagealen Übergang (wie z.B. bei der Achalasia oder bei Patienten mit engen Stenosen) liegt der ösophageale Ruhedruck immer ca. 2-10 mmHg unterhalb des intragastralen Ruhedrucks.

Longitudinale Druckprofile des unteren Ösophagussphinkters können mittels kontinuierlicher, motorisierter oder mittels schrittweiser Durchzugsmanometrie erhalten werden (Abb. 5). Die kontinuierliche Durchzugsmanometrie mit einer Durchzugsgeschwindigkeit von 3-5 mm/s wird im endexpiratorischem Atemstillstand durchgeführt. Bei einer Gesamtdurchzugslänge von 6 cm muß der Patient somit für ca. 18-30 s den Atem anhalten. Dies ist für manche Patienten schwierig und erlaubt darüber hinaus nicht, den respiratorischen Umkehrpunkt zu bestimmen. Im Gegensatz dazu kann der Patient beim langsamen kontinuierlichen Durchzug (Durchzugsgeschwindigkeit ca. 1 mm/s) und beim schrittweisen manuellen Durchzug normal atmen. Der respiratorische Umkehrpunkt läßt sich bei den beiden letztgenannten Durchzugsmethoden leicht identifizieren. Unabhängig von der verwendeten Durchzugstechnik sollten jedoch jeweils die Mittelwerte aus 3 Messungen berechnet werden [11, 12].

Die graphische Rekonstruktion des dreidimensionalen Druckprofils erfolgt durch ein radiales Auftragen der gemessenen Druckwerte um eine 0-Achse, welche dem Ruhedruck des Magens entspricht. Alternativ können die radialen Druckwerte auch als Vektoren „geplottet" werden, die von der Oberfläche eines Zylinders nach innen gerichtet sind (Abb. 6). Die dreidimensionale Rekonstruktion der radialen Druckwerte erfolgt heute schnell und einfach mit kommerziell verfügbaren Computerprogrammen. Diese Programme erlauben auch eine Rotation und Inspektion des dreidimensionalen Sphinkterprofils aus verschiedenen Winkeln (Abb. 7).

Das von dem dreidimensionalen Sphinkterdruckprofil umschriebene Volumen integriert die über die gesamte Sphinkterlänge gemessenen radialen Druckwerte in einen einzigen Zahlenwert: das sog. Sphinkter-Vektor-Volumen. Dieser Wert repräsentiert den Gesamtwiderstand, den der Sphinkter einem Reflux von Mageninhalt in den Ösophagus entgegensetzt [2, 10]. Das Sphinkter-Vektor-Volumen läßt sich über einfache trigonometrische Formeln berechnen und wird in mmHg · mmHg · mm angegeben. Bei Benutzung eines schrittweisen oder langsamen kontinuierlichen Durchzugverfahrens lassen sich auch die ober- und unterhalb des respiratorischen Umkehrpunkts gelegenen Anteile des Sphinkter-Vektor-Volumens getrennt berechnen.

Validisierungsstudien haben gezeigt, daß ein Durchzug von 4 radial orientierten Druckaufnehmern eine ausreichend genaue Kalkulation des Sphinkter-Vektor-Volumens ermöglichen. Die schrittweise manuelle Durchzugstechnik war in dieser Validisierungsstudie dem motorisierten Durchzug ebenbürtig [10]. Die Anschaffung eines Durchzugsmotors zur Berechnung des Sphinkter-Vektor-Volumens ist somit nicht nötig.

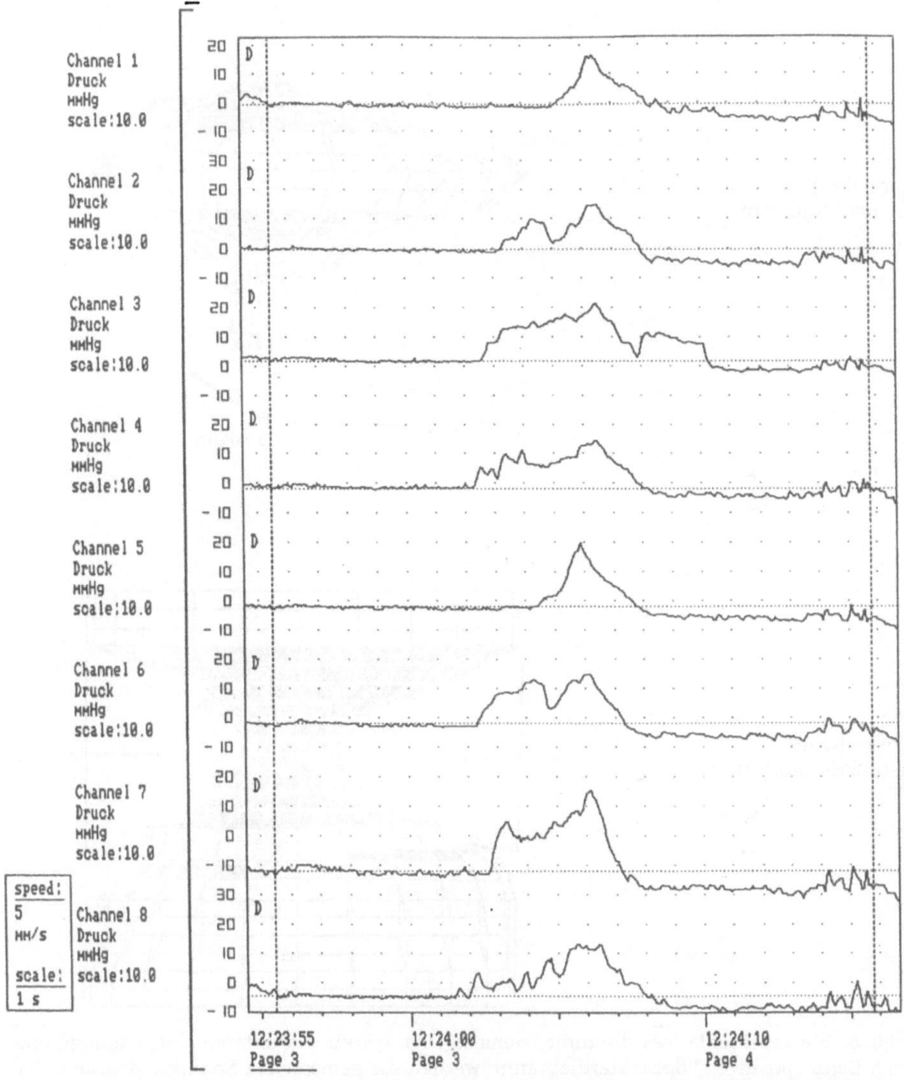

Abb. 5. Kontinuierliche motorisierte Durchzugsmanometrie des unteren Ösophagussphinkters mit 8 radial orientierten Druckaufnehmern. Die Asymmetrie des Sphinkters wird bereits bei der Betrachtung der einzelnen Druckprofile deutlich. (*P* Posterior, *A* Anterior, *L* links, *R* rechts)

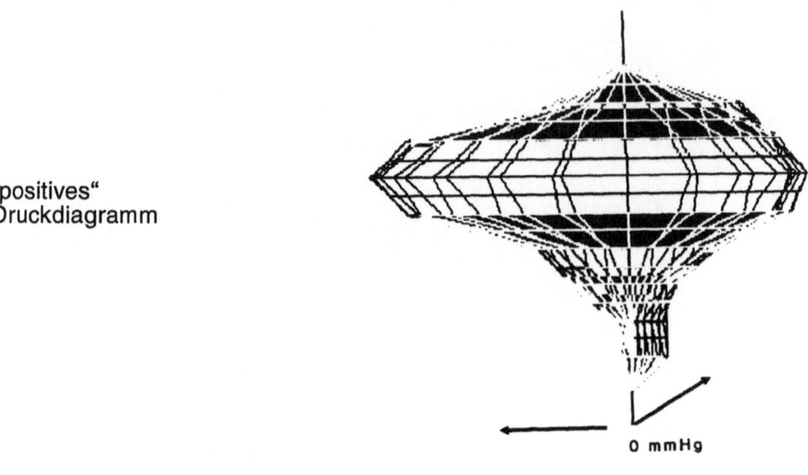

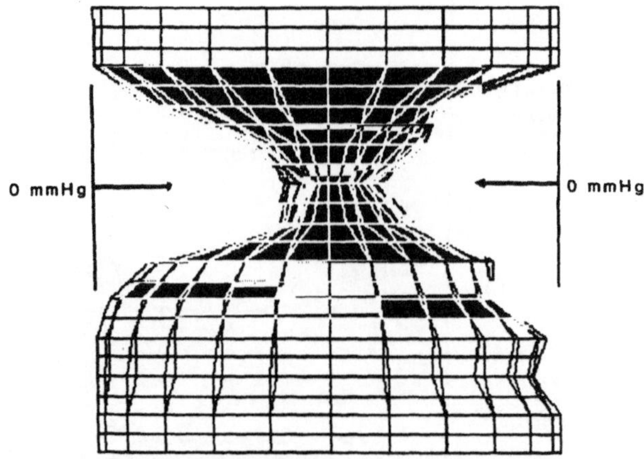

Abb. 6. Ein repräsentatives dreidimensionales Druckprofil des unteren Ösophagussphinkters. Beim „positiven" Sphinkterdiagramm werden die gemessenen Sphinkterdrücke radial um eine 0-Achse, welche dem Atmosphärendruck entspricht, aufgetragen (*oben*). Beim „negativen" Sphinkterdiagramm werden die gemessenen Sphinkterdrücke als „Täler" in einem Zylinder, dessen Oberfläche dem Atmosphärendruck entspricht, aufgetragen (*unten*)

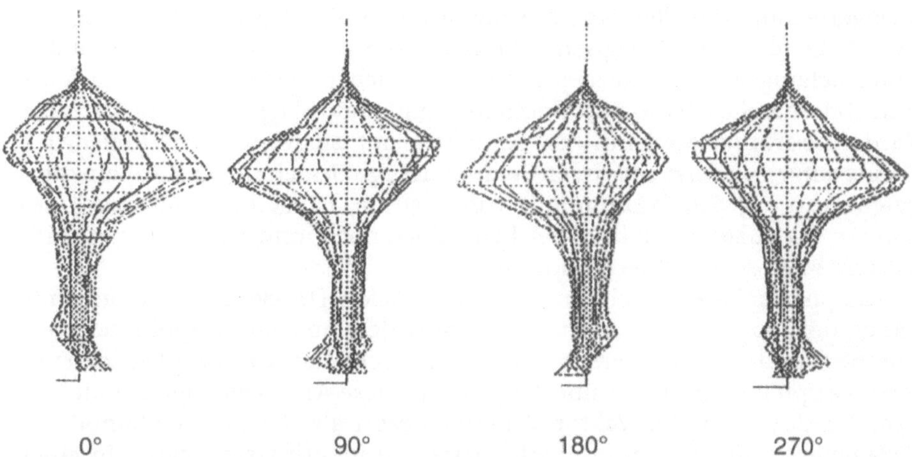

Abb. 7. Die computerisierte Auswertung erlaubt eine Rotation des dreidimensionalen Sphinkterdruckprofils und Inspektion von verschiedenen Winkeln. Dies bringt Asymmetrien zum Vorschein (Magen *unten*, Ösophagus *oben*)

Dreidimensionale Sphinktermanometrie bei der Refluxkrankheit

Eine inkompetente Kardia ist der wesentliche prädisponierende Faktor für die Entwicklung einer Ösophagitis, Stenose und Barrett-Metaplasie bei Patienten mit gastroösophagealer Refluxkrankheit [10, 11]. Die medikamentöse Therapie ist bei diesen Patienten durch niedrige Abheilungs- und hohe Rezidivraten gekennzeichnet. Dies liegt v.a. daran, daß die derzeit verfügbaren medikamentösen Optionen v.a. auf eine Reduktion der Magensäure abzielen, während der Reflux anderer schädigender Komponenten des Magensafts (wie z.B. Pepsin, Trypsin, Gallensalze) unbeeinflußt bleibt. Selbst wenn die medikamentöse Therapie bei diesen Patienten zum Abheilen des Schleimhautschadens führt, kommt es bei diesen Patienten aufgrund der persistierenden Kardiainkompetenz nach Absetzen der Therapie schnell zu einem Rezidiv. Im Gegensatz dazu kann eine Antirefluxoperation den mechanischen Defekt an der Kardia beheben und somit dauerhaft und effektiv jeglichen Reflux unterdrücken. Es ist somit entscheidend, möglichst frühzeitig diejenigen Patienten zu identifizieren, die von einer Antirefluxoperation profitieren könnten [10].

In früheren Jahren erfolgte die Messung der Kardiakompetenz durch eine einfache Bestimmung des Ruhedrucks des unteren Ösophagussphinkters. In mehreren Untersuchungen konnte gezeigt werden, daß diese einfache Druckmessung bei Patienten mit Refluxkrankheit im Mittel niedrigere Werte ergibt als bei gesunden Probanden [6, 11]. Aufgrund der großen Überlappung der

Meßwerte kann die alleinige Messung des Sphinkterdrucks jedoch nicht als Grundlage für eine chirurgische Therapie benutzt werden. In nachfolgenden Untersuchungen konnte gezeigt werden, daß neben dem Ruhedruck auch die intraabdominelle Position des Sphinkters und seine Länge zur Kompetenz der Kardia beitragen. So kann ein Sphinkter mit ausreichendem Ruhedruck alleine aufgrund einer zu kurzen Sphinkterlänge Ursache einer Kardiainkompetenz sein [11]. Die Bestimmung von Position, Länge und Ruhedruck des unteren Ösophagussphinkters reichen jedoch noch immer nicht zur Identifizierung subtiler Sphinkterdefekte aus.

Aus physikalischer Sicht tragen alle radialen Drucke über die gesamte Länge der Hochdruckzone zum Gesamtwiderstand eines Sphinkters bei. Bombeck et al. waren die ersten, die dieses mechanische Konzept auf den unteren Ösophagussphinkter übertrugen [2]. Diese Arbeitsgruppe konnte zeigen, daß das Sphinkter-Vektor-Volumen besser als alle anderen Sphinkterparameter rezidivgefährdete Refluxpatienten identifizieren kann. In einer weiterführenden Studie konnten wir diese Ergebnisse bestätigen und darüber hinaus zeigen, daß das Sphinkter-Vektor-Volumen mit dem Schweregrad der Refluxkrankheit korreliert [10]. Beim Vergleich der Sphinkter-Vektor-Analyse mit anderen Sphinkterparametern (Ruhedruck, Sphinkterlänge, intraabdominelle Länge) an einer großen Patientengruppe war die Analyse des Sphinkter-Vektor-Volumens v.a. bei Refluxpatienten ohne Ösophagitis, d.h. Patienten mit nur gering ausgeprägter Kardiainkompetenz, den klassischen Sphinkterparametern überlegen. Bei Patienten mit ausgeprägter Kardiainsuffizienz konnte dies auch durch die klassischen manometrischen Parameter dokumentiert werden (Abb. 8) [11]. Demzufolge können durch Messung von Ruhedruck, Länge und Position des Sphinkters grobe Sphinkterdefekte gut erkannt werden, eine subtile Analyse der Sphinkterfunktion ist jedoch nur mit dreidimensionaler Manometrie und Kalkulation des Sphinkter-Vektor-Volumens möglich.

Dreidimensionale Sphinktermanometrie nach Antirefluxoperationen

Bei Patienten mit Reflux aufgrund eines inkompetenten unteren Ösophagussphinkters kann eine Antirefluxoperation effektiv Reflux unterdrücken. Der Effekt verschiedener Antirefluxoperationen auf den unteren Ösophagussphinkter wird jedoch z.T. widersprüchlich beschrieben. Obwohl verschiedene Untersucher über einen deutlichen Anstieg des Ruhedrucks und eine Zunahme der intraabdominellen Sphinkterlänge nach Nissen-Fundoplikation beschreiben, scheint dieser Effekt bei anderen Antirefluxoperationen nicht eindeutig nachweisbar. Darüber hinaus besteht kein klarer Zusammenhang zwischen Erfolg bzw. Mißerfolg einer Antirefluxoperation und den postoperativen Druckwerten des unteren Ösophagussphinkters. Diese widersprüchlichen Ergebnisse haben ihre Ursache zum großen Teil in der Unzulänglichkeit der Standardmanometrie, welche subtile postoperative Veränderungen der Hochdruckzone am gastroösophagealen Übergang nicht erkennen läßt. Im

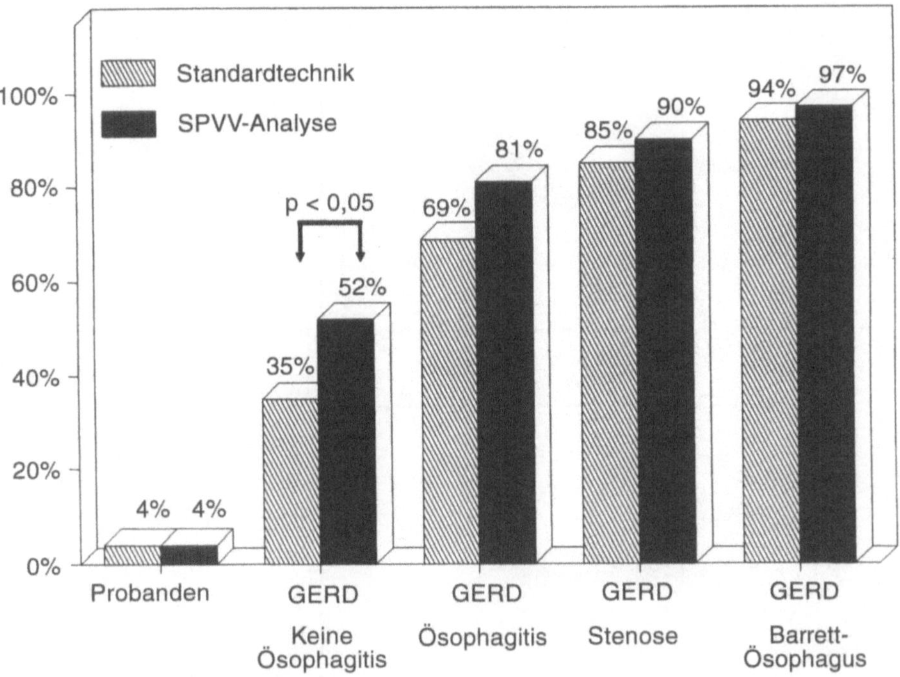

Abb. 8. Prävalenz eines defekten unteren Ösophagussphinkters bei unterschiedlichen Schweregraden der Refluxkrankheit: Standardmanometrie vs Sphinkter-Vektor-Volumenanalyse (SPVV). (Mod. aus [11])

Gegensatz dazu zeigt eine Analyse der dreidimensionalen Druckprofile bei Patienten vor und nach erfolgreicher Nissen- oder Belsey-Fundoplikation immer eine Normalisierung des präoperativ defekten manometrischen Sphinkterdruckprofils (Abb. 9). Ein Refluxrezidiv ist in der Regel mit einem defekten Sphinkterdruckprofil assoziiert.

Dreidimensionale Sphinktermanometrie bei Achalasie

Ein hypertensiver unterer Ösophagussphinkter mit inkompletter oder fehlender schluckreflektorischer Relaxation, erhöhtem intraösophagealem Ruhedruck und Aperistalsis der tubulären Speiseröhre sind die klassischen manometrischen Kennzeichen der Achalasia. Obwohl die Aperistalsis häufig als die wesentliche Abnormität angesehen wird, deuten viele experimentelle und klinische Daten darauf hin, daß die Störung der Peristalsis als Konsequenz einer Obstruktion am gastroösophagealen Übergang auftritt und, wenn die Obstruktion im Frühstadium komplett beseitigt wird, reversibel ist. Dies bedeu-

a

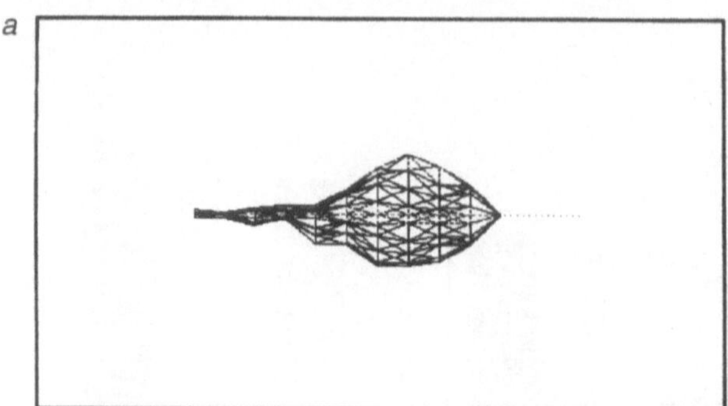

Gesunder Proband

b

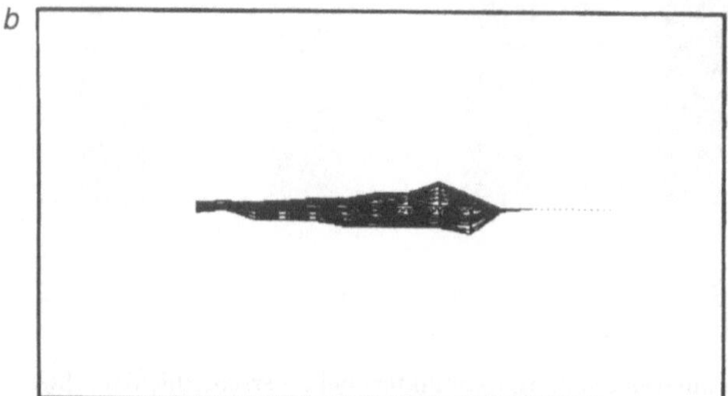

GERD, Barrett-Ösophagus

c

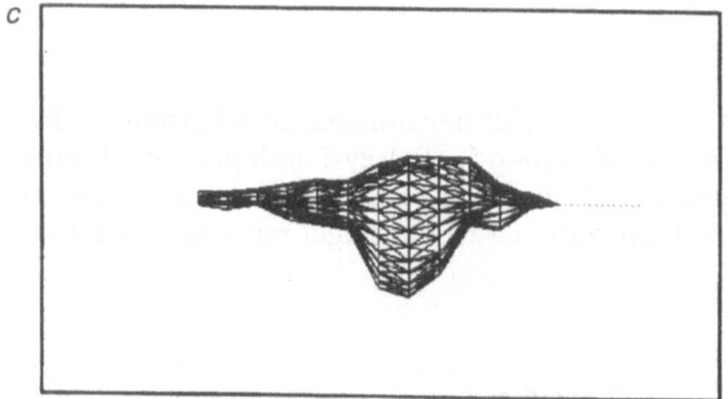

Abb. 9. Das dreidimensionale manometrische Druckprofil des unteren Ösophagussphinkters **a** bei einem gesunden Probanden, **b** einem Patienten mit Refluxkrankheit und Barrett-Ösophagus (GERD) und **c** beim gleichen Patienten nach Nissen-Fundoplikation (Magen *unten*, Ösophagus *oben*). (Mod. aus [11])

tet, daß die Achalasie primär als eine Relaxationsstörung des unteren Ösophagussphinkters zu betrachten wäre.

Die Relaxationsdynamik des unteren Ösophagussphinkters läßt sich am besten manometrisch mit einem Druckaufnehmer im Sphinkter und weiteren Druckaufnehmern in der tubulären Speiseröhre untersuchen. Eine dreidimensionale Rekonstruktion von radial gemessenen Druckwerten am gastroösophagealen Übergang kann jedoch bei Patienten mit Achalasie die ausgeprägte Barriere des unteren Ösophagussphinkters mit erhöhtem intraösophagealen Ruhedruck und den Effekt einer Myotomie mit oder ohne gleichzeitige Antirefluxoperation illustrieren [3].

Zusammenfassung

Der untere Ösophagussphinkter stellt beim Menschen die wesentliche Barriere zwischen dem positiven intraabdominellen und dem negativen intrathorakalen Druck dar. Der Widerstand des Sphinkters wird vom integrierten Effekt aller radialer Druckwerte über die gesamte Sphinkterlänge bestimmt. Dies kann am besten durch Manometrie mit radialen Druckaufnehmern und Berechnung des Sphinkter-Vektor-Volumens gemessen werden. Im Vergleich zur Standardmanometrie erlaubt die Manometrie mit radialen Druckaufnehmern eine Analyse des dreidimensionalen Sphinkterdruckprofils und ermöglicht somit eine genauere Diagnostik von Funktionsstörungen des unteren Ösophagussphinkters.

Literatur

1. Arndorfer RC, Stef JJ, Dodds WJ et al. (1977) Improved infusion system für intraluminal esophageal manometry. Gastroenterology 73:23–27
2. Bombeck CT, Vaz O, DeSalvo J et al. (1987) Computerized axial manometry of the esophagus. Ann Surg 206:465–472
3. Donahue PE, Schlesinger PK, Sluss KF et al. (1994) Esophagocardiomyotomy – floppy Nissen fundoplication effectively treats achalasia without causing esophageal obstruction. Surgery 116:719–722
4. Friedland GW (1987) Historical review of the changing concepts of lower esophageal anatomy: 430 B.C. – 1977. Am J Roentgenol 131:373–388
5. Fyke FE, Code CF, Schlegel JF (1956) The gastroesophageal sphincter in healthy human beings. Gastroenterologia (Basel) 86:135–150
6. Haddad JE (1970) Relation of gastroesophageal reflux to yield sphincter pressures. Gastroenterology 58:175–184
7. Liebermann-Meffert D, Allgöwer M, Schmid P, Blum AL (1979) Muscular equivalent of the lower esophageal sphincter. Gastroenterology 76:31–38
8. Liebermann-Meffert D, Heberer M, Allgöwer M (1985) The muscular counterpart of the lower esophageal sphincter. In: DeMeester TR, Skinner DB (eds) Esophageal disorders: Pathophysiology and therapy. Raven, New York, pp 1–7
9. Preiksaitis HG, Tremblay L, Diamant NE (1994) Cholinergic response in the cat lower esophageal sphincter show regional variation. Gastroenterology 106:381–388

10. Stein HJ, DeMeester TR, Naspetti R et al. (1991) The three-dimensional lower esophageal sphincter pressure profile in gastroesophageal reflux disease. Ann Surg 214:374–384
11. Stein HJ, DeMeester TR, Hinder RA (1992) Outpatients physiologic testing and surgical management of foregut motility disorders. Curr Probl Surg 29:415–555
12. Stein HJ, Korn O, Liebermann-Meffert D (1995) Manometric vector volume analysis to assess lower esophageal sphincter function. Ann Chir Gynecol 84:54–62
13. Stein HJ, Liebermann-Meffert D, DeMeester TR, Siewert JR: Three-dimensional pressure image and muscular structure of the human lower esophageal sphincter. Surgery 117:692–698
14. Winans CH (1972) Manometric asymmetry of the lower esophageal high pressure zone. Gastroenterology 62:830–831

1

Ösophagus-pH-Metrie

G. Beese

Während die Bedeutung der Ösophagus-pH-Metrie in der Diagnostik der gastroösophagealen Refluxkrankheit noch Anfang der 80er Jahre sehr unterschiedlich beurteilt wurde, ist die ambulante 24-h-Langzeit-pH-Metrie des Ösophagus mittlerweile die anerkannte Standardmethode zu deren Nachweis [4, 8, 11, 12, 14]. Nach der Beschreibung der Methode durch Tuttle und Grossmann 1958 [21] wurden erst in den 70er Jahren durch Standardisierung und Systematisierung der Auswertung klinisch relevante Aussagen möglich [5, 12, 15, 20]. Durch die Fortentwicklung auf dem Gebiet der Personalcomputer und der Datenspeichergeräte sowie die einfache Handhabung hat die Methode mittlerweile weite Verbreitung und Eingang in die Routinediagnostik der Funktionsstörungen der Speiseröhre gefunden. Das Kapitel beschreibt die technischen Grundlagen der 24-h-pH-Metrie und gibt einen kursorischen Abriß über die Durchführung der Untersuchung. Auswertung und etablierte Normwerte werden vorgestellt und mögliche Untersuchungsergebnisse werden an Beispielen demonstriert.

Material

Zur Durchführung einer Langzeit-pH-Metrie sind eine pH-Elektrode mit entsprechender Referenzelektrode, ein tragbares Datenspeichergerät für die Aufzeichnung der Meßwerte, ein Personalcomputer mit einer Schnittstelle zur Datenübertragung, entsprechender Software zur Datenverwaltung und Auswertung und ein Drucker zur Befundausgabe erforderlich.

Elektroden

Als pH-Meßsonden stehen 2 Elektrodentypen zur Verfügung, die sich prinzipiell in ihrer Funktionsweise unterscheiden.

Die Glaselektrode ist eine Membranelektrode, bei der in Abhängigkeit vom H^+-Konzentrationsgradienten an einer selektiv permeablen Membran elektrische Potentiale entstehen, die sich proportional zum pH-Wert der Lösung verhalten und mit der Nernst-Gleichung berechnet werden können (Fa. Ingold):

$$U = U_0 + 2{,}3 \cdot \frac{R \cdot T}{F} \cdot \log a_{H^+}$$

U: Spannung zwischen Meß- und Bezugselektrode
U_0: Standardspannung bei $a_{H^+} = 1$ mol/l
R: universelle Gaskonstante
T: absolute Temperatur
F: Faraday-Konstante
a_{H^+}: Wasserstoffionenkonzentration.

Die erforderliche Bezugselektrode ist bereits in Form eines Ag/AgCl-Drahtes integriert. Solche Meßsonden werden daher auch als kombinierte Elektroden bezeichnet. Die Glassonden zeichnen sich durch eine kurze Ansprechzeit von unter 2 s im pH-Bereich 1–12 bei einer Genauigkeit von ca. 0,1 pH-Einheiten aus. Nachteilig sind ihre Fragilität, der relativ große Sondendurchmesser von 4 mm sowie die Rigidität an der Sondenspitze, die die Applikation der Sonde gelegentlich erschweren (Abb. 1).

Der andere gebräuchliche Sondentyp ist die Antimonelektrode, eine monokristalline Metalloxyd-Elektrode (Fa. Synectics). Das Funktionsprinzip beruht auf Redoxpotentialen, die sich in Abhängigkeit von der H^+-Ionenkonzentration einstellen. Bei der Antimonelektrode handelt es sich um eine Sb/Sb_2O_3-Gleichgewichtsreaktion. Die aufgrund von Oxydations- und Reduktionsvorgängen stattfindenden Ladungsverschiebungen führen zu einer meßbaren Potentialdifferenz zwischen der Meß- und einer Referenzelektrode, die proportional zum pH-Wert ist und nach der Nernst-Gleichung berechnet werden kann. Die Bezugselektrode ist bei diesem Sondentyp nicht in der Meßelektrode integriert. Hierzu dient eine externe wiederverwendbare Silber-Silber-

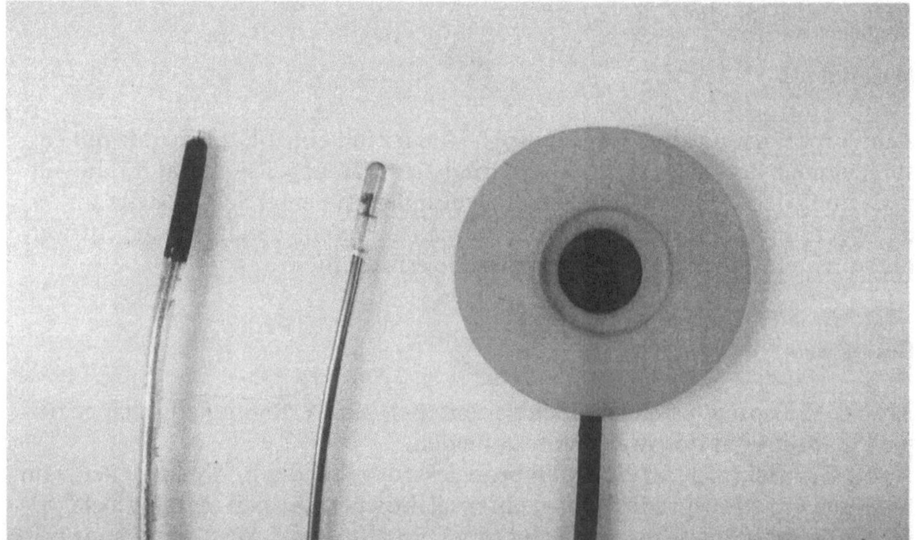

Abb. 1. Sondenspitzen von Glas-, Antimon- und Referenzelektrode nebeneinanderliegend

chlorid-Elektrode (s. Abb. 1). Sie wird mit einem speziell abgestimmten Elektrolytgel (Fa. Hellige) bestrichen und an einer unbehaarten Körperstelle auf der Thoraxwand angebracht.

Im Gegensatz zur Glaselektrode kommt es an der Oberfläche der Antimonelektrode durch die elektrochemischen Reaktionen zu korrosiven Veränderungen, die die Meßstabilität beeinträchtigen. Erst durch die Entwicklung des monokristallinen Elektrodentyps, der eine dichtere und regelmäßigere Atomgitterstruktur mit höherer und gleichmäßiger Atombindungsenergie sowie eine gleichmäßigere Oberflächenbeschaffenheit aufweist, haben die Antimonelektroden gegenüber den früher verwendeten polykristallinen Elektroden so stabile Meßeigenschaften erlangt, daß sie den Anforderungen an die Meßgenauigkeit gerecht werden [1].

Die monokristalline Antimonelektrode spricht im pH-Bereich 1–8 linear an. Die Ansprechzeit im sauren Bereich zwischen pH 1–4 ist mit unter 2 s bei 90 % des Zielwertes identisch mit der Glaselektrode. In einem pH-Bereich > 4 ist die Ansprechzeit länger. Angaben über die Genauigkeit schwanken von 0,1 pH-Einheiten durch den Hersteller bis zu 0,5 pH-Einheiten in der Literatur [9]. Eine entsprechende Rolle kommt dabei jedoch der verwendeten Eichmethode zu; darauf wird später noch eingegangen.

Die Antimonsonde hat an der Spitze einen relativ geringen Durchmesser von 2,1 mm und eine abgerundete Spitze mit einem nur sehr kurzen rigiden Anteil, so daß sie sich leicht einführen läßt. Für spezielle Indikationen, z. B. bei der Untersuchung von Neugeborenen oder Kleinkindern, stehen Sonden mit nur 1,5 mm Durchmesser zur Verfügung. Ein weiterer Handhabungsvorteil besteht in der Möglichkeit, bei der Herstellung bis zu 4 Meßpunkte in unterschiedlichem Abstand auf einer Sonde ohne Zunahme des Außendurchmessers zu plazieren.

Problematisch bei Antimonelektroden ist die Tatsache, daß das Elektrodenpotential nicht nur von der H^+-Konzentration, sondern auch von der Anwesenheit komplexbildender Substanzen, wie z. B. Phosphat-, Citrat- und Oxalationen, abhängig ist [13]. Sie sollten daher nur in den vom Hersteller empfohlenen Pufferlösungen geeicht werden. Solche Pufferlösungen sind schwer herzustellen und haben insbesondere im Bereich um den pH-Wert 7 nur eine geringe Pufferkapazität, weswegen sie nach einmaligem Gebrauch verworfen werden sollten.

Datenspeicher

Als Datenspeicher dienen kleine, handliche Festspeichergeräte, die in entsprechenden Umhängetaschen problemlos mitgeführt werden können (Abb. 2). Die gemessenen analogen Potentialdifferenzen werden in digitale Signale transformiert und gespeichert. Die benötigte Speicherkapazität ist abhängig von dem Zeitraum der Aufzeichnung, der Abtastrate, der Genauigkeit sowie der Anzahl der anschließbaren Meßsonden. In Übereinkunft verschiedener Arbeitsgruppen wurden die Messung über einen Zeitraum von annähernd

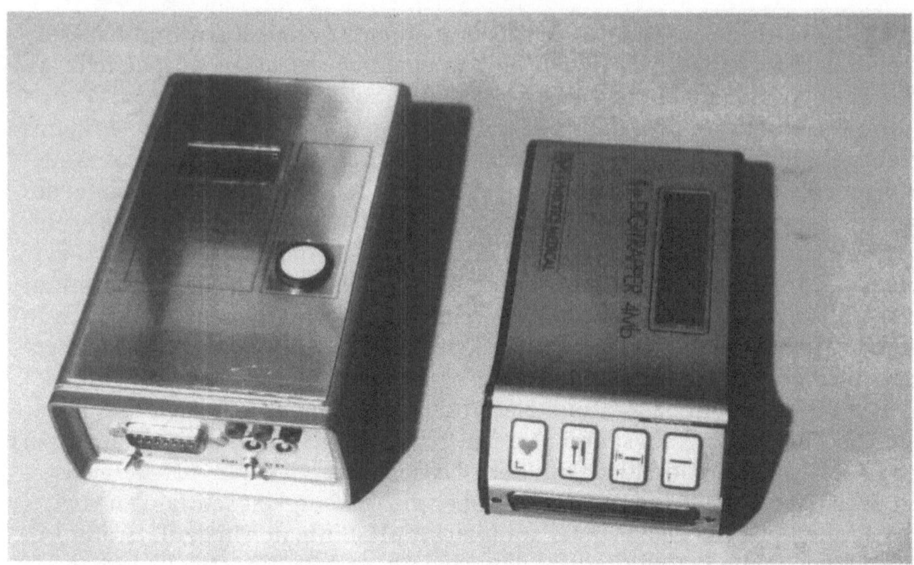

Abb. 2. Älteres Datenfestspeichergerät Digitrapper Mark II Gold (*links*) und der neuere Microdigitrapper (*rechts*) gegenübergestellt (beide Synectics Medical, Frankfurt). Der Microdigitrapper zeichnet sich durch kleinere Ausmaße, größere Speicherkapazität und vielfältige Einsatzmöglichkeiten aus

24 h, eine Abtastrate von mindestens 10/min und eine Genauigkeit von 1% als sinnvolle Mindestanforderungen erachtet [9]. Die Speicherkapazität muß daher minimal 50 KByte betragen.

Einige Geräte ermöglichen es der untersuchten Person, begleitende Zusatzinformationen, z. B. Symptome wie Sodbrennen oder Schmerzen, per Knopfdruck im Speicher zu markieren. Dies gewährleistet eine exakte zeitliche Zuordnung von Beschwerden und dem dazugehörigen pH-Verlauf, ist aber abhängig von der Compliance des Patienten nicht immer sinnvoll möglich.

Zahlreiche verschiedene Datenfestspeichergeräte sind kommerziell erhältlich (z. B. Digitrapper Mark II, Digitrapper Mk III, Proxima Light und Microdigitrapper, alle Fa. Synectics). Sie sind auf den jeweiligen Verwendungszweck zugeschnitten und erlauben oft die simultane Durchführung mehrerer auch qualitativ unterschiedlicher Funktionsuntersuchungen. Die Datenspeichergeräte stellen bei der zur Ösophagus-pH-Metrie verwendeten Apparatur den größten Kostenfaktor dar. Bei der Entscheidung über die Anschaffung eines solchen Gerätes sollten daher die bestehenden Bedürfnisse, wie z. B. die Verwendbarkeit im Rahmen weiterer geplanter Funktionsuntersuchungen, miteinbezogen werden. Die gewünschte Konfiguration des Datenfestspeichers, wie die Speicherkapazität, die Anzahl der möglichen Meßkanäle und die Möglichkeit, weitere Untersuchungen mit dem Gerät durchzuführen, kann oft individuell mit dem Hersteller abgesprochen werden.

Computer und Software zur Datenverarbeitung

Die Anforderungen an den zur Datenverarbeitung benötigten Computer werden in der Regel von jedem neueren, handelsüblichen PC erfüllt. Sie werden im einzelnen über das zur Datenverarbeitung verwendete Computerprogramm definiert. Wir verwenden im Gastrointestinalen Funktionslabor der Chirurgischen Universitätsklinik Würzburg das kommerziell erhältliche EsopHogramm der Firma Gastrosoft (Bezug über Fa. Synectics). Das Programm beinhaltet sämtliche zur Datenverarbeitung von Ösophagus- und Magen-pH-Metrien erforderlichen Schritte von der Datenübertragung aus dem Speichergerät über die Auswertung und Datenausgabe bis zur Verwaltung der gespeicherten Daten. Das unter MS DOS arbeitende Programm wird laufend in überarbeiteten Fassungen angeboten. Es findet sich eine Version für die Benutzung unter Windows in Vorbereitung, so daß unter diesem Aspekt ein PC AT 486 mit entsprechender RAM Speicherkapazität von mindestens 4 MB oder besser noch ein PC mit einem Pentium-Prozessor und einem RAM Speicher von 8 MB oder mehr wünschenswert ist. In Abhängigkeit von der Anzahl der durchgeführten Untersuchungen sollte, insbesondere bei der Absicht, wissenschaftliche Fragestellungen anhand der durchgeführten Messungen zu bearbeiten, eine ausreichende Festspeicherplattenkapazität vorhanden sein. Für den Ausdruck der pH-Kurven und der errechneten Untersuchungsbefunde sollte ein Drucker zur Verfügung stehen. Ist mit der gleichen Computereinrichtung die Verarbeitung von manometrischen Funktionsuntersuchungen geplant, sollte die Möglichkeit bestehen, Computerausdrucke auf Endlospapier zu erstellen. Es gibt auch pH-Datenspeichergeräte mit einem integrierten Rechner, die in der Lage sind, die Auswertung der Messung durchzuführen und auch entsprechende Scores zu errechnen. Zur Ausgabe und zur Dokumentation der Messung und der Auswertung kann das Gerät direkt mit einem Drucker verbunden werden, so daß ein PC hier nicht zwingend erforderlich ist (z.B. pH-Datenspeichergeräte Proxima Light, Fa. Synectics).

Praktische Durchführung

Vorbereitung der Messung

In das von uns vorwiegend verwendete Datenspeichergerät Digitrapper Mark II Gold (Fa. Synectics) wird vor jeder Untersuchung eine neue Batterie eingelegt. Im Anschluß hieran muß der Datenspeicher im Gerät gelöscht werden. Dies ist über die serielle Schnittstelle mit einem entsprechenden Löschmodul oder über einen entsprechenden Programmschritt in der verwendeten Software möglich. Sind mehrere Kanäle in einem Datenspeichergerät vorhanden, so müssen diese ggf. einzeln gelöscht werden. Nach der Löschung des Speichers darf die Batterie nicht mehr aus dem Geräte entfernt werden.

Die verwendeten Sonden werden auf Kabelbruchstellen oder sonstige mechanische Defekte hin untersucht. Es folgt die Konnektion mit dem Datenspeichergerät. Einige Steckverbindungen sind mit mechanischen Sicherungen gegen versehentliche Diskonnektionen geschützt, sollte dies nicht der Fall sein, ist eine zusätzliche Sicherung z.B. mit einem Pflasterstreifen zu empfehlen.

Eichung

pH-Elektroden messen in ihrem Meßbereich idealerweise eine Potentialdifferenz, die sich in linearer Relation proportional zum pH-Wert der Meßlösung verhält. Bei einem für jeden Sondentyp spezifischen pH-Wert ist diese elektrische Spannung gleich Null. Dieser Punkt auf einer Geraden, bei der die Meßspannung und der pH-Wert gegeneinander aufgetragen sind, wird als isoelektrischer Punkt oder Elektrodennullpunkt bezeichnet. Der Winkel dieser Geraden im Koordinatensystem wird als Steilheit bezeichnet. Eine Zweipunktkalibrierung ist erforderlich, um Abweichungen vom Idealverhalten bezüglich des Nullpunktes und der Steilheit zu kompensieren. Dazu ist die Kalibrierung in zwei Pufferlösungen mit bekannten pH-Werten notwendig. Der pH-Wert der einen Lösung sollte am Elektrodennullpunkt, der der anderen Pufferlösung an einem für die Messung relevanten Punkt liegen [17].

Die Art der Eichung hängt von den verwendeten Elektroden ab. In jedem Fall muß in einem geschlossenen Meßkreis eine Eichung von Meß- und Referenzelektrode erfolgen. Wird die Ösophagus-pH-Metrie mit einer Antimonsonde in Kombination mit einer Glassonde bei gleichzeitiger Magen-pH-Metrie durchgeführt, kann auf eine externe Referenzelektrode verzichtet werden, da diese bereits in der Glassonde integriert ist. Wird eine Antimonsonde ohne Glassonde verwendet, so muß eine externe Referenzelektrode verwendet werden. Zur Eichung des Systems bestehen dann prinzipiell 2 Möglichkeiten:

1) Meß- und Referenzelektrode werden gemeinsam in die Eichlösungen getaucht.
2) Die Referenzelektrode wird mit dem entsprechenden Elektrodengel bestrichen und an der Haut des Patienten fixiert. Zum Schließen des Meßkreises ist es nun erforderlich, daß der Patient beim Eichen einen Finger gemeinsam mit der Meßelektrode während des Eichvorganges in die Eichlösungen hält.

Der Eichvorgang besteht darin, daß Meß- und Referenzelektrode bzw. die Meßelektrode und der Finger des Patienten zunächst für 5 min in die Pufferlösung mit einem pH-Wert 7 gehalten werden. Anschließend erfolgt eine Spülung mit Aqua destillata, ein vorsichtiges Abtropfen und ein Eintauchen in die Pufferlösung mit einem pH-Wert 1 für ebenfalls 5 min. Auf die Notwendigkeit, die vom Hersteller empfohlene Pufferlösungen zu verwenden, wurde oben hingewiesen. Der Eichvorgang wird im Datenspeicher aufgezeichnet und dient der Qualitätskontrolle von Sonden und Meßapparatur. Die Eichung gilt als erfolgreich, wenn die gemessenen pH-Werte um nicht mehr als ± 0,2 pH-Einheiten von pH 7 oder pH 1 abweichen, wobei darauf geachtet werden muß, daß sich der Meßwert nach kurzer Zeit auf einem Niveau stabilisieren muß.

Bei der Antimonsonde kommt es durch die chemischen Reaktionen an der Elektrode, die bei der Messung ablaufen, zur Korrosion, wodurch die Meßstabilität der Sonde beeinträchtigt und die Lebensdauer der Elektrode begrenzt werden. Diese chemischen Vorgänge laufen während der Messung kontinuierlich ab führen zu langsamen Potentialänderungen. Der daraus resultierende meßbare pH-Unterschied bei Messung der Pufferlösungen eines bekannten pH-Wertes vor und nach der Untersuchung wird als Sondendrift bezeichnet.

Bei der Glassonde kommt es durch die selektiv permeable Membran zu Veränderungen der Ionenkonzentrationen. Durch den Übertritt von H^+-Ionen kommt es im Lauf der Untersuchung ebenfalls zu Potentialänderungen, die eine Sondendrift bewirken können.

Im Anschluß an die 24-h-Messung wird daher unabhängig vom verwendeten Sondentyp eine Kontrolleichung zur Überprüfung der Sondendrift im Untersuchungszeitraum nach der oben dargestellten Methode durchgeführt. Hiermit kann die Qualität der Messung und der Sonden überprüft werden. Die Messung wird akzeptiert, wenn die Sondendrift nicht mehr als 0,2 pH-Einheiten beträgt. Ansonsten kann die Messung nur unter Vorbehalt gewertet und sollte ggf. wiederholt werden, die entsprechende Sonde muß folglich ausgesondert werden.

An dem von uns verwendeten Digitrapper Mark II Gold besteht die Möglichkeit, bei Abweichungen der gemessenen Werte von dem pH-Wert der Pufferlösung bei der Eichung die Kanäle einzeln in beiden pH-Bereichen durch kleine Potentiometerschrauben nachzujustieren. Hierdurch können in engen Grenzen Abweichungen alternder Meßsonden ausgeglichen werden. Es sollte jedoch in diesen Fällen dringend auf die maximal tolerable Sondendrift von 0,2 pH-Einheiten geachtet werden. Ein solches Nachjustieren sollte wegen der möglichen Schädigung des Datenspeichergerätes nur ausnahmsweise und sehr vorsichtig erfolgen.

Da die Potentiale an den Elektroden temperaturabhängig sind und die Eichung bei einer anderen Temperatur als der Meßtemperatur durchgeführt wird (in der Regel 21 °C), müssen Korrekturfaktoren berücksichtigt werden, die sich anhand der Nernst-Gleichung berechnen lassen. Sie sind spezifisch für die jeweilige Sondenart und beziehen sich nur auf eine bestimmte Temperatur sowie im Falle der Verwendung einer Antimonelektrode auf die Eichmethode (s. Tabelle 1). Bei der zweiten Eichmethode kommt ein weiteres Verbindungspotential zwischen Pufferlösung und Patientenfinger hinzu, das wegen des

Tabelle 1. Temperaturkorrekturfaktoren für Glas- und Antimonelektroden bei 21 °C. Bei der Antimonelektrode wurden die beiden verschiedenen Eichmethoden berücksichtigt: 1) Meß- und Referenzelektrode werden zusammen in die Eichlösung gegeben; 2) die Meßelektrode wird zusammen mit einem Finger des Patienten in die Eichlösung gehalten, während die Referenzelektrode bereits am Patienten befestigt ist

Eichtemperatur: 21 °C		pH 7	pH 1
Glaselektrode		0	– 0,35 pH
Antimonelektrode	Eichmethode 1	+ 0,3 pH	+ 0,2 pH
	Eichmethode 2	+ 0,4 ± 0,3 pH	+ 0,5 ± 0,3 pH

variablen Hautwiderstandes einer großen Schwankungsbreite unterworfen ist. Aus diesem Grunde unterliegen auch die pH-Meßwerte großen Schwankungen, weswegen nach Angaben des Sondenherstellers der ersten Eichmethode der Vorzug zu geben ist [18].

Die Korrekturfaktoren können zum einen während des Eichvorganges am Display des Datenspeichergerätes berücksichtigt werden. Das bedeutet, daß sich der Wert auf dem Display bei der Eichung einer Antimonelektrode nach der oben genannten Methode unter 1) bei 21 °C in einer Pufferlösung von pH 7 bei 6,7 ± 0,2 und in der Pufferlösung pH 1 (exakter pH 1,07) bei 0,9 ± 0,2 einpendeln sollten. Andererseits können die Temperaturkorrekturfaktoren auch bei der Datenverarbeitung im Programm selbst berücksichtigt werden und somit die Differenz rechnerisch ausgleichen.

Die Eichung kann später anhand des Kurvenausdruckes der pH-Metrie überprüft werden. Die pH-Kurve sollte exakt auf pH 7 bzw. pH 1 liegen (Abb. 3).

Eine weitere Möglichkeit ist die bei einigen Speichergeräten vorgesehene automatische Eichung. Dazu werden die Meßsonden nach den oben beschriebenen Methoden nur kurz in die entsprechenden pH-Lösungen gehalten und die daraus resultierenden Potentiale im Gerät intern den korrespondierenden pH-Werten der Eichlösungen gleichgesetzt. Diese Methode hat den Nachteil der fehlenden Überprüfbarkeit, so daß über den Drift und die Funktionsfähigkeit einer Sonde keine Aussagen gemacht werden können. Wir verwenden daher ausschließlich die erstgenannte Eichmethode. Über die Anzahl der mit einer Sonde durchgeführten Untersuchungen und die bei der Eichung gemessenen pH-Werte wird ein Protokoll geführt, so daß unbrauchbare Sonden rechtzeitig aussortiert werden können. Nach Angaben des Herstellers können die monokristallinen Antimonsonden für etwa 5–6 Messungen und die kombinierten Glaselektroden für mindestens 10 Messungen verwendet werden. Nach den eigenen Erfahrungen können die Sonden bei sorgfältigem Umgang häufiger wiederverwendet werden, wenn die Meßstabilität nach der oben genannten Methode nach jeder Messung überprüft wird und innerhalb der angegebenen Toleranz liegt.

Sondeneinlage

Die Einlage der Sonde erfolgt transnasal am besten bei sitzenden Patienten. Die mit einem Gleitmittel, z. B. Xylocain®-Gel bestrichene Sonde wird vorsichtig bei leicht nach vorne geneigtem Kopf durch einen Nasengang in den Pharynx vorgeschoben. Bei weiterem Vorschieben mit maximal nach vorn geneigtem Kopf wird beim Anstoßen an die Mündung des oberen Ösophagussphinkters ein Widerstand spürbar. Zu diesem Zeitpunkt wird der Patient aufgefordert zu schlucken. Dabei hebt sich der Larynx nach kranial und ventral, es kommt zum Glottisschluß, die Mündung des oberen ösophagealen Sphinkters öffnet sich, und die Sonde kann in diesem Moment vorgeschoben werden. Dieser Vorgang kann durch das Schlucken kleinerer Mengen Wasser über einen Strohhalm während des Vorschiebens der Sonde weiter erleichtert wer-

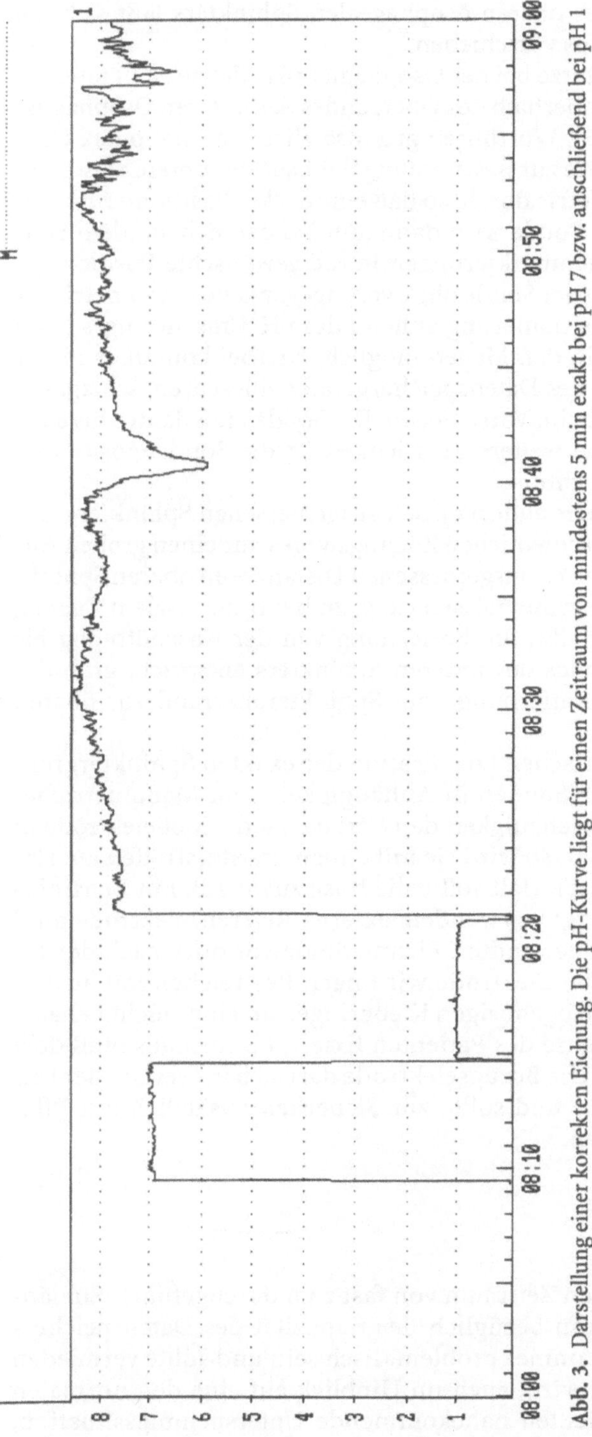

Abb. 3. Darstellung einer korrekten Eichung. Die pH-Kurve liegt für einen Zeitraum von mindestens 5 min exakt bei pH 7 bzw. anschließend bei pH 1

den. Nach Überwindung des oberen ösophagealen Sphinkters läßt sich die Sonde in der Regel problemlos vorschieben.

Die Position der Sondenspitze bei der Ösophagus-pH-Metrie ist in internationaler Übereinkunft 5 cm oberhalb des Oberrandes des unteren Ösophagussphinkters exakt definiert [8]. Wir führen grundsätzlich eine stationäre Ösophagusperfusionsmanometrie zur Bestimmung der Lage des unteren Ösophagussphinkters vor der pH-Metrie durch, so daß eine exakte Positionierung der Sonde gewährleistet ist. Die Sonde wird dann anhand der sich auf dem Sondenkabel befindlichen Längenmarkierungen in die gewünschte Position gebracht. Sollte die Einführung der Sonde ohne vorangegangene Manometrie erfolgen, ist zum einen die Positionierung anhand des pH-Umschwunges beim Übergang vom Ösophagus in den Magen möglich. Hierbei kommt es in der Regel zu einem, am Display des Datenspeichergerätes ablesbaren, schlagartigen Abfalles des pH-Wertes beim Vorschieben. Die Sonde muß dann 6 bis 8 cm zurückgezogen werden. Eine weitere Möglichkeit ist die Sondenpositionierung unter Röntgendurchleuchtung.

Die ggf. vor einer pH-Metrie endoskopisch ausgemessenen Sphinktergrenzen können wegen des unterschiedlichen Zugangsweges nur einen groben Anhalt liefern. Zu der endoskopisch ausgemessenen Distanz vom oberen Sphinkterrand bis zur oberen Zahnreihe müssen ca. 5 cm bei transnasalem Zugang hinzugezählt werden. Das heißt, die Entfernung von der Nasenöffnung bis 5 cm oberhalb des Oberrandes des unteren Sphinkters entspricht grob der endoskopisch gemessenen Entfernung vom Sphinkteroberrand zur oberen Zahnreihe.

Wir geben der manometrischen Lokalisation der exakten Sphinktergrenzen und der Plazierung der Sonden in Abhängigkeit vom Manometriebefund wegen ihrer größeren Genauigkeit den Vorzug. Ist die Meßelektrode in die richtige Position gebracht, so wird sie mit einem Pflasterstreifen am Nasenflügel fixiert. Zum sicheren Halt sollte die Nase zuvor z.B. mit Benzinlösung entfettet werden. Die ggf. verwendete externe Referenzelektrode muß in Abhängigkeit von der angewandten Eichmethode vor oder nach der Eichung appliziert werden. Die Elektrode wird nach Bestreichen mit ausreichend Elektrodengel mit dazugehörigen Kleberingen an einer nicht behaarten Hautstelle der Thoraxwand des Patienten fixiert, nötigenfalls muß dort vorher eine Rasur erfolgen. Die Bezugselektrode darf sich im Verlauf der Untersuchung keinesfalls lösen und sollte zur Sicherheit zusätzlich mit Pflasterstreifen gesichert werden.

Untersuchungsprotokoll

Die Messung wird über einen Zeitraum von fast 24 h durchgeführt. Ein längerer Zeitraum als 24 h kann bezüglich der Kapazität des Datenspeichers und des Auswertungsprogrammes problematisch sein und sollte vermieden werden. Die Untersuchung wird, auch im Hinblick auf eine den normalen Lebensumständen des Patienten nahekommende Untersuchungssituation, ambulant durchgeführt. Dennoch müssen einige Verhaltensmaßregeln beachtet werden, damit eine Interpretation des Befundes möglich und die Vergleichbarkeit gewährleistet ist. Zum einen müssen sämtliche Medikamente mit Wirkung auf die Säuresekretion und die Motilität des Gastrointestinaltraktes vor der Untersuchung abgesetzt werden. H2-Blocker und Prokinetika sollten mindestens 48 h vor der Untersuchung nicht mehr eingenommen werden. Bei dem stärker säuresekretionshemmenden Omeprazol (Antra) oder anderen Protonenpumpenhemmern ist wegen der Nachwirkungen auf die Säurereduktion ein medikamentenfreies Intervall von mindestens 3 Wochen zu fordern. Des weiteren bestimmt das Untersuchungsprotokoll die Nahrungsaufnahme, die Körperposition und Ruhezeiten sowie die Dokumentation von Beschwerden während der Untersuchung. Hierzu wird dem Patienten ein Protokollblatt ausgehändigt, auf dem die entsprechenden Zeiten vorgegeben sind und die Möglichkeit zur Dokumentation von Beschwerden mit Zeitangabe besteht. Beginn und Ende der Untersuchung, Sondenpositionen und Eichwerte werden ebenfalls auf dem Protokollblatt vermerkt (Abb. 4).

Der Ablauf ist in weitestgehender Übereinstimmung mit anderen Arbeitsgruppen in unserem Funktionslabor wie folgt geregelt: Die Untersuchung be-

Name:

Datum: Beginn: .... Uhr Ende .... Uhr

Uhrzeit	Aktivität	Beschwerden
13:15 – 13:45	Mittagessen	
18:15 – 19:00	Abendessen	
22:00 – 7:00	Bettruhe	
8:15 – 8:45	Frühstück	

Bitte Essen-Zeiten genau einhalten!
Bitte zwischen den Mahlzeiten nichts trinken!
Bitte nach den Mahlzeiten nicht hinlegen!

		pH 7 vor	pH 7 nach	pH 1 vor	pH 1 nach
cm:	Oes.-Sonden Nr.:				
cm:	Gast.-Sonden Nr.:				

Bei Beschwerden bitte Art, Uhrzeit und Dauer aufschreiben

Abb. 4. Untersuchungsprotokollblatt zur Dokumentation von Patientendaten, Untersuchungszeit, Untersuchungsphasen, Symptomen und Elektrodeneichwerten, wie es im Gastrointestinalen Funktionslabor der Chirurgischen Universitätsklinik Würzburg verwendet wird

ginnt am späten Vormittag gegen 10 Uhr mit der Sondeneinlage. Der Patient ist vor der Untersuchung mindestens 4 h nüchtern. Im Anschluß an die Sondeneinlage wird der Patient in seine häusliche Umgebung entlassen. Vorgesehen sind 3 Hauptmahlzeiten zu festen Tageszeiten. Die Nahrung zu den Mahlzeiten ist nicht standardisiert, der pH-Wert sollte jedoch zwischen 5 und 7 liegen. Vermieden werden sollen insbesondere Alkohol, Kaffee, stark säurehaltige Speisen, wie z. B. Essigspeisen, Fruchtsäfte, Coca Cola oder stark kohlensäurehaltige Getränke. Die Menge sollte den üblichen Nahrungsgewohnheiten entsprechen und ist nicht exakt vorgeschrieben. Zu den Mahlzeiten darf nach Belieben getrunken werden, z. B. Mineralwasser mit wenig Kohlensäure. Zwischen den Mahlzeiten soll jedoch weder getrunken noch gegessen werden. Außerdem dürfen sich die Patienten nach dem Essen nicht hinlegen. Die Zeiten der Mahlzeiten sind im Protokoll vorgegeben. Sollte eine Einhaltung aus zwingenden Gründen nicht möglich sein, so sollen die abweichenden Zeiten unbedingt exakt dokumentiert werden.

Weiter festgelegt ist die Ruhe- oder Schlafenszeit, also die Zeit in liegender Körperposition. Wichtiger als die exakte Zeiteinhaltung ist eine zusammenhängende Dauer von 6 – 8 h ohne Unterbrechungen.

Während der Untersuchungsperiode auftretende Symptome oder Beschwerden sollen mit exakter Zeitangabe vom Patienten auf dem mitgegebenen Protokollblatt festgehalten werden.

Am Folgetag wird, kurz bevor der 24-h-Zeitraum erreicht ist, die Messung beendet, und die Sonden werden entfernt. Das Protokollblatt wird mit dem Patienten nochmals hinsichtlich der während des Untersuchungszeitraumes aufgetretenen Besonderheiten und Beschwerden besprochen. Ebenso wie bei Beginn der Untersuchung wird das Ende zeitlich exakt festgehalten.

Im Anschluß an die Untersuchung wird die Sondendrift mit der selben Methode wie bei der Eichung vor der Messung gemessen und entsprechend auf dem Protokollbogen dokumentiert. Jetzt werden die Meßdaten nach Verbindung des Datenfestspeichergerätes mit dem PC über entsprechende Schritte in der Auswertungssoftware in den Auswertungscomputer eingelesen. Diese Datenübertragung sollte bald nach der Untersuchung erfolgen, da zur Speicherung der Daten im Festspeichergerät eine ausreichende Betriebsspannung erforderlich ist und es durch eine abnehmende Batteriespannung zu Datenverlusten kommen kann. Die im Protokoll angegebenen Zeiten für Beginn und Ende der Untersuchung, Mahlzeiten, Zeiten in liegender Körperposition sowie für aufgetretene Beschwerden werden in das Auswertungsprogramm übertragen, danach erfolgt die Auswertung. Die Standardisierung des gesamten Untersuchungsablaufes dient dazu, den Untersuchungsbefund den jeweiligen äußeren Umständen genau zuordnen zu können. Außerdem werden die Messungen dadurch sowohl innerhalb eines Funktionslabors als auch mit den Messungen, die von anderen Arbeitsgruppen unter den selben Bedingungen durchgeführt werden, vergleichbar. Sie können so mit den allgemein anerkannten Auswertungskriterien analysiert und diagnostisch bewertet werden.

Sondenreinigung und Aufbewahrung

Die Meßelektroden werden nach Gebrauch zunächst mit Leitungswasser abgespült, um grobe Verunreinigungen zu beseitigen und die Sonde somit für die Desinfektion vorzubereiten. Wie auch bei der Desinfektion anderer wiederverwendbarer Materialien können z.B. Eiweißrückstände zur unvollständigen Keimabtötung führen. Danach werden die Sonden in eine vom Hersteller empfohlene Desinfektionslösung, für einen der Konzentration der Lösung entsprechend langen Zeitraum, eingelegt (z. B. Gigasept, Lysetol). Anschließend werden sie mit Aqua destillata abgespült. Eine zusätzliche mechanische Reinigung mit Bürsten oder Abreiben sollte nicht durchgeführt werden, da die Meßeigenschaften z.B. durch Beschädigung der empfindlichen Elektrodenoberfläche oder durch elektrostatische Aufladung der Glasmembran beeinträchtigt werden. Antimon- und Referenzelektrode werden trocken aufbewahrt. Die Spitze der Glasmembranelektrode wird in dem dafür vorgesehenen Behältnis in einer speziellen Elektrolytlösung (Friscolyt, Fa. Ingold) aufbewahrt und zur Vermeidung von Luftblasenbildung im Sondenkopf aufgehängt. Dies ist erforderlich, weil es während der Untersuchung durch Diffusion von H^+-Ionen zu Konzentrationsänderungen der Bezugselektrolytlösung kommt. Aufgrund der speziellen Elektrolytzusammensetzung der Friscolytlösung wird durch Rückdiffusion die Elektrode regeneriert und das Bezugselektrolyt stabilisiert. Die Sondenkabel und Steckverbindungen dürfen beim Umgang mit den Sonden oder bei der Lagerung weder scharf geknickt noch sonst mechanisch stark beansprucht werden.

Datenauswertung

Der intraluminale pH-Wert im Ösophagus wird im wesentlichen durch den Speichelfluß, Schleim, eingenommene Nahrungsbestandteile, die Motilität des Ösophagus und durch zurückfließenden Mageninhalt beeinflußt. In der Regel liegt der pH-Wert im neutralen Bereich. Besonders auffällig sind Episoden, in denen das pH deutlich absinkt. Sie sind durch den Rückfluß von saurem Mageninhalt in die Speiseröhre bedingt. Das pH-Milieu von gesunden Probanden weist ebenfalls solche sauren Refluxepisoden, in der Regel von kurzer Dauer, auf. Die Abgrenzung von pathologischen gegenüber physiologischen Refluxepisoden wurde über Patienten- und Probandenkollektive definiert. Dabei ist ein absoluter Schwellenwert von pH 4 als Grenze für sauren gastroösophagealen Reflux allgemein akzeptiert. Eine saure Refluxepisode ist definiert als die Zeit vom Absinken des pH unter den Schwellenwert von pH 4 bis zum erneuten Ansteigen über pH 4.

Bei einer 24-h-Messung mit einer Abtastrate von 15/min werden über 21 000 einzelne pH-Werte aufgezeichnet. Diese Datenmenge muß in sinnvoller Weise auf ein für den Betrachter faßbares Maß reduziert werden.

Die einfachste Form der Auswertung ist zunächst die Visualisierung als Kurvenausdruck, die per se einen Eindruck von der Untersuchung vermittelt. Aber schon diese Darstellungsform erfordert eine Reduktion der Datenmenge. Die Untersuchung wird in Zeitabschnitte unterteilt. Die in einen Abschnitt fallenden Einzelmeßwerte werden zusammengefaßt und mit einer statistischen Maßzahl beschrieben. Da von einer Normalverteilung der Meßwerte nicht ausgegangen werden kann, hat sich der Median als perzentile Maßzahl bewährt. Insbesondere kurze Refluxepisoden werden mit dieser Beschreibung jedoch maskiert. Werden z. B. in Abhängigkeit vom medianen pH-Wert in einem Zeitintervall bei pH < 7 Minimalwerte und bei pH > 7 Maximalwerte aus dem entsprechenden Zeitintervall angegeben, können sowohl alkalische als auch saure Episoden exakter dargestellt werden [8] (Abb. 5).

Ein weiterer Bestandteil der Datenauswertung ist die quantitative Betrachtung der Refluxepisoden. So können Anzahl und Dauer der Episoden für die gesamte Untersuchung oder einzelne Phasen der Messung, z. B. die Phase in aufrechter oder liegender Körperposition, beschrieben werden.

Eine globale Maßzahl für die quantitative Exposition der Ösophagusschleimhaut mit Säure ist die Berechnung und Addition der Zeiträume, in denen der pH-Wert unter dem Schwellenwert von 4 liegt, und die Angabe in Relation zur Gesamtmeßzeit. Über die Qualität des Refluxes lassen sich daraus jedoch keine Aussagen machen. Als Beispiel hierfür seien 2 pH-Meßkurven in Abb. 6 und Abb. 7 mit ähnlicher prozentualer Gesamtzeit des pH < 4 aufgeführt. Viele kurze Refluxepisoden während der Phase in aufrechter Körperposition (Abb. 6) stehen qualitativ wenigen langen Episoden hier v. a. in der Zeit in liegender Position gegenüber (Abb. 7). Klinische Beobachtungen und die Gegenüberstellung von Ergebnissen anderer Untersuchungsverfahren z. T. bei simultaner Messung haben gezeigt, daß diesen unterschiedlichen Bildern verschiedene Funktionsdefekte zugrunde liegen können. So sprechen die vielen kurzen postprandialen Refluxepisoden für einen inkompetenten unteren Ösophagussphinkter. Bei intakter Ösophagusperistaltik kann das Refluat jedoch schnell wieder in den Magen zurücktransportiert werden. Die längeren Episoden mit nur langsamem Wiederansteigen des pH-Wertes sind neben der Sphinkterdefekt Ausdruck einer gestörten Pumpfunktion der Speiseröhre mit verzögerter Clearance des sauren Refluates [12].

Zur weiteren quantitativen Differenzierung haben die von DeMeester et al. erarbeiteten Kriterien zur Beschreibung des sauren gastroösophagealen Reflux beigetragen [5, 6]. Sie haben große Akzeptanz und weite Verbreitung gefunden. Aus der Berechnung der kumulativen Refluxzeit, angegeben als prozentualer Zeitanteil von pH < 4, bezogen auf die Gesamtmeßzeit, die Zeitdauer in aufrechter und in liegender Körperposition, aus der Frequenz der Refluxepisoden, angegeben als Anzahl der Episoden von pH < 4 in 24 h und aus der Dauer der Refluxepisoden, angegeben als längste Episode und als Anzahl der Episoden von einer Dauer > 5 min ergeben sich die in Tabelle 2 aufgeführten 6 Kriterien. Auch bei eindeutig refluxkranken Patienten sind nicht immer alle 6 Kriterien gleichermaßen pathologisch verändert [15].

Daher wurde aus diesen Kriterien ein zusammenfassender Score entwickelt, der mit großer statistischer Genauigkeit die Differenzierung zwischen physiologischem und pathologischem saurem gastroösophagealem Reflux erlaubt [14]. Jedes der 6 Kriterien wird dabei in einer mathematischen Formel verrechnet, in die der ermittelte Patientenwert sowie Mittelwert und Standardab-

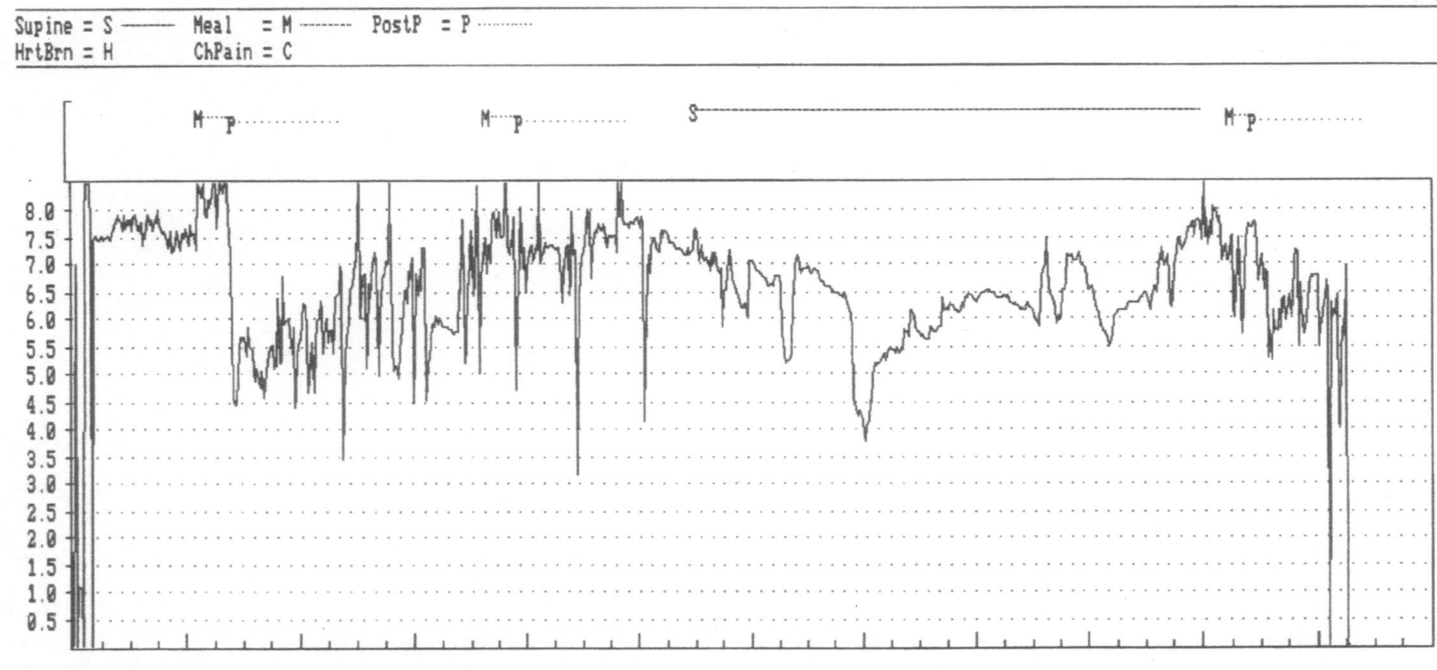

Abb. 5. Unterschiedliche Methoden der Datenreduktion zur Darstellung des 24-h-Kurvenausdruckes. In Abhängigkeit von der gewählten statistischen Größe, die zur Reduktion der Rohdaten verwendet wird, ergibt sich ein unterschiedlicher Eindruck. Bei der gleichen Messung werden bei der Darstellung der Maximalwerte (*oben*) die vielen kurzen Refluxepisoden während der Tageszeit, die bei der Darstellung der Minimalwerte auffallen (*siehe S. 101*), praktisch vollkommen maskiert

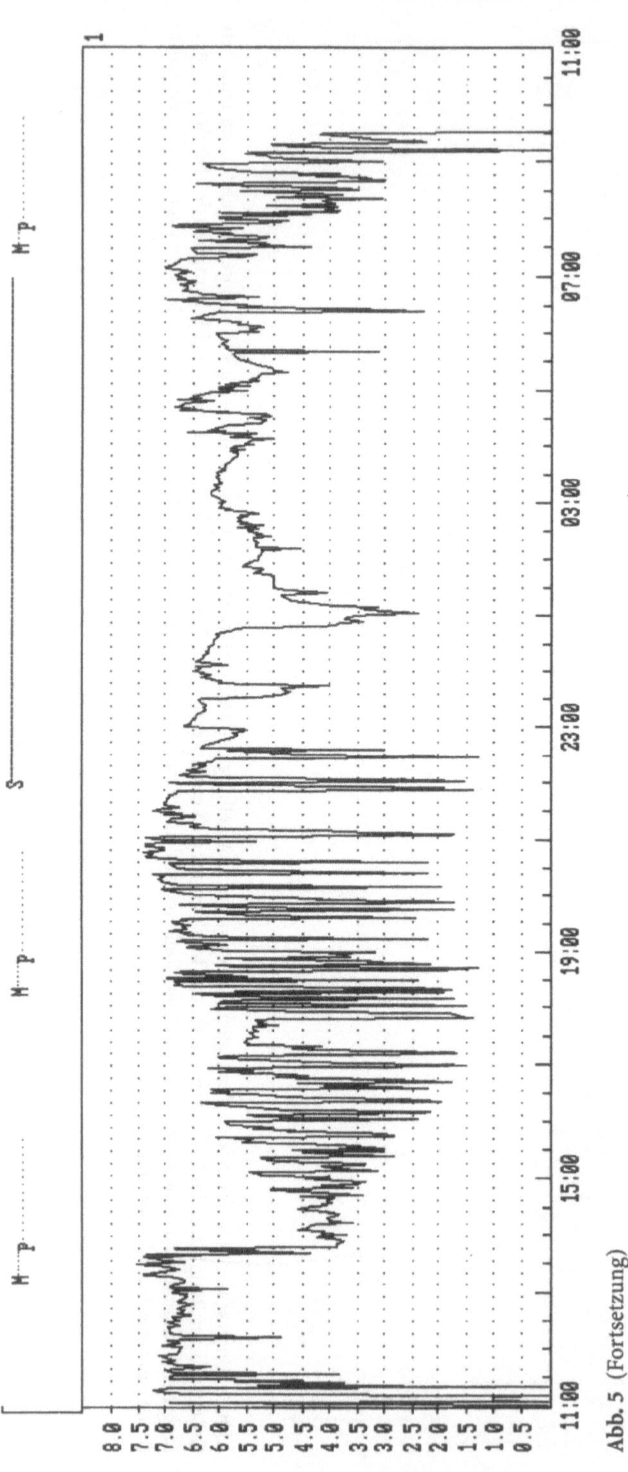

Abb. 5 (Fortsetzung)

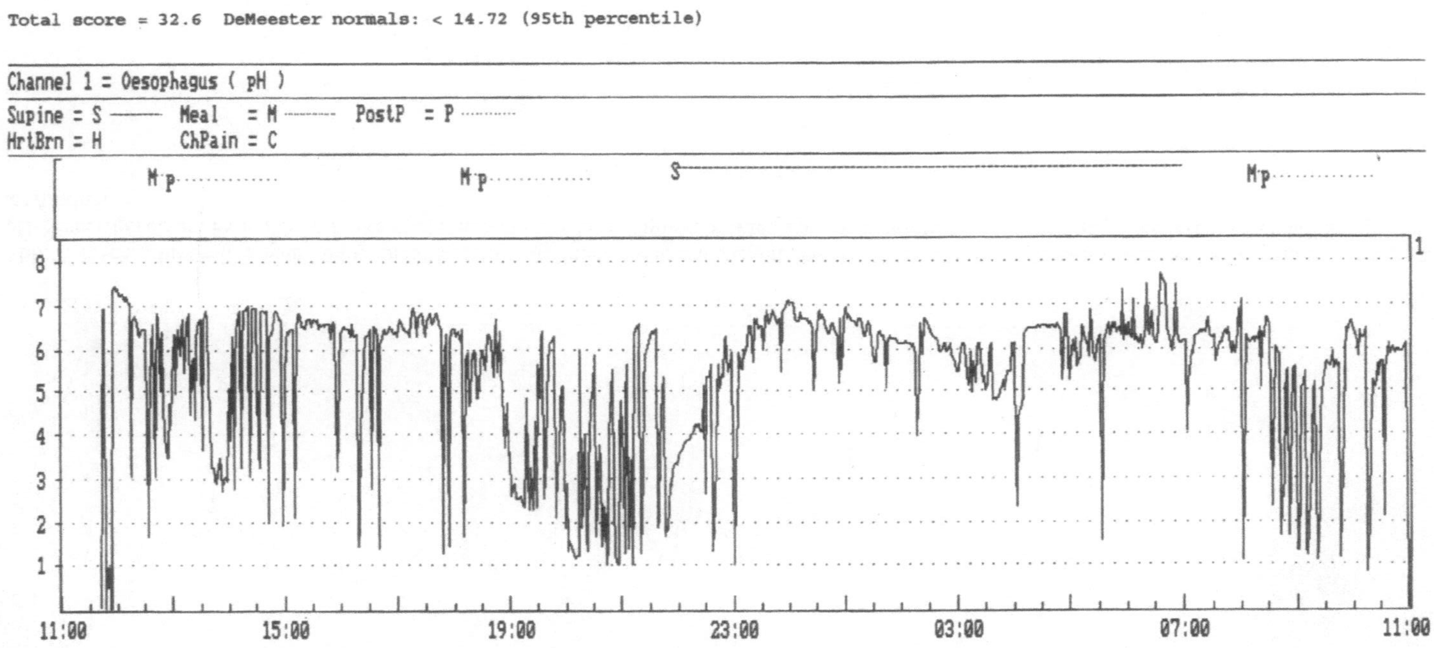

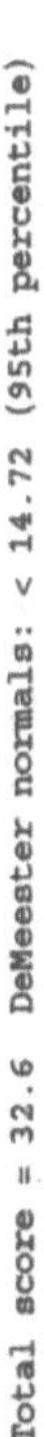

Abb. 6. Tagesreflux mit zahlreichen kurzen Refluxepisoden, die in aufrechter Körperposition und gehäuft postprandial auftreten

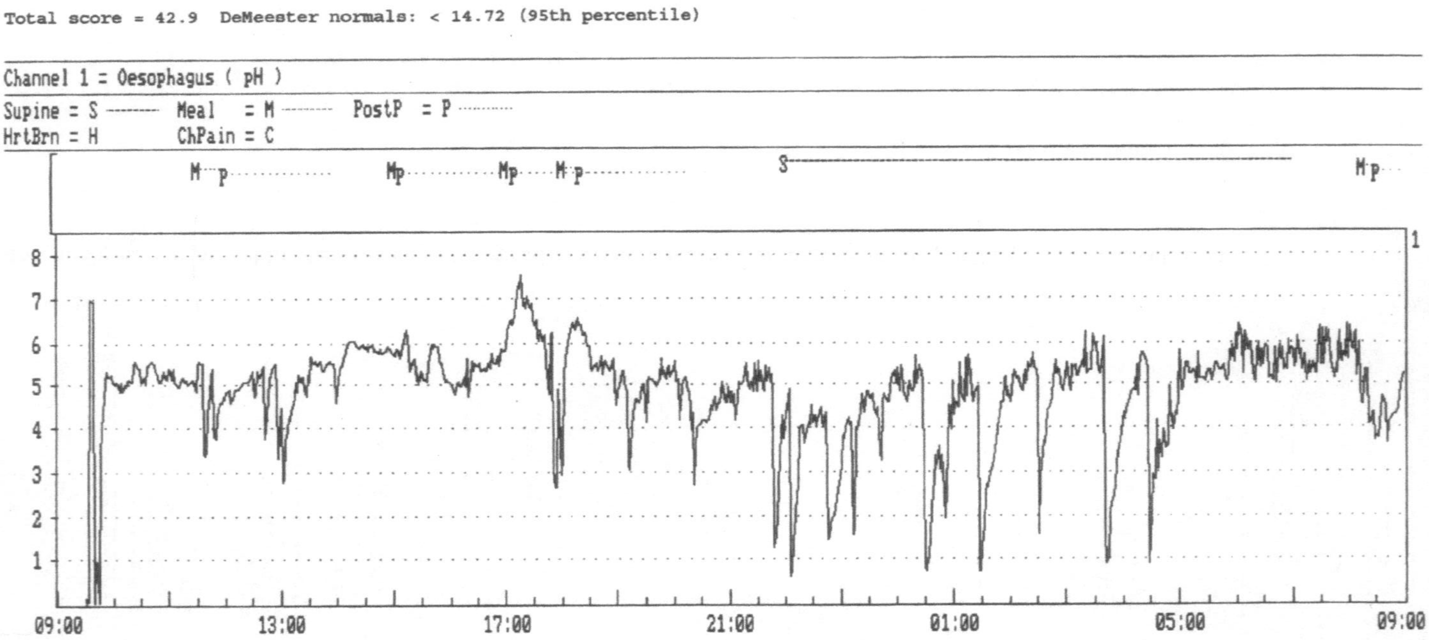

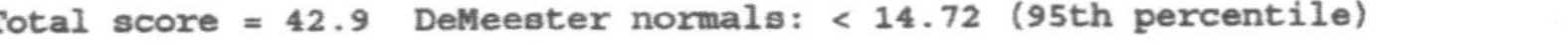

Abb. 7. Nachtreflux mit langen Refluxepisoden und langsamem Wiederansteigen des pH-Wertes über den Schwellenwert sowie insgesamt niedrigem pH-Niveau bei einem Patienten mit inkompetentem unteren Ösophagussphinkter, Ösophagusmotilitätsstörung und persistierender nächtlicher gastraler Azidität

Tabelle 2. Kernkriterien zur Beurteilung des sauren gastroösophagealen Reflux. Ergebnisse aus der Untersuchung von 50 gesunden Probanden (Mittelwert, Standardabweichung (sd) des Mittelwertes, Medianwert und 95. Perzentile) sowie der sich daraus ergebende Wert für den DeMeester-Score [5, 6, 14]. Die 95. Perzentile ist allgemein als Grenzwert zwischen physiologischem und pathologischem sauren gastro-ösophagealen Reflux anerkannt

	Mittelwert	sd	Median	95%	Scorewert
Prozentualer Zeitanteil pH < 4 der Gesamtzeit	1,5	1,4	1,2	4,5	1,6
Prozentualer Zeitanteil pH < 4 der Zeit in aufrechter Position	2,2	2,3	1,6	8,4	1,5
Prozentualer Zeitanteil pH < 4 der Zeit in liegender Position	0,6	1,0	0,1	3,5	1,2
Anzahl der Refluxepisoden/24 h	19,0	12,8	16,0	46,9	1,4
Längste Refluxepisode	6,7	7,9	4,0	19,8	0,5
Anzahl der Refluxepisoden > 5 min	0,8	1,2	0	3,5	0,3
Score	6,0	4,4	5,0	14,7	

weichung des entsprechenden Kriteriums eines definierten gesunden Probandenkollektivs eingehen (Scorewert = (Patientenwert – Mittelwert + 1)/Standardabweichung des Mittelwertes). Die Scorewerte für die 6 Kriterien werden dann addiert und ergeben den sog. DeMeester-Score.

Dieser Score als alleiniger resultierender Zahlenwert aus einer Menge von über 20 000 Einzelmeßdaten stellt natürlich eine maximale Vereinfachung dar. Er hat aber durch exakte statistische Absicherung seines Aussagewertes und die Validierung durch umfangreiche statistische Analysen an sehr streng definierten Kollektiven von Refluxkranken und gesunden Probanden eine hohe klinische Relevanz erlangt und bietet aus diesem Grunde den Vorteil großer Praktikabilität. Ähnlich hohe Sensititvität, Spezifität, statistische Genauigkeit oder prädiktive Werte wie der Score erreicht nur das Kriterium der prozentualen Gesamtzeit von pH < 4. Allerdings finden sich bei diesem Kriterium geschlechtsspezifische Unterschiede, die für den Score nicht gelten [14], so daß dieser als statistisch zuverlässigste Größe zur Beschreibung des sauren gastroösophagealen Reflux angesehen werden kann. Zum Vergleich sind in Tabelle 3 die statistische Aussagekraft des DeMeester-Scores und anderer Bewertungskriterien der gastroösophagealen Refluxkrankheit gegenübergestellt.

Von entscheidender Bedeutung ist sicherlich die aus der Ösophagus-pH-Metrie abgeleitete therapeutische Konsequenz oder die Intention, mit der die Untersuchung durchgeführt wird. So verfolgt die zur medikamentösen Therapiekontrolle durchgeführte Ösophagus-pH-Metrie andere Ziele als eine Untersuchung, auf der die Entscheidung zu einem differenzierten chirurgischen Vorgehen beruht.

Für unsere Arbeitsgruppe stellt der DeMeester-Score daher eine von mehreren Komponenten dar, die zur diagnostischen Bewertung der gastroösophagealen Refluxkrankheit erforderlich sind. Zum besseren Verständnis der pathophysiologischen Veränderungen und als Teilaspekt bei der Indikationsstel-

Tabelle 3. Statistische Aussagekraft unterschiedlicher Bewertungskriterien und Untersuchungsmethoden in der Diagnostik der gastroösophagealen Refluxkrankheit; (*LES P* Druck im unteren Ösophagussphinkter)

	Sensitivität (%)	Spezifität (%)	Validität (%)	Prädiktiver Wert	
				positiv (%)	negativ (%)
DeMeester-Score	96	100	98	100	96
% Zeit pH < 4 nach [14]	96	96	96	96	96
LES P < 5 mmHg	73	83	–	69	69
Ösophagitis	50	88	–	88	52
24 h pH-Score nach [19]	43	100	–	100	28
Endoskopie	87	77	84	93	60
Manometrie	98	33	84	84	84
pH-Metrie	82	92	84	97	58
Kinematographie	92	40	77	85	57
Szintigraphie nach [4]	91	36	80	85	50

lung zu einer operativen Therapieform spielen für uns außerdem die 6 Auswertungskriterien, der Manometriebefund, das Ergebnis der Endoskopie und die Magen-pH-Metrie eine wichtige Rolle.

Problematisch ist im Gegensatz zum sauren gastroösophagealen Reflux die Beurteilung von alkalischem Reflux. Die toxische Wirkung des duodenogastroösophagealen alkalischen Refluats auf die Ösophagusschleimhaut insbesondere bei der Entstehung von Komplikationen beim Barrett-Ösophagus spielt jedoch eine wichtige pathophysiologische Rolle [2]. Ein neutraler pH-Wert im Ösophagus schließt einen solchen Reflux nicht aus, weil die alkalische Komponente durch Vermischung mit saurem Mageninhalt neutralisiert werden kann. Außerdem müssen andere Faktoren bei einem alkalischen Milieu von pH > 7 berücksichtigt werden. Hierzu gehören die mangelnde Empfindlichkeit der Antimonsonden im alkalischen Bereich, der pH-Wert der Nahrung, der Speichelfluß und intraorale Infektionen, die den pH-Wert in den alkalischen Bereich verschieben können. Zur weiteren Differenzierung sind hier zusätzliche Informationen erforderlich. Durch die simultane Magen-pH-Metrie können alkalische Phasen im Magen und Ösophagus korreliert und das Vorliegen eines duodenogastralen Refluxes nachgewiesen werden [2]. Weitere Möglichkeiten sind der Nachweis von gastroösophagealem Reflux bei neutralem pH-Wert mittels Szintgraphie [19] oder neuerdings die Optrodenmessung von Bilirubin zum Nachweis von alkalischem duodenogastroösophagealen Reflux bei der Bilitec-Messung [10]. Der auch als „alkaline shift" bezeichnete alkalische Reflux kann ebenfalls nach den für den sauren Reflux geltenden Kriterien berechnet und über das Auswertungsprogramm ausgegeben werden (s. auch Abb. 10). Über die Definition der Grenze zum Pathologischen herrscht bislang jedoch noch keine einhellige Meinung.

Beispiele

Nach erfolgter Datenauswertung durch den Computer können sowohl die pH-Kurve der Messung als auch die oben genannten Auswertungskriterien in Tabellenform und der DeMeester-Score über einen Bildschirm oder Drucker ausgegeben werden. In Abb. 8 ist zunächst das Untersuchungsergebnis der quantitativen Analyse als auch die 24-h-pH-Kurve eines Patienten ohne gastroösophageale Refluxerkrankung in Form eines Standardausdruckes dargestellt, wie er durch das von uns verwendete Auswertungsprogramm (EsopHogram, Fa. Synectics) ausgegeben wird. Es handelt sich hierbei um einen Normalbefund. Alle 6 Auswertungskriterien befinden sich unterhalb der 50. Perzentile der von Jamieson angegebenen und in Tabelle 2 aufgeführten Normwerte. Es resultiert ein DeMeester-Score von 3,0. Im pH-Kurvenausdruck fallen einzelne, sehr kurze Refluxepisoden insbesondere postprandial auf. Sie treten lediglich in der Phase der aufrechten Körperposition auf. In der Ruhephase in liegender Körperposition kommt es zu einem leichten Abfall des pH-Wertes auf Werte zwischen 5 und 6, aber zu keinem Absinken unter den Schwellenwert. Im folgenden werden einige typische Beispiele für pathologische Untersuchungsbefunde bei der 24-h-Ösophagus-pH-Metrie dargestellt:

ACID REFLUX		Total	Uprght	Supine	Meal	Post
Duration	(HH:MM)	20:30	11:30	09:00	01:30	05:[illegible]
Number of reflux episodes	(#)	15	15	0	2	[illegible]
Number of reflux episodes longer than 5.0 minutes	(#)	0	0	0	0	
Longest reflux episode	(min)	2	2	0	1	
Total time Oesophagus below 4.00	(min)	9	9	0	1	
Fraction time Oesophagus below 4.00	(%)	0.7	1.3	0.0	0.9	1

Numerical scoring on acid refluxes		Scoring Value
Number of reflux episodes	(refl/24 Hours)	0.9
Number of reflux episodes longer than 5.0 minutes	(refl/24 Hours)	0.3
Longest reflux episode	(minutes)	0.4
Fraction time Oesophagus below 4.00	Total (%)	0.4
Fraction time Oesophagus below 4.00	Uprght (%)	0.6
Fraction time Oesophagus below 4.00	Supine (%)	0.4

Total score = 3.0 DeMeester normals: < 14.72 (95th percentile)

Abb. 8. Standardausdruck einer 24-h-Ösophagus-pH-Metrie mit tabellarischem Ausdruck der quantitativen pH-Analyse nach den Kriterien von DeMeester und dem DeMeester-Score sowie der pH-Meßkurve. Unmittelbar oberhalb der Meßkurve sind die einzelnen Untersuchungsphasen dargestellt, so daß eine zeitliche Zuordnung von Refluxepisoden und Symptomen möglich ist

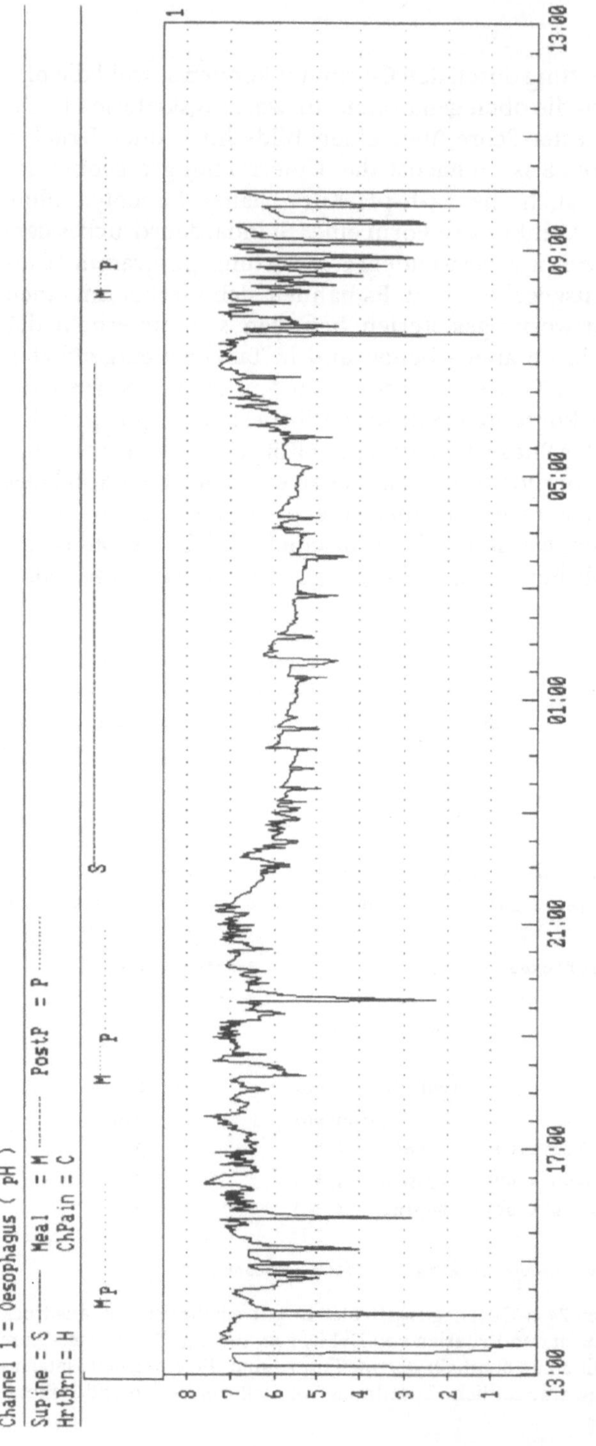

Abb. 8 (Fortsetzung)

In Abb. 6 fallen während der Untersuchungszeit in aufrechter Körperposition zahlreiche kurze und wenige längere Refluxepisoden mit einer maximalen Dauer von 21 min auf. Diese treten wiederum vor allen Dingen in der postprandialen Untersuchungsphase auf. Die Dauer der postprandialen Phase kann nur zeitlich festgelegt werden, wenn gleichzeitig mit der 24-h-Ösophagus-pH-Metrie eine Magen-pH-Metrie durchgeführt wird. Im Magen kommt es bei Einnahme der Mahlzeit zum Ansteigen des pH-Wertes von der sauren pH-Basislinie auf Werte zwischen 5 und 7. Typischerweise stellt sich für eine kurze Dauer ein Plateau ein. Im Zuge der Magenentleerung kommt es von diesem Plateau zu einem erneuten Absinken des pH-Wertes auf die Basislinie. Diese Phase wird als postprandiale Phase bezeichnet und dauert in der Regel weniger als 2 h (näheres hierzu s. Kap. „Magen-pH-Metrie").

Das in Abb. 6 dargestellte pH-Profil ist ein typisches Beispiel für ein auch als Tagesreflux bezeichnetes pH-Profil. Während der Zeit in liegender Körperposition treten nur wenige, meist kurze Refluxepisoden auf. Insgesamt ergibt sich ein pathologischer DeMeester-Score von 32,6. Typisch für den Tagesreflux sind ein häufiges Absinken des pH-Wertes unter den Schwellenwert mit raschem Wiederanstieg. Als Funktionsdefekt liegt häufig ein isolierter Defekt des unteren ösophagealen Sphinkters zugrunde. Bei intakter Ösophagusperistaltik kann das Refluat zügig wieder zurück in den Magen transportiert werden. Das gehäufte postprandiale Auftreten kann einerseits durch den erhöhten postprandialen intragastralen Druck, zum anderen aber auch durch eine verzögerte Magenentleerung bedingt sein.

Die in Abb. 7 dargestellte pH-Kurve zeigt den Befund bei einem Patienten mit nächtlichem Reflux. Wenn auch die in Abb. 6 und Abb. 7 dargestellten Meßkurven eine ähnliche Gesamtzeit des pH < 4 haben, so sind die Refluxepisoden qualitativ betrachtet unterschiedlich. Zum einen tauchen die Refluxepisoden in der in Abb. 7 dargestellten Kurve in liegender Körperposition weit häufiger auf, zum anderen sind die einzelnen Episoden länger und zeigen einen deutlich langsameren Anstieg des pH-Wertes über den Schwellenwert von pH 4. Bei diesem Patienten liegt neben einem grenzwertig kompetenten unteren Ösophagussphinkter eine Motilitätsstörung der Speiseröhre vor. Das aufgrund einer peristierenden nächtlichen gastralen Azidität besonders nachts zurückfließende saure Magensekret wird aufgrund der vorliegenden Motilitätsstörung nur insuffizient zurücktransportiert.

Ein exzessiver gastroösophagealer Reflux besteht bei dem Patienten, dessen 24-h-Ösophagus-pH-Kurve in Abb. 9 dargestellt ist. Hier liegen ein inkompetenter unterer Ösophagussphinkter und eine große axiale Hiatushernie vor. Neben den häufigen und z.T. langen Refluxepisoden fallen andererseits Phasen auf, in denen der pH-Wert bis über 8 ansteigt. Mit einer speziellen Untersuchung konnte neben der pathologischen Exposition mit saurem Mageninhalt eine erhöhte Exposition mit Bilirubin, als Hinweis auf das Vorliegen eines alkalischen Refluxes, nachgewiesen werden. Bei diesem Patienten war es aufgrund der langjährigen Dauer der Erkrankung zu einem Ersatz der distalen Ösophagusschleimhaut durch Barrett-Epithel gekommen.

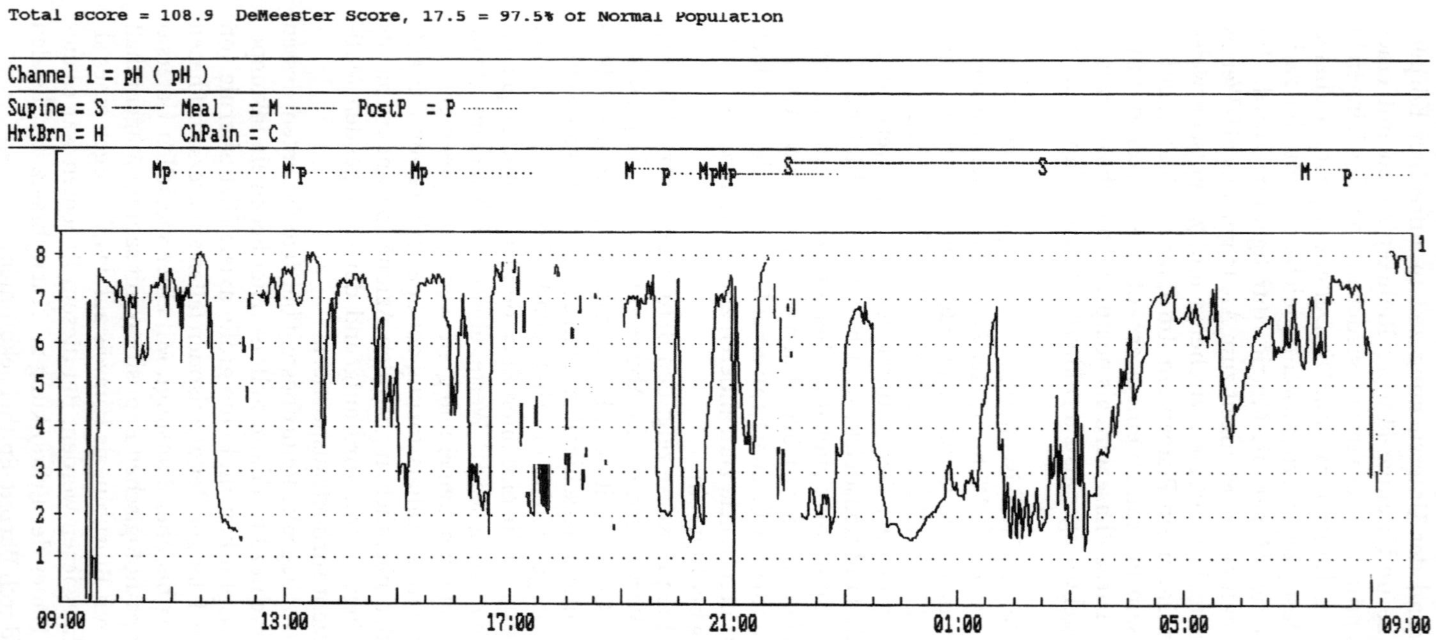

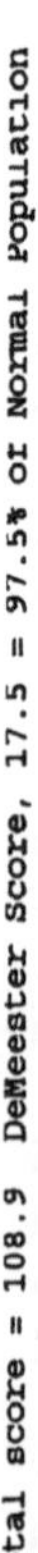

Abb. 9. Exzessiver gastroösophagealer Reflux bei einem Patienten mit Sphinkterdefekt und großer axialer Hiatushernie. Neben der sauren Refluxkomponente treten häufige Phasen mit alkalischem pH-Wert auf, die sich in einer speziellen Methode für den Nachweis von Bilirubin als alkalischer duodenogastroösophagealer Reflux herausgestellt haben. Aufgrund der langen Krankheitsdauer war es bereits zur Ausbildung eines Barrett-Epithels gekommen

Das Ergebnis der Messung bei einem Patienten mit ausschließlicher alkalischer Refluxproblematik ist in Abb. 10 dargestellt. Diese ist bei inkompetentem unterem Ösophagussphinkter nach B-II-Resektion aufgetreten. Saure Refluxepisoden treten praktisch nicht auf, die Meßkurve zeigt jedoch ein deutlich alkalisches Milieu mit insbesondere nachts auftretenden längeren Phasen, in denen der pH-Wert deutlich über 8 liegt.

ACID REFLUX		Total	Uprght	Supine	Meal	PostP
Duration	(HH:MM)	22:38	13:43	08:55	01:55	06:24
Number of reflux episodes	(#)	2	2	0	1	0
Number of reflux episodes longer than 5.0 minutes	(#)	0	0	0	0	0
Longest reflux episode	(min)	0	0	0	0	0
Total time pH below 4.00	(min)	0	0	0	0	0
Fraction time pH below 4.00	(%)	0.0	0.0	0.0	0.1	0.0

ALKALINE SHIFT		Total	Uprght	Supine	Meal	PostP
Duration	(HH:MM)	22:38	13:43	08:55	01:55	06:24
Number of reflux episodes	(#)	49	35	17	12	3
Number of reflux episodes longer than 5.0 minutes	(#)	14	5	9	1	0
Longest reflux episode	(min)	100	26	93	8	0
Total time pH above 8.00	(min)	396	106	290	18	0
Fraction time pH above 8.00	(%)	29.1	12.8	54.2	15.2	0.1

Numerical scoring on acid refluxes		Scoring Value
Number of reflux episodes	(refl/24 Hours)	-0.3
Number of reflux episodes longer than 5.0 minutes	(refl/24 Hours)	0.3
Longest reflux episode	(minutes)	0.2
Fraction time pH below 4.00	Total (%)	-0.1
Fraction time pH below 4.00	Uprght (%)	0.0
Fraction time pH below 4.00	Supine (%)	0.4

Total score = 0.4 DeMeester normal values (Adult n = 50)

Abb. 10. Starker alkalischer Reflux bei einem Patienten nach B-II-Resektion. Der auch als „alkaline shift" bezeichnete alkalische Reflux kann auch quantitativ nach den erwähnten Kriterien analysiert und im Tabellenausdruck ausgegeben werden. Die prozentuale Zeit von der Gesamtmeßzeit, in der der pH-Wert über 8 liegt, ist mit 29,1 % deutlich erhöht

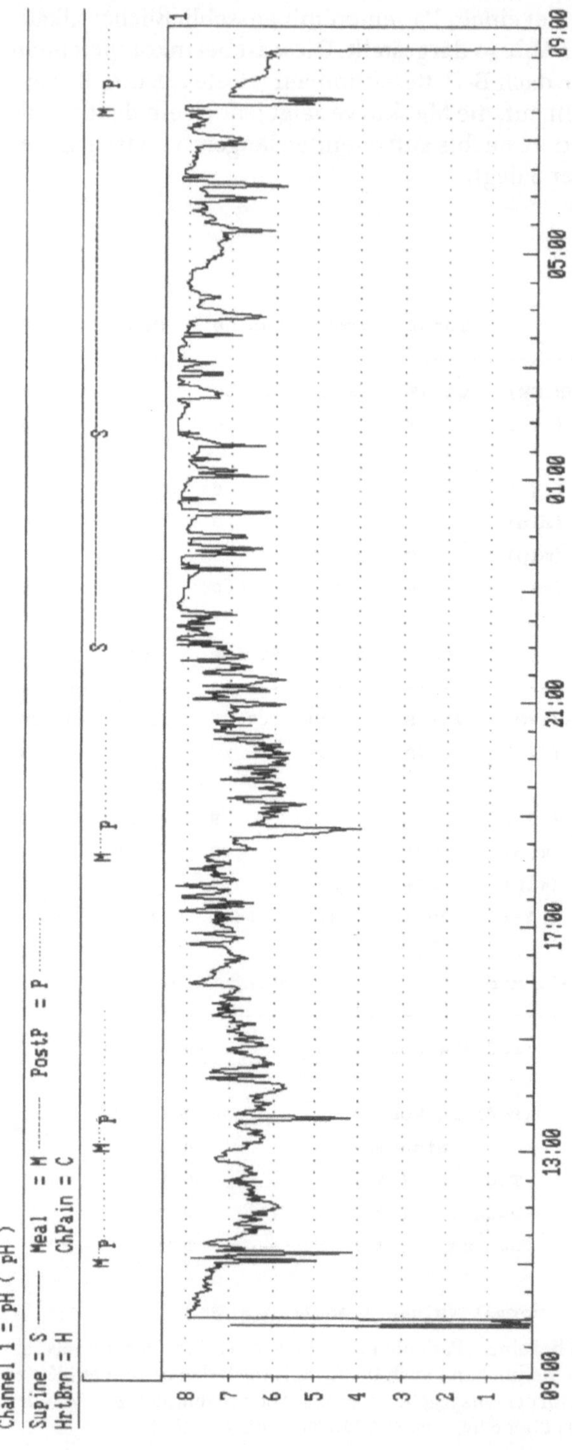

Abb. 10 (Fortsetzung)

Zusammenfassung

Die 24-h-Ösophagus-pH-Metrie hat einen hohen Stellenwert in der Diagnostik der gastroösophagealen Refluxkrankheit. Die weite Verbreitung wurde durch die Weiterentwicklung und allgemeine Verfügbarkeit der Personalcomputer und die einfache Anwendbarkeit der Methode vorangetrieben. Mit ihr ist eine quantitative Erfassung des sauren gastroösophagealen Refluxes möglich. Durch Untersuchung von gesunden Probandenkollektiven und Refluxkranken wurden in umfangreichen statistischen Analysen Normwerte erarbeitet und klinisch validiert, die international Anerkennung gefunden haben. Die Indikationen für die 24-h-Ösophagus-pH-Metrie ergeben sich aus den typischen Symptomen der gastroösophagealen Refluxkrankheit wie Sodbrennen, Regurgitationen und Dysphagie und aus atypischen Symptomen wie postprandiales Völlegefühl, vermehrtes Aufstoßen, nichtkardialer Thoraxschmerz und chronische Atemwegserkrankungen und Heiserkeit.

Im Gegensatz zu anderen diagnostischen Verfahren zum Nachweis der gastroösophagealen Refluxkrankheit wie z.B. der Ösophagusmanometrie, die die wichtigste Ursachenkomponente der Erkrankung, nämlich einen inkompetenten unteren Ösophagussphinkter nachweist, oder die Endoskopie, die bereits entstandene Komplikationen der Erkrankung nachweist, mißt die Ösophagus-pH-Metrie direkt das pathogenetische Prinzip der Erkrankung, nämlich die Exposition des Ösophagus mit Mageninhalt in abnormer Zusammensetzung bzw. in abnormer Menge [4, 11]. Mit einer Sensititivität von 96%, einer Spezifität von 100% und einer Validität von 98% kommt dem aus der Ösophagus-pH-Metrie errechneten DeMeester-Score eine wesentliche Rolle in der Diagnostik der gastroösophagealen Refluxkrankheit zu [12, 14]. Diese überaus große statistische Relevanz der Ösophagus-pH-Metrie wird nicht von allen Autoren gleichermaßen bestätigt (s. Tabelle 3). Die diagnostische Sicherheit bei der Abklärung einer gastroösophagealen Refluxkrankheit kann jedoch durch die Kombination mehrerer Untersuchungsmethoden erheblich gesteigert werden [4].

Literatur

1. Ask P, Edwall G, Johansson K-E, Tibbling L (1982) On the use of monocrystalline antimony pH electrodes in gastro-oesophageal functional disorders. Med Biol Eng Comput 20:383–389
2. Attwood SE, Ball CS, Barlow AP, Jenkinson L, Norris TL, Watson A (1993) Role of intergastric and intraoesophageal alkalinisation in the genesis of complications in Barrett's columnar lined lower oesophagus. Gut 34:11–15
3. Attwood SE, DeMeester TR, Bremner CG, Barlow AP, Hinder RA (1989) Alkaline gastroesophageal reflux: Implications in the development of complications in Barrett's columnar lined lower esophagus. Surgery 106:764–770
4. Bollschweiler E (1991) Wertigkeit verschiedener diagnostischer Verfahren bei Refluxkrankheit – eine prospektive klinische Untersuchung. In: Fuchs K-H, Hamelmann H (Hrsg) Gastrointestinale Funktionsdiagnostik in der Chirurgie. Blackwell, Berlin, S 75–85

5. DeMeester TR, Johnson LF, Joseph GJ et al. (1976) Patterns of gastro-esophageal reflux in health and disease. Ann Surg 184:459–470
6. DeMeester TR, Wang CI, Wernly JA et al. (1980) Technique, indications, and clinical use of 24-hour esophageal pH monitoring. J Thorac Cardiovasc Surg 79:656–670
7. Emde C, Cilluffo T, Bauerfeind P, Blum AL (1986) Can esophageal pH-metry be performed together with gastric pH-metry? Dig Dis Sci [Abstract] 31:516
8. Emde C, Garner A, Blum AL (1987) Technical aspects of intraluminal pH-metry in man: Current status and recommendations. Gut 28:1177–1188
9. Emde C, Hopert R, Riecken EO (1989) Basic principles of pH registration. Neth J Med 34:3–9
10. Fein M, Fuchs K-H, Bohrer T, Freys SM, Thiede A (1996) Fiberoptic technique for 24 hour bile reflux monitoring – standards and normal values for gastric monitoring. Dig Dis Sci 41:216–225
11. Fuchs K-H (1991) Die Ösophagus-pH-Metrie: Prinzipien der Auswertung und Normwerte. In: Fuchs K-H, Hamelmann H (Hrsg) Gastrointestinale Funktionsdiagnostik in der Chirurgie. Blackwell, Berlin, S 27–39
12. Fuchs KH, DeMeester TR, Albertucci M (1987) Specivity and sensivity of objective diagnosis of gastroesophageal reflux disease. Surgery 102:575–580
13. Glab S, Edwall G, Jöngren P, Ingman F (1981) Effects of some complex-forming ligands on the potential of antimony pH-sensors. Talanta 28:301–311
14. Jamieson JR, Stein HJ, DeMeester TR, Bonavina L, Schwizer W, Hinder RA, Albertucci M (1992) Ambulatory 24-h esophageal pH monitoring: Normal values, optimal thresholds, specifity, sensitivity, and reproducibility. Am J Gastroenterol 87:1102–1111
15. Johnson LF, DeMeester TR (1974) 24-hour pH monitoring of the distal esophagus: A quantitative measure of gastroesophageal reflux. Am J Gastroenterol 62:325
16. Johnson LF, DeMeester TR (1986) Development of the 24-hour intraesophageal pH monitoring composite scoring system. J Clin Gastroenterol 8:52–28
17. Meier P, Lohrum A, Gareiss J (1989) Praxis und Theorie der pH-Messtechnik PMC AG Neuheim (Schweiz)
18. Newsletter, Research and Development Department (ed) (1987) Discussion on correction factors in ambulatory pH measurements using combined glass and monocrystant pH catheters. Synectics medical, Stockholm (Schweden)
19. Shay SS, Abreu SH, Tsuchida A (1992) Scintigraphy in gastroesophagal reflux disease: A comparison to endoscopy, LESp, and 24-h pH score, als well as to simultaneous pH monitoring. Am J Gastroenterol 87:1094–1101
20. Siewert R, Lepsien G, Schattenmann G, Blum AL (1978) Göttinger pH-Metrie. Chirurg 49:333
21. Tuttle SG, Grossmann MI (1958) Detection of gastroesophageal reflux by simultaneous measurement of intraluminal pressure and pH. Proc Soc Exp Biol Med 98:225–227

1

Ösophagus-Bilitec

W. K. H. Kauer und H. J. Stein

Nachdem bislang zur Erfassung von duodenalem Reflux nur unbefriedigende Methoden (pH-Metrie, Szintigraphie, Endoskopie, Aspirationstests) zur Verfügung standen, ist seit kurzer Zeit eine neue diagnostische Methode möglich [5]. Es handelt sich hierbei um das tragbare Spektrophotometer Bilitec 2000 (Fa. Synectics), das durch ein fiberoptisches Kabel Bilirubin als Marker für duodenalen Saft messen kann (Abb. 1). Bilirubin ist das wichtigste Pigment

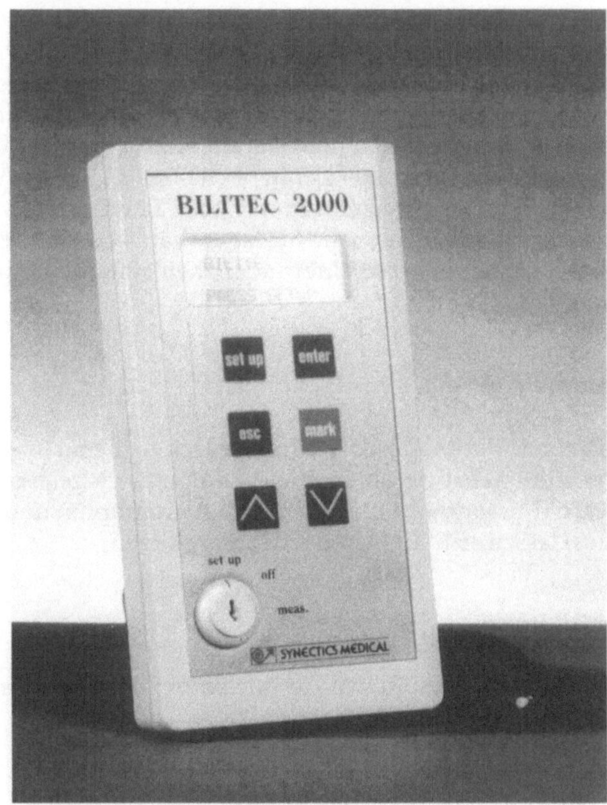

Abb. 1. Das Bilitec-2000-Meßsystem. Bei dem Gerät handelt es sich um ein tragbares Photospektrometer, welches kontinuierlich die Bilirubinkonzentration mißt und abspeichert

der Galle und liegt in der menschlichen Galle in einer Konzentration von 20–800 mg/dl (0,34–13,68 mmol/l) vor. Der charakteristische Absorptionsgipfel von Bilirubin ist bei 450 nm [1]. Das Prinzip des Bilitec-2000-Systems beruht auf seiner Fähigkeit, das Absorptionsspektrum von Bilirubin fiberoptisch während einer ambulanten Messung zu erkennen. Bilirubin kann somit als Marker für duodenoösophagealen Reflux benutzt werden.

Material

Sonde

Eine miniaturisierte fiberoptische Sonde trägt ein Lichtsignal in die Speiseröhre, wird an der Spitze reflektiert und gelangt so zurück zum optoelektronischen System (Abb. 2a). Die Sonde ist aus einem fiberoptischen Bündel zusammengesetzt, welches ideale Flexibilitätseigenschaften hat. Die Spitze besteht aus kalottenförmigem PVC ohne scharfe Kanten und ist mit dem terminalen Ende der Probe durch ein Drahtgeflecht verbunden (Abb. 2b).

Optoelektronisches System

Zwei lichtemittierende Dioden (470 und 565 nm) wirken als Quelle sowohl für die Messung als auch für das Referenzsignal. Das System ermöglicht die Umwandlung von Licht in ein elektrisches Signal. Nachdem das Signal verstärkt wurde, wird von einem integrierten Mikrocomputer die Differenz der Absorptionswerte bei 470 und 565 nm berechnet [2]. Dieser Wert ist direkt proportional zur Bilirubinkonzentration in der Flüssigkeit, welche sich in dem Raum zwischen Sondenende und Spitze aufhält. Die Meßfrequenz kann variiert werden (4, 8, 16 s) und so einer möglichen simultanen pH-Metrie angepaßt werden.

Datenverarbeitung

Am Ende der Messung werden die Daten, die im Speicher des tragbaren Gerätes aufbewahrt waren, in einen Computer eingelesen. Mit abgestimmter Software (Micrographx Designer, Fa. Micrographx, und Esophagram, Fa. Synectics) lassen sich die Daten nun aufarbeiten.

Validisierung

Ein zuverlässiges System zur intraluminalen Bestimmung von Bilirubin muß 4 Kriterien erfüllen:

1) Spezifität für Bilirubin,
2) genaue Bestimmung,

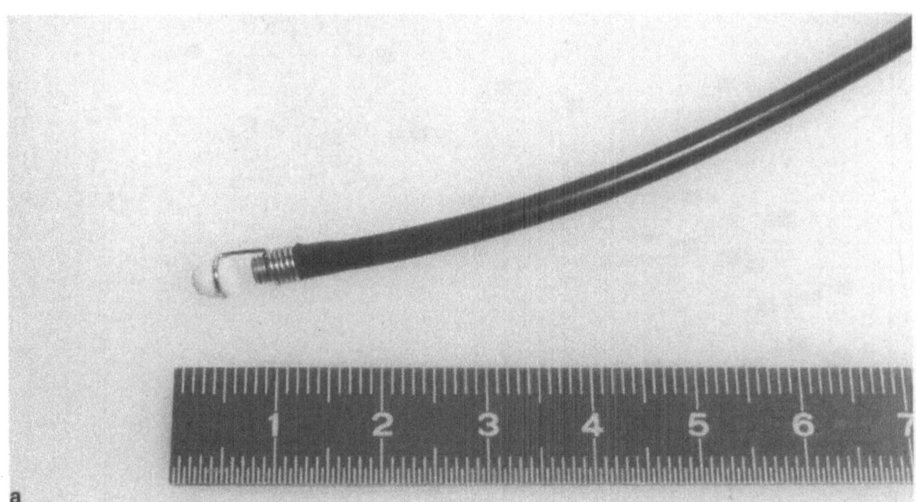

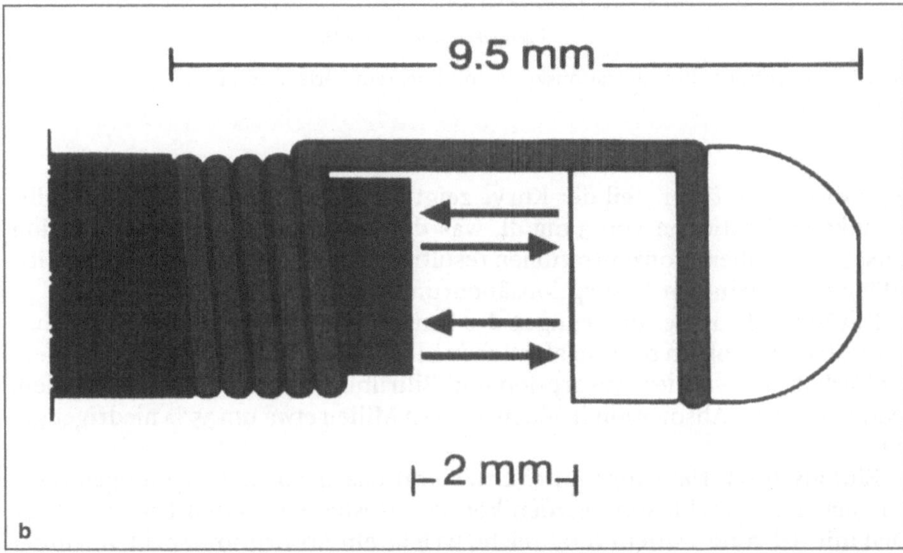

Abb. 2. a Miniaturisierte fiberoptische Sonde zur Bestimmung von intraluminalem Bilirubin [5]. **b** Spitze der fiberoptischen Sonde mit dem 2 mm großen Zwischenraum zur Bilirubinbestimmung. Flüssigkeit kann leicht in den Zwischenraum fließen. Die Bilirubinkonzentration kann anhand des Absorptionsspektrums gemessen werden [3]

3) Konsistenz trotz Veränderungen der Meßbedingungen wie Nahrungsaufnahme oder pH-Wertänderungen und
4) ein optimaler Absorptionsgrenzwert für die Entdeckung von Bilirubin muß gewährleistet sein [3].

Abbildung 3 zeigt Absorptionsmessungen bei ansteigenden Bilirubinkonzentrationen. Die Messungen waren bei 5maliger Wiederholung jederzeit

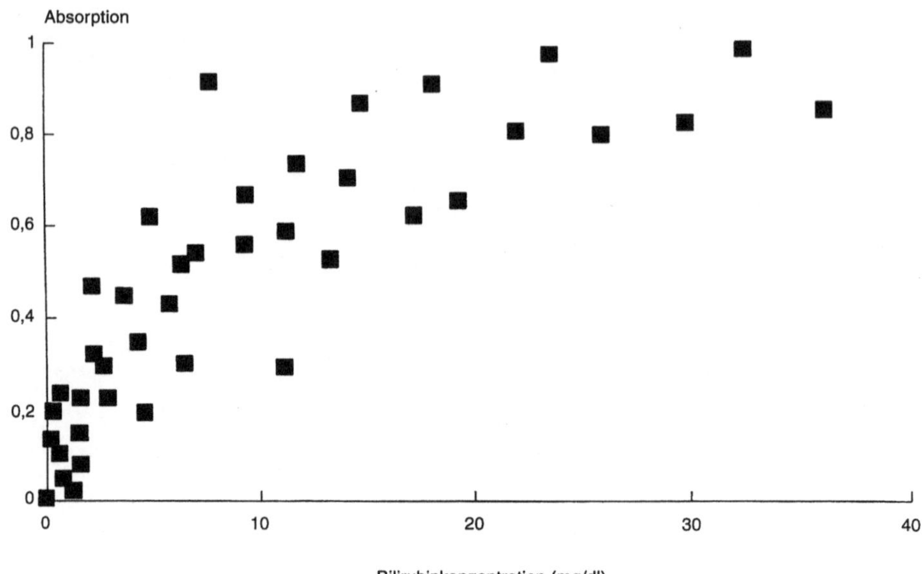

Abb. 3. Absorptions-/Konzentrationskurve mit linearem Verlauf im physiologischen Bilirubinspektrum. [5]

reproduzierbar. Der 1. Teil der Kurve zeigt einen linearen Verlauf bis zu Bilirubinkonzentrationen von 3 mg/dl, was der physiologischen Konzentration entspricht. Höhere Konzentrationen resultieren in einer Abnahme der Sensitivität und in kleineren Absorptionsänderungen.

Der Einfluß von Veränderungen des Umgebungs-pH-Wertes wird in Abb. 4 dargestellt. Sowohl in saurem als auch in alkalischem pH-Bereich ist ein lineares Verhältnis zwischen Absorption und Bilirubinkonzentration festzustellen, jedoch wird die Absorption in einem sauren Milieu etwa um 35 % niedriger gemessen.

Einfluß durch Nahrungsmittel und somit falsch-positive Messungen müssen sicher ausgeschlossen werden können. Deshalb wird den Patienten eine Diät mit Nahrungsmitteln verabreicht, welche ein Absorptionsspektrum unter 0,1 aufweisen (Abb. 5). Getränke wie Kaffee, Cola oder Tee sollten die Patienten während der Messung somit nicht zu sich nehmen.

Da andere Bestandteile des duodenalen Saftes zu Störungen der Absorptionsmessung führen können, ist es wichtig, einen Absorptionsgrenzwert zu finden, der zum einen oberhalb aller Störungswerte liegt, andererseits aber nicht zu hoch ist und Bilirubinanteile im Refluat nicht fälschlicherweise mißt. Die Abb. 6 zeigt die kumulative absteigende Frequenzverteilung der Meßwerte einer 24-h-Messung oberhalb verschiedener Absorptionsgrenzwerte bei 20 Normalpersonen. Bei einem Grenzwert von 0,2 lassen sich Störfaktoren sicher ausschließen und Bilirubin zuverlässig erfassen [3, 6]. Dieser Wert entspricht auch der 95. Perzentile bei Normalpersonen und kann somit als Grenzwert etabliert werden.

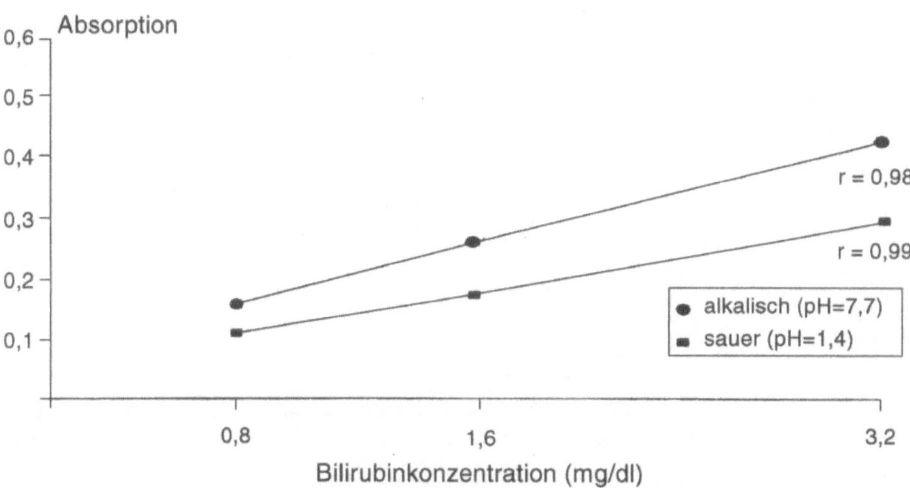

Abb. 4. Absorptions-/Konzentrationskurve in saurem („acid") und alkalischem („alkaline") Milieu. Die Absorption wird in saurem Milieu etwa 35% höher gemessen. [3]

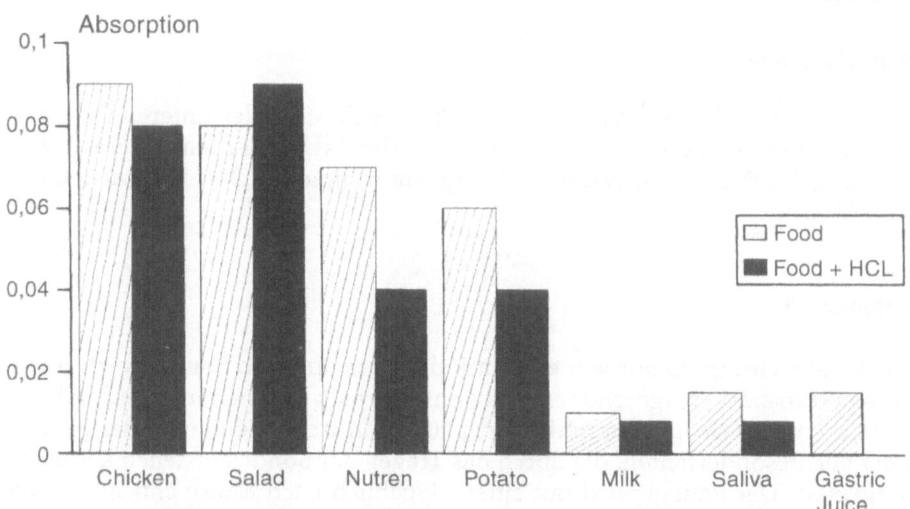

Abb. 5. Bilirubinabsorption von verschiedenen verflüssigten Nahrungsmitteln, Hühnchen („chicken"), Salat („salad"), flüssige Diäte („nutren"), Kartoffeln („potatoes"), Milch („milk"), Speichel („saliva") und Magensaft („gastric juice"). Um die Verhältnisse im Magen zu imitieren, wurde die Versuchsreihe mit Beimischung von HCl wiederholt. [3]

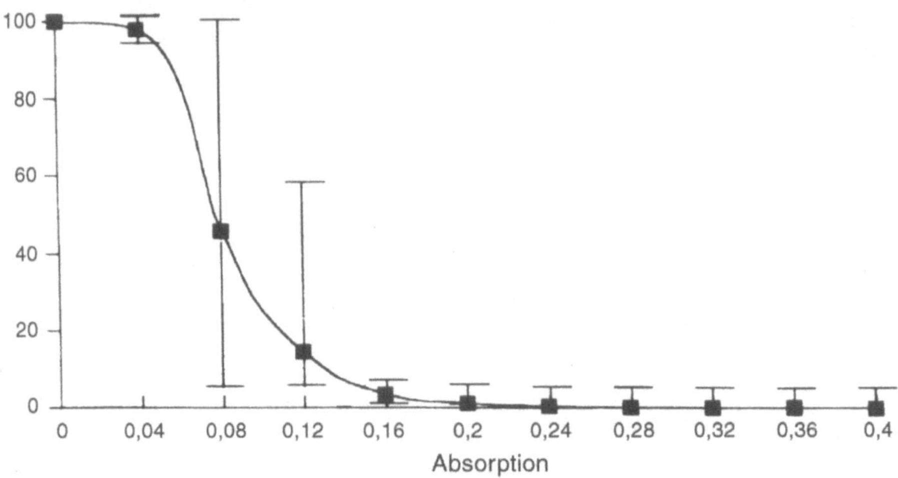

Abb. 6. Kumulativ absteigende Frequenzverteilung der Meßwerte einer 24-h-Bilitec-Messung oberhalb verschiedener Absorptionsgrenzwerte bei 20 Normalpersonen (Median mit 25. und 75. Perzentile). [3]

Testablauf

Testvorbereitung

Vor der Durchführung des Tests sollte die Lokalisation des unteren Ösophagussphinkters manometrisch bestimmt werden [5]. Außerdem ist eine Kalibrierung des Systems in Wasser (Absorption 0) unabdingbar für eine fehlerfreie Messung.

Testprotokoll

Die Sonde wird im Labor von einer mit dem Umgang von Sonden vertrauten Person transnasal vorgeschoben und 5 cm oberhalb des manometrisch lokalisierten unteren Ösophagussphinkters plaziert. Anschließend wird der Patient über alle Besonderheiten, die durch das Tragen der Sonde entstehen könnten, aufgeklärt. Der Patient wird mit einem Tagebuch nach Hause entlassen. Das Tagebuch dient dazu, alle Ereignisse während des Tests zu erfassen. Eingetragen werden alle Mahlzeiten, die Schlafenszeit, Schmerzen, Sodbrennen oder alle außergewöhnlichen Vorkommnisse. Der Patient nimmt typischerweise 2 Mahlzeiten zu sich, welche der oben genannten Diät entsprechen sollten. Die Mahlzeiten sollten mehr als 4 h auseinanderliegen, um eine ausreichende postprandiale Phase zu gewährleisten. Auch sollten zwischen Abendessen und der Schlafphase wenigstens 4 h liegen. Nach ca. 20 h kann der Test beendet werden, und der Patient kommt wieder in das Labor zurück.

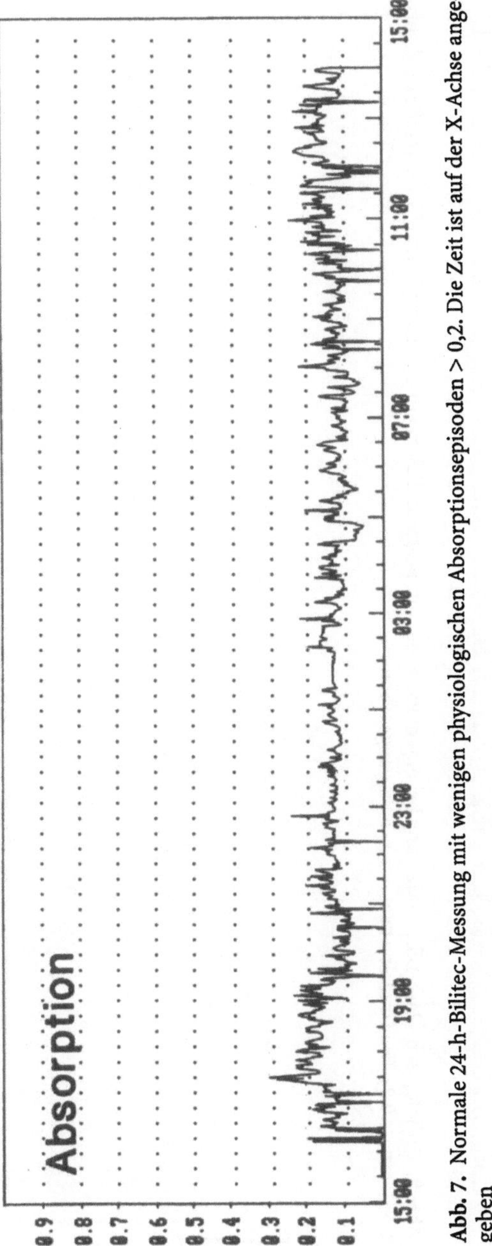

Abb. 7. Normale 24-h-Bilitec-Messung mit wenigen physiologischen Absorptionsepisoden > 0,2. Die Zeit ist auf der X-Achse angegeben

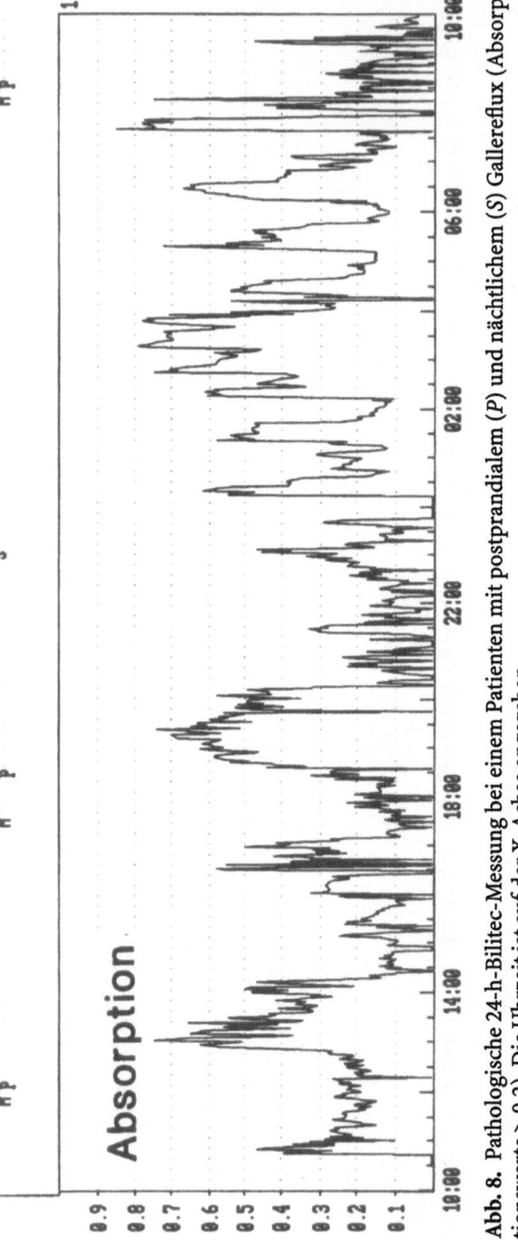

Abb. 8. Pathologische 24-h-Bilitec-Messung bei einem Patienten mit postprandialem (*P*) und nächtlichem (*S*) Gallereflux (Absorptionswerte > 0,2). Die Uhrzeit ist auf der X-Achse angegeben

Auswertung

Nach dem Entfernen der Sonde wird nochmals eine Kalibration in Wasser durchgeführt. Nur Messungen mit Absorptionsabweichungen von weniger als 0,1 werden akzeptiert. Die Daten werden nun in den Computer eingegeben und überprüft. In seltenen Fällen kann die Sonde durch Speisereste blockiert gewesen sein. Dies läßt sich deutlich durch ein Absorptionsplateau erkennen. In diesen Fällen sollte die Untersuchung wiederholt werden. Ist der Absorptionsverlauf unauffällig, kann die Auswertung durchgeführt werden (Abb. 7).

Obwohl die Software eine Fülle von Auswertungsmöglichkeiten bietet, beschränkt sich derzeit die Auswertung auf die Bestimmung der Zeit, welche oberhalb des Absorptionsgrenzwertes von 0,2 verbracht wurde. Diese wird für die Gesamtuntersuchungsdauer, die Zeit in aufrechter Position und die Zeit in liegender Position berechnet (Abb. 8). Zusätzlich ist es möglich, die Essenszeiten und postprandialen Phasen getrennt auszuwerten. Durch den Vergleich der Patientendaten mit Normaldaten von 25 Probanden (Abb. 9) kann ein vermehrter duodenaler Reflux festgestellt werden.

Eine kombinierte Messung mit pH-Monitoring empfiehlt sich, da isolierter duodenaler Reflux nur sehr selten vorkommt und die Behandlung auf jeden Patienten gesondert abgestimmt werden sollte (Abb. 10) [5, 6].

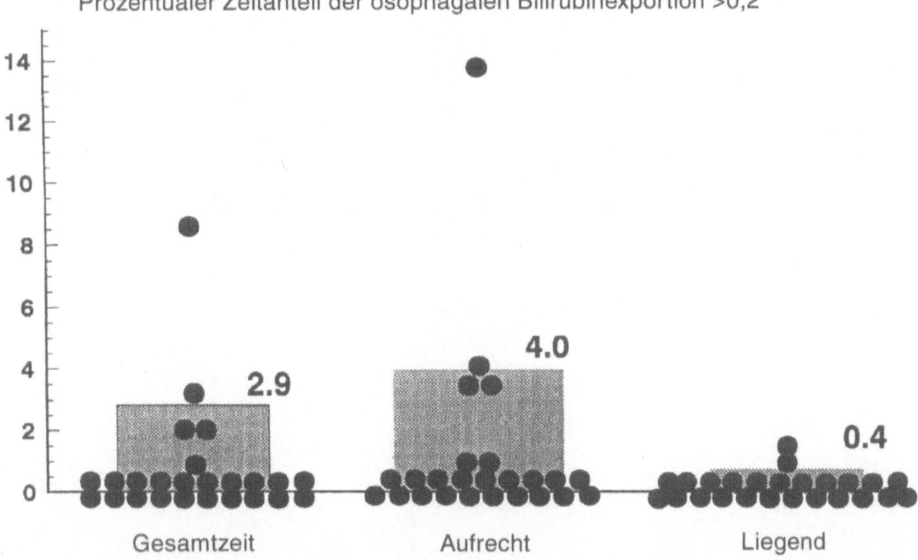

Abb. 9. Normalwerte einer 24-h-Bilitec-Messung bei 25 gesunden Normalpatienten für die Gesamtuntersuchungszeit, Nüchtern- und Schlafphase. Die Schattierung zeigt die obere Normgrenze (95. Perzentile). [4]

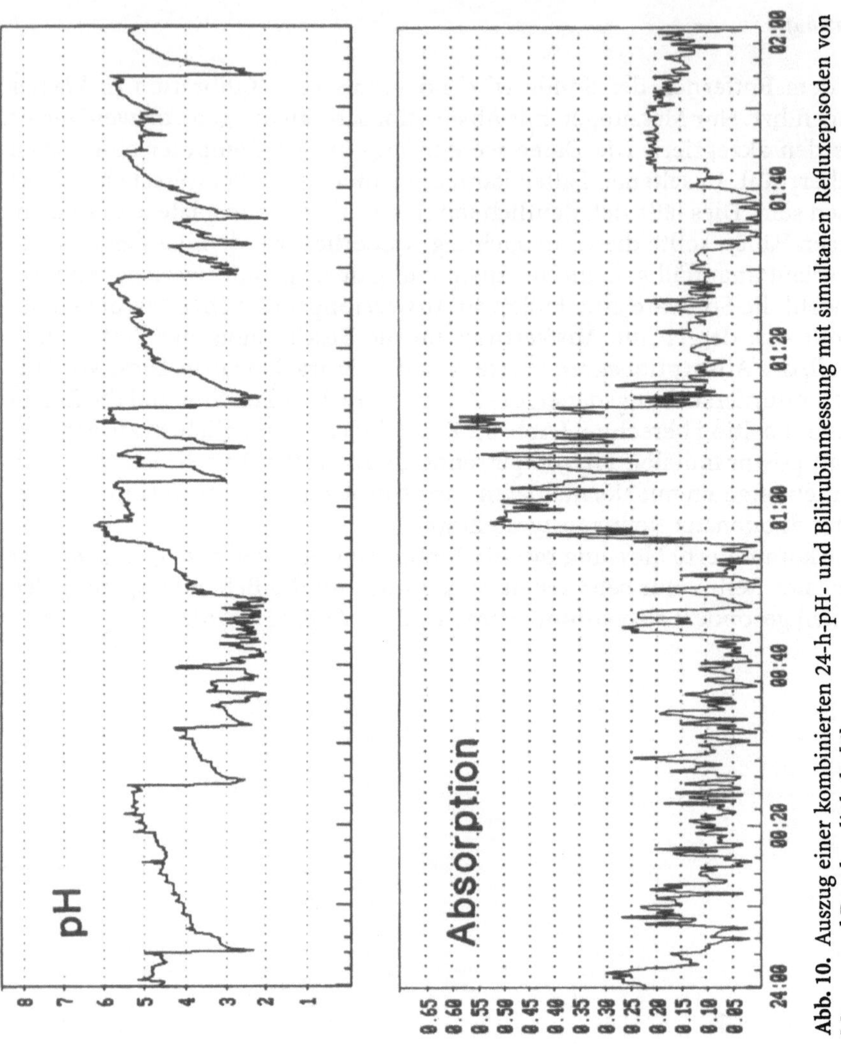

Abb. 10. Auszug einer kombinierten 24-h-pH- und Bilirubinmessung mit simultanen Refluxepisoden von Magen- und Duodenalinhalt. [6]

Literatur

1. Bechi P, Falciai R, Baldini F et al. (1992) A new fiberoptic sensor for ambulatory enterogastric reflux detection. In: Katzir A (ed) Fiber optic medical and fluorescent sensors and applications. Bellingham, Washington DC, pp 130–135
2. Bechi P, Paucciani F, Baldini F et al. (1993) Long-term ambulatory enterogastric reflux monitoring. Validation of a new fiberoptic technique. Dig Dis Sci 38:1297–1306
3. Kauer WKH, Burdiles P, Ireland AP et al. (1995) Does duodenal juice reflux into the esophagus of patients with complicated GERD? Evaluation of a fiberoptic sensor for bilirubin. Am J Surg 169:98–104
4. Kauer WKH, Peters JH, DeMeester TR et al. (1995) Mixed reflux of gastric and duodenal juices is more harmful to the esophagus than gastric juice alone. The need for surgical therapy re-emphasized. Ann Surg 222:525–533
5. Stein HJ, Feussner H (1994) Diagnostic approach to „alkaline" gastroesophageal reflux. Dis Eso 7:80–86
6. Stein HJ, Kraemer SMJ, Feussner H et al. (1994) Quantifizierung des intestino-ösophagealen Refluxes mit einer fiberoptischen Bilirubin-Meßsonde. Z 32:247–251

1

Ösophagustransitszintigraphie

A. Stier

Die Darstellung einer Boluspassage durch den Ösophagus ist mit 2 bildgebenden Verfahren möglich, radiologisch unter Verwendung von Gastrografin oder Barium und nuklearmedizinisch mit einem radioaktiv markierten Testbolus. Die erste Methode hat ihre Vorteile aufgrund der anatomisch-morphologischen Darstellung der Speiseröhre, erlaubt aber keine Quantifizierung des Bolus und ist von der Interpretation des Untersuchers abhängig. Ein weiterer wesentlicher methodischer Nachteil liegt in der Verwendung der Kontrastmittel, die entweder einen bei Motilitätsuntersuchungen ungewünschten Wandbeschlag hervorrufen oder aufgrund ihrer Konsistenz nicht der gewöhnlichen physiologischen Situation entsprechen.

Die Szintigraphie mit flüssigem oder semisolidem radioaktiv markierten Nahrungsbolus ist als einzige Untersuchung methodisch in der Lage, die Phänomene des Ösophagustransits zu visualisieren und quantifizieren [1, 10].Von allen Motilitätsuntersuchungen ist sie eine für den Patienten nicht belastende, in der Durchführung einfache und nichtinvasive Untersuchung mit kurzer Untersuchungszeit, die auch zur Verlaufskontrolle wiederholt einsetzbar ist [1, 16]. Seit ihrer Erstbeschreibung durch Kazem 1972 [6] und der von Tolin et al. [17] sowie Klein u. Wald 1984 [7] modifizierten Auswertung in der „condensed-imaging"-Technik wird ihre Sensitivität in der Literatur zwischen 64 und 87% angegeben [2, 3, 4, 9, 15]. Ihr Stellenwert als Screeningmethode bei Motilitätsstörungen des Ösophagus wird nach wie vor kontrovers diskutiert [1, 3, 9, 10], zumal die derzeitige Bildauswertung weit hinter den Möglichkeiten zurückbleibt, obwohl der Informationsgehalt einer szintigraphischen Untersuchung wesentlich höher liegt [1, 11, 12]. Aus diesem Grund lag es nahe, bei unveränderter Untersuchungstechnik die Bildanalyse durch neu entwickelte Computerprogramme zu verbessern, die zum einen die methodenimanente hohe Bildfrequenz, die eine genauere zeitliche und räumliche Auflösung erlaubt, berücksichtigen, zum anderen eine nicht an „region of interest" (ROI) gebundene – dreidimensionale – Darstellung planarer szintigraphischer Bilder ermöglichen. Damit können nicht nur verschiedene Transitmuster bestimmten Diagnosen zugeordnet werden, sondern darüber hinaus in der Einzelbildanalyse eines oder mehrerer Bolustransits Transportphänomene wie segmentale Transitverzögerungen, gestörte Clearancephasen und Refluxepisoden differenziert werden [11, 12].

Ein Nachteil gegenüber Langzeit-pH-Metrie und -manometrie liegt in der Momentaufnahme, in der keine zirkadianen Rhythmen berücksichtigt und möglicherweise zum Untersuchungszeitpunkt symptomfreie Patienten untersucht werden. Aus diesem Grund konnte die Szintigraphie bisher nur als komplementäre Methode zu den erwähnten invasiven Untersuchungstechniken empfohlen werden [14, 16].

Methode und Datenanalyse

Wie bei der Manometrie gilt, daß Prokinetika und H_2-Blocker 48 h vor der Untersuchung abgesetzt werden sollten. Eine Nüchternphase von wenigstens 2 h sollte eingehalten werden. Der Transitszinigraphie darf am gleichen Tag keine Endoskopie vorausgegangen sein, da durch die langanhaltende Luftinsufflation in den Magen auch die Ösophagusmotorik beeinflußt wird. Der Patient wird, wie es der physiologischen Situation entspricht, im Sitzen untersucht. Bei der Fragestellung „Reflux“ kann die Untersuchung durch zusätzliche Aufnahmen in liegender Position ergänzt werden. Aufgenommen werden die Bilder in einer 64 × 64 Matrix von einer dorsal vom Patienten positionierten Großfeldgammakamera. Die Bildfrequenz sollte kleiner als 1/s sein; das hier verwendete Programm zeichnet kontinuierlich 240 Bilder in 200 s auf. Die szintigraphischen Daten werden anschließend umformatiert, um sie auf einem PC auswerten zu können.

Grundsätzlich sollten mehrere Bolusschlucke konsekutiv aufgezeichnet werden, um die Gefahr eines methodisch-technischen Fehlers zu verringern [8, 15, 16]. Ein versehentliches Zwischen- oder Nachschlucken muß unbedingt vermieden werden, da sich durch die deglutitive Inhibition der Transit verändern würde. Durch die Aufforderung an den Patienten zwischen den Schluckphasen den Mund geöffnet zu halten, kann dem entgegengewirkt werden. Die Testmahlzeit sollte semisolide bis solide sein, da Flüssigkeit mehr durch die Schwerkraft als durch aktiven Transport die Speiseröhre passiert und daher kaum diagnostischen Wert besitzt [3]. Das radioaktiv zu markierende Gesamtvolumen muß bei jeder Untersuchung exakt gleich abgemessen sein. Bewährt haben sich 60 mg eines perlierten Kindergriesbreis, der zur Erhöhung der Konsistenz nur mit 20 ml Wasser angerührt wird. Als radioaktiver Marker mit kurzer Halbwertszeit ist 99-M-Technetium am besten geeignet. Wegen der hohen Countzählrate als Folge der hohen Bildfrequenz sollte die Aktivität mindestens 20, besser 40 MegaBq betragen, um eine hohe Bildauflösung zu erreichen. Es ist darauf zu achten, daß insgesamt 6 gleiche Bolusmengen mit jeweils gleich großer Radioaktivität präpariert werden. Jeder Bolus wird im Abstand von 30 s eingenommen, wobei er 5 s ohne Kaubewegungen im Mund behalten und dann auf Aufforderung einmalig abgeschluckt wird.

Für die quantitative Visualisierung des ösophagealen Volumentransportes wurden mehrere Programme unter Benutzung der „Interactive Data Language“ (IDL), Version 3,5 (Research Systems Inc., Boulder, Colorado, USA, und Creaso GmbH, Gilching), entwickelt. Im wesentlichen können diese selbst entwickelten Bildauswertungsprogramme sowohl zur dreidimensionalen Darstellung der anatomischen Bolusverteilung in Einzelbildern als auch zur zweidimensionalen Darstellung der topographischen Transitzeit in der Summation aller Bilder einer kompletten Schluckphase benutzt werden.

Sogenannte Konturplots (Abb. 1) bilden die topographische Verteilung des Bolus in Ösophagus und Kardia in der Art geographischer Höhenlinien ab. Zahl und Abstände der wählbaren Konturlinien erlauben die rasche Erfassung der quantitativen Bolusverteilung in einer zweidimensionalen Ösophagusprojektion.

Durch Summation beliebig vieler Bilder eines oder mehrerer Schlucke wird die ortsabhängige Geschwindigkeitsveränderung eines Bolustransportes to-

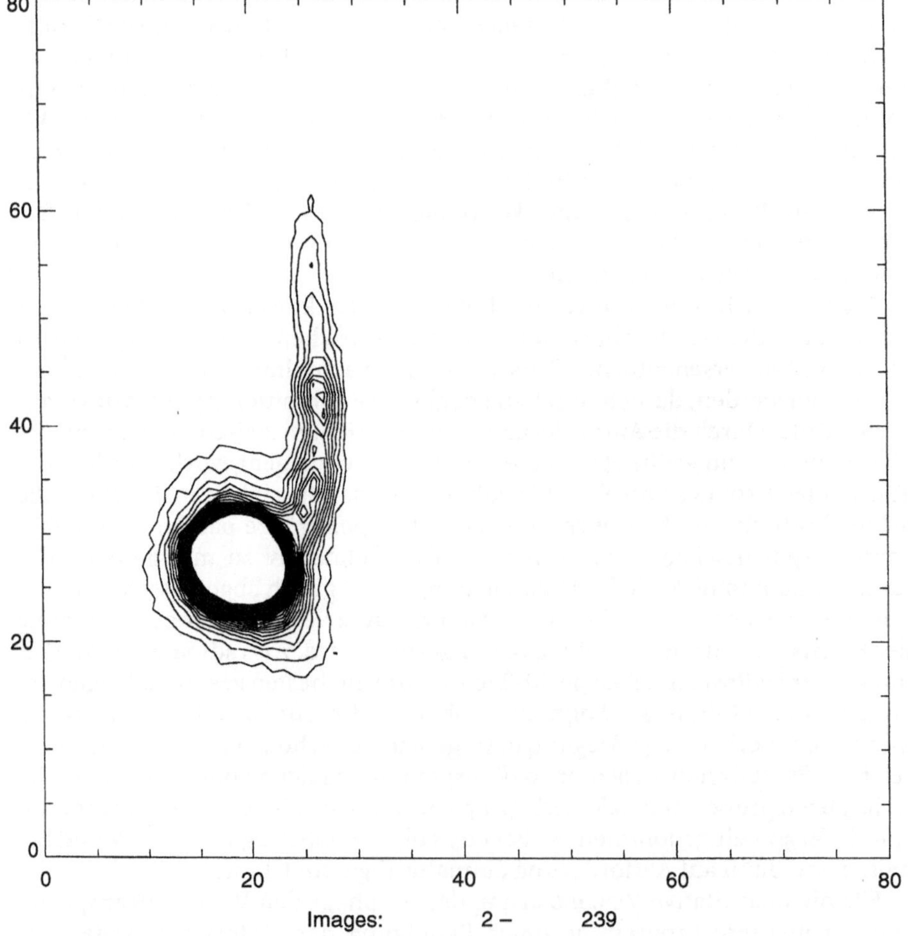

Abb. 1. Normaler Ösophagustransit in der Konturdarstellung (*oberer Bildrand* Hypopharynx, *unterer* Kardia)

pographisch dargestellt. Das Ergebnis kann entweder zweidimensional in Relation zur Länge des Ösophagus als *Profil*kurve oder dreidimensional in Relation zur Anatomie des Ösophagus in der x- und y-Achse als *Summenkontur* dargestellt werden. Die Summation der verwendeten Einzelbilder erfolgt im Sinne einer logischen Datenkompression, um bei der Projektion der Bilder den Zeitfaktor berücksichtigen zu können. Deshalb ergibt sich aus den hier gezeigten graphischen Darstellungen, daß die lokale Intensität im Bereich verschiedener Regionen des Ösophagus proportional der lokalen Verweildauer des Bolus bzw. umgekehrt proportional der lokalen Transitgeschwindigkeit dargestellt wird. Das Gesamtbild einer Auswertung kann somit als topographisch zuzuordnende Transitzeit interpretiert werden. Diese Beziehung wird plausibel, wenn man einen lokalen Abschnitt x einer Röhre mit definierter Länge betrachtet, durch die ein radioaktiv markierter Bolus transportiert wird: Die während des Transits an diesem Abschnitt x gemessene Aktivität ist um so größer, je länger der Bolus dort verweilt.

Dem *Profil*plot (Abb. 2) liegt eine 2fache Datenkompression zugrunde. Zunächst werden die 64er Matrizes eines Schluckes, der meistens 10–12 Bilder umfaßt, addiert. Anschließend wird durch zeilenweise Kompression der Pixeldaten der summierten Matrix eine Liniengraphik, das Profil, erzeugt. Die x-Achse ist proportional zur Länge des Ösophagus, die Werte der y-Achse sind proportional zur oben erläuterten lokalen Verweildauer. Es ergibt sich ein Profil von Transitzeiten, die den einzelnen Ösophagusregionen in einer Auflösung von beispielsweise 20 cm – als angenommene Ösophaguslänge – pro 40 Matrixlinien des Szintigramms zugeordnet werden können. Bei der dreidimensionalen Darstellung werden die von den hochempfindlichen Photozellen der Kamera erfaßten, lokal stark differierenden Countzahlen eines szintigraphischen Einzelbildes in der z-Achse graphisch dargestellt. Aus der Pixelmatrix entsteht eine netzartige Oberfläche, die durch Achsenrotation variabel aus verschiedenen Perspektiven betrachtet werden kann. Die Höhenunterschiede dieser Oberfläche geben die anatomische Bolusverteilung wieder. Unterlegt werden kann die netzartige Oberfläche zur besseren Orientierung durch eine flächig ausgefüllte Summenkontur eines oder aller 6 Einzelschlucke (Abb. 3).

Normalbefunde

Zur ersten Orientierung werden Profil- und Konturplot als Summationsbild aus allen 6 Bolusschlucken der Einzelbildanalyse vorangestellt. Im Profil zeigen Probanden in der tubulären Speiseröhre eine überwiegend konstante Transportgeschwindigkeit, die sich erst vor dem unteren Ösophagussphinkter (UÖS) verringert, erkennbar an der langsam ansteigenden Kurve. In der Kontur- und Einzelbildanalyse ist die Lage des UÖS in der Projektion auf die 64er Matrix gut zu identifizieren und auf die Matrix des Profils übertragbar. Danach liegt der UÖS in dem ausgewählten Beispiel im Profilplot bei Matrixlinie 31/32 (s. Abb. 2). Der Kurvenpeak repräsentiert die Gesamtaktivität der Testmahlzeit, die sich nach allen Schlucken in der Kardia angereichert hat. Hier ist

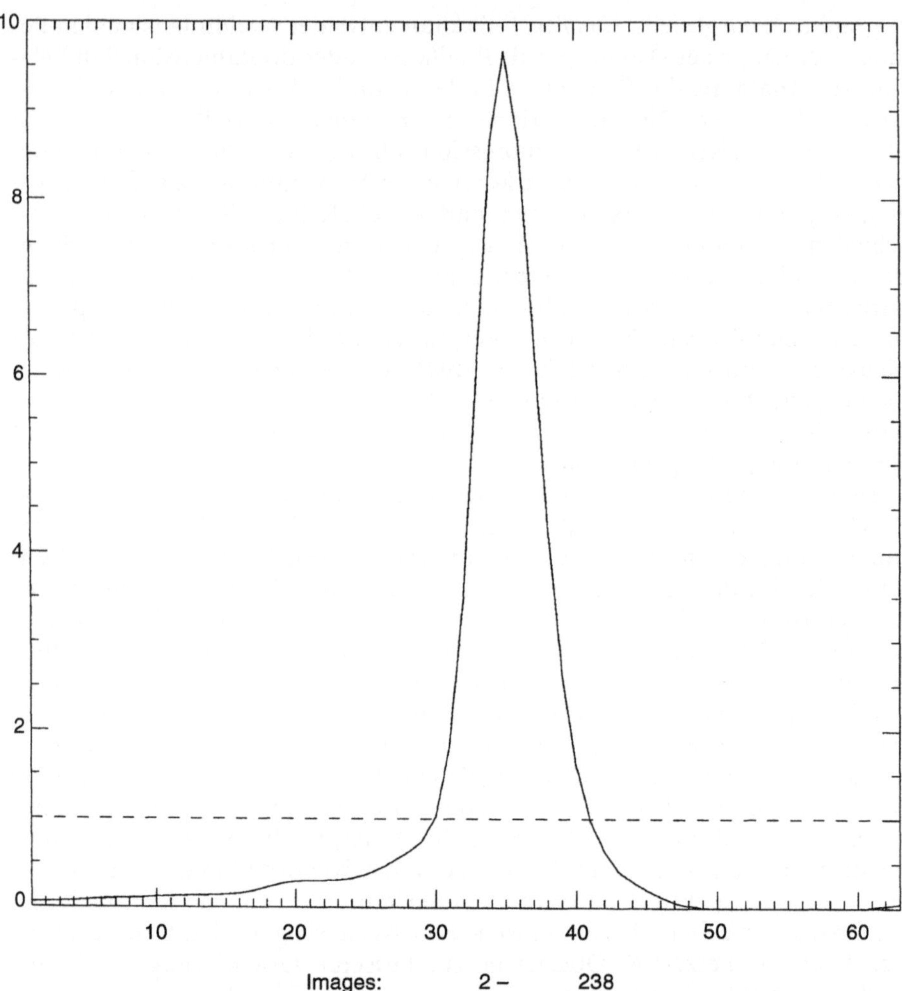

Abb. 2. Der gleiche Transit des Probanden im Profilplot (*links* Hypopharynx, *rechts* Kardia)

natürlich zunächst die Verweildauer der Testmahlzeit am längsten. Eine anatomische Orientierung ist in der Konturdarstellung möglich. Der UÖS ist als Region geringerer Aktivitätsbelegung oberhalb der Kardia abgrenzbar. Die Ausdünnung der Aktivitätslinien in diesem Bereich erklären sich durch die schnelle Passage und folglich geringe Verweildauer im UÖS-Bereich. Die höhere Liniendichte präsphinkter ist Ausdruck der kurzzeitigen Akkumulation des Bolus vor dem UÖS (s. Abb. 1).

Abbildung 3 demonstriert die einzelnen Phasen eines normalen Schluckvorganges von der zervikalen Speiseröhre bis zur Kardia. Der Transport durch die tubuläre Speiseröhre erfolgt rasch, wobei der Bolus zunächst „auseinandergezogen" wird, bevor er oberhalb des UÖS akkumuliert. Auch hier ist der

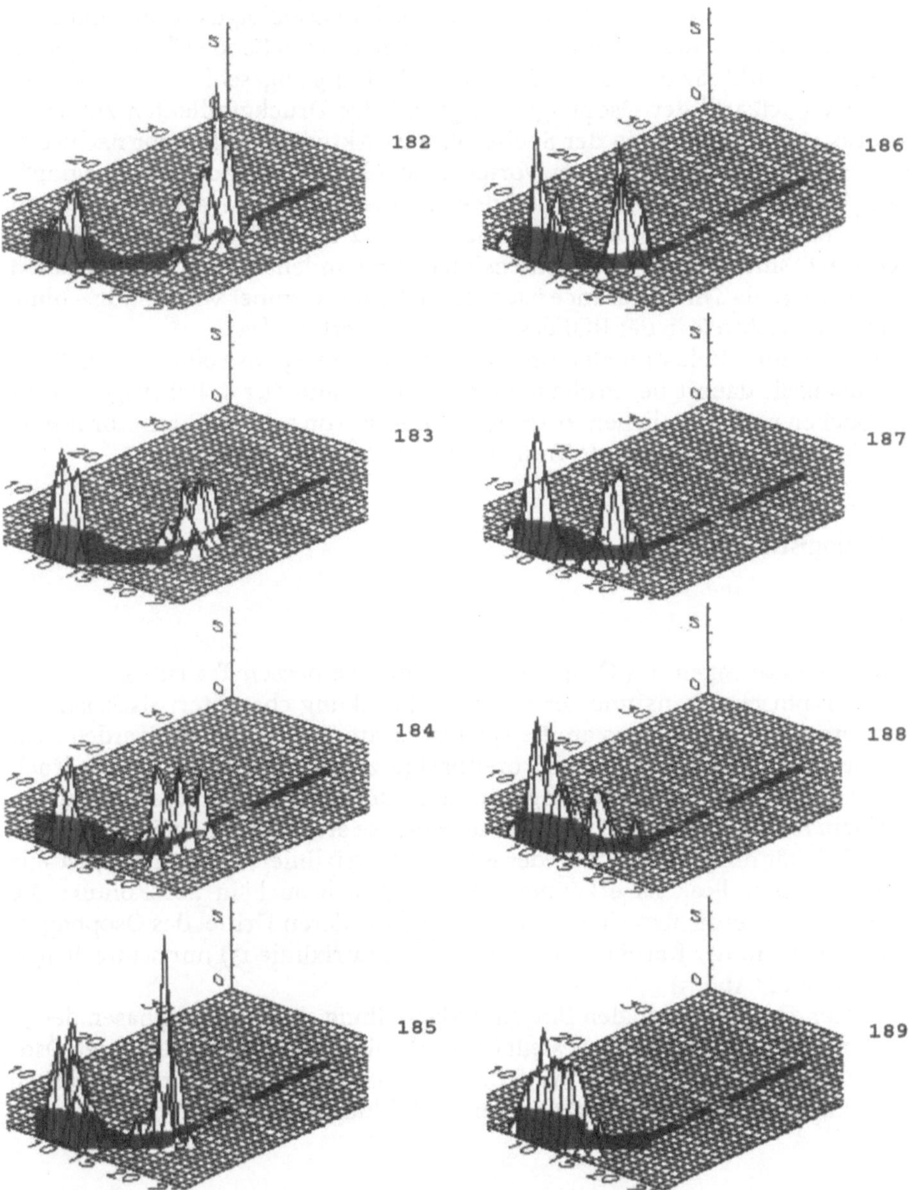

Abb. 3. Der Bolustransit in aufeinanderfolgender dreidimensionaler Einzelbilddarstellung. Die Ösophaguskontur ist dunkelgrau angedeutet. Am linken unteren Bildrand ist der Peak der Kardiaregion erkennbar (Erläuterungen im Text)

UÖS als „Lücke" zwischen dem Aktivitätspeak in Ösophagus rechts und Kardia links (Abb. 3, Bild 185) erkennbar. Die sich anschließende Clearancephase beginnt bei Bild 187 und ist bei Bild 189 vollständig abgeschlossen. Innerhalb von 2,4 s „cleart" der Ösophagus aufgrund des Druckgradienten zwischen Thorax und Abdomen; in der Speiseröhre ist Aktivität nicht mehr nachweisbar. Hier wird ein wesentlicher Vorteil gegenüber der „condensed-imaging"-Auswertung ersichtlich: Diese Methode definiert den Transit als normal, wenn mehr als 90% des Testbolus innerhalb von 12 s aus der Ösophagusregion „gecleart" sind [7, 15, 16]. Dreidimensionale Probandenuntersuchungen haben aber gezeigt, daß die Clearance nach jedem Schluck immer vollständig – ohne Aktivitätsnachweis in der ROI des Ösophagus – erfolgt [12].

Der gesamte Bolustransit einschließlich Clearancephase einer semisoliden Testmahlzeit dauert bei Probanden zwischen 8 und 11,2 s. Bei insgesamt 12 weiblichen und männlichen Probanden im Alter von 24–61 Jahren wurde eine durchschnittliche semisolide Transitzeit von 9,4 s errechnet.

Pathologische Befunde

Achalasie

Funktionsstörungen des Ösophagus beeinflussen dessen Transit, so daß das szintigraphische Transitmuster für die Erkrankung charakteristisch ist. Besonders deutlich kann das am Beispiel einer amotilen Achalasie verdeutlicht werden. Im Profil (Abb. 4) ist eine breitbasige, zweigipflige Kurve als Ausdruck einer ausgeprägten Bolusverlangsamung in der tubulären Speiseröhre zu erkennen. In der Region des UÖS, auf der x-Achse etwa bei Matrixlinie 46/47, ist die Aktivität minimal. Auch in der Kardia (Matrixlinie 48 beginnend) ist nur ein schwacher Peak zu erkennen. Das zeigt sich auch in der Kontur: Die Höhenlinien verdichten sich im oberen und mittleren Drittel des Ösophagus, während sie in der Kardiaregion (unterhalb Matrixlinie 15) nur schwach ausgeprägt sind (Abb. 5).

In der dreidimensionalen Einzelbilddarstellung sind Schluckphasen des 3., 5. und 6. Bolusschluckes dargestellt (Abb. 6). Die ROI wurde nur über den Ösophagus gelegt. Man erkennt im Verlauf die Zunahme der über den gesamten Ösophagus verteilten Aktivität bis zur Ausbildung einer zweigipfligen Kurve.

Reflux

Refluxpatienten zeigen offenbar infolge der Inkompetenz des UÖS durchweg das gleiche Transitmuster, demonstriert an den dreidimensionalen Einzelbildern des 4. Bolusschluckes in Abb. 7. Der Transit durch die tubuläre Speiseröhre ist im Vergleich zu Normalpersonen unverändert. Weniger ausgeprägt erfolgt aber die präsphinctere Bolusakkumulation vor dem UÖS, der bei Refluxpatienten nicht als kurzstreckige aktivitätsfreie Zone abgrenzbar

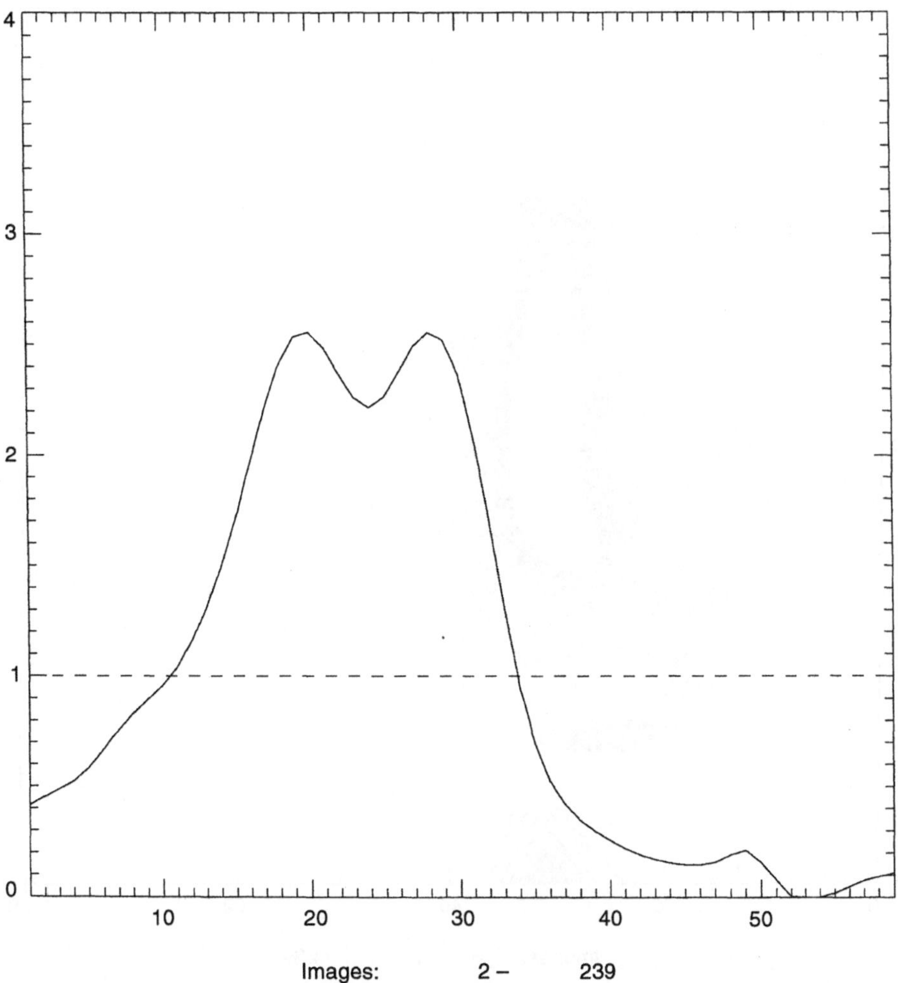

Abb. 4. Profil einer amotilen Achalasie. Gut erkennbar die über die gesamte Ösophaguslänge ausgedehnte Transitverlangsamung. In der Region der Kardia am *rechten* Bildrand ist keine Aktivität nachweisbar

ist (Bild 146 u. 147). Die Clearancephase ist im Durchschnitt um 1,8 s länger als normal und nicht vollständig. In Bild 151 ist zu erkennen, daß in der distalen Ösophagusregion, anders als in Abb. 3, Bild 189 beim physiologischen Transit, Bolusaktivität nachweisbar bleibt. Szintigraphische Untersuchungen bei bisher 38 Refluxpatienten haben gezeigt, daß dieses Refluat bis zum nächsten Schluck im Ösophagus persistieren kann, häufig aber nach weiteren durchschnittlich 12,3 s „gecleart" wird. In weniger als 20 % vergrößert sich die Refluatmenge und steigt im Ösophagus nach kranial, ohne bis zum Einsetzen des nachfolgenden Bolusschluckes „gecleart" zu werden. Diese

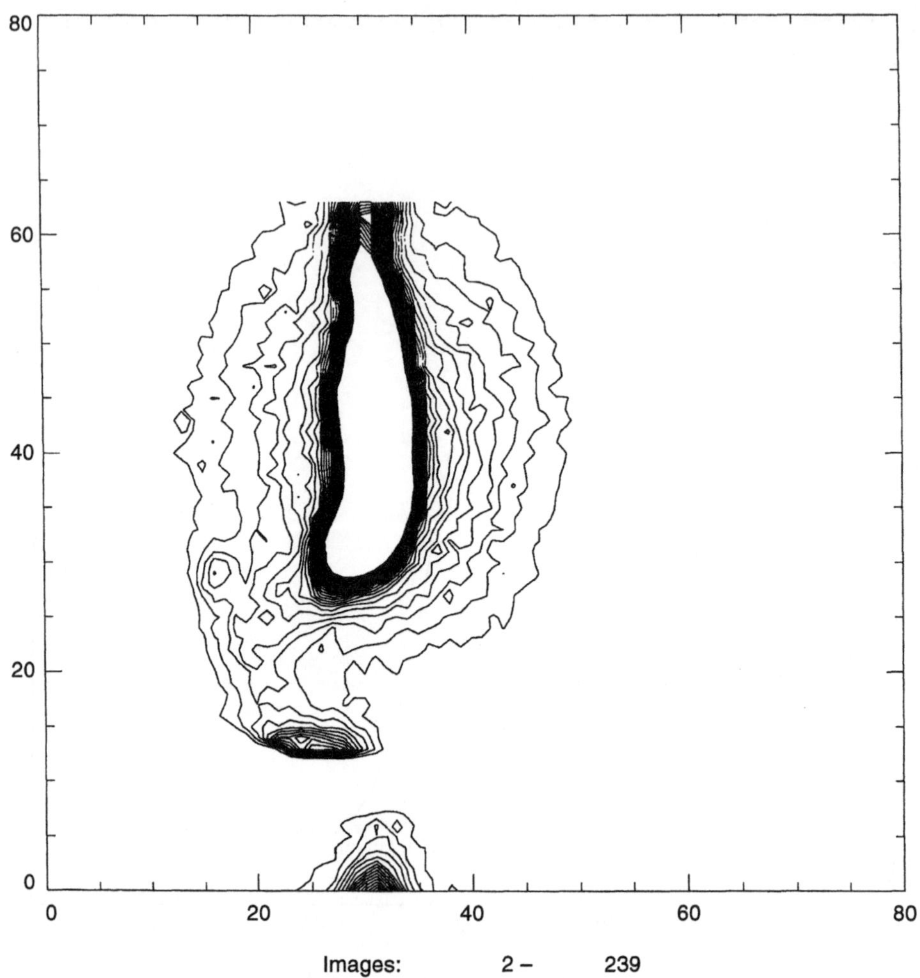

Abb. 5. Konturplot bei Achalasie

Veränderung wird vor allem bei Patienten mit endoskopisch nachweisbarer Refluxösophagitis beobachtet [5].

Postoperative Veränderungen am Beispiel der Fundoplikatio

Eine Domäne der alimentären Szintigraphie ist die Evaluierung postoperativer Folgezustände [13]. Bewährt hat sich die Transitszintigraphie bei Patienten mit persistierenden oder neu aufgetretenen Beschwerden nach einer Antirefluxoperation, weil sie durch die anatomisch-morphologische Zuordnung der Bolustransportstörung bei gleichzeitiger Quantifizierung die vor allem manometrisch erfaßbaren Motilitätsveränderungen visualisieren kann [12].

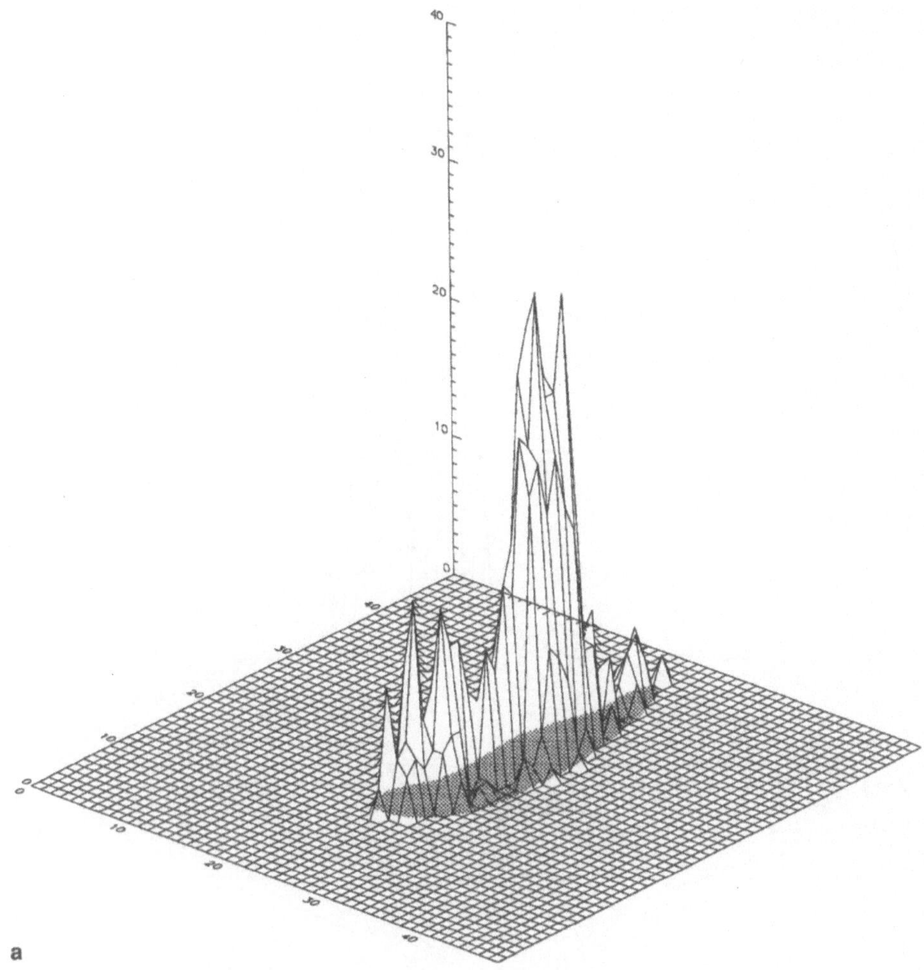

Abb. 6. a – c. Dreidimensionale Einzelbilder des 3., 5. und 6. Bolusschluckes als Beispiel für die konstante Transitverzögerung

Zunächst werden 10 Patienten ohne Beschwerden nach Fundoplikatio szintigraphisch nachuntersucht. Der Transport durch die tubuläre Speiseröhre ist überwiegend normal, nur vor dem UÖS ergibt sich eine charakteristische Bolusverzögerung, die die Gesamttransitzeit gegenüber dem Normalkollektiv um durchschnittlich 4,6 s verzögert (Abb. 8). Die Clearance ist aufgrund der präoperativ manometrisch nachgewiesenen intakten propulsiven Aktivität der Speiseröhre immer vollständig und Zeichen einer gut sitzenden Manschette.

Bei 24 szintigraphisch untersuchten Patienten mit persistierenden, rezidivierenden oder neu aufgetretenen Beschwerden nach Fundoplikatio war bei

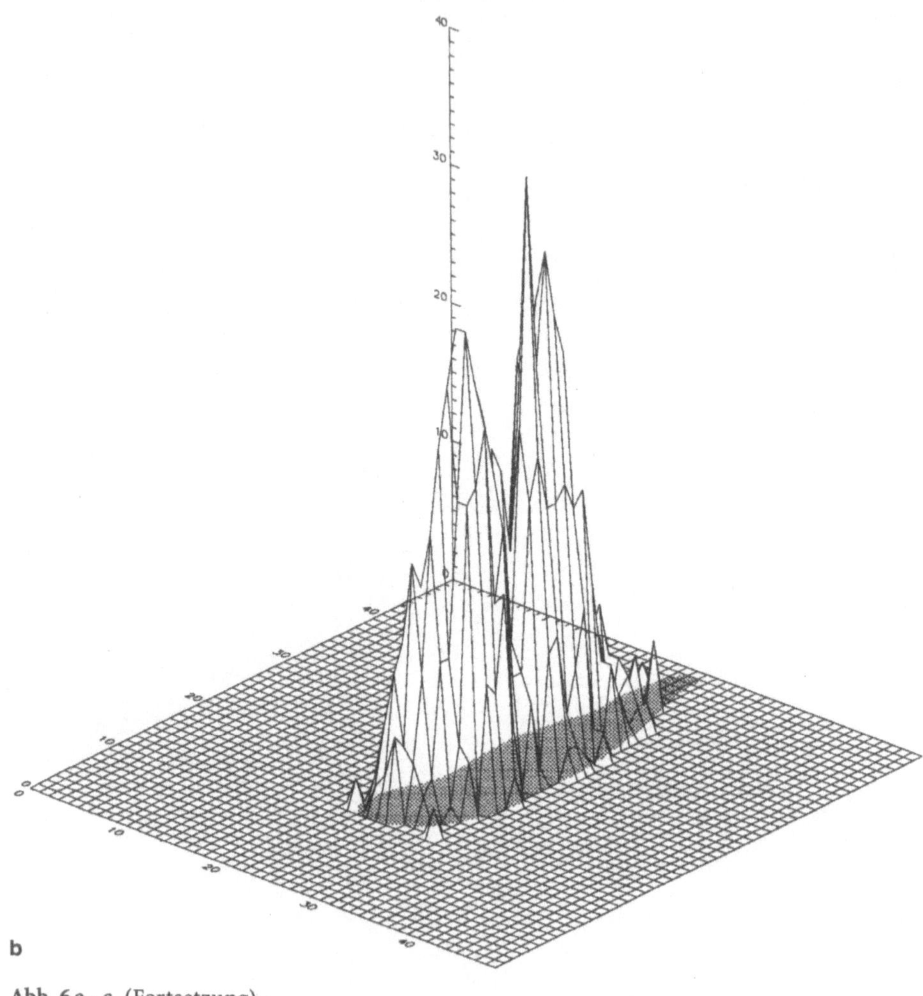

b

Abb. 6 a–c (Fortsetzung)

70% das den Beschwerden zugrunde liegende Problem eine zu eng um den Ösophagus geschlungene oder dislozierte bzw. falsch plazierte Fundusmanschette. Bei den übrigen Patienten, meist mit persistierenden Refluxbeschwerden, lag häufig eine gelockerte Manschette mit dem Auftreten von gastroösophagealem Reflux vor [12].

Vor allem im Konturplot war auf einen Blick zu erkennen, ob postoperativ eine symptomverursachende Störung vorlag. Eine zu enge Manschette führt im Summationsbild zu einer trichterförmigen Stenose im UÖS-Bereich mit prästenotischer Transitverzögerung (Abb. 9). In der Einzelbilddarstellung findet man eine ausgeprägte Clearancestörung, die bis zum nächsten Bolus-

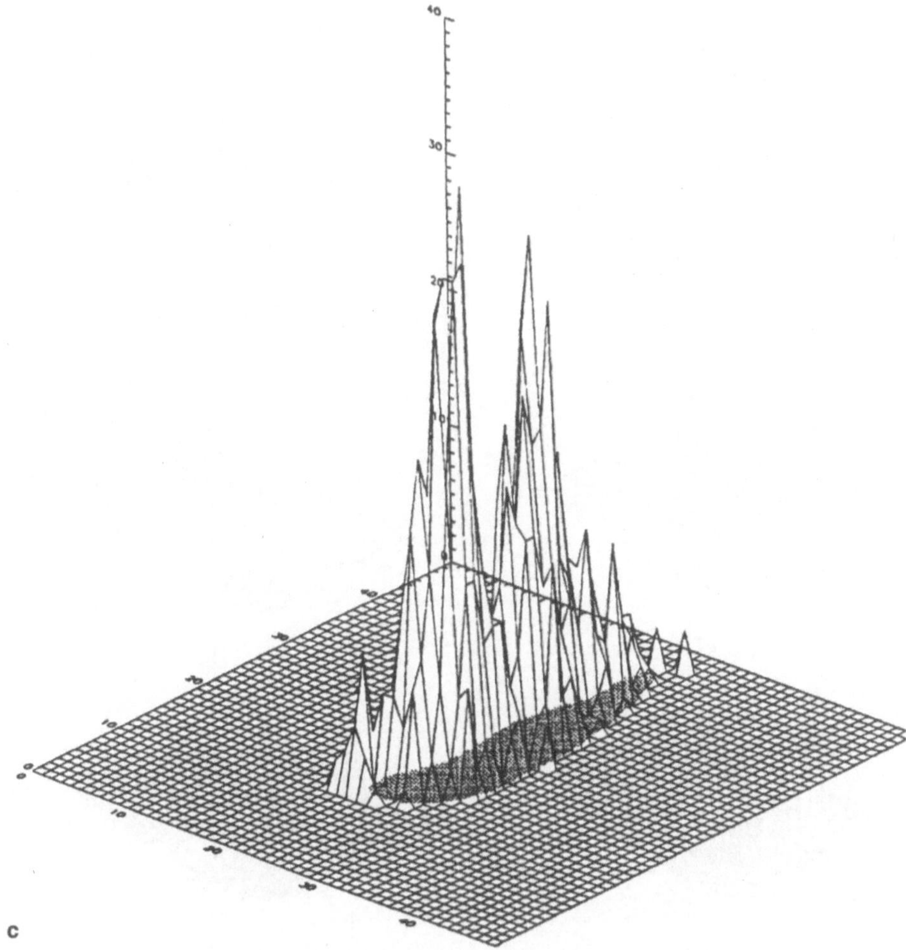

c

Abb. 6a–c (Fortsetzung)

schluck persistiert und erst nach einer verlängerten Akkumulationsphase des nun vergrößerten Bolusvolumens meistens vollständig gecleart werden kann. Bei $^{1}/_{3}$ dieser Patienten mit überwiegend dysphagischen Beschwerden ist in jedem Schluckintervall Aktivität im Ösophagus nachweisbar. Persistierender Reflux nach Fundoplikatio zeigt in der Kontur eine Verdichtung der Höhenlinien im Bereich des gastroösophagealen Überganges mit einer Ausbuchtung in den distalen Ösophagusbereich (Abb. 10). In der dreidimensionalen Bildauswertung kann eindeutig dargestellt werden, daß nach inkompletter Clearance vor Einsetzen des nächsten Schluckes ein Reflux von markiertem Bolus in das untere Ösophagusdrittel auftritt.

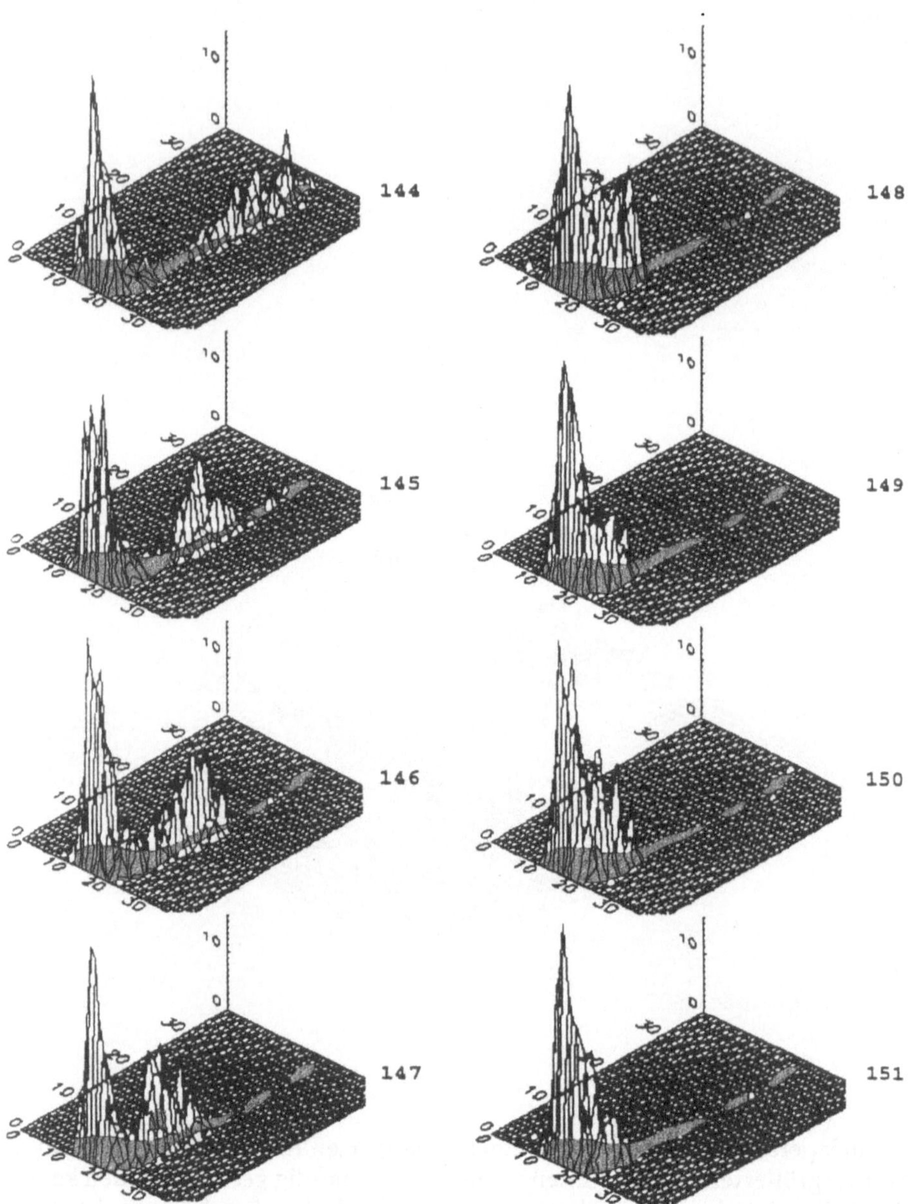

Abb. 7. Dreidimensionale Einzelbildanalyse des 4. Bolusschluckes eines Refluxpatienten (zum Vergleich s. Abb. 3)

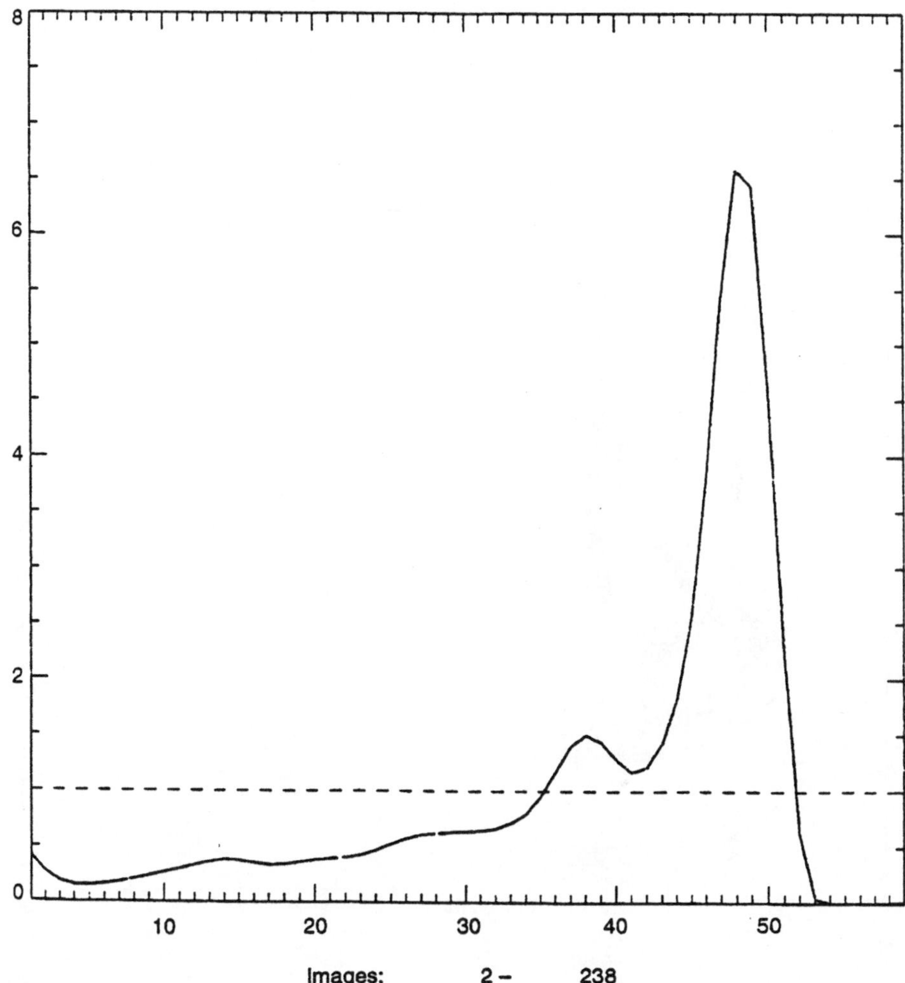

Abb. 8. Profil eines beschwerdefreien Patienten nach Fundoplikatio mit charakteristischer präsphinkterer Bolusverzögerung durch die Fundusmanschette

Bei dieser Untersuchung konnte die Szintigraphie die Auswirkungen der manometrisch und pH-metrisch erfaßten Veränderungen auf den Bolustransit genau darstellen. Die Korrelation zwischen der geschilderten Symptomatik der Patienten und den gemessenen pathologisch veränderten Transits lag bei 89 %.

Zusammenfassung

Durch eine verbesserte Bildauswertung gewinnt die szintigraphische Messung des Ösophagustransits als einfach durchzuführende Methode an Bedeutung.

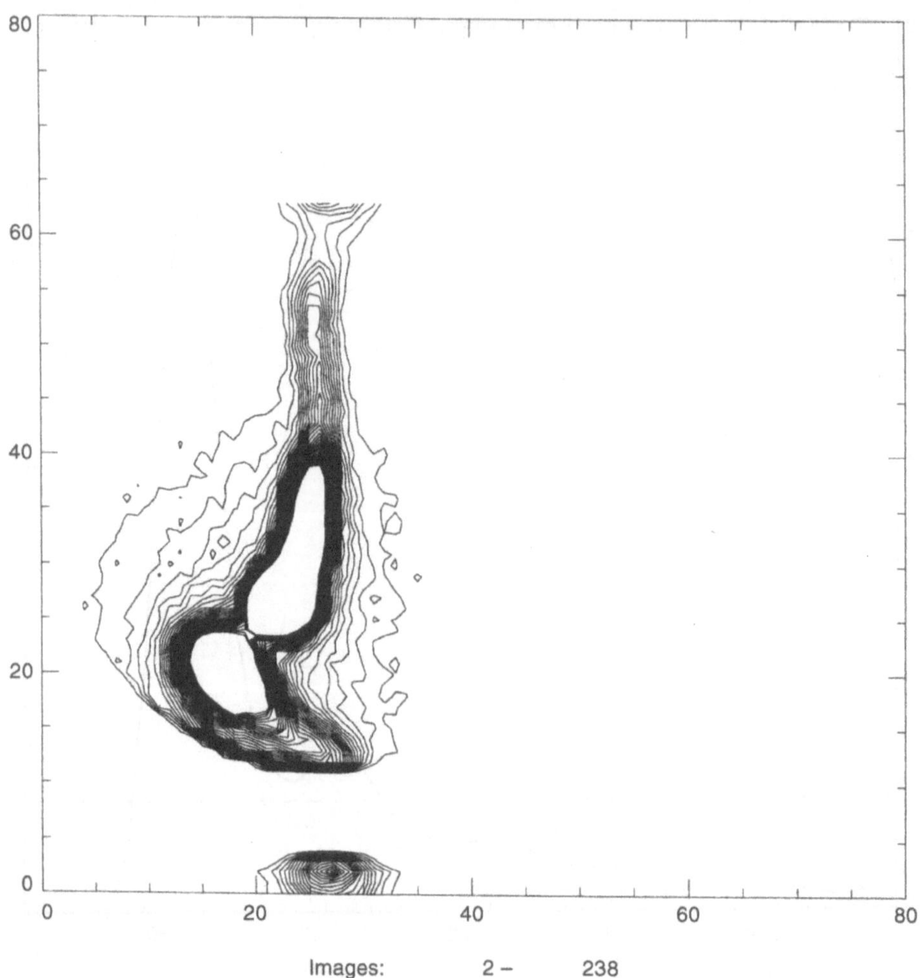

Abb. 9. Kontur eines Patienten mit neu aufgetretenen Dysphagien nach Fundoplikatio mit nachweislich zu eng angelegter Manschette

Die hohe Bildfrequenz in Kombination mit einer dreidimensionalen Visualisierung des Bolusvolumens für jede einzelne Schluckphase machen Quantifizierung und topographische Zuordnung des Transits möglich. Bisher konnte die Passage eines radioaktiv markierten Bolus in dieser Auflösung nicht abgebildet werden. Damit sind auch physiologische und pathologische Transportvorgänge im Bereich des gastroösophagealen Überganges darstellbar, was bisher szintigraphisch nicht möglich war.

Die Szintigraphie ist in der Lage, charakteristische Transitmuster verschiedenen Motilitätsstörungen eindeutig zuzuordnen. Durch die Einzelbildanalyse kann exakt zwischen gestörter Clearance und gastroösopha-

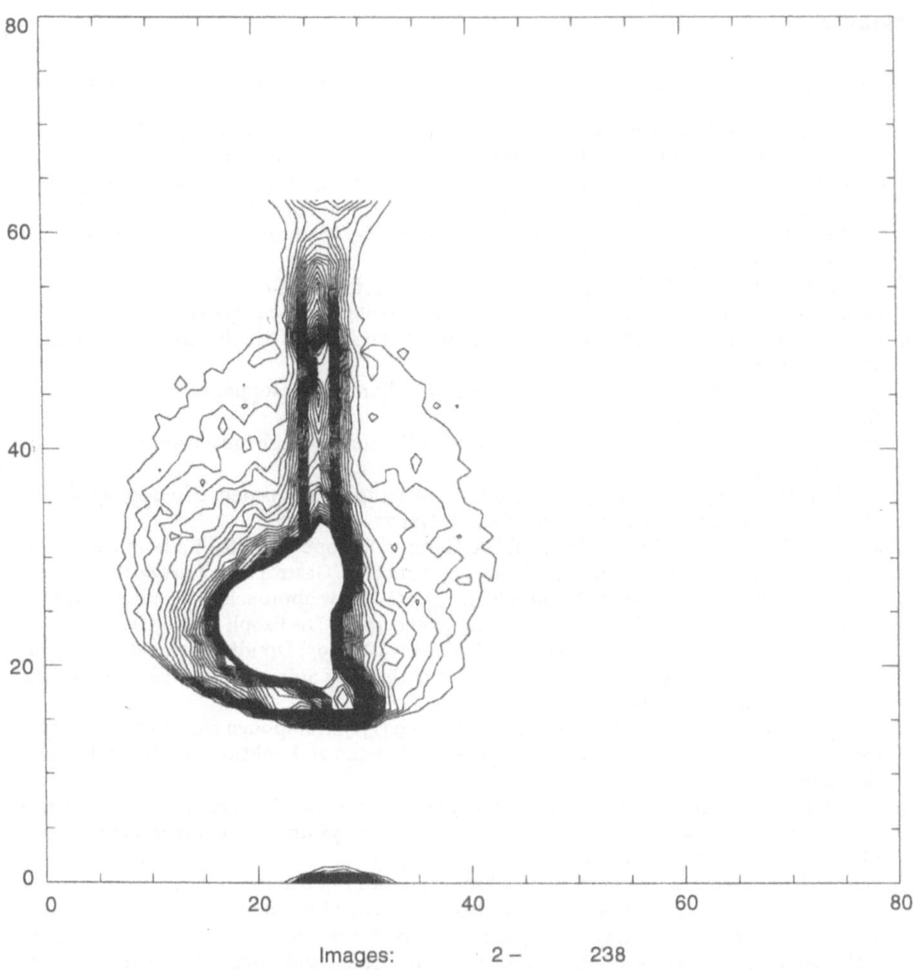

Abb. 10. Kontur eines Patienten mit persistierenden Refluxbeschwerden infolge einer zu locker angelegten Fundusmanschette

gealem Reflux differenziert werden. Die topographische Zuordnung ermöglicht auch eine Diagnosestellung bei postoperativen Motilitätsveränderungen.

Es ist aber immer darauf zu achten, daß diese für den Patienten gut tolerierbare, methodisch einfache Untersuchung standardisiert durchgeführt wird, d.h. auch mit semisolider oder solider Testmahlzeit und in der Mehrfachschlucktechnik, um eine hohe Sensitivität zu erreichen.

Aufgrund der verbesserten Datenanalyse und Visualisierung entwickelt sich diese Methode zu einem Screeningverfahren in der ösophagealen Funktionsdiagnostik.

Literatur

1. Bunker J (1992) Esophageal Disorders and Scintigraphy: One clinician's perspective. J Nucl Med 33:1301–1303
2. DeCaestecker JS, Blackwell JN, Adam RD, Hannan WJ, Brown J, Heading RC (1986) Clinical value of radionuclide oesophageal transit measurement. Gut 27:659–666
3. O'Connor MK, Byrne PJ, Keeling P, Hennessy TP (1988) Esophageal scintigraphy: Applications and limitations in the study of esophageal disorders. Eur J Nucl Med 14:131–136
4. Gilchrist AM, Laird JD, Ferguson RW (1987) What is the significance of the abnormal oesophageal scintigramm? Clin Radiol 38:509–511
5. Kahrilas PJ, Dodds WJ, Hogan WJ, Kern M, Arndorfer RC, Reece A (1988) Esophageal peristaltic dysfuncion in peptic esophagitis. Gastroenterology 94:73–80
6. Kazem I (1972) A new scintigraphic technique for the study of esophagus. Am J Roentgenol 115:681–688
7. Klein HA, Wald A (1984) Computer analysis of radionuclide esophageal transit studies. J Nucl Med 25:957–964
8. Klein HA, Wald A (1987) Normal variations in radionuclide esophageal transit studies. Eur J Nucl Med 13:115–120
9. Mughal MM, Marples M, Bancewicz J (1986) Scintigraphic assessment of oesophageal motility: what does it show and how reliable is it? Gut 27:946–953
10. Russell COH, Hill LD, Holmes ER, Hull DA, Gannon R, Pope CE (1981) Radionuclide transit: a sensitive screening test for esophageal dysfunction. Gastroenterology 80:887–892
11. Stier A, Fechner M, Schwaiger M, Siewert JR (1995) A new approach to scintigraphic evaluation of gastric tube following subtotal esophagectomy. Dis Esoph 8:294–298
12. Stier A, Stein HJ, Feussner H, Schwaiger M, Siewert JR (1995) Dreidimensionale Szintigraphie des Ösophagustransits zur Evaluierung funktioneller Störungen nach Fundoplikatio. Langenbeck Arch Forum (Suppl):241–246
13. Stier A, Hölscher AH, Schwaiger M, Siewert JR (1994) Jejunumpouch nach totaler Gastrektomie – Klinische und szintigraphische Untersuchungen zu Funktion und Befindlichkeit. Zentralbl Chir 119:838–844
14. Taillefer R, Jadliwalla M, Pellerin E, Lafontaine E, Duranceau A (1990) Radionuclide esophageal transit study in detection of esophageal motor dysfunction: comparison with motility studies (manometry). J Nucl Med 31:1921–1926
15. Tatsch K, Schroettle W, Kirsch CM (1991) Multiple swallow test for quantitative and qualitative evaluation of esophageal motility disorders. J Nucl Med 32:1365–1370
16. Tatsch K, Vorderholzer WA, Weiss MJ, Schroettle W, Klauser AG, Müller-Lissner SA, Kirsch CM (1992) Simultaneous assessment of bolus transport and contraction parameters in multiple swallow investigations. J Nucl Med 33:1291–1300
17. Tolin RD, Malmud LS, Reilley J et al. (1979) Esophageal scintigraphy to quantitate esophageal transit. Gastroenterology 76:1402–1408

1

Magen-pH-Metrie

M. Fein

Für die Pathogenese und Therapie der Ulkuskrankheit ist die Magensäure von entscheidender Bedeutung. Aus diesem Grund wurden bereits seit Anfang dieses Jahrhunderts Methoden zur Erfassung der Magensekretion entwickelt. Als erstes qualitatives Verfahren wurde die fraktionierte Magensaftaspiration angewendet. Zwischen 1950 und 1970 wurde diese Methode durch den Pentagastrintest erweitert. Im Rahmen des klinischen Einsatzes dieses Testes wurde jedoch deutlich, daß zwar im Mittel eine höhere Sekretion bei der Ulkuskrankheit im Vergleich zu gesunden Probanden nachgewiesen werden kann, gleichzeitig aber eine breite Überlappung zwischen den physiologischen Werten und den Meßwerten von Patienten mit Ulkus besteht. Die Bedeutung des Pentagastrintestes beschränkt sich daher heute in erster Linie auf den Nachweis des Zollinger-Ellison Syndroms.

Ein weiterer Nachteil der Aspirationsmessungen ist, daß die Meßzeit beschränkt ist. Somit können zirkadiane Schwankungen, wie sie im Rahmen der Mahlzeiten oder aufgrund von Reflux auftreten, nicht beschrieben werden. Eine kontinuierlichere Messung des intraluminalen Magen-pH-Wertes ist dagegen unter Verwendung von pH-Elektroden möglich. Bereits in den 50er Jahren wurden Untersuchungen mit intragastralen pH-Elektroden durchgeführt [15]. Die intraluminale pH-Metrie konnte jedoch erst Anfang der 80er Jahre durch Miniaturisierung der Meßsonden und gleichzeitige Verbesserung der Meßeigenschaften und durch die Einführung von tragbaren Speichergeräten Verbreitung finden [6, 22, 25].

Während sich seither die Ösophagus-pH-Metrie als „goldener Standard" für die Diagnostik der gastroösophagealen Refluxkrankheit etabliert hat [7, 8], kann die klinische Bedeutung der Magen-pH-Metrie noch immer nicht eindeutig definiert werden. Die ersten publizierten Ergebnisse zur Magen-pH-Metrie beschreiben geeignete Meßprotokolle und die gute Reproduzierbarkeit der Messung [2]. Als Schwerpunkt der Anwendung der Magen-pH-Metrie hat sich die Therapiekontrolle der medikamentösen Säurereduktion etabliert [10, 18]. Die Bedeutung der Magen-pH-Metrie für die Diagnostik verschiedener Magenerkrankungen ist nach wie vor Forschungsgegenstand [12, 14, 16, 22, 24, 26]. Dies kommt auch darin zum Ausdruck, daß die Auswertung der pH-Metrie bisher nicht standardisiert wurde.

In diesem Kapitel werden die etablierten Standards zur Durchführung der Magen-pH-Metrie beschrieben. Als Verfahren zur Auswertung der Ergebnisse wird in erster Linie die Methode vorgestellt, die mit Hilfe von kommerziell erhältlicher Software durchgeführt werden kann. Abschließend werden mögliche Anwendungen der Magen-pH-Metrie zusammengestellt.

Material

Elektroden

Antimon- und Glaselektroden werden zur Magen-pH-Metrie eingesetzt. Ein Vorteil der Antimonelektrode, die im Kapitel zur Ösophagus-pH-Metrie vorgestellt wird, liegt im geringeren Durchmesser der Sonde und im günstigeren Preis. Durch Kombination von zwei oder drei Antimonelektroden an einem Kabel mit einem Abstand von 10 bzw. 15 kann mit einer Sonde z. B. bei Kindern gleichzeitig an verschiedenen Stellen gemessen werden. Eine pH-Messung mit einer Antimonelektrode erfordert in jedem Fall eine Referenzelektrode. Bei Verwendung einer kombinierten Glassonde kann diese als Referenzelektrode verwendet werden, ansonsten muß eine externe Referenzelektrode am Körper des Patienten angebracht werden. Nachteil der Antimonelektrode ist die längere Ansprechzeit, die sich v. a. bei pH-Sprüngen vom sauren in den alkalischen Bereich bemerkbar macht, da sie länger als die üblichen Abtastintervalle ist. Aus diesem Grund werden im gastrointestinalen Funktionslabor der chirurgischen Universitätsklinik in Würzburg ausschließlich Glaselektroden verwendet, da hier die Ansprechzeit von ca. 2 s für alle pH-Bereiche (pH 0–12) kürzer als das Abtastintervall von 4 s ist. Dies entspricht auch allgemeinen Empfehlungen [29]. Dem wesentlich höheren Anschaffungspreis steht bei fachgerechter Pflege die längere Haltbarkeit der Glaselektrode im Vergleich zur Antimonelektrode gegenüber. Es sei jedoch darauf hingewiesen, daß keine Studie bisher belegt, daß der meßtechnische Vorteil der Glassonde zu einer besseren diagnostischen Verwertbarkeit der Ergebnisse führt.

Die Funktion einer Glaselektrode basiert auf den Effekten an einer semipermeablen Glasmembran. Die jeweiligen aus der Konzentrationsdifferenz verschiedener Ionen resultierenden elektrischen Potentiale können mit der Nernst-Gleichung berechnet werden. Das Potential ist in diesem Fall direkt proportional zum pH-Wert der Lösung [9]. Die verwendete Glaselektrode der Fa. Ingold, Typ 440 M 4, beinhaltet in einem Plastikschlauch eine Kaliumchloridlösung, die an der Sondenspitze durch eine Glasmembran in Kontakt zu der zu messenden Lösung steht. Die in der Sonde integrierte Referenzelektrode besteht aus einem Silber-Silberchlorid-Draht. Die Sondenspitze weist einen Durchmesser von 4 mm auf, das Sondenkabel einen Durchmesser von 2 mm.

Die Reinigung der mehrfach verwendbaren Sonde umfaßt zunächst eine Desinfektion (z. B. Lysotol). Anschließend sollte die Sonde mit Wasser abgespült werden und an der Luft trocknen. Durch Trockenreiben besteht die Gefahr eines Bruches der Referenzelektrode oder eine Beschädigung der Glasmembran. Aufbewahrt werden sollte die Sonde in einem Schutzgefäß in einer von der Herstellerfirma mitgelieferten Elektrolytlösung. Bei der Handhabung der Sonde sollte ein Abknicken des Kabels und des Plastikschlauches sowie Zug an der Elektrodenspitze vermieden werden. Die Anforderungen in bezug auf die Meßgenauigkeit werden im Abschnitt zur Eichung der Sonden beschrieben.

Datenspeicher

Als Datenspeicher steht eine Reihe von Geräten zur Verfügung. Sie unterscheiden sich hinsichtlich der möglichen Anzahl von Kanälen, der Abtastrate und der Größe und des Gewichtes der Geräte. Eine genauere Spezifikation der Geräte ist im Beitrag Ösophagus-pH-Metrie S. 75 nachzulesen. Die Auswahl des Datenspeichers sollte im Hinblick auf die weiteren gewünschten Funktionsuntersuchungen erfolgen. Beispielsweise kann der Mikrodigitrapper (Fa. Synectics) neben der pH-Metrie auch zur ambulanten Manometrie eingesetzt werden. Bezüglich der Bedienung der Datenspeichergeräte sei auf die jeweilige Bedienungsanleitung verwiesen.

Computer und Software zur Auswertung der Daten

Die Datenübertragung erfolgt an der seriellen Schnittstelle eines Personal Computers. Zur Auswertung der Daten werden von einigen Arbeitsgruppen selbstentwickelte Programme verwendet. Es steht jedoch auch ein kommerzielles Programm (esopHogram, Gastrosoft, Fa. Synectics) zur Verfügung, das alle Arbeitsschritte von der Datenerfassung und der Datenarchivierung bis hin zur Auswertung umfaßt. Dieses Programm ist als DOS-Programm bereits seit einigen Jahren auf dem Markt und wird laufend aktualisiert. Jeder handelsübliche PC erfüllt die Minimalanforderungen dieses Programmes in bezug auf die Hardware. Eine Windows-Version dieses Programmes befindet sich zur Zeit in der Entwicklung.

Praktische Durchführung

Eichung

Vor jeder Messung werden die Batterie des Datenspeichers erneuert und die alten Daten gelöscht. Zur Eichung wird bei Verwendung des Digitrapper Mark II bzw. des Mikrodigitrappers die Elektrode jeweils 5 min zunächst in der Pufferlösung mit pH 7 und anschließend in pH 1 eingelegt [11]. Diese Eichung dient dazu, kleine Abweichungen der Sonde zu korrigieren. Unabhängig von den auf dem Datenspeichergerät bei der Eichung angegebenen pH-Werten werden die gemessenen Potentiale als pH 1 und pH 7 gesetzt. Zusätzlich zu dieser Eichung führen wir mit dem Gerät Digitrapper Mark II eine Qualitätskontrolle der Sonde durch. Hierbei werden die pH-Werte des Gerätes herangezogen. Die Sonde sollte nicht mehr verwendet werden, wenn die Werte um mehr als ± pH 0,2 von den Zielwerten abweicht. An diesem Gerät besteht auch die Möglichkeit, die Meßwerte an Stellschrauben zu verändern. Auf diese Art können auch Sonden mit initial größeren pH-Abweichungen geeicht und verwendet werden. Dies ist jedoch aus zweierlei Hinsicht nicht zu empfehlen. Erstens kann durch häufiges oder falsches Benutzen der Stellschrauben eine Reparatur des Datenspeichers erforderlich werden und zweitens erhöht sich die Zahl unbrauchbarer Messungen bei Verwendung älterer Glaselektroden durch vermehrten Drift. Der Drift wird am Ende jeder 24-h-Messung überprüft, indem erneut die pH-Anzeige des Gerätes in den beiden Pufferlösungen protokolliert wird. Wiederum gilt eine Toleranz von ± 0,2. Beim Mikrodigitrapper erfolgt die Anpassung an die einzelnen Elektroden automatisch, die beschriebene Qualitätskontrolle ist nicht möglich.

Bei der Eichung muß berücksichtigt werden, daß diese bei Raumtemperatur stattfindet, während die eigentliche Messung bei Körpertemperatur erfolgt. Der Fehler aufgrund der Temperaturdifferenz kann mit Hilfe der Nernst-Gleichung berechnet werden. Die entsprechenden Temperaturkorrekturfaktoren für die jeweiligen pH-Sonden wurden bei der aktuellen Programmversion der Software zur Datenauswertung bereits integriert (z.B. für die Glaselektrode: – 0,35 pH für pH 1 und 0 für pH 7).

Sondeneinlage

Vor Einlage der Sonden wird das weitere Vorgehen zunächst mit dem Patienten besprochen. Die Kabel der Sonde werden mit Lidocain-Gel bestrichen und transnasal vorgeschoben. Das Einlegen der Sonden wird insbesondere am Ösophaguseingang durch gleichzeitiges Schlucken des Patienten erheblich erleichtert. Die Lokalisation kann anschließend mit Hilfe verschiedener Maßnahmen überprüft werden:

1) Beim Übertritt vom Ösophagus in den Magen wird in der Regel ein rasches Absinken der pH-Werte beobachtet. Nachfolgend kann die Sonde um das gewünschte Maß weitergeschoben werden.
2) Die Sondeneinlage wird unter Durchleuchtung kontrolliert.
3) Die Sondeneinlage wird in bezug auf den manometrisch bestimmten unteren ösophagealen Sphinkter lokalisiert.

Da die stationäre Ösophagusmanometrie ohnehin häufig durchgeführt wird, läßt sich auf diese Weise die Lage der Sondenspitze genau definieren. Daher wird diese Methode in der Regel bevorzugt, wobei durch Kontrolle der initialen pH-Werte die intragastrale Lage sichergestellt und ein Umschlagen der Sonde im Ösophagus ausgeschlossen werden kann.

Zur Standardisierung wurde in vielen Funktionslabors eine Messung 5 cm unter dem Unterrand des unteren ösophagealen Sphinkters festgelegt (Abb. 1).

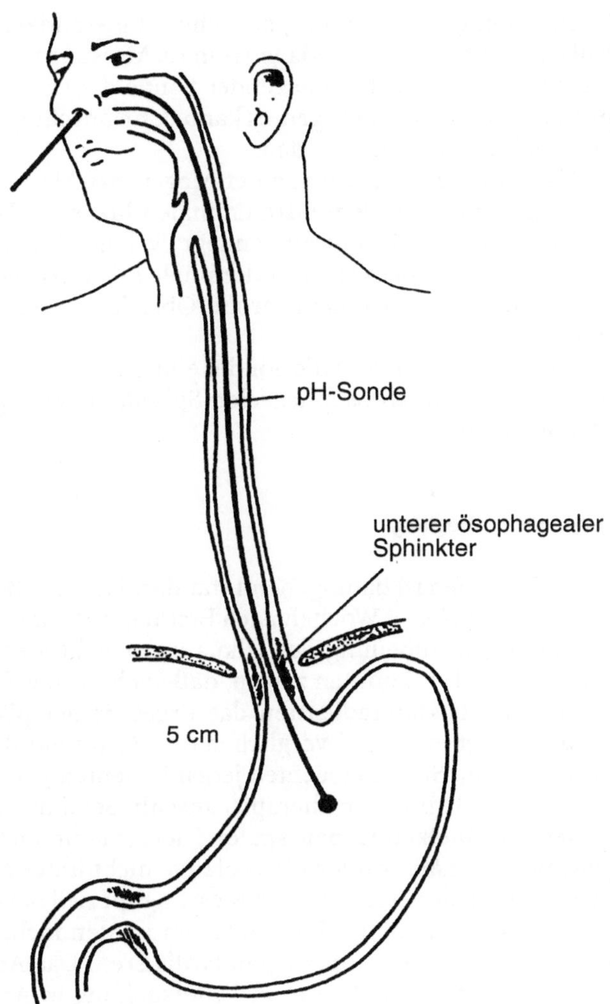

Abb. 1. Position der pH-Sonde 5 cm distal des manometrisch bestimmten Unterrandes des unteren ösophagealen Sphinkters

Im Vergleich zu einer Sondenlage im Antrum, weist diese Standardisierung eine etwas höhere Stabilität der Meßwerte auf [1]. Während es beim Vorschieben der Sonde vom Korpus ins Antrum ohne Durchleuchtungskontrolle leicht zu einer Fehllage im Magenfundus kommen kann, liegt in der Regel auch beim Verzicht auf eine Röntgenkontrolle die Sonde 5 cm unter dem Unterrand des unteren ösophagealen Sphinkters korrekt.

Schwierigkeiten bei der Beurteilung einer korrekten Sondenlage ergeben sich immer dann, wenn die Messung nicht die für den Magen typischen sauren pH-Werte beinhaltet. Dies tritt in ca. 2–3% der Messungen auf. Häufigste Ursache hierfür ist eine Sondenfehllage, im hypochloriden Magen findet sich jedoch das gleiche Ergebnis. In der Regel läßt sich eine Differenzierung durch

Wiederholung der Messung erreichen. Eine andere Möglichkeit, bei der im Fall eines hypochloriden Magens eine 2. Messung vermieden werden kann, besteht darin, zunächst bei liegender Sonde die Daten abzuladen und zu überprüfen. Bei fraglichem Ergebnis kann dann anschließend die Sondenlage röntgenologisch überprüft werden.

Als Einwand zur Präzision der Magen-pH-Metrie wurde vorgebracht, daß die Meßwerte nicht dem intraluminalen Magen-pH-Wert entsprechen, wenn die Sonde an der Magenwand anliegt. Es konnte jedoch experimentell gezeigt werden, daß in jedem Fall intraluminale pH-Werte gemessen werden [4]. Dies ist auf die verhältnismäßig große Oberfläche der Glaselektrode zurückzuführen.

Insgesamt gesehen ist die Sondeneinlage 5 cm unter dem Unterrand des manometrisch unteren ösophagealen Sphinkters eine gut zu standardisierende Meßprozedur.

Zeitpunkt der Messung

Unser Vorgehen ist dahingehend standardisiert, daß Patienten mit gastroduodenalem Ulkus 4–6 Wochen nach Erstdiagnose und nach Dokumentation der vollständigen Abheilung des Ulkus untersucht werden. Bechi et al. [3] und McColl et al. [19] konnten zeigen, daß auch nach erfolgreicher Durchführung einer Helicobaktereradikation das Ergebnis der pH-Metrie nicht verändert wird. Wagner et al. [30] verglichen den Zeitpunkt der pH-Metrie bei der Ulkuskrankheit. Sie untersuchten jeden Patienten 3 mal, zuerst nach Diagnosestellung vor Beginn der Therapie, anschließend nach Ulkusheilung 6 Wochen später und zuletzt 6 Monate später. Hierbei konnten keine Unterschiede nachgewiesen werden. Insofern ist, solange nicht unter Medikamenteneinfluß gemessen wird, der Zeitpunkt der Messung speziell bei der Ulkuskrankheit nicht von großer Bedeutung. Zu empfehlen ist dennoch, das Vorgehen auf einen festen Meßzeitpunkt hin zu standardisieren. Das Absetzen säurereduzierender Medikamente muß vor der Untersuchung in Abhängigkeit von der Wirkungsdauer erfolgen. H_2-Blocker wurden spätestens 3 Tage vor der pH-Metrie abgesetzt, Omeprazol spätestens 3 Wochen vor der Messung.

Studienprotokoll

Die Patienten erscheinen am Untersuchungstag nüchtern. Die Untersuchung beginnt in der Regel am Vormittag. Um eine genaue Sondenlokalisation in bezug auf den unteren ösophagealen Sphinkter zu gewährleisten, muß das Ergebnis einer Ösophagusmanometrie vorliegen. Diese läßt sich auch unmittelbar vor der 24-h-pH-Metrie durchführen. Die Sondeneinlage erfolgt in der oben beschriebenen Weise.

Anschließend wird den Patienten erklärt, daß innerhalb der 24 h Untersuchungszeit nicht geraucht werden darf und daß keine Medikamente, die Einfluß auf den Gastrointestinaltrakt haben, eingenommen werden dürfen. Bezüglich der Kost werden einige allgemeine Regeln vorgegeben: Saure Säfte, Coca Cola und andere kohlensäurehaltigen Getränke sowie Alkohol dürfen nicht getrunken werden. Um die Sonden nicht zu beschädigen, sollen extrem heiße Getränke oder Speisen vermieden werden. Hinsichtlich der Nahrungsmenge besteht keine Einschränkung. In jedem Falle sollen genau 3 Mahlzeiten eingenommen und zwischen den Mahlzeiten nichts getrunken werden. Die Patienten werden gebeten, ihren sonst üblichen täglichen Aktivitäten nachzugehen, aber extensive körperliche Anstrengungen zu vermeiden. Eine Ruhe- und Schlafphase von mindestens 6 h Dauer ist obligat, ein Mittagsschlaf ist nicht erlaubt. Die Mahlzeiten und die Schlafphase wurden in einem dafür vorgesehenen stundenplanartigen Protokoll dokumentiert. Bei Auftreten von Beschwerden sollen Art, Zeitpunkt und Dauer ebenfalls protokolliert werden. Das verwendete Protokoll wird im Kapitel zur Ösophagus-pH-Metrie gezeigt.

Datenauswertung

Im Gegensatz zur Ösophagus-pH-Metrie findet sich bei der Magen-pH-Metrie ein ausgeprägter zirkadianer Rhythmus, der v.a. während der Mahlzeiten und nachts deutliche Abweichungen der pH-Werte vom basal sauren pH aufweist. Diese ausgeprägten und häufigen Schwankungen des pH-Wertes sind sicherlich eine Ursache dafür, daß bis heute keine standardisierte Auswertung und somit auch keine allgemein eingesetzten Normwerte existieren. Mit Hilfe der Software esopHogram ist eine Auswertung möglich, die dem besonderen pH-Verlauf während der Mahlzeiten Rechnung trägt. Diese soll im folgenden beschrieben werden.

Unter Verwendung der Software wird zur quantitativen Auswertung der Magen-pH-Metrie-Daten zuerst die Gesamtuntersuchungsdauer in 4 charakteristische Phasen eingeteilt: aufrecht, liegend, prandial und postprandial [9]. Die Definition der Phase „liegend“ erfolgt anhand des Protokolls. Die prandiale und postprandiale Phase wird anhand der pH-Metrie definiert. Hierbei gilt der pH-Anstieg in zeitlicher Nähe zu der angegebenen Essenszeit als Beginn der prandialen Phase. Diese sog. Plateauphase endet nach dem endgültigen Abfall der pH-Kurve, woran sich die postprandiale Phase anschließt. Das Ende der postprandialen Phase wird durch die endgültige Rückkehr der pH-Werte unter pH 2 definiert. Die Definition dieser Phasen wird in Abb. 2 gezeigt. Die 3 Zeitgrenzen für den Beginn der prandialen Phase, den Übergang von der prandialen in die postprandiale Phase und das Ende der postprandialen Phase müssen bei jeder Auswertung für alle Mahlzeiten bestimmt und in die Analysesoftware eingegeben werden. Diese Definition ermöglicht auch eine Auswertung der Dauer der postprandialen Phase. Da die ersten Minuten einer Messung häufig nicht verwendbar sind, sollten diese von der Auswertung ausgeschlossen werden. Dies ist durch Angabe von „Fehlzeiten (ignore)“ möglich. Dieses Vorgehen wird in folgender Übersicht zusammengefaßt:

Auswertungsschritte bei der Datenauswertung der Magen-pH-Metrie

1) Beim Abladen der Daten: Eintragen der vom Patienten angegebenen Essens- und Schlafenszeit, ggf. der Zeitangaben bezüglich Beschwerden;
2) Durchsicht der abgeladenen Daten bezüglich der pH-Veränderung beim Essen und bezüglich offensichtlicher Datenfehler, wie z. B. Oszillieren der Werte innerhalb sehr kurzer Zeiten. Hierbei Definition der prandialen und postprandialen Zeiten nach dem Schema (s. auch Abb. 2):
   a) Anstieg des pH-Wertes über 2 im Zusammenhang mit dem angegebenen Essensbeginn: Beginn der prandialen Phase,
   b) Endgültiges Absinken der pH-Werte unter den prandialen pH-Mittelwert: Ende der prandialen und Beginn der postprandialen Phase,
   c) Endgültiges Absinken der pH-Werte unter pH 2: Ende der postprandialen Phase und Beginn der Phasen „aufrecht" bzw. „liegend".

   In der Regel stimmt die Angabe des Patienten mit den anhand der pH-Metrie ermittelten Zeiten bis auf wenige Minuten überein. Findet sich das charakteristische pH-Muster einer Mahlzeit zu einer Zeit außerhalb der vom Patienten angegebenen Essenszeiten, so wird davon ausgegangen, daß der Patient hier ebenfalls gegessen hat. Die Zeiten werden wie in 2a–2c beschrieben ermittelt.
   In einigen Fällen ist das oben beschriebene Vorgehen nicht möglich: Zu empfehlen ist in diesen Fällen folgendes Vorgehen:
   - Bei Ausbleiben eines pH-Anstieges wird keine prandiale oder postprandiale Phase eingegeben.
   - Sinkt der pH-Wert am Ende einer Mahlzeit unmittelbar unter pH 2, so wird keine postprandiale Phase eingetragen.
   - Ist der basale pH-Wert nicht eindeutig von den pH-Werten während der Mahlzeit zu unterscheiden, sollten die Angaben des Patienten für die Definition der prandialen Phase verwendet werden. Die postprandiale Phase wird mit einer Dauer von 2 h angegeben.
3) Nachfolgend werden die ermittelten Zeiten erneut ins Programm eingegeben.

Um die manuellen Auswertungsschritte zu vereinfachen, wird von vielen Autoren auf eine Berücksichtigung der Mahlzeiten ganz verzichtet, einige verwenden für die prandiale Phase die Angaben des Patienten und für die postprandiale Phase eine definierte Zeitspanne von 2 h. Teilweise wird sogar auf die detaillierte Angabe der Phase „liegend" verzichtet und mit vorgegebenen Zeitintervallen z. B. von 22.00 bis 8.00 Uhr gearbeitet. Beim Vergleich der pH-Metrie-Ergebnisse ist daher sorgfältig darauf zu achten, welche Einteilung der jeweilige Autor verwendet. Angesichts der deutlichen pH-Veränderungen während der Mahlzeiten verdienen diese jedoch u. E. besondere Berücksichtigung.

Auf der Grundlage der beschriebenen Phaseneinteilung wird von der Software „EsopHogram" eine parametrische Beschreibung des gesamten pH-Profils errechnet. Die 4 Phasen werden hierbei in den pH-Intervallen 0–1, 1–2, 2–3, ..., 5–6, 6–7, >7 anhand von 4 Eigenschaften charakterisiert (prozentuale Zeitverteilung, Inzidenz der pH-Wertänderungen in einem höher liegenden pH-Wertintervall, maximale Verweildauer in einem Intervall und Anzahl der Verweilepisoden, die länger als 5 min sind). Eine ausführliche Beschreibung

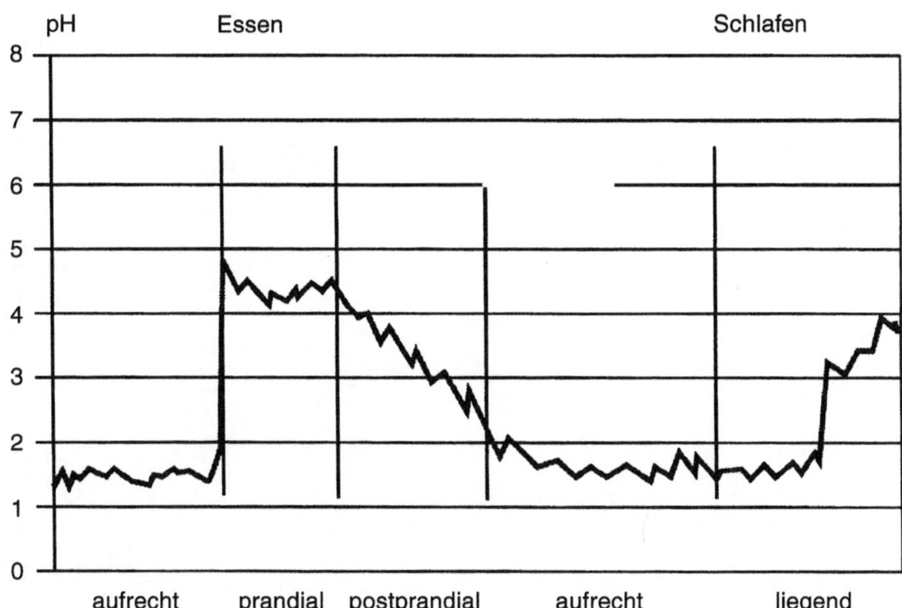

Abb. 2. Schema zur Definition der einzelnen Phasen für die Auswertung der pH-Metrie: Der pH-Anstieg in zeitlicher Nähe zu der angegebenen Essenszeit wird als Beginn der prandialen Phase festgelegt. Diese sog. Plateauphase endet nach dem endgültigen Abfall der pH-Kurve, woran sich die postprandiale Phase anschließt. Das Ende der postprandialen Phase wird durch die endgültige Rückkehr der pH-Werte unter pH 2 definiert. Die Phase „liegend" wird gemäß des Protokolls eingetragen. Die übrige Zeit entspricht der Phase „aufrecht"

der Parameter findet sich bei Fuchs et al. [11]. Es resultieren $4 \cdot 4 \cdot 8 = 128$ Parameter (Abb. 3a, b).

Im Rahmen des klinischen Einsatzes dieser Auswertung kommt bisher in erster Linie den ersten 16 Parametern allgemeine Bedeutung zu. Sie beschreiben die prozentuale pH-Wert-Verteilung in den Phasen „aufrecht" und „liegend". Auf der Grundlage dieser Werte wurden charakteristische pH-Metrien definiert, die als pathologisch zu bewerten sind.

In der Literatur werden häufig auch Mittelwerte bzw. Mediane für die einzelnen Phasen verwendet. Zum Vergleich können aus der berechneten prozentualen pH-Wert-Verteilung selbstverständlich die entsprechenden Mittelwerte zusätzlich berechnet werden.

In 2 neueren Arbeiten wird eine noch feinere Einteilung in Zehnteleinheiten des pH-Wertes eingesetzt, um die prozentuale pH-Wert-Verteilung zu charakterisieren [21, 28]. Als Vorteil wird eine bessere Identifizierung der pH-Charakteristika beim Ulcus duodeni genannt. Es ist jedoch einzuwenden, daß diese Einteilung kleiner als die Meßtoleranz des Verfahrens (± pH 0,2) ist und die Bewertung der Ergebnisse weiter erschwert wird. Diese Auswertesoftware ist z.Zt. kommerziell nicht erhältlich.

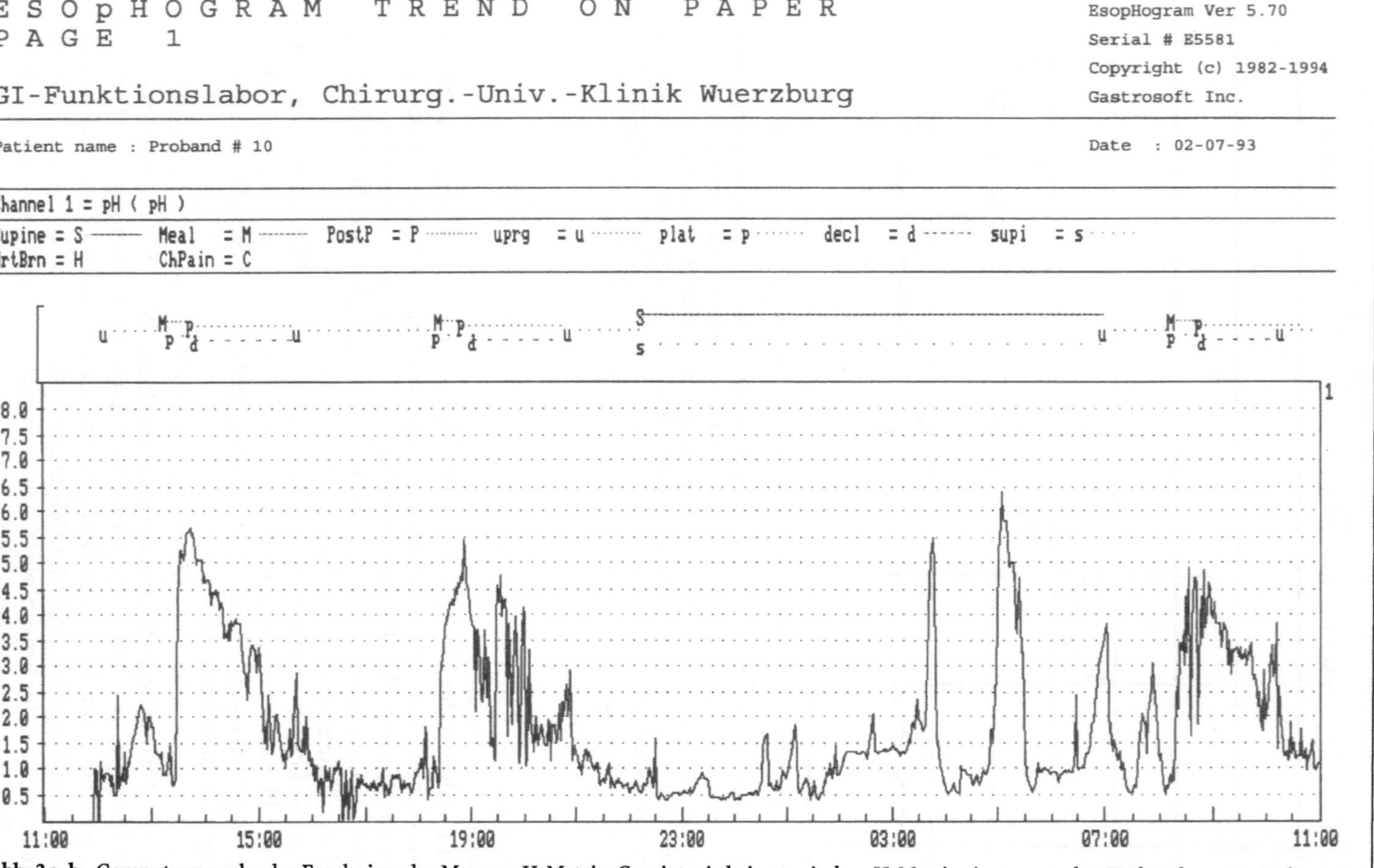

Abb. 3 a, b. Computerausgabe der Ergebnisse der Magen-pH-Metrie. Gezeigt wird eine typische pH-Metrie eines gesunden Probanden **a.** Im Rahmen der postprandialen Magenentleerung wird typischerweise in weniger als 2 h ein Basis-pH-Wert erreicht. **b** parametrische Auswertung

Patient: Proband # 10 Date: 02-07-93 NUMERICAL GASTRIC pH ANALYSIS

Total Time of Measurement	(hh:mm)	: 23:37
Measured Time in Upright Position	(hh:mm)	: 07:45
Measured Time in Supine Position	(hh:mm)	: 08:45
Number of meals	(#)	: 3
Meal time	(hh:mm)	: 01:25
Baseline pH	(pH)	: 1.1
Prandial pH Plateau Time	(hh:mm)	: 01:43
Plateau pH	(pH)	: 4.3
Postprandial pH Decline Time	(hh:mm)	: 05:15

Percentage time at pH	0–1	1–2	2–3	3–4	4–5	5–6	6–7	> 7
Upright Position	21.2	50.9	22.0	5.0	0.5	0.4	0.0	0.0
Supine Position	36.6	45.1	8.7	3.0	1.9	3.5	1.2	0.0
Prandial Plateau Phase	3.0	4.0	6.5	17.5	32.5	36.2	0.4	0.0
Postprand. Decline Phase	0.0	5.1	25.1	43.0	23.7	3.2	0.0	0.0

Longest time spent at pH (min)	0–1	1–2	2–3	3–4	4–5	5–6	6–7	> 7
Upright Position	22.8	22.1	9.0	5.1	0.5	1.4	0.0	0.0
Supine Position	59.2	42.3	8.9	7.5	2.5	8.9	4.7	0.0
Prandial Plateau Phase	3.0	2.4	4.4	9.5	9.8	18.8	0.2	0.0
Postprand. Decline Phase	0.0	6.1	14.7	37.3	22.1	7.3	0.0	0.0

Number of passes into pH	0–1	1–2	2–3	3–4	4–5	5–6	6–7	> 7
Upright Position	0	48	41	16	6	2	0	0
Supine Position	0	25	18	3	3	3	4	0
Prandial Plateau Phase	0	1	3	5	6	8	2	0
Postprand. Decline Phase	0	0	13	19	20	3	0	0

Number of Episodes > 5 min at pH	0–1	1–2	2–3	3–4	4–5	5–6	6–7	> 7
Upright Position	5	9	5	1	0	0	0	0
Supine Position	8	14	2	1	0	2	0	0
Prandial Plateau Phase	0	0	0	1	2	1	0	0
Postprand. Decline Phase	0	1	5	6	3	1	0	0

DUODENOGASTRIC REFLUX SCORE

Item	Coeff	Score
Baseline pH	5.82	6.35
Plateau pH	−1.40	-6.07
Percentage time in upriight position at pH > 7	17.21	0.00
Percentage time in supine position at pH 4–5	−0.81	−1.55
Percentage time in supine position at pH > 7	1.94	0.00
Percentage time in decline phase at pH 2–3	0.17	4.20
Percentage time in decline phase at pH 4–5	0.07	1.68
Percentage time in decline phase at pH > 7	4.96	0.00
Longest time in upright position at pH 4–5	−0.10	−0.05
Longest time in upright position at pH 5–6	−0.12	−0.17
Longest time in upright position at pH > 7	14.15	0.00
Longest time in supine position at pH 3–4	−0.02	−0.19
Longest time in supine position at pH > 7	0.43	0.00
No. of episodes in upright position, pH > 7	24.39	0.00
No. of episodes > 5 min in upright position, pH 3–4	1.66	1.66
No. of episodes > 5 min in upright position, pH 4–5	2.72	0.00
Constant		5.86

Duodenogastric reflux score: 0.01

Abb. 3 (Fortsetzung)

Ergebnisse

Referenzwerte

Unter Anwendung des oben beschriebenen Studien- und Auswertungsprotokolls wurden mittlerweile 83 gesunde Probanden gemessen. Anhand der Ergebnisse kann der physiologische intragastrale pH-Wert-Verlauf charakterisiert werden. Beispiele für charakteristische pH-Metrien finden sich in Abb. 3, 4 und 6. Die Ergebnisse der quantitativen Auswertung werden in Tabelle 1 zusammengefaßt. Die Daten sind in Übereinstimmung mit in der Literatur veröffentlichten Daten [17, 23].

Einfluß der Mahlzeiten

Um zu überprüfen, welche Rolle eine standardisierte Kost für die Ergebnisse der Magen-pH-Metrie bringt, wurde eine Studie mit unterschiedlichen Kostformen durchgeführt. 12 Probanden wurden je 4 mal gemessen, wobei jede Messung abwechselnd mit der oben angegebenen Festlegung der Kost und einer streng standardisierten Kost untersucht wurde. Einen Überblick über die Untersuchungsergebnisse vermittelt Abb. 5. Alle gezeigten 24-h-pH-Metrien weisen den typischen Verlauf mit pH-Werten zwischen 1 und 2 am Tage in aufrechter Position, prandialen Plateauphasen unterschiedlichen Ausmaßes und postprandialen Phasen mit charakteristischem Abfall des gastralen pH-Wertes auf. Interessant ist erneut das unterschiedliche Ausmaß der nächtlichen Alkalinisierung. Bereits die rein qualitative Auswertung der Reproduzierbarkeit läßt aufgrund der fehlenden deutlichen Abweichungen innerhalb der 4 Messungen eines Probanden erwarten, daß sowohl innerhalb einer Kostform als auch im Vergleich der verschiedenen Kostformen kaum signifikante Unterschiede nachzuweisen sind und die Korrelation der einzelnen Untersuchungen untereinander hoch sind. Dies bestätigte sich auch in der quantitativen Auswertung.

Als Ergebnis dieser Studie ergibt sich insgesamt somit eine hohe intraindividuelle Stabilität der Magen-pH-Metrie für gesunde Probanden. Kann für eine durchgeführte Studie eine Sondenfehllage ausgeschlossen werden, so repräsentiert die einmal ohne Medikamenteneinfluß durchgeführte 24-h-pH-Metrie mit hoher Sicherheit das intragastrale pH-Milieu des Patienten. Diese gute Reproduzierbarkeit kann durch die Verwendung von standardisierter Kost nicht wesentlich gesteigert werden. Somit kann auf die aufwendige Zubereitung und Verabreichung einer standardisierten Kost bei Routineuntersuchungen des Magen-pH verzichtet werden. Da die Mahlzeiten jedoch in jedem Fall die Magen-pH-Werte deutlich erhöhen, sollte auf jeden Fall auf die Einnahme der Mahlzeiten zu bestimmten Zeiten und Nahrungskarenz zwischen den Mahlzeiten geachtet werden.

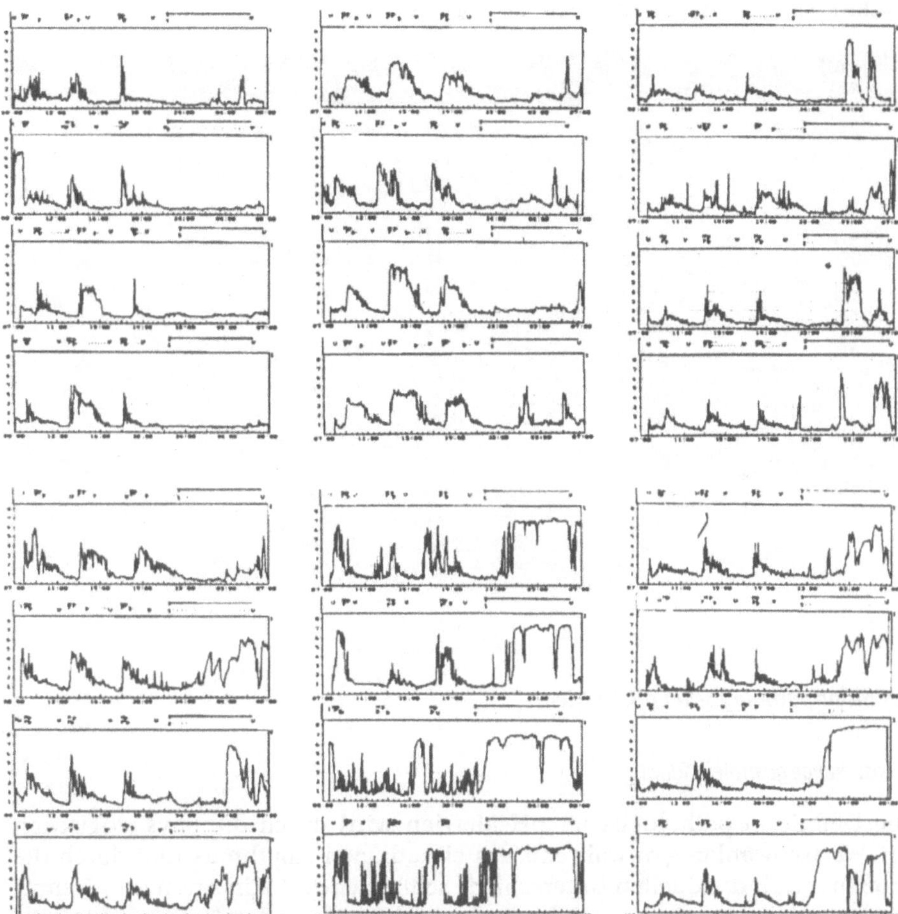

Abb. 4. Jeweils 4 Untersuchungen von 6 Probanden. Alle 4 Untersuchungen eines Probanden werden übereinander in jeweils einer Reihe gezeigt. Zur besseren Vergleichbarkeit beginnt jede Reihe jeweils mit der 1. und 2. pH-Metrie bei freier Kost, es folgt die 1. und 2. pH-Metrie der standardisierten Kost. Die gezeigten 6 Untersuchungen sind sortiert nach zunehmender Alkalinisierung in der Nacht. Charakteristisch ist die Alkalinisierung während jeder Mahlzeit und der anschließende Abfall der pH-Werte in den pH-Bereich zwischen pH 1 und 2. Bei der qualitativen Auswertung fallen keine intraindividuellen Unterschiede sowohl hinsichtlich des pH-Verlaufes während der unterschiedlichen Mahlzeiten als auch für die Phasen „aufrecht" und „liegend" auf. Gleichzeitig wird die große interindividuelle Variationsbreite mit entsprechend breitem Spektrum unterschiedlicher Azidität in der Nacht gezeigt

Tabelle 1. Normalwerte gesunder Probanden ($n = 83$)

pH-Bereich	Phase	Mittelwert ± SD	5%	Med	95%
pH-Mittelwert	aufrecht	1,64 ± 0,48	0,93	1,56	2,57
pH-Mittelwert	liegend	1,80 ± 0,87	0,77	1,56	3,66
pH 0-1 [%]	aufrecht	18,7 ± 21,5	0	13,4	57,0
pH 1-2 [%]	aufrecht	61,2 ± 22,0	27,8	61,8	94,0
pH 2-3 [%]	aufrecht	12,5 ± 13,3	1,4	7,6	42,7
pH 3-4 [%]	aufrecht	3,41 ± 4,31	0	1,9	15,3
pH 4-5 [%]	aufrecht	1,93 ± 3,25	0	0,6	9,5
pH 5-6 [%]	aufrecht	1,22 ± 2,52	0	0,1	8,9
pH 6-7 [%]	aufrecht	0,54 ± 2,17	0	0	1,4
pH > 7 [%]	aufrecht	0,07 ± 0,44	0	0	0,1
pH 0-1 [%]	liegend	24,4 ± 26,0	0	16,1	76,8
pH 1-2 [%]	liegend	52,1 ± 24,8	13,6	50,1	98,8
pH 2-3 [%]	liegend	9,60 ± 9,29	0	8,1	28,8
pH 3-4 [%]	liegend	5,06 ± 6,11	0	3,0	17,4
pH 4-5 [%]	liegend	2,38 ± 4,24	0	0,9	6,9
pH 5-6 [%]	liegend	1,98 ± 6,14	0	0	6,3
pH 6-7 [%]	liegend	2,72 ± 6,38	0	0	19,7
pH > 7 [%]	liegend	1,17 ± 5,08	0	0	8,4

Definition pathologischer pH-Metrien

Persistierende gastrale Azidität

Die Definition pathologischer pH-Metrien wird durch die physiologischen pH-Wertschwankungen während des zirkadianen Rhythmus und durch die großen interindividuellen Unterschiede sehr erschwert. Ein Ansatz zur Definition von Normwerten besteht in der Wahl der 5%- und 95%-Perzentilen gesunder Probanden zur Charakterisierung pathologisch erniedrigter bzw. erhöhter Werte.

In bezug auf die gewählte Auswertung von pH-Wert-Bereichen wären für die Definition einer vermehrten Säuresekretion die 5%-Perzentilen der unteren pH-Wert-Bereiche von Bedeutung. Betrachtet man die in Tabelle 1 gezeigten Normwerte, so fällt auf, daß die 5%-Perzentilen so extrem niedrig liegen, daß diese pH-Verteilung nur in sehr seltenen Fällen beobachtet wird.

Um Kriterien zu finden, die eine vermehrte Säureausschüttung beim Ulkus erfassen, wurden die pH-Metrien von Ulkuskranken sorgfältig analysiert [14]. Bei dieser Auswertung fiel auf, daß die nächtlichen Alkalisierungen, die bei Gesunden häufig nachzuweisen sind, beim Ulkuskranken häufig nicht auftreten. Dieses Verhalten wird als persistierende gastrale Azidität bezeichnet. Qualitativ entspricht einer persistierenden gastralen Azidität ein Ausbleiben jeglicher Alkalisierung in der Nachtzeit. Diese Eigenschaft läßt sich auch gut quantitativ erfassen; die pH-Wert-Bereiche oberhalb pH 3 werden in der Phase „liegend" nicht erreicht. Bei Erhöhung der Zeitauflösung sind kleinere, sehr

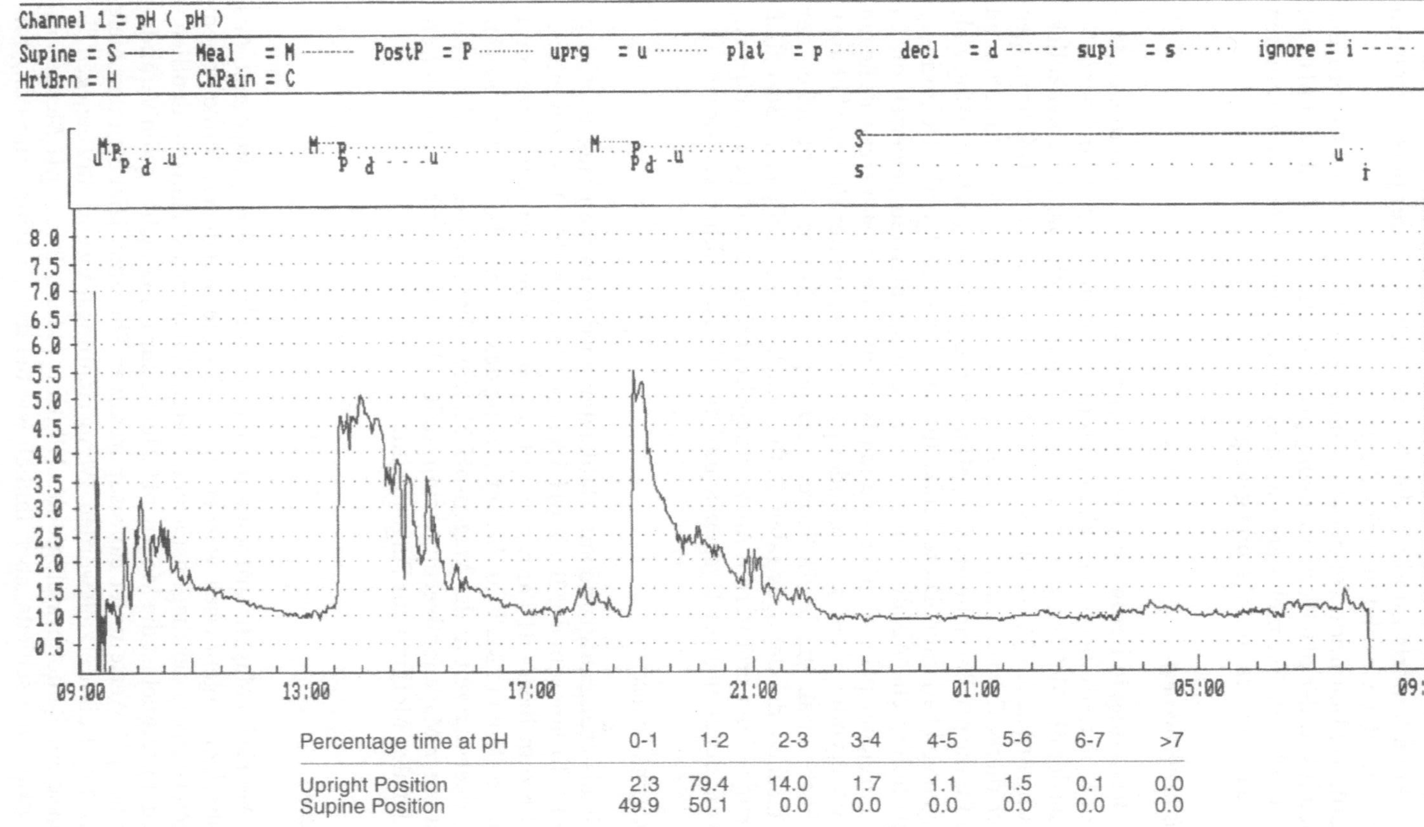

Percentage time at pH	0-1	1-2	2-3	3-4	4-5	5-6	6-7	>7
Upright Position	2.3	79.4	14.0	1.7	1.1	1.5	0.1	0.0
Supine Position	49.9	50.1	0.0	0.0	0.0	0.0	0.0	0.0

Abb. 5. Quantitative Auswertung einer Messung mit persistierender gastraler Azidität. Gezeigt wird die pH-Kurve und die Auswertung der prozentualen Zeit der Phasen „aufrecht“ und „liegend“. Alle pH-Wert-Bereiche über pH 3 in der Phase „liegend“ sind kleiner als 2 %

kurzzeitige pH-Ausreißer auch in diesen Fällen zu beobachten. Sie sind häufig als Artefakt zu bewerten und wurden bei der Definition der persistierenden gastralen Azidität wie folgt berücksichtigt:

Quantitative Definition der persistierenden gastralen Azidität: Die prozentuale Häufigkeit der pH-Werte in allen 5 pH-Bereichen oberhalb von pH 3 ist kleiner als 2%. Als Beispiel hierzu wird in Abb. 6 eine pH-Metrie zusammen mit der quantitativen Auswertung gezeigt.

Pathologische Alkalisierung

Für die Bewertung in bezug auf eine vermehrte Alkalinisierung wurden 2 verschiedene Kriterien eingeführt [13]. In diesem Fall ist ein Vergleich mit der 95%-Perzentile der pH-Metrien gesunder Probanden möglich. Das Patientenkollektiv der Chirurgischen Universitätsklinik Würzburg wurde auf Abweichungen bezüglich dieser Grenze untersucht (Abb. 7a, b). Bei dieser Auswertung fanden sich v.a. für die pH-Bereiche pH 5–6, pH 6–7 und pH > 7 verhältnismäßig viele Messungen von Patienten. Diese Beobachtung führte zu folgender Definition:

Als pathologische Alkalisierung werden die pH-Metrien bewertet, die in den pH-Bereichen pH 5–6, pH 6–7 und pH > 7 über der 95%-Perzentile liegen (pH 5–6: > 6,3 oder pH 6–7: > 19,7 oder pH > 7: > 8,4 in der „liegend" Phase).

Von Fuchs et al. wurde ein Score – der sog. DGR-Score – abgeleitet, der pathologischen duodenogastralen Reflux nachweisen kann [13]. Bezüglich der Wertigkeit der erläuterten Auswertungskriterien sei auf die Beiträge zur Diagnostik der Non-ulcer-Dyspepsie und der Ulkuskrankheit verwiesen.

Gestörte Magenentleerung

Nach Alkalisierung aufgrund von Mahlzeiten wird in einigen Magen-pH-Metrien nur sehr langsam der Basis-pH-Wert wieder erreicht. Diese Zeit bis zur Rückkehr zum Basis-pH kann manuell aus der Magen-pH-Kurve bestimmt werden. Sie stellt ein Maß für die Entleerung des Magens dar [5]. Eine verlängerte Entleerungszeit in der Magen-pH-Metrie sollte eine weitere Abklärung z.B. mit einer Magenentleerungsszinitgrafie oder mit einer Messung der antroduodenalen Motilität zur Folge haben.

Indikationen

Die pH-Metrie im Magen wird seit nunmehr mehr als 10 Jahren eingesetzt. Aus den bisherigen Ergebnissen werden einerseits die möglichen Indikationen, aber auch Grenzen der diagnostischen Wertigkeit dieses Verfahrens deutlich.

Sehr gut geeignet ist die Magen-pH-Metrie zur Untersuchung von Veränderungen der pH-Werte unter säuresuppressiver Therapie. Hier konnten viele nützliche Ergebnisse erzielt werden. Wenig richtungsweisend sind dagegen die Ergebnisse zur Pathophysiologie der Ulkuskrankheit. In der pH-Metrie existieren zwar Unterschiede, aber ähnlich wie bei der Gastrinbestimmung fin-

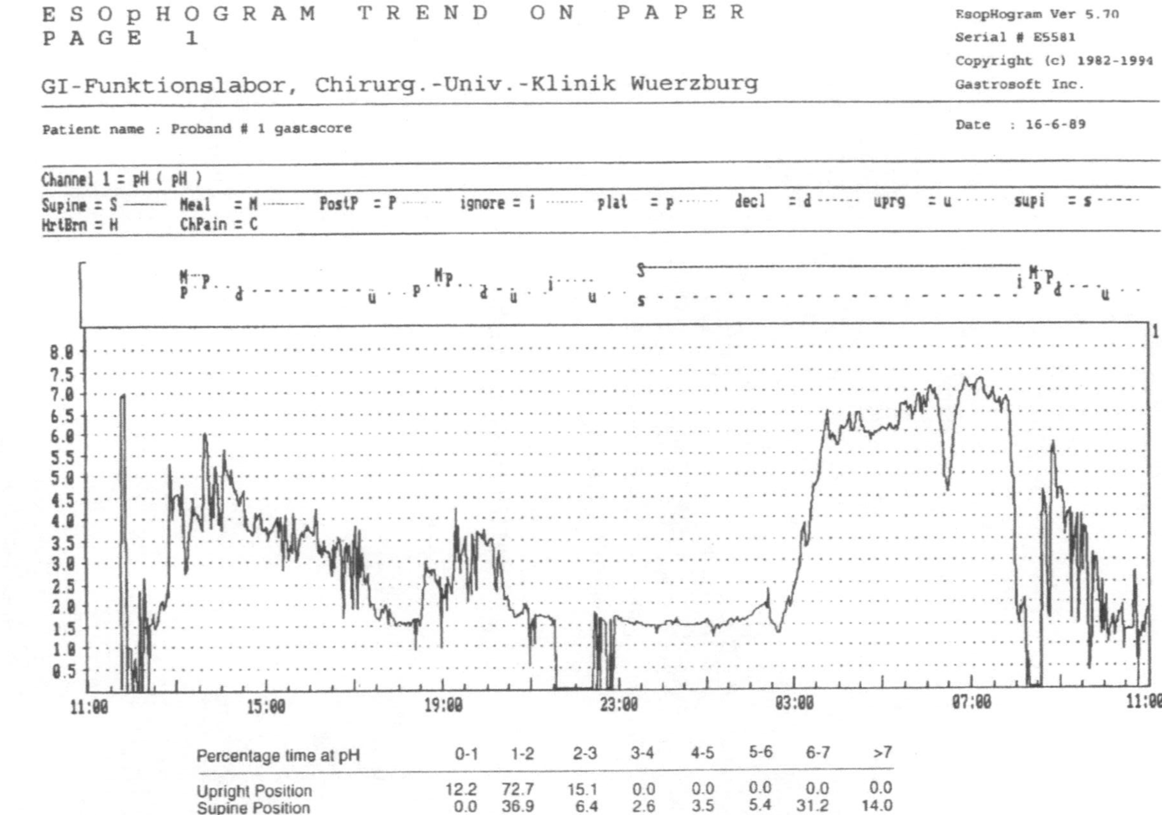

Percentage time at pH	0-1	1-2	2-3	3-4	4-5	5-6	6-7	>7
Upright Position	12.2	72.7	15.1	0.0	0.0	0.0	0.0	0.0
Supine Position	0.0	36.9	6.4	2.6	3.5	5.4	31.2	14.0

Abb. 6. Quantitative Auswertung einer Messung mit pathologischer Alkalisierung. Gezeigt wird die pH-Kurve und die Auswertung der prozentualen Zeit der Phasen „aufrecht" und „liegend". Für die pH-Wert-Bereiche über pH 5 in der Phase „liegend" beträgt die Gesamtzeit mehr als 37,5 %

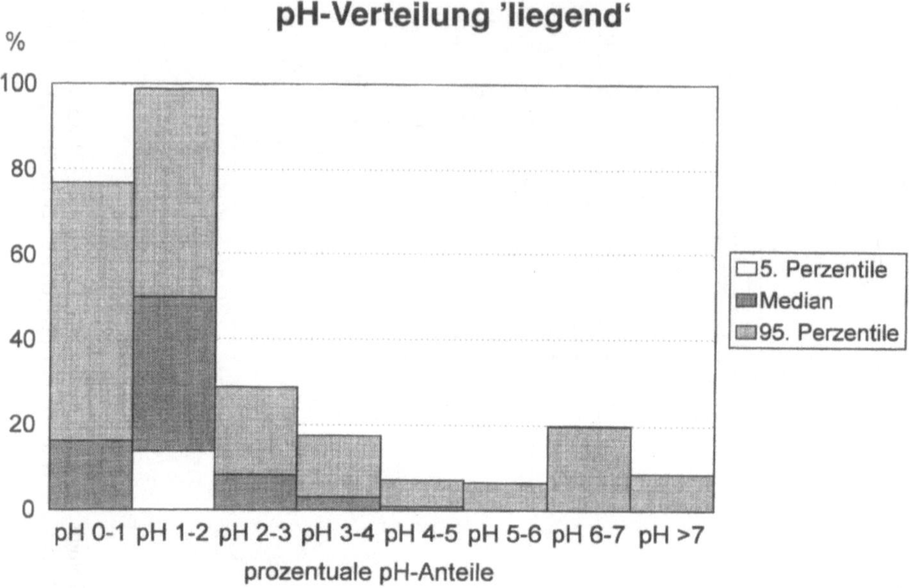

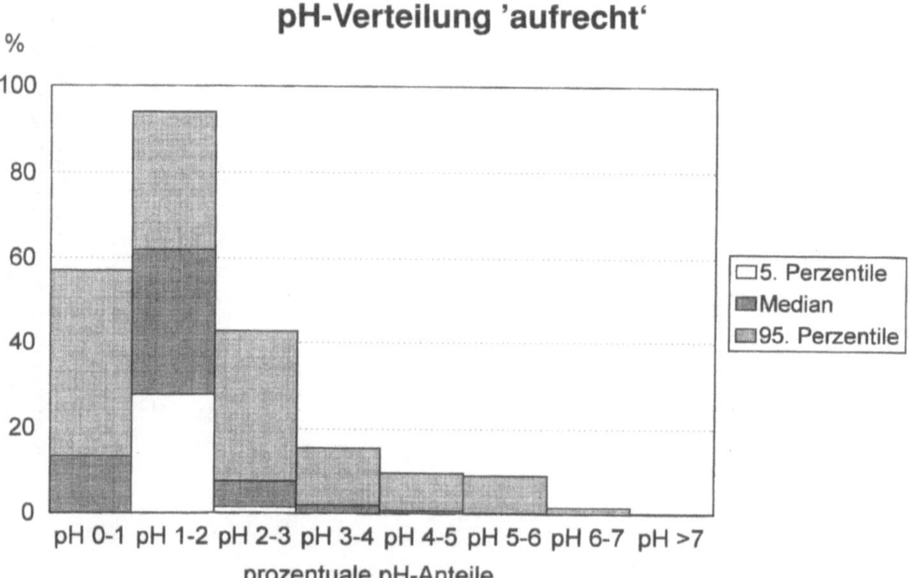

Abb. 7 a, b. Perzentilen der prozentualen pH-Wert-Verteilung für gesunde Probanden ($n = 83$) in der Phase „aufrecht" (**a**) bzw. „liegend" (**b**)

den sich, wie im Kapitel zur Diagnostik der Ulkuskrankheit erklärt, breite Überlappungen der Ergebnisse. Aus den Ergebnissen der pH-Metrie läßt sich zum gegenwärtigen Zeitpunkt mit Sicherheit nicht eine Risikobewertung für die Entstehung eines Ulkus entwickeln [13].

Eine mögliche Erklärung für diese Schwierigkeiten wäre die Bedeutung des Helicobacter pylori. Im Hinblick auf die Bedeutung des Helicobacter pylori erscheint zum gegenwärtigen Zeitpunkt eine pH-Metrie ohne Bestimmung dieses Bakteriums nicht mehr gerechtfertigt [13].

Bei der Ulkuskrankheit wären kontrollierte Untersuchungen zur Bedeutung der pH-Metrie in bezug auf den Heilverlauf des Ulkus, auf die Rezidivhäufigkeit und auf die Art und Häufigkeit der Komplikationen sinnvoll. Hinsichtlich der bisherigen, kontroversen Ergebnisse zur pH-Metrie am operierten Magen bieten sich auch hier weitere kontrollierte Studien an.

Inwieweit die pH-Metrie in bezug auf die Diagnostik einer Magenentleerungsstörung Bedeutung erlangt, ist gegenwärtig noch nicht abzuschätzen. Die Kombination einer Ösophagus-pH-Metrie mit einer pH-Metrie im Magen ist eine spezielle Indikation, die eine genauere Beurteilung der Refluxqualität ermöglichen kann, jedoch möglicherweise auch die Ösophagus-pH-Metrie beeinflußt [27].

Literatur

1. Barlow AP, Hinder RA, DeMeester TR, Fuchs KH. Position of pH-probes in the gastric lumen. In: Fuchs KH, Hamelmann H (Hrsg) Gastrointestinale Funktionsdiagnostik in der Chirurgie. Blackwell, Berlin, S 140–146
2. Bauerfeind P, Cilluffo T, Fimmel CJ et al. (1985) Die intragastrale Langzeit-pH-Metrie. Schweiz med Wschr 115:1630–1641
3. Bechi P, Dei R, Amorosi A, Marcuzzo G, Cortesini C (1992) Helicobacter and luminal gastric pH – Relationships in nonulcer dyspepsia. Dig Dis Sci 37:378–384
4. Cilluffo T, Armstrong D, Castiglione F, Emde C, Galeazzi R, Gonvers JJ, Blum AL (1990) Reproducibility of ambulatory gastric pH recordings in the corpus and antrum – Effect of food, time, and electrode position. Scand J Gastroenterol 25:1076–1083
5. Glark GWB, Jamieson JR, Hinder RA, Polishuk PV, DeMeester TR, Gupta N, Cheng SC (1993) The ralationship between gastric pH and the emptying of solid, semisolid and liquid meals. J Gastrointest Mot 5:273–279
6. Damann HG, Hoelzer P, Friedl W, Müller P, Simon B (1983) Gastrales Säureprofil über 24 Stunden. Dtsch med Wschr 108:600–601
7. DeMeester TR, Johnson LF (1976) The evaluation of objective measurements of gastroesophageal reflux and their contribution to patient management. Surg Clin North Am 56:39–53
8. DeMeester TR, Stein H, Fuchs K-H (1991) Diagnostic studies in the evaluation of the esophagus: physiologic diagnostic studies. In: Orringer MB (ed) Shackelford's surgery of the alimentary tract. 3rd edn. Saunders, Philadelphia, pp 94–126
9. Emde C, Garner AC, Blum AC (1987) Technical aspects of intraluminal pH-metry in man: current status and recommendations. Gut 28:1177–1188
10. Fimmel CJ, Etienne A, Cilluffo T et al. (1985) Long-term ambulatory gastric pH monitoring: validation of a new method and effect of H_2-antagonists. Gastroenterology 88:1842–1851
11. Fuchs KH, DeMeester TR, Walker M, Selch A. Die diagnostische Magen-pH-Metrie. In: Fuchs KH, Hamelmann H (Hrsg) Gastrointestinale Funktionsdiagnostik in der Chirurgie. Blackwell, Berlin, S 122–139

12. Fuchs KH, DeMeester TR, Hinder RA, Stein HJ, Barlow AP, Gupta NC (1991) Computerized identification of pathologic duodenogastric reflux using 24-hour gastric pH monitoring. Ann Surg 213:13–20
13. Fuchs KH, Fein M, Heimbuder J, Stein HJ, Maroske J, DeMeester TR. Gastric pH environment in health and disease. (in preparation)
14. Fuchs KH, Selch A, Freys SM, DeMeester TR. Gastric acid secretion and gastric pH measurement in peptic ulcer disease. Probl Gen Surg 9:138–151
15. James AH, Pickering GW (1949) The role of gastric acidity in the pathogenesis of peptic ulcer. Clin Sc 8:181–210
16. Mann O, Glaser J, Pausch J, Rosemeyer D, Tirroni T (1993) Prognostischer Wert der Langzeit-pH-Metrie im B-II-resezierten Magen. Z Gastroenterol 31:392–394
17. Mattioli S, Pilotti V, Felice V et al. (1990) Ambulatory 24-hr pH monitoring of esophagus, fundus and antrum. Dig Dis Sci 35:929–938
18. Mattioli S, Felice V, Pilotti V, Bacchi ML, Pastina M, Gozzetti G (1992) Indications for 24-hr gastric pH monitoring with single and multiple probes in clinical research and practice. Digestive Diseases and Sciences 37:1793–1801
19. McColl K, El-Nujumi AM, Chittajallu RS et al. (1993) A study of the pathogenesis of Helicobacter pylori negative chronic duodenal ulceration. Gut 34:762–768
20. Mela GS, Savarino V, Vigneri S (1992) Optimizing the information obtainend from continuous 24-hour gastric pH monitoring. Am J Gastroenterol 87:961–966
21. Meiners D, Clift S, Kaminski D (1982) Evaluation of various techniques to monitor intragastric pH. Arch Surg 117:228–291
22. Merki H, Fimmel CF, Walt RP, Haare K, Röhmel J, Witzel L (1988) Pattern of 24 hour intragastric acidity in active duodenal ulcer disease and in healthy controls. Gut 29:1583–1587
23. Merki H, Witzel L, Walt RP et al. (1988) Day-today variation of 24-hour intragastric acidity. Gastroenterology 94:887–891
24. Nishikawa M, Tangoku A, Hamanaka Y, Suzuki T, Rayford PL (1994) Gastric pH monitoring after pylorus preserving pancreaticoduodenotomy with Billroth I type of reconstruction. J Am Coll Surg 179:129–134
25. Rune SJ (1981) In vivo investigations by continuous measurements of gastric and duodenal pH. Scand J Gastroent 17:48–51
26. Savarino V, Mela GS, Scalabrini P, Sumberaz A, Fera G, Celle G (1988) 24-hour study of intragastric acidity in duodenal ulcer patients and normal subjects using continuous intraluminal pH-metry. Dig Dis 33:1077–1080
27. Singh S, Richter JE (1992) Effects of a pH electrode across the lower esophageal sphincter. Dig Dis Sci 37:667–672
28. Stein HJ, DeMeester TR, Peters JH, Fuchs KH (1994) Technique, indications, and clinical use of ambulatory 24-hour gastric pH monitoring in a surgical practice. Surgery 116:758–767
29. Vogel H (1982) Galvanische Elemente. In: Gerthsen C, Kneser HO,Vogel H (Hrsg) Physik, 14. Aufl. Springer, Berlin Heidelberg New York Tokyo, S 290–293
30. Wagner S, Gladziwa U, Gebel M, Schüler A, Freise J, Schmidt FW (1991) Circadian pattern of intragastric acidity in duodenal ulcer patients: a stucy of variations in relation to ulcer activity. Gut 32:1104–1109

1

Magen-Bilitec

M. Fein

Ein neues Meßprinzip in der Diagnostik gastrointestinaler Funktionsstörungen ist der quantitative fotooptische Nachweis von Bilirubin als Marker für Galle. Durch Miniaturisierung von Fotodioden und Lichtleitern können mit dem Gerät Bilitec 24-h-Messungen der Bilirubinkonzentration durchgeführt werden. Diese Messungen können, wie im vorangegangenen Kapitel beschrieben, im Ösophagus oder zur Erfassung des duodenogastralen bzw. enterogastralen Refluxes (DGR) im Magen durchgeführt werden. Die pathophysiologische Bedeutung des DGR und seiner verschiedener Komponenten ist im Gegensatz zum sauren Reflux bei der Refluxkrankheit des Ösophagus noch immer umstritten [10]. Diese Unsicherheit ist zum einen auf die Eigenschaften des DGR und zum anderen auf die bisher eingesetzten Nachweismethoden zurückzuführen.

Seit langem bekannt ist, daß DGR bis zu einem gewissen Ausmaß physiologisch ist. Gesichert hinsichtlich der pathophysiologischen Bedeutung ist, daß vermehrter Gallereflux z.B. im Zusammenhang mit einer Darmparalyse Erbrechen auslösen kann. Gut dokumentiert ist auch der Zusammenhang einer Refluxösophagitis nach Gastrektomie mit vermehrtem Gallereflux [11, 14, 16, 20]. Über den Zusammenhang zwischen DGR und einer Gastritis, der gastroduodenalen Ulkuskrankheit, der Non-Ulcer-Dyspepsie und dem Magenkarzinom existieren bisher nur einzelne Mitteilungen [5, 7, 15, 18, 22]. Verschiedene Autoren konnten mit Hilfe anderer Methoden eine signifikante Vermehrung des DGR im Zusammenhang mit dem Gallensteinleiden, insbesondere nach Cholezystektomie nachweisen [2, 3]. Auch in diesem Fall hat die pathophysiologische Bedeutung dieses Befundes eher spekulativen Charakter. Neuerdings gewinnt der Gallereflux auch im Zusammenhang mit dem Barrett-Ösophagus an Bedeutung [6, 21]. Hierzu sei jedoch auf die entsprechenden Kapitel dieses Buches verwiesen.

Die vielen ungeklärten Fragen in bezug auf den DGR sind sicherlich im Zusammenhang mit den bisher eingesetzten Nachweismethoden zu sehen, die jeweils z.T. erhebliche Einschränkungen aufweisen. Im Rahmen einer Endoskopie oder einer Kontrastmitteluntersuchung des oberen Gastrointestinaltraktes kann Reflux zwar nachgewiesen, in der Regel jedoch nicht quantifiziert werden. Als wichtigste quantitative Verfahren sind die Aspiration von Magensaft und die Szintigraphie mit Tc-Hida zu nennen. Nachteil dieser Methoden ist die Beschränkung auf eine Untersuchungszeit von maximal 2 bis 4 h. Darüber hinaus kann es durch Aspiration von Magensaft zu vermehrtem Auftreten von DGR kommen. Eingeschränkt wird der szintigrafische Nachweis von Reflux auch durch die Abhängigkeit von der Funktion der Gallenblase. Erste 24-h-Messungen zur Charakterisierung des DGR wurden mit der Magen-pH-Metrie durchgeführt. Diese Methode ist jedoch lediglich ein indirektes Nachweisverfahren.

Die ambulante 24-h-Messung des Gallerefluxes mit Bilitec wurde erstmals 1992 von Bechi et al. vorgestellt [2, 3]. Kommerziell erhältlich war die erste Version des Gerätes ab Mitte 1993, Bilitec 2000 ab Anfang 1995. Die erste Veröffentlichung zu diesem Verfahren beschreibt die Validierung dieses neuen Verfahrens im Vergleich zur Magensaftaspiration und zur Szintigraphie [4]. Nachfolgende Arbeiten untersuchten den ösophagealen Gallereflux [1, 8, 19]. Bisher wurde lediglich eine weitere Studie zur Erfassung des physiologischen DGR mit Bilitec durchgeführt [9]. Die hierbei erzielten Ergebnisse werden in diesem Kapitel genannt.

Material und Methoden

Meßprinzip

Bilirubin als Markersubstanz von Galle weist ein charakteristisches Absorptionsmaximum bei 450 nm auf (Abb. 1). Zum photooptischen Nachweis von

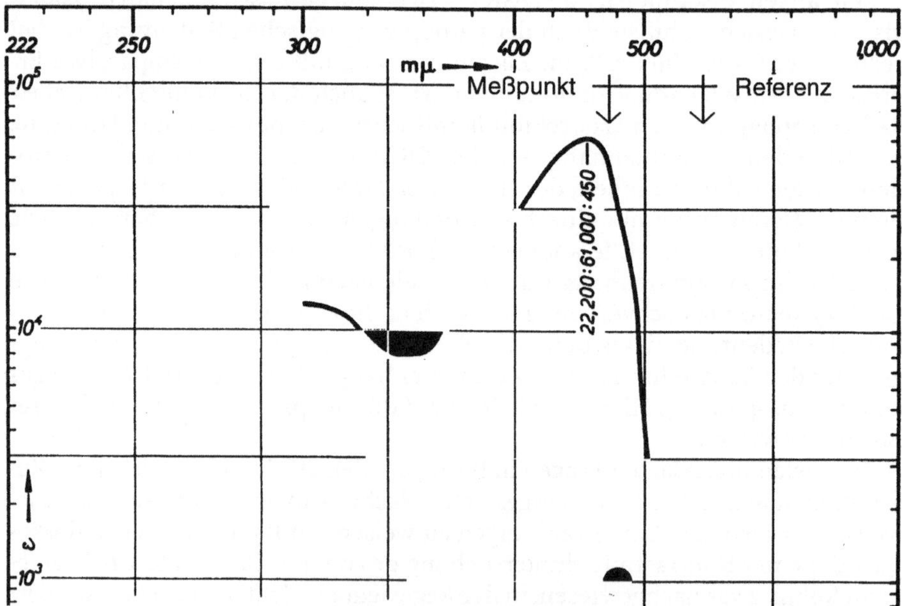

Abb. 1. Absorptionsspektrum von Bilirubin. Das charakteristische Absorptionsmaximum bei 450 nm wird mit einem Lichtpuls von 470 nm erfaßt, als Referenz wird ein Lichtpuls von 565 nm eingesetzt

Bilirubin wird die Absorption zweier Lichtpulse verglichen. Die Meßdiode arbeitet mit einer Wellenlänge von 470 nm, die Referenzdiode mit 565 nm. Die Differenz der Absorption ist proportional zur Bilirubinkonzentration, falls in den gemessenen Lösungen keine Substanzen mit ähnlichen Absorptionseigenschaften sind. Der Zusammenhang zwischen den angezeigten Absorptionswerten und der tatsächlichen Bilirubinkonzentration wird in Abb. 2 gezeigt. Zu beachten ist, daß sich Bilirubin im sauren pH des Magens komplett in Biliverdin umwandelt. Dieses führt jedoch auch zu Absorptionswerten am Bilitec. Es konnte gezeigt werden, daß Biliverdin in gleicher Konzentration wie Bilirubin einen um 30 % niedrigeren Absorptionswert aufweist [10].

Geräte

Als Gerät zur Gallerefluxmessung steht seit Januar 1995 die 2. Generation des Bilitec 2000 zur Verfügung. Es wurde hinsichtlich des Gewichtes, des Batterieverbrauchs und der Lichtpulswiederholfrequenz verbessert, unterscheidet

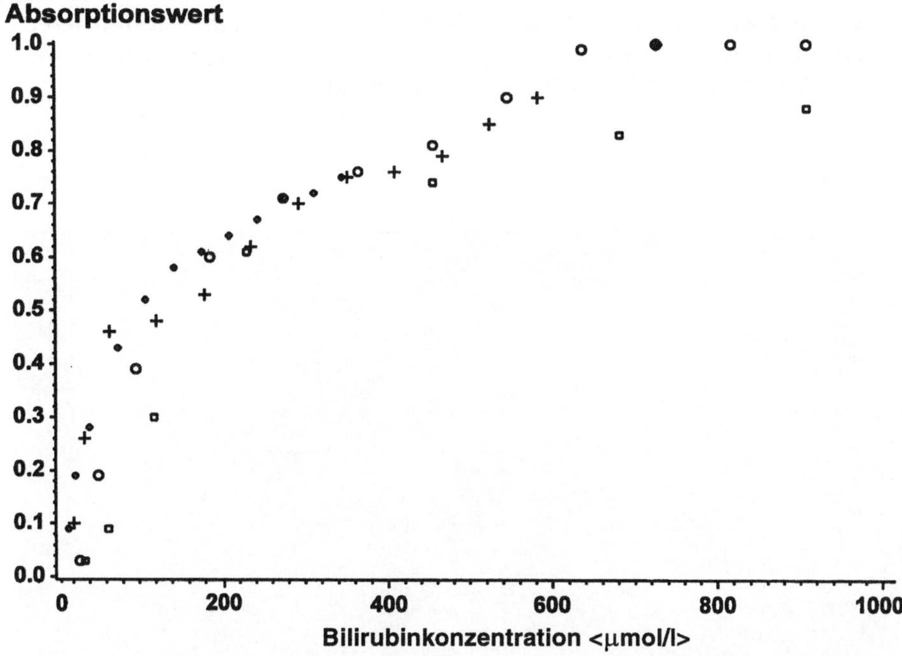

Abb. 2. Korrelation der gemessenen Absorptionswerte mit der Bilirubinkonzentration. Galle, die aus der Gallenblase im Rahmen von laparoskopischen Cholezystektomien gewonnen wurde, wurde in 4 Meßreihen jeweils mit Kochsalz 0,9 % verdünnt. Die Bilirubinkonzentration wurde für 3 verschiedene Verdünnungen gemessen und die Ergebnisse gemittelt. Aus der so bestimmten Gesamtkonzentration und der Verdünnung wurde die jeweilige Konzentration errechnet und dem Absorptionswert gegenübergestellt. Man erkennt eine nahezu lineare Abhängigkeit v. a. für den Meßbereich zwischen 0,4 und 1,0

sich jedoch nicht in bezug auf die eigentliche Meßprozedur. In der aktuellen Version werden pro 24-h-Messung 4 kleine 1,5 V Batterien verbraucht (6 große 1,5 V Batterien in der alten Version). Die Anzeige der gemessenen Absorptionswerte, die einen Wertebereich von 0,0 bis 1,0 umfassen, erfolgt nun numerisch (vorher graphisch). Die Lichtpulswiederholfrequenz beträgt 1 Hz, wobei zur Verbesserung der Stabilität der Meßwerte 4, 8 oder 16 konsekutive Meßwerte gemittelt werden können (in der alten Version wurde alle 8 s gemessen). Das Löschen alter Daten, die Kalibrierung der Meßsonden, die Vorbereitung der Datenübertragung auf den PC und das Starten und Beenden einer Messung erfolgt am Gerät selbst. Zur Datenübertragung wird spezielle Software benötigt („esophogram", Fa. Synectics), die neben der Archivierung und Darstellung der Daten auch einige Auswertungsschritte ermöglicht. Bezüglich der Hardware sei auf die vorangehenden Kapitel verwiesen.

Die Meßsonden bestehen aus einem ummantelten fiberoptischen Kabel, das über einen Doppelstecker mit den Lichtquellen und den Empfängern am Gerät angeschlossen wird. Maximal 2 Sonden können gleichzeitig verwendet werden. An der Spitze der Sonde befindet sich mit einem Abstand von 2 mm ein Reflektor aus Kunststoff, der mit Hilfe eines Drahtes mit dem Ende des Lichtleiters verbunden ist. Der Durchmesser der Sondenspitze beträgt 4 mm. Die Sonden sind wie Manometrie- und pH-Metriesonden in einer desinfizierenden Lösung zu reinigen und nach Angaben des Herstellers bis zu 4 mal zu verwenden. Gerät und Sonde werden in Abb. 3 gezeigt.

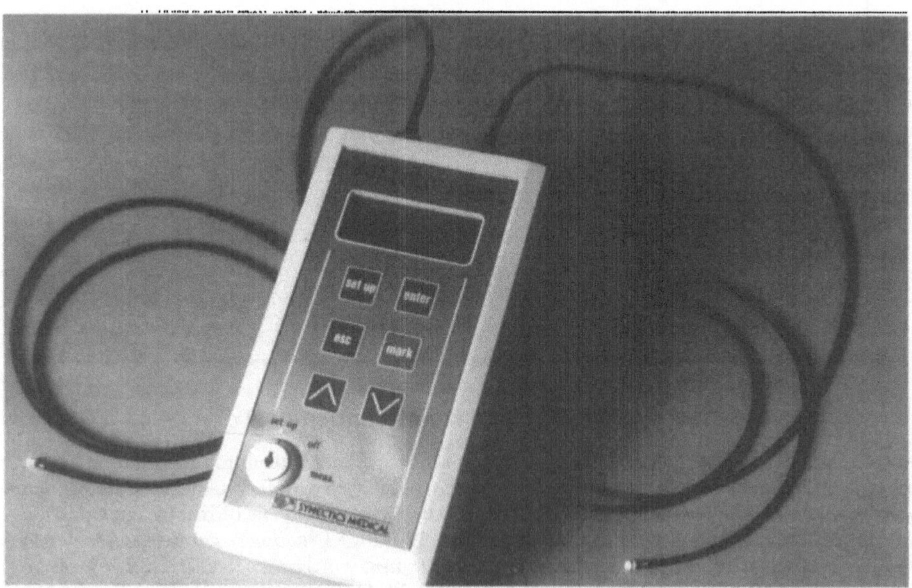

Abb. 3. Bilitec 2000 mit zwei angeschlossenen Meßsonden

Praktische Durchführung

Zu Beginn jeder Messung werden die Meßsonden kalibriert. Prinzip der Kalibrierung ist eine Eichung des Nullpunktes, d.h. eine Messung, bei der die Absorption beider Kanäle gleich Null ist. Dies kann in einem schwarzen Gefäß mit Luft oder Wasser erfolgen. Der Zeitbedarf für die Kalibrierung ist weniger als eine Minute.

Teilweise meldet das Gerät jedoch bereits nach einmaliger Verwendung einer Sonde, daß diese defekt sei. Abhilfe schafft hier häufig eine gründliche Reinigung der Reflektoroberfläche. Nach unserer Erfahrung können Sonden auch häufiger als 4 mal – wie vom Hersteller genannt – eingesetzt werden, sofern die Kalibrierung erfolgreich ist. Häufig ist jedoch nach etwa 6 Messungen entweder die Ummantelung des Lichtleiters defekt oder eine ausreichende Reinigung der Reflektoroberfläche ist nicht mehr möglich. Der Beginn und das Ende der Messung sowie das Übertragen und Löschen der Daten werden in der Bedienungsanleitung des Gerätes beschrieben.

Die Plazierung der Sonden unterscheidet sich nicht von der Vorgehensweise bei der Magen-pH-Metrie, sie wird dort ausführlich erläutert. Eine Besonderheit bei der Bilitec-Messung ist, daß sie durch Nahrungsreste vor dem Reflektor beeinflußt werden kann. Auch wenn dies äußerst selten geschieht, ist hierauf beim Entfernen der Sonden besonders zu achten. Wird die Bilitec-Messung mit einer Magen-pH-Metrie kombiniert, so hat sich eine Verbindung der beiden Sonden mit Pflaster bewährt, da somit eine identische Sondenlokalisation gewährleistet ist.

Im Hinblick auf den Weg des DGR ist die Sondenhöhe sicherlich von großer Bedeutung. Im gastrointestinalen Funktionslabor der Chirurgischen Universität Würzburg ist die Standardpositionierung identisch zur Magen-pH-Metrie 5 cm unterhalb des Unterrandes des unteren ösophagealen Sphinkters. Folgende Überlegungen und Beobachtungen haben zu diesem Vorgehen geführt: Auch an dieser Position im Magenkorpus kann DGR gut nachgewiesen werden. Im Gegensatz zum Nachweis von geringen Mengen Galle unmittelbar im Antrum, ist davon auszugehen, daß die im Korpus nachgewiesene Galle für das gesamte Magenmilieu von Bedeutung ist. Darüber hinaus erfordert die Sondenplazierung im Antrum in der Regel eine Durchleuchtung, während die Sonden im Korpus ohne Röntgenkontrolle plaziert werden können. Ein weiterer Vorteil der Sondenposition 5 cm unterhalb des unteren ösophagealen Sphinkters ist die Vergleichbarkeit mit Ergebnissen aus der Magen-pH-Metrie.

Die Anforderungen und der Tagesablauf einer 24-h-Messung sowie das stundenplanartige Protokoll unterscheiden sich ebenfalls nicht vom Vorgehen bei der Magen-pH-Metrie. Ein Unterschied besteht jedoch im Hinblick auf die Nahrung, da die Bilitec-Messung durch Nahrungsmittel, die eine ähnliche Absorption wie Bilirubin aufweisen, gestört werden kann. Die Absorptionswerte einiger Nahrungsmittel werden in Tabelle 1 gezeigt. Da in diesen Messungen lediglich Kaffee hohe Absorptionswerte aufweist, werden keine weiteren Einschränkungen bezüglich der Nahrung vorgegeben. Unter diesen Vorgaben

Tabelle 1. Absorptionswerte verschiedener Nahrungsmittel, Messung in lichtundurchlässigen Gefäßen. Flüssigkeiten unverdünnt, je 1 g feste Speisen in 40 ml Wasser

Nahrungsmittel	Absorptionswert
Mineralwasser	0,0
Apfelsaft	0,05
Orangensaft	0,25
Schwarztee	0,15
Kaffee	bis 1,0
Koffeinfreier Kaffee	bis 1,0
Coca Cola	0,25
Koffeinlösung	0,0
Kartoffeln	0,0
Ketchup	0,18
Eier	0,18
Fleisch	0,09
Schokolade	0,12

wurde im Rahmen der Mahlzeiten ein Absorptionswert von 0,25 in der Regel nicht überschritten. Die höchsten nahrungsbedingten Werte in vivo wurden für Ravioli mit einem Absorptionswert von 0,4 gefunden. Will man Interferenzen mit Nahrungsmitteln sicher ausschließen, so kann dies durch Angabe einer Positivliste von geeigneten Nahrungsmitteln erreicht werden: Absorptionswerte < 0,14 treten auf bei Wasser, Milch, Tee, Apfelsaft, Zucker, Keksen, Schokolade, Parmesankäse, Putenschnitzel, Kartoffeln und Nudeln, Bananen und Apfel.

Auswertung

Prozentuale Refluxzeit

Da ein hoher Absorptionswert in der Regel spezifisch für das Auftreten von Gallereflux ist, kann die Auswertung ähnlich wie bei der Ösophagus-pH-Metrie unter Verwendung von Grenzwerten durchgeführt werden. Die Software „esopHogram“ ermöglicht diese Auswertung, wobei der Grenzwert vom Benutzer selbst definiert werden kann. Hierbei sollte einer der beiden bisher in der Literatur für den Absorptionswert im Magen genannten Grenzwerte verwendet werden:

Grenzwert 0,14: Dieser Wert wurde vom Erstbeschreiber dieser Methode eingeführt. Er stellt den niedrigsten Absorptionswert dar, der als Nachweis von Bilirubin und nicht als Rauschen der Meßapparatur anzusehen ist [4].

Grenzwert 0,25: Dieser Absorptionswert ist das Maximum der In-vitro-Messungen von Nahrungsbestandteilen. Bei Verwendung dieses Grenzwertes sind an die Zusammensetzung der Nahrung weniger strenge Richtlinien zu setzen. Für Messungen im Magen erscheint dieser Wert auch deshalb sinnvoll, da im Magensaft ohne Galle auch Absorptionswerte bis zu 0,25 nachgewiesen werden können [9].

Die Auswertung der prozentualen Zeiten erfolgt in bezug auf die im Kapitel zur Magen-pH-Metrie definierten Phasen. Bei der Bilitec-Messung sollte jedoch – wie auch von der Software vorgesehen – eine feste Zeit für die Definition der postprandialen Phase gewählt werden, da bei fehlender Interferenz der Messung mit der Nahrung keine Definition der Zeiten anhand der erzielten Ergebnisse möglich ist. Diese Auswertung und der Ergebnisausdruck wird anhand eines Beispiels in Abb. 4a, b erläutert.

Refluxepisoden

Bei der visuellen Auswertung von Bilitec-Messungen fällt auf, daß Gallereflux häufiger länger als 1 h im Magen verbleibt. In Abb. 5 wird die Dauer des Refluxes klassifiziert in < 15, 30, 45, 60, 75, 90 und > 90 min. Man erkennt eine deutliche Zunahme der Häufigkeit von Refluxereignissen, die länger als 1 h andauern. Wir tragen dieser Beobachtung durch eine zusätzliche Auswertung Rechnung, die derzeit noch manuell ausgeführt wird. Ausgewertet werden sog. Refluxepisoden, die als Zeiten mit einem Absorptionswert von im Mittel > 0,25 und eine Mindestdauer von 1 h definiert werden. Diese Refluxepisoden wurden qualitativ anhand ihres Auftretens und ihrer Häufigkeit charakterisiert und quantitativ bezüglich des mittleren und maximalen Absorptionswertes sowie ihrer Dauer erfaßt. Diese manuelle Auswertung wird in Abb. 5 illustriert.

Ergebnisse

Praktische Durchführung

Das Einführen der Sonde durch eines der Nasenlöcher war bei allen bisher durchgeführten Messungen auch in Kombination mit der pH-Metrie-Sonde möglich. Die Positionierung der Sonden im Magen konnte durch Kontrolle der pH-Werte bei kombinierter Messung ebenfalls in allen Fällen ohne Durchleuchtung sichergestellt werden. Da das Glasfaserkabel verhältnismäßig weich ist, sollte bei einer einzelnen Bilitec-Sonde im Magen, insbesondere bei erschwertem Zugang z.B. mit einer großen axialen Hernie, durch eine Zielaufnahme oder eine kurze Durchleuchtung die korrekte Positionierung der Sonde kontrolliert werden, da anhand der Ergebnisse oft keine Aussage über die Lage der Sonde getroffen werden kann. Wegen technischer Probleme waren 3 der 45 mit dem alten Gerät durchgeführten Messungen (7%) unbrauchbar. Bei Messungen mit dem neuen Gerät traten bisher noch keine Probleme auf.

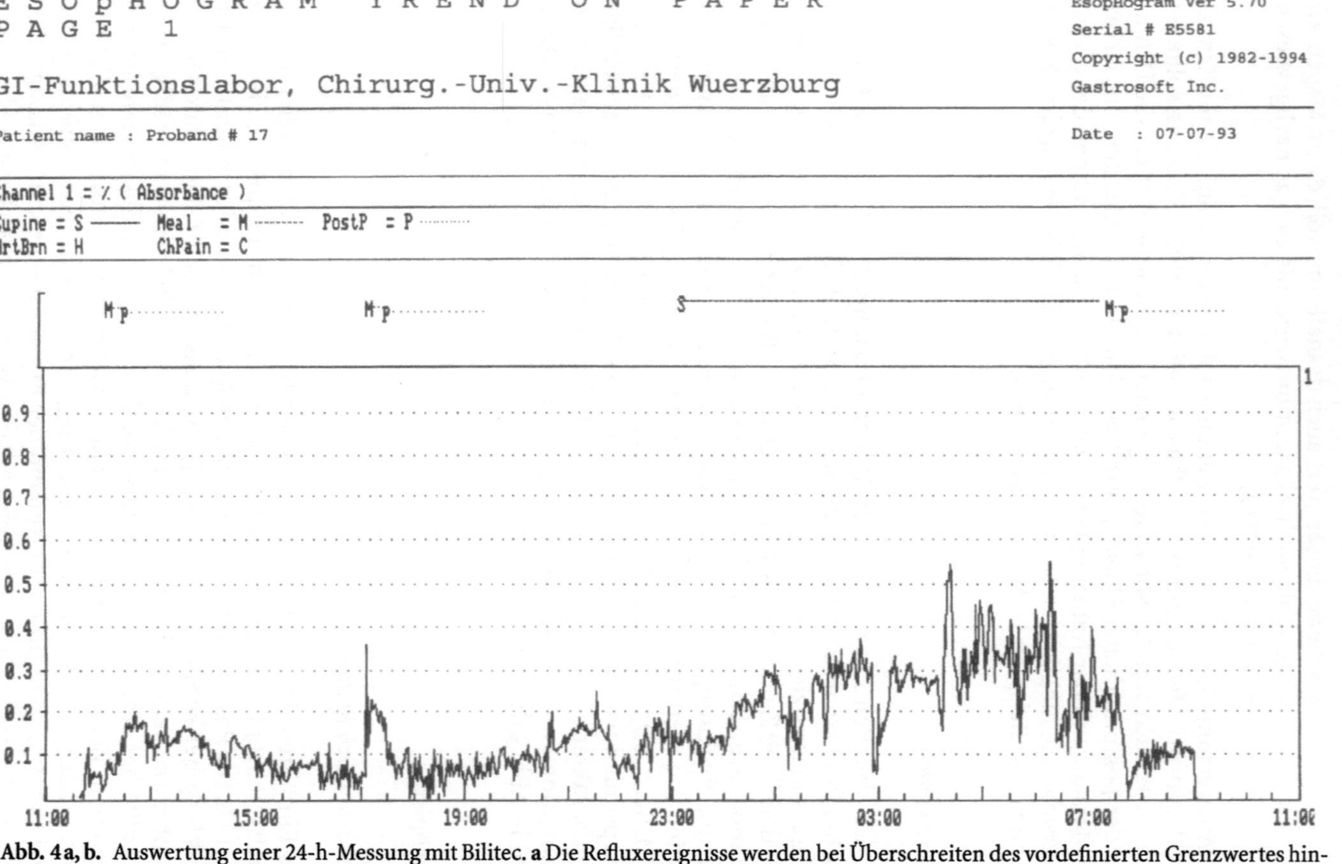

Abb. 4a, b. Auswertung einer 24-h-Messung mit Bilitec. **a** Die Refluxereignisse werden bei Überschreiten des vordefinierten Grenzwertes hinsichtlich der gezeigten Kriterien ausgewertet. Parametrische Auswertung der Daten in **b**

Patient name: Proband # 17
Patient ID #: 20-01-68
Recording date: 07-07-93

Physician: Dr. Fein
Assistant: Fr. Hammer
Referring Physician:

Comments: Bili-Tec u. 24 Std. pH-Messung nur Glassonde

HIGH EPISODE		Total	Uprght	Supine	Meal	PostP
Duration	(HH:MM)	21:24	13:24	08:00	00:52	05:20
Number of episodes	(#)	279	220	60	14	108
Number of episodes longer than 5.0 minutes	(#)	15	8	8	2	3
Longest episode	(min)	159	26	159	18	24
Total time % above 0.25	(min)	667	235	431	37	85
Fraction time % above 0.25	(%)	51.9	29.3	89.8	70.3	26.6

Patient ANALYSIS SYSTEM CONSTANTS:
Channel 1 quantity % unit Absorbance

Channel	1
High episode defined as value above:	0.2500
A new high episode can not be registered until value below:	0.2500
Number of episodes longer than x min, x =	5.0
Disregard episodes shorter than x seconds, x =	0
Low temperature correction factor:	0.0000
High temperature correction factor:	0.0000

Postprandial time in minutes : 120

Abb. 4 (Fortsetzung)

Normwerte: Prozentuale Refluxzeit

Zur Definition von Normwerten wurden 24 Messungen bei 15 gesunden Probanden ausgewertet. Die Tabellen 2a und 2b zeigen die Ergebnisse, die unter Anwendung der verfügbaren Software errechnet werden können. Angegeben wird die prozentuale Refluxzeit, bezogen auf die Gesamtzeit und die jeweiligen Phasen unter Bezug auf die beiden bereits eingeführten Grenzwerte. Die jeweiligen Mittelwerte und Perzentilen unterscheiden sich für die verschiedenen Grenzwerte lediglich in der Höhe der Absolutwerte, jedoch nicht in der Relation zueinander während der verschiedenen Phasen. Die prozentuale Refluxzeit im Liegen (in der Nacht) ist deutlich höher im Vergleich mit allen anderen Phasen. Dagegen können während der Mahlzeiten die niedrigsten Werte gemessen werden. Da bei der Durchführung dieser Messungen auf eine definierte Diät verzichtet wurde, ist dies ein Hinweis darauf, daß die Wechselwirkungen der Absorptionsmessung mit Nahrungsmitteln vernachlässigbar sind. Es sei ferner darauf hingewiesen, daß die Reproduzierbarkeit der Bilitec-Messung im Magen unter den gewählten Bedingungen sehr gut ist. Dies konnte an-

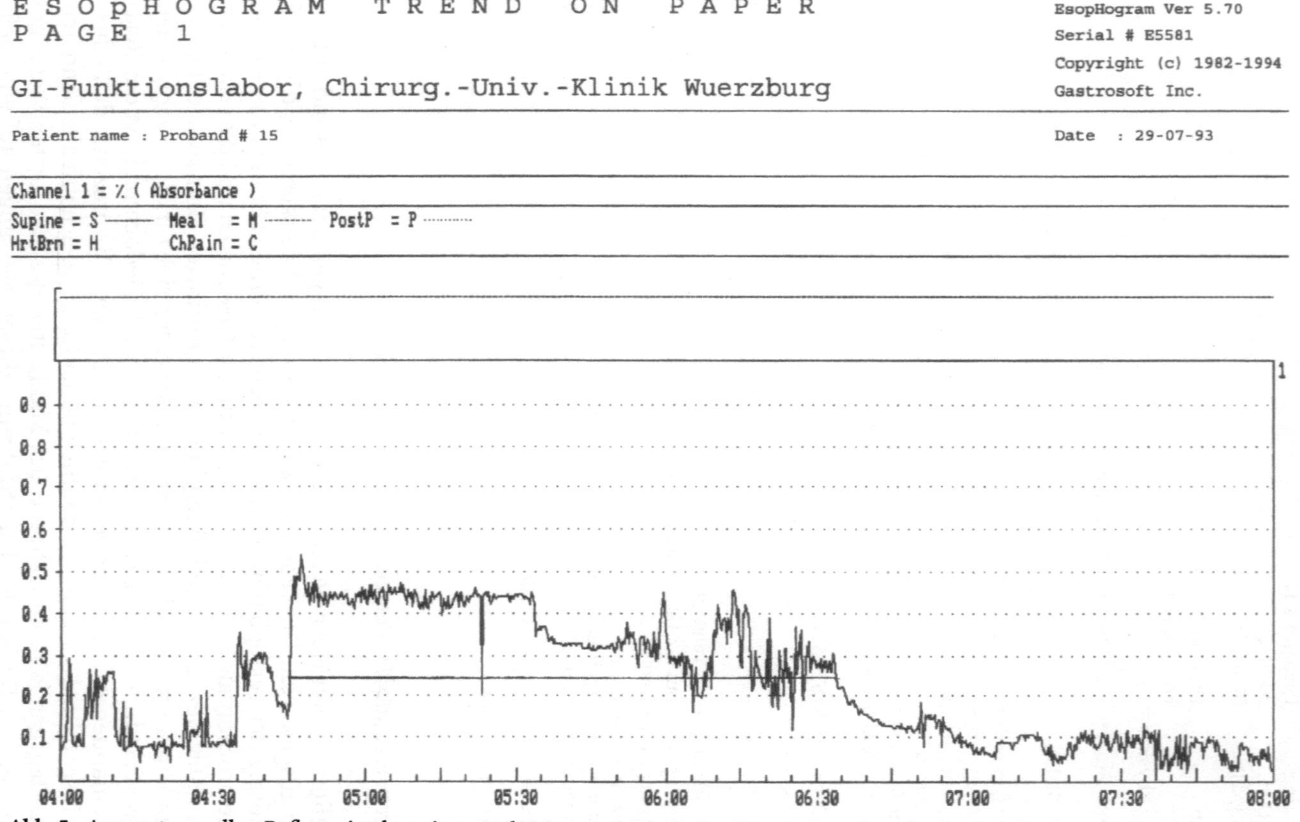

Abb. 5. Auswertung aller Refluxepisoden einer 24-h-Messung: Die Episoden werden zunächst im Meßprotokoll markiert und anschließend anhand der gezeigten Werte charakterisiert. Gezeigt wird eine Messung mit einer Refluxepisode während der Phase „liegend" mit einer Dauer von 1,8 h, einem mittleren Absorptionswert von 0,38 und einem maximalen Absorptionswert von 0,55

Tabelle 2a. Physiologischer Gallereflux: Auswertung von 24 Messungen an gesunden Probanden. Als Grenzwert für Gallereflux wurde ein Absorptionswert von 0,14 verwendet (entsprechend der Literatur: Bechi et al. [6, 19])

Zeit (%)	Mittelwert ± SD	Median	25.–75. Perzentile	95. Perzentile
Gesamt	24,4 ± 20,9	21,8	4,2 –36,2	61,9
Aufrecht	19,8 ± 21,0	12,9	3,95–36,1	42,2
Liegend	30,1 ± 30,8	20,3	2,1 –49,6	88,9
Prandial	16,7 ± 21,9	10,9	0,85–24,0	70,6
Postprandial	19,3 ± 22,4	15,1	1,65–28,1	51,4

Tabelle 2b. Physiologischer Gallereflux: Auswertung von 24 Messungen an gesunden Probanden mit einem Grenzwert von 0,25. Die Auswahl dieser Grenze beruht auf den Ergebnissen zur Interferenz mit Nahrungsbestandteilen

Zeit (%)	Mittelwert ± SD	Median	25.–75. Perzentile	95. Perzentile
Gesamt	7,0 ± 11,5	1,45	0,35– 7,75	28,2
Aufrecht	4,8 ± 12,3	0,85	0,08– 3,73	15,4
Liegend	10,5 ± 17,6	0,75	0,07–18,18	37,7
Prandial	3,7 ± 8,1	0,1	0– 2,35	14,5
Postprandial	5,0 ± 14,7	0,2	0– 0,93	28,5

hand des statistischen Vergleiches der durchgeführten 9 Doppelmessungen verifiziert werden.

Wir empfehlen aus 3 Gründen den Grenzwert von 0,25 bei Messungen im Magen:

1) Auch wenn keine Galle im Magen nachzuweisen ist, können ohne Zusammenhang zu den Mahlzeiten aufgrund von Interferenzen mit anderen Bestandteilen des Magensaftes Absorptionswerte bis zu 0,25 gemessen werden.
2) Die Anzahl der Nahrungsmittel mit Absorptionswerten < 0,25 ist deutlich höher als die Anzahl mit Absorptionswerten < 0,14. Somit kann bei Anwendung des höheren Grenzwertes bei erweitertem Speiseplan mit geringeren Wechselwirkungen zwischen der Nahrungsaufnahme und der Bilirubinmessung gerechnet werden.
3) Soll für die Erfassung eines vermehrten Gallerefluxes die 95. Perzentile des Probandenkollektivs herangezogen werden, so ist insbesondere im Hinblick auf die Werte im Liegen (98,7 bei Grenzwert 0,14 vs. 83,7 bei 0,25) lediglich die Wahl des Grenzwertes 0,25 sinnvoll.

Normwerte: Refluxepisoden

Die Auswertung der Refluxepisoden wird in Tabelle 3 zusammengefaßt. Wiederum finden sich nachts im Liegen die meisten Refluxepisoden, das Ausmaß des Refluxes während einer Episode und die Dauer der Episoden unterscheiden sich jedoch nicht signifikant (Wilcoxon-Test). Erwähnenswert ist, daß bei 9 der Messungen keine Refluxepisode nachzuweisen war. Der mittlere Absorptionswert aller Refluxepisoden ist 0,40, die mittlere Dauer 1,56 h.

Es sei jedoch darauf hingewiesen, daß die gemessenen Absorptionswerte allenfalls als qualitative Beschreibung des Refluxausmaßes anzusehen sind. Die in Abb. 2 gezeigte gute Übereinstimmung der Absorptionswerte mit der Bilirubinkonzentration kann lediglich in vitro unter genau definierten Bedingungen erreicht werden. In vivo kommt es bei pH-Werten < 3 zu einer Umwandlung von Bilirubin in Biliverdin. Dieses wird bei identischer Konzentration mit einem Absorptionswert von ca. $^{2}/_{3}$ des mit Bilirubin gemessenen Wertes nachgewiesen. Auch die unterschiedliche Zusammensetzung der Galle und Mischungen mit Magensatz oder Pankreassekret können zu unterschiedlichen Absorptionswerten bei gleicher Bilirubinkonzentration im Magen führen. Die Korrelation der Absorptionswerte mit den Gallensäurenkonzentrationen ist noch etwas schlechter, eine Beobachtung, die ebenfalls auf die unterschiedliche Zusammensetzung der Galle zurückzuführen ist. Selbstverständlich können keine Aussagen zur Differenzierung der unterschiedlichen Gallensäuren gemacht werden.

Vergleich mit der pH-Metrie

Interessante Ergebnisse bezüglich der Charakterisierung des duodenogastralen Refluxes ergeben sich aus dem Vergleich der Bilitec-Messung mit der pH-Metrie. Intuitiv würde man ein synchrones Verhalten, d.h. ein Anstieg des Absorptionswertes parallel mit einer Alkalisierung des Magenmilieus erwarten. Bei den bis-

Tabelle 3. Gallerefluxepisoden gesunder Probanden. Auswertung der Bilitec-Messung bezüglich der Anzahl der Messungen mit Refluxepisoden (*n mess*), der Gesamtzahl der Refluxepisoden (*n epis*), des mittleren und maximalen Absorptionswertes während einer Episode und der Dauer der Episoden (jeweils Mittelwert und Standardabweichung M, SD)

	n mes	n epis	Mittlerer Absorptionswert		Maximaler Absorptionswert		Dauer
			M ± SD	95%	M ± SD	95%	[h]
Gesamt	15	50	0,40 ± 0,13	0,62	0,63 ± 0,21	1,0	1,56 ± 0,73
Aufrecht	6	9	0,34 ± 0,09	0,50	0,58 ± 0,22	1,0	1,35 ± 0,47
Liegend	10	25	0,41 ± 0,14	0,62	0,66 ± 0,20	1,0	1,65 ± 0,84
Postprandial	10	16	0,41 ± 0,15	0,70	0,62 ± 0,23	0,94	1,53 ± 0,66

her durchgeführten simultanen Messungen kann dieses Verhalten jedoch nur selten beobachtet werden. In Abb. 6 wird eine Bilitec-Messung einer simultan durchgeführten Magen-pH-Metrie gegenübergestellt. Anhand dieser Messung können 4 Ereignisse beschrieben werden, die die Meßergebnisse beider Verfahren in bezug auf den duodenogastralen Reflux charakterisieren. Tabelle 4 zeigt die Auswertung der Häufigkeit dieser Ereignisse in den durchgeführten 24 Probandenmessungen. Es ist zu betonen, daß Gallereflux am häufigsten auftritt und in der Regel nicht zu einer Alkalisierung führt. Am zweithäufigsten werden pH-Anstiege ohne Veränderungen des Absorptionswertes beobachtet, und erst an 3. Stelle folgen die erwarteten synchronen Veränderungen. Dieser Befund läßt sich möglicherweise durch eine unterschiedliche Komposition des DGR erklären. Galle hat eine verhältnismäßig geringe Pufferkapazität. Wird nahezu reine Galle refluiert, verändert sich der Magen-pH kaum. Die pH-Anstiege wären durch Re-

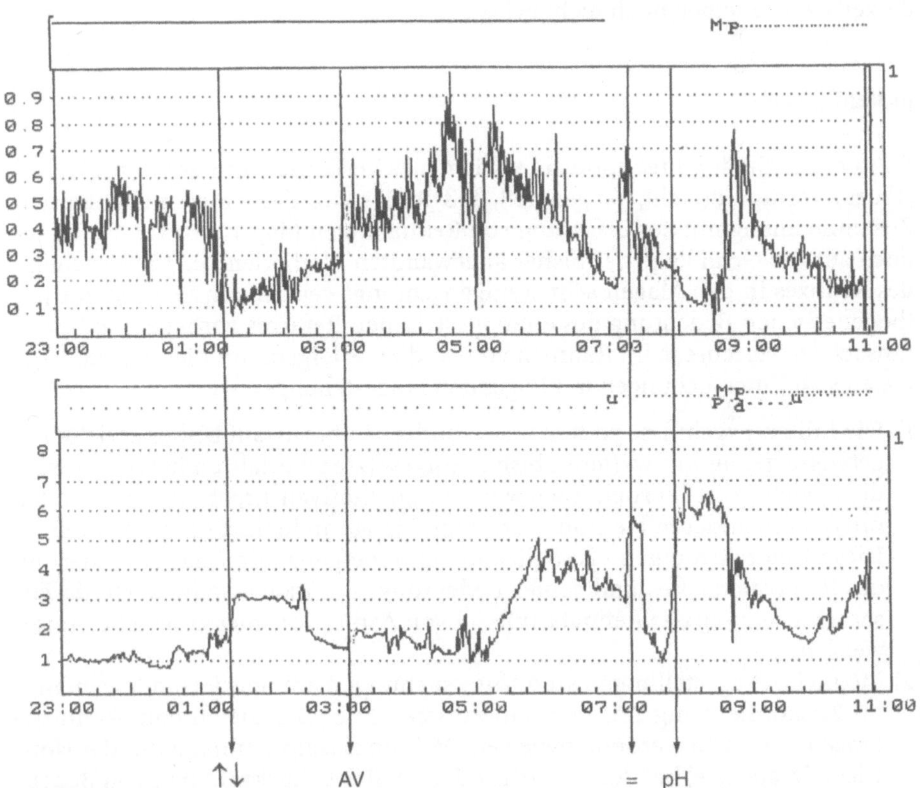

Abb. 6. Vergleich der Bilitec-Messung mit der pH-Metrie anhand eines 12-h-Ausschnittes einer Messung während der Nachtzeit. 4 verschiedene Ereignisse werden als DGR gekennzeichnet:

= gleichzeitiger Anstieg des Absorptionswertes und des pH,

pH Anstieg des pH bei konstantem Absorptionswert,

↑↓ Anstieg des pH und gleichzeitiges Absinken des Absorptionswertes,

AV Anstieg des Absorptionswertes bei konstantem pH

Tabelle 4. Vergleich der Gallerefluxmessung mit der pH-Metrie (15 Messungen an gesunden Probanden)

Refluxeigenschaften	Absolute Häufigkeit	Relative Häufigkeit (%)
Gleichzeitiger Anstieg des Absorptionswertes und des pH-Wertes	14	16
pH-Wert-Anstieg bei konstantem Absorptionswert	31	37
pH-Wert-Anstieg bei fallendem Absorptionswert	2	2
Anstieg des Absorptionswerts bei konstantem pH-Wert	38	45
Summe	85	100

flux ohne Galle zu verstehen. Dieser hypothetische Erklärungsansatz ist jedoch derzeit experimentell noch nicht belegt.

Indikationen

Da mit dem Gerät Bilitec 2000 ein völlig neues Verfahren zur Funktionsdiagnostik zur Verfügung steht, gilt generell, daß der Einsatz dieser Messung immer im Zusammenhang mit der Erfassung von Reflux in den Magen sinnvoll ist. Da jedoch auf der Grundlage der bisher angewandten Methoden zur Untersuchung des Refluxes in den Magen sehr wenige richtungsweisende Ergebnisse zur pathogenetischen Bedeutung des enterogastrischen Refluxes vorliegen, sollte der Einsatz des Verfahrens im Rahmen von Studien erfolgen. Auf dieser Grundlage bieten sich Untersuchungen mit folgenden Fragestellungen an:

1) Die Bilitec-Ergebnisse sollten insbesondere in bezug auf bisher erzielte Ergebnisse genau mit weiteren bisher eingesetzten Verfahren korreliert werden. Wichtig ist hierbei, inwieweit die qualitativen Ergebnisse mit Bilitec mit der mit anderen Methoden erfaßten Menge an Refluat übereinstimmen. Diese Untersuchungen ermöglichen ggf. eine genauere Charakterisierung des Refluxausmaßes und seiner Bedeutung. Zusätzlich sollte auch die Zusammensetzung des Refluats anhand von Aspirationsmessungen bestimmt werden.
2) Mögliche Fragestellungen sind Untersuchungen am operierten Magen und im Zusammenhang mit der Cholezystektomie. Darüber hinaus kann die Frage untersucht werden, inwieweit DGR im Zusammenhang mit der Non-Ulcer-Dyspepsie, bei der Gastritis oder bei der Ulkuskrankheit von Bedeutung ist.
3) Bei Anwendungen von Bilitec im Ösophagus sollte eine Magenmessung ergänzt werden. Es ist zu erwarten, daß hierdurch die Interpretation der Meßergebnisse erleichtert wird.

Der Einsatz von Bilitec im Magen eröffnet somit neue Möglichkeiten für Untersuchungen zur pathophysiologischen Bedeutung des DGR.

Literatur

1. Bechi P (1994) Fiberoptic measurement of ‚alkaline' gastro-esophageal reflux: technical aspects and clinical indications. Dis Esophagus 7:131–138
2. Bechi P, Falciai R, Baldini F et al. (1992) Ambulatory assessment of enterogastric and non-acid gastroesophageal reflux by means of a fiberoptic sensor. Gastroenterology 102:A39
3. Bechi P, Falciai R, Baldini F, Cosi F, Pucciani F, Boscherini S (1992) A new fiber optic sensor for ambulatory entero-gastric reflux detection. In: Fiber optic medical and fluorescent sensors and applications. Proc SPIE, Bellingham, pp 130–135
4. Bechi P, Pucciani F, Baldini F et al. (1993) Long term ambulatory enterogastric reflux monitoring – validation of a new fiberoptic technique. Dig Dis Sci 38:1297–1306
5. Bost R, Hostein J, Valenti M, Bonaz B, Payen N, Faure H, Fournet J (1990) Is there an abnormal fasting duodenogastric reflux in non ulcer dyspepsia. Dig Dis Sci 35:193–199
6. Bremner CG, Mason RJ (1993) ‚Bile' in the esophagus. Br J Surg 80:1374–1376
7. Cabrol J, Navarro X, Sancho J, Simodeu J, Segura R (1990) Bile reflux in postoperative alkaline reflux gastritis. Ann Surg 2:239–243
8. Champion G, Richter JE, Vaezi M, Singh S, Alexander R (1994) Duodenogastroesophageal reflux: relationship to pH and importance in Barrett's esophagus. Gastroenterology 107:747–757
9. Fein M, Fuchs K-H, Bohrer T, Freys SM, Thiede A (1996) Fiberoptic technique for 24 hour bile reflux monitoring – standards and normal values for gastric monitoring. Dig Dis Sci 41:216–225
10. Fuchs KH, Freys SM, Heimbucher J, Fein M, Thiede A (1995) Pathophysiologie spectrum in patients with gastroesophageal reflux disease in a surgical GI-function laboratory. Dis Esoph 8:211–217
11. Ilci T, Whitfield PF, Boulos PB, Hobsley M (1988) Gastric outlet loss and enterogastric reflux after gastrectomy. Br J Surg 75:272–274
12. Lorusso D, Pezzola F, Montesani C et al. (1990) Duodenogastric reflux and gastric histology after cholecystectomy with or without sphincteroplasty. Br J Surg 77:1305–1307
13. Lujan-Mompean JA, Robles-Campos R, Parrilla-Paricio P, Liron-Ruiz R, Torralba-Martinez JA, Cifuentes-Tebar J (1993) Role of helicobacter pylori infection and duodenogastric reflux in pathogenesis of alkaline reflux gastritis after gastric operations. Surg Gyn Obs 176:594–598
14. Müller-Lissner SA (1988) Ist duodenogastraler Reflux pathogen? Z Gastroenterol 26:637–642
15. Ritchie WP (1980) Alkaline reflux gastritis. Ann Surg 192:288–298
16. Robles-Campos R, Lujan-Mompean JA, Parrilla-Paricio P et al. (1993) Role of helicobacter pylori infection and duodenogastric reflux in pathogenesis of alkaline reflux gastritis after gastric operations. Surg Gyn Obs 176:594–598
17. Salomoni M, Zuccato E, Granelli P, Montorsi W, Doldi SB, Germiniani R, Mussini E (1989) Effect of bile salts on carbonic anhydrase from rat and human gastric mucosa. Scand J Gastroenterol 24:28–32
18. Schlindlbeck NE, Lippert M, Heinrich C, Müller-Lissner SA (1989) Intragastric bile acid concentration in critically ill, artificially ventilated patients. Am J Gastroenterol 84:624–628
19. Stein HJ, Kraemer SJM, Feussner, Siewert JR (1994) Quantifizierung des intestino-ösophagealen Refluxes mit einer fiberoptischen Bilirubin-Meßsonde, Z Gastroenterol 32:247–251
20. Werner B (1985) Historische Daten und Betrachtungen zur Entwicklung der Refluxkrankheiten des Magens. In: Schumpelick V, Begemann R, Werner B (Hrsg) Refluxkrankheit des Magens. Enke, Stuttgart, S 3–15
21. Waring JP, Legrand J, Chinichian A, Sanowski RA (1990) Duodenogastric reflux in patients with Barrett's esophagus. Dig Dis Sci 35:759–762
22. Xynos E, Vassilakis JS, Fountos A, Pechlivanides G, Karkavitsas N (1991) Enterogastric reflux after various types of antiulcer gastric surgery: quantification by ^{99m}Tc-Hida scintigraphy. Gastroenterology 101:991–998

1

Stationäre Untersuchungen der Magenentleerung

F. Raiser, M.W. Raiser, R.A. Hinder, N. Katada und P. McBride

Aufgrund unseres besseren Verständnisses der Motilität des oberen Magen-Darm-Traktes ist die Magenfunktion zunehmend in den Mittelpunkt der physiologischen Abläufe im oberen Intestinalbereich gerückt. Störungen der Magenfunktion begleiten nahezu alle Krankheitsprozesse, die im oberen Gastrointestinaltrakt auftreten oder diesen einbeziehen, wie Kollagenosen, Neuropathien, Refluxsyndrome, Ulkusleiden und Absorptionsstörungen. Im einzelnen fehlt uns jedoch bisher ein genaues Verständnis der Bewegungsabläufe, nicht zuletzt wegen der komplexen Wechselbeziehungen der zahlreichen Kontrollvorgänge von Magenmotilität und Entleerung. Eine Verfeinerung unserer Testmethoden hat gegenwärtig zu einer raschen Erweiterung unserer Kenntnisse auf diesem Gebiet beigetragen.

Geschichte

In seiner Studie der Pylorusspassage aus dem Jahr 1898 untersuchte Marbaix bereits Faktoren, die für die Entleerung des Magens verantwortlich sind [52]. Sein Zeitgenosse Cannon stellte mit Hilfe von Wismut im Tierversuch die Bewegungen des Magens röntgenologisch dar [10]. Indem er der Nahrung das Kontrastmittel beimischte, konnte er erstmals die Bewegungen einer Testmahlzeit innerhalb des Magens und schließlich die Passage durch den Pylorus in den oberen Dünndarm beobachten. Während heute in der Regel Barium in der Röntgendiagnostik des Magen-Darm-Traktes verwendet wird, blieb das Prinzip der Kontrastdarstellung des Magens unverändert. Nach wie vor vermittelt die Magen-Darm-Passage einen Eindruck von Form und Funktion des Magens, obwohl die Analyse der Magenentleerung dabei von begrenztem qualitativen Wert ist. Schließlich ist Barium eine inerte Substanz und nicht ein normales Nahrungsmittel. Das bedeutet, daß der Bariumtransport durch Magen und Pylorus anderen Regeln folgt als normale Nahrung. Zudem kann die im Magen gebliebene Residualmenge von Barium radiographisch nicht exakt gemessen werden, so daß lediglich das Zeitintervall bis zur völligen oder nahezu vollständigen Entleerung des Magens bestimmt werden kann [65].

Während Marbaix und Cannon wichtige Voraussetzungen zum Verständnis der Magenfunktion schufen, dauerte es etwa ein halbes Jahrhundert bis uns

Hunt 1951 mit detaillierten Studien der Entleerung des menschlichen Magens weitere wichtige Beiträge hierzu lieferte [43]. Hunt verabreichte eine Testmahlzeit mit Pectin, in dem Phenolrot zur Markierung enthalten war. Nach bestimmten Zeitabständen wurde dann der Mageninhalt mit Hilfe einer Sonde aspiriert. Das ermöglichte genaue Messungen des im Magen noch verbliebenen Residualvolumens. In einer Serie von Experimenten gewann Hunt in den 50er Jahren Einsicht in die zeitlichen Abläufe bei der postprandialen Entleerung des Magens und in einige der Faktoren, die die Pyloruspassage regulieren [41, 42, 44]. Eine einfache Variante der Intubationsmethode nach Hunt ist der noch heute gebräuchliche „saline load test", bei dem 750 ml Kochsalzlösung durch die Magensonde eingeführt werden. Nach 30 min wird per Aspiration das im Magen verbliebene Residualvolumen bestimmt. Werte unter 200 ml gelten als normal, während Werte über 400 ml auf erhöhte Retention deuten.

Mag dieser Test im klinischen Gebrauch in bestimmten Situationen, wie z.B. beim Vorliegen eines Pylorusverschlusses, nützlich sein, so ist er doch recht ungenau und kann nur grobe Anhaltswerte liefern. Hinzu kommt, daß das Legen einer Magensonde für den Patienten unangenehm ist, und daß lediglich auf die Pyloruspassage eines Flüssigkeitsvolumens geschlossen werden kann, wobei das Volumen der Magensekretion außer acht gelassen wird [65]. Wegen dieser Unzulänglichkeiten ist die Hunt-Methode im Laufe der Jahre modifiziert worden. Farbstoff- und Isotopenverdünnungsmethoden wurden eingeführt, die eine volumetrische Differenzierung der Magensekretion vom übrigen Residualvolumen gestatten [33, 59].

Die Einführung szintigraphischer Methoden in den 60er Jahren ermöglichte erstmals indirekte Messungen der Magenentleerung nach Verabreichung einer ^{51}Cr-markierten Testmahlzeit [24]. Als problematisch erwies sich die lange Halbwertzeit des Chroms, die 28 Tage beträgt und somit das Wiederholen des Tests für längere Zeit nicht erlaubt. Auch stellte sich bald heraus, daß sich das Isotop von der Substanz der Testmahlzeit dissozierte und vorzeitig mit dem flüssigen Anteil des Mageninhaltes den Pylorus passierte. Die Tendenz des Isotopen, an Magenschleimhautzellen zu haften, erschwerte weiterhin die Testauswertung und beeinträchtigte die Verläßlichkeit der Resultate.

Wesentlich genauere Messungen gelangen Chaudhuri im Jahre 1973 mit ^{99m}Tc-DTPA und Meyer mit ^{99m}Tc-markierter Hühnerleber als Testsubstanz, die sich als besonders verläßlich erwies. Sie ließ sich ohne Schwierigkeiten in eine Testmahlzeit integrieren und haftete nicht an der Magenwand [11, 61]. Die radioaktive Substanz wurde von Meyer in die Flügelvene des lebenden Huhnes injiziert, womit eine uniforme hepatozelluläre Anreicherung erreicht wurde. Die gekochte Hühnerleber wurde dann als Testsubstanz verwandt. Jedoch erwies sich die Hühnerzucht im Klinikbetrieb als unpraktisch. Wie sich herausstellte, kann das Isotop ebensogut in kommerziell erworbener Hühnerleber angereichert werden, da es im Kochprozeß verläßlich fixiert wird [18, 95].

Die Weiterentwicklung der γ-Kamera ermöglichte simultane Messung verschiedener Isotope. So können in einer Testmahlzeit sowohl ^{99m}Tc-markierte Hühnerleber als auch in einer gleichzeitig verabreichten Flüssigkeit ^{111}Indium beigegeben werden. Die Pyloruspassage beider Substanzen kann dann gleichzeitig szintigraphisch verfolgt werden. Genaue Messungen gestalteten sich anfangs schwierig, da Meßwerte je nach Gewebedichte und Distanz zwischen Pylorus und Kamera variierten. Während eine ventrale Position zu niedrige Meßwerte lieferte, waren diese bei dorsaler Position der Kamera zu hoch [82]. Gleichzeitige ventrale und dorsale Messung und die Ermittlung eines Mittelwertes ermöglichten eine Korrektur dieses systematischen Fehlers.

Obwohl Details der γ-Szintigraphie in verschiedenen Labors variieren, ähneln sich gegenwärtig die Versuchsprotokolle im Prinzip sehr. In unserem Labor wird ^{99m}Tc-markierte Hühnerleber einer Testmahlzeit von Rindergulasch beigegeben. Dazu wird als Getränk Orangensaft verabreicht, dem zur Markierung ^{111}Indium beigemischt ist. Normbereiche unserer Versuchsanordnung sind aus Abb. 1 ersichtlich.

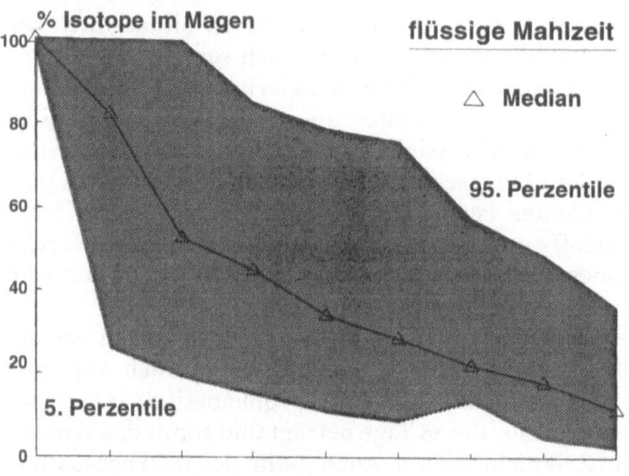

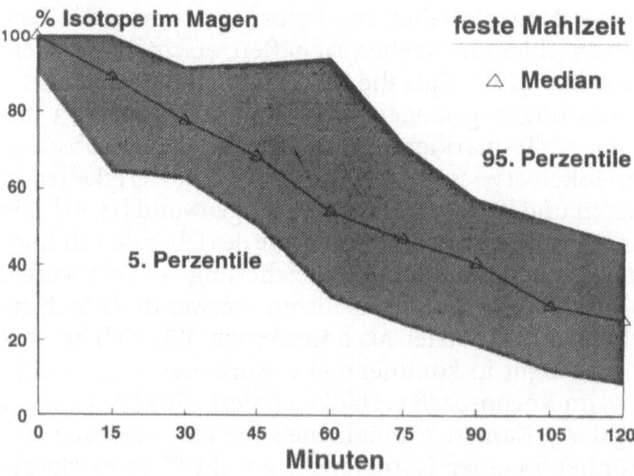

Abb. 1. Normbereiche der Zweiphasenszintigraphie. Prozentsatz der im Magen verbleibenden Testmahlzeit im Verlauf von 2 h bei gesunden Personen. **a** Flüssige Speisen, **b** feste Speisen

Die normale Magenfunktion

Der Magen ist ein geräumiger Hohlmuskel, in dem eine komplette Mahlzeit aufgenommen und zur weiteren Verdauung vorbereitet werden kann. Sphinktermechanismen am Mageneingang und -ausgang gestatten eine klare Abgrenzung zu den anatomisch und funktionell völlig andersartigen proximalen und distalen Hohlräumen.

Der untere Ösophagussphinkter dient als Einlaßschleuse zum Magen. Seine wichtigste Aufgabe ist es, Reflux des Mageninhaltes zu verhindern. Seine Insuffizienz führt einerseits zu pathologischen Veränderungen im Bereich des Ösophagus und andererseits zur Druckminderung innerhalb des Magens. Damit verlangsamt sich die Entleerung des Magens, wovon insbesondere flüssiger Mageninhalt betroffen ist.

Korpus und Fundus des Magens dienen als Reservoir während der Nahrungsaufnahme, wobei eine bemerkenswerte Erweiterungsfähigkeit zu beobachten ist. Während sich der Magen mit Speisen füllt und ausdehnt, verändert sich der Druck innerhalb des Magens kaum. Diese reflektorische Entspannung erlaubt, daß ein großes Volumen von Nahrungsmitteln schichtweise im Magen gelagert werden kann. Langsame Magenkontraktionen sorgen für ein Druckgefälle zwischen Magen und Dünndarm. Zusätzlich treten kürzere, stärkere Magenkontraktionen auf, die in kürzeren Intervallen auf den geschlossenen Pylorus zulaufen. Im Antrum wird die Speise gemischt und geknetet und auf die Passage durch den Dünndarm vorbereitet. Unzureichend zerkleinerte Nahrungsbestandteile werden dabei vom Antrum in das Korpus zurückbefördert, wo die weitere peptische Zerkleinerung stattfindet. Weil die Nahrung in Richtung Pylorus hauptsächlich an der großen Kurvatur entlang transportiert wird und der Rücktransport vom Antrum zum Korpus vorwiegend entlang der kleinen Kurvatur geschieht, entsteht ein Kreislauf.

Der untere Ösophagussphinkter hat eine klar definierte Funktion, ist aber anatomisch nicht verläßlich abgrenzbar. Dagegen ist der Pylorus anatomisch ein deutlich erkennbarer Schließmuskel, der in Hinsicht auf seinen Beitrag zur Magenfunktion heute noch kontrovers ist. Es erscheint sinnvoll, daß ein am Magenausgang liegender Sphinkter eine Wach- und Schließfunktion hat. Meyer et al. zeigten 1979 im Hundeversuch mit chronischer Duodenalfistel, daß, obwohl der Pylorus Partikel von über 2 mm Größe selektiv zurückhält und damit eine Siebfunktion ausübt, die Geschwindigkeit der Magenentleerung sich kaum verändert, wenn der Pylorus operativ entfernt wird [62]. 1983 bestätigten Hinder et al. mit ähnlich präparierten Hunden, daß Pylorektomie an sich die Magenentleerung kaum beschleunigt, und daß die Größe der Partikel, die den Magen verlassen, kaum zunimmt (Abb. 2) [31]. Erst eine zusätzliche Antrektomie gestattet, daß wesentlich größere Partikel den Magen ungehindert verlassen können. Es hat sich andererseits jedoch bestätigt, daß von den Faktoren, die zum postoperativen Dumpingsyndrom führen, der fehlende Pylorus die Schlüsselrolle einnimmt [22, 23, 40]. In der gegenwärtigen Literatur wird die Pförtnerfunktion des Schließmuskels weiterhin bestätigt. In der Versuchsanordnung von Treacy et al. wurde bei Schweinen mit chronischer

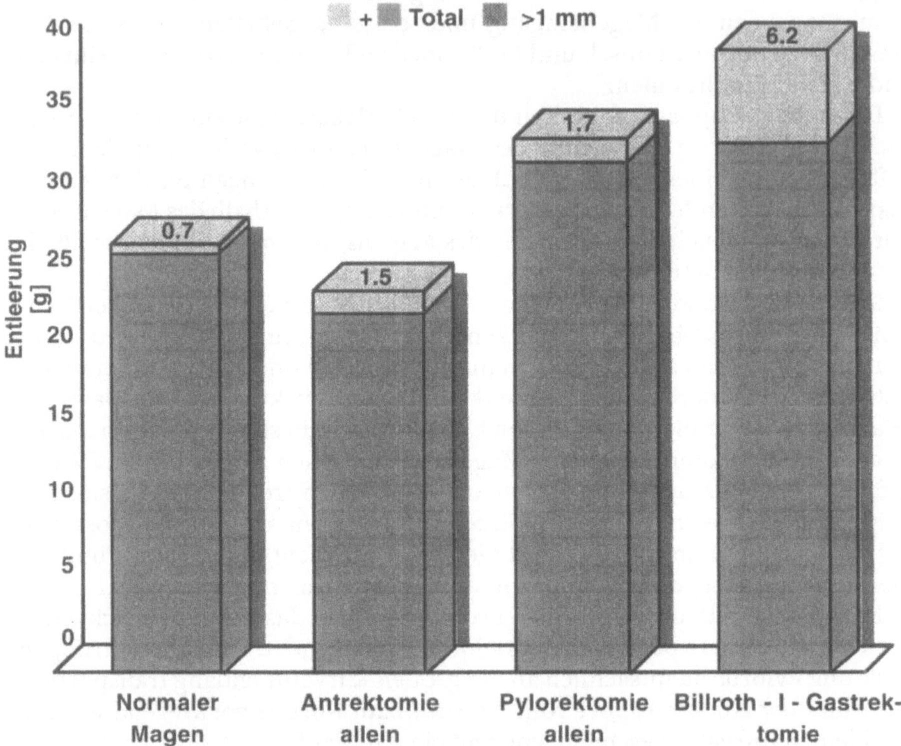

Abb. 2. Magenentleerung von 0,5 cm^3 großen Leberwürfeln beim Hund mit Duodenalfistel nach 4 h. Während Antrektomie oder Pylorektomie allein nur zu geringfügigen Änderungen führen, ist bei einer Kombination beider (Billroth-I) sowohl die Magenentleerung insgesamt beschleunigt als auch die Entleerung von Nahrungspartikeln von über 1 mm Größe erhöht

Duodenalfistel eine Dünndarmperfusion mit Nahrung durchgeführt. Es zeigte sich, daß nach Pylorektomie innerhalb von 120 min ein größerer Teil einer Testmahlzeit den Magen verließ als bei Kontrolltieren mit intaktem Pylorus [84]. Im übrigen hatte in diesen Versuchen der fehlende Pylorus keinen Einfluß auf die Partikelgröße beim Verlassen des Magens. Die Autoren folgerten, daß der Pylorus durch diese Daten weiter in seiner Pförtnerrolle bestätigt sei, daß er jedoch weitgehend unter der Kontrolle des Dünndarmes stehe. Die Rezeptoren im proximalen Dünndarm, die den pH-Wert, die Osmolalität und den Gehalt an freien Fettsäuren des Chymus feststellen, sorgen dabei für eine den Erfordernissen entsprechende Regulierung der Magenentleerung, wobei die Rückmeldung durch Hormone wie Gastrin, Sekretin und Cholecystokinin (CCK) geschieht. So läßt sich erklären, daß bei Versuchstieren mit Duodenalfistel, in denen der Dünndarm während des Experiments leer bleibt, Meßergebnisse der Pylorusfunktion nicht verläßlich sind. Damit müßte man den Pylorus, der anatomisch eher dem Magen anzugehören scheint, funktionell mehr dem Dünndarm zuordnen, da er offenbar vorwiegend unter der Kontrolle des proximalen Duodenums steht und als dessen Einlaßklappe zu betrachten ist. Bislang ist unsere Kenntnis der Pylorusfunktion allerdings unvollständig, und weitere Studien auf diesem Gebiet sind notwendig.

Normale Entleerung von flüssigem Mageninhalt

Seit geraumer Zeit wird bei der Magenentleerung die flüssige von den partikulären Phase der Mahlzeit unterschieden. Im klassischen Modell der Magenentleerung ist die Kontrolle der flüssigen Phase dem proximalen Magen und die partikuläre dem distalen Magensegment zugeordnet (Abb. 3). Zu die-

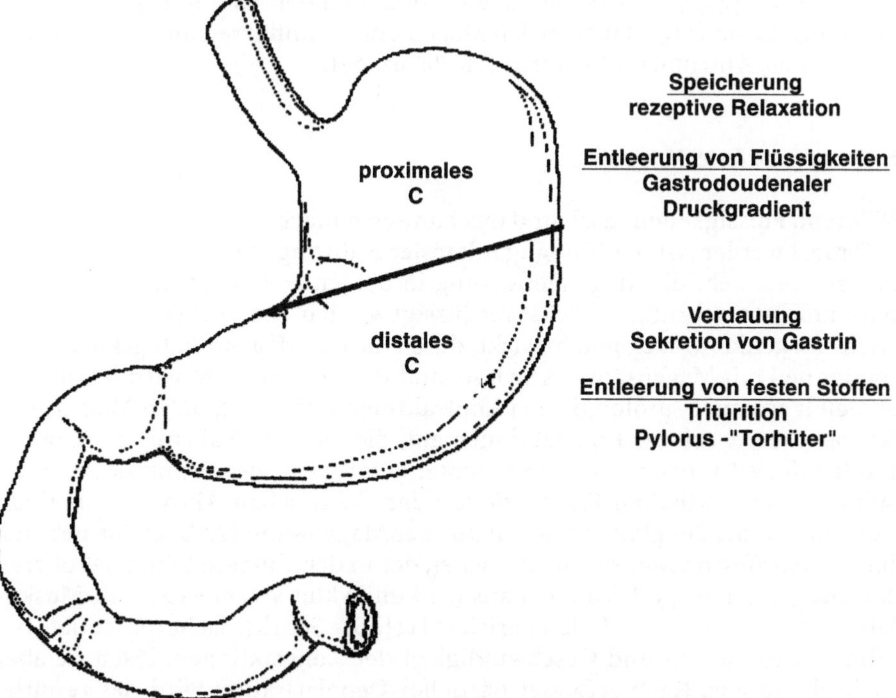

Abb. 3. Anatomie und Funktion des intakten Magens: Das Zwei-Compartment-Modell. Der proximale Magen hat eine Speicherfunktion, der distale eine Durchmischungs-, Zerkleinerungs- und Andauungsfunktion. Der proximale Magen kontrolliert die Entleerung von Flüssigkeiten, der distale Magen die von festen Speisen

sem gehört der distale Korpusbereich, das Antrum und der Pylorus. Obwohl der komplexe Vorgang der Magenentleerung in diesem Modell nur ungenau wiedergegeben wird, ist die schematische Vereinfachung von der Konzeption her nützlich. Da die festen Teile der Speise zunächst im Magen verflüssigt werden, kann die flüssige Phase bei der Magenentleerung stets als Schlußphase angesehen werden. Auch korreliert die flüssige Phase am besten mit Schwankungen des pH-Wertes [12]. Im Magen aufgenommene Getränke werden rasch durch den Magen geschleust. Sie folgen der Magenstraße, entlang der kleinen Kurvatur, somit der kürzesten Verbindung zwischen Kardia und Magenausgang, und passieren unverzüglich den geöffneten Pylorus, wobei der Druckgradient zwischen Magen und Duodenum die Vorwärtsbewegung veranlaßt. Druckschwankungen im Magen unterliegen der Vaguskontrolle. Prolongierte Kontraktionen des Magenkorpus dauern etwa 1–3 min, werden aber beim Schluckakt durch die vagusbedingte rezeptive Relaxation unterbrochen. Nach der ventrikulären Entspannung und Akkommodation bei der Nahrungsaufnahme treten Druckerhöhungen im Magen auf, die nach Beendigung einer Mahlzeit zur Magenentleerung von Flüssigkeit führen. Wie schnell der Magen einen flüssigen Inhalt entleert, hängt hauptsächlich vom Füllungsgrad ab, obwohl Osmolarität und der nutritive Inhalt der Flüssigkeit auch eine wichtige Rolle spielen [43, 58]. Diese letzteren modulierenden Faktoren geben Rückmeldungen vom Dünndarm an den Magen und beeinflussen die Kontraktilität von Korpus, Antrum, und Pylorus [28, 84, 93, 94].

Entleerung von fester Nahrung

Während Flüssigkeiten rasch und mechanisch einfach aus dem Magen hinausbefördert werden, ist der Vorgang mit fester Nahrung etwas komplizierter. Im Prinzip geschieht die Magenentleerung in beiden Fällen auf die gleiche Art, nur muß feste Nahrung zunächst verflüssigt werden. Dies wird durch systematische Magenkontraktionen bewirkt, durch die der Mageninhalt geknetet und immer neu mit Magensäure, Amylase, und Pepsin vermischt wird. Zusätzlich zu den langsamen, prolongierten Kontraktionen des proximalen Magens treten raschere phasische Kontraktionen auf, die die feste Nahrung entlang der großen Kurvatur in das Antrum hinunter befördern. Diese Kontraktionen resultieren aus zyklischen Fluktuationen der elektrischen Aktivität innerhalb des Synzytiums der glatten Muskulatur der Magenwand (Abb. 4). Sie nehmen ihren Ursprung im Magenschrittmacher, der in der hinteren Wand des oberen Korpus gelegen ist [30]. Von hier aus wird im Zyklus von etwa 20 s die Muskulatur des Antrums partiell depolarisiert [14]. Die Schrittmacherpotentiale bestimmen Häufigkeit und Geschwindigkeit der Kontraktionen, lösen sie aber nicht direkt aus. Nach erfolgter partieller Depolarisation wird das resultierende Aktionspotential zur Voraussetzung für die darauf folgende Muskelkontraktion. Zwar folgt nicht auf jedes Aktionspotential eine Muskelkontraktion, aber es besteht eine klare zeitliche Relation zwischen Depolarisation, Schrittmacherpotential und Muskelkontraktion [21, 65].

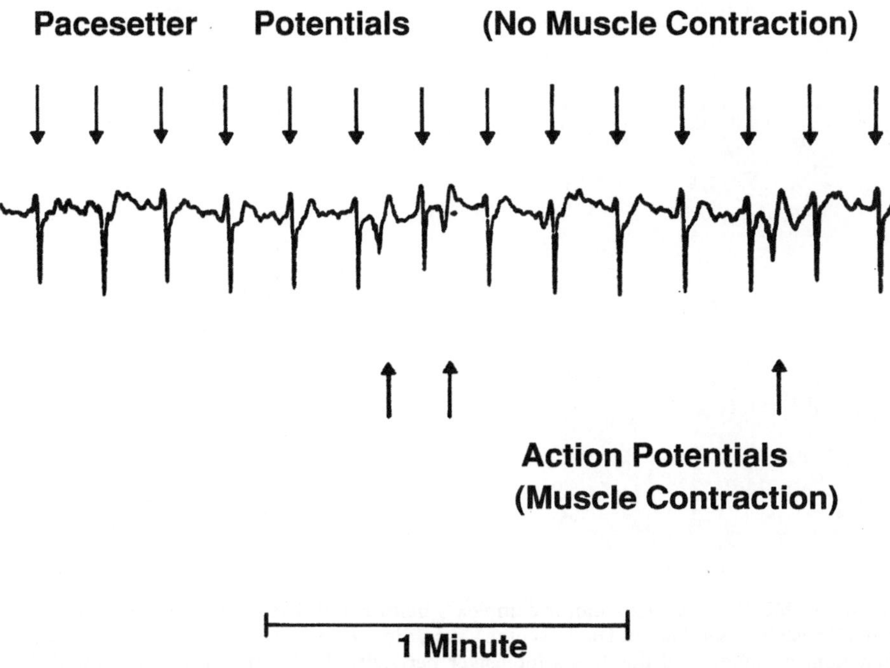

Abb. 4. Schrittmacherpotentiale im Hundemagen. Etwa alle 20 s wird die Muskulatur des Antrums durch elektrische Aktivität des Magenschrittmachers partiell depolarisiert. Die Schrittmacherpotentiale ermöglichen die Aktionspotentiale, lösen sie aber nicht direkt aus. So wird die Frequenz der Magenkontraktionen reguliert. Kurz nach der Mahlzeit sind die Aktionspotentiale 1:1 mit den Schrittmacherpotentialen gekoppelt, so daß eine maximale Frequenz erreicht wird

Kontraktionen des Magenvorhofes sind ringförmige peristaltische Wellen, deren Intensität und Geschwindigkeit nach distal zunimmt. Sie haben einerseits eine Transportfunktion, dienen andererseits aber auch durch ihre Knetfunktion der Zerkleinerung von Nahrungspartikeln. Der geschlossene Magenausgang bewirkt eine Retention aller Nahrungsteilchen von über 2 mm Größe, und die Vorhofsperistaltik schleudert diese vom Antrum entlang der kleinen Kurvatur in das Korpus zurück, dem Prinzip des geringsten Widerstandes folgend. Dieser Kreislauf des Mageninhaltes ermöglicht seine weitere peptische Andauung und Verflüssigung, bis die Filterfunktion des Magenausganges ein Passieren des Pylorus gestattet, so wie es Flüssigkeiten erlaubt ist. Die Magenentleerung von festen Nahrungsmitteln beginnt erst, wenn ungefähr 80 % des flüssigen Mageninhaltes in den Dünndarm gelangt ist, und setzt sich dann trotz des beständig abnehmenden Mageninhaltes in einem gleichmäßigen Tempo fort („zero order kinetics") [29].

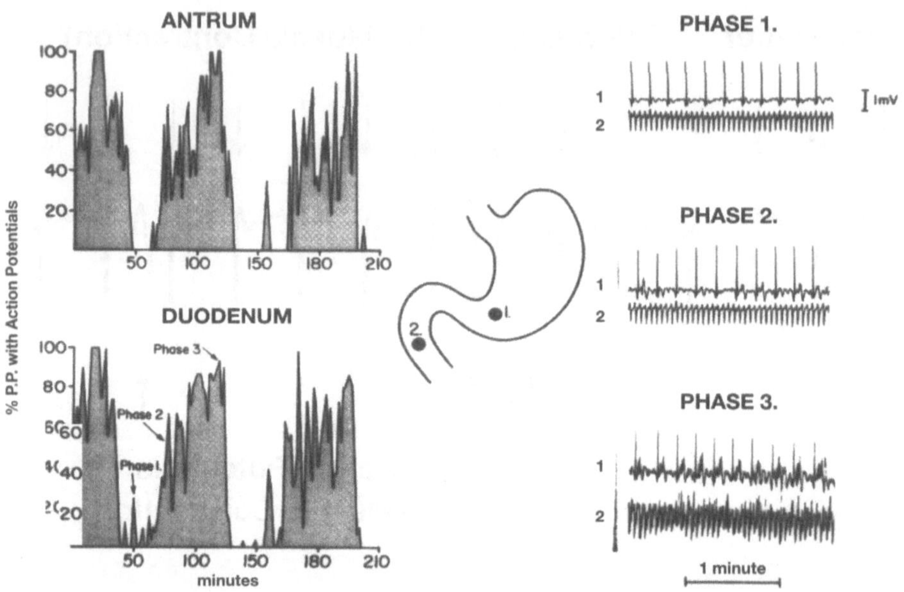

Abb. 5. Der MMC ("migrating motor complex") beim Hund. Die interdigestive motorische Aktivität besteht aus 4 Phasen. Die 1. ist eine Pause, die 2. besteht aus zunehmenden rhythmischen Kontraktionen und die 3. aus intensiver peristaltischer Aktivität, die unverdauliche Nahrungsreste durch den Pylorus und weiter in einer aboralen Migration durch den Dünndarm befördert. Die 4. ist eine kurze Übergangsphase zu einem neuen Aktivitätskomplex

Zwischen Mahlzeiten bestimmen interdigestive myoelektrische Komplexe die Motilität von Magen und Dünndarm. Sie wandern jeweils als „migrating motor complex (MMC)" in aboraler Richtung durch den Magen-Darm-Trakt, wodurch das Lumen gewissermaßen leergefegt wird. Der MMC entleert den Magen von Nahrungsresten, auch unverdaulichen, und verhindert offensichtlich zunehmendes Bakterienwachstum im Dünndarm. Ein MMC-Zyklus besteht aus 4 Phasen:

Während der 1. Phase herrscht motorische Inaktivität. Auf diese Ruhepause folgen in der 2. Phase Spike-Salven, die zu rhythmischen Kontraktionen führen. In der 3. Phase kommt es für wenige Minuten zu maximalen Kontraktionen mit intensiver Peristaltik, wodurch unzerkleinerte und unverdauliche Nahrungsreste auf den geöffneten Pylorus zugeschoben werden (Abb. 5). Diese Kontraktionswellen, die ihren Ursprung im Magen oder Duodenum nehmen, bewegen sich dann auf das terminale Ileum zu. Wenn sie dies erreicht haben, kann ein neuer Komplex beginnen. Die 4. Phase ist eine kurze Übergangsphase, in der keine Aktionspotentiale mehr ausgelöst werden. Darauf folgt wiederum die 1. Phase in Form einer motorischen Aktivitätspause. Die

MMC-Zyklen wiederholen sich in Abständen von 90–120 min so lange, bis sie durch Nahrungsaufnahme unterbrochen werden.

Kontrolle der Magenentleerung

Der Magen hat einen eigenständigen Entleerungsmechanismus. Es bedarf keiner Kontrollfunktion von außerhalb, um den Druckgradienten zwischen Magen und Duodenum, der den Weitertransport flüssigen Mageninhaltes bewirkt, aufrecht zu erhalten. Auch bedarf es dazu nicht der Schrittmacherfunktion und der zyklischen Kontraktionen, die speziell der Verflüssigung von festen Speisen dienen. Doch es besteht ein kompliziertes Zusammenspiel von mechanischen, chemischen, und neurohumoralen Faktoren, die der Feinabstimmung der Magenentleerung dienen. Dabei sind sowohl das zentralnervöse System als auch durch entsprechende Regelkreise Dünndarmsensoren beteiligt.

Feste Speisen werden im antralen Knet- und Mahlprozeß zerkleinert und schließlich verflüssigt. Die Zerkleinerung ist der limitierende Faktor der Magenentleerung von festen Speisen, denn nach erfolgter Verflüssigung des Mageninhaltes kontrolliert der gastroduodenale Druckgradient die Magenentleerung, wie das auch bei der Passage von Flüssigkeiten der Fall ist. Der Muskeltonus im proximalen Magen und die vom Schrittmacher abhängige Peristaltik von Korpus und Antrum bestimmen die Geschwindigkeit, mit der feste Speisen zerkleinert werden. Wie nach erfolgter Depolarisation ein Aktionspotential entsteht und zu einer Muskelkontraktion führt, beruht auf Faktoren, die im einzelnen nicht bekannt sind. Die postprandiale Füllung des Magens führt zur maximalen Kopplung zwischen Depolarisation, Aktionspotentialen, und Muskelkontraktionen, so daß in diesem Zustand die Schrittmacherfrequenz die Frequenz der peristaltischen Wellen bestimmt [21].

Wenn der Speisebrei im Magen verflüssigt ist, beginnt die Entleerung, die auf dem gastroduodenalen Druckgradienten beruht, welcher durch 3–4 min dauernde Kontraktionswellen des proximalen Magens bedingt ist. Diese langsamen Wellen werden beim Schluckakt durch die vagal gesteuerte rezeptive Relaxation und Akkomodation unterbrochen. Als mögliche Neurotransmitter sind Dopamin und Enkephalin unter anderen diskutiert worden [50, 87]. Daß diese Inhibition vagusbedingt ist, läßt sich nach selektiver Vagotomie nachweisen: Nach Denervation des proximalen Magens führt Nahrungsaufnahme zu überhöhtem Druck im Mageninnern und zu beschleunigter Magenentleerung von Flüssigkeit [7]. Außerdem werden die Druckverhältnisse im proximalen Magen durch Rückkoppelung vom Ileum beeinflußt. Das Vorhandensein von Nährstoffen innerhalb des unteren Dünndarmes bewirkt eine Druckminderung im proximalen Magen und verlangsamt die Magenentleerung durch Verringerung der gastroduodenalen Druckdifferenz (Abb. 6). Dieses Phänomen, das den Transit durch den gesamten oberen Gastrointestinaltrakt verlangsamt, ist als Dünndarmbremse („ileal brake) bezeichnet worden [39, 69].

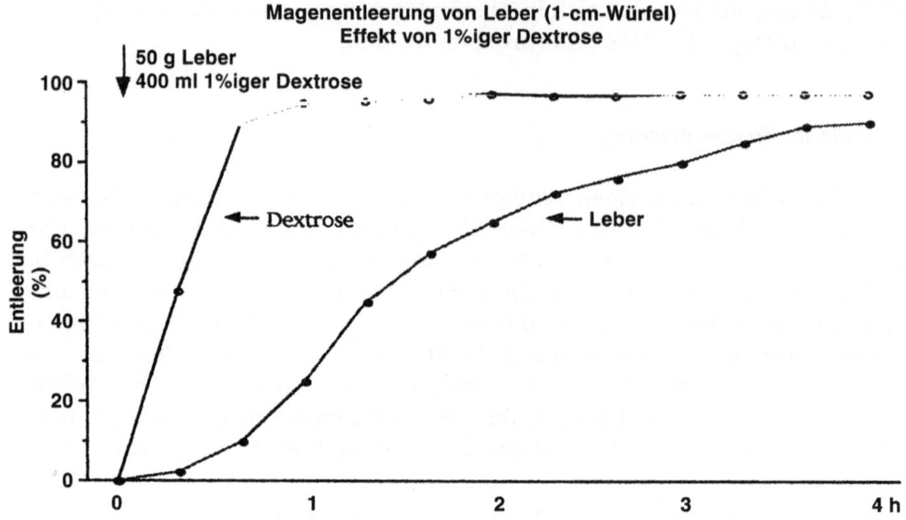

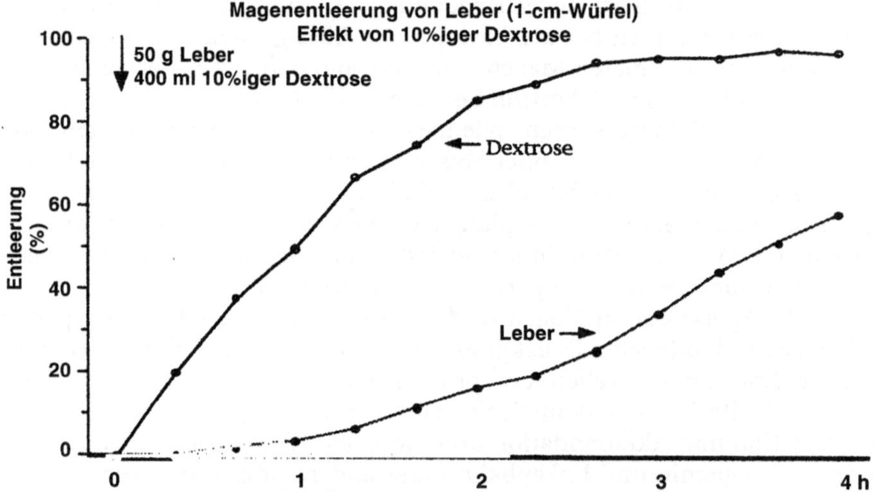

Abb. 6. Dünndarmbremse ("ileal brake"). Nährstoffe, die den unteren Dünndarm passieren, erzeugen eine reflektorische Tonusminderung im proximalen Magen, so daß die Magenentleerung verlangsamt wird; **a** Entleerung von 1 % Dextrose und Leberpartikeln über einen Zeitraum von 4 h, **b** Erhöhung der Dextrosekonzentration führt zu einer langsameren Magenentleerung. Es ist bemerkenswert, daß in beiden Fällen die Entleerung von Leberstückchen signifikant ansteigt, wenn etwa 80 % der Flüssigkeit den Magen verlassen hat

Nach der Nahrungsaufnahme und Wiederherstellung des gastroduodenalen Druckgradienten verläßt zunächst Flüssigkeit den Magen. Sobald etwa 80% der flüssigen Phase einer Mahlzeit den Pylorus passiert hat, ist in der Regel genügend feste Speise im Magen verflüssigt, so daß von diesem Zeitpunkt an auch das Isotop im Duodenum nachgewiesen werden kann, mit dem feste Speisen markiert worden sind. Während die Kontraktionen des Antrums eine gewisse Verzögerung der Pyloruspassage von Flüssigkeiten verursachen, fällt dem Pylorus selbst die Hauptrolle bei der Überwachung der Flüssigkeitsausscheidung zu. Neuere Literaturbeiträge haben die diesbezügliche Rolle des Pylorus weiter aufgeklärt [83, 86]. Isolierte Pylorusdruckwellen werden ursächlich mit einer Verlangsamung der Magenentleerung in Verbindung gebracht. Diese isolierten Druckwellen unterscheiden sich von der antropylorischen Peristaltik, die der Nahrungsmittelzerkleinerung dient. Isolierte Pyloruswellen werden induziert, wenn der Mageninnendruck über einen Schwellenwert von 15 cm H_2O steigt. Sie werden weiterhin synergistisch von dem Vorhandensein von Nahrung im Bereich des oberen Dünndarms beeinflußt, wo Fettsäuren, Aminosäuren, Dextrose und osmotischer Druck durch Rückkoppelung mit dem Pylorus eine Erhöhung der Frequenz der isolierten Pyloruswellen und dadurch eine Verlangsamung der Magenentleerung verursachen. Dieser Rückkoppelungseffekt, so wie die Pyloruswellen, fehlen in pylorektomierten Schweinen [85].

Pathophysiologie

Vom Prinzip her ist die Magenfunktion relativ einfach, jedoch ist sie mechanisch gesehen recht komplex. Wie die einzelnen Komponenten der Magenfunktion miteinander in Wechselbeziehung stehen und wie sie durch eine Reihe von Regelmechanismen kontrolliert werden, ist z.T. noch ungeklärt. Wegen der Vielfalt dieser Wechselbeziehungen kann es zu einer Reihe von Störungen der Magenfunktion kommen, wobei sich folgende Gruppen von Krankheitsbildern unterscheiden lassen: Postoperative Störungen, Gastroparese, funktionelle oder idiopathische Störungen und Kollagenosen. Durch Refluxsyndrome und peptische Ulkussyndrome wird die Magenentleerung ebenfalls häufig beeinflußt. In der Regel ist eine zu schnelle Entleerung des Magens ein postoperatives Phänomen, während eine zu langsame Entleerung durch eine Reihe verschiedener pathologischer Vorgänge hervorgerufen werden kann und nur gelegentlich chirurgisch bedingt ist.

Die Diagnostik von Magenentleerungsstörungen beginnt mit einer sorgfältigen Anamnese, deren Daten in vielen Fällen bereits pathognomonisch sind. Bei Symptomen wie Durchfall und Erbrechen sind Beginn, Dauer und zeitliche Abhängigkeit zu Mahlzeiten zu berücksichtigen. Außerdem können Beschwerden wie postprandiales Völlegefühl, Gewichtsverlust und vasomotorische Symptome Hinweise geben. Die klinische und insbesondere chirurgische Vorgeschichte sind wichtig, ebenso wie die Medikamente, die der Patient eingenommen hat. Bei der körperlichen Untersuchung steht zwar der Abdominalbefund im Mittelpunkt, aber Allgemeinveränderungen, wie beispielsweise durch Unterernährung bedingter Muskelschwund, müssen mitberücksichtigt werden [5].

Nach Anamnese und körperlicher Untersuchung können zur Sicherung der Diagnose Röntgenuntersuchung, Szintigraphie oder Endoskopie dienen. Mit Hilfe dieser Untersuchungen kann das Vorliegen einer Magenausgangsstenose oder eines Verschlusses bestätigt werden. Dabei sind Veränderungen der Magenwand durch Ulkus oder Tumor sowie die Geschwindigkeit der Magenentleerung von besonderem Interesse. Letztere gilt als außerhalb des Normalbereiches gelegen, wenn sich 100 min nach Einnahme einer Testmahlzeit noch mehr als 61% der eingenommenen Substanz im Magen befindet, oder wenn es bei einer flüssigen Testmahlzeit länger als 31 min dauert, bis die Hälfte der Flüssigkeit den Magen verlassen hat (Abb. 1) [38].

Postoperative Störungen

Eine zu rasche Magenentleerung ist gewöhnlich ein postoperativer Befund. Bei 10–50% der Patienten nach Magenresektion oder Gastroenterostomie, in Kombination mit Vagotomie, ist sie klinisch relevant und präsentiert sich als Dumpingsyndrom [73]. Typische Symptome sind die einer vasomotorischen Dysfunktion mit Schwächeanfall, Diaphorese, Angstzuständen, Schwindel, Erröten, Herzklopfen, Völlegefühl, Übelkeit und Erbrechen. Dieses Bild tritt in Erscheinung, wenn nach beschleunigter Magenpassage ein überhöhter osmotischer Druck im Dünndarm auftritt. Dadurch kommt es zur osmotischen Diarrhö, die so gravierend sein kann, daß sie den betroffenen Patienten am normalen Berufsleben hindert. Dabei kommt es zu einem verminderten intravaskulären Volumen, das zu plötzlich auftretenden vasomotorischen Symptomen führt. Diese werden durch verschiedene Peptidhormone, wie z.B. VIP („vasoactive intestinal peptide"), Neurotensin, Serotonin und Bradykinin weiter verstärkt. Bei einer Variante des Dumpingsyndroms treten die Symptome mit einer Verzögerung von 1–3 h nach einer Mahlzeit auf. Dies beruht auf einer vermehrten Insulinausscheidung, die durch die Präsenz eines Kohlenhydratbolus im Dünndarm hervorgerufen wird. Dadurch kommt es zu einer reaktiven Hypoglykämie.

Die Diagnose des Dumpingsyndroms läßt sich meist anamnestisch stellen. In Zweifelsfällen kann die beschleunigte Magenentleerung im Zweiphasenszintigramm dargestellt und die Diagnose damit gesichert werden. Provokationen mit hyperosmolaren Zuckerlösungen sind unspezifisch und sollten in dieser Situation nicht verwendet werden [5]. Während Abwarten für die große Mehrzahl der Patienten mit Dumpingsyndrom die beste Therapieempfehlung ist, erfordern Intensität und Dauer der Symptome gelegentlich einen chirurgischen Eingriff. Auf jeden Fall sollte zuerst eine konservative Behandlung versucht werden, da diese bei etwa 95% der Patienten ausreicht.

Bei konservativer Behandlung werden 6 kleine anstelle der 3 üblichen Mahlzeiten pro Tag empfohlen, wobei während der Mahlzeit so gut wie keine

Flüssigkeit erlaubt ist. Flüssigkeiten, die Kohlenhydrate enthalten, dürfen erst $^1/_2$ h nach einer Mahlzeit eingenommen werden. Sollten diese Maßnahmen nicht ausreichen, so können zusätzlich Speisen verabreicht werden, die mit Pektin oder ähnlichen Substanzen präpariert worden sind. So kann man die Magenentleerung genügend verzögern, um die Absorption der anfallenden Glukose zu ermöglichen [35]. Der Versuch einer medikamentösen Verlangsamung der Magenentleerung mit Octreotid hat bisher zu widersprüchlichen Resultaten geführt [67, 70]. Der Effekt von Octreotid beruht wahrscheinlich auf einer Sekretionshemmung vasoaktiver Substanzen durch Hyperosmolarität im oberen Dünndarm.

Ein chirurgischer Eingriff sollte Patienten vorbehalten bleiben, die nach 2jähriger Beobachtungszeit unter konservativer Behandlung noch nicht beschwerdefrei sind. Hierzu gehört etwa 1% der Patienten mit Dumpingsyndrom [5]. Die verschiedenen Methoden der operativen Korrektur haben zum Ziel, die beschleunigte Magenentleerung zu normalisieren. Ein Billroth-II- kann in einen Billroth-I-Magen umgewandelt werden, eine Pyloroplastik ist reversibel, und fehlender Widerstand im oberen Dünndarm kann operativ erzeugt werden. Da der Strömungswiderstand in einem Rohr ein direktes Verhältnis zur Länge des Rohres hat, kann die Interposition einer isoperistaltischen Ileumschlinge nach der Methode von Henle bereits Abhilfe schaffen [51]. Als Alternative bietet sich die Interposition eines 10 cm langen retroperistaltischen Dünndarmsegments an [75]. Diese Methode ist zwar sehr wirksam, kann aber zu duodenogastrischem Reflux führen.

Postoperative Magenentleerungsstörungen treten oft vorübergehend auf, was besonders für die beschleunigte Entleerung gilt. Wird beispielsweise durch Vagotomie der obere Teil des Magens denerviert, so entfällt die rezeptive Relaxation während der Nahrungsaufnahme. Damit erhöht sich der Druckgradient zwischen Magen und Duodenum, und die Entleerung des Magens wird beschleunigt. Wird zusätzlich zur Vagotomie eine Pyloroplastik, Antrektomie, oder Gastroenterostomie durchgeführt, so wird der Widerstand am Magenausgang verringert und die Magenentleerung weiter beschleunigt [96]. Eine dieser Kombinationen ist jedoch meist notwendig, um zu verhindern, daß es nach Vagotomie im Laufe der Zeit zur Retention kommt. Häufig werden Durchfälle nach Vagotomie beobachtet. Sie treten morgens auf und sind meistens explosiv.

Obwohl der Vagotomie eine Rolle bei der Entstehung des Dumpingsyndroms zukommen kann, ist das Postvagotomie-Durchfall-Syndrom hiervon zu unterscheiden. Letzteres kann auch bei Patienten mit behinderter Magenentleerung vorkommen. Es wird angenommen, daß die verminderte Säureproduktion des Magens nach Vagotomie zu bakterieller Proliferation im Dünndarm führt und daß diese für den Durchfall in diesem Syndrom verantwortlich ist.

Eine verminderte vagale Tonushemmung des proximalen Magens ist der Hauptgrund für eine beschleunigte Flüssigkeitsentleerung. Dagegen beruht die Geschwindigkeit der Magenentleerung fester Speisen auf der Mechanik des distalen Magens. Wie erwähnt, ist der Grad der Zerkleinerung von Nahrungspartikeln der limitierende Faktor bei der Entleerung fester Speisen. Dieser ist v.a. von der Knetfunktion des Antrums abhängig. So ergibt sich nach Operationen, die Antrum und Pylorus entweder entfernen oder ausschließen, meist eine vorübergehende Beschleunigung der Magenentleerung fester Speisen [16]. Mit der Zeit kann sich diese jedoch mehr oder weniger normalisieren, so daß sich auf längere Sicht nach Antrektomie oder subtotaler Gastrektomie eine beschleunigte, normale oder verzögerte Magenentleerung fester Speisen ergeben kann. Dabei spielt die Art der Anastomose eine wesentliche Rolle. Bei einer Billroth-I-Operation bleibt die Kontinuität von Magen und Duodenum erhalten und damit auch der Rückkoppelungseffekt, der die Magenentleerung bremst. Dies hat zur Folge, daß nach Billroth-I-Operationen die Geschwindigkeit der Magenentleerung in der Regel normal ist [8, 96]. Dagegen beobachtet man nach Roux-en-Y-Anastomosen in 30 % der Fälle eine wesentliche Verzögerung der Magenentleerung [36]. Bei Billroth-II-Resektionen sind die Ergebnisse unterschiedlich. Es kann sowohl zu erhöhter als auch verminderter Geschwindigkeit der Magenentleerung kommen [77, 89]. Hinzu kommt, daß Vagotomie häufig eine Dysrhythmie im Schrittmacherzentrum des Magens hervorruft, die die Magenentleerung zusätzlich beschleunigen kann. Dabei beobachtet man das Auftreten von Tachygastrie, ektopischer Schrittmacheraktivität und retrograder Propagation des Schrittmacherpotentials.

Postoperativ kann es, wie erwähnt, aus verschiedenen Gründen zu einer Verzögerung der Magenentleerung kommen. Vagotomie kann mit der Zeit zu einer Gastroparese führen, was vermutlich auf Tachygastrie beruht [81]. Operationen, die in Kombination mit einer Form von Vagotomie durchgeführt werden, können die Magenentleerung zusätzlich verlangsamen. Das ist z. B. der Fall bei der Gastroenterostomie, die mit oder ohne Vagotomie die Magenentleerung verzögern kann [74]. Dies ist möglicherweise auf Rezirkulation des entleerten Mageninhaltes zurückzuführen, was also weniger eine Effluxstörung als vielmehr eine Wiederauffüllung des Magens darstellt. Eine einfache anastomotische Stenose kann natürlich ebenso die Magenentleerung behindern.

Die mögliche Verzögerung der Magenentleerung nach Roux-en-Y-Operationen scheint hauptsächlich an einer motorischen Störung innerhalb der Roux-Schlinge zu liegen [64]. Eine sog. undurchtrennte Roux-Schlinge (Abb. 7) kann möglicherweise durch Erhaltung der Kontinuität der Darmwand die motorische Störung des Darmes dadurch verhindern, daß der Auerbach-Plexus hierbei unbeschädigt bleibt [63, 88]. Das Stasesyndrom der Roux-Schlinge führt zu postprandialem Bauchschmerz, Völlegefühl, Übelkeit und Erbrechen [26]. Die Diagnose kann in der Regel anamnestisch gestellt werden, doch gelegentlich ist zur Abklärung ein Zweiphasenszintigramm oder eine Röntgenkontrastdarstellung mit Barium notwendig. Stagnieren des Mageninhaltes nach einer Roux-en-Y-Operation, kann in schwerwiegenden Fällen eine subtotale Gastrektomie erfordern [32[.

Gastroparesis diabeticorum

Der Begriff Gastroparese wird im klinischen Gebrauch gelegentlich verwendet, um eine Verzögerung der Magenentleerung zu beschreiben. Aber das ist

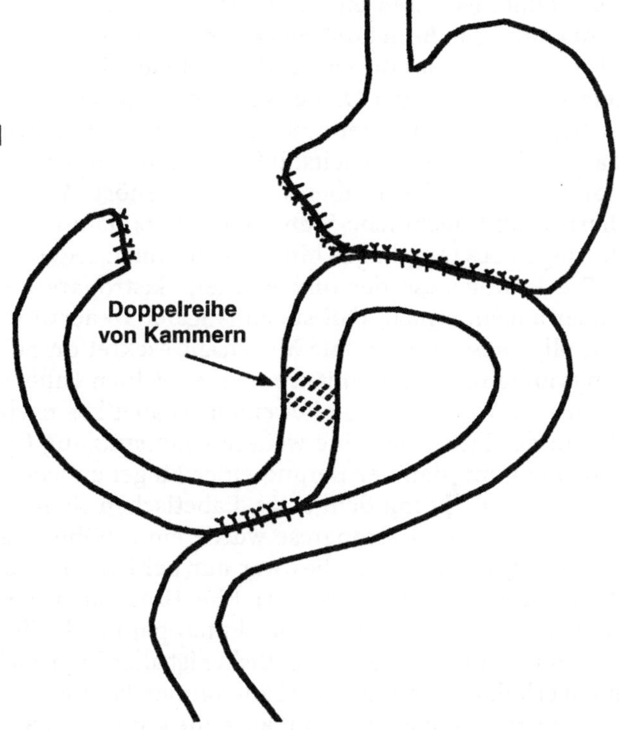

Abb. 7. Die undurchtrennte Roux-Schlinge. Die Kontinuität der Dünndarmperistaltik bleibt erhalten, und die Transitzeit durch den Dünndarm ist unverändert [5]

nicht ganz korrekt. Gastroparese beschreibt eine verzögerte Magenentleerung in Abwesenheit einer mechanischen Obstruktion von Pylorus oder Duodenum [17]. Am besten läßt sich dieser Zustand als Tonusverlust des Magens beschreiben. Gastroparese kann akut oder chronisch auftreten und kann verschiedene Ursachen haben, wozu pharmakologische und organpathologische zählen. Ungeachtet der Ätiologie sind die Symptome stets die gleichen. Typisch ist das Auftreten von postprandialer Übelkeit, epigastrischem Völlegefühl und von Blähungen. Appetitverlust, vorzeitiges Sättigungsgefühl, Bezoarformation und das postprandiale Erbrechen unverdauter Speisen sind ebenfalls häufige Symptome [2, 56]. Die Diagnose kann mit einem Doppelisotopenszintigramm bestätigt werden, und zum Ausschluß von mechanischen Magenausgangsstenosen bieten sich gastroskopische Untersuchung oder Röntgenkontrastdarstellung an.

Als häufige Ursache der Atonie des Magens ist das Phänomen der diabetischen Gastroparese von besonderem Interesse. Trotz fehlender Beschwerden zeigte etwa die Hälfte einer Gruppe von Diabetikern bei der Untersuchung eine Verzögerung der Magenentleerung [17]. Es ist bemerkenswert, daß bei Diabetikern keine klare Korrelation zwischen Symptomen und objektiven Magenentleerungsstörungen besteht, und es ist anzunehmen, daß andere, noch unbekannte Faktoren eine Rolle spielen [15, 45, 92]. Auch besteht auf lange Sicht kaum eine Beziehung zwischen Gastroparese und Grad der Hyperglykämie oder Dauer des Bestehens des Diabetes. So kann eine Gastroparese bei einem gut eingestellten Diabetiker ebenso wie bei Patienten mit nur kurzem Diabetesverlauf auftreten [78]. Dennoch ist die diabetische Gastroparese ein klar definiertes Krankheitsbild, das zum Spektrum der gastrointestinalen Manifestationen bei Diabetes mellitus gehört. Außerdem sind Konstipation, Diarrhö und nächtliche Stuhlinkontinenz häufig zu beobachten. Motilitätsstörungen des Ösophagus hingegen kommen selten vor.

Die Pathogenese der diabetischen Gastroparese ist ungeklärt. Es wurde früher angenommen, daß sie auf vagaler Denervation beruht. Dafür sprach eine allgemein subnormale Magensäuresekretion bei Diabetikern nach Nahrungsaufnahme. Aber außer einem einzelnen Fallbericht, in dem mikroskopisch eine Vagusatrophie bei einem Diabetiker nachgewiesen wurde, findet sich in der Literatur keine weitere Unterstützung für diese Theorie [27, 97]. Hinzu kommt, daß der Befund einer Magenentleerungsstörung bei Diabetikern häufig nicht mit dem einer diabetischen Neuropathie korreliert [13]. Bei Diabetikern mit Gastroparese wurde ein erhöhter basaler Motilinspiegel im Serum festgestellt. Aber dies war nur bei Patienten der Fall, die auch Anzeichen von Neuropathie hatten [1]. Eine Hormonspiegelveränderung könnte erklären, warum bei diabetischer Enteropathie alle Teile des Gastrointestinaltraktes betroffen sein können. Bisher ist allerdings nicht bekannt, welche Rolle einen erhöhten Motilinspiegel zukommen könnte.

Vielversprechend erscheint auch die kürzlich gewonnene Einsicht, daß Hyperglykämie per se die Magenentleerung beeinträchtigen kann. Gesunde Versuchspersonen, bei denen Hyperglykämie induziert wurde, zeigten eine erhöhte Frequenz von isolierten Pyloruswellen und eine Verminderung der Muskelaktivität während der 3. Phase des MMC. Es gibt auch zunehmend Beweise dafür, daß Diabetiker bei erhöhten Blutzuckerwerten eine verzögerte Magenentleerung haben [4, 19, 20]. Mit diesen wichtigen Befunden lassen sich einige der Ungereimtheiten in bezug auf Auftreten und Häufigkeit der diabetischen Gastroparese erklären.

Wir haben ein etwas besseres Verständnis von Art und Ausmaß der Motilitätsstörungen des Magens bei Diabetes mellitus als die Pathogenese. Weder im Ruhestand noch nach der Nahrungsaufnahme liegt bei diabetischer Gastroparese eine normale motorische Magenfunktion vor. Die 3. Phase des MMC fällt bei diabetischer Gastroparese aus, so daß eine völlige Entleerung des Magens nicht stattfindet [9]. Der gefüllte Magen zeigt in mehrfacher Hinsicht auch Fehlverhalten. Die auffälligste motorische Schwäche wird im Antrum beobachtet [71]. Verstärkter Pylorustonus und Vermehrung der isolierten Pyloruskontraktionen wurden ebenfalls dokumentiert, und die normale antroduodenale Koordination scheint zu fehlen [37, 60]. Insgesamt ergibt sich der Eindruck, daß Hyperglykämie bei der Entstehung der diabetischen Gastroparese eine Rolle spielt.

Zur Behandlung der diabetischen Gastroparese stehen mehrere prokinetische Medikamente zur Verfügung. Metoclopramid ist am weitesten verbreitet, obwohl Cisaprid, Domperidone, Erythromycin und Renzaprid auch mit Erfolg verwendet werden. Gegenwärtig scheint sich das Erythromycin als gut verträgliches Mittel für die Langzeitbehandlung verschiedener Arten der Gastroparese zu etablieren [72].

Anorexia nervosa

Als funktionelle oder idiopathische Magenentleerungsstörungen werden partielle und totale Gastroparesen bezeichnet, bei denen nachweislich keine organische Magenausgangsstenose vorliegt. Ein häufiger zu beobachtendes Krankheitsbild, bei dem diese funktionelle Störung auftritt, ist Anorexia nervosa. Primäre Anorexia nervosa, an der vorwiegend junge Frauen leiden, zeichnet sich durch Nahrungsverweigerung aus, die zur Unterernährung und Kachexie führt. Die Ursache dieser Erkrankung ist unbekannt. Möglicherweise spielen ätiologisch mehrere Faktoren eine Rolle, darunter gesellschaftliche Normen, ein verzerrtes Selbstbildnis und gastrointestinale Motilitätsstörungen.

Während Anorexia nervosa in hochzivilisierten Ländern am häufigsten als Magersucht bei Frauen angetroffen wird, tritt diese Erkrankung jedoch gelegentlich in allen Kulturen und auch bei Männern auf. Anorexia nervosa existierte im abendländischen Kulturkreis, lange bevor die Angst vor der Fettsucht zur Gesellschaftsneurose wurde. Historische Studien belegen, daß anorektische junge Frauen in früheren Zeiten als „magenleidend" galten und daß ihre Erkrankung als Apepsia hysterica, nervöse Dyspepsie oder viszerale Neurose bezeichnet wurde [66]. Auch heute finden sich in Gesellschaften, in denen die Schlankheit nicht zum Schönheitsideal geworden ist, anorektische junge Frauen, von denen die Mehrzahl Symptome wie Schmerzen im Oberbauch, Völlegefühl und Blähungen als Gründe für Nahrungsverweigerung und Gewichtsverlust angeben [49]. Wenn man gezielt nach solchen Magen-Darm-Beschwerden fragt, finden sie sich in der Tat bei allen Patienten mit Anorexia nervosa, wie Stacher 1993 berichtete [79]. Etwa 80% aller Patienten mit Anorexia nervosa haben eine verzögerte Magenentleerung, und diese Motilitätsstörung ist als möglicher ätiologischer Faktor diskutiert worden [55].

Aufgrund unseres gegenwärtigen Verständnisses gilt Anorexia nervosa jedoch als eine psychiatrische Erkrankung mit organischen Manifestationen, einschließlich Unterernährung, woraus die Verzögerung der Magenentleerung resultiert. Gestützt wird diese These durch normale myoelektrische Befunde im Magenantrum in Frühfällen von Anorexia nervosa und pathologischen Veränderungen, die in späteren Stadien zu finden sind [68]. Wie in anderen Formen von Gastroparese, ist eine Entleerungsverzögerung fester Speisen zu beobachten, während bei Flüssigkeiten die Transitzeit normal ist. Die Begründung hierzu liegt darin, daß vorwiegend Antrum und Pylorus von der Motilitätsstörung betroffen sind [55]. Die Pathogenese dieser Störung ist im einzelnen nicht bekannt, aber es wird angenommen, daß sie auf neuromuskulären Faktoren beruht, die durch Mangelernährung bedingt sind. Diese These stützt sich auf die Beobachtung, daß ähnliche Veränderungen bei Patienten mit anderen Formen von Unterernährung angetroffen werden [46]. Wenn es bei Patienten mit Anorexia nervosa erst einmal zu Magenentleerungsstörungen gekommen ist, verschlimmern diese das Krankheitsbild weiter, und es kommt zu einem Circulus vitiosus.

Im westlichen Kulturbereich sind es nur selten Magenbeschwerden, die zur Diagnose einer Anorexia nervosa führen. In der Regel handelt es sich um Mädchen von etwa 15–20 Jahren, die von Angehörigen wegen Nahrungsverweigerung und starkem Gewichtsverlust zur ärztlichen Untersuchung gebracht werden. Die diagnostischen Kriterien sind in folgender Übersicht aufgeführt:

Diagnostische Kriterien der Anorexia nervosa [68]
Nahrungsverweigerung,
Gewichtsverlust oder mangelhaftes Wachstum,
Fehlen einer organischen Ursache des Gewichtsverlustes.

Zwei oder mehrere der folgenden Kriterien:
verzerrtes Selbstbild,
Voreingenommenheit mit Körpergewicht und Kalorienaufnahme,
Angst vor Übergewicht,
selbstinduziertes Erbrechen,
Mißbrauch von Abführmitteln,
übertriebenes Fitneßtraining.

Wie die Ursache, so ist auch die Behandlung multifaktoriell. Sie besteht in Medikation und Psychotherapie. Prokinetische Medikamente wie Metoclopramid, Cisaprid, Domperidon und Erythromycin sind mit Erfolg zur Behandlung der Motilitätsstörung des Magens verwendet worden. Dies ist ein wichtiger Schritt in der Therapie der Anorexia nervosa, da es mit Beseitigung der Magenbeschwerden meist zu einer beschleunigten Gewichtszunahme und einem verbesserten Ernährungszustand kommt. So kann der Teufelskreis von Unterernährung, Oberbauchbeschwerden, Verzögerung der Magenentleerung und mangelhafter Nahrungsaufnahme unterbrochen werden.

Sklerodermie

Der Prototyp der Kollagenkrankheiten, die den oberen Magen-Darm-Trakt einbeziehen, ist die Sklerodermie, genauer progressive systemische Sklerose (PSS) genannt. Sie ist eine Autoimmunerkrankung, die kleine Arterien, das kapillare Endstromgebiet und das Bindegewebe befällt, wodurch es zur Mangeldurchblutung der betroffenen Organe kommt. Die resultierende Sklerose manifestiert sich in verschiedenen Organbereichen des menschlichen Organismus, einschließlich der Haut und des Gastrointestinaltraktes. Der Ösophagus ist am häufigsten betroffen. Bis zu 90 % der Patienten mit PSS haben Symptome einer verminderten Ösophagusperistaltik [3]. Dies schließt natürlich nicht den Befall anderer Teile des Magen-Darm-Traktes aus (Abb. 8). Ma-

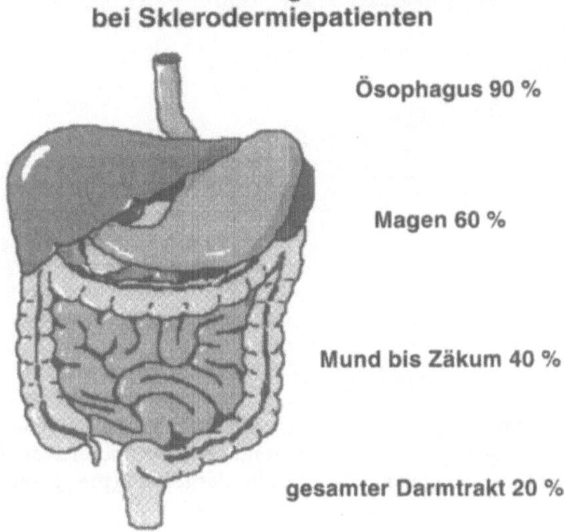

Abb. 8. Häufigkeit gastrointestinaler Manifestationen bei Sklerodermie. Eine deutliche Abnahme in aboraler Richtung ist zu verzeichnen. Motilitätsstörungen des Ösophagus werden in etwa 90% beobachtet, 60% der Patienten haben eine verzögerte Magenentleerung, in 40% ist die Transitzeit durch den Dünndarm verlängert, und rund 20% haben eine insgesamt verlängerte Transitzeit durch den Gastrointestinaltrakt

genentleerungsstörungen wurden von Wegener in 60% der Fälle nachgewiesen [91]. Dabei war bei der Mehrzahl der Patienten die Transitzeit vom Mund zum Zäkum und die gastrointestinale Transitdauer insgesamt verlängert (Abb. 9). Diese Patienten hatten teils Symptome bakterieller Überbesiedlung, teils Konstipation und manche sogar das Bild eines adynamischen Ileus. Es ist von Interesse, daß in Wegeners Studie von 14 Patienten 8 eine verzögerte Magenentleerung hatten, und daß diese 8 auch einen verlängerten Ösophagustransit zeigten. Dieser Zusammenhang von Ösophagus- und Magenfunktion wurde bereits von anderen Autoren beschrieben, ebenso wie die Tatsache, daß eine Verzögerung der Magenentleerung bei diesen Patienten mit zunehmender Refluxösophagitis einhergeht [6].

Bei Patienten mit Sklerodermie wird die Motilitätsstörung des Magens durch Sklerosierung der Magenwand hervorgerufen, und dies führt in erster Linie zu einer Minderung der Kontraktilität des Antrums. Zerkleinerung, und damit die Magenentleerung von festen Speisen, geht charakteristischerweise langsamer vonstatten. Durch die Elastizitätsminderung des Magenfundus geht die normale rezeptive Relaxation beim Schluckakt mehr oder weniger verloren, wodurch es zu vermehrtem Ösophagusreflux und einem erhöhten gastroduodenalen Druckgradienten kommt. Daraus resultiert eine gestörte Magenentleerung von Flüssigkeiten, die beschleunigt, verlangsamt oder unverändert sein kann. Auch fehlt bei vielen Patienten, ähnlich wie bei Patienten mit diabetischer Gastroparese, die 3. Phase des MMC, womit sich die mangelnde Peristaltik und bakterielle Proliferation teilweise erklären lassen.

Häufig läßt sich die klinische Diagnose der PSS aufgrund der gastrointestinalen Symptome stellen. Refluxösophagitis und Dysphagie sind häufig Früh-

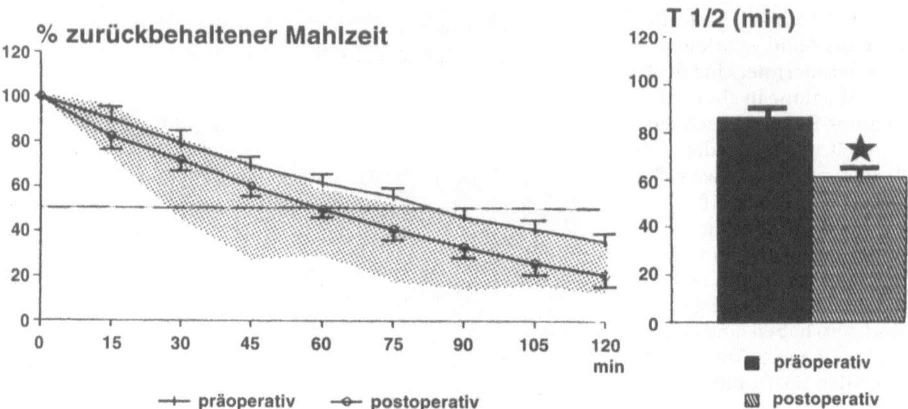

Abb. 9. Effekt einer Nissen-Fundoplikation auf die Magenentleerung bei 25 Patienten mit Refluxösophagitis. Die *graue Zone* zeigt den Normbereich an. Die durchschnittliche Zeitspanne bis zur Entleerung von 50% ist *rechts* dargestellt (präoperativ und postoperativ), $p < 0{,}05$

symptome, was auf der Motilitätsstörung des Ösophagus und der Fibrose und Inkompetenz des unteren Ösophagussphinkter beruht. Die Manomerie des Ösophagus sowie eine Zusatzuntersuchung wie das Zweiphasenszintigramm oder ein Bariumösophagogramm sind in der Regel notwendig, um die Diagnose zu sichern. Die Therapie richtet sich nach den Symptomen, und chirurgische Intervention ist für Situationen reserviert, die mit prokinetischer Medikation und Säurehemmern nicht mehr ausreichend kontrollierbar sind. Die operative Behandlung beschränkt sich häufig auf eine Jejunostomie. Gelegentlich wird bei schwerer, refraktorischer Ösophagitis eine partielle Fundoplikatio durchgeführt, aber die Resultate sind in solchen Fällen häufig unbefriedigend.

Eine Verzögerung der Magenentleerung spielt bei anderen Kollagenkrankheiten eine, wenn auch untergeordnete, Rolle [53]. Lupus erythematosus und gelegentlich auch Polymyositis und Dermatomyositis können den Magen mit einbeziehen. Das Ausmaß der Magenentleerungsverzögerung korreliert bei den beiden letzteren Erkrankungen mit dem Grad der Muskelschwäche der Skelettmuskulatur. Eine Schwäche der glatten Muskulatur kann neurologisch bedingt sein oder auf Muskelfibrose oder Atrophie beruhen.

Gastroösophagealer Reflux

Da die Peristaltik des Magen-Darm-Traktes auf einem komplexen, verflochtenen Mechanismus beruht, überrascht es nicht, daß verschiedene Krankheitsbilder im oberen Intestinalbereich aufeinander übergreifen. Das trifft z.B. auf die Gastroparese und auf die Refluxösophagitis zu, die bei 40% einer selektiven Patientengruppe gemeinsam auftraten [76]. Die Frage nach Ursache und

Effekt beider ist diskutiert worden, scheint aber aus klinischer Sicht von nicht allzu großer Bedeutung zu sein. Die Insuffizienz des unteren Ösophagussphinkters ist das sine qua non des Refluxgeschehens. Man würde annehmen, daß eine Verzögerung der Magenentleerung durch Magenerweiterung und daraus resultierender Schwächung des distalen Ösophagussphinkters zu vermehrtem Reflux führt. Dies ließ sich jedoch nicht widerspruchslos belegen. Während McCallum bei Refluxpatienten im Durchschnitt eine verzögerte Magenentleerung fand, lagen Schwizers Daten im Bereich der Norm [54, 76]. Beide Autoren fanden jedoch übereinstimmend, daß bei etwa 40 % der Refluxpatienten mit verzögerter Magenentleerung zu rechnen ist. Schwizer fand außerdem, daß die Häufigkeit von Magenentleerungsstörungen sich nicht von einer Kontrollgruppe ohne Reflux unterschied. Er schloß daraus, daß Reflux und verzögerte Magenentleerung voneinander unabhängig sind. Auch zeigte sich für Schwizer, daß bei Refluxpatienten mit Nahrungsretention im Magen ein geringeres Ausmaß von Ösophagitis vorlag, was wahrscheinlich auf die Pufferung der Magensäure durch Nahrung zurückzuführen ist [76].

Ob eine kausale Beziehung zwischen Reflux und gestörter Magenentleerung vorliegt, ist nicht klar. Möglicherweise können sich diese beiden Zustände gegenseitig verschlimmernd auswirken. Verzögerte Magenentleerung kann u. U. Reflux vermehren, weil einerseits zum Reflux geeignetes Material für längere Zeit im Magen verweilt und weil andererseits die Ausdehnung des Magens den Tonus des unteren Ösophagussphinkters erniedrigt. Zumindest ein Teil der Literatur besagt dies, obwohl Klarheit darüber nicht besteht. Es ist wahrscheinlicher, daß das Refluxgeschehen eine kausale Rolle bei der Verzögerung der Magenentleerung spielt. Denn ein insuffizienter unterer Ösophagussphinkter öffnet dem im Magen befindlichen Chymus eine 2. Tür, die retrograd in den Ösophagus zurückführt. Daraus resultiert einmal ein Rezirkulationsphänomen und außerdem ein erniedrigter gastroduodenaler Druckgradient. Nach Fundoplikatio zeigte sich in dieser Situation, daß nicht nur die Kompetenz des unteren Ösophagussphinkters wiederhergestellt war, sondern auch die präoperativ verzögerte Magenentleerung beschleunigt wurde. Bei Patienten mit unbefriedigendem Resultat nach Fundoplikatio ist der Hauptgrund für Beschwerden, daß sich die Magenentleerung nicht normalisiert hat [34]. Ein weiterer Schritt zur Beschleunigung der Magenentleerung ist die Vagotomie, die im Rahmen einer Fundoplikatio gelegentlich durchgeführt wird, insbesondere bei Patienten mit gesteigerter Magensäuresekretion. Danach ist in manchen Fällen ein vorübergehendes Dumpingsyndrom beobachtet worden.

In schweren Fällen des Ösophagusrefluxsyndroms stellt sich nach entsprechender manometrischer Untersuchung und 24-h-pH-Analyse die Indikation zur Fundoplikatio, falls sonst Langzeitbehandlung mit säurehemmender Medikation notwendig wäre oder aber konservative Therapie erfolglos bleibt. Es hat sich nicht als notwendig erwiesen, vor einer Fundoplikation die Magenentleerung zu testen. Sollte die Entleerungsrate postoperativ pathologisch verlangsamt bleiben, kann dieser Zustand konservativ behandelt werden, bis sich die Symptome legen. Für Patienten mit Übelkeit, Blähungen und Völlegefühl empfehlen sich Medikamente wie Metoclopramid und Cisaprid. Im übrigen spielen die prokinetischen Medikamente in der Behandlung des Ösophagusrefluxsyndroms nur eine untergeordnete Rolle. Ihr bisheriger Hauptvertreter, das Metoclopramid, wirkt hauptsächlich durch Steigerung des Tonus des unteren Ösophagussphinkters und weniger durch Beschleunigung der Magenentleerung.

Ulkuskrankheit

Im physiologischen Geschehen des oberen Gastrointestinaltraktes hat die Magenentleerung aus heutiger Sicht eine zentrale Bedeutung, und dadurch beeinflußt sie die Pathogenese vieler Erkrankungen in diesem Bereich. Die Ulkuskrankheit ist hier keine Ausnahme.

Die Ulkusentstehung wird als Folge eines Ungleichgewichtes von aggressiven und defensiven Faktoren angesehen. Magensäure und Pepsinogen gelten als wesentliche aggressive Faktoren. Die ungestörte Durchblutung der Magenschleimhaut hat eine wichtige Schutzfunktion. Inhibition der Prostaglandinsynthese, beispielsweise durch Salicylate, wurde als bedeutender Faktor in der Ulkusgenese erkannt. Schließlich führte die Entdeckung von Heliobacter pylori und seine Beziehung zum Ulkusgeschehen zu der Annahme, daß etwa 50% aller Ulkuskrankheitsfälle infektiös bedingt sind. Ein weiterer wichtiger Faktor, der zur Ulkusentstehung beiträgt, ist die gestörte Magenentleerung. In der Entstehung des Duodenalulkus, zum Beispiel, ist eine wichtige Voraussetzung, daß die Duodenalwand vermehrt dem Kontakt mit Magensäure ausgesetzt ist. Bei diesen Patienten findet man häufig Hypersekretion und beschleunigte Magenentleerung im Vergleich zu normalen Kontrollgruppen. Es wird vermehrt Säure ins Duodenum transportiert, und daraus resultiert ein erhöhtes Ulkusrisiko.

Mehrere Defekte in der Regulierung der Säuresekretion des Magens sind für Hypersekretion verantwortlich gemacht worden. Dazu gehören vermehrte Gastrinausschüttung nach Mahlzeiten, gestörte Hemmung der Gastrinausschüttung und Säuresekretion bei niedrigem pH-Wert und eine Fehlregulation mit mangelnder Sekretionshemmung der postprandialen Gastrin- und Säuresekretion nach Aufnahme fetthaltiger Nahrung [25, 57, 90].

Offenbar spielt Cholecystokinin (CCK) eine wichtige Rolle bei der fettinduzierten Sekretionshemmung des Magens [47]. Bei Patienten mit Duodenalulkus liegt ein Defekt der fettinduzierten Hemmung der Gastrinsekretion vor, wobei möglicherweise ein Verhältnis zur mangelnden endogenen CCK-Wirkung in bezug auf die Sekretionshemmung von Gastrin und Magensäure besteht. Wie Konturek et al. fanden, hat CCK, das als Reaktion auf ein fetthaltiges Mahl produziert wird, einen hemmenden Effekt auf die Magenentleerung, und zwar zusätzlich zu dem hemmenden Effekt auf die Magensäuresekretion [48]. Die Hemmwirkungen von CCK waren bei Patienten mit Duodenalulkus weniger ausgeprägt als bei einer gesunden Kontrollgruppe. Dies könnte durchaus mit der mangelnden Sekretionshemmung in Beziehung stehen, die bei Duodenalulkusträgern angetroffen wird. So ergibt sich bei dieser Gruppe von Patienten eine erhöhte Säureproduktion und ein vermehrter Säurekontakt der Duodenalwand, was zu erhöhter Ulkusprädisposition führt.

Auch in bezug auf das Magenulkus spielt eine Störung der Magenentleerung eine Rolle, aber auf andere Weise. Magenretention und duodenogastrischer Reflux können in bestimmten Patienten zu Magenulzera führen. Stein et al. zeigten daß Reflux von Gallensalzen aus dem Duodenum zu einer relativen Alkalinisierung des Magenantrums führen kann. Dies wurde in 39 % von Patienten mit Magenulkus oder Gastritis nachgewiesen, verglichen mit 7% einer Kontrollgruppe mit intakter Magenmukosa [80]. Verzögerte Magenentleerung und Reflux aus dem Duodenum gingen bei 25% dieser Patientengruppe Hand in Hand. Die Ursache der gestörten Magenentleerung bei Patienten mit Reflux aus dem Duodenum und bestehendem Magenulkus ist nicht geklärt. Anscheinend besteht ein Verhältnis zu dem refluxbedingten Rezirkulationseffekt, der eine wiederholte Pyloruspassage desselben Mageninhaltes bedingen kann. Dieses Phänomen könnte Teil eines Störungsprinzips der Motilität des oberen Gastrointestinaltraktes sein, worin gastroösophagealer Reflux, Magenretention und duodenogastrischer Reflux einbegriffen wären.

Literatur

1. Achem Karam SR, Funakoshi A, Vinik AI et al. (1985) Plasma motilin concentration and interdigestive migrating motor complex in diabetic gastroparesis: effect of metoclopramide. Gastroenterology 88:492–499
2. Ahn YH, Maturu P, Steinheber FU et al. (1987) Association of diabetes mellitus with gastric bezoar formation. Arch Intern Med 147:527–528
3. Akesson A, Gustafson T, Wollheim F et al. (1987) Esophageal dysfunction and radionuclide transit in progressive systemic sclerosis. Scand J Rheum 16:291–299
4. Barnett JL, Oxyang C (1988) Serum glucose concentration as a modulator if interdigestive gastric motility. Gastroenterology 94:739–744
5. Behrns KE, Sarr MG (1994) Diagnosis and management of gastric emptying disorders. In: Cameron JL (ed) Advances in Surgery, vol. 27. Mosby, St. Louis, pp 233–255
6. Bortolotti M, Turba E, Tosti A et al. (1991) Gastric emptying and interdigestive antroduodenal motility in patients with esophageal scleroderma. Am J Gastroenterol 86(6):743–747
7. Brandsborg O, Brandsborg M, Løvgreen NA et al. (1977) Influence of parietal cell vagotomy and selective gastric vagotomy on gastric emptying rate and serum gastric concentration. Gastroenterology 72:212–214
8. Buhner S, Ehrlein H-J, Thomas G et al. (1988) Effects of nutrients on gastrointestinal motility and gastric emptying after Billroth I gastrectomy in dogs. Dig Dis Sci 33:784–794
9. Camilleri M, Malagelada JR (1984) Abnormal intestinal motility in diabetics with the gastroparesis syndrome. Eur J Clin Invest 14:420–427
10. Cannon WB (1898) The movements of the stomach studied by means of Röntgen rays. Am J Physiol 1:359–382
11. Chaudhuri TK (1973) Use of ^{99m}Tc-DTPA for the measurement of gastric emptying. J Nucl Med 15(6):391–395
12. Clark GWB, Jamieson JR, Hinder RA et al. (1993) The relationship between gastric pH and the emptying of solid, semisolid and liquid meals. J Gastroint Mot 5:273–279
13. Clouse RE, Lustman PJ (1989) Gastrointestinal symptoms in diabetic patients: Lack of association with neuropathy. Am J Gastroenterol 84:868–872

14. Code CF, Szurszewski JH, Kelly KA et al. (19968) A concept of control of gastrointestinal motility. In: Code CF, Heidel H (eds) Section 6: The Alimentary Canal. Williams & Wilkins, Baltimore, pp 2881–2886 (Handbook of physiology, vol 5)
15. DeCaestecker JS, Ewing DJ, Tothill P et al. (1989) Evaluation of oral cisapride and metoclopramide in diabetic autonomic neuropathy: An eightweek double-blind crossover study. Aliment Pharmacol Therapeut 3:69–81
16. Dozois RR, Kelly KA, Code CF (1971) Effect of distal antrectomy on gastric emptying of liquids and solids. Gastroenterology 61:675–681
17. Drenth JPH, Engels LGJB (1992) Diabetic gastroparesis: A critical reappraisal of new treatment strategies. Drugs 44(4):537–553
18. Esser JD, Mannell A, Hinder RA (1984) The role of the gamma camera in the study of gastric function. SA J Surg 22(4):265–272
19. Fraser R, Horowitz M, Dent J (1991) Hyperglycemia stimulates pyloric motility in normal subjects. Gut 32:475–478
20. Fraser RJ, Horowitz M, Maddox AF et al. (1990) Hyperglycemia slows gastric emptying in Type-I (insulin-dependent) diabetes mellitus. Diabetologia 33:675–680
21. Freinkel WD, Hinder RA (1980) Recording the interdigestive myo-electrical complex: A new technique. SA Med J 58:238–240
22. Goligher JC, Hill GL, Kenny TE et al. (1978) Proximal gastric vagotomy without drainage for duodenal ulcer: results after 5–8 years. Br J Surg 65:145–151
23. Goligher JC, Pulvertaft CN, Irvin TT et al. (1972) Five to eight year results of truncal vagotomy and pyloroplasty for duodenal ulcer. Br Med J 1:7–13
24. Griffith GH, Owen GM, Kirkman S et al. (1966) Measurement of rate of gastric emptying using Chromium-51. Lancet 4:1244–1245
25. Gross RA, Isenberg JI, Hogan D et al. (1978) Effect of fat on meal-simulated duodenal acid load, duodenal pepsin load, and serum gastrin in duodenal ulcer and normal subjects. Gastroenterology 75:357–362
26. Gustavsson S, Ilstrup DM, Morrison P et al. (1988) Roux-Y stasis syndrome after gastrectomy. Am J Surg 155:490–494
27. Guy RJC, Dawson JL, Garrett JR et al. (1984) Diabetic gastroparesis from autonomic neuropathy: Surgical considerations and changes in vagus nerve morphology. J Neurol Neurosurg Psych 47:686–691
28. Heddle R, Collins PJ, Dent J et al. (1989) The motor mechanisms associated with slowing of the gastric emptying of a solid meal by an intraduodenal lipid. J Gastroenterol Hepatol 4:437–447
29. Hinder RA, Kelly KA (1977) Canine gastric emptying of solids and liquids. Am J Physiol 233(4):E335–E340
30. Hinder RA, Kelly KA (1977) Human gastric pacesetter potentials. Am J Surg 133:29–33
31. Hinder RA, San-Garde B (1983) Individual and combined roles of the pylorus and the antrum in the canine gastric emptying of a liquid and a digestible solid. Gastroenterology 84:281–286
32. Hinder RA, Esser J, DeMeester TR (1988) Management of gastric emptying disorders following the Roux-en-Y procedure. Surgery 104(4):765–772
33. Hinder RA, Horn BKP, Bremner CG (1976) The volumetric measurement of gastric emptying and gastric secretion by a radioisotope method. Am J Dig Dis 21(11):940–945
34. Hinder RA, Stein HJ, Bremner CG et al. (1989) Relationship of a satisfactory outcome to normalization of delayed gastric emptying after Nissen fundoplicatio. Ann Surg 210(4): 458–464
35. Hocking MP, Vogel SB (1991) Woodward's postgastrectomy syndromes. Saunders, Philadelphia
36. Hocking MP, Vogel SB, Falasca CA et al. (1981) Delayed gastric emptying of liquids and solids following Roux-en-Y biliary diversion. Ann Surg 194:494–501
37. Horowitz M, Edelbrock M, Fraser R et al. (1991) Disordered gastric motor function in diabetes mellitus. Scand J Gastroenterol 26:673–684
38. Horowitz M, Harding PE, Maddox A et al. (1986) Gastric and oesophageal emptying in insulin-dependent diabetes mellitus. J Gastroenterol Hepatol 1:97–113

39. Hould FF-S, Heddle R, Kelly KA (1992) Neural pathways of the ileal brake: Effect of proximal gastric vagotomy. Surg Forum 52:157–160
40. Humphrey CS, Johnson D, Walker BE et al. (1972) Incidence of dumping after truncal and selective vagotomy with pyloroplasty and highly selective vagotomy without drainage procedure. Br Med J 3:785–788
41. Hunt JN, MacDonald I (1952) The relation between the volume of a test meal and the gastric secretory response. J Physiol 117:289–300
42. Hunt JN, MacDonald I (1954) The influence of volume on gastric emptying. J Physiol 126:459–474
43. Hunt JN, Spurrell WR (1951) The pattern of emptying of the human stomach. J Physiol 113:157–168
44. Hunt JN, MacDonald I, Spurrell WR (1951) The gastric response to pectin meals of high osmotic pressure. J Physiol 115:185–195
45. Keshavarzian A, Iber FL, Vaeth J (1987) Gastric emptying in patients with insulin-requiring diabetes mellitus. Am J Gastroenterol 82:29–35
46. Keys A, Brozek J, Henschel A (1950) The biology of human starvation. Univ of Minnesota Press, Minneapolis
47. Konturek JW, Stoll R, Konturek SJ et al. (1993) Cholecystokinin in the control of gastric acid secretion in man. Gut 34:321–328
48. Konturek JW, Thor P, Maczka M et al. (1994) Role of cholecystokinin in the control of gastric emptying and secretory response to a fatty meal in normal subjects and duodenal ulcer patients. Scand J Gastroenterol 29:583–590
49. Lee S (1993) Gastric emptying and bloating in anorexia nervosa. Br J Psych 163: 128–129
50. Lundberg, JM, Hökfelt T, Kewenter J et al. (1979) Substance P, VIP, and enkephalin-like immunoreactivity in the human vagus nerve. Gastroenterology 77:468–471
51. Mackie CR, Hall AW, Clark J et al. (1981) The effect of isoperistaltic jejunal interposition upon gastric emptying. Surg Gynecol Obstet 153:813–819
52. Marbaix O (1898) Le passage pylorique. Cellule 14:249–330
53. McCallum RW (1989) Motor function of the stomach in health and disease. In: Sleisinger MH, Fordtran JS (eds) Gastrointestinal disease – Pathophysiology, diagnosis, and management, 4th edn. Saunders, Philadelphia, p 699
54. McCallum RW, Berkowitz DM, Lerner E (1981) Gastric emptying in patients with gastroesophageal reflux. Gastroenterology 80:285–291
55. McCallum RW, Grill BB, Lange R et al. (1985) Definition of gastric emptying abnormality in patients with anorexia nervosa. Dig Dis Sci 30:713
56. McCallum RW, Prakash C, Campoli-Richards D et al. (1988) Cisapride: A preliminary review of its pharmacodynamic and pharmacokinetic properties, and its therapeutic use as a prokinetic agent in gastrointestinal motility disorders. Drugs 26:652–681
57. McGuigan JE, Trudean WL (1973) Difference in rates of gastrin release in normal persons and patients with duodenal ulcer disease. NEJM 288:64–66
58. McHugh PR, Moran TH (1979) Calories and gastric emptying: A regulatory capacity with implications for feeding. Am J Physiol 236:R254–R260
59. McKelvey STD, Connell AM, Kennedy TL (1969) Gastric emptying and transit time as a factor in post vagotomy diarrhoea. Gut 10:1047
60. Mearin F, Camilleri M, Malagelada JR (1986) Pyloric dysfunction in diabetics with recurrent nausea and vomiting. Gastroenterology 90:1919–1925
61. Meyer JH, MacGregor IL, Gueller R et al. (1976) ^{99m}Tc-tagged chicken liver as a marker of solid food in the human stomach. Dig Dis 21(4):296–304
62. Meyer JH, Thomson JB, Cohen MB et al. (1979) Sieving of solid food by the canine stomach and sieving after gastric surgery. Gastroenterology 76:804–813
63. Miedema BW, Kelly KA (1992) The Roux stasis syndrome: Treatment by pacing and prevention by use of an „uncut“ Roux limb. Arch Surg 127:295–300
64. Miedema BW, Kelly KA, Camilleri M et al. (1992) Human gastric and jejunal transit and motility after Roux gastrojejunostomy. Gastroenterology 103:1133–1143

65. Minami H, McCallum RW (1984) The physiology and pathophysiology of gastric emptying in humans. Gastroenterology 86:1592–1610
66. Parry-Jones B (1991) Historical terminology of eating disorders. Psychological Med 21:21–28
67. Primrose JN, Johnston D (1989) Somatostatin analogue sms 201–995 (octreotide) as a possible solution to the dumping syndrome after gastrectomy or vagotomy. Br J Surg 76:140–144
68. Ravelli AM, Helps B-A, Devane SP et al. (1993) Normal gastric antral myoelectrical activity in early onset anorexia nervosa. Arch Dis Child 69:342–346
69. Read NW, McFarlane A, Kinsman RI et al. The ileal brake: A potent mechanism for feedback control of gastric emptying and small bowel transit. In: Roman C (ed) Gastrointestinal motility. MTP Press, Hingham, p 335–342
70. Reasbeck PG, Van Rij AM (1986) The effect of somatostatin on dumping after gastric surgery: A preliminary report. Surgery 99:462–467
71. Ricci DA, McCallum RW (1988) Diagnosis and treatment of delayed gastric emptying. Adv Intern Med 33:357–384
72. Richards RD, Davenport K, McCallum RW (1993) The treatment of idiopathic and diabetic gastroparesis with acute intravenous and chronic oral erythromycin. Am J Gastroenterol 88(2):203–207
73. Ritchie WP Jr, Dempsey DT (1990) Postgastrectomy syndromes. In: Moody FG (ed) Surgical treatment of digestive disease, 2nd edn. Mosby – Year Book, St. Louis, pp 236–248
74. Sarr MG, Gladen HG, Beart RW et al. (1981) Role of gastroenterostomy in patients with unresectable carcinoma of the pancreas. Surg Gynecol Obstet 152:597–600
75. Sawyers JL, Herrington JL Jr (1973) Superiority of antiperistaltic jejunal segments in management of severe dumping syndrome. Ann Surg 178:311–321
76. Schwizer W, Hinder RA, DeMeester TR (1989) Does delayed gastric emptying contribute to gastroesophageal reflux disease? Am J Surg 157:74–81
77. Smout AJPM, Akkermans LMA, Roelofs JMM et al. (1987) Gastric emptying and postprandial symptoms after Billroth II resection. Surgery 101:27–34
78. Smout AJPM, Jebbink HJA, Bravenboer B (1991) Gastrointestinal manifestations of diabetic autonomic neuropathy. Netherlands J Med 39:329–332
79. Stacher G, Abatzi-Wenzel T-A, Wiesnagrotzki S et al. (1993) Gastric emptying, body weight and symptoms in primary anorexia nervosa – Long term effects of cisapride. Br J Psych 162:398–402
80. Stein HJ, DeMeester TR, Peters JH et al. (1994) Technique, indications, and clinical use of ambulatory 24-hour gastric pH monitoring in a surgical practice. Surgery 116(4):758–766
81. Telander RL, Morgan KG, Kreulen DL et al. (1978) Human gastric atony with tachygastria and gastric retention. Gastroenterology 75:497–501
82. Tothill P, McLouglin GP, Heading RC (1978) Techniques and errors in scintigraphic measurements of gastric emptying. J Nucl Med 19:256–261
83. Tougas G, Anvari M, Richards B et al. (1987) Relationship of pyloric motility to transpyloric flow in healthy subjects. Gastroenterology 92:1673
84. Treacy PJ, Jamieson GG, Dent J (1996) The importance of the pylorus as a regulator of solid and liquid emptying from the stomach. J Gastroenterol Hepatol (in press)
85. Treacy PJ, Jamieson GG, Dent J (1994) Pyloric motility and liquid gastric emptying during barostatic control of gastric pressure in pigs. J Physiol 474(2):361–474
86. Treacy PJ, Jamieson GG, Dent J (1990) Pyloric motor function during emptying of a liquid meal from the stomach of a conscious pig. J Physiol 422:523–538
87. Valenzuela JE (1976) Dopamine as a possible nerve transmitter in gastric relaxation. Gastroenterology 71:1019–1022
88. Van Stiegman G, Goff JS (1988) An alternative to Roux-en-Y for treatment of bile reflux gastritis. Surg Gynecol Obstet 166:69–70
89. Vogel SB, Vair DB, Woodward ER (1983) Alterations in gastrointestinal emptying of ^{99m}Tecnetium-labeled solids following sequential antrectomy, truncal vagotomy, and Roux-en-Y gastroenterostomy. Ann Surg 198:506–515
90. Walsh JH, Richardson CT, Fordtran JS (1975) PH dependence of acid secretion and gastrin release in normal and ulcer patients. J Clin Invest 55:462–468

91. Wegener M, Adamek RJ, Wedmann B et al. (1994) Gastrointestinal transit through esophagus, stomach, small and large intestine in patients with progressive systemic sclerosis. Dig Dis Sci 39(10):2209–2215
92. Wegener M, Börsch G, Schaffstein J et al. (1990) Gastrointestinal transit disorders in patients with insulin-treated diabetes mellitus. Dig Dis 8:23–36
93. Weisbrodt NW, Wiley JN, Overholt BF et al. (1969) A relation between gastroduodenal muscle contractions and gastric emptying. Gut 10:543–548
94. Williams NS, Miller J, Elashoff J et al. (1986) Canine resistances to gastric emptying of liquid nutrients after ulcer surgery. Dig Dis Sci 31:273–280
95. Wright RA, Thompson D, Syed I (1981) Simultaneous markers for fluid and solid gastric emptying: New variations on an old theme. J Nucl Med 22:772–776
96. Yamagishi T, Debas HT (1978) Control of gastric emptying: Interaction of the vagus and pyloric antrum. Ann Surg 187:91–94
97. Yoshida MM, Shuffler MD, Sumi SM (1988) There are no morphologic abnormalities of the gastric wall or the abdominal vagus in patients with diabetic gastroparesis. Gastroenterology 94:907–914

1

Ambulante Magenentleerungsszintigraphie

J. Heimbucher und M. P. Ritter

Szintigraphische Untersuchungen haben wesentlich zum Verständnis der Transportfunktion im Gastrointestinaltrakt beigetragen [2, 6]. Trotz der vielfältigen Vorteile, wie sehr viel geringere Strahlenbelastung im Vergleich zu konventionellen radiologischen Untersuchungen, leichte Durchführbarkeit bei Benutzung digitaler Auswertungsmethoden und geringe Patientenbelastung, haben szintigraphische Funktionstests noch keinen festen Platz in der gastroenterologischen Diagnostik. Die Gründe dafür sind vielfältig: fehlende Standardisierung bei einer Reihe von alternativen Untersuchungsbedingungen (feste oder flüssige Testmahlzeiten, Größe der Testmahlzeiten), unterschiedliche Projektionsebenen bei der Messung, unterschiedliche Techniken der Datenaquisition mit z. T. großem apparativen Aufwand, weite Normalbereiche und schließlich unphysiologische Bedingungen wie liegende oder halb sitzende Position während der Untersuchung. Der Einfluß der Körperposition auf die Entleerungsgeschwindigkeit des Magens ist für unterschiedliche Nahrungsqualitäten bewiesen [3]. Die jetzt zur Verfügung stehende ambulante Technik zur szintigraphischen Messung der Magenentleerung bietet einen interessanten Ansatz, den diagnostischen Wert dieser Untersuchung zu steigern. Ein besonderer Vorteil gegenüber der externen γ-Kamera ist in der konstanten räumlichen Beziehung zwischen der Meßsonde und dem radioaktiv markiertem Material zu sehen, während bei Einsatz der externen γ-Kamera zunächst die „region of interest" definiert werden muß. Dabei kann es leichter zu Überlagerungsphänomenen mit dem Magen benachbarten Dünndarmabschnitten kommen. Darüber hinaus kann die konventionelle Messung wesentlich von unterschiedlichen Abständen der γ-Kamera zum Magen beeinflußt werden. Beides ist bei dem begrenzten Sensibilitätsradius der internen Sonde unwahrscheinlich. Letztendlich kann der Patient während und nach der Mahlzeit in gewohnter aufrechter Position verbleiben und sich uneingeschränkt bewegen, ohne daß dadurch das Meßergebnis wesentlich beeinflußt wird.

Pathophysiologischer Hintergrund

Magenentleerungsstörungen können bei der gastroösophagealen Refluxkrankheit, der peptischen Ulkuskrankheit sowie bei unspezifischen Syndromen wie Non-Ulcer-Dyspepsie oder dem irritablen Darmsyndrom einen wesentlichen Faktor der Pathophysiologie darstellen. Mit der antroduodenalen Manometrie ist die postprandiale Phase bislang nur unzureichend charakterisierbar, so daß eine ergänzende Evaluation gerade dieser Phase wünschenswert ist. Auch bei Patienten mit Beschwerden nach chirurgischen Eingriffen am Magen kann eine Quantifizierung der Entleerungsleistung wesentliche Aufschlüsse für weitere therapeutische Entscheidungen bieten. In vielen Fällen hat sich eine synchrone antroduodenale Manometrie zur Erklärung pathologischer Veränderungen bewährt. Bei unregelmäßig auftretenden Beschwerden kann die Untersuchung auch mehrfach hintereinander erfolgen und somit einen kompletten zirkadianen Zyklus darstellen.

Indikation

Eine Indikation zur szintigraphischen Erfassung der Magenentleerung ist bei Patienten mit typischer Symptomatik einer verzögerten oder stark beschleunigten Magenentleerung, wie z.B. ausgeprägtes postprandiales Völlegefühl bzw. Dumpingsymptomatik. Selbstverständlich sollte eine mechanische Ursache durch Endoskopie oder Röntgenkontrastuntersuchung vorher ausgeschlossen sein. Besonders hilfreich ist eine objektive Information über die Magenentleerungsgeschwindigkeit im Rahmen der Planung eines chirurgischen Eingriffes. Auch die Erfolgskontrolle einer prokinetischen Therapie kann mittels Magenentleerungsszintigraphie erfolgen.

Technik

Zur Messung der Strahlung wird eine Sonde mit einem Cadmium-Tellurid-Gamma-Detektor an der Spitze benötigt (Fa. RMD, Vertrieb über Fa. Synectics). Die Sonde wird über einen Vorverstärker an ein tragbares Datenspeichergerät (Microdigitrapper, Fa. Synectics) angeschlossen (Abb. 1). Das Gerät mißt die Radioaktivität im Magen in einem Radius von ca. 6 cm mit einer Frequenz von 0,25 Hertz. Mit einem 2. Kanal des Gerätes ist eine simultane pH-Metrie möglich. Die Validierung der Methode wurde mit einer Testmahlzeit, bestehend aus einem mit 4-mCu-Technetium-99m-Kolloid markierten Rührei zusammen mit zwei Scheiben Weißbrot und 100 ml Wasser vorgenommen [5]. Prinzipiell können mit dieser Technik auch anderweitig markierte Testmahlzeiten unterschiedlicher Konsistenz benutzt werden, die Entleerungsszintigraphie mit festen Speisen ist jedoch bei Gastroparesen am aussagefähigsten [4]. Der gleichzeitige Einsatz von unterschiedlich markierten Testsubstanzen verschiedener Konsistenz kann bei speziellen Fragestellungen hilfreich sein, z.B. bei der Evaluierung postoperativer Syndrome [1].

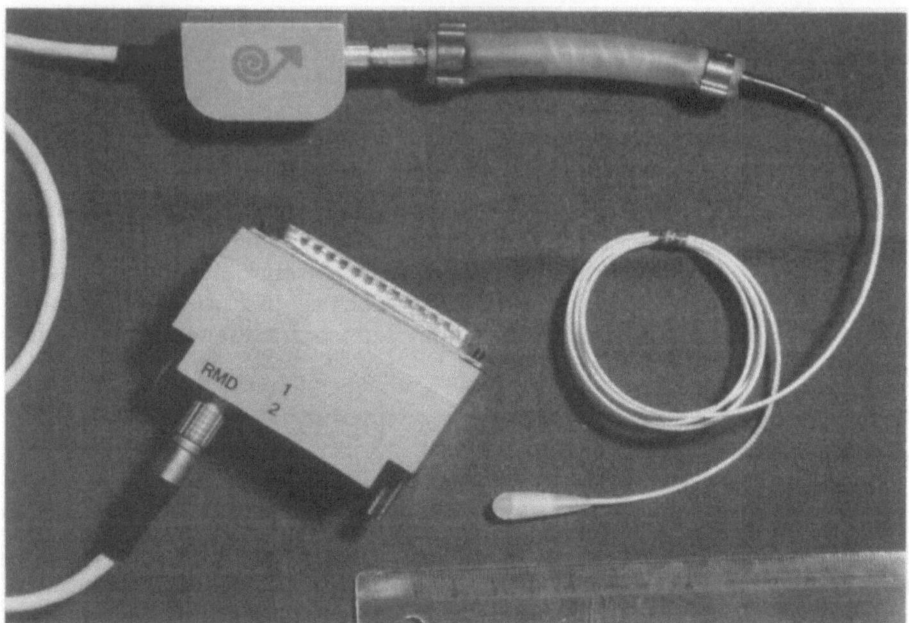

Abb. 1. Sonde, Vorverstärker und Anschluß zum Datenspeichergerät. Die Sonde hat einen Durchmesser von 5 mm, das Verbindungskabel ist 75 cm lang und an der Verbindung zum Vorverstärker mit einer Verwindungsschutz zur Prävention von Artefakten ausgestattet. Neben der Gammasonde können am Anschluß zum Datenspeichergerät noch zwei pH-Sonden zur simultanen pH-Metrie angeschlossen werden

Durchführung der Messung

Außer einer 6stündigen Nüchternheit ist keine besondere Vorbereitung des Patienten vor der Untersuchung erforderlich. Allerdings sollte die Lage des unteren ösophagealen Sphinkters zu einer standardisierten Plazierung der Sonde im Magen mittels Ösophagusmanometrie geklärt werden. Dieses ist sicher in den meisten Fällen im Rahmen der vorangegangenen Diagnostik bereits geschehen. Die Sonde wird transnasal im Magen 5 cm unterhalb des unteren ösophagealen Sphinkters plaziert. Bei entsprechender Fragestellung kann zusätzlich auch eine pH-Metrie vorgenommen werden. Unmittelbar vor der Aufnahme der radioaktiv markierten Mahlzeit wird mit der Messung begonnen. Nach der Mahlzeit sollte die Aktivität im Magen über einen Zeitraum von mindestens 2 h gemessen werden. Bei Patienten mit unregelmäßig auftretender Symptomatik kann die Messung bis zu 24 h mit mehreren Mahlzeiten ausgedehnt werden. Die Aktivität im Magen ist während der Untersuchung permanent auf dem LC-Display des Datenspeichers ablesbar.

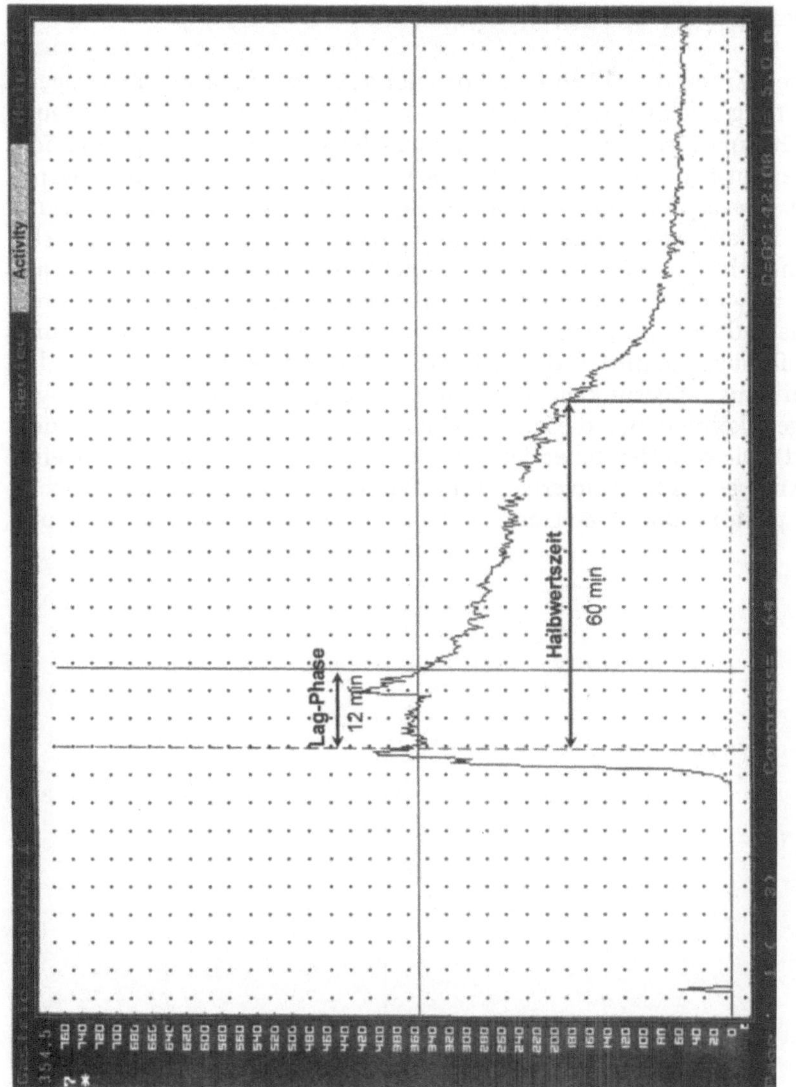

Abb. 2. Typisches normales Magenentleerungsszintigramm. Nach der ca. 5-minütigen Mahlzeit ist regelmäßig eine 10–15 min dauernde Verzögerung („Lag-Phase") zu beobachten, bevor die Magenentleerung beginnt. In diesem Beispiel beträgt die Halbwertszeit ca. 60 min, die Aktivität nimmt kontinuierlich ab

Datenanalyse

Zur Analyse werden die Daten vom Speichergerät auf einen PC übertragen. Die Auswertung erfolgt zunächst mit einer visuellen Beurteilung des Verlaufs der Aktivitätskurve (Abb. 2). Diese zeigt normalerweise zu Beginn einen horizontalen Verlauf (ca. 10–20 min). In dieser Zeit erfolgt keine nennenswerte Entleerung. Dieser Zeitraum wird auch „lag"-Phase genannt. Anschließend erfolgt eine lineare Senkung der Kurve, wobei nach 50–70 min die 50%-Marke der ursprünglich gemessenen Aktivität erreicht wird. Während dieser Periode werden die inzwischen zerkleinerten Nahrungspartikel nach und nach durch den Pylorus entleert. Am Ende der Entleerungskurve verläuft die Absenkung weniger steil. Nach 120 min ist die Radioaktivität normalerweise unter 5% des Ausgangsniveaus abgesunken. Besonders verzögerte oder beschleunigte Entleerungen können bei dieser visuellen Analyse leicht erkannt werden (Abb. 3a–d). Die vom Hersteller des Gerätes angebotene Software erlaubt eine präzisere Analyse des Kurvenverlaufes mit Darstellung eines Normalbereiches über einen postprandialen Zeitraum von 2 h. Darüber hinaus kann der spon-

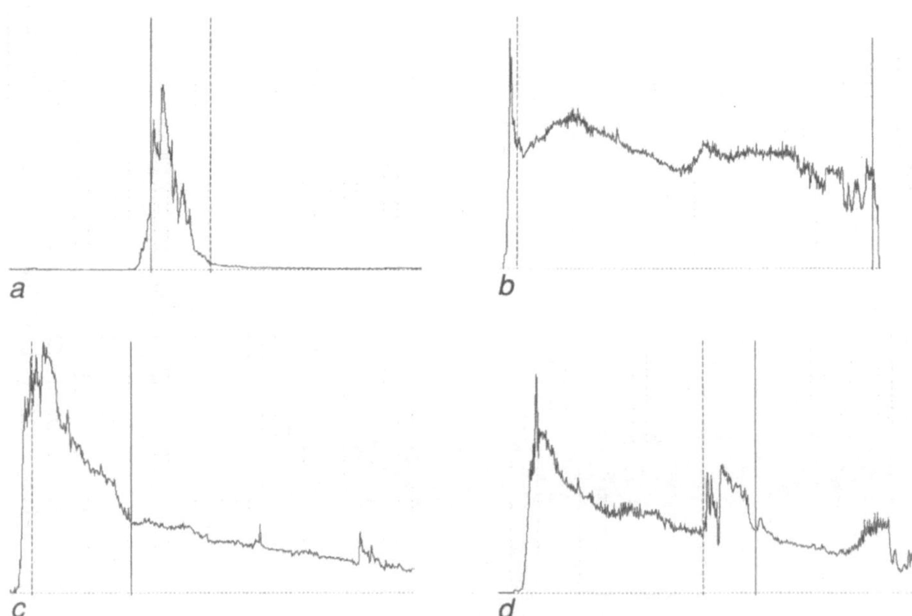

Abb. 3a–d. Beispiele pathologischer Magenentleerungsmuster. **a** Bei einem Patienten mit Dumpingsymptomatik ist bereits 22 min nach der Mahlzeit keine Aktivität im Magen mehr meßbar. **b** Stark verzögerte Magenentleerung. Über 2 h nach der Mahlzeit beträgt die meßbare Aktivität noch ca. 60% des Ausgangswertes. **c** Beschleunigte Magenentleerung in den ersten 35 min nach der Mahlzeit und verzögerte Entleerung im weiteren Verlauf der Messung. **d** Nach einer normalen Entleerung in den ersten 60 min nach der Mahlzeit ist ein Wiederanstieg der Aktivität von ca. 40% des Ausgangswertes zu beobachten. Dieses Phänomen kennzeichnet eine duodenogastrale Refluxepisode („intragastrale Regurgitation")

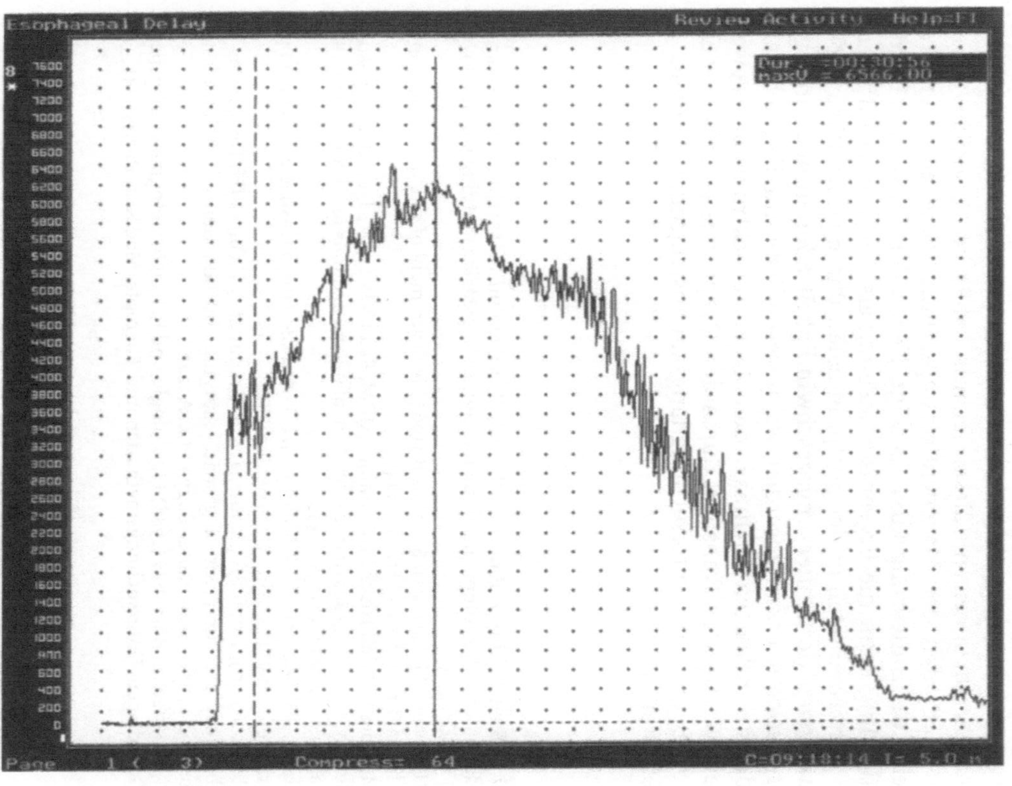

Abb. 4. Mit der intragastralen Sonde ist auch eine verzögerte Entleerung des Ösophagus erfaßbar. Hier handelt es sich um einen Patienten mit einer auch manometrisch nachgewiesenen Motilitätsstörung des Ösophagus

tane Zerfall der Markierungssubstanz automatisch mit einkalkuliert werden. Die bisherigen Erfahrungen mit dieser Technik haben im Vergleich zu konventionellen Methoden der Magenentleerungsszintigraphie einen engeren Normalbereich der Entleerungskurve gezeigt. Neben der Zeitspanne für die 50%ige Entleerung kann die Ergebnisdarstellung als Kurve intermittierend auftretende Abnormalitäten in der postprandialen Phase verdeutlichen. Neben Veränderungen der Entleerungsgeschwindigkeit können auch intragastrale Regurgitationen erkannt werden, wenn wesentliche Anteile des bereits in das Duodenum entleerten Chymus in den Magen zurücktransportiert werden. Auch ein verzögerter Transport durch den Ösophagus ist mitunter anhand einer zu Beginn der Untersuchung langsam ansteigenden Aktivität zu identifizieren (Abb. 4).

Literatur

1. Corinaldesi R, Stanghellini V, Raiti C, Calamelli R, Salgemini R, Zarabini GE, Barbara L (1987) Validation of radioisotopic labelling techniques in gastric emptying studies. J Nucl Med All Sci 31:207–212
2. Griffith, GH, Owen GM, Kirkman S, Shilds R (1966) Measurement of rate of gastric emptying using Chromium-51. Lancet I:1244–1245
3. Horowitz M, Jones K, Edelbroeck MAL, Smout AJPM, Read NW (1993) The effect of posture on gastric emptying and intragastric distribution of oil and aequous meal components and appetite. Gastroenterology 105:382–390
4. Loo FD, Palmer DW, Soergel KH, Kalbfleisch JH, Wood CM (1987) Gastric emptying in patients with diabetes mellitus. Am J Gastroenterol 82:29–35
5. Ritter M, Heimbucher J, Hoeft SF, Firoozmand E, Bremmer CG, Peters JH, De Meester TR (1995) Ambulatory measurement of gastric emptying: Introduction of an intragastric gamma detection probe. Gastroenterology 108,4:A1242
6. Wegener M, Schaffstein, Börsch G (1988) Physiologie und Pathophysiologie der Magenentleerung – Grundlagen, Untersuchungsmethoden und Therapie. Med Klin 10:335–341

1

Antroduodenale Manometrie

J. Heimbucher und M. P. Ritter

Antroduodenale Motilitätsstörungen können bei verschiedenen Erkrankungen des oberen Gastrointestinaltraktes einen wesentlichen Faktor der Pathophysiologie darstellen. Verzögerte Magenentleerung als Resultat pathologischer antraler und/oder duodenaler Motilität kann zu gesteigertem Reflux sauren Mageninhaltes in den Ösophagus führen [6, 13, 15, 16, 23, 28, 35, 40–42], die dabei verlängerte Verweildauer des Speisebreis im Magen kann eine gesteigerte Säuresekretion provozieren [20, 39]. Darüber hinaus ist der Transport von Galle und Pankreassekret, welche im Magen und im Ösophagus Schleimhautschäden verursachen können [11, 38, 43], eine Funktion der antroduodenalen Motilität. Störungen der antroduodenalen Motilität beeinflussen folglich sowohl das Ausmaß als auch die Qualität von duodenogastralem und gastroösophagealem Reflux. Veränderungen der antroduodenalen Motilität spielen auch eine wesentliche Rolle in der Pathophysiologie bei einem Teil der Patienten mit Non-ulcer Dyspepsie [7, 12, 21, 25, 48] und irritablem Darmsyndrom.

Antroduodenale Motilitätsmessungen werden in den letzten Jahren zunehmend und von einer steigenden Anzahl von Institutionen durchgeführt [2, 29, 36]. Es hat sich jedoch noch keine einheitliche Technik für diese Untersuchung durchsetzen können. Auch ein standardisiertes Untersuchungsprotokoll wäre wünschenswert, um Befunde und Studienergebnisse verschiedener Einrichtungen vergleichen zu können. Deshalb haben alternative Untersuchungsmethoden, welche auch die Motilität des antroduodenalen Abschnittes charakterisieren, wie Magenentleerungszintigraphie [34], Sonographie [49], oder Disida-Scan, z. Z. noch eine weitere Verbreitung [4, 39]. Diese Methoden sind billig und nichtinvasiv. Sie beschreiben jedoch nur einen kurzen Zeitabschnitt und das Nettoergebnis der vorhandenen Motilität. Damit werden nur die Konsequenzen einer evtl. vorhandenen Motilitätsstörung beschrieben. Demgegenüber kann man mit Hilfe der antroduodenalen Manometrie in vielen Fällen den pathophysiologischen Hintergrund differenzierter darstellen. Mit Einführung der ambulanten 24-h-Messung ist der potentielle Informationsgehalt der antroduodenalen Manometrie stark angestiegen. Im folgenden wird daher nur auf die 24-h-Manometrie mit elektronischen Sensoren eingegangen.

Indikation

Eine antroduodenale Manometrie ist indiziert bei Patienten mit Symptomen einer Funktionsstörung im oberen Gastrointestinaltrakt, bei welchen mit konventionellen Untersuchungen keine erklärenden pathologischen Befunde dargestellt werden konnten.

Diese Symptome (z.B. vorzeitiges Sättigungsgefühl, postprandiales Unwohlsein und Völlegefühl, Übelkeit und Erbrechen als Zeichen verzögerter Magenentleerung, Diarrhö, krampfartige abdominelle Schmerzen, Maldigestion als Hinweis auf beschleunigte Entleerung) sind nicht spezifisch und können sowohl von Funktionsstörungen des Magens als auch anderer intestinaler Bezirke hervorgerufen werden. Die Funktionsstörung kann neben der Motilität auch Sekretion oder Absorption betreffen. Es können Kombinationen sowohl hinsichtlich des betroffenen anatomischen Abschnittes als auch hinsichtlich der Art der Funktionsstörung vorliegen. Deshalb sind diagnostische Verfahren, welche diese verschiedenen Variablen darstellen, sinnvoll. Individuell sollten selbstverständlich die Intensität der Beschwerden und die Dauer der Anamnese für die Indikationsstellung zu aufwendigen und belastenden diagnostischen Verfahren wie der antroduodenalen Manometrie mit einbezogen werden [4, 29]. Auch bei Patienten mit bereits diagnostiziertem Krankheitsbild kann eine antroduodenale Manometrie dazu beitragen, die beste therapeutische Alternative auszuwählen, speziell hinsichtlich einer exakten Darstellung der funktionsgestörten anatomischen Abschnitte.

Technik

Die ambulante Technik mit elektronischen Kathetern und Datenspeichern kann sicher in Kürze als Standardtechnik angesehen werden. Die Katheter werden von den meisten Anbietern nach individuellen Ansprüchen gefertigt. Variabel sind Anzahl und Abstand der Sensoren sowie die Elastizität des Katheters in bestimmten Abschnitten. Je höher die Anzahl der Sensoren, desto vollständiger und aussagefähiger ist die Messung. Allerdings ist der hohe Preis pro Sensor auch ein wesentlicher Gesichtspunkt. Im Antrum sollten die Abstände zwischen den Sensoren möglichst gering sein (je nach Kathetermodell ist der technisch realisierbare Mindestabstand 1–2 cm). Im Duodenum sollten mindestens 2 Sensoren liegen, hier ist ein Abstand von 5–10 cm sinnvoll. Die Elastizität des Katheters sollte an der Spitze (ca. 5–10 cm) sowie in dem Bereich, der während der Untersuchung im Nasopharynx zu liegen kommt, hoch sein, während ein Abschnitt von ca. 20 cm unterhalb der Spitze aus einem rigideren Kunststoff bestehen sollte. Dieses Katheterdesign erleichtert die Passage durch den Pylorus und das obere Duodenum während der Plazierung und macht die Untersuchung für den Patienten angenehmer. In unserer Erfahrung hat sich ein 6-Kanal-Katheter mit 4 antralen Sensoren im Abstand von 2 cm und 2 duodenalen Sensoren im Abstand von 10 cm bewährt (Fa. Konigsberg Instruments, Abb. 1). Zur Datenauf-

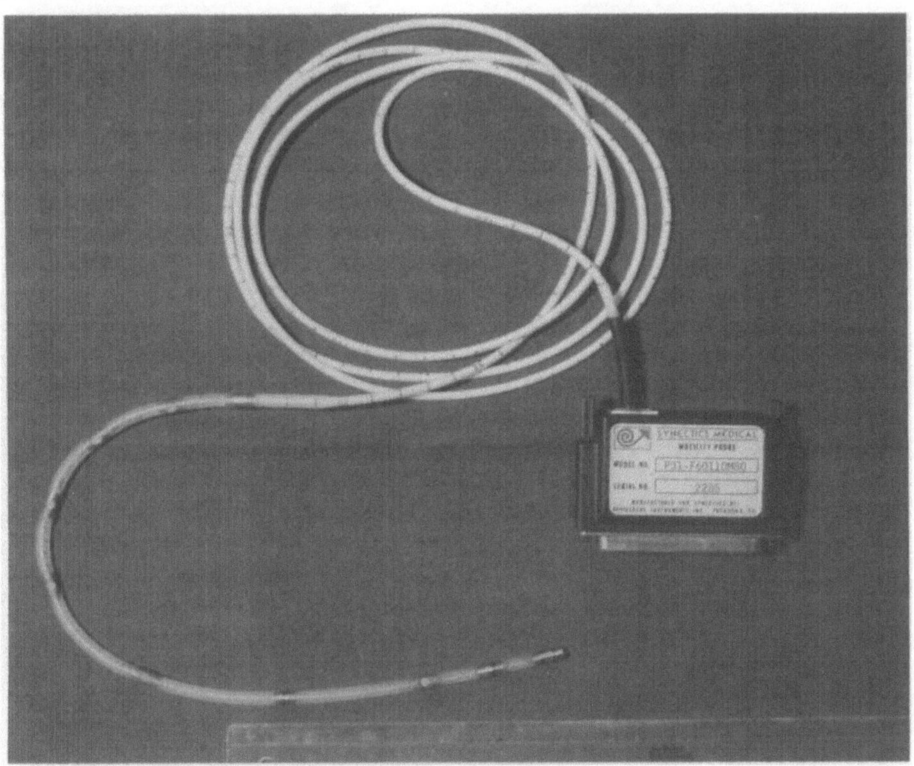

Abb. 1. Elektronischer Manometriekatheter mit 5 Sensoren (Hersteller: Konigsberg Instruments, INC., Pasadena, CA, USA) und tragbares Datenspeichergerät (4-MB-Microdigitrapper, Fa. Synectics)

zeichnung benutzen wir ein tragbares Speichergerät mit 4 MB (Microdigitrapper, Fa. Synectics, s. Abb. 1).

Untersuchungsprotokoll

Alle Medikamente, welche die intestinale Motilität potentiell beeinflussen können, müssen möglichst 48 h vor der Untersuchung abgesetzt werden, der Patient sollte am Tag vor der Untersuchung nach 18 h nichts mehr essen. Besonders wichtig ist auch eine ausführliche Erklärung des Untersuchungsvorganges, um die psychische Streßbelastung und die dadurch mögliche Beeinflussung der Motilität gering zu halten. Eine Sedierung kann dann meistens vermieden werden. Der Katheter wird transnasal im Magen plaziert und unter Durchleuchtungskontrolle in das Duodenum vorgeschoben, bis alle Sensoren am gewünschten Ort sind (Abb. 2). Eine evtl. vorhandene Schlinge des Katheters im proximalen Magenabschnitt wird abschließend durch vorsichtiges

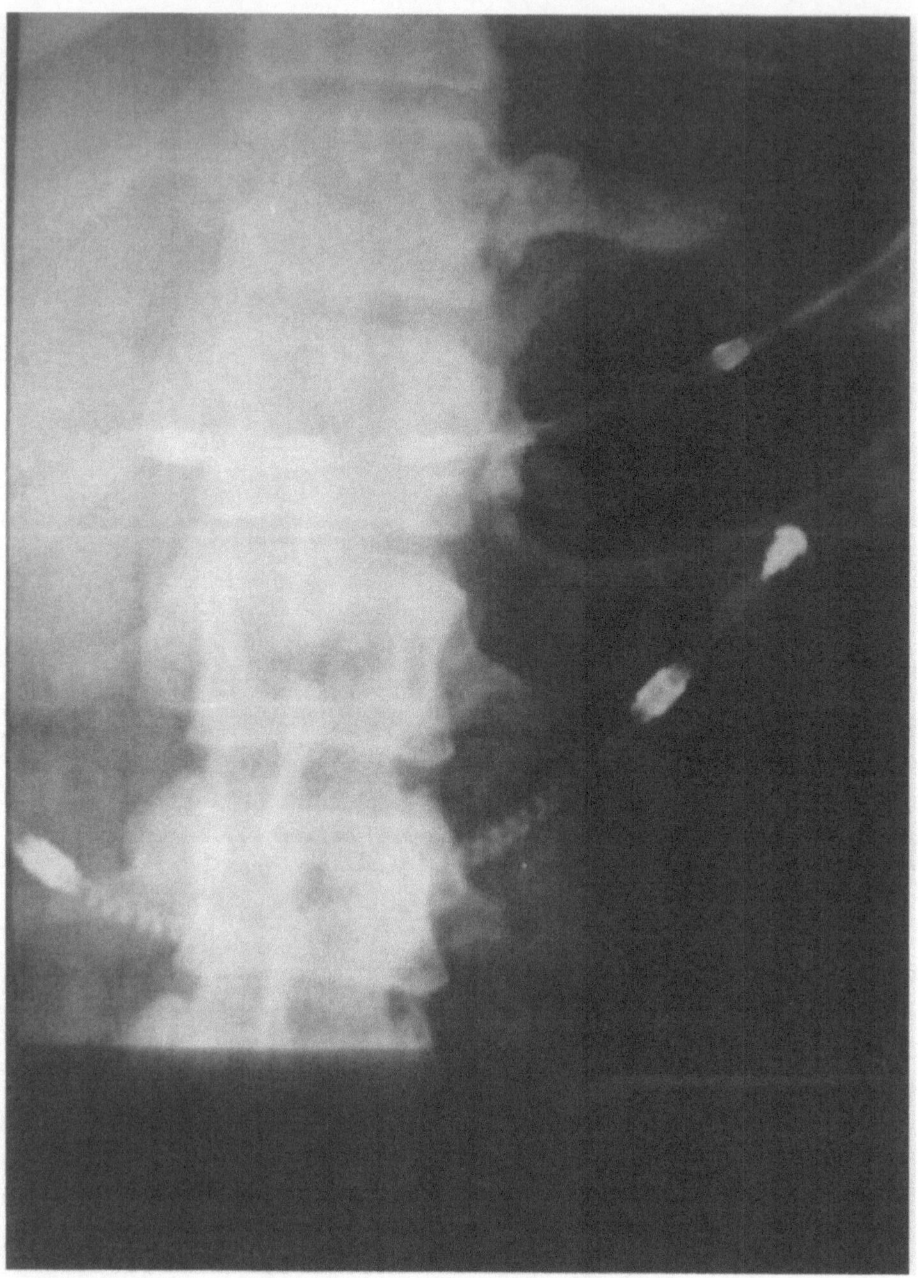

Abb. 2. Manometriekatheter in situ: 5-Kanal-Katheter mit 3 antralen und 2 duodenalen Sensoren

Zurückziehen beseitigt. Der Patient sollte während der Untersuchung seinem normalen Tagesrhythmus so gut als möglich folgen. Die Mahlzeiten sowie eine Nachtruhe von 22 Uhr bis 6 Uhr werden in einem schriftlichen Protokoll vorgegeben. Wichtig ist hierbei, zwischen den Mahlzeiten einen Zeitraum von mindestens 3–4 h ohne zusätzliche Nahrungsaufnahme einzuhalten, um den Wechsel zwischen typischer postprandialer Motilität und Nüchternaktivität beurteilen zu können. Alle während der Untersuchung auftretenden Symptome werden ebenfalls im Protokoll festgehalten.

Analyse

Verschiedene Softwareprogramme zur Analyse der gesammelten Motilitätsdaten sind kommerziell erhältlich. Wir verwenden das Programm Multigram (Fa. Gastrosoft). Dieses Programm quantifiziert die vorhandene Aktivität und kann verschiedene spezielle Motilitätsphänomene erkennen. Es kann in vielerlei Hinsicht den individuellen Voraussetzungen des jeweiligen Labors angepaßt werden. Wir sehen eine Druckveränderung > 9 mmHg von 1–10 s Dauer als Kontraktion an. Die Definition der verschiedenen Phasen ist ebenfalls variabel, indem die jeweilige Kontraktionsfrequenz und die Mindestdauer vorgegeben werden können. Im Antrum definieren wir die Phase 1 mit einer Frequenz bis zu 1 Kontraktion/min und einer Mindestdauer von 10 min, Phase 2 mit 1–2 Kontraktionen/min und 10 min Mindestdauer, und Phase 3 mit 3–5 Kontraktionen/min und 2 min Mindestdauer. Die Analyse der antralen Aktivität wird anhand des besten von 4 Kanälen durchgeführt, da aufgrund des weiten Lumens nicht unbedingt jede stattfindende Kontraktion – insbesondere im proximalen Abschnitt – von den Sensoren erfaßt werden kann. Für die duodenale Analyse definieren wir die Phase 1 mit bis zu 1 Kontraktion/min und 10 min Mindestdauer, Phase 2 mit 1–6 Kontraktionen/min und 10 min Mindestdauer, und Phase 3 mit 7–14 Kontraktionen/min und 3 min Mindestdauer. Unter normalen Bedingungen zeigt die Nüchternmotilität eine zyklische Folge dieser 3 Phasen (Abb. 3, s. auch Tabelle 1).

Das postprandiale „fed pattern“ kann bei manueller/visueller Analyse in den meisten Fällen anhand der typischen Veränderungen des Motilitätsmusters während der Nahrungsaufnahme, bei manchen Individuen auch bereits kurz vor Beginn der Mahlzeit, erkannt werden. Es zeigt normalerweise unregelmäßige Kontraktionen ähnlich der Phase 2 mit etwas höherer Frequenz und stärkerer Amplitude (Abb. 4). Die rechnergestützte Analyse des „fed patterns“ liefert nach Eingabe der Essenszeiten Informationen über die postprandiale Aktivität in Form eines Motilitätsindex, in welchen Amplituden und Frequenz der vorhandenen Kontraktionen während der postprandialen Periode integriert werden. Die Dauer des „fed patterns“ wird entweder vorgegeben (z. B. 2 h) oder definiert nach dem Auftreten der ersten Phase 3 nach der Mahlzeit. In der zusammenfassenden Analyse des Programms werden die IMC-Charakteristika mit Dauer und Kontraktionsfrequenz der einzelnen Phasen sowie Propagation und Motilitätsindex von Phase 3 dargestellt. Die postpran-

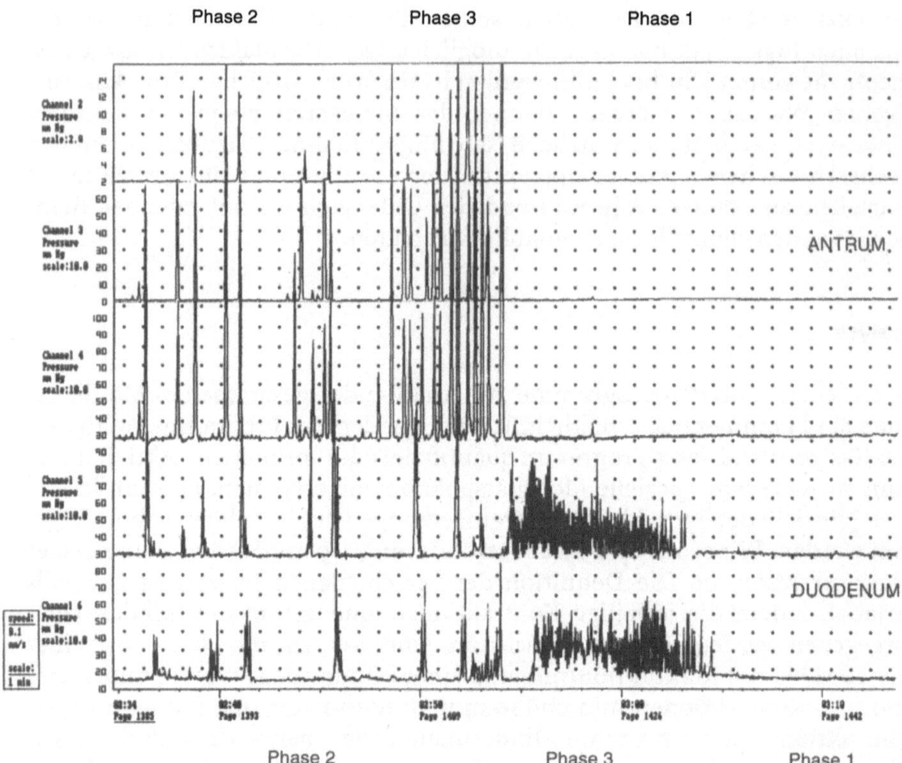

Abb. 3. Normaler interdigestiver Motilitätszyklus (IMC). Die Phasen 1, 2 und 3 sind deutlich zu unterscheiden und wandern mit einer Geschwindigkeit von 0,2–0,5 cm/s in aborale Richtung

diale Motilität wird mit Anzahl der Kontraktionen in allen Kanälen, Kontraktionsfrequenz, Durchschnittsamplitude und -dauer der Einzelkontraktionen und Motilitätsindex analysiert. Eine Analyse der Einzelkontraktionen wird auch für den gesamten Untersuchungszeitraum vorgenommen. Darüber hinaus liefert das Programm eine graphische Darstellung der verschiedenen Phasen mit Markierung der Essens- und Schlafzeit. Obgleich das Programm sehr hilfreich ist, sind die meisten gelieferten Daten mehr von wissenschaftlichem Interesse als von praktisch-klinischer Bedeutung.

Zusätzliche Informationen entsprechend der klinischen Fragestellung können durch eine visuelle und manuelle Revision der Originaldruckkurven gewonnen werden. Dabei können auch Parameter berechnet werden, welche in der gegenwärtigen Fassung der Software noch nicht enthalten sind. Eine solche Analyse erfordert selbstverständlich viel Zeit und eine gewisse Erfahrung des Untersuchers, um die Befunde angemessen zu beurteilen. Die zusätzlich berechneten Parameter sind insbesondere diejenigen, die den gesamten Untersuchungszeitraum reflektieren. Diese Zahlen haben sich als besonders

Tabelle 1. Normalwerte für antroduodenale Manometrie

	Antrum	Duodenum
Kontraktionen		
Phase II		
Motilitätsindex**	3–5	4–6
Frequenz/min	1–1,5	1,5–4,5
Mittlere Dauer	1,7–3,5	1,5–3
Mittlere Amplitude	10–25	10–20
Phase III		
Motilitätsindex**	4–10	4–10
Frequenz/min	2,5–4	7–14
Mittlere Dauer	1,5–4	1,3–3
Mittlere Amplitude	40–100	10–40
„Fed pattern"		
Motilitätsindex**	3–6	2,5–4,8
Frequenz/min	0,5–3	0,5–2,7
Mittlere Dauer	2–3,6	2–3,8
Mittlere Amplitude	15–35	13–28
IMC-Charakteristika		
Totale Aktivität (%)		
Phase I*	15–30	10–25
Phase II*	20–50	40–60
Phase III*	3–5	3–5
Fed Pattern*	5–20	5–20
Komplette IMC		
gesamte Messung	4–8	4–10
Mittlere Dauer	80–120	80–140
Phase I %	30–45	10–35
Phase II %	20–50	50–80
Phase III %	3–5	3–6
Am Tag	1–3	1–3
Mittlere Dauer	75–110	60–110
Phase I %	30–45	10–35
Phase II %	20–50	50–80
Phase III %	3–5	3–6
Nachts	2–4	3–5
Mittlere Dauer	80–140	80–140
Phase I %	40–60	15–40
Phase II %	15–40	50–85
Phase III %	3–5	3–5
Koordination		
Abnormale Sequenzen*	< 10%	< 10%
„Antroduodenal linkage"*	> 80%	> 80%
Migrationsgeschwindigkeit cm/s	0,2–0,45	0,15–0,4
Orthograde Migration	> 90%	> 80%
Cluster-Aktivität* #	1–8	1–8
„Fed pattern"		
Konversionszeit (min)	0–8	–2–6
Dauer	60–180	60–180
Motilitätsindex/min	3–6	2,5–4,8

* Manuell/visuell ermittelte Parameter. ** Motilitätsindex: $\ln[\Sigma(\text{mm Hg} \cdot \text{sec})/\text{min}]$

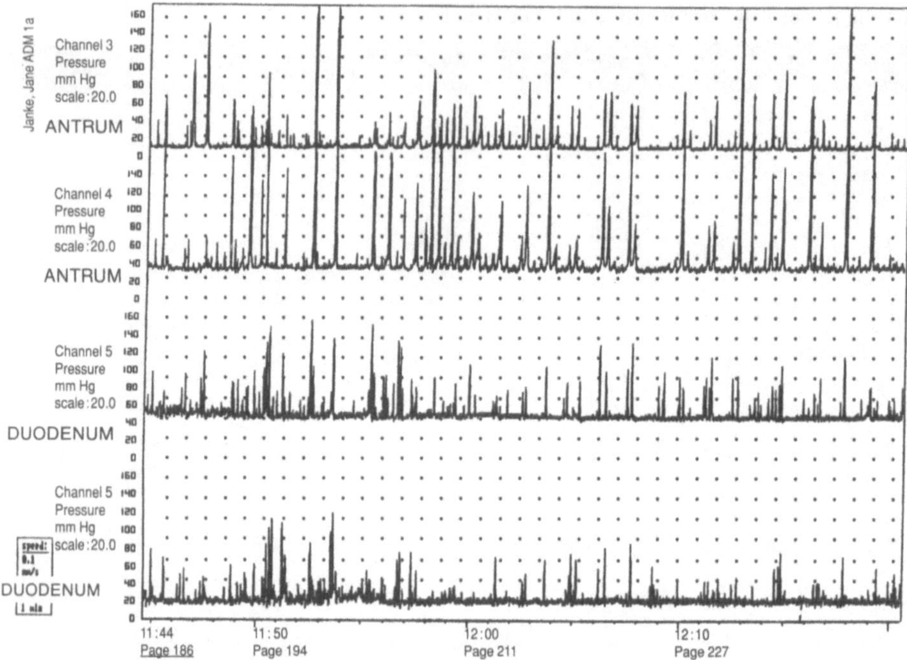

Abb. 4. Typische postprandiale Motilität („fed pattern") mit unregelmäßigen Kontraktionen. Abhängig von Qualität und Quantität der aufgenommenen Nahrung dauert das „fed pattern" ca. 90–180 min

hilfreich erwiesen, um die in den Untersuchungsdaten enthaltenen Informationen zu verdeutlichen und pathologische Verhältnisse als solche zu identifizieren. Darüber hinaus wird eine Inspektion der Originalkurven der symptomatischen Perioden sensitiver atypische Motilitätsphänomene erfassen als eine rechnergestützte Analyse. Technische Probleme wie Sondenmigration oder Bewegungsartefakte werden von der Software nur unvollständig identifiziert. Sie sind anhand der typischen gastralen oder duodenalen Kontraktionen während der Phase 3 im Falle einer Migration der Sonde und an simultanen Kontraktionen in allen Kanälen bei Bewegungsartefakten oder Husten zu erkennen. Während der Defäkation und bei Erbrechen treten ebenfalls typische simultane, hochamplitudige Kontraktionen auf (Abb. 5).

Die Informationen über die postprandiale Motilität sollten in einem besonders engen Zusammenhang mit dem klinischen Erscheinungsbild eines jeden Patienten interpretiert werden. Die Kalkulation eines Motilitätsindex, welcher Frequenz, Amplitude und Kontraktionsdauer integriert, wird bereits von der Software vorgenommen. Dieser Index wird für 8 15minütige Intervalle sowie für den kompletten 2-h-Zeitraum berechnet. Man kann das Programm auch dahingehend verändern, daß eine Indexberechnung bis zum Auftreten der ersten Phase 3 nach einer Mahlzeit vorgenommen wird. Der klinische Wert dieser Zahl ist jedoch durch verschiedene Faktoren eingeschränkt. Einerseits ist während

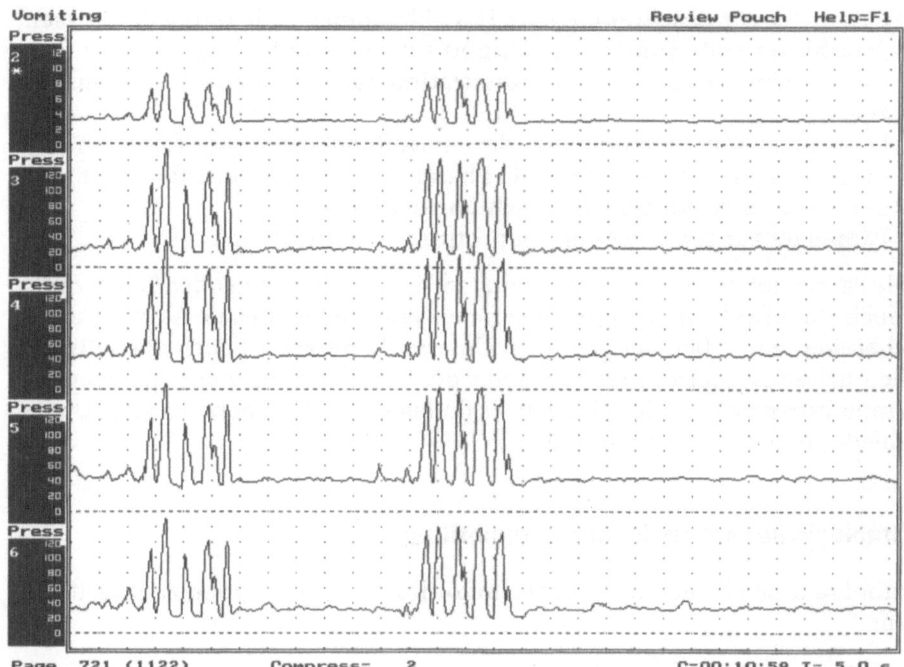

Abb. 5. Hochamplitudige simultane Kontraktionen in allen Ableitungen entstehen durch Husten oder während der Defäkation. Sie werden von der Software als Artefakt identifiziert

der postprandialen Phase vermehrt mit Migrationen der Sonde in beiden Richtungen zu rechnen, so daß die in der Druckkurve repräsentierte anatomische Region unsicher ist. Des weiteren wird die Druckübertragung auf die Sensoren durch den Chymus beeinträchtigt, so daß die tatsächlich generierten Kontraktionen zu einem erheblichen Teil stärker sein dürften, als in den gemessenen Werten dargestellt. Bei Patienten mit einer erheblichen Verzögerung der Magenentleerung kann eine Konversion zur typischen Nüchternaktivität völlig fehlen, weil sich zu Beginn einer Mahlzeit noch Reste der vorigen Mahlzeit im Magen befinden. Andererseits kann auch ein kontinuierliches Nüchternmuster vorhanden sein, wenn nämlich eine sehr langsame Entleerung des Speisebreis in das Duodenum keine Konversion zum „fed pattern" triggern kann.

Normalbefunde

Parameter und Normalwerte für rechnergestützte und manuelle Analyse sind in Tabelle 1 aufgelistet.

Die Ergebnisse sind in 4 verschiedene Sektionen getrennt:

1) Parameter zur Beschreibung der Einzelkontraktionen während der Phasen 2 und 3 sowie während des „fed Pattern" wie Amplitude und Kontraktionsdauer.

2) Parameter zur Beschreibung der IMC-Phänomene wie Dauer der Phasen, Anzahl der vollständigen IMCs, und totale Aktivität, ausgedrückt in % der verschiedenen Phasen in Korrelation zur gesamten Untersuchungszeit.
3) Parameter zur Beschreibung der antroduodenalen Koordination wie gleichzeitiges Auftreten der IMC-Phasen in Antrum und Duodenum, Migrationsgeschwindigkeit und -richtung der Phasen.
4) Parameter zur Beschreibung der postprandialen Motilität.

Alle Parameter der Sektionen 1) und 2) sowie den überwiegenden Teil der Sektionen 3) und 4) können individuell für antrale und duodenale Aktivität angegeben werden. Neben der gesamten Untersuchungszeit ist auch die individuelle Analyse umschriebener Zeiträume der Untersuchung wie Tag, Nacht und symptomatische Perioden sinnvoll. Es finden sich z. T. bemerkenswerte Unterschiede der nächtlichen Motilität.

Pathologische Formen der Nüchternmotilität

Pathologische Formen der Nüchternmotilität sind in 4 Typen zu klassifizieren:

Antrale Hypomotilität

Antrale Hypomotilität ist durch eine niedrigere Kontraktionsfrequenz und kleinere Kontraktionsamplituden gekennzeichnet. Dies ist sowohl während der Nüchternzeit als auch postprandial zu finden. Es kommen auch verkürzte Phasen 2 und Phasen 3 vor, oft kann eine der beiden Phasen komplett fehlen (Abb. 6). Die Parameter Amplitude und Dauer der Einzelkontraktionen, Phasendauer (Verlängerung Phase 1, Verkürzung Phase 2 und Phase 3) Dauer und Motilitätsindex der postprandialen Motilität, und die Anzahl der kompletten IMCs zeigen eine antrale Hypomotilität an. Pathologischer Hintergrund sind Myopathien (Sklerodermie und andere Kollagenosen, muskuläre Dystrophien, Amyloidose [8, 10, 37, 47] oder Neuropathien durch Degeneration (Diabetes mellitus, multiple Sklerose [26]) oder nach Trauma mit Spinalnervenverletzung mit konsekutiver extrinsischer Nervendysfunktion [9, 32]. Patienten mit entsprechenden Symptomen nach Operationen im oberen Gastrointestinaltrakt zeigen oft antroduodenale Motilitätsstörungen, die neurogenen Veränderungen entsprechen. Nach einer Vagotomie findet sich neben der reduzierten postprandialen Aktivität (s. unten) eine reduzierte Anzahl von Phasen 3 [14, 19]. Bei Patienten mit diabetischer Gastroparese konnten wir regelmäßig eine Normalisierung der Nüchternaktivität während der Nachtzeit beobachten. Patienten mit Sklerodermie hingegen boten eine Hypomotilität des Antrums wie des Duodenums während des gesamten Untersuchungszeitraumes. Durch die antrale und/oder duodenale Hypomotilität können bei allen Patientengruppen ungeachtet des primären pathophysiologischen Hinter-

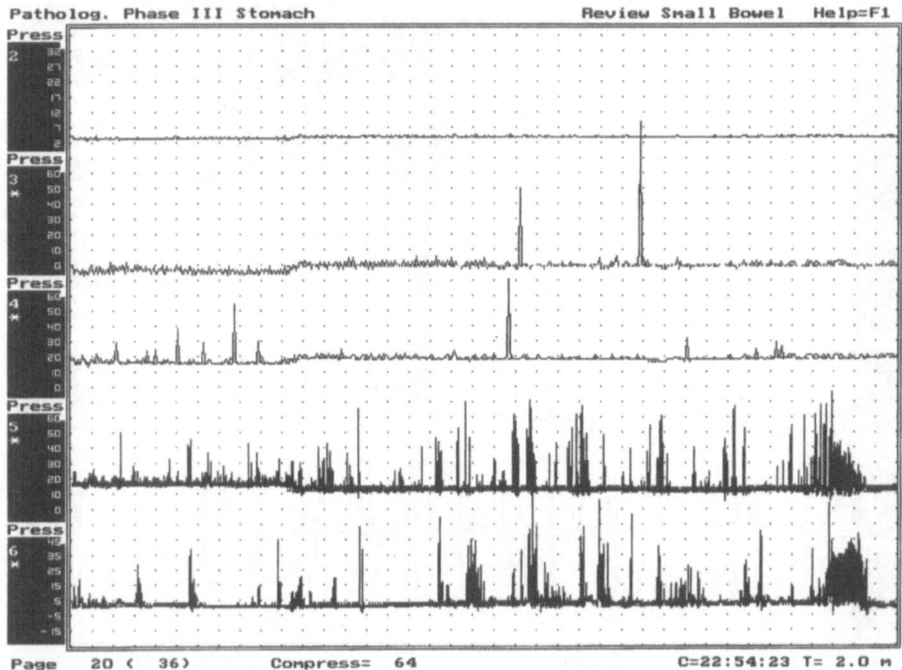

Abb. 6. Antrale Hypomotilität: Während der Phasen 2 und 3 sind im Antrum nur vereinzelte Kontraktionen zu beobachten. Die entsprechenden Phasen im Duodenum zeigen ein normales Muster

grundes sekundäre Veränderungen wie Ulzera oder gastroösophagealer Reflux entstehen.

Gesteigerte phasische Aktivität

Wiederholte, 3–5 min dauernde Episoden von kräftigen, oft auch simultanen Kontraktionen mit darauffolgender Ruhe wurden proximal einer Obstruktion beobachtet [1, 44] und sie sind meistens von krampfartigen Schmerzen begleitet. Eine andere Form pathologisch gesteigerter Motilität sind die sog. „bursts", nicht propagierende starke Kontraktionen, welche intermittierend bis zu 30 min lang auftreten (Abb. 7). Diese Kontraktionen erscheinen segmental, d.h. in einem umschriebenen Bezirk, und sind oft nur in einem Kanal sichtbar. Parameter, welche die gesteigerte Motilität beschreiben, sind Amplitude und Dauer der Einzelkontraktionen, Dauer der Phasen 2 und 3, Motilitätsindex und Migrationsgeschwindigkeit der Einzelkontraktionen. Pathologischer Hintergrund können neurogene Störungen, Vergiftungen und endokrine Dysfunktionen, z.B. Hyperparathyreoidismus sein [30]. Antrale Hypermotilität bei Patienten mit Ulcera ad pylorum oder Ulcera duodeni

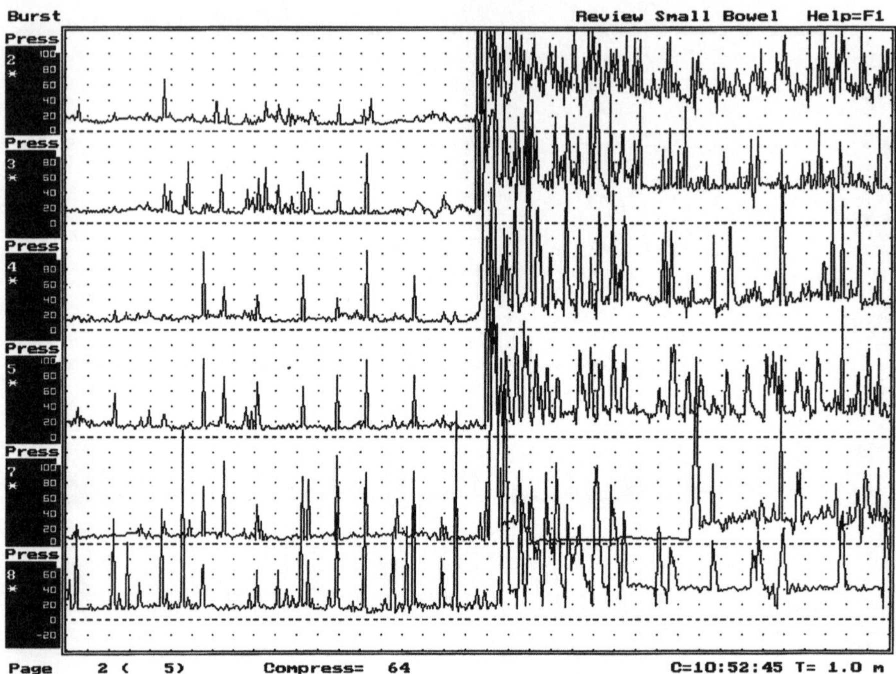

Abb. 7. Gesteigerte phasische Aktivität im Antrum bei einem Patienten nach SPV. Diese Episoden dauern bis zu 30 min und sind von krampfartigen Schmerzen begleitet

können neben einer vorhandenen Stenose auch durch einen gesteigerten Vagustonus bedingt sein.

Störungen der antroduodenalen Koordination

Auffälligste Merkmale einer gestörten antroduodenalen Koordination sind verkürzte oder fehlende Phase 3 in einem Abschnitt, abnomale Migrationsrichtung der Aktivitätsfronten (Abb. 8), und fehlende Konversion zum postprandialen Motilitätsmuster nach einer Mahlzeit. Parameter, welche eine antroduodenale Dyskoordination beschreiben, sind abnormale Phasensequenz, Anzahl der kompletten IMCs, Migrationsgeschwindigkeit und -richtung der Aktivitätsfront. Pathologischer Hintergrund sind überwiegend neurogene Beeinträchtigungen. Patienten mit diabetischer Gastroparese bieten sehr häufig solche Befunde. Eine Studie an Patienten nach Cholezystektomie zeigte sowohl Hypomotilität als auch gestörte Koordination bei Patienten mit den entsprechenden Symptomen [24, 33]. Motilitätsstörungen des oberen Gastrointestinaltraktes, welche auch das Gallenwegssystem mit einbeziehen, sind bereits seit längerem als Kofaktor der Gallensteinpathogenese diskutiert worden [17].

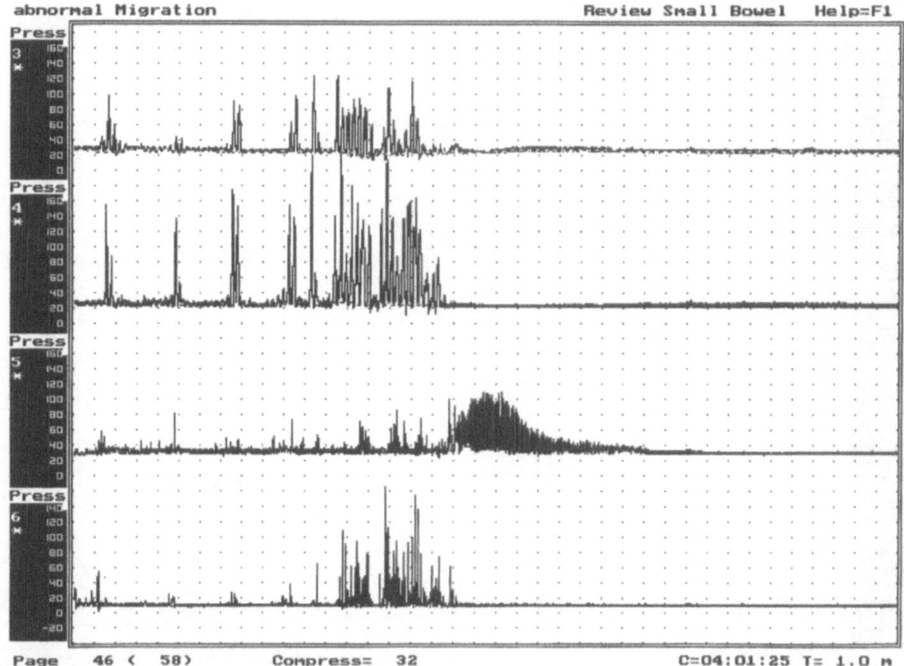

Abb. 8. Gestörte antroduodenale Koordination: Abnormale Propagation der Phase 3. Sie erscheint nach der antralen Phase 3 zunächst im distalen duodenalen Sensor und anschließend im proximalen duodenalen Sensor

Duodenale Motilitätsstörungen

Isolierte duodenale Motilitätsstörungen sind nur selten beschrieben worden. Eine typische Erscheinung gestörter Dünndarmmotilität, welche auch im Duodenum vorkommt, sind die sog. „Cluster". Es handelt sich hierbei um regelmäßige kräftige Kontraktionen mit einem erhöhten Basisdruck und 3–5 min ohne Kontraktionen unmittelbar vorher und nachher. Zusätzliche isolierte, meist stark verkürzte IMCs oder Phasen 3, welche nur im Duodenum auftreten und offenbar von einem sekundärem Schrittmacherzentrum in der Duodenalmuskulatur ausgehen, können ebenfalls beobachtet werden (Abb. 9). Diese Veränderungen sind überwiegend neurogenen Ursprungs. Beim irritablen Darmsyndrom und der Non-ulcer-Dyspepsie, welche keiner umschriebenen pathologischen Entität entsprechen und mehr als Beschreibung verschiedenster, anderweitig nicht klassifizierbarer Symptome dienen, sind diese Motilitätsveränderungen häufig zu beobachten [27, 45, 56, 48].

Pathologische Formen der postprandialen Motilität

Die postprandiale Motilität ist in vielen Fällen die wichtigste Phase der antroduodenalen Manometrie, weil in dieser Zeit die Symptome besonders

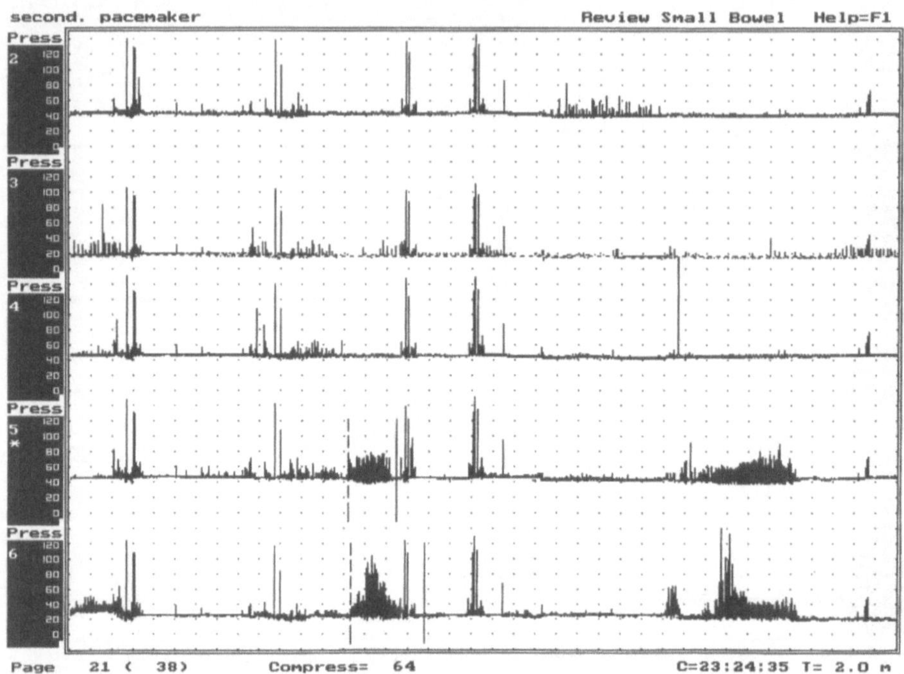

Abb. 9. Isolierte duodenale Hyperaktivität bei einem Patienten mit Dumpingsymptomatik. Es treten sowohl postprandial als auch während der Nüchternperiode gehäuft Aktivitäten wie bei Phase 3 in einem Abstand von 30–60 min auf

häufig und eindeutig erscheinen. Grundsätzlich können alle beschriebenen pathologischen Motilitätsmuster auch während der postprandialen Phase erscheinen. Sie sind hierbei allerdings schwieriger nachzuweisen und darzustellen, weil die Sensoren in dem mit Speisebrei gefüllten Magen weniger verläßlich messen. Darüber hinaus ist die postprandiale Motilität nicht so präzise und umfassend zu beschreiben wie die Nüchternmotilität, da sie prinzipiell erheblich unregelmäßiger ist. Postprandiale Hypomotilität ist am ehesten an vermindertem Motilitätsindex zu beschreiben. Diese Verminderung kann durch niedrige Amplituden und durch reduzierte Kontraktionsfrequenz bedingt sein. Des weiteren kann man eine fehlende oder unvollständige Konversion von der Nüchternmotilität zum „fed pattern", eine verspätete Konversion oder auch eine vorzeitige Rückkehr zur Nüchternmotilität beobachten.

Klinische Wertung der Ergebnisse der antroduodenalen Manometrie

Um eine antroduodenale Motilitätsuntersuchung als pathologisch zu qualifizieren, sollten mehrere der beschriebenen Parameter außerhalb des Normbereiches liegen. Auch das Erscheinen von Symptomen während atypischer Motilitätsmuster muß sorgfältig geprüft werden. Pathologische Werte in einzelnen Parametern sollten aufgrund der weiten interindividuellen Varianz sehr zurückhaltend interpretiert werden. Parameter, die den gesamten Untersuchungszeitraum reflektieren z.B. Gesamtaktivität, Anzahl der kompletten IMCs und die die Koordination beschreibenden Parameter haben sich als die sensitivsten erwiesen und korrelieren am besten mit den Ergebnissen anderer motilitätsabhängiger Untersuchungen wie der Magenentleerungsszintigraphie und der Magen-pH-Metrie.

Grenzen der Methode

Die Invasivität der Untersuchungstechnik mit transnasaler Sondenplazierung und radiographischer Lagekontrolle wird sicher auch in Zukunft ihre klinische Anwendung limitieren. Speziell hergestellte Sonden mit einem rigideren Anteil unterhalb der elastischen Sondenspitze und einem besonders weichen Material in dem Bereich, der während der Untersuchung im Nasopharynx liegt, werden in Zukunft die Durchführung etwas erleichtern. Mit einiger Erfahrung läßt sich dann eine solche Sonde innerhalb von 3–5 min korrekt plazieren. Auch die schwierige Interpretation der umfangreichen Daten erschwert einen rein klinischen Einsatz der antroduodenalen Manometrie. Besonders schwierig gestaltet sich die Wertung der erhobenen Befunde, wenn abnormale Motilitätsphänomene nicht mit den symptomatischen Perioden zusammenfallen. In seltenen Fällen kann eine dauerhafte Dislokation des Katheters nach oralwärts eine erneute Messung erforderlich machen.

Literatur

1. Camilleri M (1989) Jejunal manometry in distal subacute mechanical obstruction: significance of prolonged simultaneous contractions. Gut 30:468–475
2. Camilleri M (1993) Study of human gastroduodenal motility: Applied physiology in clinical practice. Dig Dis Sci 38,5:785–794
3. Camilleri M, Brown ML, Malagelada JR (1986) Relationship between impaired gastric emptying and abnormal gastrointestinal motility. Gastroenterology 91:94–99
4. Camilleri M, Zinsmeister AR, Greydanus MP, Brown ML, Proano M (1991) Towards a less costly but accurate test of gastric emptying and small bowel transit. Dig Dis Sci 36:609–615
5. Costantini M, Crookes PF, Bremner RM et al. (1993) Value of physiologic assessment of foregut Symptoms in a surgical practice. Surgery 114(4):780–787
6. DeMeester TR, Johnson LF, Joseph GJ, Toscano MS, Hall AW, Skinner DB (1976) Patterns of gastroesophageal reflux in health and disease. Ann Surg 184:459–470
7. Di Lorenzo C, Hyman PE, Flores AF, Kashyap P, Tomomasa T, Snape JR (1994) Antroduodenal manometry in children and adults with several nonulcer dyspepsia. Scand J Gastroenterol 29(9):799–806
8. DiMarino A, Carlson G, Myers A, Schumacher R, Cohen S (1973) Duodenal myoelectric activity in scleroderma. N Engl J Med 289:1220–1223

9. Fealy RD, Szurszewski JH, Meritt JL, DiMagno EP (1984) Effect of spinal cord transection on human gastrointestinal motility and gastric emptying. Gastroenterology 87:69–75
10. Fraser RJ, Horowitz M, Maddox AF, Dent J (1994) Postprandial antropyloroduodenal motility and gastric emptying in gastroparesis – effects of cisapride. Gut 35:172–178
11. Fuchs KH, DeMeester TR, Schwizer W, Albertucci M (1987) Concomitant duodenogastric and gastroesophageal reflux: The role of twenty-four-hour gastric pH monitoring. In: Siewert JR, Holscher AH (eds) Diseases of the esophagus. Springer, New York, pp 1073–1076
12. Geldorf H, Schee EJ van der, Blankenstein M van, Grashuis JL (1986) Electrogastrographic study of gastric myoelectrical activity in patients with unexplained nausea and vomiting. Gut 27:799–808
13. Gowen GF (1985) Spontaneous enterogastric reflux gastritis and esophagitis. Ann Surg 201:170–175.
14. Hinder RA, Bremner CG (1978) Relative role of pyloroplasty size, truncal vagotomy and milk meal volume in canine gastric emptying. Am J Dig Dis 23:210–216
15. Hinder RA, Stein HJ, Bremner CG, DeMeester TR (1989) Relationship of satisfactory outcome to normalization of delayed gastric emptying after Nissen fundoplicatio. Ann Surg 210:458–465
16. Hsu WH, Chien KY, DeMeester TR, Skinner DB (1984) Studies of esophageal manometry, esophageal pH monitoring, and gastric emptying scan in gastroesophageal reflux patients. J Surg Assoc 17(4):335–345
17. Inoue K, Fuchigami A, Higashide S (1992) Gallbladder sludge and stone formation in relation to contractile function after gastroectomy. Ann Surg 215:19–26
18. Kellow JE, Gill RC, Wingate DL (1990) Prolonged ambulant recordings of small bowel motility demonstrate abnormalities in the irritable bowel syndrome. Gastroenterology 98:1208–1218
19. Kelly KA, Code CF (1969) Effect of transthoracic vagotromy of canine gastric electrical activity. Gastroenterology 57:57–59
20. Kerrigan DD, Read NW, Houghton LA, Taylor ME, Johnson AG (1991) Disturbed gastroduodenal motility in patients with active and healed duodenal ulceration. Gastroenterology 100/4:892–900
21. Klauser AG, Voderholzer WA, Knesewitsch PA, Schindlbeck NE, Müller-Lissner SA (1993) What is behind dyspepsia? Dig Dis Sci 38:147–154
22. Kumar D, Wingate DL (1985) The irritable bowel syndrome. A paroxysmal motor disorder. Lancet 2:973–977
23. Little AG, DeMeester TR, Rezai-Zadeh K, Skinner DB (1977) Abnormal gastric emptying in patients with gastroesophageal reflux. Surg Forum XXVIII:347–348
24. Lujan-Mompean JA, Robles-Campos R, Parilla-Paricio P, Liron-Ruiz R, Torralba-Martinez JA, Cifuentes-Tebar J (1993) Duodenogastric reflux in patients with biliary lithiasis before and after cholecystectomy. Surg Gynecol Obstet 176:116–118
25. Malagelada JR, Stanghellini V (1985) Manometric evaluation of functional upper gut symptoms. Gastroenterology 88:1223–1231
26. Malagelada JR, Rees WDW, Mazotta LG (1980) Gastric motor abnormalities in diabetic and postvagotomy gastroparesis: effect of metoclopramide and benthanechol Gastroenterology 78:286–293
27. McCallum RW (1991) Cisapride: a new class of prokinetic agent. Am J Gastroenterol 86:135–149
28. McCallum RW, Berkowitz DM, Lerner E (1981) Gastric emptying in patients with gastroesophageal reflux. Gastoenterology 80:285–291
29. Mearin F, Malagelada JR (1993) Gastrointestinal manometry: A practical tool or a research technique? J Clin Gastroenterol 16(4):281–291
30. Miller L, Gorman C, Go V (1978) Gut-thyroid interrelationships. Gastroenterology 75:901–908
31. Morguelan B, Ippoliti A, Sturdevant R (1978) Gastric emptying in patients with gastric ulcer. Gastroenterology 74:1070

32. Nowak TV, Anuras S, Brown BT (1984) Small intestinal motility in myotonic dystrophy patients. Gastroenterology 86:808–813
33. Perdikis G, Wilson P, Hinder RA (1994) Altered antroduodenal motility after cholecystectomy. Am J Surg 168:609–615
34. Pfaffenbach B, Schaffstein J, Wegener M, Schmidt G, Coenen C, Ricken D (1994) Sonographische Magenentleerungsmessung einer festen Testmahlzeit – Korrelation mit der Szintigraphie bei Diabetikern und Reproduzierbarkeit bei gesunden Probanden. Ultraschall in Med 15:207–212
35. Pope CE (1976) Is LES enough? Gastroenterology 71:328–329
36. Quigley EMM, Donovan JP, Lane MJ, Gallagher TF (1992) Antroduodenal manometry: Usefulness and limitations as an outpatient study. Dig Dis Sci 37, 1:20–28
37. Rees WDW, Leigh RJ, Christofides ND, Bloom SR, Turnberg LA (1982) Interdigestive motor activity in patients with systemic sclerosis. Gastroenterology 83:575–580
38. Ritchie WP (1993) Harmful effects of enterogastric reflux in the stomach. Probl Gen Surg 10/2:236–241
39. Samelson SL, Weiser HF, Bombeck T, Siewert JR, Ludtke FE, Hoelscher AH (1983) A new concept in the surgical treatment of gastroesophageal reflux. Ann Surg 197: 254–259
40. Scarpignato C (1994) Gastric emptying in gastroesophageal reflux disease and other functional esophageal disorders. In: Scarpignato C, Galmiche JP (eds) Functional evaluation in esophageal disease. Front Gastrointest Res vol 22. Karger, Basel, pp 223–259
41. Schwizer W, Hinder RA, DeMeester TR (1989) Does delayed gastric emptying contribute to gastroesophageal reflux disease? Am J Surg 157:74–81
42. Stanghellini V, Ghidini C, Maccarini MR, Paparo GF, Corinaldesi R, Barbara L (1992) Fasting and postprandial gastrointestinal motility in ulcer and non-ulcer dyspepsia. Gut 33/2:184–190
43. Stein HJ, Barlow AP, DeMeester TR, Hinder RA (1992) Complications of Gastroesophageal reflux disease: Role of the lower esophageal sphincter, esophageal acid and acid/alkaline exposure, and duodenogastric reflux. Ann Surg 216(1):35–43
44. Summers RW, Anuras S, Green J (1983) Jejunal manometry patterns in health, partial intestinal obstruction, and pseudoobstruction. Gastroenterology 85:1290–1300
45. Talley NJ (1988) Non-ulcer dyspepsia: Potential causes and pathophysiology. Ann Intern Med 108:865–879
46. Thompson WG (1985) The irritable bowel: one disease, or several, or none? In: Read NE (ed) Irritable bowel syndrome. Grune & Stratton New York, pp 3–16
47. Wald A, Kichler J, Mendelow H (1981) Amyloidosis and chronic intestinal pseudoobstruction. Dig Sci 26:462–465
48. Waldron B, Cullen PT, Kumar R (1991) Evidence for hypomotility in non-ulcer dyspepsie: a prospective multifactorial study. Gut 32:246–251
49. Wegener M, Schaffstein T, Börsch G (1988) Physiologie und Pathophysiologie der Magenentleerung – Grundlagen, Untersuchungsmethoden und Therapie. Med Klin 10:335–341

1

Elektrogastrographie

J. Heimbucher und J. Maroske

Elektrogastrographie (EGG) ist ein Diagnoseverfahren, das die elektrische Aktivität des Magens mittels auf die Haut fixierter Elektroden aufzeichnet. Das aufgezeichnete Signal wird als Elektrogastrogramm bezeichnet. Obwohl diese Technik bereits im Jahre 1922 [2] erstmals publiziert wurde und seitdem von einer Reihe von Wissenschaftlern wieder aufgegriffen wurde [10–12, 14], muß sie bis heute als experimentell betrachtet werden. Im Gegensatz zu anderen elektrophysiologischen Untersuchungstechniken gestaltete sich die Fortentwicklung des EGG sehr langsam. Besondere Schwierigkeiten bereiteten dabei die problematische Datenerfassung und -analyse aufgrund der niedrigen „signal to noise ratio", d.h. das ursprüngliche elektrische Signal des Magens ist vielfach schwächer als die potentiellen Störeinflüsse. Als schwierig erwiesen sich außerdem die unsichere Interpretation gemessener Abnormalitäten und die zweifelhafte Korrelation der elektrischen Phänomene mit der tatsächlichen gastralen Motilität. Mit der Einführung rechnergestützter Analyseverfahren und der Entwicklung von Langzeituntersuchungstechniken hat das EGG in den letzten Jahren vielversprechende neue Aspekte entwickelt, und es kann erwartet werden, daß diese Methode in naher Zukunft eine gewisse klinische Relevanz erreicht. Die besondere Attraktion des Verfahrens liegt in der im Vergleich zu anderen Magenfunktionsuntersuchungen sehr geringen Invasivität. Die Korrelation bestimmter im EGG faßbarer Phänomene mit der tatsächlichen gastralen Motilität wird gegenwärtig durch umfangreiche Untersuchungen simultane EGG-Manometrie-Studien geklärt [3]. Unter den verschiedenen Forschergruppen, welche sich mit dem EGG befassen, wird z.Z. eine Standardisierung zur sinnvollen klinischen Anwendung erarbeitet.

Physiologischer Hintergrund

Der Magen ist ein neuromuskuläres Organ mit intrinsischen elektrischen Aktivitäten, welche Slow waves genannt werden. Diese gehen von einem Schrittmacherzentrum an der Fundus-Korpus-Grenze aus [5]. Diese Slow waves haben eine Frequenz von 3/min (2,5–3,5/min) und setzen sich distalwärts zum Pylorus fort.

Die mechanische Aktivität der Magenmuskulatur wird jedoch nicht von „Slow waves" generiert, sondern ist mit sog. Spikes assoziiert. Diese erscheinen synchronisiert mit den Slow waves, so daß eine peristaltische Welle der elektrischen Slow wave entsprechend wandert [4]. Elektrische und mechanische Aktivitäten unterliegen multiplen Einflüssen. Sie werden vom vegetativen Nervensystem moduliert, von hormonellen Veränderungen beeinflußt und selbstverständlich ganz wesentlich von Quantität und Qualität der aufgenommenen Nahrung verändert. Auch emotionale und Streßfaktoren wirken auf die gastrale Motilität. Damit wird deutlich, daß das EGG eine Summation multipler Faktoren darstellt [11].

Durchführung der Messung

Mit dem Microdigitrapper-EGG (Fa. Synectics) steht ein sehr handliches Aufzeichnungsgerät zur Verfügung. Die Messung erfolgt hierbei mit 2 aktiven und einer neutralen Elektrode. Allerdings ist dieses Gerät nicht als ambulant einsetzbar zu betrachten, da die durch Bewegungen des Patienten verursachten Artefakte das Meßergebnis stark beeinflussen. Darüber hinaus können auch elektronische Geräte in der Nähe des Aufzeichnungsgerätes Störungen verursachen. Daher wird derzeit zur Untersuchung ein ruhiger Raum ohne mögliche Artefaktquellen gefordert. Allerdings kann bei einer ambulanten Untersuchung mit Hilfe der Analysesoftware eine Bereinigung der Meßdaten vorgenommen werden, so daß nur die Aufzeichnung während der Ruhephasen in die Analyse einbezogen werden.

Vor Applikation der Elektroden sollte eine Vorbereitung der Haut zur Erhöhung der elektrischen Leitfähigkeit vorgenommen werden. Zunächst werden evtl. vorhandene Haare abrasiert. Anschließend wird die Haut mit einem Tupfer aus speziellem Gewebe etwas aufgerauht. Der Widerstand der Haut kann durch Anwendung eines Kontaktgels weiter gesenkt werden. Dann können die Ag-AgCl-Elektroden aufgeklebt werden. Die genaue Lage der Elektroden kann idealerweise sonographisch festgelegt werden, so daß diese in Projektion der zentralen Längsachse des Antrums plaziert werden können. Falls Sonographie nicht zur Verfügung steht, plaziert man die aktiven Elektroden 3 cm links paramedian an der oberen Drittelgrenze der Linie zwischen Xyphoid und Nabel bzw. 2 cm rechts paramedian und etwa 2 cm weiter kaudal.

Vor Beginn der Messung wird der Hautwiderstand mit einem Ohmmeter gemessen. Dieser sollte idealerweise unter 10 kΩ liegen, bei Werten über 20 kΩ wird eine Wiederholung der Hautvorbereitung empfohlen. Es hat sich – wie bei anderen Messungen auch – zur Verbesserung der Interpretation der Daten bewährt, während der Untersuchung ein Protokoll führen zu lassen, in welchem alle Aktivitäten und Symptome präzise aufgezeichnet werden.

Analyse

Nach Übertragung der Meßdaten auf einen PC werden zunächst die gemessene Kurve der Spannungsschwankungen inspiziert und die von Artefakten überlagerten Phasen gekennzeichnet und damit von der Analyse ausgeschlossen. Diese wird in Form der sog. „running spectral analysis" vorgenommen [10]. Dabei wird das Auftreten verschiedener Frequenzen der Spannungsschwankungen innerhalb eines vorgegebenen Zeitraumes (4 min) quantitativ dargestellt (Abb. 1). Diese Analyse wird in sich überlappenden Abständen von 1 min vorgenommen, und die einzelnen Kurven für jede 4-min-Periode werden in einem 3dimensionalen Diagramm (Abb. 2) dargestellt. Damit lassen sich folgende Parameter bestimmen:

1) Die dominante Frequenz und ihre korrespondierende Intensität (Power). Der Normalbereich der dominanten Frequenz beläuft sich auf 2–4/min. Eine höhere Frequenz wird als Tachygastrie, eine niedrigere Frequenz als Bradygastrie bezeichnet.
2) Relative Intensitätsänderungen der dominanten Frequenz. Die Intensität der dominanten Frequenz ist abhängig von der Amplitude und der Regelmäßigkeit der gemessenen Spannungsschwankungen. In Phasen motiler Aktivität korreliert die Intensität mit der Druckamplitude der Kontraktionen [3, 11].
3) Prozentualer Anteil der verschiedenen Frequenzbereiche.

Darüber hinaus wurden noch eine Reihe von anderen Parametern definiert und in verschiedenen Studien angewandt. Diese haben bislang jedoch noch keine klinische Bedeutung gewonnen.

Mit der Darstellung der Meßergebnisse als „running spectral analysis" sind sowohl die dominante Frequenz (höchster Peak) als auch Phasen von besonders hohen oder niedrigen Frequenzen leicht erkennbar. Die Software berechnet automatisch den prozentualen Anteil tachygastrischer und bradygastrischer Phasen an der Gesamtuntersuchungszeit und auch innerhalb umschriebener Perioden wie prä- oder postprandial, oder in der Zeit evtl. aufgetretener Symptome. Weiterhin kann die Power der dominanten Frequenz bestimmt werden.

Die Bedeutung der so gewonnenen Daten ist noch nicht vollständig geklärt. Als gesichert kann folgendes angesehen werden:

1) Je größer der Anteil von bradygastrischen oder tachygastrischen Phasen, desto wahrscheinlicher liegt eine Motilitätsstörung des Magens vor.
2) Normalerweise erfolgt eine Steigerung des Anteils des normalen dominanten Frequenzbereiches (2,5–3,5 Kontraktionen/min) in der postprandialen Phase sowie ein Anstieg der Amplitude.

Einzelne Untersuchungen beschrieben weitere Beobachtungen, deren Relevanz jedoch noch durch weitere Erfahrungen gesichert werden muß. So wird über eine überwiegend normale elektrische Frequenz bei klinischer Gastroparese bei Patienten mit mechanischer Magenausgangsstenose berichtet [7].

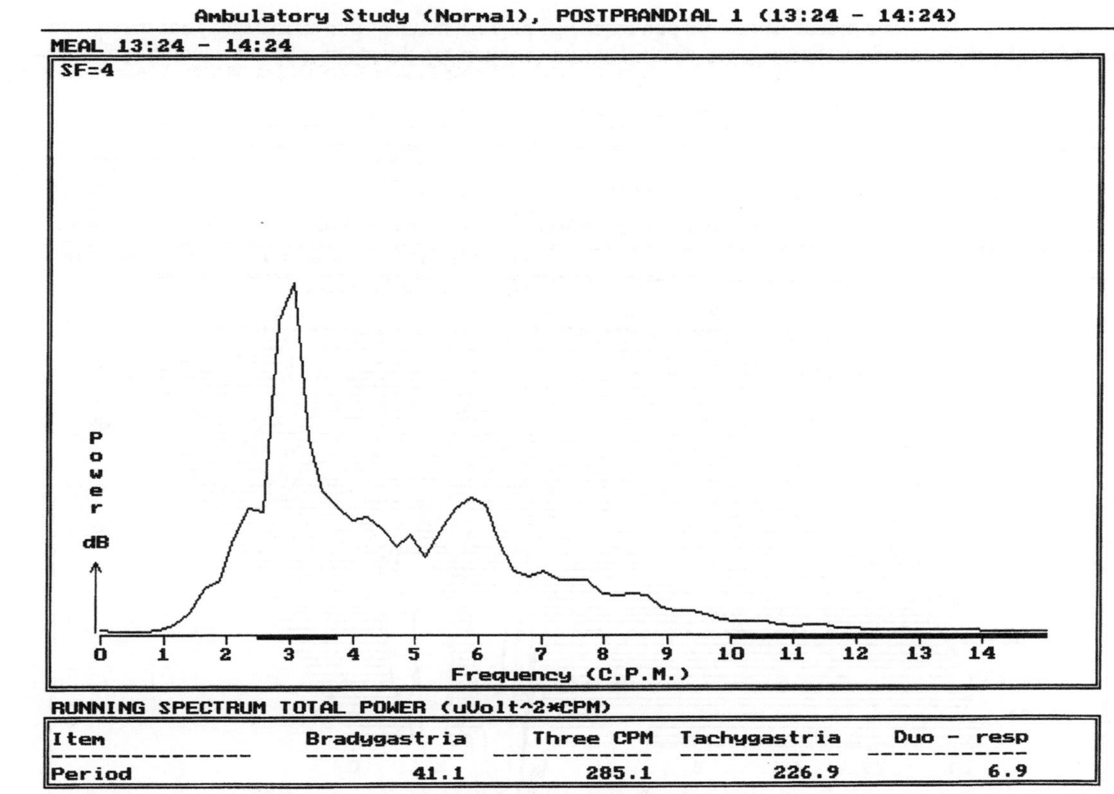

Abb. 1. „Running spectral analysis" in der postprandialen Phase. Im zweidimensionalen Diagramm ist der am häufigsten auftretende Frequenzbereich zwischen 3 und 4 Kontraktionen/min gut zu erkennen

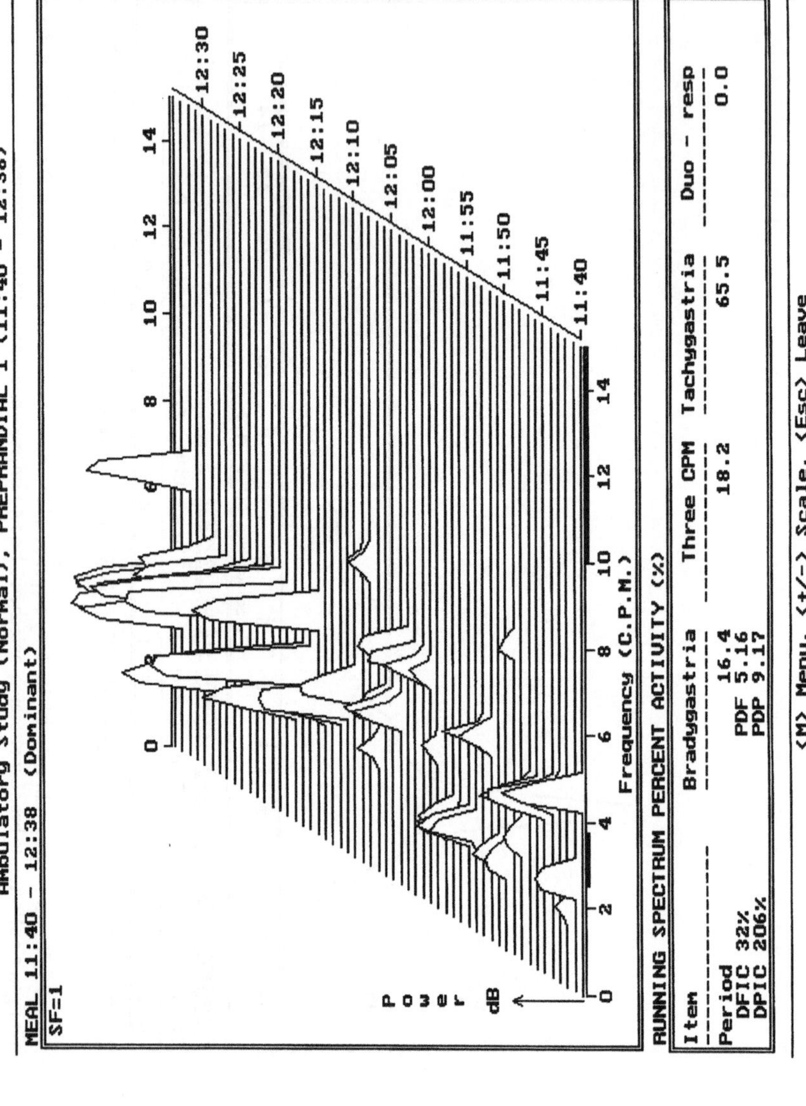

Abb. 2. Dreidimensionale Darstellung der dominanten Frequenzen des Elektrogastrogramms im Zeitraum von 1 h. Phasen von Bradygastrie und Tachygastrie sind erkennbar und prozentual quantifiziert

Tachygastrien und eine Konversion zu normalen Rhythmen nach prokinetischer Therapie wurden bei Patienten mit diabetischer Gastroparese beobachtet [8]. Auch bei Patienten mit nachgewiesenermaßen beeinträchtigter Mesenterialdurchblutung wurden Dysrhythmien gefunden, welche nach einer Revaskulisierung nicht mehr nachweisbar waren [9]. Gastrale Dysrhythmien im Zusammenhang mit Nausea und Erbrechen wurden vielfach beschrieben, wobei der klinische Wert dieser Erkenntnis jedoch gering bleibt [1, 13, 15]. Die Zuverlässigkeit einer EGG-Analyse der verschiedenen Phasen der Nüchternmotilität des Magens ist noch zweifelhaft [3, 4]. Denn bei der weiten Varianz der Motilitätsphänomene ist eine Identifizierung wirklich pathologischer Verhältnisse mit einer Methode, welche nur unter idealen Umfeldbedingungen gewisse Rückschlüsse auf die einzelnen Kontraktionen des Magens zuläßt, sicher zu ungenau. Die typischen EGG-Veränderungen in der postprandialen Phase sind einerseits gut untersucht und vielfach bestätigt [6, 8], sie unterliegen jedoch besonders vielfältigen Einflüssen wie Qualität und Quantität der Nahrung oder Änderung der Form des Magens, welche Rückschlüsse mit klinischer Relevanz nur in wenigen Fällen zulassen.

Indikation

Aufgrund der bisherigen Erfahrungen und gesicherten Daten über elektrogastrographische Untersuchungen ergeben sich nur begrenzte klinische Einsatzmöglichkeiten:

Aufgrund der geringen Invasivität kann das EGG als erste Untersuchung bei Verdacht auf gastrale Motilitätsstörungen eingesetzt werden. Darüber hinaus kann der simultane Einsatz bei invasiveren Untersuchungen wie szintigraphischer Messung der Magenentleerung oder antroduodenaler Manometrie weiteren Aufschluß über Korrelation von EGG-Phänomenen mit Befunden dieser Untersuchungen bieten. Die Erfolgskontrolle einer prokinetischen Therapie mittels EGG ist eine weitere interessante Indikation, welche neben klinischen Erkenntnissen auch zur weiteren Entwicklung der Methode beitragen kann. Eine mögliche Indikation kann auch im chirurgischen Bereich entwickelt werden. In der früh-postoperativen Phase bei Patienten nach abdominellen Eingriffen kann der geeignete Zeitpunkt für die Wiederaufnahme der oralen Ernährung möglicherweise durch EGG-Monitoring besser bestimmt werden. Die vom Hersteller des Gerätes angeregte Anwendung im paramedizinischen Bereich, z.B. zur Evaluierung des Fahrkomforts neuer Autos oder der Quantifizierung des Effektes von Achterbahnen auf das Vegetativum erscheint zweifelhaft.

Literatur

1. Abell TL, Malagelada JR (1985) Glucagon evoked gastric dysrhythmias in humans shown by an improved electrogastrographic technique. Gastroenterology 88:1932–1940
2. Alvarez WC (1922) The electrogram and what it shows. JAMA 78:1116–1118
3. Chen JDZ, Richards RD, McCallum RW (1994) Identification of gastric contractions from the cutaneous electrogastrogram. Am J Gastroenterol 89:79–85
4. Geldof H, van der Schee EJ, Grashuis JL (1986) Electrogastrographic characteristics of the interdigestive migrating coplex in humans. Am J Physiol 250:G165–171
5. Hinder RA, Kelly KA (1977) Human gastric pacesetter potential: site of origin, spread and response to gastric transsection and vagotomy. Am J Surg 133:29–33
6. Koch KL, Stern RM, Bingaman S, Eggli D (1991) Satiety, stomach volume and gastric myoelectrical activity during solid phase gastric emptying: A study of healthy individuals. J Gastrointest Motility 5:41–47
7. Koch KL, Bingaman S, Sperry N, Stern RM (1991) Electrogastrography differentiates mechanical vs. idiopathic gastroparesis in patients with nausea and vomiting. Gastroenterology 100:A99
8. Koch KL, Stern RM, Stewart WR, Vasey MW, Sullivan ML (1989) Gastric emptying and gastric myoelectrical activity in patients with symptomatic diabetic gastroparesis: effect of long-term domperidone treatment. Am J Gastroenterol 84:1069–1075
9. Liberski SM, Koch KL, Atnip RG (1990) Ischemic gastroparesis: resolution of nausea, vomiting and gastroparesis after mesenteric artery revascularization. Gastroenterology 99:252–257
10. Schee EJ van der, Grashuis JL (1987) Running spectrum analysis as an aid in the representation and interpretation of electrogastrographic signals. Med Biol Eng Comput 25:57–62
11. Smout AJPM, van der Schee EJ, Grashuis JL (1980) What is measured in electrogastrography? Dig Dis Sci 25:179–187
12. Stern RM (1985) A brief history of electrogastrogram. In: Stern RM, Koch KL (eds) Electrogastrography: methodology, validation and applications. Praeger, New York, pp 3–9
13. Stern RM, Koch KL, Stewart WR, Lindblad IM (1987) Spectral analysis of tachygastria recorded during motion sickness. Gastroenterology 93:92–97
14. Stern RM, Uijtdehaage SHJ, Koch KL, Hanisch H (1991) Ambulatory recording of the electrogastrogram. J Gastrointestinal Motility 3:202
15. You CH, Lee KY, Chey WY (1980) Electrogastrographic study of patients with unexplained nausea, bloating and vomiting. Gastroenterology 79:311–314

1

Dünndarmmanometrie

S.M. Freys

Die Dünndarmmanometrie ist eine Untersuchungstechnik, bei der die Charakteristika der Kontraktionen der Dünndarmmuskulatur unter standardisierten Bedingungen entweder stationär im Funktionslabor oder ambulant gemessen werden. Sie ist ein diagnostisches Hilfsmittel bei der Abklärung komplexer Fragestellungen zur Dünndarmmotilität bei Patienten mit funktionellen, hormonalen oder neurologischen Störungen des Gastrointestinaltraktes. Diese Untersuchungsmethode ist die einzige Technik, die eine direkte Registrierung der Motilitätsphasen des Dünndarmes erlaubt.

Geschichtlicher Rückblick

Bedingt durch den anatomisch schwierigen Zugang und die Tatsache, daß erst die Verfügbarkeit sehr komplexer Techniken verläßliche Messungen erlaubten, konnten manometrische Untersuchungstechniken am Dünndarm im Vergleich zum Ösophagus und Anorektum erst relativ spät entwickelt werden. Die ersten Druckmessungen erfolgten 1940 mit Hilfe wassergefüllter Ballonkatheter [13]. Ein Großteil der Erkenntnisse über die Physiologie der Dünndarmmotilität wurden experimentell [1–4, 9, 26, 27, 31] und klinisch [7, 23, 28, 35] durch elektromyographische Untersuchungen erarbeitet. Diese Untersuchungen lieferten jedoch nur indirekte Aussagen zur motorischen Aktivität des Dünndarmes. Aus diesem Grunde wurde nach Einführung wasserperfundierter dünnlumiger Katheter [5] und Entwicklung sog. Niedrig-Compliance-Systeme [10, 22, 34] die Mehrpunktperfusionsmanometrie zur direkten intraluminalen Registrierung der Dünndarmmotilität eingesetzt. Eine Weiterentwicklung dieser Technik stellen elektronische Mikrotransducer dar [12, 15, 20, 21], die, an tragbare Datenspeichergeräte angeschlossen, ambulante Untersuchungen über längere Zeiträume erlauben.

Indikationen

Manometrische Untersuchungen am Dünndarm haben bisher nur geringe klinische Bedeutung erlangt. Ursache hierfür ist neben technischen Aspekten be-

Tabelle 1. Probleme bei der Dünndarmmotilitätsdiagnostik

Problem	Autor
1. Intrinsische Variabilität	
- MMC-Zykluslänge	- Quigley '92
- Dauer und Propagation der Phasen	- Quigley '92
- Dauer des fed pattern	- Dooley '91
- Phasenfolge gemäß Tageszeit	- Kuman, Wingate, Ruckebusch '86
- Phasenfolge gemäß Lokalisation	- Kerlin '82
- Phasenfolge gemäß Menstruationszyklus	- Wald '81
- Phasenfolge gemäß Alter	- Kellow '86
2. Beeinflussung durch Streß	
- jejunale Cluster-Kontraktionen	- Quigley '92
- ↓ antrale Kontraktionen ↓ Magenentleerung	- Stanghellini, Malagelada '83
3. Interpretation pathologischer Befunde	
- ↓ „symptomatisches Repertoire des Dünndarmes	- Quigley '92
- schwierige Korrelation zwischen manometrischen und pathologischen Befunden	- Quigley '92

züglich der Standardisierung dieser Untersuchungsmethode die noch in Entwicklung befindliche Kenntnis über Physiologie und Pathophysiologie der Motilitätsphänomene am Dünndarm. Vordergründige Probleme bei der Dünndarmmotilitätsdiagnostik sind die intrinsische Variabilität der Motilitätsphasen, ihre Beeinflussung durch äußere Umstände und die Abgrenzung physiologischer gegenüber pathologischen Befunden (Tabelle 1).

Die Indikationsstellung zur Dünndarmmanometrie geht bis heute selten über den Rahmen wissenschaftlicher Fragestellungen hinaus. Bei klinischer Anwendung werden in erster Linie Patienten mit abdominellen Beschwerden, Stuhlunregelmäßigkeiten und Verdacht auf primäre oder sekundäre Pseudoobstruktion untersucht, zusammengefaßt also Patienten mit unklaren Befunden, bei denen die etablierten Untersuchungsverfahren keine Diagnose erbrachten [8, 18, 25, 30]. Darüber hinaus werden manometrische Untersuchungstechniken zur Abklärung prä- und postoperativer Veränderungen des Motilitätsmusters im Gastrointestinaltrakt eingesetzt [11, 32]. Zusammenfassend kann festgestellt werden, daß es sich bei den klinisch relevanten Befunden der Dünndarmmanometrie vorwiegend um Einzelbeobachtungen handelt [19].

Instrumente

Grundsätzlich existieren 2 gegenwärtig routinemäßig angewendete Druckmeßverfahren, die entweder zu stationären Kurzzeitmessungen oder ambulanten Langzeitmessungen verwendet werden.

Stationäre Perfusionsmanometrie

Sie ist das etabliertere dieser beiden Verfahren. Zu ihrer Durchführung wird ein manometrischer Arbeitsplatz benötigt mit einer Meßkette, die aus Druckmeßkatheter, Perfusionspumpe, Druckaufnehmer, Verstärkersystem und Computer besteht (s. hierzu auch Beitr. Freys, S. 24).

Als *Druckmeßkatheter* werden flüssigkeitsperfundierte Katheter eingesetzt, die intraluminale Drücke indirekt registrieren, d.h. durch Fortleitung über eine Wassersäule an extrakorporale Druckaufnehmer mitteilen.

Das Konstruktionsprinzip flüssigkeitsperfundierter Katheter ist prinzipiell gleich: Um einen Zentralschlauch, der ggf. zur Aufnahme eines Führungsdrahtes dient, sind radiär kapilläre Polyvinylschläuche angeordnet (Abb. 1). Im Zuge der Standardisierung dieses Meßverfahrens wurde eine Normierung der Abmessungen, d.h. des Durchmessers von der einzelnen Kapillaren und somit des gesamten Katheters erstellt. Gemäß dem physikalischen Prinzip, daß die Compliance sich umgekehrt proportional zur Lumenweite verhält, muß der Innendurchmesser der einzelnen Kapillare idealerweise möglichst klein sein. Bei einer solchen Reduktion des Kapillarlumens ergibt sich jedoch eine immer größer werdende Perfusionsrate. Als ideales Maß für Katheterlumen und Perfusionsrate wurde ein Innendurchmesser von 0,8 mm bei einem Fluß von 0,5 ml H_2O/min gefunden.

Entsprechend der geplanten Messung werden an den normalerweise 8 um den Zentralschlauch gebündelten kapillären Polyvinylschläuchen Austrittsöffnungen in verschiedenen Höhen angebracht. Der intraluminale Druck, der an diesen Austrittsöffnungen herrscht, wird über die Wassersäule in den Kapillaren an den extrakorporalen Druckaufnehmer weitergeleitet.

Hinsichtlich der Anordnung der Austrittsöffnungen gibt es sehr unterschiedliche Konstruktionsprinzipien je nach der zu messenden anatomischen Region (s. Abb. 1).

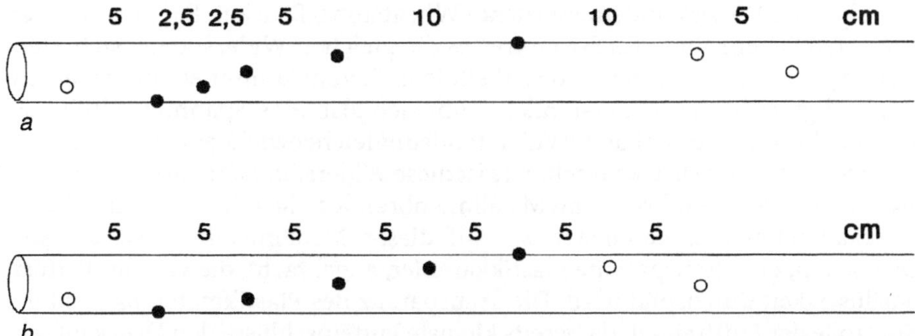

Abb. 1a, b. Perfusionskatheter zur Dünndarmmanometrie. **a** Konfigurierung zur Manometrie von Duodenum und proximalem Jejunum, **b** Konfigurierung zur Manometrie eines Jejunuminterpositions- oder Roux-Y-Pouches

In unserem Funktionslabor verwenden wir unterschiedlich konfigurierte Polyvinylkatheter der Fa. Zinetics Medical mit einem Außendurchmesser von 4,5 mm (≙ 14 French) und einem Innendurchmesser der einzelnen Kapillaren von 0,8 mm. Die Gesamtlänge des Katheters variiert entsprechend des diagnostischen Einsatzes. Die Pflege dieser Perfusionskatheter erfolgt recht einfach, indem die Katheter nach jeder Messung mit einem seifenfreien Reinigungsmittel von außen gesäubert und von innen durchspült werden, anschließend erfolgt eine Desinfektion für eine Stunde in einer 2%igen Lysetol-FF-Lösung.

Eine *elektrohydraulische Perfusionspumpe* dient der konstanten Perfusion des Druckmeßkatheters mit Wasser. Das Arbeitsprinzip solcher Perfusionspumpen ist prinzipiell gleich: In einem wassergefüllten Druckbehälter (in der Regel wird destilliertes Wasser verwendet, um Kalkablagerungen im Perfusionssystem bzw. im Perfusionskatheter und somit eine Erhöhung der Compliance zu vermeiden) wird mittels eines elektrischen Kompressors ein entsprechend der gewünschten Perfusionsrate variabel einstellbarer Druck erzeugt; das aus dem Druckbehälter abfließende Wasser wird dann über ein Verteilersystem den auf einer Leiste parallel nebeneinander angeordneten Druckaufnehmern zugeleitet, hinter denen dann der Druckmeßkatheter angeschlossen wird.

Wir verwenden eine elektrohydraulische Pumpe der Fa. Mui Scientific. Eine Automatik sorgt dafür, daß in dem mit 1,5 l destilliertem Wasser gefüllten Druckbehälter während der gesamten Messung konstante Druckverhältnisse herrschen. Bei einem Druck von 10 psi („pounds per square inch") resultiert eine Perfusionsrate von 0,5 ml/min/Kapillare. Pflege und Wartung eines solchen Gerätes stellen nur geringe Anforderungen an den Betreiber.

Ein *Druckaufnehmer* oder Druckwandler (Transducer) stellt das Bindeglied zwischen Perfusionskatheter und Perfusionspumpe einerseits und Verstärkersystem zur computerisierten Registrierung und Datenverarbeitung andererseits dar. Der Druckaufnehmer registriert Druckschwankungen in den perfundierten Kapillarschläuchen, die durch eine Erhöhung des Widerstandes beim Abfließen des Wassers im Niveau der Austrittsstellen verursacht werden. Grundlage für die Arbeitsweise eines Druckaufnehmers ist das physikalische Prinzip einer Widerstandsmeßbrücke (Wheatstone-Brücke): Existieren in den einzelnen Schenkeln eines Stromkreises die gleichen Widerstände, so besteht keine Spannungsdifferenz, und es fließt kein Strom; kommt es aber zu einem Ungleichgewicht der Widerstände, ergibt sich also eine Spannungsdifferenz, so entsteht proportional dem Widerstandsungleichgewicht ein Stromfluß.

Kernstück eines Druckaufnehmers ist diese Widerstandsmeßbrücke, in deren 4schenkeligem Stromkreis eine Metallmembran als eigentlicher mechanischer Druckaufnehmer eingeschaltet ist. Auf dieser Metallmembran ist der sog. Druckdom, eine transparente Plastikkammer, angebracht, die von der Perfusionsflüssigkeit durchspült wird. Die Transparenz des Plastikmaterials dient der Kontrolle der Luftfreiheit, da bereits kleinste Lufteinschlüsse den Druckaufnahmemechanismus beeinflussen. An diesem Druckdom befinden sich 2 Schlauchanschlüsse für die Zu- bzw. Ableitung der Perfusionsflüssigkeit. Kommt es nun im ableitenden Schenkel, dem Perfusionskatheter, zu einer Druckerhöhung, so resultiert daraus eine Auslenkung der Metallmembran, und gemäß oben aufgezeigtem Mechanismus kommt es aufgrund eines entstehenden Widerstandsungleichgewichtes zu einem dem ausgeübten Druck proportionalen Stromfluß, der letztendlich an ein Verstärkersystem weitergeleitet wird.

Die an unserer Perfusionspumpe angebrachten Druckaufnehmer werden von der Fa. PvB Medizintechnik hergestellt.

Verstärkersystem und Computer sind die Endstationen des Informationsflusses; die vom Druckaufnehmer generierte druckproportionale Signalspannung wird einem Verstärkersystem zugeleitet, das diese im Mikrovoltbereich liegende Eingangsspannung in ein Analog-Signal umwandelt. Das in unserem Funktionslabor verwendete Verstärkersystem, der sog. Polygraf HB (Fa. Synectics), ist direkt mit einem Computer verbunden, der einerseits zur graphischen Simultandarstellung der Druckkurven auf einem Monitor, andererseits zur Datenspeicherung und -verarbeitung mit einem speziellen Software-Programm (Polygram, Fa. Gastrosoft) dient. Mit diesem Computerprogramm können zahlreiche Charakteristika der registrierten Druckkurven ausgewertet und standardisiert gemäß vorgegebener Systemkonstanten und Normwertgrenzen analysiert werden.

Verstärkersystem und Software-Programm werden von der Fa. Synectics hergestellt bzw. vertrieben. Für die Datenverarbeitung ist ein Personalcomputer mit 486er Chip, einer Taktfrequenz von 66 MHz, einer Speicherkapazität von 300 MB, einem Arbeitsspeicher von 8 MB und einem Farbmonitor Super VGA mit einer Graphics Accelerator Card notwendig.

Ambulante Langzeitmanometrie

Zu ihrer Durchführung wird eine Meßkette, bestehend aus Druckmeßkatheter und tragbarem Datenspeichergerät verwendet, nach Fertigstellung der Untersuchung werden die erhobenen Daten in einen Computer eingegeben.

Als *Druckmeßkatheter* werden hier ausschließlich sog. Solid-state-Katheter verwendet. Es handelt sich hierbei um direkt intrakorporal messende Druckaufnehmer, mit deren Hilfe Drücke in ein elektrisches Signal umgewandelt werden. Diese Mikrotransducersysteme (Abb. 2) funktionieren entweder auf elektromechanischem oder piezoelektrischem Wege.

Wir verwenden 4-Kanal-Halbleiter-Druckkatheter der Fa. Königsberg Instruments mit einem Außendurchmesser von 4,6 mm und einer Gesamtlänge von 195 cm; eine Neuentwicklung stellen Solid-state-Katheter mit piezoelektrischen Drucksensoren dar, diese werden von der Fa. Polimed mit einem Außendurchmesser von 3 mm bei variabler Gesamtlänge hergestellt. Die Pflege dieser Katheter besteht wie bei den Perfusionskathetern in einer Säuberung mit seifenfreiem Reinigungsmittel mit anschließender Desinfektion in 2%iger Lysetol-FF-Lösung.

Die *portablen Datenspeichergeräte* dienen der Registrierung der Druckparameter während der ambulanten Messungen. Diese mittlerweile sehr kleinen und leichten Geräte, die am Gürtel des Patienten befestigt werden, erlau-

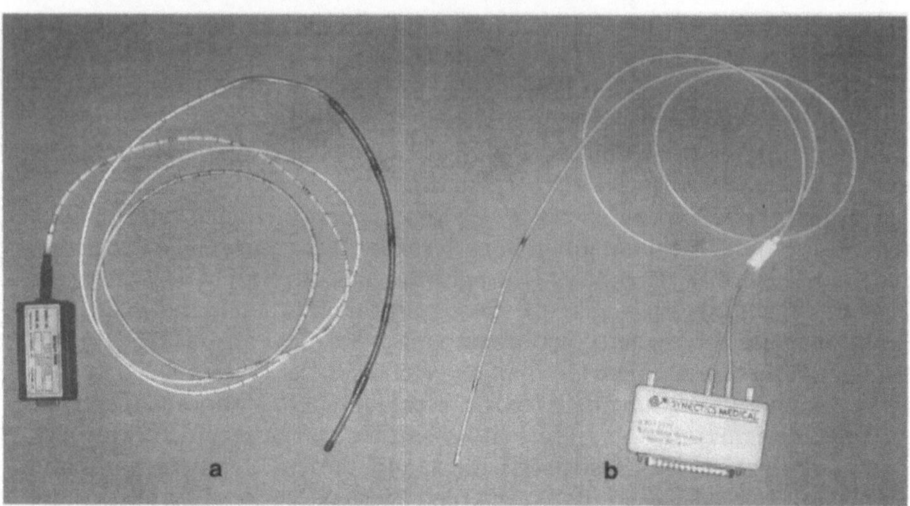

Abb. 2. Microtransducer zur Dünndarmmanometrie: **a** Solid-state-Katheter mit 1 zirkumferentiellen (distal) und 3 direktionalen Drucksensoren, **b** Solid-state-Katheter mit 4 direktionalen piezoelektrischen Drucksensoren

ben bei vollständiger Bewegungsfreiheit Untersuchungen im Alltagsmilieu der Patienten. Die Geräte verfügen i.allg. über ein automatisches Kalibrierungsprogramm zu Beginn jeder Messung und erlauben durch Einblenden bestimmter Symbole die Markierung verschiedener Phasen während der Untersuchung.

Wir verwenden als Datenspeichergerät den sog. MicroDigitrapper (Fa. Synectics) mit einer Speicherkapazität von 4 MB. Die Datenspeicherung und -verarbeitung erfolgt mit Hilfe eines speziellen Software-Programmes (Multigram, Fa. Gastrosoft). Mit diesem Computerprogramm können zahlreiche Charakteristika der registrierten Druckkurven ausgewertet und standardisiert gemäß vorgegebener Systemkonstanten analysiert werden.

Datenspeichergerät und Software werden von der Fa. Synectics hergestellt bzw. vertrieben. Für die Datenverarbeitung ist ein Personalcomputer mit den gleichen Spezifizierungen wie der oben beschriebene Computer zur Auswertung der stationären Perfusionsmanometrie notwendig.

Untersuchungstechnik

Vorbereitung und Untersuchung

Hierzu wird das Instrumentarium zunächst auf Funktionstüchtigkeit überprüft. Bei Durchführung einer stationären Perfusionsmanometrie wird der desinfizierte Druckmeßkatheter an die Druckaufnehmer der Perfusionspumpe angeschlossen und nach vollständiger Füllung der Kapillarschläuche mit destilliertem Wasser erfolgt eine Kalibrierung der Meßkette durch das Computerprogramm. Bei Durchführung einer ambulanten Dünndarmmanometrie erfolgt die Kalibrierung mit Hilfe des angeschlossenen MicroDigitrappers, indem der Katheter dem atmosphärischen Druck und einem definierten Druck in einer wassergefüllten Kalibrierungsröhre ausgesetzt wird.

Die Vorbereitung des Patienten beinhaltet eine mindestens 48stündige Karenz von jeglichen Medikamenten, die einen Einfluß auf das Sekretions- und Motilitätsverhalten des Gastrointestinaltraktes haben, eine mindestens 6stündige Nüchternheitsperiode vor der Untersuchung und eine detaillierte Aufklärung über die geplante Untersuchung.

Entsprechend der zu untersuchenden Dünndarmregion wird der Druckaufnahmekatheter dann entweder transnasal über einen zuvor endoskopisch plazierten Führungsdraht (Perfusionskatheter) oder transnasal entsprechend einer Magensonde zunächst in den Ösophagus bzw. Magen und dann unter Röntgendurchleuchtungskontrolle (Solid-state-Katheter) in das Duodenum bzw. Jejunum manövriert.

Zur Untersuchung legt sich der Patient bei der Perfusionsmanometrie nach Fixierung des Katheters am Nasenflügel ausgestreckt in Rückenlage auf eine Untersuchungsliege, wobei die Höhe der Liege so eingestellt sein sollte, daß die Druckaufnehmerleiste sich auf Höhe des Abdomens befindet. Bei der ambulanten Dünndarmmanometrie wird der Patient nach Fixierung des Katheters am Nasenflügel und des Datenspeichergerätes am Gürtel mit einem speziellen Untersuchungsprotokoll nach Hause entlassen.

Untersuchungsprotokoll

Es richtet sich nach der Art der verwendeten Untersuchungstechnik bzw. nach der Art der klinischen Fragestellung. Bei der stationären Perfusionsmanometrie werden entweder über einen 4- bis 6stündigen Zeitraum die Nüchternheitsmotilitätsphasen des Dünndarmes registriert, oder aber es werden nach Registrierung der Nüchternphasen die Motilitätsveränderungen während und nach Ingestion einer Mahlzeit aufgezeichnet. Die Katheterposition wird während dieser Messungen nicht verändert, am Ende der Registrierung wird der Katheter dann transnasal ausgeführt.

Bei der ambulanten Dünndarmmanometrie werden die Patienten nach Beginn der Registrierung auf dem MicroDigitrapper nach Hause entlassen und angeleitet, ihre normale Alltagsaktivität durchzuführen. Für eine Vergleichbarkeit der Untersuchungsdaten werden die Patienten instruiert, zu vorgegebenen Zeiten während der 24stündigen Messung insgesamt 3 Mahlzeiten einzunehmen und sich in einem ebenfalls definierten Zeitraum während der Nachtstunden hinzulegen. Darüber hinaus werden die Patienten angeleitet, auf einem tagebuchartigen Protokoll (Abb. 3) sämtliche Aktivitäten und ggf. auftretende Beschwerden zu vermerken. Es wird darauf hingewiesen, daß die Essenzeiten genau eingehalten werden, daß zwischen den Mahlzeiten nichts

Name:

Datum: Beginn: Uhr Ende: Uhr

Uhrzeit	Aktivität	Beschwerden
13.15 – 13.45	Mittagessen	
18.15 – 19.00	Abendessen	
22.00 – 07.00	Bettruhe	
8.15 – 8.45	Frühstück	

Bitte Essen-Zeiten *genau* einhalten!
Bitte zwischen den Mahlzeiten *nichts* trinken!
Bitte nach den Mahlzeiten *nicht* hinlegen!
Bei Beschwerden bitte Art, Uhrzeit und Dauer aufschreiben!

Abb. 3. Patientenprotokoll für ambulante 24-h-Dünndarmmanometrie

getrunken werden soll und daß die Patienten sich nach den Mahlzeiten nicht hinlegen sollen. Nach Rückkehr in die Klinik werden das Datenspeichergerät ausgeschaltet, der Druckmeßkatheter entfernt und die Übertragung der Daten auf den Computer durchgeführt.

Auswertung der Untersuchungen

Nach Abschluß der Untersuchung und automatischer Abspeicherung im Computerprogramm erfolgt die Auswertung der einzelnen registrierten Druckkurven. Sowohl das bei der stationären Perfusionsmanometrie (Polygram) als auch das bei der ambulanten Manometrie (Multigram) verwendete Computerprogramm erlauben nach automatischem Basislinienabgleich und Eingabe der Essen- bzw. Schlafzeiten eine automatisierte Analyse der registrierten Druckkurven, standardisiert gemäß vorgegebener Systemkonstanten. Bei der praktischen Durchführung ergeben sich jedoch immer noch Schwierigkeiten bei der Phasenerkennung, so daß wir zum gegenwärtigen Zeitpunkt diese Programme vordergründig zur Speicherung der registrierten Druckkurven benutzen. Eine Auswertung erfolgt standardisiert an Ausdrucken der gesamten Untersuchung auf Endlospapier.

Diese Auswertung wird gemäß der von Lederer und Sarna [19, 28] angegebenen Definitionen für die menschliche Dünndarmmotilität durchgeführt. Im nüchternen Zustand wechseln sich im Dünndarm Phasen motorischer Ruhe mit Perioden intensiver Kontraktionstätigkeit ab (Abb. 4). Diese Phasen verlaufen in einem Zyklus, in welchem 3 Aktivitätsmuster unterschieden werden, die zusammengefaßt als migrierender motorischer Komplex (MMC) bezeichnet werden. Ein kompletter zyklischer Ablauf dauert zwischen 80 und 120 min, wobei die Dauer der einzelnen Phasen sowohl interindividuellen als auch intraindividuellen Schwankungen unterworfen ist. Die Phase der maximalen Aktivität (Phase III) wird auch als intestinaler „housekeeper" bezeichnet, weil sie eine Reinigung des Dünndarmes von Speiseresten ermöglicht. Bei Nahrungsaufnahme wird die Nüchternmotilität unabhängig von der gerade stattfindenden Phase unterbrochen, und es etabliert sich eine phase-II-ähnliche Form der Peristaltik mit unregelmäßigen Kontraktionen ohne erkennbare Periodik. Diese Phase wird als „digestive Motorik" oder „fed pattern" bezeichnet, ihre Dauer ist abhängig von Zusammensetzung, Konsistenz und kalorischem Wert der eingenommenen Nahrung (Tabelle 2).

Zur Abgrenzung der einzelnen Phasen werden die folgenden Definitionen verwendet:

- Phase I: $\leq$ 2 Kontraktionen/min
- Phase II: = 3–6 Kontraktionen/min
- Phase III: > 6 Kontraktionen/min mit 50 % > 40 mmHg

Als Kriterium für eine Kontraktion wird eine Drucksteigerung von mehr als 10 mmHg und eine Dauer dieser Drucksteigerung über der Basislinie von mehr als 1 s angesehen. Neben dieser Phasenerkennung werden die prozentualen Phasenanteile, bezogen auf die Gesamtdauer der Untersuchung, sowie in Phase III die Migrationsqualität der Kontraktionen (orthograd, retrograd, simultan, segmental) erfaßt.

Tabelle 2. Physiologische Phasen der Dünndarmmotilität

Phase		Kontraktionsart	Dauer (min)	Propagation	Fortgeleitete Kontraktionen
interdigestiv = MMC	I	keine Kontraktionen	5–20	–	–
	II	unregelmäßige Kontraktionen	10–40	3– 9 cm	55%
	III	regelmäßige Kontraktionen	3– 6	30–39 cm	75%
fed pattern		intermittierende unregelmäßige Kontraktionen	3– 6 h	3– 9 cm	55%

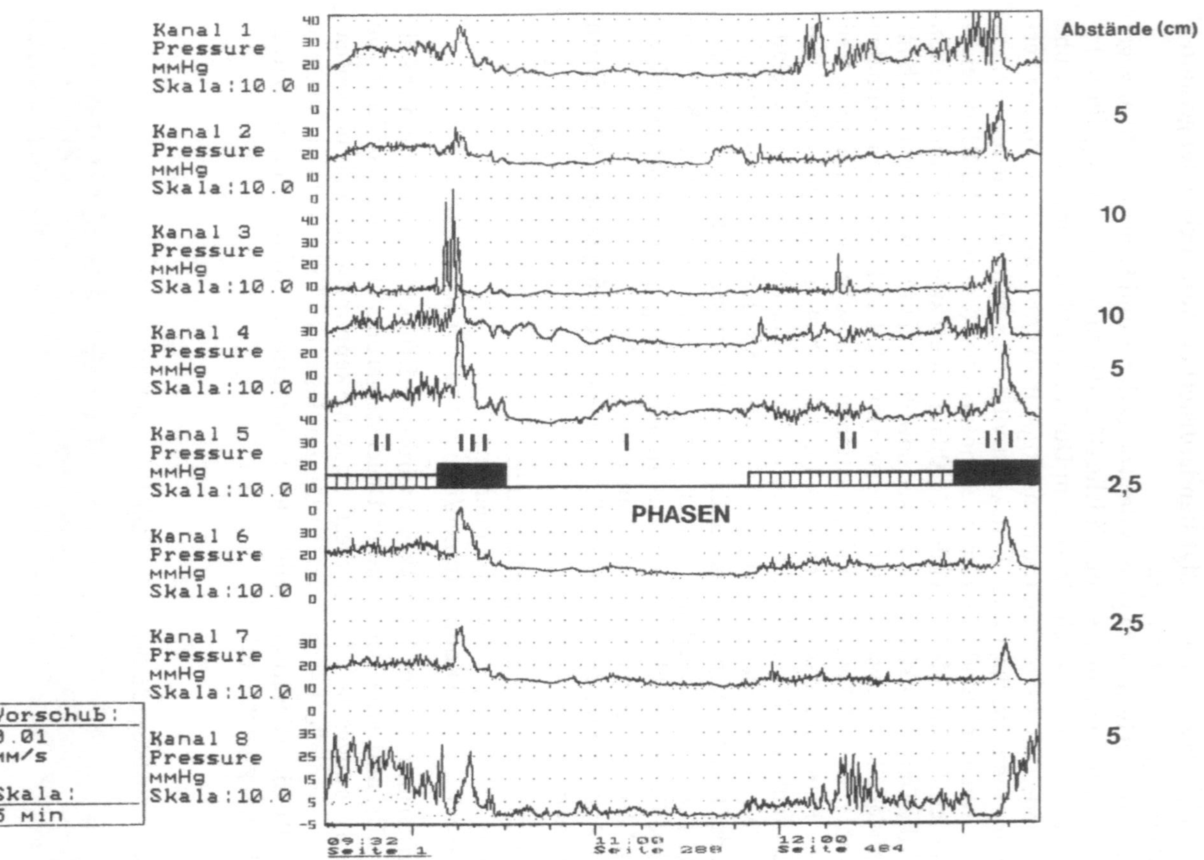

Abb. 4. Manometrische Registrierung einer normalen Phasensequenz der Dünndarmmotilität im proximalen Jejunum

Abbildung 4 zeigt den komprimierten Ausdruck einer 4 h dauernden stationären Perfusionsmanometrie mit einem 8lumigen Katheter im proximalen Jejunum eines Probanden. Die an der Originalregistrierung bestimmten und auch auf diesem komprimierten Ausdruck sehr gut differenzierbaren Phasen wurden zur besseren Erkennung durch Linien und Balken markiert.

In Abb. 5 sind die in gleicher Weise symbolisierten Motilitätsphasensequenzen von 3 gesunden Probanden *(P 1–3)* dem Motilitätsmuster gegenübergestellt, das einerseits im Jejunum-Interpositions-Pouch *(JIP 1–3)* bzw. im Roux-Y-Pouch *(RYP-1–3)* bei jeweils 3 beschwerdefreien Patienten nach Gastrektomie gemessen wurde. Diese Darstellung der Phasensequenz verdeutlicht eindrucksvoll den wesentlichen Unterschied zwischen der Motilität im Jejunum bei gesunden Probanden und der „normalen Motilität" im Dünndarmpouch nach Magenersatz: Bei den Patienten besteht eine erhebliche Verkürzung aller Phasen. Die Reihenfolge der einzelnen Phasen entspricht nicht dem strengen physiologischen Schema, sondern erscheint eher zufällig. Eine der normalen Phase III entsprechende Motilitätsform wird nicht gefunden. Statt dessen beobachtet man kurze Perioden maximaler motiler Aktivität, in welchen die einzelnen Kontraktionen überwiegend ungeordnet erscheinen und selten propulsive Qualität aufweisen. Diese atypischen phase-III-artigen Motilitätsphänomene wurden in Anlehnung an die Nomenklatur von Lederer als Q-MMC bezeichnet [11].

Die ermittelten Phasenanteile werden zusammengefaßt auf einem Formblatt dokumentiert (s. Abb. 6).

Zum gegenwärtigen Zeitpunkt liegen noch keine generell gültigen Normwerte für die Charakteristika der Dünndarmmotilität vor. Bei Fehlen einer exakten Klassifizierung von Dünndarmmotiliätsstörungen gemäß vorbestehender Normwertgrenzen erlauben die mit der Manometrie erzielbare Quantifizierung der Phasenanteile und die Qualifizierung der Migrationsqualität jedoch eine objektive und reproduzierbare Charakterisierung der Dünndarmmotilität.

Schlußbemerkungen

Die manometrischen Untersuchungen der Dünndarmmotilität entwickeln sich schrittweise zu einer klinisch akzeptierten Untersuchungsmethode. Die ursprünglich zeitlich, instrumentell und personell sehr aufwendige Technik konnte durch die Einführung computerisierter Meßeinheiten weitestgehend in ihrer Durchführbarkeit und in ihrem Komfort für den Patienten vereinfacht werden. Als einzige Methode mit direkter intraluminaler Registrierung der Motilitätsphasen erlaubt die Dünndarmmanometrie nahezu nebenwirkungsfrei die Durchführung von Langzeitmessungen unter physiologischen Verhältnissen.

Ziele der Weiterentwicklung sind die weitere Standardisierung und Validierung dieser Untersuchungstechnik, so daß über ihren routinemäßigen Einsatz

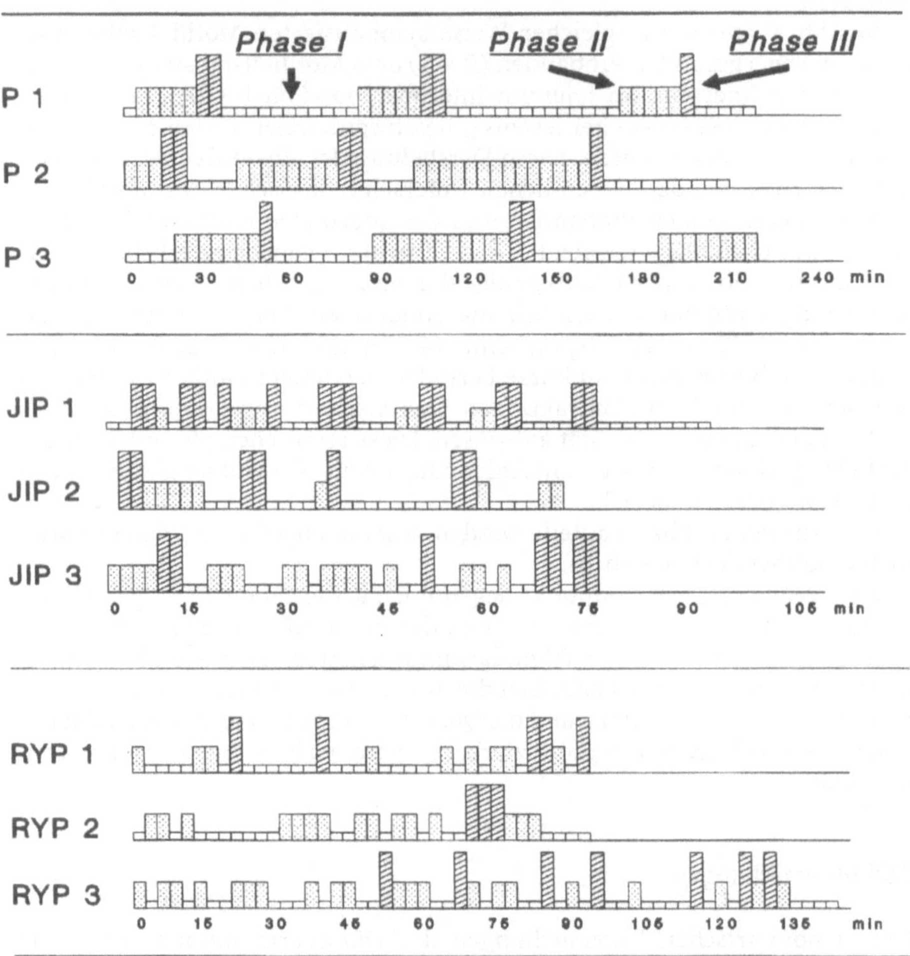

Abb. 5. Gegenüberstellung der Phasensequenzen von 3 gesunden Probanden *(P 1–3)* und jeweils 3 Patienten mit einem Jejunum-Interpositions-Pouch *(JIP 1–3)* bzw. einem Roux-Y-Pouch *(RYP 1–3)*

weitere Erkenntnisse zur Physiologie und Pathophysiologie verschiedener Motilitätsphänomene gewonnen werden können. Die Möglichkeiten der computerisierten Auswertung mit Erkennung verschiedener Phasenanteile und Berechnung von Aktivitätsindizes werden hier einen entscheidenden Beitrag zur Interpretation der Untersuchungsergebnisse liefern.

Gastrointestinales Funktionslabor
Chirurgische Universitätsklinik Würzburg
(Direktor: Prof. Dr. med. A. Thiede)

Dünndarm-Manometrie

Pat.

Op – Typ
Op – Datum

Untersuchungsdatum

Untersuchungszeit: min

		Normalwert
Phase I:	%	(50 – 70%)
Phase II:	%	(15 – 30%)
Phase III:	%	(5 – 20%)
Q-MMC-Dauer:		(2 – 5 min)
Kontraktionsfrequenz:	/min	(6 – 12/min)
Phasenänderungen/h:	/h	(5 – 15/h)
Migrationsqualität:	% orthograd	

Beurteilung:

Abb. 6. Auswertungsformblatt für die Dünndarmmanometrie

Literatur

1. Bueno L, Praddaude F, Ruckebusch Y (1979) Propagation of electrical spiking activity along the small intestine: Intrinsic versus extrinsic neural influences. J Physiol 292:15–26
2. Carlson GM, Bedi BS, Code CF (1972) Mechanism of propagation of intestinal interdigestive myoelectric complex. Am J Physiol 222(4):1027–1030
3. Carmichael MJ, Weisbrodt NW, Copeland EM (1977) Effect of abdominal surgery on intestinal myoelectric activity in the dog. Am J Surg 133:34–38
4. Code CF, Marlett JA (1975) The interdigestive myo-electric complex of the stomach and small bowel of dogs. J Physiol 246:289–309

5. Code CF, Schlegel JF (1958) The pressure profile of the gastro-oesophageal sphincter in man: an improved method of detection. Proc Mayo Clinic 33:406–414
6. Dooley CP, di Lorenzo C, Valenzuela JF (1992) Variability of the migrating motor complex in humans. Dig Dis Sci 37:723–728
7. Fleckenstein P (1978) Migrating electrical spike activity in the fasting human small intestine. Dig Dis Sci 23:769–775
8. Foster GE, Arden-Jones JR, Evans DF, Beatti A, Hardcastle JD (1982) Abnormal jejunal motility in gastrointestinal disease. The Q-complex. In: Wienbeck M (ed) Motility of the gastrointestinal disease. Raven Press, New York, pp 427–432
9. Grivel ML, Ruckebusch Y (1972) The propagation of segmental contractions along the small intestine. J Physiol 227:611–625
10. Harris LD, Winans CS, Pope CE (1966) Determination of yield pressures: A method for measuring anal sphincter competence. Gastroenterology 50:754–760
11. Heimbucher J, Fuchs KH, Freys SM, Clark GWB, DeMeester TR, Bremner CG, Thiede A (1994) Motility in the Hunt-Lawrence pouch after total gastroectomy. Am J Surg 168: 622–626
12. Husebye E, Skar V, Aalen OO, Osnes M (1990) Digital ambulatory manometry of the small intestine in healthy adults. Estimates of variations within and between individuals and statistical management of incomplete migrating motor complex periods. Dig Dis Sci 35:1057–1065
13. Ingelfinger FJ, Abbot WO (1940) Intubation studies of human small intestine: Diagnostic significance of motor disturbances. Am J Dig Dis 7:468–474
14. Kellow JE, Borody TJ, Phillips SF, Tucker RL, Haddad A (1986) Human interdigestive motility: variations in patterns from esophagus to colon. Gastroenterology 91: 386–395
15. Kellow JE, Gill RC, Wingate DL (1990) Prolonged ambulant recordings of small bowel motility demonstrate abnormalities in the irritable bowel syndrome. Gastroenterology 98:1208–1218
16. Kerlin P, Phillips S (1982) Variability of motility of the ileum and jejunum in healthy humans. Gastroenterology 82:694–700
17. Kumar D, Wingate D, Ruckebusch Y (1986) Circadian variations in the propagation velocity of the migrating motor complex. Gastroenterology 91:926–930
18. Kumpuris DD, Brannan PG, Goyal RK (1979) Characterisation of motor activity in the jejunum of normal subjects and two patients with idiopathic intestinal pseudoobstruction syndrome. Gastroenterology 76:1177
19. Lederer PC, Lux G (1983) Dünndarmmanometrie. In: Wienbeck M, Lux G (Hrsg) Motilität – Klinische Untersuchungsmethoden. Edition Medizin, Weinheim, S 65–74
20. Lindberg G, Iwarzon M, Stal P, Seensalu R (1990) Digital ambulatory monitoring of small bowel motility. Scand J Gastroenterology 25:216–224
21. Mathias JR, Sninsky CA, Millar HD, Clench MH, Davis RH (1985) Development of an improved multi-pressure-sensor probe for recording muscle contraction in human intestine. Dig Dis Sci 30:119–123
22. Pope CE (1967) A dynamic test of sphincter strength: It's application to the lower esophageal sphincter. Gastroenterology 52:79–786
23. Quigley EMM (1987) Small intestinal motor activity – its role in gut homeostasis in health and disease. Q J Med 65:799–810
24. Quigley EMM (1992) Intestinal manometry – technical advances, clinical limitations. Dig Dis Sci: 10–13
25. Rolemberg-Lessa S, Vantrappen G, Janssens J (1981) Intestinal motility – Its possible role in diarrhea. Acta Gastroenterol Belg 44:34–44
26. Sarna S, Condon RE, Cowles V (1983) Enteric mechanisms of initiation of migrating myoelectric complexes in dogs. Gastroenterology 84:814–822
27. Sarna SK (1975) Gastrointestinal electrical activity: Terminology. Gastroenterology 68:1631–1635
28. Sarna SK (1985) Cyclic motor activity; migrating motor complex: 1985. Gastroenterology 89:894–913

29. Stanghellini V, Malagelada J-R, Zinsmeister A, Go VLW, Kao PC (1983) Stressinduced gastrointestinal motor disturbances in man: Possible humoral mechanism. Gastroenterology 85:93-91
30. Summers RW, Anuras S, Grenn J (1982) Jejunal motility patterns in normal subjects and symptomatic patients with partial mechanical obstruction or pseudoobstruction. In: Wienbeck (ed) Motility of the digestive tract. Raven Press New York, pp 467-470
31. Szurszewski JH, Elveback LR, Code CF (1970) Configuration and frequency gradient of electric slow wave over canine small bowel. Am J Physiol 218(5):1468-1473
32. Thompson DG, Ritchie HD, Wingate DL (1982) Patterns of small intestinal motility in duodenal ulcer patients before and after vagotomy. Gut 23:517-523
33. Wald A, Thiel DH van, Hoechstetter L et al. (1981) Gastrointestinal transit: The effect of the menstrual cycle. Gastroenterology 80:1497-1500
34. Winans CS, Harris LD (1967) Quantitation of lower esophageal competence. Gastroenterology 52:773-778
35. Wingate DL (1981) Backwards and forwards with the migrating complex. Dig Dis Sci 26:641-664

1

Kolonmanometrie

M. Karaus

Grundlagen

Manometrische Untersuchungen der Dickdarmmotilität haben bis heute nur einen geringen Stellenwert in der klinischen Kolondiagnostik, da sich klinisch relevante Motilitätsstörungen im Dickdarm nicht durch das Auftreten leicht erkennbarer pathologischer Motilitätsmuster – wie z. B. bei der Achalasie im Ösophagus – auszeichnen, sondern eher durch ein vermehrtes oder vermindertes Auftreten von physiologischen Kontraktionsmustern gekennzeichnet sind.

Kontraktionsphasen des Dickdarms treten in unregelmäßigen Intervallen mit dazwischenliegenden Ruhephasen auf [15]. Diese während des gesamten Tages vorhandene Periodik wird überlagert von einer zirkadianen Rhythmik der Kolonmotilität mit einer Reduktion der Aktivität während der Nacht und einer Zunahme am Morgen und nach den Mahlzeiten [17]. Weiterhin gibt es regionale Unterschiede in der Dickdarmmotilität mit einer stärkeren Aktivität im rektosigmoidalen Bereich [3, 8]. Innerhalb der Kontraktionsphasen lassen sich kurz- und langdauernde Kontraktionen unterscheiden [4], denen als myoelektrisches Korrelat die sog. „short" und „long spike bursts" zugrunde liegen. Den kurzdauernden, phasischen Kontraktionen wird die Durchmischung des Darminhaltes zugeschrieben, die langdauernden tonischen Kontraktionen sind größtenteils propulsiv und können über den Dickdarm wandern [6]. Wenige Male am Tag kommt es unabhängig von dieser Basalaktivität zu hochamplitudigen lumenverschließenden Kontraktionen, die rasch über größere Teile des Dickdarms wandern können und dann große migrierende Kontraktionen genannt werden [2, 14]. Sie führen zu rascher Propulsion von größeren Stuhlmengen.

Meßdauer und Meßsysteme

Die konventionelle Messungen der intraluminalen Druckschwankungen ist die perfusionsgebundene Manometrie, bei der der Patient an die Perfusionsapparatur angebunden ist. Auch wenn mit dieser Methode Langzeitstudien der Kolonmotilität an Probanden durchgeführt wurden [5, 17], so ist diese Methode für ambulante Langzeitmessungen bei Patienten aufgrund der Anbindung an die Meßapparatur nicht geeignet. Kurzzeitmessungen der Dickdarmmotilität haben aufgrund der oben auf S. 241 beschriebenen Variabilität der Kolonmotilität keinerlei klinische Bedeutung. Sie sind nur geeignet für pharmakologische Untersuchungen [18].

Die Messung der Dickdarmmotilität mittels nicht perfusionsgebundener Mikrotransducersysteme mit mobiler digitaler Datenspeicherung ermöglicht heute die 24stündige ambulante Erfassung von Motilitätsveränderungen des Dickdarms bei verschiedenen Krankheitsbildern. Diese Methode ist bisher vornehmlich zur wissenschaftlichen Erfassung pathophysiologischer Mechanismen von Dickdarmerkrankungen eingesetzt worden. Eine klinische Relevanz der hierdurch erfaßbaren Störungen wird z.Z. nur für sehr wenige, eng umschriebene Indikationen diskutiert (s. S. 249).

Langzeitmanometrie des Dickdarms

Sondenkonfiguration und Druckaufnehmer

Zur nichtperfusionsgebundenen Druckmessung werden elektromechanische Druckaufnehmer verwendet, welche als druckempfindliche Silikonchips wie ein Miniaturdehnungsmeßstreifen Druckschwankungen in Widerstandsänderungen umsetzen und somit meßbar machen. Die Qualität der intraluminalen Druckmessung mit diesen Meßfühlern entspricht der einer Perfusionsmanometrie [11]. Die Manometriesonde sollte aus mehreren dieser Druckmeßkatheter zusammengesetzt werden, wobei das Minimum bei 3 Druckaufnehmern liegt, um Informationen aus den verschiedenen Dickdarmabschnitten zu erhalten [17].

Für die eigenen Untersuchungen wurde eine Meßsonde konstruiert, die 4 Meßaufnehmer enthielt. Die einzelnen Katheter wurden um einen zentralen Führungsdraht in Abständen von 25 cm gruppiert und fixiert, die Gesamtlänge der Sonde betrug 150 cm, wobei ca. 100 cm intraluminal positioniert wurden (Abb. 1). Andere Untersucher haben Meßsonden verwendet, bei denen die Druckaufnehmer in kürzeren Abständen voneinander positioniert waren [2, 3, 17]. Dadurch sind bessere Aussagen bezüglich lokal fortgeleiteter Kontraktionen möglich. Andererseits wird dadurch die Möglichkeit, in allen Darmabschnitten gleichzeitig die Motilität zu registrieren, eingeschränkt, oder sie ist mit einem erheblich höheren Kostenaufwand verbunden.

Die Lebensdauer der Meßaufnehmer bei der Kolonmanometrie ist sehr unterschiedlich und nicht vorhersehbar. Sie ist in jedem Fall aufgrund der höheren mechanischen Beanspruchung kürzer als bei Messungen im oberen Magen-Darm-Trakt. Nach eigener Erfahrung muß nach ca. 10 Messungen mit dem Ausfall mindestens eines Sensors gerechnet werden. Daher empfiehlt sich aus Kostengründen ein Meßsondensystem mit nur reversible miteinander verbundenen Einzelsensoren (z.B. durch Silastic-Kleber), so daß die Sonde beim

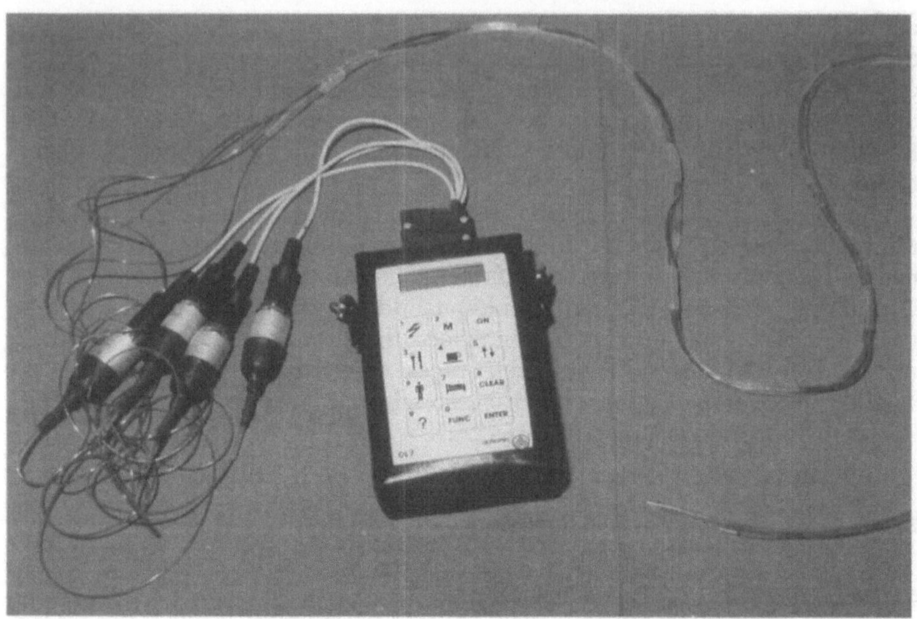

Abb. 1. 4-Kanal-Kolon-Manometrie-Sonde zur Langzeitmessung mit angeschlossenem Datenspeichergerät

Ausfall eines Sensors durch entsprechenden Ersatz rasch und kostengünstig repariert werden kann.

Sondenpositionierung

Meßsonden zur Langzeitmanometrie im Dickdarm können sowohl pernasal bzw. peroral oder peranal positioniert werden. Wenn auch die pernasale Positionierung den Vorteil hat, daß die physiologische Füllung des Dickdarms ungestört bleibt, so ist sie jedoch so aufwendig belastend, daß sie für klinische Untersuchungen an Patienten ungeeignet ist [19]. Die peranale Sondenpositionierung, wie sie auch in den eigenen Untersuchungen vorgenommen wurde, erfolgt nach totaler Koloskopie über einen Führungsdraht oder durch Mitnahme der Sonde mit dem Endoskop. Die Sonde kann hierbei bis in den proximalen Dickdarm vorgeschoben werden. Die Sondenlage sollte zu Beginn und zum Ende der Untersuchung radiologisch oder sonographisch kontrolliert werden, um die Position der Meßfühler zu überprüfen und Dislokationen der Sonde festzustellen (Abb. 2). Sondendislokationen im Dickdarm sind ein nicht vermeidbares Problem bei der Langzeitmanometrie, wenn die Sonde peranal positioniert wird. Nach eigener Erfahrung treten sie um so seltener auf, je weiter proximal die Sonde plaziert wird. Aber

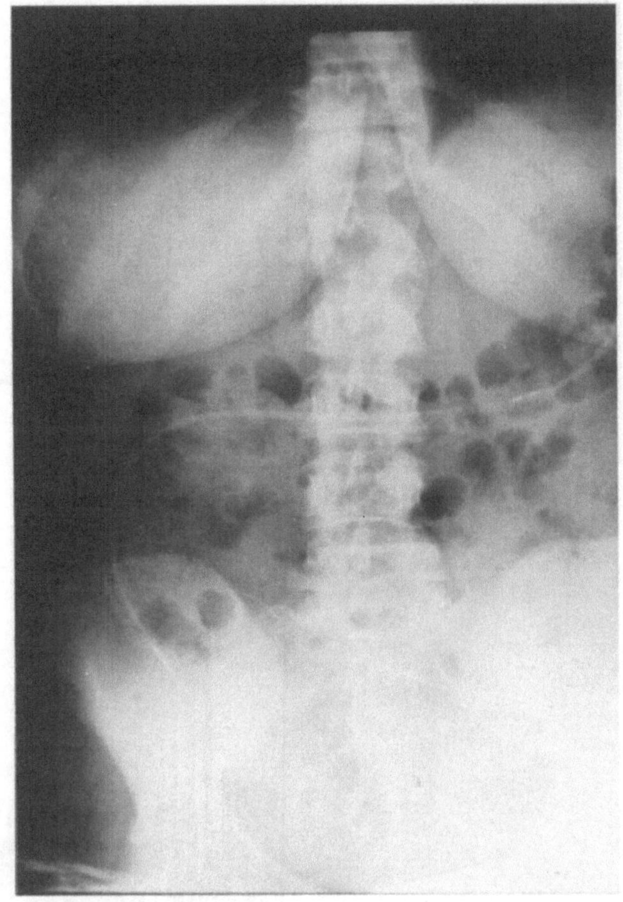

Abb. 2. Radiologische Kontrolle der Sondenposition im Dickdarm. Die Spitze liegt im Colon ascendens. 2 Aufzeichnungspunkte befinden sich im rechten und 2 im linken Kolon, jeweils 25 cm voneinander entfernt

selbst bei proximaler Lokalisation muß damit gerechnet werden, daß sich in ca. 10 % der Untersuchungen die Sondenspitze am Ende der Langzeitmanometrie nur noch im linken Kolon befindet. Während kleinere Dislokationen durchaus tolerabel sind, lassen solche großen Sondenbewegungen eine sinnvolle Auswertung nicht mehr zu.

Datenspeicher und Meßprotokoll

Zur Datenaufzeichnung wird die Manometriesonde an einen digitalen Meßspeicher angeschlossen, welcher die analogen Daten digitalisiert und speichert (s. Abb. 1). Soll bei der Datenauswertung eine Kontraktionsanalyse erfolgen, dann sollte die Sammelfrequenz der Daten nicht unter 5 Hz liegen. Bei einer 24stündigen Aufzeichnungsdauer und 4 zu registrierenden Druck-

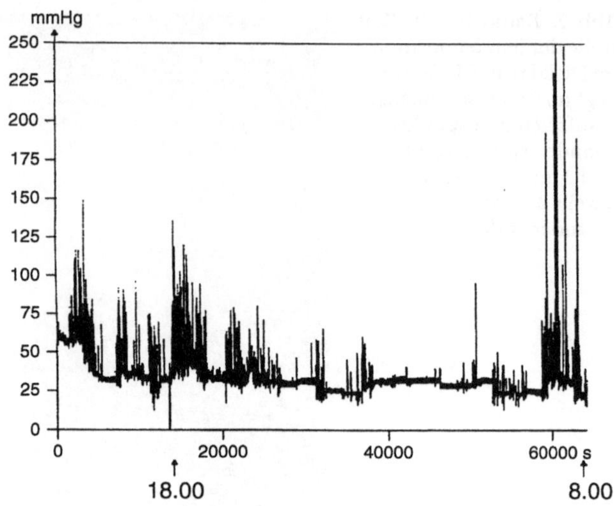

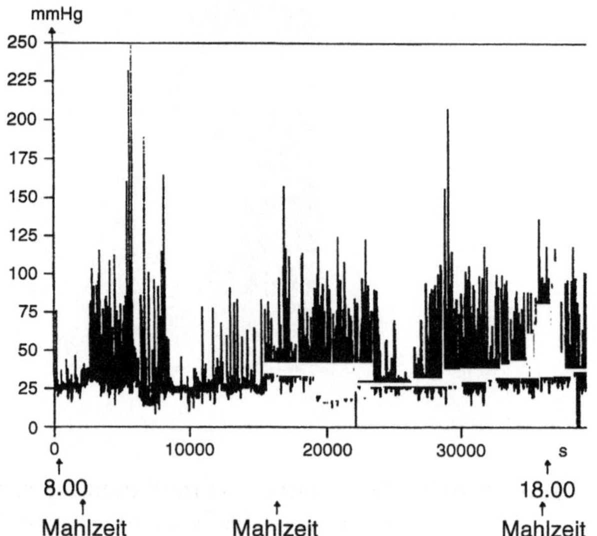

Abb. 3. Zeitlich kondensierte Langzeitregistrierung der Motilität des proximalen Dickdarms bei einem Patienten mit Reizdarmsyndrom (s. Text)

kanälen sind dann Datenspeicher mit einer Speicherkapazität von 4 MByte empfehlenswert.

Der Zeitraum zwischen Legen der Sonde und Meßbeginn sollte möglichst groß sein, um Störungen der Dickdarmmotilität durch die Vorbereitung zur Koloskopie und die endoskopische Untersuchung selbst nicht in die Messung eingehen zu lassen. In den eigenen Untersuchungen lagen jeweils 4–5 h zwischen Sondenpositionierung und der Messung, die anschließend 24 h andauerte. Abbildung 3 zeigt ein Beispiel einer 24-h-Manometrie im Dickdarm mit der vorhergehenden Einlaufphase zwischen Sondenpositionierung und

Meßbeginn, welche die Motilitätsstörung direkt nach koloskopischer Positionierung veranschaulicht. Weiter empfiehlt es sich, während der Messung die Mahlzeiten zu standardisieren und auf Frühstück, Mittagessen und Abendessen zu beschränken.

Auswertung der Kolonmanometrie

Zur Visualisierung und Auswertung der Daten werden diese von dem Datenspeichergerät auf einen Computer überspielt. Vom Computer aus sollten die Daten auch ausgedruckt werden können. Die bisher etablierten auswertbaren Parameter der Dickdarmmotilität bei der Langzeitmanometrie sind die Fläche unter den Kontraktionen, auch Motilitätsindex genannt, und das Auftreten der großen (lumenverschließenden) fortgeleiteten Kontraktionen [2, 5, 7, 12, 17, 19]. Die Fläche unter den Kontraktionen sollte aufgrund der großen Datenmenge computergestützt ausgewertet werden. Dabei ist auf eine entsprechende Grundlinienkorrektur zu achten, da durch Änderungen der Körperposition, aber auch durch Probleme des Meßsensors selbst über 24 h Grundlinienschwankungen größeren Ausmaßes auftreten können, die ansonsten zu einer falschen Auswertung führen würden.

Die sporadisch auftretenden, großamplitudigen, migrierenden Kontraktionen werden aufgrund ihres seltenen Auftretens am besten visuell ausgewertet. Ihre Erkennung gelingt meist problemlos, da sie sich aufgrund ihrer hohen Amplitude und ihres Fortleitungsverhaltens deutlich von der Basalaktivität abheben (Abb. 4). Eine automatisierte Auswertung ist vorstellbar, aber in bisherigen Analyseprogrammen noch nicht serienmäßig erhalten. Dies liegt auch daran, daß noch kein Konsens bezüglich der genauen Definition der großen migrierenden Kontraktionen, insbesondere bezüglich ihrer Fortleitungscharakteristika erzielt werden konnte. Dies hat auch dazu geführt, daß die bisher beobachteten Frequenzen dieser Kontraktion in den einzelnen Studien sehr unterschiedlich waren [2, 5, 7, 12, 17, 19]. Es empfiehlt sich daher in jedem Fall, diesbezüglich mit der eigenen Methode und Sondenkonfiguration zunächst ein Normalkollektiv zu untersuchen.

Mittels bestimmter Computerprogramme ist es heute auch möglich, die verschiedenen, sich im Dickdarm überlagernden Kontraktionsfrequenzen der Basalaktivität voneinander zu trennen und einzeln auszuwerten (Abb. 5). Der Nachweis einer klinischen Relevanz dieser Kontraktionsfrequenzetrennung steht jedoch noch aus.

Eventspeicher

Die Möglichkeit zur Registrierung von Ereignissen bzw. von Aktivitätsphasen und deren Integration in die Auswertung sollte jedes Meß- und Auswertungssystem heute beinhalten, da eine wesentliche Aussagemöglichkeit der Langzeitmanometrie im Dickdarm in der Korrelation von Beschwerden und gleich-

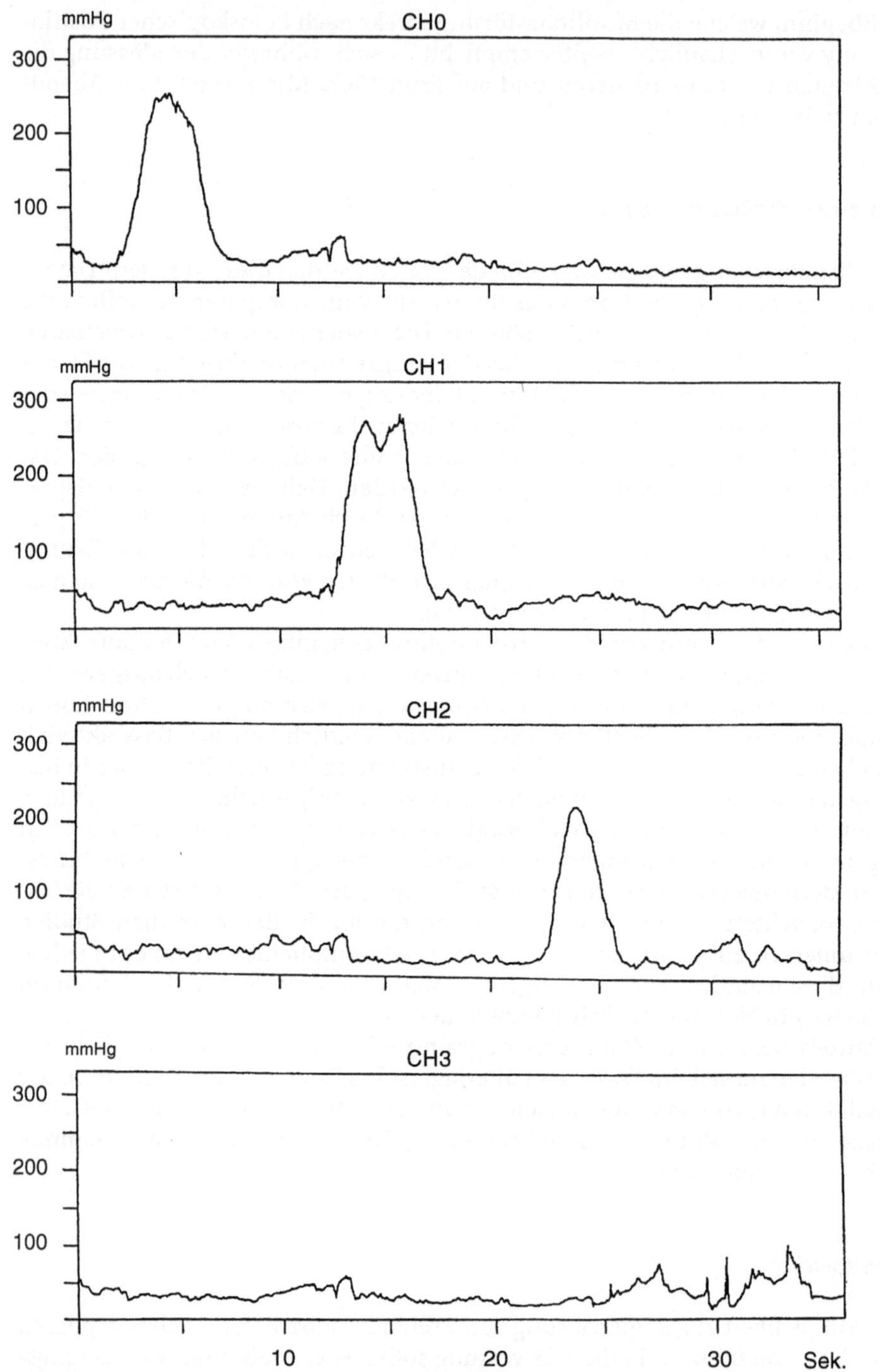

Abb. 4. Große migrierende Kontraktion im Dickdarm. Die Kontraktion wandert vom Colon ascendens *(CH0)* bis zum Colon descendens *(CH2)*

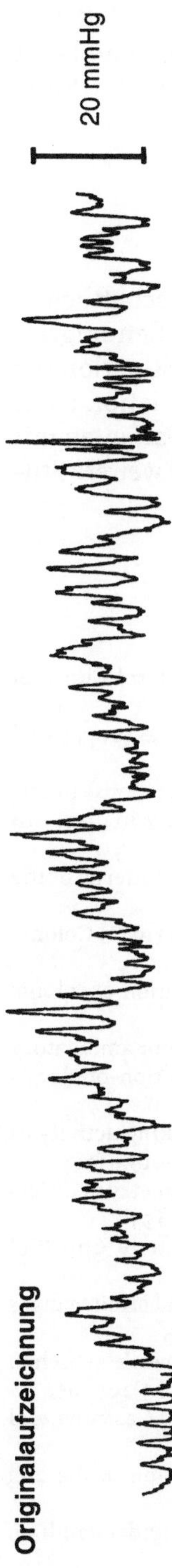

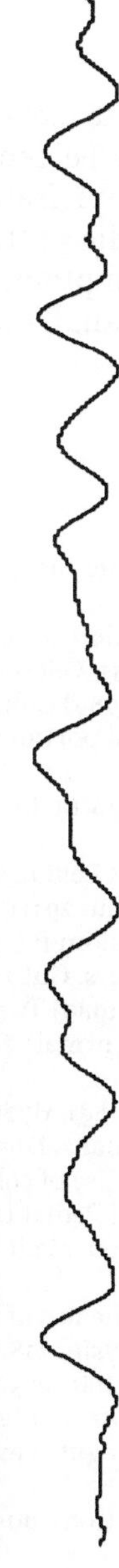

Abb. 5. Computergestützte Frequenzauftrennung der Dickdarmmotilität durch eine „Fast Fourier Transformation“ (FFT). Es läßt sich ein hochfrequenter und ein niedrigfrequenter Kontraktionsanteil unterscheiden

zeitigem Motilitätsphänomen liegt. Wir haben z.B. zeigen können, daß eine häufige Assoziation zwischen den großamplitudigen Kontraktionen und den Symptomen Bauchschmerzen, Blähungen oder Defäkationsdrang bei Reizdarmpatienten bestand [12, 13].

Klinische Indikationen für die Kolonmanometrie

Die Kolonmanometrie im Dickdarm wird heute neben wissenschaftlichen Fragestellungen vornehmlich zum Nachweis des Fehlens von großen migrierenden Kontraktionen im Dickdarm bei der therapiefraktären Obstipation vor einer totalen Kolektomie empfohlen [1, 10]. Ob die zeitliche Assoziation eines Motilitätsphänomens mit einem bestimmten Symptom, z.B. bei Patienten mit Reizdarmsyndrom, eine klinische Bedeutung erlangt, müssen erst weitere Studien zeigen.

Literatur

1. Bassotti G (1988) Usefulness of manometry on colonic inertia. Gastroenterol Clin Biol 12:74
2. Bassotti G, Gaburri M (1988) Manometric investigation of high-amplitude propagated contractile activity of the human colon. Am J Physiol 55:G660–G664
3. Bassotti G, Betti C, Imbimbo BP, Pelli MA, Morelli A (1989) Colonic motor response to eating: a manometric investigation in proximal and distal portions of the viscus in man. Am J Gastroenterol 84:118–122
4. Bassotti G, Bucaneve G, Pelli MA, Morelli A (1990) Contractile frequency patterns of the human colon. J Gastrointest Mot 2(1):73–78
5. Bassotti G, Gaburri M, Imbimbo BP, Rossi L, Farroni F, Pelli MA, Morelli A (1988) Colonic mass movements in idiopathic chronic constipation. Gut 29:1173–1179
6. Bueno L, Fioramonti J, Ruckebusch Y, Frexions J, Coulom P (1980) Evaluation of colonic myoelectrical activity in health and functional disorders. Gut 21:480–485
7. Crowell MD, Whitehead WE, Cheskin LJ, Schust MM (1989) Twenty-four hour ambulatory monitoring or peristaltic activity from the colon in normals and constipation-predominant IBS patients. Gastroenterology 96:A103
8. Dapoigny M, Trolese JF, Bommelaer G, Tournut R (1988) Myoelectric spiking activity of right colon, left colon and rectosigmod of healthy humans. Dig Dis Sci 33:1007–1012
9. Di Lorenzo C, Flores AF, Reddy NS, Hyman PE (1992) Use of colonic manometry to differentiate causes of intractable constipation in children. J Pediat 120(5):690–695
10. Frexinos J (1987) Inertie colique primitive: mythe ou réalité? Gastroenterol Clin Biol 12:74–81
11. Gill RC, Kellow JE, Browning C, Wingate DL (1990) The use of intraluminal strain gauges for recording ambulant small bowel motility. Am J Physiol 258:G610–G615
12. Karaus M (1993) Untersuchungen der Dickdarmmotilität 1993: auf der Schwelle zwischen Grundlagenforschung und klinischer Bedeutung. Z Gastroenterol 31 (Suppl 3):61–65
13. Karaus M, Müller-Lissner SA (1993) Motility and lower gut symptoms. Eur J Gastroenterol Hepatol 5(12):990–998
14. Karaus M, Sarna SK (1987) Giant migrating contractions during defecation in the dog colon. Gastroenterology 92:925–933
15. Karaus M, Wienbeck M (1991) Colonic motility in humans – a growing understanding. Baillière's Clin Gastroenterol 5(2):453–478

16. Karaus M, Körber J, Veltzke W, Hampel KE (1993) Symptom correlates of colonic motor patterns in patients with IBS. Gastroenterology 104:A531
17. Narducci F, Bassotti G, Gaburri M, Morelli A (1987) Twenty four hour manometric recording of colonic motor activity in healthy man. Gut 28:17–25
18. Niederau C, Faber S, Karaus M (1992) Cholecystokinin's role in regulation of colonic motility in health and in irritable bowel syndrome. Gastroenterology 102:1889–1898
19. Soffer EE, Scalabrini P, Wingate DL (1989) Prolonged ambulant monitoring of human colonic motility. Am J Physiol 257:G601–G606

1

Kolontransit

M. Kraemer

Die Interpretation von Obstipationsbeschwerden ist schwierig, Symptome sind oft unspezifisch und können eine Reihe unterschiedlicher Ursachen haben. Mit Hilfe von speziellen Untersuchungen, insbesondere der Kolontransituntersuchung, ist es mittlerweile gelungen, bei einem Teil dieser Patienten objektive Veränderungen nachzuweisen, vor allem Verzögerungen der Passagezeit, die die Grundlage für sinnvolle therapeutische Ansätze bieten. Die Transitverzögerungen können sich auf einzelne Kolonabschnitte beschränken oder aber den gesamten Dickdarm betreffen. Die Transituntersuchung ist dann sinnvoll, wenn allgemeine Erkrankungen, die eine Obstipation verursachen können, ausgeschlossen sind, etwa neurologische oder endokrine Erkrankungen, und einfache Maßnahmen wie Diätberatung und Stuhlregulierung keinen Erfolg zeigen [5].

Die Kolontransituntersuchung ermöglicht die globale Erfassung einer Transitverzögerung und Abgrenzung von einem Colon irritabile, das eher auf einer gestörten Koordination der Peristaltik beruht als auf einer verzögerten Darmpassage. Die Unterscheidung einer generalisierten Darmträgheit („colonic inertia") von segmentalen Transitstörungen und der anorektalen Obstruktion ist mit der Untersuchung ebenfalls gelegentlich möglich. Ein weiterer Anwendungsbereich von Transituntersuchungen sind Therapiestudien, z. B. bei Prokinetika oder Antidiarrhöika.

Seit den 20er Jahren wurde zur Bestimmung der Transitzeit mit verschiedenen Markierungsstoffen experimentiert (u.a. Glas- und Metallkugeln, Farbstoffe, Baumwolle etc.) später auch mit Radioisotopen [2]. Diese Materialien waren im Nachweis nicht immer zuverlässig, außerdem hatten diese Methoden den Nachteil, daß über mehrere Tage Stuhl gesammelt und untersucht werden mußte, was für Patient und Untersucher gleichermaßen unangenehm war. 1969 wurden die ersten Versuche der Transitzeitbestimmung mit röntgendichten Polyäthylenmarkern aus dem St. Mark's Hospital in London publiziert [4]. Dieses Verfahren setzte sich wegen seiner Einfachheit und Reproduzierbarkeit der Ergebnisse schnell durch. Die Marker werden in Kapselform verabreicht und in der Regel von den Patienten problemlos toleriert. Nebenwirkungen und Unverträglichkeiten sind nicht bekannt Die Polyäthylenpartikel werden im Stuhl gut mittransportiert, wobei die Größe der Partikel nur geringen Einfluß auf die Meßwerte hat.

Unterschiede in der Methodik bestehen dahingehend, daß die Marker entweder einmalig oder über mehrere Tage gegeben werden können und daß entweder der Patient oder der Stuhl zur Quantifizierung der Markerausscheidung geröntgt werden kann. Röntgenkontrollen können ebenfalls, je nach Verfahren, einmalig am Ende einer bestimmten Untersuchungsperiode oder seriell durchgeführt werden.

In mehreren Studien konnte belegt werden, daß die Darmfunktion und somit die Transitzeit nicht konstant ist, sondern gewissen Einflußfaktoren unterliegt [1]. Zu nennen sind hier Aktivität, Diät, Mahlzeitfrequenz, Schlaf, Emotionen sowie Hormone. Es bestehen zudem bei der Darmtätigkeit beträchtliche Tag-zu-Tag- und Woche-zu-Woche-Schwankungen. Von Untersuchungen an gesunden Probanden weiß man zudem, daß die Markerausscheidung nicht linear, sondern exponentiell stattfindet [3]. Eine bessere Reproduzierbarkeit des Untersuchungsergebnisses läßt sich daher erreichen, wenn die Marker über mehrere, in der Regel 4–6 Tage gegeben werden, bis, zumindest theoretisch, ein Gleichgewicht zwischen Einnahme und Ausscheidung erreicht ist.

Die Röntgenuntersuchung am Patienten an Stelle seines Stuhls ist vorzuziehen, da sie in einigen Fällen bereits Hinweise auf segmentale Transitstörungen geben kann. Die verbliebenen Marker können unter Zuhilfenahme der knöchernen Orientierungspunkte von Wirbelsäule und Becken den entsprechenden Darmabschnitten zugeordnet werden. Eine übermäßige Ansammlung von Markern im Rektosigmoid ist in diesen Fällen beispielsweise nicht selten ein Hinweis für das Vorliegen einer anorektalen Obstruktion. Erfahrungsgemäß reicht eine Aufnahme am Ende der Untersuchung aus, so daß die Strahlenbelastung für den Patienten ebenfalls nur gering ist. Die Untersuchung am Patienten ist zudem deutlich weniger zeitaufwendig und angenehmer für Patienten und Untersucher als langwierige Stuhlsammlungen und -analysen mit der dafür notwendigen Logistik.

Herstellung der Kapseln

Die Kapseln werden bereits fertig von der Industrie angeboten (Fa. Lafayette), können aber auch einfach und kostengünstiger selbst hergestellt werden. Das Polyäthylengranulat ist kommerziell erhältlich (Fa. Doll). Es können auch einfach Magensonden entsprechend zerkleinert werden. Jeweils 10 oder 20 Marker werden abgezählt in Hartgelatinekapseln der Größe 0 gegeben und können so verabreicht werden.

Durchführung der Kolontransituntersuchung

Den Patienten werden die für den Untersuchungszeitraum notwendigen Kapseln ausgehändigt (jeweils 1 Kapsel/Tag). Wir geben in der Regel 6 Kapseln mit, damit die Patienten nach einer Woche geröntgt werden und wieder in die gleiche Sprechstunde kommen können. Notwendig ist eine Aufklärung über den Sinn der Untersuchung und die Unschädlichkeit der Marker. Hilfreich ist zudem der Hinweis, daß es sich bei den Markern nicht um ein Medikament handelt. Der Patient wird angewiesen, jeweils 1 Kapsel pro Tag zu einer festgesetzten Zeit mit etwas Flüssigkeit einzunehmen, z. B. vor dem Frühstück. Eine Ballaststoffanreicherung der Kost zur Stuhlregulierung sollte bereits stattgefunden haben. Ernährungs- und Verhaltensgewohnheiten sollten während des Untersuchungszeitraums ansonsten möglichst nicht verändert werden. Nicht sinnvoll ist daher die Transitzeitbestimmung bei stationären Patienten im Krankenhaus, da durch den veränderten Aktivitätsgrad das Ergebnis beeinflußt würde. Besonders wichtig ist der Hinweis, daß, selbst bei Beschwerden, jegliche Abführmittel, Einläufe und Zäpfchen unbedingt vermieden werden müssen, da sonst das Ergebnis ohne Aussage bleibt. Für die Durchführung der Untersuchung haben sich Merkblätter bewährt (Abb. 1), die genaue Anweisungen enthalten und die dem Patienten zusammen mit den Kapseln ausgehändigt werden. Am Tag nach Einnahme der letzten Kapsel (bei Gabe von 6 Kapseln also am 7. Tag) wird schließlich eine Röntgenaufnahme des Abdomens im Liegen veranlaßt.

Chirurgische Universitätsklinik und -Poliklinik der Ludwig-Maximilians-Universität Würzburg
(Direktor: Professor Dr. med. A Thiede)

Merkblatt zur Kolontransituntersuchung

Sehr geehrte(r), liebe(r) Patient(in),
zur Untersuchung der Transportgeschwindigkeit Ihres Darmes wurden Ihnen 6 Kapseln ausgehändigt. Die Kapseln enthalten kleine Partikel (Marker), die aus einem speziellen Kunststoff bestehen, den man im Röntgenbild sehen kann. Die Kunststoffpartikel sind nicht schädlich und werden unverändert mit dem Stuhl ausgeschieden. Bitte beachten Sie folgende Punkte:

- Nehmen Sie jeweils 1 Kapsel pro Tag (am besten vor dem Frühstück).
  (vom ________________ bis einschließlich ________________)
- Ernähren und verhalten Sie sich wie gewohnt.
- Es ist sehr wichtig, daß Sie jegliche Abführmittel, Einläufe und ähnliches vermeiden, da hierdurch das Untersuchungsergebnis verfälscht würde.
- Am 7. Tag (________________________) wird entweder bei uns oder bei Ihrem Hausarzt eine einfache Röntgenuntersuchung durchgeführt (Abdomen im Liegen).

Die Anzahl der verbliebenen Marker und das Verteilungsmuster können dann einen Hinweis auf eventuelle Transportstörungen des Dickdarmes geben.

Proktologie
Sprechstunde: dienstags 9^{00} – 12^{00}
Chirurgische Universitäts-Poliklinik
Bau 6 des Luitpoldkrankenhauses
Josef-Schneider-Str. 2
97080 Würzburg
Tel.: 0931/2013207

Abb. 1. Merkblatt zur Kolontransituntersuchung

Bewertung

Die im Kolonrahmen verbliebenen Marker werden gezählt und das Verteilungsmuster beurteilt. Mehr als 20% verbliebene Marker sind als verzögerter Kolontransit zu werten (Abb. 2). Gelegentlich werden einzelne Marker überproportional langsam transportiert. Diese sog. „Ausreißer" haben keine pathologische Bedeutung.

Eine Verteilung der Marker über den gesamten Kolonrahmen deutet eher auf eine globale Transitverzögerung hin, während die Verteilung vorwiegend im linken Hemikolon/Rektosigmoid für eine anorektale Obstruktion spricht. Nicht immer ist diese Differenzierung aber eindeutig zu treffen, da eine anorektale Obstruktion oft auch retrograde Auswirkungen auf die Stuhlpassage in proximal gelegenen Kolonabschnitten hat. Gelegentlich lassen sich auch Passageverzögerungen in anderen Kolonabschnitten nachweisen, etwa dem Colon transversum. In diesen Fällen ist zum Ausschluß einer organischen Ursache der Verzögerung immer eine morphologische Abklärung des Dickdarms durch Kolonkontrasteinlauf oder Endoskopie erforderlich. Es empfiehlt sich zudem, vor Erwägung resezierender Maßnahmen die Untersuchung zu wiederholen und das Ergebnis evtl. auch durch serielle Aufnahmen zu untermauern.

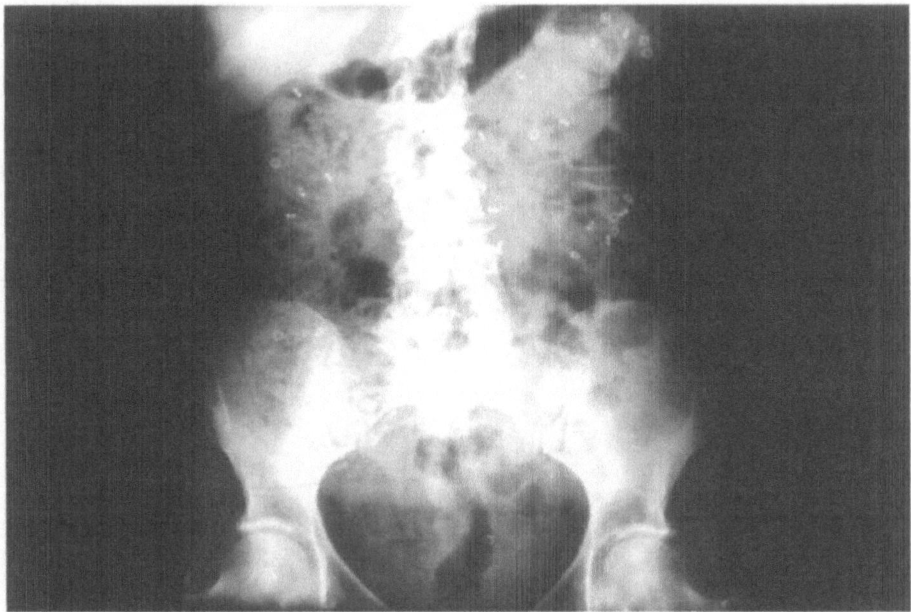

Abb. 2. Diffuse Markerverteilung im gesamten Kolonrahmen bei 72jähriger Patientin mit generalisierter Darmträgheit („slow-transit constipation")

Literatur

1. Bouchoucha M, Devroede G, Arhan P et al. (1992) What is the meaning of colorectal transit time measurement? Dis Colon Rectum 35:773–782
2. Cummings JH, Wiggins HS (1976) Transit through the gut measured by analysis of a single stool. Gut 17:219–223
3. Ducrotte P, Rodomanska B, Weber J et al. (1986) Colonic transit time of radioopaque Markers and rectoanal manometry in patients complaining of constipation. Dis Colon Rectum 29:630–634
4. Hinton JM, Lennard-Jones JE, Young AC (1969) A new method for studying gut transit times using radioopaque markers. Gut 10:842–847
5. Thiede A, Kraemer M, Fuchs KH (1995) Diagnostik der chronischen Obstipation. Dtsch Med Wochenschr 120:449–453

1

Anorektale Manometrie

S. M. Freys

Die anorektale Manometrie ist eine Untersuchungstechnik, bei der die Druckcharakteristika des anorektalen Schließmuskelsystems unter standardisierten Bedingungen im Funktionslabor gemessen werden. Sie gilt als diagnostischer Standard zur Beurteilung der motorischen Funktion des anorektalen Schließmuskels und dient der therapeutischen Entscheidungsfindung bei Inkontinenz und Obstipation. Mit dieser Untersuchungsmethode werden die willkürlichen und unwillkürlichen Anteile des anorektalen Schließmuskelsystems untersucht.

Geschichtlicher Rückblick

Ähnlich der Situation bei den manometrischen Untersuchungen am Ösophagus wurden zur anorektalen Manometrie sehr unterschiedliche Druckmeßverfahren entwickelt. Diese Vielzahl verschiedener Techniken begründet sich einerseits in dem anatomisch bedingten, recht einfachen Zugang zum anorektalen Schließmuskelsystem und andererseits in der Komplexität sehr vielfältiger willkürlicher und unwillkürlicher Faktoren, die seinen Funktionsstatus beeinflussen. Darüber hinaus stellt das Anorektum eine topographische Region des menschlichen Körpers dar, in der sowohl hinsichtlich anatomischer, physiologischer und pathophysiologischer als auch hinsichtlich diagnostischer und therapeutischer Klassifizierungen eine Vielfalt von Begriffen, Definitionen und teilweise überlappenden Synonymen verwendet wird, die einer einheitlichen Systematik entbehren. Hierdurch ergeben sich immer dann Schwierigkeiten, wenn allgemeingültige Prinzipien dargestellt werden sollen, da sie in aller Regel auf individuellen Prämissen bzw. auf sehr speziellen – nämlich durch die jeweils angewendete Untersuchungstechnik bedingten – Definitionen basieren.

Im wesentlichen lassen sich 5 Druckmeßverfahren unterscheiden:

1) *Manometrie mit großlumigen Einzelballonsystemen:* Die ersten publizierten anorektalen Druckmessungen wurden mit großlumigen Einzelballonsonden durchgeführt, die entweder mit Wasser oder mit Luft gefüllt waren und ein Fassungsvermögen von bis zu 250 ml besaßen [6]. Die Weiterentwick-

lung und Standardisierung dieser Technik [9] erlaubte reliable Druckmessungen im Rektum und in der Durchzugstechnik auch die Erkennung verschiedener Druckzonen. Ein klarer Nachteil dieser Methode ist die endoluminale Irritation der anorektalen Schleimhaut und das Fehlen der Erkennung von Relaxationsmechanismen. Andererseits sind diese Ballonsonden einfach anzuwenden und preisgünstig und bieten den Vorteil der Unmöglichkeit der Verstopfung des Meßkanals durch Fäzespartikel.

2) *Manometrie mit Miniaturballonsystemen:* Hierbei handelt es sich um in Serie geschaltete Miniaturballons, die einen geringeren Fremdkörperreiz darstellen. Nach ursprünglich experimenteller Anwendung [5] wurde diese Technik für die klinische Anwendung standardisiert [10] und vorwiegend in der Pädiatrie angewendet. Wie bei den Einzelballonsystemen bietet diese Technik den Vorteil der einfachen Handhabung, allerdings erlaubt sie lediglich die Messung der Spannungsänderungen der Darmwand, intraluminale Druckwerte oder Relaxationsmechanismen können nicht erfaßt werden.

3) *Manometrie mit wassergefüllten, offenen, unperfundierten oder perfundierten Sonden (sog. Open-tip- bzw. Open-side-Katheter):* Diese ursprünglich am Ösophagus eingesetzten Sonden [3] bestehen aus gebündelten, kapillären Schläuchen, die mit seitlichen oder endständigen Öffnungen versehen sind. Sie besitzen einen nur sehr geringen Umfang und haben daher im Gegensatz zu den Ballonkathetern eine nur geringe Fremdkörperwirkung. Seit Anfang der 60er Jahre wurde die Verwendung dieser Sonden in Form sog. Niedrig-Compliance-Systeme zur Manometrie zunehmend standardisiert. Hierbei werden relativ steife, zirkulär gebündelte kapilläre Schläuche (kleiner Innendurchmesser bei hoher Wanddicke) durch eine pneumohydraulische Pumpe mit einer konstanten Perfusionsrate von 0,5 ml/min perfundiert [7, 11, 14]. Diese Sonden erlauben indirekte Druckmessungen mit einer Erfassung von Relaxationsmechanismen, d.h. intraluminale Drücke werden durch Fortleitung über eine Wassersäule an extrakorporale Druckaufnehmer mitgeteilt. Ein Nachteil dieser Sonde ist die Irritation der Schleimhaut in der sensiblen Sphinkterzone durch die austretenden Flüssigkeitsmengen.

4) *Manometrie mit Transducer-Systemen (sog. Solid-state-Katheter):* Diese in neuerer Zeit entwickelten Druckmeßkatheter funktionieren über im Katheter befindliche und somit direkt intrakorporal messende Druckaufnehmer, mit deren Hilfe Drücke in ein elektrisches Signal umgewandelt werden [2, 12]. Ihre Arbeitsweise basiert entweder auf dem Prinzip der Änderung der Induktivität, der Kapazität, des Widerstandes oder auf den piezoelektrischen Eigenschaften eines halbleitenden Kristalles. Ein großer Vorteil dieser Systeme ist die Tatsache, daß keine Irritation der Schleimhaut durch ein Perfusat entsteht. Einer relativ hohen Meßgenauigkeit dieser Katheter steht einerseits ein noch sehr beträchtlicher Anschaffungspreis und andererseits eine durch Fäzespartikel bedingte hohe Störanfälligkeit entgegen.

5) *Manometrie mit Spezialsonden:* Neben den oben dargestellten Verfahren wurden Druckmeßsonden für spezielle Untersuchungen entwickelt.

Die sog. Bellmann-Sonde [11] ist ein pneumatisches Gerät zur alleinigen Messung des aktiven und passiven Analsphinkteröffnungsdrucks. Sie besteht aus einem Spezialkonus, der in den Anus eingeführt wird und mit Hilfe eines Blutdrucktonometers die Messung des Verschlußdruckes erlaubt.
Der Analtonometer nach Wienert [13] besitzt als Meßsonde einen doppelwandigen Ballon, der mit seiner gesamten Länge in den Analkanal eingeführt wird. Dieses System erlaubt die Registrierung des analen Ruhe- und Streßtonus, der analen Willkürinnervation und der funktionellen Koordination.

Bei Gesamtschau der aktuell zur Verfügung stehenden und in Anwendung befindlichen Manometrieverfahren ist eine allgemeingültige Empfehlung über das günstigste Verfahren nicht möglich. Im Rahmen der Jahrestagung der Chirurgischen Arbeitsgemeinschaft für Proktologie (CAP) der Deutschen Gesellschaft für Chirurgie im September 1993 fand ein Manometrieworkshop statt mit dem Ziel, eine Standardisierung der anorektalen Manometrie und allgemeine Empfehlungen für Klinik und Praxis zu erarbeiten [13]. Es wurde festgestellt, daß

- eine optimale Methode zur anorektalen Manometrie derzeit nicht zur Verfügung steht,
- jede Methode spezifische Vorteile, aber auch Fehlerquellen und Nachteile besitzt,
- jede Methode ihre Standards exakt definieren muß, um mit anderen Methoden vergleichbar zu sein.
- Ballonsonden einfach anzuwenden und preisgünstig sind, jedoch nicht alle Meßparameter bestimmen können; bei entsprechender Standardisierung liefern sie ausreichend genaue Werte, womit sie für Screeninguntersuchungen geeignet sind,
- Perfusionsmethoden die genauesten Werte liefern und die geringste systematische Fehlerbreite aufweisen,
- Mikrotiptransducer sehr genau messen, jedoch ungemein störanfällig und teuer sind,
- die Bellmann-Sonde aufgrund ihrer Fehlerbreite und der wenigen erfaßbaren Meßparameter als ungeeignet einzustufen sei.

Die Vielfalt der oben aufgezeigten Untersuchungstechniken und der ihnen jeweils zugrundeliegenden Definitionen spiegelt sich in der großen Zahl der in der Literatur angegebenen möglichen Meßparameter bei der anorektalen Manometrie wider. Mit Hilfe der verschiedenen Meßverfahren können die folgenden Größen bestimmt werden:

1) Sphinkterruhedruck
2) Sphinkterkneifdruck,
3) Sphinkterstreßdruck,
4) Sphinkterpreßdruck,
5) Sphinkterarbeit,
6) Sphinkterdruckprofil,
7) analer Mitteldruck,
8) aktiver und passiver Analsphinkteröffnungsdruck,
9) Analkanallänge,

10) anokutaner Reflex,
11) rektoanaler Inhibitionsreflex (Internusrelaxation),
12) rektoanaler Kontraktionsreflex,
13) rektale Compliance,
14) rektale Kapazität,
15) kritisches Volumen,
16) rektale und anale Motilität,
17) rektoanale Sensibilität,
18) rektale Perzeptionsschwelle,
19) funktionelle Koordination,
20) analer Sphinkterindex,
21) elektrostimulierter Kontraktionsdruck,
22) Vektorvolumenbestimmung des analen Schließmuskelsystems.

Auch diese Auflistung möglicher Meßparameter zeigt die noch sehr uneinheitliche Standardisierung und Definition der einzelnen Meßverfahren. Viele der genannten Parameter sind nur für wissenschaftliche Fragestellungen und seltene Problemfälle geeignet. Gemäß der Empfehlungen des oben genannten Manometrieworkshops sollte die anale Manometrie im Rahmen der Basisuntersuchung jedoch mindestens folgende Werte als Standardparameter erfassen:

1) Sphinkterruhedruck,
2) Sphinkterkneifdruck,
3) Sphinkterstreßdruck,
4) funktionelle Koordination.

Je nach Fragestellung könnten diese Werte durch zusätzliche Parameter, wie Internusrelaxation, oder rektale Compliance ergänzt werden.

Indikationen

Bei den Funktionsuntersuchungen des Anorektums besitzt die Manometrie als diagnostisches Verfahren derzeit noch nicht einen ähnlich festen Stellenwert, wie dies beispielsweise bei der Diagnostik an der Speiseröhre der Fall ist. Mit zunehmender Erfahrung, einer immer einfacheren Anwendbarkeit und der Erkenntnis, daß sie die einzige objektivierbare und reproduzierbare Meßmethode zur Beurteilung von Kontinenzstörungen ist, hat die anorektale Manometrie eine zunehmende Verbreitung und gleichzeitig ein stetig wachsendes Indikationsspektrum erhalten.

Obstipation

Im Erwachsenenalter dient die Manometrie vordergründig einer Ausschlußdiagnostik, im Kindesalter vorwiegend der Erkennung und Behandlung des M. Hirschsprung. Insgesamt hat die anorektale Manometrie in der Kinderchirurgie einen höheren Stellenwert, da bei Kindern objektivierbare Untersuchungsmethoden angewandt werden müssen, weil die subjektiven Aussagen häufig nicht zielführend sind. Mit der Manometrie lassen sich bei Abklärung einer Obstipation Störungen des anorektalen Reflexmusters erkennen, und hypo- bzw. aganglionäre Kolonsegmente fallen durch fehlende Erschlaffungszustände auf. Die Compliance, das kritische Volumen und die Internusrelaxation können pathologisch verändert sein.

Inkontinenz

Die anorektale Manometrie ist neben den klinischen Angaben des Patienten und der digitalen rektalen Untersuchung die einzige Funktionsuntersuchung, die eine Objektivierbarkeit erlaubt. Es besteht eine direkte Korrelation zwischen Klinik, Kontinenzleistung und den manometrischen Meßwerten. Somit erlaubt das Untersuchungsergebnis eine Einteilung der vorliegenden Kontinenzstörung und folglich die Erarbeitung eines differenzierten Therapiekonzeptes. Gleichzeitig erlaubt die Manometrie das Erkennen klinisch inapparenter Kontinenzstörungen, insbesondere bei geplanten koloproktologischen Eingriffen aufgrund einer anderen Indikation, wodurch sich das geplante Vorgehen ggf. ändert.

Prä- und postoperative Verlaufskontrolle

Darüber hinaus dient die anorektale Manometrie der *prä- und postoperativen Verlaufskontrolle* der Sphinkterleistung in der Proktologie und u. U. auch in der Geburtshilfe. Sowohl aus forensischen Gründen als auch hinsichtlich der Überprüfung des durchgeführten Eingriffes gibt es kein 2. funktionsdiagnostisches Verfahren, das eine objektive und reproduzierbare Kontrolle erlaubt.

Proktologische Erkrankungen

Im Rahmen der Diagnostik bei *proktologischen Erkrankungen*, wie Hämorrhoiden, Analfissuren, anorektalen Fisteln, Anal- oder Rektumprolaps, Anal- oder Rektumkarzinom etc. hat die anorektale Manometrie noch keinen die Therapie beeinflussenden Charakter erlangt, ihr zunehmender routinemäßiger Einsatz bei deren Abklärung und eine fortschreitende Erfahrung mit der Meßtechnik werden ihr auf diesem Gebiet sicherlich eine zunehmende Bedeutung geben.

Biofeedbacktraining und wissenschaftliche Studien

Darüber hinaus dient die anorektale Manometrie der Indikationsstellung und Therapiekontrolle beim *Biofeedbacktraining* des analen Sphinktersystems. Selbstverständlich hat die anorektale Manometrie auch einen festen Stellenwert im Rahmen *wissenschaftlicher Studien* zur physiologischen Funktion und zu pathophysiologischen Veränderungen des Anorektums im Rahmen verschiedener Krankheitsbilder bzw. zur Evaluierung verschiedener Therapieprinzipien.

Instrumente

Wie im vorangegangenen Abschnitt beschrieben, existieren sehr unterschiedliche Druckmeßverfahren und Sondensysteme bei der anorektalen Manometrie. Das Prinzip der Perfusionsmanometrie ist das derzeit am weitesten verbreitete und standardisierte Meßsystem welches routinemäßig bei der anorektalen Manometrie eingesetzt und im weiteren detailliert beschrieben wird.

Wie bereits im Beitrag Freys, S. 24, ausgeführt, setzt sich ein moderner manometrischer Arbeitsplatz aus einer Meßkette, bestehend aus Druckmeßkatheter, Perfusionspumpe, Druckaufnehmer, Verstärkersystem und Computer zusammen.

Als *Druckmeßkatheter* werden flüssigkeitsperfundierte Katheter eingesetzt, die intraluminale Drücke indirekt registrieren, d.h. durch Fortleitung über eine Wassersäule an extrakorporale Druckaufnehmer mitteilen.

Das Konstruktionsprinzip flüssigkeitsperfundierter Katheter ist prinzipiell gleich: Um einen Zentralschlauch, der ggf. zur Aufnahme eines Führungsdrahtes dient, sind radiär kapilläre Polyvenylschläuche angeordnet. Im Zuge der Standardisierung dieses Meßverfahrens wurde eine Normierung der Abmessungen, d.h. des Durchmessers von den einzelnen Kapillaren und somit des gesamten Katheters erstellt. Gemäß dem physikalischen Prinzip, daß die Compliance sich umgekehrt proportional zur Lumenweite verhält, muß der Innendurchmesser der einzelnen Kapillare idealerweise möglichst klein sein. Bei einer solchen Reduktion des Kapillarlumens ergibt sich jedoch eine immer größer werdende Perfusionsrate. Als ideales Maß für Katheterlumen und Perfusionsrate wurde ein Innendurchmesser von 0,8 mm bei einem Fluß von 0,5 ml H_2O/min gefunden.

Entsprechend der geplanten Messung werden an den normalerweise 8 um den Zentralschlauch gebündelten kapillären Polyvinylschläuchen Austrittsöffnungen in verschiedenen Höhen angebracht. Der intraluminale Druck, der an diesen Austrittsöffnungen herrscht, wird über die Wassersäule in den Kapillaren an den extrakorporalen Druckaufnehmer weitergeleitet.

Hinsichtlich der Anordnung der Austrittsöffnungen gibt es grundsätzlich 2 verschiedene Konstruktionsprinzipien: Sollen die stationären Druckverhältnisse des analen Schließmuskelsystems und die dynamischen Druckvorgänge bei dessen Kontraktion gemessen werden, so sollten die Austrittsöffnungen in definierten Abständen von z.B. 0,5 cm wendeltreppenförmig entlang des Katheterverlaufs angelegt werden; hierbei mißt jede Austrittsöffnung ein unterschiedliches Winkelsegment aus der Gesamtzirkumferenz des Hohlorganes. Gleichzeitig können bei dieser Konfigurierung mit nur einem Durchzug die Druckverhältnisse an ein und demselben Ort entsprechend der Zahl x der Austrittsöffnungen xmal gemessen werden, wodurch sich bei der Auswertung aufgrund der Möglichkeit der Ermittlung des Mittel- bzw. Medianwertes dieser x Messungen eine höhere Genauigkeit ergibt. An der Spitze des Katheters, gespeist durch den Zentralschlauch, ist ein Latexballon angebracht, der mit einer großlumigen Spritze mit Luft auf unterschiedliche Volumina aufgeblasen werden kann: mit diesem Mechanismus wird einerseits die reflektorische Relaxierung des M. sphincter ani internus bei Distension des Ballons in der Rektumampulle gemessen, andererseits dient er zur Festlegung der Perzeptionsschwelle der rektalen Schleimhaut (Abb. 1a).

Sollen die eher stationären asymmetrischen Ruhedruckverhältnisse des analen Schließmuskelsystems registriert werden, so sollten die Austrittsöffnun-

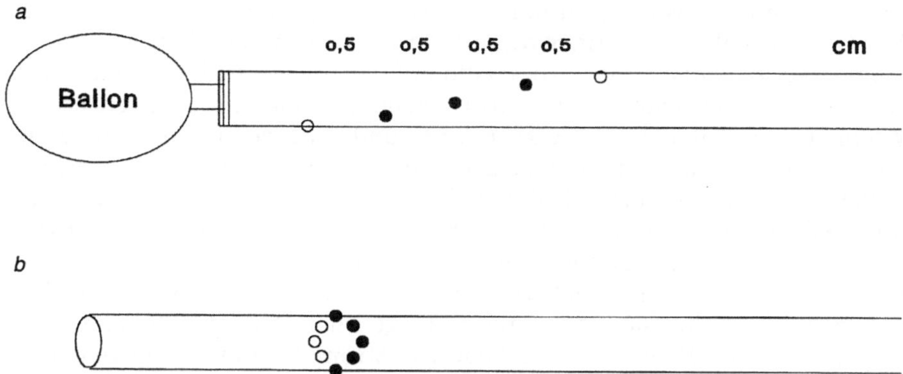

Abb. 1a, b. Perfusionskatheter zur anorektalen Manometrie, **a** Konfigurierung zur stationären Durchzugsmanometrie, **b** Konfigurierung zur schnellen Durchzugsmanometrie

gen des Katheters auf exakt der gleichen Höhe liegen; hierdurch kann der 3-dimensionale Charakter der Druckverteilung im Sphinkter wiedergegeben werden, da jede der 8 Austrittsöffnungen die Druckverhältnisse eines Segmentes von 45° aus der Gesamtzirkumferenz mißt. Aus den auf diese Weise registrierten Druckwerten bzw. deren radiär orientierten Vektoren kann dann das sog. Sphinkterdruckvektorvolumen errechnet werden (Abb. 1b).

In unserem Funktionslabor verwenden wir unterschiedlich konfigurierte Polyvinylkatheter der Fa. Zinetics mit einem Außendurchmesser von 4,5 mm (≙ = 15 French) und einem Innendurchmesser der einzelnen Kapillaren von 0,8 mm. Die Gesamtlänge des Katheters variiert entsprechend des diagnostischen Einsatzes. Die Pflege dieser Perfusionskatheter erfolgt recht einfach, indem die Katheter nach jeder Messung mit einem seifenfreien Reinigungsmittel von außen gesäubert und von innen durchspült werden, anschließend erfolgt eine Desinfektion für eine Stunde in einer 2%igen Lysetol-FF-Lösung.

Eine *elektrohydraulische Perfusionspumpe* dient der konstanten Perfusion des Druckmeßkatheters mit Wasser. Das Arbeitsprinzip solcher Perfusionspumpen ist prinzipiell gleich: In einem wassergefüllten Druckbehälter (in der Regel wird destilliertes Wasser verwendet, um Kalkablagerungen im Perfusionssystem bzw. im Perfusionskatheter und somit eine Erhöhung der Compliance zu vermeiden) wird mittels eines elektrischen Kompressors ein entsprechend der gewünschten Perfusionsrate variabel einstellbarer Druck erzeugt; das aus dem Druckbehälter abfließende Wasser wird dann über ein Verteilersystem den auf einer Leiste parallel nebeneinander angeordneten Druckaufnehmern zugeleitet, hinter denen dann der Druckmeßkatheter angeschlossen wird.

Wir verwenden eine elektrohydraulische Pumpe der Fa. Mui Scientific. Eine Automatik sorgt dafür, daß in dem mit 1,5 l destilliertem Wasser gefüllten Druckbehälter während der gesamten Messung konstante Druckverhältnisse herrschen. Bei einem Druck von 10 psi („pounds per square inch“) resultiert eine Perfusionsrate von 0,5 ml/min/Kapillare. Pflege und Wartung eines solchen Gerätes stellen nur geringe Anforderungen an den Betreiber.

Ein *Druckaufnehmer* oder Druckwandler (Transducer) stellt das Bindeglied zwischen Perfusionskatheter und Perfusionspumpe einerseits und Verstärkersystem zur computerisierten Registrierung und Datenverarbeitung andererseits dar. Der Druckaufnehmer registriert Druckschwankungen in den perfundierten Kapillarschläuchen, die durch eine Erhöhung des Widerstandes beim Abfließen des Wassers im Niveau der Austrittsstellen verursacht werden. Grundlage für die Arbeitsweise eines Druckaufnehmers ist das physikalische Prinzip einer Widerstandsmeßbrücke (Wheatstone-Brücke): Existieren in den einzelnen Schenkeln eines Stromkreises die gleichen Widerstände, so besteht keine Spannungsdifferenz, und es fließt kein Strom; kommt es aber zu einem Ungleichgewicht der Widerstände, ergibt sich also eine Spannungsdifferenz so entsteht proportional dem Widerstandsungleichgewicht ein Stromfluß. Kernstück eines Druckaufnehmers ist diese Widerstandsmeßbrücke, in deren vierschenkeligem Stromkreis eine Metallmembran als eigentlicher mechanischer Druckaufnehmer eingeschaltet ist. Auf dieser Metallmembran ist der sog. Druckdom, eine transparente Plastikkammer, angebracht, die von der Perfusionsflüssigkeit durchspült wird. Die Transparenz des Plastikmaterials dient der Kontrolle der Luftfreiheit, da bereits kleinste Lufteinschlüsse den Druckaufnahmemechanismus beeinflussen. An diesem Druckdom befinden sich 2 Schlauchanschlüsse für die Zu- bzw. Ableitung der Perfusionsflüssigkeit. Kommt es nun im ableitenden Schenkel, dem Perfusionskatheter, zu einer Druckerhöhung, so resultiert daraus eine Auslenkung der Metallmembran, und gemäß oben aufgezeigtem Mechanismus kommt es aufgrund eines entstehenden Widerstandsungleichgewichtes zu einem dem ausgeübten Druck proportionalen Stromfluß, der letztendlich an ein Verstärkersystem weitergeleitet wird.

Die an unserer Perfusionspumpe angebrachten Druckaufnehmer werden von der Fa. PvB Medizintechnik hergestellt.

Verstärkersystem und Computer sind die Endstationen des Informationsflusses; die vom Druckaufnehmer generierte druckproportionale Signalspannung wird einem Verstärkersystem zugeleitet, das diese im Mikrovoltbereich liegende Eingangsspannung in ein Analogsignal umwandelt. Das in unserem Funktionslabor verwendete Verstärkersystem, der sog. Polygraf HR (Fa. Synectics), ist direkt mit einem Computer verbunden, der einerseits zur graphischen Simultandarstellung der Druckkurven auf einem Monitor, andererseits zur Datenspeicherung und -verarbeitung mit einem speziellen Software-Programm (Polygram, Fa. Gastrosoft) dient. Mit diesem Computerprogramm können zahlreiche Charakteristika der registrierten Druckkurven ausgewertet und standardisiert gemäß vorgegebener Systemkonstanten und Normwertgrenzen analysiert werden.

Verstärkersystem und Software-Programm werden von der Fa. Synectics hergestellt bzw. vertrieben. Für die Datenverarbeitung ist ein Personalcomputer mit 486er Chip, einer Taktfrequenz von 66 MHz, einer Speicherkapazität von 300 MB, einem Arbeitsspeicher von 8 MB und einem Farbmonitor Super VGA mit einer Graphics Accelerator Card notwendig.

Untersuchungstechnik

Zur Vorbereitung der Untersuchung wird das Instrumentarium zunächst auf Funktionstüchtigkeit überprüft. Der desinfizierte Druckmeßkatheter wird an die Druckaufnehmer der Perfusionspumpe angeschlossen, und nach vollständiger Füllung der Kapillarschläuche des Druckmeßkatheters mit destilliertem Wasser erfolgt eine Kalibrierung der Meßkette durch das Computerprogramm. Vor jeder Untersuchung muß der jeweilige Katheter kalibriert werden, da es durch Ablagerungen in den Kapillarschläuchen zu Änderungen der Compliance von Untersuchung zu Untersuchung kommen kann.

Die Vorbereitung des Patienten beinhaltet eine mindestens 48stündige Karenz von jeglichen Medikamenten, die einen Einfluß auf das Motilitätsverhalten des Gastrointestinaltraktes haben, die Reinigung des Enddarmes durch ein Klysma und eine detaillierte Aufklärung über die geplante Untersuchung. Vor der anorektalen Manometrie sollten keine anderen proktologischen Untersuchungen stattfinden. Die Enddarmreinigung mittels Klysma ist eine stets diskutierte Angelegenheit; wir führen diese Maßnahme standardisiert durch, da einerseits auf diese Weise immer gleiche Untersuchungsbedingungen bei allen Patienten gewährleistet sind und es andererseits nicht zu einer Verunreinigung bzw. Verstopfung der Katheteraustrittsöffnungen mit Fäzes und damit zur Registrierung von Artefakten kommen kann.

Der Druckaufnahmekatheter wird dem Patienten in Linksseitenlage nach Bestreichen mit Vaseline mit allen Meßpunkten in das Rektum eingeführt. Die Verwendung eines topischen Anästhetikums ist zu vermeiden, da hierdurch die Schleimhautsensibilität herabgesetzt und ggf. falsche Meßwerte registriert würden. Die Höhe der Untersuchungsliege sollte so eingestellt sein, daß die Druckaufnehmerleiste an der Perfusionspumpe sich auf Höhe des Rektums befindet.

Das *Untersuchungsprotokoll* richtet sich nach der Art der verwendeten Untersuchungstechnik. Prinzipiell werden 2 Untersuchungstypen zur Ausmessung des analen Sphinktersystems unterschieden:

1) Die stationäre Durchzugsmanometrie („station-to-station-pull-through technique"), bei der ein mehrlumiger Perfusionskatheter mit Austrittsöffnungen in definierten Abständen (0,5 cm) nach Ablauf von stets gleichen Zeitintervallen (30 s) sukzessiv in 1-cm-Schritten durch die Sphinkterdruckzone zurückgezogen wird.
2) Die schnelle Durchzugsmanometrie („rapid-pull-through- technique"), bei der ein mehrlumiger Perfusionskatheter mit Austrittsöffnungen auf gleicher Höhe von einer Zugapparatur zur Gewährleistung einer konstanten Rückzugsgeschwindigkeit durch die Sphinkterdruckzone gezogen wird.

Bei der stationären Durchzugsmanometrie werden quantitativ Druckverhältnisse und Bewegungsvorgänge der Sphinkterdruckzonen gemessen, während die schnelle Durchzugsmanometrie sich in ihrer Aussagekraft auf die Bestimmung des Druckprofils beschränkt, jedoch eine exakte Berechnung des Sphinkterdruckvektorvolumens erlaubt.

In unserem Funktionslabor führen wir mit den in Abb. 1 gezeigten Kathetern nacheinander eine stationäre und eine schnelle Durchzugsmanometrie durch, wobei nach folgendem Protokoll vorgegangen wird:

- Perfusionskatheter zur stationären Durchzugsmanometrie mit luftleerem Ballon und allen Katheteraustrittsöffnungen (= Ableitungen) in das Rektum einführen,
- etwa 1- bis 2minütiges Belassen des Katheters in situ ohne Perfusion oder Registrierung zur Gewöhnung des Patienten an den Katheter,
- Beginn von Perfusion und Registrierung,
- schrittweises Zurückziehen des Perfusionskatheters in 1-cm-Schritten pro 10 s bis alle Ableitungen durch die Sphinkterdruckzone getreten sind, hierbei Registrierung von Sphinkterlänge und Sphinkterruhedruck (dieser manuelle Rückzug wird insgesamt 3mal durchgeführt),
- Wiedereinführen des Katheters und Positionierung der mittleren der 5 Ableitungen im Bereich des Druckmaximums der Sphinkterzone,
- Durchführung von 3 maximalen willkürlichen Sphinkterkontraktionen zur Registrierung des Willkürdrucks,
- jeweils 3malige Insufflation des Ballons mit 50, 100, 150, 200 ml Luft zur Registrierung des rektoanalen Inhibitionsreflexes (Internusrelaxation) und der rektalen Compliance,
- Entfernen des Katheters und Einführen des Perfusionskatheters zur schnellen Durchzugsmanometrie mit allen Meßpunkten in das Rektum,
- 10maliger maschineller Rückzug des Katheters mittels einer Zugmaschine mit konstanter Geschwindigkeit von 0,5 cm pro Sekunde zur Registrierung des Sphinkterdruckvektorvolumens.

Auswertung

Nach Abschluß der Untersuchung und automatischer Abspeicherung im Computerprogramm erfolgt die Auswertung der einzelnen registrierten Druckkurven.

Die mit der stationären Durchzugsmanometrie registrierten Druckkurven werden „von Hand" am Computerbildschirm oder an der ausgedruckten Kurve ausgemessen. Die hier bestimmten Parameter sind die Sphinkterlänge, der Sphinkterruhedruck, der Sphinkterwillkürdruck, der rektoanale Inhibitionsreflex und die rektale Compliance. Eine schematische Übersicht über die mit der stationären Durchzugsmanometrie erhobenen Druckkurven zeigt Abb. 2. Die mit der schnellen Durchzugsmanometrie registrierten Druckkurven werden nach automatischem Basislinienabgleich mit Hilfe des Computerprogrammes (Polygram) ausgewertet. Hierbei können neben dem Sphinkterdruckvektorvolumen eine ganze Reihe von Parametern zur Charakterisierung der Symmetrie des Schließmuskelsystems errechnet werden. Abbildung 3 zeigt einen Computerausdruck einer solchen Vektorvolumenberechnung mit zugehöriger Vektorvolumen-Graphik.

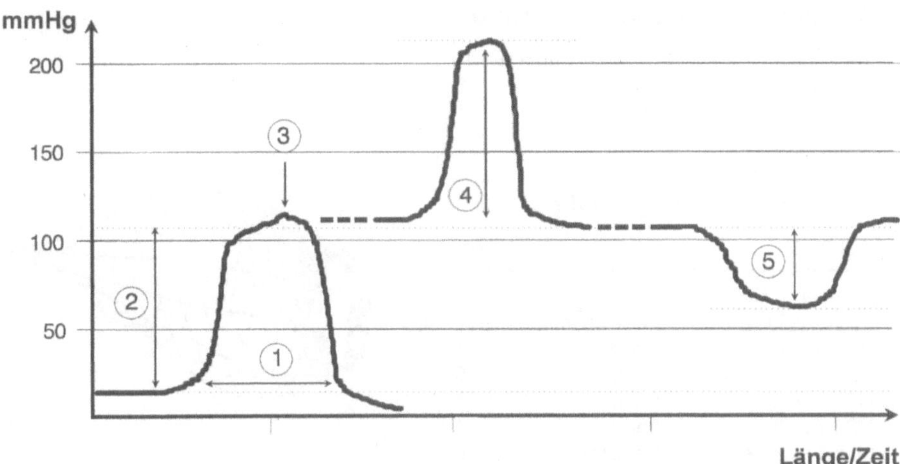

① = Sphinkter-Länge (cm)
② = Sphinkter-Ruhedruck (mmHg)
③ = Position des Druckmaximums (cm)
④ = Sphinkter-Willkürdruck (mmHg)
⑤ = rekto-analer Inhibitionsreflex (%)

Abb. 2. Schema: Meßgrößen bei der stationären Durchzugsmanometrie des analen Schließmuskelsystems

Die *Sphinkterlänge* wird nach Einzeichnen der Drucklinie für den rektalen Basisdruck in cm bestimmt; der Oberrand des Sphinkters ist an der Stelle definiert, an der die Druckkurve sich erstmals dauerhaft von der rektalen Basisdrucklinie nach oben abhebt. Der Unterrand des Sphinkters ist an der Stelle definiert, an der die Druckkurve erstmals dauerhaft unter das Niveau der rektalen Basislinie abfällt.

Der *Sphinkterruhedruck* wird als Differenz zwischen der eingezeichneten Drucklinie für den rektalen Basisdruck und der zusätzlich eingezeichneten Drucklinie, die durch das Plateau der Druckkurve läuft, in mmHg angegeben.

Der *Sphinkterwillkürdruck* wird mit der 3. der 5 Ableitungen des Perfusionskatheters bestimmt; diese Ableitung wird im Bereich des Druckmaximums der Druckzone positioniert. Hierbei handelt es sich um eine definitorisch festgelegte Positionierung, die eine Standardisierung der gemessenen Werte erlauben soll; die 3. Ableitung des Druckmeßkatheters ist sehr einfach in diese Position zu bringen, da es sich um die mittlerste der 5 Ableitungen handelt. Der Sphinkterwillkürdruck wird als Differenz zwischen der zuvor eingezeichneten Ruhedrucklinie und der zusätzlich eingezeichneten Maximaldrucklinie in mmHg angegeben.

System & Procedure Information

Pull Type		Rapid (RPT)
Number of Sensors		8
Pull Speed	(cm/s)	1
Inserted Length	(mm)	1

Pressure Summary Table

Pull Type		Rest
Number of Pulls		5
▶ Vector Volume	($mmHg^2$ cm)	407 ◀
Baseline Pressure	(mmHg)	-1
Sphincter Length	(mm)	40
HPZ Length	(mm)	21
HPZ Position	(mm)	1
Max Pressure	(mmHg)	26
Max Press Position	(mm)	24
Min Pressure	(mmHg)	4
Min Press Position	(mm)	36
Mean Pressure	(mmHg)	0
Median Pressure	(mmHg)	0
Median Asymmetry	(%)	0

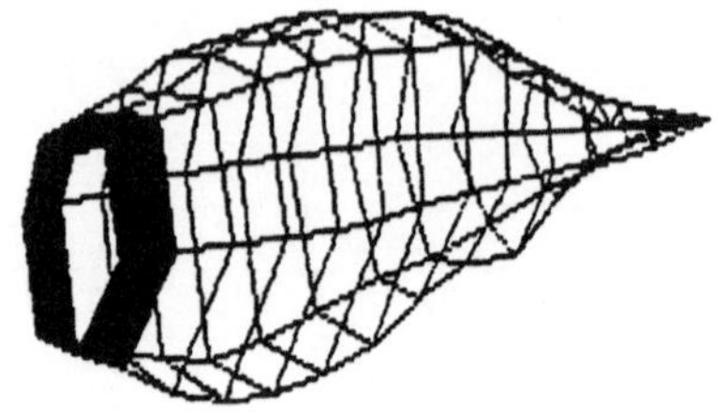

Abb. 3. Computerausdruck einer Auswertung der schnellen Durchzugsmanometrie des analen Schließmuskelsystems mit Berechnung des Sphinkterdruckvektorvolumens

Der *rektoanale Inhibitionsreflex*, auch als *Internusrelaxation* bezeichnet, ist ein Maß für die Erschlaffungsfähigkeit des M. sphincter ani internus bei Distension des Rektums durch den insufflierten Ballon an der Spitze des Katheters. Dieser in % angegebene Wert entspricht dem Ausmaß der Absenkung der Sphinkterruhedrucklinie infolge der Insufflation des Ballons im Rektum. Eine Absenkung der Sphinkterruhedrucklinie auf das Niveau der rektalen Basisdrucklinie entspräche einer Relaxation von 100 %.

Die *rektale Compliance* ist ein errechneter Wert, der Auskunft über die Adaptionsfähigkeit des rektalen Wandtonus bei Distension der Ampulla recti gibt; er wird als Quotient aus Volumendifferenz und Druckdifferenz bei der Ballondistension des Rektums mit verschiedenen Volumina angegeben ($\delta V : \delta D$).

Die Berechnung des *Sphinkterdruckvektorvolumens* erfolgt ausschließlich durch das Computerprogramm (Polygram). Einzige Vorgabe ist hier die manuelle Markierung der Länge der Sphinkterdruckzone, das Programm führt dann nach automatischem Basislinienabgleich die Berechnung durch. Die bei der schnellen Durchzugsmanometrie mit dem 8lumigen Katheter aufgezeichneten Druckkurven bzw. deren Vektoren werden entsprechend ihrer räumlichen Orientierung auf einer imaginären Achse aufgetragen und als individuelle Radien eines Polygons dargestellt. Entsprechend ihrer räumlichen Orientierung auf dem Katheter stellen sie jeweils die Vektoren eines 45°-Segmentes dar. Somit entsteht also eine 3dimensionale 8eckige Figur, bei der der jeweilige Radius proportional dem Druck der Zirkumferenz des Sphinkters ist, die Vektorvolumengraphik. Zusätzlich berechnet das Programm das Volumen dieses 8eckigen Polygons, das sog. Sphinkterdruckvektorvolumen mit der Einheit $mmHg^2cm$ (s. Abb. 3). Dieser Wert repräsentiert die individuelle Kraft der Muskulatur des Sphinkters integriert über seine Gesamtlänge, er entspricht damit dem Widerstand, den der Sphinkter einem durchfließenden Bolus entgegensetzt.

Die Meßergebnisse der einzelnen Parameter werden bei Sphinkterlänge und Sphinkterruhedruck für jede der 5 Ableitungen, bei Sphinkterwillkürdruck, Internusrelaxation und rektaler Compliance für jeweils die 3. der 5 Ableitungen erhoben. Bei den jeweils 3fach durchgeführten Messungen können dann die Medianwerte berechnet werden, so daß für jeden Parameter letztendlich ein repräsentativer Wert für den Patienten aus den zirkumferenziellen Einzelmessungen resultiert.

Normwerte

Anders als beispielsweise bei der manometrischen Charakterisierung des unteren ösophagealen Sphinkters liegen für die manometrisch bestimmbaren Werte des analen Schließmuskelsystems keine allgemein gültigen Normwerte vor. Dieser Umstand begründet sich in der anfangs bereits erwähnten enormen Vielzahl an Meßmethoden und -protokollen. Aufgrund der somit nur schwierig vergleichbaren Meßwerte ist es prinzipiell empfehlenswert, vor Beginn einer routinemäßigen manometrischen Funktionsdiagnostik eine eigene Normwertuntersuchung der geplant zu untersuchenden Parameter durchzuführen. Für die oben dargestellte Perfusionsmanometrie des analen Schließmuskelsystems mit den erwähnten Druckmeßkathetern haben wir in unserem Funktionslabor Normwerte bei Probanden aufgestellt (Tabelle 1).

Tabelle 1. Normwerte bei der stationären und schnellen Durchzugsmanometrie des analen Schließmuskelsystems ($n = 15$)

Stationäre Durchzugsmanometrie		Medianwert	(Bereich)
Sphinkterlänge	(cm)	3,5	(3,0 – 4,5)
Sphinkterruhedruck	(mmHg)	90	(37–114)
Sphinkterwillkürdruck	(mmHg)	67	(37–213)
Internusrelaxation	(%)	53	(23–110)
Schnelle Durchzugsmanometrie		**Medianwert**	**(Bereich)**
Max. Ruhedruck	(mmHg)	113	(39–299)
Vektorvolumen	($mmHg^2cm$)	341	(64–890)

Schlußbemerkungen

Die manometrischen Untersuchungen des analen Schließmuskelsystems haben sich zunehmend von einem Objekt klinisch-wissenschaftlicher Tätigkeit schrittweise zu einer weitgehend akzeptierten standardisierten Untersuchungstechnik im Rahmen der Funktionsdiagnostik des Anorektums entwickelt. Gemäß den Empfehlungen des obengenannten Lübecker Manometrieworkshops [8] sollte die Untersuchungstechnik zunehmend standardisiert werden, so daß sie durch eine Vergleichbarkeit der Meßwerte eine fortschreitende Akzeptanz finden wird.

Ziele der Weiterentwicklung sind die weitere Standardisierung und Validierung dieser Untersuchungstechnik, ihr Einsatz zur Abklärung pathophysiologischer Hintergründe verschiedener Erkrankungen, ihr routinemäßiger Einsatz bei der funktionsdiagnostischen Abklärung von Erkrankungen des Anorektums und somit ihr Einsatz bei Therapieplanung und -kontrolle.

Literatur

1. Bellmann H, Bauer W, Sieber H, Admassu G (1990) Eine einfache Methode zur Messung des Analsphinkterdruckes. Chirurg 61:142–144
2. Blessing H (1979) Anorektale Druckmessung mit Mikrotransducer. Helv Chir Acta 46:735–739
3. Code CF, Schlegel JF (1958) The pressure profile of the gastroesophageal sphincter in man: an improved method of detection. Proc Mayo Clin 33:406–414
4. Dodds WJ (1967) Instrumentation and methods for intraluminal esophageal manometry. Arch Intern Med 136:515–523
5. Garry RC (1933) Responses to stimulation of the caudal end of large bowel in cat. J Physiol 78:208–224
6. Gowers WR (1877) The auto-matic action of the sphincter ani. Proc Roy Soc 26:77
7. Harris LD, Winans CS, Pope CE (1966) Determination of yield pressures: A method for measuring anal sphincter competence. Gastroenterology 50:754–760
8. Herold A (1994) Methodik und Standards in der anorektalen Manometrie – Manometrie-Workshop. Kontinenz 3:104–110
9. Ihre T (1974) Studies on anal function in content and incontent patients. Scand J Gastroenterol Suppl 9:1–64
10. Issendorff WD von (1979) Die Elektromanometrie des Enddarms bei der Untersuchung der chronischen Obstipation unter besonderer Berücksichtigung der Diagnostik des Morbus Hirschsprung. Z Kinderchir 26:27–37
11. Pope CE (1967) A dynamic test of sphincter strength: It's application to the lower esophageal sphincter. Gastroenterology 52:779–786
12. Varma JS, Smith AN (1984) Anorectal profilometry with the microtransducer. Br J Surg 71:867–869
13. Wienert V, Blazek (1982) Die routinemäßige Schließmuskelmessung mit Hilfe eines elektronisch registrierenden Analtonometers. Phlebol Proktol 11:218–220
14. Winans CS, Harris LD (1967) Quantitation of lower esophageal competence. Gastroenterology 52:773–778

1

Elektrophysiologische Untersuchungen des analen Sphinktersystems

W.H. Jost

Das Zurückhalten und Entleeren des Rektuminhalts ist abhängig von einem regelrechten Zusammenspiel des somatischen und autonomen Nervensystems mit einem funktionsfähigen Muskelapparat. Bei der motorischen Innervation ist die zerebrale Steuerung und spinale Leitung sowie die Endstrecke des peripheren Nervs zu unterscheiden. Bei der sensiblen und autonomen Innervation kann eine ähnliche Differenzierung erfolgen, die diagnostischen Untersuchungen sind jedoch z.Z. nur in geringem Umfang möglich. Damit die diagnostischen Methoden adäquat eingesetzt werden können, muß der Neurophysiologe mit der Anatomie des Beckenbodens vertraut sein und die therapeutischen Möglichkeiten des Chirurgen kennen. Der Chirurg wiederum muß sich der Möglichkeiten und Grenzen der einzelnen elektrophysiologischen Methode bewußt sein. Einen kleinen Beitrag hierzu soll der folgenden Ausführungen liefern.

Somatomotorisches System

Pudenduslatenz

Der N. pudendus ist der wichtigste motorische Nerv bei der Versorgung des Beckenbodens und zum jetzigen Zeitpunkt der einzige, der standardisiert elektrophysiologisch gemessen werden kann. Durch seinen anatomischen Verlauf ist er besonders anfällig für Überdehnungen (z.B. Übergewicht, Geburten, starkes Pressen beim Stuhlgang, Rektumprolaps etc.). Eine Traktionsneuropathie ist die häufigste Ursache einer neurogenen Schädigung der Mm. sphincter ani externus et puborectalis.

Die Bestimmung der Latenz und Amplitude liefert die Aussage zur Funktionsfähigkeit der Endstrecke des peripheren motorischen Nerven. Hieraus kann aber weder auf den Zustand des Muskels noch auf die kranialen Abschnitte der motorischen Versorgung rückgeschlossen werden. Bestimmt wird die Latenz nach dem Reiz des Nervs möglichst nah an seinem Ursprung bis zur Muskelkontraktion des willkürlichen Sphinkters. Es handelt sich hierbei nicht, wie häufig behauptet wird, um die Leitgeschwindigkeit, da keine definierte Strecke gemessen wird, mit der man die Geschwindigkeit errechnen könnte.

PNTML („pudendal nerve terminal motor latency")

Am häufigsten wird die elektrische Stimulation des Nerven mit Oberflächenelektroden eingesetzt. Dieses Verfahren wurde zuerst von Kiff u. Swash aus der Londoner Arbeitsgruppe beschrieben [10, 11]. Hierbei werden Reizelektroden auf die behandschuhte Zeigefingerspitze und Ableiteelektroden an der Fingerbasis aufgeklebt. Eine Einmalelektrode wird unter der Bezeichnung St. Mark's Pudendal Electrode von der Firma Dantec angeboten. Die Geräteeinstellung erfolgt ähnlich der Elektroneurographie. Die Kippgeschwindigkeit wird auf 1 oder 2 ms/div und die Verstärkung zwischen 100 und 500 μV/div eingestellt.

Der mit den Elektroden versehene Finger wird anal eingeführt und so weit wie möglich an den Ursprung des N. pudendus herangeführt. Danach wird mit einer Reizfrequenz von z. B. 1/s und einer Reizstärke, die der Patienten gut toleriert, die „beste" Reizantwort gesucht (Abb. 1). Diese sollte eine gute Amplitude und die kürzeste Latenz aufweisen. Die Latenzen liegen zumeist zwischen 1,8 und 2,2 ms. Eine Latenz über 2,5 ms ist als pathologisch anzusehen. Untersuchungsergebnisse, die Latenzen über 4 ms und unter 1,5 ms beschreiben, sind anzuzweifeln.

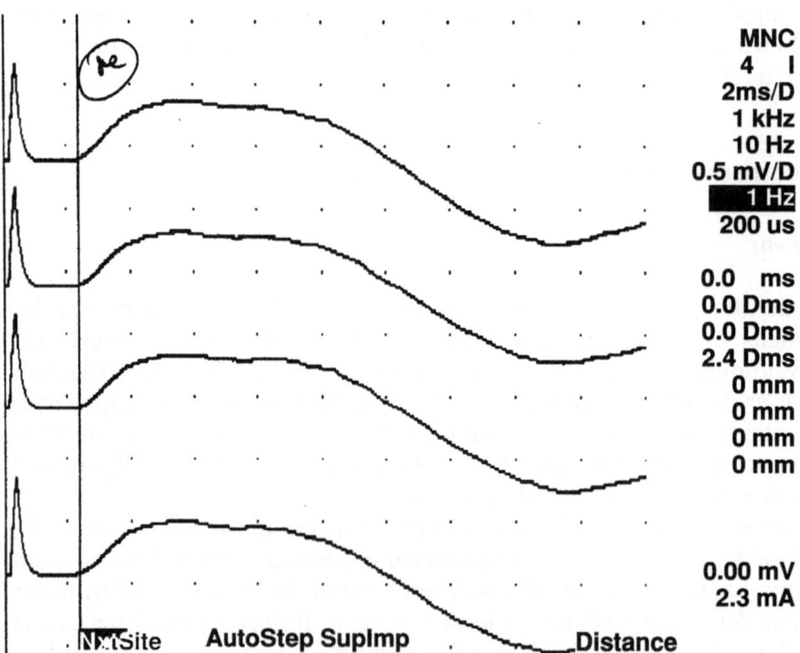

Abb. 1. Reizantwort nach elektrischer Stimulation des N. pudendus dexter (Normalbefund)

Neben der elektrischen Stimulation mit Oberflächenelektroden kann auch invasiv von dorsal mit Nadelelektroden im Bereich der Nervenwurzel gereizt werden.

Klinische Beispiele und Besonderheiten
Die Reizantwort des N. pudendus der rechten Seite weist einen negativen Abgang der Amplitude (d.h. Ablenkung nach oben), auf der linken Seite einen positiven Abgang auf. Der Abstand zwischen Reizelektrode und Ableitelektrode ist zwar definiert, entspricht jedoch nicht der Distanz der Nervenstrecke, da die Elektrodenkabel nicht direkt am Nerven liegen und die Ableitelektrode die Muskelantwort erfaßt und nicht das Ende des gemessenen Nerven. Wird der Finger nicht weit genug nach kranial geführt, erhält man zu kurze Latenzen, liegt die Reizelektrode nicht direkt über dem Nerv, sind Latenz und Amplitude nicht verwertbar. Verlaufskontrollen nach chirurgischen Eingriffen sind nur in größeren Abständen sinnvoll, da die Regenerationsgeschwindigkeit des Nerven geschätzt bei 1 - 2 mm/Tag liegt. Bei einer proximalen Läsion des N. pudendus kann initial eine normale Latenz abgeleitet werden, da der Nerv nach Stimulation noch leitet und der Muskel wegen noch nicht eingetretener Atrophie adäquat kontrahiert.
In einigen Fällen kann man auch einseitige Pudendusneuropathien diagnostizieren.

MEPuL („magnetically evoked pudendal latency"):

Alternativ zur elektrischen Stimulation des N. pudendus im Rektum kann die Nervenwurzel auch mittels Entladung einer Magnetspule gereizt werden [7]. Der Versuchsaufbau ist ähnlich. Es wird die obengenannte Elektrode benutzt, wobei das entsprechende Elektrodenkabel modifiziert wird. Die Reizelektrode wird als Erdelektrode umgepolt, die Ableitelektroden bleiben unverändert. Der Reiz erfolgt über die Wurzel S3, die Erdelektrode wird nahe an den Abgang des N. pudendus herangeführt, und die Ableitelektrode liegt über dem M. sphincter ani externus. Der Vorteil der MEPuL sind die geringeren methodischen Mängel. So wird die Gesamtstrecke statt der Endstrecke (terminal) des Nervs gemessen. Die Nachteile sind die Kosten der Anschaffung eines Magnetstimulators und ein zumeist größerer Zeitaufwand. Durch die PNTML oder die MEPuL kann die Funktionsfähigkeit des N. pudendus beurteilt werden. Bei normaler Latenz und regelrechter Amplitude liegt eine normale Leitfähigkeit des N. pudendus vor, d.h. eine regelrechte Innervation ist gewährleistet, sofern die proximale Innervation regelrecht ist und das Zielorgan, also der Sphinkter, keine Schäden aufweist. Eine verlängerte Latenz belegt eine verzögerte Reizleitung, sagt jedoch nichts über deren Ursache aus.

Elektromyographie (EMG)

Die Ableitung eines Elektromyogramms ist von jedem willkürlichen Muskel möglich. Ableitungen von glatter Muskulatur haben z.Z. noch keine klinische Bedeutung erlangt. Zur Abklärung anorektaler Funktionsstörungen wird in der Regel der M. sphincter ani externus und seltener der M. puborectalis untersucht. Diese Methode wurde zuerst von dem Frankfurter Physiologen Beck [3] beschrieben und fand weitere Verbreitung nach den Arbeiten von Allert u.

Jelasic aus Homburg/Saar [1] und später der Arbeitsgruppe des St. Mark's Hospital in London. Sie darf als Screeningmethode und wichtigste elektrophysiologische Untersuchung in der Abklärung von Funktionsstörungen des Beckenbodens angesehen werden [5, 13].

Unverzichtbar bei der Ableitung eines EMG vom Beckenboden ist eine ausreichende EMG-Erfahrung. Diese wird in einem EMG-Labor unter Anleitung eines erfahrenen Neurophysiologen erworben. Gemäß den Richtlinien der Deutschen EEG-Gesellschaft ist mindestens eine halbjährige Tätigkeit (ganztägig) unter Anleitung erforderlich, bevor ein EMG eigenständig abgeleitet werden sollte. Die Mm. sphincter ani externus et puborectalis werden nicht in allen EMG-Labors elektromyographisch untersucht.

Erforderlich ist ein handelsübliches EMG-Gerät. Die Geräteeinstellung erfolgt ähnlich der üblichen Elektromyographie, wobei sich eine Kippgeschwindigkeit von 5 oder 10 ms/div und einer Verstärkung zwischen 50 (Spontanaktivität) und 500 (Maximalaktivität) µV/div bewährt. Bei der Untersuchung wird die Haut im Bereich der Linea anocutanea gereinigt und desinfiziert und eine eventuelle starke Behaarung entfernt. Danach wird eine etwa 4 cm lange konzentrische Nadelelektrode tangential zum Analkanal in den M. sphincter ani externus eingestochen. Es empfiehlt sich, beim Einstich den Analkanal mit dem Finger aufzudehnen und zu fixieren. Hierdurch kann der Einstich genauer erfolgen, der Patient weicht weniger aus und kann die Glutealmuskulatur nicht gegen die Nadel drücken. Häufig kann man durch den Finger sogar die Nadellage spüren.

Zur Ableitung eines EMG aus dem M. puborectalis sind längere Nadeln erforderlich. Die Nadel wird seitlich der hinteren Kommissur eingestochen. Eine sichere Differenzierung zwischen den beiden willkürlichen Muskeln bedarf großer Erfahrung. Nach den Potentialen (akustisch und optisch) kann nicht sicher differenziert werden.

Untersuchungsablauf

Direkt nach dem Einstich der Nadel ist der Muskel meist deutlich aktiviert. Die Beurteilung der sog. Einstichaktivität ist deshalb häufig nicht möglich. Auch eine eventuelle Spontanaktivität kann zu Beginn der Untersuchung meist nicht beurteilt werden. Nach einer gewissen Zeit „beruhigt" sich der Patient und somit auch der Muskel, und die Einzelpotentiale motorischer Einheiten können beurteilt werden (Abb. 2). Hierbei ist eine optimale Nadellage unabdingbar. Diese kann sowohl optisch anhand der Potentiale als auch akustisch beurteilt werden. Das EMG sollte auf beiden Seiten abgeleitet werden, z. B. bei 3 und 9 Uhr Steinschnittlage. Natürlich kann auch von jeder anderen Seite des Muskels abgeleitet werden. Die Darstellung von 20 verschiedenen Potentialen ist erforderlich, um eine diagnostische Aussage treffen zu können; dies bedeutet, daß die Nadellage mehrfach geändert werden muß. Das Potential einer motorischen Einheit sollte wiederholt dargestellt werden. Die meisten handelsüblichen Geräte erlauben eine Triggerung der Potentiale und somit eine relativ sichere Darstellung einer einzelnen motorischen Ein-

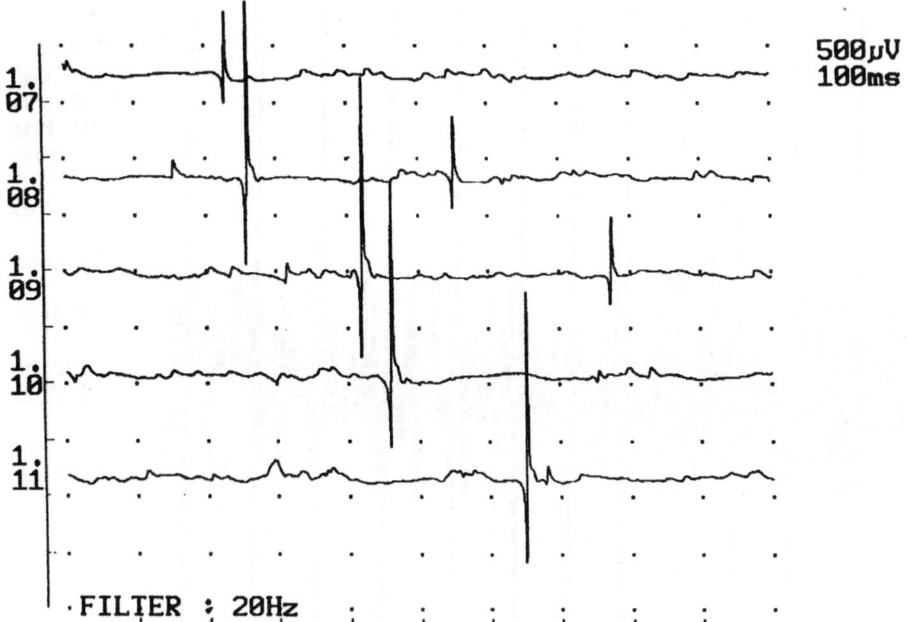

Abb. 2. Potential einer motorischen Einheit

heit. Beurteilt werden Dauer und Höhe der Amplitude. Polyphasien sind definiert als Potentiale, welche die Grundlinie mindestens 4mal durchqueren. Verbreiterte und überhöhte Potentiale sind ebenso wie eine erhöhte Polyphasierate Ausdruck eines Umbaus motorischer Einheiten und somit einer neurogenen Schädigung.

Wird eine weitgehende Entspannung des Muskels erreicht, kann Spontanaktivität beurteilt werden. Häufig wird diese besser gehört als gesehen. Der Nachweis von Spontanaktivität, d.h. Fibrillationen und positive scharfe Wellen, weist auf eine akute Denervierung hin, wobei sie erst etwa 2 Wochen nach einer akuten Nervenschädigung nachweisbar sind. Bei schweren chronisch neurogenen Veränderungen können auch sog. bizarre, hochfrequente Entladungen abgeleitet werden (früher als pseudomyotonische Entladungen bezeichnet). Nach der Beurteilung der Einzelpotentiale und eventuellem Nachweis von Spontanaktivität erfolgt die Ableitung der Aktivität beim Kneifen, Pressen, bei digitaler Dehnung und beim Husten. Hierbei wird die Kippgeschwindigkeit auf 100 ms/div eingestellt. Beim Kneifen kann die Maximalaktivität festgestellt werden. Normalerweise findet sich ein dichtes Entladungsmuster, ein sog. Interferenzmuster. Ein rarefiziertes Muster deutet auf einen Ausfall motorischer Einheiten hin (Abb. 3). Lassen sich gar nur Einzeloszillationen ableiten, ist dies ein Indiz für eine ausgeprägte neurogene Schädigung.

Beim Pressen sollte elektromyographisch „Ruhe" eintreten, d.h. weitgehende Entspannung. Viele Patienten sind hierzu erst nach erklärenden Worten

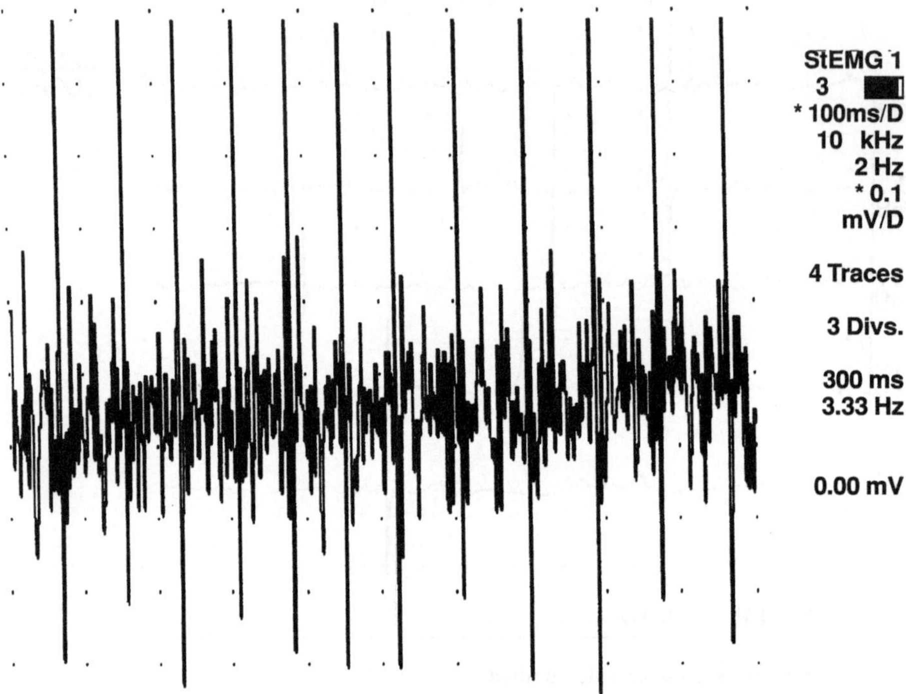

Abb. 3. Rarefiziertes Muster beim Kneifen als Hinweis auf einen Ausfall motorischer Einheiten

und etwas Geduld des Untersuchers fähig. Daraus einen Anismus abzuleiten ist sicherlich falsch.

Bei der digitalen Dehnung kommt es zu einer Kontraktion des Muskels. Diese ist bei der ventralen Dehnung wesentlich geringer ausgeprägt als bei der Dehnung nach dorsal. Bei einer peripher neurogenen Schädigung ist die Reflexaktivität vermindert, bei einer zentralen Störung kann die Reflexaktivität erhöht sein. Hierbei läßt sich durch leichte Fingerbewegungen eine sofortige Kontraktion des Muskels erreichen. Akustisch imponiert dieses Phänomen wie das Gasgeben bei einem 2-Takt-Motor. Durch ein kräftiges Husten kommt es im Normalfall ebenfalls zu einer Reflexaktivierung.

Mapping des Sphinkters

Zum Nachweis eines Muskeldefekts kann die EMG-Nadel an verschiedenen Stellen eingestochen werden. Somit erhält man eine Art „Landkarte des Muskels". Es kann beurteilt werden, ob und wo ein Muskeldefekt vorliegt und ob beispielsweise unter dem Narbengewebe noch Muskulatur vorhanden ist. Diese Methode liefert v. a. präoperativ Informationen. Dabei ist zu berücksichtigen, daß Patienten die EMG-Ableitung im Narbengewebe als sehr schmerzhaft empfinden. Der Nachweis eines Muskeldefekts mittels EMG konkurriert mit der Endosonographie. Man sollte immer die Methode wählen, die man am besten beherrscht.

Beurteilung und Aussagen eines EMG mit konzentrischer Nadelelektrode

Mit dem EMG kann zwischen einer akuten (Spontanaktivität) und einer chronisch peripherer neurogenen Schädigung (Umbau und Ausfall motorischer Einheiten) differenziert werden. Das Ausmaß einer neurogenen Schädigung kann quantifiziert und Aussagen zur Prognose können getroffen werden. Zentrale Läsionen führen nicht zur Änderung der Potentiale motorischer Einheiten, aber zu einer verminderten Willküraktivität und verstärkter ungehemmter reflektorischer Aktivität. Weiterhin erlaubt das EMG den Nachweis eines Muskeldefekts und einer myogenen Schädigung (sehr selten!) des Sphinkters.

EMG-Ableitung mit Oberflächenelektroden

Die EMG-Ableitungen vom Analsphinkter mit Oberflächenelektroden sind leider sehr beliebt, insbesondere, da sie keiner neurophysiologischen Erfahrung bedürfen, nicht invasiv und schnell durchführbar sind und von vielen Geräteherstellern günstig angeboten werden. Die therapeutischen Schlüsse entbehren aber häufig wesentlicher Grundlagen. Die Ableitung mit Oberflächenelektroden weist eigentlich nur Muskelaktivität nach. Sie hat somit eine ähnliche Aussagekraft wie der Finger des Untersuchers - mit dem Unterschied, daß dieser besser quantifizieren kann. Eine neurogene Schädigung läßt sich genausowenig nachweisen wie ein Sphinkterdefekt. Die Meinung, daß hohe Potentiale eine gute Muskelkraft beweisen, ist falsch. Bewährt haben sich Oberflächenelektroden bei der Ableitung von Latenzen bei elektrischer und magnetischer Stimulation, beim Biofeedback sowie parallel abgeleitet bei der Manometrie.

Elektromyographie mit der Einzelfaserelektrode

Diese Untersuchung ist wesentlich zeitaufwendiger und erfordert eine größere Erfahrung des Untersuchers. Mit der Einzelfaserelektrode wird die elektrische Aktivität einzelner Muskelfasern extrazellulär abgeleitet [12]. Aufgrund der Faserdichte können Reinnervationsvorgänge erfaßt werden. Dies ist besonders in der Quantifizierung und für die Prognose neurogener Schäden von Wichtigkeit.

Klinische Beispiele und Besonderheiten

Ein junger Patient kommt zur Abklärung von Kontinenzstörungen in unsere Ambulanz. Bei der Ableitung der PNTML zeigen sich normale Latenzen. Im EMG lassen sich Spontanaktivität sowie verbreiterte und hohe Einzelpotentiale nachweisen. Die Willküraktivität zeigt ein leicht rarefiziertes Muster bei einer erhöhten Reflexaktivität. Dieser Befund spricht für eine neurogene Schädigung, sowohl peripher (Umbau motorischer Einheiten), als auch zentral (gesteigerte Reflexaktivität). Da die PNTML normwertig ist, muß die Schädigung proximal des Reizortes liegen. Bei der weiteren Abklärung des Patienten findet sich in der Magnetresonanztomographie der Lendenwirbelsäule ein Tethered-cord-Syndrom mit einem großen Lipom, welches sowohl die Nervenwurzel als auch das Rückenmark umwachsen hatte.

Motorisch evozierte Potentiale

Neben einer neurogenen Schädigung des N. pudendus kann eine Läsion auch im Bereich der zentralen Leitung, d.h. insbesondere spinal lokalisiert sein. Zumeist werden zum Ausschluß spinaler Leitungsstörungen die magnetisch evozierten Potentiale von Beinmuskeln abgeleitet. Da die Versorgung des Beckenbodens nicht identisch ist, ist es sinnvoll, die Muskelantwort direkt vom M. sphincter ani externus abzuleiten. Die Magnetstimulation kann über dem zerebralen Kortex und jeder Stelle des Wirbelkanals erfolgen [6]. Die direkte Stimulation über der Wurzel S3 wurde bereits weiter oben beschrieben. Aus der Latenz bzw. der Errechnung der fraktionierten Leitungszeiten lassen sich spinale Leitungsstörungen feststellen und ggf. lokalisieren. Nach unseren Erfahrungen erweist sich hierbei die Ableitung mit Oberflächenelektroden (Stöpsel- oder Klebeelektroden) den Nadelelektroden überlegen [9].

Somatosensibles System

Neben dem Reiz (kortikal oder spinal) und der Ableitung einer Muskelantwort, können auch sensible Äste des N. pudendus peripher gereizt und die Leitung lumbal oder kortikal abgeleitet werden. Hierdurch gelingt eine Aussage über die sensiblen Nervenbahnen, wobei diese bei der Kontinenz eine geringere Rolle spielen als das motorische Nervensystem. Hilfreich ist diese Untersuchung v.a. zur Diagnostik spinaler Leitungsstörungen. Beim Mann ist es am einfachsten, den Reiz mittels Ringelektroden am Penisschaft zu applizieren. Bei der Frau kleben wir Oberflächenelektroden im Bereich der perianalen Haut auf (dies ist natürlich auch beim Mann möglich). Die Ableitung erfolgt mittels kleiner Nadelelektroden lumbal sowie kortikal. Nachdem die Reizschwelle bestimmt wird, erfolgt eine wiederholte Reizung (etwa 500- bis 1000mal des Nervs mit etwa doppelter Reizstärke. Die Reizantworten werden gemittelt und die Latenz und Amplitude gemessen (Abb. 4).

Autonomes Nervensystem

Dem autonomen Nervensystem kommt eine sehr wichtige Rolle bei den Funktionen des Beckenbodens zu. Leider stehen bisher nur wenige Verfahren zur Verfügung, deren Stellenwert außerdem noch Gegenstand wissenschaftlicher Diskussion ist. Zur Diagnostik der parasympathischen Versorgung steht uns noch keine valide Methode zur Verfügung. Die sympathische Strecke kann mittels der sympathischen Hautantwort erfaßt werden. Nach einem Reiz, z.B. Stromreiz oder akustischem Reiz, wird die Latenz bis zur Widerstandsände-

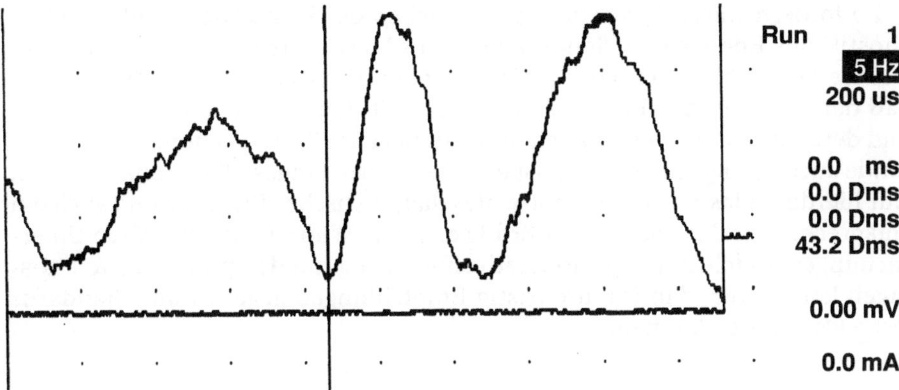

Abb. 4. Normalbefund eines Pudendus-SSEP

rung im Versorgungsgebiet des N. pudendus bestimmt [8]. Beim Mann empfiehlt sich die Messung mit Oberflächenelektroden am Penis, bei der Frau perianal.

Weitere elektrophysiologische Untersuchungen

Die Bestimmung der Reflexlatenzen ist durch Einführung neuer Methoden etwas in den Hintergrund gerückt. Bewährt haben sich die Ableitung des Analreflexes nach elektrischem Stimulus perianal [2, 14] sowie der Bulbocavernosusreflex nach Reiz im Bereich des Penis oder der Klitoris [4].

Diskussion und kritische Bewertung

Die diagnostischen Möglichkeiten der Neurophysiologie zur Erfassung von Funktionsstörungen des Beckenbodens werden häufig unter- bzw. fehleingeschätzt. Eine neurogene Schädigung der Beckenbodenmuskulatur kann nur mit der konzentrischen Nadelelektrode durch das EMG des entsprechenden Muskels erfaßt und quantifiziert werden. Die Diagnose einer neurogenen Schädigung aufgrund der Ereignisse der Defäkographie und Analmanometrie hat maximal die Sicherheit der digitalen Untersuchung des Analkanals. Ein Muskeldefekt kann häufig durch die klinische Untersuchung festgestellt und durch die Analsonographie oder das EMG genauer festgelegt werden. Die Ableitung der Pudenduslatenz und der evozierten Potentiale erlaubt uns, den Ort einer neurogenen Läsion zu lokalisieren. Nur aufgrund der Pudenduslatenz kann keine weiterreichende Aussage hergeleitet werden.

Für das chirurgische Vorgehen bei einem Sphinkterdefekt ist wichtig zu wissen, ob die Innervation der Muskulatur funktioniert. Nur bei vorhandener Innervation ist eine Rekonstruktion sinnvoll und erfolgsversprechend.

Zu fordern wären Zentren, in denen neben der kompletten Funktionsdiagnostik mit Endoskopie, Sonographie und Manometrie auch ein EMG und weitere neurophysiologische Untersuchungen erfolgen könnten. Wichtig ist, daß der Arzt, der das EMG ableitet, auch mit den anderen Untersuchungen und deren Befunden vertraut ist, und daß bei allen Untersuchungen diese Befunde auch vorliegen. Daneben ist eine dezidierte Fragestellung unabdingbar. Nur hierdurch lassen sich ein optimales diagnostisches Ergebnis und auch ein entsprechender therapeutischer Erfolg erzielen. Wünschenswert wären Untersuchungen, welchen den postoperativen Ausgang mit den präoperativen Aussagen korrelieren, damit mittelfristig Empfehlungen gegeben und Standards festgelegt werden können.

Zusammenfassung

Die elektrophysiologischen Untersuchungen sollten fester Bestandteil der Funktionsdiagnostik des Beckenbodens sein. In unserem Labor werden folgende Normalwerte verwendet:

PNTML 2,0 ⟨±⟩ 0,5 ms,
MEPuL 2,5 ⟨±⟩ 0,4 ms,
MEP: TMCT 10,4 ⟨±⟩ 2 ms,
CMCT bis L1 13,8 ⟨±⟩ 1,2 ms,
CMCT bis S3 16,9 ⟨±⟩ 1,7 ms,
SSEP: kortikal 40,7 ⟨±⟩ 1,7 ms,
lumbal 11,3 ⟨±⟩ 0,7 ms,
zentrale Latenz 29,4 ⟨±⟩ 2,6 ms,
SHA: 1100 bis 1600 ms.

Das Minimalprogramm umfaßt die Ableitung der Pudenduslatenz sowie ein Elektromyogramm des M. sphincter ani externus auf beiden Seiten der Zirkumferenz. Hierdurch lassen sich neurogene Schädigungen erfassen und differenzieren. Weiterführende Untersuchungen sollten der Fragestellung individuell angepaßt werden.

Literatur

1. Allert ML, Jelaic F (1968) Das Ruhe-EMG des gesunden Blasen- und Analschließmuskels. Dtsch Z Nervenheilkd 194:252–260
2. Allert ML, Jelasic F (1969) Der Analreflex im Elektromyogramm der Blasen- und Darmschließmuskeln. Wien Z Nervenheilkd 27:281–287
3. Beck A (1930) Elektromyographische Untersuchungen am Sphincter ani. Arch Ges Physiol 224:278–292
4. Bors E, Blinn KA (1959) Bulbocavernosus reflex. J Urol 82:128–130
5. Floyd WF, Walls EW (1953) Electromyography of the sphincter ani externus in man. J Physiol 122:599–609
6. Jost WH, Schimrigk K (1994) A new method to determine pudendal nerve motor latency and central motor conduction time to the external anal sphincter. Electrooenceph Clin Neurophysiol 93:237–239

7. Jost WH, Schimrigk K (1994) Magnetic stimulation of the pudendal nerve. Dis Colon Rectum 37:687–699
8. Jost WH, Derouet H, Osterhage J, Meessen S (1994) Diagnostischer Stellenwert der penilen sympathischen Hautantwort bei der erektilen Dysfunktion. Urologe A 33:S11
9. Jost WH, Ecker K-W, Schimrigk K (1994) Surface- versus needle-electrodes in determination of motor conduction to the external anal sphincter. Int J Colorect Dis 9:197–199
10. Kiff ES, Swash M (1984) Normal proximal and delayed distal conduction in the pudendal nerves of patients with idiopathic (neurogenic) faecal incontinence. J Neurol Neurosurg Psychiatry 47:820–823
11. Kiff ES, Swash M (1984) Slowed conduction in the pudendal nerves in ideopathic (neurogenic) faecal incontinence. Br J Surg 71:614–616
12. Neill ME, Swash M (1980) Increased motor unit fibre density in the external anal sphincter muscle in ano-rectal incontinence: a single fibre EMG study. J Neurol Neurosurg Psychiatry 43:343–347
13. Pedersen E (1978) Electromyography of the sphincter muscles. Contemp Clin Neurophysiol (EEG Suppl. 34):405–416
14. Rossolimo G (1891) Der Analreflex, seine Physiologie und Pathologie. Neurol Centralbl 9:257–259

1

Endosonographie des Anorektums

R. Leppert und M. Sailer

Die anorektale Endosonographie wurde zunächst als Methode zum Staging des Rektumkarzinoms eingesetzt [1–3, 9–14, 17, 25, 26, 28]. Sie etablierte sich in der Folgezeit jedoch zunehmend als bildgebendes Verfahren bei Erkrankungen des Anorektums. Neben der Erfassung extrarektaler Raumforderungen [15, 27] und der Diagnostik und Zuordnung von Analfisteln zum Kontinenzorgan [5, 7, 18] wird die anorektale Endosonographie in unserer Tumornachsorgeuntersuchung nach anteriorer Rektumresektion eingesetzt [21, 24]. Auch ist die Endosonographie des anorektalen Kontinenzorgans eine neue Technik, mit der es möglich ist, die Struktur und die Stärken des muskulären Kontinenzorgans auszumessen [4, 6, 8, 19, 22]. Im einzelnen können die Puborektalisschlinge, die 3 Anteile des M. sphincter ani externus und der M. sphincter ani internus endosonographisch differenziert und bestimmt werden. Insbesondere ist es möglich, die Muskelstärken auszumessen sowie muskuläre Defekte und Narbenbildungen zu lokalisieren. Somit kann die Endosonographie einen wichtigen Beitrag in der funktionellen Diagnostik des Kontinenzorgans leisten [20].

Technik und praktische Durchführung

Patientenvorbereitung

Zur normalen anorektalen Endosonographie im Rahmen unserer proktologischen oder endosonographischen Sprechstunde muß der Patient nicht nüchtern sein. Abführende Maßnahmen sind zur Endosonographie des Analkanals und somit des Kontinenzorgans nicht nötig. Ist eine Mitbeurteilung des Rektums vorgesehen, werden dem Patienten vor der Untersuchung 2 Klysmen verabreicht. Die Untersuchung erfolgt in der Regel in Steinschnittlage oder, falls dies nicht möglich sein sollte, in Linksseitenlage. Vor Einführen der Sonde wird der Patient digital rektal untersucht, um eine evtl. vorhandene Schmerzhaftigkeit der Untersuchung (wie z. B. bei Analfissuren) oder eine Stenose, die das Einführen der Sonde erschweren oder unmöglich machen könnte, zu erfassen. Eine der Endosonographie vorausgehende Rektoskopie erscheint nicht von Vorteil, da die dabei eingebrachte Luft zu starken Artefakten führt. Eine erhöhte Komplikationsrate war bei unseren Patienten mit diesem Vorgehen nicht verbunden. Mit unserer Methode des Einführens der Sonde, die im folgenden beschrieben wird, trat bei über 600 Untersuchungen keine Komplikation (wie z.B. Perforation, Schleimhautverletzung) auf.

Gerätebeschreibung und Vorbereitung

Als Ultraschallgerät wird das Combison 310 A der Fa. Kretz-Technik verwendet. Als Standardsonde gebrauchen wird die Rektalsonde der Fa. Kretz (IRW 177 AK-7,5 MHz Bifokal Multi-Plane Rektal-Transducer), ein transversaler 360° Panoramascanner mit beliebig vielen, genau einstellbaren longitudinalen 90°-Sektor-Scans um die Sondenlängsachse, wobei die Transversal- und Longitudinaldarstellung direkt am Gerät umschaltbar ist und objektgenau ohne Schallkopfverschiebung durchgeführt wird.

Neben der meist verwandten Frequenz von 7,5 MHz können auch weiter von der Rektumwand entfernte Prozesse mit 5 MHz über die gleiche Sonde erfaßt werden, wobei auch der Frequenzwechsel über die Gerätetastatur erfolgt. Diese Rektalsonde hat ein Auflösungsvermögen axial von 0,5 mm und lateral von < 0,8 mm. Die Bildfrequenz beträgt 16 Bilder/s, wodurch ein sehr scharfes und ruhiges 360°-Bild entsteht. Die Rektalsonde ist 16 cm lang und hat einen Kopfdurchmesser von 2,1 cm. Der optimale Untersuchungsbereich und damit Fokusbereich der Sonde beträgt bei 5 MHz 2–7 cm und bei 7,5 MHz 0,5–3,5 cm Gewebetiefe. Für die Endosonographie des Kontinenzorgans verwenden wir deshalb 7,5 MHz.

Zur besseren akustischen Ankoppelung wird über den Sondenkopf ein Fingerling gestreift und dieser mit einem Gummi in einer Nut am Sondenhals fixiert. Über einen im Sondenhals liegenden Kanal wird der Fingerling mit luftfreiem Wasser gefüllt. Über die gesamte Sonde wird ein Gummischutz gestülpt, der zur besseren akustischen Ankoppelung vorher mit etwas Ultraschallgel gefüllt wurde, wobei im Analkanal in der Regel nur eine geringe oder keine Wasserfüllung des Ballons benötigt wird. Nach der Untersuchung und nach Entfernung des gesamten Gummieinmalmaterials kann die Sonde nach Oberflächendesinfektion sofort wieder verwendet werden.

Für spezielle Untersuchungen verwenden wir die Darmwandsonde der Fa. Kretz (IR 1510 AK 10 MHz, 7,5 MHz, 6 MHz Multifokal Darmwandsonde), die ebenfalls ein 360°-Realtime-Bild in der Transversalebene zeigt. Diese Sonde verfügt nicht über eine Longitudinalebene, jedoch ist über die Gerätetastatur die Umschaltung der verschiedenen Frequenzen möglich. Der Vorteil dieser Darmwandsonde ist der geringe Durchmesser des Sondenkopfes von 1,1 cm. Nach vorherigem Überstülpen eines Fingerlings und Fixieren des Fingerlings mit einem Gummiring und Auffüllen des Fingerlings mit luftfreiem Wasser ist auch die Untersuchung eines engen Analkanals, z.B. bei Kindern, möglich. Der Nachteil dieser Sonde liegt in der geringeren Bildaufbaurate und damit schlechteren Bildqualität und der nicht vorhandenen Longitudinalebene.

Durchführung

Nach vorheriger Lagerung des Patienten und rektaler Untersuchung erfolgt bei der Standarduntersuchung das vorsichtige Einführen der Rektalsonde unter Verwendung des Ultraschallgels als Gleitmittel, in den Analkanal. Dabei sollte der Patient möglichst den Beckenboden entspannen. Nach Plazieren des Schallkopfes in der Rektumampulle erfolgt die Installation von luftfreiem Wasser unter Bildschirmkontrolle, so daß ein Saum von 1 cm um den Schallkopf entsteht. Zunächst wird die Puborektalisschlinge eingestellt und in ihrem gesamten Verlauf beurteilt. Sie besitzt, wie auch der M. sphincter ani externus, die echoreiche Struktur der quergestreiften Muskulatur. Direkt ventral des Rektums erfolgt die Bestimmung des Durchmessers der 2 Schenkel und des Mittelwertes der zwei Meßergebnisse als Maß für die Stärke der Puborektalisschlinge (Abb. 1).

Zur Endosonographie des Analkanals wird dann die Wasserfüllung des Ballons abgelassen, um einen nichtkomprimierten M. sphincter ani internus darstellen zu können. Durch den Sondenkopfdurchmesser von 2,1 cm wird eine gute Schallankoppelung erreicht. Durch Kippen der Rektalsonde kann die echoarme Struktur des M. sphincter ani internus dann zirkulär eingestellt und, um einen systematischen Fehler durch einseitigen Druck des Sonden-

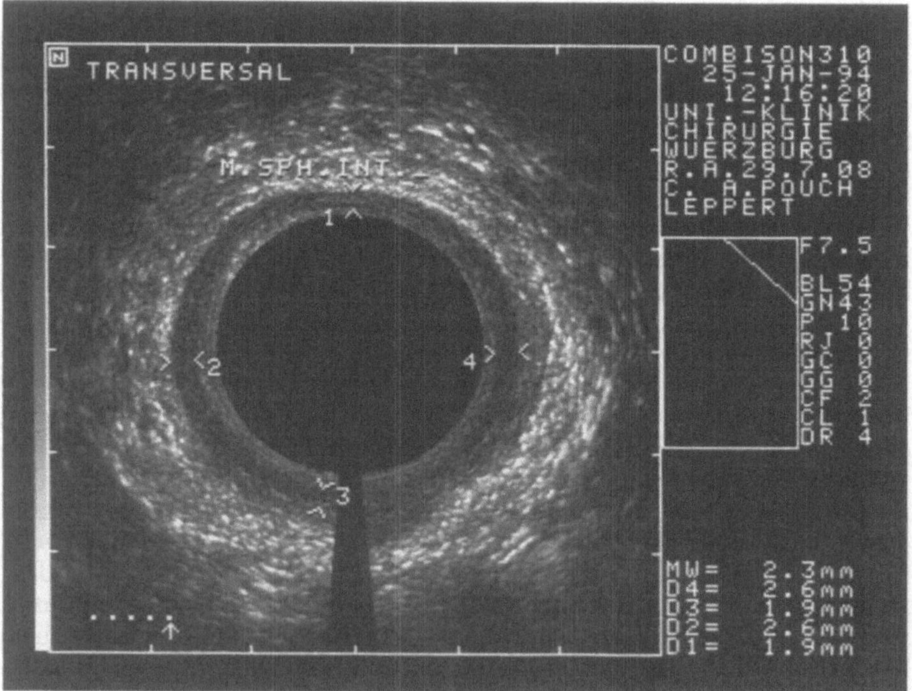

Abb. 1. Ausmessung der Puborektalisschlinge

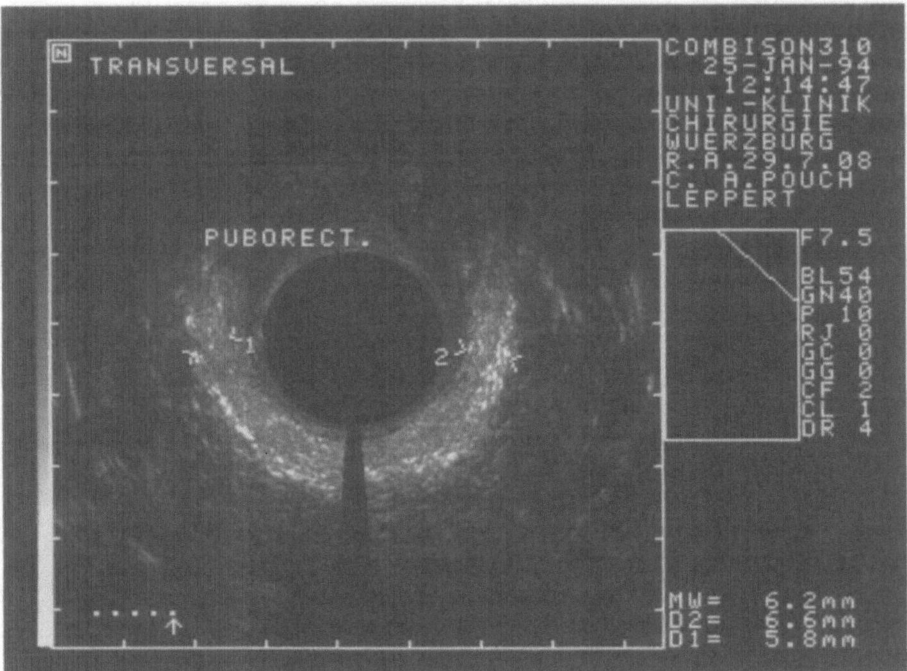

Abb. 2. Ausmessung des M. sphincter ani internus

kopfes auf den Muskel zu vermeiden, an 4 Ecken ausgemessen und der Mittelwert als Maß für die Stärke des M. sphincter ani internus genommen werden (Abb. 2).

Analog erfolgt die Ausmessung der Stärken des M. sphincter ani externus superficialis und subcutaneus, die beide eine echoreiche Struktur besitzen. Der M. sphincter ani externus subcutaneus besitzt aufgrund der durch ihn ziehenden Fasern des M. transversus ani in der Transversalebene nicht die typische Fiederung der quergestreiften Muskulatur, so daß er sich vom M. sphincter ani externus superficialis deutlich differenzieren läßt (Abb. 3 und 4). Der M. sphincter ani externus profundus ist anatomisch eng mit der Puborektalisschlinge und dem M. sphincter ani externus superficialis verbunden und wird zwischen beiden Strukturen aufgesucht. Ventral ist er, v. a. bei Frauen, sehr ausgedünnt, so daß er endosonographisch nur dorsalseitig an 2 Punkten ausgemessen und gemittelt werden kann (Abb. 5) und sich somit vom zirkulären M. sphincter ani externus superficialis unterscheiden läßt.

In gleicher Weise erfolgt die Untersuchung mittels der Darmwandsonde bei engem Analkanal, wobei die Ballonfüllung der Weite des Analkanals angepaßt werden kann.

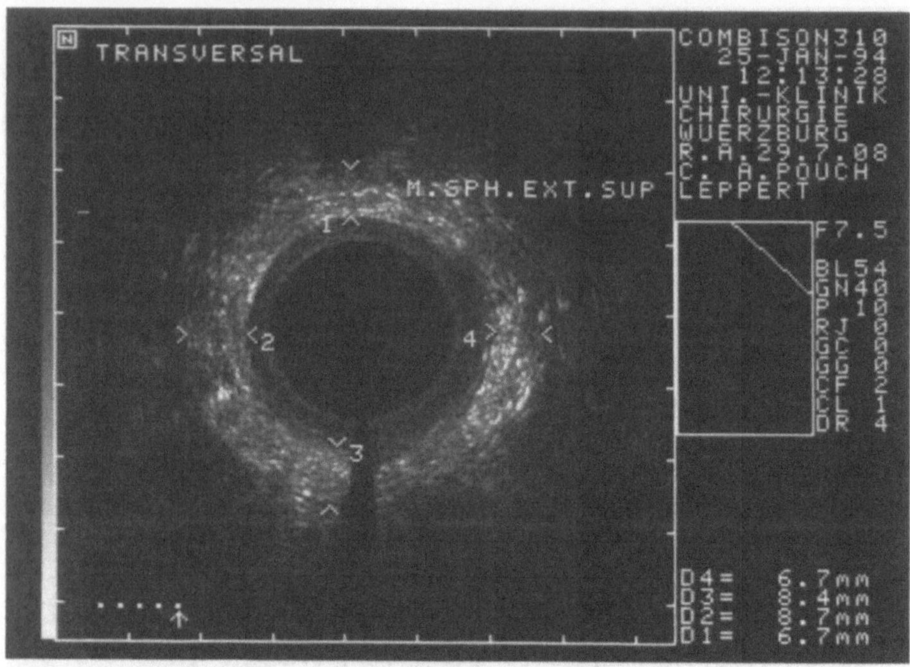

Abb. 3. Ausmessung des M. sphincter ani externus superficialis

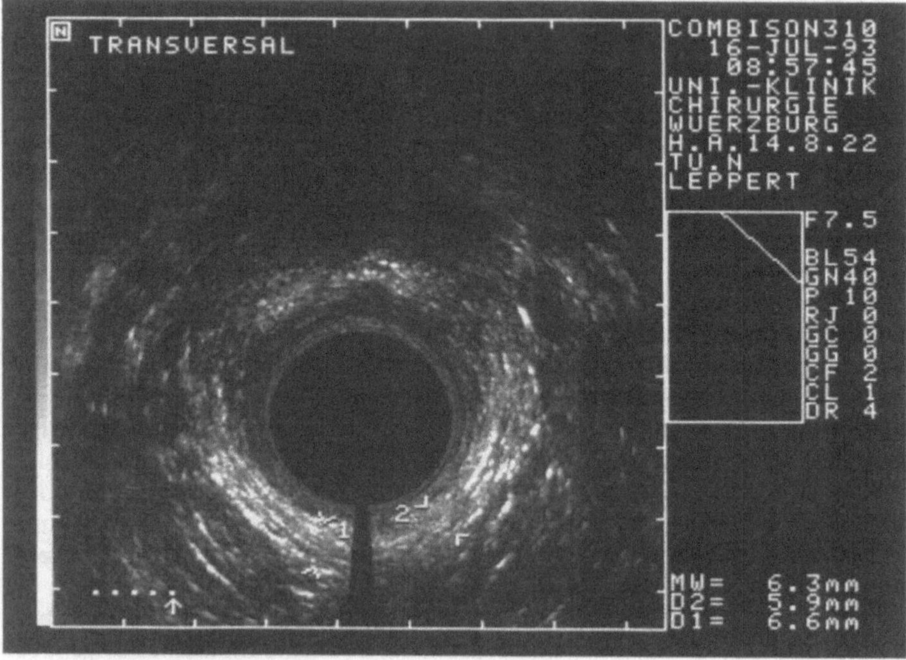

Abb. 4. Ausmessung des M. sphincter ani externus subcutaneous

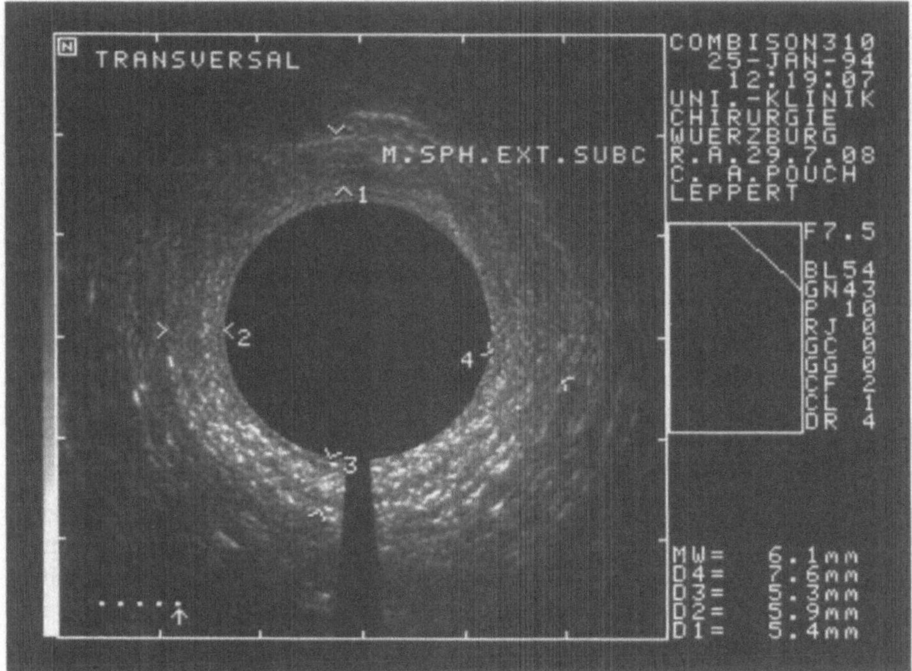

Abb. 5. Ausmessung des M. sphincter ani externus profundus

Ergebnisse

Vom 01.02.1993–31.01.1994 wurden insgesamt 90 Patienten (50 Männer, 40 Frauen) von 16–81 Jahren mit normaler Kontinenzleistung endosonographiert und das muskuläre Kontinenzorgan ausgemessen. Mit zunehmender Erfahrung erfolgte die Differenzierung des M. sphincter ani externus und seiner 3 Anteile sowie deren selektive Ausmessung. Es konnte keine signifikante Abhängigkeit der ermittelten Werte von der Größe und dem Gewicht festgestellt werden.

Geschlechtsspezifisch ergaben sich geringe Unterschiede, die aber nicht signifikant waren. Eine deutliche Signifikanz erhielten wir jedoch im Vergleich der gemessenen Werte mit dem Alter des Patienten. Analog zu vorangegangenen Untersuchungen [4] wurde das Patientenkollektiv in 2 Altersklassen (< 55 Jahre und ≥ 55 Jahre) unterteilt. Dabei fand sich für alle Strukturen des muskulären Kontinenzorgans, der glatten und der quergestreiften Muskulatur, eine signifikante Zunahme der Muskelstärken im Alter (s. Tabelle 1).

Tabelle 1. Stärken der Muskeln des Kontinenzorgans in Abhängigkeit vom Alter

	< 55 Jahre [mm]	n	≥ 55 Jahre [mm]	n	p <
M. sphincter ani internus	2,3 ± 0,5	37	2,7 ± 0,6	27	0,02
M. puborectalis	6,0 ± 0,7	40	6,7 ± 1,0	31	0,001
M. sphincter ani externus profundus	5,9 ± 0,9	24	6,8 ± 0,9	18	0,01
M. sphincter ani externus superficialis	6,1 ± 1,1	12	7,4 ± 0,8	20	0,01
M. sphincter ani externus subcutaneus	6,4 ± 1,1	23	7,1 ± 1,2	14	0,05

Diskussion

Auch andere Autoren fanden eine signifikante Alterszunahme der Stärke des Musculus sphincter ani internus [4]. Bartram et al. bestimmten für die unter 55 Jahre alten Patienten einen Mittelwert von 2,56 mm und für die über 55 Jahre einen von 3,08 mm. Diese im Vergleich zu unseren Messungen von 2,3 mm und 2,7 mm höheren Werte erklären sich durch einen von Bartram et al. verwendeten kleineren Sondenkopf und einer daraus resultierenden geringeren Dehnung des Muskels. Die Kaliberzunahme der glatten Kontinenzmuskulatur wurde von den gleichen Autoren auf eine im Alter zunehmende Fibrosierung zurückgeführt, die von ihnen auch elektronenmikroskopisch nachgewiesen werden konnte. Andere Autoren [23] konnten die altersabhängige Stärkenzunahme des M. sphincter ani internus bestätigen, so daß diese physiologische Veränderung gesichert zu sein scheint.

Anders sieht es für den M. sphincter ani externus aus. Während es für den M. puborectalis keinerlei Arbeiten über eine altersabhängige Veränderung gibt, berichtet eine einzige Veröffentlichung [23] über eine Abnahme der Stärke des M. sphincter ani externus im Alter. Neben einer geringen Fallzahl von nur 7 älteren Patienten zwischen 41 und 75 Jahre, differenzierten die Autoren nicht die 3 anatomischen Anteile des Muskels, sondern bestimmten die Muskelstärke am tiefsten Punkt des Analkanals mit einem Meßwert im dorsalen Bereich zwischen innerem Sphinkter und Os coccygeum, so daß hiermit nur der M. sphincter ani externus subcutaneus in seinem dorsalen Anteil ausgemessen wurde, der auch bei unseren Patienten die geringste Stärkenzunahme auswies.

Neuere Untersuchungen [16] zeigen eine physiologische Altersdegeneration des N. pudendus. Dies müßte dann auch zu einer Atrophie der innervierten Muskulatur führen. Aufgrund der nachlassenden Kontinenzleistung ist aber ein verstärkter Einsatz der trainierbaren quergestreiften Kontinenzmuskulatur erforderlich, so daß diese hypertrophieren und damit an Stärke gewinnen kann. Welcher der beiden pathophysiologischen Effekte überwiegt, werden zukünftige Studien unter Einbeziehung elektromyographischer und histologischer Untersuchungen zeigen müssen.

Das Ziel ist die Gewinnung von Erkenntnissen über die funktionelle Anatomie des Kontinenzorgans zum besseren Verständnis der Inkontinenz. Die anorektale Endosonographie kann hierzu einen wichtigen Beitrag leisten.

Literatur

1. Abel ME, Rosen, L, Kodner IJ et al. (1993) Practice parameters for the treatment of rectal carcinoma – Supporting documentation. Prepared by the Standards Task Force American Society of Colon and Rectal Surgeons. Dis Colon Rectum 36(11):991–1006
2. Beynon J, McC Mortensen NJ, Foy DMA, Channer JL, Virjee J, Goddard P (1986) Preoperative assessment of local invasion in rectal cancer: digital examination, endoluminal sonography or computed tomography? Br J Surg 73:1015–1017
3. Beynon J, McC Mortensen NJ, Foy DMA, Channer JL, Rigby H, Virjee J (1989) Preoperative assessment of mesorectal lymph node involvement in rectal cancer. Br J Surg 76:276–279
4. Burnett SJ, Bartram CI: Endosonographic variations in the normal internal anal sphincter. Int J Colorectal Dis 6(1):2–4
5. Cataldo PA, Senagore A, Luchtefeld MA (1993) Intrarectal ultrasound in the evaluation of perirectal abscesses. Dis Colon Rectum 36:554–558
6. Deen KI, Kumar D, Williams JG, Olliff J, Keighley MRB (1993) Anal sphincter defects – Correlation between endoanal ultrasound and surgery. Ann Surg 218(2):201–205
7. Deen KI, Williams JG, Hutchinson R, Keighley MRB, Kumar D (1994) Fistulas in ano: endoanal ultrasonographic assessment assists decision making for surgery. Gut 35(3):391–394
8. Eckardt VF, Jung B, Fischer B, Lierse W (1994) Anal endosonography in healthy subjects and patients with idiopathic fecal incontinence. Dis Col Rect 37:235–242
9. Feifel G, Hildebrandt U, Dhom G (1985) Die endorectale Sonographie beim Rectumcarcinom. Chirurg 56:398–402
10. Glaser F, Schlag P, Herfarth (1990) Endorectal ultrasonography for the assessment of invasion of rectal tumours and lymph node involvement. Br J Surg 77:883–887
11. Heintz A, Buess G, Junginger T (1990) Endorektale Sonographie zur präoperativen Beurteilung der Infiltrationstiefe von Rektumtumoren. Dtsch Med Wschr 115:1083–1087
12. Herzog U, Flüe M von, Tondelli P, Schuppisser JP (1993) How accurate is endorectal ultrasound in the preoperative staging of rectal cancer? Dis Colon Rectum 36(2):127–134
13. Hildebrandt U, Feifel G (1985) Preoperative staging of rectal cancer by intrarectal ultrasound. Dis Colon Rectum 28(1):42–46
14. Hildebrandt U, Klein T, Feifel G, Schwarz H-P, Koch B, Schmitt RM (1990) Endosonography of pararectal lymph nodes – in vitro and in vivo evaluation. Dis Colon Rectum 33:863–868
15. Joosten FBM, Rosenbusch G, Jansen JBMJ (1993) Rektale Endosonographie für perirektale und nichttumoröse rektale Veränderungen. Radiologe 33:412–419
16. Kamm MA (1994) Obstetric damage and faecal incontinence. Lancet 344:730–733
17. Kipfmüller K, Guhl L, Kiehling C, Arlart IP, Merkle P (1993) Die Präoperative Beurteilung der Infiltrationstiefe von Rectumtumoren durch Staging, Endosonographie und Magnetresonanztomographie. Eine prospektive Untersuchung. Chirurg 64:43–47
18. Leppert R, Sailer M, Fuchs K-H, Thiede A (1994) Die endosonographische Darstellung der Analfistel und des Analabszesses und deren anatomische Beziehung zum Kontinenzorgan. Coloproctol 16:327–329
19. Leppert R, Sailer M, Fuchs K-H, Thiede A (1994) Die Endosonographie des anorektalen Kontinenzorgans. Aktuelle Koloproktologie 11:247–250
20. Leppert R, Sailer M, Bussen D, Fuchs K-H, Thiede A (19994) Die anorektale Endosonographie des muskulären Kontinenzorgans bei kontinenten und inkontinenten Patienten. Kontinenz 3:249

21. Löhnert M, Dohrmann P, Stoffregen C, Hamelmann H (1991) Die Wertigkeit der endorektalen Sonographie in der Tumornachsorge bei operiertem Rektumkarzinom. Zentralbl Chir 116:461–464
22. Nielsen MB, Hauge C, Pedersen JF, Christiansen J (1993) Endosonographic evaluation of patients with anal incontinence: findings and influence on surgical management. Am J Roentgenol 160(4):771–775
23. Papachrysostomou M, Pye SD, Wild SR, Smith AN (1993) Anal endosonography in asymptomatic subjects. Scand J Gastroenterol 28(6):551–556
24. Ramirez JM, McC Mortensen NJ, Takeuchi N, Humphreys MMS (1994) Endoluminal ultrasonography in the follow-up of patients with rectal cancer. Br J Surg 81:692–694
25. Rifkin MD, Ehrlich SM, Marks G (1989) Staging of rectal carcinoma: Prospective comparison of endorectal US and CT. Radiology 170(2):319–322
26. Sailer M, Leppert R, Fuchs K-H, Thiede A (1994) Endosonographisches Staging von Rektumtumoren zur stadiengerechten Therapieplanung. Akt Koloproktol 11:284–289
27. Sailer M, Leppert R, Fuchs KH, Thiede A (1995) Die endorectale Sonographie zur Beurteilung perirectaler Prozesse. Chirurg 66:34–39
28. Waizer A, Zitron S, Ben-Baruch D, Baniel J, Wolloch Y, Dintsman M (1989) Comparative study for preoperative staging of rectal cancer. Dis Colon Rectum 32(1):53–56

1

Radiographische Diagnostik der anorektalen Funktionsstörungen

Bernini A, Sohn SK, Spencer MP und Wong D, Minneapolis, USA*

In den vergangenen Jahren wurde mit zunehmendem Interesse das Diagnostikspektrum zur Abklärung anorektaler Funktionsstörungen weiterentwickelt. Radiologische Untersuchungen zusammen mit der anorektalen Manometrie und der Elektromyographie sind die weitest verbreiteten Methoden zur Untersuchung der physiologischen Verhältnisse bei der Defäkation. Die radiologischen Techniken der dynamischen Veränderungen im Becken während der Stuhlentleerung wurden in den 50er und 60er Jahren eingeführt. Trotz anfänglich großen Interesses stellten diese Techniken sich als relativ umständlich sowohl bei der praktischen Durchführung als auch bei ihrer Interpretation dar. Eine vereinfachte Defäkographietechnik wurde von Mahieu [22, 23] vorgeschlagen. Hierdurch wurde erneut Interesse an der bildlichen Darstellung anorektaler Funktionsstörungen geweckt. Dennoch verbleiben zahlreiche Kontroversen hinsichtlich Interpretation und Signifikanz der Befunde im Rahmen defäkographischer Untersuchungen. Einerseits ergeben sich zahlreiche Befunde, die mit diesen Techniken erhoben werden, auch bei gesunden Patienten, andererseits werden bestimmte Parameter relativ unterschiedlich von verschiedenen Untersuchern interpretiert.

Technik

Die Technik der Defäkographie erfordert eine Röntgendurchleuchtungsmöglichkeit, ein Aufnahmegerät, eine spezielle Sitzgelegenheit, ein Kontrastmedium und die Möglichkeit der Injektion dieses Kontrastmittels in das Rektum. Die Vorbereitung der Untersuchung erfolgt durch 2 Klysmen, die 2 h und 30 min vor der Untersuchung verabreicht werden. Einige Autoren [3, 11] verwenden keine Darmvorbereitung unter der Vorstellung, daß hierdurch die physiologischen Verhältnisse der anorektalen Morphologie besser dargestellt werden. Ein potentieller Nachteil der Darmvorbereitung ist die Erzielung eines flüssigen Darminhaltes, der das in das Rektum injizierte Kontrastmittel verdünnt und durch diese Modifizierung seiner Konsistenz zu einer Änderung

* Übertragen aus dem Englischen von S.M. Freys.

der Qualität der Untersuchung führt. Andererseits können größere Stuhlmengen zur Maskierung von pathologischen Befunden führen, die mit der Defäkographie entdeckt würden (z. B. interne Intussuszeption). Darüber hinaus führt die Darmvorbereitung zu einem größeren Komfort für den Patienten und das Untersuchungsteam. Wir verwenden ein Fleets®-Klysma als Darmvorbereitung zur Defäkographie in der Vorstellung, daß es die Untersuchungsbedingungen verbessert und keine negativen Veränderungen mit sich bringt.

Das Design der Sitzgelegenheit ist von grundsätzlicher Bedeutung für die Qualität der Defäkographie. Sie muß aus röntgenstrahlendurchsichtigem Material konstruiert sein, das einen gewissen Grad der Filtration erlaubt. Die notwendige Strahlenmenge zur Penetration der Beckenhöhle führt dazu, daß jede Struktur außerhalb des Beckens überbelichtet und somit nur sehr schlecht dargestellt würde. Da während der Evakuationsphase der Untersuchung das Bestrahlungsfeld unterhalb des Beckens liegt, würden die dortigen Strukturen nur sehr schlecht dargestellt werden, wenn die Sitzgelegenheit nicht einen gewissen Grad der Filtration ausüben würde.

Mehrere unterschiedliche Sitzgelegenheiten werden derzeit vorgeschlagen und in den verschiedenen Zentren verwendet. Mathieu [22, 23] hat ein Modell vorgeschlagen, das aus verschiedenen wassergefüllten Gummiringen besteht und so eine adäquate Filtration erlaubt. Diese Ringe werden durch eine Plastikaußenhülle zusammengehalten. Ein einmal verwendbarer Beutel fängt im Lumen der Ringe das ausgeschiedene Kontrastmittel auf. Bernier [6] hat eine hölzerne Sitzgelegenheit mit einem 2 mm dicken Kupferfilter vorgeschlagen. Andere Arbeitsgruppen haben tragbare, wassergefüllte Plastiktoiletten verwendet, die normalerweise zum Camping benutzt werden [27]. Eine solche Sitzgelegenheit ist kommerziell erwerblich (E-Z-EM Company, Westbury, New Jersey). Gegenwärtig verwenden wir die sog. Lahr-Sitzgelegenheit (Sunburst Biomedical, Lexington, North Carolina), die in jeder Hinsicht unseren Anforderungen gerecht wird. Jede der oben beschriebenen Sitzgelegenheiten wird dann auf die Fußstütze eines fernbedienbaren Röntgendurchleuchtungstisches montiert, der daraufhin in die senkrechte Position gebracht wird, so daß eine Durchleuchtung von der Seite beim Defäkationsvorgang möglich wird.

Um die physiologischen Verhältnisse der Evakuation zu reproduzieren, werden 200 ccm Kontrastmittel in das Rektum injiziert. Mahieu hat hierzu vorgeschlagen, eine Paste herzustellen, bei der 150 ml reiner Bariumlösung mit 400 ml Wasser vermischt werden. Diese Lösung wird dann erwärmt und langsam mit 100 g Kartoffelstärke vermischt, bis eine weiche pastöse Konsistenz erreicht ist. Andere Untersucher haben eine eher dicke Bariumpaste verwendet, die normalerweise für ösophageale Funktionsuntersuchungen verwendet wird [4, 8] oder eine solche durch Mischen von Methylzellulose und Bariumsulfat hergestellt [18]. Eine Kontrastmittelpaste von adäquater Konsistenz kann gegenwärtig kommerziell erworben werden (E-Z-EM Company, Westbury, New Jersey). In unserem Funktionslabor mischen wir eine Tasse vorbereiteten Baby-Weizenmehls mit 120 ccm Barium, um einen Pseudostuhl von passender Konsistenz zu imitieren. Als Injektionsmöglichkeit für das Kontrastmittel in das Rektum benutzen wir entweder einen pistolenartigen Injektor, eine Zementspritze aus der Orthopädie oder einen großlumigen Klysmaapplikator, der mit einer 60 ccm Plastikspritze verbunden wird.

Die Untersuchung beginnt in Rechtsseitenlage. Das Kontrastmittel wird in das Rektum appliziert, wobei die letzten wenigen ccm sehr langsam während des Rückzuges des Katheters injiziert werden, um so den Analkanal zu markieren. Diese Technik erleichtert die Ausmessung des anorektalen Winkels. Es werden nun statische Aufnahmen angefertigt, und zwar in Ruhe, während maximaler Sphinkterkontraktion und beim Pressen des Patienten. Diese 3 statischen Aufnahmen benützen wir als sog. Proktometrogramm. Die Aufnahmen werden auf konventionellem Röntgenfilm durchgeführt. Hierdurch erfolgt eine bessere Visualisierung der knöchernen Strukturen, die als Orientierungspunkte bei den verschiedenen Messungen dienen.

Nach Fertigstellung des Proktometrogramms wird der Durchleuchtungstisch in die senkrechte Position gebracht, und der Patient setzt sich auf die Sitzgelegenheit. Er wird aufgefordert, das Kontrastmittel aus dem Rektum zu evakuieren, die Entleerungsphase wird fluoroskopisch dargestellt und mit Hilfe des Videorecorders aufgezeichnet. Diese Methode erlaubt eine bessere Analyse der dynamischen Veränderungen während der Entleerung. Die Defäkographie ist mit einer relativ hohen Strahlenbelastung verbunden. Da bei weiblichen Patienten die Ovarien innerhalb des Durchleuchtungsfeldes liegen, sollte diese Untersuchung bei Frauen im gebärfähigen Alter (jünger als 40 Jahre) nur bei eindeutiger Indikationsstellung erfolgen [13].

Bei Patienten mit dem Verdacht auf eine Enterozele sollte der Dünndarm 1–2 h vor der Defäkographie mit einer Bariumkontrastmitteluntersuchung opazifiziert werden. Gleichzeitig sollte die Vagina bei weiblichen Patienten ebenfalls opazifiziert werden. Dies kann sehr einfach durch Einlage eines kontrastmittelgefüllten Tampons erreicht werden [18]. Archer [1] hat hierzu eine neue Methode vorgeschlagen, bei der die Position der Vagina durch Verwendung eines wasserlöslichen Kontrastmittelgels markiert wird. Bei dieser neuen Methode wird die potentielle Behinderung der normalen Beckenbodenbewegung während der Defäkation und somit eine Verfälschung der diagnostischen Information durch das Tampon vermindert. In unserem Funktionslabor wird bei Patienten mit Verdacht auf eine Enterozele zunächst eine orale Bariumkontrastmittelgabe durchgeführt, bis der Dünndarm im kleinen Becken gefüllt ist. Nachfolgend wird ein bariumgefülltes Tampon in die Vagina eingeführt und dann die Routinedefäkographie, wie oben dargestellt, durchgeführt.

Proktometrogramm – Meßparameter

Anorektaler Winkel

Der anorektale Winkel wird gewöhnlich mit einer der beiden nachfolgenden Techniken gemessen:

1) durch Ziehen einer Linie entlang der Längsachse des Analkanals und einer zweiten Linie parallel zur Rückwand des Rektums (der Winkel zwischen

diesen beiden Linien wird als posteriorer anorektaler Winkel bezeichnet) [4, 22, 23],

2) durch Ziehen einer Linie entlang der Längsachse des Analkanals und einer zweiten Linie durch die zentrale Achse des Rektums (der Winkel zwischen diesen beiden Linien wird als zentraler anorektaler Winkel bezeichnet [3, 8, 29, 30]. Der anorektale Winkel wird in Ruhe, während maximaler willkürlicher Kontraktion des Sphincter ani externus während des Pressens ohne Evakuation gemessen. Der anorektale Winkel drückt dabei die Aktivität der Puborektalisschlinge aus. Im Ruhezustand wird dieser Winkel durch den basalen Tonus der Puborektalisschlinge und des M. levator ani aufrecht erhalten. Bei willkürlicher Kontraktion (Kneifen) heben diese Muskeln den anorektalen Übergang an und verkleinern somit den anorektalen Winkel; umgekehrt wird der anorektale Winkel während der Sphinkterrelaxation oder beim Pressen größer, wodurch die Stuhlentleerung erleichtert wird. Hinsichtlich der Normalwerte existiert eine große Bandbreite für die Werte des anorektalen Winkels in Ruhe, beim Kneifen und beim Pressen. Die Normwerte für den anorektalen Winkel variieren in Ruhe zwischen 70 und 140° (Mittelwert 114°) und beim Pressen zwischen 110 und 180° (Mittelwert 134°) [8]. Andere Untersucher berichten über unterschiedliche Normwerte für diesen anorektalen Winkel: in Ruhe 70–130° (Mittelwert 90–100°), beim Pressen 80–155° (Mittelwert 110–120°) [3, 29, 30].

Verschiedene Autoren berichten darüber hinaus, daß die Werte für den anorektalen Winkel, gemessen mit der Technik, die die Linie durch die Rektumhinterwand benutzt, sowohl in Ruhe als auch beim Pressen geringfügig unter den Werten liegen, die mit der Technik erzielt werden, die die Linie durch die Zentralachse des Rektums als Referenz verwendet [4, 9]. Inkontinente Patienten haben einen größeren anorektalen Winkel in Ruhe [20, 29]. Andererseits sind anorektale Winkel > 130° in Ruhe nahezu immer bei Inkontinenz zu finden [9, 22, 23]. Ob Patienten mit schwerer Obstipation einen anderen anorektalen Winkel als Kontrollpatienten haben, wird nach wie vor kontrovers diskutiert [2]. Die Verläßlichkeit der Messungen des anorektalen Winkels wurde nicht zuletzt aus diesen Gründen von Penninckx und anderen Autoren in Frage gestellt [10, 26]. Eine Untersuchung aus unserem eigenen Labor durch Sohn (unveröffentlicht) zeigte eine relativ große Variation im Normbereich des anorektalen Winkels, gleichzeitig aber auch relativ konsistente Werte beim jeweiligen Untersucher in einem Funktionslabor, das immer die gleiche Technik benutzt. Aufgrund unserer Erfahrungen meinen wir, daß die Ausmessung des anorektalen Winkels eine nützliche Methode und ein sinnvolles Hilfsmittel bei der Defäkographie zur Überprüfung der Aktivität des Beckenbodens darstellt.

Beckenbodensenkung

Die Bestimmung einer Beckenbodensenkung wird durch die statischen Aufnahmen des Proktometrogramms erleichtert, da sie standardisierte Bilder der Symphyse und des Steißbeines liefern, die als knöcherne Orientierungshilfen dienen. Auf jeder der Proktometrogrammaufnahmen (in Ruhe, beim Kneifen und beim Pressen) wird eine Linie zwischen der Symphyse und dem gelenkigen Übergang zwischen Kreuz- und Steißbein gezogen. Diese Linie zwischen den beiden fixierten knöchernen Strukturen dient als Referenzlinie zur Ausmessung der Beckenbodensenkung. Das Ausmaß der Senkung kann ermittelt werden, indem eine senkrechte Linie von dieser Referenzlinie zum anorektalen Winkel in Ruhe und beim Pressen gezogen wird [22]. Der Normwert sollte weniger als 3 cm betragen. Jegliche Senkung unter dieses Niveau wird als „descending perineum syndrome" bezeichnet. Die Länge des M. puborectalis kann ebenfalls auf diesen Bildern vermessen werden: Sie entspricht der Distanz zwischen der Symphyse und dem anorektalen Winkel. Diese Puborektalislänge sollte sich beim Kneifen verkürzen und beim Drücken oder Pressen verlängern. Die Bereitschaft des Patienten, kräftig zu pressen, hängt signifikant von der Furcht des Patienten ab, ungewollt Stuhl zu verlieren. Aus diesem Grunde sind die statischen Aufnahmen nicht immer hinsichtlich ihrer Interpretationsmöglichkeit verläßlich. Simultan sollte immer eine Interpretation unter Berücksichtigung der Videoaufzeichnungen der Defäkation erfolgen.

Normale Defäkographie

Nach Fertigstellung der statischen Aufnahmen zum Proktometrogramm in der Linksseitenlage wird der Patient aufgefordert, aufrecht sitzend bequem auf der Sitzgelegenheit Platz zu nehmen. Daraufhin wird der Patient aufgefordert zu pressen, um den Inhalt der Rektumampulle zu entleeren. Zu diesem Zeitpunkt zeigt sich eine Distension des Rektums mit glatten Rändern und prominenten haustralen Falten. Der anorektale Übergang beginnt jetzt zu deszendieren, woraus sich eine Erweiterung des anorektalen Winkels ergibt. Der Analkanal öffnet sich folglich und erlaubt somit die Passage der Bariumpaste. Während dieses Vorganges verkürzt sich die Länge des Analkanals, und mit zunehmendem intraabdominellen Druck kollabiert die Rektumvorderwand in kraniokaudaler Richtung, wodurch das Kontrastmittel evakuiert wird. Vorder- und Hinterwand des Rektums legen sich schließlich vollständig aneinander an. Wenn der letzte Rest des Kontrastmittels ausgeschieden ist, verschließt sich der Analkanal, und es kommt zu einer Verkleinerung des anorektalen Winkels, während der Beckenboden sich wieder hebt. Der anorektale Übergang wird wieder durch die Einziehung der Puborektalisschlinge erkenntlich, die ja beim Pressen und beim Entleerungsvorgang sehr viel kleiner war.

Rektozele

Per definitionem ist eine Rektozele eine Herniation der vorderen oder hinteren Rektumwand. In den meisten Fällen findet sich eine vordere Rektozele. Ursächlich hierfür wird eine Diastase der Levatorenmuskulatur und eine Schwäche des rektovaginalen Septum vermutet, da sie in den meisten Fällen bei Frauen gefunden wird [14]. Rektozelen sind sehr häufige Befunde bei Patienten mit Defäkationsstörungen. Bei der Mehrzahl der Patienten sind sie jedoch asymptomatisch und kausal nicht an dem zu untersuchenden Entleerungsproblem beteiligt.

In Ruhe ist eine Rektozele gewöhnlich nicht erkenntlich, erst bei Beginn des Pressens und beim Versuch der Entleerung wird sie sichtbar. Beim Pressen vergrößert sich die Vorwölbung zu einem glatten konkaven Defekt unterschiedlichen Ausmaßes, der gelegentlich eine sackartige Vorwölbung durch die Vaginahinterwand und in Ausnahmefällen durch den Introitus vaginae bildet (Abb. 1). Im Zuge der Kontrastmittelentleerung kann es zum Persistieren dieser Vorwölbung kommen, die dann nicht entleert wird. Durch fortgesetztes Pressen und digital-vaginale und perineale Manipulation können manche Patienten die Entleerung des verbleibenden Kontrastmittels erzielen, während bei anderen Patienten das Kontrastmittel endgültig in der Rektozele eingeklemmt wird.

Einige Autoren definieren eine Rektozele nur dann, wenn diese einen maximalen Durchmesser > 3 cm hat und nicht bei der Evakuation entleert wird [25]. Eine posteriore Rektozele wird sehr viel seltener gefunden (Abb. 2). Aufgrund der anatomischen Gegebenheiten an der Rektumhinterwand sind posteriore Rektozelen gewöhnlich sehr viel kleiner, können aber dennoch Symptome hervorrufen [7].

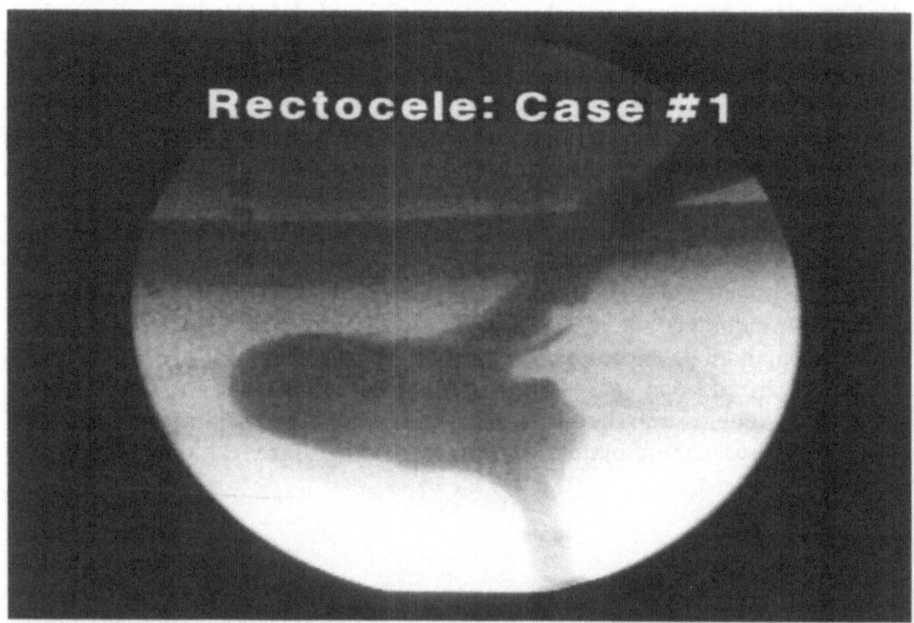

Abb. 1. Große anteriore Rektozele bei einer Patientin; durch die Verlagerung der Evakuationskräfte nach vorne kommt es zu einer Verminderung der Eliminationseffizienz

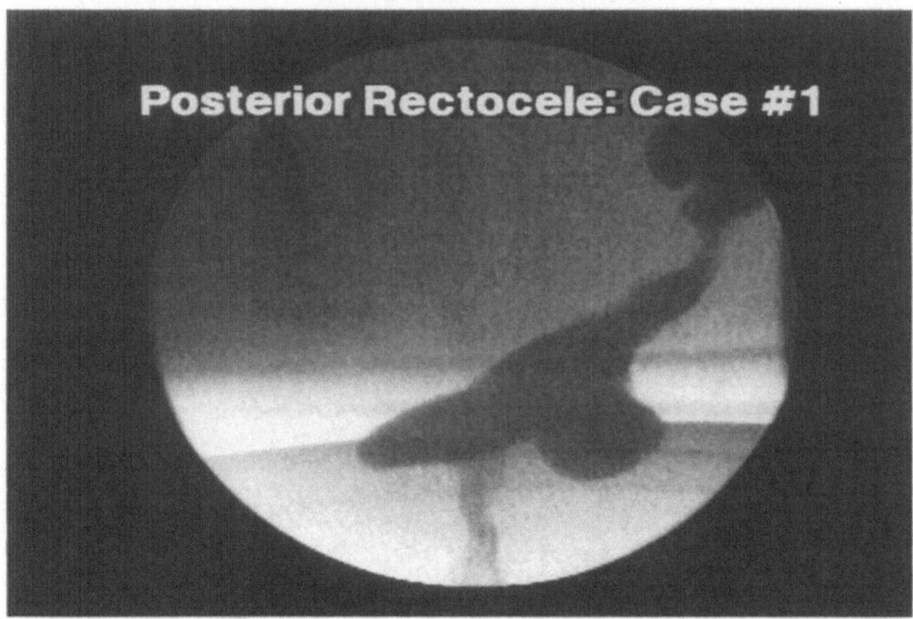

Abb. 2. Posteriore Rektozele; hier zeigt sich eine Diastase der Levatorenmuskulatur posterior

Interne Intussuszeption und Rektumprolaps

Der Rektumprolaps und die interne Intussuszeption werden unter derselben Überschrift behandelt, da sie unterschiedliche Ausmaße des gleichen pathologischen Prozesses darstellen. Eine Intussuszeption, auch als interner oder versteckter Prolaps bezeichnet, kann bei der körperlichen Routineuntersuchung nur sehr schwierig diagnostiziert werden. Die Patienten klagen über ein Gefühl der inkompletten Entleerung und ein rektales Druckgefühl, die digitale Untersuchung reicht jedoch häufig nicht aus, den pathologischen Befund zu demonstrieren. Ihre u. Seligson [15] haben berichtet, daß gemäß ihrer Erfahrung nur bei einem Drittel der Patienten, bei denen defäkographisch eine interne Intussuszeption nachgewiesen werden konnte, dies auch bei der körperlichen Untersuchung zu finden war.

Bei der Defäkographie imponiert eine interne Intussuszeption beim Pressen als Invagination der Rektumwand in Form eines Schornsteines oder einer Teetasse [23]. Diese Invagination kann in unterschiedlichem Abstand zum anorektalen Übergang auftreten, nimmt aber typischerweise ihren Ursprung im mittleren Rektum und deszendiert von hier zum Analkanal (Abb. 3). Ein solcher Prolaps kann zum anorektalen Übergang, in den Analkanal oder durch diesen vollständig vor den Anus treten und somit einen vollständigen Rektumprolaps bilden (Abb. 4). Wenn ein vollständiger Rektumprolaps vorliegt, kann man die Dilatation des Analkanals bei Entleerung der Intussuszep-

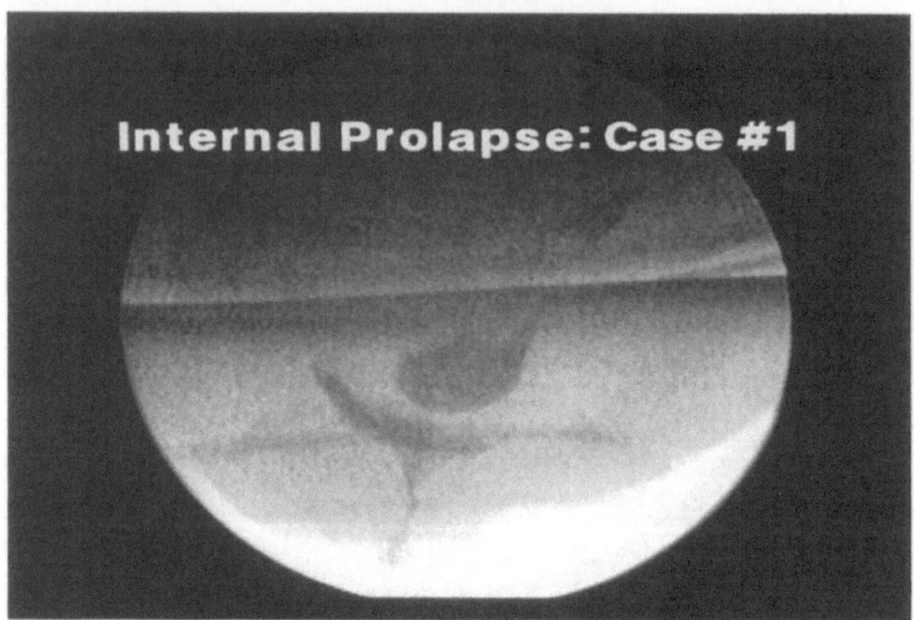

Abb. 3. Interne Intussuszeption mit der typischen schornsteinartigen Deformität durch Teleskopwirkung des proximalen Rektums in das distale Rektum

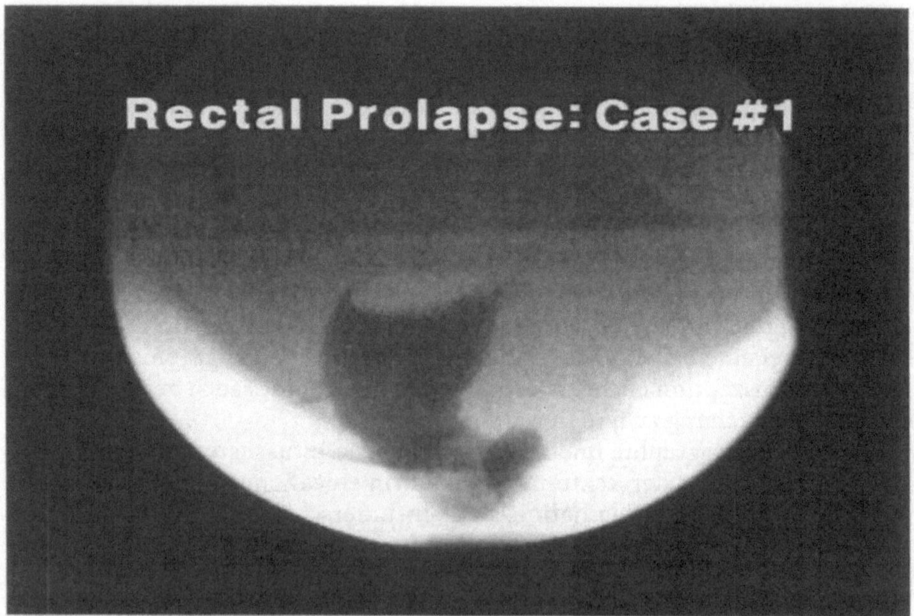

Abb. 4. Offensichtlicher Rektumprolaps mit Dilatation des Analkanals bei Protrusion des Rektums vor die Anokutanlinie

tion sehen. Wenn die Intussuszeption nur bis zum Analkanal reicht, wird das Kontrastmittel bei der Defäkographie im proximalen Rektum trotz aller Bemühungen des Patienten, sich vollständig zu entleeren, eingeklemmt. Bei der nachfolgenden Relaxation zieht sich die interne Intussuszeption nach proximal zurück, die schornsteinförmige Deformität geht verloren, und es stellt sich wieder eine normale rektale Kontur her.

Enterozele und Sigmoidozele

Enterozele und Sigmoidozele werden ebenfalls zusammen diskutiert, da ihre ursächliche Pathophysiologie sehr ähnlich ist (Abb. 5–7). Genereller Unterschied zwischen diesen Befunden ist der hernierte Darmanteil, entweder das Kolon, der Dünndarm, das große Netz oder eine Kombination aus diesen. Mehr noch als bei jeder anderen Beckenbodenfunktionsstörung kann die Diagnose einer Enterozele durch mehrfache Kontrastmitteluntersuchungen erleichtert werden. Routinemäßig verwenden wir bei Verdacht auf Enterozele die Kombination aus einer Dünndarmkontrastmitteldarstellung mit der Einlage eines bariumgetränkten Tampons in die Scheide.

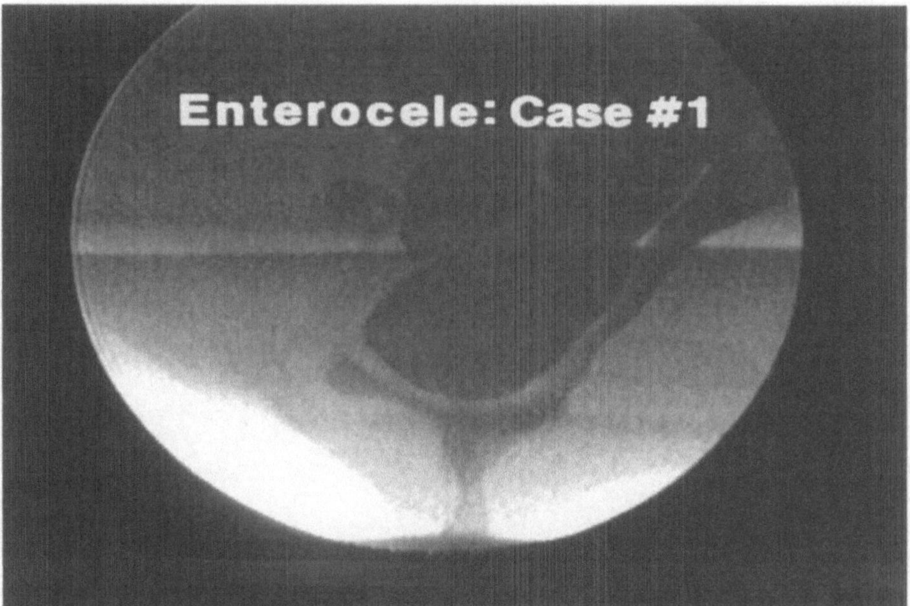

Abb. 5. Enterozele zwischen Vagina vorne und Rektum hinten; die zirkuläre Struktur vorne *(links)* ist ein bariumgetränktes Tampon in der Vagina. Die am weitesten posterior und inferior gelegene Struktur ist das kontrastmittelgefüllte Rektum. Dem Patienten war vor der Untersuchung oral Bariumkontrastmittel zur Opazifizierung des Dünndarmes verabreicht worden; dieses reicht bis auf den Beckenboden, wo es eine Enterozele bildet

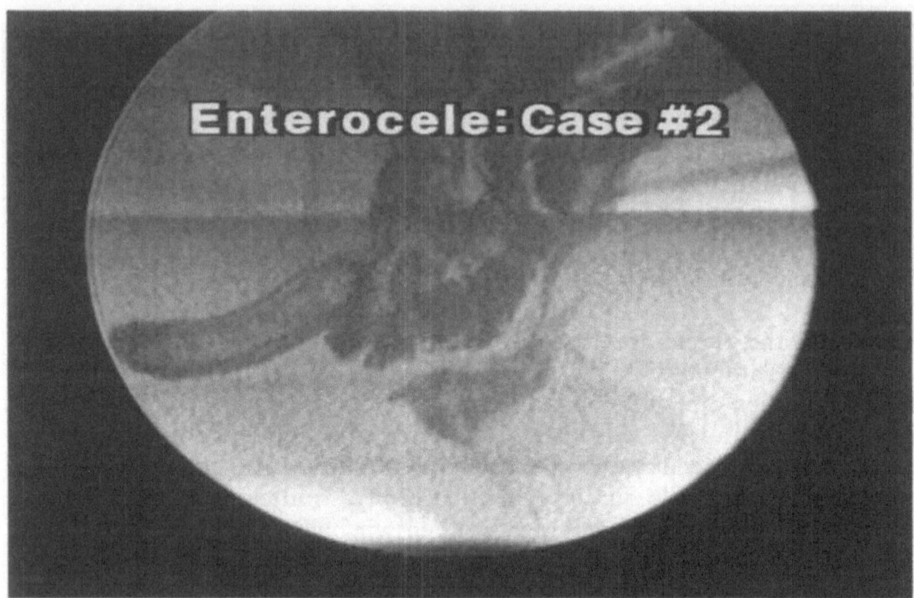

Abb. 6. Ein weiteres Beispiel einer Rektozele; das bariumgetränkte Tampon zeichnet sich als wurstförmige Struktur vorne links ab. Die Enterozele verdrängt die Vagina nach vorne und das Rektum nach hinten

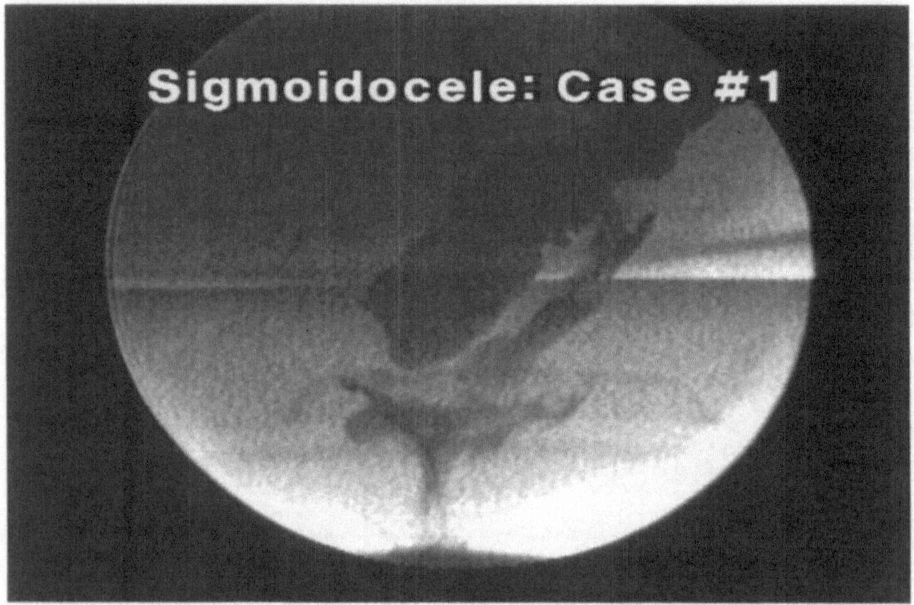

Abb. 7. Descensus des Colon sigmoideum zum Beckenboden über den Douglasraum

Andere Untersucher berichten über die sog. Peritoneographie [24], die sehr nützlich bei der Diagnose einer Beckenbodenherniation sein kann. Diese Untersuchung stellt jedoch eine invasive Maßnahme mit einem kleinen, jedoch potentiellen Risiko dar. Definitionsgemäß stellt jede Herniation der Peritonealhöhle und ihres Inhaltes in den Douglas-Raum eine Enterozele dar. Die Hernie verschiebt das Rektum nach hinten und die Vagina nach vorne und wird sehr viel deutlicher sichtbar beim Pressen [18]. Eine solche Hernie kann die Scheidenhinterwand oder die Rektumvorderwand oder beide deutlich einengen, im Einzelfall kann es sogar zu einer Protrusion durch den Introitus der Scheide oder des Anus mit Vortäuschung eines äußeren Prolapses kommen. Gelegentlich kann die Herniation entlang der Scheidenvorderwand mit Aufspreizen der Excavatio vesico-uterina und Rückwärtsverlagerung von Vagina und Rektum kommen. Diese Situation wird zumeist bei Frauen gefunden, bei denen chirurgische Eingriffe im Becken, wie z.B. eine Hysterektomie, vorausgegangen sind oder bei denen eine Gebärmutter- oder eine Blasensenkung vorliegen.

Paradoxe Puborektaliskontraktion

Eine der häufigsten Ursachen für eine rektale Entleerungsstörung ist die paradoxe Kontraktion der Puborektalisschlinge. Die Defäkographie dient hier zur Bestätigung der Diagnose, besonders in Fällen mit einem zweideutigen EMG-Untersuchungsergebnis [17]. Normalerweise relaxiert der muskuläre Komplex aus Puborektalis- und Levatormuskulatur bei angestrebter Defäkation, und es kommt zu einer Vergrößerung des anorektalen Winkels. Bei Patienten mit paradoxer Aktivität ist diese Muskulatur unfähig zu relaxieren, der anorektale Winkel bleibt konstant bzw. wird sogar gelegentlich geringer mit einer vermehrten Impression des Rektums durch die Puborektalisschlinge (Abb. 8) [35]. Diese paradoxe Kontraktion des Beckenbodens beim Pressen verhindert die Passage des rektalen Kontrastmittels bei der Defäkographie. Gelegentlich können bei dieser Untersuchung kurze Relaxationsperioden mit der Passage kleiner Kontrastmittelanteile beobachtet werden. Diese Perioden wiederholen sich, bis der Patienten schließlich in der Lage ist, den Großteil des Kontrastmittels zu entleeren. Die meisten Patienten sind jedoch über einen langen Zeitraum nicht in der Lage, das Kontrastmittel zu entleeren.

Solitäres Ulcus recti

Die Inzidenz und Pathophysiologie des solitären Ulcus recti bleibt ungeklärt. Dennoch kann der Befund klinisch gut erkannt und mit Hilfe der Defäkographie suffizient untersucht werden. Der vorliegende Defekt kann sich entweder als Unregelmäßigkeit der Mukosa oder als typischer Defekt im Bereich der Rektumvorderwand darstellen, wobei er häufig die obere Begrenzung eines internen Prolapses dargestellt [21]. Ein solcher Defekt kann in Abhängigkeit von der Fixierung des Rektums auch an der Rektumhinterwand auftreten (Abb. 9).

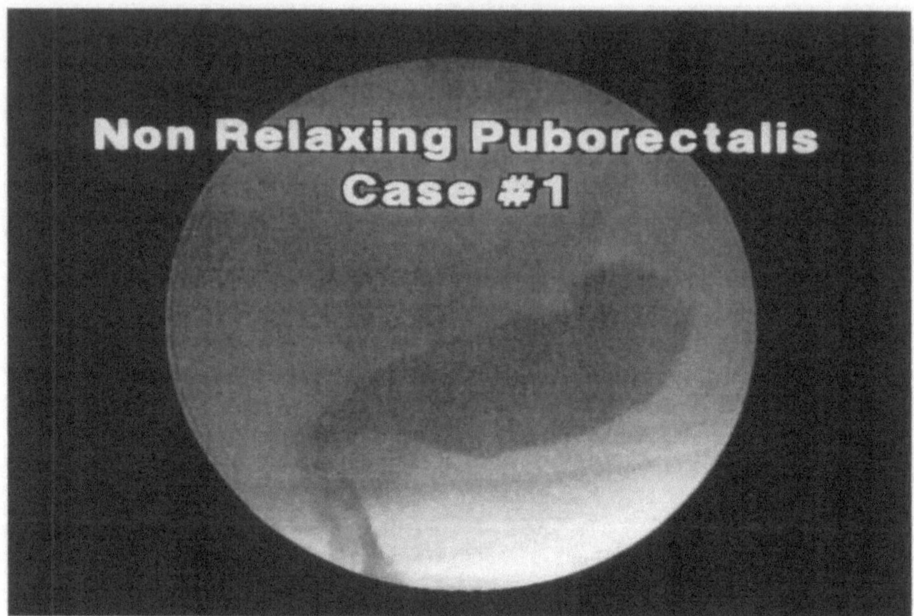

Abb. 8. Typisches Bild einer nichtrelaxierenden Puborektalismuskulatur; beim Pressen kommt es zu einer Verstärkung der Vorwölbung der Puborektalisschlinge und zu einer Unfähigkeit der Streckung des anorektalen Winkels

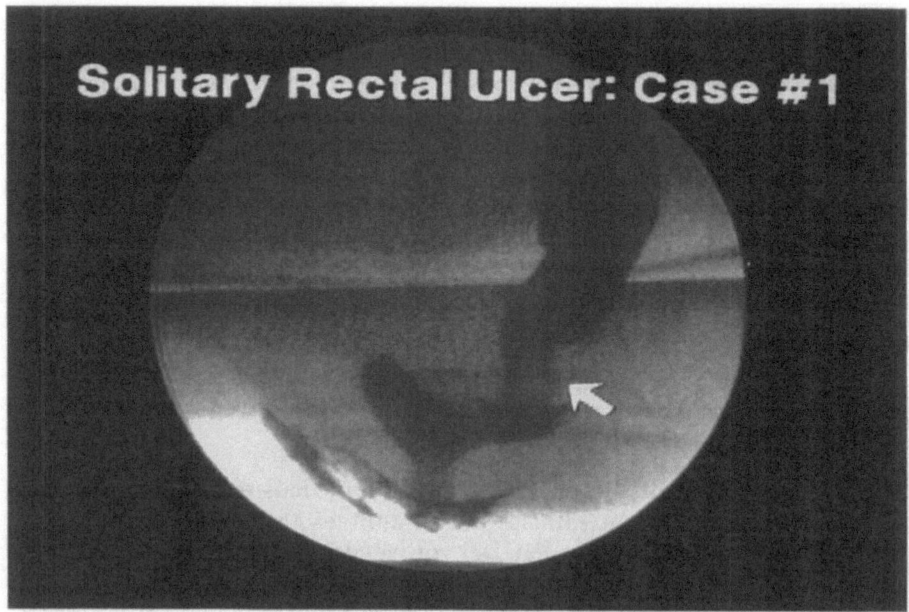

Abb. 9. Pfeilmarkierung eines solitären Ulcus recti bei einem Patienten mit einem internen Prolaps

Da dieser Befund nur sehr unregelmäßig bei Patienten mit einem internen Prolaps zu stellen ist, scheinen andere pathologische Ursachen für seine Entstehung verantwortlich zu sein.

Andere Befunde

Eine Defäkographie wird klassischerweise nicht zur Abklärung von Befunden bei Patienten mit M. Hirschsprung oder Megarektum empfohlen. Da die Symptome dieser Patienten jedoch oft auf eine Entleerungsstörung hinweisen, wird bei ihnen diese Untersuchungstechnik häufig durchgeführt. Beim M. Hirschsprung zeigt sich typischerweise ein großes, distendiertes Rektum, das spindelförmig zu dem aganglionären distalen Segment ausläuft. Bei Patienten in unserem Funktionslabor wird häufig nach einem M. Hirschsprung mit sehr kurzem Segment gesucht; bei dieser Variation kann das aganglionäre Segment so kurz sein, daß das Megarektum sich bis zum Anus erstreckt. Trotz eines morphologisch normal erscheinenden Beckenbodens haben diese Patienten größte Schwierigkeiten, das Kontrastmittel normal zu entleeren.

Ähnlich findet sich bei Patienten mit Megarektum, aber normaler ganglionärer Innervation das gesamte Rektum bis hinunter zum Analkanal stark distendiert.

Pathologisches Spektrum und Normwerte

Die Interpretation der Defäkographie zeigt große Variationen zwischen den einzelnen Institutionen, da zum einen sehr unterschiedliche Techniken zum Einsatz kommen und zum anderen keine universelle Übereinstimmung über die Definition eines normalen Defäkogrammes herrscht. Demgegenüber gibt es eine Reihe von Veröffentlichungen, die anatomische Variationen der Rektumwand dokumentieren, die häufig bei Patienten mit Defäkationsstörungen auftreten.

Goei [12] berichtet, daß abnorme Veränderungen der Rektumwand doppelt so häufig bei Patienten mit Defäkationsproblemen im Vergleich zu einer Kontrollgruppe gefunden wurden. In allen Publikationen herrscht Übereinstimmung dahingehend, daß eine Rektozele, eine Intussuszeption und ein Prolaps die häufigsten pathologischen Befunde bei der Defäkographie darstellen. Die Mehrzahl der Autoren würde heute eine große Rektozele als abnorm und eine kleine Rektozele als Normvariante werten. Hierbei ist zu bedenken, daß bei Patienten ohne die entsprechenden Symptome eine Vielzahl radiographischer Normabweichungen einschließlich eines kleinen Mukosaprolapses, einer Rektozele und einer Intussuszeption identifiziert werden kann. Shorvon [31] berichtete, daß etwa die Hälfte der untersuchten Männer und Frauen aus einem Normkollektiv einen Mukosaprolaps oder eine Intussuszeption aufwiesen. Die Bildung einer Rektozele konnte bei 81 % der weiblichen Kontrollpatienten beobachtet werden und sollte daher als Normvariante bei Frauen betrachtet werden. Bartram [4] merkte darüber hinaus an, daß eine anteriore Rektozele bei 50 % der normalen Kontrollpatienten am Ende der Evakuationsphase festzustellen war und daß kleine Rektumfalten bei 80 % dieser Patienten während der Entleerungsphase zu beobachten waren.

Die klinische Signifikanz dieser radiographischen Befunde bleibt ungeklärt. Diese Veränderungen korrelieren nicht automatisch mit Symptomen. Obwohl die Untersucher sich einig sind, daß keine Rektumwandabnormalität vorliegt, finden sich immer wieder Diskrepanzen bei der Interpretation der Definition, beispielsweise zwischen Mukosaprolaps und Intussuszeption. Berman [5] stellte hierzu fest, daß die radiographische Präsenz einer Abnormität bei Fehlen einer Defäkationsstörung keinen höheren Stellenwert als eine nebenbefundliche ösophageale Hiatushernie besitzt. Wald [35] berichtete, daß die Inzidenz einer hochgradigen Intussuszeption und einer großen Rektozele bei konstipierten Patienten und einer Kontrollgruppe gleich war. Es fand sich keine Korrelation zwischen der Präsenz einer Intussuszeption oder einer Rektozele und einer rektalen Entleerungsstörung.

Die klinische Interpretation dieser radiographischen Befunde sollte aus diesem Grunde stets mit großer Vorsicht geschehen. Dennoch erscheint es sehr wichtig, die klinische Signifikanz vorgefundener Rektumwandabnormitäten zu überprüfen und diese Befunde mit der Anamnese, der körperlichen Untersuchung und anderen Funktionsuntersuchungen wie Manometrie und EMG zu korrelieren.

Erfahrungen an der University of Minnesota

Wir haben kürzlich die Erfahrungen mit der Defäkographie in unserem anorektalen Funktionslabor an der Universität von Minnesota zusammengefaßt [33]. Diese Studie beinhaltet 821 Defäkogramme bei 780 Patienten, die aufgrund von Funktionsstörungen des Anorektums unserem Labor zugewiesen wurden. Diese Untersuchungen erfolgten im Zeitraum von Februar 1985 bis Juni 1991. Die Studie und vergleichbare Erfahrungen aus der Literatur sind in den Tabellen 1–4 dargestellt und zeigen das Spektrum videodefäkographischer Befunde bei 780 Patienten. Kontrolluntersuchungen waren in diesem Zeitraum nicht verfügbar. Die beiden häufigsten diagnostischen Befunde waren eine Rektozele und ein interner Prolaps. Die Frequenz dieser beiden Befunde in der obengenannten Patientengruppe mit anorektalen Symptomen und Beschwerden war jedoch signifikant kleiner als die von anderen Autoren berichtete Inzidenz bei Normkollektiven. Dieses Ergebnis bestätigt die sehr große Variation bei der Interpretation der Befunde in diesen Studien und führt zu der Schlußfolgerung, daß exakte Kriterien zur Beurteilung klinisch relevanter Befunde aufgestellt werden müssen.

Tabelle 1. Defäkographische Untersuchungen von Patienten mit Symptomen. Ergebnisse aus der Literatur

		n	Normal (%)	Rct (%)	Intu (%)	kRp (%)	nrRr (%)	rMp (%)	dps (%)	sUrS (%)	Entero (%)	Andere (%)
Mahieu [22]	(1984)	200*	28	20	31	17	4	–	1	–	–	11
Johansson [16]	(1985)	1397	38	23	26	16	–	–	–	–	13	2
Ekberg [8]	(1985)	83	34	16	13	14	–	16	–	10	19	–
Skomorowska [32]	(1987)	44	32	25	27	11	–	–	–	–	–	–
Bartolo [3]	(1988)	252	16	11	23	12	19	10	5	2	–	2
Felt-Bersma [9]	(1990)	92	15	20	16	4	7	5	1	–	–	–
		100**	38	33	22	2	–	5	–	–	–	–
Goei [12]	(1990)	155	21	13	26	3	15	4	2	13	–	12
Poon [28]	(1991)	63	–	49	16	–	11	–	44	–	–	19
Sohn [33]	(1992)	780	21	38	19	6	8	2	37	–	1	3

Rtc = Rektozele
Intu = Intussuszeption
kRp = kompletter Rektumprolaps
nrPr = nichtrelaxierende Puborektalisschlinge
rMp = rektaler Mukosaprolaps
dps = „descending perineum syndrome“
sUrS = solitäres Ulcus-recti-Syndrom
Entero = Enterozele
* 200 Defäkogramme bei 188 Patienten
** 100 Defäkogramme bei 92 Patienten

Tabelle 2. Befunde bei der Defäkographie bei Patienten ohne Symptome.

		n	Alter ∅ (Jahre)	Rtc (%)	Intu (%)	rMp (%)	RF (%)	Entero (%)	dps (%)	Andere (%)
Bartram [4]	(1988)	20	58	65	–	35	80	–	–	–
Turnbull [34]	(1988)	20	58	50*	–	–	–	–	–	–
Shorvon [31]	(1989)	48	24	44*	50 †	30	–	4	20	7
Wald [35]	(1990)	20	43	15**	40 †	–	–	–	–	–
Goei [12]	(1990)	32	58	9	13	9	–	–	–	16
Freimanis [11]	(1991)	21	43	62	29	–	–	10	5	10

rMp = rektaler Mukosaprolaps
dps = „descending perineum syndrome"
Rtc = Rektozele
Intu = Intussuszeption
Entero = Enterozele
RF = Rektumfalten

* Größe > 0,5 cm
** > 3 cm
† Grad > 4

Tabelle 3. Erfahrungen an der University of Minnesota: Videodefäkographiestudie bei anorektalen Funktionsstörungen

1) Zeitdauer: Februar 1985 – Juni 1991,
2) Gesamtzahl der Patienten:
   846 Defäkogramme bei 804 Patienten:
   ein Defäkogramm bei 744 Patienten,
   2 Defäkogramme bei 36 Patienten,
   Pouchogramm bei 24 Patienten,
3) untersuchte Patienten: 821 Defäkogramme bei 780 Patienten,
4) Klinische Details bei 780 Patienten.

	n	♂ : ♀	Durchschnittsalter (Jahre)
Obstipation	190	39 : 151	48
Obstruierende Obstipation	137	20 : 117	42
Obstipation + Inkontinenz	100	20 : 80	49
Inkontinenz + Sphinkterdefekt	79	20 : 59	49
Idiopathische Inkontinenz	154	22 : 132	58
Inkontinenz + Rückenmarkserkrankung	7	4 : 3	51
Inkontinenz + andere Erkrankungen	64	12 : 52	54
Andere Beschwerden	49	6 : 43	54
Gesamt	780	143 : 637	50

Altersbereich: 3 – 90 Jahre.

Tabelle 4. Erfahrungen an der University of Minnesota: Ergebnisse videographischer Untersuchungen bei 780 Patienten

	n	♂:♀	%	Alter ∅ (Jahre)
Nur Rektozele	208	6:202	27	48
Innerer Prolaps	146	10:136	19	52
rektorektal	101			
rektoanal	45			
kompletter Rektumprolaps	47	11:36	6	57
spontan	25			
manuell reponierbar	22			
Rektaler Mukosaprolaps	15	2:13	2	57
Rektumvorderwandprolaps	14	1:13	2	56
nichtrelaxierende Puborektalisschlinge**	63	23:40	8	43
Nur Beckenbodensenkung	98	27:71	12	61
Andere Beschwerden**	22	7:15	3	53
nur Enterozele	1	0:1		58
Normalbefund	166	56:110	21	45
vollständige normale Entleerung	128			
partielle/schlechte Entleerung	38			

* nichtrelaxierende Puborektalisschlinge (43 Patienten) und keine Entleerung (20 Patienten),

** Inkontinenz (20 Patienten) und schlechte Qualität (2 Patienten).

Literatur

1. Archer BD, Somers S, Stevenson GW (1992) Contrast medium gel for marking vaginal position during defecography. Radiology 182:278–279
2. Bachmann Nielsen M, Buron B, Christiansen J, Hegedus V (1993) Defecographic findings in patients with anal incontinence and constipation and their relation to rectal emptying. Dis Colon Rectum 36:806–809
3. Bartolo DCC, Roe AM, Virjee J et al. (1988) An analysis of rectal morphology in obstructed defecation. Int J Colorect Dis 3:17–22
4. Bartram CI, Turnbull GK, Lennard-Jones JE (1988) Evacuation proctography: an investigation of rectal expulsion in 20 subjects without defactory disturbance. Gastrointest Radiol 13:72–80
5. Berman CI, Manning DG, Dudley-Wright K (1985) Anatomic specificity in the diagnosis and treatment of internal rectal prolapse. Dis Colon Rectum 28:816–826
6. Bernier P, Stevenson GW, Shorvon P (1988) Defecography commode. Radiology 166: 891–892
7. Cavallo G, Salzano A, Grassi R, De Lillo ML (1993) Functional intraperineal pouch of rectal wall (posterior rectocele). Dis Colon Rectum 36:179–181
8. Ekberg O, Nylander G, Fork FT (1985) Defecography. Radiology 155:45–48
9. Felt-Bersma RJF, Luth WJ, Janssen JJWM, Meuwissen SGM (1990) Defecography in patients with anorectal disorders. Which findings are clinically relevant? Dis Colon Rectum 33:277–284
10. Ferrante SL, Perry RE, Schreiman JS, Cheng SC, Frick M (1991) The reproducibility of measuring the anorectal angle in defecography. Dis Colon Rectum 34:51–55
11. Freimanis MG, Wald A, Caruana B et al. (1991) Evacuation proctography in normal volunteers. Invest Radiol 26:581–585

12. Goei R (1990) Anorectal function in patients with defecation disorders and asymptomatic subjects; evaluation with defecography. Radiology 174:121–123
13. Goei R, Kemerink G (1990) Radiation dose in defecography. Radiology 176:137–139
14. Gordon PH, Nivatvongs S (1992) Principles and practice of surgery for the colon, rectum, and anus. Quality Medical Publishings, St. Louis
15. Ihre T, Seligson U (1975) Intussusception of the rectum: internal procidentia-treatment and results in 90 patients. Dis Colon Rectum 18:391–396
16. Johansson C, Ihre T, Ahlback SO (1985) Disturbances in the defecation mechanism with special reference to intussusception of the rectum (internal procidentia). Dis Colon Rectum 28:920–924
17. Jorge JMN, Wexner JD, Ger GCG, Salanga VD, Nogueras JJ, Jagelman DG (1993) Cinedefecography and electromyography in the diagnosis of non relaxing puborectalis syndrome. Dis Colon Rectum 36:668–676
18. Kelvin FM, Maglinte DDT, Hornback JA (1992) Pelvic prolapse: assessment with evacuation proctography (defecography). Radiology 184:547–551
19. Kodner I et al. (1988) Proctography, Symposium (Moderator: Finlay IG). Int J Colorect Dis 3:67 –69
20. Kuijpers JHC, Strijk SP (1984) Diagnosis and disturbances of continence and defecation. Dis Colon Rectum 27:658–662
21. Lubowski DZ (1992) Solitary rectal ulcer syndrome: pathophysiology and treatment. In: Henry MM, Swash M, (eds) Colorproctology and the pelvic floor. Butterworth-Heinemann London, pp 305–315
22. Mahieu P, Pringot J, Bodart P (1984) Defecography: I. Description of a new procedure and results in normal patients. Gastrointest Radiol 9:247–251
23. Mahieu P, Pringot J, Bodard P (1984) Defecography: II. Contribution to the diagnosis of defecation disorders. Gastrointest Radiol 9:253–261
24. Bremner S, Ahlback SO, Uden R, Mellgren A (1975) Simultaneous defecography and peritoneography in defecation disorders. Dis Colon Rectum 38 (9):969–973
25. Mezwa DG, Feczko PJ, Bosanko C (1993) Radiologic evaluation of constipation and anorectal disorders. Radiol Clin North Am 31(6):1375–1393
26. Penninckx F, Debruyne C, Lestar B, Kerremans R (1991) Intraobserver variation in the radiological measurement of the anorectal angle. Gastrointest Radiol 16:73–76
27. Piloni V, Ascoli G, Marmorale C (1988) Contribution of defecography to diagnosis of fecal incontinence. Coloproctology 10:297–301
28. Poon FW, Lauder JC, Finlay IG (1991) Technical report: evacuating proctography – a simplified technique. Clin Radiol 44:113–116
29. Read NW, Abouzekry L (1986) Why do patients with faecal impaction have faecal incontinence? Gut 27:283–287
30. Roe AM, Bartolo DC, Mortensen NJ (1986) Diagnosis and surgical management of intractable constipation. Br J Surg 73(10):854–861
31. Shorvon PJ, McHugh S, Diamant NE, Somers S, Stevenson GW (1989) Defecography in normal volunteers; results and implications. Gut 30:1737–1749
32. Skomorowska E, Henrichsen S, Christiansen J, Hegedus V (1987) Videodefaecography combined with measurement of the anorectal angle and of perineal descent. Acta Radiologica 28:559–562
33. Sohn SK, Wong WD: Videodefecography – spectrum of pathology and range of normal findings. Unpublished findings.
34. Turnbull GK, Bartram CI, Leonnard-Jones JE (1988) Radiologic studies of rectal evacuation in adults with idiopathic constipation. Dis Colon Rectum 31:190–197
35. Wald A, Caruana BJ, Freimanis MG, Bauman DH, Hinds JP (1990) Contribution of evacuation proctography and anorectal manometry to evaluation of adults with constipation and defecatory difficulty. Dig Dis Sci 35 (4):481–487

2 Funktionsstörungen des pharyngoösophagealen Übergangs

Funktionelle und chirurgische Anatomie

D. Liebermann-Meffert

Erkrankungen des und chirurgische Eingriffe am oberen Digestionstrakt sind nicht selten mit Störungen der pharyngolaryngoösophagealen Motorik assoziiert oder durch sie verursacht [6, 9, 14, 15, 38]. Eine motilitätsorientierte Anatomie, die die mechanischen Aspekte dieser komplizierten Region einbezieht, gewinnt damit zunehmend an Beachtung.

Funktionell bilden Pharynx, Ösophagus und Larynx eine nicht zu trennende Einheit [6, 9, 10, 15], deren anatomisches Korrelat in bezug auf dieses Faktum wenig gut dokumentiert ist.

Pharynx und Hypopharynx

Als Schlund oder Rachen bezeichnet, ist dieser Anfangsteil des Intestinalrohres. Er ist ein an der Schädelbasis ansetzender Schlauch aus Muskulatur, Submukosa und Schleimhaut und der gemeinsame Abschnitt der Nahrungs- und Luftwege. Der Hypopharynx teilt sich im Hals in zwei tubuläre Strukturen: die eine, der Ösophagus, ist das Organ für die Passage von Speichel und Nahrung, die andere Struktur das Organ für die Passage von Luft und für die Phonation (Abb. 1). An der Stelle, an der der Hypopharynx in den Ösophagus und in den Larynx übergeht, treffen die komplexen Mechanismen des Schluckens, der Atmung und der Bildung der Sprache aufeinander.

Anatomische Strukturen stellen das Rahmenwerk für den normalen Ablauf dieser Mechanismen. Die am Ablauf des Schluckens, der Atmung und der Phonation mechanisch beteiligten Strukturen setzen sich zusammen aus:

1. festen Skelettbestandteilen, wie hartem Gaumendach (Maxilla) kranial und Zungenbein, Schild- und Ringknorpel sowie Epiglottis ventral;
2. dehnbaren und mobilen Weichteilen, wie Muskelmantel des Pharynx und des Ösophagus;
3. Verschieberäumen, wie die Faszien und Bindegewebekompartimente, in die Pharynx und Ösophagus eingebettet sind.

„Sphinkter" aus Muskulatur und Knorpel verschließen mit reziproker Wirkung den Eingang in den Ösophagus und in die Trachea und vermeiden damit die „via falsa" für Nahrung und Luft.

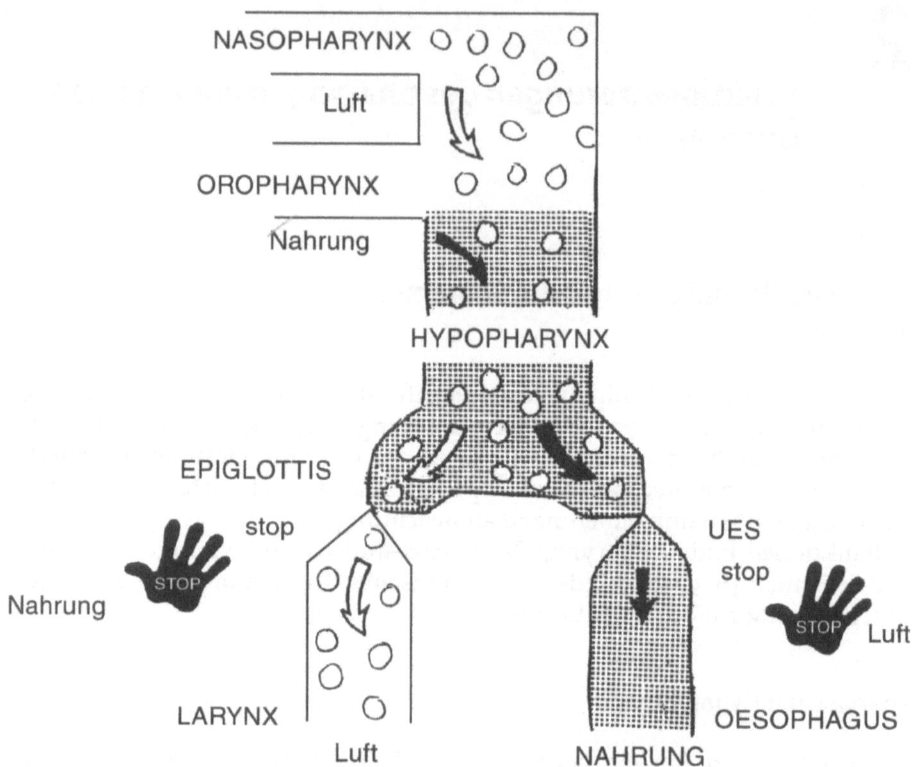

Abb. 1. Getrennte und gemeinsame Wege von Nahrung und Luft beim Schlucken und Atmen im Pharynx und Hypopharynx (Schema)

Gliederung

Der *Pharynx* gliedert sich in die in Abb. 2 gezeigten Abschnitte. Der *Nasopharynx* ist der Raum kranial des weichen Gaumens, der die Nasenhöhle fortsetzt. Der *Oropharynx* ist der Raum zwischen weichem Gaumen (Uvula), der Spitze der Epiglottis und der Zunge, der die Mundhöhle fortsetzt. Der 6–7 cm lange Laryngopharynx, auch *Hypopharynx* genannt, ist der Raum zwischen der Spitze der Epiglottis und dem unteren Rand des Ringknorpels. Dorsal werden alle 3 Räume durch den Gewebemantel der Constrictor-pharyngis-Muskulatur und die Wirbelsäule begrenzt.

Die Öffnung in den Ösophagus ist durch den unteren Rand des M. constrictor pharyngis inferior, die in den Larynx durch die Epiglottis, die aryepiglottischen Falten und die Aryknorpel abgegrenzt. Die pharyngoösophageale „junction" liegt laut Definition zwischen dem Unterrand des M. constrictor pharyngis und dem Beginn der Ösophaguswandung [35].

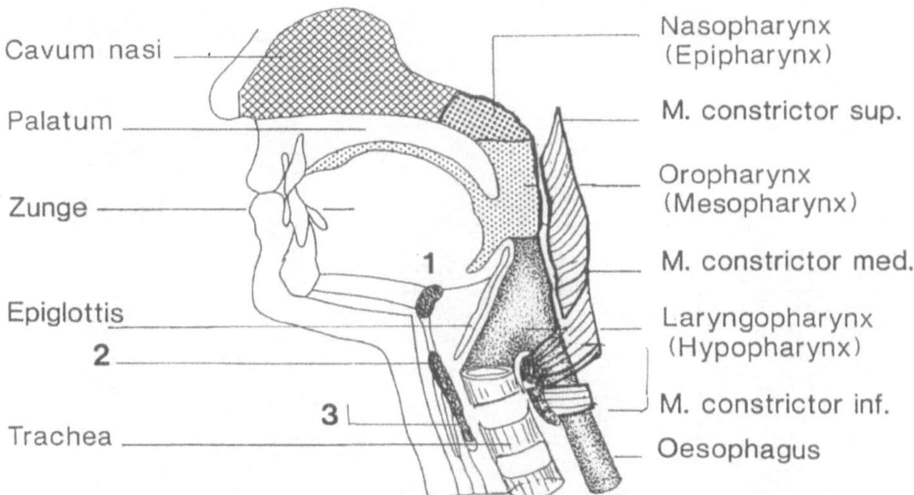

Abb. 2. Bezeichnungen und Übersicht über die Gewebestrukturen am Kopf und Hals, die am Schlucken, Atmen und der Phonation beteiligt sind. Mediansehnitt. *1* Zungenbein, *2* Schildknorpel, *3* Ringknorpel

Proximaler Ösophagus

Der Ösophagus, die Speiseröhre, beginnt im Hals (5. HWK) und betritt nach 3–6 cm den Thorax auf Höhe der Incisura jugularis des Sternum. Vor der Wirbelsäule verläuft er nach caudal in direkter Nachbarschaft mit der Rückwand der Trachea (Abb. 3a, b) im hinteren Mediastinum [13, 22, 23]. Die versteckte Lage und die zusätzliche Überlagerung durch die unteren Hälften der Schilddrüse komplizieren trotz einer leichten Deviation der Speiseröhre nach links den chirurgischen Zugang zum Ösophagus, dessen proximaler Abschnitt in der Tumorchirurgie für die intestinale Anastomose benutzt wird [2, 19, 27, 28].

Schon im Halsbereich ist der Ösophagus ein dünnwandiger, im Ruhezustand kollabierter Muskelschlauch mit einem Durchmesser von 2,5 × 1,6 cm. An seinem Beginn ist die Schlinge der krikopharyngealen Muskulatur als längliche Engstelle endoskopisch zu sehen bzw. als Hochdruckzone manometrisch zu messen. Sie liegt 15 cm von der Zahnreihe entfernt.

Larynx

Der Kehlkopf liegt zwischen Hypopharynx und Trachea und ist das in die Luftwege eingefügte Stimmorgan. Er ist aufgebaut aus einem gelenkig beweglichen Knorpelgerüst (Abb. 4a–d). Es sind dies der Schildknorpel (Cartilago

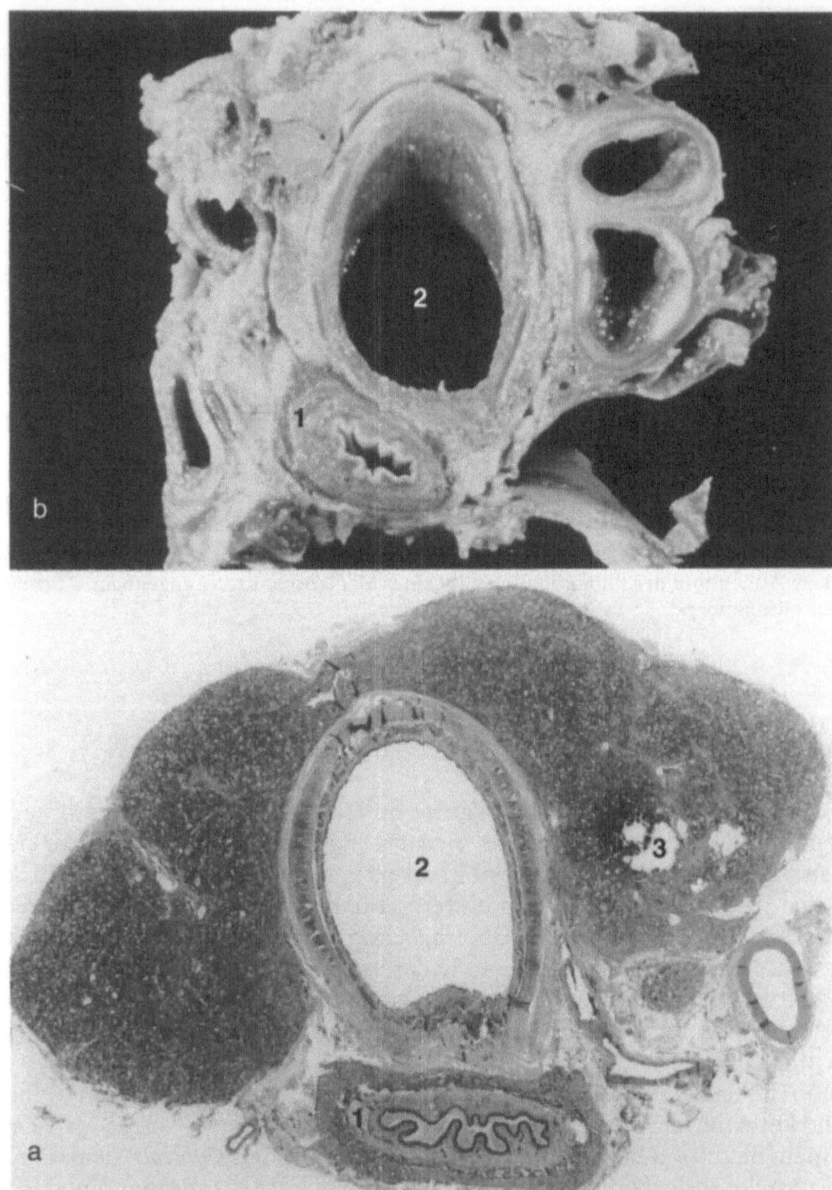

Abb. 3a, b. a zeigt im histologischen und **b** im makroskopischen Großflächenschnitt die enge Lagebeziehung zwischen zervikalem Ösophagus *(1)* und Trachea *(2)*. Auf Schnitt **a** verdeckt die Glandula thyroidea *(3)* den noch mediodorsal liegenden Ösophagus, der auf Schnitt **b** bereits nach lateral links verschoben ist

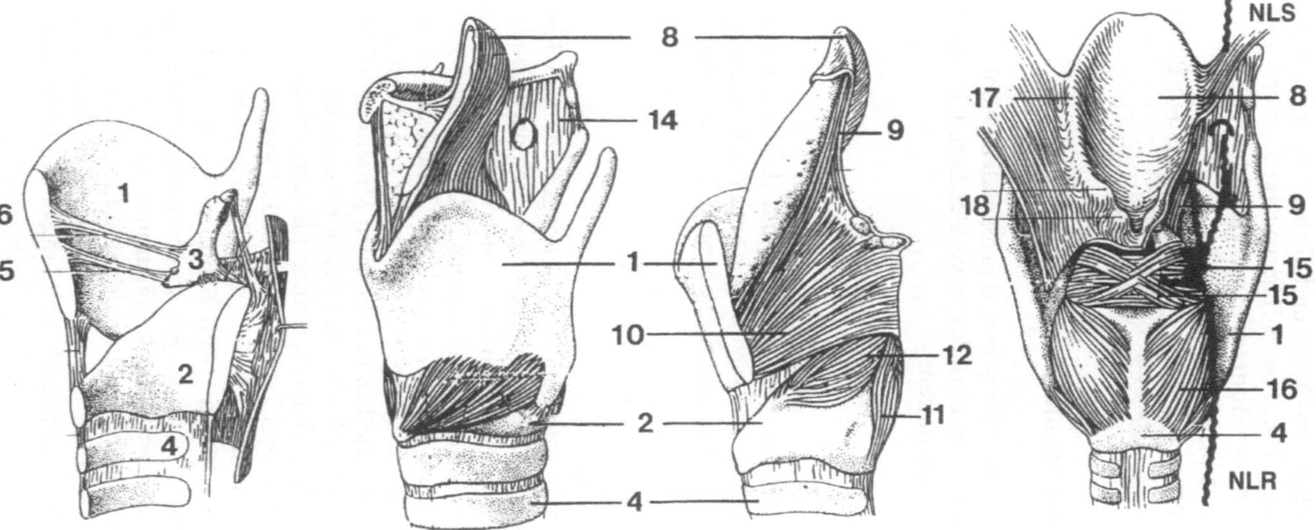

Abb. 4a–d. Knorpel und Muskulatur des Larynx. Von links nach rechts: Sicht in den Kehlkopf von lateral, Sicht von links außen auf den Kehlkopf, Sicht auf die im Kehlkopf liegenden Muskeln von lateral, Sicht auf die Kehlkopfmuskulatur von dorsal (modifiziert nach Feneis [12]). *1* Cartilago thyroidea, *2* Cartilago cricoidea, *3* Cartilago arytaenoidea, *4* Cartilago trachea, *5* Lig. vocale, *6* Lig. vestibulare, *7* Lig. cricothyroideum, *8* Epiglottis, *9* M. aryepiglotticus, *10* M. thyroarythenoideus, *11* M. cricoarythenoideus dorsalis, *12* M. cricoarythenoideus lateralis, *13* M. cricothyroideus, *14* Fascia hypothyroidea, *15* Mm. arytaenoidei transversales et obliquae, *16* M. cricoarythenoideus posterior, *17* Plica aryepiglottica, *18* Tubercula cuneiforme et corniculata, *NLS* N. laryngeus superior, *NLR* N. laryngeus inferior (recurrens)

thyroidea), der Ringknorpel (Cartilago cricoidea) und die beiden Aryknorpel (Cartilago arytaenoidea), welche das Stimmband (Lig. vocale) „stellen". Der Larynx enthält einen Hohlraum mit dem Stimmapparat, viele kleine Muskeln (Abb. 4a–d) und ist mit Schleimhaut ausgekleidet.

Die Epiglottis ist der Kehldeckel, die Glottis der aus den beiden Plicae vocales bestehende stimmbildende Teil des Kehlkopfes.

Bauelemente der Weichteile des Pharynx und proximalen Ösophagus

Der Aufbau des Weichteilschlauches des Pharynx und proximalen Ösophagus ist in etwa mit dem des gesamten Intestinalrohres zu vergleichen. Die Wand setzt sich aus folgenden Elementen zusammen:

Tunica adventitia

Lockeres Bindegewebe, auch Perimysium genannt, umhüllt die Muskulatur des Pharynx und Ösophagus von außen und verbindet sie mit der Umgebung. Sie enthält Gefäße, Lymphbahnen und Nerven, alle von meist feinem Kaliber.

Tunica muscularis

Die Architektur der Wand des Pharynx und der des Ösophagus unterscheidet sich grundlegend. Die Wand des Pharynx besteht aus einer sich nach kaudal fortsetzenden Gruppe von 3 Muskelanteilen, den Mm. constrictores pharyngis superior, medius und inferior. Die Muskelbündel setzen auf der lateralen Seite an der Basis des Os sphenoidale, am Tubenknorpel, am Processus pterygoideus, am Zungenbein, am Schild- und Ringknorpel an [12, 13, 30]. Auf der anderen Seite inserieren sie in Kontinuität in der dorsalen Mittellinie an der „submukösen Aponeurose" [4, 31, 38], die über die Fascia pharyngobasilaris fest am Fornix der Schädelbasis haftet. Dabei verlaufen die Muskelbündel in etwa gleicher Richtung schräg von lateral kaudal nach medial kranial. Beim Post-mortem-Präparat beträgt der Winkel 45–60° (Abb. 5). In der Mittellinie überkreuzen sich die Fasern geflechtartig (Abb. 6 und 7). Eine typische „Raphe" (Verwachsungslinie), wie sie meist in den Anatomiebüchern gezeigt wird, fand sich in den von Menschen stammenden Präparaten nicht. Durch die geflechtartige Einstrahlung in die Aponeurose und den schrägen Faserverlauf der Pharynxmuskulatur werden Verkürzungen in der Quer- und Längsachse möglich, ohne daß es zu einer Falten- oder Taschenbildung in der Aponeurose kommt [4].

Der M. constrictor inferior teilt sich hinsichtlich seiner Muskelanordnung in eine schräg verlaufende, an der Linea obliqua des Schildknorpels ansetzende Pars thyropharyngea sowie in eine transversale Muskelschlinge, die am Ringknorpel ansetzende Pars cricopharyngea (s. Abb. 7). Durch die

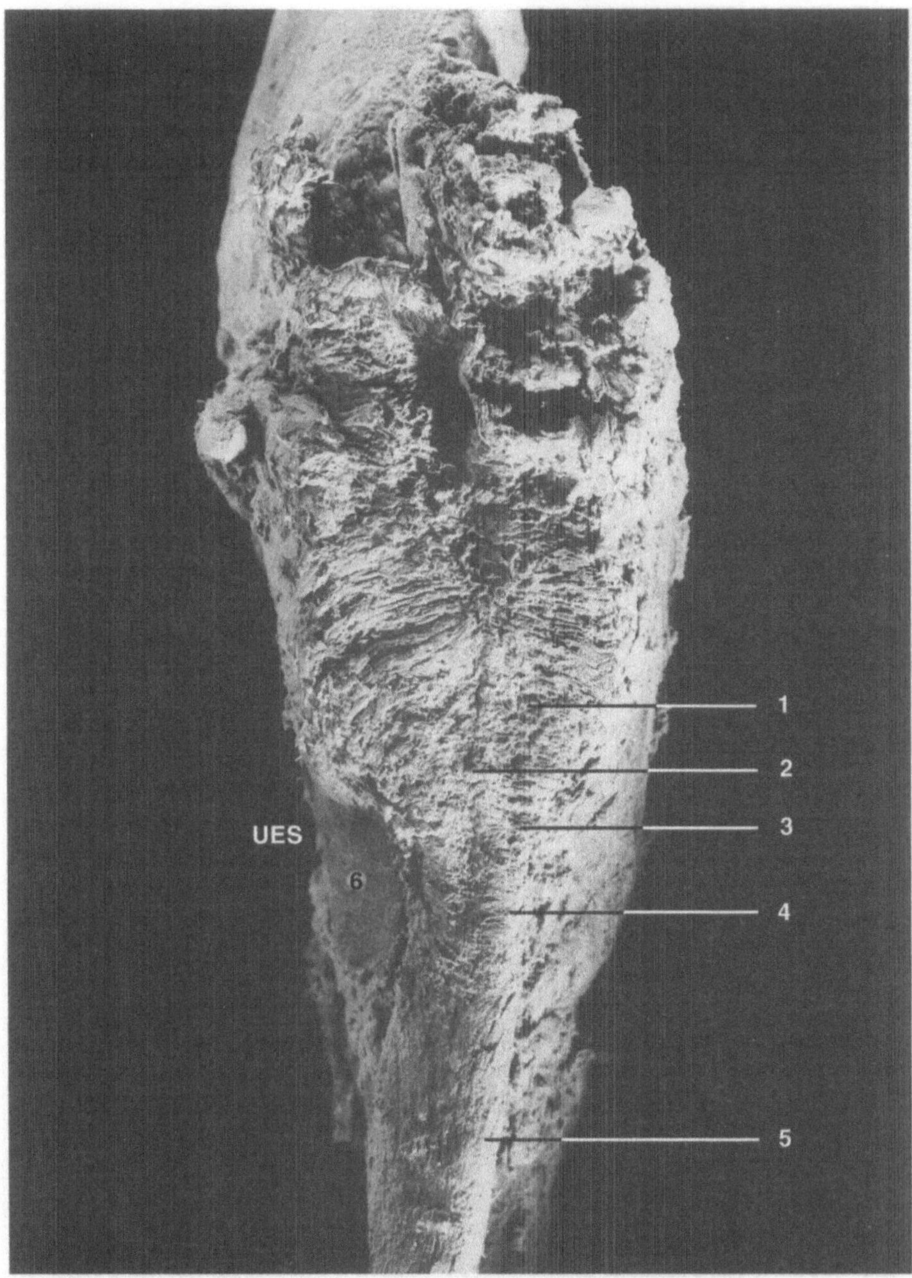

Abb. 5. Fasertrockenpräparat der Muskulatur des Pharynx und zervikalen Ösophagus von medial. *1* M. pharyngeus inferior mit Pars thyropharyngea *(2)* und Pars cricopharyngea *(3)*, die dem oberen Ösophagussphinkter entspricht. *4* Ringmuskelschicht, *5* Längsmuskelschicht des Ösophagus. Der Schilddrüsenkörper, der den Hypopharynx und den zervikalen Ösophagus bedeckte, ist entfernt. *6* Glandula thyroidea

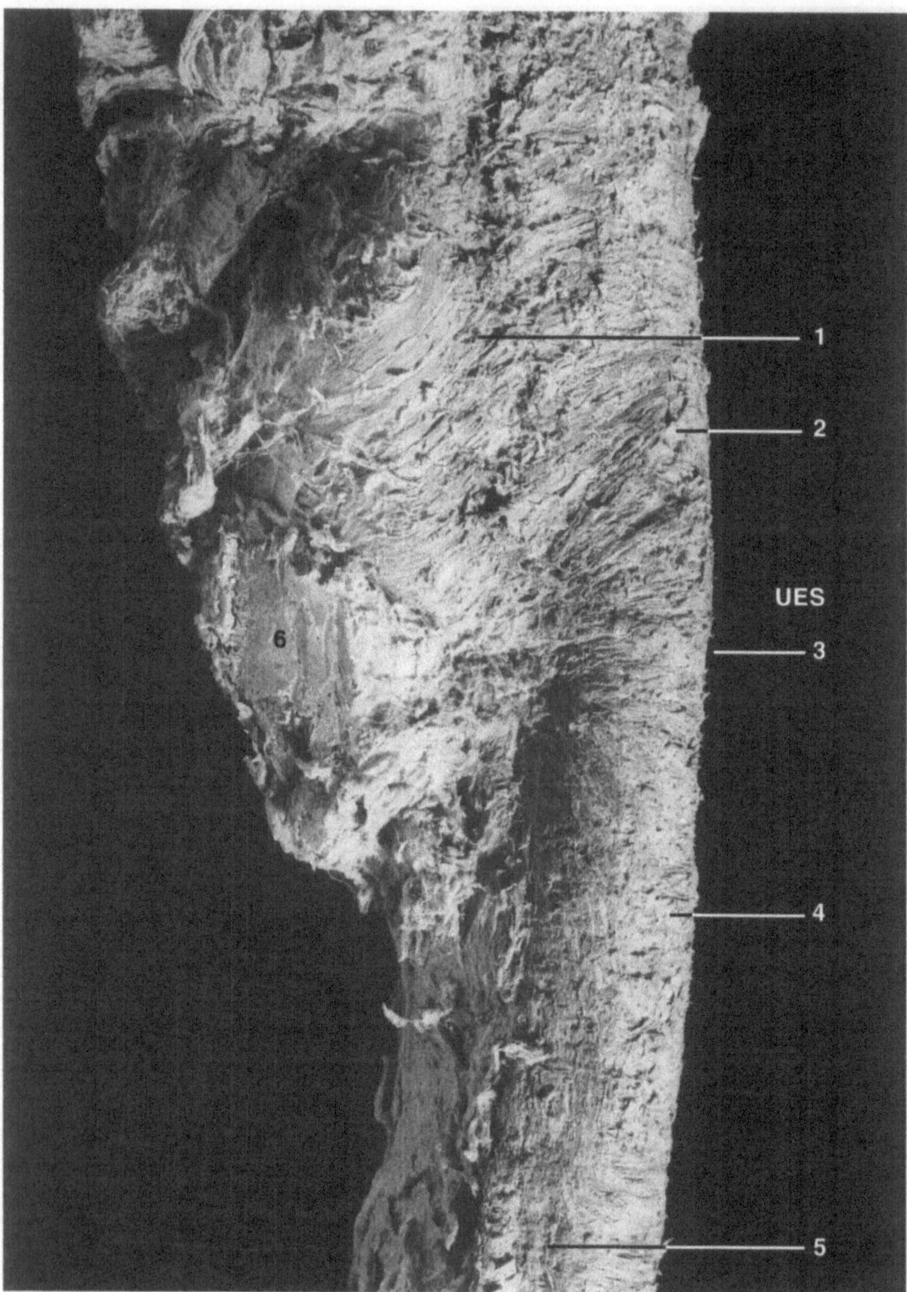

Abb. 6. Fasertrockenpräparat der Muskulatur des Pharynx und zervikalen Ösophagus von lateral. *1* M. pharyngeus inferior mit Pars thyropharyngea *(2)* und Pars cricopharyngea *(3)*, die dem oberen Ösophagussphinkter entspricht. *4* Ringmuskelschicht, *5* Längsmuskelschicht des Ösophagus. Der Schilddrüsenkörper, der den Hypopharynx und den zervikalen Ösophagus bedeckte, ist entfernt. *6* Reste der Glandula thyroidea

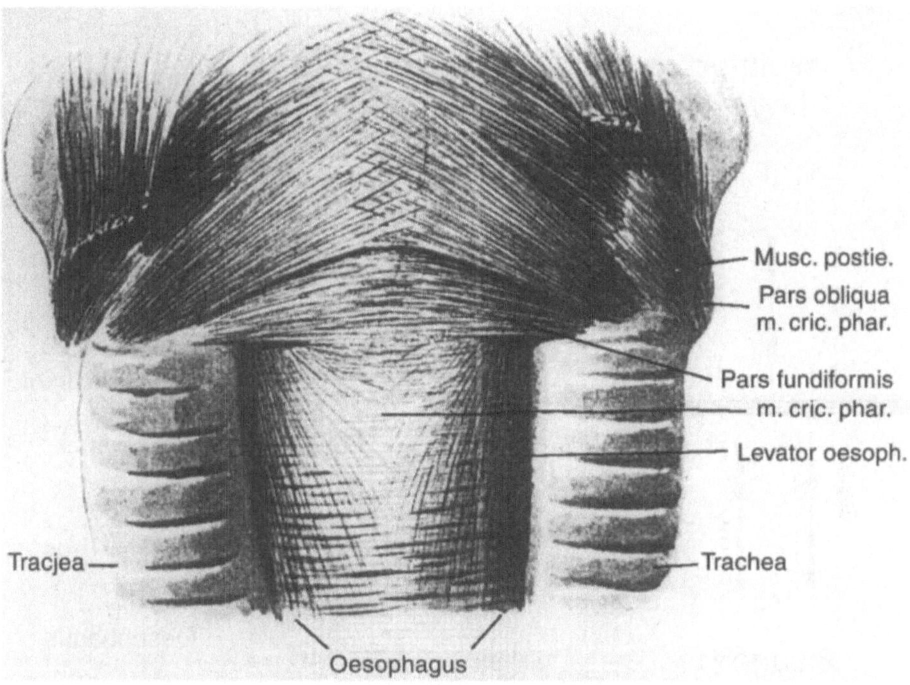

Abb. 7. Blick auf die Muskulatur des Hypopharynx und zervikalen Ösophagus von dorsal. Die ventral aufgeschnittene Trachea ist beidseits nach dorsal geklappt. Die sich in der Mittellinie des Hypopharynx überschneidenden Fasern sind zu sehen. Originalzeichnung von Killian [16]

Umorientierung der Muskelfasern aus der schrägen in die transversale Richtung entsteht oberhalb des M. cricopharyngeus in der dorsalen Mittellinie ein muskelarmes bzw. muskelfreies, potentiell gewebeschwaches dreieckiges Areal (s. Abb. 7). Diese anatomische Gegebenheit wurde 1918 von dem Freiburger HNO-Ordinarius Gustaf Killian beschrieben und als typische Austrittsstelle für das Zenkersche pharyngoösophageale Divertikulum, eine Mucosa-submucosa-Ausstülpung angegeben [16].

Die Schlinge des M. cricopharnyngeus ist, gemessen am Autopsiepräparat, zwischen den beiden Ansatzstellen 2,5–3 cm lang. Sie bildet den engsten Teil der Pharynxkonstriktoren, deren Breite am gleichen Präparat zwischen den lateralen Ansätzen in der Regel 6–8 cm beträgt. Der krikopharyngeale Muskel ist allerdings nicht der muskelstärkste Anteil, denn die Wandung der mehr proximal liegenden Pars thyropharyngea ist nach eigenen Messungen auf eine Länge von 3–4 cm doppelt bis dreifach so dick.

Manometrisch entspricht jedoch die hufeisenförmige Schlinge des M. cricopharyngeus eindeutig der Hochdruckzone [3, 6, 26] des *oberen Ösophagussphinkters* („upper esophageal sphincter", UES), mit Widerlager durch die

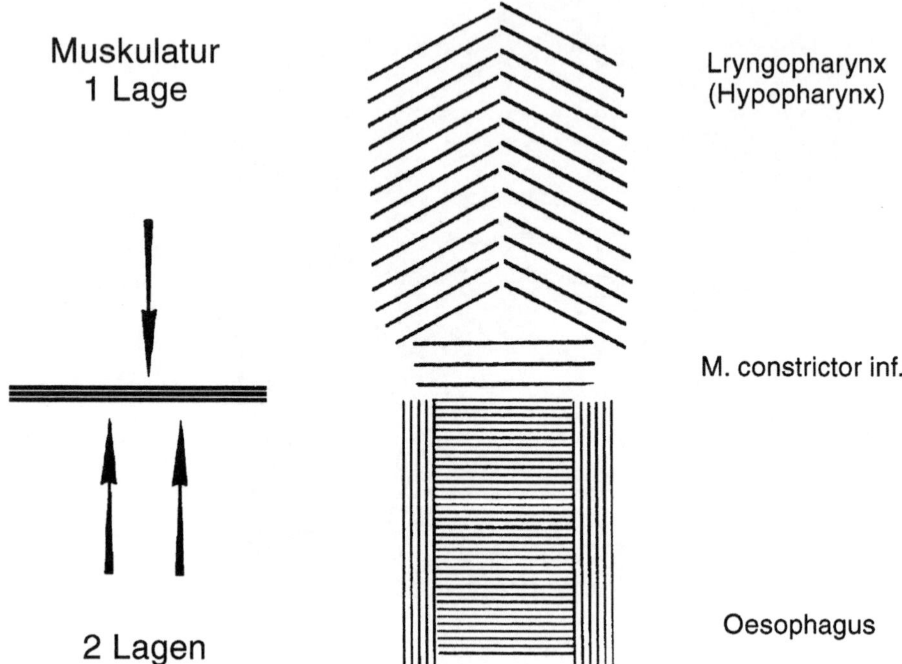

Abb. 8. Die unterschiedliche Anordnung und die Schichten in Pharynx *(1)*, Hypopharynx *(2)* und Ösophagus *(3)* sind im Schema aufgezeigt

feste untere Ringknorpelplatte, an der sie beidseits seitlich ansetzt. Die anatomische Besonderheit der Strukturen erklärt die radikale und axiale Asymmetrie des Sphinkters [3, 6, 41].

Während der Atmung und des Sprechens bleibt der obere Ösophagussphinkter in einem Stadium kräftiger, durch Innervation kontrollierter tonischer Kontraktion. Damit verhindert er 1. das Schlucken von Luft während der Atmung und schützt 2. die Luftwege gegen die Aufnahme zurückfließenden Materials aus dem Ösophagus gegen eine „Refluxaspiration". Während der Episoden des Schluckens schließt sich in Wechselwirkung der Kehldeckel, die Epiglottis, und verhindert damit das „Verschlucken", das heißt die Aspiration von Nahrung.

Die Faseranordnung im M. cricopharyngeus, dem distalsten Teil der pharyngealen Konstriktoren, ähnelt mehr dem des Ösophagus als dem des Pharynx.

Abweichend vom M. cricopharyngeus und übriger Pharynxmuskulatur (Abb. 8) besitzt die Wand des Ösophagus allerdings erstens zwei getrennte Lagen von Muskulatur unterschiedlicher Verlaufsrichtung mit senkrecht aufeinander stehenden Muskelbündeln. Diese bestehen aus dem Stratum longitudinale und den Stratum circulare [18, 22, 23], von denen das letztere sich

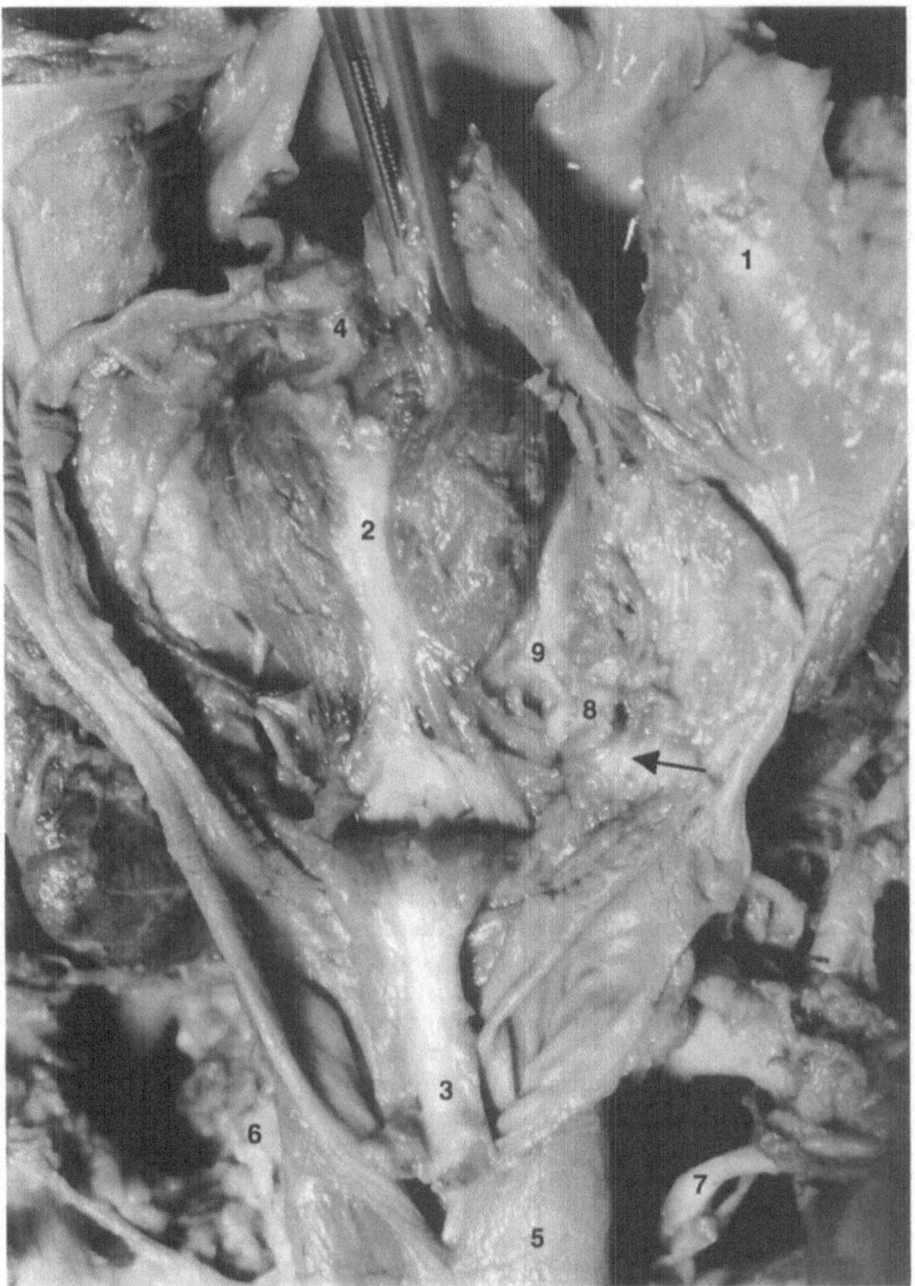

Abb. 9. Blick von dorsal in den aufgeschnittenen Hypopharynx *(1)* und auf die dorsale Ringknorpelplatte *(2)*. Die Sehne des Längsmuskels des Ösophagus *(3)* ist am Ansatz auf Höhe des M. arytaenoideus transversus *(4)* abgeschnitten und nach kaudal umgeklappt. *5* Ösophagus, *6* Trachea, *7* A. thyroidea inferior, *8* rechter N. recurrens mit Durchtrittsstelle in den Larynx *(Pfeil)* und Verlauf entlang der Mm. cricoarytaenoidei posteriores *(9)*

zwar an den M. cricopharyngeus lokal anschließt, jedoch im Gegensatz zum Pharynxmuskel das Ösophaguslumen umrundet. Zweitens umhüllt der Muskelmantel das gesamte Organ und, im Gegensatz zum Pharynx, nicht nur Teile von diesem.

Die Faserbündel der longitudinalen äußeren Schicht des Ösophagus entspringen am Unterrand der Rückfläche der Ringknorpelplatte aus einer kräftigen, 2–2,5 cm langen und etwa 1 cm breiten Sehne, die auf dem muskelfreien Areal zwischen dem rechten und linken M. cricoarytaenoideus posterior (Postikus) nach kranial zieht und am Oberrand der Ringknorpelplatte haftet (Abb. 9). Aus dieser für den Ösophagus ventralen Position der Sehne fächern sich die Muskelzüge beidseits nach lateral und dorsal auf, um nach 0,7–1,5 cm eine geschlossene Schicht um den Ösophagus zu bilden. Das hieraus entstehende Dreieck fehlender Längsmuskulatur entspricht der Laimer-Muskellücke. Hier ist die innere Muskelschicht vorhanden.

Muskeltypen

Die Wand des Pharynx und des UES bestehen vollständig aus quergestreiften Muskulatur. Im proximalen Ösophagus mischen sich zunehmend glatte Muskelfasern und Faserbündel mit der quergestreiften Muskulatur [20]. In der inneren Muskellage, im Stratum circulare, erfolgt der Übergang früher als im Stratum longitudinale [20].

Tela submucosa

Im Pharynx besteht die Submucosa weitgehend aus kompaktem kollagenem und elastischem Fasergewebe und kaum aus lockerem Bindegewebe. Sie entspricht der festen, dehnbaren Aponeurose der Fascia pharyngobasilaris, an der die Pharynxmuskulatur inseriert und an der die Mukosa fest haftet [4, 13, 31].

Die Verminderung elastischer Faserbestandteile zugunsten eines Ersatzes durch funktionell minderwertigere kollagene Fasern – wie man es bei der Bindegewebeschwäche mit zunehmendem Lebensalter sieht – und Anstieg des intraluminären Druckes durch gestörte pharyngoösophageale Motorik gemeinsam mit dem Fehlen substituierender Muskelstrukturen im Killian-Dreieck könnte potentiell ein Ausstülpen der Mukosa/Submukosa im Sinne eines Zenker-Divertikels begünstigen.

Im Bereich des pharyngoösophagealen Übergangs, am Unterrand des M. cricopharyngeus, wird die Submukosa lockerer und dicker, das Fasziengewebe ist fast nicht mehr vorhanden, und die Muskelfasern haften nicht mehr in der Submukosa.

Am Ösophagus besteht die Submukosa hauptsächlich aus lockerem Bindegewebe mit wenig elastischen und kollagenen Fasern; dafür ist sie ausgefüllt mit Gefäßplexus aus feinen Arterien, Venen und Lymphbahnen und mit feinen Nerven [1, 17, 19, 22, 23].

Tunica mucosa

Im Hypopharynx mißt die Mukosa 0,3–0,6 mm. Sie ist, verglichen mit der des Ösophagus, mit 0,8–1,1 mm ungewöhnlich dünn.

Im Ösophagus setzt sie sich aus 3 Lagen zusammen:

- die *Lamina muscularis mucosae* im oberen Ösophagus ist eine schmale fortlaufende Schicht glatter Muskulatur. Die Faserbündel sind zirkulär angeordnet und kontrahieren das Lumen in drei bis vier Längsfalten (s. Abb. 3). Auf Höhe des Ringknorpels fehlt diese Schicht gelegentlich;
- die *Lamina propria mucosae* besteht aus lockerem Bindegewebe, das feinste Blutgefäße, sehr selten initiale Lymphbahnen, Follikel und Drüsen des seriösen Typs enthält. Sie ragt immer wieder in das Epithel vor und bildet so die Papillen;
- die *Lamina epithelialis mucosae* besteht aus geschichtetem, nicht verhornenden Plattenepithel, das die Lumenseite bedeckt.

Strukturen zur Versorgung

Arterien

Der Pharynx wird durch feine Arterien ernährt, und zwar kranial auf beiden Seiten durch Rr. pharyngei aus der A. pharyngea ascendens, einem Ast der A. carotis externa (Abb. 10). Die Gewebe der unteren Konstriktorenmuskulatur, des oberen Ösophagussphinkters und des proximalen Ösophagus werden vorwiegend von Ästen ernährt, die als gemeinsamer Ast aus den beidseitigen A. thyroideae inferiores entspringen [19, 21–23, 25, 39]. Selten finden sich Äste aus der A. thyroidea superior, aus der A. thyroidea ima und der A. carotis communis [21]. Ein feiner tracheoösophagealer Ast entspringt gelegentlich aus der A. subclavia. Aus dem Aortenbogen gibt es ein unpaares Gefäß, das zur Trachea zieht und feine Äste an den zervikalen Ösophagus abgibt.

Der Larynx wird durch Äste der A. thyroidea superior, durch die A. laryngea superior und den R. cricothyroideus – alles Äste aus der A. carotis externa – sowie aus der A. laryngea inferior, einem Ast des Truncus cervicalis, ernährt.

Wie im tubulären Ösophagus weiter kaudal verlaufen die Arterien auf kurze Distanz periösophageal mit der Achse des Ösophagus, teilen sich auf und durchdringen meist im rechten Winkel beide Lagen der Tunica muscularis, ehe sie den submukösen Plexus bilden [1, 19, 21]. Die Mehrzahl der feinkalibrigen, 60–150 μm dünnen Gefäße verlaufen parallel zueinander in Längsrichtung; einige wenige, meist kräftigere Arterien von 120–160 μm sind zirkumferenziell angeordnet und geben nach kranial und kaudal feine Äste an den submukösen Plexus ab. Unter dem Epithel liegen zahlreiche Arteriolen und Venulen [1].

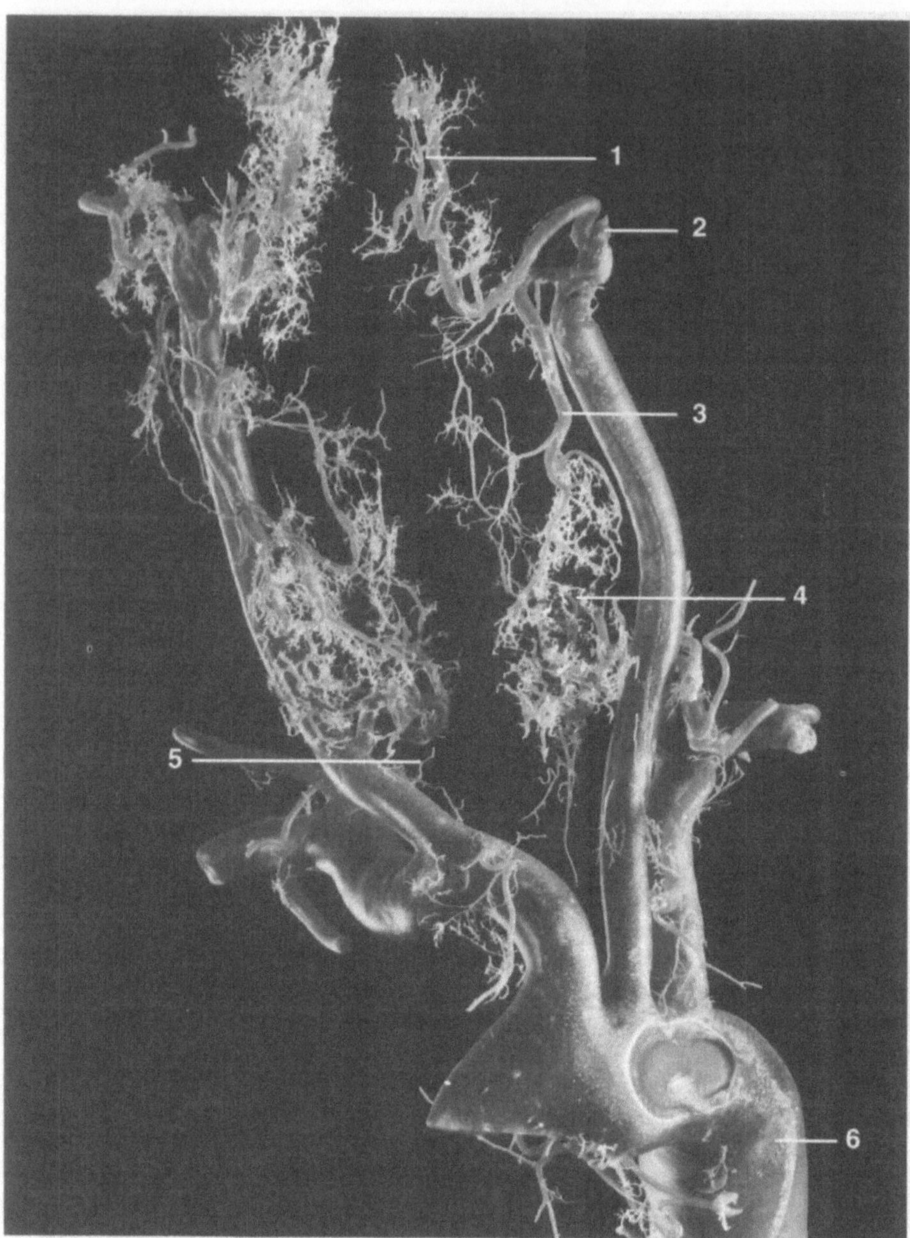

Abb. 10. Arterielle Gefäßversorgung des Pharynx und zervikalen Ösophagus am menschlichen Injektionskorrosionspräparat. Gefäße der Zunge *(1)*, die A. carotis externa *(2)*, die A. thyroidea superior *(3)* und inferior *(5)*, die Gefäße der Glandula thyroidea *(4)* und der Aortenbogen *(6)* sind dargestellt

Venöse Drainage

Eine radiologisch nachzuweisende Impression am pharyngeoösophagealen Übergang, die „postkrikoidale Impression des Ösophagus", entsteht vermutlich durch Venengeflechte [32]. Ob diese Venenkissen eine klinische Bedeutung haben, ist noch umstritten [8, 32, 33]. Die venöse Anatomie dieses Bereichs ist jedenfalls nach wie vor wenig bekannt.

Die intramuralen Venen beginnen als kleinste Gefäße im subepithelialen Plexus in der Lamina propria der Tunica mucosa [17]. Sie erhalten Blut aus den benachbarten Kapillaren und drainieren in den submukösen Plexus [1, 5, 17]. Dieser besteht am zervikalen Ösophagus aus hauptsächlich längs verlaufenden kommunizierenden sehr feinen Venen (Abb. 11). Gewöhnlich begleiten 2 feine Venen die wenigen größeren zirkumferenziellen Arterien [1].

Im Hypopharynx, wo die Submukosa eher aus einer derben Bindegewebeplatte besteht, unterscheidet sich die venöse Drainage von der des Ösophagus. Hier finden wir auf der ventralen und dorsalen Wand auffallend dicklumige Venenplexus unter der sehr dünnen Mukosa. Diese bestehen bei meinen Autopsiepräparaten aus einem Knäuel kommunizierender Venen von je etwa 2 cm Breite und 3 cm Länge. Die bis zu 4 mm dicken Venen [5] empfangen Blut aus dem Pharynx und Larynx. Sie drainieren nach kranial bilateral in die großen Schilddrüsenvenen und dann in die entsprechenden Vv. jugulares.

Das ventrale Geflecht liegt exakt in der Mittellinie über der Dorsalfläche der Ringknorpelplatte zwischen den beiden M. arytaenoidei posteriores und damit über der Ansatzsehne der longitudinalen Ösophagusmuskulatur. Das dorsale Geflecht liegt genau unter dem M. cricopharyngeus, das bedeutet: lumennah vor dem UES und der proximalen Ösophaguswand.

Beide hypopharyngealen Venenplexus wurden 1918 von Elze u. Beck [11] erstmals im Detail in ihrer Anatomie dokumentiert (Abb. 12 und 13). Später

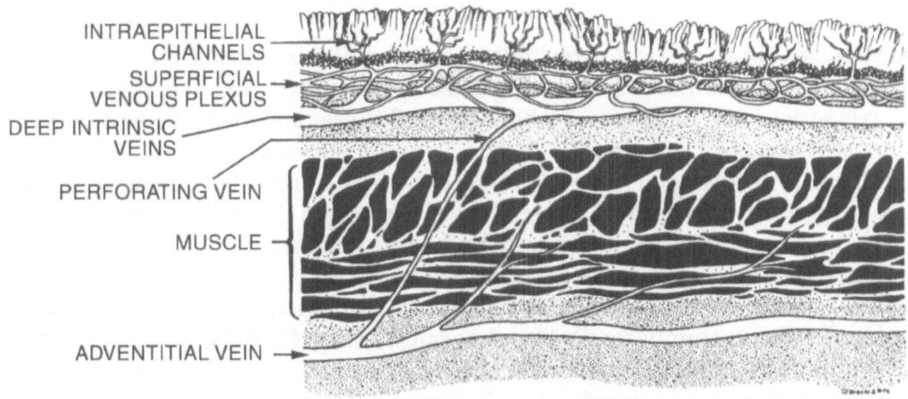

Abb. 11. Verlauf der feinen initialen, intramuralen und periösophagealen Venen [17]

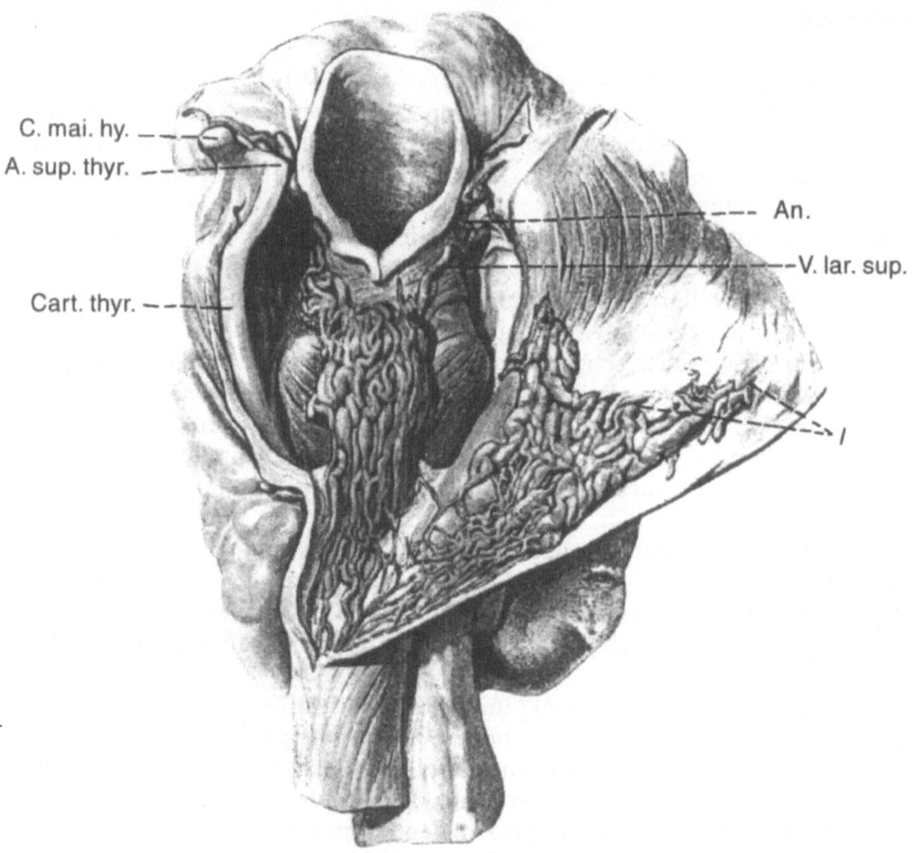

Abb. 12. Venengeflechte an der dorsalen und ventralen Innenwand der Hypopharynxmuskulatur. Originalabbildung von Elze u. Beck [11]

wurden sie mittels Injektionstechniken und radiologisch bestätigt [5, 32–34]. Wenn auch eine klinische Bedeutung dieser Venenplexus abgelehnt wird [5, 8, 32, 33], so ist m.E. nicht auszuschließen, daß diese enormen Plexus sich bei venöser Stase prall anfüllen, zu dicken Venenkissen werden und dann doch funktionelle Störungen im UES verursachen, Fremdkörpersensationen (Globusgefühl) hervorrufen oder wegen der engen Nachbarschaft zu den Ästen des N. recurrens zu deren Druckschädigung führen.

Einige Sammelvenen aus dem submukösen Plexus des Ösophagus perforieren senkrecht die Tunica muscularis (s. Abb. 11), nehmen Gefäße aus dieser auf und bilden das extramurale periösophageale Venengeflecht [1, 5]. Diese feinen Venen besitzen keine Klappen [5, 17]. Die größeren extramuralen Venen drainieren in regional entsprechende Venen wie in die Vv. thyroideae inferiores.

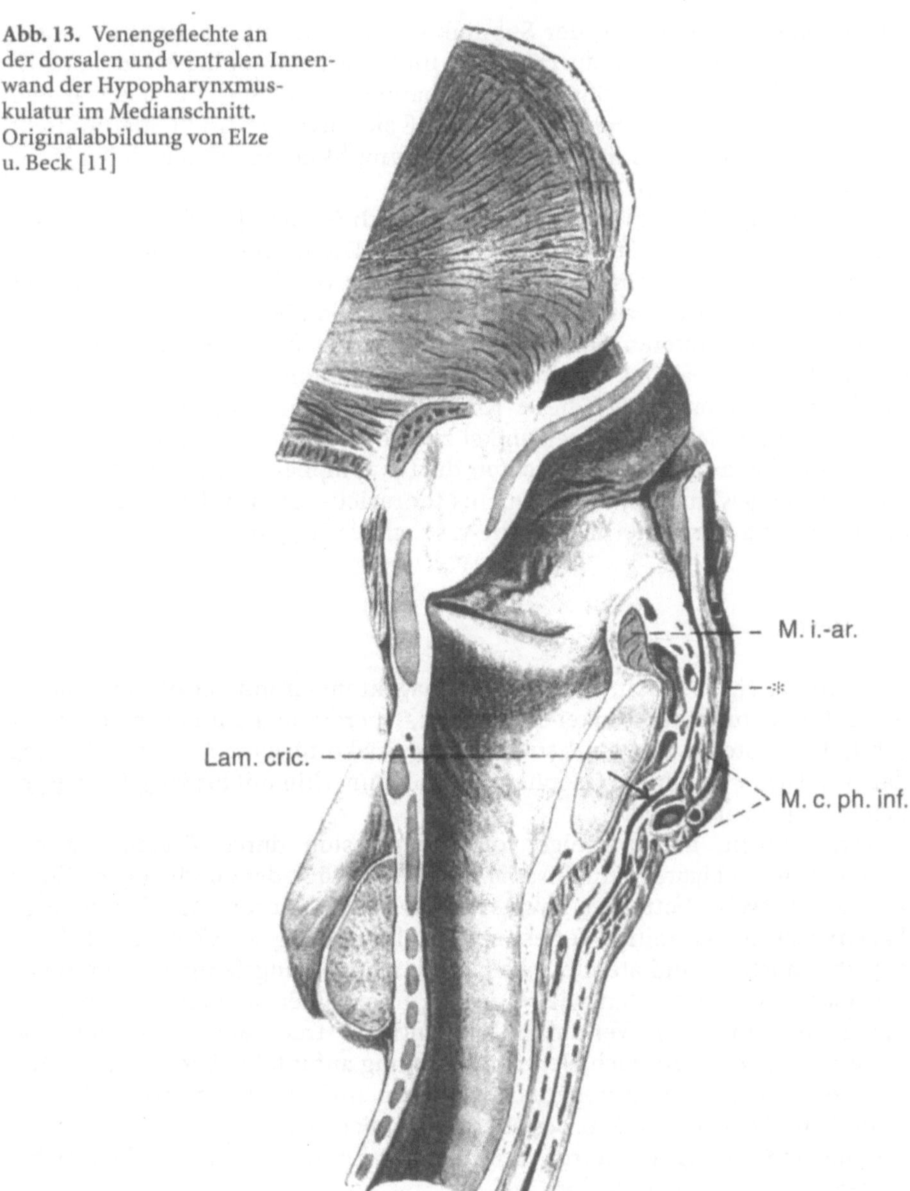

Abb. 13. Venengeflechte an der dorsalen und ventralen Innenwand der Hypopharynxmuskulatur im Medianschnitt. Originalabbildung von Elze u. Beck [11]

Lymphdrainage

Die initialen Lymphbahnen des Hypopharynx und zervikalen Ösophagus sind m. W. nicht untersucht. Vermutlich beginnen sie wie im tubulären Ösophagus im submukosanahen Teil der Schleimhaut und formieren sich zu längsgerichteten Bahnen. Die Lymphe fließt, wohl aus entwicklungsgeschichtlichen Gründen, in der Submukosa nach kranial in Lymphbahnen, die die Wand senkrecht durchziehen und die periösophagealen Lymphstränge bilden. Für die größeren Lymphbahnen des Pharynx und zervikalen Ösophagus wird angegeben [13, 30, 36], daß sie entweder direkt oder indirekt durch die retro- oder parapharyngealen Lymphknoten zu den tiefen Halslymphknoten gelangen.

Die Lymphgefäße des Larynx bestehen nach Gray [13] und Pernkopf [30} aus 2 Gruppen mit der Stimmritze als Grenze. Die Lymphbahnen des oberen Larynx gelangen gemeinsam mit den Gefäßen durch das Foramen in der Membrana thyrohyoidea aus dem Kehlkopf zu den oberen tiefen Halslymphknoten, die des unteren Larynx verlaufen zwischen dem Ringknorpel und dem ersten Trachealring meist direkt zu den unteren Halslymphknoten. Die abführenden Lymphgefäße dieser Knoten bilden den Truncus jugularis, der auf der rechten Seite am Venenwinkel zwischen der V. jugularis interna und der V. subclavia oder in den rechten ductus lymphaticus einmündet. Links münden sie gewöhnlich in den Ductus thoracicus, gelegentlich aber auch in die linke V. jugularis interna oder die V. subclavia [13, 30].

Innervation

Eingriffe im Halsbereich, seien es Ösophagektomien mit zervikaler Anastomose, Korrektur eines Zenker-Divertikels, Operationen am Larynx oder der Schilddrüse, stellen alle ein beträchtliches Risiko für eine Nervenverletzung dar [14]. Dies wird für die Ösophagektomie immerhin mit bis zu 37% angegeben [14, 24, 27, 28, 37, 38].

Verletzungen, meist infolge von Kompression durch Fassen mit der Klemme, durch Ligatur gemeinsam mit einem Gefäß oder durch übermäßigen Zug am Gewebe betreffen hauptsächlich den N. recurrens, den unteren Larynxnerven. Beidseitige Verletzung ist „eine chirurgische Katastrophe" [14, 38], aber auch der unilaterale Schaden mit rückbildungsfähigen Symptomen verursacht dem Patienten wie dem Chirurgen einen unangenehmen postoperativen klinischen Verlauf mit potentieller trachealer Aspiration und Pneumonie. Dies tritt nach Nervenschädigung auf infolge Versagens der Koordination zwischen Atmen und Schlucken, infolge mangelndem Glottisschluß, infolge Inkompetenz des oberen Ösophagussphinkters mit Reflux und Stimmbeeinträchtigung durch Stimmbandlähmung. Streß produziert bei diesen Patienten einen Stridor.

Ein vernünftiges Prinzip zur Vermeidung dieser Komplikationen ist 1. das Wissen um den anatomischen Verlauf des N. recurrens und 2. seine intraoperative Visualisierung, was nicht bedeuten soll: Auslösung aus dem Bindegewebebett!

Die Kontrolle der Mechanismen zwischen Schlucken und Atmen im Hypopharynx erfolgt ähnlich wie im übrigen Intestinalrohr durch die beiden antagonistisch wirkenden viszeralen Komponenten des autonomen, vegetativen Nervensystems [7, 13, 30, 40]. Die efferentenBahnen der *sympathischen Inner-*

vation betreffen Vasokonstriktion, Relaxation des Muskelwand und Kontraktion der Sphinkteren [7, 13, 15, 40]. Dies erfolgt über den Plexus pharyngeus bzw. postganglionäre Rr. laryngopharyngei aus den im Halsteil gelegenen Ganglien des Grenzstrangs. Verflochten mit den Fasern des parasympathischen Halsplexus, benutzt das sympathische Nervensystem den N. vagus als Träger einiger seiner Fasern.

Die afferenten Bahnen der *parasympathischen Innervation* betreffen die Zunahme der Peristaltik und der glandulären Aktivität [13]. Der Impuls hierfür kommt aus dem Schluckzentrum mit Kernen in der Medulla oblongata (Abb. 14a, b). Für die Aktion des Hypopharynx und des zervikalen Ösophagus ist der X. Gehirnnerv, der doppelseitige N. vagus, verantwortlich [7, 15, 30, 40].

Der *N. vagus* ist ein gemischter Nerv; motorisch für die Muskulatur führt er auch sensorische Fasern aus dem Ganglion nodosum. Die Nn. vagi verlassen den Schädel als dicke Stämme durch das jeweilige Foramen jugulare. Sie ziehen nach kaudal und geben beidseits Äste zur Innervation des Pharynx, Larynx und Ösophagus ab.

Die *Nn. laryngei superiores* gelten als schleimhautbezogen, das heißt als sensorisch und sekretorisch [13, 37]. Sie entspringen am Hals aus dem jeweiligen Ganglion nodosum, ziehen mit der A. carotis externa nach kaudal, teilen sich auf in einen äußeren und mehrere innere Äste, die den Kehlkopf betreten und kräftige Nervenstränge zur Muskulatur der Epiglottis und zum Stellknorpel der Stimmbänder abgeben (Abb. 15). Der M. cricoarytenoideus posterior erhält keine Fasern. Äste dieser Nervenstränge enden in der unterliegenden Submukosa.

Die *Nn. laryngei inferiores recurrentes* verlassen den Vagusstamm auf der rechten Seite in Höhe der A. subclavia. Dieser Ast wendet sich nach dorsal um die Arterie herum und steigt meist als singulärer Ast im lockeren Bindegewebe über der Trachea, seltener dem Ösophagus [37] anliegend nach kranial.

Auf der linken Seite verläßt der N. recurrens den Vagusstamm in Höhe des Aortenbogens und wendet sich nach dorsal um die Aorta. Auch hier verläuft er meist als singulärer Ast mit leichten Windungen im lockeren Bindegewebe nach kranial. Dies gibt dem Nerven genügend Reservelänge bei Muskelbewegungen. Im zervikalen Abschnitt sind beide Nerven eher gestreckt und liegen häufig in der Grube zwischen Ösophagus und Trachea, bedeckt von der kaudalen Hälfte der Schilddrüse. Beide Nn. recurrentes sind kräftige, gut sichtbare Nervenstränge von 1–2 mm Durchmesser. Sie geben Äste zur Trachea und den Ösophagus ab einschließlich des M. cricopharyngeus. Danach betreten sie den Kehlkopf lateral am unteren Rand des M. cricothyroideus, nachdem sie jeweils die unteren Schilddrüsengefäße mehrfach umschlungen haben (Abb. 16). Gelegentlich finden sich sekretorische Äste, die in das Schilddrüsengewebe ziehen.

Im weiteren Verlauf zieht der N. recurrens beidseits lateral entlang der Mm. arytaenoidei posteriores nach kranial und gibt Äste an diesen und alle anderen Muskeln ab, die für die Funktion der Stimmritze und der Epiglottis verantwortlich sind, mit Ausnahme der M. cricothyroideus. Dieser wird vom N. laryngus superior innerviert. Gelegentlich finden sich Anastomosen zwischen dem oberen und unteren Larynxnerven.

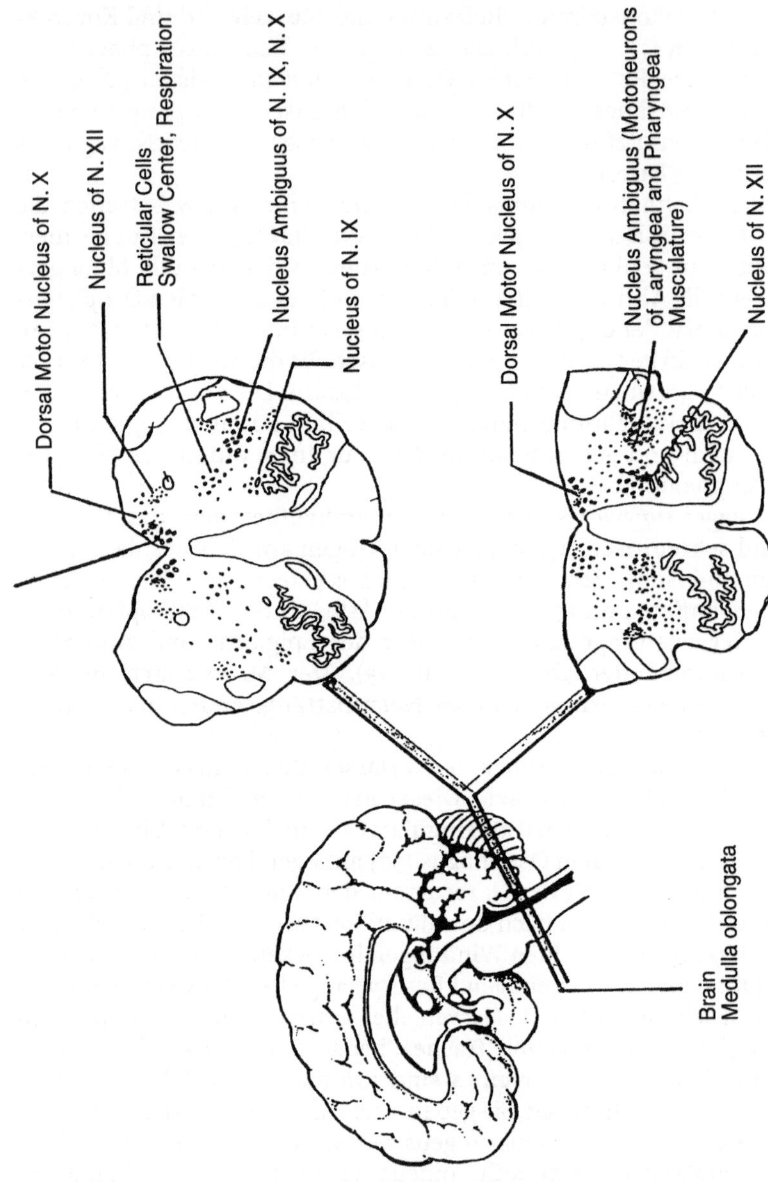

Abb. 14a, b. Die neuroanatomische Lokalisation der zentralen Schluckzentren (modifiziert nach [15])

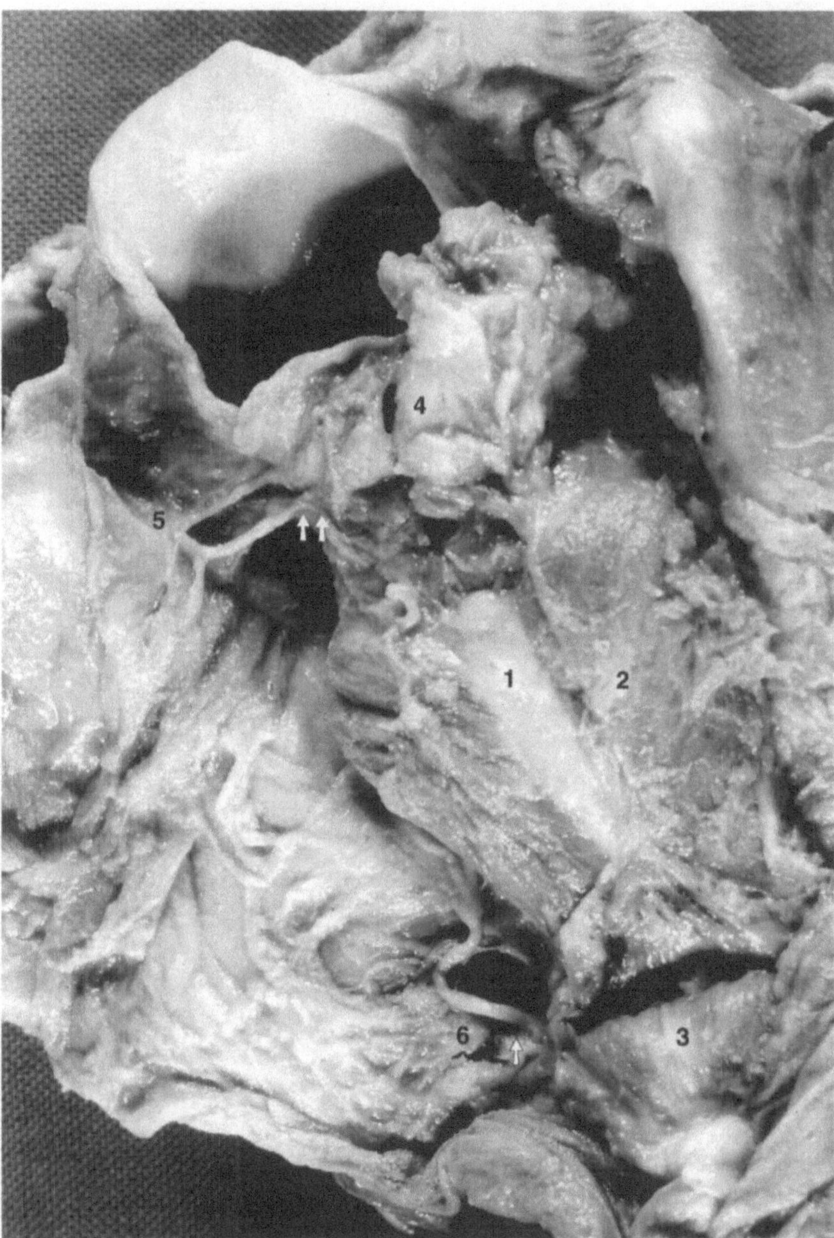

Abb. 15. Muskelnervenpräparat des Kehlkopfes von innen mit Ringknorpel *(1)* und M. cricoarytaenoideus posterior *(2)*. Der Sehnenansatz der Längsmuskulatur des Ösophagus *(3)* ist über den Mm. arytaenoidei transversi und obliqui *(4)* abgeschnitten und nach unten geklappt. Der N. laryngeus superior *(5)* ist präpariert; sein Eintritt in den Kehlkopf durch das Foramen in der Fascia hyothyroidea und die Versorgung des M. arytaenoideus transversus *(2 Pfeile)* ist dargestellt *(Pfeil)*. Kaudal ist der N. recurrens präpariert *(6)*. Er verläuft seitlich des M. posticus nach kranial

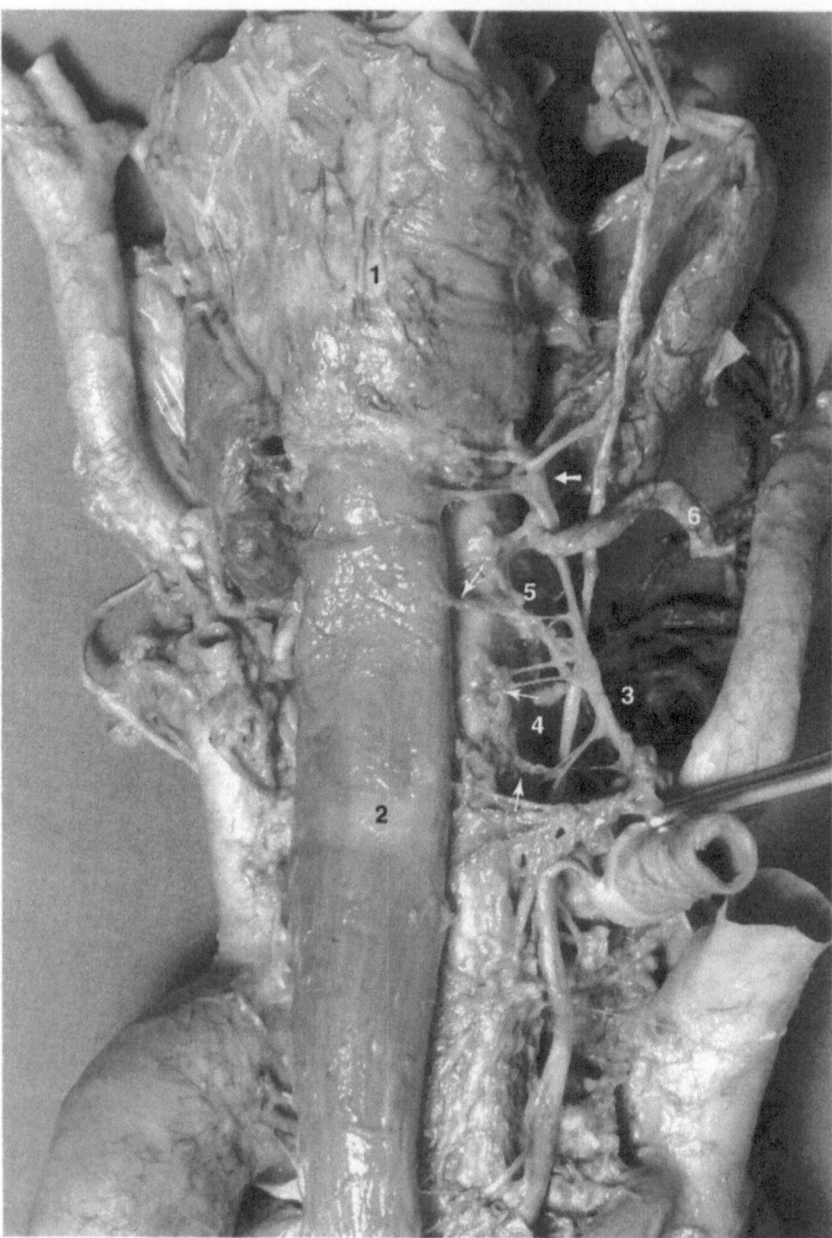

Abb. 16. Hypopharynx *(1)* und zervikaler Ösophagus *(2)* freipräpariert und von dorsal gesehen. Der normalerweise der Trachea oder dem Ösophagus aufliegende N. recurrens *(3)* ist durch eine Pinzette zur Seite gezogen. Hierdurch wird die Innervation für Trachea *(4)* und Ösophagus *(5)* sichtbar. Die A. thyroidea inferior *(6)* umschlingt den N. recurrens vor seinem Eintritt in den Larynx unterhalb des M. cricopharyngeus *(Pfeil)*

Faszien und Kompartimente

Die Halsorgane liegen in einem gemeinsamen Raum, der ventral von der Lamina (Fascia) praetrachealis, einem Blatt der oberflächlichen Halsfaszie, und dorsal von der Lamina (Fascia) praevertebralis, einem Blatt der tiefen Halsfaszie, begrenzt wird [13, 30]. Hierdurch entstehen im Mediastinum liegende kommunizierende Räume zwischen Hals und Perikard ventral sowie Hals und Diaphragma dorsal.

Der Pharynx und der zervikale Ösophagus (Abb. 17) werden dorsolateral von einer dünnen membranartigen Bindegewebeschicht umhüllt; diese entspricht dem Epimysium der Muskulatur und wird als buccopharyngeale Membran oder *retroviszerale Faszie* bezeichnet [13, 31, 37]. Hinter dem Pharynx und dem proximalen zervikalen Ösophagus, zwischen dem 1. und 6. HWK, ist sie mit der *prävertebralen Faszie* lateral durch je 2 Bindegewebeplatten verbunden: dem ventralen Blatt der retroviszeralen Faszie und einem dorsalen Blatt, das als *Alar-Faszie* bezeichnet wird [31, 37]. Zwischen diesen liegt ein nur virtuell bestehender Raum, der sich jedoch beim Schlucken mit dem Pharynx bewegt [31].

Der prävertebrale Raum hinter der Alar-Faszie entspricht dem „danger-space“ [31, 37], in dem sich Infektionen rasch kaudalwärts ausbreiten.

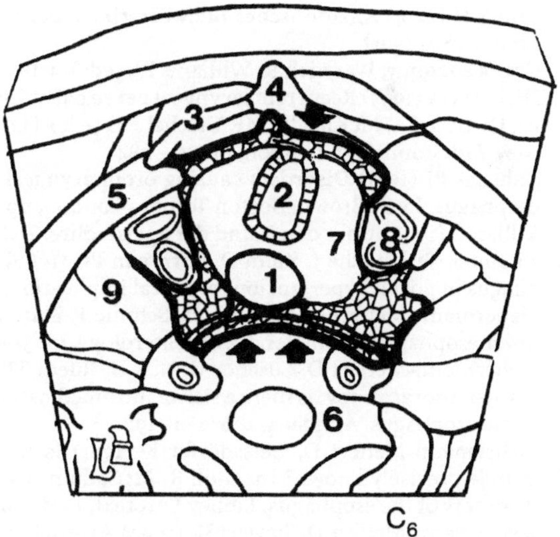

Abb. 17. Bindegeweberäume und Faszienstrukturen des zervikalen Ösophagus im Querschnitt (Schema). Die Fascia praetrachealis *(ein Pfeil)* und die Fascia praevertebralis *(zwei Pfeile)* sowie die gedoppelte Fascia retrooesophagealis mit Alar-Faszie sind eingezeichnet. *1* Ösophagus, *2* Trachea, *3* Sternum, *5* Muskulatur, *6* Wirbelkörper, *7* Schilddrüse, *8* Gefäße, *9* Muskulatur

Literatur

1. Aharinejad S, Böck P, Lametschwandtner A (1992) Scanning electron microscopy of esophageal microvasculature in human infants and rabbits. Anat Embryol 186 : 33 – 40
2. Akiyama H, Miyazono H, Tsurumaru M, Hashimoto C, Kawamura T (1978) Use of the stomach as an esophageal substitute. Ann Surg 88 : 606 – 620
3. Asoh R, Goyal RK (1978) Manometry and electromyography of the upper esophageal sphincter in the opossum. Gastroenterology 74 : 514 – 520
4. Bosma JF (1985) Postnatal ontogeny of performances of the pharynx, larynx, and mouth. Am Rev Respir Dis 131 [Suppl]: 10 – 15
5. Butler H (1951) The veins of the esophagus. Thorax 6 : 276 – 296
6. DeMeester TR, Stein HJ (1996) Physiologic diagnostic studies. In: Orringer MB, Zuidema GD (eds) Shackelford's surgery of the alimentary tract, vol 1, The esophagus, 4th edn. Saunders, Philadelphia London Toronto Montreal Sydney Tokyo, pp 120 – 153
7. Diamant NE (1989) Physiology of esophageal motor function. Gastroent Clin North Am 18 : 179 – 194
8. Dodds WJ, Stewart ET, Logemann JA (1990) Physiology and radiology of the normal oral and pharyngeal phases of swallowing. AJR 154 : 953 – 963
9. Duranceau A, Lafontaine E, Taillefer R (1988) Oropharyngeal dysphagia. In: Jamieson G (ed) Surgery of the esophagus. Churchill Livingstone, Edinburgh London Melbourne New York, pp 413 – 434
10. Duranceau A, Liebermann-Meffert D (1996) Physiology of the esophagus. In: Orringer MB, Zuidema GD (eds) Shackelford's surgery of the alimentary tract, vol 1, The esophagus, 4th edn. Saunders, Philadelphia London Toronto Montreal Sydney Tokyo, pp 39 – 49
11. Elze C, Beck K (1918) Die venösen Wundernetze des Hypopharynx. Z Ohrenheilk 77 : 185 – 194
12. Feneis H (1974) Anatomisches Bildwörterbuch der internationalen Nomenklatur, 4. Aufl. Thieme, Stuttgart
13. Gray's anatomy, Warwick R, Williams PL (eds), 35th edn. Longman, Edinburgh, 1978
14. Hiebert CA (1995) Recurrent laryngeal nerve palsy. In: Pearson FG, Deslauriers J, Ginsberg RJ, Hiebert CA, McKneally MF, Urschel HC (eds) Thoracic surgery. Churchill Livingstone, New York Edinburgh London, pp 177 – 284
15. Kahrilas PJ (1991) Disorders causing oropharyngeal dysphagia. In: Castell DO (ed) The esophagus. Little Brown, Boston Toronto London, pp 200 – 246
16. Killian G (1908) Über den Mund der Speiseröhre. Z Ohrenheilk 55 : 1 – 41
17. Kitano S, Terblanche J, Kahn D, Bornman PC (1986) Venous anatomy of the lower oesophagus in portal hypertension: practical implications. Br J Surg 73 : 525 – 531
18. Liebermann-Meffert D, Allgöwer M, Schmid P, Blum AL (1979) Muscular equivalent of the lower esophageal sphincter. Gastroenterology 76 : 31 – 38
19. Liebermann-Meffert D, Lüscher U, Neff U, Rüedi TP, Allgöwer M (1987) Esophagectomy without thoracotomy: is there a risk of intramediastinal bleeding? A study on blood supply of the esophagus. Ann Surg 206 : 184 – 192
20. Liebermann-Meffert D, Geissdörfer K (1991) Is the transition of striated into smooth muscle precisely known? In: Giuli R, McCallum RW, Skinner DB (eds) Primary motility disorders of the esophagus. Libbey Eurotext, Paris London, pp 108 – 112
21. Liebermann-Meffert D, Siewert JR (1992) Arterial anatomy of the esophagus. A review of literature with brief comments on clinical aspects. Gullet 2 : 3 – 10
22. Liebermann-Meffert D (1995) Anatomy, embryology, and histology. In: Pearson FG, Deslauriers J, Ginsberg RJ, Hiebert CA, McKneally MF, Urschel HC (eds) Esophageal surgery. Churchill Livingstone, New York Edinburgh London, pp 1 – 25
23. Liebermann-Meffert D, Duranceau A (1996) Anatomy and embryology of the esophagus. In: Orringer MB, Zuidema GD (eds) Shackelford's surgery of the alimentary tract, vol 1, The esophagus, 4th edn. Saunders, Philadelphia London Toronto Montreal Sydney Tokyo, pp 3 – 38

24. McCullagh M, Edwards MH (1988) How vulnerable is the recurrent laryngeal nerve in esophageal surgery? In: Siewert JR, Hölscher AH (eds) Diseases of the esophagus. Springer, Berlin Heidelberg New York, pp 443–446
25. Miura T, Grillo HC (1966) The contribution of the inferior thyroid artery to the blood supply of the human trachea. Surg Gynecol Obstet 123 : 99–102
26. Murakami Y, Fukuda H, Kirchner A (1972) The cricopharyngeus muscle, an electrophysiological and neuropharmacological study. Acta Otolaryngol 310 [Suppl]: 1–19
27. Orringer MB, Orringer JS (1983) Esophagectomy without thoracotomy: A dangerous operation? J Thorac Cardiovasc Surg 85 : 72–80
28. Orringer MB (1991) Complications of esophageal surgery. In: Orringer MB, Zuidema GD (eds) Shackelford's surgery of the alimentary tract, vol 1, The esophagus. 3rd edn. Saunders, Philadelphia London Toronto Montreal Sydney Tokyo, pp 434–459
29. Pairolero PC, Trastek VF (1996) Surgical management of esophageal diverticula. In: Orringer MB, Zuidema GD (eds) Shackelford's surgery of the alimentary tract, vol 1, The esophagus, 4th edn. Saunders, Philadelphia London Toronto Montreal Sydney Tokyo, pp 285–301
30. Pernkopf E (1952) Topographische Anatomie des Menschen. III. Band: Der Hals. Urban & Schwarzenberg, Wien Innsbruck
31. Perrott JW (1962) Anatomical aspects of hypopharyngeal diverticula. Aust NZ J Surg 31 : 307–317
32. Pitman RG, Fraser GM (1965) The postcricoid impression on the esophagus. Clin Radiol 16 : 34–39
33. Pitman RG (1992) The postcricoid impression on the esophagus. Letters AJR 158 : 690
34. Ramaekers D, Mebis J, Geboes K, Desmet V (1990) De vascularisatie van de faryngo-oesophageale transitiezone. Acta Gastro-Enterologica Belgica 53 : 376–385
35. Savary M, Miller G (1978) The esophagus. Handbook and atlas of endoscopy. Gassmann, Solothurn
36. Siewert JR, Roder JD (1992) Lymphadenektomy in esophageal cancer surgery. Dis Eso 5 : 91–98
37. Skandalakis JE, Droulias C, Harlaftis N, Tzinas S, Gray SW, Atkin JT Jr (1976) Recurrent laryngeal nerves. Am Surg 42 : 629–634
38. Skandalakis JE, Gray SW, Rowe JS (1983) Anatomical complications in general surgery. The neck. McGraw-Hill, New York St. Louis San Francisco, pp 2–36
39. Vallée B, Hong R, Renelier B, Person H, Huu N (1982) Les artères oesophagiennes d'origine cervicale. Étude anatomique de 23 dissections. Ann Oto-Laryng (Paris) 99 : 29–34
40. Weissbrodt NW (1976) Neuromuscular organization of esophageal and pharyngeal motility. Arch Intern Med 136 : 524–532
41. Winans CS (1972) The pharyngoesophageal closure mechanism: a manometric study. Gastroenterology 63 : 768–777

2

Pathophysiologie

J. A. Castell, S. G. Stumacher und D. O. Castell

Störungen im pharyngoösophagealen Abschnitt sind i. allg. durch eine oropharyngeale Dysphagie gekennzeichnet. Der Begriff Dysphagie stammt aus dem Griechischen (dys = übel-, miß-, un-, im Sinne von Störung; phagein = essen). Er beschreibt Schluckschwierigkeiten und sollte nicht verwechselt werden mit der Odynophagie, die sich auf schmerzhafte Schluckbeschwerden bezieht. Beide Symptome können gemeinsam auftreten, aber die Dysphagie muß nicht unbedingt mit Schmerzen verbunden sein. Der typische Dysphagiepatient beschreibt entweder die Schwierigkeit bei Einleitung der Schluckbewegung oder das Gefühl, als wäre ein Stück Nahrung irgendwo hinter dem Sternum bzw. in der suprasternalen Vertiefung „steckengeblieben". Wenn Patienten echte Schwierigkeiten beim Schlucken haben, also die Nahrung nicht auf normalem Weg in den Magen gelangt, besteht fast immer der Anhalt zum Verdacht auf eine organische Läsion.

Des weiteren sollte man unbedingt unterscheiden zwischen der Dysphagie und dem Globussyndrom. Letzteres läßt sich am besten beschreiben als häufig auftretendes Gefühl (manchmal auch konstant vorhanden), als würde ein Brocken im Hals stecken, oder als Völlegefühl oder Juckreiz in der Kehle, wodurch aber typischerweise das Schlucken nicht beeinträchtigt, sondern eher erleichtert wird. Häufig wurde bei diesen Patienten fälschlich ein „Globus hystericus" diagnostiziert. Dies aber würde Patienten mit dem beschriebenen Symptom zu Unrecht eine hysterische Persönlichkeit andichten. Die Diagnose des Globussyndroms sollte nie ohne vorherige gründliche Suche nach einer Läsion des Pharynx oder des Halses gestellt werden, wobei auch an eine organische Ösophaguserkrankung wie Reflux oder einen hypertensiven oberen Ösophagussphinkter gedacht werden muß. Das Globusgefühl wurde tatsächlich bei Patienten mit jedem der genannten Zustände beschrieben [2, 3]. Es handelt sich daher im wesentlichen um eine Ausschlußdiagnose.

Schatzki berichtete 1959, daß der Verdacht auf die richtige Diagnose sich am ehesten durch die sorgfältige Aufzeichnung der Anamnese bestätigen läßt, was bei bis zu 85% der Patienten mit Dysphagie zutraf [5]. Hierdurch wird die überragende Bedeutung der medizinischen Vorgeschichte bei der Abklärung der Symptomursache in den Vordergrund gestellt. Die Dysphagie sollte in 2 Kategorien unterteilt werden: in die oropharyngeale (präösophageale) und die ösophageale [4], wobei die Ätiologie ausschlaggebend ist. Eine Anzahl spezifischer Symptome kann bei der Einteilung in die verschiedenen Arten und Ursachen der Dysphagie sicher hilfreich sein. Anhand eines Algorithmus sind in der Abb. 1 die typischen Symptome dargestellt, die von Dysphagiepatienten i. allg. angegeben werden.

Die infolge einer Läsion oberhalb bzw. proximal des Ösophagus auftretende Dysphagie wird als oropharyngeale Dysphagie bezeichnet. Im angelsächsischen Raum wird sie auch „transfer dysphagia" genannt, weil es dem Patienten schwerfällt, willentlich die Nahrung vom Mund in den Ösophagus zu transferieren, wodurch die unwillkürliche Phase des Schluckens mit der Abschirmung der Luftwege gegen Aspiration initiiert wird.

Der normale Akt des Schluckens erfordert die präzise Koordination neuraler und muskulärer Komponenten, die über das Schluckzentrum im Stamm-

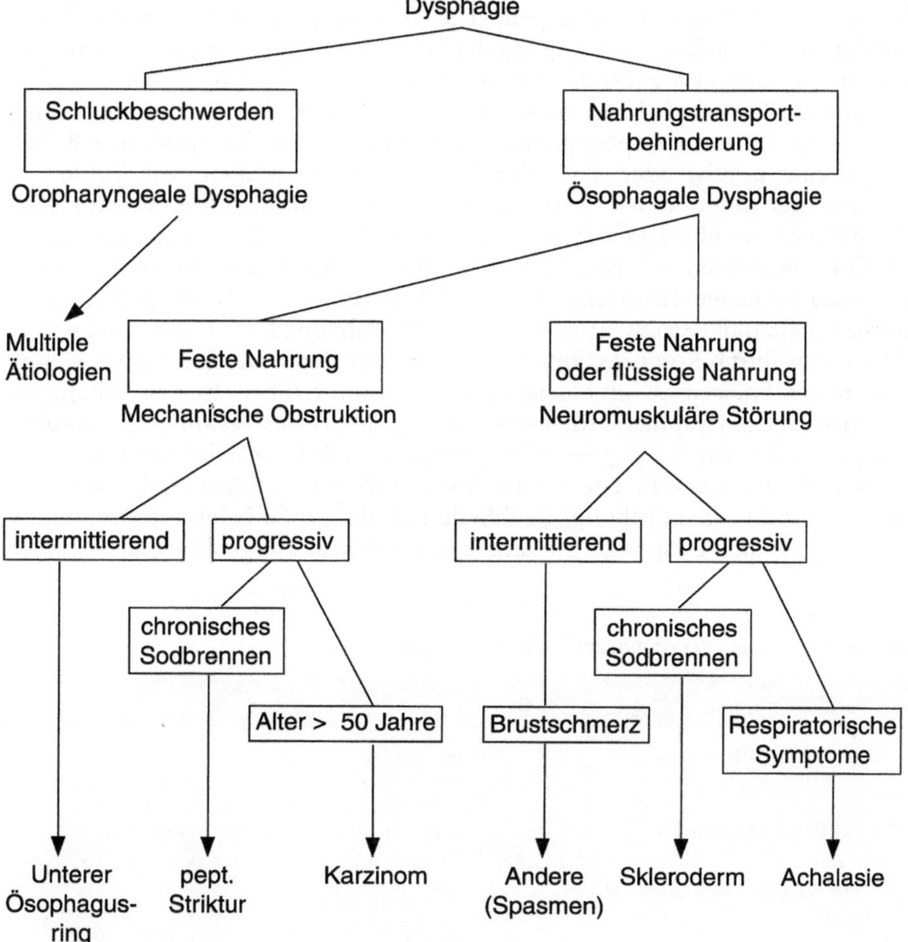

Abb. 1. Algorithmus der Ursachen einer Dysphagie

hirn gesteuert wird. Der vorbereitete Nahrungsbissen wird in den hinteren Teil des Mundes geschoben und der Nasen-Rachen-Raum verschlossen, so daß hier keine Nahrungsteile eindringen können. Dann muß das Zungenbein nach vorne bewegt und gleichzeitig mit dem Larynx angehoben werden, die Stimmbänder müssen sich schließen und die Epiglottis nach unten gekippt werden, damit die Nahrung nicht in die Luftwege gelangen kann. Die Entspannung und Öffnung des oberen ösophagealen Sphinkters muß koordiniert erfolgen, um eine ungehinderte Boluspassage zu ermöglichen. Bei jedem Schluckakt spielen sich diese Vorgänge in angemessener Reihenfolge innerhalb eines Zeitraumes von weniger als einer Sekunde ab.

Für diese Anfangsphase des Schluckaktes ist die quergestreifte Muskulatur im Gegensatz zur glatten Muskulatur im Ösophagus und im übrigen Gastrointestinaltrakt verantwortlich. Daher unterscheiden sich auch die Läsionen, die in diesem Abschnitt zu Beschwerden führen können, von jenen, die eine Ösophagusdysphagie verursachen. Die oropharyngeale Dysphagie kann durch jede Art der Beeinträchtigung des Schluckzentrums im Stammhirn bzw. der diesen Vorgang steuernden Nerven bedingt sein (V., VII., IX., X. und XII. Hirnnerv). Zusätzlich kann dieses Symptom durch eine Funktionsstörung der quergestreiften Oropharynxmuskulatur hervorgerufen werden, z.B. bei Myasthenia gravis, oder auch durch lokale Abnormitäten, wie Tumoren, Thyreoiditis oder einen retropharyngealen Abszeß. Eine verminderte Compliance des oberen Ösophagussphinkters kann zu dessen unangemessener Öffnung führen, wie dies bei Patienten mit Zenker-Divertikel bzw. einem krikopharyngealen Hindernis der Fall ist. Beim Zenker-Divertikel kann es vorkommen, daß der Divertikelsack sich mit Nahrung füllt und entweder den Ösophagus durch Kompression einengt oder zur Regurgitation bereits eingenommener Speisen zu einem späteren Zeitpunkt führt. In den seltensten Fällen stellt die Dysphagie die einzige Komponente des gesamten Symptomkomplexes der oropharyngealen Dysphagie dar. Die Primärdiagnose ist i. allg. offensichtlich, wie z.B. ein gerade überstandener Schlaganfall oder eine neuromuskuläre Erkrankung. In Tabelle 1 ist die große Palette der mit einer oropharyngealen Dysphagie einhergehenden Erkrankungen dargestellt [1].

Tabelle 1. Ursachen der oropharyngealen Dysphagie

Anatomisch	Neurologisch	Muskulär
Zenker-Divertikel/krikopharyngeales Hindernis Tumor (lokal) Vergrößerte Schilddrüse Osteophyt	Schlaganfall Poliomyelitis Motorische Neuronerkrankung M. Parkinson	Polymyositis Muskuläre Dystrophie Myasthenia gravis Schilddrüsenfunktionsstörung
Postkrikoidale Lumeneinengung („web") Abszeß Zustand nach Radiatio	Zerebrale Lähmung Hirntumor Multiple Sklerose M. Wilson	

Weitere Komplikationen liegen in dem oft hohen Alter der meisten Patienten mit oropharyngealer Dysphagie begründet. Die Anfangsstadien des Schluckaktes im Mund- und Rachenbereich erfordern die Aktivität der quergestreiften Muskulatur, die im Alter zur Erschlaffung neigt. Eine verminderte orale chemosensorische Perzeption kann ebenfalls zur Beeinträchtigung beim Essen und bei der Schluckfunktion führen. Nahrungsaufnahmestörungen ergeben sich häufig auch aus Defekten, die nichts mit dem Gastrointestinaltrakt zu tun haben, so beispielsweise Wahrnehmungsstörungen oder physischen Behinderungen der oberen Extremitäten, einem schadhaften Gebiß, zervikaler Arthritis sowie medikamentösen Nebenwirkungen. Der Nachweis der jeweiligen Ursache für die Unfähigkeit der Aufrechterhaltung eines adäquaten Ernährungszustandes ist von grundsätzlicher Bedeutung, da Nahrungsaufnahme- und Schluckstörungen bekanntlich eine ausgesprochen ungünstige Prognose haben [6].

Literatur

1. Bosma JF (1976) Sensorimotor examination of the mouth and pharynx. Front Oral Physiol 2:78
2. Cattau EL, Castell DO (1982) Symptoms of esophageal dysfunction. In: Stolleman GH (ed) Advances in Internal Medicine, vol 27. Year Book Medical Publishers, Chicago
3. Freeland AP, Ardran GM, Emrys-Roberts E (1974) Globus hystericus and reflux oesophagitis. J Laryngol Otol 88:1025
4. Hurwitz AL, Newlson JA, Haddad JK (1975) Oropharyngeal dysphagia. Am J Dig Dis 20:313
5. Schatzki R (1959) Panel discussion on diseases of the esophagus. Am J Gastroenterol 31:117
6. Siebens H, Trupe E, Siebens A et al. (1986) Correlates and consequences of eating dependency in institutionalized elderly. J Am Geriatr Soc 34:192

2

Diagnostik

J. A. Castell, S. G. Stumacher und D. O. Castell

In einer von Groher u. Bukerman 1986 an zwei großen Lehrkrankenhäusern durchgeführten Studie zur Erfassung der anteiligen Inzidenz der oropharyngealen Dysphagie wurde nachgewiesen, daß insgesamt 13% der stationären Patienten an Schluckbeschwerden litten [5]. Da die oropharyngeale Dysphagie mit einer Vielzahl verschiedenartiger Krankheitsbilder einhergehen kann, sollten die Ärzte der meisten Disziplinen mit den manifesten Symptomen dieser Erkrankung vertraut sein.

Patienten mit oropharyngealer Dysphagie klagen i. allg. über Schwierigkeiten bei Beginn des Schluckacktes, wobei sie die Symptome auf den Rachenbereich eingrenzen. Zu den beschriebenen Begleiterscheinungen gehören erhöhter Speichelfluß, nasale Regurgitationen, Husten, Würgereiz, Dysarthrie oder auch gaumenmuskelschwächebedingte Hypernasalität. Weitere klinisch manifeste Begleiterscheinungen, die auf ZNS-Fehlfunktionen hindeuten, können für die Diagnostik von erheblicher Bedeutung sein. Hierzu gehören Sprachstörungen, Hinweise auf eine Schädigung der Hirnnerven, Gliederschwäche oder auch Anzeichen für Veränderungen im Schlafverhalten, und hier besonders das Auftreten von Schlafapnoe oder von plötzlichem Schnarchen.

Nur eine sorgfältige Anamneseerhebung der Symptome ermöglicht in den meisten Fällen die Eingrenzung der Verdachtsdiagnosen. Einige Symptome weisen unmittelbar auf Fehlfunktionen der am Schluckvorgang beteiligten Strukturen hin. Es gibt aber auch indirekte Anzeichen für eine bestehende Dysphagie, wie z.B. Kompensationsbemühungen, Folgeerscheinungen von Komplikationen oder auch das vollständige Koordinationsversagen beim Schlucken. Abgesehen von den Hauptbeschwerden sollten andere anamnestisch bedeutende Anzeichen Beachtung finden, nämlich Stimmveränderungen, Schlafstörungen, Eßgewohnheiten, Atembeschwerden, der Einfluß von Arzneimitteln auf die Schluckfunktion, vorausgegangene Erkrankungen, systemische Erkrankungen, chirurgische Eingriffe und Bestrahlungen. Die Nachwirkungen derartiger vergangener bzw. noch laufender Ereignisse können existierende Schluckbeschwerden ungünstig beeinflussen bzw. verstärken.

Eine sorgfältige Untersuchung des Mund- und Rachenraumes ist daher erforderlich. Ebenso wichtig ist eine umfassende neurologische Untersuchung v. a. im Bereich der Hirnnerven.

Als initiale Screening-Untersuchung bei allen Dysphagiepatienten erscheint die Bariumradiographie des Schluckmechanismus (sowohl im pharyngealen als auch im ösophagealen Anteil) angeraten. Hierbei sollte man im Auge behalten, daß bei der nur mit fester Nahrung manifesten Dysphagie auch eine Testuntersuchung mit festem Bolus (ein „marshmallow" oder eine Tablette) erforderlich ist, um den Nachweis einer obstruierenden Läsion führen zu können. Für Patienten mit oropharyngealer Dysphagie werden vorzugsweise die Schluckaktionen videotechnisch aufgezeichnet, und zwar von anterior und von lateral, um Funktionsstörungen der raschen Kontraktionsfolge des Pharynx und eine mögliche Aspiration darstellen zu können. Zeigt sich in der Bariumuntersuchung eine Obstruktion, wird üblicherweise durch Endoskopie und Biopsie eine Diagnosestellung ermöglicht. Sollte jedoch die Kontrastaufnahme eher den Verdacht auf eine Motilitätsstörung ergeben oder normale Verhältnisse bestätigen, erscheint eine Motilitätsuntersuchung zur Auswertung der pharyngealen und ösophagealen Schluckvorgänge indiziert [7].

Die Manometrie beim dysphagischen Patienten ermöglicht die Darstellung der vom Pharynx erzeugten Druckverhältnisse, der Relaxationsfähigkeit des oberen ösophagealen Sphinkters sowie eine quantitative Auswertung der zeitlichen Interaktion beider [4]. Motilitätsabweichungen im Hypopharynx sind generell nur schwach ausgeprägt und auf eine progressive Funktionsschwäche im Mund- und Rachenbereich zurückzuführen, die mit einer Muskelatrophie assoziiert ist. Meist werden diese kompensiert, bis auf etwa auftretenden Speichelfluß aus dem Mund während des Schlafes. Auf Befragen des jeweiligen Patienten stellt sich oft heraus, daß er zu vorzeitiger Erschöpfung neigt. Eine auf progressiven Motilitätsstörungen beruhende, allmählich fortschreitende pharyngeale Dysphagie kann eine Veränderung der Ernährungsgewohnheiten bzw. eine Verlängerung der für die Mahlzeiten benötigten Zeit zur Folge haben. Eine Schwäche der Gaumenmuskulatur kann dafür verantwortlich sein, daß der Patient schnarcht. Viele Symptome werden bei solchen Patienten oft nicht als Begleiterscheinungen der Schluckschwierigkeiten erkannt, da sie selbst bei vorhandener Dysphagie kaum in Erscheinung treten [1]. Wenn man also nicht gezielt auf derartige Veränderungen achtet, werden sie meist gar nicht bemerkt, weil sie nicht immer mit subjektiven Beschwerden verbunden sind. Durch sorgfältige Befragung kann man etwaige Symptome einer noch subklinischen Schluckstörung frühzeitig erkennen. Die Patienten sollten befragt werden, ob sie unbewußt bestimmte Nahrungsmittel ablehnen, während des Essens oder Trinkens husten oder auch an Würgereiz leiden, oder ob sie inzwischen länger als früher brauchen, um eine Mahlzeit zu sich zu nehmen.

Im Alter von mehr als 70 Jahren fällt es vielen Patienten schwer, einen Bolus fester Nahrung herunterzuschlucken, wobei besonders die kontrollierte Einleitung der pharyngealen Phase des Schluckaktes Probleme bereitet [4]. Schadhafte oder fehlende Zähne, mangelhafte Mundhygiene und durch medikamentöse Nebenwirkungen bedingte Xerostomie können sich bei dieser Altersgruppe ebenfalls nachteilig auf den Schluckvorgang auswirken [9]. Bei herabgesetzter Zungenpropulsionsarbeit und verminderter Kontraktur der Pharyngealmuskulatur bei älteren Menschen kann es zum Stau fester Nahrung in den Valleculae und in den Recessus piriformes des Pharynx kommen [3]. Nicht selten kommt es bei älteren Menschen auch zu zunehmenden Verzögerungen in der Einleitung der pharyngealen Schluckaktion, zu tiefem pharyngealem Überlaufen von Nahrungsbestandteilen während des Schluckens und erheblichen Bolusrückständen nach Vollendung des Schluckaktes [6, 8, 10].

Veränderungen der psychischen Verfassung, Depressionen, verminderte Aktivität, die Abhängigkeit von Mitmenschen bei der Nahrungszubereitung und/oder -aufnahme, Appetitlosigkeit, Mattigkeit oder auch medikamentenbedingte Nebenwirkungen können die Schluckfunktion zusätzlich beeinträchtigen. Bei Patienten dieser Altersgruppe spielen der Energiehaushalt, die Funktionsfähigkeit und die für einen gesicherten Schluckvorgang notwendigen Reserven eine gleichermaßen kritische Rolle zur Gewährleistung der oropharyngealen Schluckfunktionsfähigkeit. Bei älteren Patienten besteht die Gefahr einer Dysphagie als Folgeerscheinung einer generalisierten Erkrankung (Fieber, Harnwegsinfekt etc.) ebenso wie nach einer typischen, dysphagiefördernden Krankheit (Schlaganfall) [6]. Obwohl normale altersbedingte oropharyngeale Veränderungen nicht ursächlich mit einer erhöhten Aspirationsinzidenz zusammenhängen, stellen auch solche Veränderungen dennoch besonders in Streßphasen ein erhöhtes Aspirationsrisiko dar [3]. Ebenso können physische, mentale oder psychosoziale Umstellungen wie auch eine organisch-neurologische Erkrankung evtl. vorhandene subklinische Zustände verschlimmern und eine echte oropharyngeale Dysphagie verursachen.

Literatur

1. Bosma JF (1976) Sensorimotor examination of the mouth and pharynx. Front Oral Physiol 2:78
2. Castell JA (1994) The Upper esophageal sphincter. In: Castell DO, Castell JA (eds) Esophageal motility testing, 2nd edn. Appleton & Lange, Norwalk, pp 192–204
3. Dejaeger E, Pelemans W, Bibau G, Ponette E (1994) Manofluorographic analysis of swallowing in the elderly. Dysphagia 9:156
4. Ekberg O, Feinberg MJ (1991) Altered swallowing function in elderly patients without dysphagia. Am J Roentgenol 156:1181
5. Groher ME, Buketman R (1986) The prevalence of swallowing disorders in two teaching hospitals. Dysphagia 1:3–6
6. Logemann J (1990) Effects of aging in the swallowing mechanism. Head Neck Dis Elderly 23:1045
7. Olssen R, Castell JA, Castell DO, Ekberg O (1995) Solid state computerized manometry improves diagnostic yield in patients with dysphasia. Abdominal Imaging 20:230–235
8. Robbins J, Hamilton J, Lof GL, Kempster GB (1992) Oropharyngeal swallowing in normal adults of different ages. Gastroenterology 103:823
9. Terpenning M, Bretz M, Lopatin D, Langmore S, Dominguez B, Loesche W (1993) Bacterial colonization of saliva and plaque in the elderly. Clin Infect Dis 16:314
10. Tracy J, Logemann J, Kahrilas P, Jacob P, Kobara M, Krugler C (1989) Preliminary observations on the effects of age on oropharyngeal deglutition. Dysphagia 4:90

2

Konservative Therapie

J.A. Castell, S.G. Stumacher und D.O. Castell

Die selektive Behandlung der oropharyngealen Dysphagie stützt sich auf die zugrundeliegende Ursache und Art der Problematik. Tritt die Dysphagie im Rahmen einer systemischen Erkrankung, wie M. Parkinson, Myasthenia gravis, Polymyositis bzw. Funktionsstörungen der Schilddrüse auf, so kann die Behandlung der Grunderkrankung oft auch zur Linderung der Dysphagie führen. Bei Neoplasien sind die Resektion und in einigen Fällen die nachfolgende Chemotherapie oder Bestrahlung erforderlich. Eine nach Schlaganfall, Schädelhirn- oder Halswirbelsäulentrauma bzw. chirurgischer Intervention, degenerativer, neurologischer Erkrankung (z.B. „motor neuron disease") oder eine aufgrund altersbedingter Abnutzungserscheinungen auftretende Dysphagie kann auf technische Rehabilitationsmaßnahmen zur Erleichterung der Nahrungsaufnahme oder zur kompensierenden Behandlung physiologischer Funktionsstörungen ansprechen [1].

Die optimale Diagnose und Behandlung von Dysphagiepatienten erfolgt interdisziplinär. Aufgrund videofluoroskopischer, endoskopischer und manometrischer Untersuchungen mit diagnostischer Veränderung der Körperposition und Verabreichung unterschiedlicher Testmahlzeiten kann schließlich die adäquate therapeutische Strategie festgelegt werden. Das Spektrum erfolgreicher Therapieoptionen zur Minimierung der Aspirationstendenz und Förderung eines effizienten oropharyngealen Schluckaktes beinhaltet:

1. Körperlageveränderungen,
2. Anweisungen zu speziellen Schluckübungen,
3. Umstellung der Ernährungsgewohnheiten,
4. Umstellung der Verhaltensgewohnheiten,
5. zahnmedizinische, prothetische bzw. chirurgische Eingriffe.

Der in der Dysphagie erfahrene Logopäde kann den Patienten und deren Angehörigen Techniken zur Veränderung des Schluckaktes beibringen, durch die der Transport der Nahrung erleichtert und eine Aspiration unter Kontrolle gehalten werden kann. Adäquate Körperlageveränderungen sind bei den folgenden Zusätzen indiziert [2]:

1. Eingeschränkte Beweglichkeit des Mundes: Zurückneigen des Kopfes, Verlagern des Bolus auf die stärkere Seite und nach hinten können den Nahrungstransport durch den Mund erleichtern.

2. Verzögerter Einsatz des pharyngealen Schluckaktes: Flexion des Halses kann die laryngeale Elevation und den Verschluß erleichtern, die Luftwege schonen und auch die Rachenschleimhauttaschen verschmälern, wodurch die Menge des Bolustransits verringert wird.
3. Einseitige pharyngeale Funktionsstörung: Kopfdrehung zur schwächeren Seite und die Neigung des Kopfes zur stärkeren Seite hin kann einen gezielten Bolustransport begünstigen.

Man kann die Patienten auch anleiten, ihre Schluckeffizienz und -sicherheit durch Training zu verbessern [2]:

1. Motorische Übungen des Mundes: zur Kräftigung der Lippen- und Zungenbewegungen, um Speichelfluß, Bolusbildung und -transport zu kontrollieren;
2. kräftiges Schlucken oder modifiziertes Valsalva-Manöver: zum Ausgleich einer gestörten Zungenbasisretraktion und herabgesetzter Pharynxkontraktion;
3. supraglottisches Schlucken: zur Verbesserung des Kehlkopfschlusses und zum Schutz der Luftwege beim und nach dem Schlucken;
4. Mendelssohn-Manöver: zur Funktionsunterstützung bei Störungen der Kehlkopfaufwärtsbewegung, des Verschlusses des Vestibulum laryngis und der Öffnung des oberen ösophagealen Sphinkters:
5. wiederholtes Schlucken zur Freiräumung des Pharyngealraumes.

Eine Umstellung der Ernährung und das Vermeiden bestimmter Speisekonsistenzen wie auch eine gemäßigte Portionierung der einzelnen Bissen können effektiv dazu beitragen, bestehende oropharyngeale Probleme zu reduzieren und die Luftwege freizuhalten. Der pharyngeale und ösophageale Transfer kann durch abwechselnde Aufnahme flüssiger und fester Nahrung erleichtert werden. Auch das Eindicken von Flüssigkeiten zu einer verarbeitbaren Konsistenz kann eine Schluckerleichterung verschaffen. Die Hilfsmittel zur Nahrungsaufnahme (Tasse, Trinkhalm, Löffel) können ebenfalls den jeweiligen Schluckerfordernissen entsprechend angeglichen werden.

Gesteuerte Milieubedingungen können dazu beitragen, die optimale Schluckleistung zu erleichtern:

1. Aufsicht und Hilfe bei den Mahlzeiten gewährleisten die genaue Befolgung des Therapieplanes.
2. Die Mahlzeiten sollten nach einem Zeitplan eingenommen werden, der mit optimaler psychischer und physischer Aufnahmebereitschaft übereinstimmt.

Bei einigen Patienten kann eine krikopharyngeale Dilatation bzw. Myotomie indiziert sein. Gelegentlich wurden im Rahmen einer empirischen Behandlung der Pharynx und der obere ösophageale Sphinkter durch Bougierung dilatiert. Derzeit läuft eine eigene Studie zur Ermittlung der Auswirkungen einer Dilatation des oberen ösophagealen Sphinkters bei der oropharyngealen Dysphagie. Diese wird an Patienten durchgeführt, die bei sehr unterschiedlichen Erkrankungen manometrisch einen nicht vollständig relaxierenden oberen ösophagealen Sphinkter aufweisen. Bei allen diesen Patienten besteht ein erhöhter Restdruck an der unteren Meßmarke für die durch das Schlucken induzierte Sphinkter-Relaxation. Die Passage eines 54-Fr-Dilatators (18 mm Durchmesser) erbrachte eine wesentliche Besserung sowohl der Dysphagie als auch des manometrisch dokumentierten Restdruckes. Die Erfolge nach Myotomie waren recht unterschiedlich bei Patienten mit okulopharyngealer Muskeldystrophie, Zenker-Divertikel und krikopharyngealem Hindernis. Auf diese Behandlungsweise wird im Kapitel „Chirurgische Therapie", S.343, näher eingegangen.

Die Kombination umfangreicher diagnostischer Maßnahmen mit den angemessenen Behandlungsregimes ermöglicht bei vielen an oropharyngealer Dysphagie erkrankten Patienten eine gesicherte Schluckfunktion.

Literatur

1. Linden P (1991) Treatment strategies for adult neurogenic dysphagia. In: Sones B (ed) Seminars in speech and language. Thieme, New York, pp 255–261
2. Logeman J (1993) Evaluation and treatment of swallowing disorders. College Hill, San Diego

2

Chirurgische Therapie

L. Bonavina

Seit dem vorigen Jahrhundert, als Nicoladoni [22] eine Fistel zur Entleerung eines Zenker-Divertikels anlegte, befaßt sich die Chirurgie mit der Therapie pharyngoösophagealer Funktionsstörungen. Die erste erfolgreiche Divertikelresektion wurde von Wheeler 1885 beschrieben [28]. Häufige Anastomosenleckagen trugen allerdings dazu bei, einem komplizierten Zweiphasenoperationsverfahren den Vorzug zu geben, mit dem eine kontrollierbarere Speichelfistel geschaffen wurde [14], bis sich schließlich in den 50er Jahren bei der chirurgischen Therapie des Zenker-Divertikels die einzeitige Technik der primären Resektion mit Verschluß durchsetzte [7]. Aubin hatte zwar 1936 [2] eine krikopharyngeale Myotomie zur Resektion des Divertikels erstmals durchgeführt, aber auch dieses Verfahren mußte nach wenigen Jahrzehnten der Erkenntnis weichen, daß die Korrektur der durch den oberen ösophagealen Sphinkter verursachten funktionellen Obstruktion ein für das chirurgische Vorgehen bedeutender Faktor ist [4].

Im Jahre 1951 wurde erstmals über eine Myotomie bei oropharyngealer Dysphagie ohne Divertikel berichtet, die an einem Patienten mit bulbärer Poliomyelitis durchgeführt wurde [16]. Seitdem wurde die krikopharyngeale Myotomie bei unterschiedlichen Funktionsstörungen appliziert: neuromotorischen Erkrankungen, Hirnstammgefäßerkrankungen, amyotrophischer Lateralsklerose, okulopharyngealer muskulärer Dystrophie und peripherer Neuropathie [12]. Der Eingriff wurde auch bei Patienten durchgeführt, bei denen die Ursache der oropharyngealen Dysphagie nicht eindeutig festzustellen war [18]. Bei solchen Patienten könnte die sog. „idiopathische" Funktionsstörung durch einen neurologischen Ausfall, gastroösophagealen Reflux oder ein Frühstadium des Zenker-Divertikels bedingt sein.

Indikation

Die Behandlung des Zenker-Divertikels ist, unabhängig von seiner Ausdehnung, indiziert, um bei den sehr beeinträchtigenden Symptomen oropharyngealer Dysphagie und pharyngooraler Regurgitation Erleichterung zu schaffen, v.a. aber, um die lebensbedrohlichen Komplikationen einer Aspirationspneumonie zu verhindern. Eine frühzeitige Behandlung sollte auch angesichts der Erweiterungstendenz des Divertikels und einer möglichen Plattenepithelkarzinombildung befürwortet werden [15].

Die Tatsache, daß bei Patienten mit Zenker-Divertikel gehäuft eine gastroösophageale Refluxkrankheit besteht, legt deren chirurgische Therapie zum Ausschluß einer postoperativen Aspiration nahe [4]. In den meisten Fällen mit geringgradigem gastroösophagealem Reflux ist eine konservative Therapie mit Protonenpumpeninhibitoren ausreichend, so daß insbesondere bei obstruktiver Dysphagie als Hauptbeschwerde die chirurgische Therapie des Divertikels im Vordergrund steht. Bei entsprechender Indikation sollte jedoch ein Antirefluxeingriff jedenfalls in gleicher operativer Sitzung durchgeführt werden.

Die krikopharyngeale Myotomie wurde zwar als effektives Verfahren bei allen Patienten mit pharyngoösophagealer Dysphagie propagiert [18], es gibt jedoch hier noch keine standardisierten Indikationskriterien. Ursächlich hierfür sind Schwierigkeiten, diejenigen Patienten zu identifizieren, die am ehesten von der Operation profitieren, da es noch keine objektiven und reproduzierbaren Indikationskriterien gibt [1, 6].

Wesentliche Voraussetzungen für den Erfolg eines operativen Eingriffs sind ein adäquater oropharyngealer Bolustransport und ein intakter Würgereflex. Bei diesen Patienten besteht Aussicht auf ein zufriedenstellendes Ergebnis der krikopharyngealen Myotomie, besonders wenn es gelingt, die Zungenbeweglichkeit mit Ante- und Retropulsion zu erhalten. Der Verdacht auf pharyngoösophageale Fehlfunktionen sollte jedoch stets manometrisch und videofluoroskopisch bestätigt werden [29]. In Tabelle 1 sind die Ergebnisse nach krikopharyngealer Myotomie bei verschiedenen Funktionsstörungen mit Auftreten einer oropharyngealen Dysphagie dargestellt.

Tabelle 1. Ergebnisse nach krikopharyngealer Myotomie verschiedener, mit oropharyngealer Dysphagie auftretender Funktionsstörungen. (Modifiziert nach [12])

Ätiologie	Patientenzahl	Gut/besser (%)	Mangelhaft (%)	Letalität (%)
Zerebrovaskuläre Erkrankung	33	26 (79)	7 (21)	5 (15)
Amyotrophische laterale Sklerose	85	60 (71)	25 (29)	9 (10)
Poliomyelitis, Bulbär- und Pseudobulbärparalyse	11	9 (82)	2 (18)	-
M. Parkinson	6	5 (83	1 (17)	0
Trauma	3	3 (100)	0	0
Periphere Nervenläsion	10	7 (70)	3 (30)	-
Primäre Muskelerkrankung	39	37 (95)	2 (5)	0
Dermatomyositis, Polymyositis	8	8 (100)	0	-
Myotone Dystrophie	3	2 (67)	1 (33)	-
Idiopathisch	88	86 (98)	2 (2)	-
Zenker-Divertikel	134	132 (98,5)	2 (1,5)	0

Bei der Planung der chirurgischen Therapie spielen der Ernährungszustand und der Lungenfunktionsstatus älterer Patienten mit oropharyngealer Dysphagie und Aspiration eine besonders wichtige Rolle. Unter Umständen kann eine perioperative perkutane endoskopische Gastrostomie indiziert sein. Die Aspirationsprophylaxe von Mageninhalt kann durch eine über die Gastrostomie eingeführte jejunale Ernährungssonde erfolgen [17]. Ganz wesentlich ist auch eine prä- und postoperative Atemtherapie.

Physiologische Auswirkungen der krikopharyngealen Myotomie

In mehreren aktuellen Studien konnte nachgewiesen werden, daß eine Fibrose des krikopharyngealen Muskels die obere ösophageale Sphinkteröffnung durch Verminderung der Wand-Compliance beeinträchtigt. Hierdurch wird, um den Sphinkterdurchfluß zu gewährleisten, ein erhöhter hypopharyngealer Druck aufgebaut, was wiederum aufgrund eines schwachen Kilian-Muskeldreiecks [9] zur Ausbildung eines Pulsionsdivertikels führen kann.

Anhand dieser Befunde wird es verständlich, warum eine chirurgische Resektion bzw. Suspension alleine für die Behandlung des Zenker-Divertikels unzureichend und weder zur Behebung einer Dysphagie noch zur Rezidivprophylaxe geeignet ist. Die krikopharyngeale Myotomie bewirkt die Schwächung eines Bereiches im Muskel, über den der pharyngeale Druck beim Schlucken verteilt werden kann. Durch die Operation werden Tonus und Länge des oberen ösophagealen Sphinkters verringert, während die pharyngealen Höchstdrucke unverändert bleiben [10]. In Radionuklidstudien wurde eine Verbesserung der pharyngealen Entleerung nachgewiesen [26].

Technik der krikopharyngealen Myotomie

Der Patient wird auf dem Operationstisch in Supinationsstellung mit einem kleinen Kissen unter den Schultern gelagert. Der Kopf wird überstreckt und leicht nach rechts gedreht. Der Hals wird vom Kinn bis unter die Klavikula sorgfältig abgedeckt. Eine Hautinzision mit Zentrum auf Höhe des Ringknorpels wird entlang der Vorderkante des linken M. sternocleidomastoideus gesetzt. Subkutangewebe und Platysma werden gespalten. Danach erfolgen Exposition von Pharynx und zervikalem Ösophagus durch laterale Retraktion des M. sternocleidomastoideus und der Karotisscheide und mediale Retraktion von Larynx und Schilddrüse. Der M. omohyoideus, die mittlere V. thyreoidea und die A. thyreoidea inferior werden gespalten. Es wird sorgfältig auf Schonung des in der tracheoösophagealen Furche verlaufenden N. recurrens laryngeus geachtet.

Bei Durchführung einer Myotomie ohne vorhandenes Divertikel kann die Lokalisation des M. cricopharyngeus Schwierigkeiten bereiten. Er kann aber identifiziert werden, wenn man intraoperativ eine Magensonde bis zu der Höhe in den Ösophagus einlegt, an der im Rahmen einer präoperativen Motilitätsuntersuchung die Druckkurve des oberen ösophagealen Sphinkters registriert wurde [5]. Die Katheterspitze ist durch die posteriore Pharynxwand leicht palpabel und der M. cricopharyngeus somit identifiziert.

Bei Lokalanästhesie bzw. selektiver Spinalanästhesie läßt sich der Muskel leichter identifizieren. Beim sedierten, wachen Patienten, der in der Lage ist, eine Gelatinezubereitung zu schlucken, wird der M. cricopharyngeus als eingekerbter Strang am Übergang des Hypopharynx zum zervikalen Ösophagus deutlich sichtbar. Die Lokalanästhesie begünstigt außerdem die korrekte Beurteilung der intraoperativen pharyngoösophagealen Funktion, was zur Gewährleistung einer vollständigen Myotomie beiträgt.

Die Myotomie selbst wird in der hinteren Mittellinie durch Spaltung der Muskelfasern des zervikalen Ösophagus mit einem 15er Skalpell über eine Gesamtlänge von 5 cm nach proximal vorgenommen. Die Muskelränder müssen dabei vorsichtig mit Hilfe eines Stieltupfers auseinandergehalten werden, um die darunterliegende Mukosa zu exponieren. Zur Distension des pharyngoösophagealen Überganges beim Auseinanderdrängen der Muskelschicht kann ein Foley-Katheter hilfreich sein, der transoral eingeführt und mit aufgeblasenem Ballon sukzessive zurückgezogen wird. Ebenso kann ein quecksilbergefülltes Bougie bei der Myotomie als Stent verwendet werden. Eine vollständige Myotomie zeigt sich, wenn sich die Mukosa frei über die Muskelränder hinaus vorwölbt.

Chirurgische Therapie des Zenker-Divertikels

Mit zunehmendem Verständnis der dem Zenker-Divertikel zugrundeliegenden Pathophysiologie konnte die Behandlung dieser Erkrankung in den letzten Jahrzehnten weiterentwickelt werden. Zahlreiche Ösophaguschirurgen sind mittlerweile der Ansicht, daß die krikopharyngeale Myotomie alleine oder in Kombination mit einer Divertikelresektion bzw. -suspension wesentlicher Bestandteil der chirurgischen Verfahrensweisen ist, und zwar unabhängig von evtl. vorhandenen pathologischen Manometriebefunden. Beim Zenker-Divertikel kommen 3 Varianten der chirurgischen Behandlung in Frage:

1. die krikopharyngeale Myotomie alleine,
2. die krikopharyngeale Myotomie in Kombination mit einer Resektion des Divertikels,
3. die krikopharyngeale Myotomie in Kombination mit einer Suspension des Divertikels.

Die Darstellung des pharyngoösophagealen Übergangs erfolgt in gleicher Weise wie dies für die krikopharyngeale Myotomie oben beschrieben wurde. Das Divertikel wird identifiziert, mit Duval-Klemmen gefaßt und nach zephal hin retrahiert. Das lockere, den Schleimhautbeutel umgebende Bindegewebe wird reseziert zur eindeutigen Darstellung des Divertikel-Halses an der hinteren Pharynxwand. Unmittelbar unterhalb des Divertikelhalses wird die quergestreifte krikopharyngeale Muskulatur sichtbar. An dieser Stelle kann eine

Tabelle 2. Ergebnisse nach krikopharyngealer Myotomie und Staplerresektion bei Zenker-Divertikel

Autor	Jahr	Patienten-zahl	Leckage* (%)	Rezidivierende Nervenlähmung**	Letalität
Orringer [23]	1980	7	0	0	0
Payne u. Reynolds [25]	1982	35	0	1	0
Pagliero [24]	1985	15	1	0	0
Barthlen et al. [3]	1990	26	1	3	0
Wolfensberger u. Simmen [30]	1991	20	2	2	0
Moreno et al. [19]	1992	3	0	0	0
Bonavina et al. [6]	1993	89	2	1	1***
			6 (3%)	6 (3%)	1 (0,1%)

* alle durch konservative Behandlung geheilt.
** alle temporär.
*** pulmonale Embolie.

rechtwinkelige Klemme zur Entwicklung einer unteren Dissektionsebene zwischen der Muskularis und der Mukosa verwendet werden. Schließlich kann die Myotomie mit Hilfe einer gebogenen Schere auf einer Länge von ca. 5 cm am zervikalen Ösophagus durchgeführt werden.

Divertikel von weniger als 2 cm Länge müssen nicht reseziert werden. Hier würde eine einfache krikopharyngeale Myotomie ausreichen, um den Pouch zu reduzieren und die Symptome zu lindern [13]. Bei mittel- bis großkalibrigen Divertikeln ist eine Resektion indiziert. Diese kann unter Verwendung eines Linearstaplers (TA30 oder 55) sicher durchgeführt werden (Tabelle 2). Um die Integrität des ösophagealen Lumens bei der Stapler-Applikation zu gewährleisten, ist ein durch den Ösophagus eingeführtes quecksilbergefülltes Bougie hilfreich.

Als Alternative zur Resektion kann eine Suspension des Divertikels durchgeführt werden; hierbei wird es um 180° gedreht an der prävertebralen Faszie oder am posterioren Pharynx mit Aufhängenähten befestigt, die gleichzeitig das Lumen des Divertikelsackes partiell obliterieren. Dies sollte mit ausreichender Spannung erfolgen, damit der Pouch nicht unter den Divertikelhals prolabieren kann [4]. Bisher konnte die Überlegenheit der Myotomie und Divertikelsuspension über eine Myotomie mit Divertikulektomie jedoch noch nicht anhand prospektiver Studien bestätigt werden.

Die transorale videounterstützte Ösophagodivertikulostomie

Anfang dieses Jahrhunderts kam von Mosher [20] die Anregung, das Zenker-Divertikel endoskopisch anzugehen. Er teilte auch erstmals das Septum zwischen Ösophagus und dem Pouch unter Zuhilfenahme von Punch-Klemmen. Dohlman u. Mattson [11] griffen das Konzept einer gemeinsamen, endoskopisch durchführbaren Kavität auf und ergänzten dieses durch die Diathermie, während Van Overbeek et al. [27] die Laser-Behandlung einführten.

Neuere Erkenntnisse in der minimal-invasiven Chirurgie unterstützen die Anwendung endoskopischer Klammernahtgeräte mit Naht und Durchtrennung der opponierenden Ösophaguswände (einschließlich des oberen ösophagealen Sphinkters) sowie des Divertikels selbst. Diese Vorgehensweise hat sich als einfacher und sicherer erwiesen, als dies bei der Elektrokoagulation oder bei der Laser-Koagulation der Fall ist [8, 21].

Diese Operation wird unter endotrachealer Allgemeinnarkose durchgeführt. Der Zugang zum Hypopharynx wird durch ein nach Weerda modifiziertes Divertikuloskop (Storz, Deutschland) geschaffen, das durch einen Endoskophalter und eine Brustkorbstütze befestigt wird. Durch das Divertikuloskop wird ein 0°-Weitwinkelteleskop (Hopkins II, Storz, Deutschland) eingeführt, und der Pouch kann dann hinter dem Ösophaguslumen identifiziert werden. Das Septum zwischen Ösophagus und Divertikel wird durch Einführen der Vorderlippe des Endoskops in den Ösophagus und der Hinterlippe in den Pouch zentriert. Ein Linearstapler (Endo-GIA 30, USSC, USA), dessen distale Klemmbacke entfernt wurde, wird zur Durchführung der Ösophagodivertikulostomie verwendet. Die Klemmbacke muß gekürzt werden, um die Länge des Vorsprunges zu reduzieren, der in der Tiefe der gemeinsamen Kavität verbleibt. Das Verfahren erfordert lediglich wenige Minuten.

Dieses endoskopische Vorgehen hat den Vorteil, daß die Hautinzision vermieden und die Operationsdauer verkürzt wird, allerdings kann es sich bei Patienten mit zervikaler Osteoarthrose bzw. bei solchen mit reduzierter Mundöffnungsfähigkeit als schwierig erweisen. Die beste Indikation für dieses Operationsverfahren sind mittelgroße Divertikel von 3–6 cm Länge, bei denen wenigstens zwei Klammermagazine applizierbar sind und eine adäquate krikopharyngeale Myotomie erreicht werden kann.

Literatur

1. Ancona E, Frasson P, Peracchia A (1979) La myotomie du sphincter oesophagien supérieur dans les dyskinésies pharyngo-oesophagiennes. Étude de 22 cas. Ann Chir 33:467–473
2. Aubin A (1936) Un cas de diverticule de pulsion de l'oesophage traité par la resection de la poche associée a l'oesophagotomie extramuqueuse. Ann Otolaryngol 2:167–177
3. Barthlen W, Feussner H, Hannig C, Hölscher A, Siewert J (1990) Surgical therapy of Zenker's diverticulum: low risk and high efficiency. Dysphagia 5:13–19
4. Belsey R (1966) Functional disease of the esophagus. J Thorac Cardiovasc Surg 52:164–188
5. Bonavina L, Kahn N, DeMeester T (1985) Pharyngoesophageal dysfunctions: the role of cricopharyngeal myotomy. Arch Surg 120:541–549
6. Bonavina L, Bettineschi F, Fontebasso V, Ruol A, Nosadini A, Peracchia A (1993) Cricopharyngeal myotomy and stapling: treatment of choice for Zenker's diverticulum. In: Nabeya K, Hanaoka T, Nogami H (eds) Recent advances in diseases of the esophagus. Springer, Tokyo, pp 207–211

7. Clagett O, Payne W (1960) Surgical treatment of pulsion diverticula of the hypopharynx: one-stage resection in 478 cases. Dis Chest 37 : 257–261
8. Collard J, Otte J, Kestens P (1993) Endoscopic stapling technique of esophagodiverticulostomy for Zenker's diverticulum. Ann Thorac Surg 56 : 573–576
9. Cook I, Gabb M, Panagopoulos V et al. (1992) Pharyngeal (Zenker's) diverticulum is a disorder of upper esophageal sphincter opening. Gastroenterology 103 : 1229–1235
10. DeMeester T, Stein H (1992) Surgery for esophageal motor disorders. In: Castell D (ed) The esophagus. Little Brown, Boston, pp 401–439
11 Dohlman G, Mattson O (1960) The endoscopic operation for hypopharyngeal diverticula. Arch Otolaryngol 71 : 744–752
12. Duranceau A, Lafontaine E, Taillefer R, Jamieson G (1987) Oropharyngeal dysphagia and operations on the upper esophageal sphincter. Surg Ann 19 : 317–362
13. Ellis H, Crozier R (1981) Cervical esophageal dysphagia. Indications and results of cricopharyngeal myotomy. Ann Surg 194 : 279–289
14. Goldmann E (1909) Die Zweizeitige Operation von Pulsiondivertikeln der Speiseröhre. Beitr Klin Chir 61 : 741–749
15. Huang B, Krishnan K, Payne W (1984) Long-term survival following diverticulectomy for cancer in pharyngoesophageal (Zenker's) diverticulum. Ann Thorac Surg 38 : 207–210
16. Kaplan S (1951) Paralysis of deglutition, a post poliomyelitis complication treated by section of the cricopharyngeus muscle. Ann Surg 133 : 572–573
17. MacFadyen B, Catalano M, Raijman I, Ghobrial R (1992) Percutaneous endoscopic gastrostomy with jejunal extension: a new technique. Am J Gastroenterol 87 : 725–728
18. McKenna J, Dedo H (1992) Cricopharyngeal myotomy: indications and technique. Ann Otol Rhinol Laryngol 101 : 216–221
19. Moreno E, Rico P, Palomo J et al. (1992) Surgical treatment of Zenker's diverticulum: review of our experience. Gulle 2 : 19–23
20. Mosher H (1917) Webs and pouches of the esophagus, their diagnosis and treatment. Surg Gynecol Obstet 25 : 175–187
21. Narne S, Bonavina L, Guido E, Peracchia A (1993) Treatment of Zenker's diverticulum by endoscopic stapling. Endosurgery 1 : 118–120
22. Nicoladoni K (1877) Behandlung der Oesophagusdivertikel. Wien Med Wochenschr 25 : 606–607
23. Orringer M (1980) Extended cervical esophagomyotomy for cricopharyngeal dysfunction. J Thorac Cardiovasc Surg 80 : 669–678
24. Pagliero K (1985) Use of autosuture during oesophageal and pharyngeal diverticulectomy. Clin Otolaryngol 10 : 263–264
25. Payne W, Reynolds R (1982) Surgical treatment of pharyngoesophageal diverticulum (Zenker's diverticulum). Surg Rounds 5 : 18–24
26. Taillefer R, Duranceau A (1988) Manometric and radionuclide assessment of pharyngeal emptying before and after cricopharyngeal myotomy in patients with oculopharyngeal muscular dystrophy. J Thorac Cardiovasc Surg 95 : 868–875
27. Van Overbeek J, Hoeksema P, Edens E (1984) Microendoscopic surgery of the hypopharyngeal diverticulum using electrocoagulation of carbon dioxide laser. Ann Otol Rhinol Laryngol 93 : 34–36
28. Wheeler W (1886) Pharyngocele and dilatation of pharynx with existing diverticulum at lower portion of pharynx lying posterior to the oesophagus, cured by pharyngotomy, being the first case of the kind recorded. Dublin J Med Sci 82 : 349–357
29. Wilson P, Johnson A, Bruce-Lockart F (1990) Videofluoroscopy in motor neurone disease prior to cricopharyngeal myotomy. Ann R Coll Surg Engl 72 : 375–377
30. Wolfensberger M, Simmen D (1991) Staple closure of the hypopharynx after diverticulectomy and total laryngectomy. Dysphagia 6 : 26–29

3 Motilitätsstörungen des tubulären Ösophagus

Funktionelle und chirurgische Anatomie

D. Liebermann-Meffert

Merkmale

Der Ösophagus ist ein gestreckter, schmaler tubulärer *Muskelschlauch* zwischen Hypopharynx und Abdomen. Die dünne Wand des Muskelschlauchs ist im Ruhezustand kollabiert. Sie weitet sich beim Schlucken eines Nahrungsbolus mit Einsetzen einer Peristaltik.

Am Beginn und am Ende der Speiseröhre liegen zwei Verschlußmechanismen. Entsprechend ihrer Lage werden sie *oberer* und *unterer Ösophagussphinkter* genannt oder englisch „Upper esophageal sphincter“ (UES) und „lower esophageal sphincter“ (LES). Diese Sphinkter verhindern, daß Atemluft aus dem Nasopharynx in den Magen gelangt und daß Inhalt, wie Flüssigkeit und Nahrung, aus dem als Reservoir dienenden Magen in die säureempfindliche Speiseröhre oder auch in die Luftwege wie Trachea und Bronchien zurückfließen. Beide Sphinkter sind unter normalen Bedingungen geschlossen; sie erschlaffen und öffnen sich normalerweise nur für die Passage der Nahrung.

In diesen Merkmalen sind die Speiseröhren von Mensch und Tier sich ähnlich. Das meiste, was wir über die Grundlagen der Physiologie des Ösophagus wissen, basiert auf Studien an Tieren und nur zu einem geringen Ausmaß auf Untersuchungen am gesunden Menschen. Speziesunterschiede indessen erfordern eine kritisch abwägende Beurteilung und Zurückhaltung, wenn Ergebnisse an Tieren auf den Menschen übertragen werden sollen oder müssen. Das trifft in gleichem Maße auch auf die speziesunterschiedliche Anatomie zu, deren gedanken- und kommentarlose Übernahme in die Bücher der Anatomie und Chirurgie viel Verwirrung anrichten und zu Mißverständnissen führen.

Lage

Der Ösophagus beginnt im Hals am Ringknorpel (Cartilago cricoidea), durchquert den Thorax von der Höhe der Incisura jugularis des Manubrium sterni an bis zum Hiatus des Diaphragma und endet im Abdomen am Mageneingang (Abb. 1).

Er verläuft im hinteren Mediastinum mittelständig (Abb. 2), liegt nahe der Wirbelsäule und der Aorta und dorsal der Trachea bzw. dem Herzen. Durch diese „versteckte Position“ ist er chirurgisch und anatomisch schlecht zugänglich.

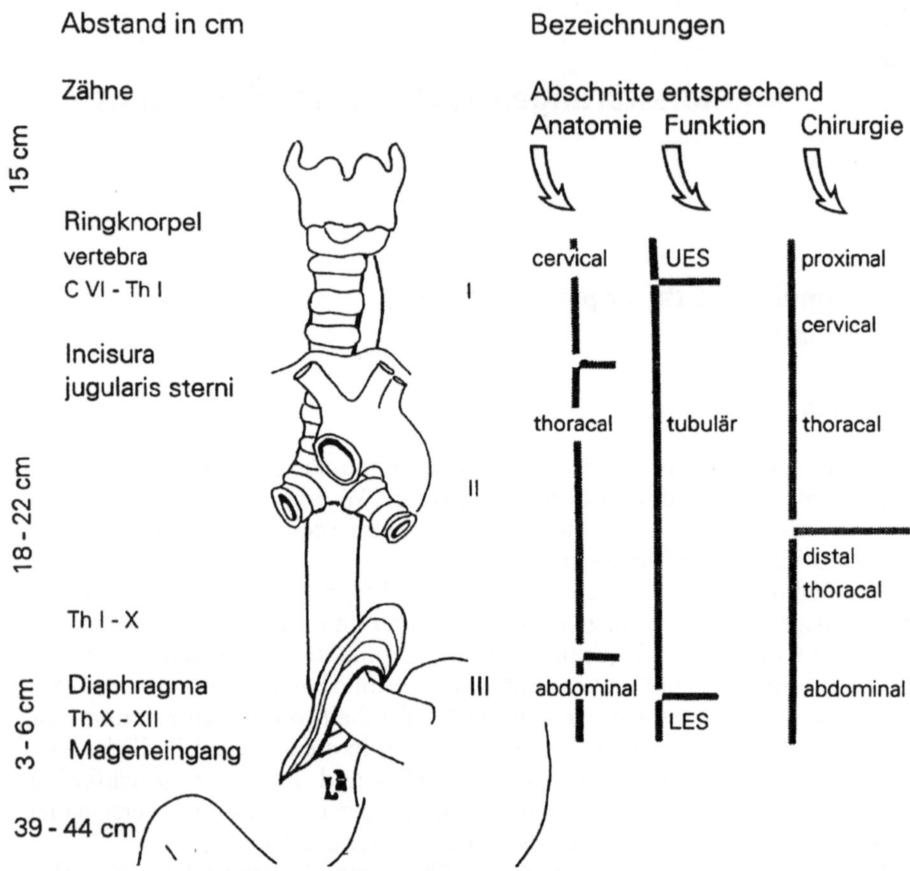

Abb. 1. Lagebeziehungen, Unterteilung und Längen des Ösophagus

Weil er jedoch schon im Halsbereich in Bezug auf die Mittellinie (Trachea) um etwa 1 cm nach links lateral abweicht – es ist dies nach eigenen Messungen bereits 1–2 cm kaudal seines Ansatzes am Ringknorpel –, bietet sich auf der linken Seite des Halses und im oberen Thorax ein ausreichend guter chirurgischer Zugang zum Ösophagus.

Auf Höhe des 7. BWK und nach Unterquerung des linken Hauptbronchus nähert sich der Ösophagus wieder der Medianlinie, um dann nach Durchtritt durch das Diaphragma mit einer ausgeprägten dritten Biegung im terminalen Abschnitt sich nach links lateral um die Wirbelsäule zu „drehen". Dies hat zur Folge, daß der Fundus des Magens bzw. seine große Kurvatur nach dorsal gerichtet ist und die Hinterwand des Magens der Wirbelsäule anliegt.

Im allgemeinen ist der Ösophagus gerade. Jede Distorsion seiner Achse, die man radiologisch sieht, ist verdächtig auf mediastinale Invasion oder Retraktion durch maligne Tumoren [2].

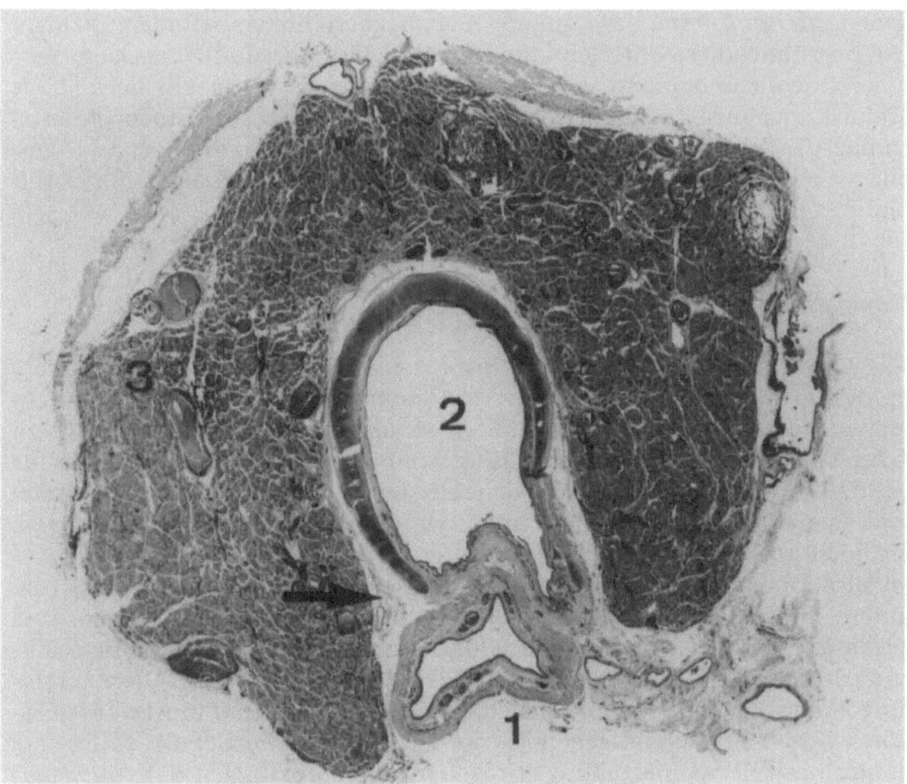

Abb. 2. Querschnitt durch den Ösophagus *(1)*, die Trachea *(2)* und Glandula thyroidea *(3)*. Knapp aboral des Ringknorpels liegt der Ösophagus noch mittelständig dorsal der Trachea, und zwar in engster Lagebeziehung ohne trennende Zwischenschicht. Die Nn. recurrentes verlaufen im Bindegewebe *(Pfeil)* zwischen oder auf einer der beiden Strukturen. (Aus: [21])

Abschnitte

Traditionelle Unterteilung

Die Lage des Ösophagus in den drei Körperräumen Hals, Brust und Bauch führte zur klassischen Dreiteilung in einen zervikalen, thorakalen und abdominellen Abschnitt (s. Abb. 1).

Funktionsgerechte Unterteilung

Vom Standpunkt der Funktion aus bietet sich eher die Unterscheidung zwischen „tubulärem" Ösophagus und den Bereichen kranial und kaudal an, in denen sich der „obere" bzw. „untere" Ösophagussphinkter befinden. Diamant [10] begründet diese Unterteilung damit, daß die 3 Abschnitte des Ösophagus unterschiedliche motorische Funktionen ausüben. Andererseits betreffe die Motorik aber auch ineinander übergreifende Kontrollmechanismen, die letztendlich das Kontraktionsmuster des Schluckens zwischen Oropharynx, Hypopharynx und Magen regulieren und in engem Zusammenhang zum Muskel- und Zentralnervensystem stehen.

Chirurgisch-therapeutische Unterteilung

Aus chirurgischen Erwägungen, insbesondere aus therapeutischer Sicht in Bezug auf maligne Tumoren des Ösophagus, ist es indessen zweckmäßig, nur einen proximalen und einen distalen Teil des Ösophagus zu unterscheiden mit der tracheale Bifurkation als Grenze. Ein Grund hierfür ist, daß an der Bifurkation die Scheide der Lymphdrainage nach kranial und kaudal liegt [33, 34] und damit auch die Richtung der lymphatischen Frühmetastasierung festliegt. Ein weiterer Grund ergibt sich aus Tumorlokalisation und -prognose: Karzinome befallen signifikant häufiger die untere Hälfte des Ösophagus [2, 49]. Sie haben eine bessere Prognose als Tumoren, die in der oralen Hälfte lokalisiert sind und rasch in die Nachbarstrukturen wie Trachea und Bronchien durchbrechen [49]. Diese Einteilung kommt auch den embryonalen sowie den gefäß- und muskelanatomischen Gegebenheiten entgegen [12, 29–34]. Nach Siewert et al. [49] könnte dann eine weitere Unterteilung erfolgen in einen proximalen zervikalen und thorakalen Anteil und einen distalen thorakalen und abdominalen Anteil (Abb. 1).

Länge

Beim normalen Erwachsenen ist der Ösophagus 22–26 cm lang. Davon liegen jeweils 3–6 cm im Hals und Abdomen (s. Abb. 1). Für klinische Belange wie für die Endoskopie und Manometrie sind die anatomischen Orientierungspunkte unbrauchbar. Zur Länge der Speiseröhre wird deshalb aus praktischen Gründen die Distanz von den Schneidezähnen bzw. dem Naseneingang („nostrils") hinzugerechnet. Dies sind bis zum Ringknorpel beim Mann 15 cm, bei der Frau 14 cm, bis zur Bifurcatio tracheae beim Mann 26 cm, bei der Frau 24 cm und bis zum Mageneingang beim Mann 42 cm, bei der Frau 40 cm (s. Abb. 1).

Bauelemente: Architektur der Wand

Die Grundorganisation der Wand der Speiseröhre gleicht der des Intestinaltraktes (Abb. 3).

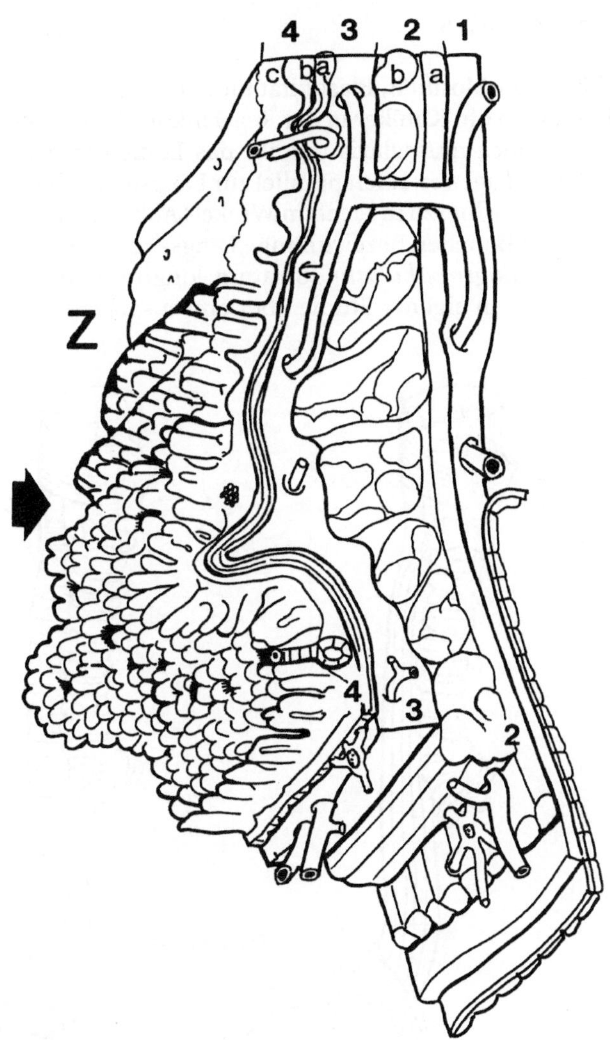

Abb. 3. Schichten und Bestandteile der Wand am ösophagogastralen Übergang *(Pfeil)*. Tunica adventitia *(1)*, Tunica muscularis *(2)* mit Gefäßen und Auerbach-Nervenplexus, Tela submucosa *(3)* mit Blut- und Lymphgefäßen sowie Tunica mucosa *(4)* mit Lamina muscularis mucosae und Meißner-Nervenplexus, Lamina propria mucosae und Epithel. Die Ora serrata, Z-Linie *(Z)*, trennt das kubische vom Zylinderepithel

Tunica adventitia

Der Ösophagus besitzt anstelle von Serosa zervikal und thorakal einen Überzug aus Bindegewebe, dessen locker angeordnete kollagene und elastische Fasern einerseits zwischen die Bündel der Tunica muscularis einstrahlen, andererseits in das Bindegewebsnetz des Retromediastinum übergehen. Dieses *periösophageale Gewebe* führt die feinen Gefäße und Nervenfasern für die Ösophaguswand.

Tunica muscularis

Träger der Motilität, Elastizität und Plastizität des Ösophagus ist seine Muskulatur. Die vom Kliniker in der Regel inkorrekt als „Muscularis propria" bezeichnete Tunica muscularis umgibt das Lumen in 2 Lagen. Die Muskelzüge der äußeren Lage verlaufen parallel zur Längsachse des Ösophagus, die der inneren Lage liegen hierzu in rechtem Winkel (Abb. 4). Diese Anordnung spiegelt sich in der traditionellen Bezeichnung „Längs-" und „Ringmuskulatur".

Die *Längsmuskulatur* (Stratum longitudinale) inseriert am Ringknorpel, und zwar in eigener Studie über eine 2–2,5 cm lange, kräftige und etwa 1 cm

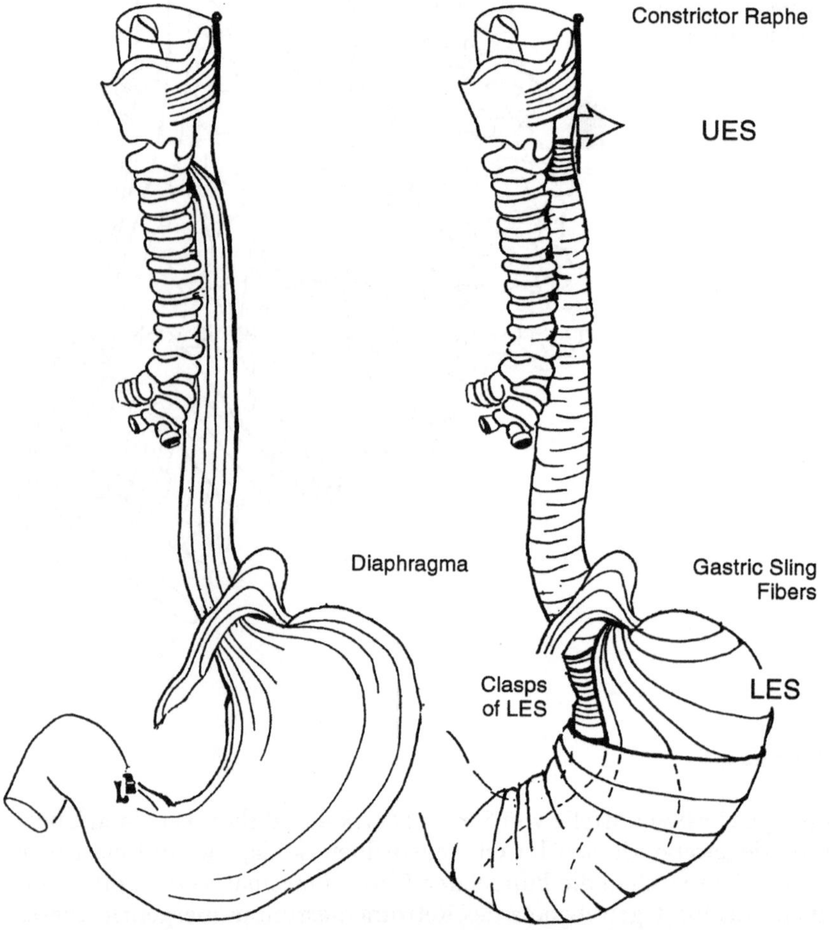

Abb. 4. Architektur der Muskelwand von Pharynx, Ösophagus, ösophagogastrischem Übergang und Magen im Schema. *Links* äußere, längsverlaufende Muskellage, *rechts* innere, transversal verlaufende Muskellage mit Umorientierung zwischen Ösophagus und Magen in Fibrae obliquae („gastric sling fibers") und Spangen („clasps of LES"). *UES* oberer und *LES* unterer Sphinkter des Ösophagus

breite Sehne entlang der gesamten Dorsalfläche des Ringknorpels zwischen den beiden Mm. cricoarytaenoides posteriores. Von dieser Sehne aus beginnt an der ventralen Seite des Eingangs in den Ösophagus am unteren Ende der Cartilago cricoidea die Längsmuskulatur. Sie fächert sich sofort auf, wobei die mehr lateralen Anteile nach dorsal in Richtung zur Wirbelsäule umbiegen und sich mit denen der Gegenseite zur kompletten äußeren Muskelschicht des Ösophagus vereinigen. Dabei entsteht ein Winkel zwischen 45° und 90°, das Laimer-Dreieck, dessen obere Begrenzung der transversal verlaufende M. cricoideus inferior des oberen Ösophagussphinkters ist. Diese dorsale Lücke ist durch das Fehlen der äußeren Lage muskelschwach; dennoch treten hier „so gut wie nie“ [48] Divertikel aus.

Die Muskelbündel dieser Außenschicht sind lang und verlaufen gestreckt nach kaudal; sie konvergieren sehr selten. Der Zusammenhang ist durch dünne Septen aus lockerem Bindegewebe, die auch in die tiefere zirkuläre Muskelschicht ziehen, gewährleistet.

Am Ort dieser Bindegewebesepten treten Gefäße und Nerven paramuskulär in die Submukosa ein. Sie drängen dabei die Muskelzüge auseinander und verursachen lokal längsgerichtete schmale Spalten, die nur von lockerem Bindegewebe bedeckt sind. Solche Spalten waren bei den meisten der eigenen Trockenfaserpräparate auf der posterior-lateralen Seite des terminalen Ösophagus besonders häufig, weit und lang vorhanden. Letztere entsprachen den Eintrittstellen der Gefäße aus Aa. gastrica sinistra und lienalis [29].

Dies hat insofern klinische Bedeutung, als diese Lokalisation die Prädilektionsstelle für die Spontanruptur des Ösophagus ist (Boerhaave-Syndrom). Bei verschiedenen prädisponierenden Erkrankungen [22] erfolgen die an sich seltenen Rupturen meist nach heftigem Erbrechen oder abdominaler Druckerhöhung. Man kann sich gut vorstellen, daß rasche und extreme intraluminale Druckerhöhung die Muskelzüge um die Gefäße weit auseinanderzieht, den Spalt und die überdehnte, oft entzündlich veränderte Mucosa in kraniokaudaler Richtung aufreißt. Da in diesem Bezirk zwischen den Muskelbündeln auch die Verankerung der phrenoösophagealen Membran durch feste Bindegewebezüge erfolgt [15], wird folglich der Zug des Diaphragma bei Erbrechen zusätzlich eine erhebliche Zugwirkung auf den sich bereits vom Lumen her überdehnten Muskelspalt ausüben. Möglicherweise folgt auf das Erbrechen auch ein muskulärer und angiöser Verschluß der Gegend des LES mit Retention und Stau des Erbrochenen im Ösophagus.

Die Faserbündel der Längsschicht verlaufen über die Kardia hinweg und werden zur Längsmuskulatur des Magens; dabei ändern sie an der Vorder- und Hinterwand des Magens ihre Richtung [27] und liegen hier rechtwinklig zur Magenachse (s. Abb. 4).

Die als *Ringmuskulatur* (Stratum circulare) bezeichnete Lage, die ebenfalls am kaudalen Ende des Ringknorpels beginnt, schließt sich ohne erkennbare Begrenzung an die in gleicher Richtung orientierte Pars cricopharyngea des M. constrictor pharyngis inferior an. Die Muskelbündel setzen sich kontinuierlich nach kaudal fort; sie bilden dabei keinesfalls zirkulär an den Faserenden geschlossene Ringe, sondern formen „spangenförmige" Halbkreise um den Ösophagus mit Enden, die sich lateral dachziegelartig überlappen [27].

Am terminalen Ösophagus orientieren sich die Muskelbündel um, wobei das Bild entsteht, als ob die Ringmuskulatur sich weit öffne: Dadurch, daß auf der Seite der kleinen Kurvatur die Muskelzüge über den terminalen Ösophagus und Mageneingang hinaus den vorausgehenden horizontalen Verlauf beibehalten (Abb. 5), verbleiben hier kurze, U-förmige Muskelbündel entlang der Magenstraße. Um sie klar von den anatomisch und funktionell eine echte, um die Vorder- und Hinterwand des Magens bildende Schlinge zu differenzieren, haben wir die kurzen, die Magenstraße umklammernden Bündel *Clasps*, d.h. Muskelklammern oder Muskelspangen genannt [27].

Die Faserzüge auf der Seite der großen Magenkurvatur orientieren sich dagegen beim „Öffnen des Ringgefüges" komplett um. Sie werden zu langen Faserzügen, zu den *Fibrae obliquae („gastric sling")* und damit zur Innenschicht des Magens (s. Abb. 4). Merkmale für dieses Auseinanderweichen der Ringmuskulatur werden am Innenrelief dieser Muskelschicht nach Entfernen der Schleimhaut offensichtlich (Abb. 6). Genau an der ersten, am meisten nach medial liegenden langen Fibrae-obliquae-Schlinge, sind die Enden der Clasps fest im permuskulären und submukösen Bindegewebe verankert (s. Abb. 5 und 6). Für Clasps und Fibrae obliquae bleibt damit die funktionelle Einheit gewährleistet [27].

Am Innenrelief der Muskulatur des terminalen Ösophagus sieht man einzelne feine, Y-artige Muskelzüge, die „Laimer's bracket fibers" entsprechen [37]. Sie bilden nie eine vollständige Schicht.

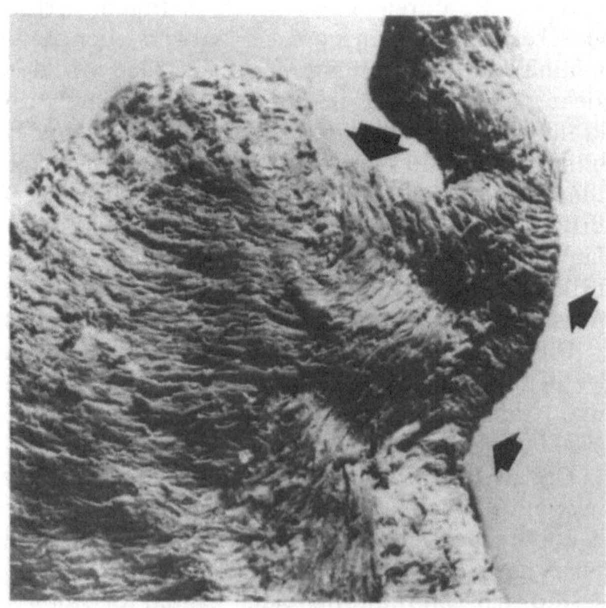

Abb. 5. Architektur der inneren Muskellage am ösophagogastralen Übergang mit Fibrae obliquae *(Pfeil)* an der Seite der großen Kurvatur und Clasps *(Doppelpfeil)* an der kleinen Kurvatur. Faserpräparat, menschlicher Magen, Hinterwand. Längslage und zirkuläre Magenmuskulatur sind entfernt

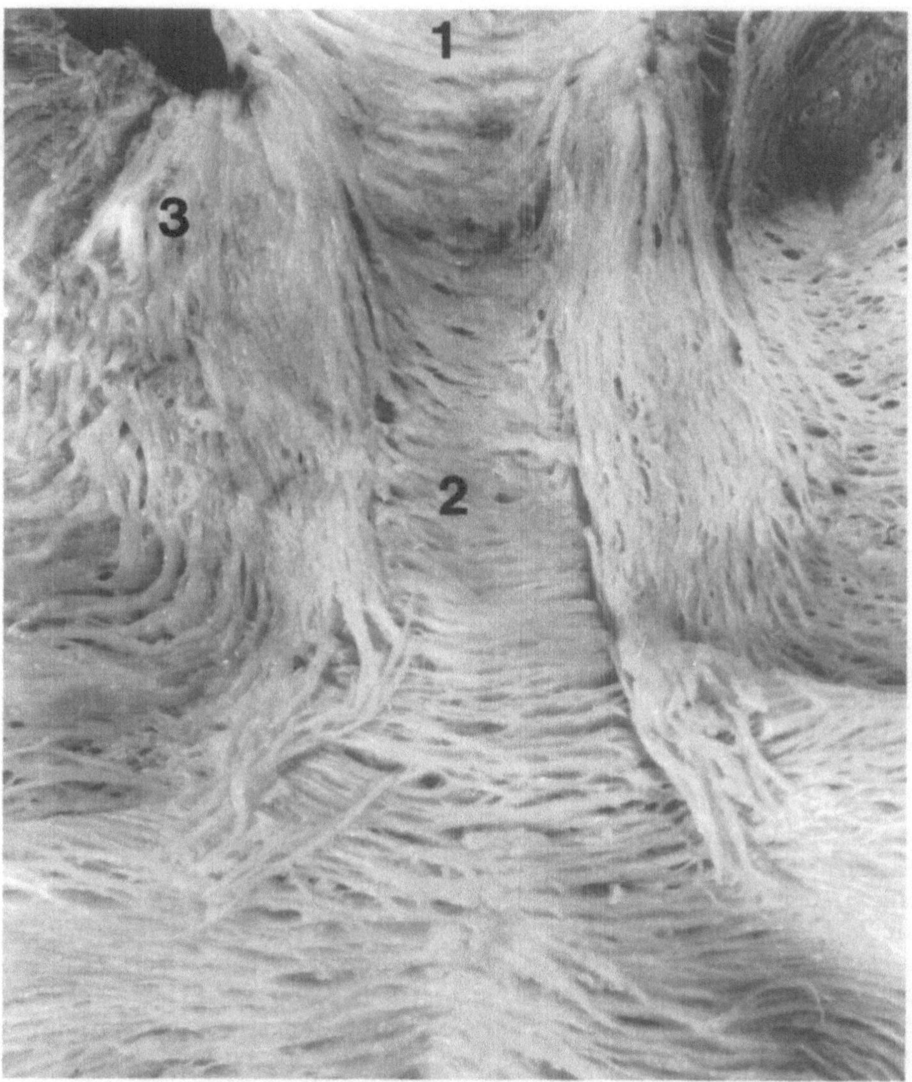

Abb. 6. Innenrelief der Muskulatur am ösophagogastralen Übergang. Autopsiepräparat an der großen Kurvatur eröffnet; Mucosa und Submucosa sind entfernt, Gebiet der Umorientierung der zirkulären Schicht des Ösophagus *(1)* in Clasps *(2)* und die Schlinge der Fibrae obliquae *(3)*. (Präparat von Dr. Nakamura und Prof. Minori Oi, Tokyo)

Eine spiralförmige Muskelanordnung, wie man sie bei einigen Tierarten antrifft, besitzt der Mensch weder in der Längs- noch in der Ringschicht, weder am tubulären Ösophagus noch an der Kardia [12, 32, 34].

Die *Muskeldicke* beider Lagen ist gering; gleichzeitig verteilt, beträgt sie über die ganze Länge der Speiseröhre jeweils nur 1 – 1,5 m pro Lage und unterscheidet sich nicht zwischen jungen und alten Individuen [13, 27]. Weil am ter-

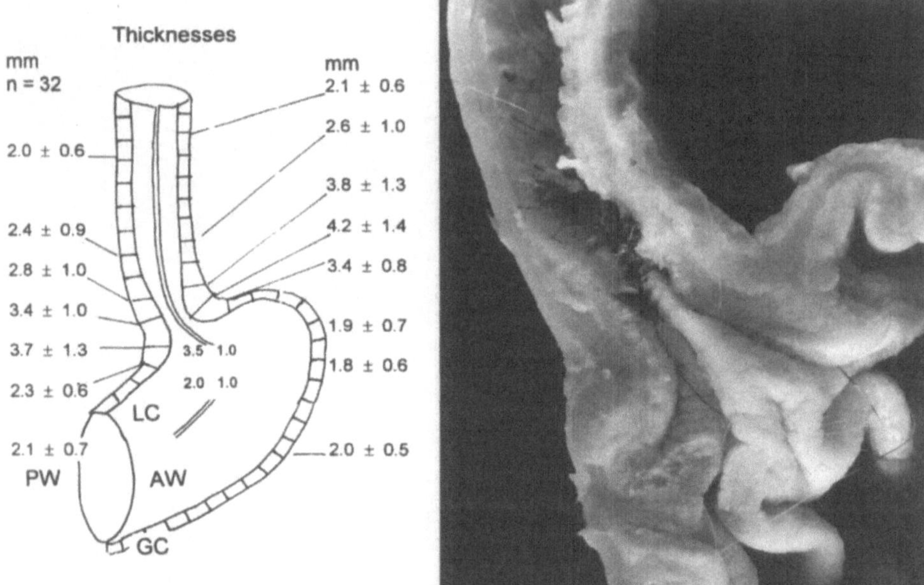

Abb. 7. Längsschnitt durch die Wand des Ösophagus und Magens mit mittleren Dicken der Muskulatur gemessen an 32 formalinfixierten Präparaten in verschiedenen Abständen *LC* kleine Kurvatur, *GC* große Kuvatur, *PW* posteriore und *AW* anteriore Wand

minalen Ösophagus, etwa 3 cm über dem Eingang in den Magen, die Menge an Fasern der inneren Ringschicht progressiv zunimmt und die Fasern sich überlagern, entsteht eine signifikante Muskelverdickung [27], mit einem Maximum am Eingang in den Magen (Abb. 7). Wegen ihrer schlechten Zugängigkeit, bedeckt durch voluminöses lockeres, Bindegewebe und das Fettgewebe unter der phrenoösophagealen Membran, ist sie deshalb kaum zu tasten [12, 32, 34]. Mit unterschiedlichen Meßwerten an der Vorder- und Hinterwand und Maximum an der großen Kurvaturseite der Kardia präsentiert die Wand eine deutliche *Muskelasymmetrie.* Dieses Segment vermehrter Muskeldicke korreliert sowohl mit der besonderen Faserarchitektur als auch in der Verteilung der Dicken und in der Lage mit der manometrisch festgestellten axialen und zirkumferenziellen Asymmetrie des terminalen Ösophagus [50, 51, 56]. In situ sieht die kraniale Umschlagstelle der Fibrae-obliquae-Schlinge um die große Kurvatur, der Ort der größten Muskeldicke, nach dorsolateral. Diese Orientierung ist z. B. identisch mit der Position des im dreidimensionalen Druckbildes gefundenen maximalen „sphincter pressure vector volumes" ([50, 51], Abb. 8).

Umorientierung der Ösophagusmuskulatur, größte Muskeldicke und höchste Druckwerte liegen genau am Übergang zwischen Speiseröhre und Magen (s. Abb. 8). Eine Beziehung zum Diaphragma wird nicht gefunden.

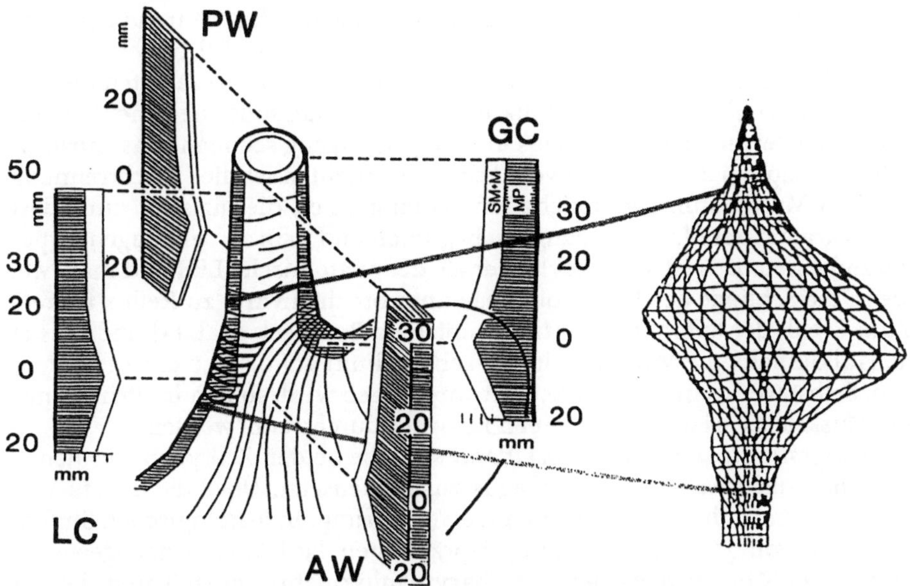

Abb. 8. Schematische Darstellung der Korrelation zwischen radialer Muskeldicke (links) und dreidimensionalem manometrischem Vektordruckbild (rechts) am menschlichen ösophagogastralen Übergang. Die mittleren Muskeldicken an jeweils identischen Stellen von 32 Präparaten sind in Millimeter angegeben. *PW* Hinterwand, *GC* große Kurvatur, *AW* Vorderwand, *LC* kleine Kurvatur. Die gemessenen Drucke am LES (mmHg) wurden um eine Achse herum ausgewertet, welche der Basislinie des Magendruckes entspricht (Stein et al. [51])

Unterer Ösophagussphinkter

Die Entdeckung der Hochdruckzone am Ende der Speiseröhre hat die Existenz eines physiologischen Verschlußmechanismus, der unterer Ösophagussphinkter (LES) genannt wurde, bewiesen [18, 42, 55]. Gleichzeitig hat dies aber Probleme der Akzeptanz eines mechanischen anatomischen Sphinkters hervorgerufen [17]. Anatomisch versteht man seit Galen unter „Sphinkter" einen zirkularen, ringförmigen Muskel, der eine Öffnung umgibt oder ein ringartiges Band aus verdickter Muskulatur, das die Passage einengen kann. Trotz der Tatsache, daß hier keine solche Struktur vorhanden ist, die sich in das konventionelle, klassische Konzept einfügt, gibt es eine Reihe von Argumenten, die für das Muskelgefüge am Übergang in den Magen als Äquivalent der Hochdruckzone sprechen, so z.B. die radiomorphologische Übereinstimmung der Hochdruckzone und der verdickten Muskulatur [28], das unterschiedliche Verhalten isolierter Muskelstreifen aus der Gegend des Mageneingangs im Vergleich zu solchen aus dem tubulären Ösophagus und Magen [43, 47], das Erlöschen des Sphinkterdruckes bei Myektomie des LES oder der Fibrae-obliquae-Schlinge ([3, 36, 45], Referenz in [12, 32]) sowie die Vektorvolumenstudien [50–52].

Man kann annehmen, daß die Fibrae obliquae, die den während der Kontraktion in seiner Lage inkonstanten (mobilen) His-Winkel bilden und die Gegend der größten Faserkonzentration darstellen, den wirksamsten mechanischen *Antirefluxeffekt* des Sphinkters ausüben. Man sollte sie daher bei Eingriffen am terminalen Ösophagus und Mageneingang schonen. Das chirurgische Prinzip der Behandlung von Achalasiepatienten ist die Durchtrennung der LES-Muskulatur. Die übliche Empfehlung ist es, die Inzision zumindest 10 cm kranial des Mageneingangs zu beginnen und 3 cm an den Magenkörper auszudehnen. Das ist sehr viel länger als der anatomische LES und mag, v. a. wenn die Schlinge der Fibrae obliquae unterbrochen wird, zu Reflux führen. Zum Erhalt der Sphinkterfunktion empfahlen Bombeck et al. [3] und Ellis et al. [16] deshalb, die Myotomie im Magenabschnitt auf 0,5–1,0 cm zu begrenzen. Selbst wenn ein längerer Schnitt vorgezogen wird, sollten im Prinzip nur die Muskelclasps lateral der kleinen Kurvatur durchtrennt werden.

Quergestreifte und *glatte Muskulatur* sind die beiden Zelltypen, aus denen sich die Muskelwand des Ösophagus zusammensetzt. Über die exakte Verteilung hält sich in der Literatur einige Verwirrung. In histologischen Stufenschnitten von 15 normalen Autopsiepräparaten [30] konnte nachgewiesen werden, daß beim Menschen die Pharynxmuskulatur generell und die der oberen 1–2 cm des Ösophagus fast ausschließlich quergestreift ist (Abb. 9). Ausnahmsweise, in 2 der 15 Präparate, fanden sich feinste Bündel mit 4–5 glatten Muskelfasern in den quergestreiften Muskelzügen. Nach kaudal nehmen die glatten Muskelelemente progressiv zu und die quergestreiften ab. Die glatte Muskulatur ersetzt die quergestreifte in der Ringschicht etwas früher (kranialer), als dies in der Längsschicht der Fall ist. Knapp oberhalb der trachealen Bifurkation, etwa 7 cm kaudal des Ringknorpels, sind nur noch wenige, isolierte quergestreifte Fasern in den Bündeln der glatten Muskulatur zu finden (s. Abb. 9). Der Übergang des einen in den anderen Muskeltyp ist diffus, weder abrupt (linear) noch auf individuelle Muskelbündel beschränkt.

Nimmt man die gesamte Ösophaguslänge der 15 Präparate als 100 %, so ist der Austausch der Muskeltypen bei etwa der halben Länge von kranial gesehen beendet [30]. Im terminalen Ösophagus fanden wir nie quergestreifte Muskulatur.

Quergestreifte und glatte Muskulatur unterscheiden sich in verschiedener Hinsicht: so dem anatomischen Bild (s. Abb. 14, S. 371) und der Verteilung, der embryonalen Entwicklung aus unterschiedlichem Mesenchym, der Innervation und dem physiologischen Verhalten [6, 10, 12, 14, 30, 34]. Dennoch verläuft die Peristaltik normalerweise ohne erkennbaren Unterschied ab. Die Interaktionen zwischen diesen Zelltypen und ihrer Funktion bei Motilitätsstörungen sind noch nicht klar [10].

Tela submucosa

Die lockere bindegewebige Verschiebeschicht zwischen Tunica muscularis und Tunica mucosa besteht aus netzartig angeordneten Kollagen- und elastischen

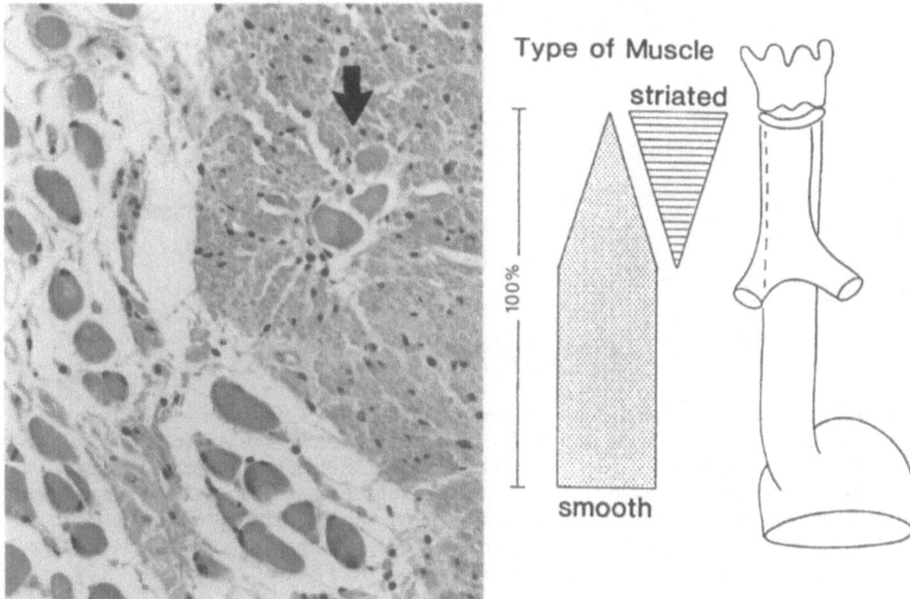

Abb. 9. Übergang der quergestreiften *(„striated")* Muskulatur des kranialen, zervikalen Ösophagus in die glatte *(„smooth")* Muskulatur erfolgt graduell ohne erkennbare Trennlinien, wobei, wie auf der linken Seite zu sehen, quergestreifte Muskelfasern (große dunkle Zellen mit randständigem Kern) durch die Bündel der glatten Muskulatur (zahlreiche hellere Zellen mit mittelständigen Kernen) hindurchziehen *(Pfeil)*

Fasern. Sie ist die wichtige und tragende Schicht für die Zirkulation und enthält entsprechend viele feine Blut- und Lymphgefäße, Nerven und Drüsen (s. Abb. 3).

Ösophagusdrüsen sind kleine verästelte Speicheldrüsen des gemischten Typs, deren Ausführungsgänge die Muscularis mucosae durchbrechen.

Über die Übergangszone von Ösophagus und Magen ist die Submukosa dicker als weiter kranial und kaudal.

Tunica mucosa

Sie kleidet das Lumen aus und besteht aus drei Lagen (s. Abb. 3):

Die *Lamina muscularis mucosae* ist eine dünne Lage aus Bündeln glatter Muskulatur. Diese sind horizontal („zirkulär") angeordnet und kontrahieren das Speiseröhrenlumen zu 3 oder 4 großen Längsfalten (Abb. 10). Im terminalen Ösophagus liegen senkrecht hierzu angeordnete feine Falten. Dadurch erscheint die Schleimhaut im ungedehnten Ruhezustand zusätzlich quer geriffelt (27). Auf Höhe des His-Winkels, an der Stelle der maximalen Muskeldicke des LES, brechen die Längsfalten ab, und große, quere Magenfalten markieren als Faltenübergangslinie das Ende des Ösophagus (s. Abb. 10).

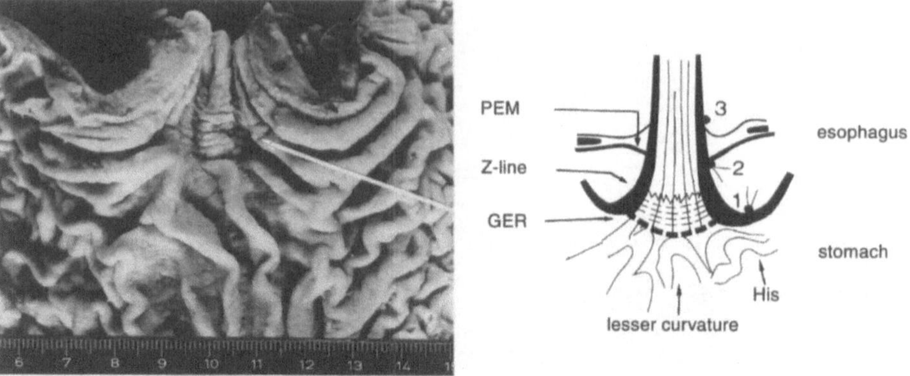

Abb. 10. Strukturen und Gewebe eines an der großen Kurvatur aufgeschnittenen Übergangssegmentes zwischen Ösophagus und Magen eines Menschen *(links)*. Autopsiepräparat mit verdickter LES-Muskulatur oral des His-Winkels *(Pfeil)*. Deutlich erkennbar ist die durch die Faltenumorientierung entstehende „Grube", der gastroösophageale Ring *(GER)*, der von den Anatomen als „Magenmund" bezeichnet wird. Weitere klinisch als Trennlinie bezeichnete Strukturen sind *rechts* eingetragen: *PEM* phrenoösophageale Membran mit Ansatz am Ösophagus *(2)*, His-Winkel *(1)*, Ansatz des kranialen Anteils der PEM *(3)*

Die *Lamina propria mucosae* besteht aus lockerem Bindegewebe und enthält Blutgefäße, vermutlich initiale Lymphgefäße, Lymphfollikel und Ösophagusdrüsen des Schleimhauttyps. Das *Plattenepithel* der Lumenfläche ist unverhornt und mehrschichtig.

Makroskopisch ist die Mukosa der Speiseröhre von rötlicher Farbe; sie wird im unteren Drittel blasser. Infolge ihrer zarten Beschaffenheit kann sie leicht von der dunklen, höckerigen Schleimhaut des Magens unterschieden werden. Der Übergang der beiden Schleimhauttypen ist eine scharfe, wellige Demarkationslinie mit 4–6 unterschiedlich langen Zungen. Bekannt als *Z-Linie* oder als „squamo-columnar junction" ist der Übergang zwischen dem Plattenepithel der Speiseröhre in das Zylinderepithel des Magens, ein objektiv leicht erkennbarer Referenzpunkt für die Endoskopie [46]. Wir fanden diesen Übergang [27] im eigenen großen Autopisiematerial und bei jungen Organspendern ohne Refluxanamnese 9–21 mm kranial der als Orientierungshilfe gebrauchten Faltenübergangslinie (s. Abb. 10).

Reflux von saurem Mageninhalt ist nicht ungewöhnlich. Schutzmechanismen im Sinne einer Geweberesistenz („epithelial defence") verhindern normalerweise die Schädigung der auf Säure sehr empfindlichen Ösophagusschleimhaut und die Entstehung der Ösophagitis [38].

Anhaltender gastroösophagealer Reflux mit verzögerter Clearance kann durch Metaplasie eine „up-hill"-Verschiebung der Magenschleimhaut hervorrufen. Diese endet in einer pathologischen Auskleidung des distalen bis mittleren Ösophagus mit Zylinderepithel anstelle des Plattenepithels und wird als Endobrachyösophagus oder Barrett-Syndrom bezeichnet [5, 9, 23, 49].

Kardia bzw. Ösophagogastraler Übergang

Zwischen Ösophagus und Magen ändern sich morphologische Strukturen und funktionelles Verhalten der beiden benachbarten Segmente. Es gibt keine andere Gegend im Intestinalrohr, über die so viele unterschiedliche terminologische Angaben gemacht werden wie über den Übergang des Ösophagus in den Magen [8, 17, 46].

Die Stelle, „wo der Ösophagus Magen wird", wurde seit den hippokratischen Schriften als *Kardia* bezeichnet, jedoch später im Verlaufe variierender Untersuchungsmethoden und Konzepte unterschiedlich benannt und plaziert [17], wobei nun auch der terminale intraabdominale Ösophagus von einigen Autoren als Antrum cardiacum in den Begriff Kardia eingeschlossen wurde.

Nach *makroanatomischer Definition* kann man aufgrund der in den terminalen Ösophagus reichenden Schlingen der beginnenden Schicht der Fibrae obliquae das 2–3 cm lange Segment zwischen tubulärem Ösophagus und sackartiger Ausweitung des Magens als Zone des ösophagogastralen Übergangs bezeichnen und hierfür den Terminus Kardia verwenden. Man bräuchte sich dann nicht auf eine lineare Trennung festzulegen, was wiederum der komplexen Anatomie mit unterschiedlichen, divergierenden Referenzstellen entgegenkäme.

Dieser Abschnitt der Umstrukturierung der Faseranordnung des Ösophagus und der Zunahme der Dicke der Fibrae obliquae bzw. der inneren Muskelschicht (s. Abb. 4) verursacht im kontrahierten Ruhezustand eine spaltförmige Einengung „zwischen" Ösophagus und Magen. Dieses ist schräggestellt und entspricht dem Ostium cardiacum ventriculi, dem Magenmund und damit der *chirurgischen Definition* des Mageneingangs.

Auf Höhe der maximalen Muskeldicke, also der Engstelle, wechseln, wie wir gesehen haben (s. Abb. 10), die Schleimhautfalten aus der Längsrichtung des Ösophagus in die Transversalrichtung der Magenfalten, wobei dies eine Kerbe verursacht. Nach *radiologischer Definition* ist diese nach Bariumschluck sichtbare Faltenübergangslinie oder die bei Dehnung durch Nahrungsmittelstau trichterförmige Einmündung der korrekte Sitz der Kardia. Eine funktionelle sackartige Erweiterung, als Vestibulum oder synonym Ampulla oesophagea bezeichnet, oder die oberhalb des Diaphragma zu sehende Ampulla epiphrenica werden vom Anatomen oder Pathologen nicht beschrieben. Man findet diesen dynamischen Begriff daher weder in den Nomina anatomica noch in den gängigen Nachschlage- und Standardwerken der Anatomie.

Von allen diesen Orientierungspunkten unabhängig liegt die Grenze zwischen Plattenepithel des Ösophagus und Zylinderepithel des Magens. Sie liegt normalerweise 1–2 cm kranial des Ostium cardiacum und erfährt im Laufe des Lebens Verschiebungen. Nach *endoskopischer Definition* ist diese Z-förmige klare Linie das einzige verläßliche Kriterium für den ösophagogastralen Übergang und wird deshalb vom Endoskopiker als Kardia bezeichnet.

Beim Gesunden liegt die Z-Linie auf Höhe des oberen Drittels der manometrisch meßbaren Hochdruckzone und dem Ort des maximalen Druckes, der dem Atemumkehrpunkt und damit nach *manometrischer Definition* der

Kardia entspricht. Alle als Kardia bezeichneten Bezugspunkte sind praktisch schwierig zu plazieren und außerdem nicht deckungsgleich. Die Konzepte der statischen oder dynamischen Kriterien der Terminologie und die verschiedenen Assoziationen komplizieren den an sich schon komplizierten Bereich des ösophagogastralen Übergangs.

Beweglichkeit und Stabilisierung

Abweichend vom übrigen Intestinalrohr hat der Ösophagus keine begrenzende Serosa und kein Mesenterium.

Er liegt verhältnismäßig beweglich im netzartig angeordneten lockeren Bindegewebe des Mediastinum. Dies gewährleistet für das Schlucken eine ausreichende Ausdehnung in Breite und Länge, die bis zu einem Wirbelkörper ausmacht [11].

Als Folge der lockeren Haftung kann der Ösophagus in der Regel praktisch „widerstandslos" durch das Mediastinum hindurchgezogen werden, ohne daß Umgebungsstrukturen in Mitleidenschaft gezogen werden. Diese Möglichkeit prädestiniert den Ösophagus zur „transdiaphragmalen Durchzugsösophagektomie" [2, 39, 49], vorausgesetzt, Tumorwachstum oder periösophageale Entzündungen bilden keine Kontraindikation.

Stabilisiert wird der Ösophagus über knöcherne und knorpelige Strukturen und über Ligamente oder Membranen (Abb. 11).

Fest fixiert ist er praktisch nur am kranialen Ende, und zwar am Ringknorpel durch den Sehnenansatz der Längsmuskulatur (Abb. 11). Seine Bewegungsfreiheit wird jedoch in der oberen Hälfte des Ösophagus durch Verankerung mittels zahlreicher feiner Membranen zwischen Ösophagus und Trachea (Abb. 12) eingeschränkt. Diese sind besonders häufig an der trachealen Bifurkation [21, 34]. Sie bestehen aus kollagenen und elastischen Fasern, selten aus quergestreiften oder glatten feinen Muskelzügen von im Mittel 200 μm Dicke, 5 mm Länge und 1 cm kraniokaudaler Ausdehnung [21, 34]. Ähnliche gewellte längliche Membranen ziehen in die linke Pleura und nach lateral in das mediastinale Gewebe. Obgleich in der Regel sehr fein, fanden wir individuell auch kräftige Membranen von 700 μm Dicke [21, 34]. Diese erklären die gelegentliche Mühe beim stumpfen Auslösen des proximalen Ösophagus im Rahmen der transdiaphragmalen Ösophagektomie [40] und unterstützen den Sinn einer mediastinoskopischen Dissektion der proximalen Hälfte des Ösophagus.

Der proximale Abschnitt der distalen Hälfte des Ösophagus liegt ohne wesentliche Verankerung locker im Mediastinum, bis er durch den Hiatus des Diaphragma begrenzt und befestigt wird (s. Abb. 11), und zwar durch eine Membran, die aus der Vereinigung der Fascia endothoracica und der Fascia inferior des Diaphragma in Fortsetzung der Fascia transversalis gebildet wird (s. Abb. 11). Makroskopisch ist diese Membran selbst bei schwerer Periösophagitis klar durch ihre untere Umschlagfalte und an der gelblichen Gewebefarbe zu erkennen.

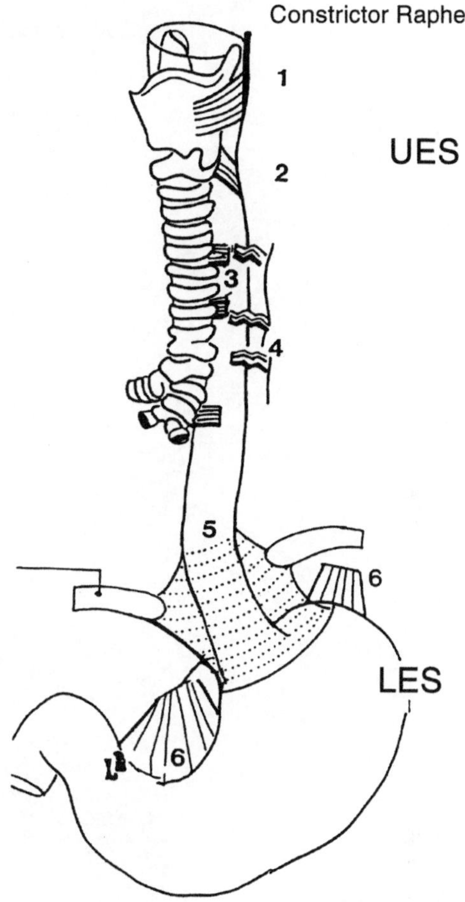

Abb. 11. Verankerung und Stabilisierung des Ösophagus. Diese erfolgt durch Ansatz an der Pharynxmuskulatur *(1)*, am Ringknorpel durch die krikoösophageale Membran *(2)*. Ferner fixieren feine Membranen den Ösophagus mit Trachea *(3)*, Pleura und prävertebraler Faszie *(4)*. Die phrenoösophageale Membran *(5)* bildet eine Gleitschiene, während die Ligamente des Magens *(6)* den Eingang in den Magen normalerweise relativ fest stabilisieren. *UES* oberer, *LES* unterer Ösophagussphinkter

Diese *phrenoösophageale Membran*, auch Treitz-Ligament, Laimers phreno-oesophageale Fasziae oder Allison-Membran bezeichnet, teilt sich rasch auf und bildet eine Hülle um den terminalen Ösophagus und die Kardia (s. Abb. 10). Ein Blatt der Membran erstreckt sich um 2–4 cm durch den Hiatus nach kranial (s. Abb. 10 und 11), wo seine elastischen und kollagenen Fasern sich fest zwischen den Bündeln der Ösophagusmuskulatur verankern [15]. Das andere Blatt zieht nach kaudal über die Kardia hinweg bis zum Magenfundus (s. Abb. 11), wo seine Fasern in die Serosa des Magens, in das Lig. gastrohepaticum, das dorsale Magenmesenterium oder das Omentum minus einstrahlen [12, 32, 34].

Die Membran besteht aus gleichen Teilen kollagener und elastischer Elemente [15], die ihr ausreichende Plastizität verleihen. Sie ist relativ stark und umhüllt den gastroösophagealen Übergang wie ein weiter Kragen (s. Abb. 11). Obgleich areoläres Bindegewebe Membran und Kardiawand locker verbinden, ist doch die phrenoösophageale Membran als ganzes durch den Hiatus hin-

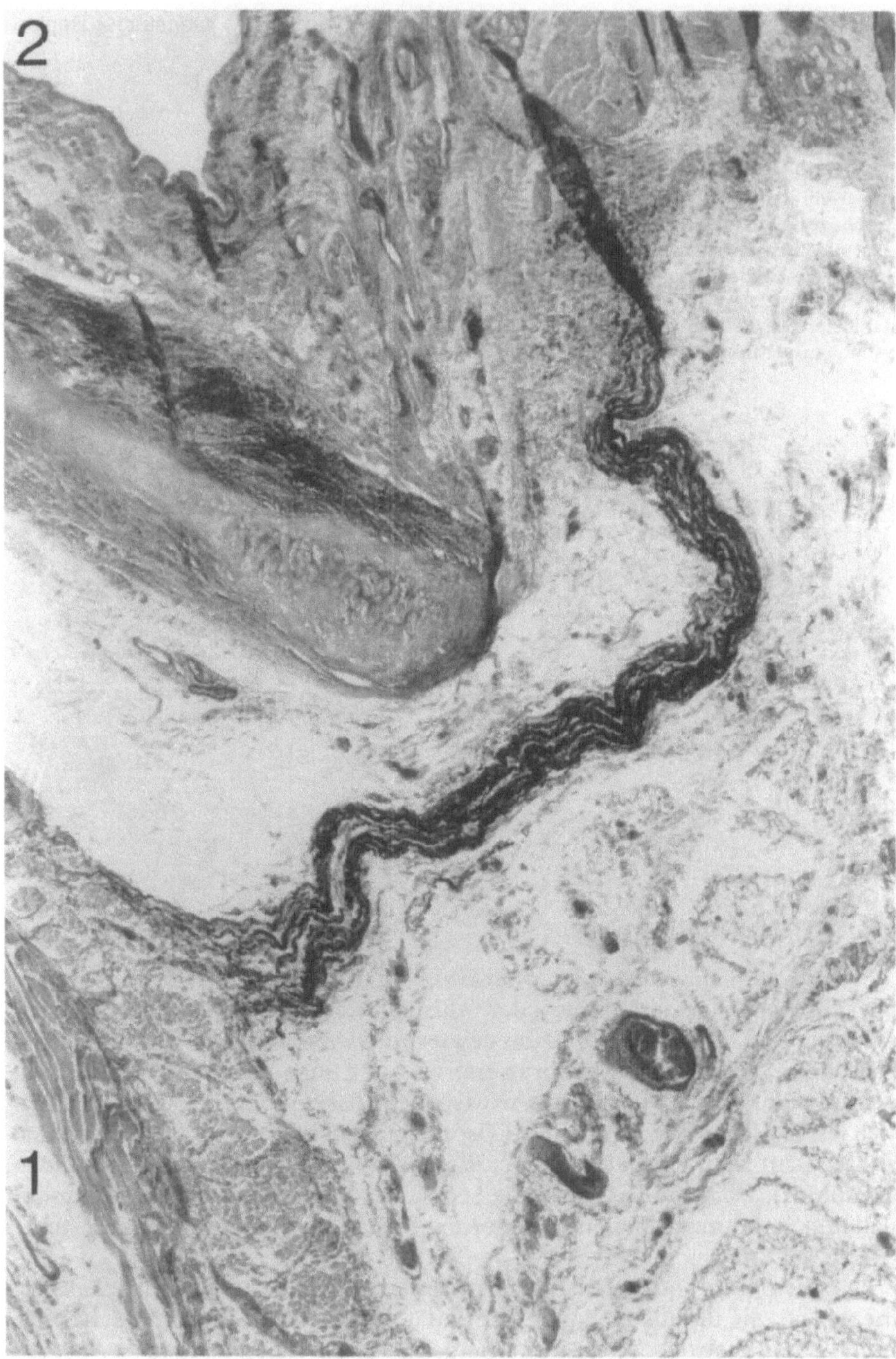

Abb. 12. Kollagene Membran als Beispiel für Verankerungsstrukturen zwischen Ösophagus *(1)* und Trachea *(2)*. Histologisches Präparat, Querschnitt, Mensch. (Aus: [21])

durch deutlich von der Muskulatur des Ösophagus und der Kardia getrennt. Diese Strukturierung erlaubt dem terminalen Ösophagus in bezug auf das Diaphragma, sich frei zu bewegen und „durch den Hiatus wie eine Sehne zu gleiten" [15, 25]. Zunehmendes Alter ändert die Gewebebeschaffenheit der Membran infolge progressiven Ersatzes der elastischen Fasern durch kollagene Fasern. Dadurch wird die Membran unelastisch und schlaff, Fettgewebe tritt vermehrt im Bindegewebespalt auf. In Verbindung mit einem weiten Hiatus mag dies die Voraussetzung für eine Hiatushernie sein [15].

Andererseits ist das kaudale Ende des Ösophagus normalerweise durch mehrere Ligamente, die den Magenfundus und proximalen Magen dorsal an den retroperitonealen Faszien verankern [37], und durch die Gefäße aus dem Truncus coeliacus ausreichend fest fixiert.

Kompartimente und Zwischenräume

Während Ösophagus und Trachea ohne wesentliche Bindegewebeanteile direkt aneinander liegen (s. Abb. 2), werden die Bindegeweberäume um beide Strukturen ventral und dorsal durch Faszien eingeschlossen. Diese Räume zwischen der prätrachealen und prävertebralen Faszie bilden 2 Kompartimente zwischen Hals und Thorax ohne irgend eine Gewebegrenze gegen eine lebensgefährliche Ausbreitung von Infektionen in das Mediastinum.

Der prätracheale (präviszerale) Raum ist durch das fibröse Gewebe des Pericard nach kaudal begrenzt. Der prävertebrale (retroviszerale) Raum kann sich jedoch von der Schädelbasis bis zum Diaphragma erstrecken. Dieser Raum ist klinisch wichtig, und zwar deshalb, weil sich die meisten instrumentellen Perforationen des oberen Digestionstraktes im Hypopharynx über dem UES ereignen, schwer kontaminierter Inhalt des Ösophagus ausfließt und sich rasch innerhalb des retroviszeralen Raumes entlang des Ösophagus nach kaudal ausbreitet. Leckagen einer Anastomose oder Rupturen des Ösophagus nehmen die gleiche Route, z. B. auch die Ausbreitung von Luft nach kranial beim Boerhaave-Syndrom (Mediastinalemphysem).

Versorgungsstrukturen: Gefäße, Lymphbahnen und Nerven

Arterien

In den letzten Jahren wurde die transhiatale stumpfe Ösophagektomie zur Behandlung des Ösophaguskarzinoms zunehmend populär [2, 39, 49]. Diese Technik ist mit geringem Blutverlust verbunden, solange nicht größere, die Strukturen der Umgebung versorgende Gefäße, wie die V. azygos bei Tumorwachstum, ausgerissen werden. Das erstaunt, das Procedere erscheint gewagt, betrachtet man die in anatomischen und chirurgischen Textbüchern gezeigte reiche, extraparietale Gefäßversorgung der Speiseröhre [19, 41]. Modifizierte

Techniken einer Injektionsmethode sowie Gewebekorrosion konnten indessen 3 *extramurale Hauptgefäßquellen* (Abb. 13) der arteriellen Versorgung des Ösophagus zeigen oder bestätigen [29, 31]:

1. Im Hals durch die paarigen Äste der Aa. thyreoidea inferiores. Zusätzlich fand sich etwas weiter distal ein einzelnes Gefäß, das Äste zu Trachea und Ösophagus abgab, oder selten ein Ast aus der A. subclavia, der A. thyreoidea superior oder ima und der A. carotis communis.

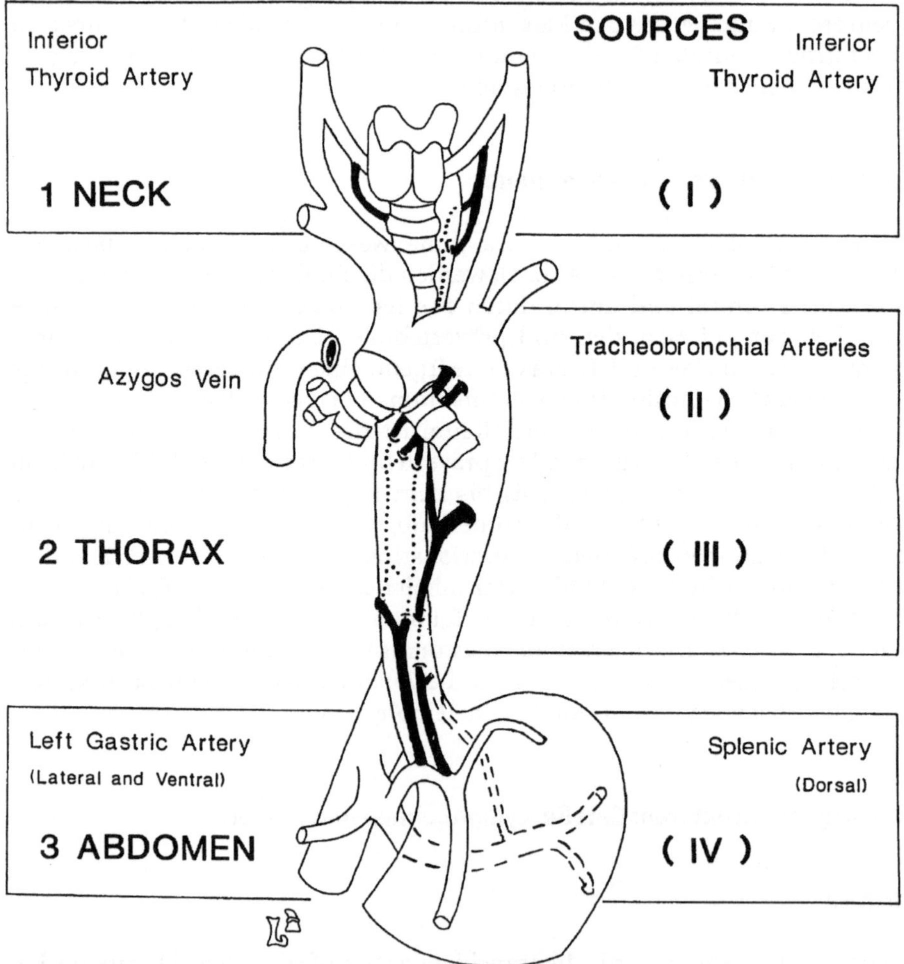

Abb. 13. Arterielle Gefäßversorgung des Ösophagus. Sie erfolgt in der proximalen Hälfte *(I)* vorwiegend über die Aa. thyroideae inferiores, im thorakalen Abschnitt der distalen Hälfte aboral der Bifurcatio tracheae über Äste der Aa. tracheobronchiales aus dem Aortenbogen *(II)* und 1–2 Ästen aus der Aorta descendens *(III)*. Der abdominale und untere Abschnitt der distalen Hälfte wird vom Abdomen her *(IV)* versorgt aus Ästen der A. gastrica sinistra und über Äste aus der A. leinalis. Alle periösophagealen Gefäße sind durch ein reiches Netzwerk feiner Gefäße in der Submukosa miteinander verbunden

2. Im Thorax auf Höhe der Karina meist durch die Aa. bronchiales. Diese entsprangen bündelartig aus der Konkavseite des Aortenbogens und teilten sich in sehr feine Gefäße auf, die sowohl zur Trachea als auch zum Ösophagus zogen. Auffallend konstant war ein etwas kräftigeres, gemeinsames Gefäß für den linken Hauptbronchus, das bei unvorsichtiger Ösophagektomie vor der Teilungsstelle ausreißen oder durch Ligatur leicht verschlossen werden und dann zur ischämischen Nekrose der Bronchialwand führen kann. Häufig versorgte ein bronchoösophgeales Gefäß aus der absteigenden Aorta den rechten Hauptbronchus und den Ösophagus. Gelegentlich fanden sich jenseits der Bifurkatio ein oder zwei unpaarige schräg nach kaudal verlaufende Gefäße aus der ventralen Fläche der absteigenden Aorta [29]. Niemals waren jedoch mehrere Gefäße vorhanden, wie dies in den Lehrbüchern meist beschrieben wird.
3. Im Abdomen durch die A. gastrica sinistra und die A. lienalis. Aus der A. gastrica sinistra entspringen bis zu 11 Äste für den Ösophagus; diese ziehen meist links, das ist in situ dorso lateral, im periösophagealen Gewebe senkrecht nach kranial durch das Diaphragma, teilen sich 2–3 cm nach Durchtritt auf und lasen ihre Äste zwischen den Bündeln der Längsmuskulatur in den submukösen Arterienplexus einmünden. Etwa auf der gleichen Höhe und auf gleiche Weise münden auch die Äste aus der A. lienalis.

Abschließend läßt sich sagen, daß der Ösophagus praktisch immer mit anderen Organen (Glandulae thyroideae, Trachea – Bronchien, Magen und Milz) seine Blutversorgung teilt, daß er vom Hals bis zum Abdomen aus 4 Quellen gespeist wird, wovon je zwei in der proximalen bzw. distalen Hälfte liegen. Ernährungsgefäße aus Interkostalarterien (beim Hund häufig [29, 31]!) der Aa. phrenicae und multiple Gefäße aus der Aorta selbst waren nicht zu bestätigen. Auffallend häufig war dagegen die bisher praktisch nicht beachtete Versorgung über die A. leinalis von dorsal, ferner die Tatsache, daß alle größeren Gefäße ein dichtes, ununterbrochenes und feinkalibriges *intramurales Anastomosennetz* in der Submukosa bilden, das die Durchtrennung arterieller Quellen zu kompensieren vermag. Dadurch bleibt z. B. auch der chirurgisch mobilisierte Ösophagus über eine große Strecke lebensfähig, solange er nicht durch Kompression oder Zug geschädigt wird [54].

Die Versorgung der Kardia aus 2 Quellen (A. gastrica sinistra und A. leinalis) könnte der Grund sein, weshalb die Ligatur der A. gastrica sinistra allein bei der proximal selektiven Vagotomie in der Regel die Wand der Kardia nicht schädigt. Zusätzliche Fundoplikatio mit Ligatur der Aa. gastricae brevis und der A. gastrica posterior vermag indessen wohl den distalen Ösophagus völlig von seiner Blutzufuhr abzuschneiden und zu Komplikationen führen. Ein ebenfalls chirurgisch relevanter Punkt ist, daß die Gefäße für den Ösophagus sich im periösophagealen Gewebe vor Eintritt in die Wand in feinste Äste aufgeteilt haben und so Nutzen aus einer kontraktilen Hämostase ziehen, wenn sie abgerissen werden [29]. Dies macht z. B. die stumpfe Durchzugsösophagektomie zu einem relativ sicheren Verfahren in bezug auf ein Blutungsrisiko, solange der Tumor strikt nur auf die Wand des Ösophagus beschränkt ist.

Venen

Die *intramuralen* Venen schließen den subepithelialen Plexus in der Lamina propria der Tunica mucosa ein. Er erhält Blut aus den benachbarten Kapillaren und drainiert in den submukösen Plexus. Venöse Anastomosen am unteren Ende des Ösophagus stellen vermutlich eine Verbindung zwischen der V. azygos und dem Pfortadersystem her [53]. Eine dazwischengeschaltete „Palisadenzone" (Abb. 14) könnte als hochresistentes Stromgebiet zwischen beiden Systemen wirken und doppelläufigen Fluß unterstützen [53]. Perforierende Venen, die durch den Zusammenfluß der feinen submukösen Venen entstehen, verlaufen senkrecht zwischen den Muskelbündeln hindurch, erhalten von diesen Zufluß und bilden dann die *extramuralen* Venen an der Oberfläche des Ösophagus [4]. Diese wiederum drainieren in die örtlich entsprechenden großen Venen: die Vv. azygos und hemiazygos, die V. gastrica sinistra und die V. lienalis.

Lymphbahnen

Vermutlich infolge beachtlicher technischer Schwierigkeiten, sowohl in vivo als auch post portem die feinen Lymphkanäle im Ösophagus zu identifizieren, ist unser anatomisches Wissen sehr lückenhaft, und Lehrbuchberichte sind für den Ösophagus nicht verifiziert [34]. Nach eigenen provisorischen Befunden können wir jedoch annehmen, daß entsprechend dem Vorkommen an anderen Stellen in der Darmwand [26] auch hier Endothelgänge oder Aussackungen [33, 58] bzw. *Lymphkapillaren* als initiale Lymphbahnen im unteren Drittel der Mucosa vorhanden sind. Sie vereinigen sich zu *Lymphkanälen* und verlaufen weite Strecken in der Längsachse des Ösophagus in der Submukosa [33, 34, 44]. Gelegentlich senden diese *Sammelgefäße* in das periösophageale Gewebe, die dann als größere *Lymphstämme* Verbindung zu den mediastinalen *Lymphknoten* aufnehmen [24, 44]. Dieses Konzept wird durch die klinische Beobachtung unterstützt, daß sich ein maligner Prozeß eher in der Längsachse des Ösophagus ausbreitet als zirkulär. Als Konsequenz des Längsflusses können sich Tumorzellen in den submukösen Lymphbahnen weit nach kranial oder kaudal ausbreiten, ehe eine Obstruktion des Lumens erfolgt. Eine nicht beachtete, kleine maligne Mukosaveränderung kann so mit einem ausgedehnten Tumorwachstum in der Submukosa unter einer intakten Mukosa verbunden sein. Die Konsequenz ist auch, daß Tumorzellen sich in den Lymphkanälen über eine beachtlich weite Distanz ausbreiten, ehe sich diese in die regionalen Lymphknoten leeren. Diese durch die Anatomie vorgegebene Eigenschaft mag zusammenfallen mit hoher postoperativer Rezidivrate an der Resektionslinie einschließlich dem Auftreten von Satellitentumoren oder Metastasen in großer örtlicher Entfernung vom Primärtumor, selbst wenn die Ränder der Resektionslinie tumorfrei waren.

Entsprechend klinischer Beobachtung [20] und der embryologischen Entwicklung der Stromrichtung [34] steht zu vermuten, daß die Lymphe des Öso-

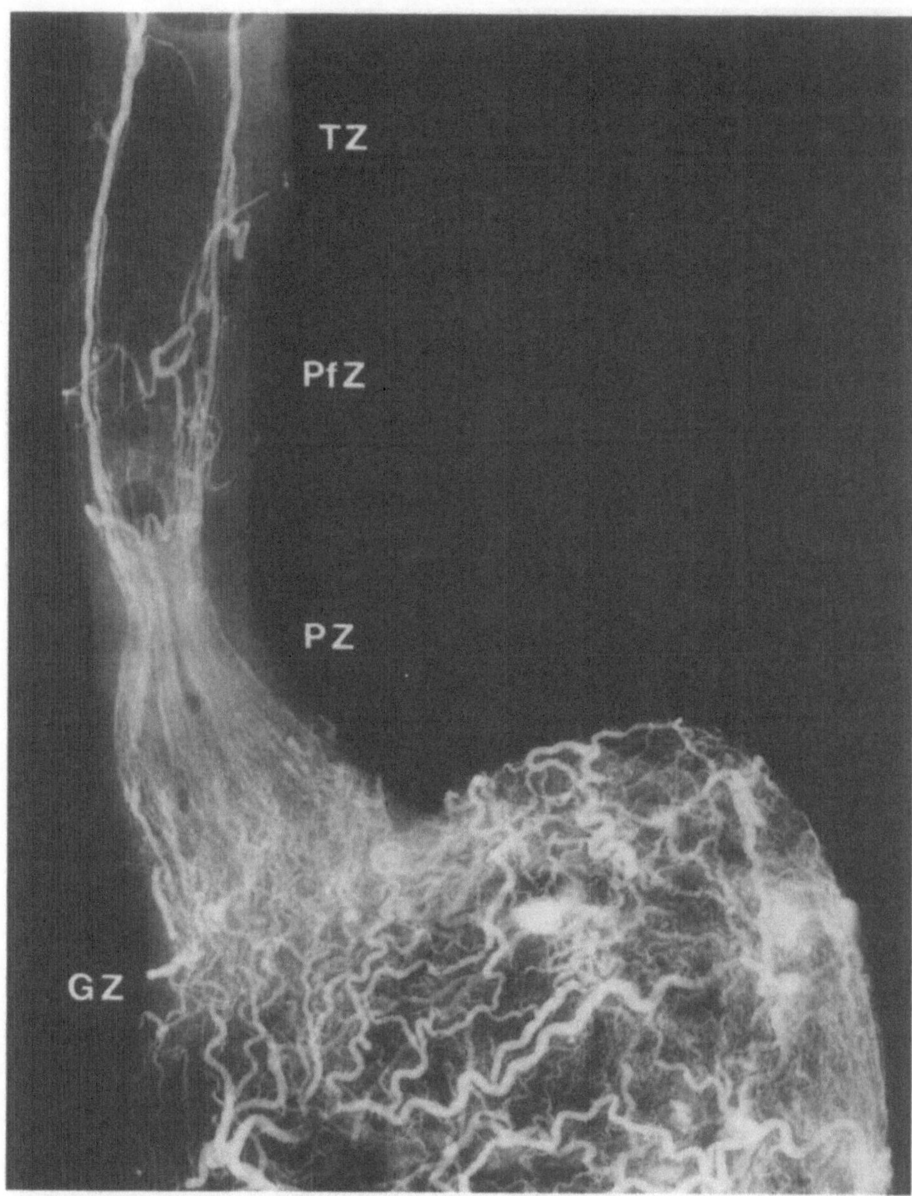

Abb. 14. Angiogramm der Venen der distalen Hälfte des Ösophagus mit verschiedenen Zonen der Gefäßarchitektur. *TZ* tubuläre Zone, *PfZ* Zone der perforierenden Gefäße, *PZ* Palisadenzone, *GZ* Magenzone. (Aus: [53])

phagus oberhalb der Bifurcatio trachea nach kranial in den Ductus thoracicus und Lymphflüssigkeit unterhalb der Bifurkatio zu den paraaortalen Lymphknoten oder denen des Truncus coeliacus abfließt (Abb. 15). Ob diese Richtung des Lymphabflusses konstant ist, d.h. ob sie wirklich immer zutrifft, scheint fraglich, weil z.B. Magenkarzinome gelegentlich retrograd in supraklavikuläre Lymphknoten metastasieren. Dies könnte in Tumorobstruktion der Lymphbahnen und dadurch bedingte Umkehr der Abflußrichtung eine Ursache haben [57].

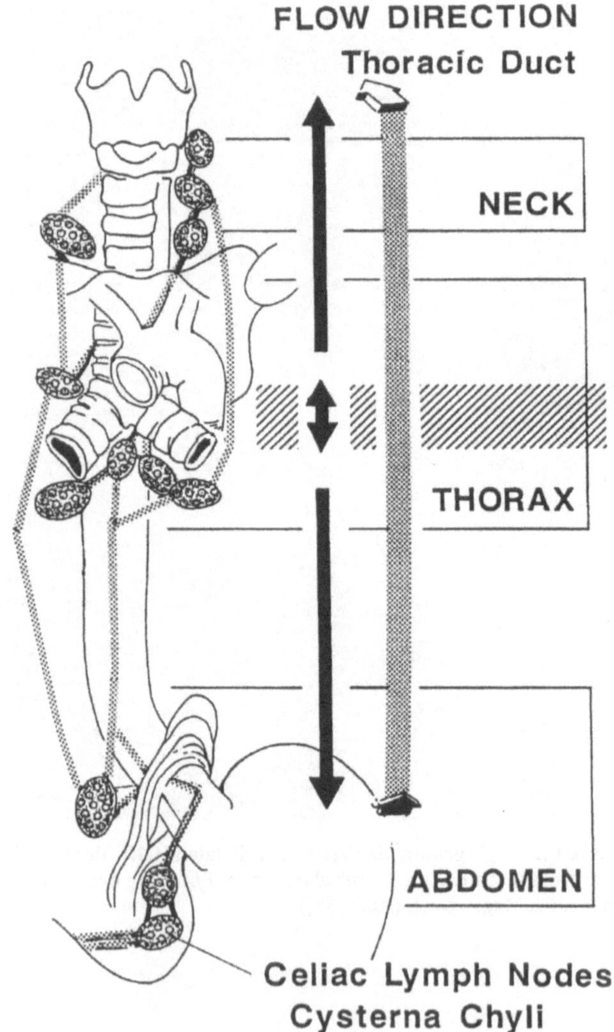

Abb. 15. Konzept der normalen Lymphdrainage im Schema mit der Bifurcatio trachea als Trennlinie der Richtung des Lymphabflusses. Größe der Lymphknoten nicht maßstabgerecht

Nerven

Der Ösophagus wird durch beide viszerale Anteile des Nervensystems innerviert [7, 10, 33, 34]. Das sympathische und das parasympathische System üben, wie am ganzen Intestinum, antagonistische Einflüsse auf den Ösophagus aus. Die sympathischen Bahnen bewirken Verengung der Gefäße und wirken auf die Motorik und Relaxation der tubulären Wand des Ösophagus sowie auf die Kontraktion der Sphinkteren. Die parasympathischen Fasern verursachen eine vermehrte peristaltische und glanduläre Aktivität.

Die Versorgung der *Pars sympathica* erfolgt über den Grenzstrang, eine Ganglienkette, die paarig lateral der Wirbelsäule nach kaudal zieht, und von den kardiobronchialen und periösophagealen Nn. splanchnici aus dem Plexus coeliacus (Abb. 16). Verwoben mit Fasern des parasympathischen Plexus cervicalis und thoracalis, benutzt das sympathische Nervensystem auch die Nn. vagi als Träger für einige seiner Fasern [19].

Die Versorgung der *Pars parasympathica* erfolgt über den X. Hirnnerven, den N. vagus. Dieser ist ein gemischter Nerv, der neben motorischen Anteilen für die Muskulatur auch sensorische Fasern aus dem Ganglion nodosum führt. Die Kontraktion der quergestreiften Muskulatur ist völlig abhängig vom neuralen Input von Neuronen des in der Medulla oblongata liegenden, dem N. vagus zugehörenden N. ambiguus [10]. Einige Fasern begleiten den N. vagus auf seinem Weg nach kaudal und werden dann im N. laryngeus recurrens gefunden; andere verästeln sich auf Höhe des Ganglion nodosum, um den Pharynx zu innervieren. Sie enden alle an den motorischen Endplatten der quergestreiften Muskelfasern, so auch an denen des UES [10].

Die autonomen parasympathischen präganglionären Neuronen, die die glatte Muskulatur des tubulären Ösophagus und den LES versorgen, entspringen im dorsalen motorischen Nucleus des N. vagus. Ihre Fasern verlaufen mit dem N. vagus, verästeln sich in ösophageale Plexus auf verschiedener Höhe, ehe sie mit postganglionären Neuronen der intramuralen Plexus Synapsen bilden.

Die intramuralen Neuronen sind in 2 Plexus angeordnet, der eine liegt zwischen der Längs- und Ringmuskelschicht (Auerbachplexus, auch Plexus myentericus), der andere liegt in der Submukosa (Meissner-Plexus, auch Plexus submucosus).

Motorische Störungen bestehen bei älteren Personen recht häufig. Möglicherweise hängt dies mit einer signifikanten Abnahme der Ganglienzellen in den Auerbach-Plexus zusammen. So fanden Eckardt und LeCompte [13] bei alten Personen nur 1685 ± 116 Ganglienzellen pro Quadratzentimeter Ösophagusmuskulatur gegenüber 2252 ± 217 ($p < 0{,}05$) bei jungen Menschen.

Die bekannten und vermuteten Funktions- und sensorischen Mechanismen der verschiedenen Anteile des Nervensystems in bezug auf den Schluckabauf im Ösophagus und die Motilität des gesamten Intestinums wurden in den letzten Jahren von verschiedenen Autoren im Detail erläutert [7, 10, 35].

Rechter und linker N. vagus kommen als kräftige Stämme aus dem entsprechenden Foramen jugulare und ziehen entlang und zwischen den großen

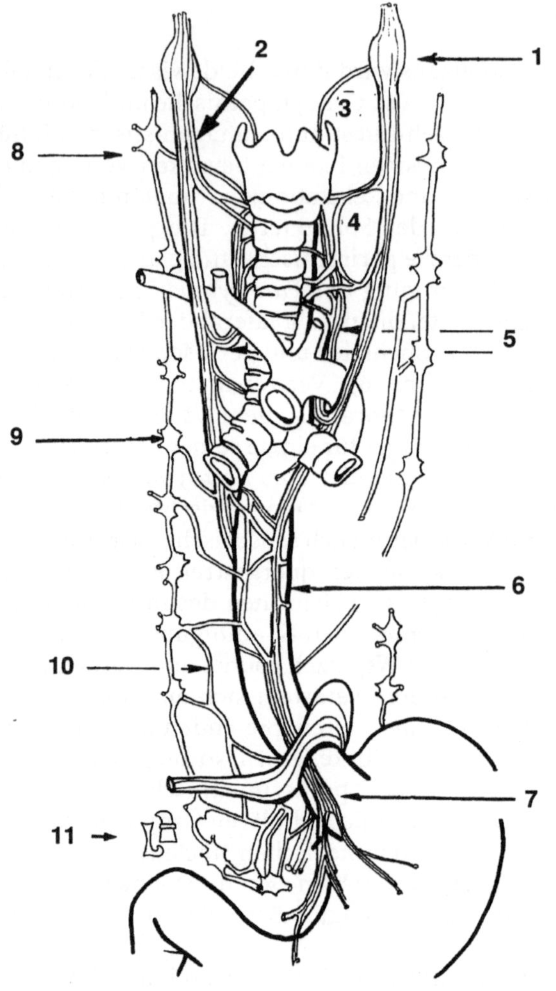

Abb. 16. Parasympathisches Nervensystem des Ösophagus mit Ganglion nodosum *(1)*, N. vagus *(2)*, Rami für den Plexus pharyngeus *(3)*, N. laryngeus superior *(4)*, N. laryngeus inferior recurrens *(5)*, Plexus oesophageus *(6)*, Truncus vagalis anterior und posterior *(7)*. Sympathisches Nervensystem mit Grenzstrang *(8)*, Ganglion cervicale *(9)*, Nn. splanchnici *(10)* und Plexus coeliacus *(11)*

Halsgefäßen (rechte und linke A. carotis communis, V. jugularis interna). Sie senden jeweils einen kräftigen Ast, den *N. laryngeus inferior recurrens*, rückläufig zur oberen Hälfte des Ösophagus und zum Pharynx. Dabei umschlingt der rechte Recurrens normalerweise die A. subclavia und der linke den Aortenbogen (s. Abb. 16), dies jeweils von ventral nach dorsal, um sich dann dem Ösophagus und der Trachea zu nähern und in leicht geschlängeltem Verlauf im lateralen periösophagealen oder peritrachealen Gewebe nach kranial zum Kehlkopf zu ziehen. Beide Nn. recurrentes geben in regelmäßigen Abständen Äste zum Ösophagus und zur Trachea ab (s. Abb. 16).

Auf ihrem Weg nach kaudal teilen sich beide Vagusstämme auf Höhe der Bifurcatio tracheae hinter den Lungenhili in ein Netz von Faszikeln; diese bilden den Plexus pulmonalis und das den proximalen Abschnitt der unteren Ösophagushälfte umschließende periösophageale Netzwerk [1]. Dieses hat weite Maschen und kräftige Faszikel von 1–4 mm Dicke. Vor dem Diaphragma formieren sich die Faszikel wieder zu meist 2 Stämmen, die gemeinsam mit dem Ösophagus durch das Diaphragma nach kaudal ziehen. Der hintere Vagus teilt sich rasch wieder in mehrere Äste, die 2–4 cm rechts der Kardia liegen. Der vordere N. vagus verläuft in Richtung Magenvorderwand links und nahe der Kardia. Wegen dieser Position werden bei chirurgischen Eingriffen die Nn. vagi gelegentlich verletzt. Dies kann eine neurogene Dysphagie des Ösophagus verursachen. Komplette trunkuläre Vagotomie vermag die Funktion des LES zum Erliegen bringen [8, 38]. Selektive Denervierung des terminalen Ösophagus bis 7 cm oberhalb des Mageneingangs, wie sie z. B. bei der proximal selektiven Vagotomie gehandhabt wird, beeinträchtigt dagegen weder den LES-Tonus noch seine Kompetenz [8, 10].

Lagebezug: Orientierungspunkte, Strukturen und Organe mit klinischer Bedeutung

Bei der radiologischen und CT-Diagnostik von Ösophaguserkrankungen sind die Knochen der Wirbelsäule und die benachbarten Organe wesentliche Hilfen für die Lokalisation von Ösophagusstenosen oder -tumoren.

Ösophagus und Trachea beginnen auf gleicher Ebene an der radiologisch sichtbaren Cartilago cricoidea bzw. zwischen dem 5. und 6. Halswirbelkörper (s. Abb. 1). Auf seinem kraniokaudalen Weg steht der Ösophagus mit einigen wichtigen Organen und Strukturen in enger topographischer Lagebeziehung. Diese können bei chirurgischen Eingriffen leicht verletzt werden und Komplikationen verursachen. Trotz umfangreicher Beschreibung z. B. in Pernkopfs „Topographischer Anatomie" [41] oder „Gray's Anatomy" [19] bleibt für den Chirurgen im allgemeinen die anatomische Literatur auf diesem Sektor sehr unübersichtlich. Die entsprechenden Abbildungen helfen kaum, weil der chirurgische Zugang zum Ösophagus lateral liegt und die Thoraxhöhle entweder von ventral gezeigt wird, wobei das Herz zudem den Ösophagus verdeckt, oder von dorsal, einer Sicht, die für ihn unbrauchbar ist. Zu beachten ist, daß im Hals die seitenentsprechenden Anteile und Gefäße der Schilddrüse, die A. carotis communis, die V. jugularis, der rechte und linke N. vagus den Ösophagus überdecken, und daß zwischen Ösophagus und Trachea die bilateralen Nn. recurrentes und links, im unteren Halsbereich, den Ductus thoracicus verlaufen.

Zwischen Thoraxapertur (1. BWK) und trachealer Bifurkation (4.–6. BWK) bleibt der Ösophagus mit der Trachea vorne und der prävertebralen Faszie hinten in enger Lagebeziehung. Links vor ihm verlaufen zunächst die großen Halsgefäße, dahinter sehr nahe und leicht verletzlich die linke Pleura und der Ductus thoracicus. Rechts, in etwas größerer Distanz, liegen die großen Halsgefäße, die rechte Pleura und etwas weiter kaudal der auf die rechte Seite wechselnde Ductus thoracicus und der rechte Lungenhilus.

In der Rinne zwischen Speiseröhre und Trachea, häufiger jedoch einer dieser beiden Strukturen seitlich direkt aufliegend, ziehen jeweils lateral im periösophagealen oder trachealen Bindegewebe die Nn. laryngei inferiores (recurrentes) zum Kehlkopf nach kranial (s. Abb. 16). Sie entstammen der Aufteilung der Nn. vagi im Thorax, wobei sich aus Gründen der embryonalen Entwicklung der N. recurrens rechts um die A. subclavia (2. BWK) und links um den Aortenbogen (3.–4. BWK) schlingt.

Infolge der gelegentlich recht festen Verankerung der Speiseröhre oberhalb und im Bereich der Bifurkatio an die Trachea kann deren membranöser Teil einreißen, insbesondere bei lokalem Tumoreinbruch und Zug an den Strukturen. Dasselbe gilt für die genau über den rechten Hauptbronchus nach links verlaufende V. azygos (5. BWK). Hier besteht unter diesen Gegebenheiten v. a. bei der transabdominalen Ösophagektome [39, 40, 49], ein enorm hohes, meist fatal ausgehendes Blutungsrisiko durch Einreißen.

Auf der linken Seite des Körpers überqueren Aortenbogen und linker Hauptbronchus die Speiseröhre (s. Abb. 1). Es schließt sich vorne das Perikard mit dem linken Vorhof des Herzens an. Dorsal schieben sich nach kaudal nun eine Reihe von Strukturen zwischen Speiseröhre und Wirbelsäule: V. azygos, V. hemiazygos, Ductus thoracicus, Aorta descendens und rechter Vagusstamm (s. Abb. 1). Beidseits liegen die Pleurae parietales, von denen die rechte gelegentlich als verlängerter Rezessus hinter den Ösophagus reicht.

Nach Durchtritt durch den Hiatus des Zwerchfells (10. BWK) liegen im abdominalen Abschnitt ein kleines Segment des linken Leberlappens ventral, die beiden Zwerchfellpfeiler und die Aorta dorsal des Ösophagus.

Die Vorderfläche des Ösophagus geht stufenlos in die kleine Magenkurvatur über. Den Übergang in den Magenfundus markiert in vivo eine mobile, im Nekrosiepräparat eine fixierte Kerbe, die Incisura cardiaca. Diese liegt auf Höhe des 11. und 12. BWK.

Engstellen

Kompression durch benachbarte Organe verursachen röntgenologisch und endoskopisch identifizierbare Engstellen. Von den zur Orientierung gebrauchten Schneidezähnen liegt die durch den Kehlkopf verursachte Impression 15 cm, die durch den Aortenbogen bedingte 22 cm und die durch das Diaphragma verursachte 40 cm entfernt (s. Abb. 1).

Zwei weitere Engstellen entstehen funktionell; sie entsprechen den beiden Sphinkteren und sind durch intraluminale Druckmessungen (Manometrie) nachzuweisen. Sie liegen 14–16 cm und 40–45 cm von der Zahnreihe entfernt (s. Abb. 1).

Literatur

1. Aharinejad S, Firbus W (1989) Die Innervation des menschlichen Ösophagus. Acta Anat 136:115–120
2. Akiyama H (1980) Surgery for carcinoma of the esophagus. Curr Probl Surg 17:53–120
3. Bombeck CT, Nyhus LM, Donahue PhE (1991) How far should the myotomy extend on the stomach? In: Giuli R, McCallum RW, Skinner DB (eds) Primary motility disorders of the esophagus. Libbey Eurotext, Paris London, pp 455–456
4. Butler H (1951) The veins of the esophagus. Thorax 6:276–296
5. Cameron AJ, Lomboy CT (1992) Barrett's esophagus: age, prevalence, and extent of columnar epithelium. Gastroenterology 103:1241–1245
6. Christensen J (1991) What are the differences between peristalsis in the striated muscle part of the esophagus and that in the smooth muscle part? In: Giuli R, McCallum RW, Skinner DB (eds) Primary motility disorders of the esophagus. Libbey Eurotext, Paris London Rome, pp 164–166
7. Costa M, Brookes, SJH (1994) The enteric nervous system. Am J. Gastroenterol 89:129–137
8. Csendes A, Oster M, Brandsborg O et al. (1989) The effect of vagotomy on human gastroesophageal sphincter pressure in the resting state and following increases in intraabdominal pressure. Surgery 85:419–424
9. Csendes A, Maluenda F, Braghetto I, Csendes P, Henriquez A, Quesada MS (1993) Location of the lower oesophageal sphincter and the squamous columnar mucosal junction in 109 healthy controls and 778 patients with different degrees of endoscopic oesophagitis. Gut 34:21–27
10. Diamant NE (1989) Physiology of esophageal motor function. Gastroent Clin North Am 18:179–194
11. Dodds WJ, Stewart ET, Hodges D, Steff JJ, Arndorfer RC (1983) Movement of the feline esophagus associated with respiration and peristalsis. J Clin Invest 52:1–13
12. Duranceau A, Liebermann-Meffert D (1991) Embryology, anatomy, and physiology of the esophagus. In: Orringer MB, Zuidema GD (eds) Shackelford's surgery of the alimentary tract, vol 1, The esophagus, 3rd edn. Saunders, Philadelphia London Toronto Montreal Sydney Tokyo, pp 3–49
13. Eckardt VF, LeCompte PhM (1978) Esophageal ganglia and smooth muscle in the elderly. Dig Dis Sci 23:443–448
14. Eckardt VF, Nix W, Kraus W, Bohl J (1986) Esophageal motor function in patients with muscular dystrophy. Gastroenterology 90:628–635
15. Eliska O (1973) Phreno-oesophageal membrane and its role in the development of hiatal hernica. Acat Anat (Basel) 86:137–150
16. Ellis FH, Watkins jr E, Gibb SP, Heatly GJ (1992) Ten to 20 year clinical results after short esophagectomy without an antireflux procedure (modified Heller operation) for esophageal achalasia. Eur J Cardio-thoracic Surg 6:86–90
17. Friedland GW (1978) Historical review of the changing concepts of lower esophageal anatomy: 430 B.C. – 1977. Am J Roentgenol 131:373–388
18. Fyke FE, Code CF, Schlegel JF (1956) The gastroesophageal sphincter in healthy human beings. Gastroenterologia (Basel) 86:135–150
19. Gray's anatomy. Warwick R, Williams PL (eds) 35th ed. Longman, Edinburgh, 1978
20. Haagensen CD, Feind CR, Herter FP (eds) 1972) The lymphatics in cancer. Saunders, Philadelphia
21. Häberle B (1996) Lagebeziehungen und Haftstrukturen zwischen Ösophagus und Trachea, Pleura, Gefäßen und Nerven im Mediastinum. Chirurgisch-anatomische Aspekte. Dissertation, München
22. Henderson JAM, Péloquin AJM (1989) Reviews. Boerhaave syndrom revisited: spontaneous esophageal perforation as a diagnostic masquerader. Am J Med 86:559–457
23. Hölscher AH, Siewert JR (1990) Endobrachyesophagus. In: Siewert JR, Harder F, Allgöwer M, Blum AL, Creutzfeldt W, Hollender LF, Peiper HJ (Hrsg) Chirurgische Gastroenterologie, Bd 2, 2. Aufl. Springer, Berlin Heidelberg New York Tokyo, S. 541–549

24. Idanov DA (1959) Anatomie du canal thoracic et des principaux collecteurs lymphatiques du tronc chez l'homme. Acta Anat 37 : 20 – 47
25. Laimer E (1883) Beitrag zur Anatomie des Oesophagus. Med Jahrb (Wien): 333 – 388
26. Lehnert Th, Erlandson A, Decosse JJ (1985) Lymph and blood capillaries of the human gastric mucosa. A morphologic basis for metastasis in early gastric carcinoma. Gastroenterology 89 : 939 – 950
27. Liebermann-Meffert D, Allgöwer M, Schmid P, Blum AL (1979) Muscular equivalent of the lower esophageal sphincter. Gastroenterology 76 : 31 – 38
28. Liebermann-Meffert D, Heberer M, Allgöwer M (1985) The muscular counterpart of the lower esophageal sphincter. In: DeMeester TR, Skinner DB (eds) Esophageal disorders: pathology and therapy. Raven Press, New York, pp 1 – 7
29. Liebermann-Meffert D, Lüscher U, Neff U, Rüedi ThP, Allgöwer M (1987) Esophagectomy without thoracotomy: is there a risk of intramediastinal bleeding? A study on blood supply of the esophagus. Ann Surg 206 : 184 – 192
30. Liebermann-Meffert D, Geisdörfer K: Is the transition of striated into smooth muscle precisely known? In: Giuli R, McCallum RW, Skinner DB (eds) (1991) Primary motility disorders of the esophagus. Libbey Eurotext, Paris London Rome, pp 108 – 112
31. Liebermann-Meffert D, Siewert JR (1992) Arterial anatomy of the esophagus. A review of literature with brief comments on clinical aspects. Gullet 2 : 3 – 10
32. Liebermann-Meffert D, Brauer RB (1995) Surgical anatomy of the human distal esophagus and cardia. In: Wastell Ch, Nyhus LM, Donahue PE (eds) Surgery of the esophagus, stomach, and small intestine, 5th edn, Little Brown, Boston New York Toronto London, pp 32 – 44
33. Liebermann-Meffert D, Brauer RB (1995) Vascular anatomy and innervation of the distal esophagus and cardia. In: Wastell Ch, Nyhus LM, Donahue PE (eds) Surgery of the esophagus, stomach, and small intestine, 5 th edn, Little Brown, Boston New York Toronto London, pp 45 – 54
34. Liebermann-Meffert D (1995) Anatomy, embryology, and histology. In: Pearson FG, Deslauriers J, Ginsberg RJ, Hiebert CA, McKneally MF, Urschel HC (eds) Esophageal Surgery, Churchill Livingstone, New York Edinburgh London Melbourne Tokyo, pp 1 – 25
35. Lynn RB (1992) Mechanisms of esophageal pain. Am J Med 92 [5A]: 11S – 19S
36. Mattioli S, Pilotti V, Felice V, DiSimone M, D'Ovidio F, Gozzetti G (1993) Intraoperative study on the relationship between the lower esophageal sphincter pressure and the muscular components of the gastro-esophageal junction in achalasic patients. Ann Surg 218 : 635 – 639
37. Müller G (1976) Funktionelle Anatomie des Oesophagus und seiner Übergänge. In: Siewert JR, Blum AL, Waldeck F (Hrsg) Funktionsstörungen der Speiseröhre. Springer, Berlin Heidelberg New York, S 3 – 15
38. Orlando RC (1994) Esophageal epithelial defences against acid injury. Am J Gastroenterol 89 : S48 – S52
39. Orringer MB, Orringer JS (1983) Esophagectomy without thoracotomy: A dangerous operation? J Thorac Cardiovasc Surg 85 : 72 – 80
40. Orringer MB (1991) Complications of esophageal surgery. In: Orringer MB, Zuidema GD (eds) Shackelford's surgery of the alimentary tract, vol 1, The esophagus. 3rd edn, Saunders, Philadelphia London Toronto Montreal Sydney Tokyo, pp 434 – 459
41. Pernkopf F (1937) Topographische Anatomie des Menschen. Lehrbuch und Atlas der regionär-stratigraphischen Präparation. I. Bd: Allgemeines, Brust und Brustgliedmaße. Urban & Schwarzenberg, Berlin Wien
42. Pope CE jr (1967) A dynamic test of sphincter strength: its application to the lower esophageal sphincter. Gastroenterology 52 : 779 – 786
43. Preiksaitis HG, Tremblay L, Diamant NE (1991) Regional differences in the in vitro behaviour of muscle fibers from the human lower esophageal sphincter. J Gastrointest Motility 3 : 195 – 201
44. Sakata K (1903) Über die Lymphgefäße des Ösophagus und über seine regionalen Lymphdrüsen mit Berücksichtigung der Verbreiterung des Carzinoms. Mitt Grenzgebiete Med Chir 11 : 634 – 682

45. Samelson SL, Bombeck CT, Nyhus LM (1985) Lower esophageal sphincter competence: anatomic physiologic correlation. In: DeMeester TR, Skinner DB (eds) Esophageal disorders: pathology and therapy. Raven Press, New York, pp 39–43
46. Savary M, Miller G (1978) The esophagus. Handbook and Atlas of Endoscopy. Gassmann, Solothurn
47. Siewert JR, Jennewein HM, Waldeck F (1973) Experimentelle Untersuchungen zur Funktion des unteren Oesophagussphinkters nach Intrathorakalverlagerung, Myotomie und zirkulärer Myektomie. Bruns Beitr Klin Chir 22 : 818–828
48. Siewert JR, Blum AL (1990) Divertikel. In Siewert JR, Harder F, Allgöwer M, Blum AL, Creutzfeldt W, Hollender LF, Peiper HJ (Hrsg) Chirurgische Gastroenterologie, Bd 2, 2. Aufl. Springer, Berlin Heidelberg New York Tokyo, S 492–498
49. Siewert JR, Liebermann-Meffert D, Fekete F, Dittler HJ, Fink U, Lukas P, Ries G (1990) Oesophaguscarcinom. In: Siewert JR, Harder F, Allgöwer M, Blum AL, Creutzfeldt W, Hollender LF, Peiper HJ (Hrsg) Chirurgische Gastroenterologie, Bd 2, 2. Aufl. Springer, Berlin Heidelberg New York Tokyo, S 591–660
50. Stein HJ, DeMeester TR, Naspetti R, Jamieson J, Perry RE (1991) Three dimensional imaging of the lower esophageal sphincter in gastroesophageal reflux disease. Ann Surg 214 : 374–384
51. Stein HJ, Liebermann-Meffert D, DeMeester TR, Schneider GT, Siewert JR (1991) Three-dimensional pressure image and muscular structure of the human lower esophageal sphincter. Ann Surg 214:374–384
52. Stein HJ, Korn O, Liebermann-Meffert D (1995) Manometric vector volume analysis to assess lower esophageal sphincter function. Ann Chir Gynaec 84:54–62
53. Vianna A, Hayes PC, Moscoso G, Driver M, Portmann B, Westaby D, Williams R (1987) Normal venous circulation of the gastroesophageal junction. A route of understanding varices. Gastroenterology 93 : 876–889
54. Williams DB, Payne WS (1982) Observations on esophageal blood supply. Mayo Clin Proc 57 : 448–453
55. Winans CS, Harris LD (1967) Quantitation of lower esophageal sphincter competence. Gastroenterology 52 : 73–78
56. Winans CS (1972) Manometric asymmetry of the lower esophageal high pressure zone. Gastroenterology 62 : 830–831
57. Zschiesche W (1963) Kompensationsmechanismen des menschlichen Ductus thoracicus bei Lymphabflußstörungen. Fortschr Med 81 : 869–872
58. Zweifach BW, Prather JW (1975) Manipulation of pressure in terminal lymphatics in the mesentery. Am J Physiol 228:1326–1335

3

Physiologie und Pathophysiologie

H. J. Stein

Die tubuläre Speiseröhre des erwachsenen Menschen ist ein ca. 24–27 cm langer Muskelschlauch mit tonisch kontrahierten Sphinkteren an ihrem proximalen und distalen Ende. Die Funktion der tubulären Speiseröhre kann am besten mit einer artesischen Pumpe verglichen werden, die die Nahrung gegen ein Druckgefälle vom intrathorakalen Ösophagus mit seinem negativen Ruhedruck (ca. –6 mmHg) in den Magen mit seinem positiven Ruhedruck (ca. +6 mmHg) transportiert. Die Ventile oder Sphinkteren dienen als Barriere zwischen Kompartimenten mit unterschiedlichem Ruhedruck (Abb. 1, 2). Der Transport eines Nahrungsbolus vom Pharynx in den Magen und die Verhinderung von Reflux aus dem Magen erfordert ein koordiniertes

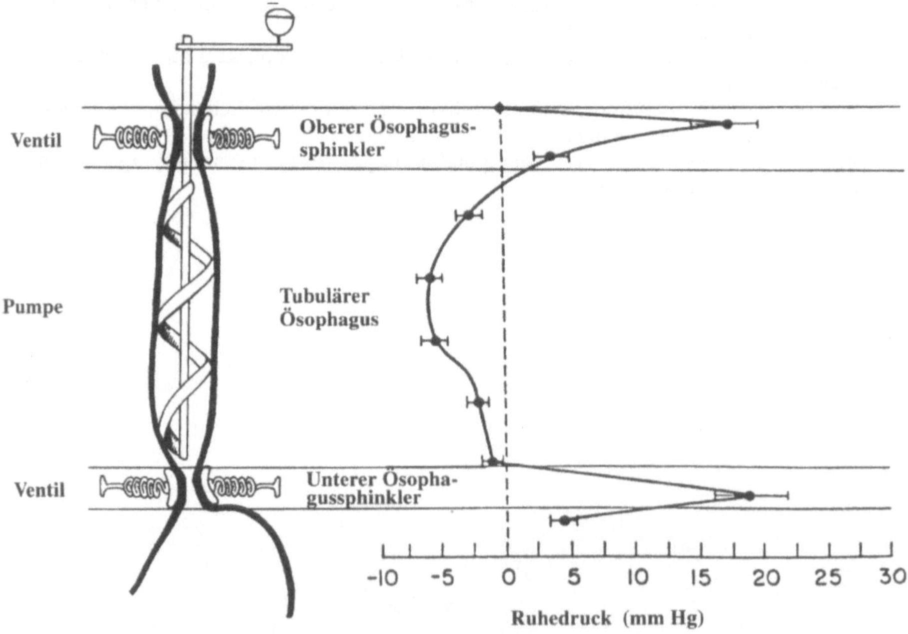

Abb. 1. Schematische Darstellung der topographischen Anatomie und des Ruhedruckprofils des oberen Gastrointestinaltrakts beim Erwachsenen

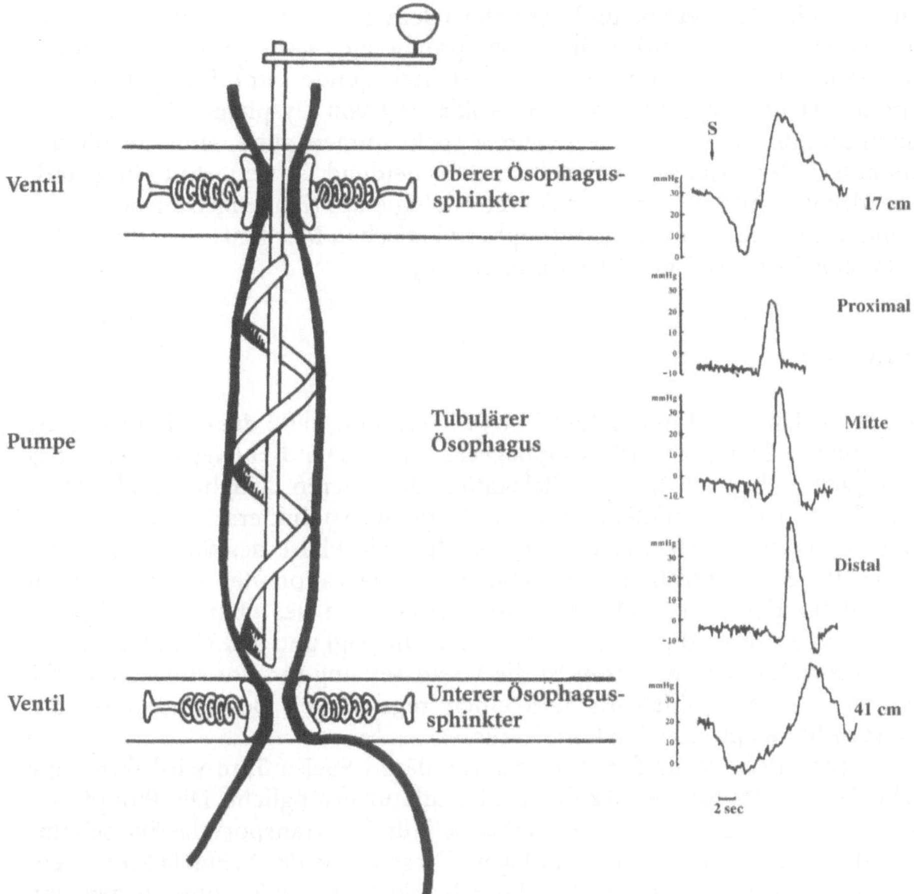

Abb. 2. Mechanisches Modell und manometrische Funktion der menschlichen Speiseröhre und ihrer Sphinkteren beim Schluckakt

Zusammenspiel zwischen der Pumpe des tubulären Ösophagus und dem proximalen und distalen Ventil. Eine Dysfunktion der tubulären Speiseröhre und/oder eine fehlende oder unkoordinierte Relaxation des proximalen oder distalen Sphinkters behindert den Nahrungstransport. Ein verringerter Widerstand des unteren Ösophagussphinkters führt unweigerlich zum Reflux von Mageninhalt.

Dysphagie ohne eine manifeste Obstruktion in der Endoskopie oder Röntgen-Kontrastdarstellung ist das Leitsymptom der ösophagealen Motilitätsstörungen. Das Symptom „nichtobstruktive Dysphagie“ allein erlaubt jedoch genausowenig die Diagnose einer Motilitätsstörung wie das Fehlen dieses Symptoms eine Motilitätsstörung ausschließt. Vielmehr können Motilitätsstörungen, gastroösophagealer Reflux und extraösophageale Erkrankungen häufig dieselben unspezifischen Symptome wie Regurgitation, Sodbrennen, epigastrische Schmerzen und retrosternalem Druck hervorrufen. Darüber hinaus wird die Perzeption dieser Symptome auch ganz wesentlich von der Adaptation des Patienten an die zugrundeliegende Funktionsstörung beeinflußt. Demzufolge erfordert die Abklärung von Dysphagie, Sodbrennen, Regurgitation oder retrosternalem Druck immer auch eine detaillierte Anamnese der Essensgewohnheiten. Entscheidend ist weiterhin ein grundlegendes Verständnis der normalen Physiologie des Nahrungstransports vom Mund in den Magen und der pathophysiologischen Mechanismen, die zu den genannten Beschwerden führen können [24].

Physiologie

Der Schluckakt wird in der Regel in 3 Phasen eingeteilt: die orale Phase, die pharyngeale Phase und die ösophageale Phase. Die *ösophageale Phase* des Schluckaktes beginnt mit der Relaxation des oberen Ösophagussphinkters und endet mit dem Schluß des unteren Ösophagussphinkters nach Passage des Nahrungsbolus in den Magen. Die ösophageale Phase des Schluckaktes ist komplett reflexkontrolliert. Die efferente Innervation der quergestreiften Muskulatur des oberen Ösophagussphinkters und des oberen Ösophagusdrittels erfolgt über direkte Fasern aus den Nn. vagi und den Nn. recurrentes. Die Integrität der Innervation ist die Voraussetzung für eine normale Funktion des oberen Sphinkters und einen regelrechten Bolustransport vom Pharynx in den proximalen Ösophagus.

Die propulsive Pumpfunktion der tubulären Speiseröhre wird durch die helikale Anordnung der zirkulären Muskulatur ermöglicht. Die Pumpfunktion der tubulären Speiseröhre ist essentiell für den Transport des Speisebolus vom distalen Ösophagus in den Magen. Diese Phase des Schluckaktes ist ein aktiver, energieverbrauchender Prozeß, da der Speisebolus gegen ein Druckgefälle von etwa 12 mmHg (von −6 mmHg intraösophagealer Ruhedruck auf +6 mmHg intragastraler Ruhedruck) transportiert werden muß (s. Abb. 1). Eine effektive und koordinierte Pumpaktion der glatten Muskulatur der distalen Speiseröhre ist somit erforderlich.

Die peristaltische Welle im tubulären Ösophagus generiert in der Regel einen Spitzendruck zwischen 30 und 150 mmHg. Der Spitzendruck steigt von proximal nach distal an (s. Abb. 2). Eine *primäre peristaltische Kontraktionssequenz*, d.h. eine durch einen bewußten Schluckakt eingeleitete Kontraktionssequenz, läuft nach initialer Inhibition der gesamten Ösophagusmuskulatur mit einer Propagationsgeschwindigkeit von ca. 2–4 cm/s von proximal nach distal und erreicht den unteren Ösophagussphinkter ca. 7–9 s nach Beginn des Schluckes (s. Abb. 2) [20]. Die Propagationsgeschwindigkeit der peristaltischen Welle ist von der Größe, der Viskosität und der Temperatur des geschluckten Bolus abhängig. Wenn genügend lange Pausen (mehr als 20 s) zwischen den einzelnen Schlucken eingehalten werden, resultiert ein gleicher Bolus in der Regel in einer identischen peristaltischen Kontraktionssequenz. Beim raschen Schlucken (alle 10–20 s) nimmt die Kontraktionsamplitude mit jedem konsekutiven Schluck ab. Erfolgt das Schlucken in noch schnellerer Sequenz (weniger als 10 s Pause zwischen den einzelnen Schluckakten), bleibt der tubuläre Ösophagus relaxiert, und eine peristaltische Welle wird nur für den letzten der konsekutiven Schlucke initiiert. Dieses Phänomen wird als „postdeglutitive Inhibition" bezeichnet.

Das Fortschreiten der peristaltischen Welle in der tubulären Speiseröhre wird durch eine sequentielle Aktivierung der Muskulatur aus dem Schluckzentrum über efferente Vagusfasern gesteuert. Eine Kontinuität der Ösophagusmuskulatur ist hierfür nicht erforderlich, solange die vagale Innervation intakt bleibt. Wird die Ösophagusmuskulatur durchtrennt, dann setzt sich die peristaltische Welle distal der Durchtrennungstelle ohne Unterbrechung fort, vorausgesetzt, die Innervation bleibt intakt. Afferente Impulse aus Rezeptoren der Ösophaguswand sind für einen geordneten Ablauf der primären peristaltischen Welle nicht notwendig. Eine Distension an jeder Lokalisation im tubulären Ösophagus führt jedoch zu einer Kontraktionssequenz, die mit dem Verschluß des oberen Ösophagussphinkters beginnt und über die gesamte Länge der Speiseröhre verläuft. Diese sogenannte *sekundäre Peristaltik* tritt unabhängig von einer Stimulation des Pharynx auf und wird nicht vom ZNS gesteuert. Die sekundäre Peristalsis stellt somit einen lokalen Reinigungsreflex des tubulären Ösophagus dar. Neuere Untersuchungen zeigen jedoch, daß die Rolle der sekundären Peristalsis für die „Clearance-Funktion" der tubulären Speiseröhre bei der Refluxkrankheit nicht ausschlaggebend ist. Vielmehr wird hier die „Clearance" überwiegend durch primäre Peristaltik gewährleistet [4].

Der *untere Ösophagussphinkter* separiert beim Menschen den Magen mit seinem positiven Ruhedruck vom negativen Ruhedruck des tubulären Ösophagus (s. Abb. 1) [14, 27]. Im Ruhezustand ist der Sphinkter aktiv geschlossen und verhindert somit Reflux von Mageninhalt in den Ösophagus. Beim Schluckakt relaxiert der Sphinkter und ermöglicht damit eine ungehinderte Nahrungspassage. Die Relaxation des unteren Ösophagussphinkters beginnt mit der Einleitung des pharyngealen Schluckes und wird erst durch das Eintreffen der peristaltischen Welle am gastroösophagealen Übergang beendet (s. Abb. 2). Mageninhalt, der während der Sphinkterrelaxation in den distalen Ösophagus refluieren kann, wird somit durch die peristaltische Welle gemeinsam mit dem Nahrungsbolus in den Magen befördert. Führt ein pharyngealer Schluckakt nicht zu einer peristaltischen Welle, bleibt die Schutzwirkung der peristaltischen Welle; es kommt zu einer Refluxepisode. Gemeinsam mit der postprandialen Dilatation des Magens ist dieses Phänomen für die sogenannten „inadäquaten", „transienten" oder „spontanen Relaxationen" des unteren Ösophagussphinkters verantwortlich. „Inadäquate Sphinkterrelaxationen" sind die wesentliche Ursache des physiologischen Refluxes beim Gesunden [1, 12, 22].

Pathophysiologie

Eine gestörte propulsive Aktivität der tubulären Speiseröhre und/oder eine Dyskoordination zwischen Peristaltik der tubulären Speiseröhre und Re-

Tabelle 1. Primäre und sekundäre Motilitätsstörungen der Speiseröhre

Primäre Motilitätsstörungen
Achalasie
Diffuser Ösophagusspasmus
„Nußknackerösophagus"
Hypertensiver unterer Ösophagussphinkter
Unspezifische Motilitätsstörungen
Sekundäre ösophageale Motilitätsstörungen
Kollagenerkrankungen und Vaskulitiden (progressive Sklerodermie, Polymyositis und Dermatomyositis, „mixed connective tissue disease", systemischer Lupus Erythematodes u.a.)
Chronisch ideopathische Pseudoobstruktion
Neuromuskuläre Erkrankungen
Diabetes mellitus
Schilddrüsenerkrankungen
Paraneoplastische Prozesse
Alkoholismus
Refluxkrankheit
Infektionen
Bestrahlungsschäden
Medikamenteninduziert

laxation des unteren Ösophagussphinkters sind die wesentlichen pathophysiologischen Korrelate der ösophagealen Motilitätsstörungen. Diese Motilitätsstörungen betreffen entweder direkt und ausschließlich den Ösophagus *(primäre Motilitätsstörungen)* oder resultieren aus einer neurologischen, muskulären, systemischen oder sonstigen anderen Erkrankung *(sekundäre Motilitätsstörungen)* (Tabelle 1).

Primäre Motilitätsstörungen

Mit der Einführung der Standardmanometrie des Ösophagus wurde eine Reihe von primären Motilitätsstörungen als separate Erkrankungen definiert und klassifiziert. Es handelt sich hierbei um die „Achalasie", den „diffusen Ösophagusspasmus", den sog. „Nußknackerösophagus", den „hypertensiven unteren Ösophagussphinkter" und die große Gruppe der „unspezifischen Motilitätsstörungen" [5, 29].

Die *Achalasie* ist die wohl am besten charakterisierte Motilitätsstörung der tubulären Speiseröhre und des untere Ösophagussphinkters. Pathophysiologie und Diagnostik der Achalasie sind unter Kapitel 4 detailliert dargestellt.

Der *diffuse Ösophagusspasmus* ist klinisch durch episodenhafte retrosternale Schmerzen und nichttobstruktive Dysphagie für feste und flüssige Nahrung gekennzeichnet. Im Vergleich zur Achalasie ist die Dysphagie beim diffusen Ösophagusspasmus in der Regel jedoch weniger stark ausgeprägt, während retrosternale Schmerzen häufiger beschrieben werden. Der klassische, symptomatische diffuse Ösophagusspasmus ist selten und kommt mit ca. 1 Patienten pro 100 000 Einwohner etwa 10mal weniger häufig vor als die Achalasie. Die Ätiologie und die neuromuskulären Mechanismen, die dem diffusen Ösophagusspasmus zugrundeliegen, sind unklar. Eine Hypertrophie der Ösophagusmuskulatur und Degeneration von Nervenfasern wurden in Einzelfällen beschrieben, diese Veränderungen treten jedoch nicht konstant auf [9]. Das wesentliche Merkmal des diffusen Ösophagusspasmus sind intermittierend auftretende simultane und repetitive Kontraktionen im tubulären Ösophagus. Im Gegensatz zur klassischen Achalasie besteht aber bis zu einem gewissen Grad noch peristaltische Aktivität [10]. Der untere Ösophagussphinkter zeigt bei Patienten mit diffusem Ösophagusspasmus in der Regel einen normalen Ruhedruck mit vollständiger und koordinierter schluckreflektorischer Relaxation [19]. Ein hypertensiver Sphinkter mit inkompletter Relaxation kann jedoch ebenfalls vorkommen. Die manometrischen Veränderungen des diffusen Spasmus betreffen entsprechend der Verteilung der glatten Muskulatur in der Regel die distalen $^{2}/_{3}$ der tubulären Speiseröhre. Ein segmentales Auftreten der typischen Motilitätsveränderungen, d.h. beschränkt auf weniger als 5 cm der distalen Speiseröhre, wurde ebenfalls beschrieben. Gelegentlich kann ein segmentaler oder diffuser Ösophagusspasmus auch zur Ausbildung eines epiphrenischen Divertikels führen (Abb. 3).

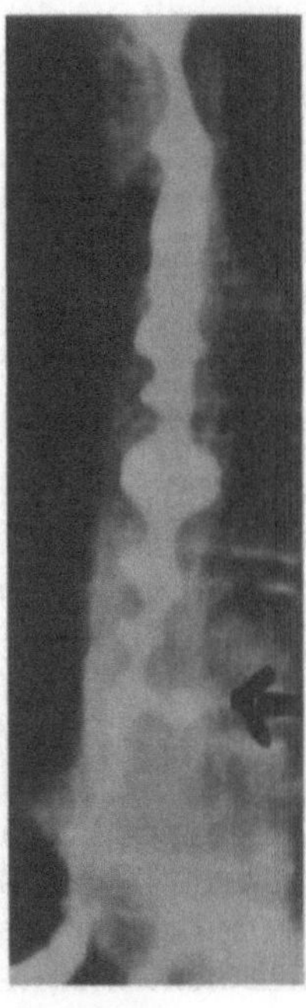

Abb. 3. Abschnürung eines epiphrenischen Divertikels bei einem Patienten mit klassischem diffusem Ösophagusspasmus *(Pfeil)*

Die manometrische Untersuchung von Patienten mit nichtkardialen retrosternalen Schmerzen zeigt häufig peristaltische Kontraktionen von hoher Amplitude oder langer Dauer [3, 11]. In den späten 1970ern wurde für diesen manometrischen Befund der Begriff des „Nußknackerösophagus" oder „Supersqueezer-Ösophagus" geprägt [3]. Von einigen anderen Gruppen wird diese Entität deskriptiv einfach auch als „hypertensive peristalsis" beschrieben. Die Motilitätsstörung wird dann diagnostiziert, wenn die mittlere Amplitude oder Dauer der Kontraktionen die 95ste Perzentile oder den Mittelwert + 2 Standardabweichungen der laboreigenen Normwerte übertrifft, d.h. in der Regel mehr als 180 mmHg oder länger als 7 s beträgt. Die Kontraktionsamplituden können bei diesen Patienten leicht jenseits von 400 mmHg liegen und damit die oberen Meßgrenze gängiger Manometriesysteme übersteigen. Weiterführende Untersuchungen zeigten, daß es sich beim „Nußknackerösophagus" um die wohl häufigste der primären Motilitätsstörungen handelt. Definitionsgemäß ist der Nußknackerösophagus jedoch eine rein manometrische Abnormität, die gehäuft bei Patienten mit nichtkardialem Brustschmerz nachgewiesen werden kann. Ein Kausalzusammenhang zwischen peristaltischen Kontraktionen hoher Amplitude oder langer Dauer und dem Beschwerdebild der Patienten konnte bislang nicht bewiesen werden. Der Nußknackerösophagus wird deswegen häufig nicht als eigenständiges Krankheitsbild betrachtet.

Bereits 1960 wurde von Code et al. der sog. *hypertensive untere Ösophagussphinkter* als eigenständige Motilitätsstörung bei Patienten mit retrosternalen Schmerzen und Dysphagien beschrieben [6]. Wie unter Kapitel 5 detailliert dargestellt, ist der hypertensive Sphinkter durch einen erhöhten Ruhedruck bei normaler schluckreflektorischer Relaxation des unteren Ösophagussphinkters charakterisiert. Neuere Untersuchungen zeigen, daß bei mehr als 50% der betroffenen Patienten zusätzlich eine Motilitätsstörung der distalen Speiseröhre, meist ein Nußknackerösophagus besteht. Die Ätiologie der Abnormalität, der Kausalzusammenhang zwischen den beschriebenen manometrischen Befunden und den Beschwerden des Patienten sowie die klinische Relevanz des Krankheitsbildes sind unklar.

Eine große Anzahl von Patienten mit Dysphagie oder retrosternalen Schmerzen zeigt in der Standardmanometrie abnorme Motiliätsphänomene, die jedoch nicht die Kriterien der oben beschriebenen Motilitätsstörungen erfüllen. Diese Abnormalitäten werden im allgemeinen als *unspezifische Motilitätsstörungen* klassifiziert und als Gruppe zusammengefaßt. Die klinische Bedeutung dieser manometrischen Befunde ist ebenfalls unklar.

Die Einteilung der beschriebenen Motilitätsstörungen basiert gewöhnlich auf der Analyse von 6–10 Naßschlucken, die im Rahmen einer Standardmanometrie durchgeführt werden. Die kürzlich eingeführte Technik der ambulanten 24-h-Manometrie der tubulären Speiseröhre multipliziert die zur Verfügung stehenden Kontraktionsdaten und sollte damit die Genauigkeit und Verläßlichkeit der Analyse erhöhen [24]. Die breite klinische Anwendung der ambulanten 24-h-Manometrie bei Patienten mit typischen primären Motilitätsstörungen zeigte jedoch eine überraschend große Diskrepanz zu den Be-

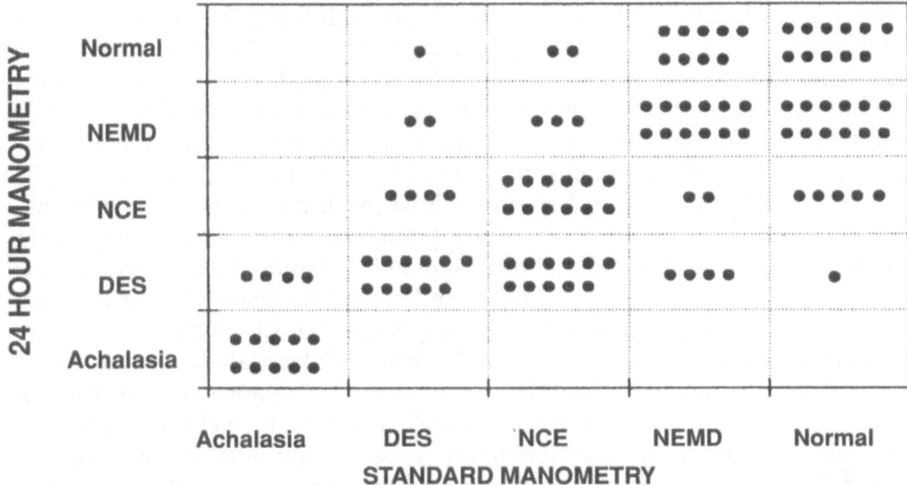

Abb. 4. Klassifizierung der Motilitätsstörungen bei 108 Patienten mit nichtobstruktiver Dysphagie anhand der Standardmanometrie *(x-Achse)* und der ambulanten 24-h-Manometrie *(y-Achse)*. Jeder *Punkt* entspricht einem Patienten. Die bei dem jeweiligen Patienten in der Standard- und ambulanten 24-h-Manometrie gestellten Diagnosen können an der x- und y-Achse abgelesen werden. *ACH* Achalasie, *DES* diffuser Ösophagusspasmus, *NCE* Nußknackerösophagus, *NEMD* unspezifische Motilitätsstörung. (Aus [23])

funden in der Standardmanometrie (Abb. 4) [23, 25]. Das Ausmaß dieser Diskrepanz zwischen Standard- und ambulanter 24-h-Manometrie weist darauf hin, daß die derzeitige Klassifikation der Motilitätsstörungen klinisch wenig relevant ist. Dies wird auch durch die Beobachtung unterstützt, daß sich im Verlauf der Erkrankung der Charakter einer Motilitätsstörung grundsätzlich ändern kann. So wurde wiederholt der Übergang eines Nußknackerösophagus zum diffusen Ösophagusspasmus und zur klassischen Achalasie berichtet [7, 17, 29]. Die primären Motilitätsstörungen der Speiseröhre wären somit nicht als separate Krankheitsbilder, sondern als Ausdrucke einer gemeinsamen zugrundeliegenden Abnormalität der Ösophagusfunktion zu betrachten. Die unterschiedlichen Kategorien der primären Motilitätsstörungen repräsentieren damit nur das weite Spektrum der Manifestationsmöglichkeiten und verschiedene Stadien ein- und derselben Erkrankung. Dieses Konzept wird durch neuere Untersuchungen unterstützt, die zeigen, daß allen primären Motilitätsstörungen eine mehr oder weniger ausgeprägte Dysfunktion der deglutitiven Inhibition zugrundeliegt. Diese Dysfunktion führt zu einer schnelleren Propagation der Kontraktionen durch den tubulären Ösophagus, einer höheren Anzahl simultaner Kontraktionen und einer höheren Prävalenz spontaner Aktivität [2, 21].

Die klassischen Kategorien der primären Motilitätsstörungen eignen sich somit nur bedingt zur Charakterisierung der zugrundeliegenden Dysfunktion der tubulären Speiseröhre. Zur besseren Beschreibung der Dysfunktion sollte ein Parameter verwendet werden, der es erlaubt, das Ausmaß der Dysfunktion unabhängig von den klassischen Kategorien zu quantifizieren. Die „Effektivität" der Peristaltik (d.h. die Prävalenz peristaltischer Kontraktionen mit einer genügend hohen Amplitude zur Boluspropulsion) stellt einen derartigen Parameter dar. So konnten Kahrilas et al. [13] sowie Massey et al. [15] mittels simultaner Manometrie und Fluoroskopie zeigen, daß eine geordnete Propulsion eines Bariumbolus durch die tubuläre Speiseröhre nur durch eine peristaltische Kontraktionssequenz mit ausreichend hoher Kontraktionsamplitude (d.h. mehr als 300 mmHg) möglich ist. Nichtpropulsive Kontraktionssequenzen und Kontraktionen mit einer Amplitude von weniger als 30 mmHg führten zu einer ungenügenden Propulsion und Aufspaltung des Bariumbolus im distalen Ösophagus (Abb. 5). Dies korreliert mit der Beobachtung, daß sich bei Patienten mit nichtobstruktiver Dysphagie der Charakter der Motoraktivität in der tubulären Speiseröhre v.a. während der Mahlzeiten wesentlich von dem der normalen Probanden unterscheidet. Bei normalen Probanden nimmt die Prävalenz ineffektiver Kontraktionen (d.h. nichtperistaltischer Kontraktionen oder Kontraktionen mit einer Amplitude von weniger als 30 mmHg) von den Schlafphasen zur interdigestiven Wachsphase und v.a. während der Mahlzeiten signifikant ab (Abb. 6). Dies ist am ehesten auf einen modulatorischen Effekt des ZNS auf die ösophageale Motoraktivität zurückzuführen. Im Gegensatz dazu bleibt bei Patienten mit nichtobstruktiver Dysphagie die Prävalenz ineffektiver Kontraktionen während eines gemeinsamen zirkadianen Meßzyklus gleich und nimmt während der Mahlzeiten sogar geringgradig zu (s. Abb. 6).

Die Analyse der Effizienz der Peristaltik, d.h. die Kalkulation der „effektiven Kontraktionen" während der Mahlzeiten ermöglicht es, Funktion oder Dysfunktion der tubulären Speiseröhre auf einer linearen Skala darzustellen (Abb. 7). Die Kalkulation dieses Parameters anhand der ambulanten 24-h-Manometrie bei einer großen Anzahl von Patienten zeigte, daß bei mehr als 90% der Patienten mit nichtobstruktiver Dysphagie weniger als die Hälfte aller Kontraktionen während einer Standardmahlzeit „effektiv" sind. Im Gegensatz dazu liegt die Prävalenz „effektiver" Kontraktionen bei normalen Probanden in der Regel bei 60% oder mehr. Die Evaluierung der Effektivität der Peristalsis während der Mahlzeiten macht somit die Klassifizierung der Motilitätsstörungen in einzelne Kategorien überflüssig und erlaubt eine objektive Analyse des Effektes medikamentöser oder chirurgischer Therapie auf die Funktion der tubulären Speiseröhre [24, 26, 30].

Sekundäre Motilitätsstörungen der tubulären Speiseröhre

Motilitätsstörungen der tubulären Speiseröhre können auch Ausdruck einer zugrundeliegenden anderen Erkrankung oder einer generalisierten neurologischen, muskulären oder metabolischen Störung sein (s. Tabelle 1). Der Ösophagus kann v.a. bei Patienten mit Kollagenerkrankungen und Vaskulitiden mitbetroffen sein. Am häufigsten ist dies bei Patienten mit progressiver systemischer Sklerodermie, der sog. „mixed connective tissue disease", Polymyositis und Dermatomyositis der Fall [8, 16].

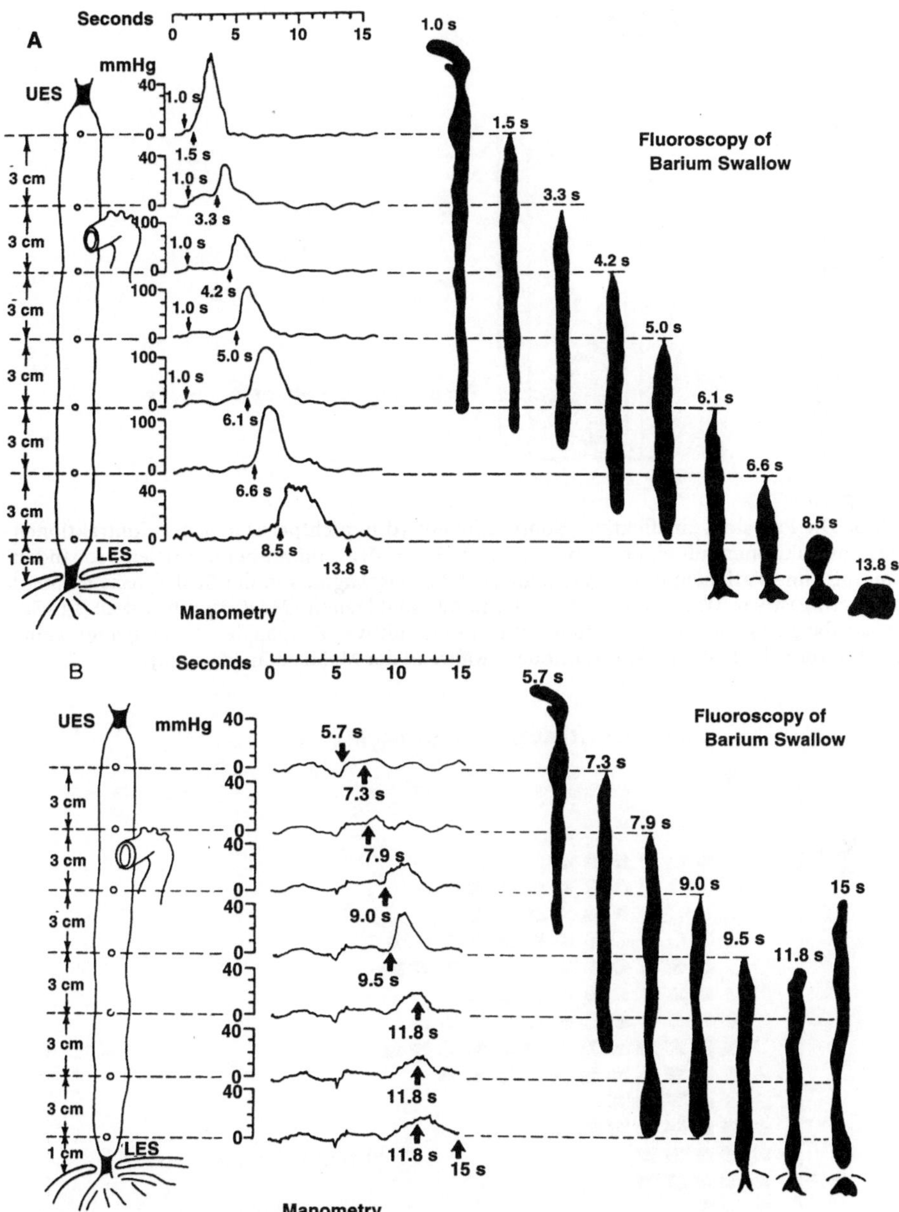

Abb. 5. Simultane Manometrie und Fluoroskopie eines Bariumbreischluckes. Eine regelrechte peristaltische Kontraktionssequenz mit ausreichender Kontraktionsamplitude resultiert in einer zeitgerechten und kompletten Propulsion des geschluckten Bariumbolus in den Magen („effektive Kontraktionssequenz", *oben*). Eine unzureichende Kontraktionsamplitude und simultane Kontraktionen in der distalen Speiseröhre können den Bariumbolus nicht aus der distalen Speiseröhre in den Magen transportieren. Der Bariumbolus verbleibt im Ösophagus („ineffektive Kontraktionssequenz", *unten*). (Aus [13])

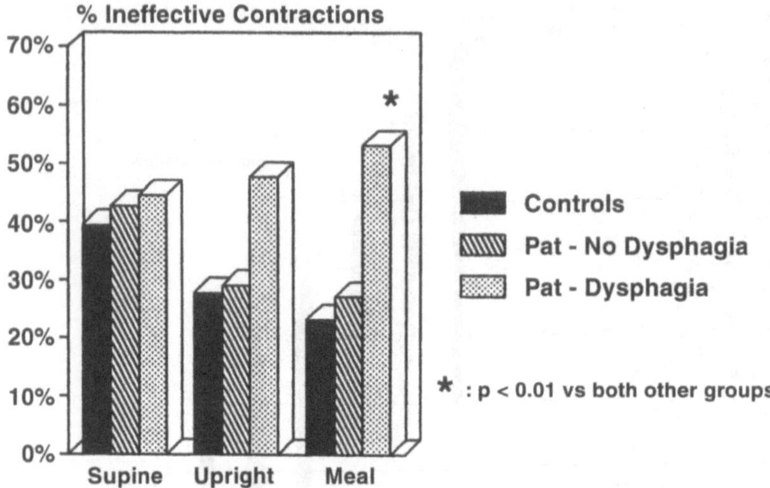

Abb. 6. Die Prävalent „ineffektiver Kontraktionen“ (d.h. nichtperistaltischer Kontraktionen oder Kontraktionen mit einer Amplitude unter 30 mmHg) nimmt bei normalen Probanden *(Controls)* und Patienten ohne Dysphagie *(Pat-No Dysphagie)* von der Schlafphase *(Supine)* zur interdigestiven Wachphase *(Upright)* und den Mahlzeiten *(Meal)* signifikant ab. Im Gegensatz dazu zeigt sich bei Patienten mit nichtobstruktiver Dysphagie *(Pat-Dysphagia)* eine Zunahme der „ineffektiven Kontraktionen“ während der Mahlzeiten. (Aus [26])

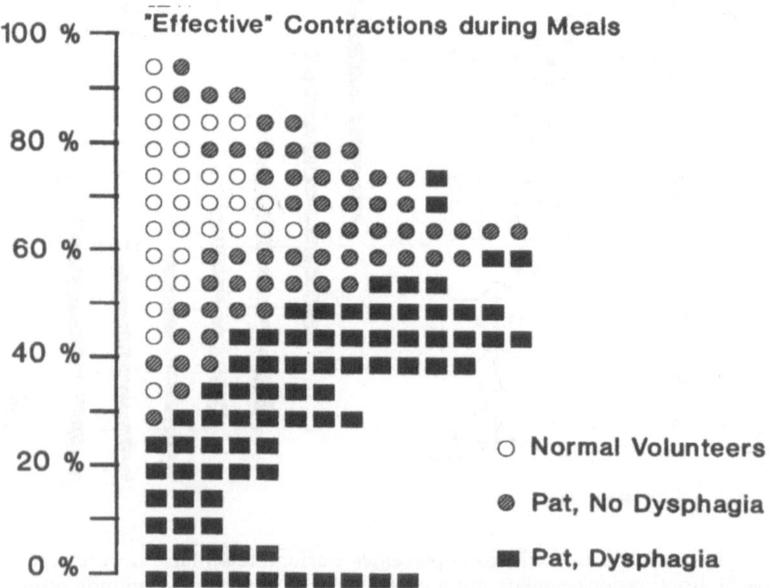

Abb. 7. Prävalenz „effektiver Kontraktionen“ während einer Standardmahlzeit bei normalen asymptomatischen Probanden *(weiß)*, Patienten ohne Dysphagie *(schraffiert)* und Patienten mit nichtobstruktiver Dysphagie *(schwarz)*. Im Gegensatz zu Probanden und Patienten ohne Dysphagie sind bei der überwiegenden Mehrzahl der Patienten mit nichtobstruktiver Dysphagie weniger als 50% der Kontraktionen während der Mahlzeiten „effektiv“.

Eine Motilitätsstörung der Speiseröhre kann bei über 80% der Patienten mit Sklerodermie nachgewiesen werden. In der Regel handelt es sich dabei um einen Krankheitsprozeß, der auf die glatte Muskulatur beschränkt ist und damit nur die unteren 2/3 der Speiseröhre betrifft. Die typischen manometrischen Befunde sind 1. eine normale Peristalsis im proximalen Ösophagus (im Bereich der quergestreiften Muskulatur) und 2. Kontraktionen mit sehr niedriger Amplitude oder 3. eine komplett fehlende Peristalsis in der distalen Speiseröhre, d.h. im Bereich der glatten Muskulatur. Der untere Ösophagussphinkter ist ebenfalls betroffen und zeigt einen deutlich verminderten oder fehlenden Ruhedruck. Konsequenterweise kommt es bei den betroffenen Patienten zu einem ausgeprägten Reflux von Mageninhalt in die Speiseröhre mit fehlender Clearance [18, 31].

Bei Patienten mit Polymyositis oder Dermatomyositis ist v.a. die quergestreifte Muskulatur im oberen Ösophagusdrittel betroffen. Dies führt zu Aspiration, nasopharyngealer Regurgitation und zervikaler Dysphagie. Die manometrischen Befunde bei Patienten mit Mixed connective tissue disease zeigen dagegen ein Mischbild der progressiven Sklerodermie und Polymyositis mit Befall der glatten und quergestreiften Muskulatur [28].

Literatur

1. Barham CP, Gotley DC, Miller, R, Mills, A, Alderson D (1993) Pressure events surrounding oesophageal acid reflux episodes and acid clearance in ambulant healthy subjects. Gut 34:444–449
2. Behar J, Biancani P (1993) Pathogenesis of simultaneous esophageal contractions in patients with motility disorders. Gastroenterology 105:11–118
3. Brand DL, Martin D, Pope CE (1977) Esophageal manometrics in patients with anginal type chest pain. Am J Dig Dis 23:300–304
4. Bremner RM, Hoeft SF, Costantini M, Crookes PF, Bremner CG, DeMeester TR (1993) Pharyngeal swallowing: The major factor in clearance of esophageal reflux episodes. Ann Surg 218:364–370
5. Castell DO, Richter JE, Dalton CB (eds) (1994) Esophageal motility testing, 2nd edn. Elsevier, New York
6. Code CF, Schlegel JF, Kelley ML Jr, et al. (1960) Hypertensive gastroesophageal sphincter. Mayo Clin Proc 35:391–399
7. Dalton CB, Castell DO, Richter JE (1988) The changing faces of the nutcracker esophagus. Am J Gastroenterol 83:623–628
8. Donner MW (1974) Swallowing mechanism and neuromuscular disorders. Semin Roentgenol 9:273–275
9. Ferguson TB, Woodbury JD, Roper CL (1969) Giant muscular hypertrophy of the esophagus. Ann Thorac Surg 8:209–212
10. Gillies M, Nicks R, Skyring A (1967) Clinical, manometric, and pathological studies in diffuse oesophageal spasm. Br Med J 2:527–530
11. Hennington JP, Burns TW, Balart LA (1984) Chest pain and dysphagia in patients with prolonged peristaltic contractile duration of the esophagus. Dig Dis Sci 29:134–140
12. Holloway RH, Hongo M, Berger K (1985) Gastric distension, a mechanism for postprandial gastroesophageal reflux. Gastroenterology 89:779–784
13. Kahrilas PJ, Dodds WJ, Hogan WJ (1988) Effect of peristaltic dysfunction on esophageal volume clearance. Gastroenterology 94:73–80

14. Liebermann-Meffert D, Allgöwer M, Schneid P, Blum A (1979) Muscular equivalent of the esophageal sphincter. Gastroenterology 76 : 31 – 38
15. Massey BT, Dodds WJ, Hogan WJ, Brasseur JG, Helms JF (1991) Abnormal esophageal motility: An analysis of concurrent radiographic and manometric findings. Gastroenterology 101 : 344 – 354
16. Marshall JB, Kretschmar JM, Gerhardt DC, et al. (1990) Gastrointestinal manifestations of mixed connective tissue disease. Gastroenterology 98 : 1232 – 1238
17. Mellow MH (1976) Return of esophageal peristalsis in idiopathic achalasia. Gastroenterology 70 : 1148 – 1151
18. Orringer MB, Dabich L, Zarafonetis CJD, et al. (1976) Gastroesophageal reflux in esophageal scleroderma: Diagnosis and implications. Ann Thorac Surg 22 : 120 – 129
19. Richter JE, Castell DO (1984) Diffuse esophageal spasm: A reappraisal. Ann Int Med 100 : 242 – 245
20. Sifrim D, Janssens J, Vantrappen G (1992) A wave of inhibition precedes primary peristaltic contractions in the human esophagus. Gastroenterology 103 : 876 – 882
22. Schoeman MN, Tippett MD, Akkermans LA, Dent J, Holloway RH (1995) Mechanism of gastroesophageal reflux in ambulant healthy subjects. Gastroenterology 108 : 83 – 81
23. Stein HJ, DeMeester TR, Eypasch EP, Klingman RP (1991) Ambulatory 24-hour esophageal manometry in the evaluation of esophageal motor disorders and noncardiac chest pain. Surgery 110 : 753 – 763
24. Stein HJ, DeMeester TR, Hinder RA (1992) Outpatient physiologic testing and surgical management of foregut motility disorders. Curr Probl Surg 29 : 415 – 555
25. Stein HJ (1993) Ambulatory 24-hour esophageal motility monitoring in patients with primary esophageal motor disorders and/or nonobstructive dysphagia. Dysphagia 8 : 105 – 111
26. Stein HJ, DeMeester TR (1993) Indications, technique, and clinical use of ambulatory 24-hour esophageal motility monitoring in a surgical practice. Ann Surg 217 : 128 – 137
27. Stein HJ, Liebermann-Meffert D, DeMeester TR, Siewert JR (1995) Three-dimensional pressure image and muscular structure of the human lower esophageal sphincter. Surgery 117 : 692 – 698
28. Steven MB, Hookman P, Siegel CI, et al. (1964) A peristalsis of the esophagus in patients with connective-tissue disorders and Raynaud's phenomenon. N Engl J Med 270 : 1218 – 1222
29. Vantrappen G, Janssens J, Hellemans J, Coremans G (1979) Achalasia, diffuse esophageal spasm, and related motility disorders. Gastroenterology 76 : 450 – 457
30. Waters PF, DeMeester TR (1981) Foregut motor disorders and their surgical management. Med Clin North Am 65 : 1237 – 1272
31. Zamhost BJ, Hirschberg J, Ippoliti AF, et al. (1987) Esophagitis in scleroderma: prevalence and risk factors. Gastroenterology 92 : 421 – 428

3

Diagnostik

H.J. Stein und W. Kauer

Die klinische Medizin basiert auf der retrospektiven Korrelation spezifischer Symptome mit anatomischen, strukturellen, morphologischen oder laborchemischen Veränderungen und der prospektiven Anwendung dieser Befundkonstellationen in der Diagnostik und Differentialdiagnostik der einzelnen Erkrankungen. Motilitätsstörungen der tubulären Speiseröhre führen in der Regel zu Symptomen ohne ein anatomisches, strukturelles, morphologisches oder laborchemisches Korrelat. Diagnose, Differentialdiagnose und Therapie der Motilitätsstörungen der tubulären Speiseröhre sind deswegen umstritten [5, 21].

Regurgitation und Dysphagie gelten als typische Symptome ösophagealer Funktionsstörungen. Diese Symptome sind jedoch nicht spezifisch für Motilitätsstörungen der Speiseröhre. Vielmehr können Dysphagie und Regurgitation auch bei einer Vielzahl anderer ösophagealer und gastroduodenaler Erkrankungen auftreten. Darüber hinaus manifestieren sich ösophageale Motilitätsstörungen häufig auch mit atypischen Symptomen, wie retrosternaler Druck oder Schmerz, Sodbrennen, chronischer Husten, Aspiration, Atemnot oder Oberbauchbeschwerden. Weiter treten Motilitätsstörungen der Speiseröhre nicht selten gleichzeitig mit gastroduodenalen, kardialen, pulmonalen oder anderen Erkrankungen auf. Eine exakte Diagnose und gezielte medikamentöse oder chirurgische Therapie ösophagealer Motilitätsstörungen ist somit nur nach objektiver Dokumentation der zugrundeliegenden Funktionsstörung möglich.

Objektive diagnostische Tests

Derzeit steht eine große Anzahl diagnostischer Tests mit unterschiedlicher Wertigkeit zur Abklärung ösophagealer Funktionsstörungen zur Verfügung. Es handelt sich dabei um Röntgenkontrastdarstellung, Endoskopie, endoskopische Sonographie, Standardmanometrie, Provokationstests, ambulante Langzeitmanometrie, pH-Metrie und Transitszintigraphie der tubulären Speiseröhre [6].

Röntgenkontrastdarstellung

Die Röntgenkontrastdarstellung der Speiseröhre mittels *Bariumschluck* ist in der Regel die erste diagnostische Untersuchung bei allen Patienten mit Verdacht auf eine Erkrankung der Speiseröhre. Der Radiologe sollte dabei vorgewarnt werden, daß eine Funktionsstörung vermutet wird, damit eine sorgfältige Dokumentation *aller Phasen* des Bolustransports vom Oropharynx bis hin zum Magen durchgeführt wird. Die Untersuchung ist erst komplett, wenn auch der Magen und das Duodenum ausreichend dargestellt werden. Eine effektive röntgenologische Untersuchung des Bolustransports erfordert eine Kombination verschiedener Techniken einschließlich Doppelkontrastdarstellung und video-, kinematographischer oder digitaler Dokumentation der Schluckdynamik [8, 14]. Konturunregelmäßigkeiten werden am besten mit dem klassischen Bariumbreischluck dargestellt. Zur Diagnose einer Enge im Bereich des unteren Ösophagussphinkters (wie Schatzki-Ring oder Refluxstenose) ist dagegen eine Ausdehnung der tubulären Speiseröhre notwendig. Die Dichte und Konsistenz des geschluckten Kontrastmittels sind weitere wesentliche Faktoren, die Qualität und diagnostische Wertigkeit der Untersuchung beeinflussen.

Die Motilität der Speiseröhre wird in der Röntgenkontrastdarstellung am besten in der horizontalen Position untersucht. Bei Patienten mit Dysfunktion der tubulären Speiseröhre zeigen sich dabei nicht selten tertiäre Kontraktionen, die im Extremfall in einem helikalen Erscheinungsbild des tubulären Ösophagus resultieren (Abb. 1). Dieses radiologische Bild wird auch als „Korkenzieherösophagus“ oder „Pseudodivertikulose“ der Speiseröhre bezeichnet und ist diagnostisch für den diffusen Ösophagusspasmus. Die klassische Achalasie kann radiologisch ebenfalls leicht an einem dilatierten tubulären Ösophagus mit Flüssigkeitsspiegel („support level“) und Einengung des gastroösophagealen Übergangs („Stundenglasstenose“) diagnostiziert werden (Abb. 2). Bei Patienten mit segmentalem oder diffusem Ösophagusspasmus oder Achalasie kann sich radiologisch auch ein epiphrenisches Divertikel darstellen.

Hochfrequenzkinematographie und Videographie

In der Untersuchung der pharyngealen Phase des Schluckaktes übertrifft die Hochfrequenzkinematographie oder videographische Aufzeichnung des Schluckaktes die Manometrie an Sensitivität und Spezifität [4, 7, 11]. Beide Untersuchungen sind jedoch als komplementär zu betrachten. Die simultane Durchführung von Röntgen-Kinematographie/Videographie und „solid-state“-Manometrie der pharyngoösophagealen Phase des Schluckaktes stellt derzeit die beste Methode zur Analyse von Funktionsstörungen in diesem Bereich dar. Die Röntgen-Kinematographie/Videographie der tubulären Speiseröhre korreliert in erfahrenen Händen bei über 85% der Patienten mit den manometrischen Befunden [13, 15]. Die Durchführung der Untersuchung mit bariumgetränktem Brot, „Marsh Mellows“ oder Bariumtabletten von standardisierter Größe erhöht die Sensitivität der Methode in der Abklärung von Funktionsstörungen der tubulären Speiseröhre auf 95%.

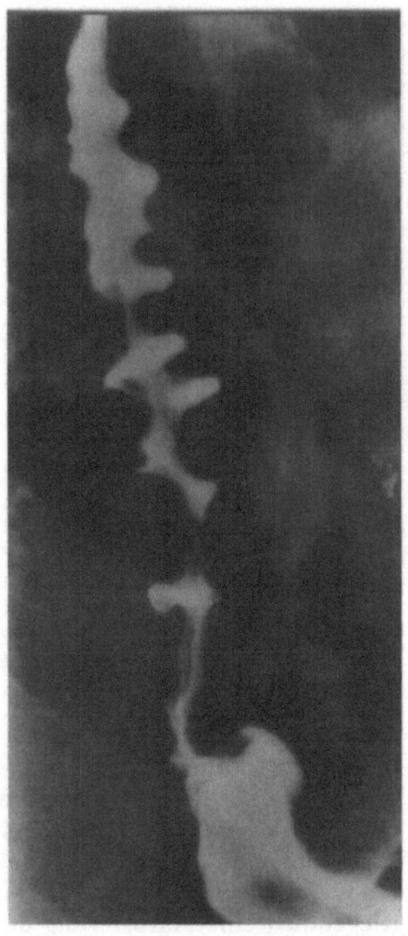

Abb. 1. Typisches radiologisches Bild des diffusen Ösophagusspasmus mit helikalem Erscheinungsbild der tubulären Speiseröhre, dem sog. Korkenzieherösophagus

Endoskopie

Eine obere gastrointestinale Endoskopie ist bei jedem Patienten mit Dysphagie indiziert, selbst wenn die Röntgenkontrastdarstellung keinen pathologischen Befund zeigt. Unabhängig von der Interpretation durch den Radiologen muß jeder morphologische Befund in der Röntgendiagnostik der Speiseröhre ebenfalls endoskopisch bestätigt und bioptisch abgeklärt werden. Divertikel sollten dabei zum Ausschluß von neoplastischen Prozessen oder Ulzerationen sorgfältig exploriert werden. Eine Biopsie submukosaler Tumoren sollte unterbleiben, um die chirurgische Entfernung des Tumors nicht zu gefährden. In der Regel können submukosale Leiomyome oder Duplikationszysten der Speiseröhre chirurgisch leicht ausgeschält werden, ohne die Mukosa zu verletzen, vorausgesetzt, diese ist nicht als Folge einer transmukosalen Biopsie auf den Tumor fixiert.

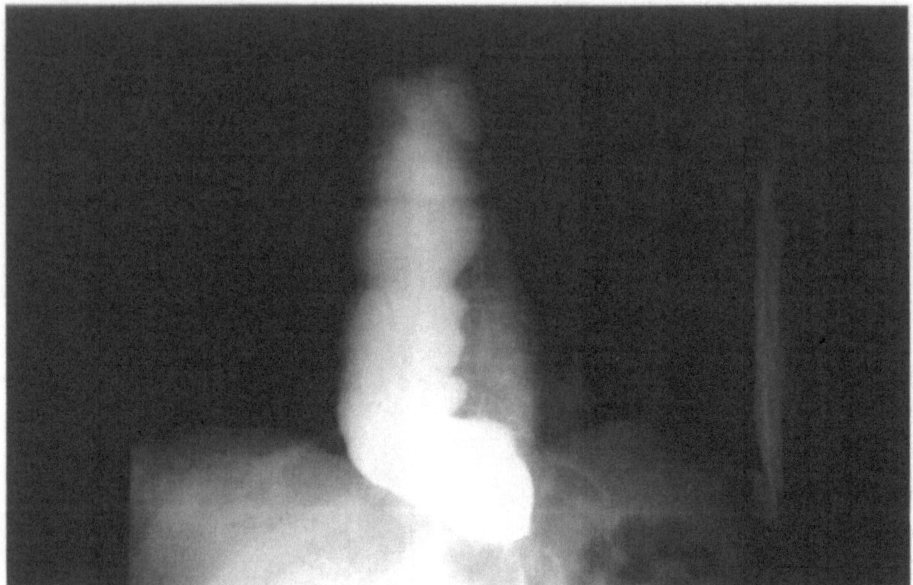

Abb. 2. Typisches radiologisches Erscheinungsbild der klassischen Achalasie mit dilatierter tubulärer Speiseröhre und enggestelltem gastroösophagealem Übergang

Die Entwicklung des *endoskopischen Ultraschalls* führte zu einer weiteren Verbesserung in der Diagnostik von Veränderungen der Ösophaguswand. So kann mit dieser Technik häufig eine Verdickung der Ösophagusmuskulatur bei Patienten mit Achalasie oder diffusem Ösophagusspasmus gefunden werden [24]. Bei Patienten mit Sklerodermie zeigt der endoskopische Ultraschall gelegentlich eine Fibrosierung der Ösophaguswand. Weiter können mittels endoskopischen Ultraschalls selbst kleinste submukosale Tumoren als Ursache einer Motilitätsstörung entdeckt werden. Die routinemäßige Anwendung des endoskopischen Ultraschalls bei Patienten mit Funktionsstörungen ist jedoch aufgrund der Invasivität und der fehlenden therapeutischen Konsequenzen nicht indiziert.

Standardmanometrie

In der Regel zeigen Röntgenkontrastdarstellung und Endoskopie bei Patienten mit Funktionsstörungen der Speiseröhre keine Abnormität. Eine weiterführende Funktionsdiagnostik ist somit zur Identifizierung von Motilitätsstörungen in der Regel notwendig. Die Standardmanometrie der Speiseröhre ist die klassische Untersuchungsmethode zur Diagnose und Klassifikation ösophagealer Funktionsstörungen [3, 23]. Die Durchführung einer Standardmanometrie ist immer dann indiziert, wenn aufgrund der Symptomatik eine

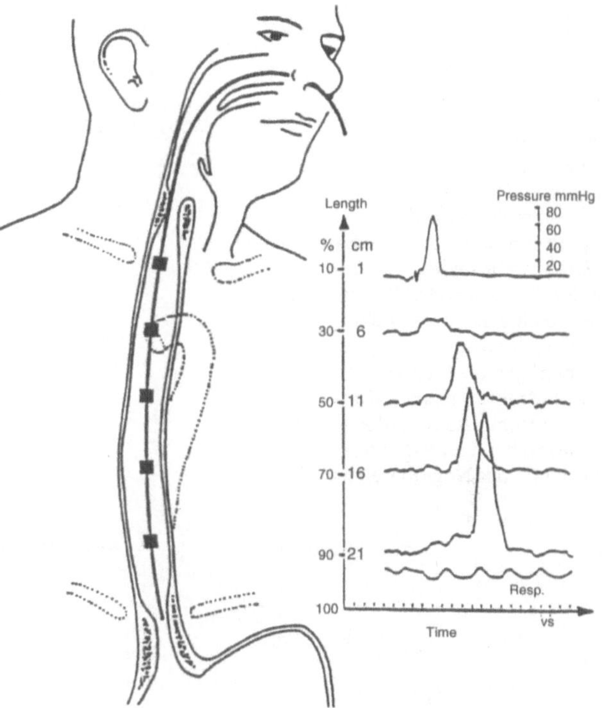

Abb. 3. Manometrische Aufzeichnung der ösophagealen Kontraktionssequenz entlang der gesamten tubulären Speiseröhre nach einem Naßschluck

Motilitätsstörung der Speiseröhre vermutet wird und die Röntgenkontrastdarstellung und Endoskopie keine eindeutige Ursache der Beschwerden zeigen. In Standardmanometrie erfolgt die Messung und Analyse von Amplitude, Dauer, Morphologie und Propagation der Kontraktionen entlang der gesamten tubulären Speiseröhre. Ein Vergleich der erhobenen Meßwerte mit Normwerten gesunder asymptomatischer Probanden erlaubt die Diagnose oder Ausschluß einer Funktionsstörung als Ursache der Beschwerden (Abb. 3, 4 a – c). Bei der Auswertung manometrischer Befunde sollte jedoch immer berücksichtigt werden, daß die aufgezeichneten Druckkurven vom Alter des Patienten, der Untersuchungsposition (aufrecht, sitzend oder liegend), von den Charakteristika des geschluckten Bolus (flüssig, semisolide oder fest), Durchmesser und Typ des Manometriekatheters und der Schluckfrequenz abhängig sind [3, 12]. Da diese Parameter nicht notwendigerweise standardisiert sind, sollte jedes Labor eigene Normwerte ermitteln. Die Normwerte eines anderen Labors sollten nur übernommen werden, wenn sichergestellt ist, daß das Manometriesystem identisch ist und die Untersuchung nach dem exakt selben Protokoll durchgeführt wird.

Die klassischen Motilitätsstörungen der tubulären Speiseröhre, d.h. die Achalasie, der diffuse Ösophagusspasmus, der sog. „Nußknackerösophagus“, der hypertensive untere Ösophagussphinkter und die unspezifischen Motilitätsstörungen, werden durch die Standardmanometrie identifiziert und klassifiziert [3, 23]. Die manometrischen Kriterien für die Diagnose und Klassi-

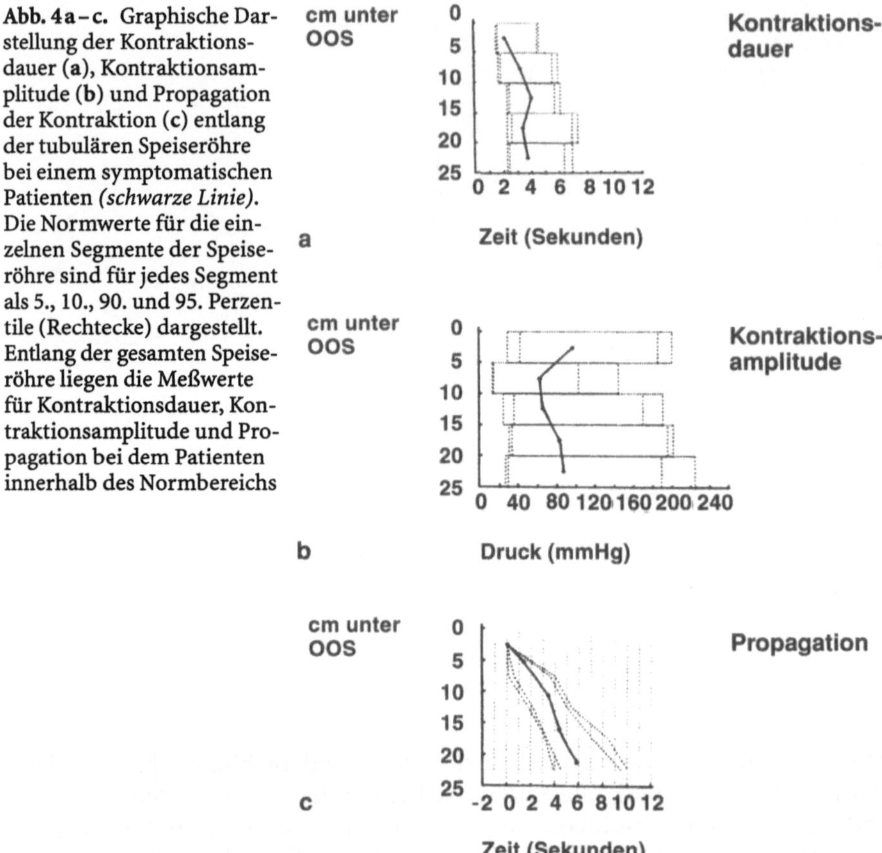

Abb. 4a–c. Graphische Darstellung der Kontraktionsdauer (**a**), Kontraktionsamplitude (**b**) und Propagation der Kontraktion (**c**) entlang der tubulären Speiseröhre bei einem symptomatischen Patienten *(schwarze Linie)*. Die Normwerte für die einzelnen Segmente der Speiseröhre sind für jedes Segment als 5., 10., 90. und 95. Perzentile (Rechtecke) dargestellt. Entlang der gesamten Speiseröhre liegen die Meßwerte für Kontraktionsdauer, Kontraktionsamplitude und Propagation bei dem Patienten innerhalb des Normbereichs

fikation dieser primären ösophagealen Motilitätsstörungen sind in Tabelle 1 aufgelistet. Typische manometrische Befunde bei Patienten mit diffusem Ösophagusspasmus, „Nußknackerösophagus“ und unspezifischen Motilitätsstörungen sind in Abb. 5, 6a, b sowie 7a, b dargestellt. Die Standardmanometrie erlaubt in der Regel auch, die sekundären Motilitätsstörungen von den primären Motilitätsstörungen abzugrenzen. So kann mittels Standardmanometrie beim klassischen Befund einer reduzierten oder fehlenden Peristaltik im Bereich der glatten Ösophagusmuskulatur die Diagnose einer systemischen Sklerodermie gestellt werden. Darüber hinaus ist die Standardmanometrie des unteren Ösophagussphinkters heute die beste Methode zur Quantifizierung der Barrierefunktion am gastroösophagealen Übergang [21].

Edrophoniumtest

Die typischen Symptome der Patienten treten während einer Standardmanometrie nur selten auf. Zur Reproduktion der typischen Beschwerden des Pa-

Tabelle 1. Manometrische Kriterien zur Diagnose und Klassifikation der primären Motilitätsstörungen der Speiseröhre

Achalasie
Inkomplette oder fehlende schluckreflektorische Relaxation des unteren Ösophagussphinkters
Aperistalsis der tubulären Speiseröhre
Erhöhter Ruhedruck des unteren Ösophagussphinkters
Erhöhter intraösophagealer Ruhedruck
Diffuser Ösophagusspasmus
Häufig simultane Kontraktionssequenzen (mehr als 20%)
Repetitive und mehrgipflige Kontraktionen
Intermittierend normale Peristalsis
Kontraktionen können von hoher Amplitude und langer Dauer sein
„Nußknackerösophagus"
Erhöhte Kontraktionsamplitude (>180 mmHg)
Verlängerte Kontraktionsdauer
Normale Peristalsis
Hypertensiver unterer Ösophagussphinkter
Erhöhter Ruhedruck des unteren Ösophagussphinkers
Normale schluckreflektorische Relaxation des unteren Ösophagussphinkters
Normale Peristalsis
Unspezifische Motilitätsstörung
Erniedrigte oder fehlende Kontraktionsamplitude
Unterbrochene Kontraktionssequenzen
Abnorme Morphologie der Kontraktionen
Normale Funktion des unteren Ösophagussphinkters

tienten im Manometrielabor wurde deswegen eine Reihe von Provokationstests entwickelt. Von diesen Tests sind der Edrophonium-(Tensilon-)Test und die intraösophageale Ballondistension am weitesten verbreitet [1, 2, 17]. Der Edrophoniumtest wird zur Identifizierung einer ösophagealen Ursache der retrosternalen Beschwerden bei Patienten mit dem sog. nichtkardialen Brustschmerzsyndrom eingesetzt. Hierzu werden 80 μg/kg Körpergewicht des Cholinesteraseinhibitors Edrophoniumhydrochlorid (Tensilon) intravenös injiziert. Eine Spritze mit 1 mg des Antidots Atropin sollte dabei immer aufgezogen bereit liegen. Idealerweise wird der Test plazebokontrolliert durchgeführt. Der Endpunkt des Tests ist die Reproduktion der Symptome des Patienten. Der Test wird als positiv gewertet, wenn die typischen Symptome des Patienten innerhalb von 5 min nach Injektion von Edrophonium, aber nicht nach Injektion von Plazebo auftreten. Mehrere Untersuchungen haben gezeigt, daß der Test bei ca. 20–30% der Patienten mit dem sog. nichtkardialen Brustschmerzsyndrom, aber nicht bei asymptomatischen Probanden positiv ist. Sowohl bei symptomatischen Patienten als auch bei asymptomatischen Proban-

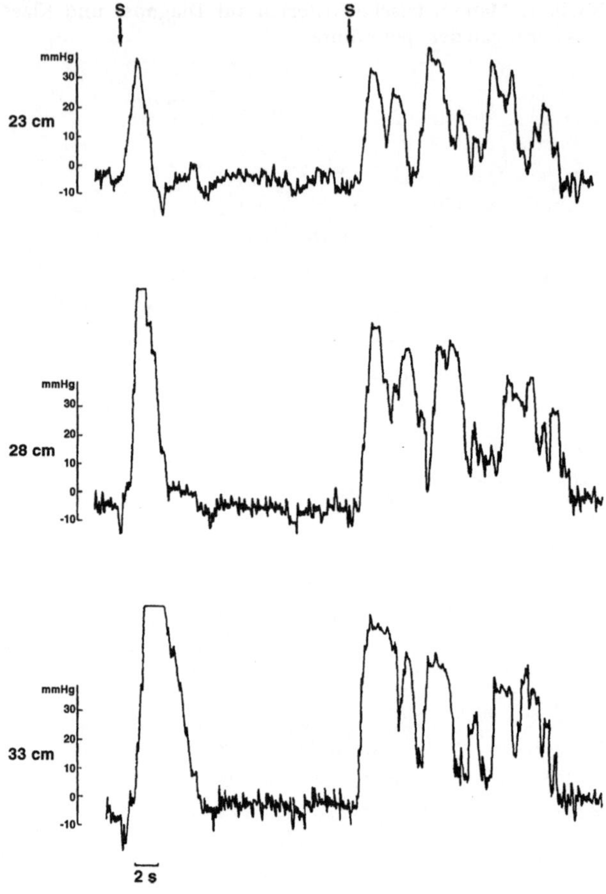

Abb. 5. Typisches Motilitätsmuster beim diffusen Ösophagusspasmus. Charakteristisch ist eine erhöhte Anzahl simultaner und repetitiver Kontraktionen im distalen Ösophagus beim Naßschluck *(S)*

den verursacht die Injektion von Edrophonium jedoch einen deutlichen Anstieg der Amplitude und Dauer ösophagealer Kontraktionen. Die simultane Durchführung einer Manometrie ist daher zur Interpretation des Tests nicht erforderlich. Die Nachteile des Edrophoniumtests sind seine geringe Sensitivität, das Risiko von Nebenwirkungen, und die Reproduktion der Symptome mit einem unphysiologischen Stimulus. Der Edrophoniumtest sollte bei Patienten mit Asthma, chronisch obstruktiver Lungenerkrankung, koronarer Herzkrankheit oder Herzrhythmusstörungen auf keinen Fall durchgeführt werden.

Ballondistension

Die Ballondistension des Ösophagus wurde zuerst 1955 als diagnostischer Test zur Diskriminierung ösophagealer von kardialen retrosternalen Schmerzen beschrieben. Hierzu wird ein Ballon 10 cm oberhalb des unteren Ösophagus-

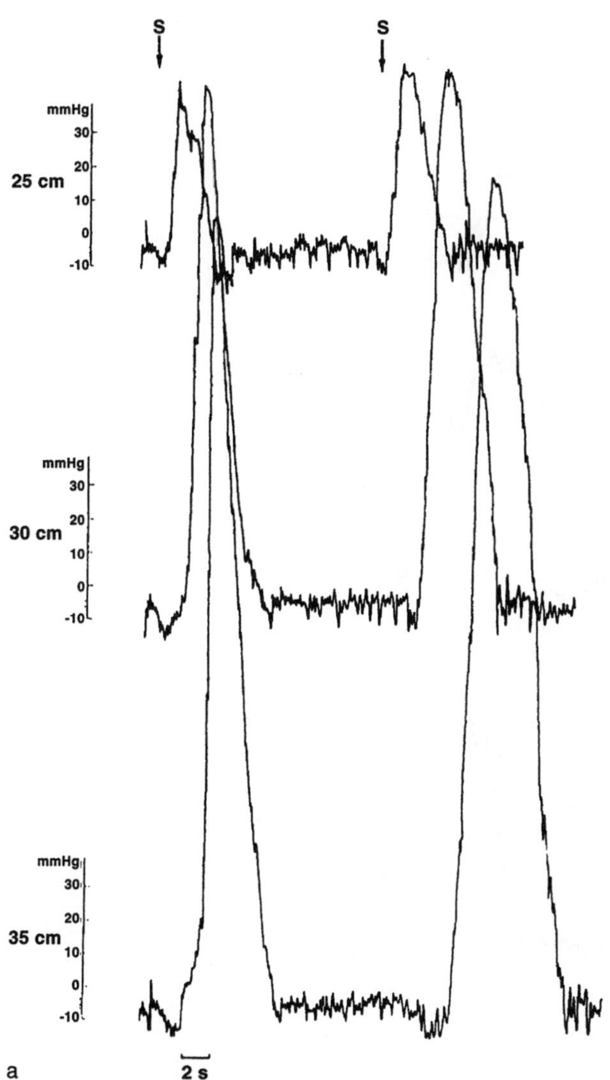

Abb. 6 a, b. Typische Motilitäsmuster beim sog. Nußknackerösophagus. Charakteristisch sind peristaltische Kontraktionen mit hoher Kontraktionsamplitude (> 180 mmHg, **a**) oder langer Kontraktionsdauer (>7 s, **b**) beim Naßschluck *(S)*

sphinkers plaziert und schrittweise durch Insufflation von jeweils 1 ml Luft aufgeblasen. Die ösophageale Motilität wird simultan dazu aufgezeichnet. Der Test ist positiv, wenn die typischen Symptome des Patienten durch Ballondistension reproduziert werden können. Neuere Studien zeigen, daß die Ballondistension bei bis zu 50% der Patienten mit dem nichtkardialen Brustschmerzsyndrom, nicht aber bei gesunden Probanden eine spastische Motilität und die typischen Symptome induziert [1]. Obwohl dieser Test damit eine

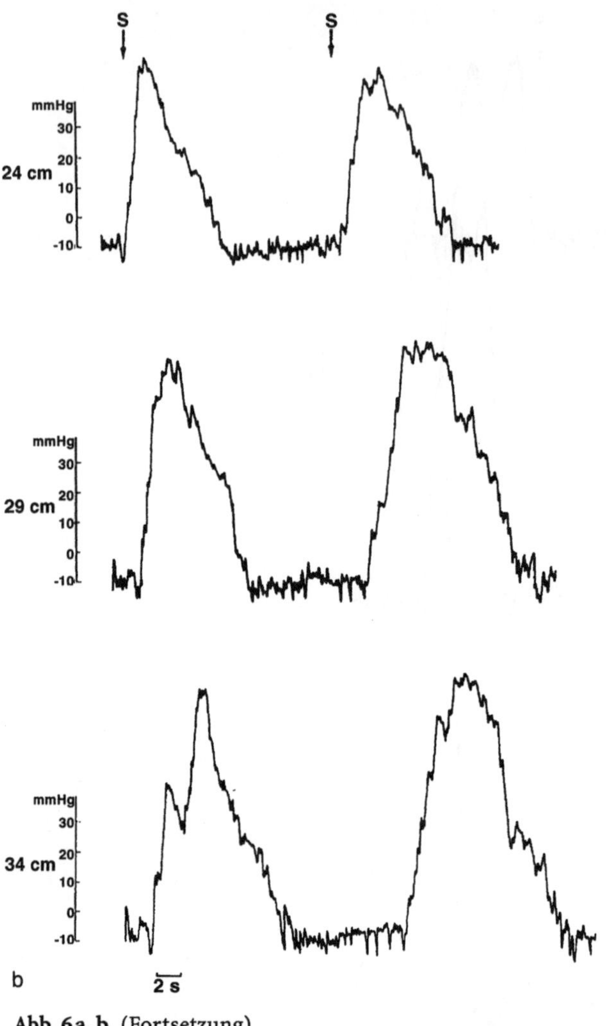

Abb. 6 a, b (Fortsetzung)

größere Sensitivität besitzt als alle medikamentösen Provokationstests, ist seine Aussagekraft bezüglich der Ätiologie spontan auftretender Symptome umstritten.

Langzeitmanometrie

Die intermittierende Natur und variable Expression ösophagealer Motilitätsstörungen schränkt die Wertigkeit der Standardmanometrie und Provokationstests bei der Abklärung ösophagealer Funktionsstörungen ein (s. dort). Die ambulante Langzeitmanometrie der tubulären Speiseröhre ermöglicht die

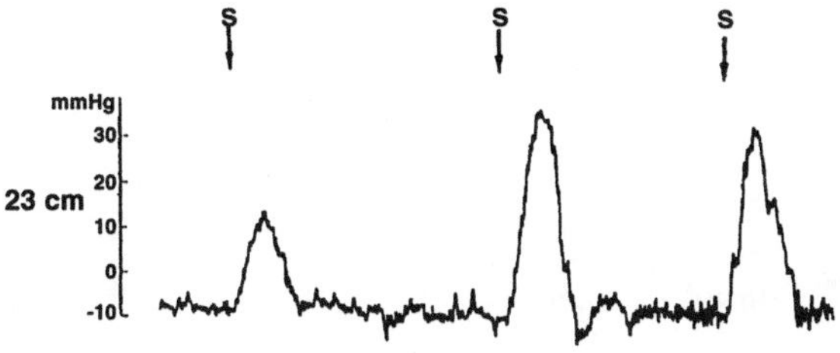

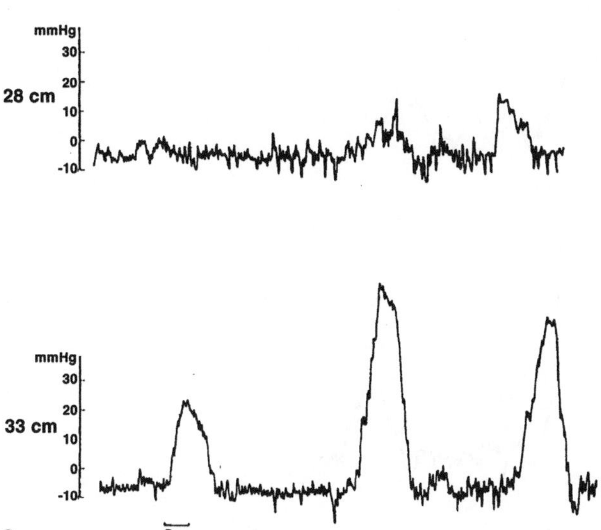

Abb. 7 a, b. Typisches Motilitätsmuster bei der unspezifischen Motilitätsstörung. Charakteristisch ist die fehlende oder ungenügend ausgeprägte kontraktile Aktivität in einem Segment der Speiseröhre (**a**, bei 28 cm ab Zahnreihe) oder die intermittierend sehr geringe Kontraktionsamplitude entlang der gesamten tubulären Speiseröhre (**b**) im Naßschluck *(S)*

Aufzeichnung und Diagnose intermittierend auftretender Funktionsstörungen, eine exakte Quantifizierung der Dysfunktion der tubulären Speiseröhre und eine direkte Korrelation spontan auftretender Symptome mit Motilitätsstörungen [19, 20]. Die ambulante Langzeitmanometrie stellt somit eine logische Fortentwicklung der Standardmanometrie und Provokationstests dar. Mit modernen Datenrekordern kann heute die Funktion der tubulären Speiseröhre mit mehreren Druckaufnehmern über einen gesamten zirkadianen Zyklus aufgezeichnet werden. Damit stehen in der Regel mehr als 1000 Kontraktionssequenzen, aufgenommen während der Mahlzeiten, der Schlafphasen und der interdigestiven Wachphasen, zur Analyse zur Verfügung (Abb. 8). Vor allem bei der Abklärung von Patienten mit nichtobstruktiver

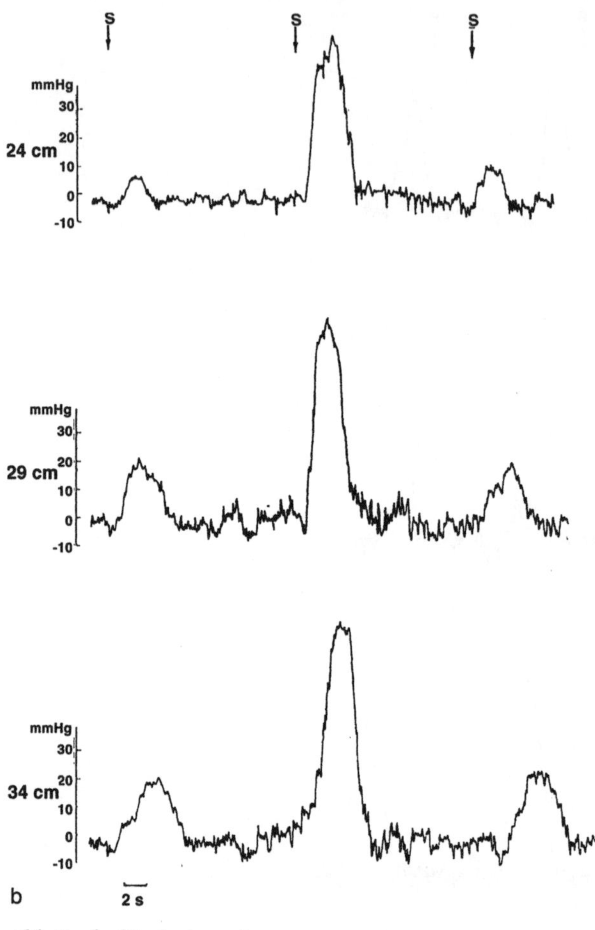

Abb. 7 a, b (Fortsetzung)

Dysphagie ermöglicht die Bestimmung der Effizienz der Peristalsis während des zirkadianen Zyklus und während der Mahlzeiten eine Quantifizierung der Ösophagusfunktion (Abb. 9 a, b) [20]. Bei Patienten mit häufig auftretenden nichtkardialen retrosternalen Schmerzen kann mit der 24-h-Manometrie weiterhin eine Motilitätsstörung als Ursache der Beschwerden in der Regel ausgeschlossen oder bewiesen werden [10, 16]. Damit stellt die 24-h-Manometrie der tubulären Speiseröhre heute die physiologischste Methode zur Abklärung ösophagealer Motilitätsstörungen dar.

24-h-Ösophagus-pH-Metrie

Zum Ausschluß einer Refluxkrankheit sollte bei jedem Patienten mit Verdacht auf eine primäre Funktionsstörung der tubulären Speiseröhre gemeinsam mit

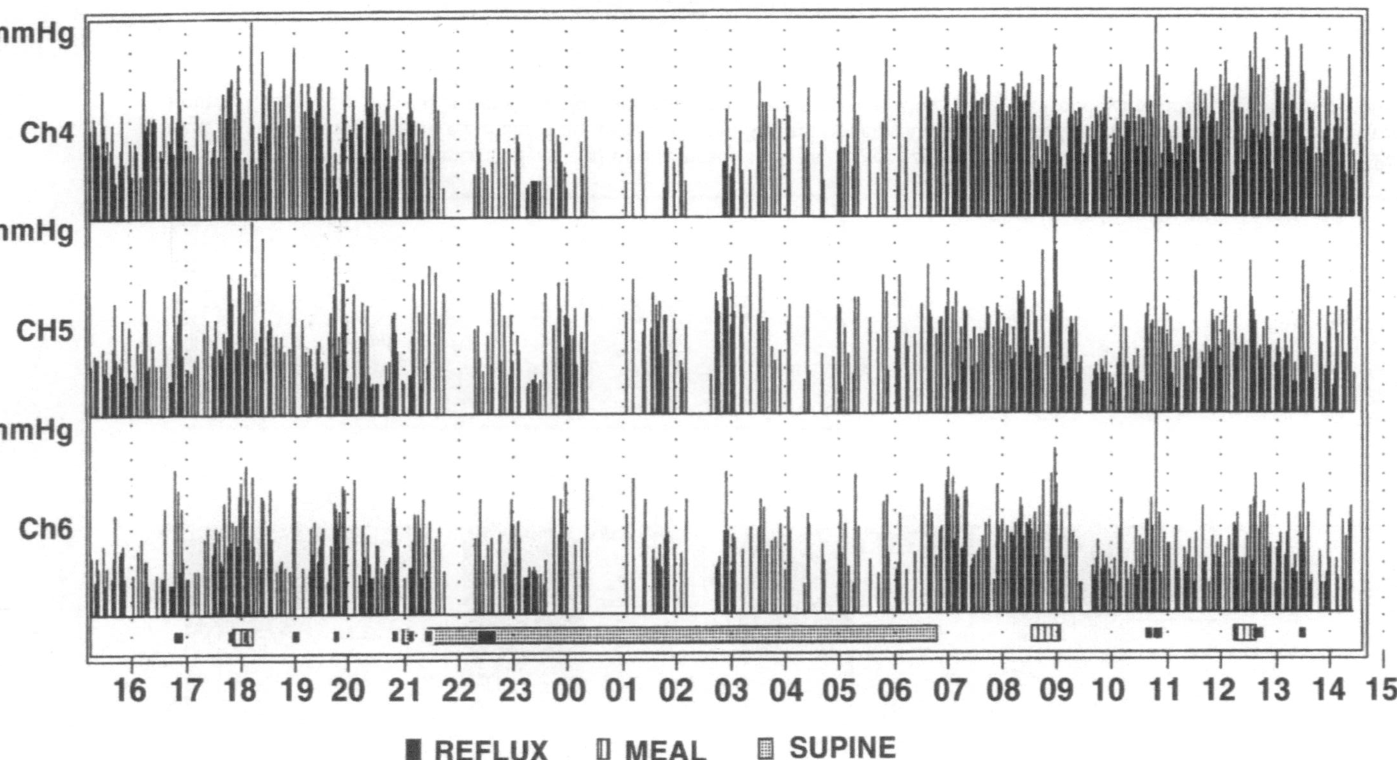

Abb. 8. 24-h-Motilitätsprofil eines Patienten mit „nichtobstruktiver Dysphagie". Die 3 Kurven repräsentieren die Druckaufnehmer in der proximalen *(Ch4)*, mittleren *(Ch5)* und distalen *(Ch6)* Speiseröhre. Mahlzeiten *(Meal)*, Schlafphasen *(Supine)* und Refluxepisoden *(Reflux)* während der 24stündigen Meßphase sind auf der x-Achse (Zeitachse aufgezeigt

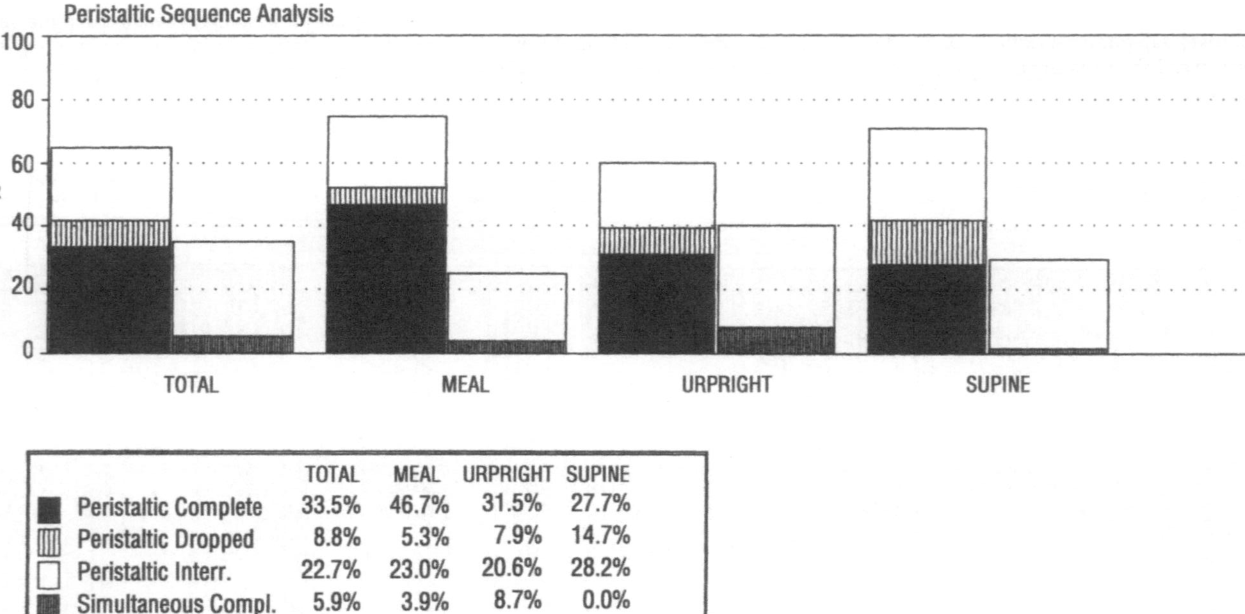

	TOTAL	MEAL	URPRIGHT	SUPINE
Peristaltic Complete	33.5%	46.7%	31.5%	27.7%
Peristaltic Dropped	8.8%	5.3%	7.9%	14.7%
Peristaltic Interr.	22.7%	23.0%	20.6%	28.2%
Simultaneous Compl.	5.9%	3.9%	8.7%	0.0%
Simultaneous Mixed	29.1%	21.1%	31.5%	29.4%

Abb. 9a, b. „Peristaltic sequence analysis“ (**a**) und „efficacy analysis“ (**b**) der 24-h-Manometrie des Patienten aus Abb. 8. Der Patient zeigt eine unzureichende Zunahme der peristaltischen Kontraktionen während der Mahlzeiten. Die Prävalenz der effektiven Kontraktionen (d.h. peristaltischer Kontraktionen mit einer Amplitude von > 30 mmHg) während der Mahlzeiten bleibt unter 50%

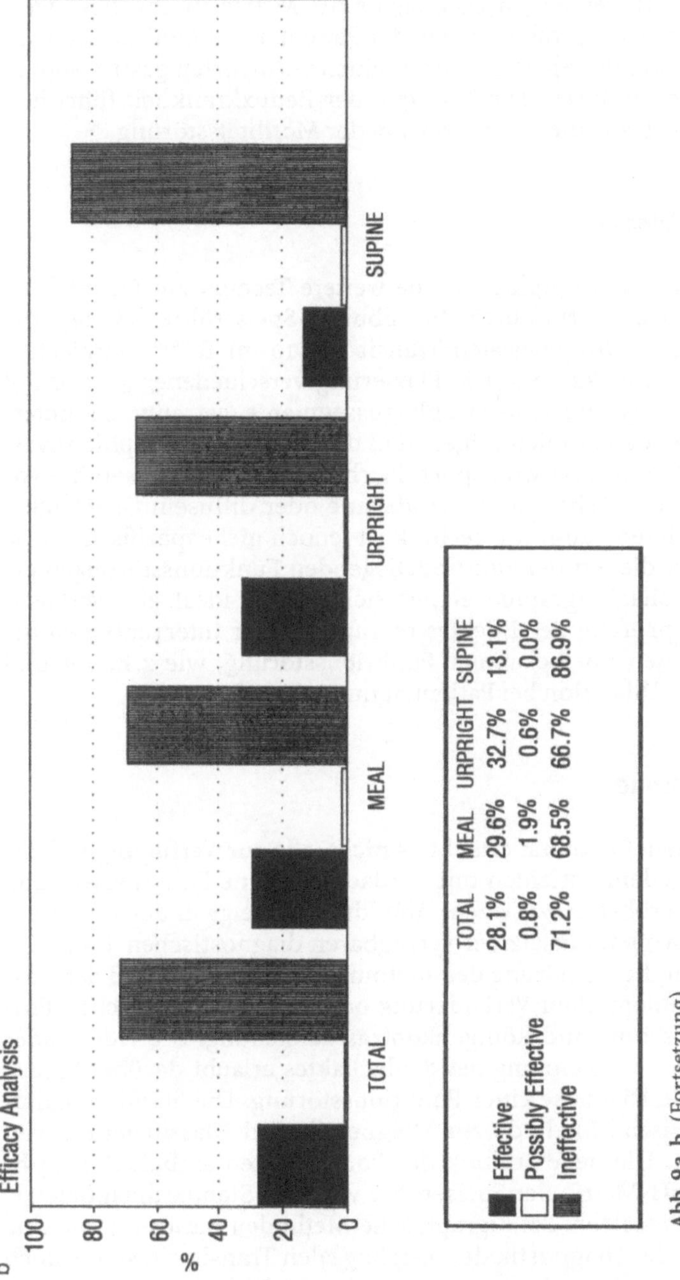

Abb. 9a, b (Fortsetzung)

der Langzeitmanometrie eine 24-h-Ösophagus-pH-Metrie durchgeführt werden [9, 21]. Bei einer relativ großen Anzahl der Patienten mit Motilitätsstörungen ist die Dysfunktion der Speiseröhre auf einen vermehrten gastroösophagealen Reflux zurückzuführen. Die Therapie der Refluxkrankheit führt hier unter Umständen auch zu einer Verbesserung der Motilitätsstörung.

Ösophagustransitszintigraphie

Die Ösophagustransitszintigraphie ist eine weitere Technik zur Quantifizierung des Nahrungstransports durch die tubuläre Speiseröhre [18, 22]. Die Untersuchung mißt der ösophagealen Transit von 10 ml Tc^{99m}-markiertem Wasser mit einer Gammakamera. Die Plazierung verschiedener „regions of interest" ermöglicht es, einzelne Ösophagussegmente getrennt zu untersuchen. Die vorliegenden Studien zeigen, daß die Transitszintigraphie zuverlässig Abnormalitäten im Bolustransport durch die tubuläre Speiseröhre vor allem bei Patienten mit Achalasie, Sklerodermie oder diffusem Ösophagusspasmus dokumentieren kann. Die Technik ist jedoch nicht spezifisch, da sie keine Auskunft über die Art der zugrundeliegenden Funktionsstörungen ermöglicht. Die Transitszintigraphie eignet sich jedoch ideal zur Verlaufskontrolle und Überprüfung des Effektes therapeutischer Interventionen bei individuellen Patienten mit bekannter Funktionsstörung, wie z.B. vor und nach pneumatischer Dilatation bei Patienten mit Achalasie.

Diagnostische Abklärung

Das Gebot der Kosteneffektivität erlaubt es nicht, alle zur Verfügung stehenden Methoden bei jedem Patienten mit Verdacht auf eine Funktionsstörung der tubulären Speiseröhre einzusetzen. Abbildung 10 zeigt in einem Stufendiagramm den sinnvollen Einsatz der verfügbaren diagnostischen Tests [21]. An erster Stelle steht die Abklärung der anatomischen Situation und der Ausschluß einer morphologischen Veränderung oder eines neoplastischen Prozesses mittels Endoskopie und Röntgenkontrastdarstellung. Die video- oder kinematographische Aufzeichnung des Schluckaktes erlaubt darüber hinaus nicht selten auch die Diagnose einer Funktionsstörung. Die Standardmanometrie ist die klassische Methode zur Diagnostik und Klassifizierung von Motilitätsstörungen. Die neue Technik der kombinierten ambulanten 24-h-Manometrie und -pH-Metrie der Speiseröhre wird die Standardmanometrie jedoch zunehmend ersetzen. Szintigraphische Methoden besitzen zwar eine hohe Sensitivität in der Diagnostik der ösophagealen Transitzeit, sind jedoch mit einem hohen apparativen Aufwand verbunden und erlauben keine Klassifizierung der Motilitätsstörungen. Provokationstests haben zur Abklärung von Motilitätsstörungen derzeit keine klinische Indikation mehr. Wie die Endosonogaphie dienen Provokationstests heute nur wissenschaftlichen Fragestellungen.

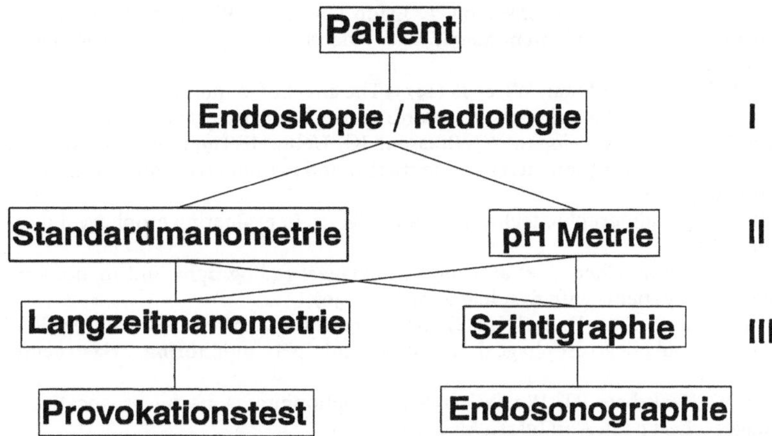

Abb. 10. Diagnostik ösophagealer Motilitätsstörungen. Die diagnostische Eskalation erfolgt in 3 Stufen: An erster Stelle steht der Ausschluß einer organischen Veränderung mittels Endoskopie und Röntgenkontrastdarstellung, an zweiter die diagnostische Abklärung der Motilitätsstörung mittels Standardmanometrie sowie der Ausschluß einer Refluxkrankheit mittels Ösophagus-pH-Metrie und an dritter für Patienten mit weiterhin unklaren Befunden die Langzeitmanometrie und die Transitszintigraphie zur Verfügung. Provokationstests und Endosonographie haben zur Abklärung von Motilitätsstörungen derzeit keine klinische Indikation und dienen nur wissenschaftlichen Fragestellungen. Mit zunehmender Verfügbarkeit wird die ambulante Langzeitmanometrie die Standardmanometrie verdrängen

Literatur

1. Barish CF, Castell DO, Richter JE (1986) Graded esophageal balloon distention: A new provocation test for non-cardiac chest pain. Dig Dis Sci 31 : 1292 – 1298
2. Benjamin SB, Richter JE, Cordova CM, et al. (1983) Prospective manometric evaluation with pharmacologic provocation of patients with suspected esophageal motility dysfunction. Gastroenterology 84 : 893 – 901
3. Castell DO, Richter JE, Dalton CB (eds) (1987) Esophageal motility testing. Elsevier, New York
4. Castell DA, Dalton DB, Castell DO (1990) Pharyngeal and upper esophageal sphincter manometry in humans. Am J Physiol 258 : G173 – 178
5. DeMeester TR (1991) Die chirurgische Perspektive der Funktionsdiagnostik. In: Fuchs K-H, Hamelmann H (Hrsg) Gastrointestinale Funktionsdiagnostik in der Chirurgie. Blackwell, S 3 – 7
6. DeMeester TR, Stein HJ, Fuchs KH (1991) Physiologic diagnostic studies. In: Zuidema GD, Orringer MB (eds) Shackelford's surgery of the alimentary tract, vol 1, 3rd edn. Saunders, Philadelphia, pp 116 – 145
7. Ekberg O, Wahlgren L (1985) Dysfunction of pharyngeal swallowing: A cineradiographic investigation in 854 dysphagic patients. Acta Rad Diagn 26 : 389 – 395
8. Halpert RD, Feczko PJ, Spickler EM, et al. (1985) Radiological assessment of dysphagia with endoscopic correlation. Radiology 157 : 599
9. Jamieson JR, Stein HJ, DeMeester TR, Bonavina L, Hinder RA (1992) Ambulatory 24-hour esophageal pH monitoring: Normal values, optimal thresholds, specificity, sensitivity, and reproducibility. Am J Gastroenterol 87 : 1102 – 1111
10. Janssens J, Vantrappen G, Chillibert G (1986) 24-hour recording of esophageal pressure and pH in patients with non cardiac chest pain. Gastroenterology 90 : 1978 – 1981

11. Kahrilas PJ, Logemann JA, Shezhang L, Erfun GA (1992) Pharyngeal clearance during swallowing. A combined manometric and videofluoroscopic study. Gastroenterology 103:128–136
12. Lydon SB, Dodds WJ, Hogan WJ, et al. (1975) The effect of manometric assembly diameter on intraluminal esophageal pressure recording. Dig Dis Sci 20:968–970
13. Massey BT, Dodds WJ, Hogan WJ, Brasseur JG, Helms JF (1991) Abnormal esophageal motility: An analysis of concurrent radiographic and manometric findings. Gastroenterology 101:344–354
14. Ott DJ (1990) Radiographic techniques and efficacy in evaluating esophageal dysphagia. Dysphagia 5:192
15. Ott DJ, Richter JE, Chen Y, et al. (1987) Esophageal radiography and manometry: correlation in 172 patients with dysphagia. AJR 149:307
16. Peters L, Maass L, Petty D, et al. (1988) Spontaneous non cardiac chest pain: Evaluation by 24-hour ambulatory esophageal motility and pH monitoring. Gastroenterology 94:878–886
17. Richter JE, Hackshaw BT, Wu WC (1985) Edrophonium: A useful provocative test for esophageal chest pain. Ann Intern Med 103:14–21
18. Russell COH, Hill LD, Holmes EF, et al. (1981) Radionuclide transit: A sensitive screening test for esophageal dysfunction. Gastroenterology 80:887–892
19. Stein HJ, DeMeester TR (1993) Indications, technique, and clinical use of ambulatory 24-hour esophageal motility monitoring in a surgical practice. Ann Surg 217:128–137
20. Stein HJ, DeMeester TR, Eypasch EP, Klingman RP (1991) Ambulatory 24-hour esophageal manometry in the evaluation of esophageal motor disorders and noncardiac chest pain. Surgery 110:753–763
21. Stein HJ, DeMeester TR, Hinder RA (1992) Outpatient physiologic testing and surgical management of foregut motility disorders. Curr Probl Surg 29:415–555
22. Tolin RD, Malmud LS, Reilley J, Fisher RS (1979) Esophageal scintigraphy to quantitate esophageal transit (Quantitation of esophageal transit). Gastroenterology 76:1402–1408
23. Vantrappen G, Janssens J, Hellemans J, Coremans G (1979) Achalasia, diffuse esophageal spasm, and related motility disorders. Gastroenterology 76:450–457
24. Ziegler K, Sanft C, Friedrich M, et al. (1990) Endosonographic appearance of the esophagus in achalasia. Endoscopy 22:1–4

3

Konservative Therapie

J. Barnert und M. Wienbeck

Leitsymptome von Motilitätsstörungen des tubulären Ösophagus sind Dysphagie und Thoraxschmerzen. Beseitigung bzw. Linderung dieser beiden Symptome ist Ziel jeder Therapie. Die Indikation zur Therapieeinleitung orientiert sich zum einen an den Ergebnissen der ösophagealen Funktionsdiagnostik, v.a. der Manometrie, und zum anderen an der Häufigkeit und Schwere der Symptome. Immer wieder überraschend ist die Diskrepanz zwischen manometrisch faßbarer ösophagealer Funktionsstörung und Schweregrad der Symptome. Diese Diskrepanz weist auf unser immer noch ungenügendes Wissen über die Pathophysiologie hin. Vor allem das Zusammenspiel zwischen Sensibilität und Motorik der Speiseröhre ist erst in Ansätzen erforscht. Voraussetzung für die Einleitung einer Therapie von vermuteten oder objektivierten Motilitätsstörungen des tubulären Ösophagus ist in jedem Falle der Ausschluß einer organischen Erkrankung der Speiseröhre mittels bildgebender Verfahren. Die Endoskopie ist zwar sensitiver bei der Erkennung von Schleimhautdefekten, andererseits erlaubt die Röntgenuntersuchung mit Kontrastmittel auch die Beurteilung von Bewegungsabläufen. Somit ergänzen sich beide Untersuchungsmethoden in ihren Aussagemöglichkeiten.

Nichtkardialer Brustschmerz

Die Therapie der beim nichtkardialen Brustschmerz anzutreffenden Motilitätsstörungen wie hyperkontraktiler Ösophagus („Nußknackerösophagus") und diffuser Ösophagusspasmus ist undankbar und wissenschaftlich nicht ungenügend abgesichert. In vielen Fällen ist schon viel damit gewonnen, durch eine sorgfältige Diagnostik dem Patienten eine Erklärung für seine Brustschmerzen zu geben und ihn von der Harmlosigkeit seiner Beschwerden zu überzeugen. Patienten, denen der Zusammenhang zwischen abnormer Ösophagusfunktion und Brustschmerz verständlich gemacht worden ist, gehen danach wegen dieser Problematik seltener zum Arzt [29].

Wichtig ist, daß vor der Einleitung einer Therapie mit Muskelrelaxanzien oder Psychopharmaka ein gastroösophagealer Reflux als Ursache der Brustschmerzen ausgeschlossen wurde. Zum einen ist er eine der häufigsten Ursachen des nichtkardialen Brustschmerzes, zum anderen können diese Pharmaka eine Refluxkrankheit verschlimmern, evtl. sogar auslösen.

Beim sog. „Nußknackerösophagus" oder bei diffusen Ösophagusspasmen erscheint der Einsatz von Pharmaka logisch, die relaxierend auf die glatte Muskulatur wirken. Die in der Kardiologie bewährten *Nitrate* waren neben *Hydralazin* die ersten Substanzen, die bei dieser Indikation untersucht und therapeutisch eingesetzt wurden. Der klinische Erfolg wurde kontrovers beurteilt [20, 19, 28]. In zwei manometrischen Studien wurde Nitroglyzerin und anderen längerwirkenden organischen Nitraten sogar jeglicher Effekt auf die Ösophagusmotilität abgesprochen [19, 13].

Verglichen mit Nitraten soll *Hydralazin*, das in der Hochdrucktherapie verwendet wird, effektiver sein [19]. Es soll sowohl die Stärke der Ösophaguskontraktionen als auch die Häufigkeit von Brustschmerzen vermindern.

Molsidomin ist wie die Nitrate ein Stickoxid (NO)-Agonist und hat einen nitratähnlichen relaxierenden Effekt auf die glatte Muskulatur. Es wird wie die Nitrate bei der Behandlung der Angina pectoris eingesetzt. Im Gegensatz zu den Nitraten senkt Molsidomin aber nicht den Blutdruck und weist auch keine Toleranzentwicklung auf. Verabreicht man Patienten mit nichtkardialem Brustschmerz Molsidomin, so nehmen sowohl Amplitude als auch Dauer der Ösophaguskontraktionen ab. Zudem vermindert Molsidomin die nach Edrophoniumprovokation auftretenden Brustschmerzen [16]. Größere klinische Studien mit dieser Substanz bei Patienten mit nichtkardialem Brustschmerz stehen noch aus.

Anticholinergika werden sowohl in der Urologie als auch in der Gastroenterologie erfolgreich als Spasmolytika eingesetzt. Sie blockieren den stimulierenden Effekt des aus den Nervenendigungen der enterischen Neurone freigesetzten Azetylcholins auf die muskarinergen cholinergen Rezeptoren der glatten Muskulatur des Intestinums. Auch im Ösophagus beeinflußt diese Substanzgruppe die Motilität. So reduziert *Propanthelin* bei gesunden Probanden die Amplitude der Ösophaguskontraktionen um 26% [12] und *Atropin (Hyoszyamin)* [3] um fast die Hälfte. Auch das in der Ulkustherapie verwendete *Pirenzepin*, das die M1-muskarinergen Rezeptoren stimuliert, kann Amplitude und Dauer der Kontraktionen im tubulären Ösophagus vermindern [8]. Bei Patienten mit nichtkardialem Brustschmerz wurden Anticholinergika therapeutisch aber bisher nicht in Studien eingesetzt. Limitierend sind bei dieser Substanzgruppe in vielen Fällen die Nebenwirkungen.

Während NO-Agonisten wie Nitrate und Molsidomin über eine Stimulation der löslichen Guanylatzyklase die Relaxation der glatten Muskulatur auslösen, erreichen *Kalziumantagonisten* dies auf eine andere Weise. Intrazelluläres Kalzium spielt eine entscheidende Rolle bei der Interaktion zwischen Aktin und Myosin und somit bei der Kontraktion der Muskelzelle. Kalziumantagonisten sind in der Lage, den (langsamen) Kalziumeinstrom in die Muskelzelle und somit die Muskelkontraktion zu hemmen. Zu den Kalziumantagonisten gehören mehrere Substanzen mit gewissen Unterschieden in Wirkungsweise und Therapieeffekten. Sie werden in 3 Gruppen eingeteilt, die verapamilartigen Kalziumantagonisten, die Dihydrophyridinabkömmlinge (Nifedipin, Nimodipin) und die Benzothiazepine (Diltiazem).

Der Effekt von Kalziumantagonisten auf die Ösophagusmotilität und die Symptome des nichtkardialen Brustschmerzes wurde sehr eingehend untersucht. Die meisten Daten liegen zu Nifedipin und Diltiazem vor. Im Gegensatz zu Diltiazem [24, 3] reduziert Nifedipin bei gesunden Probanden die Amplitude der Ösophaguskontraktionen [12, 3, 23, 11]. Obwohl Nifedipin bei Patienten mit hyperkontraktilem Ösophagus („Nußknackerösophagus") Amplitude und Dauer der Kontraktionen im distalen Ösophagus vermindert [22, 23], hat es keinen Effekt auf Häufigkeit und Intensität der Brustschmerzattacken [22]. Auch bei Patienten mit diffusen Ösophagusspasmen beeinflußte Nifedipin die Brustschmerzen nicht [2]. Dies verwundert, reduziert doch Nifedipin die Amplituden und die Zahl der nichtperistaltischen Kontraktionen bei Patienten mit Ösophagusspasmen [4].

Auch Diltiazem konnte beim nichtkardialen Brustschmerz nicht überzeugen. Nur in einer Studie war ein Therapieeffekt von Diltiazem auf nichtkardiale Brustschmerzen erkennbar [27]. Paradoxerweise beeinflußte Diltiazem in dieser Studie weder Amplitude noch Dauer der Ösophaguskontraktionen eindeutig, was aber im Einklang mit den Ergebnissen anderer Autoren steht [24, 1]. Es erstaunt deshalb auch wenig, daß in zwei weiteren klinischen Studien Diltiazem keinen Einfluß auf die Attacken beim nichtkardialen Brustschmerz hatte [10, 1].

Zusammenfassend muß also festgestellt werden, daß die Therapie des nichtkardialen Brustschmerzes mit Kalziumantagonisten bisher auf keiner gesicherten Grundlage steht. Überzeugende Ergebnisse in der medikamentösen Therapie des nichtkardialen Brustschmerzes ließen sich bisher nur mit sog. Psychopharmaka erzielen. In die erste [6] der beiden bisher dazu publizierten Studien wurden nur Patienten aufgenommen, die eine abnorme Ösophagusmotilität aufwiesen. Unter einer niedrigdosierten (100–150 mg/die) Therapie mit Trazodon (Thombran), einem trizyklischen Antidepressivum, nahmen Häufigkeit und Zahl der Brustschmerzen deutlich ab, ohne daß sich die Ergebnisse der Ösophagusmanometrie veränderten. Entscheidend für den Therapieerfolg schien weniger die absolute Abnahme der Schmerzhäufigkeit zu sein als die Tatsache, daß die Patienten die Attacken als weniger schmerzhaft empfanden.

In der zweiten publizierten Studie [5] wurde ebenfalls ein niedrigdosiertes trizyklisches Antidepressivum verwendet. Die Patienten mit nichtkardialem Brustschmerz wurden 3 verschiedenen Therapiegruppen zugeordnet. Die erste nahm täglich 50 mg *Imipramin (Tofranil)* ein, die zweite 0,2 mg Clonidin, und die dritte erhielt Plazebo. In die Studie aufgenommen wurden sowohl Patienten mit als auch ohne auffällige Ösophagusmanometrie. Nur in der Imipramingruppe nahmen die Brustschmerzen signifikant ab, und zwar im Durchschnitt um 52%. Der Therapieerfolg zeigte keinen Zusammenhang mit den Ergebnissen der Ösophagusmanometrie.

Die stimmungsaufhellende und angstlösende Wirkung der verwendeten Antidepressiva wäre eine Erklärung für ihren positiven Effekt beim nichtkardialen Brustschmerz. Es muß aber bedacht werden, daß sie in niedrigeren Dosen als bei der Behandlung von Depressionen üblich verabreicht wurden. Andererseits werden Antidepressiva schon lange mit Erfolg bei chronischen Schmerzzuständen wie der diabetischen Neuropathie, dem Zoster-Schmerz und der Migräne verwendet. Trizyklische Antidepressiva wie Imipramin und Trazodon hemmen die Wiederaufnahme von Noradrenalin in die präsynaptische Nervenendigung und erhöhen somit die Konzentration dieses Neurotransmitters im synaptischen Spalt. Als Folge der „Überstimulation" nimmt dann die Dichte der postsynaptischen adrenergen Rezeptoren auf der nachgeschalteten Nervenzelle ab. Als weiterer Effekt nimmt die Zahl der Rezeptoren ab, die mit dem Neurotransmitter Serotonin interagieren. Es ist bekannt, daß gewisse Serotonin-Rezeptoren an der Modulation der viszeralen Schmerzempfindung beteiligt sind [25]. Möglicherweise sind dadurch die erniedrigte viszerale Schmerzschwelle von Patienten mit nichtkardialem Brustschmerz [21] wieder „normalisiert". Obwohl wir über den Wirkungsmechanismus der Antidepressiva bisher nur spekulieren können, gibt es wohl keinen Zweifel über die Wirksamkeit bei nichtkardialem Brustschmerz. Sie stellen derzeit unsere einzige medikamentös-therapeutische Option bei diesem Krankheitsbild dar, sollten aber erst bei hohem Leidensdruck und Persistenz der Schmerzen eingesetzt werden.

Neben diesen medikamentösen Möglichkeiten bietet die *Verhaltenstherapie* einen weiteren konservativen Therapieansatz. Schon früh wurde berichtet, daß verhaltenstherapeutische Therapieverfahren in Einzelfällen erfolgreich beim nichtkardialen Brustschmerz angewendet werden können [18, 26]. Das Ergebnis einer kürzlich publizierten Studie [14] scheint diese kasuistische Therapieberichte zu bestätigen. Dabei wurden 31 Patienten mit nichtkardialem Brustschmerz in 2 Gruppen geteilt: Die „Verum"-Gruppe unterzog sich einer kombinierten Verhaltenstherapie, die „Plazebo"-Gruppe wurde zunächst nicht behandelt. Nach durchschnittlich 7 Sitzungen gaben die Patienten mit Verhaltenstherapie signifikant weniger Brustschmerzen an, und sie kamen mit ihren Beschwerden im täglichen Leben deutlich besser zurecht. Danach wurden die Patienten der „Plazebo"-Gruppe in analoger Weise therapiert. Auch hier konnte gleich gute Therapieergebnisse erzielt werden. Einschränkend muß aber erwähnt werden, daß 57% dieser 31 Patienten an Panikattacken litten, so daß es sich hier um ein spezielles vorselektioniertes Krankengut handeln könnte. Wahrscheinlich ist nicht bei allen Patienten mit nichtkardialem Brustschmerz ein derartig aufwendiges psychologisches Therapieverfahren notwendig. Wie schon erwähnt, hilft in vielen Fällen schon die Diagnose einer nichtkardialen Genese der Brustschmerzen und ggf. eine einfache begleitende Gesprächstherapie weiter.

Da in Einzelfällen bestimmte *Nahrungsmittel* die Brustschmerzen provozieren können, sollte bei Erhebung der Anamnese speziell danach gefragt werden. So kann z.B. das hastige Trinken kalter kohlensäurehaltiger Getränke Brustschmerzen auslösen. Der wichtigste therapeutische Schritt in solchen Fällen ist natürlich die Vermeidung des auslösenden Agens.

Funktionelle Dysphagie

Die Diagnose einer funktionellen Dysphagie setzt voraus, daß mittels bildgebender Verfahren zu vor eine organische Stenose ausgeschlossen wurde. Hinter einer funktionellen Dysphagie kann sich sowohl eine Einschluckstörung im Oropharynx verbergen als auch eine fehlende Propulsion des Nahrungsbolus im tubulären Ösophagus. Deshalb ist eine eingehende Funktionsdiagnostik, die eine Röntgenkinematographie und eine Ösophagusmanometrie umfassen sollte, unabdingbar. Erst danach kann die Therapie geplant werden. Ebenso wichtig wie die Funktionsdiagnostik ist die Erhebung einer eingehenden Anamnese. In manchen Fällen kann eine eindeutige Beziehung zwischen Zusammensetzung, Konsistenz oder Temperatur der Nahrung und dem Auftreten einer Dysphagie hergestellt werden. Vermeidung dieses *diätetischen Faktors* ist dann schon der wichtigste Schritt in der Therapie.

Obwohl gezeigt wurde, daß Streß den Bolustransport im Ösophagus beeinflussen kann [9], gibt es bisher keine Hinweise auf psychosoziale Faktoren in der Pathogenese der funktionellen Dysphagie. Trotzdem können emotionale Faktoren eine Dysphagie verschlimmern oder gar erst symptomatisch machen. Zum Beispiel kann hastiges Hinunterschlingen des Essens als Folge von Streß Dysphagie oder gar eine Bolusimpaktierung induzieren. In diesen Fällen ist es wichtig, daß der Patient sich Zeit beim Essen nimmt und die Nahrung sorgfältig kaut. In einem Einzelfall wurde bei einem Patienten mit Ösophagusspasmen durch ein *Biofeedback-Training* eine Besserung der Dysphagie erreicht [17].

Die Ergebnisse der medikamentösen Therapie bei der funktionellen Dysphagie sind enttäuschend. *Kalziumantagonisten* bessern eine funktionelle Dysphagie als Folge von Ösophagusspasmen nicht, wie mehrere Studien zeigen [2, 27, 10]. In unkontrollierten Studien an nur wenigen Patienten mit funktioneller Dysphagie wurde für *Nitroglyzerin* [15] und *Hydralazin* [19] ein therapeutischer Effekt postuliert. Diese Beobachtungen bedürfen noch der Bestätigung.

Der Erfolg einer *Dilatation* mit einem dicken Bougie (z.B. 54F Maloney-Bougie) ist in der Regel einem Plazeboeffekt zuzuschreiben. In Einzelfällen kann die dadurch erzielte Besserung der Dysphagie Folge der Dilatation eines endoskopisch übersehenen Schatzki-Ringes oder einer geringgradigen Ösophagusstriktur sein. Bei einer Untergruppe von Patienten mit diffusen Ösophagusspasmen findet man zusätzlich eine Dysfunktion des unteren Ösophagussphinkters. Diese manifestiert sich entweder in einem deutlich erhöhtem Ruhedruck oder einer inkompletten Erschlaffung. Bei diesen Patienten kann man mit meist gutem Erfolg eine *pneumatische Dilatation* des unteren Ösophagussphinkters wie bei der Achalasie versuchen [7].

Bei den meisten Patienten mit funktioneller Dysphagie treten die Symptome nur intermittierend auf und sind nur milde ausgeprägt, so daß sich eine Therapie meist erübrigt. Eine diätetische Beratung und das Vermeiden hastigen Essens genügen hier meist. Bei Patienten mit ausgeprägten Symptomen bleibt eine medikamentöse Therapie in der Regel erfolglos. Hier kann eine

Bougierung des unteren Ösophagussphinkters therapeutisch versucht werden. Diese Fälle sind aber nur selten anzutreffen.

Literatur

1. Adamek RJ, Wegener M, Wienbeck M (1994) Diltiazem bei hypermotilen Funktionsstörungen des Ösophagus. Med Klinik 89 [Suppl 1] 89:173
2. Alban Davies H, Lewis MJ, Rhodes J, Henderson AH (1987) Trial of nifedipine for prevention of oesophageal spasm. Digestion 36:81–83
3. Allen M, Mellow M, Robinson MG, Orr WC (1987) Comparison of calcium channel blocking agents and an anticholinergic agent on oesophageal function. Aliment Pharmacol Therap 1:153–159
4. Blackwell JN, Holt S, Heading RC (1981) Effect of nifedipine on oesophageal motility and gastric emptying. Digestion 21:50–56
5. Cannon RO, Quyyumi AA, Mincemoyer R, et al. (1994) Imipramine in patients with chest pain despite normal coronary angiograms. N Engl J Med 330:1411–1417
6. Clouse RE, Lustman PJ, Eckert TC, Ferney DM, Griffith LS (1987) Low-dose trazodone for symptomatic patients with esophageal contraction abnormalities. A double-blind, placebo-controlled trial. Gastroenterology 92:1027–1036
7. Ebert EC, Ouyang A, Wright SH, Cohen S, Lipshutz W (1983) Pneumatic dilatation in patients with diffuse esophageal spasm and lower esophageal sphincter dysfunction. Dig Dis Sci 28:481–485
8. Erckenbrecht E, Berges W, Sonnenberg A, Erckenbrecht J, Wienbeck M (1982) The effect of pirenzepine on esophageal motility. Scand J Gastroenterol 17 [Suppl 72] 17:185–190
9. Faulkner WB, Rudenbaugh FH, O'Neill JR (1942) Influence of the emotions on esophageal function: comparison of esophagoscopic and roentgenologic findings. Radiology 37:443–447
10. Frachtman RL, Botoman VA, Pope CE (1986) A double-blind crossover trial of diltiazem shows no benefit in patients with dysphagia and/or pain of esophageal origin. Gastroenterology 90:1420
11. Hongo M, Traube M, McAllister RG, McCallum RW (1984) Effects of nifedipine on esophageal motor function in humans: correlations with plasma nifedipine concentration. Gastroenterology 86:8–12
12. Hongo M, Traube M, McCallum W (1984) Comparison of effects of nifedipine, propantheline bromide, and the combination on esophageal motor function in normal volunteers. Dig Dis Sci 29:300–304
13. Kikendall JW, Mellow MH (1980) Effect of sublingual nitroglycerin and long-acting nitrate preparations on esophageal motility. Gastroenterology 79:703–706
14. Klimes I, Mayou RA, Pearce MJ, Coles L, Fagg JR (1990) Psychological treatment for atypical non-cardiac chest pain: a controlled evaluation. Psychol Med 20:605–611
15. Kontruek JW, Stoll R, Fischer H, Domschke W (1993) Glyceryl trinitrate is of beneficial effect in the treatment of diffuse esophageal spasm. Gastroenterology 106:A535
16. Korda P, Barnert J, Schmidbaur W, Wienbeck M (1994) Einfluß von Molsidomin auf die Ösophagusmotilität bei Patienten mit nicht-kardialem Brustschmerz. Med Klinik 89 [Suppl II]:73–74
17. Latimer PR (1981) Biofeedback and self-regulation in the treatment of diffuse esophageal spasm: A single-case study. Biofeedback Self-Regulation 6:181–189
18. Levenkron JC, Goldstein MG, Adamides O, Greenland P (1985) Chronic chest pain with normal coronary arteries: a behavioral approach for rehabilitation. J Cardiopulm Rehab 5:475–479
19. Mellow MH (1982) Effect of isosorbide and hydralazine in painful primary esophageal motility disorders. Gastroenterology 83:364–370
20. Orlando RC, Bozymski EM (1973) Clinical and manometric effects of nitroglycerin in diffuse esophageal spasm. N Engl J Med 289:23–25

21. Richter JE, Barish CF, Castell DO (1986) Abnormal sensory perception in patients with esophageal chest pain. Gastroenterology 91 : 845 – 852
22. Richter JE, Dalton CB, Bradley LA, Castell DO (1987) Oral nifedipine in the treatment of noncardiac chest pain in patients with the nutcracker esophagus. Gastroenterology 93 : 21 – 28
23. Richter JE, Dalton CB, Bruice RG, Castell DO (1985) Nifedipine: a potent inhibitor of contractions in the body in the human oesophagus. Studies in healthy volunteers and patients with the nutcracker oesophagus. Gastroenterology 89 : 549 – 544
24. Richter JE, Spurling TJ, Cordova CM, Castell DO (1984) Effects of oral calcium blocker, diltiazem, on oesophagus. Dig Dis Sci 29 : 649 – 656
25. Rudorfer MV, Potter WZ (1989) Antidepressants: A comparative review of the clinical pharmacology and therapeutic use of the „newer" versus the „older" drugs. Drugs 37 : 713 – 738
26. Shabsin HS, Katz PO, Schuster MM (1988) Behavioral treatment in intractable chest pain in a patient with vigorous achalasia. Am J Gastroenterol 83 : 970 – 973
27. Spurling TJ, Catau EL, Hirszel R, Richter JE, Chobanian SJ, Castell DO (1985) A double blind crossover study of the efficacy of diltiazem on patients with esophageal motility dysfunction. Gastroenterology 88 : 1596
28. Swamy N (1977) Esophageal spasm: Clinical and manometric response to nitroglycerine and long acting nitrites. Gastroenterology 72 : 23 – 27
29. Ward BW, Wu WC, Richter JE, Hackshaw BT, Castell DO (1987) Long-term follow-up of symptomatic status of patients with noncardiac chest pain. Is diagnosis of esophageal etiology helpful? Am J Gastroenterol 82 : 215 – 218

3

Chirurgische Therapie

J. H. Peters und T. R. DeMeester *

Die Dysphagien, d.h. Schwierigkeiten beim Schlucken, werden als primäres Symptom ösophagealer Motilitätsstörungen betrachtet. Abhängig von der Schwere der einer Dysphagie zugrundeliegenden Fehlfunktion und der Fähigkeit des Patienten, seine Eßgewohnheiten entsprechend anzugleichen, manifestieren sich die Symptome mehr oder weniger ausgeprägt. Infolgedessen muß bei auftretenden Schluckbeschwerden eine sorgfältige Anamnese der Eßgewohnheiten des jeweiligen Patienten erhoben werden. Weiter sollte hinterfragt werden, ob der Patient während der Mahlzeiten an Schmerzen, Würgen oder Erbrechen leidet, ob Mahlzeiten nur mit Getränken eingenommen werden können, oder ob er beim Essen immer der langsamste Esser ist oder ob er bei offiziellen Anlässen die Mahlzeit vorzeitig beendet, desgleichen ob er bereits wegen einer Boluseinklemmung stationär behandelt worden ist. Die entsprechenden Befunde können dann, in Abhängigkeit von seiner Fähigkeit, das Körpergewicht konstant zu halten, zur Einstufung des Schweregrades der bestehenden Dysphagie beitragen und sind von entscheidender Bedeutung für die Indikationsstellung zur chirurgischen Therapie.

In Abhängigkeit von der Ursache einer nichtobstruktiven Dysphagie stehen dem Chirurgen verschiedene operative Vorgehensweisen zur Verbesserung der Schluckfähigkeit des Patienten zur Verfügung. Durch diese Maßnahmen kann zwar die Fähigkeit des Patienten zur Nahrungsaufnahme wesentlich verbessert, jedoch nur in seltenen Fällen die normale Funktion des oberen Gastrointestinaltraktes wiederhergestellt werden. In den meisten Fällen besteht die Strategie des operativen Eingriffs darin, einen vorhandenen Defekt durch einen willkürlich gesetzten neuen Defekt zu beheben, um damit dem Patienten eine Verbesserung der Schluckfähigkeit zu ermöglichen.

Voraussetzung jeder chirurgischen Therapie der Dysphagie ist für den Chirurgen die genaue Kenntnis der das Symptom verursachenden Funktionsstörung. Im allgemeinen erfordert dies eine vollständige Evaluierung der Ösophagusmotilität. Ausschlaggebend für die Art des zu wählenden Operationsverfahrens sind die genaue Kenntnis der physiologischen Schluckmechanismen und der die Dysphagie auslösenden Motilitätsstörungen. Die Endoskopie

---

* Aus dem Englischen von U. Hoede und K.H. Fuchs

dient lediglich dem Ausschluß eines Tumors oder eines entzündlichen Prozesses als möglichen Ursachen der Dysphagie.

Die chirurgische Therapie solcher Funktionsstörungen beruht auf der Ausschaltung der motorischen Aktivität durch Myotomie der zirkulären und longitudinalen Muskelschichten des unteren Ösophagussphinkters und des Ösophaguskorpus. Die Achalasie gilt als Hauptindikation für eine Myotomie des unteren Ösophagussphinkters, während eine langstreckige Ösophagusmyotomie bei motorischen Störungen mit segmentalen bzw. generalisierten Simultankontraktionen des Ösophaguskorpus indiziert ist. Hierzu gehören der diffuse und segmentale Ösophagusspasmus, die sog. „vigorous achalasia" sowie unspezifische Motilitätsstörungen, die gemeinsam mit einem im mittleren Ösophagus bzw. epiphrenisch gelegenen Ösophagusdivertikel auftreten.

Die bekannteste primäre Motilitätsstörung des Ösophagus ist die Achalasie mit einer Prävalenz von 6 von 100 000 Personen jährlich [15]. Obwohl bisher das vollständige Fehlen der Ösophagusperistaltik als grundlegender Befund angesehen wurde, ergeben sich jedoch neuerdings Hinweise darauf, daß die Achalasie eine primäre Motilitätsstörung des unteren Ösophagussphinkters darstellt. Diese Erkenntnis beruht auf ambulanten 24-h-Ösophagusmotilitätsmessungen, bei denen sich zeigte, daß selbst im fortgeschrittenen Stadium der Erkrankung bis zu 5 % der Kontraktionen peristaltisch sein können [2, 16, 24]. Eine abnorme Ösophagusperistaltik entsteht möglicherweise durch einen erhöhten Widerstand, der durch eine Relaxationsschwäche des unteren Ösophagussphinkters bedingt ist (vgl. Beitrag 4, S. 437).

Diffuser und segmentaler Ösophagusspasmus

Diese ösophageale Motilitätsstörung ist klinisch durch substernalen thorakalen Schmerz und/oder Dysphagiebeschwerden gekennzeichnet. Der diffuse ösophageale Spasmus unterscheidet sich von der klassischen Achalasie dadurch, daß er primär als Erkrankung des Ösophaguskorpus anzusehen ist, weniger dysphagische Beschwerden mit sich bringt, dagegen heftigere thorakale Schmerzen verursacht und sich weniger auf den Allgemeinzustand des Patienten auswirkt. Ein echter symptomatischer diffuser Ösophagusspasmus ist selten und kommt etwa 5mal seltener vor als die Achalasie.

Indikation der langstreckigen Ösophagusmyotomie

Die langstreckige Ösophagusmyotomie ist bei Dysphagie auf dem Boden jeder motorischen Störung indiziert, die durch abschnittsweise bzw. generalisierte Simultankontraktionen gekennzeichnet ist und gegenüber einer medikamentösen Therapie refraktär war. Zu diesen Funktionsstörungen gehören der diffuse und segmentale Ösophagusspasmus, die sog. „vigorous achalasia" sowie unspezifische Motilitätsstörungen, die zusammen mit einem mittleren bzw. epiphrenischen Ösophagusdivertikel auftreten können. Durch die Einführung der ambulanten 24-h-Manometrie des Ösophagus können Patienten mit symptomatischer Dysphagie und thorakalen Schmerzen identifiziert werden, die von einer chirurgischen Therapie profitieren können.

Die Entscheidung zur Operation stützt sich auf eine Abwägung der Symptome des Patienten, seiner Ernährungsgewohnheiten, der Fähigkeit zur Änderung seiner Lebensgewohnheiten und seines Ernährungszustandes, wobei allerdings das Hauptentscheidungskriterium eine mögliche Verbesserung der Schluckbeschwerden des Patienten darstellt. Thorakale Schmerzen allein stellen keine hinreichende Indikation zur Operation dar.

Bei Patienten, die zur Ösophagusmyotomie anstehen, ist eine präoperative Manometrie zur Bestimmung der proximalen Ausdehnung wesentlich. Die meisten Chirurgen haben die Myotomie nach distal über den unteren ösophagealen Sphinkter hinaus ausgedehnt, um den Ausflußwiderstand zu reduzieren. Folglich ist ein Antirefluxschutz in gewisser Weise zu befürworten, um bei ausgedehnter Kardiadissektion einen gastroösophagealen Reflux zu verhindern. In solchen Fällen wird von den meisten Autoren der partiellen Fundoplikatio der Vorzug gegeben, um nicht einen zusätzlichen Widerstand zu schaffen, der die Entleerungsfähigkeit des myotomierten Ösophagus noch mehr beeinträchtigt. Bei präoperativen Refluxsymptomen ist eine 24-h-pH-Metrie zur exakten Befunderhebung erforderlich.

Technik der offenen Myotomie

Die Technik der langstreckigen Ösophagusmyotomie gleicht im wesentlichen der Myotomie des unteren Ösophagussphinkters, unterscheidet sich jedoch durch die hierbei erforderliche vollständige Retraktion der Lunge zur möglichen Ausdehnung der Myotomie. Beim offenen Vorgehen stellt die Retraktion der Lunge kein Problem dar. Bis auf die proximale Ausdehnung gleicht das Verfahren der offenen langstreckigen Myotomie dem für die Myotomie des unteren Sphinkters.

Eine offene Myotomie wird über eine Linksthoraktomie in Höhe des 8. Interkostalraumes am oberen Rand der 9. Rippe entlang angelegt. Das Lig. pulmonale inferior wird gespalten, und der linke Lungenflügel wird nach oben retrahiert. Die seitengetrennte selektive Beatmung der rechten Lunge über einen Endotrachealtubus erleichtert die Darstellung ganz wesentlich. Die laterale mediastinale Pleura wird über dem unteren Ösophagus inzidiert, um die linkslaterale Ösophagusmuskulatur darzustellen. Der Ösophagus wird nach Möglichkeit nicht in seiner gesamten Zirkumferenz disseziert. Eine Magensonde wird zur Dekompression des Magens eingeführt. Eine 2 cm lange Inzision wird durch die phrenikoösophageale Membran ins Abdomen an der mediolateralen Kante des linken Krus gesetzt (Abb. 1a). Ein Magenfunduslappen wird in den Thorax hineingezogen (Abb. 1b). Hierdurch wird der gastroösophageale Übergang mit seinem Fettkissen dargestellt. Dieses Fettkissen wird zur Darstellung des Überganges exzidiert. Nun wird die alle Muskelschichten betreffende Myotomie vom Ösophaguskorpus bis 1 cm unterhalb des gastroösophagealen Überganges auf den Magen durchgeführt (Abb. 1c).

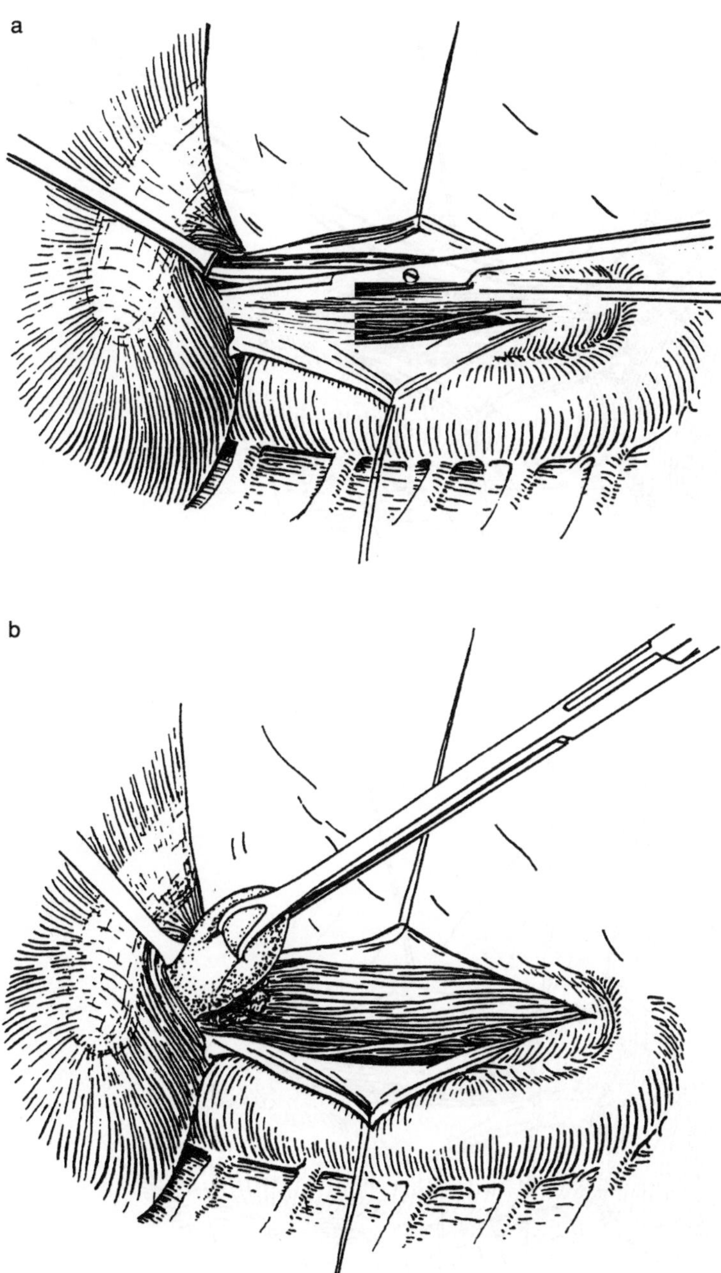

Abb. 1 a–e. Darstellung des unteren Ösophagus über den 6. Interkortalraum links und Inzision der mediastinalen Pleura als Vorbereitung zur Myotomie. **a** An dieser Stelle wird eine 2 cm große Inzision durch die phrenikoösophageale Membran ins Abdomen entlang des mediolateralen linken Schenkelrandes gesetzt. **b** Retraktion des Magenfunduslappens in den Thorax durch die zuvor gemachte Inzision.

c

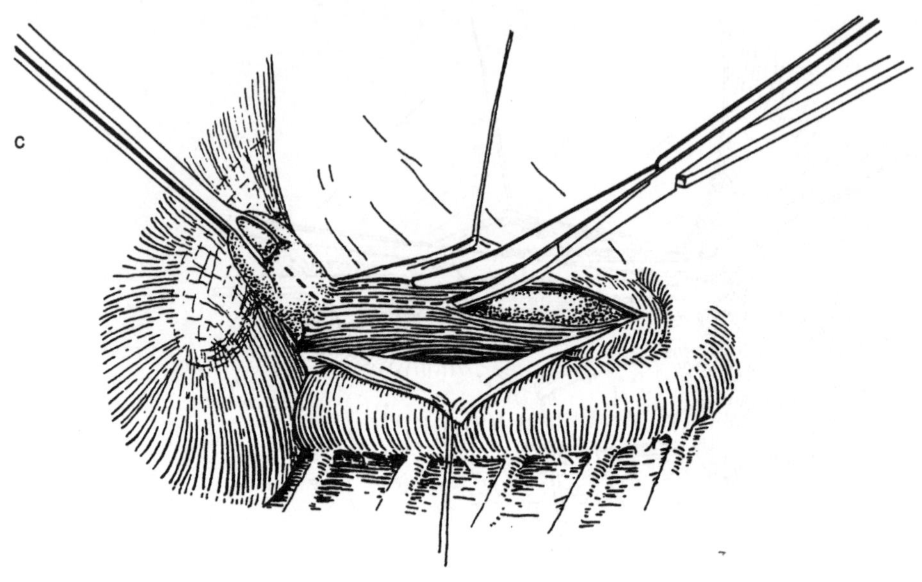

d

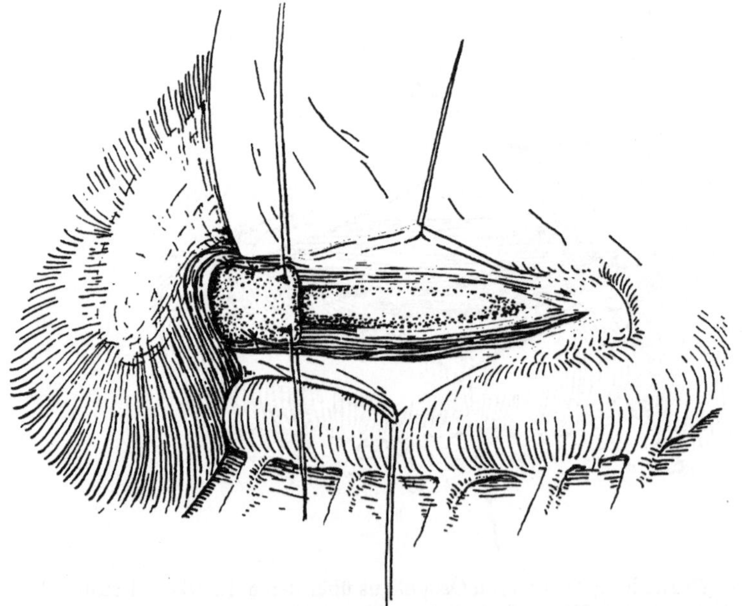

Abb. 1.c–d. **c** Die Myotomie wird, angefangen beim Ösophagus, mit der Schere durch alle Muskelschichten hindurch vorgenommen. **d** Rekonstruktion der Kardia nach Myotomie, wobei der Magenlappen die distalen 4 cm der Myotomie bedeckt.

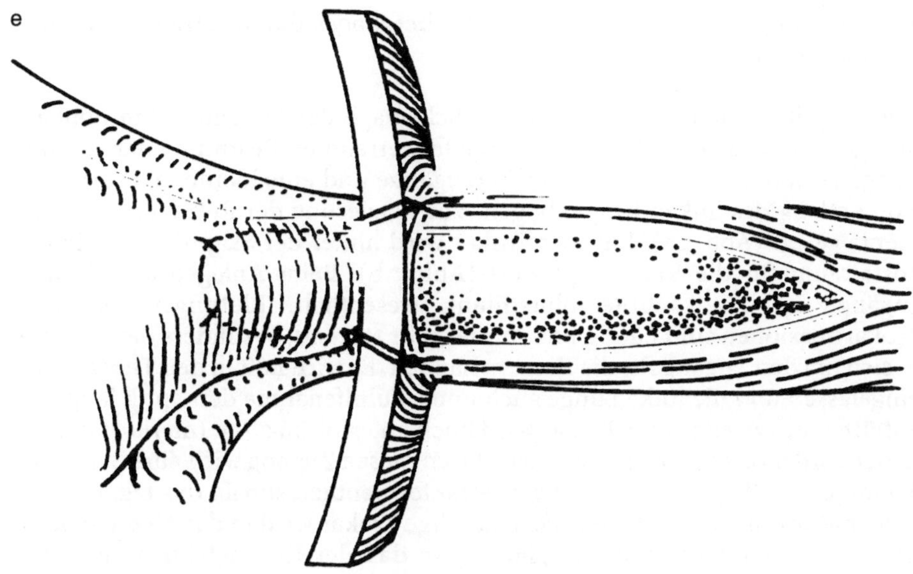

Abb. 1 e. Vollendete Myotomie mit Hemifundoplikatio nach Dor

Die Muskelschicht wird lateral auf einer Strecke von 1 cm von der Mukosa disseziert. Es wird darauf geachtet, die kleinsten Muskelfasern zu spalten, besonders im Bereich des gastroösophagealen Überganges. Selbst kleine Muskelfasern, die unberücksichtigt bleiben, können den Operationserfolg in Frage stellen. Die Kardia wird durch eine 4 cm lange Naht des Magenfunduslappens an die Myotomieränder rekonstruiert, um zu verhindern, daß die Myotomie wieder zusammenheilt, und um eine Refluxbarriere im Bereich des gespaltenen Sphinkters sicherzustellen (Abb. 1d). Wenn eine ausgiebige Kardiadissektion durchgeführt wurde, schließt sich eine partielle Fundoplikatio nach Belsey an. Den zungenförmigen Magenfunduslappen läßt man in das Abdomen zurückgleiten, wo er fixiert wird, indem die Enden der apikalen Nähte durch das Zwerchfell geführt werden (Abb. 1e).

Technik der thorakoskopischen langstreckigen Myotomie

Unsere anfänglichen Erfahrungen in der minimal-invasiven Ösophagusmyotomie basieren auf folgenden Prinzipien:

1. Thorakoskopie vor Laparoskopie;
2. minimale Dissektion des Ösophagus bzw. Hiatus, um den normalen anatomisch vorgegebenen Antirefluxmechanismus zu erhalten;
3. genaue Eingrenzung des distalen Anteils der Myotomie auf den anatomischen gastroösophagealen Übergang;

4. Darstellung des gastroösophagealen Überganges durch intraluminale flexible Endoskopie.

Der Eingriff erfolgt in linkslateraler Rückenlage des Patienten. Ein doppellumiger Endotrachealtubus wird zur seitengetrennten Beatmung der rechten Lunge verwendet. Es werden 4 Trokarzugänge und eine kleine (2,5 cm) Inzision entlang des linken Rippenbogens zur Plazierung der Retraktionsinstrumente gelegt (Abb. 2a). Ein 10er Trokar wird hinter der Skapula im 4. Interkostalraum für die Kamera plaziert (Abb. 2b). Beim Anlegen der Trokarzugänge ist eine subtile Blutstillung wesentlich. Blutungen aus den Trokarinzisionen sind häufig und immer sehr störend, besonders dann, wenn es sich um den Zugang für die Kamera handelt. Es wird Luft in den Thorax hineingelassen und die linke Lunge auch unter Zuhilfenahme der Optik langsam entlüftet. Ein zweiter 10er Trokar wird hoch anterior im 2.–3. Interkostalraum in der vorderen Axillarlinie plaziert. Durch diesen Zugang wird eine Babcock-Klemme eingeführt und als Lungenretraktor benutzt, sobald das Lig. pulmonale inferior inzidiert ist. Der rechtshändige Trokar wird in der Medioaxillarlinie im 6.–7. Interkostalraum plaziert, so daß der Hakenelektrokauter, der durch diesen Trokar eingeführt wird, sich direkt über dem Ösophagus befindet und nicht in einer Winkelstellung. Wird dieser Trokar zu hoch angesetzt, kann die Myotomie am gastroösophagealen Übergang mit Schwierigkeiten verbunden sein. Der linkshändige Trokar wird tief inferior und posterior über dem Zwerchfell im 9.–10. Interkostalraum gesetzt. Schließlich wird eine 2,5–5 cm große Inzision entlang des linken Rippenbogenrandes direkt über dem Ösophagus gesetzt, um 3 Instrumente zu plazieren: einen fächerförmigen Retraktor zur Verschiebung des Zwerchfells nach unten, einen langen Venenretraktor, um die Zwerchfellschenkel nach oben zu halten, sowie eine Saug-Spül-Vorrichtung. Bei seitengetrennter Beatmung der rechten Lunge wird der linke Hemithorax nicht insuffliert. Vorteile der Thorakoskopie sind, daß man keine luftdichten Trokare benötigt und daß kleine Inzisionen und hierdurch die Plazierung von Standardinstrumentarium möglich sind. Unsere Erfahrungen haben gezeigt, daß die Laparoskope bzw. Thorakoskope mit Winkeloptik der Null-Grad-Optik vorzuziehen sind.

Ausschlaggebend für die Dissektion sind die richtige Retraktion und Exposition von Ösophagus und Hiatus, worauf zu Beginn des Eingriffs entsprechende Zeit verwendet werden sollte. Das Zwerchfell muß mit Hilfe des großen Fächerretraktors nach kaudal weggehalten werden, um den Hiatus vollständig darzustellen. Identifikation und Dissektion des Ösophagus werden durch simultanen Einsatz eines Endoskops im Ösophaguslumen erleichtert, da hiermit der Ösophagus nach links weggehalten werden kann. Bei Achalasiepatienten ist er meist dilatiert und kann leicht eingesehen werden. Die mediastinale Pleura über dem terminalen Ösophagus wird mit der Schere scharf durchtrennt und das Lig. pulmonale inferior auf 2–3 cm gespalten. Eine durch den oberen anterioren Trokar eingeführte Babock-Klemme wird zur Retraktion der linken Lunge in den oberen Thorax verwendet (Abb. 3).

a

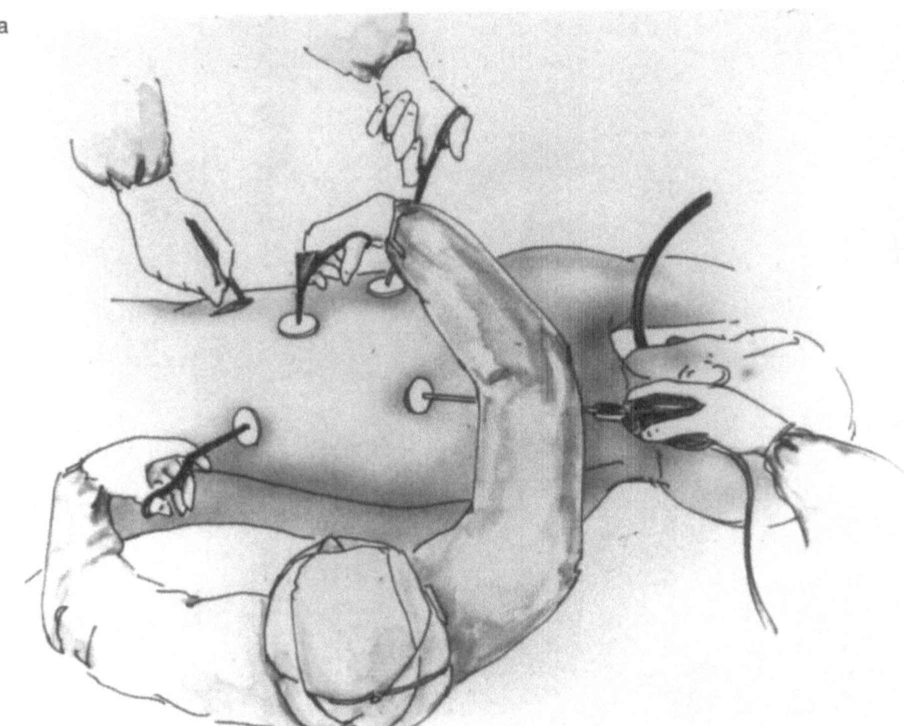

b

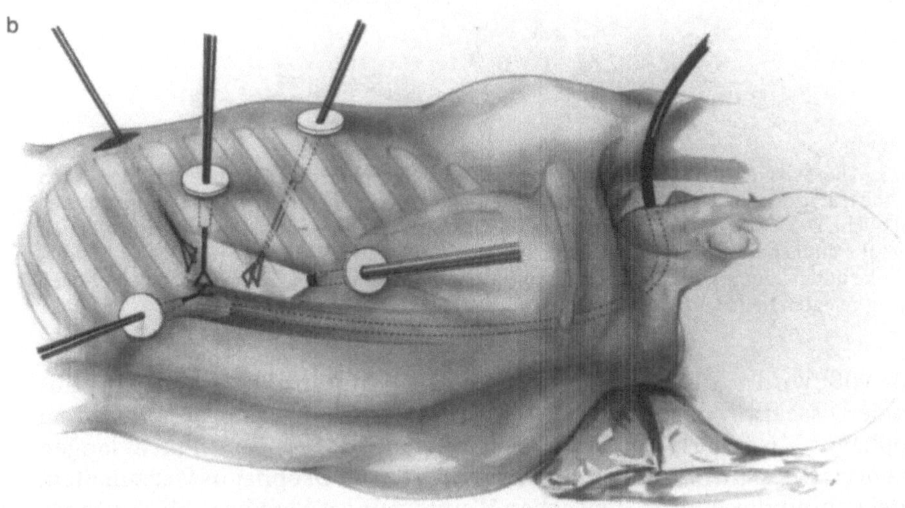

Abb. 2. a Lagerung des Patienten und Aufstellung des Chirurgen zur thorakoskopischen Ösophagusmyotomie. **b** Plazierung der Trokare: 4 10-mm-Thoraxtrokare und eine 2- bis 3-Zoll-Inzision werden verwendet

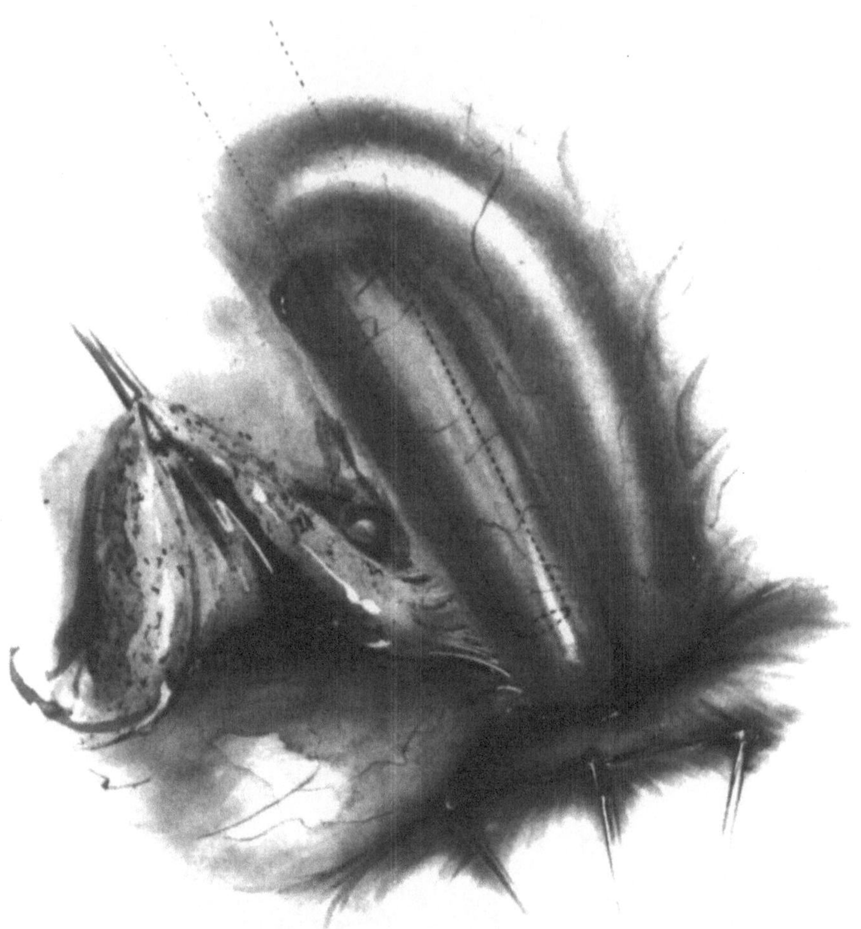

Abb. 3. Thorakoskopische Ösophagusmyotomie: videotechnische Darstellung. Hierdurch wird die traditionelle Myotomie des unteren Ösophagus bzw. -sphinkters ohne Thorakotomie ermöglicht. Das Zwerchfell wird mit einem durch eine kleine Inzision am linken Rippenbogen eingeführten fächerförmigen („fan shaped") Retraktor kräftig nach abdominal weggehalten. Die linke untere Lunge wird nach oben und vorne hin mit einer durch einen hohen anterioren Zugang gelegten Babcock-Klemme weggehalten

Bewußt wird zur Erhaltung der normalen Hiatusstrukturen nur eine minimale Dissektion durchgeführt. Der krurale Bogen wird knapp über dem Ösophagus disseziert, so daß man unterhalb des Bogens einen langen Venenretraktor einsetzen kann, um die Krura vom Ösophagus wegzuhalten. Dabei kommt die an ihrer deutlichen Weißfärbung erkennbare Magenserosa ins Blickfeld. Es sollte kein Versuch gemacht werden, einen Anteil des Magens zu mobilisieren, um den gastroösophagealen Übergang darzustellen (Abb. 4).

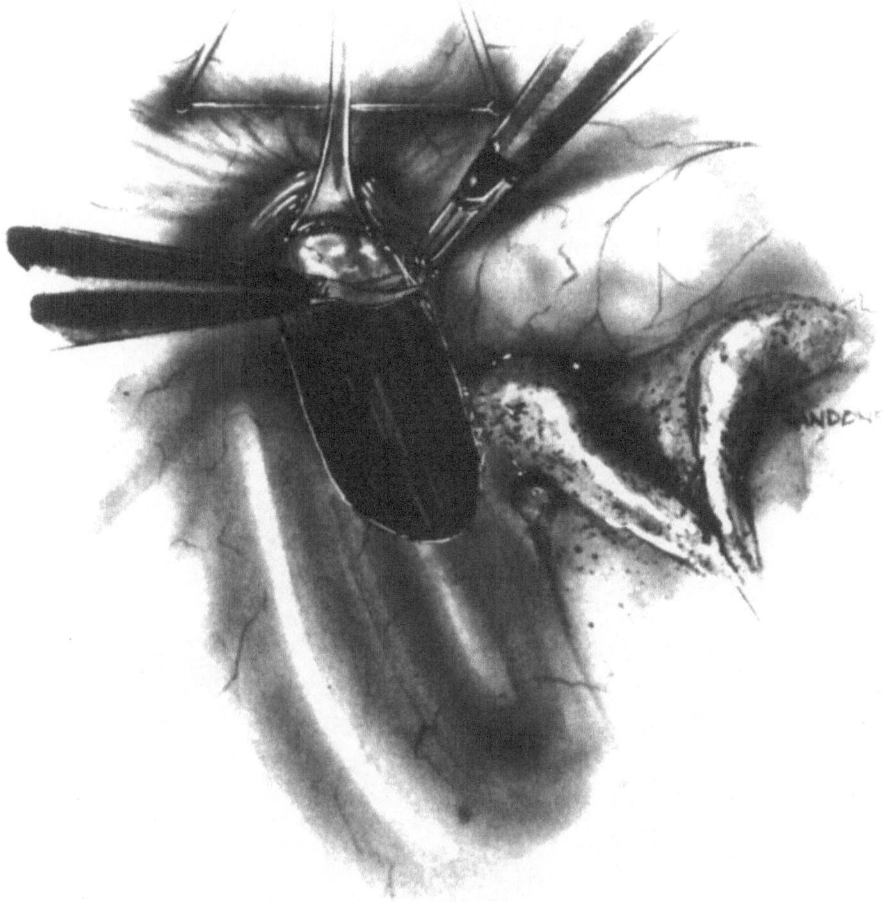

Abb. 4. Videoskopische Ansicht der Anfangsphase der Myotomie des unteren Ösophagussphinkers. Die über dem unteren Ösophagus liegende Pleura ist inzidiert, danach werden die Zwerchfellschenkel am gastroösophagealen Übergang disseziert

Die Myotomie wird 2–3 cm oberhalb des gastroösophagealen Überganges begonnen und mit dem L-förmigen Elektrokauter durchgeführt (Abb. 5). Die Vergrößerung durch die Operationsoptik läßt i. allg. die longitudinalen und zirkulären Muskelfasern klar erkennen. Durch Insufflation über das intraluminale flexible Endoskop kann die Mukosa zwischen den Muskelschnitträndern soweit vorgewölbt werden, daß der Myotomieabschnitt klar abgrenzbar wird. Zusätzlich kann das im Ösophaguslumen liegende Endoskop unterstützend eingesetzt werden, um Schleimhautläsionen zu vermeiden, indem die Mukosa vor dem Einsatz des Elektrokauters durch Absaugen nach innen gezogen wird. Sobald die Ösophagusmukosa klar identifiziert ist, kann die Myotomie mit Elektrokauterhaken oder Schere weiter nach distal durchge-

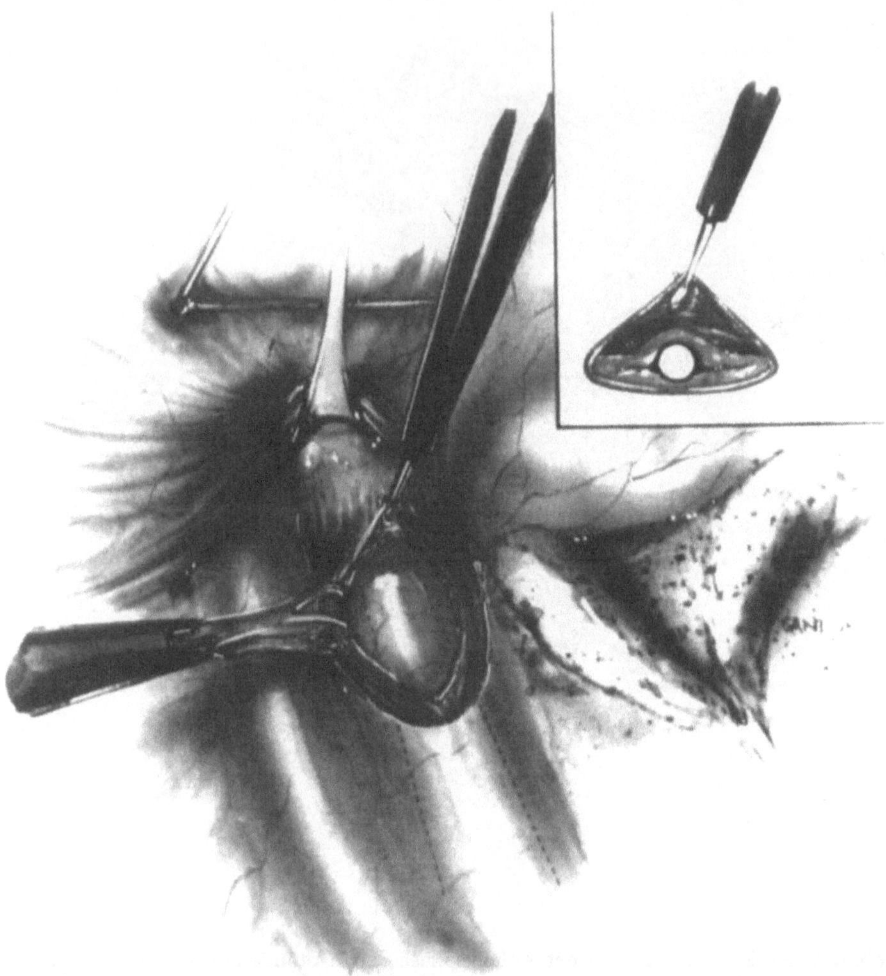

Abb. 5. Die Myotomie wird 1–2 cm oberhalb des gastroösophagealen Überganges begonnen und mit einem L-förmigen Elektrokauter durchgeführt. Zu beachten ist das intraluminale Endoskop als Hilfe bei der Darstellung des gastroösophagealen Überganges. Eine Einblendung demonstriert die kollabierende Mukosa bei endoskopischer Suktion kurz vor Einsatz des Elektrokauters

führt werden. Der untere Myotomierand wird sorgfältig endoskopisch festgelegt und kontrolliert. Die Myotomie ist vollendet, sobald unter endoskopischer Sicht der gastroösophageale Übergang erreicht wurde und sich die üblicherweise bei der Achalasie auftretende Engstellung im Bereich des unteren ösophagealen Sphinkters löst.

Bei der thorakoskopischen Vorgehensweise kann es schwierig sein, die Lunge zu retrahieren. Hierbei spielt auch die richtige Lagerung des Patienten eine ausschlaggebende Rolle. Die Bauchlagerung wäre ideal, weil dabei die linke Lunge nach vorne, weg vom Ösophagus, rutschen würde und die Exposition erleichtert. Um die Umstiegsmöglichkeit zur offenen, posterolateralen Thorakotomie zu erhalten, haben wir die Patienten nicht in vollständige Bauchlagerung gebracht, sondern ziehen die rechtslaterale Rückenlagerung vor, wobei der Tisch die restlichen 45° gedreht wird, so daß der Patient schließlich fast in Bauchlage gebracht werden kann. Entsprechende Lagerungskissen und Pflasterstreifen sichern die Lage des Patienten. Sollte eine Thorakotomie erforderlich werden, kann man den Tisch zur Seitenlage schwenken, und die Thorakotomie kann problemlos durchgeführt werden. Ein wesentliches Element bei der langstreckigen Myotomie ist diese Bauchlagerung, weil hierdurch die Retraktion der linken Lunge erleichtert wird.

Bei adäquater Lungenretraktion wird die Myotomie durch alle Muskelschichten, nach distal hin bis zum endoskopischen gastroösophagealen Übergang und nach proximal auf dem Ösophagus auf Länge der manometrisch nachgewiesenen Normabweichung vorgenommen (Abb. 6). Die Muskelschicht wird lateral auf einer Strecke von 1 cm von der Mukosa abgetrennt. Es wird darauf geachtet, alle kleinsten Muskelfasern zu durchtrennen, besonders im Bereich des ösophagogastralen Überganges.

Das Vorliegen eines epiphrenischen Divertikels kompliziert das thorakoskopische Vorgehen. Es besteht zwar die Möglichkeit, den Divertikelhals zu dissezieren und mit Hilfe eines endoskopischen Linearstaplers abzutrennen, allerdings gelingt es oft kaum, den Stapler im richtigen Winkel anzusetzen. Die über dem Divertikel liegende Muskelschicht wird nach dessen Exzision mit Proleneeinzelknopfnähten verschlossen, erst dann kann die Myotomie an der gegenüberliegenden Ösophaguswand durchgeführt werden. Nach den derzeitigen Erkenntnissen würden wir unverzüglich einen Umstieg auf die offene Thorakotomie vornehmen, sobald sich eine Schwierigkeit bei der Exzision des Divertikels ergeben sollte. Beim Ösophagusdivertikel im mittleren Drittel muß die Myotomie auf den Hals übergreifen, das Divertikel invertiert und an der prävertebralen thorakalen Faszie fixiert werden.

Zur Beendigung des Eingriffes wird der linke Hemithorax mit Wasser gefüllt und über das Endoskop Luft insuffliert, um die Ösophagusmukosa auf Unverletztheit zu kontrollieren (Abb. 7). Eine kleinkalibrige Thoraxdrainage wird gelegt und die linke Lunge unter Sicht wieder belüftet. Alle Trokare werden dann entfernt und die Inzisionen zweischichtig verschlossen.

Eine Magensonde ist nicht erforderlich, zumal es riskant wäre, diese nach Myotomie einzulegen. Am Tag nach dem Eingriff wird ein Kontrastmittelösophagogramm durchgeführt und dem Patienten gegebenenfalls gestattet, flüssige Nahrung zu sich zu nehmen. Ohne Begleiterkrankungen dauert die stationäre Behandlung normalerweise 3–4 Tage.

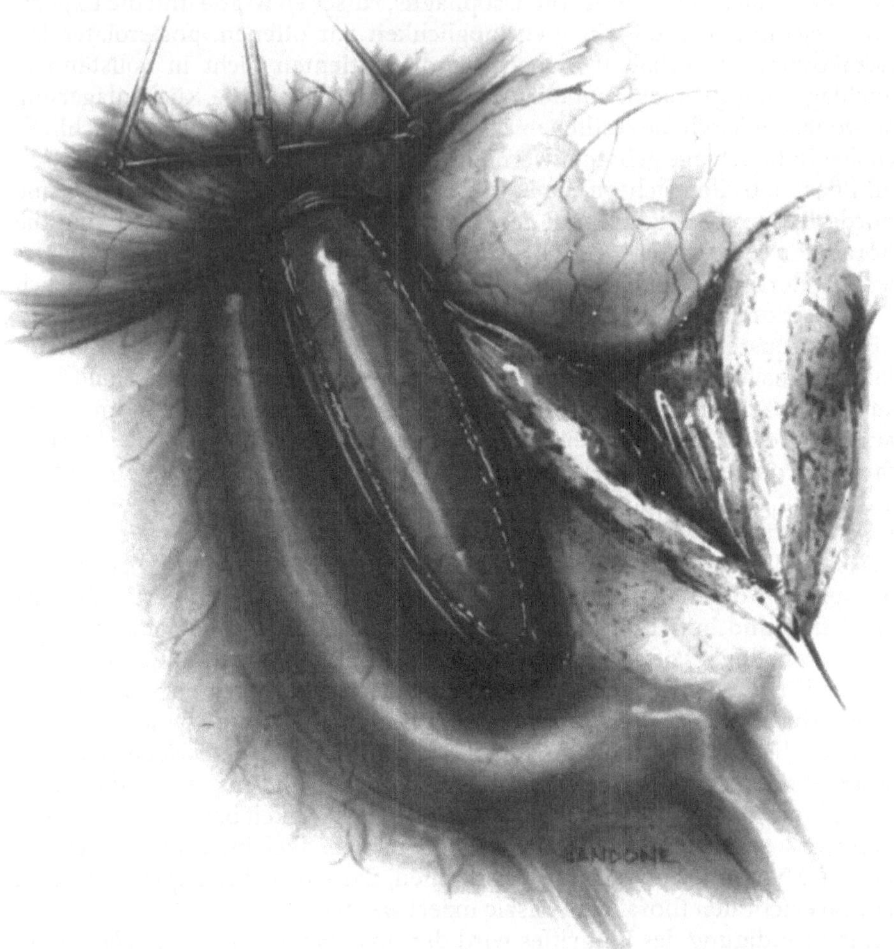

Abb. 6. Videothorakoskopische Einstellung bei vollendeter langstreckiger Ösophagusmyotomie

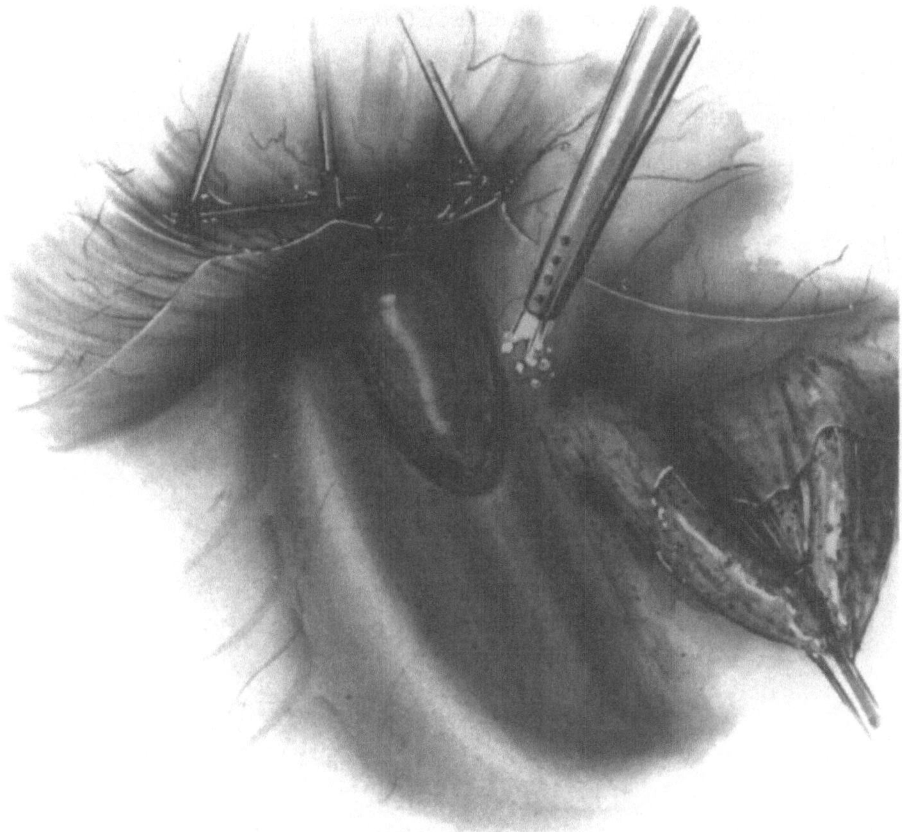

Abb. 7. Nach vollendeter Myotomie erfolgt die Wasserspülung des unteren Thoraxraumes und Ösophagus. Die Ösophagusmukosa wird durch intraluminale endoskopische Luftinsufflation auf Integrität überprüft

Ergebnisse

Offene langstreckige Ösophagusmyotomie

Die Ergebnisse der offenen Myotomie bei Motilitätsstörungen des Ösophagus konnten aufgrund der verbesserten präoperativen Diagnostik ebenfalls verbessert werden [3]. In bereits veröffentlichten Studien wird über eine Erfolgsrate von 40–92% bei der Verbesserung der Symptome berichtet (Tabelle 1), allerdings können diese Ergebnisse nicht allgemein gültig interpretiert werden angesichts der geringen Anzahl der in die Studien aufgenommenen Patienten sowie der unterschiedlichen Diagnosekriterien einer primären Motilitätsstörung. Wenn eine sorgfältige Selektion der Patienten erfolgt, kann bei 93%

Tabelle 1. Ergebnisse nach Myotomie bei diffusem Ösophagusspasmus

Quelle	Jahr	Anzahl der Patienten	Operatives Vorgehen	Postoperativer symptomatischer Befund Gut (%)	Schlecht	Zeitraum der Nachuntersuchung
Ellis et al. [4]	1964	40	Myotomie	31 (77)	9 (23)	1-6,5 Jahre
Ferguson et al. [7]	1969	13	Myotomie	12 (92)	1 (8)	6M-12 Jahre
Henderson et al. [9]	1974	17	Myotomie, Belsey	12 (71)	5 (29) (2*)	3-48 Monate
		5	Myotomie, Magenplastik, Belsey	5 (100)		
Flye u. Sealy [8]	1975	11	Myotomie	11 (100)	0	Nicht erfaßt
Leonardi et al. [14]	1977	11	Myotomie*	10 (91)	1 (9)	1- 6 Jahre
Henderson u. Ryder [10]	1982 +1987	20	Myotomie, Belsey	8 (40)	12 (60)	8-11 Jahre
		9	Myotomie, Magenplastik, Belsey	6 (67)	3 (33)	7-10 Jahre
		19	Myotomie, Magenplastik, Belsey	12 (63)	7 (37)	2- 7 Jahre
		15	Myotomie, Nissen	13 (87)	2 (13)	1- 3 Jahre
Gesamt		160		120 (75)	40 (25)	

* Myotomie spart den unteren ösophagealen Sphinkter.

der Patienten während eines Nachuntersuchungszeitraumes von 5 Jahren eine effektive Verbesserung der dysphagischen Beschwerden erreicht werden. Die Zufriedenheit der Patienten drückt sich dadurch aus, daß sich 89% einer erneuten Operation unterziehen würden. Die meisten Patienten nehmen postoperativ an Körpergewicht zu bzw. behalten ihr Gewicht. Postoperative Motilitätsstudien haben gezeigt, daß durch die Myotomie die Amplitude der Ösophaguskontraktionen durch Ausschaltung simultaner und peristaltischer Wellen fast auf den Nullwert reduziert wird. Es scheint also, daß es dem Dysphagiepatienten durch den Eingriff nur dann besser geht, wenn simultane Kontraktionen ausgeschaltet werden. Der nachteilige Effekt simultaner Kontraktionen auf die Boluspropulsion, den der nachteilige Effekt auf die Boluspropulsion, verursacht durch den Verlust der Amplitudenhöhe bei peristaltischen Kontraktionen, überwiegt, wird demzufolge reduziert. Ist dies nicht der Fall, wird der Patient weiter über Dysphagiebeschwerden klagen und kaum einen Vorteil aus der Operation erkennen können. Es bleibt also nur ein sehr enger Spielraum zwischen Erfolg und Versagen der langstreckigen Ösophagusmyotomie, und um so entscheidender ist also die Bedeutung der präoperativen Motilitätsuntersuchungen.

Thorakoskopische langstreckige Ösophagusmyotomie

Shimi et al. berichteten über ihre ersten Erfahrungen mit einer ausgedehnten distalen thorakoskopischen Ösophagusmyotomie zur Therapie eines Nußknackerösophagus [23]. Drei Patienten mit symptomatischer hochamplitudiger Ösophagusperistaltik und thorakalen Schmerzen wurden auf diese Weise operiert. Bei diesem Verfahren wird die Myotomie bis auf das Niveau des Aortenbogens ausgedehnt. Es wurde keine nennenswerte Morbidität beobachtet. Die Magensonde konnte am ersten postoperativen Tag entfernt werden, und mit der oralen Ernährung wurde am 2. postoperativen Tag begonnen. Zwei Patienten wurden am 4. postoperativen Tag entlassen und ein Patient am 5. postoperativen Tag.

Obwohl die thorakoskopische Therapie von Ösophagusmotilitätsstörungen als sicher und effektiv gilt, bleiben immer noch viele Fragen unbeantwortet. Vor allem ist noch nicht geklärt, ob die Ergebnisse der endoskopischen Myotomie jenen nach offener Chirurgie vergleichbar sind. Die hervorragenden Langzeitergebnisse bei der offenen Myotomie mit partieller Fundoplikatio sollten beim Vergleich mit den endoskopischen Techniken als Richtwert für einen hohen Standard herangezogen werden. Die Bedeutung technischer Einzelheiten ist derzeit noch nicht klar definiert, wobei auch die relativen Vor- und Nachteile und der Nutzen der Technik im einzelnen eine Rolle spielen und die laparoskopische der thorakoskopischen Vorgehensweisen mit dem jeweiligen Antirefluxverfahren im Rahmen weiterer Studien gegenüberzustellen sein wird.

Ösophagusresektion im Endstadium ösophagealer Motilitätsstörungen

Die Auswahl der Patienten, bei denen die Ösophagusresektion indiziert ist, bleibt nach wie vor problematisch. Unseres Erachtens kommen hierfür 3 Kategorien von Patienten in Frage: zunächst Patienten mit ausgeprägt dilatiertem und tortuiertem Ösophagus, also mit voll ausgebildetem Krankheitsbild im Endstadium zum Zeitpunkt der Erstdiagnose, bei denen eine Myotomie wenig erfolgversprechend erscheint [5, 17]. Bei den meisten Patienten manifestiert sich dieses Stadium erst nach mehrmals fehlgeschlagener Behandlung, bei einigen allerdings auch ohne vorherige Therapie. Pinotti et al. haben über 122 Patienten mit Megaösophagus berichtet, bei denen die Primärtherapie in einer transhiatalen Ösophagektomie mit Magenrekonstruktion bestand [21]. Die Mortalität betrug in dieser Studie 4,2% mit ausgezeichneten postoperativen funktionellen Ergebnissen bei den meisten Patienten. Orringer u. Stirling beschrieben in einer neueren Arbeit 26 Fälle (davon 4 ohne Voroperation), bei denen die Ösophagusresektion im Endstadium der Achalasie durchgeführt wurde [5, 17, 18, 21]. Die Ergebnisse stimmten im wesentlichen mit jenen von Pinotti et al. [21] überein.

Bei der 2. Gruppe handelt es sich um Patienten, die trotz mehrfacher Vorbehandlung weiterhin täglich unter dysphagischen Beschwerden leiden.

Generell würden wir eine Ösophagektomie nur nach 3 stattgehabten Voroperationen erwägen. Die Primärtherapie versagt wegen unzureichender Reduktion des Widerstandes am unteren Ösophagussphinkter, fundoplikatiobedingt verstärkten Ausflußwiderstandes und der Entwicklung von gastroösophagealem Reflux oder refluxinduzierten Strikturen [5]. Es existieren wenige Studien, die bei der Wahl des adäquaten Vorgehens in Fällen fehlgeschlagener primärer Myotomie eine Hilfestellung geben können. Eine pneumatische Dilatation wäre hier nicht indiziert. Die Wahl des adäquaten Verfahrens richtet sich nach der Ursache des Therapieversagens, die vor einem Korrektureingriff anhand von Kontrastmitteluntersuchungen, endoskopischer Inspektion und Ösophagusfunktionsuntersuchungen zu klären ist. Die Reösophagomyotomie ist bei Patienten mit persistierender oder rezidivierender Dysphagie ohne Megaösophagus bzw. postoperativ aufgetretenem gastroösophagealem Reflux indiziert.

Als dritte Gruppe kommen Refluxpatienten in Frage, bei denen nach Dilatation oder Myotomie Komplikationen aufgetreten sind. Eine erneute Myotomie bei Dekompensation des Ösophagus und Megaösophagus mit Refluxstrikturen wird eine Dysphagie kaum beheben können. Als ebenso unzureichend hat sich die Fundoplikatio bei gastroösophagealen Refluxsymptomen erwiesen. Eine Fundoplikatio als Antirefluxoperation bei Achalasiepatienten würde die Dysphagie lediglich fördern und sollte keinesfalls durchgeführt werden.

Das ideale Rekonstruktionsverfahren nach Ösophagusresektion bei Patienten mit benigner Erkrankung bedarf sorgfältiger Überlegungen. Die Wahl des Verfahrens hängt davon ab, ob Magen- bzw. Kolonvoroperationen durchgeführt wurden, ob eine hinreichende Blutversorgung des Kolons besteht und ob Begleiterkrankungen des Gastrointestinaltraktes vorliegen. King et al. sowie Hölscher u. Siewert berichten, daß nach Ösophagogastrektomie mit Wiederherstellung der gastrointestinalen Kontinuität eine Dysphagie in 40 und 50% der Fälle vorhanden war [11, 13]. Dies entspricht auch den von Orringer et al. publizierten Ergebnissen [19], die bei mehr als der Hälfte der Patienten eine postoperative Dysphagie feststellten. Bei $^{2}/_{3}$ dieser Patienten war eine postoperative Dilatation erforderlich, und bei $^{1}/_{4}$ wurden wiederholte Heimdilatationen erforderlich. Die Mageninterposition hat den Vorteil, daß nur eine Anastomose angelegt wird, aber auch den Nachteil der potentiellen Aspirationstendenz durch Mageninhalt bzw. der Striktur der zervikalen Anastomose durch chronischen Reflux [12, 20].

Bei der Koloninterposition handelt es sich zwar u. E. um einen komplexeren Eingriff als beim Magenhochzug, allerdings halten wir das Kolon für eine Ersatzplastik geeigneter, v. a. wenn diese jahrzehntelang halten soll. Der Magenhochzug sollte solchen Patienten vorbehalten sein, bei denen eine palliative Ösophagektomie wegen eines Tumors mit geringer Wahrscheinlichkeit auf Langzeitüberleben durchgeführt wird.

Akiyama et al. empfehlen als die derzeit physiologischste Alternative die transhiatale Ösophagektomie unter Schonung des Vagus, die nach Möglichkeit als das Verfahren der Wahl zur Anwendung kommen sollte [1]. Der genannte

Eingriff läßt die normale Magenfunktion unbeeinträchtigt, und es kommt nicht zu den langfristigen Folgeerscheinungen, die nach abdominaler Vagotomie auftreten. Viele Symptome nach Ösophagusersatz sind der mit diesem Eingriff einhergehenden Vagotomie und dem damit verbundenen Funktionsverlust des oberen Gastrointestinaltraktes zuzuschreiben [6]. Wir haben bei 2 Patienten die Ösophagektomie unter Schonung des Vagus durchgeführt, und bei beiden funktioniert die Nahrungsaufnahme 12 bzw. 13 Monate nach dem Eingriff hervorragend.

Literatur

1. Akiyama H, Tsurumaru M, Ono Y, et al. (1994) Esophagectomy without thoracotomy with vagal preservation. J Am Col Surg 178 : 83–85
2. Bianco A, Cagossi M, et al. (1986) Appearance of esophageal peristalsis in treated idiopathic achalasia. Dig Dis Sci 90 : 978
3. DeMeester TR (1982) Surgery for esophageal motor disorders. Ann Thorac Surg 34 : 225
4. Ellis FH Jr, Olsen AM, Schlegel AF, et al. (1964) Surgical treatment of esophageal hypermobility disturbances. JAMA 188 : 862
5. Ellis FH, Crozier RE, Gibb SP (1988) Surgical treatment after failed operations for achalasie. In: Siewert JR, Hölscher AH (eds) Diseases of the esophagus. Springer, Berlin Heidelberg New York Tokyo, pp 980–983
6. Engel JJ, Spellberg MA (1978) Complications of vagotomy. Am J Gastroenterol 70 : 55–60
7. Ferguson TB, Woodbury JD, Roper CL (1969) Giant muscular hypertrophy of the esophagus. Ann Thorac Surg 8 : 209
8. Flye MW, Sealy WC (1975) Diffuse spasm of the esophagus. Ann Thorac Surg 19 : 677
9. Henderson RD, Ho CS, Davidson JW (1974) Primary motor disorder of the esophagus (Diffuse spasm): Diagnosis and treatment. Ann Thorac Surg 18 : 327
10. Henderson RD, Ryder D, Marryatt G (1987) Extended esophageal myotomy and short total fundoplicatio repair in diffuse esophageal spasm: Five-year review in 34 patients. Ann Thor Surg 43 : 25
11. Hölscher AH, Siewert JR (1985) Surgical treatment of adenocarcinoma of the gastroesophageal junction. Dig Surg 2 : 1
12. Hölscher AH, Voit H, Butterman G, et al. (1988) Function of the intrathoracic stomach as esophageal substitute. World J Surg 12(6) : 835–844
13. King RM, Pairolero PC, Trastek VF, et al. (1987) Ivor Lewis esophagogastrectomy for carcinoma of the esophagus: Early and late functional results. Ann Thorac Surg 44: 119–122
14. Leonardi HK, Shea JA, Crozier RE, et al. (1977) Diffuse spasm of the esophagus. Clinical manometric and surgical considerations. J Thorac Cardiovasc Surg 74 : 736
15. Mayberry JF, Atkinson M (1985) Studies on the incidence and prevalence of achalasia in the Nottingham area. Q J Med 56 : 451–456
16. Mellow MH (1976) Return of esophageal peristalsis in ideopathic achalasia. Gastroenterology 70 : 1148
17. Mercer CD, Hill LD (1988) Reoperation after failed esophagomyotomy for achalasia. In: Siewert JR, Hölscher AH (eds) Diseases of the esophagus. Springer, Berlin Heidelberg New York Tokyo, pp 984–990
18. Orringer MB, Stirling MC (1989) Esophageal resection for achalasia: indications and results. Ann Thorac Surg 47 : 340–345
19. Orringer MB, Marshall B, Stirling (1993) Transhiatal esophagectomy for benign and malignant disease. J Thorac Cardiovasc Surg 105(2) : 265–277
20. Pellegrini C, Wetter LA, Patti M, Leichter R, Mussan G, Mori T, Bernstein G, Way L (1992) Thoracoscopic esophagomyotomy. Ann Surg 216 : 291

21. Pinotti HW, Cecconello I, Mariano da Rocha J, et al. (1991) Resection for achalasia of the esophagus. Hepato Gastroenterol 38 : 470 – 473
22. Richter JE (1989) Surgery or pneumatic dilation for achalasia: A head-to-head comparison. Gastroenterology 97 : 1340
23. Shimi SM, Nathonson LK, Cuschieri A (1992) Thoracoscopic long oesophageal myotomy for nutcracker oesophagus: initial experience of a new surgical approach. Br J Surg 79 : 533 – 536
24. Stein HJ, Feussner H, Eypasch EP, DeMeester TR (1993) Ambulatory 24-hour manometry in achalasia. Gastroenterology 104(4) : A199

4 Achalasie

Epidemiologie, Pathophysiologie und Ätiologie

O. Korn, M. Etter und H.J. Stein

Die Achalasie ist die wohl am besten untersuchte primäre Motilitätsstörung der Speiseröhre und ist klassischerweise durch fehlende oder inkomplette Erschlaffung des häufig hypertonen unteren Ösophagussphinkters und Amotilität im tubulären Ösophagus gekennzeichnet [13]. Die funktionelle distale Obstruktion zusammen mit der ineffektiven peristaltischen Aktivität der tubulären Speiseröhre verhindert ein normales Weiterführen des Speisebolus vom Pharynx in den Magen. Dies führt zu einer Stase von Speichel und Nahrungsmittel und Superinfektion mit Bakterien und Pilzen.

Die Achalasie ist seit mehr als 300 Jahren bekannt. Im Jahre 1672 berichtet Sir Thomas Willis erstmals über einen Patienten mit dilatierter Speiseröhre. Dieser Patient konnte durch Dehnung mit einem Walfischknochen erfolgreich behandelt werden [43]. Systematische Berichte über dieses Krankheitsbild wurden jedoch erst am Ende des letzten Jahrhunderts in den ersten Dekaden des 20. Jahrhunderts publiziert. Tyson et al. [40] beschrieben 1904 die Dilatation der Speiseröhre ohne offensichtliche organische Stenose. Mikulicz [31] berichtete in seinem Artikel *Zur Pathologie und Therapie des Cardiospasmus* über mehr als 100 Fälle mit „Cardiospasmus". Die Arbeiten von Kraus [28] aus dem Jahr 1902 und Heyrovsky [24] aus dem Jahr 1911 postulierten erstmals eine Läsion des N. vagus als Ursache dieses „Cardiospasmus". Im weiteren Verlauf identifizierten Sir Arthur Hurst [26] und G.W. Rake [36] eine Verminderung der Ganglienzellen im Auerbach-Plexus (Plexus myentericus) des Ösophagus bei diesem Krankheitsbild. Der „Cardiospasmus" wurde daraufhin als eine neurologische Veränderung, möglicherweise als Folge eines entzündlichen Prozesses, definiert.

Hurst [26] gebrauchte 1927 als erster den Begriff „Achalasie" für das beschriebene Krankheitsbild und machte damit auf das „Fehlen der Relaxation" und die Dysfunktion des unteren Ösophagussphinkters als Ursache der Erkrankung aufmerksam. Diese und andere Arbeiten legten den Grundstein für das heutige Verständnis der Achalasie. Viele der in dieser Zeit postulierten Konzepte haben bis heute ihre Aktualität bewahrt. Nichtsdestoweniger gab es auch in den letzten Jahren Fortschritte im Verständnis der Pathophysiologie und Ätiologie der Achalasie.

Epidemiologie

Die Inzidenz der Achalasie ist relativ gering und variiert zwischen 0,5 und 1 pro 100 000 Einwohner pro Jahr. Die Prävalenz der Achalasie wird mit 7,9 - 12,6 pro 100 000 Einwohnern angegeben. Die Verteilung auf das männliche und weibliche Geschlecht ist in etwa gleich. Es bestehen keine wesentlichen rassischen Unterschiede. Die Achalasie scheint jedoch häufiger in ländlichen als in städtischen Gegenden aufzutreten. Die Erkrankung betrifft alle Altersstufen und ist auch bei Neugeborenen und Kleinkindern beschrieben. Die Diagnose einer Achalasie während der ersten beiden Lebensdekaden ist jedoch eher selten. Das durchschnittliche Alter bei Erstdiagnose liegt zwischen dem 30. und 60. Lebensjahr. Die Lebenserwartung der Patienten wird durch die Erkrankung nicht beeinflußt.

Pathologie

Da betroffene Patienten über Jahre beschwerdefrei sein können, gibt es keine zuverlässigen Daten über den natürlichen Verlauf der Erkrankung. Eine Korrelation zwischen klinischem Befund und Pathologie ist speziell für Frühstadien der Erkrankung schwierig, da das verfügbare anatomisch-pathologische Material typischerweise von Patienten mit fortgeschrittenen oder Endstadien der Erkrankung stammt [3].

Heute wird die Achalasie weitgehend als eine primär neurologische Erkrankung betrachtet [5]. Dennoch war und ist es schwierig, das genaue neuropathologische Korrelat der Erkrankung zu lokalisieren. Historisch wurde zuerst über Veränderungen im Auerbach-Plexus des distalen Ösophagus, des unteren Ösophagussphinkters [9, 17, 32, 38] und des mittleren Magendrittels [18] berichtet. Später wurde auch ein Befall der Nn. vagi [10, 38] und der Kerne des N. vagus im Gehirnstamm [9, 27] postuliert. Von diesen Berichten sind die nachgewiesenen Veränderungen in Höhe des unteren Ösophagussphinkters und des distalen Ösophagus am überzeugendsten. So wurde hier wiederholt eine Degeneration, Verminderung oder gänzliches Fehlen der Ganglienzellen des Plexus myentericus beschrieben. Der Schweregrad der neurologischen Schädigung im Bereich des distalen Ösophagus scheint auch mit der Dauer der Erkrankung zu korrelieren.

Korrelierend zum Verlust der Ganglienzellen im Auerbach Plexus wurde auch über eine Verminderung der Nervenfasern zwischen den glatten Muskelfasern berichtet [23]. Mit immunhistochemischen Methoden konnte gezeigt werden, daß diese Denervierung v.a. Nervenfasern betrifft, die Neuropeptidinhibitoren (wie z.B. das Vasoaktivintestinale-Polypeptid und das Neuropeptid Y) beinhalten [1, 2]. Diese Befunde unterstützen das Konzept einer Schädigung der inhibitorischen Nervenbahnen, die für die Erschlaffung des Sphinkters und die Regulierung seines Ruhedruckes verantwortlich sind.

Gelegentlich findet sich bei Patienten mit Achalasie auch eine leichte chronisch-entzündliche Infiltration um die wenigen verbleibenden Ganglienzellen und Nervenfasern im Bereich des unteren Ösophagussphinkters [9, 16, 17]. In anderen Fällen wurden die verschwundenen Nervenstrukturen durch Fibrose ersetzt. Eine weitere Untersuchung zeigte degranulierte eosinophile Zellen im Bereich der Nervenfasern [39]. Der Nachweis entzündlicher Zellen unterstützt das Konzept der „Ganglionitis" als pathogenetischer Mechanismus bei der Achalasie. Es bleibt jedoch unklar, ob diese „Ganglionitis" auf einen primären Autoimmunprozeß oder einer externen Noxe beruht.

Der Nachweis von zytoplasmatischen Einschließungen, sog. Lewy-Körpern, in den Ganglienzellen des Plexus myentericus und Zellen der Vaguskerne bei Patienten mit Achalasie legt eine pathogenetische Verbindung zwischen der Achalasie und anderen degenerativen neurologischen Erkrankungen (wie z.B. M. Parkinson oder M. Alzheimer) nahe [10, 35, 38]. Cassella et al. [10] beobachteten bei Patienten mit Achalasie eine Schädigung der Myelinscheide und der Axone des N. vagus, die eine Waller-Degeneration vortäuschen. Dieselbe Autorengruppe beschreibt bei diesen Patienten auch quantitative und qualitative Veränderungen im Bereich der dorsalen Vaguskerne [9]. Diese Daten wiesen auf eine präganglionäre Läsion als Ursache der Achalasie hin.

Ebenfalls beschrieben wurden Veränderungen der glatten Ösophagusmuskulatur bei Patienten mit Achalasie. Makroskopisch zeigen die meisten Präparate eine Verdickung der Ösophaguswand [20]. Mikroskopisch beruht dies auf einer Hyperplasie und/oder Hypertrophie der Muscularis propria. In anderen Fällen ist die Muskulatur aber auch normal oder atrophisch und mit fibrotischen Arealen durchsetzt [3]. Alle diese Veränderungen können als Folge einer Denervation betrachtet werden [11, 23].

Chronische Stase von Nahrungsmitteln und/oder eine Superinfektion führt bei Patienten mit Achalasie in der Regel zu einer Veränderung der Ösophagusmukosa. So werden Hyperplasie der basalen Zellen, Verhornung und Papillomatose der Mukosa, Entzündung der Submukosa sowie Ausbildung von Zysten und Pseudodivertikel in den submukösen Drüsen beobachtet [3]. Diese epithelialen Veränderungen scheinen das Entstehen von Dysplasien und Karzinomen zu begünstigen. So ist die Inzidenz von Ösophaguskarzinomen bei Patienten mit Achalasie erhöht. Plattenepithelkarzinome der Speiseröhre entwickeln sich bei etwa 1,5% der Patienten mit Achalasie, treten gewöhnlich aber erst spät im Krankheitsverlauf auf.

Pathophysiologie

Trotz einiger Fortschritte war es bis heute nicht möglich, die Ursache für den Verlust der motorischen Aktivität der Speiseröhre und des unteren Ösophagussphinkters bei Patienten mit Achalasie exakt zu identifizieren. Neuere Untersuchungen unterstützen das Konzept einer primär neurologischen Ursache, trotzdem bietet die Wechselbeziehung der pathologischen Befunde mit den funktionellen Veränderungen ein unklares Bild (Abb. 1). Die bei der Achalasie beobachteten physiologischen Abnormitäten sind:

- Erhöhung des basalen Druckes im unteren Ösophagussphinkters
- inkomplette schluckreflektorische Erschlaffung des unteren Ösophagussphinkters,
- Aperistaltik des Ösophagus,
- ungenügende Entleerung der Speiseröhre.

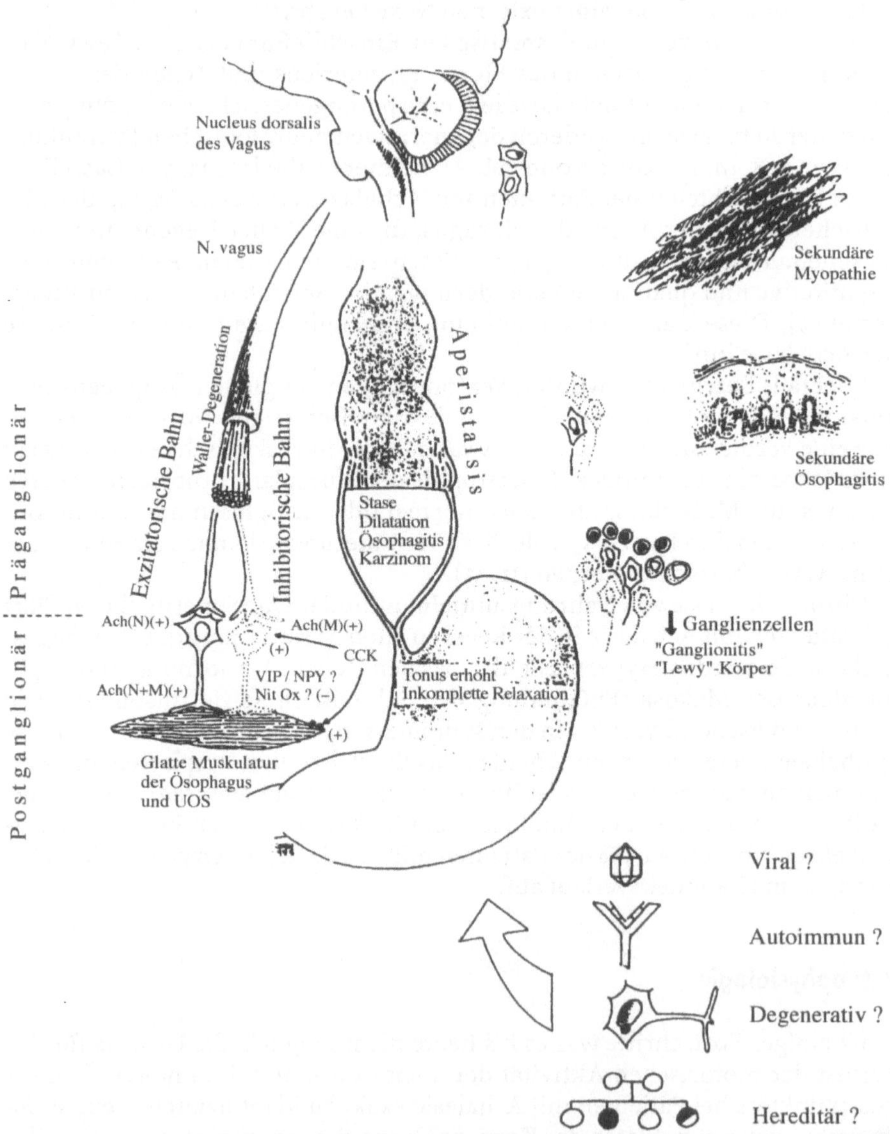

Abb. 1. Pathologische Befunde und funktionelle Veränderungen bei Achalasie

Normalerweise befindet sich der untere Ösophagussphinkter in einem Zustand der dauernden Kontraktion. Dies entspricht der myogenen Eigenaktivität der sphinkterischen Muskelfasern und dem Gleichgewicht zwischen der exitatorisch cholinergischen und der postganglionären inhibitorisch nonadrenergen noncholinergen Aktivität. Humorale Faktoren beeinflussen ebenfalls den Basaldruck des unteren Ösophagussphinkters. Weiter variiert der Ruhedruck des unteren Ösophagussphinkters mit dem Rhythmus des migratorischen motorischen Komplexes. Dieses Phänomen wird durch cholinerge postganglionäre Fasern hervorgerufen [19, 25].

Im Regelfall wird durch die Triggerung des Schluckaktes oder eine lokale Dehnung des Ösophagus eine primäre oder sekundäre peristaltische Welle ausgelöst, die in einer koordinierten und kompletten Erschlaffung des unteren Ösophagussphinkters resultiert. Diese reflektorische Erschlaffung des Sphinkters scheint auf einer Aktivierung der postganglionären inhibitorischen Fasern im Plexus myentericus zu beruhen. Als Mediator hierfür wird ein nonadrenerges, non-cholinerges Peptid, möglicherweise das VIP, das Neuropeptid Y oder Stickoxid, diskutiert. Diese Zusammenhänge unterstützen die Hypothese eines Ungleichgewichts zwischen stimulierenden und inhibitorischen Nervenbahnen bei Patienten mit Achalasie. Das Ungleichgewicht könnte jedoch auch auf anderen Ursachen beruhen. So zeigten Preiksaitis et al. kürzlich [34] quantitative und qualitative Unterschiede in der Reaktion auf cholinerge Stimulierung bei verschiedenen Muskelfasern des unteren Ösophagussphinkters.

In weiteren Untersuchungen wurde versucht, den neurologischen Schaden bei der Achalasie mittels Reaktion auf unterschiedliche Reize aufzuzeigen und zu lokalisieren. Die Resultate der In-vitro- und In-vivo-Untersuchungen legen nahe, daß die übersteigerte Reaktion auf Gastrin, cholinerg-muskarinerge Substanzen und Metacholin bei Patienten mit Achalasie auf einer Hypersensibilität infolge einer Denervation beruht [15]. So konnten Cohen et al. [14] bei Patienten mit Achalasie nach Applikation von Edrophonium eine Zunahme des Sphinkterdrucks nachweisen. Dies beweist, daß bei der Achalasie die postganglionären cholinergen Bahnen intakt sind. Die Denervation muß somit präganglionär stattfinden. Die Untersuchungen von Holloway et al. [25] bestätigten die Wirkung des Edrophoniums und zeigten darüber hinaus, daß die zyklische Aktivität des unteren Ösophagussphinkters bei der Achalasie vom sog. migratorischen motorischen Komplex abhängig bleibt. Dies kann ebenfalls als ein Zeichen für die Intaktheit der postganglionären cholinergen Bahn gewertet werden. Andererseits führt Cholezystokinin (CCK) bei normalen Probanden zu einer Verminderung des Sphinkterdruckes [6]. Dieser Effekt deutet darauf hin, daß die Aktivierung der inhibitorischen Neuronen über der unmittelbar steigernden Wirkung von CCK auf die Rezeptoren des glatten Sphinktermuskels steht. Bei Patienten mit Achalasie führt CCK trotzdem zu einer „paradoxen“ Zunahme des Sphinkterdruckes. Dies wird mit der Abwesenheit der inhibitorischen neuronalen Bahnen erklärt, die eine direkte exitatorische Wirkung von CCK zuläßt [21]. Zusammengenommen zeigen diese Untersuchungen, daß bei der Achalasie die exitatorische cholinergische Bahn, speziell die postganglionäre, erhalten oder nur wenig beschädigt ist. Im Gegensatz dazu scheint der inhibitorische Gegenpart schwer beeinträchtigt oder sogar völlig verschwunden zu sein. Es ist jedoch weiterhin umstritten, ob diese inhibitorische Denervierung überwiegend prä- oder postganglionär auftritt oder ob beide in unterschiedlicher Stärke betroffen sind (s. Abb. 1). Die vorliegenden Untersuchungen erklären jedoch das Phänomen der Hypertonie des unteren Ösophagussphinkters und seine abnormale Relaxation bei Patienten mit Achalasie.

Im Kontrast zu diesen Daten deuten Veränderungen im N. vagus und seiner Kerne im Hirnstamm darauf hin, daß die Ursache der Achalasie eher zentral als peripher zu suchen ist. Mit wenigen Ausnahmen konnte jedoch nicht gezeigt werden, daß weitere vom N. vagus versorgte Organe, wie es bei einer zentralen Beteiligung zu erwarten wäre, in Mitleidenschaft gezogen sind. Die Speiseröhre scheint bei der Achalasie das einzige betroffene Organ zu sein [4, 5, 18].

Die Ursache der Aperistalsis des tubulären Ösophagus ist bis heute nicht klar. Histologische Untersuchungen der tubulären Speiseröhre bei Patienten in fortgeschrittenen Stadien der Erkrankung zeigen auch hier eine Schädigung des Plexus myentericus. Im Gegensatz zum unteren Ösophagussphinkter scheint die Aperistalsis der tubulären Speiseröhre zumindest im Frühstadium der Erkrankung jedoch reversibel zu sein. So konnte bei einigen Patienten mit Achalasie eine Rückkehr der Ösophagusperistalsis nach Myotomie oder pneumatischer Dilatation dokumentiert werden [29, 40]. Dies steht im Einklang mit Tierversuchen, in denen eine Aperistalsis durch Behinderung der Passage induziert wurde, die nach Behebung des Passagehindernisses reversibel war [33]. Die primäre Läsion bei der Achalasie wäre somit in Höhe des unteren Ösophagussphinkters zu suchen, und die Aperistalsis wäre als Folge der distalen Obstruktion zu betrachten. Entsprechend diesem Konzept stellt die sog. „vigorous achalasia" eine Frühform der Erkrankung dar, bei der die tubuläre Speiseröhre durch hypertone Aktivität versucht, die distale Passagebehinderung zu überwinden. In der Folge wird dieser Mechanismus insuffizient, und es kommt zu einer Dilatation der Speiseröhre, die Ausdruck der Dekompensation der Muskulatur des Ösophaguskörpers ist. Andererseits gibt es jedoch auch Befunde, die zeigen, daß das Nicht-Erfassen der peristaltischen Aktivität speziell bei Patienten mit erweitertem Ösophagus auf methodische Fehler zurückzuführen ist [41].

Ähnliche pathophysiologische Veränderungen wie bei der Achalasie wurden z. T. auch bei anderen Motilitätsstörungen beschrieben. So zeigt der unteren Ösophagussphinkter bei einigen Patienten mit diffusem Ösophagusspasmus eine inkomplette schluckreflektorische Relaxation. Ein hypertoner, aber relaxierender Sphinkter ist das Hauptmerkmal des sog. Syndroms des „hypertensiven unteren Ösophagussphinkters". Eine intermittierende Aperistalsis kann mittels Langzeitmanometrie häufig auch bei Patienten mit unspezifischen Motilitätsstörungen beobachtet werden. Dies unterstützt das Konzept, daß die verschiedenen primären Motilitätsstörungen der Speiseröhre nur Ausdrücke ein- und desselben physiopathologischen oder vielleicht sogar ätiopathologischen Substrates sind. Von verschiedenen Gruppen wurde so der Übergang vom sog. „Nußknackerösophagus“ zum diffusen Spasmus bis hin zur „vigorous achalasia“ und zur klassischen Achalasie im Langzeitverlauf symptomatischer Patienten beschrieben [8, 22, 41]. Die heute vorliegenden Daten erlauben jedoch noch keine endgültige Beurteilung und Wertung dieser Beobachtung.

Ätiologie

Die Ätiologie der primären oder idiopathischen Achalasie ist bis heute ungeklärt. Mögliche Ursachen sind genetisch (familiäre, ererbte Form der Achalasie), autoimmun entzündliche Prozesse, degenerativ-neurologische Erkrankungen (peripher und/oder zentral) oder eine Infektion mit neurotropen Viren oder Parasiten [5] (s. Abb. 1).

Das Vorkommen der Achalasie bei Mitgliedern derselben Familie legt einen rezessiv vererbten Faktor bei der Ätiologie der Erkrankung nahe [42]. Die Mehrzahl der Berichte zeigt eine Häufung bei Geschwistern, eineiigen Zwillingen und bei Kindern blutsverwandter Eltern. Ausgedehnte Studien konnten jedoch keine vertikale Vererbung zwischen Verwandten ersten Grades aufzeigen [5, 30].

Der Nachweis chronisch-entzündlicher Infiltrate in den denervierten Arealen und die Korrelation zwischen Achalasie und dem HLA-II-Antigen DQw1 legen die Möglichkeit einer autoimmunen Komponente bei der Genese der Achalasie nahe [44]. Im Gegensatz dazu unterstützen die beschriebenen Veränderungen in den zentralen Nervenkernen sowie im N. vagus zusammen mit dem Auffinden der Lewy-Körper die Hypothese eines neurologisch-degenerativen Prozesses [35]. Aufgrund der isolierten Affektion des Ösophagus ist eine diffuse oder massive Schädigung des N. vagus als alleinige Ursache der Achalasie jedoch unwahrscheinlich [5].

Eine Infektion mit neurotropen Viren als Ursache der Achalasie wird von verschiedenen Beobachtungen unterstützt. Herpes simplex 1, Zytomegalievirus und Varicella-Zoster-Virus wurden wegen ihrer Affinität zum Plattenepithel und ihrer neurotropen Qualität diskutiert. In mehreren Untersuchungen konnte Varicella-Zoster-DNA bei etwa $^1/_3$ der Patienten mit Achalasie in Muskelbiopsien aus dem unteren Ösophagussphinkter nachgewiesen werden. Weiter läßt sich mittels Komplementbindungsreaktion bei Patienten mit Achalasie Varicella-Zoster-DNA häufiger als bei Kontrollpersonen nachweisen [5, 37]. Ein neurotropes Virus könnte somit die histopathologischen Läsionen bei der Achalasie hervorrufen, ähnlich wie die der Parasit Trypanosoma Cruzi für die Zerstörung des Plexus myentericus bei der Chagas-Krankheit verantwortlich ist [7].

Die sekundäre oder Pseudoachalasie zeigt, daß das klinische Bild der Achalasie durch eine Vielzahl zugrundeliegender Erkrankungen hervorgerufen werden kann (Tabelle 1). Besondere Beachtung verdienen hierbei Neoplasien der Kardia, die leicht übersehen werden können. Der pathogenetische Mecha-

Tabelle 1. Mögliche Ursachen einer sekundären Achalasie oder Pseudoachalasie

Maligne Erkrankungen:
Kardiakarzinom
Lymphom
Bronchialkarzinom (v. a. kleinzelliges)
Pankreaskarzinom
Prostatakarzinom
Hepatozelluläres Karzinom
Kolonkarzinom
Chagas-Krankheit
Amyloidose
Sarkoidose
Barrett-Ösophagus
Postvagotomie
Chronisch idiopathische Pseudoobstruktion
M. Parkinson
Neurofibromatose
Schwangerschaft
Zerebelläre hereditäre Ataxie

nismus der Pseudoachalasie ist in den meisten Fällen unbekannt und wohl auf paraneoplastische Effekte zurückzuführen.

Für die Hilfe bei der Erstellung dieses Manuskriptes danken wir Frau Catharina v. Doblhoff.

Literatur

1. Aggestrup S, Uddman R, Sundler F, Fahrenkrug J, Hakanson R, Sorensen HR, Hambraeus G (1983) Lack of vasoactive intestinal polypeptide nerves in esophageal achalasia. Gastroenterology 84:924–927
2. Aggestrup S, Emson P, Uddman R, Sundler F, Jensen SL, Sorensen HR (1987) Distribution and content of neuropeptide Y in the human lower esophageal sphincter. Digestion 36:68–73
3. Appelman HD (1991) What are the morphologic expressions of achalasie in the esophagus and what are its morphologic complications? In: Giuli R, McCallum RW, Skinner DB (eds) Primary motility disorders of the esophagus. Libbey Eurotext, Paris Londres Rome, pp 276–282
4. Atkinson M, Ogilvie AL, Robertson CS, Smart HL (1987) Vagal function in achalasie of the cardia. Q J Med 63:297–303
5. Atkinson M (1994) Antecedents of achalasia. Gut 35:861–862
6. Behar J, Biancani P (1977) Effect of cholecytokinin-octapeptide on lower esophageal sphincter. Gastroenterology 73:57–61
7. Betarello A, Pinotti HW (1976) Oesophageal involvement in Chagas' disease. Clin Gastroenterol 5:103–117
8. Bianco A, Cagossi M, Scrimieri D, Greco AV (1986) Appearance of esophageal peristalsis in treated idiopathic achalasia. Dig Dis Sci 31:40–48

9. Cassella RR, Brown AL Jr, Sayre GP, Ellis FH Jr (1964) Achalasia of the esophagus: pathologic and etiologic considerations. Ann Surg 130 : 474 – 487
10. Cassella RR, Ellis FH Jr, Brown AL Jr (1965) Fine-structure changes in achalasia of the esophagus: I. Vagus nerves. Am J Pathol 46 : 279 – 286
11. Cassella RR, Ellis FH Jr, Brown AL Jr (1965) Fine-structure changes in achalasia of the esophagus. II. Esophageal smooth muscle. Am J Pathol 46 : 467 – 471
12. Ciarolla DA, Traube M (1994) Achalasia. Short-term clinical monitoring after pneumatic dilation. Dig Dis Sci 38 : 105 – 1909
13. Cohen S (1979) Motor disorders of the esophagus. N Engl J Med 301 : 184 – 192
14. Cohen S, Fisher R, Tuch A (1972) The site of denervation in achalasia. Gut 13 : 556 – 558
15. Cohen BR, Gueruld M (1971) Cardiospasm in achalasia: Demonstration of supersensitivity of the lower esophageal sphincter. Gastroenterology 60 : 769 – 774
16. Cross FS (1952) Pathologic changes in megaesophagus (esophageal dystonia). Surgery 31 : 647 – 653
17. Csendes A, Smok G, Braghetto I, Ramirez C, Velasco N, Henriquez A (1985) Gastroesophageal sphincter pressure and histological changes in distal esophagus in patients with achalasia of the esophagus. Dig Dis Sci 30 : 941 – 945
18. Csendes A, Smok G, Braghetto I, Gonzalez P, Henriquez A, Csendes P, Pizurno D (1992) Histological studies of Auerbach plexuses of the oesophagus, stomach, jejunum and colon in patients with achalasia of the oesophagus: correlation with gastric acid secretion, presence of parietal cells and gastric emptying of solids. Gut 33 : 150 – 154
19. Dent J, Dodds WJ, Sekiguchi T, Hogan WJ, Arndorfer RC (1983) Interdigestive phasic contractions of the human lower esophageal sphincter. Gastroenterology 84 : 453 – 460
20. Deviere J, Dunham F, Rickaert F, Bourgeois N, Cremer M (1989) Endoscopic ultrasonography in achalasia. Gastroenterology 96 : 1210 – 1213
21. Dodds WJ, Dent J, Hogan W, Patel GK, Toouli J, Arndorfer RC (1981) Paradoxical lower esophageal sphincter contraction induced by cholecystokinin-octapeptide in patients with achalasia. Gastroenterology 80 : 327 – 333
22. Donahue PE, Schlesinger PK, Sluss KF, Richter HM, Liu KJM, Rypins EB, Nyhus LM (1984) Esophagocardiomyotomy-Floppy Nissen fundoplication effectively treats achalasia without causing esophageal obstruction. Surgery 116 : 719 – 725
23. Friesen DL, Henderson RD, Hanna W (1983) Ultrastructure of the esophageal muscle in achalasia and diffuse esophageal spasm. Am J Clin Pathol 79 : 319 – 325
24. Heyrovsky H (1911) Kasuistik und Therapie der idiopathischen Dilatation der Speiseröhre. Oesophago-Gastro-Anastomose. Arch Klin Chir 100 : 703 – 715
25. Holloway RH, Dodds WJ, Helm JM, Hogan WJ, Dent J, Arndorfer RC (1986) Integrity of cholinergic innervation to the lower esophageal sphincter in achalasia. Gastroenterology 90 : 924 – 929
26. Hurst AF (1927) The treatment of achalasia of the cardia, so-called „cardiospasm". Lancet I : 618 – 624
27. Kimura K (1929) The nature of idiopathic esophagus dilatation. Jpn J Gastroenterol 1 : 199 – 207
28. Kraus F (1902) Krankheiten des Oesophagus. In: Nothnagel Handbuch, Wien, S 131
29. Lamet M, Fleshler B, Achkar E (1985) Return of peristalsis in achalasia after pneumatic dilatation. Am J Gastroenterology 80 : 602 – 606
30. Mayberry JF, Atkinson M (1985) A study of swallowing difficulties in first degree relatives of patients with achalasia. Thorax 40 : 391 – 393
31. Mikulicz J (1892) Ueber Gastroskopie und Oesophagoskopie. Mitt Ver Aerzte Nied Oest Wien 8 : 41 – 50
32. Misiewicz JJ, Waller S, Anthony PP, Gummer JW (1969) Achalasia of the cardia: pharmacology and histopathology of isolated cardiac sphincteric muscle from patients with and without achalasia. Q J Med 38 : 17 – 29
33. Mittal R, Ren J, McCallum RW, Shaffer H, Sluss J (1990) Modulation of feline esophageal peristalsis by bolus volume and outflow obstruction. Am J Physiol 258 : G208 – 255

34. Preiksaitis HG, Tremblay L, Diamant N (1994) Cholinergic responses in the cat lower esophageal sphincter show regional variation. Gastroenterology 106 : 381 – 388
35. Qualman SJ, Haupt HM, Yang P, Hamilton SR (1984) Esophageal Lewy bodies associated with ganglion cell loss in achalasia. Similarity to Parkinson's disease. Gastroenterology 87 : 848 – 856
36. Rake GW (1927) On the pathology of achalasia Guy's Hospital Report 77 : 141 – 150
37. Robertson CS, Martin BAB, Atkinson M (1993) Varicella-zoster virus DNA in the oesophageal myenteric plexus in achalasia. Gut 34 : 299 – 302
38. Smith B (1970) The neurological lesion in achalasia of the cardia. Gut 11 : 388 – 391
39. Tottrup A, Fredens K, Funch-Jensen P, Aggestrup S, Dahl R (1989) Eosinophil infiltration in primary esophageal achalasia. A possible pathogenic role. Dig Dis Sci 34 : 1894 – 1899
40. Tyson J, Martin E, Evans JS Jr (1904) Diffuse dilation of the esophagus due to cardiospasm. NY Med J 80 : 731 – 740
41. Vantrappen G, Janssens J, Hellemans J, Coremans G (1979) Achalasia, diffuse esophageal spasm and related motility disorders. Gastroenterology 76 : 450 – 457
42. Westley CR, Herbst JJ, Goldman S, Wisek WC (1975) Infantile achalasia: inherited as an autosomal recessive disorder. J Pediatr 87 : 243 – 246
43. Willis T (1674) Pharmaceutice Rationalis sive Diatriba de Medicamentorum Operationbus in Humano Corpore. Hagae Comitis, London
44. Wong RKH, Maydonovitch CL, Metz SJ, Baker JM (1989) Significant DQw1 association in achalasia. Dig Dis Sci 34 : 349 – 352

4

Klinisches Bild, Diagnostik und Klassifikation

H. J. Stein, O. Korn und M. Etter

Klinisches Bild

Das klinische Bild der Achalasie weist starke individuelle Variationen auf, Dysphagie und Regurgitation gelten jedoch als Leitsymptome. Die Häufigkeit der einzelnen Symptome ist in Tabelle 1 aufgelistet [3, 10, 18]. In der Regel bestehen zum Zeitpunkt der Diagnosestellung die Symptome mehr oder weniger stark ausgeprägt bereits seit mehreren Jahren.

Dysphagie sowohl für feste als auch flüssige Nahrung ist das Hauptsymptom der Achalasie. Die Dysphagie wird von der Mehrzahl der Patienten als langsam progredient, gelegentlich aber auch als plötzlich auftretend oder intermittierend beschrieben. Häufig hängt der Schweregrad der Dysphagie von Art, Konsistenz und Temperatur der Nahrung ab. Viele Patienten entwickeln zum Teil obskure Verhaltensweisen, die der Erleichterung des retrosternalen Völlegefühls dienen und eine ausreichende Nahrungsaufnahme gewährleisten. Eine starke Gewichtsabnahme ist daher bei Patienten mit Achalasie eher selten. Wird

Tabelle 1. Symptome der Achalasie. (Modifiziert nach [10])

Autor	Anzahl	Dysphagie (%)	Regurgitation (%)	Gewichtsabnahme (%)	Schmerz (%)	Husten (%)
Vantrappen (1971)	264	99	91	91	46	30
Okike (1979)	200	100	70	61	30	
Grimes (1970)	136	96	84	47	42	
Jara (1979)	121	98	64	37	39	11
Black (1976)	108	100	74	17	46	
Menzies (1978)	102	100	94	63	95	28
Yon (1975)	78	82	77	47	28	
Sawyers (1967)	73	97	76	67	18	41
Fellows (1983)	63	100	79	56	79	
Dellipiani (1986)	45	96	60	30	27	
Rechts der Isar (1995)	142	95	67	27	16	11
Gesamt	1332	97	76	53	40	28

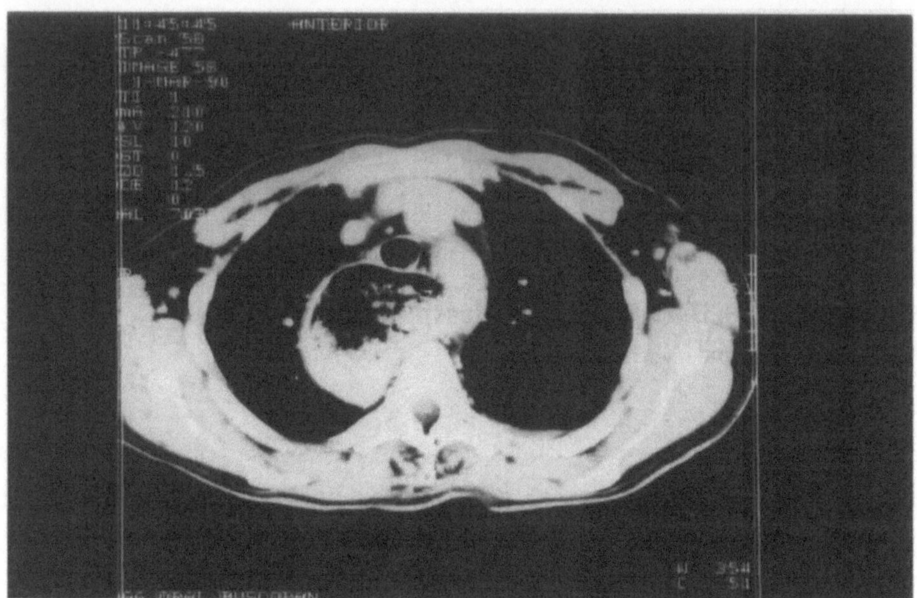

Abb. 1. Computertomogramm des Thorax bei einem Patienten mit Achalasie und extrem dilatiertem Ösophagus. Das benachbarte Lungenparenchym wird komprimiert

dennoch eine Gewichtsabnahme angegeben, so verläuft diese eher langsam. Ein schneller und signifikanter Gewichtsverlust sollte immer an eine Pseudoachalasie mit einem zugrundeliegenden neoplastischen Prozeß denken lassen [4].

Regurgitation tritt bei Patienten mit Achalasie charakteristischerweise erst Stunden nach dem Essen oder während der Nacht auf. Da das regurgierte Material immer aus der Speiseröhre stammt, ist es in der Regel nicht angedaut und wird vom Patienten als weder sauer noch bitter, jedoch manchmal als fäkulent beschrieben. Oft ist dies mit Mundgeruch verbunden.

Retrosternaler Schmerz ist kein typisches Symptom der klassischen Achalasie, kann aber in den Frühstadien der Erkrankung oder bei Patienten mit sog. „vigorous achalasia" vorkommen [1, 10]. *Odynophagie*, d.h. Schmerz beim Schlucken, ist bei Patienten mit Achalasie in der Regel die Folge einer Staseösophagitis. *Pulmonale Symptome* werden bei Patienten mit Achalasie in den vorliegenden Studien mit unterschiedlicher Häufigkeit angegeben und beruhen häufig auf Aspiration. Selten kann eine extrem dilatierte Speiseröhre auch einmal das Lungenparenchym so weit komprimieren, daß daraus eine signifikant restriktive Ventilationsstörung resultiert (Abb. 1).

Diagnostik

Die diagnostische Abklärung eines Patienten mit Verdacht auf Achalasie beinhaltet eine Röntgenübersichtsaufnahme des Thorax in 2 Ebenen, eine

Röntgenkontrastdarstellung der Speiseröhre, Endoskopie und Ösophagusmanometrie [13]. Als weiterführende Untersuchungen stehen Ösophagustransitszintigraphie, pharmakologische Tests, Endosonographie und Computertomographie zur Verfügung. Diese sind aber nicht zwingend erforderlich und werden v. a. bei Therapiestudien, wissenschaftlichen Fragestellungen und zum Ausschluß einer Pseudoachalasie eingesetzt.

Oft kann die Verdachtsdiagnose einer Achalasie bereits aufgrund einer *Thoraxübersichtsaufnahme* gestellt werden. Folgende Befunde sind typisch für eine Achalasie-Verbreiterung des Mediastinums, Luft-Flüssigkeitsspiegel im hinteren Mediastinum und eine fehlende Luftblase im Fundus des Magens (Abb. 2). Weiter kann die Thoraxübersichtsaufnahme die Folgen einer chronischen Aspiration zeigen. Selten findet sich in der Thoraxübersichtsaufnahme auch einmal ein Tumor, der für eine sekundäre Achalasie verantwortlich sein kann [10].

Die Röntgenkontrastdarstellung der Speiseröhre zeigt typischerweise eine Dilatation der tubulären Speiseröhre mit Flüssigkeitsspiegel, eine verzögerte Entleerung des Kontrastmittels und eine fehlende propulsive Ösophagusmotilität. Bei Patienten mit „vigorous achalasia" sieht man gelegentlich tertiäre einschnürende Kontraktionen in einem nur wenig dilatierten Ösophagus. Die Kardia ist klassischerweise spindelförmig konzentrisch eingeengt und zeigt keine schluckreflektorische Relaxation (Abb. 3). Spasmolytika haben keinen Effekt. Die Verwendung von solidem oder semisolidem Kontrastmaterial (z. B. „Marshmellow") macht die inkomplette oder fehlende Erschlaffung des unte-

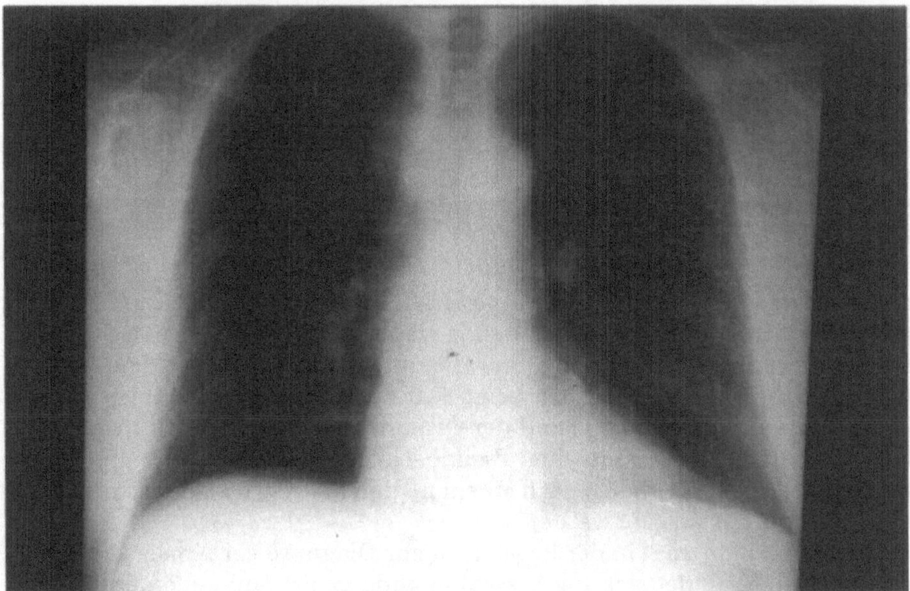

Abb. 2. Die Thoraxübersichtsaufnahme bei einem Patienten mit Achalasie zeigt ein verbreitertes Mediastinum, einen Luft-Flüssigkeits-Spiegel. Die typische Luftblase im Fundus fehlt

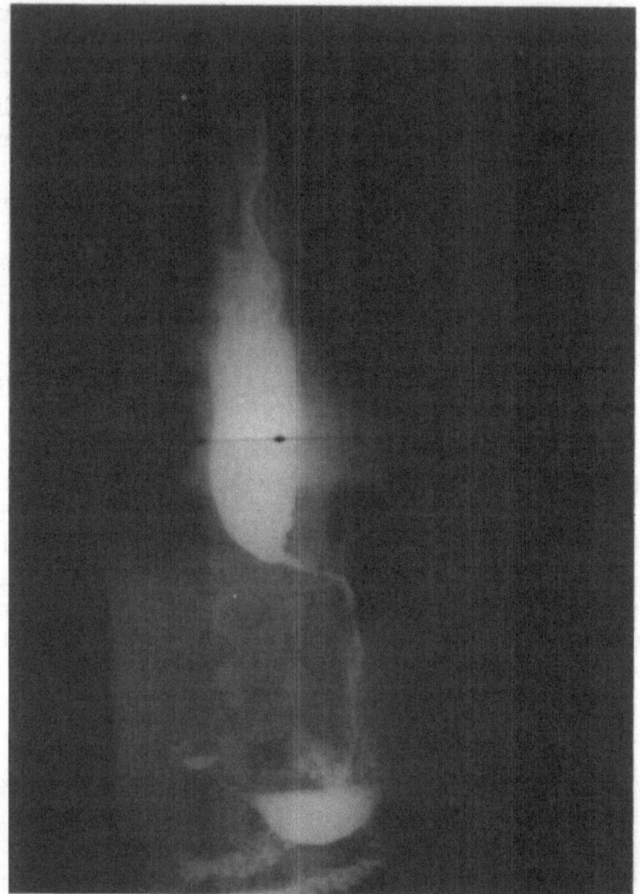

Abb. 3. Die Röntgenkontrastdarstellung bei einem Patienten mit Achalasie zeigt eine verbreiterte tubuläre Speiseröhre mit fehlender Peristaltik und eine konzentrisch eingeschnürte Kardia ohne Relaxation

ren Ösophagussphinkters und die Aperistalsis der tubulären Speiseröhre noch deutlicher sichtbar. Im fortgeschrittenen Stadium zeigt sich eine massive Dilatation mit siphonartiger Elongation der mit Sukkus gefüllten Speiseröhre (Abb. 4a, b). In seltenen Fällen zeigt sich auch einmal ein epiphrenisches Divertikel, welches sich aufgrund der Öffnungsstörung des UÖS ausgebildet hat (Abb. 5). Zum Ausschluß einer Pseudoachalasie muß bei der Röntgenkontrastdarstellung immer auch nach einem malignen Prozeß an der Kardia oder am Magenfundus gesucht werden.

Die *Endoskopie* trägt in der Regel nicht zur Diagnose der Achalasie bei. Ihr größter Nutzen findet sich im Ausschluß anderer Erkrankungen und in der Diagnose von Komplikationen wie z. B. einer Staseösophagitis, einer Soorösophagitis oder eines Karzinoms. Klassischerweise zeigt die Endoskopie bei der

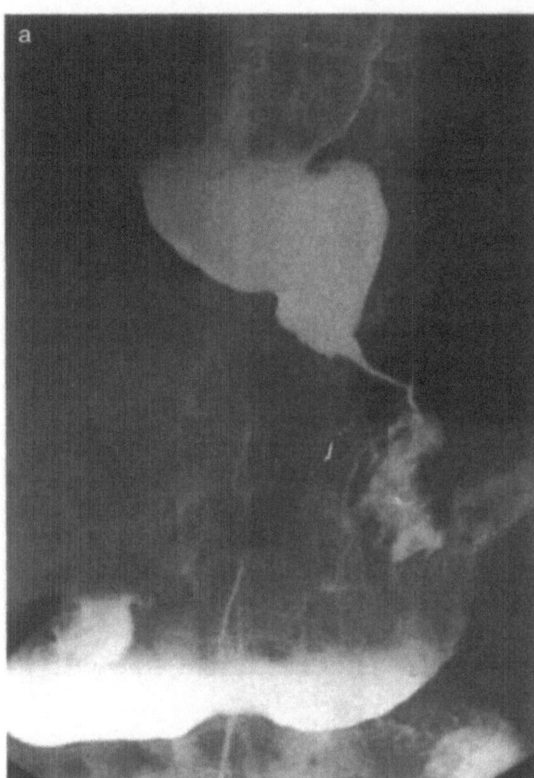

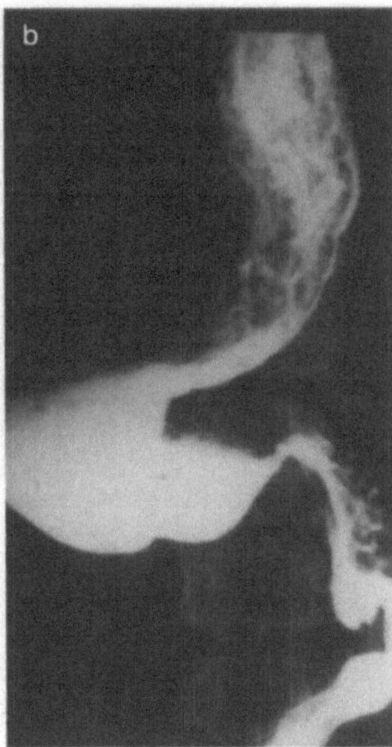

Abb. 4a, b. Siphonartige Verbreiterung der Speiseröhre bei einem Patienten mit fortgeschrittener Achalasie

Achalasie eine Ösophagusdilatation und Speisereste im Ösophagus. Die Sphinkterpassage ist mit dem Endoskop gegen geringen Widerstand immer möglich. Ein größerer Widerstand deutet auf das Vorhandensein einer anderen Erkrankung, wie z. B. eines Kardiakarzinoms oder einer Refluxstenose hin. Aufgrund des erhöhten Risikos der malignen Entartung bei Patienten mit Achalasie sollte bei der Endoskopie immer darauf geachtet werden, daß die gesamte Mukosa der Speiseröhre genau eingesehen wird. Dies ist bei Patienten mit dilatierter und siphonartig verlängerter Speiseröhre aufgrund von Nahrungsmittelretention häufig erst nach mehrtägiger Nahrungskarenz oder Spülung der Speiseröhre möglich. Alle auffälligen Schleimhautbefunde sollten selbstverständlich bioptisch abgeklärt werden.

Die *Ösophagusmanometrie* ist der „gold standard" für die Abklärung der Achalasie. Sie erlaubt eine eindeutige Diagnosestellung und ermöglicht die Abgrenzung der Achalasie von anderen primären oder sekundären Motilitätsstörungen [2, 17]. Die Behandlung einer Achalasie sollte daher nicht ohne eine vorherige manometrische Sicherung der Diagnose erfolgen. Die klassischen

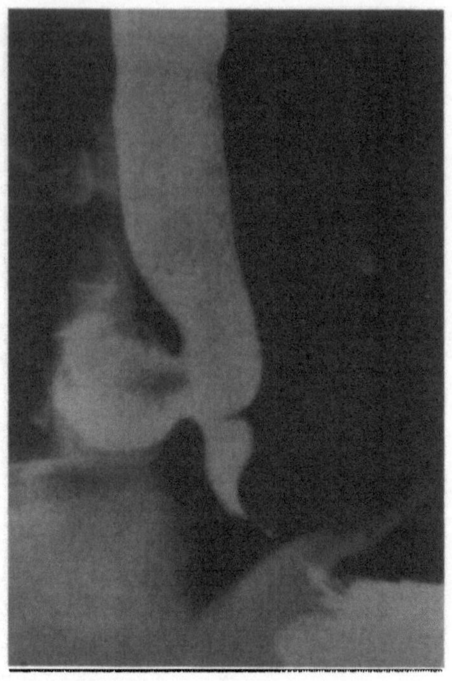

Abb. 5. Epiphrenisches Divertikel bei einem Patienten mit Achalasie

manometrischen Zeichen der Achalasie sind in Abbildung 6, 7 und 8 dargestellt. Die manometrischen Zeichen sind:

1) Fehlen der primären geordneten peristaltischen Aktivität im tubulären Ösophagus,
2) inkomplette oder fehlende Sphinkterrelaxation bzw. verkürzte Relaxation,
3) erhöhter Ruhedruck im unteren Ösophagussphinkter und
4) erhöhter intraluminaler Druck im Ösophagus im Vergleich zum Magen.

In der quergestreiften Muskulatur des proximalen Drittels des Ösophagus findet sich gelegentlich normale Peristalsis, der Nachweis von normalen peristaltischen Kontraktionen im distalen Ösophagus schließt dagegen die Diagnose einer klassischen Achalasie praktisch aus [2, 6, 13, 17]. Die Amplitude und Frequenz der motorischen Aktivität der tubulären Speiseröhre erlaubt eine Klassifikation in hyper-, hypo- und amotile Achalasie. Die hypermotile Achalasie entspricht der sog. „vigorous achalasia" (Abb. 9a, b) und muß vom diffusen Ösophagusspasmus und dem sog. „Nußknackerösophagus" abgegrenzt werden. Im Gegensatz zur hypermotilen Achalasie zeigt die Manometrie beim diffusen Ösophagusspasmus intermittierende Kontraktionen mit normaler Peristalsis und in der Regel eine komplette Erschlaffung des unteren Ösophagussphinkters. Beim sog. „Nußknackerösophagus" ist die Kontraktionsamplitude stark erhöht, die Peristaltik aber immer propulsiv und die schluckreflektorische Erschlaffung des Sphinkters vollständig. Bei Über-

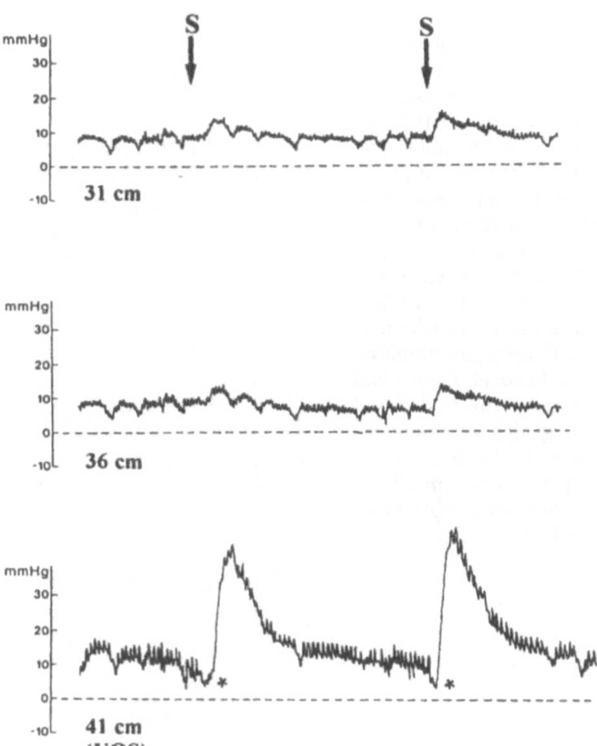

Abb. 6. Typische manometrische Befunde bei einem Patienten mit amotiler Achalasie. Die Druckaufnehmer sind in der tubulären Speiseröhre (31 und 36 cm ab Zahnreihe) und im unteren Ösophagussphinkter (*UOS*, 41 cm ab Zahnreihe) plaziert. Beim Naßschluck *(S)* zeigt sich keinerlei Aktivität in der tubulären Speiseröhre (Amotilität) und eine inkomplette schluckreflektorische Relaxation des unteren Ösophagussphinkters

gangsformen erlaubt die Langzeitmanometrie eine eindeutige weiterführende Abklärung [14]. Mit dieser Methode läßt sich auch eine partielle Erholung der Peristaltik nach Behandlung durch Dilatation oder Myotomie eindrucksvoll dokumentieren [9, 15].

Bei normalen Probanden kommt es beim Schluckakt zu einer koordinierten und mindestens 90%igen Relaxation oder Erschlaffung des unteren Ösophagussphinkters. Dies ermöglicht eine ungehinderte Propulsion des geschluckten Bolus in den Magen. Eine unvollständige oder unkoordinierte Erschlaffung des unteren Ösophagussphinkters ist das klassische manometrische Merkmal der Achalasie. In der Regel beträgt die Erschlaffung des unteren Ösophagussphinkters bei der Achalasie nur ca. 30–40%. Das Ausmaß der Erschlaffung ist nicht abhängig vom Ruhedruck. Beim Schluckakt bleibt jedoch in der Regel ein Restdruck von mehr als 5 mmHg erhalten, der für die funktionelle Behinderung der Ösophagusentleerung bei Patienten mit Achalasie verantwortlich ist [1, 17]. Eine inkomplette schluckreflektorische Erschlaffung des unteren Ösophagussphinkters läßt sich gelegentlich auch bei anderen primären Motilitätsstörungen und bei Patienten mit sekundärer oder Pseudoachalasie finden [17]. Bei einigen Patienten mit Achalasie ist auch eine komplette Erschlaffung des Sphinkters beobachtet worden, die aber nur von kurzer

Abb. 7. Typische manometrische Befunde bei einem Patienten mit hypomotiler Achalasie. Die Druckaufnehmer sind zunächst in der tubulären Speiseröhre (35 und 40 cm ab Zahnreihe) bzw. im Magen (45 cm ab Zahnreihe) plaziert und werden dann um 1 cm zurückgezogen. Damit kommt der distale Druckaufnehmer in den unteren Ösophagussphinkter (*UOS*, 44 cm ab Zahnreihe) zu liegen. Beim Naßschluck *(S)* zeigt sich in der tubulären Speiseröhre nur repetitive simultane Aktivität von niederer Amplitude. Der UOS relaxiert nicht

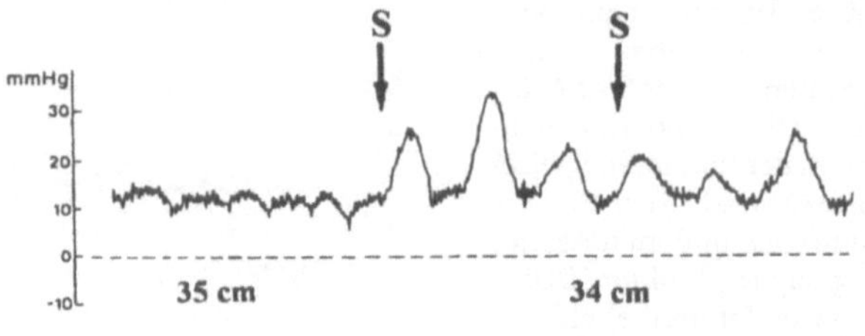

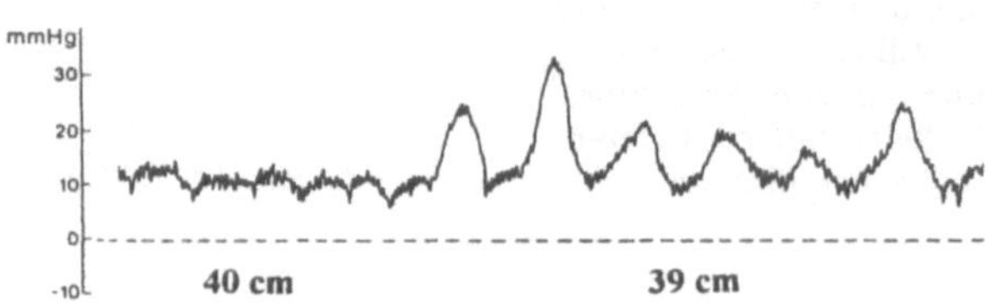

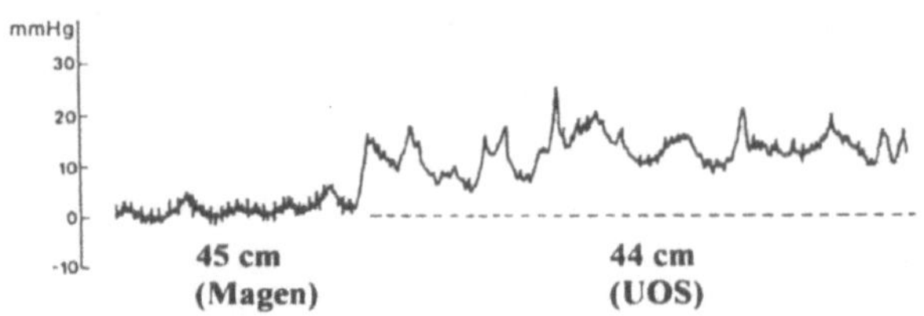

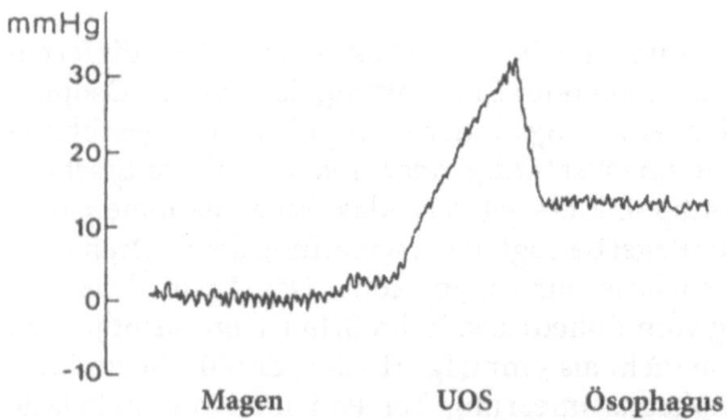

Abb. 8. Typisches durchzugsmanometrisches Druckprofil am gastroösophagealen Übergang bei einem Patienten mit Achalasie. Beim Rückzug des Manometriekatheters vom Magen in den Ösophagus zeigt sich die ausgeprägte Hochdruckzone des unteren Ösophagussphinkters *(UOS)* mit einem maximalen Druck von über 30 mmHg (Normalwert in unserem Labor bei 15 mmHg). Der Ruhedruck der Speiseröhre liegt oberhalb des Ruhedrucks des Magens

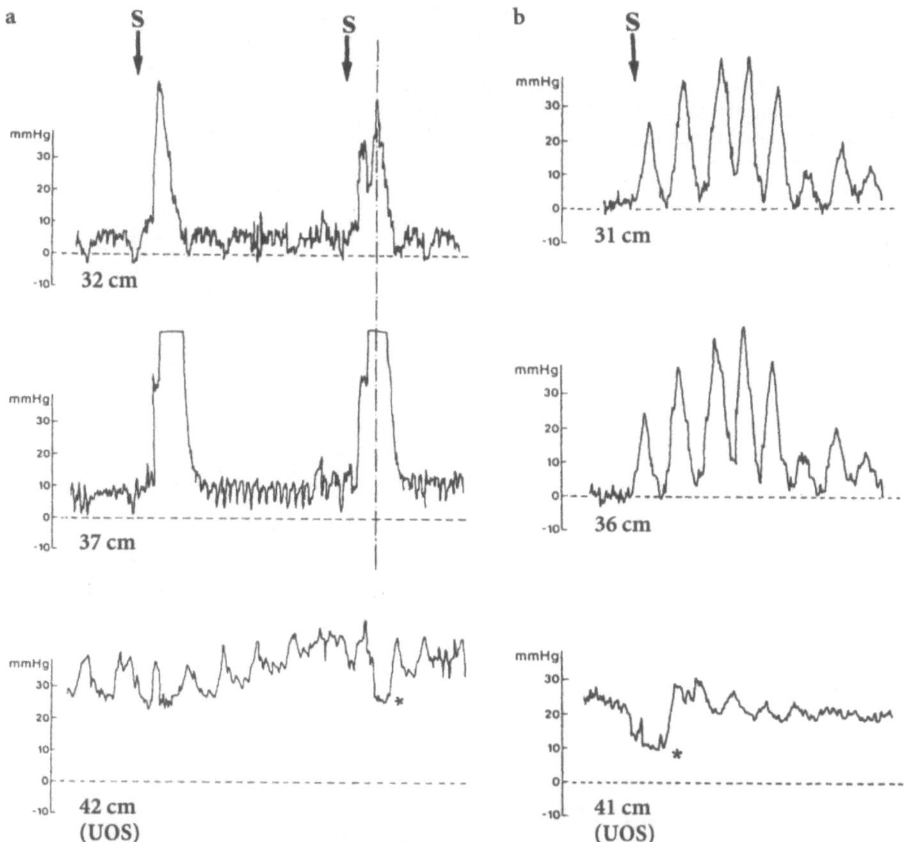

Abb. 9 a, b. Typische manometrische Befunde bei Patienten mit „vigorous achalasia". **a** Die Druckaufnehmer sind in der tubulären Speiseröhre (32 und 37 cm ab Zahnreihe) und im unteren Ösophagussphinkter (*UOS*, 42 cm ab Zahnreihe) plaziert. Beim Naßschluck *(S)* zeigen sich simultane Kontraktionen mit hoher Amplitude, der hypertone UOS relaxiert nicht. **b** Die Druckaufnehmer sind in der tubulären Speiseröhre (31 und 36 cm ab Zahnreihe) und im unteren Ösophagussphinkter (*UOS*, 41 cm ab Zahnreihe) plaziert. Beim Naßschluck *(S)* zeigen sich repetitive Kontraktionen mit hoher Amplitude, der hypertone UOS relaxiert inkomplett

Dauer war. Dieses Phänomen könnte ein Frühstadium der Erkrankung darstellen, aber auch methodologische Ursachen (z. B. zu kleiner Durchmesser der Manometriesonde) haben [5].

Der Ruhedruck des unteren Ösophagussphinkters beträgt bei der Mehrzahl der Patienten mit Achalasie in der Regel mindestens das Doppelte des labortypischen Normalwertes [17]. 10–20 % der Patienten mit Achalasie weisen jedoch einen normalen Ruhedruck im unteren Ösophagussphinkter auf. Dies dürfte auf die Asymmetrie des unteren Ösophagussphinkters und methodologische Probleme bei der Verwendung von direktionalen Druckaufnehmern zurückzuführen sein. Mittels Durchzugsmanometrie mit mehreren radial orientierten Druckaufnehmern läßt sich ein dreidimensionales manometri-

Abb. 10. Dreidimensionales (3-D-) Druckerprofil des unteren Ösophagussphinkters bei einem normalen Probanden *(oben)*, einem Patienten mit klassischer Achalasie *(Mitte)* und demselben Patienten nach Myotomie und Fundoplastik *(unten)*. Der Magen ist links, der Ösophagus rechts von der Hochdruckzone

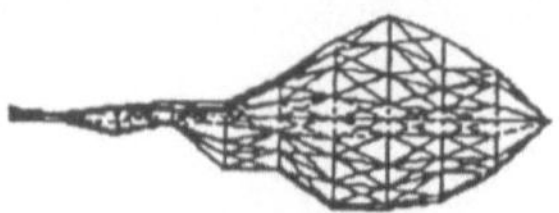

3-D Normaler UOS

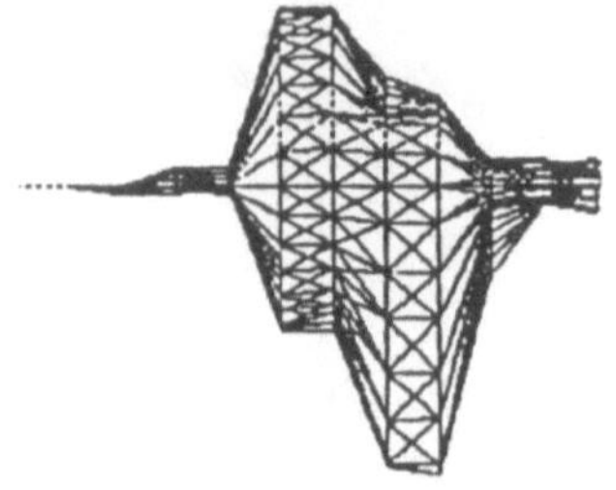

3-D Klassische Achalasie

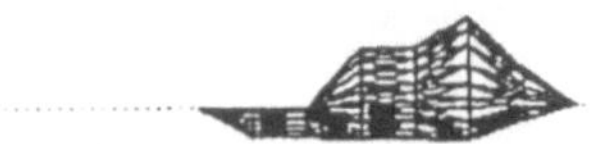

3-D Klassische Achalasie, nach Myotomie und Dor Fundoplastik

sches Bild des unteren Ösophagussphinkters konstruieren [16]. Das Volumen dieses dreidimensionalen Sphinkterdruckprofils liegt jedoch in der Regel immer ein Mehrfaches über dem Normalwert. Die Rolle dieser neuen und relativ aufwendigen manometrischen Methodik bei der Diagnostik von Patienten mit Achalasie ist noch unklar. Mit dieser Methode läßt sich jedoch der Erfolg einer Myotomie oder Dilatation graphisch eindrucksvoll darstellen (Abb. 10) [16].

Die *szintigraphische Messung der Ösophagustransitzeit* erlaubt als einzige Methode die Quantifizierung der Passageverzögerung bei Patienten mit Achalasie [11, 13]. Diese aufwendige Untersuchungsmethodik trägt jedoch nicht zur Primärdiagnostik bei, kann jedoch den Effekt therapeutischer Interventionen (pneumatische Dilatation, Myotomie oder Botulinustoxininjektion) eindrucksvoll veranschaulichen. Die Ösophagustransitszintigraphie wird deswegen v. a. bei wissenschaftlichen Fragestellungen und Therapiestudien eingesetzt.

Pharmakologische Tests werden für die Diagnostik der Achalasie nicht routinemäßig angewendet. Sie sind nützlich zur Abklärung der sekundären Achalasie, bei Patienten mit untypischer Anamnese, wenn eine pharmakologische Therapie erwogen wird, und bei Patienten mit manometrisch unklaren

Motilitätsstörungen (sog. Zwischen- oder Übergangsformen). Die pharmakologischen Substanzen erlauben eine Analyse der Reaktion der tubulären Speiseröhre und des unteren Ösophagussphinkters auf Stimulation und Inhibition. Die genaue Vorgehensweise bei den pharmakologischen Tests ist in den verschiedenen Zentren unterschiedlich. Metacholin, Pentagastrin, Metoclopramid, Nitrit, Kalziumantagonisten und Edrophonium sind die am häufigsten gebrauchten Substanzen. Die Sensitivität und Spezifität der einzelnen pharmakologischen Tests in der Diagnose der Achalasie und zum Ausschluß einer Pseudoachalasie sind jedoch umstritten [2].

Die Indikation zur *Endosonographie* und *Computertomographie* bei Patienten mit Achalasie liegt im Ausschluß oder Nachweis von neoplastischen Prozessen, die zu einer Pseudoachalasie führen können [18]. Wir empfehlen die Durchführung einer Endosonographie und Computertomographie des Abdomens und Thorax zum Ausschluß eines Kardiakarzinoms oder anderer maligner Prozesse bei jedem Patienten, bei dem eine Myotomie geplant ist und bei allen Patienten, die nicht adäquat auf eine pneumatische Dilatation ansprechen.

Klassifikation

Tabelle 2 faßt die wesentlichen Parameter, die bei der Differentialdiagnose der Achalasie helfen können, zusammen. Die radiologischen und manometrischen Befunde erlauben in der Regel eine Klassifikation der Achalasie in 3 Schweregrade (Abb. 11). In Stadium 1 besteht keine Dilatation, in Stadium 2 ist die Dilatation deutlich erkennbar, und in Stadium 3 ist die Dilatation extrem mit Siphonbildung. Die Erschlaffung des unteren Ösophagussphinkters ist in Stadium 1 unkoordiniert oder inkomplett, in Stadium 2 inkomplett, in Stadium 3 fehlt die Erschlaffung komplett. In Anlehnung an die Nomenklatur der Herzinsuffizienz wird Stadium 1 auch als kompensierte, Stadium 2 bzw. 3 als dekompensierte Achalasie bezeichnet.

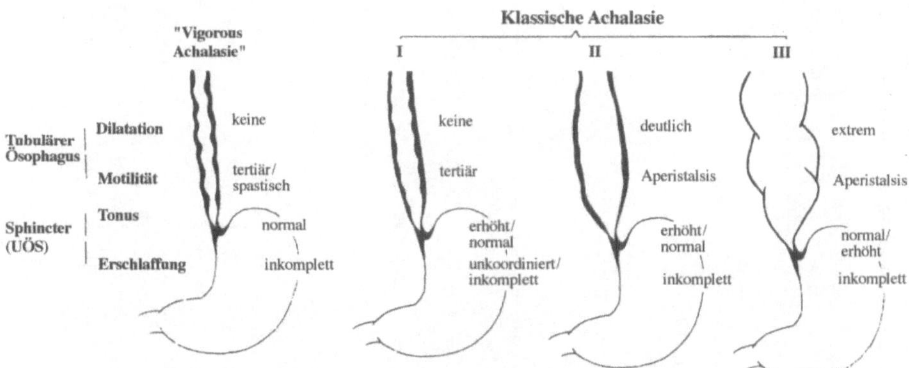

Abb. 11. Klassifikation der Achalasie anhand radiologischer und manometrischer Befunde

Tabelle 2. Vergleich klinischer, endoskopischer, radiologischer und manometrischer Zeichen bei Patienten mit Achalasie, diffusem Spasmus, „Nußknackerösophagus“ und Pseudoachalasie (z.B. bei Kardiakarzinom)

Symptom/Zeichen	„Vigorous achalasia“	Klassische Achalasie	Diffuser Spasmus	„Nußknacker-ösophagus“	Pseudoachalasie
Alter in Jahren	20–40	30–60	30–60	30–60	> 60
Erstes Symptom – Diagnose	< 2 Jahre	> 5 Jahre	> 2 Jahre	> 2 Jahre	< 1 Jahr
Symptomatik					
Dysphagie	häufig	immer	häufig	manchmal	immer
Retrosternaler Schmerz	häufig	selten	häufig	häufig	selten
Regurgitation	häufig	häufig	selten	selten	häufig
Gewichtsabnahme	selten	leicht	selten	keine/selten	stark
Endoskopie					
Speiseretention	häufig	häufig	nie	nie	häufig
Endoskoppassage	leicht	leicht	leicht	leicht	schwierig
Radiologie					
Dilatation	selten	häufig	nie	nie	häufig
Tertiäre Kontraktionen	häufig	selten	häufig	selten	selten
Manometrie des unteren Ösophagussphinkters					
Ruhedruck	normal	erhöht/normal	normal	normal	normal
Erschlaffung	keine/partial	keine/partial	normal	normal	partial
Koordination	keine	keine	ja	ja	ja
Metacholintest	Tonuszunahme	Tonuszunahme	variabel	keine Veränderung	keine Veränderung
Nitrattest	Tonusabnahme	Tonusabnahme	variabel	keine Veränderung	keine Veränderung
Manometrie der tubulären Speiseröhre					
Peristaltik	keine	keine	intermittierend	normal	intermittierend
Kontraktionsamplitude	hoch	niedrig	normal/hoch	hoch	niedrig
Simultane Kontraktionen	ständig	ständig	häufig	nicht	manchmal
Repetitive Kontraktionen	ständig	ständig	häufig	nicht/selten	manchmal

Nach jahrelangen Kontroversen stimmt die Mehrzahl der Experten heute auch darin überein, daß die sog. „vigorous achalasia“ eine Frühform der Achalasie darstellt. Klinisch findet man die „vigorous achalasia“ v.a. bei jungen Patienten. Dysphagie und retrosternaler Schmerz sind die Leitsymptome. Manometrisch zeigt sich keine propulsive Motilität. Charakteristischerweise haben die Kontraktionen des tubulären Ösophagus bei der „vigorous achalasia“ eine hohe Amplitude, sind simultan und repetitiv, der Sphinktertonus ist gewöhnlich normal, die schluckreflektorische Erschlaffung des unteren Ösophagussphinkters ist jedoch inkomplett (s. Abb. 9a, b). Der Ösophagus ist nicht dilatiert. Im weiteren Verlauf der Erkrankung geht die „vigorous achalasia“ häufig in eine klassische Achalasie über [8, 17].

Für die Hilfe bei der Erstellung dieses Manuskriptes danken wir Frau Catharina v. Doblhoff.

Literatur

1. Couturier D, Samama J (1991) Clinical aspects and manometric criteria in achalasia. Hepato-Gastroenterol 38: 481–484
2. Feussner H, Kauer W, Siewert JR (1993) The place of esophageal manometry in the diagnosis of dysphagia. Dysphagia 8: 98–104
3. Howard PJ, Maher L, Pryde A, Cameron EWJ, Heading RC (1992) Five years prospective study of the incidence, clinical features, and diagnosis of achalasia in Edinburgh. Gut 33: 1011–1015
4. Kahrilas PJ, Kishk SM, Helm JF, Dodds, WJ, Harig JM, Hogan WJ (1987) Comparison of pseudo-achalasia and achalasia. Am J Med 82: 439–446
5. Katz PO, Richter JE, Cowan R, Castell D (1986) Apparent complete lower esophageal sphincter relaxation in achalasia. Gastroenterology 90: 978–983
6. Kaye MD (1981) Anomalies of peristalsis in idiopathic diffuse esophageal spasm. Gut 22: 217–222
7. Kimura K (1929) The nature of idiopathic esophagus dilatation. Jpn J Gastroenterol 1: 199–207
8. Kramer P, Harris LD, Donaldson RM (1967) Transition from symptomatic diffuse spasm to cardiospasm. Gut 8: 115–119
9. Lamet M, Fleshler B, Achkar E (1985) Return of peristalsis in achalasia after pneumatic dilatation. Am J Gastroenterology 80: 602–606
10. Reynolds JC, Parkman HP (1989) Achalasia. Gastroenterol Clin North Am 18: 223–255
11. Robertson CS, Hardy JG, Atkinson M (1989) Quantitative assessment of the response to the therapy in achalasia of the cardia. Gut 30: 768–773
12. Siewert JR, Feussner H, Bumm R (1991) Does manometry allow detection of achalasia of neoplastic origin? In: Giuli R, McCallum RW, Skinner DB (eds) Primary Motility Disorders of the Esophagus. John Libbey Eurotext, Paris Londres Rome, pp 342–345
13. Stein HJ, DeMeester TR, Hinder RA (1992) Outpatient physiologic testing and surgical management of foregut motility disorders. Curr Probl Surg 29: 415–555
14. Stein HJ (1993) Clinical use of ambulatory 24-hour esophageal motility monitoring in patients with primary esophageal motor disorders. Dysphagia 8: 105–111
15. Stein HJ, Feussner H, Eypasch EP, DeMeester TR (1993) Ambulatory 24-hour esophageal manometry in achalasia. Gastroenterology 104: 199
16. Stein HJ, Korn O, Liebermann-Meffert D (1995) Manometric vector volume analysis to assess lower esophageal sphincter function. Ann Chir Gynaecol 84: 151–158
17. Vantrappen G, Janssens J, Hellemans J, Coremans G (1979) Achalasia, diffuse esophageal spasm and related motility disorders. Gastroenterology 76: 450–457
18. Wong RKH, Maydonovitch CL (1995) Achalasia. In: Castell DO (ed) The esophagus, 2nd edn. Little Brown, Boston New York Toronto London, pp 219–245

4

Konservative Therapie

T. Eberl, J. Barnert und M. Wienbeck

Bei der Achalasie, als erste Motilitätsstörung der Speiseröhre 1672 von Thomas Willis beschrieben, handelt es sich um eine neuromuskuläre Erkrankung der Speiseröhre, bedingt durch eine Reduktion intramuraler Ganglienzellen im myenterischen Plexus sowohl im tubulären Ösophagus als auch im unteren ösophagealen Sphinkter. Dadurch ist die Ösophagusmotilität in zweifacher Weise gestört: Der untere Ösophagussphinkter erschlafft beim Schlucken unvollständig oder überhaupt nicht, ferner fehlt in den unteren $^{2}/_{3}$ der tubulären Speiseröhre die Peristaltik. Da die Ätiologie der Achalasie weiterhin unklar bleibt, ist die Behandlung palliativ, eine kausale Behandlung nicht möglich. Alle therapeutischen Maßnahmen richten sich auf die wichtigste Störung, die funktionelle Obstruktion des unteren Ösophagussphinkers. Dieser Sphinkter muß so geschwächt werden, daß er durch den hydrostatischen Druck der andrängenden Speisen und Getränke mühelos überwunden werden kann, gleichzeitig jedoch ein gastroösophagealer Reflux vermieden wird. Die Optionen der konservativen Therapie der Achalasie beinhalten somit Medikamente mit Wirkung auf den unteren Ösophagussphinker wie auch auf die mechanische Dilatation des unteren Sphinkters mittels intraluminaler Maßnahmen. Ferner sollen hier auch neue Therapiestrategien beschrieben werden, die auf der intrasphinktären Injektion von Botulinustoxin beruhen.

Pharmakotherapie

Eine Vielzahl von Medikamenten wirkt auf die glatte Muskulatur des unteren Ösophagussphinkter in direkter oder indirekter Weise dadurch, daß bei gesunden Personen wie auch Patienten mit Achalasie der Ruhedruck des unteren Ösophagussphinkters reduziert wird. Anticholinergika, Nitratpräparate, Kalziumantagonisten, Theophyllin, α-Rezeptorenblocker und β_2-Agonisten wurden bei Patienten mit Achalasie untersucht. Da durch biochemische und funktionelle Untersuchungen der Untergang spezieller inhibitorischer Nerven mit vermutlich Stickstoffmonoxid (NO) und vasoaktivem intestinalem Polypeptid als Neurotransmitter diskutiert wird, wurden neuerdings auch medikamentöse Ansätze mit dem Ziel der Substitution dieser Agenzien bei Achalasie versucht.

Kalziumantagonisten

Das Wirkprinzip der Kalziumantagonisten (Diltiazem, Verapamil, Nifedipin) beruht auf einer Hemmung des transmembranalen Kalziumeinstroms durch die potentialabhängigen Kalziumkanäle während des elektrischen Erregungsprozesses in der glatten Muskulatur. Der Kalziumeinstrom ist v.a. bedeutsam in der Regulierung der Exzitations-Kontraktions-Kopplung, vermittelt u.a. über dihydropyridinsensitive Kalziumkanäle. Somit bewirkt eine Hemmung des Kalziumeinstroms eine Reduktion des basalen myogenen Tonus des unteren Ösophagussphinkters wie auch eine Reduktion der Kontraktionsamplituden des tubulären Ösophagus.

Am besten untersucht ist bei den Kalziumantagonisten die Wirkung von Nifedipin. Nach sublingualer Gabe senkt Nifedipin dosisabhängig den Druck im unteren Ösophagussphinkter um mehr als 50 %, ohne die Relaxation zu beeinflussen [55]; dieser Effekt hält über 1 h an. In unkontrollierten, aber auch plazebokontrollierten Studien wird nach 10–30 mg Nifedipin sublingual eine Senkung des unteren Ösophagussphinkters um ca. 30–40 % erreicht [19, 48, 49, 50]. In einer plazebokontrollierten Studie einer medikamentösen Langzeittherapie wurden bei einer Gruppe von 20 Patienten mit Achalasie und einer Nachbeobachtungsdauer von 6–18 Monaten mit 30–40 mg Nifedipin pro Tag etwa 70 % gute Ergebnisse erzielt [8]. Außerdem können durch eine längerfristige Gabe von Nifedipin sublingual (10–20 mg) bei Patienten mit kürzerer Krankheitsdauer sowie nur leichter Dilatation des Ösophagus peristaltische Kontraktionen induziert werden, wobei bei diesen Patienten vor Behandlungsbeginn keine peristaltische Aktivität des tubulären Ösophagus mittels Manometrie registriert wurde [12]. Nifedipin kann in Dosierungen von 10–30 mg sublingual verabreicht werden (Kapseln werden im Mund zerbrochen), etwa 30–45 min vor der Einnahme von Mahlzeiten. Die Einnahmezeit ist deshalb von Bedeutung, da bei Patienten mit Achalasie wegen des verzögerten ösophagealen Transits und der damit zeitlich nicht exakt kalkulierbaren Resorption maximale Plasmakonzentrationen nach etwa einer Stunde zu erwarten sind, bei gesunden Personen nach 30–40 min [22]. Höhere Dosierungen führen zu einer Zunahme der Nebenwirkungen wie Kopfschmerzen, Flush, Schwäche, Müdigkeit und periphere Ödeme. In diesem Zusammenhang ist eine zusätzliche nächtliche Gabe von Nifedipin empfehlenswert, um den ösophagealen Transit zu beschleunigen und einer nächtlichen Regurgitation von Nahrungsbestandteilen vorzubeugen.

Im Gegensatz zu Nifedipin hat die orale Gabe von Verapamil und Diltiazem nur geringe Wirkung auf den unteren Ösophagussphinkter [3, 5, 43]. Bei Nifedipin ist im Gegensatz zu den anderen Kalziumantagonisten die dosisabhängige Drucksenkung am unteren Ösophagussphinkter nachgewiesen, ebenso der klinische Erfolg [8, 55].

Organische Nitrate

Organische Nitrate bewirken eine direkte Relaxation der glatten Muskulatur insbesondere der Gefäße durch metabolische Freisetzung von Stickstoffmonoxid (NO) und einer NO-induzierten Aktivierung der Guanylatzyklase mit Aktivierung cGMP-abhängiger Proteinkinasen.

Die sublinguale Gabe von Isosobiddinitrat (5 oder 10 mg) vor den Mahlzeiten reduziert bei Patienten mit Achalasie den Ruhedruck im unteren Ösophagussphinkter um etwa 60 % und relaxiert den Sphinkter mindestens 90 min lang [18], wobei eine Langzeittherapie bis zu 19 Monaten eine wesentliche Besserung der Dysphagie zeigte [18]. Die sublinguale Applikation von 5 mg Isosorbiddinitrat scheint der sublingualen Nifedipingabe (20 mg) überlegen [19], jedoch ist die klinische Anwendung von Nitratpräparaten wegen der größeren Nebenwirkungsrate limitiert. Nebenwirkungen, v. a. Kopfschmerzen, treten in der Regel auf, können jedoch vermindert werden, wenn die orale Nitratapplikation der sublingualen vorgezogen wird. Plazebokontrollierte Studien mit Nitratpräparaten bei Patienten mit Achalasie sind bislang nicht verfügbar, so daß verläßliche Aussagen vor allem über die langfristige Applikation von Nitraten bei Achalasie nicht möglich sind.

Anticholinergika

Da durch den Untergang inhibitorischer Nerven cholinerge Stimuli teilweise für die exzitatorische Aktivierung des unteren Ösophagussphinkter verantwortlich sind, wurden Anticholinergika bei Patienten mit Achalasie in mehreren Studien untersucht. In einer doppelblinden plazebokontrollierten Studie wurde der Ruhedruck des unteren Ösophagussphinkters nach subkutaner und oraler Applikation von 20 mg Dicyclomin um 30–40 % gesenkt, ferner die Dysphagie für feste Speisen und Flüssigkeiten signifikant gebessert [29]. Therapieversuche mit Anticholinergika schienen jedoch lange Zeit wegen der hohen Rate an systemischen Nebenwirkungen sowie dem Mangel an kontrollierten klinischen Studien nicht gerechtfertigt. Außerdem trat manchmal eine Zunahme des Megaösophagus auf. Kürzlich wurde bei Patienten mit symptomatischer Achalasie der Effekt von Cimetropium untersucht [30], einer anticholinergen Substanz mit antimuskarinischer und spasmolytischer Wirkung auf den menschlichen Gastrointestinaltrakt [41], die bei gesunden Probanden und Patienten mit hypermotilen Ösophagusmotilitätsstörungen den Ruhedruck des unteren Ösophagussphinkters und die Amplitude der ösophagealen Kontraktionen senkt [4, 31]. Nach intravenöser Gabe von 10 mg Cimetropium bei Patienten mit Achalasie wurde eine signifikante Abnahme des Sphinkterdrucks um maximal 70 % und auch eine signifikante Reduktion repetitiver Kontraktionen des tubulären Ösophagus registriert [30]. Ferner war die ösophageale Transitzeit nach Gabe des Anticholinergikums signifikant beschleunigt. Dieser Effekt wird auf die Hemmung postsynaptischer exzitatorischer muskarinischer M2-Rezeptoren zurückgeführt, lokalisiert in der glatten Muskulatur des Ösophagus [30]. Cimetropium läßt die Rolle der Anticholinergika bei der Pharmakotherapie der Achalasie in einem neuen Licht erscheinen, da bei oraler Applikation von Cimetropium Spitzenspiegel im Plasma zwischen 90 und 120 min erreicht werden und über weniger systemische Nebenwirkungen berichtet wird [23, 30, 31].

Neue medikamentöse Therapieansätze

Vasoaktives intestinales Polypeptid (VIP)

Als einer der inhibitorischen Neurotransmitter in den intramularen postganglionären Neuronen des unteren Ösophagussphinkters wurde VIP mittels funktioneller und biochemischer Untersuchungen nachgewiesen; bei Patienten mit Achalasie ist der Gehalt der intramuralen Nervenendigungen an VIP deutlich reduziert bzw. depletiert [2]. Die intravenöse Infusion von VIP in verschiedenen Dosierungen bewirkte bei Patienten mit Achalasie eine dosisabhängige Reduktion des Druckes des unteren Ösophagussphinkters mit einer signifikanten Verbesserung der Relaxation des Sphinkters [20]. Eine Dosierung von 5 $pmol \cdot kg^{-1} \cdot min^{-1}$ zeigte eine maximale Abnahme des Sphinkterdruckes um 51%, bei gesunden Probanden wurde durch die VIP-Infusion in denselben Dosierungen keinerlei Effekt auf die ösophageale Motilität registriert [20]. Somit bleibt der zukünftige Nutzen von VIP als therapeutisches Agens bei Patienten mit Achalasie abzuwarten, weitere klinische Studien sind notwendig. Zudem wird der therapeutische Einsatz von VIP bei Achalasie derzeit dadurch eingeschränkt, daß nur eine intravenöse Applikationsform zur Verfügung steht.

Molsidomin

Da Stickstoffmonoxid (NO) als inhibitorischer Neurotransmitter in den intramuralen postganglionären Neuronen des unteren Ösophagussphinkters diskutiert wird 47], erlangt das antianginös wirkende Molsidomin bei der medikamentösen Behandlung der Achalasie zunehmendes Interesse. Molsidomin, pharmakologisch der Gruppe der organischen Nitrate zugehörig, übt einen relaxierenden Effekt auf glatte Muskulatur, insbesondere der venösen Blutgefäße, über seinen Metaboliten SIN-1A aus, der NO-Rezeptoren stimuliert. Kürzlich konnte bei Patienten mit Achalasie eine signifikante Abnahme des Ruhedrucks des unteren Ösophagussphinkters nach intravenöser Applikation von 2 mg Molsidomin um maximal 55% gezeigt werden; der Restdruck während Relaxation wurde signifikant um maximal 65% nach Molsidominapplikation gesenkt [26]. Eine intravenöse Applikation von isotonischer Kochsalzlösung veränderte die Drücke bei den Patienten nicht. Da bei Molsidomin im Gegensatz zu den anderen organischen Nitraten eine Tachyphylaxie bislang nicht eindeutig nachgewiesen werden konnte, Molsidomin auch oral in verschiedenen Dosierungen appliziert werden kann und die Nebenwirkungen weit weniger ausgeprägt sind, wird dieser Substanz bei der medikamentösen Behandlung der Achalasie in Zukunft vermutlich eine Rolle zukommen. Weitere klinische Studien, insbesondere Langzeitbeobachtungen, werden weiteren Aufschluß geben.

Andere Substanzgruppen

Eine Drucksenkung im unteren Ösophagussphinkter wurde auch bei anderen Medikamenten nachgewiesen, z.B. Aminophyllin und Terbutalin [59], Phentolamin [42] und Amylnitrat [15]. Diese Substanzen zeigten jedoch bei Patienten mit Achalasie zum Teil widersprüchliche Ergebnisse und haben bislang keine praktische Bedeutung erlangt.

Indikationen zur medikamentösen Therapie

Die Rolle der Pharmakotherapie in der Langzeitbehandlung der Achalasie bleibt unklar. Es ist bislang nicht bekannt, ob eine regelmäßige langfristige Medikamenteneinnahme einer ösophagealen Dilatation oder anderen Komplikationen der Erkrankung vorbeugt. Die medikamentöse Behandlung ist limitiert durch eine oft nur kurze Wirkdauer der applizierten Medikamente und durch die häufig auftretende Tachyphylaxie; ferner ist der Einnahmezeitpunkt sowie die Häufigkeit von Mahlzeiten eng an die Medikamenteneinnahme gebunden. Nichtsdestotrotz ist die Pharmakotherapie der Achalasie bei folgenden Indikationen von primärer Bedeutung:

1) Behandlung von leichten Frühformen der Achalasie,
2) temporäre Behandlung bis zur definitiven Therapie,
3) Zusatzbehandlung bei unzureichendem Erfolg einer Dilatation oder Myotomie,
4) Verweigerung von instrumentellen Maßnahmen durch den Patienten,
5) Vorliegen von Kontrollindikationen bezüglich instrumenteller Maßnahmen,
6) atypische Formen von Ösophagusmotilitätsstörungen, die nicht alle Kriterien der Achalasie erfüllen,
7) Patienten, deren mentaler Status eine adäquate Akzeptanz oder notwendige Kooperation bei Dilatation oder Myotomie ausschließt.

Insgesamt scheitert die medikamentöse Therapie langfristig meistens an der ungenügenden Mitarbeit der Patienten.

Dilatation

Patienten mit symptomatischer Achalasie können heute mittels pneumatischer Dilatation mit meist dauerhaftem Erfolg behandelt werden, diese Behandlungsmethode wird daher derzeit als Therapieverfahren der ersten Wahl angesehen. Wie bereits erörtert, kann bei leichter Symptomatik vor der Dilatationsbehandlung eine medikamentöse Therapie erwogen werden. Jedoch müssen Patienten mit schwerer Dysphagie oder Komplikationen der Achalasie umgehend einer Dilatationsbehandlung zugeführt werden. Die Dilatation bewirkt eine mechanische Überdehnung der Muskulatur des unteren Ösophagussphinkters mit meist dauerhaftem Erfolg [46, 56]. Die Bougierung bringt dem Patienten mit Achalasie nur kurzfristige Erleichterung und wurde als Behandlungsmethode zugunsten der Dilatation verlassen.

Pneumatische Dilatatoren

Ziel der Dilatationsbehandlung ist die mechanische Überdehnung der Muskulatur des unteren Ösophagussphinkters. Der Starck-Dilatator (Metalldilatator) war der erste kommerziell erhältliche Dilatator, der zwar gute Ergebnisse lieferte, jedoch auch häufige Komplikationen verursachte, da eine optimale Plazierung des Dilatators schwierig ist und der Dehnungsdruck nicht genau dosiert werden kann. Inzwischen wurde er weltweit durch die pneumatischen Dilatatoren abgelöst [54].

Entscheidend für die Wirksamkeit der Ballondilatatoren ist die Begrenzung der Ballondehnbarkeit durch einen eingearbeiteten Stoffbeutel oder durch Verwendung von nicht dehnbaren Plastikmaterialien, wodurch während der Dehnung in dem engen Segment ausreichende Dehnungsdrücke wirksam werden können, ohne die Regionen ober- und unterhalb davon zu überdehnen. Die Ballonblähung erfolgt mittels Luft [45]. Der erste Ballondilatator war der Mosher-Dilatator, gefolgt vom Sippy-Dilatator [33, 52]. Das Prinzip dieser ersten pneumatischen Dilatatoren bestand in der Plazierung von Ballons verschiedenen Durchmessers (3–5 cm) auf einem Metallbougie. Diese Dilatatoren wurden bald durch zylindrische röntgendichte Ballons abgelöst, die an einer metallbeschwerten Spitze (Hurst-Tucker, Brown-McHardy) oder durch sanduhrförmige Ballons auf einer semirigiden Metallspitze (Rider-Moeller) befestigt waren [10, 40, 51]. Erst kürzlich wurde der Rigiflex-Dilatator aus Polyethylen entwickelt, ausgestattet mit einem doppellumigen Katheter, der eine Plazierung des Dilatators im Sphinkterbereich direkt über einen Führungsdraht erlaubt [13]. Ferner sind Dilatatoren aus Polyethylen (Witzel) in Gebrauch, die auf ein Gastroskop mit Geradeausoptik montiert und dann zusammen mit dem Endoskop unter direkter Sicht eingeführt werden [57]. Ballons für die pneumatische Dilatation sind in verschiedenen Größen verfügbar, gewöhnlich 3, 3,5 und 4 cm im Durchmesser.

Es existieren nur wenige vergleichende Studien zwischen den verfügbaren Ballondilatatoren. Von 20 randomisierten Patienten mit Achalasie wurden jeweils 10 mit dem Brown-McHardy-Dilatator oder mit dem Microvasive-Rigiflex-Dilatator behandelt [44]. Alle Patienten profitieren vom Brown-McHardy-Dilatator, während 3 der 10 mit dem Rigiflex-Dilatator behandelten Patienten nach unzureichendem Erfolg mit dem Brown-McHardy-Dilatator erfolgreich redilatiert wurden und 1 Patient einer Myotomie zugeführt wurde.

Technik und Durchführung

Wenn auch Details in der Durchführung der Dilatationsbehandlung in den verschiedenen gastroenterologischen Zentren Unterschiede aufweisen, so ist die Zielsetzung der Behandlung eine Dilatation bis zu einem Durchmesser von etwa 3 cm, die notwendig ist, um die zirkuläre Muskulatur des unteren Ösophagussphinkters mechanisch zu überdehnen und dadurch eine bleibende Reduktion des Druckes des unteren Ösophagussphinkters herbeizuführen. Wichtig ist hierbei die Begrenzung des Maximaldurchmessers des Ballons auf 3–4 cm selbst bei maximaler Luftinsufflation [54]. Die Dilatationsbehandlung sollte in der Regel stationär oder teilstationär durchgeführt werden. Am Tag vor der Dilatationsbehandlung erhält der Patient Flüssigkost; in ausgeprägten Fällen, z.B. bei Megaösophagus, müssen Nahrungsreste zusätzlich herausgespült oder endoskopisch abgesaugt werden, um eine mögliche Aspiration zu vermeiden und im Falle einer Perforation die Risiken möglichst gering zu halten [54]. Der Patient wird in Linksseitenlage oder sitzend positioniert. Nach leichter Sedierung mit einem Benzodiazepin wird der flexible Dilatator unter Röntgenkontrolle mit der Spitze bis in den Magen vorgeschoben [54]. Einige Untersucher empfehlen jeglichen Verzicht auf Prämedikation, um den Tonus des unteren Ösophagussphinkters nicht zu beeinflussen [9]. Aus diesem Grunde ist auch die Gabe von Spasmolytika oder Muskelrelaxanzien nicht indiziert.

Nach Vorschieben der Dilatatorspitze unter Röntgenkontrolle in den Magen wird unter Beachtung der Schmerzreaktion des Patienten der Ballon an der engsten Stelle pneumatisch auf einen Durchmesser von wenigstens 2,5 cm aufgebläht. Größere Ballondurchmesser weisen eine höhere Erfolgsrate auf, ebenso jedoch eine höhere Komplikationsrate, v.a. auch Perforationen [16, 58]. Deshalb erscheint es sinnvoll, zuerst mit Dilatationsballons kleinerer Größe zu beginnen und die Behandlung bei unzureichendem Dilatationserfolg nach einigen Wochen mit einem größeren Ballon zu wiederholen. In zwei kürzlich publizierten Studien führte bei 62 bzw. 85% der behandelten Patienten mit Achalasie ein 3 cm messender Ballondilatator bei verminderter Komplikationsrate zum erwünschten Therapieerfolg [25, 28].

Der maximale Druck sowie die Dauer der Ballondinsufflation, wie sie für eine erfolgreiche Dilatationsbehandlung erforderlich sind, sind nicht genau bekannt. In der Literatur reichen die Dilatationsdrücke von 300 bis 750 mmHg bzw. von 6 bis 15 psi („pounds per square inch“; 1 psi = 52,5 mmHg), die Dauer der Balloninsufflation von 5 s bis mehreren Minuten [6, 14]. Erhöhung des Dilatationsdruckes über 500 mmHg (ca. 9 psi) sowie eine längere Dilatationsdauer als 1 min zeigen keinen zusätzlichen Therapieeffekt [16, 44].

Durch eine Röntgenaufnahme zur Dokumentation wird die Dilatationsbehandlung abgeschlossen und der Dilatator entbläht. Bei Verwendung der nicht dehnbaren Rigiflex-Dilatationskatheter ist eine endoskopische Lagekontrolle des Ballonkatheters ausreichend, eine radiologische Dokumentation nicht zwingend erforderlich [25]. Nach Entblähung des Dilatators klingt der Dehnungsschmerz in der Regel rasch ab, der Patient sollte mindestens 2 h sorgfältig überwacht werden. Vor Wiederaufnahme der oralen Nahrungszufuhr erfolgt ein Ösophagusbreischluck mit wasserlöslichem Kontrastmittel (Gastrografin) [54]. Mögliche Komplikation einer Dilatationsbehandlung sind Blutungen, linksseitiger Pleuraerguß und Perforation, wobei anhaltende retrosternale Schmerzen nach Abschluß der Behandlung den dringenden Verdacht auf eine Perforation nahelegen. Die auftretenden Komplikationen sind in ca. 80% der Fälle konservativ beherrschbar [46]. Perforationen können konservativ mittels vollparenteraler Ernährung, Analgesie und Breitspektrumantibiotika 1–2 Wochen behandelt werden. Bei ausgeprägten Defekten mit Kontrastmittelabfluß in das Mediastinum oder die linke Thoraxhälfte ist eine unverzügliche Thorakotomie mit Defektdeckung indiziert. Kontraindikationen für die pneumatische Dilatation sind unkooperative Patienten, organische Stenosen und jeglicher Verdacht auf eine maligne Stenose; epiphrenische Divertikel sowie große Hiatushernien stellen wegen der höheren Komplikationsrate relative Kontraindikationen dar; die Indikationsstellung zur Dilatationsbehandlung unterliegt auch der Erfahrung und Geschicklichkeit des Untersuchers [54].

Ergebnisse

Nach pneumatischer Dilatation sind nach aktuellen Untersuchungen ca. 80% der behandelten Patienten beschwerdefrei, bei etwa 16% waren weitere Dilatationsbehandlungen notwendig (Tabelle 1). Die Ansprechrate der Dilatationsbehandlung ist v.a. vom Lebensalter sowie vom Druck im unteren Ösophagussphinkter nach Dilatation abhängig: Jüngere Patienten, v.a. unter 20 Jahren, zeigen deutlich schlechtere Behandlungsergebnisse, ebenso Patienten mit Sphinkterdrücken > 10 mmHg und erst recht > 20 mmHg nach Dilatationsbehandlung [16]. Geschlecht, Dauer der Symptome sowie die Ergebnisse manometrischer, szintigraphischer und radiologischer Untersuchungen haben keinen prädiktiven Wert für Langzeitergebnisse der pneumatischen Dilatation [16]. Der Druck im unteren Ösophagussphinkter nimmt unmittelbar nach Dilatationsbehandlung signifikant ab, steigt jedoch im Laufe der Zeit wieder leicht an; die Relaxation des unteren Ösophagussphinkters beim Schluckakt bleibt nach Dilatationsbehandlung aus. Nach der bisherigen Lehrmeinung ist ein Wiederauftreten ösophagealer Peristaltik nach Dilatationsbehandlung unwahrscheinlich, was durch mehrere Studien belegt ist [7, 27]. In einer dieser Untersuchungen wurden intermittierend wiederkehrende peristaltische Kontraktionen im distalen Ösophagus nach Dilatationsbehandlung bei 7 von 34 Patienten (20%) beobachtet, jedoch war die ösophageale Transitzeit nach Bolusgabe nach wie vor verzögert [27].

Die Inzidenz akuter Komplikationen der pneumatischen Dilatation reicht von 1 bis 16% [53], die der ösophagealen Perforation nach den neueren Studien von 1 bis 7% (s. Tabelle 1). In der Mehrzahl der Fälle handelt es sich um lokalisierte kleine Perforationen, die mittels Antibiotikagabe und vollparenteraler Ernährung konservativ beherrschbar sind. Da nach pneumatischer Dilatation

Tabelle 1. Ergebnisse der Dilatationsbehandlung bei Achalasie

Literatur	Patienten	Gutes Ergebnis (%)	Redi-latation (%)	Reflux (%)	Perforation (%)	Mortalität (%)
Ferguson [17]	1049	71	17	15	14	0,3
Tack et al. [46]	403	77	10	1	2,6	0,27
Kadakia u. Wong [25]	29	93	–	–	0	0
Levine et al. [28]	62	85	13	6	0	0
Eckardt et al. [16]	54	78	31	2	2	0
Parkman et al. [34]	123	58	30	–	1,6	0
Abid et al. [1]	45	88	14	–	6,6	0
Gesamt	1765	79	19	6	1	0,1

meist ein ausreichender Verschlußdruck im unteren Ösophagussphinkter erhalten bleibt, ist gastroösophagealer Reflux als Langzeitkomplikation selten. In neueren Untersuchungen wurden dafür Zahlen zwischen 1 und 6% angegeben (s. Tabelle 1). Strikturen treten in ca. 0,7% der Fälle auf [46]. Die methodenbedingte Letalität bei pneumatischer Dilatation beträgt 0,1–0,3% (s. Tabelle 1).

Neue Therapieansätze

Das Neurotoxin Botulinustoxin A ist ein potenter Inhibitor der Azetylcholinfreisetzung aus den präsynaptischen Nervenendigungen und wird in dieser Funktion als Therapeutikum bei neurologischen Erkrankungen mit spastischen Störungen eingesetzt [24]. Da bei der Achalasie durch den Verlust inhibitorischer Neurone im Plexus myentericus die exzitatorischen Neurone überwiegen und aufgrund dieses Ungleichgewichts Azetylcholin und andere exzitatorische Neurotransmitter eine reduzierte Relaxation des unteren Ösophagussphinkters bewirken, wurde die Injektion von Botulinustoxin als mögliche therapeutische Option bei Patienten mit Achalasie in Erwägung gezogen. In Tierversuchen konnte durch lokal injiziertes Botulinustoxin eine Reduktion des Tonus des unteren Ösophagussphinkters erreicht werden [39]. Aufgrund dieser Ergebnisse wurde bei Patienten mit Achalasie eine endoskopische Injektion von Botulinustoxin in den unteren Ösophagussphinkter vorgenommen. Dabei wurden jeweils 20 Einheiten – entsprechend 1 ml – mit einer Sklerotherapienadel in 4 Quadranten des unteren Ösophagussphinkters injiziert, also insgesamt 80 Einheiten des Toxins mit einem Injektionsvolumen von 4 ml [35, 36, 37, 38]. Bei allen Patienten, die mit Botulinustoxin behandelt wurden, führte die Injektion zu einer signifikanten Verbesserung der klinischen Symptome, bedingt durch eine signifikante Abnahme des Druckes des unteren Ösophagussphinkters [35, 36, 37, 38]. Auch konnte eine signifikante Beschleunigung der ösophagealen Transitzeit verzeichnet werden [35, 37]. Bei mindestens 60% der Patienten waren im Langzeitverlauf diese Therapieeffekte nach 6–12 Monaten weiter nachweisbar [35, 36, 37, 38], durch eine 2. Injektion von Botulinustoxin bei Patienten mit wiederaufgetretenen Beschwerden konnte erneute Beschwerdefreiheit erzielt werden [37]. Bei 3 der angeführten Studien handelt es sich um offene Studien [36, 37, 38], jedoch konnten diese Ergebnisse auch durch eine plazebokontrollierte Doppelblindstudie bestätigt werden [35]. Die Injektion von Botulinustoxin bei Patienten mit Achalasie hat sich nach den bislang vorliegenden Ergebnissen als effektiv und nebenwirkungsarm erwiesen. Gravierende Nebenwirkungen wurden bei und nach intrasphinkterer Injektion von Botulinustoxin nicht beobachtet, lediglich spontan sistierende retrosternale Schmerzen und ein flüchtiges Exanthem wurden berichtet [35, 36]. Damit das Verfahren in der konservativen Therapie der Achalasie als alternativer Therapieansatz einen festen Platz einnehmen kann, müssen durch weitere plazebokontrollierte Studien Effektivität und Sicherheit unter Beweis gestellt werden.

Nachsorge

Retention und Stase von Nahrungsbrei im Ösophagus durch die gestörte Entleerungsfunktion bei Patienten mit Achalasie sind zum größten Teil verantwortlich für mögliche Komplikationen wie Retentionsösophagitis, Ösophagusdivertikel oder bronchopulmonale Komplikationen, wie Aspiration oder akute Atemwegsobstruktion. Die am meisten gefürchtete Komplikation im Langzeitverlauf bei Achalasiepatienten ist die Entwicklung eines Plattenepithelkarzinoms des Ösophagus. Dieses Krankheitsbild wurde gehäuft in Assoziation mit Achalasie beobachtet, teilweise bis zu 20%, entsprechend einem 7- bis 30fach höheren relativen Risiko der Karzinomentstehung im Vergleich zum Risiko der Normalbevölkerung [11, 21, 32, 60]. Einschränkend muß hinzugefügt werden, daß bei diesen Studien auch Primärtumoren mit Symptomen ähnlich einer Achalasie diagnostiziert wurden und somit diese Ergebnisse verfälschen. Letztendlich muß bei Achalasiepatienten von einem höheren Risiko der Karzinomentwicklung von etwa 2–7% im Vergleich zur Normalbevölkerung ausgegangen werden. Die Tumoren entstehen meistens viele Jahre nach Diagnosestellung, gewöhnlich bei Patienten mit unzureichender oder fehlender Behandlung, die mittlere Dauer vom Beginn der Symptome bis zur Karzinomentstehung wird mit ca. 10–20 Jahren angegeben [11, 21, 32, 60]. Da die Tumoren meist im dilatierten mittleren bis unteren Drittel des Ösophagus entstehen, werden die Symptome über lange Zeit maskiert, mit der Folge eines bei Diagnosestellung fortgeschrittenen Tumorleidens. Die gegenwärtige Inzidenz des Ösophaguskarzinoms nach Sicherung der Diagnose einer Achalasie ist nicht bekannt, daher existieren auch keine exakten Richtlinien zu endoskopischen Nachkontrollen. Da eine ausgeprägte ösophageale Dilatation und die damit verbundene Stase von Nahrungsbrei die Karzinomentstehung begünstigen [11, 21, 32, 60], sind v.a. bei diesen Patienten endoskopische Kontrollen mit Biopsien in 1- bis 2jährigen Abständen anzuraten. Ob durch eine frühzeitige und aggressive Behandlung der Achalasie das Risiko der Karzinomentstehung reduziert werden kann, ist bislang nicht geklärt.

Zusammenfassung

Die Behandlung der Achalasie, die durch eine reduzierte Relaxation des unteren Ösophagussphinkters bei Reduktion der Zahl inhibitorischer intramuraler Ganglienzellen im Plexus myentericus charakterisiert ist, basiert auf einer Senkung des Druckes des unteren Ösophagussphinkters, um somit die funktionelle Stenose leichter überwinden und den ösophagealen Transit beschleunigen zu können. Im Rahmen der konservativen Therapie der Achalasie stehen zwei therapeutische Optionen zur Verfügung: die Pharmakotherapie mit Wirkung auf die glatte Muskulatur des unteren Ösophagussphinkters sowie die pneumatische Dilatation des unteren Ösophagussphinkters.

Bei den Kalziumantagonisten ist die Wirkung von Nifedipin am besten untersucht, bei 70 % der behandelnden Patienten konnten gute Ergebnisse erzielt werden. Eine stärkere Wirkung auf den unteren Ösophagussphinkter als Kalziumantagonisten haben Nitrate – speziell Isosorbiddinitrat. Jedoch ist die klinische Anwendung von Nitratpräparaten wegen der höheren Nebenwirkungsrate begrenzt, ferner existieren keine plazebokontrollierten Studien mit Nitratpräparaten bei der Behandlung der Achalasie. Neue medikamentöse Therapieansätze mit Molsidomin und vasoaktivem intestinalem Polypeptid haben eine Substitution der bei der Achalasie fehlenden inhibitorischen Neurotransmitter zum Ziel. Erfolgversprechend scheint die Gabe von Molsidomin, das intravenös appliziert den Druck des unteren Ösophagussphinkters signifikant senkt und aufgrund weniger Nebenwirkungen von den Patienten gut vertragen wird. Weitere Studien, insbesondere Langzeitbeobachtungen mit oral appliziertem Molsidomin, müssen darüber Aufschluß geben. Die Rolle pharmakologischer Agentien bei der Langzeitbehandlung der Achalasie hinsichtlich der Vermeidung der ösophagealen Dilatation bzw. anderweitiger Komplikationen der Achalasie bleibt unklar. Die Indikation zur Pharmakotherapie der Achalasie ist in jedem Fall gegeben bei älteren oder unkooperativen Patienten oder bei bestehenden Kontraindikationen für eine pneumatische Dilatation oder eine Myotomie, zur Behandlung von leichten Frühformen der Achalasie oder temporär bis zur definitiven Behandlung.

Die pneumatische Dilatation, beruhend auf einer mechanischen Überdehnung des unteren Ösophagussphinkters durch einen Ballondilatator, gilt als Therapie der ersten Wahl; sie führt bei 70 – 80 % der behandelten Achalasiepatienten zu einem guten und dauerhaften Theapieerfolg mit entscheidender Besserung oder völligem Verschwinden der Symptomatik. Bei unzureichendem Erfolg kann die Dilatation bis zu 3mal wiederholt werden, bei weiterer Therapieresistenz ist die operative Behandlung indiziert. Komplikationen wie Blutungen, linksseitiger Pleuraerguß und Perforation werden bei bis zu 3 % der Patienten beobachtet, sind in der Mehrzahl der Fälle aber konservativ beherrschbar.

Als neues alternatives Therapieverfahren ist die intrasphinktere Injektion von Botulinustoxin A zu nennen, einem potenten Inhibitor der Azetylcholinfreisetzung aus den präsynaptischen Nervenendigungen. Die intrasphinktere Injektion führt bei Patienten mit Achalasie zu einer signifikanten Abnahme des Druckes des unteren Ösophagussphinkters, wobei auch im Langzeitverlauf bei mindestens 60% der Patienten eine deutliche Besserung der klinischen Symptomatik erreicht wurde.

Die Wahl des Therapieverfahrens sollte nach Abwägung möglicher Kontraindikationen und Evaluierung des Risikoprofils der Patienten wie auch nach den Möglichkeiten des jeweiligen medizinischen Zentrums erfolgen; natürlich muß die Entscheidung des Patienten zur Art des Therapieverfahrens berücksichtigt werden. Nach erfolgreicher Therapie der Achalasie sollte der Patient v.a. wegen des Risikos der Entstehung eines Ösophaguskarzinoms regelmäßig durch endoskopische Kontrollen überwacht werden.

Literatur

1. Abid S, Champion G, Richter JE, McElvein R, Slaughter RL, Koehler RE (1994) Treatment of achalasia: the best of both worlds. Am J Gastroenterol 89:979–985
2. Aggestrup S, Uddman R, Sundler F, Fahrenkrug J, Hakanson R, Sorensen HR, Hambragus G (1983) Lack of vasoactive intestinal peptide nerves in esophageal achalasia. Gastroenterology 84:924–927
3. Allen M, Mellow M, Robinson MG, Orr WC (1987) Comparison of calcium channel blocking agents and an anticholinergic agent on esophageal function. Aliment Pharmacol Ther 1:153–159
4. Bassotti G, Gaburri M, Imbimbo PB, Betti C, Daniotto S, Pelli MA, Morelli A (1988) Manometric evaluation of cimetropium bromide activity in patients with nutcracker oesophagus. Scand J Gastroenterol 23:1079–1084
5. Becker BS, Burakoff R (1983) The effect of verapamil on the lower esophageal sphincter pressure in normal subjects and in achalasia. Am J Gastroent 78:773–775
6. Bennett JR, Hendrix TR (1970) Treatment of achalasia with pneumatic dilatation. Mod Treat 7:1217–1228
7. Bianco A, Cagossi M, Scrimieri D, Greco AV (1986) Appearance of esophageal peristalsis in treated idiopathic achalasia. Dig Dis Sci 31:40–48
8. Bortolotti M, Labo G (1981) Clinical and manometric effects of nifedipine in patients with esophageal achalasia. Gastroenterology 80:39–44
9. Boyce HW, Palmer ED (eds) (1975) Techniques of clinical gastroenterology. Thomas, Springfield, p 241
10. Browne DC, McHardy G (1939) A new instrument for use in esophagospasm. JAMA 113:1963–1964
11. Chuong JJH, DuBovik S, McCallum RW (1984) Achalasia as a risk for esophageal carcinoma. A reappraisal. Dig Dis Sci 29:1105–1108
12. Coccia G, Bortolotti M, Michetti P, Dodero M (1992) Return of esophageal peristalsis after nifedipine therapy in patients with idiopathic esophageal achalasia. Am J Gastroenterol 87:1705–1708
13. Cox J, Buckton GK, Bennett JR (1986) Balloon dilatation in achalasia: A new dilator. Gut 27:986–989
14. Csendes A, Braghetto I, Henriquez A, Cortes C (1989) Late results of prospective randomized study comparing forceful dilatation and esophagomyotomy in patients with achalasia of the esophagus. Gut 30:299–304

15. Dodds WJ, Stewart ET, Kishk SM, et al. (1986) Radiological amyl nitrate test for discriminating pseudoachalasia from idiopathic achalasia. AJR 146 : 21 – 23
16. Eckardt VF, Aignherr C, Bernhard G (1992) Predictors of outcome in patients with achalasia treated by pneumatic dilation. Gastroenterology 103 : 1732 – 1738
17. Ferguson MK (1991) Achalasia: current evaluation and therapy. Ann Thorac Surg 52 : 336 – 342
18. Gelfand M, Rozen P, Keren S, Gilat T (1981) Effect of nitrates on LOS pressure in achalasia: A potential therapeutic acid. Gut 22 : 312 – 318
19. Gelfand M, Rozen P, Keren S, Gilat T (1982) Isosorbide dinitrate and nifedipine treatment of achalasia: A clinical, manometric and radionuclide evaluation. Gastroenterology 83 : 963 – 969
20. Guelrud M, Rossiter A, Souney PF, Rossiter G, Fanikos J, Mujica V (1992) The effect of vasoactive intestinal polypeptide on the lower esophageal sphincter in achalasia. Gastroenterology 103 : 377 – 382
21. Hankins JR, McLaughlin JS (1975) The association of carcinoma of the esophagus with achalasia. J Thorac Cardiovasc Surg 69 : 355 – 360
22. Hongo M, Traube M, McAllister RG, McCallum RW (1984) Effect of nifedipine of esophageal motor function in humans: Correlation with plasma nifedipine concentration. Gastroenterology 86 : 8 – 12
23. Imbimbo BP, Daniotti S, Vidi A, Foschi D, Saporiti F, Ferrante L (1986) Discontinuous oral absorption of cimetropium bromide, a new antispasmodic drug. J Pharm Sci 75 : 680 – 684
24. Janckovic J, Brin MF (1991) Therapeutic uses of botulinum toxin. N Engl J Med 324 : 1186 – 1194
25. Kadakia SC, Wong RKH (1993) Graded pneumatic dilation using rigiflex achalasia dilators in patients with primary esophageal achalasia. Am J Gastroenterol 88 : 34 – 38
26. Korda-Schmidbaur P, Barnert J, Schmidbaur W, Bittinger M, Wienbeck M (1994) The effects of nitric oxide (NO)-receptor stimulation in patients with achalasia. Neurogastroenterology and Motility 6 : A172
27. Lamet M, Fleshler B, Achkar E (1985) Return of peristalsis in achalasia after pneumatic dilatation. Am J Gastroenterol 80 : 602 – 604
28. Levine MM, Moskowitz GW, Dorf BS, Bank S (1991) Pneumatic dilation in patients with achalasia with a modified Gruntzig dilator (Levine) under direct endoscopic control: Results after 5 years. Am J Gastroenterol 86 : 1581 – 1584
29. Lobis IF, Fisher R (1970) Anticholinergics therapy for achalasia. A controlled trial (Abstract). Gastroenterology 70 : A976
30. Marzio L, Grossi L, DeLaurentiis MF, Cennamo L, Lapenna D, Cuccurullo F (1994) Effect of cimetropium bromide on esophageal motility and transit in patients affected by primary achalasia. Dig Dis Sci 39 : 1389 – 1394
31. Marzio L, Pieramico O, Neri M, Delle Donne M, Dimitri A, Imbimbo BP, Cuccurullo F (1989) Comparative study of the effects of cimetropium bromide and atropine on human esophageal motor functions. Digestion 44 : 117 – 123
32. Meijssen MA, Tilanus HW, van-Blankenstein M, Hop WC, Ong GL (1992) Achalasia complicated by oesophageal squamous cell carcinoma: a prospective study in 195 patients. Gut 33 : 155 – 158
33. Mosher HP (1923) Cardiospasm. Postgrad Med J 26 : 240 – 244
34. Parkman HP, Reynolds JC, Ouyang A, Rosato EF, Eisenberg JM, Cohen S (1993) Pneumatic dilatation or esophagomyotomy treatment for idiopathic achalasia: clinical outcomes and cost analysis. Dig Dis Sci 38 : 75 – 85
35. Pasricha PJ, Ravich WJ, Hendrix TR, Jones B, Sostre SJ, Kalloo AN (1994) Botulinum toxin for achalasia: A double-blind placebo-controlled trial. Gastroenterology 106 : A156
36. Pasricha PJ, Ravich WJ, Hendrix TR, Kalloo AN (1993) Treatment of achalasia with intrasphincteric injection of botulinum toxin – results of a pilot study. Gastroenterology 104 : A168
37. Pasricha PJ, Ravich WJ, Hendrix RT, Sostre SJ, Jones B, Kalloo AN (1994) Treatment of achalasia with intrasphincteric injection of botulinum toxin. Ann Intern Med 121 : 590 – 591

38. Pasricha PJ, Ravich WJ, Kalloo AN (1993) Botulinum toxin for achalasia. Lancet 341 : 244–245
39. Pasricha PJ, Ravich WJ, Kalloo AN (1993) Effects of intrasphincteric botulinum toxin on the lower esophageal sphincter in piglets. Gastroenterology 105 : 1045–1049
40. Rider JA, Moeller HC, Parletti EJ, Desai DC (1969) Diagnosis and treatment of diffuse oesophageal spasm. Arch Surg 99 : 435–440
41. Schiavone A, Schiavi GB, De Conti L, Micheletti R, Sagrada A, Hammer R, Giachetti A (1985) Cimetropium: Characterization of antimuscarinic and spasmolytic activities. Arzneimittelforsch Drug Res 35 : 766–769
42. Schmidt E, Bruch HP (1978) Erste Erfahrungen mit dem α-Rezeptorenblocker Phentolamin bei Achalasie. Chirurg 49 : 22–24
43. Silverstein BD, Kramer CA, Pope CE II (1982) Treatment of esophageal motor disorders with a calcium channel blocker, diltiazem (Abstract). Gastroenterology 81 : A 1181
44. Stark GA, Castell DO, Richter JE, Wallace CW (1990) Prospective randomized comparison of Brown-McHardy and microvasive balloon dilators in treatment of achalasia. Am J Gastroenterol 85 : 1322–1326
45. Stuby K, Blum AL, Siewert JR (1990) Gutartige Erkrankungen von Ösophagus und Kardia: Funktionsstörungen. In: Siewert JR, Harder F, Allgöwer M, Blum AL, Creutzfeldt W, Hollender EF, Peiper H-J (Hrsg) Chirurgische Gastroenterologie, 2. Aufl. Springer, Berlin Heidelberg New York London Paris Tokyo Hongkong Barcelona, S 479–491
46. Tack J, Janssens J, Vantrappen G (1991) Non-surgical treatment of achalasia. Hepato-Gastroenterology 38 : 493–497
47. Tottrup A, Forman A, Funch-Jensen P, Raundahl U, Andersson K-E (1990) Effects of postganglionic nerve stimulation of oesophageal achalasia: an in vitro study. Gut 31 : 17–20
48. Traube M, Dubovik S, Lange RC, McCallum RW (1989) The role of nifedipine in achalasia: results of a randomized, double-blind, placebo-controlled study. Am J Gastroenterol 84 : 1259–1262
49. Traube M, Hongo M, Magyar L, McCallum RW (1984) Effects of nifedipine in achalasia and in patients with high-amplitude peristaltic esophageal contractions. JAMA 252 : 1733–1736
50. Triadafilopoulos G, Aaronson M, Sackel S, Burakoff R (1991) Medical treatment of esophageal achalasia – Double blind crossover study with oral nifedipine, verapamil, and placebo. Dig Dis Sci 36 : 260–267
51. Tucker G (1939) Cardiospasm: A pneumatic-mercury dilator. Annals of Otolaryngology 48 : 808–816
52. Van Goidsenhaven GE, Vantrappen G, Verbeke S (1963) Treatment of achalasia of the cardia with pneumatic dilatation. Gastroenterology 45 : 326–334
53. Vantrappen C, Janssens JU (1983) To dilate or to operate? That is the question. Gut 24 : 1020–1023
54. Wienbeck M, Barnert J (1989) Therapie der Achalasie. Dtsch Med Wochenschr 114 : 1971–1973
55. Wienbeck M, Berges W, Frieling T (1973) Therapeutic advances in oesophageal motility disorders. Ballieres Clin Gastroenterol 1 : 857–867
56. Wienbeck M, Heitmann P (1973) Die pneumatische Dilatation zur Behandlung der Achalasie der Speiseröhre. Dtsch Med Wochenschr 98 : 814–825
57. Witzel L (1981) Treatment of achalasia with a pneumatic dilator attached to a gastroscope. Endoscopy 13 : 176–177
58. Wong RKH, Johnson LF (1983) Achalasia. In: Castell DO, Johnson LF (eds) Esophageal function in health and disease. Elsevier, New York, p 99
59. Wong RKH, Maydonovitch C, Garcia JE, Johnson LF, Castell DO (1987) The effect of terbutaline sulfate, nitroglycerin, and aminophylline on lower esophageal sphincter pressure and radionuclide esophageal emptying in patients with achalasia. J Clin Gastroenterol 9 : 386–389
60. Wychalis AR, Woolan GL, Anderson HA, Ellis FH Jr (1971) Achalasia and carcinoma of the esophagus. JAMA 215 : 1638–1641

4

Chirurgische Therapie

H. Feussner

Das therapeutische Ziel aller Maßnahmen bei Achalasie ist die dauerhafte Verbesserung der ösophagokardialen Passage ohne Induktion von gastroösophagealem Reflux.

Geschichte

Die erste im eigentlichen Sinn chirurgische Behandlung der Achalasie führte von Mikulicz im Jahre 1882 durch. Von Mikulicz unternahm die retrograde Dilatation der Kardia über eine Gastrotomie, ohne jedoch eine dauerhafte Besserung der Dysphagie zu erreichen [38]. Weitere Ansätze wurden durch die erfolgreiche Technik zur Behandlung der Pylorusstenose durch Heineke [26] und Mikulicz [39] beeinflußt. 1903 schlugen Marwedel [36] und 1910 Wendel [56] die Öffnung der Kardia durch Längsinzision und Quervernähung vor. Obwohl auf diese Weise zunächst eine erhebliche Besserung der Speisepassage erreicht werden konnte, wurde das Verfahren durch schweren postoperativen Reflux belastet. Aus ähnlichen Gründen scheiterten auch die Ansätze von Heyrowsky [28], Lambert [34], Keller [32] und Backer-Grondahl [5].

Die „Myotomie" wurde von Heller 1913 erstmals durchgeführt [27]. Im Gegensatz zu den genannten Verfahren wurde hier nicht eine Zerstörung oder Umgehung des Sphinkters angestrebt, sondern eine gezielte Schwächung der Muskulatur. Dieses Therapieprinzip bestimmt bis heute unser chirurgisches Vorgehen. Kontrovers wird seitdem diskutiert, ob die Myotomie transthorakal oder abdominal vorgenommen werden sollte. Eine zweite, bis heute noch nicht abgeschlossene Streitfrage wurde mit den Arbeiten von Thal et al. [54] aufgeworfen. In diesen Arbeiten wird die zusätzliche Anlage einer partiellen Antirefluxplastik nach Myotomie empfohlen, deren Notwendigkeit von anderen Autoren jedoch angezweifelt wird.

Grundsätzlich besteht jedoch von chirurgischer Seite kein Zweifel, daß das Prinzip der Myotomie – ob nun mit oder ohne Refluxplastik durchgeführt – das entscheidende Therapieprinzip der Achalasie darstellt. Daran ändert auch die sicher gelegentlich übertrieben hitzig ausgeführte Diskussion um technische Details des operativen Vorgehens nichts. Im gleichen Maß gilt dies auch für die Einführung laparoskopischer bzw. thorakoskopischer Operationstechniken. Auch hier wird am Grundprinzip des Eingriffs nichts geändert [48], sondern es soll nur die Invasivität des Verfahrens reduziert werden.

Indikation

Auf einen kurzen Nenner gebracht, hat die semiinvasive Vorgehensweise in Form der pneumatischen Dilatation den Vorteil einer verhältnismäßig geringen Invasivität und einer kurzen Hospitalisationszeit, doch den Nachteil, daß sie verhältnismäßig häufig wiederholt werden muß. Die pneumatische Dilatation ist zudem mit dem Risiko der Perforation (ca. 1–3 % pro Dehnung) [1, 16] behaftet. Demgegenüber ist die operative Myotomie zweifellos effizienter in der Verbesserung der Passage [11], doch hat sie eine wesentlich höhere Invasivität, erfordert eine Vollnarkose und eine – wenn auch immer kürzer werdende – Hospitalisation. Das eigentliche Eingriffsrisiko ist für die Operation aber sicher nicht höher, sondern möglicherweise geringer als für die Dilatation [52]. Die höhere Invasivität des chirurgischen Verfahrens ist der Grund dafür, daß praktisch in allen Ländern, die über eine ausreichende endoskopische Infrastruktur verfügen, die pneumatische Dilatation in der Primärbehandlung eingesetzt wird [1].

Eine andere Situation ergibt sich beim Dysphagierezidiv nach Dilation. Bei sich summierendem Perforationsrisiko sinkt die Erfolgsrate [29, 45], so daß dann auch von internistischer Seite die Operation befürwortet wird [1, 45]. Damit dürfte der Anteil an Achalasiepatienten, die einer Myotomie zugeführt werden sollten, etwa bei $^1/_3$ der gesamten Gruppe liegen.

Inwieweit die erhebliche Reduzierung der Invasivität durch die laparoskopische Operationstechnik hier eine Wandlung herbeiführt, muß noch abgewartet werden [52].

Für diese therapeutische Strategie spricht auch, da nach unterschiedlichen Studien eine vorausgegangene pneumatische Dilatation die Erfolgsaussicht einer operativen Myotomie nicht verschlechtert [35] und daß selbst nach einer (frühzeitig erkannten!) Perforation im Rahmen einer Dilatation noch ähnlich gute operative Ergebnisse wie bei der primären operativen Therapie erzielt werden können [37].

Vier Sonderfälle sind jedoch auszunehmen:

1) In allen Fällen, in denen nicht sich eine sekundäre Achalasie (maligne Pseudoachalasie) ausgeschlossen werden kann, ist die chirurgische Exploration und die Myotomie primär indiziert [10].
2) Jüngere Patienten (< 20 Jahre) sprechen auf die Dilatationsbehandlung in der Regel schlecht an [16], so daß auch hier die Indikation zur primären Myotomie gegeben ist.
3) Gelegentlich liegen bei der Achalasie auch große epiphrenische Divertikel vor. Diese sollten reseziert werden, wobei die Myotomie des unteren Ösophagussphinkters essentieller Bestandteil der Operation ist.
4) Bei der hypermotilen Achalasie („vigorous achalasia“) kann u. U. auch die Schwächung der Muskulatur in der distalen Speiseröhre sinnvoll sein. Eine

Dilatationsbehandlung des unteren Ösophagussphinkters reicht dann nicht aus, statt dessen wird eine „lange Myotomie" erforderlich.

Technik

Offene, transabdominale Myotomie

Lagerung und Zugang

Der Patient befindet sich in Rückenlagerung. Dabei sollte er über einer Rolle rekliniert werden, um einen guten Zugang zum Oberbauch zu gewinnen. Der Zugang erfolgt in Form eines Oberbauchmedianschnittes, der vom Xiphoid bis zum Nabel reicht.

Präparation

Erster Schritt ist die Darstellung und Inzision des Peritoneum viscerale, das die Vorderwand des intraabdominalen Ösophagus deckt. Dazu muß zunächst der linke Leberlappen mobilisiert werden. Nachdem das Peritoneum eröffnet ist, wird die Speiseröhre, die auch bei der Achalasie im Sphinkterbereich stets schlank ist, zirkulär stumpf mit dem Finger umfahren und mit einem Zügel angeschlungen. Auf diese Weise kann der mit einer dicken Gummisonde (mindestens 42 Charr) von intraluminal geschiente ösophagokardiale Übergang weiter in das Abdomen hineingezogen werden.

Myotomie

Die eigentliche Myotomie wird links vom Truncus anterior des N. vagus, auf der Vorderseite oberhalb der Serosaumschlagfalte, also im Bereich des terminalen Ösophagus begonnen. Die Durchtrennung der ösophagealen Muskulatur ist leichter und gefahrloser als im Magenfundusbereich. Nachdem die Adventitia des Ösophagus mit der Schere inzidiert ist, dringt man am besten stumpf mit einer Präparationsklemme schräg durch die muskuläre Ösophaguswand und durchtrennt die auf dem gespreizten Overholt sich anspannenden Muskelfasern. So gelangt man in eine relativ gut erkennbare submuköse Schicht, die sich mit der gebogenen Klemme leicht nach oral hin verfolgen und aufspreizen läßt. Die eigentliche Myotomie sollte ca. 6 cm lang sein, entsprechend der manometrisch verifizierten Länge des unteren Ösophagussphinkters. Ist die Spaltung der Muskulatur komplett, wölbt sich die Ösophagusschleimhaut kissenartig aus der Myotomie hervor. Es dürfen keine zirkulären Fasern der Ösophagusmuskulatur zurückgelassen werden, da auch noch kleinere Muskelfaserzüge den Erfolg der Operation beeinträchtigen können. Nach aboral erstreckt sich die Myotomie bis auf die ersten 1–2 cm der Magenwandmuskulatur, wobei der Übergang deutlich an der stärkeren Vaskularisierung der Magenmuskulatur erkennbar ist. Eine ausgiebige Myotomie ist im Fundusbereich nicht erforderlich, sondern es sollte gerade die sog. Willis-Muskelschlinge erhalten werden, um auch postoperativ eine möglichst gute Refluxkontrolle zu erhalten. (Zur Technik der Antirefluxplastik s. unten.)

Wird die Schleimhaut bei der Myotomie versehentlich eröffnet, muß sie mit resorbierbarem Nahtmaterial der Stärke 4,0 übernäht werden. Eine Deckung der Mukosa mit Magenwand (z.B. im Sinne einer Antirefluxplastik) ist in diesem Fall obligatorisch. Auf eine Drainage kann im Regelfall verzichtet werden.

Technik der offenen, transthorakalen Myotomie

Die Myotomie erfolgt von linksthorakal über den 6. und 7. ICR. Die Lunge wird nach oben gezogen und die mediastinale Pleura über dem Ösophagus gespalten. Der distale Ösophagus wird allseitig mobilisiert und angezügelt. Nun wird der mit einem dicken Magenschlauch geschiente Ösophagus mit der linken Hand umgriffen und die Muskelschicht links-anterolaterial inzidiert. Wiederum muß hierbei peinlich darauf geachtet werden, die Myotomie vollständig, d.h. bis auf die Mukosa, auszuführen. Auf die distale Speiseröhre wird mit der linken Hand Zug ausgeübt, so daß der ösophagokardiale Übergang nach intrathorakal gezogen wird. Dabei wird die Myotomie nach aboral hin fortgesetzt, so daß auch die obersten Anteile der Fundusmuskulatur mit durchtrennt werden können. Der ösophagokardiale Übergang kann dabei meist durch die Zunahme des Umfangs und die stärkere Vaskularisierung gut identifiziert werden. Durch Entfernen des Zügels kehren der Ösophagus und der ösophagokardiale Übergang wieder in ihre Ausgangslage zurück. Nach Einlage einer unteren Bülau-Drainage und Blähen der Lunge wird die Thorakotomie schichtweise vernäht.

Laparoskopischen Myotomie

Der Patient wird in die sog. Anti-Trendelenburg-Lagerung verbracht. Der Operateur steht auf der rechten Seite des Patienten, der Monitor befindet sich in Höhe der linken Schulter. Es werden 4–5 Trokare benötigt. Unterhalb des linken Rippenbogens wird das 30°-Teleskop eingeführt. Der linke Leberlappen wird mit einem Elevatorium angehoben. Über 2–3 Inzisionen knapp oberhalb und seitlich des Nabels führt der Operateur seine Instrumente ein. Mit der Faßzange wird die peritoneale Umschlagfalte über dem ösophagokardialen Übergang angehoben und mit der Schere inzidiert. Der den ösophagokardialen Übergang bedeckende Fettbürzel wird entweder inzidiert und stumpf zur Seite gedrängt oder reseziert. Die jetzt freiliegende Muskelschicht wird im Bereich des Ösophagus gegriffen und soweit inzidiert, bis die Trennschicht zwischen Muskulatur und Mukosa erreicht ist. Nun kann nach oralwärts eine Overholt-Klemme zwischen Mukosa und Muskulatur gesetzt und leicht gespreizt werden.

Die so gut isolierte Muskelschicht kann dann durchtrennt werden. Nach ausreichend langer Myotomie im Bereich des distalen Ösophagus kann dann durch die Muskulatur nach aboral, d.h. zum Magenfundus hin, durchtrennt werden.

Thorakoskopische Myotomie

Der Zugang erfolgt auch hier von links-lateral. Von den meisten Autoren [49] wird die seitengetrennte Ventilation empfohlen, um die linke Lunge während des Eingriffs kollabiert zu halten und so die Exposition der Speiseröhre zu verbessern. Insgesamt werden auch hier 4–5 Trokare benötigt. Die Betrachtung des Operationsfeldes erfolgt über eine in Höhe des 6.–7. ICR in der hinteren Axillarlinie eingebrachtes Teleskop. Die Myotomie erfolgt nun analog zum offenen thorakoskopischen Vorgehen.

Kontroversen

Antirefluxmaßnahmen nach Myotomie?

Eine „Deckung" des Myotomieschlitzes durch eine partielle oder gar vollständige, d.h. zirkuläre Antirefluxplastik, wird von ihren Protagonisten nicht nur zur Verhinderung von postoperativem Reflux empfohlen, sondern auch zum Schutz des sonst freiliegenden vulnerablen Mukosabereichs und zum „Offenhalten" des Myotomieschlitzes. Tatsächlich kann eine lockere Deckung des Mukosaschlauches gelegentlich einmal vorteilhaft sein, insbesondere wenn Mukosadefekte, die bei der Myotomie gesetzt wurden, übernäht werden mußten.

Auch die Vorbeugung von narbigen Schrumpfungen, die im späteren postoperativen Verlauf den Effekt der Myotomie z.T. wieder aufhebt, erscheint einigen Autoren durchaus wichtig, so daß auch dieser Aspekt für die Anlage einer Antirefluxplastik spricht. Der wesentliche Gesichtspunkt ist aber die Refluxprävention. Bestimmend ist hier, daß die Peristaltik in der tubulären Speiseröhre bei Achalasie immer reduziert ist und die Speiseröhre eine nennenswerte aktive Propulsion nicht mehr aufbringen kann. Dementsprechend muß jede Maßnahme, die den ösophagealen Transit beeinträchtigt, unterbleiben. Auch eine noch so betont „weite" 360°-Manschette behindert den Bolusübertritt, so daß diese Form der Antirefluxplastik nicht empfohlen werden kann.

Die ganz überwiegende Zahl derjenigen Autoren, die eine Antirefluxmaßnahme für erforderlich halten, praktiziert daher eine Form der partiellen Refluxplastik. Trotz der unterschiedlichen Bezeichnungen ist das Grundprinzip ähnlich. Es wird entweder eine Hemifundoplikatio angelegt (Lund, Toupet) oder ein Funduszipfel auf den Myotomieschlitz gesteppt (Thal, Dor).

Ob die zusätzliche Antirefluxplastik wirklich „lohnt", kann derzeit noch nicht sicher beantwortet werden. In der Analyse von Andreollo und Earlam [4], die jedoch wegen zahlreicher Fehler in der Bewertung der aufgeführten Studien nur sehr bedingt aussagekräftig ist, beträgt die Inzidenz von gastroösophagealem Reflux bei thorakoskopischer Myotomie mit oder ohne Antirefluxmaßnahme 7,7 bzw. 7,3 %. Bei transabdominaler Vorgehensweise ist die Inzidenz von Reflux bei Verzicht auf eine Antirefluxmaßnahme jedoch signifikant höher. Eine Erklärung dafür könnte sein, daß bei transabdominalem Vorgehen die Muskelfasern der Willis-Schlinge, die auch nach Durchtrennung des eigentlichen unteren Ösophagussphinkters (d. h. der unteren Hochdruckzone) noch antirefluxiv wirken, eher zerstört werden als beim transthorakalen Vorgehen. Möglicherweise spielt aber auch die Lockerung der phrenikoösophagealen Verankerung durch das Anzügeln des ösophagokardialen Übergangs von abdominal her eine Rolle.

Insgesamt steht heute außer Zweifel, daß bei transabdominaler Myotomie eine Antirefluxplastik in Form der Dor-Thal-Fundoplastik oder der Hemiplikatio obligat ist. In einer vergleichenden Studie von Tomlinson [55] konnte die Rate von 31 % Refluxkomplikationen nach alleinige Myotomie auf 5,7 % nach Myotomie *mit* Antirefluxmaßnahme gesenkt werden.

Transthorakale oder transabdominale Vorgehensweise?

Bei kritischer Durchsicht der heute zur Verfügung stehenden Literatur lassen sich keine eindeutigen Vorteile des einen oder des anderen Zugangs wissenschaftlich einwandfrei belegen. Die Entscheidung scheint mehr durch die jeweilige Schule bzw. Tradition als durch überzeugende Sachargumente geprägt zu sein. So wird im angelsächsischen Bereich eher das transthorakale und im europäischen Raum mehr das transabdominale Vorgehen bevorzugt. Darüber hinaus hängt die Entscheidung auch im starken Maß davon ab, ob die Behandlung ösophagealer Erkrankungen überwiegend der Thoraxchirurgie oder der Viszeralchirurgie zugeordnet ist.

Direkte Vergleiche beider Verfahren wurden selten vorgenommen. In der Studie von Stipa et al. [53] wurden 43 Patienten mit transthorakaler Myotomie und Belsey-Operation mit 58 Patienten mit transabdominaler Myotomie und Nissen-Fundoplikatio miteinander verglichen. Bemerkenswerterweise war die unmittelbare postoperative Mortalität beim transthorakalen Vorgehen mit 9,3 % – u. a. auch infolge pulmonaler Komplikationen – deutlich höher als nach transabdominalem Vorgehen.

Von Donahue et al. [13] wurden 13 transabdominale und 19 transthorakale Myotomien ohne Antirefluxmaßnahmen durchgeführt.

Die Ergebnisse nach transabdominaler Vorgehensweise waren deutlich besser als nach transthorakalem Vorgehen. Allerdings fehlen vergleichende Angaben zur Morbidität. In einer anderen Studie [55] wurde nach transabdominalem Vorgehen eine leicht erhöhte Inzidenz an postoperativem Ileus gefunden. Demgegenüber wurde eine hohe Rate an pulmonalen Komplikationen nach transthorakalem Vorgehen gesehen.

Ob nun – wie oft behauptet wird – die Rate an postoperativer Dysphagie nach transthorakalem Vorgehen häufiger ist, kann anhand der heute vorliegenden Daten nicht belegt werden.

Offene oder endoskopische Myotomie?

Der wesentliche Vorteil des minimal-invasiven Vorgehens liegt in der Verminderung der zugangsbedingten Invasivität des chirurgischen Verfahrens. Der „Kern" der Operation – die Myotomie – bleibt unverändert. Die Myotomie ist ein verhältnismäßig kleiner chirurgischer Eingriff, der für sich genommen weder eine längere Hospitalisationszeit zur Verlaufsüberwachung wie etwa bei einer gastrointestinalen Anastomosierung erfordert, noch bereitet er dem Patienten Schmerzen oder Beschwerden. Die postoperative Überwachungs- und Pflegebedürftigkeit resultiert in erster Linie aus der Laparotomie – oder Thorakotomiewunde. Dementsprechend können der Komfort für den Patienten und die Hospitalisationszeit durch das thorakoskopische bzw. laparoskopische Vorgehen mit entsprechend kleinerem Wundgebiet deutlich verbessert werden.

Eine Voraussetzung für die Ablösung des offenen durch das endoskopische Verfahren ist jedoch der Nachweis funktionell gleich guter Resultate. Obwohl bisher nur begrenzte Erfahrungen vorliegen, scheinen jedoch die funktionellen Resultate sowohl nach thorakoskopischer [47] wie auch nach laparoskopischem [3, 22, 49] Vorgehen mindestens so gut wie bei der offenen Technik zu sein. Als besonderer Vorteil der Operation wird dabei übereinstimmend festgestellt, daß die Vergrößerung des Operationsfeldes im Teleskop die Identifikation und die vollständige Durchtrennung auch kleinster Muskelfasern erleichtert.

Ergebnisse der Myotomie

In den Auswertungen zahlreicher Einzelstudien wird von chirurgischer wie auch internistischer Seite eine Erfolgsrate der Myotomie von 90 % angegeben [1, 4, 21]. Der Anteil guter bzw. sehr guter Operationsergebnisse ist bemerkenswerterweise ziemlich unabhängig davon, ob die transthorakale oder transabdominale Vorgehensweise gewählt wurde (Tabellen 1–3); vorausgesetzt, daß auch bei der transthorakalen Technik eine Antirefluxplastik angelegt wurde.

Die Letalität des Eingriffs liegt – bezogen auf alle Studien seit 1980 – weit unter 0,1 %; die Reoperationsrate beträgt etwa 3 %.

Die Mortalität liegt bei 0,3 % und die Reoperationsrate bei unter 3 %. Die Morbidität des Eingriffs wird in den meisten Übersichtsarbeiten nicht angegeben. Sie beträgt bei der Einzelauswertung zwischen 0 und 9 % und ist nach thorakoskopischen Eingriffen infolge der häufigeren pulmonalen Komplikationen erwartungsgemäß etwas höher. Gastroösophagealer Reflux kommt in etwa 7 % der Fälle vor, vorausgesetzt, daß sowohl bei transabdominalem wie auch bei transthorakalem Zugang eine Form der Antirefluxplastik angewendet wird.

Auch nach Myotomie ist in der Langzeitnachbeobachtung eine gewisse Verringerung des Therapieeffekts zu beobachten [18].

Tabelle 1. Transabdominale, „offene" Kardiomyotomie mit Antirefluxplastik

Autor	Jahr	Anzahl der Patienten	Art der Antireflux-plastik	Letalität	Perioperative Morbidität	Länge des Follow up	Anteil guter/sehr guter Ergebnisse (%)	Reflux-induktion (%)
Kessler et al. [33]	1980	49	Fundoplikatio	0	2	>12 Monate	90	0
Boulez et al. [7]	1981	103	Lortat-Jacob/ Hemiplikatio	0	8,7	?	79	17,5
Tomlinson u. Grant [55]	1981	35	Fundoplikatio	0	5,4	> 2 Jahre	85,7	5,7
Emblem [19]	1993	11	Fundoplikatio	9	3,9 Jahre	90	0	6
Moreno-Gonzalez et al. [39a]	1981	56	Lortat-Jacob/Dor	0	–	?	94	6
Veiga-Fernandes et al. [55a]	1981	15		0			100	0
Cabrero-Gomez et al. [8a]	1982	45	Lortat-Jacob/ Toupet	0	0	?	86	6
Gallone et al. [23]	1982	14	Thal-/Dor-Vagotomie	0	?	1–60 Monate	86	7
Shevchuk u. Godovanets [51]	1983	31	Fundoplikatio	0	?	?	95	6
Viard et al. [55b]	1983	90	Lortat-Jacob, Dor, Toupet	0	?	1–25 Jahre	84	11
Donahue et al. [13]	1986	13	Fundoplikatio	0	?	6 Jahre	85	0
Csendes et al. [11]	1989	42	Thal/Dor	0	2,4	54 Monate	95	28
Isolauri et al. [29]	1990	12	Thal	0	0	60 Monate	91	8
Stipa et al. [53]	1990	58	Fundoplikatio	0	0	77 Monate	83	2
Parrilla-Paricio [45]	1990	48	Hemiplikatio	0	8,3	5,4 Jahre	92	6,25
Bonavina et al. [7]	1992	193	Dor	0	2	64,5 Monate	94	8,6
Gesamt:		815		0	2,1%		89,3	7,0

Tabelle 2. Transthorakale, „offene" Myotomie ohne Antirefluxplastik

Autor	Jahr	Anzahl der Patienten	Letalität	Perioperative Morbidität (%)	Länge des Follow up	Anteil guter/ sehr guter Ergebnisse (%)	Reflux-induktion (%)
Björck et al. [6]	1982	63	0	3	11,5 Jahre	88	13
Castrini et al. [9]	1982	40	0	5	6–180 Monate	95	3
Goulbourne u. Walbaum [24a]	1985	65	0	18	8,3 Jahre	80	5
Donahue et al. [13]	1986	19	0	?	6,0 Jahre	63	53
Ellis [18]	1993	185	0	9	9,0 Jahre	93	5
Gesamt		372	0	8,75		83,8	15,8

Tabelle 3. Transthorakale, „offene" Myotomie mit Antirefluxplastik

Autor	Jahr	Anzahl der Patienten	Art der Antireflux plastik	Letalität	Perioperative Morbidität	Länge des Follow up	Anteil guter/ sehr guter Ergebnisse (%)	Reflux-induktion (%)
Lens et al. [34a]	1980	12	Belsey	0	0	6–36 Monate	100	0
Nelems et al. [42]	1980	32	Belsey	0	?	52 Monate	90	12
Duranceau et al. [15]	1982	12	Fundoplikatio	0	8,3	19 Monate	92	0
Dotsenko et al. [14]	1984	52	Belsey	?	?	?	95	5
Jamieson et al. [30]	1984	27	Belsey	0	0	6–14 Monate	95	3
Murray et al. [41]	1984	21	Belsey	0	0	48 Monate	92	0
Pai et al. [43]	1984	35	Belsey	2,7	8,3	65 Monate	94	11
Little et al. [35]	1988	38	Belsey	0	?	4,8 Jahre	88	0
Stipa et al. [53]	1990	43	Belsey	0	9,3	81 Monate	87	26
		272		0,33	4,3		92,5	6,3

Unbestritten ist, daß die Erfolgsaussichten in den wenigen bisher beschriebenen Fällen, die eine Zweitoperation erforderten, schlechter sind als bei der Erstoperation. Eine Besserung läßt sich hier nur noch bei 70 % der Patienten erreichen [17].

Sonderfälle

Operative Behandlung der Achalasie nach Ösophagusperforation

Die Ruptur erfolgt bei pneumatischer Dilatation fast gesetzmäßig oberhalb des unteren Ösophagussphinkters meist nach linkslateral. Zeigt sich bei der Gastrografinpassage keine freie Kommunikation zwischen Ösophagus und Pleura, kann ein konservativer Therapieversuch gemacht werden. Dazu wird eine Magensonde plaziert und eine zweite Sonde oberhalb des rupturierten Bereichs in den Ösophagus eingelegt, so daß sowohl der Ösophagus wie auch der Magen durch Dauersog „trockengelegt“ werden können. Unter antibiotischer Abdeckung, Nahrungskarenz und Gabe von H_2-Blockern bzw. Protonenpumpenblockern heilt die Läsion meist innerhalb von 2 – 4 Wochen aus.

Die lange, breit mit dem Pleuraraum kommunizierende Ruptur muß dagegen operativ versorgt werden. Bei typischer Lokalisation der Läsion knapp oberhalb des unteren Ösophagussphinkters kann die Versorgung problemlos von abdominal vorgenommen werden. Nach Spaltung des Hiatus werden die Ränder der Ruptur angefrischt und zweireihig vernäht. Etwas seitlich und distal wird dann die Myotomie in typischer Weise angelegt und mit dem Funduszipfel gedeckt.

Es ist nicht sinnvoll, auf die Myotomie zu verzichten, wie es gelegentlich empfohlen wird [50], da das Abheilen der Übernähung durch eine distal gelegene Hochdruckzone gefährdet wird.

Bei älteren Rupturen kann u. U. die Umlage einer 360°-Fundusmanschette um die Rupturstelle in Abweichung vom Vorgehen bei primärer Myotomie sinnvoll sein.

Dysphagiepersistenz und -rezidiv

Am häufigsten resultiert die persistierende Dysphagie nach Myotomie aus der unzureichenden Spaltung der Muskulatur. In diesen Fällen kann eine postoperative Dehnung nach frühestens 3 Monaten versucht werden. Dies sollte jedoch entsprechend erfahrenen Zentren vorbehalten bleiben.

Die Remyotomie ist technisch anspruchsvoll und naturgemäß mit einem deutlich höheren Risiko behaftet als der Primäreingriff [20].

Seltener kommen Dysphagierezidive infolge refluxinduzierter Stenosen vor. In diesen Fällen ist ebenso wie bei der Dysphagie infolge einer fortgeschrittenen, syphonähnlichen Deviation der distalen Speiseröhre die Ösophagektomie mit Magen- bzw. Koloninterposition vorzuziehen. Aus unserer Sicht sind diese standardisierten Eingriffe bei vertretbarem Operationsrisiko kasuistisch empfohlenen Techniken wie der Seit-zu-Seit-Anastomosierung oder der distalen Ösophagusraffung vorzuziehen, da sie nicht nur mit einem kalkulierbaren Operationsrisiko verbunden sind, sondern auch gute funktionelle Ergebnisse gewährleisten.

Literatur

1. Allescher HD (1993) Was ist gesichert in der Therapie der Achalasie? Internist 34:1122–1132
2. Ancona E (1993) Heller laparoscopic cardiomyotomy with antireflux anterior fundoplication (Dor) in the treatment of esophageal achalasia. Surg Endosc 7:459–461
3. Ancona E, Peracchia A, Zaninotto G, Rossi M, Bonavina L, Segulin A (1993) Heller laparoscopic cardiomyotomy with antireflux anterior fundoplication (Dor) in the treatment of esophageal achalasia. Surg Endosc 7:459–461
4. Andreollo NA, Earlam RJ (1987) Heller's myotomy for achalasia: is an added antireflux procedure necessary? Br J Surg 74:765–769
5. Backer-Grondahl (1916) Cardiaplastik verd cardiospasmus. Nord Kirurgisk Forenings 11:236–240
6. Björck S, Dernevik L, Gutzinsky P, Sandberg N (1982) Oesophagocardiomyotomy and antireflux procedures. Acta Chir Scand 148:525–529
7. Bonavina L, Nosadini A, Bardini R, Baessato M, Parachia A (1992) Primary treatment of esophageal achalasia: Long-term results of myotomy and Dor fundoplication. Arch Surg 127:222–227
8. Boulez J, Beaulieux J, Mayer B, Peix JL, Donne R, Maillet P (1981) Résults doignés de la myotomie de Heller dans le traitement de l'achalasie oesophagienne. Ann Gastroenterol Hepatol (Paris) 17:321–328

8a. Cabrero-Gomez F et al. (1982) Esophageal achalasia. Results of surgical treatment in 50 cases. Rev Esp Enferm Apar Dig 62:18–22

9. Castrini G, Pappalardo G, Mobarhan S (1982) New approach to esophagocardiomyotomy. J Thorac Cardiovasc Surg 84:575–578
10. Cosenza C, Feussner H, Hölscher AH, Weiser HF (1987) Sekundäre Achalasie: Bedeutung der Manometrie. Z Herz-Thorax-Gefäßchir 1:151–155
11. Csendes A, Braghetto I, Henriquez A, Cortez L (1989) Late results of a prospective randomised study comparing forceful dilatation and oesophagectomy in patients with achalasia. Gut 30:299–304
12. DeMeester TR, Stein HJ (1992) Surgery for esophageal motor disorders. In: Castell DO (ed) The esophagus. Little Brown, Boston, pp 401–439
13. Donahue PE, Schlesinger PK, Bombeck CT, Samelson S, Nyhus LM (1986) Achalasia of the esophagus. Treatment controversies and the method of choice. Ann Surg 203:505–511
14. Dotsenko AP, Pirozhenko VV, Litvinenko LA, Baidan VI (1984) Cardiodilatation and cardiomyotomy in the treatment of cardial achalasia. Klin Khir 10:46–48
15. Duranceau A, LaFontaine ER, Vallives B (1982) Effects of total fundoplication on function of the esophagus after myotomy for achalasia. Am J Surg 143:22–28
16. Eckardt VF, Aignherr C, Bernhard G (1992) Predictors of outcome in patients with achalasia treated by pneumatic dilatation. Gastroenterology 103:1732
17. Ellis FH, Gibb SP (1975) Reoperation after esophagomyotomy for achalasia. Am J Surg 129:407–412
18. Ellis FH (1993) Oesophagomyotomy for achalasia: a 22 year experience. Br J Surg 80:7 882–7885

19 Emblem R (1993) Current results of surgery for achalasia of the cardia. Arch Dis Child 68:779–782

20. Ferguson MK (1991) Achalasia: Current evaluation and therapy. Ann Thorac Surg 52 : 336 – 342
21. Fekete F, Breil P, Tossen JC (1982) Reoperation after Heller's operation for achalasia and other motility disorders of the esophagus: A study of 81 reoperations. Intern Surg 67 : 103 – 110
22. Feussner H, Stein HJ (1994) Laparoscopic antireflux surgery and myotomy. Dis Esoph 7 : 17 – 23
23. Gallone L, Peri G, Galliera M (1982) Proximal gastric vagotomy and anterior fundoplication as complementary procedures to Heller's operation for achalasia. Surg Gynecol Obstet 155 : 337 – 341
24. Gatzinsky P (1993) Technique for prevention of gastroesophageal reflux after transthoracic Heller's operation. J Thorac Cardiovasc Surg 105 : 553 – 555
24a. Gouldbourne IA, Walbaum PR (1985) Long term results of Hellers operation for achalasia. J R Coll Surg Edinb 30 : 101 – 103
25. Guarner V, Gavino J (1982) The Heyrovsky operation associated with fundoplication for the treatment of patients with achalasia of the esophagus after failure of myotomy. Surg Gynecol Obstet 157 : 450 – 454
26. Heineke (1886) Beschreibung nach F. v. Müller Operation der Pylorusstenose. Dissertation, Fürth
27. Heller E (1913) Extramuköse Cardiaplastik mit Dilatation des Ösophagus. Mitt Grenzgeb Med Chir 27 : 141
28. Heyrowsky H (1913) Casuistik und Therapie der idioplastischen Dilatation der Speiseröhre: Ösophagogastroanastomose. Arch Klin Chir 100 : 703 – 715
29. Isolauri J, Feussner H, Hölscher AH, Siewert JR (1990) Pneumatic dilatation and cardiomyotomy with modified Thal fundoplasty in the treatment of achalasia of the esophagus. Diseases of the esophagus, vol 2. Futura, Mount Kisco NY, pp 522 – 524
30. Jamieson WRE, Miyagishima RT, Carr DC, Stordy SN, Sharp FR (1984) Surgical management of primary motor disorders of the esophagus. Am J Surg 148 : 36 – 41
31. Jorgenson JO (1993) Laparoscopic management of pneumatic dilatation resistant achalasia. Austr NZ J Surg 63 : 386 – 388
32. Keller WL (1928) Operative relief of cardiospasm where dilatation has failed. Ann Surg 88 : 58 – 64
33. Kessler B, Stegemann B, Langhans P, Schwering H (1980) Chirurgische Therapie der Achalasie zur Vermeidung einer Refluxösophagitis. Helv Chir Acta 47 : 533 – 536
34. Lambert AV (1913) Esophagogastrotomy for Cardiospasm. Ann Surg 58 : 415 – 418
34a. Lens J, Bijvoet H, Gouw GN, Wamsteker H, Belsey RHR (1980) Preliminary results of a long myotomy with antireflux procedure for achalasia of the oesophagus. Netz J Surg 32 : 49 – 55
35. Little AG, Soriano A, Ferguson MK, Winaus CS, Skinner DB (1988) Surgical treatment of achalasia: results with esophagectomy and Belsey repair. Am Thorac Surg 45 : 489 – 494
36. Marwedel G (1903) Die Aufklappung des Rippenbogens zur Erleichterung operativer Eingriffe im Hypochondrium und Zwerchfell-Kuppenbereich. Zentralbl Chir 30 : 9 – 38
37. Maurer KP, Junginger T, Eckardt V, Zapf S (1991) Operative Therapie der Achalasie nach vorausgegangener pneumatischer Dilatation. Med Klin 86 : 569
38. Mikulicz J v (1888) Zur operativen Behandlung des stenosierenden Magengeschwürs. Arch Klin Chir 93 : 311 – 329
39. Mikulicz J v (1904) Zur Pathologie und Therapie des Cardiospasmus. Dtsch Med Wochenschr 30 : 17 – 50
39a. Moreno-Gonzalez E, Bueno C, Pomares AN (1981) Various surgical aspects of esophageal achalasia. Experience and results in 74 surgically treated patients. Rev Esp Enferm Apar Dig 60 : 97 – 106
40. Moumen M, Aluoui ME, Jamil D, El Moktari M, Cherkaoui A, El Fares F (1993) L'intervention de Heller dans le traitement du mégaoesophage idiopathique. A propos de 35 cas. J Chir (Paris) 130 : 130 – 133
41. Murray GF, Battaglini JW, Keagy BA, Starek PK, Wilcox BR (1984) Selective application of fundoplication in achalasia. Ann Thorac Surg 37 : 185 – 188
42. Nelems JMB, Cooper JD, Pearson FG (1980) Treatment of achalasia: Esophagomyotomy with antireflux procedure. Can J Surg 23 : 588 – 589

43. Pai GP, Ellison RG, Rubin JW, Moore HV (1984) Two decades of experience with modified Heller's myotomy for achalasia. Ann Thorac Surg 38 : 201 – 206
44. Parkman HP, Reynolds JC, Ouyng A, Rosato EF, Eisenberg JM, Cohen S (1990) Pneumatic dilatation or esophagomyotomy treatment for idiopathic achalasia: Clinical outcome and cost analysis. Dig Dis Sci 38 : 175 – 185
45. Parrilla-Paricio P, Martinez de Haro L, Ortiz A, Aguayo JL (1990) Achalasia of the cardia: long-term result of oesophagomyotomy and posterior partial fundoplication. Br J Surg 77 : 1371 – 1374
46. Parrilla-Paricio P, Martinez de Haro LF, Oritz-Escandell A, Morales Cuenza G, Molina Martinez J (1993) Short myotomy for vigorous achalasia. Br J Surg 80 : 1540 – 1542
47. Pellegrini CA (1994) Thoracoscopic myotomy for achalasia or motor disorders of the esophageal body. Dis Esoph 7 : 14 – 16
48. Peracchia A, Bonavina L (1994) laparoscopic surgery for esophageal achalasia. In: Meinero G, Melotti G, Mouret P (eds) Laparoscopic surgery. Masson, Milano, pp 267 – 272
49. Peters JH, Ortega AJ (1993) Laparoscopic fundoplication and myotomy. Curr Opin Gen Surg 2 : 170 – 179
50. Pricolo VE (1993) Surgical repair of esophageal perforation due to pneumatic dilatation for achalasia. Is myotomy really necessary? Arch Surg 128 : 540 – 543
51. Shevchuk MG, Godovanets BI (1983) Long-term results of surgical treatment of cardiospasm. Klin Khir 10 : 45 – 46
52. Spencer J (1993) Achalasia of the cardia: dilatation or operation? Gut 34 : 148 – 149
53. Stipa S, Fegiz G, Jascone C, Paolini A, Moraldi A, DeMarchi C, Addario Chieco P (1990) Heller-Belsey and Heller-Nissen operations for achalasia of the esophagus. Surg Gynecol Obstet 170 : 212 – 216
54. Thal FP, Hatfuku T, Kurtzman R (1965) A new method for reconstruction of the esophagogastric junction. Surg Gynecol Obstet 130 : 1225
55. Tomlinson P, Grant AI (1981) A review of 74 patients with oesophageal achalasia: the results of Heller's cardiomyotomy, with or without Nissen fundoplication. Austr NZ J Surg 51 : 48 – 51
55a. Veiga-Fernandez F et al. (1981) Cardiomyotomy associated with antireflux surgery in the treatment of achalasia. World J Surgery 5 : 697 – 702
55b. Viard H, Favre JP, Fichere JP (1983) Results of 90 Heller operations for esophageal achalasia. Chirurgie 109 : 479 – 485
56. Wendel W (1910) Zur Chirurgie des Oesophagus. Arch Klin Chir 93 : 311

5

Der hyperkontraktile untere ösophageale Sphinkter

M. I. Korenkow, E. Eypasch, T. Overbeck und H. Troidl

Zahlreiche benigne und maligne Erkrankungen der Speiseröhre gehen mit Dysphagie und Thoraxschmerzen einher. Zu den häufigsten benignen Erkrankungen zählen die Achalasie, der diffuse Spasmus der Speiseröhre, unspezifische motorische Störungen sowie die gastroösophageale Refluxkrankheit. Ein sehr seltenes, jedoch immer wieder auftretendes Phänomen ist ein deutlich erhöhter Ruhedruck des unteren Sphinkter einhergehend mit einer Hyperkontraktion nach der schluckkoordinierten Relaxation. Einige der Patienten mit diesem Phänomen klagen über Dysphagie und Thoraxschmerzen. Schon 1960 beschrieben Code et al. als erste den *hypertensiven unteren Ösophagussphinkter* als separate Motilitätsstörungen bei Patienten mit Dysphagie und Thoraxschmerzen [2]. Manometrische Charakteristika waren der erhöhte Ruhedruck des unteren Ösophagussphinkters mit normaler postdeglutitiver Relaxation in Abwesenheit von anderen strukturellen oder funktionellen Abnormalitäten der Speiseröhre. Spätere Studien zeigten, daß ein beträchtlicher Anteil dieser Patienten zusätzlich Motilitätsstörungen der tubulären Speiseröhre aufwies, die durchaus auch als Ursache der Beschwerde fungieren können [1, 3, 5–9, 11, 13]. Dennoch gibt es immer wieder symptomatische Patienten mit dem isolierten Befund eines erhöhten Ruhedrucks im unteren Ösophagussphinkter.

In der vorliegenden Arbeit sollen 2 Patienten mit diesen manometrischen Befunden als Fallbeispiele dargestellt werden.

Fallbeispiel 1, 23 Jahre

Bei dem ersten Patienten handelte es sich um einen 23jährigen jungen Mann, der wegen Dysphagie im unteren Speiseröhrendrittel und damit einhergehenden Thoraxschmerzen in die Klinik kam. Die Beschwerden bestanden bereits seit einigen Monaten. Einen Gewichtsverlust hatte er nicht bemerkt. Bei der Endoskopie des oberen Verdauungstraktes zeigte sich am Magen und Ösophagus kein pathologischer Befund. Eine 24-h-ph-Metrie konnte einen pathologischen gastroösophagealen Säurereflux ausschließen. Eine Röntgenuntersuchung der Speiseröhre bot ebenfalls keinen pathologischen Befund.

In der stationären Ösophagusmanometrie zeigte sich bei der Durchzugstechnik ein unterer ösophagealer Sphinkter mit einem deutlich erhöhten Ruhedruck von 31 mmHg (Abb. 1). Nach dem Wasserschluck kam es zu einer koordinierten Relaxation des Sphinkters, die jedoch von einer sehr langdauernden (28 s) und starken Kontraktion des Sphinkters gefolgt war (Abb. 2). Bei wiederholten und kurz aufeinanderfolgenden Schluckakten kam es zu regelrechten wiederholten Relaxationen des Sphinkters (Abb. 3). Diese Befunde ließen sich in mehreren Ableitungen und auch bei wiederholter Untersuchung eindeutig reproduzieren. Weitere Anomalien der tubulären Speiseröhre konnten bei der manometrischen Untersuchung nicht festgestellt werden.

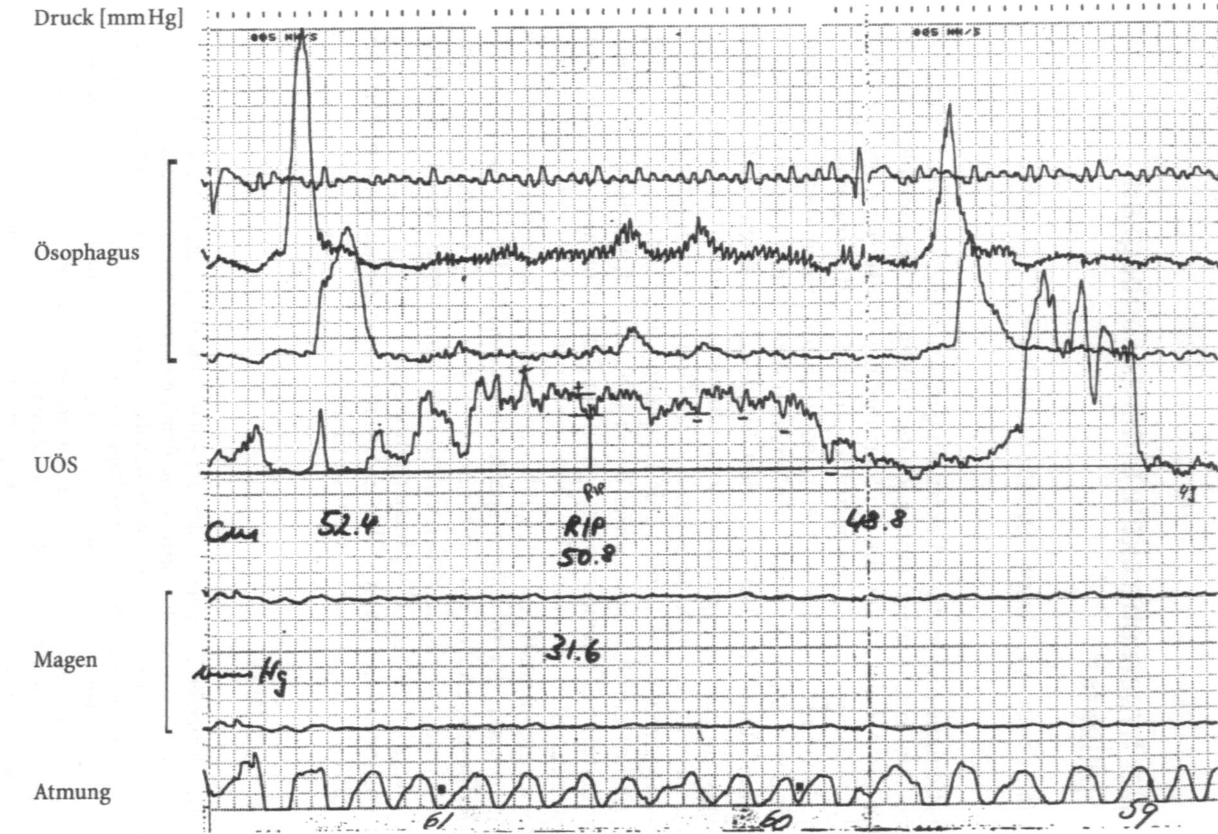

Abb. 1. Durchzugsmanometrie des unteren Ösophagussphinkters (Patient 1). Der Sphinkterdruck wird am respiratorischen Inversionspunkt (RIP; 50,8 cm ab Zahnreihe) gemessen als Mittelwert der beiden nächsten positiven und negativen Atemausschläge: 31,6 mmHg. (Einzelheiten s. [1])

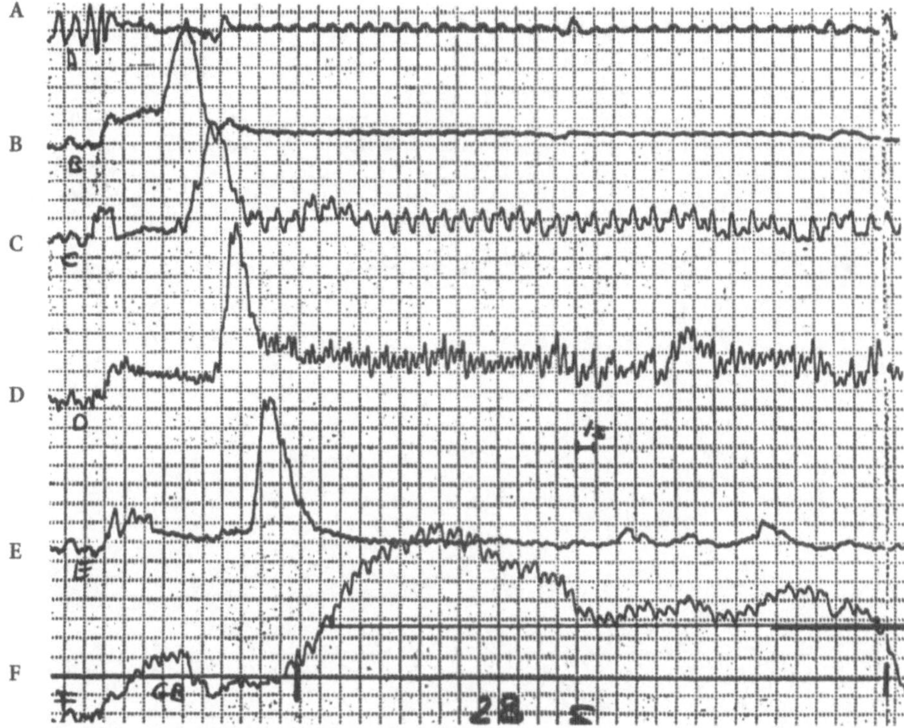

Abb. 2. Geordnete propulsive Peristaltik der Speiseröhre mit schluckreflektorischer Erschlaffung des unteren Sphinkters. Nach der Relaxation kommt es zu einer Kontraktion des unteren Sphinkters von 28 s Dauer. *A* Mikrophon am Hals, *B–E* Druckkanäle in der Speiseröhre (5 cm Abstand), *F* Druckkurve des unteren Sphinkters

Bei dem Patienten wurden durch den behandelnden Gastroenterologen mehrere endoskopische Bougierungen des unteren Sphinkters vorgenommen, die jeweils zu einer Beschwerdefreiheit für mehrere Monate führten.

Fallbeispiel 2, 73 Jahre

Der zweite Patient war ein 73jähriger Mann, der sich in einer chirurgischen Klinik wegen Thoraxschmerz und einer Dysphagie im unteren Speiseröhrendrittel vorstellte. Bei der Ösophagogastroskopie ergab sich kein pathologischer Befund. Ebenso bot die 24-h-ph-Metrie keinen Anhalt für eine pathologische Säureexposition der unteren Speiseröhre. Die Manometrie des unteren Sphinkters zeigte einen hohen Druck des unteren Sphinkters (25 mmHg), eine regelrechte Relaxation in Koordination mit dem Schlucken sowie nach den Schluckakten eine Hyperkontraktion mit Druckwerten bis zu 150 mmHg und langandauernden Kontraktionen von bis zu 25 s (Abb. 4).

Bei dem Patienten wurde eine endoskopische pneumatische Dilatation durchgeführt [4], die zu einer Beschwerdefreiheit von bisher 18 Monaten führte.

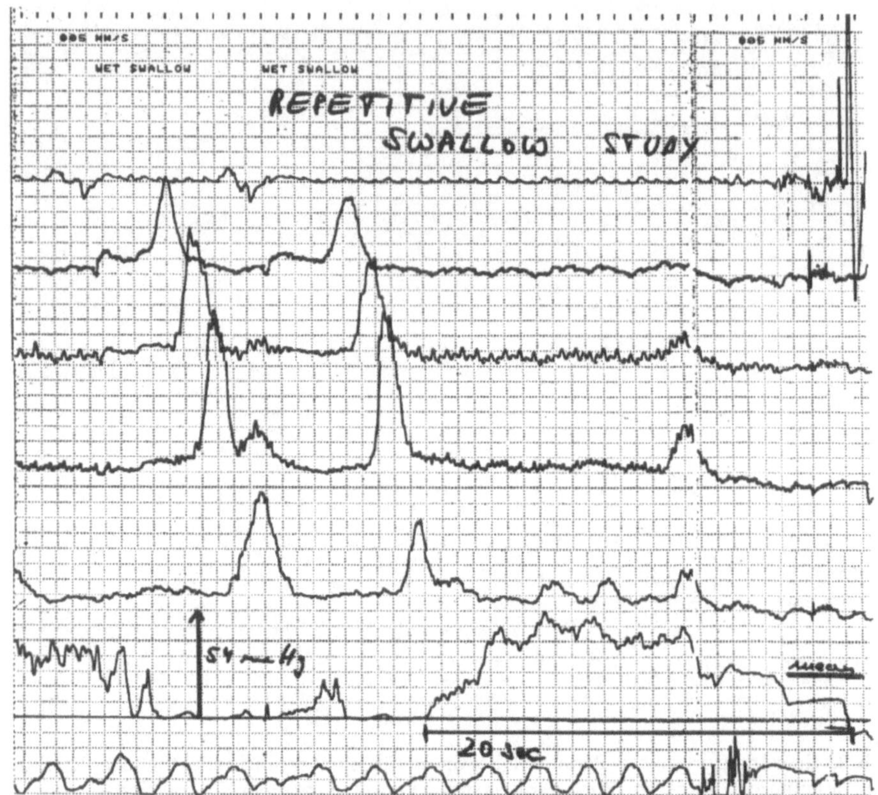

Abb. 3. Kontraktionsablauf der tubulären Speiseröhre und des unteren Sphinkters bei wiederholtem Schlucken. Druck im unteren Sphinkter: 54 mmHg, Dauer der Kontraktion: 20 s

Tabelle 1. Klinische Variablen von Patienten mit manometrisch gesichertem hypertensiven unteren Ösophagussphinkter

	Gruppe 1	Gruppe 2
Inzidenz	5/250 (2%)	3/250 (1,2%)
Symptome		
Sodbrennen	1/5	2/3
Regurgitation	2/5	1/3
Dysphagie	4/5	3/3
Thoraxschmerz	4/5	2/3
Motilitätsstörungen der Speiseröhre		
Nußknackerösophagus	3	–
Diffuser Spasmus	2	–

Gruppe 1: Patienten mit hypertensivem Sphinkter und assoziierten Motilitätsstörungen der tubulären Speiseröhre.
Gruppe 2: Patienten mit hypertensivem Sphinkter ohne Motilitätsstörungen der tubulären Speiseröhre.

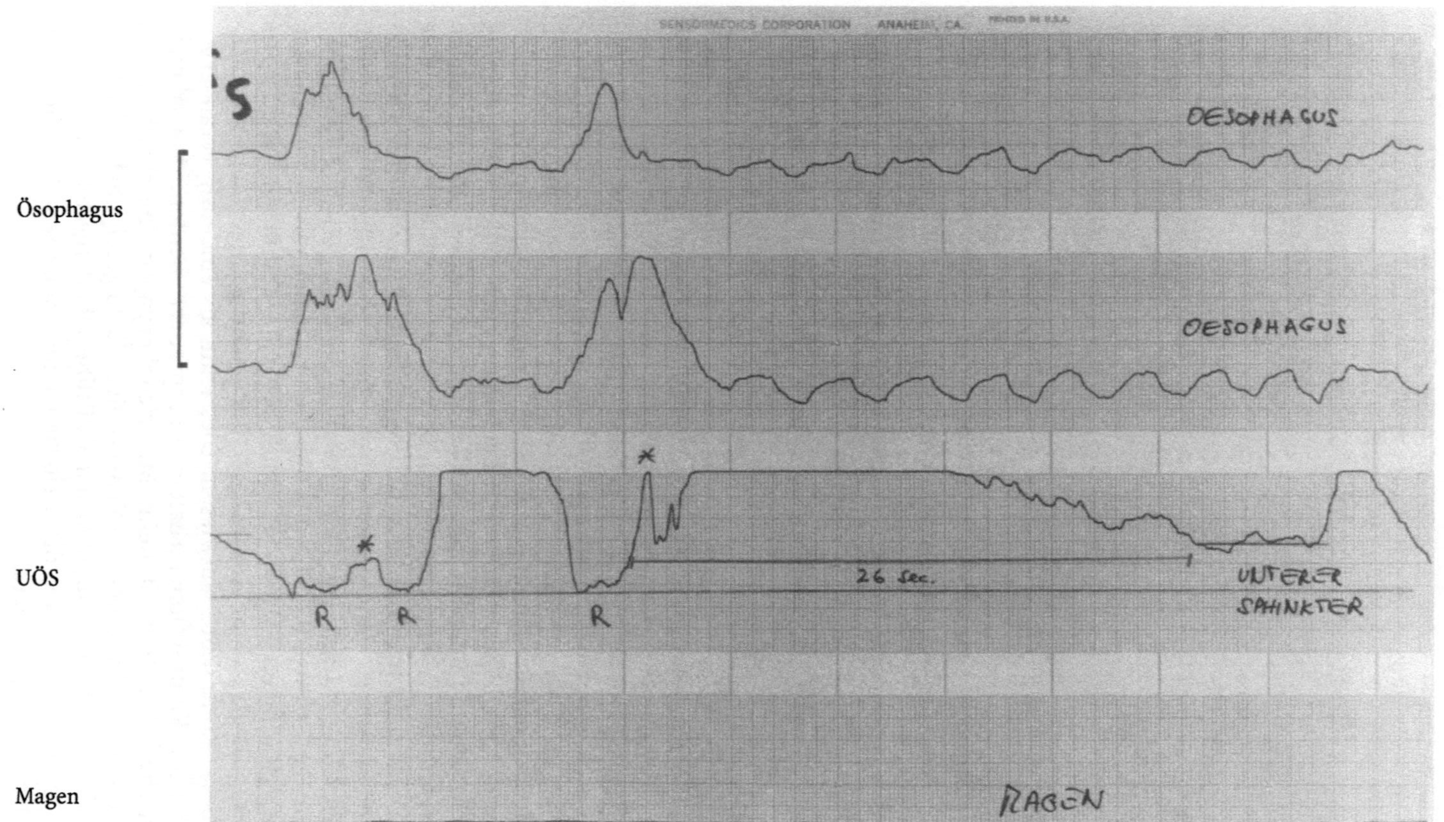

Abb. 4. 73jähriger Patient 2 mit Hypertension und Hyperkontraktion des unteren Sphinkters. Während der Relaxation kommt es zu einer vorzeitigen Kontraktion des Sphinkters *(Sterne)*. Die hypertone postrelaxative Kontraktion des Sphinkters dauert 26 s und erreicht 150 mmHg. Druckableitungen in Ösophagus, unterem Sphinkter und Magen

Tabelle 2. Manometrische Daten bei gesunden Probanden und bei Patienten mit einem Druck des unteren ösophagealen Sphinkters (UES) von mehr als 25 mmHg. (Mittelwerte und Standardabweichung)

	Probanden (n = 50)	Gruppe 1 (n = 5)	Gruppe 2 (n = 3)
Druck im unteren Ösophagus-sphinkter (mmHg)	26,7 (2)	35,0 (4)	32,8 (7)
Länge (cm)			
abdominell	1,7 (0,8)	2,8 (1,0)	1,7 (1,8)
gesamt	3,9 (0,8)	4,0 (0,8)	3,0 (1,4)
Dauer der postrelaxativen Kontraktion (s)	5,3 (4,5)	4,9 (4,3)	13,6* (4,5)
Maximale Amplitude der post-relaxativen Kontraktion (mmHg)	77 (33)	120 (43)	105 (37)

* $p < 0{,}05$ im Vergleich zu Probanden und Patienten.

Gruppe 1: Patienten mit hypertensivem Sphinkter und assoziierten Motilitätsstörungen der tubulären Speiseröhre.

Gruppe 2: Patienten mit hypertensivem Sphinkter ohne Motilitätsstörungen der tubulären Speiseröhre.

Diskussion

In einer früheren eigenen Studie konnten bei einer Serie von 250 konsekutiven Patienten 8 Personen (3,2%) gefunden werden, die einen hypertensiven unteren Ösophagussphinkter hatten [5], definiert als ein Sphinkterdruck, der die 90. Perzentile von normalen Probanden überschritt [14, 15]. Die demographischen Variablen sowie die klinischen Daten dieser Patienten sind in Tabelle 1 dargestellt. Es handelte sich im einzelnen um 5 Patienten, die einen hypertensiven unteren Ösophagussphinkter in Begleitung einer anderen Erkrankung hatten (3 Patienten mit einem sog. „Nußknackerösophagus" und 2 Patienten mit einem diffusen Ösophagospasmus). Die 3 weiteren Patienten hatten eine isolierte Form eines hypertensiven und hyperkontraktilen unteren Ösophagussphinkters. Dieses Patientengut wurde einem Kollektiv von normalen Probanden zum Vergleich gegenübergestellt (Tabelle 2) [15] (Creighton University, Omaha/Nebraska). Es fiel auf, daß die 3 Patienten mit einem isolierten hypertensiven unteren Ösophagussphinkter eine signifikant verlängerte Dauer der postrelaxativen Kontraktion und einen weniger steilen Druckanstieg dieser Kontraktion aufwiesen. Dies kann als eindeutig verändertes, pathologisches Kontraktionsverhalten interpretiert werden. Ein ähnlich pathologisches Verhalten ist beim M. cricopharyngeus beschrieben, wie Untersuchungen bei Patienten mit Zenker-Divertikeln gezeigt haben [10].

Die beiden im Rahmen dieser Arbeit als Fallbericht dargestellten Patienten erfüllten ebenfalls eindeutig die Kriterien eines isolierten, hypertensiven unteren Ösophagussphinkters.

Die dargestellten Patienten sowie die drei in den USA untersuchten Personen zeigten als klinisches Leitsymptom eine Dysphagie. Parallel dazu konnte ein von der Norm abweichendes, auffallendes Kontraktionsverhalten des unteren Sphinkters beschreiben werden. Ob jedoch dieses manometrische Phänomen eindeutig die Ursache der klinischen Symptomatik ist, bleibt unklar. Möglicherweise handelt es sich um ein Begleitphänomen, das an der eigentlichen Schmerzverursachung nicht direkt beteiligt ist. Veränderungen der Schmerzwahrnehmungs*schwelle* werden ebenso als „Auslöser" diskutiert [12].

Die Studien, die sich mit einem hypertensiven unteren Ösophagussphinkter beschäftigen, zeigen bei 60% der Patienten eine begleitende eindeutig definierte Motilitätsstörung der tubulären Speiseröhre, die als Erklärung für die klinischen Beschwerden herangezogen wird. Dennoch verbleiben in diesen Serien zwischen 40 und 80% der Patienten, die eine Hypertension und Hyperkontraktion des unteren Sphinkter als einziges auffallendes Phänomen zeigen. Unsere Fallberichte unterstreichen, daß bei dieser Form von Funktionsstörungen des unteren Sphinkters im wesentlichen die postrelaxative Kontraktion deutlich von der Norm abweicht. Jeder dieser Patienten wies eine verlängerte Dauer der postrelaxativen Kontraktion verglichen mit asymptomatischen Probanden und Patienten mit assoziierten Motilitätsstörungen der tubulären Speiseröhre auf. Aufgrund dieses Verhaltens wurde der Ausdruck *hypertensiver-hyperkontraktiler unterer Ösophagussphinkter* geprägt. Das Vorkommen eines *hypertensiven unteren Ösophagussphinkters* ohne postrelaxative Hyperkontraktion kann dagegen nicht eindeutig als pathologischer Befund interpretiert werden, da dieser auch bei asymptomatischen Patienten gefunden werden kann.

Zusammenfassend handelt es sich bei dem hypertensiven unteren Ösophagussphinkter um ein seltenes Krankheitsbild, bei dem eine postrelaxative Hyperkontraktion des unteren Ösophagussphinkters einhergeht mit einer klinischen Symptomatik – Dysphagie und Thoraxschmerzen. Die adäquate medizinische oder gar chirurgische Behandlung wird von den jeweiligen Symptomen diktiert [3, 4, 8, 13]. Medikamentöse Maßnahmen (z.B. mit Nifedipin) erfolgen vor endoskopischen Dilatationsmanövern. Eine Myotomie des unteren Sphinkters ist als therapeutische Option im Extremfall denkbar.

Literatur

1. Castell DO, Richter JE, Dalton CB (1987) Esophageal motility testing. Elsevier, New York
2. Code CF, Schlegel JF, Kelley ML, et al. (1960) Hypertensive gastroesophageal sphincter. Proc Mayo Clinic 35:391
3. Ellis FH, Code CF, Olsen AM (1960) Long esophagomyotomy for diffuse spasm of the esophagus and hypertensive gastroesophageal sphincter. Surgery 48:155
4. Eypasch E, Troidl H, Sommer H, Vestweber KH (1987) Long-term results of Troidl's technique of endoscopic pneumatic dilatation for achalasia of the esophagus. Surg Endoscopy 1:155–164
5. Eypasch E, DeMeester TR, Stein H, Vestweber KH, Barlow AP, Jenkins H (1989) Hypercontracting lower esophageal sphincter as a cause of dysphagia and chest pain. In: Skinner DB, Little AL, Ferguson MK (eds) Diseases of the esophagus. Futura, New York, pp 343–353

6. Garrett JM, Godwin DH (1969) Gastroesophageal hypercontracting sphincter. JAMA 208 : 992
7. Graham DY (1978) Hypertensive lower esophageal sphincter: a reappraisal. South Med J 71 : 31
8. Jamieson GG, Maddern GJ (1988) Long esophageal myotomy through the diaphragmatic hiatus in the treatment of hypertensive lower esophagus associated with gastroesophageal reflux. In: Siewert JR, Hölscher AH (eds) Diseases of the esophagus. Springer, Berlin Heidelberg New York Tokyo, p 918
9. Kaye MD (1973) Dysfunction of the lower esophageal sphincter in disorders other than achalasia. Am J Dig Dis 18 : 734
10. Lerut T, van Raemdonck D, Guelinckx P, Dom R, Geboes K (1992) Zenker's diverticulum: Is myotomy of the cricopharyngeus useful? How long should it be? Hepato-Gastroenterology 39 : 127 – 131
11. Pederson A, Alstrup P (1972) The hypertensive gastroesophageal sphincter. Scand J Gastroenterol 7 : 531
12. Richter JE, Barish CF, Castell DO (1986) Abnormal sensory perception in patients with esophageal chest pain. Gastroenterology 91 : 845 – 852
13. Samuelson SL, Nyhus LM (1988) Hypertensive lower oesophageal sphincter. In: Jamieson GG (ed) Surgery of the oesophagus. Churchill Livingstone, Edinburgh, pp 511 – 514
14. Winans CS, Harris LD (1967) Quantitation of lower esophageal sphincter competence. Gastroenterology 65 : 1235
15. Zaninotto G, DeMeester TR, Schwizer W et al. (1988) The lower esophageal sphincter in health and disease. Am J Surg 155 : 104

6 Die gastroösophageale Refluxkrankheit

Pathophysiologie

K.-H. Fuchs

Einführung und Definition

Die gastroösophageale Refluxkrankheit ist in den westlichen Industrieländern eine der, wenn nicht die häufigste gutartige Funktionsstörung im Gastrointestinaltrakt überhaupt. Ihr soll deshalb in dieser Sektion entsprechender Platz eingeräumt werden. Die Prävalenz beträgt 360 pro 100 000 Personen und die Inzidenz 86 pro 100 000 Personen pro Jahr [58]. Der zugrundeliegende pathophysiologische Mechanismus besteht in einem exzessiven Rückfluß von Magensaft in die Speiseröhre, gefolgt von Schleimhautschäden und/oder klinisch auftretenden Beschwerden [12]. Die Vielfalt der auftretenden Beschwerden, die multifaktoriellen Ursachenkomponenten, die zu diesem abnormalen Rückfluß beitragen und die schlecht beurteilbare und individuell unterschiedliche Fähigkeit der Schleimhautabwehr in der Speiseröhre führen zu klinischen und diagnostischen Unsicherheiten, die auch eine präzise Definition der Erkrankung erschweren. In der Vergangenheit wurde die Refluxkrankheit eine gewisse Zeit radiologisch definiert, bei Vorliegen einer Hiatushernie am gastroösophagealen Übergang und der Möglichkeit einer Provokation eines Kontrastmittelrückflusses während der Röntgenuntersuchung [1, 49]. Der Zusammenhang zwischen Hiatushernie und Refluxkrankheit wird weiterhin kontrovers diskutiert [12]. Die Inzidenz besonders einer axialen Hiatushernie, meistens einer Gleithernie, nimmt im Alter zu. Die meisten Patienten mit einer Hiatushernie haben keinen pathologischen Reflux, daher hat die axiale Hiatushernie keine zwingende pathologische Bedeutung im Sinne einer Krankheit. Umgekehrt ist derzeit bekannt, daß die Hiatushernie bei etwa 80 % der Refluxkranken nachzuweisen ist, daß die morphologischen Veränderungen, die eine Hiatushernie nach sich ziehen, auch den pathologischen Refluxmechanismus fördern können, jedoch gleichzeitig auch, daß die Anwesenheit einer Hiatushernie im Rahmen des Alterungsprozesses zu sehen ist und bei vielen gesunden älteren Menschen (> 65 Jahre) ebenfalls nachgewiesen werden kann [4, 12, 13, 47, 60]. In den letzten 20 Jahren wurde die gastroösophageale Refluxkrankheit mit Hilfe der endoskopisch nachweisbaren Refluxösophagitis definiert [51, 55]. Zu viele Patienten leiden an leichten und massiven Refluxbeschwerden auch ohne endoskopisch nachweisbare Ösophagitis, als daß diese Untersuchungsmethode eine optimale gleichermaßen sensitive und spezifische Untersuchungsmethode sein könnte, um sie zur Definition der Erkrankung heranzuziehen [12, 19]. Eine präzise Definition der gastroösophagealen Refluxkrankheit kann deshalb nur auf dem pathophysiologischen Mechanismus beruhen, der dieser Erkrankung zugrundeliegt: Die Erkrankung liegt vor, wenn Mageninhalt in die Speiseröhre in abnormalen Mengen oder in abnormaler Zusammensetzung zurückfließt und zu spezifischen und unspezifischen Symptomen und/oder einem Schleimhautschaden in der Speiseröhre führt [12].

Beim Nachweis der Erkrankung kommt deshalb der präzisen Erfassung von Magensaftbestandteilen in der Speiseröhre größte Bedeutung zu, sei es nun saurer Magensaft oder alkalischer, ursprünglich aus dem Duodenum zurückfließender Mageninhalt. Die Entwicklung der diagnostischen Möglichkeiten in den letzten 10 Jahren, v. a. die computergestützten Untersuchungsmethoden wie die 24-h-Ösophagus- und Magen-pH-Metrie, Langzeitaspirationsmethoden und fiberoptische Meßmethoden anderer Substanzen aus dem Dünndarm erlauben die Perspektive, in Zukunft mit hoher Genauigkeit die Anwesenheit der Erkrankung auch bei unspezifischen Symptomen wie Heiserkeit und Aspirationsproblematik genau zu erfassen [3, 15, 20, 35]. Auch wenn die spezifischen Symptome, wie Sodbrennen und Regurgitation, im Vordergrund der Erkrankung stehen, kann bei genauerer Befragung doch ein großes Spektrum weiterer Symptome festgestellt werden.

Klinik und Komplikationen

In seiner klassischen Arbeit hat Palmer bereits darauf hingewiesen, daß bei knapp 20% der Patienten epigastrische Schmerzen im Vordergrund stehen [45]. Neuere Untersuchungen weisen darauf hin, daß pathologischer Reflux, weit hinaufreichend in den proximalen Ösophagus und in den Pharynx, für chronische Aspiration mit pulmonalen Problemen, chronische Bronchitis und Asthma sowie für chronische Heiserkeit und posteriore Laryngitis verantwortlich sein kann [46].

Als klassisches Symptom der gastroösophagealen Refluxkrankheit wird das Sodbrennen beschrieben. Bei Refluxpatienten beträgt die Inzidenz zwischen 68% und 85% [36]. Gemäß des zeitlichen Auftretens von Sodbrennen im Tagesrhythmus werden 2 Refluxtypen unterschieden: Die sog. „upright refluxer", auch als „Tagrülpser" beschrieben, klagen v. a. tagsüber, im zeitlichen Zusammenhang mit der Nahrungsaufnahme, über Refluxbeschwerden, die zusammen mit Aufstoßen von Luft auftreten. Demgegenüber klagen die sog. „supine refluxer", auch als „Nachtbrenner" bezeichnet, über Refluxbeschwerden, v. a. nachts beim Liegen [14].

Ein sehr charakteristisches Symptom ist die Regurgitation. Sie wird gegenüber Erbrechen durch das Fehlen von zusätzlichen Symptomen wie Übelkeit, Würgen oder abdominothorakalen Muskelkontraktionen abgegrenzt. Von besonderer Bedeutung sind Regurgitationen im Schlaf, die bei oberflächlicher Untersuchung mit nächtlichen Asthmaanfällen bei Kindern oder mit Linksherzinsuffizienz bei älteren Patienten verwechselt werden können [34].

Eine Dysphagie wird bei bis zu 30% der Patienten mit Refluxkrankheit gefunden; eine Odynophagie, d.h. eine Schluckaktion mit begleitendem Schmerz, ist dagegen ein relativ seltenes Symptom. Beide Symptome sind bei Refluxpatienten oft Ausdruck einer peptischen Stenose; in seltenen Fällen werden sie allein durch eine Ösophagitis, einen Schatzki-Ring oder ösophageale Motilitätsstörungen verursacht [12, 34]. Ein vorwiegend in der angloamerikanischen Literatur beschriebenes Symptom ist der thorakale Schmerz; eine differentialdiagnostische Abgrenzung gegenüber der Angina pectoris ist oft schwierig, häufig wird jedoch eine Ösophagitis als Ursache gefunden [12, 64].

Der epigastrische Schmerz wird als häufiges Symptom bei Refluxkranken angegeben. Bei den meisten Patienten tritt er in Kombination mit Sodbrennen oder Regurgitation auf, er stellt jedoch in 10–20% der Fälle das einzige Symptom der Refluxkrankheit dar [56].

Die häufigsten respiratorischen Symptome im Rahmen der Refluxkrankheit sind nächtliches Aufwachen mit Husten und Dyspnöe, morgendliche Heiserkeit und rezidivierende bronchospastische Episoden [5, 50]. Besonders im Kindesalter stehen diese Symptome häufig im Vordergrund. Übelkeit und Erbrechen sind weitere unspezifische Symptome. Da sie ebenfalls bei einer Vielzahl von Erkrankungen im oberen Gastrointestinaltrakt auftreten, dienen sie eher als zusätzlicher Hinweis denn als eindeutiges Kriterium.

Eine Hypersalivation, im angloamerikanischen Schrifttum auch als „water brash" bezeichnet, ist ein relativ seltenes Symptom [28, 30]. Einerseits wird sie durch eine reflektorisch vermehrte Speichelsekretion bei Übersäuerung des Ösophagus während der Refluxphasen erklärt, andererseits durch eine verstärkte Speichelsekretion bei auftretender Übelkeit.

Die Komplikationen der gastroösophagealen Refluxkrankheit können eine pathophysiologische Sequenz eines sich fortentwickelnden Krankheitsgeschehens darstellen, andererseits entwickeln sich durchaus eigenständige Probleme, die als mögliche, aber nicht zwingende Folge der Krankheit auftreten bzw. sich gegenseitig bedingen können [66].

Eine Ösophagitis entsteht durch chronische Irritation der ösophagealen Mukosa durch Magensaft, wodurch es zu einem Verlust der oberflächlichen Epithelialzellen kommt [51]. Inwieweit der Befund einer Ösophagitis als Symptom oder bereits als Komplikation der Refluxkrankheit zu betrachten ist, wird sehr unterschiedlich beurteilt [12]. Ursache für dieses unterschiedliche Verständnis ist eine fehlende definitorische Trennung zwischen den Begriffen Refluxkrankheit und Refluxösophagitis. Unter Berücksichtigung der eingangs gegebenen pathophysiologisch orientierten Definition der Refluxkrankheit bedeutet eine Ösophagitis als morphologische Läsion jedoch eine Komplikation der Refluxkrankheit.

Eine peptische Ösophagusstenose ist Ausdruck einer längerfristigen Schädigung der Ösophagusschleimhaut durch intestinales Sekret und entwickelt sich stets am Übergang von Plattenepithel zum Zylinderepithel; sie findet sich bei 41–65% der Patienten mit Endobrachyösophagus und hier deutlich oberhalb der Kardia, beim Fehlen eines solchen unmittelbar im Bereich des gastroösophagealen Überganges [66].

Ein Ulcus oesophagi findet sich einerseits als sog. Übergangsulkus in der Grenzzone zwischen Zylinder- und Plattenepithel, wo es meist zur Entwicklung einer Stenose führt oder bereits Bestandteil dieser ist; andererseits findet sich ein Ulkus gehäuft in Assoziation mit einem Endobrachyösophagus, wo es als sog. Barrett-Ulkus im Bereich des Zylinder-Barrett-Epithels liegt und definitionsgemäß zirkulär von diesem umschlossen ist. Die sehr seltenen Komplikationen einer Penetration oder Perforation wurden bisher nur auf dem Boden eines Barrett-Ulkus beobachtet. Blutungen als Komplikation der Refluxkrankheit finden sich vereinzelt in Verbindung mit Erosionen oder Übergangsulzera, meist liegt auch hier ein Barrett-Ulkus als Ursache vor [8].

Die Entwicklung eines Barrett-Ösophagus (oder Endobrachyösophagus) stellt eine der wichtigsten, weil in ihrer Pathogenität folgenschwersten Komplikationen der gastroösophagealen Refluxkrankheit dar [23, 64]. Diesem Problem ist ein eigener Abschnitt gewidmet.

Physiologischer Reflux

Gesunde Menschen haben gelegentlich Rückfluß von Mageninhalt in die Speiseröhre [12]. Dies läßt sich anhand von pH-Messungen bei gesunden Probanden feststellen. Nach exzessiven Mahlzeiten oder exzessivem Alkoholgenuß kann auch der gesunde Mensch kurzzeitig refluxtypische Beschwerden bekommen. Dieser physiologische Reflux tritt, wie die 24-h-Ösophagus-pH-Metrie zeigt, selten nachts auf, sondern ist eher häufig während und v.a. nach den Mahlzeiten. Die Erklärung dieser Phänomene weist gleichzeitig auf die möglichen Funktionsdefekte und wesentliche Ursachen der Erkrankung hin. Bei gesunden Menschen hat der gastroösophageale Übergang die Fähigkeit, einerseits den Rückfluß von Mageninhalt auf ein normales Maß zu limitieren und besonders nachts im Liegen den Magen nach proximal abzuschließen und gleichzeitig bei den Mahlzeiten Speisen beschwerdefrei von proximal nach distal durchzulassen. Die wichtige Rolle dieses gastroösophagealen Überganges ist intensiv untersucht. Der physiologische Reflux nimmt zu, wenn der Magen gefüllt oder aufgebläht ist. Das bedeutet, daß in dieser Situation die physiologische Barriere in eine Grenzsituation gerät.

Der untere ösophageale Sphinkter oder die „Antirefluxbarriere"

Der gastroösophageale Übergang zeigt bei der endoskopischen Inspektion eine gewisse Engstellung gegenüber dem darüberliegenden tubulären Ösophagus, was auch radiographisch zu bemerken ist. Manometrisch läßt sich diese Hochdruckzone besonders gut erfassen. Sie wird im folgenden als unterer ösophagealer Sphinkter bezeichnet.

Anatomisch-funktionelle Konzepte

Drei wesentliche Konzepte zur Beschreibung dieses physiologischen Mechanismus und seiner pathologischen Veränderung sind aufgestellt worden: Nach dem ersten Konzept besteht der anatomische Gewebeaufbau der Speiseröhre aus 2 sich senkrecht kreuzenden Lagen von Muskelbündeln, der äußeren Längs- und der inneren zirkulären Muskelschicht [38]. Am gastroösophagealen Übergang fächern sich die Längsbündel ventral und dorsal auf. Sie verlaufen damit an den Seitenenden des Magens horizontal zur Magenachse auf die große Kurvatur hin. Die innere Muskelschicht umgibt ebenfalls als geschlossene Decke den Ösophagus. Im Bereich des unteren ösophagealen Sphinkters oder der manometrisch nachweisbaren Hochdruckzone ist die Muskulatur dicker. Gleichzeitig bilden die Muskelfaserbündel in diesem Bereich sog. Fibrae obliquae, die vom His-Winkel nach distal verlaufen. Kleinkurvaturseitig kann man kurze Muskelspangen feststellen, die horizontal von rechts lateral nach links unter die Fibrae obliquae reichen. Die Vernetzung dieser beiden anatomisch nachweisbaren Muskelelemente stellt den manometrisch nachweisbaren unteren ösophagealen Sphinkter dar [38].

Auch wenn die akademische Diskussion über die fehlende Nachweisbarkeit eines definierten anatomischen Sphinkters am gastroösophagealen Übergang andauern wird, so bleibt doch festzuhalten, daß diese manometrisch nachweisbare Hochdruckzone den anatomischen Befunden der Muskelspangen und Fibrae obliquae entsprechen und dieses Segment eine Grenzzone zwischen dem positiven intraabdominalen Druck und dem negativen intrathorakalen Druck darstellt [65, 68]. Die Funktion der Hochdruckzone in der distalen Speiseröhre, d.h. die Etablierung eines Widerstandes in diesem Bereich, stellt die primäre und wesentliche physiologische Barriere zur Limitierung des Rückflusses von gastroduodenalen Bestandteilen in die Speiseröhre dar.

Von Stelzner wurde das zweite Konzept der spiralförmigen Muskelfasern der Speiseröhre im Sinne des „Mädchenfänger"-Prinzips entwickelt und ebenfalls hierfür anatomisch funktionelle Untersuchungen vorgestellt [37, 67]. Diesem Konzept folgend kommt der Längsspannung des Ösophagus und dem damit verbundenen zunehmenden Verschluß des unteren Ösophagus große Bedeutung zu. Seine Arbeitsgruppe ging aufgrund ihrer pathophysiologischen Überlegungen soweit, als Therapie des pathologischen Refluxes einzig und allein die Wiederherstellung der Längsspannung des Ösophagus vorzunehmen [37].

Von vielen Gastroenterologen wird ein drittes Konzept vertreten, das sich zwar nach den anatomischen Vorgaben des hier zuerst aufgeführten Sphinkterkonzeptes richtet, sich aber von dem statischen Konzept vieler Chirurgen unterscheidet [16, 17, 41, 52]. Gastroenterologische Arbeitsgruppen heben die dynamischen Komponenten des Sphinkters hervor, während sich die chirurgischen Arbeitsgruppen bemüht haben, die mechanischen Äquivalente des Sphinkters präzise zu erfassen und zu beschreiben, um daraus Erkenntnisse über die Funktion und die Behandlungsmöglichkeiten von mechanischen Defekten zu erarbeiten. Der Funktionsstatus und die Spannung des unteren ösophagealen Sphinkters unterliegen täglichen Schwankungen und sind abhängig von Speisekomponenten wie Fett, Alkohol und von Medikamenten [48]. Dent et al. konnten zeigen, daß Refluxphasen hauptsächlich dann auftreten, wenn der Druck des unteren ösophagealen Sphinkters niedrig ist [17]. Sie zeigten, daß dieses Phänomen spontan auftreten kann, und es wurde als transiente Sphinkterrelaxation definiert. Refluxphasen treten aber auch bei einem Anstieg des intraabdominalen Druckes sowie unabhängig von diesen beiden Phänomenen auf. Die meisten Refluxepisoden beobachteten Dodds et al. sowie Dent et al. während transienter Sphinkterrelaxierung bei gesunden Probanden [16, 17]. Dies konnte auch durch neuere 24-h-Untersuchungen des unteren ösophagealen Sphinkters festgestellt werden [52]. Interessanterweise traten bei Patienten mit gastroösophagealer Refluxkrankheit jedoch auch Refluxepisoden auf, ohne daß eine transiente Sphinkterrelaxation nachzuweisen war. In der physiologischen Situation ist die erhöhte Refluxinzidenz nach Mahlzeiten leicht durch die reflektorische Öffnung des Sphinkters beim Schlucken nachzuvollziehen. Andere Hintergründe für eine transiente Sphinkterrelaxierung sind unklar [12, 48].

Die statisch-mechanische Interpretation

DeMeester und seine Arbeitsgruppe haben den unteren ösophagealen Sphinkter in einem mehr statischen Modell, aber manometrisch sehr präzise beschrieben [6, 15, 65, 68] (Abb. 1). Hierbei spielen drei manometrisch erfaßbare Größen des unteren ösophagealen Sphinkters die zentrale Rolle: 1. der Sphinkterdruck, 2. die Sphinktergesamtlänge und 3. die Position des Sphinkters bezüglich des abdominalen Drucksystems, erfaßt als die intraabdominale Länge des Sphinkters, gemessen unterhalb des respiratorischen Inversionspunktes (Abb. 2). Der Druck der gastroösophagealen Übergangszone stand bei der mechanischen Betrachtung anfangs im Vordergrund, schnell wurde jedoch festgestellt, daß auch Patienten mit normotonem Sphinkter unter den Refluxkranken waren und andere Komponenten eine Rolle spielen mußten. Zur physiologischen mechanischen Funktion des unteren ösophagealen Sphinkters gehört ein ausreichender Druck, der über eine bestimmte Gesamtlänge auf den gastroösophagealen Übergang einwirkt und darüber hinaus mit einem wesentlichen Teil im abdominalen Drucksystem liegen muß. Deshalb wird die mechanische Inkompetenz des unteren ösophagealen Sphinkters mit der Ösophagusmanometrie dann diagnostiziert, wenn der Sphinkterdruck 6 mm Hg oder weniger, die Gesamtlänge 2 cm oder weniger beträgt und die Länge des Sphinkters im abdominalen Drucksystem 1 cm oder kürzer ist. Wie neuere Erkenntnisse zeigen, ist dabei der Widerstand, den das gesamte Sphinktersystem gegenüber dem zurückfließenden Magensaft aufbaut, entscheidend. Der Widerstand des Sphinktersystems wird durch das Sphinkterdruckvektorvolumen erfaßt und quantifiziert, und die physiologische Grenze wurde mit < 1212 mm Hg^2 mm angegeben [6, 65].

Folgt man diesem statischen Konzept, wie kann es dann zum Rückfluß von Magensaft in die Speiseröhre gegen die Schwerkraft bei einem aufrecht ste-

Abb. 1. Schematische Darstellung des unteren ösophagealen Sphinkters mit seinen 3 manometrisch erfaßbaren Kriterien: Sphinkterdruck, Sphinktergesamtlänge und intraabdominale Länge des Sphinkters als Positionsbestimmung

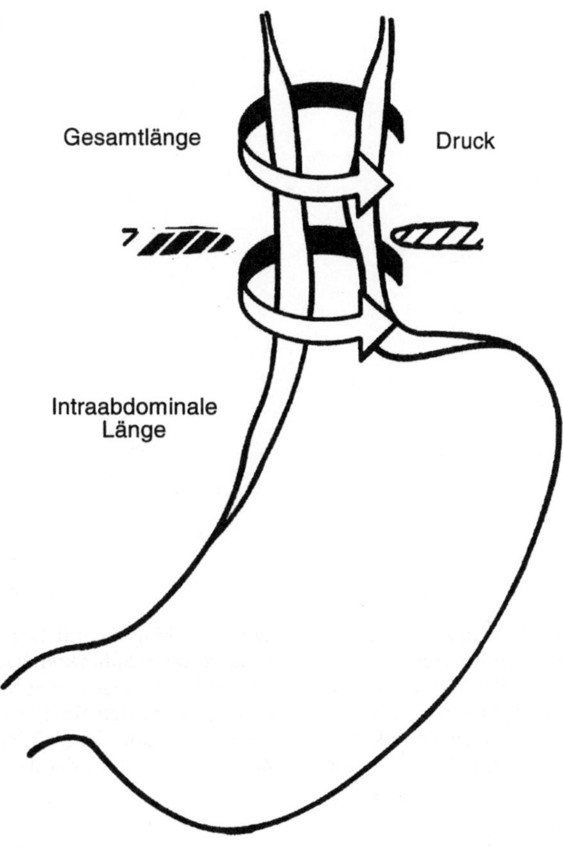

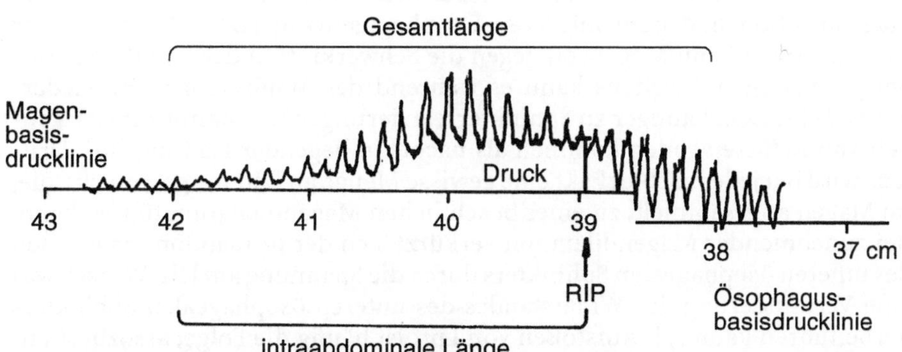

Abb. 2. Schematische Darstellung des manometrischen Profils des unteren ösophagealen Sphinkters bei der Perfusions-station-to-station-pull-through-Manometrie. Der Umschlag des Manometriesignals am respiratorischen Inversionspunkt vom abdominalen Drucksystem in das thorakale Drucksystem mit respiratorisch synchronem negativen Druckausschlag ist dargestellt

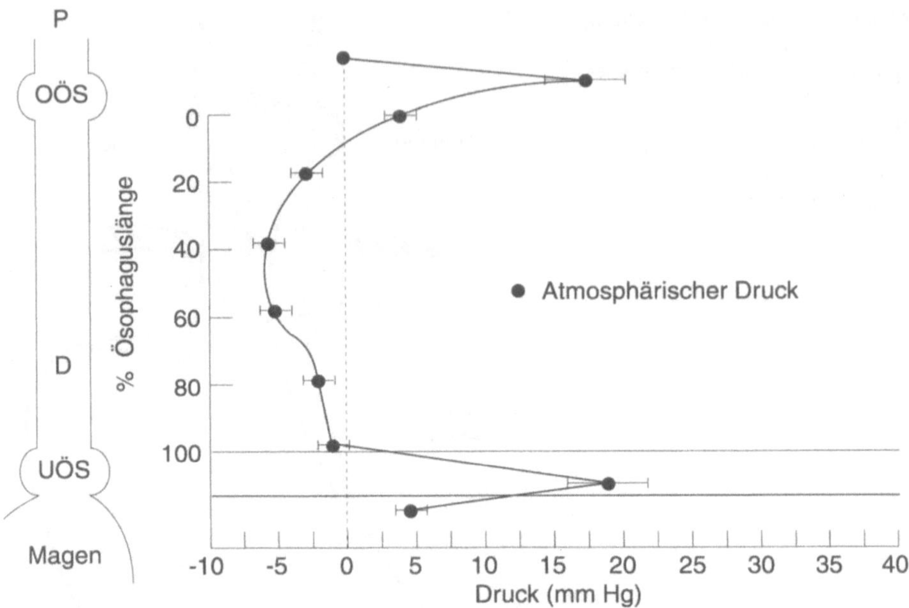

Abb. 3. Druckprofil des Ösophagus und Magens mit Demonstration des Druckgradienten zwischen Pharynx (*P*), oberem ösophagealen Sphinkter (*OÖS*), Druckprofil in der tubulären Speiseröhre (*D*), Druckprofil des unteren ösophagealen Sphinkters (*UÖS*) und dem intraluminalen Magendruck. Es ist evident, daß die beiden Hochdruckzonen des oberen und unteren ösophagealen Sphinkters beim Speisetransport koordiniert relaxieren müssen, um diesen Transport zu bewerkstelligen. (Modifiziert nach DeMeester et al. [12])

henden Menschen kommen? Erstens gibt es in aufrechter Position einen Druckgradienten von etwa 12 mm Hg zwischen dem positiven intraabdominalen Druck und dem negativen intrathorakalen Druck, gemessen zwischen der Magenposition und dem mittleren Ösophagusniveau [12] (Abb. 3). Dieser Druckgradient kann Magensaft gegen die Schwerkraft in den tubulären Ösophagus bewegen. Zweitens kann es während der Mahlzeiten beim wiederholten Schlucken häufiger zu Sphinkterrelaxierungen und damit zur Gelegenheit von Refluxepisoden kommen als nachts in liegender Haltung [16]. Drittens wird bei jedem Schluckakt eine gewisse Menge an Luft mitgeschluckt, die, im Magen angesammelt, zu einer beachtlichen Magendilatation führen kann. Bei zunehmender Magendilatation verkürzt sich der intraabdominale Anteil des unteren ösophagealen Sphinkters durch die Spannung am His-Winkel, was eine Verminderung des Widerstandes des unteren ösophagealen Sphinkters herbeiführen kann [7]. Aufstoßen von Luft ist häufig die Folge, assoziiert mit einer Refluxepisode. Wiederum ist das Schlucken von Luft im wachen Zustand häufiger als beim schlafenden Menschen. Viertens ist der Druck im unteren ösophagealen Sphinkter bei gesunden Menschen signifikant höher in der liegenden Position, verglichen mit der aufrechten Position [12]. Verantwortlich dafür ist die Apposition des hydrostatischen abdominalen Druckes auf das abdominale Segment des unteren ösophagealen Sphinkters bei liegender Position. In aufrechter Position ist der abdominale Druck um den Sphinkter negativ, verglichen mit dem atmosphärischen Druck. Darüber hinaus ist in aufrechter Position der Druck im unteren Teil des Abdomens höher als direkt subphrenisch [11]. Dieser intraabdominale Druckgradient führt dazu, daß Mageninhalt in Richtung Kardia gedrückt werden kann. Im Gegensatz dazu verschwindet beim liegenden Menschen dieser Druckgradient, und es besteht eher ein ausgeglichener Druck innerhalb des Abdomens sowie ein Anstieg des Sphinkterdruckes mit einer mechanisch besser funktionierenden Antirefluxbarriere.

Resümee

Zusammenfassend ist die häufigste Ursache einer Sphinkterinkompetenz ein insuffizienter Druck, aber die mechanische Funktion des unteren ösophagealen Sphinkters hängt letztlich von allen 3 Kriterien, Druck, Gesamtlänge und intraabdominale Länge, ab. Bei Insuffizienz eines dieser Kriterien können andere Bereiche dies durch Überfunktion kompensieren. Zum Beispiel ist bei einer abnormal kurzen Gesamtlänge ein höherer Druck notwendig, um Reflux zu verhindern, denn alle 3 Kriterien tragen zum Gesamtwiderstand des unteren ösophagealen Sphinkters in seiner physiologischen Rolle zur Refluxverhinderung bei. Häufigkeit und Verteilung der einzelnen Inkompetenzkriterien des unteren ösophagealen Sphinkters sind in Abb. 4 dargestellt [24].

Ösophageale Transportfunktion

Eine zweite Ursachengruppe für die Entstehung und Persistenz einer gastroösophagealen Refluxkrankheit ist eine insuffiziente ösophageale Entleerung [12, 24, 31, 34]. Drei Faktoren können bei der gastroösophagealen Refluxkrankheit die suffiziente Entleerung der Speiseröhre und das Austreiben von refluiertem Material behindern [4, 18, 25, 28, 31, 61]. Diese sind 1. eine gestörte ösophageale Peristaltik, 2. eine Veränderung der Speichelproduktion und damit Verlust der neutralisierenden Kapazität des Speichels und 3. eine Verlängerung der ösophagealen Clearance-Zeit durch morphologische Veränderung der Speiseröhrentopographie.

Physiologisch sorgen die Schwerkraft, die Ösophagusperistaltik und der Speichelfluß für einen reibungslosen und symptomfreien Schluckakt. Kommt es zu einem physiologischen Reflux von Mageninhalt in die Speiseröhre, so wird durch diese Irritation oder Distension eine sekundäre peristaltische Kontraktionswelle ausgelöst, die das Refluat wieder in den Magen zurücktreibt. Kriterien für eine pathologische Kontraktionsmorphologie oder Sequenz sind in Tabelle 1 dargestellt. Bei weitem nicht alle pathologischen Kontraktionen führen zur Dysphagie, denn die Schwerkraft und nachfolgende Kontraktionen können ein Problem kompensieren [12, 61]. Treten jedoch zu viele insuffiziente

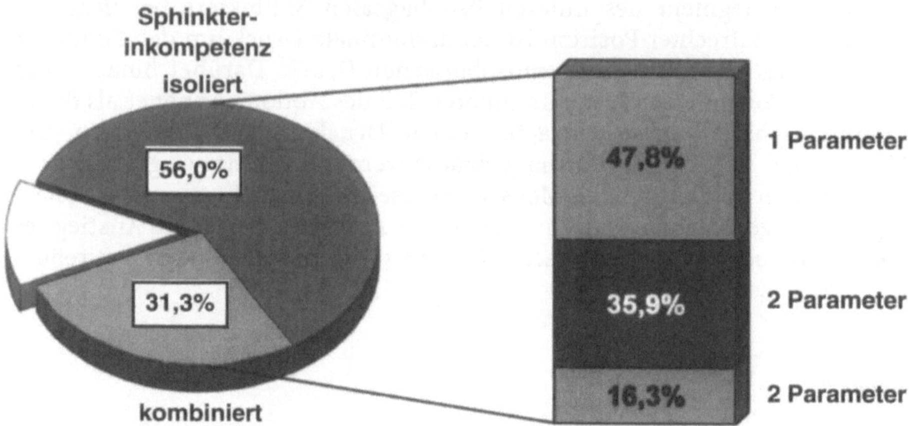

Abb. 4. Schematische Darstellung der Patienten mit Sphinkterinkompetenz (*SIK*) des unteren ösophagealen Sphinkters (n = 365). Die Inzidenz eines pathologischen Manometrieparameters ist dargestellt. Zu 56 % ist die Sphinkterinkompetenz isoliert, zu 31,3 % liegen noch andere Kombinationsursachen der Refluxkrankheit vor. Im Rahmen der isolierten Sphinkterinkompetenz ist bei 47,8 % nur ein Manometrieparameter pathologisch

Tabelle 1. Manometrische Kriterien für pathologische Ösophagusmotilität

Kriterien für einen inkompetenten unteren Ösophagussphinkter
Gesamtlänge ≤ 2 cm
intraabdominale Länge ≤ 1 cm
Sphinkterdruck ≤ 6 mm Hg
Kriterien für eine gestörte Ösophagusperistaltik
Abnorme Kontraktionsmorphologie
Amplitude > 180 mm Hg
Amplitude < 20 mm Hg
Dauer > 7 s
mehrgipflig
repetitiv
Abnorme Kontraktionssequenz
simultan (= Progression > 20 cm/s) > 10 % der Schluckkontraktionen
nicht weitergeleitet (= Amplitude < 10 mm Hg) > 10 % der Schluckkontraktionen
repetitiv > 30 % der Schluckkontraktionen

Kontraktionen auf und kommt es insgesamt zu einer ineffektiven Peristaltik, kann dies zu einer verminderten Austreibung von physiologischem Refluat, besonders aber bei Vorliegen einer Sphinkterinkompetenz zu einer unzureichenden Austreibung von pathologischen Magensaftmengen führen [25, 61].

Ein ursächlicher Faktor einer gestörten Ösophagustransportfunktion ist eine Peristaltikstörung, die jedoch bei der primären gastroösophagealen Refluxkrankheit sehr selten ist [24]. In Kombination mit der Sphinkterinkompetenz tritt dies v.a. bei der fortgeschrittenen Refluxkrankheit auf, wobei noch unklar ist, bei welchen Patienten die Ösophagusmotilitätsstörung durch die Ösophagitis bedingt und bei welchen Patienten die Verschlimmerung der Ösophagitis auch eine Folge der schlechten Ösophagus-Clearance ist [18, 25, 34]. Es treten Veränderungen sowohl in der Morphologie der Kontraktionsamplitude als auch in der peristaltischen Sequenz der Kontraktionen auf. Erste Untersuchungen zeigen, daß Entzündungen in der Speiseröhre möglicherweise v.a. zu einer Veränderung der Morphologie der Kontraktionsamplitude führen, während ein pathologisches Kontraktionsmuster wie z.B. simultane Kontraktionen und nicht weitergeleitete Kontraktionen in Kombination mit einer Sphinkterinkompetenz primär für eine pathologische Säureexposition in der Speiseröhre verantwortlich zu machen sein können [25]. Diese Vorgänge müssen von der sekundären Refluxkrankheit getrennt werden, wie z.B. Ösophagusmotilitätsstörungen im Rahmen der Sklerodermie mit einem Ausfall der gesamten Peristaltik oder die Retentionsösophagitis bei der Achalasie [61].

Als zweite mögliche Ursache einer ösophagealen Transportstörung kann eine eingeschränkte Speichelproduktion Einfluß auf den gastroösophagealen Reflux haben [27, 28, 44]. Die Speichelproduktion der Mundhöhle und die Schleimsekretion in der Speiseröhre erleichtern normalerweise die Fortbewegung des Bolus. Darüber hinaus spielt die physiologische Speichelproduktion eine wesentliche Rolle bei der Neutralisierung von physiologischem Reflux [27]. Wenn neutralisierender Speichel im Ösophaguslumen fehlt, wird eher die pathologische Grenze erreicht [59].

Drittens konnte nachgewiesen werden, daß bei fortgeschrittener gastroösophagealer Refluxkrankheit mit Einkürzung der Speiseröhre, die regelhaft nach jahrelangem Bestehen dieser Erkrankung mit Komplikationen beschrieben wird, und bei Vorliegen einer Hiatushernie die ösophageale Clearance-Funktion reduziert ist [61, 66].

Eine besondere Situation stellt die sog. „hiatal-flow"-Problematik dar. Diese tritt dann auf, wenn beim Vorliegen einer Hiatushernie und einer Sphinkterinkompetenz gleichzeitig die Zwingenfunktion des Zwerchfells am Hiatus gut erhalten ist, z.B. durch kräftige Zwerchfellschenkel. In der Hernie befindlicher Magensaft wird bei inspiratorischer Engstellung der Zwerchfellschenkel nicht in den Magenkorpus gelangen, sondern wird durch den inkompetenten unteren ösophagealen Sphinkter in die Speiseröhre zurückgetrieben. Diese funktionelle Obstruktion und der danach ausgelöste Reflux wurden bei einigen Patienten nachgewiesen, wobei die Sphinkterinkompetenz möglicherweise nur grenzwertig sein muß. In dieser Situation ist die Hiatushernie selbst ursächlich am pathologischen Reflux beteiligt.

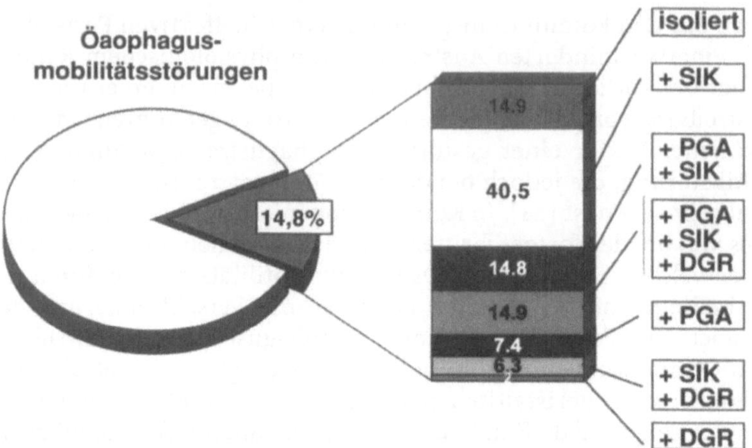

Abb. 5. Schematische Darstellung der Inzidenz von Ösophagusmotilitätsstörungen bei Patienten mit gastroösophagealer Refluxkrankheit (n = 365). Bei 14,8% aller Patienten ist eine Ösophagusperistaltikstörung involviert. Innerhalb dieser Gruppe kommt eine isolierte Peristaltikstörung ohne andere Funktionsdefekte bei 14,9% vor. Die häufigste Kombination ist die Peristaltikstörung zusammen mit der Sphinkterinkompetenz mit 40,5%. (*MOT* Ösophagusmotilitätsstörungen, *SIK* Sphinkterinkompetenz, *PGA* persistierende gastrale Azidität, *DGR* duodenogastraler Reflux)

Zusammenfassend ist die Peristaltikstörung ein relativ seltener Funktionsdefekt. Die Häufigkeit von insuffizienter ösophagealer Peristaltik ist in Abb. 5 dargestellt. Die Bedeutung der effektiven ösophagealen Clearance wird besonders anhand der Tatsache offensichtlich, daß die Ausnutzung der Schwerkraft durch Erhöhung des Bettendes bei vielen Refluxpatienten einen deutlichen therapeutischen Effekt hat [26].

Ösophageale Mukosaresistenz

Die Mechanismen der Speiseröhrenschleimhaut, toxischen Komponenten des refluierenden Saftes zu widerstehen, sind relativ unbekannt [33, 48]. Es ist nachgewiesen, daß die Mukosa einer Protonenpenetration entsprechend einem Gradienten von 5 pH-Einheiten widerstehen kann [9]. Im Speiseröhrenlumen baut die Mukosa eine Mukusschicht auf und kann mit Hilfe von Bikarbonat und Wasser Säure widerstehen [40, 57]. Darüber hinaus können Speicheldrüsen und die Ösophagusschleimhaut in Abhängigkeit von einem gesteigerten Säureangebot im Speiseröhrenlumen den Bikarbonationenausstoß erhöhen. Sollte es dennoch zur Penetration von Protonen durch die Epithelzellbarriere kommen, so kann durch aktiven Ionentransport das pH-Gleichgewicht wiederhergestellt werden. Selbstverständlich spielt bei einer guten Epithelresistenz die Durchblutung der Speiseröhrenwand eine entscheidende Rolle. Bisher gibt es jedoch keinen leicht durchzuführenden Test, der bei der Masse der Patienten mit gastroösophagealer Refluxkrankheit eingesetzt werden kann, um den individuellen Mukosastatus in der klinischen Routine zu überprüfen.

Gastrale Ursachen

Gastrale Funktionsdefekte als Ursache der gastroösophagealen Refluxkrankheit wurden lange Zeit nicht beachtet. Derzeit können sowohl Sekretions- als auch Motilitätsstörungen des Magens alleine, meistens jedoch in Kombination mit einer unteren ösophagealen Sphinkterinkompetenz für die Erkrankung verantwortlich gemacht werden. Die Verteilung der gastralen Ursachen ist in Abb. 6 dargestellt.

Sekretionsstörungen

Die exzessive oder persistierende Sekretion von Magensäure kann zu einer erhöhten Säureexposition sowohl des Magenlumens als auch des Speiseröhrenlumens führen [2, 10, 21]. Für die Entstehung des Schleimhautschadens in der Speiseröhre ist die Bedeutung der Säure nachgewiesen, aber auch Pepsin kann involviert sein [33, 43]. In experimentellen Untersuchungen konnte gezeigt werden, daß die Säure eine Proteindenaturation verursacht, während die Kombination von Säure und Pepsin die Mukosabarriere so schädigen kann,

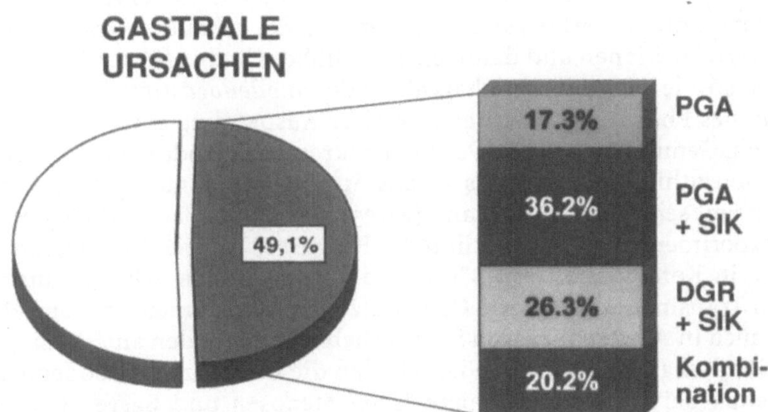

Abb. 6. Schematische Darstellung der Inzidenz gastraler Funktionsstörungen bei Patienten mit gastroösophagealer Refluxkrankheit (n = 365). Bei knapp der Hälfte der Patienten mit Refluxkrankheit sind gastrale Funktionsstörungen feststellbar. Hierbei ist die häufigste Störung die persistierende gastrale Azidität (*PGA*), sie kommt häufig im Zusammenhang mit der Sphinkterinkompetenz (*SIK*) vor. Eine weitere Kombination ist die Sphinkterinkompetenz mit duodenogastralem Reflux (*DGR*)

daß eine Protonendurchwanderung und histologische Veränderungen auftreten können.

Mehrere Arbeitsgruppen haben inzwischen zeigen können, daß v.a. bei der komplizierten Refluxkrankheit und bei Barrett-Patienten die Magensäuresekretion im Vergleich zu normalen Kontrollen signifikant höher ist bzw. eine deutlich erhöhte Inzidenz einer persistierenden gastralen Azidität besteht [2, 21]. Andere konnten wiederum zeigen, daß die festgestellten Unterschiede in der Säuresekretion mehr auf unterschiedlicher Geschlechtsverteilung und der gleichzeitig bestehenden Ulkuskrankheit beruhen [29]. Neuere Daten mit Hilfe der 24-h-Magen-pH-Metrie bestätigten jedoch den ursprünglichen Hinweis, daß gerade Patienten mit Barrett-Ösophagus eine erhöhte Inzidenz an pathologischer Säureexposition im Magenlumen und darüber hinaus auch Hinweise für eine alkalische Refluatkomponente haben [24, 62].

Motilitätsstörungen des Magens

Eine Reihe von Motilitätsstörungen des Magens kann mit der gastroösophagealen Refluxkrankheit assoziiert oder ursächlich beteiligt sein. Hierbei stehen antroduodenale Motilitätsstörungen im Vordergrund. Diese können zu einem pathologischen duodenogastralen Reflux führen, der bei bestehender Inkompetenz des unteren ösophagealen Sphinkters zu einer zusätzlichen toxischen Komponente des Refluates beiträgt [20, 33, 62]. Darüber hinaus kann eine verzögerte Magenentleerung zu einem Rückstaueffekt führen, so daß die Refluxmenge bei bestehender Sphinkterinkompetenz noch zunehmen kann [53]. In Einzelfällen kann eine verzögerte Magenentleerung bei sonst kompetentem Sphinkter eine entsprechende Magendilatation hervorrufen, die zu einer temporären Verkürzung des Sphinkters, gehäuften transitorischen Sphinkterrelaxationen und damit einem erhöhten Reflux führen kann [12].

Genauso wie der gastroösophageale ist der *duodenogastrale Reflux* ein physiologisches Phänomen [42]. Bei exzessiver Ausprägung entsteht im Magenlumen ein Gemisch von Säure, Pepsin, Pankreasspaltprodukten, Gallensäuren und Lysolezithin, das, wenn es in das Speiseröhrenlumen gelangt, für die Schleimhaut sehr toxisch sein kann [22, 33]. Für diesen Sachverhalt gibt es sowohl experimentelle als auch klinische Hinweise. Während konjugierte Gallensalze in Kombination mit Säure und Pepsin großen Schaden anrichten, können Trypsin, dekonjugierte Gallensalze und das konjugierte Taurodeoxycholat auch in Abwesenheit von Säure erheblichen Schaden anrichten [39]. Es erscheint deshalb nicht verwunderlich, daß die Inzidenz von duodenogastralem Reflux bei Patienten mit peptischen Stenosen und Barrett-Ösophagus erhöht ist. Der pathologische duodenogastrale Reflux bietet jedoch viele diagnostische Probleme [24, 62].

Die ursächliche Bedeutung der *verzögerten Magenentleerung* in der Pathogenese der gastroösophagealen Refluxkrankheit erscheint zwar vom Mechanismus einleuchtend, präzise Nachweise lassen sich jedoch nur schwierig führen, und dieser Aspekt wird weiterhin kontrovers diskutiert. Schwizer et al.

konnten einen gewissen Zusammenhang nachweisen, mußten aber feststellen, daß der Inkompetenz des unteren ösophagealen Sphinkters wesentlich größere Bedeutung zukommt [53]. In Abhängigkeit von der verwendeten Methode, die keineswegs einheitlich ist, zeigten szintigraphische Studien v. a. bei festen Speisen eine verzögerte Entleerung bei der Refluxkrankheit, während neuere Studien nur eine 6- bis 12%ige Rate verzögerter Magenentleerung unabhängig vom Schweregrad der Refluxkrankheit nachwiesen [32, 48, 54]. Meistens liegt jedoch eine Kombination von verschiedenen Ursachen vor, wenn eine funktionelle Magenentleerungsstörung involviert ist [24]. Selbstverständlich bleibt die Rückstaurefluxösophagitis bei mechanischer Obstruktion und Magenausgangsstenose davon unberührt.

Zusammenfassung

Bei der gastroösophagealen Refluxkrankheit handelt es sich um einen multifaktoriellen Prozeß [24] (Abb. 7) (Tabelle 2). Die häufigste Ursache der Erkrankung ist eine mechanische Inkompetenz des unteren ösophagealen Sphinkters, die isoliert in fast der Hälfte der Patienten auftritt. Eine insuffiziente Ösophagusperistaltik kann man bei 14% der Patienten antreffen, dagegen tritt sie isoliert nur in 2% der Fälle auf. Die Widerstandsfähigkeit der Ösophagusschleimhaut gegenüber der intraluminalen Noxen ist schwierig zu beurteilen und wird in der diagnostischen Routine nicht bestimmt. Die Vielfalt der gastralen Ursachen, die bei der gastroösophagealen Refluxkrankheit in etwa 40% involviert sind, macht eine exakte diagnostische Abklärung schwierig. Die häufigste begleitende Komponente ist die persistierende gastrale Azidität, die in fast 10% isoliert vorkommen kann und in mehr als 25% in

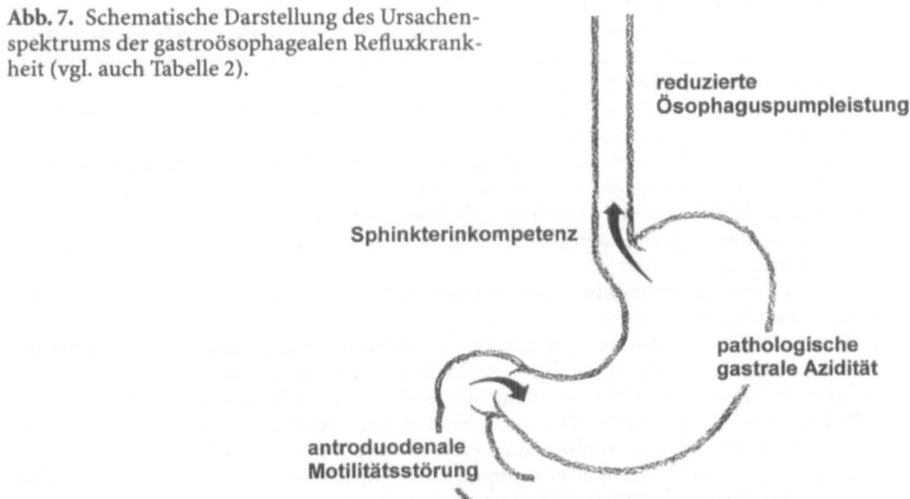

Abb. 7. Schematische Darstellung des Ursachenspektrums der gastroösophagealen Refluxkrankheit (vgl. auch Tabelle 2).

Tabelle 2. Ursachenspektrum der gastroösophagealen Refluxkrankheit

LES-Funktion
mechanische Inkompetenz
transiente Relaxation
Ösophagus-Clearance
Peristaltik
Speichelfluß
morphologische Veränderungen
Ösophageale Mukosaresistenz
Gastrale Funktionsstörungen
Sekretionsstörungen (persistierende gastrale Azidität)
Motilitätsstörungen:
- verzögerte Magenentleerung
- duodenogastraler Reflux

Kombination mit anderen Ursachenkomponenten. Es gilt als gesichert, daß besonders bei der komplizierten Refluxkrankheit mehr als eine Ursachenkomponente beteiligt ist [24, 66].

Literatur

1. Allison PR (1970) Peptic oesophagitis and oesophageal stricture. Lancet II : 199
2. Barlow AP, DeMeester TR, Boll CS, Eypasch EP (1989) The significance of the gastric secretory state in gastroesophageal reflux disease. Arch Surg 124 : 937 – 940
3. Bechi P, Pucciani F, Baldini F et al. (1993) Long-term ambulatory enterogastric reflux monitoring – validation of a new fiberoptic technique. Dig Dis Sci 38 : 1297 – 1306
4. Benz C, Jakobs R, Riemann JF (1994) Die axiale Hiatushernie – Korrelation von Motilitätsstörungen und pathologischem Reflux der Speiseröhre bei Patienten mit und ohne Refluxösophagitis. Z Gastroenterol 32 : 12 – 15
5. Bittinger M, Barnert J, Wienbeck M (1994) Dose-dependant ralationship between gastroesophageal reflux (GER) and inhalative therapy with fenoterol in chronic obstructive lung disease (COLD) – a preliminary report. Dis Esoph 7 : 276 – 279
6. Bombeck CT, Vaz O, DeSalvo J, Donahue PE, Nyhus LM (1987) Computerized axial manometry of the esophagus. Ann Surg 206 : 465
7. Bonavina L, Evander A, DeMeester TR, Walther B, Cheng SC, Palazzo L, Concannon JL (1986) Length of the distal esophageal spincter and competency of the cardia. Am J Surg 151 : 25
8. Bremner CG (1989) Barrett's oesophagus. Br J Surg 76 : 995
9. Chung RSK, Magri J, DenBesten L (1975) Hydrogen iron transport in the rabbit esophagus. Am J Physiol 229 : 496 – 502
10. Collen MJ, Lewis JH, Benjamin SB (1990) Gastric acid hypersecretion in refractory GERD. Gastroenterology 98 : 654 – 661
11. DeMeester TR (1985) Gastroesophageal reflux disease. In: Moody FG, Carey LC, Jones RS et al. (eds) Surgical treatment of digestive disease. Year Book, Chicago, pp 132 – 158.
12. DeMeester TR (1987) Definition, detection and pathophysiology of gastroesophageal reflux disease. In: DeMeester TR, Matthews HR (eds) International Trends in General Thoracic Surgery. Benign Esophageal Disease. Mosby, St Louis, pp 99 – 127
13. DeMeester TR, Fuchs KH (1988) Comparison of operations for uncomplicated reflux disease. In: Jamieson GG (ed) Surgery of the Oesophagus. Churchill Livingstone, Edinburgh, pp 299 – 308

14. DeMeester TR, Johnson LS, Guy JJ, Toscano MS, Hall AN, Skinner DB (1976) Patterns of gastroesophageal reflux in health and disease. Ann Surg 184: 459–470
15. DeMeester TR, Stein HJ, Fuchs K-H (1991) Diagnostic studies in the evaluation of the esophagus: Physiologic diagnostic studies. In: Orringer MB (ed) Shackelfords's Surgery of the alimentary tract, 3rd edn. Saunders, Philadelphia, pp 94–126
16. Dent J, Dodds WJ, Friedman RH, Sekiguchi T, Hogan WJ, Arndorfer RC, Petrie D (1980) Mechanism of gastroesophageal reflux in recumbent asymptomatic human subjects. J Clin Invest 65: 256–267
17. Dodds WJ, Dent J, Hogan WJ, Helm JF, Hauser R, Patel GK, Egide MS (1982) Mechanisms of gastroesophageal reflux in patients with reflux esophagitis. N Engl J Med 307: 1547–1552
18. Eckardt V (1988) Does healing of esophagitis improve esophageal motor function? Dig Dis Sci 33: 161–165
19. Fuchs KH, DeMeester TR, Albertucci M (1987) Specificity and sensitivity of objective diagnosis of gastroesophageal reflux disease. Surgery 102: 575–580
20. Fuchs KH, DeMeester TR, Albertucci M, Schwizer W (1987) Quantification of the duodenogastric reflux in gastroesophageal reflux disease. In: Siewert JR, Hölscher AH (eds) Diseases of the esophagus. Springer, Berlin Heidelberg New York Tokyo, pp 831–835
21. Fuchs KH, Eypasch EP, DeMeester TR, Eckstein K, Elfeldt RJ (1988) Differentiation of esophagitis grade IV – what is the background? (Abstract) Surg Endosc 2: 113
22. Fuchs KH, DeMeester TR, Hinder RA, Stein HJ, Barlow AP, Gupta NC (1991) Computerized identification of pathological duodenogastric reflux using 24-hour gastric pH monitoring. Ann Surg 213: 13–20
23. Fuchs KH, Engemann R, Thiede A (1994) Chirurgische oder konservative Therapie des Barrett-Oesophagus? Chirurg 65: 88–95
24. Fuchs K-H, Freys SM, Heimbucher J, Fein M, Thiede A (1995) Pathophysiologic spectrum in patients with gastroesophageal reflux disease in a surgical GI function laboratory. Dis Esoph 8: 211–217
25. Freys SM, Fuchs KH, Heimbucher J, Thiede A (1993) Esophageal motility in gastroesophageal reflux disease. In: Nabeya K, Hanaoka T, Nogami H (eds) Diseases of the esophagus. Springer, Tokyo, pp 20–26
26. Harvey RF, Gordon PC, Hadley N et al. (1987) Effects of sleeping with the bed-head raised and of ranitidine in patients with severe peptic esophagitis. Lancet 2: 1200–1203
27. Helm JF, Dodds, WJ, Hogan WJ et al. (1982) Acid neutralizing capacity of human saliva. Gastroenterology 83: 69–74
28. Helm JF, Dodds WJ, Hogan WJ (1987) Salivary response to esophageal acid in normal subjects and patients with reflux esophagitis. Gastroenterology 93: 1393
29. Hirschowitz BI (1991) A critical analysis, with appropriate controls, of gastric acid and pepsin secretion in clinical esophagitis. Gastroenterology 101: 1149–1158
30. Jacob P, Kahrilas PJ, Herzon G (1991) Proximal esophageal pH-metry in patients with „reflux laryngitis". Gastroenterology 100: 305–310
31. Joelsson BE, DeMeester TR, Skinner DB et al. (1982) The role of the esophageal body in the antireflux mechanism. Surgery 92: 417–424
32. Johnson DA, Winters C, Drane WE et al. (1986) Solid-phase gastric emptying in patients with Barrett's esophagus. Dig Dis Sci 31: 1217–1220
33. Johnson LF, Harmon JW (1986) Experimental esophagitis in a rabbit model. Clinical relevance. J Clin Gastroenterol 8: 26–44
34. Kahrilas PJ, Dodds WJ, Hogan WJ, Kern M, Arndorfer RC, Reece A (1986) Esophageal peristaltic dysfunction in peptic esophagitis. Gastroenterology 91: 897
35. Kauer KH, Peters JH, DeMeester TR, Ireland AP, Bremner CG, Hagen JA (1995) Mixed reflux of gastric and duodenal joices is more harmful to the esophagus than gastric juice alone. The need for surgical therapy seem phasized. Ann Surg 222: 525–533
36. Klauser AG, Schindlbeck NE, Müller-Lissner SA (1990) Symptoms in gastro-oesophageal reflux disease. Lancet 335–205
37. Kunath U (1979) Die Biomechanik der unteren Speiseröhre. Thieme, Stuttgart

38. Liebermann-Meffert D, Allgöwer M, Schmid P, Blum AL (1979) Muscular equivalent of the lower esophageal sphincter. Gastroenterology 76 : 31–38
39. Lillemoe KD, Johnson LF, Harmon JW (1983) Alkaline esophagitis: a comparison of the ability of components of the gastroduodenal contents to injure the rabbit esophagus. Gastroenterology 85 : 621–629
40. Meyers RL, Orlando RC (1992) In vivo bicarbonate secretion by human esophagus. Gastroenterology 103 : 1174–1178
41. Mittal RK, McCallum RW (1988) Characteristics and frequency of transient relaxations of the lower esophageal sphincter in patients with reflux esophagitis. Gastroenterology 95 : 593–599
42. Müller-Lissner SA, Fimmel CJ, Sonnenberg A et al. (1983) Novel approach to quantify duodenogastric reflux in healthy volunteers and in patients with type I gastric ulcer. Gut 24 : 510–518
43. Orlando RC, Bryson JC, Powell DW (1984) Mechanism of H^+ injury in rabbit esophageal epithelium. Am J Physiol 246 : G718–725
44. Orr WC, Robinson MG, Johnson LF (1981) Acid clearance during sleep in the pathogenesis of reflux esophagitis. Dig Dis Sci 26 : 423–427
45. Palmer ED (1958) Hiatus hernia in the adult: clinical manifestations. Am J Dig Dis 3 : 45–58
46. Patti MG, Debas HT, Pellegrini CA (1993) Clinical and functional characterization of high gastroesophageal reflux. Am J Surg 165 : 163
47. Peterson H, Johannessen T, Sandvik AK et al. (1991) Relationship between endoscopic hiatus hernia and gastroesophageal reflux. Scand J Gastroenterol 26 : 921–926
48. Richter JE (1994) Management of gastro-esophageal reflux disease 1995. Pathophysiological basis of therapy for gastro-esophageal reflux disease. Dis Esoph 7 : 223–229
49. Richter JE, Castell DO (1982) Gastroesophageal reflux: Pathogenesis, diagnosis and therapy. Ann Intern Med 97 : 93
50. Ruth M, Bake B, Sandberg N, Olbe L, Lundell L (1994) Pulmonary function in gastroesophageal reflux disease – effect of reflux control by fundoplicatio. Dis Esoph 7 : 268–275
51. Savary M, Miller G (1978) The esophagus. In: Handbook and atlas of endoscopy. Gassmann, Solothurn
52. Schoeman MN, Tippett MD, Akkermans LMA, Dent J, Holloway RH (1995) Mechanisms of gastroesophageal reflux in ambulant healthy human subjects. Gastroenterology 108 : 83–91
53. Schwizer W, Hinder RA, DeMeester TR (1989) Does delayed gastric emptying contribute to gastroesophageal reflux disease? Am J Surg 157 : 74–81
54. Shay SS, Eggli D, McDonald C, Johnson LF (1987) Gastric emptying of solid food in patients with GER. Gastroenterology 92 : 459–465
55. Siewert JR, Ottenjann R, Heilmann K, Niess A, Döpfner H (1986) Therapie und Prophylaxe der Refluxösophagitis. Z Gastroenterol 24 : 381
56. Siegrist PW, Krejs GJ, Blum AL (1974) Symptomatologie der gastroösophagealen Refluxkrankheit. Dtsch Med Wochenschr 42 : 2088
57. Singh S, Bradley LA, Richter JE (1993) Determinants of oesophageal alkaline pH environment in controls and patients with gastro-oesophageal reflux disease. Gut 34 : 309–316
58. Sonnenberg A (1981) Epidemiologie und Spontanverlauf der Refluxkrankheit. In: Blum AL, Siewert JR (Hrsg) Refluxtherapie. Gastroösophageale Refluxkrankheit: Konservative und operative Therapie. Springer, Berlin Heidelberg New York, S 85
59. Sonnenberg A, Steinkamp U, Weise A et al. (1982) Salivary secretion in reflux esophagitis. Gastroenterology 83 : 889–895
60. Sonntag SJ, Schnell TG, Miller TQ et al. (1991) The importance of hiatal hernia in reflux esophagitis compared with lower esophageal sphincter pressure or smoking. J Clin Gastroenterol 13 : 628–643
61. Stein JH, DeMeester TR (1993) Indications, technique, and clinical use of ambulatory 24-hour esophageal motility monitoring. Ann Surg 217 : 128
62. Stein JH, Feussner H (1994) Alkaline gastro-esophageal reflux. Diagnostic approach to „alkaline“ gastro-esophageal reflux. Dis Esoph 7 : 80–86

63. Stein HJ, Siewert JR (1993) Endobrachyösophagus. Pathogenese, Epidemiologie und maligne Degeneration. Dtsch Med Wochenschr 118 : 511 – 519
64. Stein HJ, Eypasch EP, DeMeester TR et al. (1990) Circadian esophageal motor function in patients with gastroesophageal reflux disease. Surgery 108 : 769
65. Stein HJ, DeMeester TR, Naspetti R (1991) Three-dimensional imaging of the lower esophageal sphincter in gastroesophageal reflux disease. Ann Surg 214 : 374
66. Stein HJ, Barlow AP, DeMeester TR, Hinder RA (1992) Complications of gastroesophageal reflux disease: Role of the lower esophageal sphincter, esophageal acid/alkaline exposure, and duodenogastric reflux. Ann Surg 216 : 35 – 43
67. Stelzner A, Lierse W (1978) Weitere Untersuchungen zur Insuffizienz des Dehnverschlusses der terminalen Speiseröhre. Langenbecks Arch Chir 436 : 177
68. Zaninotto G, DeMeester TR, Schwizer W, Johanson KE, Cheng SC (1988) The lower esophageal sphincter in health and disease. Am J Surg 155 : 104 – 111

6

Diagnostik

H. J. STEIN

In der westlichen Welt ist die gastroösophageale Refluxkrankheit die häufigste Erkrankung des oberen Gastrointestinaltraktes. Trotz ihrer hohen Prävalenz sind Diagnostik und Therapie der Refluxkrankheit ein herausforderndes Problem. Dies liegt v. a. daran, daß die Diagnose der Erkrankung nur aufgrund typischer Symptome oder des endoskopischen Nachweises einer Ösophagitis nicht zuverlässig möglich ist. So kann sich die Refluxkrankheit mit einem ausgesprochen breiten Spektrum an klinischen Erscheinungsformen darstellen [5, 26]. Die als typisch für die Refluxkrankheit betrachteten Symptome „Sodbrennen" und „Regurgitation" können auch bei einer Vielzahl anderer ösophagealer und extraösophagealer Erkrankungen auftreten. So werden Sodbrennen und Regurgitation als Symptome auch bei Patienten mit primärer Ösophagusmotilitätsstörung, Ulkus oder Cholezystolithiasis angegeben. Weiter stellen sich Refluxpatienten häufig mit atypischen Beschwerden, wie retrosternalen Schmerzen, Dysphagie, Globusgefühl, Heiserkeit, „Asthmaanfällen", rezidivierenden Pneumonien oder chronischem Husten vor. Bei einigen Patienten findet sich auch quälender Schluckauf als einziges Symptom der Refluxkrankheit. Der endoskopische Nachweis einer Ösophagitis weist zwar in der Regel auf eine Refluxkrankheit hin, jedoch kann eine Ösophagitis auch durch Medikamente, Pilzbefall, eine Virusinfektion oder Stase verursacht werden. Darüber hinaus stellt die Ösophagitis eine Komplikation der Refluxkrankheit dar, die nach epidemiologischen Untersuchungen nur bei ca. 50–60% der betroffenen Patienten auftritt [5, 26]. Das bedeutet, daß die Endoskopie bei etwa der Hälfte der Refluxpatienten nicht zur Diagnosestellung beiträgt.

Eine rationelle Therapie der Refluxkrankheit setzt eine objektive Diagnose der Erkrankung und der ihr zugrundeliegenden Ursache voraus. In den letzten Jahren wurde eine Vielzahl diagnostischer Methoden zur Abklärung der Refluxkrankheit evaluiert. Diese Tests können grob in Tests zum Nachweis der Refluxkrankheit und ihrer Komplikationen sowie in Tests zur Abklärung der Ursache des vermehrten Refluxes unterteilt werden (Tabelle 1). Die klinische Wertigkeit der verfügbaren diagnostischen Methoden und ein Algorithmus für die Abklärung von Patienten mit typischen oder atypischen Refluxsymptomen werden im folgenden dargestellt.

Tabelle 1. Verfügbare diagnostische Tests zur diagnostischen Abklärung der gastroösophagealen Refluxkrankheit

Nachweis von vermehrtem gastroösophagealem Reflux
Endoskopie und Biopsie
Kontraströntgenographie
24-h-Ösophagus-pH-Metrie
Ambulante Aspiration von Ösophagusinhalt
24-h-Ösophagus-Bilitec
Standardsäurerefluxtest
Bernstein-Test
Gastroösophageale Szintigraphie
Abklärung der Ursache von vermehrtem gastroösophagealem Reflux
Ösophagusmanometrie
Magenentleerungsszintigraphie
Kontraströntgenographie
Magensaftanalyse
24-h-Magen-pH-Metrie
Barostat
Antroduodenalmanometrie
Elektrogastrographie

Diagnostische Tests

Zur Diagnose der gastroösophagealen Refluxkrankheit und ihrer Komplikationen stehen die Endoskopie mit Biopsie, die Kontraströntgenographie, die 24-h-Ösophagus-pH-Metrie, der Langzeitrefluxaspirationstest, die 24-h-Ösophagus-Bilitec-Messung, der Standardsäurerefluxtest, der Bernstein-Test und die gastroösophageale Szintigraphie zur Verfügung (s. Tabelle 1). Diese diagnostischen Methoden variieren hinsichtlich Invasivität, Sensitivität und Spezifität. Dementsprechend erfordert die Indikationsstellung zur Durchführung der Tests eine genaue Kenntnis der Vorteile und Schwächen der einzelnen Methoden.

Endoskopie und Biopsie

Fiberendoskopie und Biopsie erlauben als einzige diagnostische Methode den direkten Nachweis von Komplikationen der Refluxkrankheit, d. h. Ösophagitis, Stenose oder Barrett-Ösophagus. Die Endoskopie ist somit die Methode der Wahl zur initialen Abklärung von Patienten mit persistierenden Refluxbeschwerden. Am weitesten verbreitet ist die Klassifikation der Ösophagitis nach Savary u. Miller (Tabelle 2) [17]. Trotz vieler Modifikationen dieser Klassifikation ist ihre klinische Relevanz umstritten, da sie v. a. für die Schweregrade IV und V keinen Spielraum für eine weitere Differenzierung zuläßt. Von Armstrong et al. [1] wird daher ein Klassifikationsschema vorgeschlagen, das eine differenzierte Beurteilung des Schweregrads der Metaplasie (*M*), Ulzera (*U*), Stenose (*S*) und Epitheldefekte (*E*) ermöglicht (Abb. 1). Dieses *MUSE* genannte Schema zur endoskopischen Klassifikation der Refluxkrankheit eignet sich

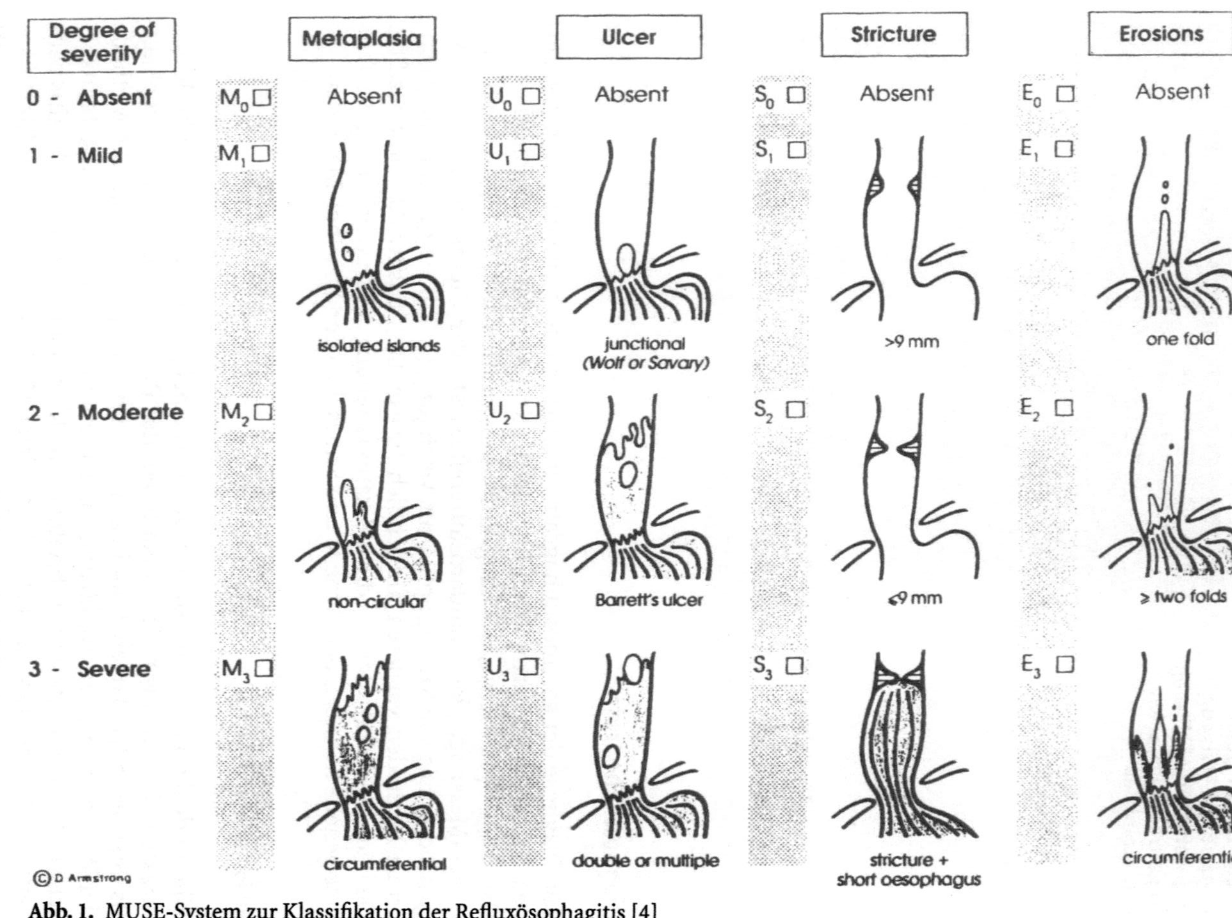

Abb. 1. MUSE-System zur Klassifikation der Refluxösophagitis [4]

Tabelle 2. Endoskopische Klassifizierung der Refluxösophagitis in 5 Schweregrade. (Nach Savary u. Miller [17], modifiziert nach Armstrong et al. [1])

Grad 0:	Normale Mukosa
Grad I:	Isolierte, fleckförmige Erosionen A: ohne Fibrinbelag B: mit Fibrinbelag
Grad II:	Längsverlaufende streifenförmige Erosionen A: ohne Fibrinbelag B: mit Fibrinbelag
Grad III:	Zirkumferenziell konfluierende Erosionen
Grad IV:	Chronische Läsionen mit Ulkus, Stenose oder Blutung
Grad V:	Zylinderzellmetaplasie (Barrett-Ösophagus) alleine oder in Kombination mit Grad-I-bis-IV-Ösophagus

v.a. zur Verlaufsbeobachtung und Therapiekontrolle und sollte daher besonders bei wissenschaftlichen Fragestellungen zur Anwendung kommen. Beim Fehlen von Erosionen, Ulzera, Stenosen oder einer Barrett-Metaplasie ist die endoskopische Diagnose der Refluxkrankheit schwierig. Dies ist bei ca. 50% aller Patienten mit pH-metrisch nachgewiesener Refluxkrankheit der Fall. Rötung, ödematöse Verquellung oder Kontaktvulnerabilität der Mukosa kann bei diesen Patienten auf eine zugrundeliegende Refluxkrankheit hinweisen, diese Veränderungen sind jedoch wenig spezifisch.

Histologisch lassen eine Infiltration polymorphkerniger Leukozyten und der Nachweis von Lymphozyten, Eosinophilen und sog. Ballonzellen auf eine Ösophagitis schließen. Eine relative Verbreiterung der Basalzellzone und eine Verlängerung der Stromapapillen auf über $^2/_3$ der Gesamtepitheldicke gelten als weiterer histologischer Hinweis auf eine Ösophagitis. Diese histologischen Veränderungen können jedoch allenfalls den Verdacht auf eine Mukosaschädigung durch gastroösophagealen Reflux bekräftigen, haben für sich betrachtet jedoch nur geringe Sensitivität und Spezifität für die Diagnose der Refluxkrankheit.

Die Diagnose eines Barrett-Ösophagus ist aufgrund des malignen Potentials der Zylinderepithelmetaplasie von wesentlicher Bedeutung. Der endoskopische und bioptisch-histologische Nachweis einer mindestens 3 cm langen zirkulären Zylinderepithelmetaplasiezone oberhalb des eigentlichen gastroösophagealen Übergangs wird im allgemeinen als eigentlicher Barrett-Ösophagus oder Endobrachyösophagus bezeichnet. Neuere Untersuchungen weisen jedoch darauf hin, daß auch eine kürzere Ausdehnung der Metaplasiezone (sog. „short-segment"-Barrett) ein erhöhtes Malignitätsrisiko besitzt. Jeder endoskopische und bioptisch-histologische Nachweis einer intestinalen Metaplasie im Bereich des gastroösophagealen Übergangs sollte somit heute mit allen daraus entstehenden Konsequenzen bezüglich endoskopischer Überwachung als Barrett-Ösophagus gelten. In jedem Fall sollten bei Patienten mit Zylinderzellmetaplasie zum Ausschluß oder Nachweis einer Dysplasie oder gar eines Adenokarzinoms ausgiebige Biopsien entlang der gesamten Metaplasiezone erfolgen [20].

Der endoskopische Nachweis einer Hiatushernie erfolgt durch die Beobachtung von typischen Magenfalten oberhalb der Zwerchfellschenkel. Bei bis zu 80% aller Patienten mit Refluxkrankheit kann eine axiale Hernie endoskopisch nachgewiesen werden. Im Gegensatz dazu leiden aber nur ca. 50% aller Patienten mit endoskopisch nachweisbarer axialer Hiatushernie an einer Refluxkrankheit.

Kontraströntgenographie

Die Wertigkeit eines radiographisch nachgewiesenen Refluxes von Mageninhalt in die Speiseröhre variiert in Abhängigkeit von der Untersuchungsmethode. Ein spontaner gastroösophagealer Reflux kann radiologisch nur bei ca. 40% der Patienten mit pH-metrisch dokumentierter Refluxkrankheit nachgewiesen werden [5, 26]. Im Gegensatz dazu kann bei der überwiegenden Mehrzahl der Patienten mit spontanem Reflux während der Röntgenographie die Diagnose der Refluxkrankheit jedoch mittels 24-h-pH-Metrie bestätigt werden. Die radiologische Beobachtung eines Spontanrefluxes hat eine hohe Spezifität für die Diagnose der Refluxkrankheit. Das Ausbleiben eines Spontanrefluxes während der radiologischen Untersuchung schließt jedoch eine Refluxkrankheit keineswegs aus. Von verschiedenen Untersuchern werden daher Provokationstests zur Induzierung eines Refluxes vorgeschlagen. Diesen Provokationsmanövern ist jedoch gemeinsam, daß dadurch zwar die Sensitivität der Methode für den Nachweis der Refluxkrankheit erhöht werden kann, im gleichen Maße aber die Spezifität abnimmt.

Der röntgenographische Nachweis einer Ösophagitis und eines Barrett-Ösophagus ist nur Doppelkontrasttechnik mit Luftfüllung möglich. Die Endoskopie ist hier der Radiographie deutlich überlegen, da sie gleichzeitig die bioptisch-histologische Sicherung von Schleimhautabnormalitäten ermöglicht. Stenosen und Strikturen können radiographisch zwar leicht dokumentiert werden, eine Endoskopie mit Biopsie ist jedoch zum Ausschluß eines Malignoms bei diesen Patienten unter allen Umständen zu fordern.

Im Vergleich zur Endoskopie ist die radiologische Kontrastdarstellung der Speiseröhre und des gastroösophagealen Übergangs zur Abklärung der topographischen Verhältnisse überlegen. Die Kontraströntgenographie ist somit die Methode der ersten Wahl zur Untersuchung von Patienten mit persistierenden oder neu aufgetretenen Problemen nach einer Antirefluxoperation. Auch lassen sich axiale und paraösophageale Hernien am besten radiologisch darstellen. Der klinische Stellenwert einer radiologisch dokumentierten axialen Hiatushernie ist jedoch gering.

24-h-Ösophagus-pH-Metrie

Die 24-h-pH-Metrie der Speiseröhre ist die direkteste Methode zur objektiven Dokumentation eines gastroösophagealen Säurerefluxes [13]. Die Messung erfolgt mit einer 5 cm oberhalb des unteren Ösophagussphinkters plazierten pH-Elektrode, die mit einem tragbaren Datenrekorder verbunden ist. Die intraösophageale Langzeit-Messung ermöglicht eine Quantifizierung der ösophagealen Säureexpositionszeit, eine Analyse der Selbstreinigungsfähigkeit („Clearance-Aktivität") der tubulären Speiseröhre und erlaubt eine direkte Korrelation von spontan auftretenden Symptomen mit Refluxepisoden. Die technischen Details der Untersuchungsmethode sind im praktischen Teil dieses Buches dargestellt. Es soll jedoch darauf hingewiesen werden, daß eine 24stündige Meßzeit erforderlich ist, um das Refluxverhalten während der Wachphase (aufrechte Körperposition), der Schlafphase (liegende Position), und den Einfluß von Mahlzeiten zu erfassen (Abb. 2a–c). Das Meßergebnis der 24-h-pH-Metrie wird mit den in Tabelle 3 aufgeführten Parametern dargestellt [6, 7, 14]. Ausgedehnte Untersuchungen haben gezeigt, daß die erhobenen Meßwerte für die einzelnen Parameter eine hohe intraindividuelle Reproduzierbarkeit aufweisen und Normwerte weltweit vergleichbar sind. Für die Diagnose der Refluxkrankheit besitzen von allen aufgeführten Parametern der prozentuale Zeitanteil mit pH < 4 während der gesamten Meßzeit (Grenzwert 4,5 %) und der Composite Score nach DeMeester (Grenzwert 16,7) die höchste Sensitivität und Spezifität [12]. Basierend auf diesen Untersuchungen und breiter klinischer Erfahrung hat sich die 24-h-Ösophagus-pH-Metrie als „Goldstandard" für die Diagnose eines vermehrten Säurerefluxes in die Speiseröhre etabliert [9] und eignet sich ideal zur Dokumentation des Therapieerfolgs nach einer Antirefluxoperation (Abb. 3a, b) oder zur Titrierung einer H_2-Blocker- oder Protonenpumpenhemmertherapie.

Im Gegensatz zur Messung des sauren Refluxes ist die Erfassung des sog. alkalischen oder biliären Refluxes mittels pH-Metrie nicht zuverlässig möglich. Eine verlängerte Zeit mit pH > 7 in der 24-h-pH-Metrie kann auf einen biliären Reflux hinweisen, ein pH > 7 kann aber auch durch fehlerhafte Kalibrierung des Meßsystems, eine Ösophagusstenose mit proximalem Aufstau von alkalischem Speichel oder die Verwendung instabiler Antimonelektroden verursacht sein. Die kombinierte Magen- und Ösophagus-pH-Metrie kann zur weiteren kausalen Abklärung eines alkalischen pH Werts > 7 in der Speiseröhre beitragen [18, 21]. Heute kann ein biliärer Reflux jedoch besser mittels Langzeitrefluxaspirationstest oder Bilitec-Messung nachgewiesen werden.

Bei Patienten mit chronischem Husten, Heiserkeit oder Aspiration kann die zusätzliche Plazierung einer pH-Elektrode im proximalen Ösophagus oder Pharynx hilfreich sein. Nicht selten kann mit dieser proximal plazierten Elektrode ein Säurereflux bis in den Pharynx als Ursache der Beschwerden des Patienten dokumentiert werden [11].

Langzeitrefluxaspirationstest

Seit der Erstbeschreibung einer Refluxösophagitis bei Patienten nach totaler Gastrektomie und bei Patienten mit Achlorhydrie wird Reflux von Duodenalinhalt in den Ösophagus als weiterer potentieller pathogener Faktor für die

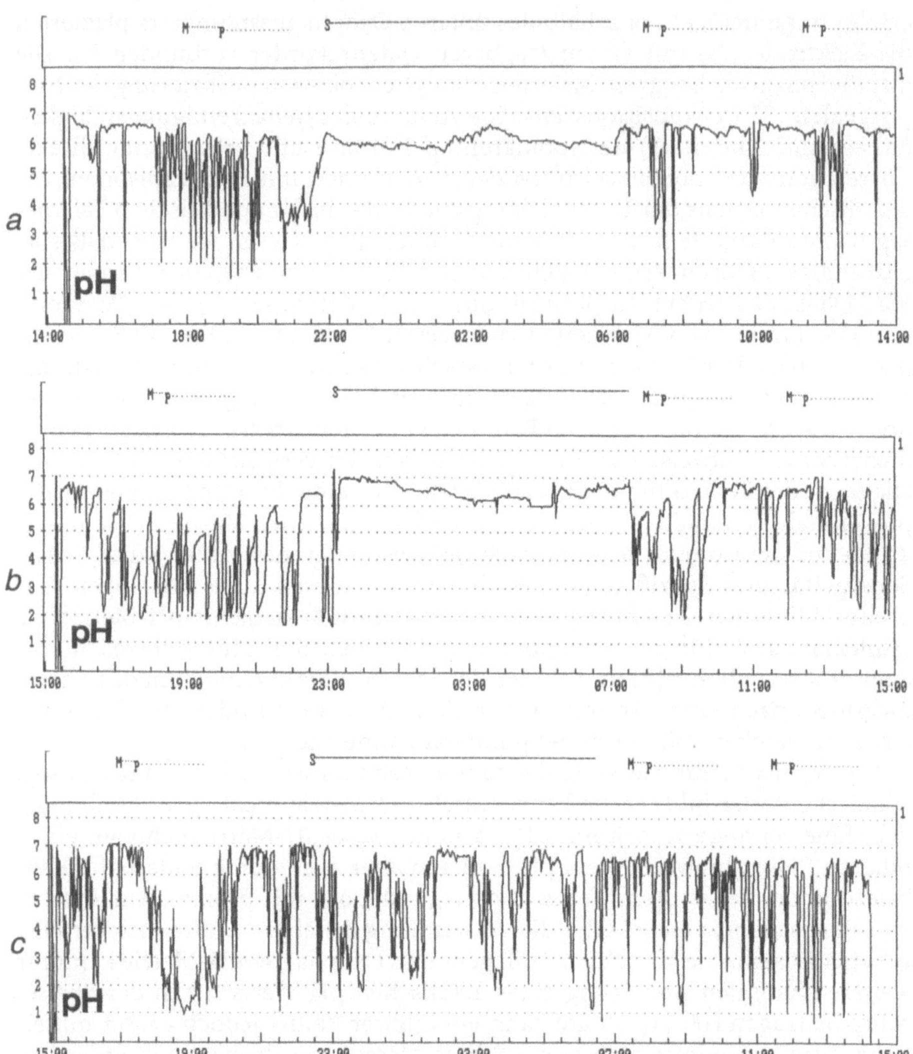

Abb. 2 a – c. Repräsentative 24-h-Ösophagus-pH-Metrie-Kurven. **a** Normaler, beschwerdefreier Proband. Einzelne Refluxepisoden von kurzer Dauer, v. a. postprandial (*P*). Gesamtzeit mit pH < 4 : 3,7 %; DeMeester-Score: 12,4. **b** Symptomatischer Patient mit täglichem Sodbrennen, pH-metrisch sog. „upright refluxer" mit vermehrt saurem Reflux während der Wachphase, aber nicht während der Nacht (*S*). Gesamtzeit mit pH < 4 : 8,9 %; DeMeester-Score: 24,3. **c** Symptomatischer Patient mit Sodbrennen und Regurgitation. pH-metrisch sog. „combined refluxer" mit vermehrt saurem Reflux in allen Meßphasen. Gesamtzeit mit pH < 4 : 23,0 %; DeMeester-Score: 68,2

Tabelle 3. Sensitivität und Spezifität einzelner Parameter zur Darstellung des Meßergebnisses der 24-h-Ösophagus-pH-Metrie [10]

	Grenzwert	Sensitivität (%)	Spezifität (%)
Prozentualer Zeitanteil mit pH < 4 Gesamtmeßdauer	4,5%	96	96
Prozentualer Zeitanteil mit pH < 4 Schlafphase	3,5%	88	92
Prozentualer Zeitanteil mit pH < 4 Wachphase	8,4%	92	88
Anzahl Refluxepisoden	47	88	88
Anzahl Refluxepisoden > 5 min	3	84	100
Dauer der längsten Refluxepisode	19,8 min	84	100
DeMeester-Score	16,7	96	96

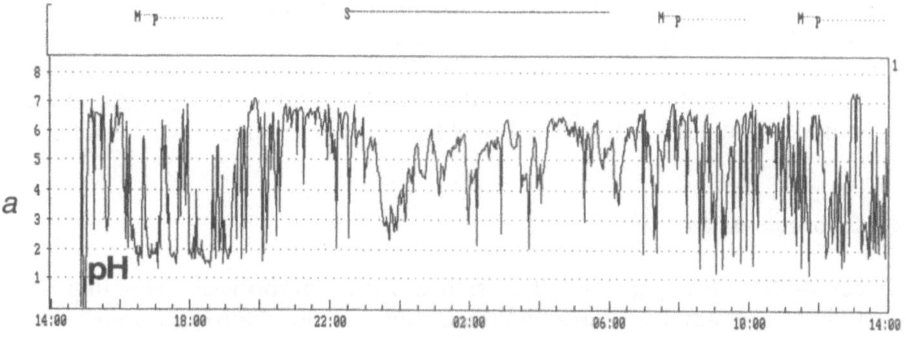

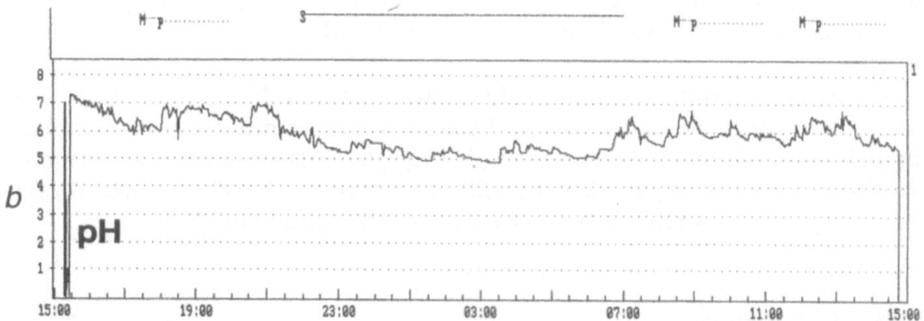

Abb. 3 a, b. 24-h-Ösophagus-pH-Metrie eines Patienten mit schwerer Refluxkrankheit vor (**a**) und nach Nissen-Fundoplikatio (**b**). Die Nissen-Fundoplikatio führt zur kompletten Refluxsuppression

Entstehung der erosiven Refluxösophagitis diskutiert. Die potentiell schädigenden Substanzen im Duodenalinhalt sind Gallensalze und aktivierte Pankreasenzyme. Der direkte Nachweis von Gallensalzen und Pankreasenzymen ist im Refluat nur durch Langzeitaspiration und chemische Analyse des Refluats möglich.

Der von uns entwickelte und validierte Langzeitrefluxaspirationstest erfolgt mit einem Doppellumenkatheter, der 5 cm oberhalb des unteren Ösophagussphinkters plaziert und mit einer tragbaren Aspirationspumpe verbunden wird [24]. Refluxaspirate werden damit separat während einer Nüchtern-, Postprandial- und Schlafperiode gesammelt. Die gesammelten Fraktionen werden auf pH, Volumen, Konzentration konjugierter und nichtkonjugierter Gallensalze und die Aktivität von Pankreasenzymen untersucht. In unserer Erfahrung läßt sich mit dieser Methode ein duodenoösophagealer Reflux v.a. bei Patienten nach subtotaler oder totaler Gastrektomie nachweisen. Weiter konnten wir auch bei Patienten mit intaktem Magen einen Zusammenhang zwischen galligem Reflux und dem Vorhandensein eines Barrett-Ösophagus aufzeigen [24]. Für den routinemäßigen klinischen Einsatz ist der Langzeitrefluxaspirationstest jedoch zu aufwendig. Die Meßmethode wurde deswegen seit der kommerziellen Verfügbarkeit des Bilitec-Meßsystems weitgehend verlassen und bleibt nur noch wissenschaftlichen Fragestellungen vorbehalten.

24-h-Ösophagus-Bilitec

Bei der Bilitec-Messung handelt es sich um die fiberoptische Messung von Bilirubin mittels einer Glasfaserelektrode, die 5 cm oberhalb des unteren Ösophagussphinkters plaziert wird und mit einem tragbaren Photospektrometer verbunden ist [3]. Die Bilirubinextinktion wird hierbei als Marker für eine gallige Komponente im Refluat verwendet. Die technischen Details und Prinzipien der 24-h-Ösophagus-Bilitec-Messung sind in diesem Buch auf S. 103 dargestellt.

Die Bilitec-Messung sollte bei jedem Patienten, bei dem der Verdacht auf eine biliäre Komponente im Refluat besteht, simultan mit der 24-h-Ösophagus-pH-Metrie durchgeführt werden (Abb. 4a, b). Erste klinische Studien mit der Bilitec-Messung zeigen, daß eine biliäre Kontamination des Refluats direkt mit dem Schweregrad der Ösophagitis zu korrelieren scheint [25].

Standardsäurerefluxtest

Die Verfügbarkeit von Protonenpumpenhemmern mit langer Halbwertszeit hat bei einigen Patienten zu Schwierigkeiten bei der Durchführung und Interpretation der ambulanten 24-h-Ösophagus-pH-Metrie geführt. So ist für den Protonenpumpenhemmer Omeprazol eine Hemmung der Säuresekretion bis 40 Tage nach Einnahme der letzten Dosis nachgewiesen worden. Viele Patienten mit Refluxbeschwerden nehmen z.T. hohe Dosen dieser Medikamente ein

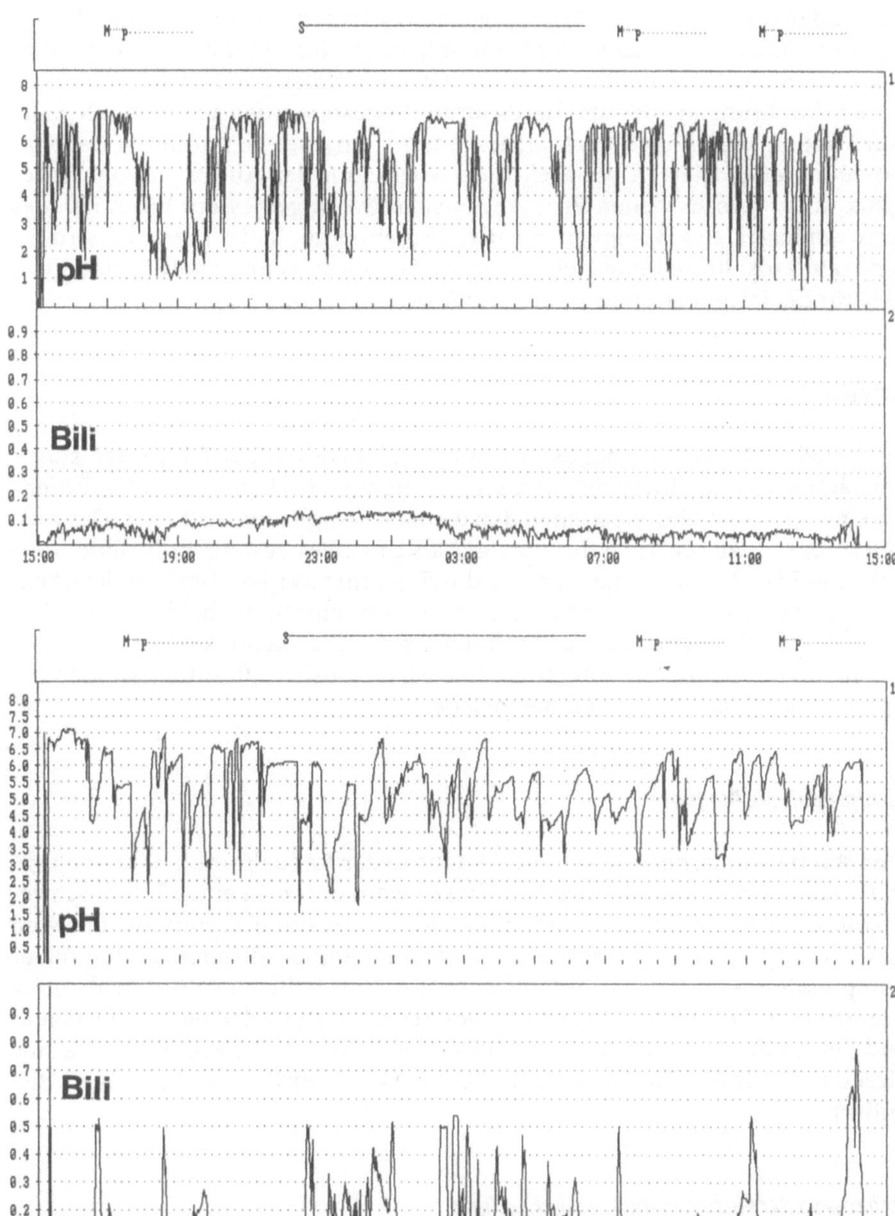

Abb. 4a, b. Kombinierte ambulante 24-h-Ösophagus-pH- und Bilitec-Messung. **a** Vermehrt Säurereflux während der gesamten Meßphase ohne Anhalt für galligen Reflux in der simultan durchgeführten Bilitec-Messung. **b** Vermehrt Säurereflux während der gesamten Meßphase mit Nachweis von vermehrt galligem Reflux in der simultan durchgeführten Bilitec-Messung und sind nicht in der Lage, sie lange genug vor Durchführung der ambulanten 24-h-pH-Metrie abzusetzen. Der Standardsäurerefluxtest kann in dieser Situation zusätzliche Informationen zur nicht verwertbaren pH-Metrie erbringen.

Zur Durchführung des Standardsäurerefluxtests werden 300 ml 0,1-N-Salzsäure in den Magen instilliert. Mittels einer 5 cm über dem unteren Ösophagussphinkter plazierten pH-Elektrode wird dann das Auftreten von Säurereflux unter verschiedenen Provokationsmanövern gemessen. Ein Abfall des intraösophagealen pH zeigt ein positives Ergebnis an. In der Literatur wird für den Standardsäurerefluxtest eine Sensitivität von 59 % und eine Spezifität von 98 % für die Diagnose einer Refluxkrankheit angegeben [19].

Bernstein-Test

Die Irritabilität der Ösophagusschleimhaut kann durch den Säureperfusionstest nach Bernstein überprüft werden [4]. Hierzu wird beim sitzenden Patienten eine 0,1-N-Salzsäurelösung in den distalen Ösophagus instilliert. Das Auftreten reproduzierbarer Symptome gilt als positives Testergebnis. Eine Kontrolle mit Plazebo sollte dabei immer durchgeführt werden. Der Test liefert ein rein qualitatives Ergebnis und zeigt nur die Säureempfindlichkeit der Ösophagusschleimhaut, nicht aber das Vorhandensein einer Refluxkrankheit an. Der Test hat eine Sensitivität von etwa 80 %. Falsch positive Resultate werden bei Patienten mit Ulkuskrankheit beschrieben.

Szintigraphische Diagnose

Eine szintigraphische Methode zur Diagnose der Refluxkrankheit wurde 1976 von Fisher et al. vorgeschlagen [8]. Hierzu werden 100 Ci eines Tc^{99m}-Schwefelkolloids mit 300 ml physiologischer Kochsalzlösung vermischt und vom Patienten getrunken. In Rückenlage und unter standardisierter abdominaler Kompression wird Reflux in den Ösophagus mit Hilfe einer Gammakamera quantifiziert. Die größten Nachteile des Tests liegen in der kurzen Testdauer und der unphysiologischen Provokation des Refluxes. Die klinische Relevanz dieses Tests für die Diagnose der Refluxkrankheit wird daher kontrovers diskutiert [10].

Stellenwert der einzelnen diagnostischen Tests

Ausgedehnte klinische Erfahrung hat gezeigt, daß von allen zur Verfügung stehenden diagnostischen Methoden die 24-h-Ösophagus-pH-Metrie die höchste Sensitivität und Spezifität für die Diagnose der Refluxkrankheit besitzt (Abb. 5). Komplikationen der Refluxkrankheit, d. h. das Vorhandensein einer Ösophagitis, eines Endobrachyösophagus und einer Striktur, können dagegen am besten mittels Endoskopie und Biopsie nachgewiesen werden. Die Kon-

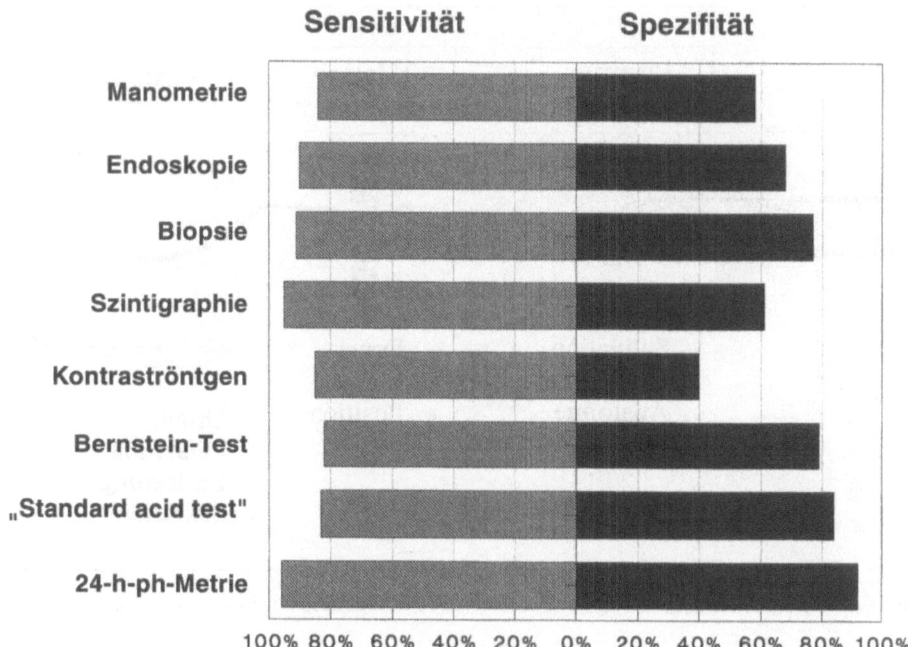

Abb. 5. Literaturzusammenstellung: Sensitivität und Spezifität verschiedener Tests zur Diagnose der Refluxkrankheit

traströntgenographie hat für diese Fragestellung ebenfalls noch einen Stellenwert. Die Zusammensetzung des refluierten Materials kann nur durch Aspirationsmessungen und chemische Untersuchung des Refluats bestimmt werden. Da dies sehr aufwendig ist, wird zum Nachweis eines biliären Refluxes heute jedoch die Bilitec-Messung eingesetzt. Bilitec-Messung und Standardsäurerefluxtest sind v.a. bei Patienten mit vorangegangener Magenresektion, Patienten mit Achlorhydrie oder medikamentöser Säuresuppression hilfreich. Kontraströntenographie, Bernstein-Test und gastroösophageale Szintigraphie haben für die Diagnose der Refluxkrankheit aufgrund ihrer geringen Sensitivität bzw. Spezifität nur einen geringen Stellenwert.

Diagnostische Methoden zur Abklärung der Ursache

Mit einer Kombination von Endoskopie, pH-Metrie und Bilitec-Messung kann die gastroösophageale Refluxkrankheit heute mit hoher Sensitivität und Spezifität diagnostiziert werden. Die Ursache eines vermehrten gastroösophagealen Refluxes kann damit jedoch nicht aufgezeigt werden. Dies erfordert eine weiterführende Abklärung der pathophysiologischen Mechanismen, die zur Refluxkrankheit führen können, d.h. eine Quantifizierung der Barrierefunk-

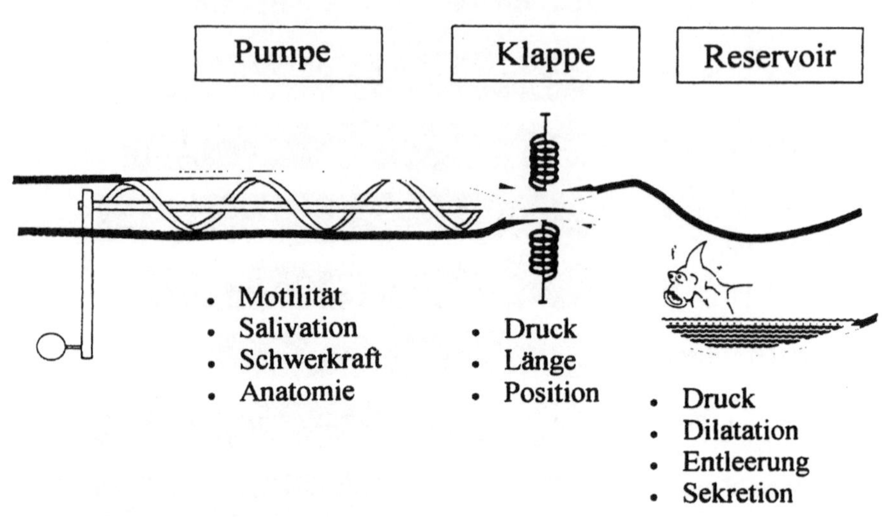

Abb. 6. Schematische Darstellung der Faktoren der Pathogenese der Refluxkrankheit

tion des unteren Ösophagussphinkters, die Analyse der propulsiven Kraft der tubulären Speiseröhre und gegebenenfalls weiterführende Untersuchungen der gastroduodenalen Funktion (Abb. 6) [5, 26].

Manometrie des unteren Ösophagussphinkters

Eine gestörte Barrierefunktion des unteren Ösophagussphinkters stellt den wesentlichen pathophysiologischen Mechanismus der Refluxkrankheit dar. Die Barrierefunktion des unteren Ösophagussphinkters läßt sich durch manometrische Messung des Ruhedrucks, der Gesamtlänge und der intraabdominalen Länge der Hochdruckzone am gastroösophagealen Übergang quantifizieren [27]. Die Bestimmung des manometrischen Sphinkter-Vektor-Druck-Volumens erlaubt eine integrierte Erfassung dieser Parameter [22]. Die Details der manometrischen Untersuchung der Sphinkterfunktion mittels Manometrie sind auf S. 24 und S. 61 in diesem Buch beschrieben.

Manometrie der tubulären Speiseröhre

Mittels simultaner Fluoroskopie und Manometrie konnte kürzlich gezeigt werden, daß die Propulsion eines Bolus durch die tubuläre Speiseröhre und damit auch die Clearance von refluiertem Material durch eine peristaltische Welle mit einer Mindestamplitude von 30 mmHg erfolgt [15]. Nichtperistaltische

Wellen oder peristaltische Kontraktionsamplituden von weniger als 30 mmHg führten in diesen Untersuchungen zu einer Aufspaltung des verabreichten Bariumbolus und fehlender Clearance. Die propulsive Kraft der Speiseröhre läßt sich somit klinisch ebenfalls am besten mittels Standard- oder ambulanter 24-h-Manometrie der tubulären Speiseröhre evaluieren. Die Manometrie der tubulären Speiseröhre ist besonders vor einer geplanten Nissen-Fundoplikatio wichtig, da bei gestörter Clearance-Funktion die aus der Fundoplikatio resultierende Obstruktion am gastroösophagealen Übergang leicht zu einer Dysphagie führen kann. Weiter läßt sich durch die Manometrie der tubulären Speiseröhre eine primäre oder sekundäre Motilitätsstörung als Ursache der Beschwerden des Patienten ausschließen.

Magenentleerungsszintigraphie

Eine gestörte Magenentleerung kann bei bis zu 50 % der Patienten mit Refluxkrankheit als pathogener Faktor nachgewiesen werden. Die objektive Messung der Magenentleerung erfolgt, wie auf S. 166 in diesem Buch dargestellt, mittels Szintigraphie. Die Messung der Magenentleerung mittels Ultraschall und Kernspintomographie sind neuere Entwicklungen, die weiterer Validierung bedürfen.

Magensaftanalyse

Hypersekretion von Magensäure ist eine seltene, aber gut therapierbare Ursache der Refluxkrankheit. Der Sekretionsstatus wird in der Regel mittels Magensaftanalyse bestimmt. Hierzu wird über eine Magensonde die im Verlauf einer Stunde ohne Stimulation produzierte Magensäure kontinuierlich abgesaugt und titriert (basale Magensaftsekretion). Zur Bestimmung der maximalen Säuresekretionskapazität wird Pentagastrin appliziert und die sezernierte Magensäure erneut titriert. Nach Einführung der ambulanten 24-h-Magen-pH-Metrie hat die Magensaftanalyse zur Bestimmung des Säuresekretionsstatus jedoch an Bedeutung verloren.

Ambulante 24-h-Magen-pH-Metrie

Mit der weiten Verbreitung der 24-h-Ösophagus-pH-Metrie erfolgte an vielen Zentren auch die klinische Evaluierung der 24-h-Magen-pH-Metrie als diagnostischem Test. Die Interpretation der 24-h-Magen-pH-Metrie ist jedoch schwieriger als die Analyse von Ösophagus-pH-Kurven. Dies liegt daran, daß das Magen-pH-Profil durch ein komplexes Zusammenspiel vieler Einzelfaktoren (Säure- und Mukussekretion, Pufferkapazität der aufgenommenen Nahrung und des verschluckten Speichels, Regurgitation von alkalischem Duodenalsaft, Vermischung und Entleerung des Mageninhalts) bestimmt wird.

Die Analyse der 24-h-Magen-pH-Metrie für klinische Zwecke erfordert daher eine detaillierte Bewertung mehrerer Faktoren, die im einzelnen auf S. 131 in diesem Buch dargestellt sind. Einen klinischen Stellenwert hat die 24-h-Magen-pH-Metrie bislang nur für die Analyse des Sekretionsstatus erlangt [23].

Barostat, Antroduodenalmanometrie und Elektrogastrographie

Die Reservoirfunktion des proximalen Magens kann durch manometrische Messung nicht erfaßt werden. Der Tonus des proximalen Magens läßt sich jedoch durch Monitoring des Volumens eines mit Luft gefüllten intragastralen Ballons, des sog. Barostats, messen. Hierzu wird der Barostat in den Fundus des Magens verbracht und sein Druck mittels eines elektronischen Feedback-Mechanismus auf einem konstanten Niveau gehalten. Anhand der Volumenveränderungen des Ballons können so Kontraktion und Relaxation im proximalen Magen gemessen werden. Erste klinische Studien zeigen, daß mit dieser Methode Magenentleerungsstörungen nach Vagotomie oder partieller Resektion objektiviert werden können. Für den breiten klinischen Einsatz ist diese Methode jedoch zu invasiv und aufwendig [2].

Im Gegensatz zur Motilität des Magenfundus läßt sich die phasische Druckaktivität des antropyloroduodenalen Komplexes leicht mit wasserperfundierten Kathetern oder elektronischen Druckaufnehmern erfassen. Die Details dieser Untersuchungstechnik sind auf S. 201 in diesem Buch dargestellt. Die mit antroduodenaler Manometrie diagnostizierbaren potentiellen Ursachen eines vermehrten gastroösophagealen Refluxes umfassen antrale Hypomotilität, antrale Arrhythmien, erhöhten Pylorusdruck, duodenale Hypomotilität, duodenale Hypermotilität und retrograde Aktivität.

Durch die Entwicklung leistungsfähiger Computerprogramme zur Spektralanalyse hat die perkutane Elektrogastrographie, d. h. Messung der elektrischen Aktivität des Magens, in den letzten Jahren eine Renaissance erlebt und wird heute vielfach als nichtinvasive Methode zur Diagnostik und Analyse von Magenfunktionsstörungen angepriesen. Aufgrund weiterhin bestehender methodischer Probleme [16] kann die Elektrogastrophie jedoch derzeit nicht zur Abklärung der Ursache eines vermehrten gastroösophagealen Refluxes beitragen.

Klinisches Vorgehen

Unser diagnostischer und therapeutischer Zugang zum Patienten mit Refluxkrankheit ist in Abb. 7 in einem Algorithmus dargestellt. Bei jedem Patienten mit typischen Refluxbeschwerden, d. h. Sodbrennen und Regurgitation, sollte zunächst eine Therapieversuch mit sog. Phase-I-Maßnahmen erfolgen (Tabelle 4). Bei fortbestehenden oder rezidivierenden Beschwerden ist für die Dauer von etwa 8–12 Wochen ein medikamentöser Therapieversuch mit H_2-Blockern gerechtfertigt. Wenn trotz adäquater medikamentöser Säure-

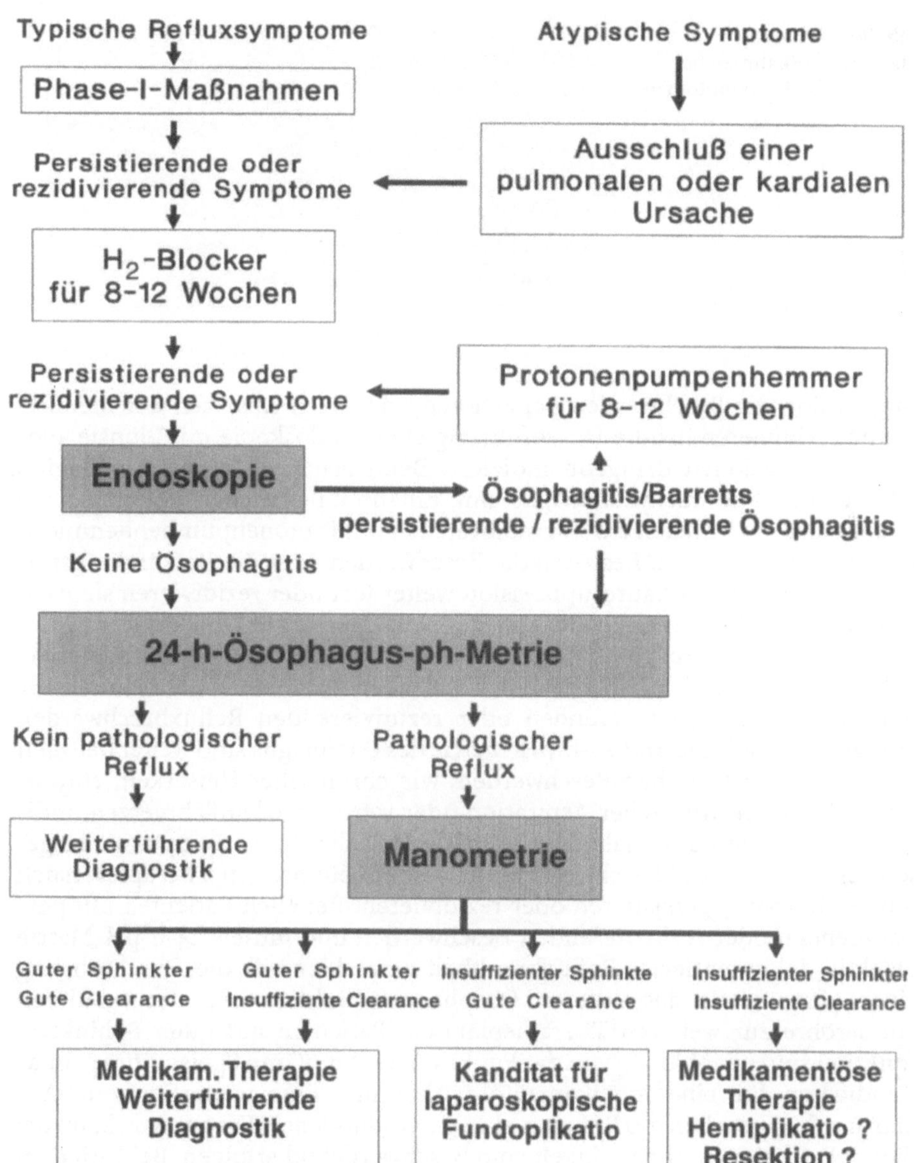

Abb. 7. Algorithmus zum diagnostischen Vorgehen bei Patienten mit typischen oder atypischen Refluxsymptomen

Tabelle 4. Phase-1-Therapiemaßnahmen bei typischen Refluxsymptomen

Diätmodifikation
Gewichtsabnahme
Anhebung („Steilstellung") des Oberkörpers im Bett
Vermeidung später Mahlzeiten
Vermeidung von Medikamenten, die den Sphinkterdruck reduzieren
Einschränkung von Nikotin- und Alkoholgenuß
Antazida, Alginate, Prokinetika

suppression die Beschwerden persistieren oder nach Absetzen der Medikamente rezidivieren, ist die Durchführung einer Endoskopie mit Biopsie aller suspekten Läsionen dringend indiziert. Beim Nachweis einer Ösophagitis oder eines Endobrachyösophagus mit Entzündungszeichen sollte für die Dauer von 8–12 Wochen ein Therapieversuch mit Protonenpumpenhemmern unternommen werden. Bestehen die Beschwerden oder die Entzündungszeichen trotz adäquater Säuresuppression weiter fort oder rezidivieren sie nach Absetzen der Medikation, sollte eine 24-h-pH-Metrie zur Objektivierung der Refluxkrankheit durchgeführt werden. Zur Dokumentation der Refluxkrankheit sollte eine 24-h-pH-Metrie auch bei allen Patienten mit unauffälliger Endoskopie, aber peristierenden oder rezidivierenden Refluxbeschwerden erfolgen. Endoskopie und 24-h-pH-Metrie des Ösophagus sind weiter bei allen Patienten mit atypischen Beschwerden, wie chronischer Heiserkeit, chronischem Husten, chronischer Aspiration oder retrosternalen Schmerzen, indiziert, wenn eine pulmonale oder kardiale Ursache dieser Symptome ausgeschlossen ist und die Beschwerden nach einem einmaligen Therapieversuch mit H_2-Blockern persistieren oder rezidivieren. Bei allen Patienten mit persistierenden oder rezidivierenden Beschwerden und mittels 24-h-pH-Metrie objektiv dokumentierter Refluxkrankheit empfehlen wir die Durchführung einer Manometrie des unteren Ösophagussphinkters und der tubulären Speiseröhre zur weiteren Therapieplanung. Patienten mit guter Sphinkterfunktion sind unabhängig von der Funktion der tubulären Speiseröhre primär Kandidaten für eine medikamentöse Therapie. Eine weiterführende Abklärung der Ursachen des Refluxes, d. h. gastroduodenale Diagnostik, kann bei diesen Patienten in Abhängigkeit vom Beschwerdebild erfolgen. Bei Patienten mit manometrisch defektem Sphinkter, aber guter Clearance-Funktion wird in der Regel eine medikamentöse Dauertherapie zur Refluxsuppression erforderlich. Bei diesen Patienten sollte als Alternative zur chronischen medikamentösen Therapie die Durchführung einer Antirefluxoperation erwogen werden, v. a. dann, wenn es sich um junge Patienten ohne sonstige Risikofaktoren handelt. Patienten mit vermehrtem gastroösophagealem Reflux aufgrund eines defekten Sphinkters und gestörter Clearance-Funktion der tubulären Speiseröhre stellen die am schwierigsten zu therapierende Patientengruppe dar. Einerseits ist das Ausmaß des Refluxes bei diesen Patienten am größten, andererseits sollte aufgrund der defekten Clearance keine Nissen-Fundoplikatio durchgeführt werden. Zur Symptomkontrolle ist bei diesen Patienten in der Regel eine medikamentöse Dauertherapie mit hochdosierten Protonenpumpenhemmern in Kombination mit Prokinetika erforderlich. Eine wenig obstruktive Hemiplikatio oder eine distale Magenresektion mit Roux-Y-Galleableitung stellen die chirurgischen Alternativen dar.

Literatur

1. Armstrong D, Monnier P, Nicolet M, Blum AL, Savary M (1991) Endoscopic assessment of oesophagitis. Gullet 1:63–67
2. Azpiroz F, Malagelada JR (1987) Gastric tone measured by an electronic barostat in health and postsurgical gastroparesis. Gastroenterology 92:934–943
3. Bechi P, Pucciano F, Baldini F et al. (1993) Long-term ambulatory enterogastric reflux monitoring: validation of a new fiber optic technique. Dig Dis Sci 38:1297–1306
4. Bernstein LM, Baker CA (1957) A clinical test for esophagitis. Gastroenterology 34:760–781
5. DeMeester TR, Stein HJ (1996) Physiologic diagnostic studies. In: Zuidema GD (ed) Shackelford's surgery of the alimentary tract, vol 1. Esophagus, 4th edn. Saunders, Philadelphia/PA, pp 120–153
6. DeMeester TR, Johnson LF, Joseph GJ, Toscano MS, Hall AW, Skinner DB (1976) Patterns of gastroesophageal reflux in health and disease. Ann Surg 184:459–470
7. DeMeester TR, Wang CI, Wernly JA et al. (1980) Technique, indications and clinical use of 24-hour esophageal pH monitoring. J Thorac Cardiovasc Surg 79:656–667
8. Fisher RS, Malmud LS, Roberts GS et al. (1976) Gastroesophageal (GE) scintiscanning to detect and quantitate GE reflux. Gastroenterology 70:301–308
9. Fuchs KH, DeMeester TR, Albertucci M (1987) Specificity and sensitivity of objective diagnosis of gastroesophageal reflux disease. Surgery 102:575–580
10. Hoffman GC, Vansant HH (1979) The gastroesophageal scintiscan: Comparison of methods to demonstrate gastroesophageal reflux. Arch Surg 114:727–728
11. Jacob P, Kahrilas PJ, Herzon G (1991) Proximal esophageal pH-metry in patients with „reflux laryngitis". Gastroenterology 100:305–310
12. Jamieson JR, Stein HJ, DeMeester TR, Bonavina L, Hinder, RA (1992) Ambulatory 24-hour esophageal pH monitoring: Normal values, optimal thresholds, specificity, sensitivity, and reproducibility. Am J Gastroenterol 87:1102–1111
13. Johnson LF, DeMeester TR (1974) Twenty-four hour pH monitoring of the distal esophagus: A quantitative measure of gastroesophageal reflux. Am J Gastroenterol 62:325–332
14. Johnson LF, DeMeester TR (1986) Development of 24-hour intraesophageal pH monitoring composite scoring. J Clin Gastroenterol 8:52–58
15. Kahrilas PJ, Dodds WJ, Hogan WJ (1988) Effect of peristaltic dysfunction on esophageal volume clearance. Gastroenterology 94:73–80
16. Mintchev MP, Kingma YJ, Bowes KL (1993) Accuracy of cutaneous recordings of gastric electrical activity. Gastroenterology 104:1273–1280
17. Savary M, Miller G (1977) Der Ösophagus. Gassmann, Solothurn
18. Singh S, Bradley LA, Richter JE (1993) Determinants of esophageal „alkaline" pH environment in controls and patients with gastroesophageal reflux disease. Gut 34:309–316
19. Skinner DB, Booth DJ (1970) Assessment of distal esophageal function in patients with hiatal hernia and/or gastroesophageal reflux. Ann Surg 172:627–637
20. Stein HJ, Siewert JR (1993) Endobrachyösophagus: Pathogenese, Epidemiologie und maligne Degeneration. Deutsche Med Wochenschr 118:511–519
21. Stein HJ, Feussner H (1994) Diagnostic approach to „alkaline" gastroesophageal reflux. Dis Esoph 7:80–86

22. Stein HJ, DeMeester TR, Naspetti R, Jamieson J, Perry R (1991) The threedimensional lower esophageal sphincter pressure profile in gastroesophageal reflux disease. Ann Surg 214 : 374–384
23. Stein HJ, DeMeester TR, Peters J, Fuchs K-H (1994) Indications, technique, and clinical use of ambulatory 24-hour gastric pH monitoring in a surgical practice. Surgery 116 : 758–767
24. Stein HJ, Feussner H, Kauer W, DeMeester TR, Siewert JR (1994) „Alkaline" gastroesophageal reflux: Assessment by ambulatory esophageal aspiration and pH monitoring. Am J Surg 167 : 163–168
25. Stein HJ, Kraemer SMJ, Feussner H, Siewert JR (1994) Quantifizierung des intestino-ösophagealen Refluxes mit einer fiberoptischen Bilirubin-Meßsonde. Z Gastroenterol 32 : 247–251
26. Stein HJ, DeMeester TR, Hinder RA (1992) Outpatient physiologic testing and surgical management of foregut motility disorders. Curr Probl Surg 29 : 415–555
27. Zaninotto G, DeMeester TR, Schwizer W, Johansson K-E, Cheng SC (1988) The lower esophageal sphincter in health and disease. Am J Surg 155 : 104–111

6

Alkalischer Reflux

W. K. H. Kauer und H. J. Stein

Die gastroösophageale Refluxkrankheit ist die häufigste gutartige Erkrankung der Speiseröhre und betrifft ungefähr 10–30% der westlichen Bevölkerung [15]. Verantwortlich für diese Erkrankung ist symptomatischer oder asymptomatischer Reflux von Magen- oder Duodenalsaft in die Speiseröhre mit oder ohne Veränderungen an der Speiseröhrenschleimhaut. Salzsäure und Pepsin sind die am besten untersuchten Inhaltsstoffe aus dem Magen, die zur Entwicklung von Symptomen in der Speiseröhre und zu Veränderungen an der Mukosa führen können. Darüber hinaus kann sich Magensaft mit Flüssigkeit aus dem Duodenum durch transpylorischen Reflux von Gallensäuren oder Pankreasenzymen vermischen [14, 40]. Dieser duodenogastrische Reflux tritt auch bei Normalpersonen auf, hier jedoch überwiegend nachts und postprandial [17, 18, 44]. Für die Epithelschäden verantwortlich gemacht werden v.a. Gallensäuren, aber auch Trypsin und Lezithin [21, 28].

Die relative Bedeutung und der Einfluß von Magensäure und Duodenalinhalt für die Entstehung von Epithelschäden sind trotz vieler Tierversuche und Patientenstudien umstritten [20, 35, 42]. Die Hauptschwierigkeit liegt dabei darin, Ergebnisse von Tierversuchen mit den Ergebnissen aus Patientenstudien in Einklang zu bringen. Seit kurzer Zeit stehen nun neue diagnostische Möglichkeiten zur Verfügung, die es ermöglichen, diese Schwierigkeiten auszuschalten.

Dieser Beitrag wird die wichtigsten Daten aus Tierversuchen und Patientenstudien kritisch betrachten, sie in klinischen Zusammenhang setzen und die neuesten diagnostischen Möglichkeiten vorstellen, die es erlauben das Problem des alkalischen Refluxes besser zu verstehen.

Experimentelle Untersuchungen

Die Bedeutung von Magensäure für die Entstehung der Refluxkrankheit ist bereits früh in Tierversuchen erkannt worden. Bereits 1959 haben Redo et al. durch Perfusion von Hundeösophagi mit Säure und Pepsin herausgefunden, daß eine Kombination dieser beiden Substanzen zu Schädigungen an der Schleimhaut führt [40]. Dagegen ist die Speiseröhrenschleimhaut relativ resistent gegen Säureperfusion allein [28]. Die Rolle von Pepsin isoliert zu untersuchen, ist schwierig, da das Aktivitätsmaximum von Pepsin bei einem pH-Wert von 3 liegt.

Die Rolle von duodenalem Saft, insbesondere Gallensäuren und pankreatischen Enzyme, für die Entstehung der Refluxkrankheit ist dagegen umstritten und Thema vieler Tierexperimente. Frühe Studien von Cross u. Wangensteen erbrachten Hinweise auf eine Beteiligung von Gallensäuren bei der Schädigung von Speiseröhrenschleimhaut [8]. Moffat u. Berkas dagegen benutzten ein Hundemodell mit Gallengangsdurchtrennung und Anastomosierung an das Jejunum. Sie zeigten, daß Gallensäuren in verschiedenen Konzentrationen in der Lage waren, die Schleimhaut in entsprechender Stärke zu schädigen [32]. Neuere Studien haben gezeigt, daß der Grad der Schädigung davon abhängig ist, ob sich die Gallensäuren in konjugiertem oder unkonjugiertem Zustand befinden. Eine wesentliche Rolle spielt auch der pH-Wert. Harmon et al. zeigten, daß konjugierte Gallensäuren bereits bei einem pH von 2 schädlich sein können, während unkonjugierte Gallensäuren erst bei einem pH von 7 zu Schädigungen an der Schleimhaut führen [20]. Das bedeutet, daß unkonjugierte Gallensäuren in saurem Umgebungsmilieu schädlicher sind, während konjugierte Gallensäuren in einem pH-Milieu von 7 oder 8 ihr Wirkungsmaximum erzielen. Diese Ergebnisse wurden in Studien von Salo sowie Kivilaakso bestätigt und führten zu der Hypothese, daß der sog. „alkalische Reflux" ein wichtiger Bestandteil für die Pathogenese der Refluxkrankheit sein kann [26, 42].

Da jedoch duodenaler Reflux immer den Magen passieren muß und somit im Regelfall einer sauren Umgebung ausgesetzt ist, war die gegenseitige Beeinflussung von Magen- und Duodenalinhalt Bestandteil vieler Untersuchungen. Lillemoe et al. verglichen den schädigenden Einfluß von verschiedenen Komponenten des Duodenalsaftes auf die Speiseröhre bei einem pH-Wert von 2 durch Messung des Ionenflusses durch das Speiseröhrenepithelium. Trypsin (1000 U/l) hatte keinen Effekt, da es bei pH-Werten < 4 ineffektiv ist. Dagegen verursachte Taurocholinsäure eine Zerstörung der Mukosa [28]. Diese Ergebnisse wurden von Salo u. Kivilaakso bestätigt. Sie konnten zeigen, daß sowohl Taurocholinsäure als auch Lysolezithin bei gleichzeitiger Anwesenheit von Säure Veränderungen im transmukösen Potential als auch in den histologischen Strukturen der Schleimhaut hervorrufen können. Dagegen waren diese Substanzen ohne Anwesenheit von Säure wirkungslos [41].

Gallensäuren haben abhängig von ihrem konjugierten Zustand sowohl synergistischen als auch hemmenden Effekt auf Trypsin und Pepsin. Salo u. Kivilaakso, die sich in den 80er Jahren sehr ausführlich mit dieser Thematik beschäftigt hatten, konnten am perfundierten Ösophagusmodell zeigen, daß ein trypsininduzierter Epithelschaden durch Hinzufügung von unkonjugierten Gallensäuren signifikant ansteigt [42]. Dagegen fanden Lillemore et al., daß der pepsininduzierte ösophageale Epithelschaden und die Permeabilität in einem dosisabhängigen Verhältnis mit ansteigenden Dosen von hinzugefügter konjugierter Gallensäure Taurodeoxycholin abnimmt [29].

Wie in Abb. 1 dargestellt, zeigen diese Tierversuche einen Synergismus zwischen Säure, Pepsin, Trypsin, Lysolezithin und konjugierten oder unkonjugierten Gallensäuren. Abhängig vom pH-Wert kann jede einzelne dieser

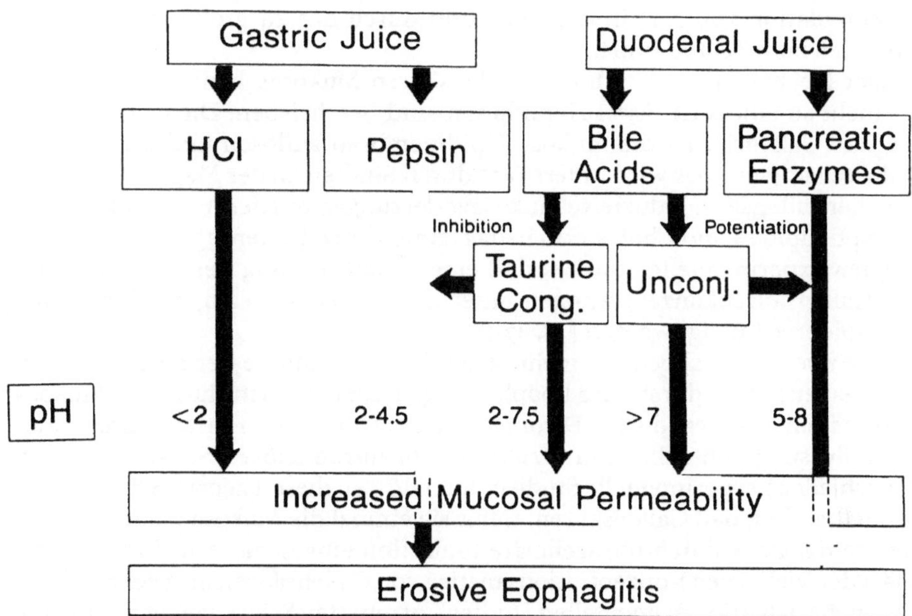

Abb. 1. Potentiell schädliche Substanzen im ösophagealen Refluat und die modulatorische Rolle des Umgebungs-pH-Wertes. (Aus [9])

Noxen Schäden an der ösophagealen Schleimhaut verursachen. Durch Kombination kann dieser Effekt sogar noch verstärkt werden.

Schädigungsmechanismus

Der Mechanismus, durch den Pepsin und Trypsin die ösophageale Schleimhaut schädigen, ist eindeutig durch die proteolytischen Eigenschaften dieser Enzyme erklärbar. Beide bewirken eine Ablösung der Oberflächenzellen des Epitheliums. Verursacht wird dies höchstwahrscheinlich durch Verdauung von Interzellulärsubstanzen und Oberflächenstrukturen, die zur Kohäsion zwischen den Zellen beitragen [43, 48]. Beide Substanzen verursachen die größte Schädigung in ihrer jeweiligen optimalen pH-Umgebung: pH 2–3 für Pepsin und pH 5–8 für Trypsin.

Der Mechanismus, durch den Säure die Schleimhaut schädigt, ist kompliziert und von einer Reihe anderer Faktoren abhängig. In experimentellen Untersuchungen [6, 35, 36, 39] wurde herausgefunden, daß H^+-Ionen die Zellvolumenregulation durch die Na^+-K^+-ATP-Pumpe negativ beeinflussen, die sich in der basolateralen Zellwand des Stratum spinosum der Mukosa befindet. Die Hemmung der Na^+-K^+-ATP tritt zur selben Zeit ein, zu der die amiloridsensitive Na^+-Pumpe aktiviert ist, was zu einem verstärkten Eintritt und

Akkumulation von Na^+ in der Zelle und durch das zu große intrazelluläre Volumen zum Zelltod führt.

Der Mechanismus, durch den Gallensäuren Mukosaschaden hervorrufen, ist nicht so eindeutig. Zwei Hypothesen sind beschrieben: Die erste Theorie ist, daß Gallensäuren die muköse Lipidmembran auflösen und dadurch die Zelle schädigen. Dies wird unterstützt durch Studien an der Magenmukosa, in welcher gallensäureinduzierte Mukosaverletzungen mit der Ausschüttung von Phospholipiden und Cholesterin in das Lumen korrelierten [13, 60, 61]. Jedoch zeigten experimentelle Studien, daß eine Unterbrechung der Mukosa schon bei Gallensäurenkonzentrationen unter dem Level eintreten, bei dem Phospholipide verflüssigt werden [45, 47].

Die zweite und allgemein mehr favorisierte Hypothese beruht darauf, daß sich Gallensäuren durch ihre lipophile Eigenschaft Eintritt durch die Mukosa verschaffen und es durch Disorganisation von Membranstrukturen oder Beeinflussung von zellulären Strukturen zu intramukösen Schäden kommt. Verschiedene experimentelle Studien unterstützen diese Theorie. Schweitzer et al. stellten fest, daß Gallensäuren, wenn sie einmal die Mukosa penetriert hatten, in der Zelle durch intrazelluläre Ionisation eingeschlossen sind. Dies erklärt den vielfachen Konzentrationsanstieg von Gallensäuren intrazellulär [46]. Die mehrfachen experimentellen Studien korrelierten Schweitzer et al. mit dem Eintritt von Gallensäuren und die Akkumulation in der Mukosa mit gallensäureninduzierten Mukosaschädigungen [45, 47]. Die Ergebnisse dieser Messungen erklären die vorher geschilderten Beobachtungen von Mukosaschädigungen durch konjugierte Gallensäuren bei einem pH-Wert von 2 und unkonjugierten Gallensäuren bei einem pH-Wert von 7. Die nichtionisierte Form überwiegt bei konjugierten Gallensäuren (pK_a 1,9) in saurem pH. Im Gegensatz dazu ist bei unkonjugierten Gallensäuren der pK_a mehr im neutralen Bereich (pK_a 5,1). Die nichtionisierte Form von Gallensäuren ist lipophiler und gelangt dadurch leichter durch die ösophageale Mukosa in das intrazelluläre Kompartiment. Durch Ionisation reichern sie sich dort an und können zum Zelltod führen.

Klinische Studien

Die ersten klinischen Studien konzentrierten sich auf den Effekt von Pepsin und Säure auf die Speiseröhrenschleimhaut. Das moderne Konzept der peptischen Speiseröhrenentzündung wurde erstmals von Winkelstein 1935 beschrieben [64], der bei 5 Patienten Magensaft für die Bildung von ösophagealen Schleimhautveränderungen verantwortlich machte. Mit der Einführung der Ösophagus-pH-Metrie wurde später in einer Reihe von Untersuchungen festgestellt, daß Patienten mit verschiedenen Graden von Speiseröhrenentzündung oder Barrett-Mukosa eine erhöhte Anzahl und Dauer von Episoden mit einem pH von weniger als 4 haben (Abb. 2) [10, 16, 52, 54]. DeMeester et al. konnten bei 90% aller Patienten mit Epithelveränderungen in der Speiseröhre einen vermehrten Säurereflux nachweisen. Eine spätere Studie der gleichen Gruppe zeigte, daß Patienten mit Barrett-Veränderungen eine

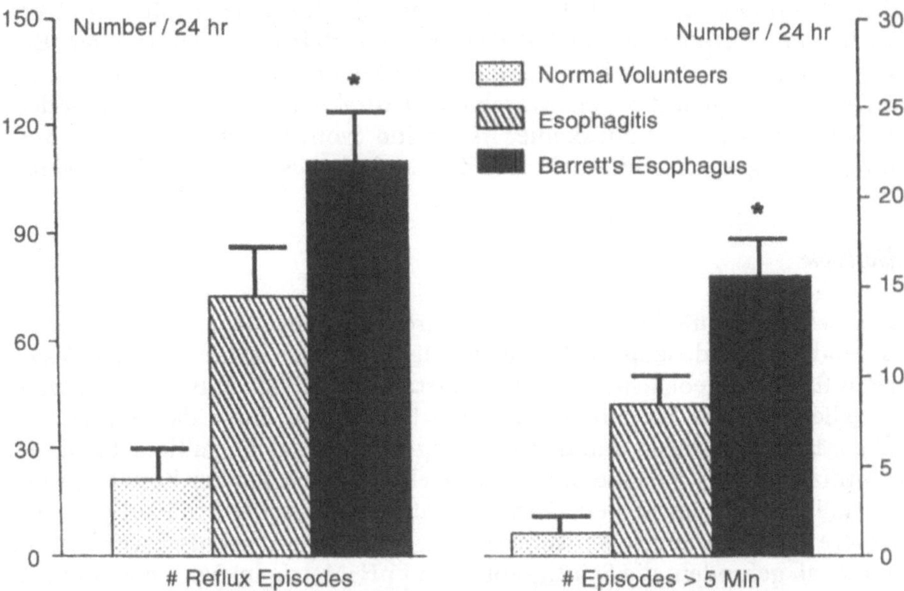

Abb. 2. Anzahl aller Refluxepisoden (pH < 4) und der Refluxepisoden (pH < 4) über 5 min bei Normalpersonen (Volunteers), Patienten mit Refluxösophagitis (Esophagitis) und Patienten mit Barrett-Veränderungen (Barrett's Esophagus) während einer 24-h-pH-Metrie. Patienten mit Barrett-Veränderungen hatten eine signifikant höhere Gesamtzahl an Refluxepisoden und Episoden über 5 min. (Aus [52])

signifikant höhere Expositionszeit für pH < 4 zeigen als Patienten mit entzündlichen Schleimhautveränderungen [56]. Diese Ergebnisse unterstreichen die signifikante Rolle von säurehaltigem Reflux in der Entwicklung von entzündlichen Schleimhautveränderungen und Endobrachyösophagus.

Darüber hinaus zeigten mehrere Untersuchungen eine positive Korrelation zwischen dem Ausmaß erhöhter Säure- und Pepsinexposition und dem Grad der Ösophagitis. Bremner und Mitarbeiter konnten zeigen, daß Patienten mit einem vermehrten Reflux von konzentrierter Säure (pH 0–2) die schwerwiegendsten ösophagealen Schleimhautschäden aufwiesen [5]. Dieser pH-Bereich entspricht dem pK_a von Pepsin.

Trotz dieser eindeutigen Daten ist es wichtig zu wissen, daß Frequenz und Dauer ösophagealer Säureexposition nicht immer mit dem Ausmaß der Schleimhautschädigung korrelieren. Dies läßt die Vermutung zu, daß zusätzliche Faktoren an der Entstehung von Schleimhautveränderungen beteiligt sein müssen. Neben der Resistenz der ösophagealen Schleimhaut gegenüber Säure spielt hier sicher auch die Bikarbonatproduktion in der distalen Speiseröhre eine wesentliche Rolle [11, 19, 31, 50]. In den vergangenen Jahren wurde darüber hinaus aber das Augenmerk v. a. auch auf Reflux von Duodenalinhalt gerichtet.

Isolierte Fallbeschreibungen während der letzten 40 Jahre haben vermuten lassen, daß duodenaler Saft zu Schädigung von ösophagealer Schleimhaut führen kann [22, 34, 37]. Die klinischen Hinweise für den schädlichen Effekt von duodenogastralem Reflux (DGR) waren jedoch lange Zeit umstritten. Ein Grund dafür war, daß es keine zuverlässige Meßmethode gab, DGR zu entdecken und zu quantifizieren. Verschiedene direkte und indirekte Methoden werden benutzt, z.B. Endoskopie, Aspiration (vom Magen und der Speiseröhre), Szintigraphie und, seit kurzer Zeit, ambulantes Bilirubin-Monitoring.

Endoskopie

Galle kann regelmäßig in der Speiseröhre und dem Magen von Patienten während einer Endoskopie gefunden werden. Dennoch ist die klinische Wichtigkeit für diese Beobachtung unklar. Nasrallah et al. haben bei 110 Patienten mit gallengefärbter Magenmukosa in der Endoskopie durch das Messen von Gallensäuren im Magen und durch Szintigraphie versucht, galligen Reflux zu quantifizieren [33]. Sie fanden keine Korrelation zwischen der Konzentration von Gallensäuren im Magen, dem Ausmaß histologischer Schäden oder der Schwere von endoskopischen Veränderungen. Gleiche Ergebnisse wurden von Stein et al. gefunden, die Szintigraphie und pH-Metrie im Magen benutzten. Sie fanden eine Sensitivität von 37% und eine Spezifität von 70% für die Endoskopie in der Diagnostik von exzessivem duodenogastralem Reflux [55].

Aspirationsstudien

Eine kürzlich veröffentlichte Studie von Vaezi u. Richter [62] an Patienten mit und ohne Komplikationen bei Barrett-Veränderungen der Speiseröhre zeigte, daß Nüchterngallensäurekonzentrationen bei Patienten mit unauffälliger Barrett-Mukosa niedriger waren als bei Patienten mit Ulzera, Stenosen oder Dysplasie in der Barrett-Mukosa. Diese Gruppe stellte auch fest, daß simultan mit den erhöhten Gallensäurewerten auch die Menge an Säurereflux erhöht war, was auf eine synergistische Wirkung von Säure und Galle schließen läßt. Limitiert werden diese Studien über Aspiration aus dem Magen dadurch, daß nur die Hälfte der DGR-Episoden im Antrum auch den Fundus erreichen und von dort nicht alles in die Speiseröhre zurückfließt. Um diesen Nachteil zu umgehen, wurden mehrere Studien durchgeführt, die Flüssigkeit aus der Speiseröhre aspirierten. Unterschiedliche Techniken, Versuchsdauer und ein oft mangelhaftes Versuchsprotokoll lassen einen Vergleich nur sehr schwer zu. Studien von Smith et al. [51] und Johnsson et al. [23] zeigten nur sehr kleine Mengen von Gallensäuren im ösophagealen Aspirat von Patienten mit gastroösophagealer Refluxkrankheit. Dagegen konnten Gotley et al. [17] und Stein et al. [57] mit kontinuierlicher Aspiration und der Aufarbeitung des Aspirates mit HPLC zeigen, daß Patienten mit schwerer gastroösophagealer Refluxkrankheit einen signifikant höheren Anteil an Gallensäuren im Aspirat aufweisen als Kontrollpersonen oder Patienten mit leichter gastroösophagealer Refluxkrankheit (Abb. 3).

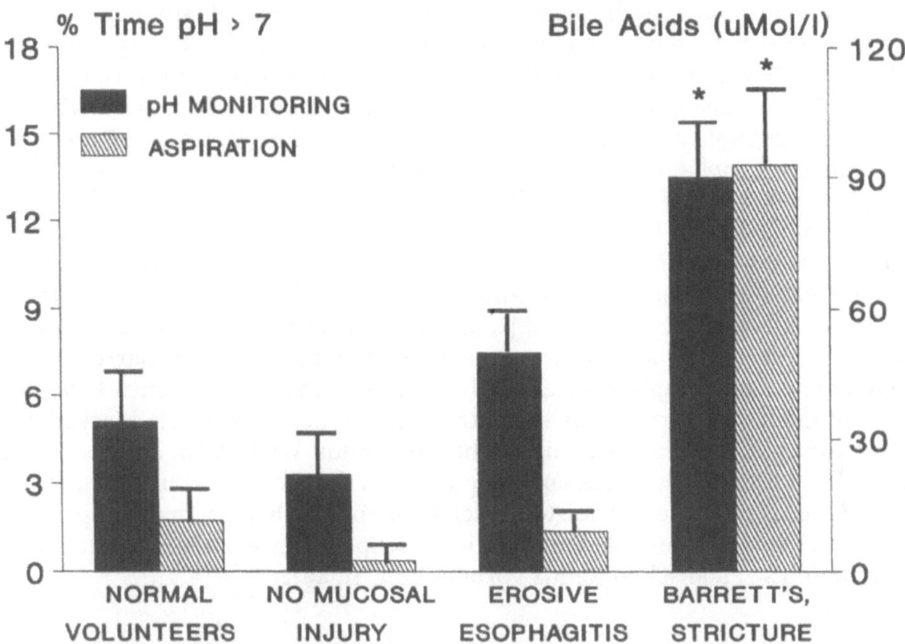

Abb. 3. Prozentualer Anteil der Zeit mit pH > 7 und Konzentration von Gallensäuren während einer kombinierten 24-h-pH-Metrie und Aspirationsuntersuchung bei Normalpersonen (Normal Volunteers), Patienten ohne (No Mucosal Injury) und mit Refluxösophagitis (Erosive Esophagitis) und Patienten mit Barrett-Veränderungen bzw. Strikturbildung (Barrett's, Stricture). Patienten mit Barrett-Veränderungen bzw. Striktur verbrachten signifikant mehr Zeit im pH Intervall > 7 und hatten signifikant höhere Gallensäurenkonzentrationen im Aspirat im Vergleich zu den drei anderen Gruppen. (Aus [56])

Szintigraphie

Die zwar nichtinvasive, aber sehr teure und nur semiquantitative Szintigraphie [12] hat sich als Standardverfahren in der Diagnostik von DGR klinisch nicht durchsetzen können. Matikainen et al. fanden keinen Unterschied in der szintigraphischen Menge von DGR in der Speiseröhre von 40 Patienten mit ösophagealen Schleimhautveränderungen und 150 normalen Kontrollpersonen [30]. Vergleichbare Ergebnisse wurden von Krog et al. bei 15 Patienten mit Hiatushernie und Schleimhautveränderungen gefunden [27]. Die limitierenden Faktoren der Szintigraphie für die Messung von DGR wurden in einer Studie von Stein et al. ganz deutlich aufgezeigt. Der Vergleich von Magen-pH-Metrie und Szintigraphie bei Patienten mit DGR fällt zu Gunsten der pH-Metrie aus [53].

Ambulante Ösophagus-pH-Metrie

Die Langzeit-pH-Metrie bietet die einmalige Möglichkeit, sauren Reflux ambulant über einen gesamten zirkadianen Zyklus zu messen. Mit dieser Technik konnten Pellegrini et al. herausfinden, daß Patienten mit alkalischem Reflux weniger Sodbrennen hatten, aber häufiger und stärker unter Regurgitationen litten. Zusätzlich zeigten sie, daß isolierter alkalischer Reflux praktisch nicht vorkommt, da fast alle Patienten auch Episoden sauren Refluxes aufwiesen [38]. In einer ähnlichen Studie von Attwood et al. wird berichtet, daß Patienten mit Barrett-Ösophagus mehr alkalische Refluxepisoden hatten als ein Vergleichskollektiv von Patienten mit Ösophagitis oder normale Kontrollpersonen. Darüber hinaus konnten sie zeigen, daß pH-Werte >7 bei Patienten mit Barrett-Ösophagus und Striktur, Ulkus oder Dysplasie häufiger waren als bei Barrett-Patienten ohne diese Veränderungen. Kein Unterschied konnte festgestellt werden für pH-Werte <4 [1, 2]. Diese Untersuchungen deuten darauf hin, daß „alkalischer Reflux" wesentlich an der Entstehung des Barrett-Ösophagus, dessen Komplikationen und sogar des Adenokarzinomes beteiligt sein könnten. Die Messungen von intraösophagealem pH >7 als Marker für „alkalischen Reflux" ist allerdings nicht problemlos. Wichtig ist, daß man ausschließlich Glas-pH-Elektroden benutzt, da nur diese eine exakte Messung im alkalischen Bereich gewährleisten. Auch können Speichel, bestimmte Speisen, Zahninfektionen oder Obstruktion in der Speiseröhre zu pH-Werten >7 führen und so alkalischen Reflux vortäuschen [11, 49].

Ambulante Bilirubinmessung (Bilitec 2000)

Seit kurzem steht ein neues Gerät zur ambulanten Bestimmung von DGR zur Verfügung. Das System (Bilitec 2000; Fa. Synectics) besteht aus einem fiberoptischen Spektrophotometer, das Lichtsignale in die Speiseröhre und zurück an das optoelektronische System sendet. Zwei lichtemittierende Dioden (470 und 565 nm) sind die Quelle für die Bilirubinmessung und das Referenzsignal. Bilirubin ist das am meisten vorkommende Pigment der menschlichen Galle, und die Differenz zwischen den beiden Wellenlängen entspricht der Bilirubinkonzentration [4]. In Laborversuchen hat sich eine gute Korrelation zwischen Bilitecmessungen und den tatsächlichen Bilirubinwerten ergeben [3, 24, 58, 63]. Diese neue spektrophotometrische Technik kann ein wichtiges Hilfsmittel bei der Diagnostik von duodenogastralem Reflux werden. Zum erstenmal sind die Voraussetzungen gegeben, duodenogastralen Reflux unter ambulanten und physiologischen Bedingungen zu messen, gleichzeitig kann diese Technik mit pH-metrischen Untersuchungen verbunden werden, um den gemeinsamen Reflux aus Magen und Duodenum aufzuzeichnen.

Bis jetzt gibt es nur wenige klinische Studien, die das Bilitec-System zur Evaluierung von Patienten mit ösophagealen Schleimhautveränderungen benutzen. Champion et al. fanden einen signifikanten und vermehrten Anstieg von saurem und galligem Reflux bei Patienten mit Ösophagitis und Patienten mit Barrett-Mukosa. Eine Nachfolgeuntersuchung der gleichen Arbeitsgruppe zeigte dann, daß Patienten mit und ohne Komplikationen von Barrett-Veränderungen zwar die gleiche Exposition von Säure aufwiesen, erstere aber einen signifikant höheren Anteil von galligem Reflux hatten [7, 62]. Eigene Studien mit größeren Patientenzahlen konnten sogar eine signifikante Erhöhung von duodenalem Reflux bei Patienten mit Barrett-Veränderungen gegenüber normalen Refluxpatienten oder Kontrollpersonen aufzeigen, unabhängig davon, ob Komplikationen vorlagen oder nicht. Darüber hinaus wurde durch kombinierte Bilirubin- und pH-Messungen festgestellt, daß in 87% der Zeit, in der duodenaler Reflux auftrat, ein pH-Wert von 4–7 gemessen wurde. Dieses pH-Intervall wird in der alleinigen pH-Metrie als normal interpretiert. Somit wären diese Refluxepisoden mit traditionellen Untersuchungsmethoden nicht entdeckt worden [25, 59].

Klinische Implikationen

Sowohl Tierstudien als auch klinische Versuchsreihen haben gezeigt, daß Säure die entscheidende Substanz in der Entwicklung von ösophagealen Schleimhautveränderungen bei der Refluxkrankheit ist. Jüngere klinische Daten zeigen zunehmend einen starken synergistischen Effekt von Duodenalinhalt. Dies trifft v.a. für das Endstadium der Refluxkrankheit, dem Barrett-Ösophagus, zu. Nur eine genaue diagnostische Aufarbeitung mit kombinierter pH-Metrie und Bilirubin-Monitoring läßt die gefährdeten Patienten erkennen und entsprechend behandeln. Da die derzeitige medikamentöse Therapie nur auf die Säure als die schädigende Substanz abzielt, ist es um so wichtiger, Patienten mit duodenalem Reflux nicht nur zu erkennen, sondern auch entsprechend zu therapieren. Derzeit ist die chirurgische Therapie mit Wiederherstellung der Barriere zwischen Magen und Speiseröhre (z.B. durch eine Nissen-Fundoplikatio) die einzige Therapiemöglichkeit, die die betroffenen Patienten zuverlässig und dauerhaft vor den Folgen und Auswirkungen der gastroösophagealen Refluxkrankheit schützt.

Literatur

1. Attwood SEA, DeMeester TR, Bremner CG et al. (1989) Alkaline gastroesophageal reflux: Implications in the development of complications in Barrett's columnar-lined lower esophagus. Surgery 106:764–770
2. Attwood SEA, Ball SC, Barlow AP et al. (1993) Role of intragastric and intraesophageal alkalinization in the genesis of complications in Barrett's columnar lined lower esophagus. Gut 34:11–15
3. Bechi P, Paucciani F, Baldini F et al. (1993) Long-term ambulatory enterogastric reflux monitoring. Validation of a new fiberoptic technique. Dig Dis Sci 38:1297–1306
4. Bechi P, Falciai R, Baldini R et al. (1994) A new fiberoptic sensor for ambulatory enterogastric reflux detection. In: Katzir A (ed) Fiber optic medical and fluorescent sensors and applications. Spie, Bellingham, pp 130–135
5. Bremner RM, Crookes PF, DeMeester TR et al. (1992) Concentration of refluxed acid and esophageal mucosal injury. Am J Surg 164:522–527
6. Carney CN, Orlando RC, Powell DW (1981) Morphologic alterations in early acid induced epithelial injury of the rabbit esophagus. Lab Invest 45:198–208

7. Champion G, Richter JE, Vaezi MF et al. (1994) Duodeno-gastric reflux; relationship to pH and importance in Barrett's esophagus. Gastroenterology 107 : 747 – 754
8. Cross FS, Wangensteen OH (1961) Role of bile and pancreatic juice in the production of esophageal erosions and anemia. Proc Soc Exp Biol Med 77 : 862 – 884
9. DeMeester TR, Stein HJ (1989) Gastroesophageal reflux disease. In: Moody FG, Carey LC, Jones RS et al. (eds) Surgical treatment of digestive disease, 2nd edn. Year Book, Chicago, pp 65 – 108
10. DeMeester TR, Wang CI, Wernly JA et al. (1980) Technique, indications and clinical use of 24-hour esophageal pH monitoring. J Thorac Cardiovasc Surg 79 : 656 – 667
11. Devault KR, Georgeson S, Castell DO (1993) Salivary stimulation mimics esophageal exposure to refluxed duodenal contents. Am J Gastroenterol 88 : 1040 – 1043
12. Drane WE, Karvelis K, Johnson DA et al. (1987) Scintigraphic evaluation of duodeno-gastric reflux. Problems, pitfalls, and technical review. Clin Nucl Med 12 : 377 – 384
13. Duane WC, Wiegand DM (1980) Mechanism by which bile salt disrupts the gastric mucosal barrier in the dog. J Clin Invest 66 : 1044 – 1049
14. Ferguson DJ, Sanchez-Palomera E, Sako Y et al. (1950) Studies on experimental esophagitis. Surgery 28 : 1022 – 1039
15. The Gallop Organization (1988) A Gallop survey on „heartburn across America". Princeton/NJ, The Gallop Organization
16. Gillen P, Keeling P, Byrne PJ et al. (1987) Barrett's oesophagus: pH profile. Br J Surg 74 : 774 – 776
17. Gotley DC, Morgan AP, Cooper MJ (1988) Bile acid concentration in the refluxate of patients with reflux esophagitis. Br J Surg 75 : 587 – 590
18. Gotley DC, Morgan AP, Ball D et al. (1991) Composition of gastro-oesophageal refluxate. Gut 32 : 1093 – 1099
19. Hamilton BH, Orlando RC (1989) In vivo alkaline secretion by mammalian esophagus. Gastroenterology 97 : 640 – 648
20. Harmon JW, Johnson LF, Maydonovitch CL (1981) Effect of acid and bile salts in the rabbit esophageal mucosa. Dig Dis Sci 26 : 65 – 72
21. Harmon JW, Doong T, Gadacz TR (1987) Bile acids are not equally damaging to the gastric mucosa. Surgery 7 : 79 – 86
22. Helsingen N jr (1961) Esophagitis following total gastrectomy: a clinical and experimental study. Acta Chir Scand 273 (Suppl): 1 – 21
23. Johnson F, Joelsson B, Floren CH et al. (1988) Bile salts in the esophagus of patients with esophagitis. Scand J Gastroenterol 23 : 712 – 716
24. Kauer WKH, Burdiles P, Ireland AP et al. (1995) Does duodenal juice reflux into the esophagus of patients with complicated GERD? Evaluation of a fiberoptic sensor for bilirubin. Am J Surg 169 : 98 – 104
25. Kauer WKH, Peters JH, DeMeester TR et al. (1995) Mixed reflux of gastric and duodenal juice is more harmful to the esophagus than gastric juice alone: The need for surgical therapy reemphasized. Ann Surg 222 : 525 – 533
26. Kivilaakso E, Fromm D, Silen W (1980) Effects of bile salts and related compounds on isolated esophageal mucosa. Surgery 87 : 280 – 285
27. Krog M, Gustavsson S, Jung B (1982) Studies on oesophagitis – No evidence for pyloric incompetence as a primary etiological factor. A scintigraphic study with 99 Tcm-Solco-HIDA. Acta Chir Scand 148 : 439 – 442
28. Lillemoe KD, Johnson LF, Harmon JW (1982) Role of the components of the gastro-duodenal contents in experimental acid esophagitis. Surgery 92 : 276 – 284
29. Lillemoe KD, Johnson LF, Harmon JW (1985) Taurodexycholate modulates the effects of pepsin and trypsin in experimental esophagitis. Surgery 97 : 662 – 667
30. Matikainen M, Taavitsainen M, Kalima TV (1981) Duodenogastric reflux in patients with heartburn and esophagitis. Scand J Gastroenterol 16 : 253 – 255
31. Mattioli S, Pilotti V, Felice V et al. (1990) Ambulatory 24 hour pH monitoring of the esophagus, fundus and antrum. Dig Dis Sci 35 : 929 – 938
32. Moffat RC, Berkas EM (1965) Bile esophagitis. Arch Surg 91 : 963 – 965

33. Nasrallah SM, Johnston GS, Gadacz TR et al. (1987) The significance of gastric bile reflux seen in endoscopy. J Clin Gastroenterol 9 : 514 – 517
34. Orlando RC, Bozymski EM (1973) Hearturn in pernicious anemia-a consequence of bile reflux. N Engl J Med 289 : 522 – 523
35. Orlando RC, Powell DW, Carney CN (1981) Pathophysiology of acute acid injury in rabbit esophageal epithelium. J Clin Invest 68 : 286 – 293
36. Orlando RC, Bryson JC, Powell DW et al. (1984) Mechanism of H^+ injury in rabbit esophageal epithelium. Am J Physiol 9 : G718 - G724
37. Palmer ED (1960) Subacute erosive („peptic") esophagitis associated with achlorhydria. N Engl J Med 262 : 927 – 929
38. Pellegrini CA, DeMeester TR, Wernly JA et al. (1978) Alkaline gastroesophageal reflux. Am J Surg 75 : 177 – 184
39. Powell DW, Orlando RC, Carney CN (1981) Acid injury of the esophageal epithelium. In: Harmon JW (ed) Basic mechanism of gastrointestinal mucosal cell injury and protection. Williams & Wilkins, Baltimore/MD, p 55
40. Redo SF, Barnes WA, de la Sierra AO (1959) Perfusion of the canine esophagus with secretions of the upper gastro-intestinal tract. Ann Surg 149 : 556 – 564
41. Salo JA, Kivilaakso E (1982) Role of bile salts and trypsin in the pathogenesis of experimental alkaline esophagitis. Surgery 92 : 61 – 68
42. Salo JA, Kivilaakso E (1984) Contributions of trypsin and cholate to the pathogenesis of experimental alkaline reflux esophagitis. Scand J Gastroenterol 19 : 875 – 881
43. Salo JA, Lehto VP, Kivilaakso E (1983) Morphological alterations in experimental esophagitis. Light microscopic and scanning and transmission electron microscopic study. Dig Dis Sci 28 : 440 – 448
44. Schidlbeck NE, Heinrich C, Stellard F et al. (1987) Healthy controls have as much bile reflux as gastric ulcer patients. Gut 28 : 1577 – 1583
45. Schweitzer EJ, Harmon JW, Bass BL et al. (1984) Bile acid efflux precedes mucosal barrier disruption in the rabbit esophagus. Am J Physiol 247 : G480 - G485
46. Schweitzer EJ, Bass BL, Batzri S et al. (1986) Bile acid accumulation by rabbit esophageal mucosa. Dig Dis Sci 31 : 1105 – 1113
47. Schweitzer EJ, Bass BL, Batzri S et al. (1987) Lipid solubilization during bile-salt induced esophageal mucosal barrier disruption in the rabbit. J Lab Clin Med 110 : 172 – 179
48. Shimono M, Clementi F (1977) Intercellular junction of oral epithelium. J Ultrastruct Res 57 : 119 – 126
49. Singh S, Bradley LA, Richter JE (1993) Determinants of oesophageal „alkaline" pH environment in controls and patients with gastro-oesophageal reflux disease. Gut 34 : 309 – 316
50. Smith MR, Buckton GK, Bennett JR (1984) Bile acid levels in stomach and oesophagus of patients with acid gastroesophageal reflux (abstract) Gut 25 : A556
51. Stein HJ, Siewert JR (1993) Barrett's esophagus: pathogenesis, epidemiology, functional abnormalities, malignant degeneration, and surgical management. Dysphagia 8 : 276 – 288
52. Stein HJ, Hinder RA, DeMeester TR et al. (1990) Clinical use of 24-hour gastric pH monitoring vs. o-diisopropyl iminodiacetic acid (DISIDA) scanning in the diagnostic of pathologic duodenogastric reflux. Arch Surg 125 : 966 – 971
53. Stein HJ, Barlow AP, DeMeester TR et al. (1992) Complications of gastroesophageal reflux disease. Role of the lower esophageal sphincter, esophageal acid and acid/alkaline exposure, and duodenogastric reflux. Ann Surg 216 : 35 – 43
54. Stein HJ, Smyrk T, DeMeester TR et al. (1992) Sensitivity and specificity of endoscopy and histology in the diagnosis of excessive duodenogastric reflux. Surgery 112 : 796 – 804
55. Stein HJ, Hoeft S, DeMeester TR et al. (1992) Reflux and motility pattern in Barrett's esophagus. Dis Esoph 5 : 21 – 28
56. Stein HJ, Feussner H, Kauer WKH et al. (1994) „Alkaline" gastroesophageal reflux: Assessment by ambulatory esophageal aspiration and pH monitoring. Am J Surg 167 : 163 – 168

57. Stein HJ, Kraemer SJM, Feussner H et al. (1994) Quantifizierung des intenstino-ösophagealen Refluxes mit einer fiberoptischen Bilirubin-Meßsonde. Z Gastroenterol 32:247–251
58. Stein HJ, Stipa F, Korn O et al. (1995) Ambulatory 24-hour fiberoptic intra-esophageal measurement of bilirubin in patients with gastro-esophageal reflux disease. Langenbecks Arch 315–318
59. Tanaka K, Fromm F (1983) Effect of bile acid and salicylate on isolated surface and glandular cells of rabbit stomach. Surgery 93:660–663
60. Thomas AJ, Nahrwold DL, Rose RC (1972) Detergent action of sodium taurocholate on rat gastric mucosa. Biochim Biophys Acta 282:210–213
61. Vaezi MF, Richter JE (1994) Complicated Barrett's esophagus: role of acid and bile (abstract) Am J Gastroenterol 89:1630 (A62)
62. Vaezi MF, LaCamera RG, Richter JE (1994) Bilitec 2000 ambulatory duodenogastric reflux monitoring system. Studies on its validation and limitation. Am J Physiol 30:1050–1056
63. Winkelstein A (1935) Peptic esophagitis. A new clinical entity. JAMA 104:906–909

6

Konservative Therapie

W. Rösch

Refluxsymptome, insbesondere das Leitsymptom Sodbrennen, sind der Mehrzahl der Bevölkerung bekannt: Etwa 18 % haben im Laufe eines Jahres mit entsprechenden Beschwerden zu tun und lassen sich, ohne den Arzt aufzusuchen, in der Apotheke oder Drogerie mit rezeptfreien Medikamenten gegen Säurebeschwerden versorgen. Nach den Untersuchungen von Graham et al. [7] kann man davon ausgehen, daß bei einer Person, die öfter als 6mal pro Woche wegen Refluxbeschwerden zu einem Antazidum greifen muß, eine endoskopisch verifizierbare Refluxösophagitis vorliegt. Sontag [29] spricht, was die gastroösophageale Refluxkrankheit anlangt, von einem Eisbergkonzept, wobei die überwiegende Mehrzahl der Patienten nur geringe oder sporadische Symptome aufweist („telephone refluxers"). Einer Gallup-Umfrage zufolge sind dies 44 % der erwachsenen Bevölkerung der USA. Bei den „office refluxers", die wegen chronischer Symptome den Arzt aufsuchen, weisen 40 – 50 % bei der Inspektion der Speiseröhre erosive oder ulzeröse Schleimhautdefekte auf, so daß von einer Prävalenz der Refluxösophagitis von 2 – 5 % in der Bevölkerung auszugehen ist.

Ziel der konservativen Therapie der Refluxkrankheit der Speiseröhre ist somit zum einen, Beschwerdefreiheit zu erreichen. Dies betrifft die große Mehrzahl der Patienten mit Refluxsymptomen ohne Epithelläsionen. Bei der endoskopisch verifizierten Refluxösophagitis kommen zwei weitere Therapieziele hinzu, nämlich Abheilung der Epithelläsionen und damit Verhinderung einer Progression der Refluxkrankheit und die Verhinderung eines Rezidivs. Der Remissionserhaltung kommt heute unter dem Aspekt der Prävention eines Barrett-Ösophagus eine zunehmende Bedeutung zu, wissen wir doch, daß von 100 Patienten mit einer Refluxösophagitis 10 eine Zylinderzellmetaplasie und einer der 10 ein Adenokarzinom der Speiseröhre zu erwarten hat.

Auf weitere Folgen der Refluxkrankheit der Speiseröhre, insbesondere was Nachbarorgane anlangt, soll am Schluß noch kurz eingegangen werden. In Abb. 1 sind die diversen Krankheitsbilder wiedergegeben, die heute bei Überlegungen zur konservativen Therapie der Refluxkrankheit Berücksichtigung finden müssen.

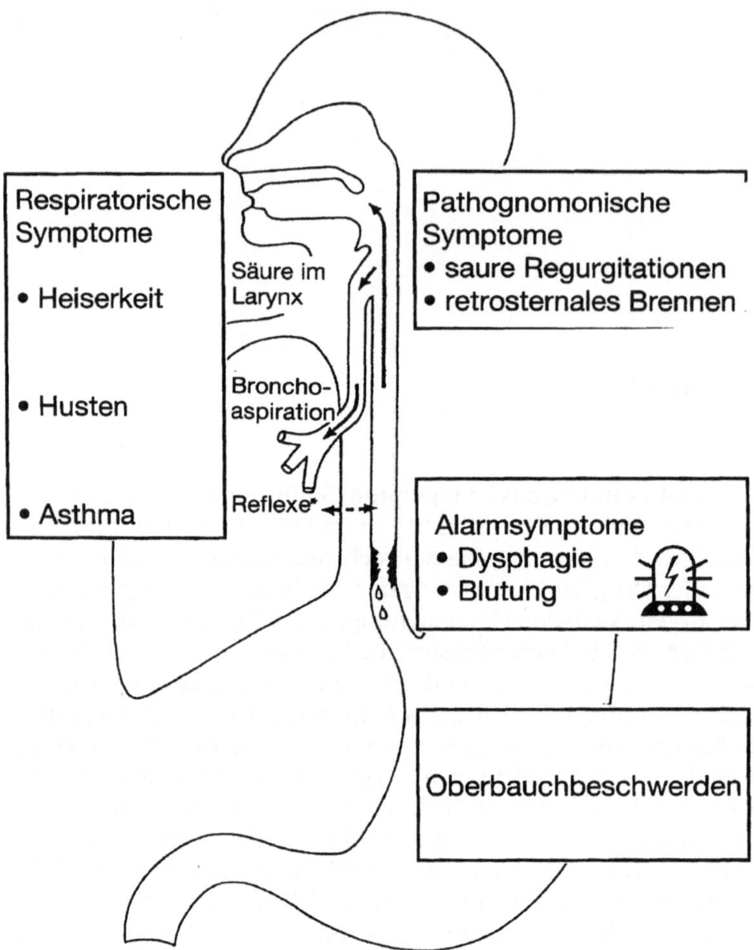

Abb. 1. Diagnose des Refluxtyps

Pathophysiologische Überlegungen

Beim Refluxkranken findet sich eine Vielzahl pathologischer Erscheinungen, die einen Therapieansatz bieten, wobei anatomische Gegebenheiten wie die Hiatushernie naturgemäß nicht konservativ angegangen werden können. Im Mittelpunkt des pathogenetischen Geschehens steht die Inkompetenz des unteren Ösophagussphinkters, der mechanisch geschont und pharmakologisch tonisiert werden kann. Motilitätsstörungen in Speiseröhre (gestörte Clearance) und Magen (verzögerte Entleerung) können mit Prokinetika angegangen werden, eine erhöhte Verletzlichkeit des Plattenepithels der Speiseröhre gegenüber Säure, Pepsin und/oder Gallensäuren läßt über einen vermehrten

Schleimhautschutz oder eine Änderung des Gallensäureprofils nachdenken. Schließlich – und dieser Aspekt dominiert die Pharmakotherapie derzeit – kann das aggressive Potential des Refluats, insbesondere was saure Valenzen anlangt, nachhaltig reduziert werden. Viel spricht derzeit dafür, daß bei 95–98% aller Patienten mit Refluxsymptomen der saure Reflux ausschlaggebend ist. Im Zeitalter der Langzeit-pH-Metrie läßt sich problemlos zeigen, daß eine enge Korrelation zwischen Häufigkeit von Refluxbeschwerden und einem sauren pH in der Speiseröhre besteht [12], daß ein pH von 4 als kritischer Schwellenwert anzusehen ist [25] und daß eine enge Korrelation zwischen der Dauer der Alkalisierung des Mageninhalts und den Abheilungsraten der Refluxösophagitis besteht [2].

Die konservative Therapie der Refluxkrankheit kann deshalb nur symptomatisch, nicht jedoch kausal an der „bad machinery" der Speiseröhre (DeMeester) ansetzen.

Allgemeine Maßnahmen

Drei Ziele kennzeichnen die Allgemeinmaßnahmen, die auch als die 10 Gebote des Refluxkranken Eingang in die medizinische Literatur gefunden haben. Dabei muß betont werden, daß es sich hierbei um rein theoretische Überlegungen handelt und daß die meisten Therapieempfehlungen einer kritischen Überprüfung anhand kontrollierter Studien nicht standhalten können, sieht man von der Hochlagerung des Oberkörpers einmal ab. Ferner interferieren sie nicht unerheblich mit der Lebensqualität des Patienten, so daß im Einzelfall immer geprüft werden muß, ob die empfohlenen Richtlinien dem Patienten wirklich zugemutet werden können.

Mechanische Schonung des Sphinkters, Nutzung der Möglichkeiten einer Tonisierung und Reduktion des aggressiven Potentials des Refluats stehen dabei im Mittelpunkt (Tabelle 1).

Die letzte Mahlzeit sollte gegen 18 Uhr eingenommen werden, der Patient sollte sich frühestens 2–3 h nach der letzten Mahlzeit zu Bett begeben. Wacht der Patient während der Nacht auf, schläft er in Linksseitenlage rascher ein als in Rechtsseitenlage, da Refluxepisoden bei Rechtsschläfern doppelt so häufig zu beobachten sind wie bei Linksschläfern. Das „Hochbocken" des Kopfteiles des Bettes um 10–20°, das sich in 2 kontrollierten Studien als ebenso wirksam erwiesen hat wie der Einsatz einer antisekretorischen Medikation, wird heute weitgehend, um Dyspareunien zu vermeiden, durch einen Kopfkeil („antireflux wedge") ersetzt. Was den Verzicht auf sphinkterdrucksenkende Medikamente betrifft, so ist diese „Verbotsliste" nie unter einer wirksamen Antirefluxpharmakotherapie überprüft worden. Man kann wohl davon ausgehen, daß der negative Effekt auf den Sphinktertonus durch eine Säureblockade überspielt wird, so daß bei zwingender Indikation für eine der aufgeführten Substanzklassen diese auch bei schwerer Refluxkrankheit weiter verordnet werden können. Gerade bei älteren multimorbiden Patienten mit Refluxösophagitis findet man jedoch besonders häufig schwere Verlaufsformen mit

Tabelle 1. Die 10 Gebote des Refluxkranken

1. Gewichtsreduktion
2. Schlafen mit erhöhtem Oberkörper
3. Nikotinabstinenz
4. Verzicht auf harte alkoholische Getränke
5. Fett- und kohlenhydratarme, eiweißreiche Kost
6. Keine einengenden Kleider (Gürtel, Korsett)
7. Verzicht auf Abendmahlzeit
8. Vermeidung von Streß
9. Obstipationstherapie, -prophylaxe
10. Verzicht auf sphinkterdrucksenkende Medikamente, wie Anticholinergika, Spasmolytika, Karminativa, Nitropräparate, Kalziumantagonisten, orale Kontrazeptiva

besonders lang anhaltenden Refluxepisoden [33], so daß eine kritische Nutzen-Risiko-Analyse angezeigt ist.

Symptomatische Therapie

Bei der Refluxkrankheit ohne endoskopisch nachweisbare Läsionen, von vielen Autoren auch als nichtulzeröse Dyspepsie vom Refluxtyp deklariert, kann eine probatorische Therapie mit verschiedenen Substanzgruppen versucht werden. Im Praxisalltag ergibt sich die Situation, daß der Patient zumeist schon Antazida über einen längeren Zeitraum eingenommen hat und auf einem neuen Medikament besteht. Gaviscon, ein Kombinationspräparat aus Alginsäure und einem Antazidum, scheint einer Kombination eines Antazidums mit Dimethicon nicht überlegen zu sein [26]. Koelz [13] sowie Pace et al. [21] empfehlen zur symptomatischen Therapie nach Auswertung aller publizierter randomisierter Studien Antazida in hohen Dosen, Prokinetika oder H_2-Blocker. Auf der anderen Seite gibt es nicht wenige Patienten, die erst unter einem Protonenpumpenhemmer beschwerdefrei werden, auch wenn die Ösophagusmukosa primär keine Läsionen erkennen läßt. Dies hat dazu geführt, daß von einigen Autoren zur probatorischen Therapie, insbesondere bei nicht eindeutiger Symptomatik, eine 3tägige Behandlung mit 40 mg Omeprazol vorgeschlagen wurde, die letztlich immer noch billiger ist als eine endoskopische Untersuchung der Speiseröhre. Die im folgenden aufgeführten Therapieempfehlungen der Gastroliga sollen so verstanden werden, daß bei einem Nichtansprechen nach 2- bis 3wöchiger Behandlung in jedem Fall eine endoskopische Untersuchung durchgeführt werden sollte (Tabelle 2). Bei Alarmsymptomen (s. Abb. 1) steht die endoskopische Untersuchung am Anfang der therapeutischen Überlegungen.

Wird der Patient unter der symptomatischen Therapie nicht beschwerdefrei und zeigt die Ösophaguskopie keine Rexluxösophagitis, sollte eine pH-Metrie durchgeführt werden.

Tabelle 2. Medikamente zur symptomatischen Therapie (Refluxkrankheit ohne endoskopisch nachweisbare erosive oder ulzeröse Schleimhautdefekte)

Antazida in Gelform, evt. in Kombination mit Alginsäure oder Dimethicon
oder
Prokinetica (Cisaprid, Domperidon, Bromoprid, Metoclopramid) 3 × 5 bis 10 mg
oder
H_2-Blocker (Ranitidin, Famotidin, Nizatidin, Roxatidin, Cimetidin)
oder
Protonenpumpenhemmer (Omeprazol, Lansoprazol, Pantoprazol)

Therapie der Refluxösophagitis

Derzeit konkurrieren 2 Klassifikationen für endoskopisch verifizierte Läsionen im Plattenepithelbereich der Speiseröhre, an denen sich die konservative Therapie zu orientieren hat. In den meisten Studien findet die Einteilung der Refluxösophagitis in 4 Schweregrade Verwendung, wie sie von Savary u. Miller [24] angegeben wurde. Eine neuere Klassifikation von Armstrong et al. [1], die sog. Muse-Klassifikation, berücksichtigt unterschiedlich ausgeprägte Schweregrade von Erosionen, Ulzera, Strikturen und Zylinderzellmetaplasie, erscheint jedoch für den klinischen Alltag zu kompliziert, so daß sie zwischenzeitlich bereits dahingehend modifiziert wurde, daß nur noch leichte und schwere Verlaufsformen unterschieden werden. Neuere Untersuchungen von Spechler et al. [31] zeigen darüber hinaus, daß die Zylinderzellmetaplasie histologisch häufiger anzutreffen ist, als makroskopisch vermutet.

Ziel der konservativen Behandlung der Refluxösophagitis ist in erster Linie die Ausheilung der Epithelläsionen und eine Restitution des Plattenepithels, wobei Symptomatik und Heilung der Läsionen keineswegs parallel verlaufen. Je nach Schweregrad der Epithelläsionen und der eingesetzten Substanzgruppe ist dabei von einer Therapiedauer von 4–6 Wochen (Protonenpumpenhemmer) bzw. 8–12 Wochen (H_2-Blocker, Prokinetika) auszugehen. Nach den Untersuchungen von Bell u. Hunt [2] sollte eine Anhebung des Magen-pH über mindestens 15 h auf einen pH-Wert von über 4 erreicht werden, um eine 100 %ige Heilung einer Refluxösophagitis zu erreichen (Abb. 2a, b):

Der Therapieerfolg sollte endoskopisch überprüft werden, insbesondere auch unter dem Aspekt, ob es zu einer Restitution des Plattenepithels oder zu einer Ausheilung über eine Zylinderzellmetaplasie gekommen ist, die einer endoskopischen Langzeitüberwachung bedarf.

Bei der bestehenden Therapiefreiheit ergibt sich auch bei der Behandlung der Refluxösophagitis eine Reihe von Behandlungsmöglichkeiten, die einer kritischen Würdigung hinsichtlich Effizienz und Kosten bedürfen. Kombinationstherapien sind teuer und schwierig zu beurteilen, eine Metaanalyse von Chiba et al. [4] aller verfügbaren Daten zeigt, daß Protonenpumpenhemmer die höchsten Heilungsraten aufweisen (Abb. 3) und deshalb zu Recht weltweit als Mittel der ersten Wahl eingesetzt werden. Dabei ist zu berücksichtigen, daß

a

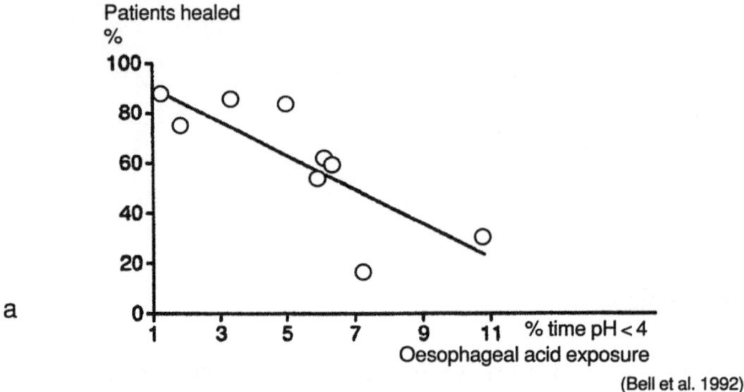

b

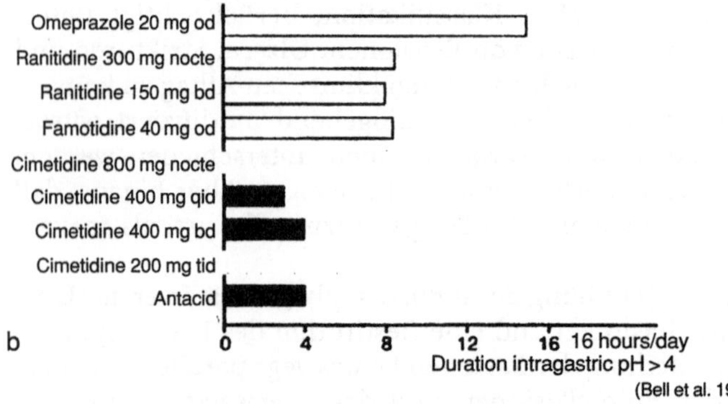

Abb. 2a–b. **a** Korrelation zwischen Ausmaß des Säurerefluxes und Heilungsraten nach 6 Wochen. **b** Magen-pH > 4 unter verschiedenen antisekretorisch wirksamen Medikamenten

je nach Schweregrad der Refluxösophagitis bei 50–80% der Patienten nach Beendigung der medikamentösen Therapie mit einem symptomatischen Rezidiv zu rechnen ist, so daß die Indikation für eine Langzeittherapie, auf die im folgenden eingegangen werden soll, gegeben ist. Da es unter einer Dauermedikation mit Protonenpumpenhemmern bei Helicobacter-pylori-positiven Refluxpatienten zu einer Verlagerung der Helicobacter-pylori-gastritis aus dem Antrum in die Korpusregion kommt, wird derzeit diskutiert, ob nicht die Suche nach Helicobacter pylori zur Routinediagnostik bei Refluxpatienten gemacht werden sollte und begleitend zur Antirefluxtherapie mit Protonenpumpenhemmern eine Eradikationstherapie vorgenommen werden sollte. Die Gastroliga empfiehlt zur Therapie der Refluxösophagitis das in Tabelle 3 dargestellte Vorgehen.

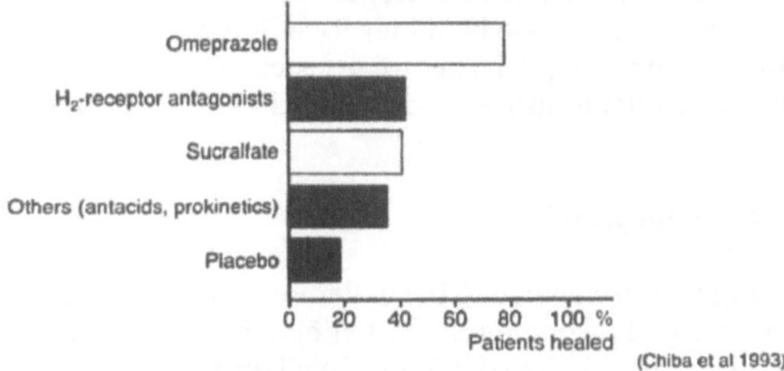

Abb. 3. Metaanalyse von 3170 Patienten mit Refluxösophagitis, Heilungsraten unter verschiedenen Medikamenten

Tabelle 3. Medikamente zur Heilung der Refluxösophagitis

Bei leichter Refluxösophagitis
- H_2-Blocker in der in der Ulkustherapie üblichen Dosis, evtl. auch auf 2 Dosen verteilt über 8–12 Wochen oder
- Prokinetika, insbesondere Cisaprid, evtl. in Kombination mit H_2-Blockern oder
- Protonenpumpenhemmer für 4–6 Wochen

Bei schwerer Refluxösophagitis (zirkuläre Mukosadefekte, Ulcus oesophagi)
- Protonenpumpenhemmer, evtl. in doppelter Dosis über 8–12 Wochen
- bei peptischer Striktur zusätzlich Bougierung
- bei Barrett-Ösophagus und Refluxösophagitis zunächst Therapie für 3 Monate, bei Therapieresistenz für 1 Jahr

Auch hier gilt, daß bei Nichterreichen des Therapieziels eine pH-metrische Kontrolle anzustreben ist. Bianchi Porro [3] konnten zeigen, daß bei Patienten mit einer H_2-Blocker-resistenten Refluxösophagitis keine ausreichende Säuresuppression erzielt worden war. Nach Inauen et al. [10] kann durch zusätzliche Gabe von 2 × 20 mg Cisaprid eine deutliche Senkung der Refluxepisoden erzielt werden, wenn man nicht gleich auf einen Protonenpumpenhemmer wechselt.

Bei den fortgeschrittenen Fällen mit peptischer Striktur ist heute der Einsatz von Protonenpumpenhemmern Standard, um eine Rezidivstenose zu vermeiden bzw. die Zahl der erforderlich werdenden Nachbougierungen auf ein Minimum zu senken [16, 27].

Eine von einigen Autoren [9] propagierte Stufentherapie der Refluxösophagitis scheint heute nicht mehr gerechtfertigt, zumal eine Kosten-Nutzen-Analyse von Hillmann [8] gezeigt hat, daß der Einsatz von Protonenpumpenhemmern bei der Refluxösophagitis im direkten Vergleich mit H_2-Blockern nicht nur einen therapeutischen Gewinn von annähernd 100%, sondern auch erhebliche Einsparungen beinhaltet.

Kritisch zu werten sind sicher Berichte, daß unter einer konsequenten medikamentösen Antirefluxtherapie sich ein Barrett-Ösophagus zurückbilden könne [20]. Eine Arbeitsgruppe von Gastroenterologen hat jedoch während des Weltkongresses für Gastroenterologie 1990 in Sidney Richtlinien erarbeitet, die eine zunächst auf 3 Monate befristete, bei Therapieresistenz aber auf mindestens 1 Jahr ausgedehnte konsequente antisekretorische Behandlung empfiehlt.

Langzeittherapie – Rezidivprophylaxe

Aus Langzeituntersuchungen wissen wir, daß bei $^1/_3$ der Refluxkranken die Refluxösophagitis eine einmalige Episode darstellt, bei einem weiteren Drittel das Krankheitsbild, ähnlich wie das Ulkusleiden in Schüben verläuft und bei einem weiteren Drittel die Refluxösophagitis immer weiter fortschreitet, es sei denn, wie wird konsequent behandelt.

Nach Ausheilung einer Refluxösophagitis – endoskopisch dokumentiert – wird man zunächst einen Auslaßversuch machen. Wird der Patient jedoch wieder symptomatisch – und dies ist nicht selten nach wenigen Tagen bereits der Fall –, ist die Indikation für eine Langzeittherapie gegeben, oder es muß mit dem Patienten ein operatives Vorgehen besprochen werden. Dabei hat sich gezeigt, daß längerfristig betrachtet ein Patient, der jünger als 50 Jahre ist, von einer Fundoplikatio eher profitiert als der alte Mensch, für den die medikamentöse Rezidivprophylaxe reserviert sein sollte.

Zwar konnte in 3 Studien gezeigt werden, daß auch unter einer Dauermedikation von 20–40 mg Cisaprid Patienten mit leichter Refluxösophagitis in Remission zu halten sind (was im übrigen auch für H_2-Blocker in voller Dosis gilt), doch gilt heute der Einsatz des Protonenpumpenhemmers Omeprazol als Mittel der Wahl bei der Rezidivprophylaxe der Refluxösophagitis (Abb. 4). Wahrscheinlich spielt bei dem unbefriedigenden Abschneiden der H_2-Blocker in der Langzeittherapie einer Toleranzentwicklung eine Rolle. Nach den Untersuchungen von Vigneri et al. [32] bringt der zusätzliche Einsatz von Prokinetika zu der Gabe von 20 mg Omeprazol keine signifikante Verbesserung mehr (Abb. 5). Noch nicht untersucht ist derzeit, ob eine weitere Dosissteigerung des Protonenpumpenhemmers praktisch 100% aller Refluxpatienten in Remission zu halten vermag, doch erscheint dies sehr wahrscheinlich (Tabelle 4).

Extraösophageale Symptome und Refluxkrankheit

Seit vielen Jahren ist bekannt, daß Langstreckenläufer unter erheblichen Refluxbeschwerden zu leiden haben und z.T. ihr „Hobby“ nur unter einer antisekretorischen Medikation durchstehen können. In jüngster Zeit ist wiederholt darauf hingewiesen worden, daß bei vielen Patienten mit nicht-

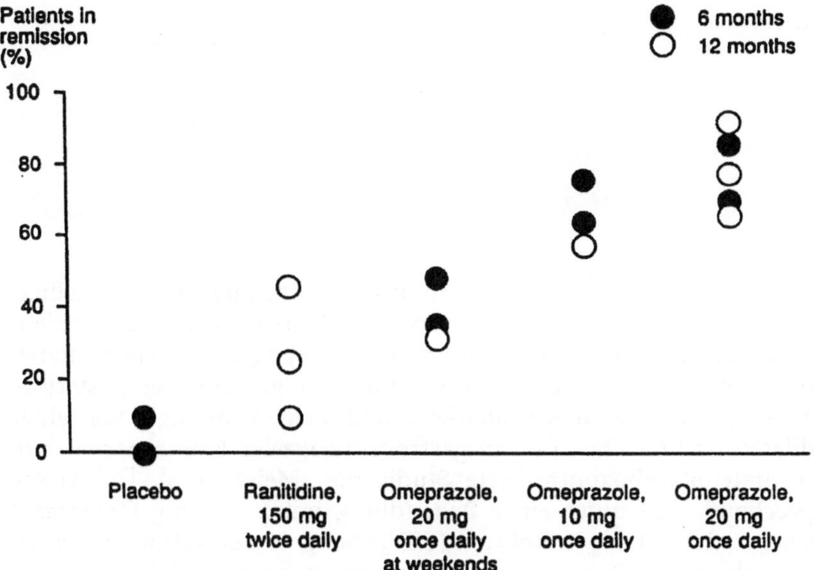

Abb. 4. Rezidivprophylaxe der Refluxösophagitis mit H_2-Blockern und Omeprazol

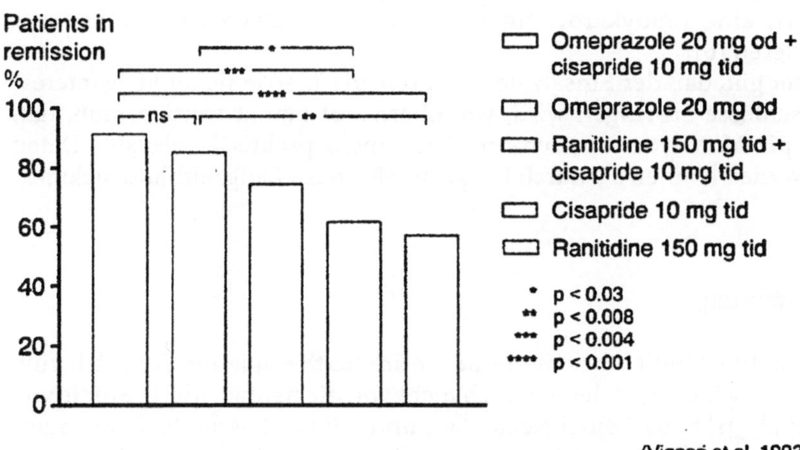

Abb. 5. 12-Monat-Remissionsraten unter verschiedenen Antirefluxtherapien

Tabelle 4. Remissionsbehandlung der Refluxösophagitis

Bei leichter Refluxösophagitis
– Dauertherapie mit 20 bis 40 mg Cisaprid oder
– H_2-Blocker in voller Dosis oder
– Protonenpumpenblocker in halber Dosis
Bei schweren Fällen
Protonenpumpenblocker in voller oder doppelter Dosis

kardialem Thoraxschmerz Ösophagusmotilitätsstörungen durch Refluxepisoden ausgelöst werden [14, 17]. Chronischer Husten kann ein Äquivalent einer Refluxkrankheit der Speiseröhre sein; die Symptome verschwinden unter einer Antirefluxtherapie [11, 22]. Ähnliches gilt für die posteriore Laryngitis. Bei den meisten Asthmatikern läßt sich unabhängig von einer bronchodilatatorischen Therapie ein gastroösophagealer Reflux nachweisen [29]. Eine erste plazebokontrollierte Studie von Meier et al. [19] zeigte dementsprechend, daß unter einer Behandlung mit 2×20 mg Omeprazol für 6 Wochen sich die Lungenfunktion (FEV_1) bei 27% der Asthmapatienten signifikant verbesserte. Dabei scheint es sich weniger um nächtliche Mikroaspirationen als vielmehr um einen refluxbedingten reflektorischen Bronchospasmus zu handeln. Spekulativ ist sicher derzeit die Frage, ob der plötzliche Kindstod Ausdruck eines Refluxgeschehens ist, doch läßt sich bei Kindern eine Bradykardie im Rahmen eines pathologischen Refluxes dokumentieren [6].

Auch hier gilt, daß der Einsatz der Langzeit-pH-Metrie sicher viele interessante Aufschlüsse erbringen wird, wie überhaupt betont werden muß, daß durch die pH-Metrie der Speiseröhre sicher mehr praktisch relevante Daten erhoben werden können als durch Langzeit-EKG oder Langzeitblutdruckmessung.

Zusammenfassung

Eine prospektive Studie über moderne Antirefluxtherapie im Vergleich zum operativen Vorgehen liegt derzeit noch nicht vor, die häufig zitierte Studie von Spechler et al. [31] bedarf einer Neuauflage unter Einschluß der Protonenpumpenhemmer. Der klinische Alltag zeigt, daß unter der Gabe eines Protonenpumpenhemmers Refluxpatienten erstmals in ihrem Leben absolut beschwerdefrei sind und darauf bestehen, diese neue Lebensqualität auch beizubehalten, ohne Rücksicht auf mögliche Nebenwirkungen. Die Compliance stellt bei Refluxkranken, ganz im Gegensatz zum Ulkuskranken, praktisch kein Problem dar, zumal eine Dosiserhöhung eine 100%ige Heilung bzw. Symptomfreiheit garantiert. Stufenpläne, Schaukeltherapien zwischen verschiedenen Substanzgruppen oder eine intermittierende Behandlung haben beim chronisch Refluxkranken keine Berechtigung. Er ist in der Regel im Rahmen der „Selbstmedikation" in der Lage, die Erhaltungstherapie zu finden, unter der er beschwerdefrei bleibt. Die Zahl der Patienten, die eine operative Behandlung für ihre Refluxsymptome wünscht, hat seit der Einführung der Protonenpumpenhemmer deutlich abgenommen.

Literatur

1. Armstrong D, Monnier P, Nicolet M, Blum AL, Savary M (1991) Endoscopic assessment of oesophagitis. Gullet 1:63–67
2. Bell NJV, Hunt RH (1992) Role of gastric acid suppression in the treatment of gastroesophageal reflux disease. Gut 32:118–124
3. Bianchi Porro G, Pace F, Sangaletti O (1990) Pattern of acid reflux in patients with reflux esophagitis resistant to H_2-receptor antagonists. Scand J Gastroenterol 25:810–814
4. Chiba N, De Gara CJ, Burget DW, Wilkinson J, Hunt RH (1993) Rapidity of healing in GERD: a comparison of different drug classes by meta-analysis. Gastroenterology 104 [Suppl]:A53
5. Dent J, Yeomans ND, Mackinnon M, Reed W, Narielvala FM, Hetzel DJ (1994) Omeprazole v ranitidine for prevention of relapse in reflux oesophagitis. A controlled couble blind trial of their efficacy and safety. Gut 35:590–598
6. Deschner WK, Benjamin SB (1989) Extraesophageal manifestations of gastroesophageal reflux disease. Am J Gastroenterol 84:1–5
7. Graham DY, Smith JL, Patterson DJ (1983) Why do apparently healthy people use antacid tablets? Am J Gastroenterol 78:257–260
8. Hillman AL (1994) Economic analysis of alternative treatments for persistent gastrooesophageal reflux disease. Scand J Gastroenterol 29 [Suppl 201]:98–102
9. Hogan WJ (1990) Gastroesophageal reflux disease: An update on management. J Clin Gastroenterol 12 [Suppl 2]:821–828
10. Inauen W, Emde C, Weber B et al. (1993) Effects of ranitidine and cisapride of acid reflux and oesophageal motility in patients with reflux oesophagitis: a 24 hour ambulatory combined pH and manometry study. Gut 34:1025–1031
11. Irwin RS, Zawacki JK, Curley FJ, French CL, Hoffman PJ (1989) Chronic cough as the sole presenting manifestation of gastroesophageal reflux. Am Rev Respir Dis 140:1294–1300
12. Joelsson B, Johnsson F (1989) Heartburn – the acid test. Gut 30:1523–1525
13. Koelz HR (1989): Treatment of reflux esophagitis with H_2-blockers, antacids and prokinetic drugs. An analysis of randomized clinical trials. Scand J Gastroenterol 24 [Suppl 156]:25–36
14. Lam HGT, Breumelhof R, van Berge Henegouwen GP, Smout AJP (1994) Temporal relationship between episodes on non-cardiac chest pain and abnormal oesophageal function. Gut 35:733–736
15. Lundell L (1994) Long-term treatment of gastro-esophageal reflux disease with omeprazole. Scand J Gastroenterol 29 [Suppl 201]:74–78
16. Marks RD, Richter JE, Rizzo J, Koehler RE, Spenney JG, Mills TP, Champion G (1994) Omeprazole versus H_2-receptor antagonists in treating patients with peptic stricture and esophagitis. Gastroenterology 106:907–915
17. May B, Micklefield G, Schött D (1991) Ösophagusmotilitätsstörungen, gastroösophagealer Reflux und obstruktive Atemwegserkrankungen. Pneumologie 45:389–391
18. DeMeester TR, Bonavina L, Albertucci M (1986) Nissen fundoplicatio for gastro-esophageal reflux disease – evaluation of primary repair in 100 consecutive patients. Ann Surg 204:9–20
19. Meier JH, McNally PR, Punja M, Freeman SR, Perry M, Spaulding HS (1994) Does omeprazole (Prilosec) improve respiratory function in asthmatics with gastroesophageal reflux? A double-blind, placebo-controlled crossover study. Dig Dis Sci 39:2127–2133
20. Ollyo JB, Gonvers JJ, Froehlich F, Restellini A, Monnier P, Fontolliet C, Savary M (1990) L'endobrachy-oesophage régresse-t-il après traitement efficace du reflux gastro-oesophagien? Schweiz Med Wochenschr 120:716–720

21. Pace F, Bianchi Porro G (1988) Medical treatment of reflux oesophagitis: review of traditional therapies and omeprazole. Ital J Gastroenterol 20 [Suppl]: 23–29
22. Paterson WG, Murat BW (1990) Combined ambulatory esophageal manometry and dual-probe pH-metry in evaluation of patients with chronic unexplained cough. Dig Dis Sci 39: 1117–1125
23. Rösch W, Armstrong D, Blum AL (1993) Volkskrankheit Sodbrennen. Vom pathologischen Reflux zur Refluxösophagitis. Dt Ärztebl 90: 190–196
24. Savary M, Miller G (1977) Der Ösophagus. Handbuch und Atlas. Gassmann, Solothurn
25. Schindlbeck NE, Ippisch H, Klauser AG, Müller-Lissner SA (1991) Which pH threshold is best in esophageal pH monitoring? Am J Gastroenterol 86: 1138–1141
26. Smart HL, Atkinson M (1990) Comparison of a dimethicone/antacid (Asilone gel) with an alginate/antacid (Gaviscon liquid) in the management of reflux oesophagitis. J Roy Soc Med 83: 554–555
27. Smith PM, Kerr GD, Cockel R et al. (1994) A comparison of omeprazole and ranitidine in the prevention of recurrence of benign esophageal stricture. Gastroenterology 107: 1312–1318
28. Sontag SJ, O'Connell S, Khandelwal S, Miller T, Nemchausky B, Schnell TG, Serlovsky R (1990) Most asthmatics have gastroesophageal reflux with or without bronchodilator therapy. Gastroenterology 99: 613–620
29. Sontag SJ (1993) Rolling review: gastro-oesophageal reflux disease. Aliment Pharmacol Ther 7: 293–313
30. Spechler SJ and the Department of Veterans Affairs Gastroesophageal Reflux Disease Study Group (1992) Comparison of medical and surgical therapy for complicated gastroesophageal reflux disease in veterans. N Engl J Med 326: 786–792
31. Spechler SJ, Zeroogian JM, Antonioli DA, Wang HH, Goyal RK (1994) Prevalence of metaplasia at the gastro-oesophageal junction. Lancet 344: 1533–1536
32. Vigneri S, Termini R, Leandro G, Pantalena M, Savarino V, Badalamenti S (1993) Comparison between five long-term treatment options for reflux oesophagitis: a multicenter study (abstract). OESO, Paris, p 191
33. Zhu H, Pace F, Sangaletti O, Binachi Porro G (1993) Features of symptomatic gastroesophageal reflux in elderly patients. Scand J Gastroenterol 28: 235–238

6

Chirurgische Therapie

K.-H. Fuchs und S.M. Freys

Wesentlicher Ansatz des chirurgischen Behandlungsprinzips ist die mechanische Inkompetenz des unteren ösophagealen Sphinkters, die der wichtigste zugrundeliegende Funktionsdefekt bei der gastroösophagealen Refluxkrankheit ist [20, 58]. Durch eine Verstärkung der Hochdruckzone im unteren Ösophagus wird der Widerstand gegen einen rückwärtigen Fluß vom Mageninhalt erschwert. Ein weiteres Prinzip der Antirefluxoperation ist die Verbesserung der Längsspannung der Speiseröhre nach dem von Stelzner vorgestellten Modell [43a, 68]. Vertreter dieses Konzeptes fordern die Wiederherstellung der anatomischen Situation durch Beseitigung der Hiatushernie und Fixierung des Magens im Abdomen mit Wiederherstellung des His-Winkels. Die historische Entwicklung der Antirefluxchirurgie hat besonders in den 50er und 60er Jahren Gelegenheit gegeben, die Resultate der sog. Pexieverfahren zu verfolgen [8, 9]. Darunter sind die Ösophagofundopexie nach Lortat-Jacob und die Fundophrenikopexie nach Höhle-Kümmerle zu erwähnen, die kombiniert mit einem Verschluß des Hiatus angewendet wurden [3, 38, 46]. Auch die posteriore Gastropexie nach Hill ist in ihrer ursprünglichen Form diesen Pexieverfahren zuzuordnen [36]. Die Erfolge dieses Konzeptes waren jedoch limitiert und führten zu vielen Refluxrezidiven [3].

Mit zunehmendem Verständnis für die Pathophysiologie der Erkrankung und die zentrale Bedeutung des unteren ösophagealen Sphinkters rückten die sog. Fundoplikatioverfahren in den Vordergrund [17]. DeMeester konnte in einer ersten randomisierten Studie zeigen, daß eine 360°-Fundoplikatio die effektivste Form der Refluxverhütung darstellt [19]. Seit der Erstbeschreibung der Fundoplikatio durch Nissen wurde diese Technik zwar immer unter dessen Namen geführt, jedoch vielfach modifiziert und so verändert, daß man bei der Beurteilung der Ergebnisse immer sehr genau die verwendete Technik betrachten muß [20, 49, 55, 58]. Eine Vielzahl von verschiedenen Fundoplikatioverfahren ist inzwischen bekannt (Abb. 1). Weltweit gilt die Nissen-Fundoplikatio als die am weitesten verbreitete und beste Antirefluxoperationstechnik. Leider führten Indikations- und Technik-Fehler auch mit diesem Verfahren zu schlechten Ergebnissen [2, 63]. Persistierende Nebenwirkungen wie Dysphagie und Gas-bloat-Symptome, meistens nach einer Nissen-Fundoplikatio, wurden beobachtet [2, 63]. Aus diesem Grund favorisierten einige Autoren grundsätzlich die partielle Fundoplikatio als Alternative zur Vollmanschette

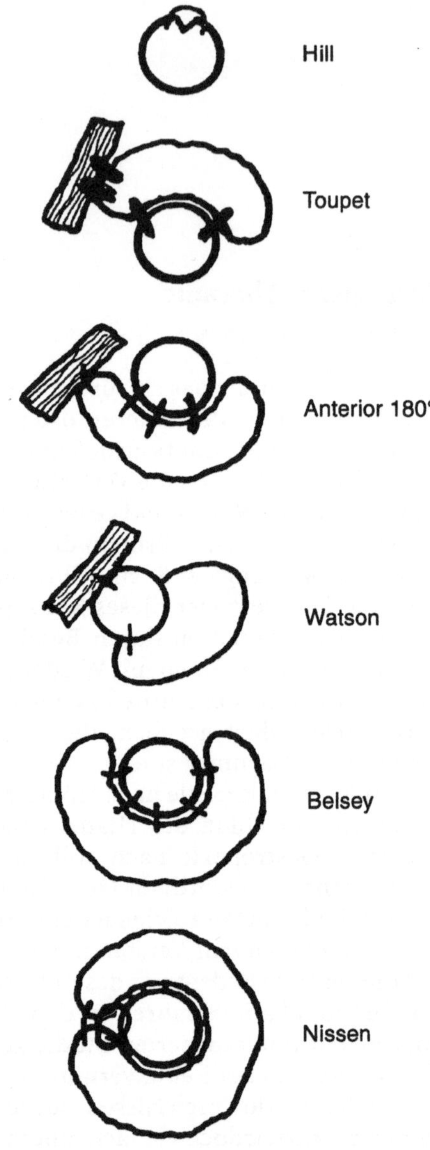

Abb. 1. Schematische Übersicht der verschiedenen Antirefluxoperationen. Die unterschiedlichen Möglichkeiten, den unteren ösophagealen Sphinkter zu verstärken, werden durch den unterschiedlichen Umfang der Manschetten dargestellt

[77]. Auch der zunehmende Erfolg der konservativen Therapie mit sehr wirksamen Säureblockern führte insgesamt zu einem erheblichen Rückgang der operativen Eingriffe bei Patienten mit gastroösophagealer Refluxkrankheit.

Wenige Autoren verfolgen ein differenziertes Konzept unter Einbeziehung der pathophysiologischen Überlegungen in die Wahl des Operationsverfahrens [18, 29, 52]. Eine Fehleranalyse von Fundoplikatioversagern wurde 1985 von Skinner et al. publiziert und zeigte neben technischen Fehlern, die häufig zu Manschettenproblemen führen, auch Indikationsfehler, wie z. B. das Anlegen einer Vollmanschette bei gleichzeitiger Ösophagusperistaltikstörung mit einer hohen Wahrscheinlichkeit von persistierenden Schluckbeschwerden postoperativ [63]. Das Rationale für ein differenziertes Konzept in der operativen Behandlung der gastroösophagealen Refluxkrankheit begründet sich in der Pathophysiologie der Erkrankung [17, 30]. Das konventionelle Konzept stützt sich auf eine einzige „Schultechnik“, wie z. B. die Nissen-Fundoplikatio [20, 58]. Die gegenwärtige Nissen-Technik beinhaltet eine kurze lockere Manschette, meistens mit Mobilisierung des Fundus, um eine spannungsfreie Manschette anzulegen [20, 23]. Schon alleine durch diese technische Modifikation konnte die Rate postoperativer Probleme deutlich gesenkt werden [20]. Indikationsfehler, meist aufgrund unklarer pathophysiologischer Situationen bei einem bestimmten Patienten, können nur durch eine exakte präoperative Diagnostik limitiert werden.

Operationsindikation

Die Indikation zu einer operativen Behandlung der gastroösophagealen Refluxkrankheit sollte von 4 wesentlichen Faktoren abhängig gemacht werden: dem Leidensdruck, den Komplikationen der Erkrankung, dem zugrundeliegenden Funktionsdefekt und dem Allgemeinzustand des Patienten. Höchste Priorität hat sicher der Leidensdruck des Patienten, auch wenn dies ein subjektiver Parameter ist. Da es sich um ein gutartiges Leiden handelt – und deswegen sei auch hier die Diskussion bei Dysplasie in der Barrett-Situation ausgenommen –, fungiert die Verbesserung der Lebensqualität des Patienten als erstes Indikationskriterium. Die Präsenz von therapiefraktären Symptomen wie Sodbrennen, Regurgitation oder epigastrischen Schmerzen sind zweifelsfrei klare Operationsindikationen.

An zweiter Stelle sind aufgetretene Komplikationen der Refluxkrankheit, wie persistierende Ösophagitis, Stenosen, Blutungen und Ulzera oder bereits die Entwicklung eines Barrett-Ösophagus eindeutige Indikationen für eine permanente Refluxverhinderung [31, 65]. Gegenwärtig wird in vielen Kliniken, besonders in Europa, die Indikation zur Operation nur dann gesehen, wenn eine Ösophagitis Grad 3 und 4 nach Miller-Savary vorliegt. Dies beruht auf der historischen Entwicklung der letzten 20 Jahre zur Diagnosestellung der Refluxkrankheit. Es gibt jedoch zwei wesentliche Argumente gegen eine alleinige Heranziehung des Ösophagitisausmaßes zur Operationsindikation. Auf der einen Seite haben nur 60 % der Refluxpatienten eine Ösophagitis, wenn sie in der Klinik gesehen werden [28, 41]. Viele Patienten mit einer geringgradigen oder fehlenden Ösophagitis haben trotzdem ein deutliches Beschwerdebild und eine spürbare Einschränkung ihrer Lebensqualität. Auf der anderen Seite werden die Patienten gegenwärtig mit hochpotenten Protonenpumpenhemmern therapiert, und ihre Ösophagitis heilt dadurch in der akuten Phase schnell ab [34, 43, 54]. Ein wesentlicher Entscheidungsfaktor bei der Operationsindikation ist somit nicht nur die Beseitigung der Ösophagitis, sondern die sichere Langzeittherapie besonders bei jungen Patienten [34].

Eine dritte Komponente bei der Indikationsstellung ist der ursächliche Funktionsdefekt im oberen Gastrointestinaltrakt. Nur wenn sich der vorliegende Funktionsdefekt der Erkrankung chirurgisch kompensieren oder korrigieren läßt, besteht Aussicht, dem Patienten mit einer Operation zu helfen [32]. Bei entsprechender Klinik und Anamnese muß überprüft werden, ob die pathophysiologische Situation bei diesem Patienten eine Operation sinnvoll macht. Da alle Antirefluxoperationen von ihrem Design her die Hochdruckzone im unteren Ösophagus mechanisch verstärken, erscheint nur dann eine chirurgische Korrektur sinnvoll, wenn eine Inkompetenz des unteren ösophagealen Sphinkters nachgewiesen ist. Anhänger eines pathophysiologisch differenzierten Konzeptes werden darüber hinaus noch die Peristaltik in der Speiseröhre und die gastralen Säureverhältnisse interessieren, um sich ggf. für eine Teilmanschette bei Peristaltikstörungen zu entscheiden oder sogar bei Vorliegen einer exzessiven Magensäureexposition in Magen und Speiseröhre eine kombinierte selektiv-proximale Vagotomie durchzuführen [32].

Das vierte Indikationskriterium ist selbstverständlich der Allgemeinzustand des Patienten und damit ein ganz entscheidender Faktor. Da es sich um eine benigne Funktionsstörung handelt, ist jede Form der postoperativen Morbidität oder gar Letalität eine Katastrophe. Bei reduziertem Allgemeinzustand müssen daher die Notwendigkeit, der Sinn und die Perspektive der Verbesserung der Lebensqualität sehr kritisch gegenüber dem Risiko des Eingriffes abgewogen werden. Der Kosten-Nutzen-Aspekt kommt ebenfalls hinzu. Nach Coley et al. erscheinen die Kosten für verbesserte Lebensqualität durch eine Antirefluxoperation vor allen Dingen jenseits des 65. Lebensjahres für Frauen, bei Männern jenseits des 55. Lebensjahres so aufwendig, daß man hier besonders kritisch prüfen muß, ob nicht eine medikamentöse Langzeittherapie sinnvoller erscheint [12].

Techniken

Nissen-Fundoplikatio

Die Nissen-Fundoplikatio oder 360°-Vollmanschette hat sich nach ihrer Erstbeschreibung durch Nissen 1956 bis zum heutigen Tage unter den Chirurgen zum populärsten Antirefluxverfahren etabliert [49]. Obwohl die ursprüngliche Technik inzwischen durch vielfache Modifikationen immer wieder verändert wurde, werden diese Eingriffe meist unter diesem Sammelnamen geführt. Die ursprüngliche Nissen-Fundoplikatio wurde 1956 publiziert und am 8. Dezember 1955 erstmals bei einer Patientin mit Refluxkrankheit unter der Bezeichnung „Gastroplicatio" von Rudolf Nissen in Basel durchgeführt (Abb. 2). Hierbei wurde die phrenikoösophageale Membran gespalten, der Ösophagus zirkulär angeschlungen und im Sphinkterbereich mobilisiert, um dann Magenhinter- und -vorderwand in Fundushöhe durch eine „Gastroplicatio" rechts lateral des gastroösophagealen Überganges miteinander zu vereinigen [49].

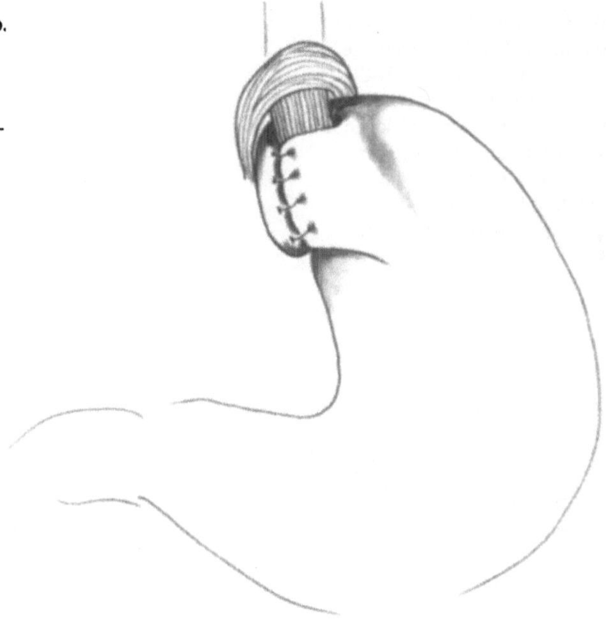

Abb. 2. Nissen-Fundoplikatio. Darstellung der Originaltechnik mit Plikatio des vorderen und hinteren Funduslappens ohne ausgedehnte Fundusmobilisierung

Rossetti führte diese Entwicklung weiter und etablierte im folgenden die Technik, die heute als Nissen-Rossetti-Fundoplikatio bekannt ist [55]. Hierbei wird der Magenfundus unter Durchtrennung der Rv. gastrici breves von der Milz mobilisiert. Anschließend kann die Fundusvorderwand nach Identifikation der Vagusäste hinter der Speiseröhre im Sphinkterbereich durchgezogen und dann an der Vorderwand des distalen Ösophagus mit dem vorderen Fundusanteil verbunden werden. In der Regel sind 4–5 Einzelknopfnähte erforderlich. Zusätzlich wird die Manschette durch 2 sichernde Nähte an der Magenvorderwand fixiert, um ein Teleskopphänomen zu vermeiden (Abb. 3).

Tabelle 1 zeigt die Ergebnisliste der publizierten Serien verschiedener Autoren.

Vor allem postoperative Probleme nach der klassischen Nissen-Rossetti-Fundoplikatio mit persistierender Dysphagie und Gas-bloat-Symptomen führten zu weiteren Untersuchungen und Modifikationen an dieser Operationstechnik [2, 20, 23, 58, 61]. Sowohl in Europa als auch in den USA und dort v.a. in der Chicagoer Chirurgenschule um T.R. DeMeester und C.T. Bombeck wurde nach experimentellen und klinischen Untersuchungen eine kurze und lockere Manschette, der sog. „floppy Nissen" gefordert, um unangenehme Nebenwirkungen der Fundoplikatio zu verhindern [7, 20, 23, 58]. Die Notwendigkeit einer Hiatuseinengung (posteriore Hiatoplastik) wurde kontrovers gesehen [20, 58]. Auch das Ausmaß der Fundusmobilisierung wurde keinesfalls einheitlich durchgeführt. DeMeester forderte schließlich, um eine 90- bis 95%ige Erfolgsrate zu erreichen, eine ultrakurze Manschette von 1–2 cm, eine vollständige Fundusmobilisierung und eine posteriore Hiatoplastik, um die intraabdominale Lage der Manschette zu gewährleisten sowie die Verwendung

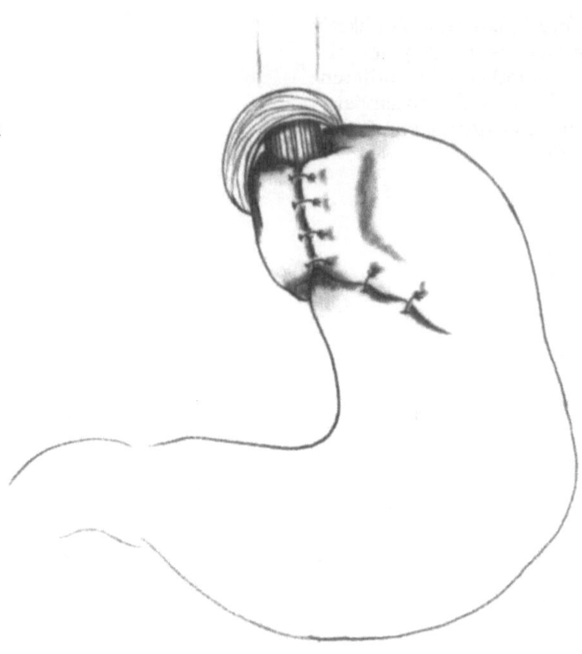

Abb. 3. Nissen-Rosetti-Fundoplikatio. 360°-Vollmanschette mit Mobilisierung des Fundus und Durchziehen der Vorderwand des Fundus zur Plikatio an der Vorderwand des unteren ösophagealen Sphinkters; zusätzlich Fixierung der Manschette an der Magenvorderwand

eines dicken Magenschlauches als Platzhalter in der Kardia während der Plikatio [20] (Abb. 4).

Mit Einführung der laparoskopischen Techniken wurden viele alte Diskussionen erneut aufgegriffen, insbesondere die Frage der Notwendigkeit der Fundusmobilisierung, die laparoskopisch-technisch recht aufwendig ist und auch Gefahren birgt [14, 16, 18, 30, 66]. Die meisten Zentren, die sich mit dieser Operationsmethode beschäftigen, fordern jedoch weder eine Veränderung der Indikation noch eine Veränderung der Technik, um damit die in den letzten 20 Jahren gesammelten Erfahrungen und Erkenntnisse auch weiterhin den Patienten zugute kommen zu lassen. Tabelle 2 demonstriert die Übersicht über die Resultate der laparoskopischen Nissen-Fundoplikatio.

Stellvertretend sei hier die laparoskopische Technik der Fundoplikatio nach Nissen-DeMeester im einzelnen ausgeführt [20, 29]. Nach der üblichen Herstellung eines Pneumoperitoneums wird eine 10-mm-Optik über einen supraumbilikalen Trokarkanal in die Bauchhöhle eingebracht. Für diese Eingriffe ist eine 30°-Optik sinnvoll, um so mühelos, z.T. auch über wechselnde Trokarpositionen, die Region hinter der Speiseröhre und den thorakalen Bereich bei der Mobilisierung des Ösophagus zu erreichen.

Abbildung 5 demonstriert Arbeitsplatzorganisation und Trokarpositionen aller notwendigen Zugänge. Über den rechtslateralen Trokarkanal wird der Organretraktor eingebracht und der linke Leberlappen beiseitegehalten. Die Babcock-Faßzange über den linkslateralen Trokarkanal kann den Magenfundus nach linkslateral und kaudal anspannen. Zunächst sollte eine genaue Inspektion des Magens und des gastroösophagealen Überganges vorgenommen

Tabelle 1. Ergebnisse der offenen Antirefluxoperation

Operationstyp	Autor	Jahr	Anzahl	++*	+*	-*
Nissen	Rossetti u. Hell [55]	1973	590	88	8	10
Nissen	Polk [53]	1976	312	86	4	9
Nissen	Siewert [58]	1978	116	89	7	10
Nissen	Ellis u. Crozier [24]	1984	82	92	10	5
Nissen	Donahue et al. [23]	1985	77	87	5	4
Nissen	DeMeester et al. [20]	1986	100	90	6	14
Nissen	Siewert u. Feussner [59]	1987	148	86	-	11
Nissen	Shirazi et al. [57]	1987	350	86	5	3
Nissen	Ackermann et al. [2]	1988	163	75	25	28
Nissen	Stipa et al. [70]	1989	40	87	10	10
Nissen	DeMeester et al. [21]**	1990	30	77	20	3
Nissen	Attwood et al. [5]**	1992	19	79	10,5	10,5
lap. Nissen	Dallemagne et al. [16]	1993	197	83	1,5	13
Belsey	Skinner u. Belsey [62]	1967	632	85	7	-
Belsey	Orringer et al. [50]	1972	892	84	11	-
Belsey	Stipa et al. [70]	1989	37	89	21	-
Belsey	Lerut et al. [45]	1990	117	89	10	2
Belsey	Wamsteker u. Lagerberg [76]	1990	75	87	4	4
Toupet	Thor u. Silander [72]	1989	19	95	5	-
Watson	Watson et al. [77]	1991	89	82	< 10	2
Hill	Hill [36]	1967	154	90	< 2	-
Angelchik	Angelchik u. Cohen [4]	1979	46	95	30,4	5
Angelchik	Kozarek et al. [44]	1982	15	63	63	20
Angelchik	Gear et al. [33]	1984	26	96	38	11,5
Angelchik	Starling [64]	1987	74	92	25	8
Angelchik	Siewert u. Feussner [60]	1988	32	78	31	15,6
Pexie	Brintnall et al. [9]	1961	78	81	-	3,8
Pexie	Borgeskov et al. [8]	1964	52	60	-	14
Pexie	Allison [3]	1972	374	87	-	-

* ++ = sehr gute und gute Ergebnisse (%)
+ = rezidivierender oder persistierender Reflux (%)
– = Dysphagie (oder Gas-Bloat)
** nur Barrett-Patienten

werden. Hierbei muß die Weite des Hiatus sowie eine mögliche Fixierung der Kardia und damit des unteren ösophagealen Sphinkters im Thorax abgeklärt werden. Diese Faktoren haben einen wesentlichen Einfluß auf die weitere Operationstechnik. Sodann wird begonnen, durch Inzidieren der phreniko-ösophagealen Membran den unteren ösophagealen Sphinkter von links nach rechts freizupräparieren und die Sphinkterregion komplett darzustellen. Dabei wird das vor der Kardia liegende Fettkissen entfernt. Der Gewebestrang mit dem linken bzw. anterioren Vagusast wird nach rechts abgeschoben. Wie bei der offenen chirurgischen Technik wird mit Schere, Faßzange und Präpariertupfer gearbeitet.

Der nächste Schritt ist das dorsale Umfahren des Ösophagus. Dies gelingt mit einiger Übung rasch mit seitlich ausfahrbaren Präparierzangen. Mit letzteren kann die Speiseröhre leicht mit einem Gummizügel angeschlungen wer-

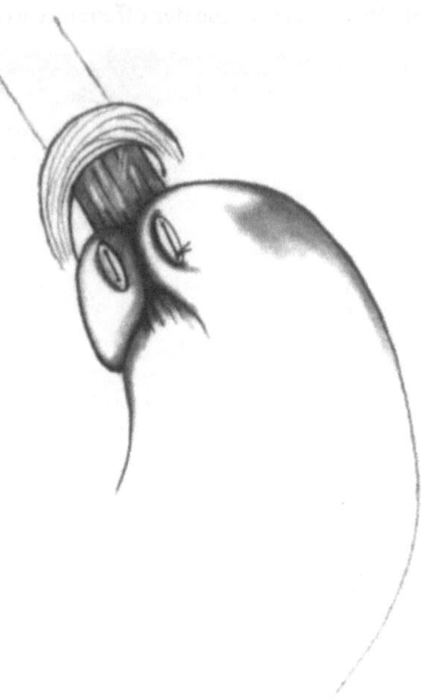

Abb. 4. Nissen-DeMeester-Fundoplikatio. 360°-Vollmanschette in der kurzen, lockeren Form, verstärkt durch Nahtwiderlager und Anlage einer U-Naht

Tabelle 2. Ergebnisse der laparoskopischen Antirefluxoperationen

Autor	Jahr	Anzahl	Konversation (%)	Komplikationen (%)	++*	+*	-*
Weerts et al. [79]	1993	132	0	7,5	94	?	5,4
Cuschieri et al. [15]	1993	116	0,9	14	85	?	3,7
Bittner et al. [6]	1994	35	14,2	25,7	87	4	24
Cadière et al. [10]	1994	80	3,8	5	94,3	0	3,7
Champault [11]	1994	940	6,2	5	–	–	–
Jamieson et al. [39]	1994	155	12,2	7,1	92,1	1,8	6,1
Collard et al. [13]	1994	39	5,1	7,6	86,3	2,7	11
Hinder et al. [37]	1994	198	4	6	88	8	9
Watson et al. [78]	1994	33	11	11	–	–	–
Feussner u. Stein [26]	1994	18	16	22	89	0	11
Fuchs et al. [30]	1994	35	6	19	91	3	0
Peters et al. [51]	1995	32	0	17,6	84	3	9,4

* ++ = sehr gute und gute Ergebnisse (%)
\+ = rezidivierender oder persistierender Reflux (%)
– = Dysphagie (oder Gas-Bloat)

den. Fortan läßt sich die Speiseröhre mit dem Zügel in jede gewünschte Position ziehen. Nun folgt die Mobilisierung des distalen Ösophagus und somit des gesamten Sphinkters, um diesen sicher in den abdominalen Bereich zu bringen. Es schließt sich die Mobilisierung des Fundus an.

Bei der 360°-Fundoplikatio nach Nissen halten wir eine vollständige Mobilisierung des Fundus mit Durchtrennung und Verschluß der Vasa gastrica bre-

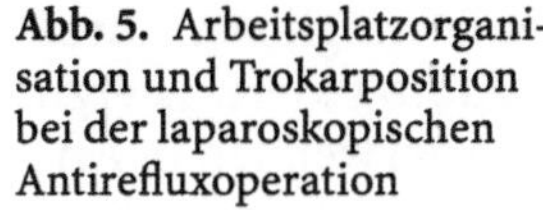

Abb. 5. Arbeitsplatzorganisation und Trokarposition bei der laparoskopischen Antirefluxoperation

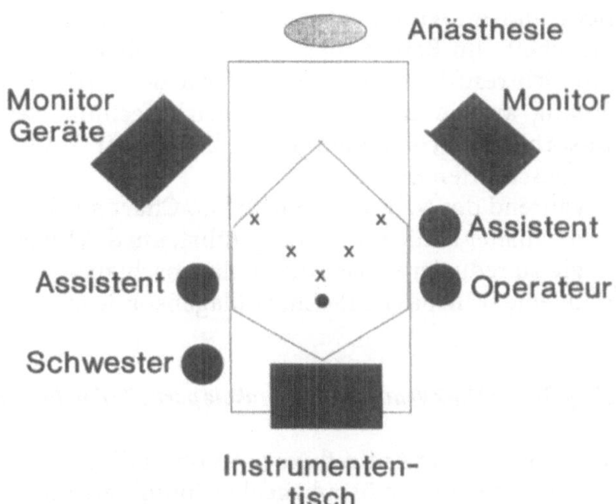

ves für notwendig, um eine lockere Manschette um den unteren ösophagealen Sphinkter spannungsfrei legen zu können. Hierzu wird über den rechtslateralen Trokar, der sonst den Organretraktor hält, eine Babcock-Faßzange eingebracht, die den Magen nach rechts anspannt. Durch eine weitere Babcock-Faßzange kann das Lig. gastrolienale auf der linken Seite angespannt werden. Auf diese Weise kann nun über die beiden paramedianen Trokarhülsen schrittweise die Dissektion erfolgen. Die Gefäße werden freipräpariert und dann zwischen doppelten Titan-Clips nach beiden Seiten durchtrennt. Probleme können hier auftreten, wenn das gastrolienale Ligament sehr kurz ist und der Magenfundus unmittelbar am oberen Pol der Milz anliegt, so daß keine Strecke zur Präparation bleibt. Hier müssen dann zur Milzseite hin die Gefäße geclipt und der Magen ggf. übernäht werden oder es muß ein Gefäßstapler angewendet werden.

Nachdem die Mobilisierungs- und Präparationsarbeit abgeschlossen sind, müssen der Hiatus oesophageus und die Zwerchfellschenkel bezüglich der Notwendigkeit einer Hiatoplastik beurteilt werden. Bei weitem Hiatus erfolgt die posteriore Hiatoplastik mit 2–3 U-Nähten mit nichtresorbierbarem Nahtmaterial. Die Knüpfung kann mit extrakorporaler Knotung über dem rechten Zwerchfellschenkel erfolgen, während die Speiseröhre nach links weggehalten wird. Bei besonders weitem Hiatus kann eine zusätzliche anteriore Naht sinnvoll sein.

Bei der 360°-Fundoplikatio wird nach vollständiger Mobilisierung des Fundus der dorsale Anteil des Funduslappens mit einer Babcock-Faßzange hinter der Speiseröhre durchgereicht, um auf der rechten Seite von einer zweiten Babcock-Faßzange aufgegriffen zu werden. Auf diese Weise kann die Manschette unter optimaler Sicht genau im Bereich des unteren ösophagealen Sphinkters „anprobiert" werden. Wenn diese Manschette nicht spannungsfrei zu liegen kommt, ist das ein Zeichen dafür, daß die Mobilisierung des Fundus nicht ausreicht und weitergeführt werden muß. Danach wird eine möglichst kurze Manschette im Bereich des unteren ösophagealen Sphinkters fixiert. Hierzu wird nichtresorbierbares Nahtmaterial der Stärke 2-0 bis 0 verwendet. In Anlehnung an die DeMeester-Sandwich-Technik werden als Nahtwiderlager Ethisorb-Scheibchen untergelegt, die in einer Größe von 1 × 0,5 cm vorher zurechtgeschnitten werden.

Während der Naht wird ein 40-60 Charr starker Magenschlauch transoral als Platzhalter in die Kardia eingeführt, um das Risiko der postoperativen Dysphagie zu reduzieren. Der dicke Magenschlauch wird am Ende der Operation durch eine transnasale 18-Charr Magensonde ersetzt.

Belsey-Repair Mark VI oder transthorakale partielle Fundoplikatio

Das Prinzip dieser Antirefluxoperation ist die Augmentation einer 4-5 cm langen Zone am unteren ösophagealen Sphinkters unterhalb des Zwerchfells [62]. Diese 240°-Manschette wird in ihrer ursprünglichen Form als linksthorakales Vorgehen beschrieben [45, 50, 62]. Der Fundus wird in 2 Nahtreihen um die Sphinkterregion herum fixiert. Es ist dabei wichtig, den unteren Ösophagus und den gastroösophagealen Übergang unter Schonung der Vagusäste vollständig freizupräparieren. Schließlich wird der Fundus durch Matratzennähte zwischen Sphinkterregion und Magen in 2 Reihen in einer Zirkumferenz von 240-270°, je nach Version, angebracht. Die zweite Matratzennahtreihe wird durch den Zwerchfellrand am Hiatus geführt, um dadurch die gesamte partielle Manschette sicher im Abdomen zu versenken (Abb. 6). Die Ergebnisse der Belsey-Operation sind in Tabelle 1 dargestellt. Auch wenn es Einzelberichte über ein transabdominales Vorgehen bei dieser Operationsmethode gibt, so läßt sich diese Technik am besten transthorakal durchführen. T. Lerut et al. berichten gegenwärtig über die größten Erfahrungen mit dieser Operationsmethode [45]. Die Erfolgsraten werden von einigen Autoren auf ähnlichem Niveau wie die nach Nissen-Fundoplikatio angegeben [45, 50, 62, 70, 76]. Die Refluxrezidivraten liegen mit 10 % etwas höher als die nach der Nissen-Opera-

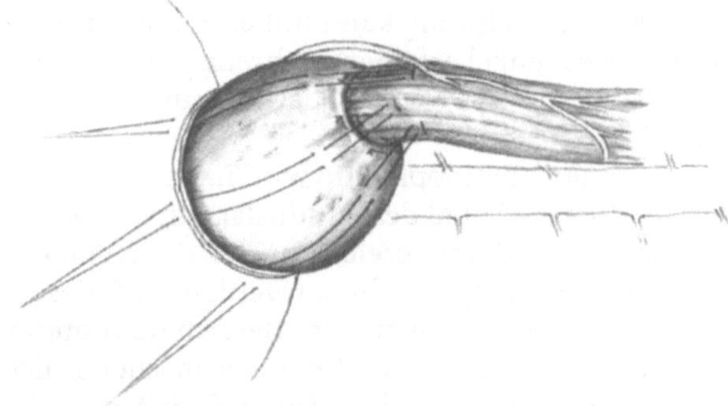

Abb. 6. Belsey-Mark-IV-Operation: eine 240°- bis 270°-Manschette oder partielle Fundoplikatio, in der Originalversion immer transthorakal links angelegt

tion. Demgegenüber werden von den Befürwortern dieser Operationsmethode die niedrigen postoperativen Morbiditätsraten, insbesondere die niedrige Dysphagieinzidenz, angeführt. Viele Autoren favorisieren diese Operationsmethode, wenn eine Peristaltikstörung der Ösophagusmotilität vorliegt und man einen Kompromiß einerseits zwischen dem gewünschten Antirefluxeffekt durch eine mechanische Verstärkung des unteren ösophagealen Sphinkters und andererseits der symptomfreien Speisepassage anstreben möchte [18, 30, 45]. Diese Methode wurde bereits thorakoskopisch durchgeführt, größere Erfahrungen liegen bisher nicht vor, denn die thorakoskopische Technik ist sehr anspruchsvoll.

Partielle Fundoplikatios

Eine Vielzahl von Modifikationen partieller Plikatioverfahren sind bisher in der Literatur beschrieben. Eine Weiterentwicklung der ursprünglichen Pexietechniken stellt die Hillsche posteriore Gastropexie oder -plikatio dar [36]. Das Ziel ist eine Augmentation der gastroösophagealen Übergangsregion mit Rekonstruktion des gastroösophagealen Ventils („valve"). Mit Hilfe der intraoperativen Manometrie werden die Zwerchfellschenkel nach sorgfältiger Dissektion der Hiatusregion mit nichtresorbierbarem Nahtmaterial adaptiert und damit der Hiatus eingeengt. Anschließend wird durch Fassen der anterioren und posterioren phrenikogastralen Gewebebündel eine Pexie und Plikatio dorsal am Lig. arcuatum bzw. an der präaortalen Faszie durchgeführt. Die intraoperative Manometrie sichert bereits während der Operation einen ausreichenden und suffizienten, aber nicht exzessiven Sphinkterdruck des unteren ösophagealen Sphinkters in einem Bereich zwischen 30 und 35 mm Hg. Durch diese Operationstechnik wird ein gastroösophageales Ventil mit einer Plikatio von etwa 180° durchgeführt. Wenige Autoren haben dieses Verfahren übernommen, nicht zuletzt wegen der Aufwendigkeit der intraoperativen Manometrie zur sog. „Kalibrierung" der Kardia. Der Vorteil dieser Operationstechnik liegt in der Möglichkeit, diese bei Patienten nach distaler Magenresektion durchführen zu können, wenn der verbleibende Magenrest für eine Fundoplikatio im ursprünglichen Sinne nicht ausreicht.

Die populärste partielle Fundoplikatio ist gegenwärtig die Toupet-Fundoplikatio [72–74]. Weitere Vertreter sind die anteriore 180°-Hemifundoplikatio [29], die anteriore Watson-Fundoplikatio [77] sowie weitere Modifikationen der Toupet-Operation als posteriore 180°- oder 240°-Fundoplikatio [73]. Üblicherweise beinhaltet die Toupetsche posteriore partielle Fundoplikatio die Mobilisierung des gastroösophagealen Überganges und die Teilmobilisierung des Fundus. Danach wird der dorsal durchgezogene Funduslappen sowohl am rechten Zwerchfellschenkel auf einer Länge von 3–4 cm fixiert als auch die Vorderwand des Funduslappens im Bereich des unteren ösophagealen Sphinkters mit der rechten Ösophagusseite vernäht, während die große Kurvatur anschließend mit der linken Ösophagusseite im Sphinkterbereich mit etwa 5 Nähten fixiert wird (Abb. 7).

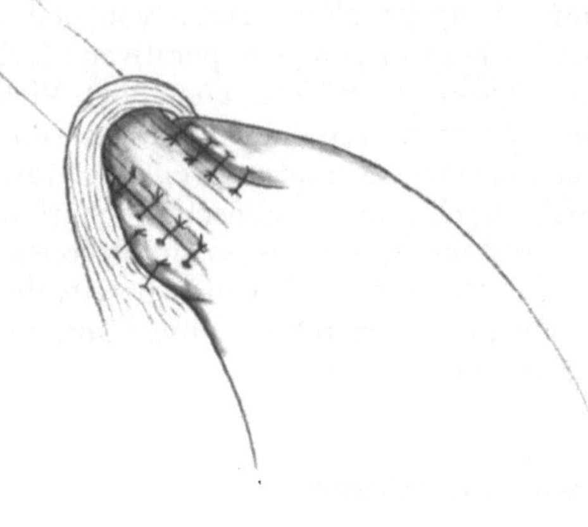

Abb. 7. Toupetsche partielle Fundoplikatio: eine 180°- bis 240°-partielle Fundoplikatio, wobei nach Mobilisieren des unteren ösophagealen Sphinkters der Fundus dorsal mit den lateralen Ösophaguswänden und dem rechten Zwerchfellschenkel vernäht wird

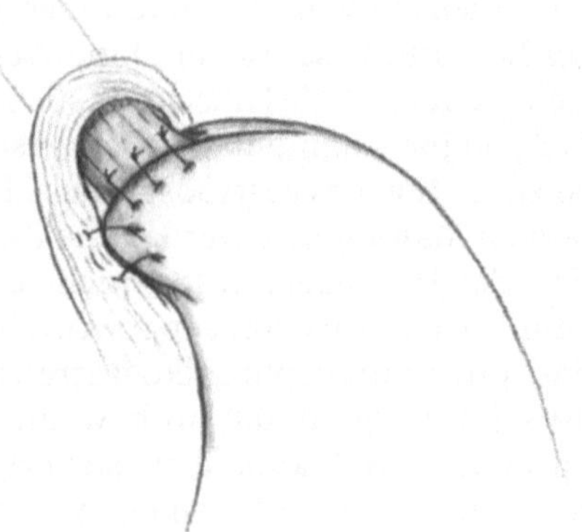

Abb. 8. Schema der anterioren 180°-Hemifundoplikatio, die laparoskopisch durch Fixierung des vorderen Funduslappens am unteren ösophagealen Sphinkter und rechten Zwerchfellschenkel angefertigt wird

Bei der 180°-Hemifundoplikatio wird nur eine begrenzte Fundusmobilisierung durchgeführt [29] (Abb. 8). Vom His-Winkel beginnend bis zum oberen Milzpol werden die Vasa gastrica breves zwischen Clips durchtrennt. Danach wird der mobile Lappen des proximalen Fundus vor dem Ösophagus nach rechts gezogen und nun am linken Lappenrand eine Naht gelegt, die diesen mit dem linkslateralen Bereich des unteren ösophagealen Sphinkters verbindet. Als Nahtmaterial wird ein nichtresorbierbarer Faden der Stärke 2–0 verwendet. Weitere 3 Nähte fixieren den Funduslappen am unteren ösophagealen Sphinkter. Danach werden 2 Nähte durchgeführt, um den vorderen Funduslappen am rechten Zwerchfellschenkel zu fixieren. Dies sorgt einerseits für eine Augmentation des Sphinkters und andererseits für die Sicherstellung seiner intraabdominalen Position.

Prothesen und Schals

Die Angelchik-Antirefluxprothese wurde seit der ersten Publikation von Angelchik und Cohen bei vielen tausend Patienten eingesetzt [4, 33, 44, 60, 64]. Sie läßt sich nach Freipräparation eines kleines Kanals dorsal des Ösophagus leicht um den unteren ösophagealen Sphinkter herumlegen. Die in der ersten Phase berichteten Komplikationen, v.a. Dislokationen der Prothese und spontane Perforationen in das Magenlumen oder die Dislokation in die freie Bauchhöhle, waren häufig durch Konstruktionsfehler der Prothese bedingt [22, 47, 69]. Trotz Beseitigung dieses Problems sind auch in der weiteren Anwendung immer wieder Prothesenentfernungen wegen der erheblichen Dysphagierate notwendig. Tabelle 1 demonstriert auch die Ergebnisse mit dieser Technik. Auch über die laparoskopische Anwendung wurde bereits berichtet, wobei über eine Öffnung in der Bauchdecke die Prothese leicht nach innen manipuliert werden kann, um dann nach Schaffung einer Passage hinter der Speiseröhre angelegt zu werden. Aber auch die laparoskopische Applikation ändert nichts an den potentiellen Nebenwirkungen und Risiken dieser Prothese, so daß sie insgesamt in Europa wenig Anhänger findet [25, 35].

Eine neue Alternative stellt der sog. „Antirefluxschal" dar [27, 80]. Die experimentellen Vorarbeiten wurden von Feussner durchgeführt [27]. Ein zunächst aus resorbierbarem Material gefertigter Schal, der in seiner Konsistenz sehr viel weicher ist als die rigide Angelchick-Antirefluxprothese, verursacht eine Narbenbildung am gastroösophagealen Übergang und damit eine entsprechende mechanische Verstärkung des unteren ösophagealen Sphinkters. Der Effekt dieses Schals war jedoch rückläufig nach Ausheilen und Resorption des Materials. Neuere Entwicklungen mit einem nichtresorbierbaren Material sind nach experimenteller Evaluierung in der klinischen Erprobung [67].

Auswahl des optimalen Verfahrens

Die Meinungen der Chirurgen, welche Operationstechnik die beste sei, gehen z.T. weit auseinander. Die Frage, ob man immer die beste refluxverhütende Maßnahme, d.h. die Nissen-Fundoplikatio, durchführen muß oder in speziellen Fällen eine partielle Fundoplikatio anwenden sollte, wird nach wie vor kontrovers diskutiert. An vielen Kliniken wird die 360°-Nissen-Fundoplikatio meist in der Nissen-Rossetti-Version als „Schulmethode" bei allen Refluxpatienten angewendet [16, 20, 61]. Die Argumente dieser Autoren sind die weiterentwickelte und an vielen Zentren erprobte Technik. Selbstverständlich wird an diesen Zentren in der Regel die lockere und kurze Manschette angewendet. Diese Autoren kritisieren die partiellen Fundoplikatiotechniken hauptsächlich wegen des erhöhten Risikos der Refluxrezidive.

Andererseits haben einige Autoren diese Schulmethode verlassen und wenden meistens enttäuscht durch schlechte Ergebnisse der Nissen-Fundoplikatio, nur noch die partiellen Fundoplikatiotechniken an [73, 78]. Der Grund für diesen Schritt waren in der Regel eine hohe persistierende Dysphagierate über Jahre und Gas-bloat-Symptome [2]. Es ist schwierig, diese Probleme im nachhinein ursachengerecht auf eine problematische Indikationsstellung oder eine technische Ursache zurückzuführen. Dennoch riskieren die Autoren, die eine partielle Fundoplikatio favorisieren, lieber einen leichten Anstieg ihrer Refluxrezidivrate als das schwierige Management von unzufriedenen Patienten nach einer schlecht funktionierenden Nissen-Fundoplikatio mit neuen Symptomen [14, 30, 78]. In zuletzt erschienenen Arbeit zum randomisierten Vergleich Nissen-versus Toupet-Technik ergaben sich keine Vorteile für die Nissen-Fundoplikatio [81].

Andere Arbeitsgruppen haben das Konzept „einer" Schulmethode verlassen und wenden sich einem differenzierten Vorgehen zu. Sie applizieren für verschiedene Patienten verschiedene Antirefluxoperationstechniken [30, 52]. Hierbei kann die Entscheidung, ob die partielle oder vollständige Fundoplikatio angewendet werden soll, abhängig gemacht werden von den anatomischen Gegebenheiten, wie z.B. bei Cuschieri, oder aber diese Entscheidung wird aufgrund der präoperativen Erfassung des zugrundeliegenden Funktionsdefektes gefällt [30]. Dann wird als Standardverfahren die Nissen-Fundoplikatio bei intakter Peristaltik angewendet, während bei schlechter Ösophaguspumpleistung eine partielle Fundoplikatio als Kompromiß angelegt wird. Es gibt keine Beweise für einen Patientenvorteil dieses Konzeptes, und die Autoren können sich nur darauf berufen, daß ihre Argumente auf den gegenwärtig bekannten Erkenntnissen zur Pathophysiologie der gastroösophagealen Refluxkrankheit basieren. Tabelle 3 demonstriert eine Übersicht über die bisher vorliegenden randomisierten Vergleichsstudien.

Tabelle 3. Ergebnisse der randomisierten Vergleichsstudien. (Nach [66])

Autor	Jahr	Anzahl	Vergleichsstudie	Ergebnis bei Refluxkontrolluntersuchung
DeMeester et al. [19]	1974	36	Nissen vs. Belsey vs. Hill	Nissen besser als Belsey und Hill
Segol et al. [56]	1989	52	Nissen vs. Toupet vs. Pexie	Nissen besser als Toupet bzw. Pexie
Stuart et al. [71]	1989	61	Nissen vs. Angelchik	Nissen besser als Angelchik, letztere mehr Nebenerscheinungen
Thor u. Silander [72]	1989	31	Nissen vs. Toupet	gleiche Ergebnisse, bei Nissen mehr Nebenerscheinungen
Abrahamsson et al. [1]	1991	71	Nissen vs. Toupet	gleiche kurzfristige Ergebnisse
Kmiot et al. [42]	1991	50	Nissen vs. Angelchik	Nissen besser als Angelchik beim Visick-Score
Walker et al. [75]	1992	52	Nissen vs. Lind	gleiche Ergebnisse
Janssen et al. [40]	1993	20	Nissen vs. Pexie	Nissen besser als Pexie
Eyre-Brook et al. [25]	1993	48	Nissen vs. Angelchik	gleiche Ergebnisse, bei Angelchik mehr Nebenerscheinungen
Hill et al. [35]	1994	61	Nissen vs. Angelchik	gleiche Ergebnisse, bei Angelchik mehr Nebenerscheinungen
Lundell et al. [81]	1996	132	Nissen vs Toupet	gleiche Ergebnisse

Die Einführung der laparoskopischen Technik in die Antirefluxchirurgie hat einerseits eine Hoffnung für eine verbesserte Akzeptanz unter Patienten und Gastroenterologen für die operative Therapie geweckt [13, 15, 16, 20, 37]. Andererseits werden vielerorts die Indikationsschemata verändert. Abhängig von der regionalen Situation in den verschiedenen Ländern werden von einigen Arbeitsgruppen in wenigen Jahren z.T. viele Hunderte von Patienten operiert. Dies steht im Widerspruch zu den sehr effektiven medikamentösen Möglichkeiten, die gegenwärtig bestehen [43, 54]. Die günstige Perspektive für die chirurgische Therapie wird nur dann anhalten und Erfolg haben, wenn die in den letzten zehn Jahren erarbeiteten pathophysiologischen Ergebnisse als Therapiekonsequenz bei diesen Patienten umgesetzt werden. Deswegen ist es unerläßlich, die notwendigen präoperativen Untersuchungen durchzuführen, um die zugrundeliegenden Ursachen der Erkrankung genau zu kennen. Dann können die geschilderten Operationsmethoden, seien sie laparoskopisch oder konventionell, gezielt und erfolgversprechend eingesetzt werden. Dies ist von besonderer Bedeutung bei Rezidiveingriffen. Trotz großer Erfolge der konservativen Behandlung wird die chirurgische Therapie für Patienten mit persistierenden Komplikationen bzw. junge Patienten mit der Aussicht auf lebenslange Medikamenteneinnahme sinnvoll sein. Weder die klinische Erfahrung noch extensive kontrollierte Studien haben gezeigt, daß nur eine chirurgische Technik die einzig erfolgreiche Behandlungsart darstellt. Statt dessen berichten alle Autoren, sei es, daß sie die Nissen-Fundoplikatio als Schulmethode durchführen oder eine partielle Fundoplikatiotechnik, über beachtliche Erfolge. Es muß betont werden, daß bisher weder das differenzierte operative Vorgehen noch die laparoskopische Technik durch kontrollierte Studien abgesichert wurden.

Literatur

1. Abrahamsson H, Ruth M, Sandberg N, Olbe LC (1991) Lower esophageal sphincter characteristics and esophageal acid exposure following partial or 360 degrees fundoplicatio: results of a prospective, randomized, clinical study. World J Surg 15:115–120
2. Ackermann C, Margreth L, Müller C, Harder F (1988) Das Langzeitresultat nach Fundoplicatio. Schweiz Med Wochenschr 118:774
3. Allison PR (1973) Hiatus hernia; a 20 year retrospective survey. Ann Surg 178:273–276
4. Angelchik JP, Cohen R (1979) A new surgical procedure for the treatment of gastroesophageal reflux and hiatal hernia. Surg Gynecol Obstet 148:246–248
5. Attwood SEA, Barlow AP, Norris TL, Watson A (1992) Barrett's oesophagus: Effect of antireflux surgery on symptom control and development of complications. Br J Surg 79:1060
6. Bittner HB, Meyers WC, Brazer SR, Pappas TN (1994) Laparoscopic Nissen fundoplicatio: Operative results and short-term follow-up. Am J Surg 167:193–200
7. Bombeck CT, Coelho RG, Castro VA (1971) An experimental comparison of procedures for the operative correction of gastro-esophageal reflux. Bull Soc Int Chir 30:435
8. Borgeskov S, Pedersen OT, Frederiksen T (1964) Oesophageal hiatal hernia: a radiological follow-up. Thorax 19:327–331
9. Brintnall ES, Blome RA, Tidrick RT (1961) Late results of hiatus hernia repair. Am J Surg 101:159–163
10. Cadière GB, Houben JJ, Bruyns J, Himpens J, Panzer JM, Gelin M (1994) Laparoscopic Nissen fundoplicatio: technique and preliminary results. Br J Surg 81:400–403

11. Champault G (1994) Reflux gastro-oesophagien. Traitement par laparoscopie. 940 cas experience francaise. Ann Chir 48:159–164
12. Coley CM, Barry MJ, Spechler SJ, Williford WO, Mulley AG (1993) Initial medical vs. surgical therapy for complicated or chronic gastroesophageal reflux disease: a cost-effectiveness analysis. Gastroenterology 104:A5
13. Collard JM, de Gheldere CA, DeKock M, Otte JB, Kestens PJ (1994) Laparoscopic antireflux surgery: What is real progress? Ann Surg 220:146–154
14. Cuschieri A, Shimi S, Nathanson LK (1992) Laparoscopic reduction, crural repair, and fundoplicatio of large hiatal hernia. Am J Surg 163:425–430
15. Cuschieri A, Hunter J, Wolfe B, Swanstrom LL, Hutson W (1993) Multicenter prospective evaluation of laparoscopic antireflux surgery. Preliminary report. Surg Endosc 7:505–510
16. Dallemagne B, Weerts JM, Jehaes C, Markiewicz S, Lombard R (1993) Techniques and results of endoscopic fundoplicatio. Endosc Surg 1:72–76
17. DeMeester TR (1987) Definition, detection and pathophysiology of gastroesophageal reflux disease. In: International Trends in General thoracic surgery, DeMeester TR, Matthews HR (eds) Benign esophageal disease. Mosby, St Louis, pp 99–127
18. DeMeester TR, Peters JH (1993) Fehler und Gefahren bei der laparoskopischen Antirefluxchirurgie. Chirurg 64:230–236
19. DeMeester TR, Johnson LF, Kent AH (1974) Evaluation of current operation for the prevention of gastroesophageal reflux. Ann Surg 180:511
20. DeMeester TR, Bonavina L, Albertucci M (1986) Nissen fundoplicatio for gastroesophageal reflux disease. Evaluation of primary repair in 100 consecutive patients. Ann Surg 204:19
21. DeMeester TR, Attwood SEA, Smyrk TC, Therkildsen DH, Hinder RA (1990) Surgical therapy in Barrett's esophagus. Ann Surg 212:528–542
22. Demmy TL, Caron NR, Curtis JJ (1994) Severe dysphagia from an Angelchik prosthesis: futility of routine esophageal testing. Ann Thorac Surg 57:1660–1661
23. Donahue PE, Samelson S, Nyhus LM, Bombeck CT (1985) The floppy Nissen fundoplicatio. Arch Surg 120:A1440
24. Ellis FH, Crozier RE (1984) Reflux control by fundoplicatio: A clinical and manometric assessment of the Nissen operation. Ann Thorac Surg 38:387
25. Eyre-Brook IA, Codling BW, Gear MWL (1993) Results of a prospective randomized trial of the Angelchik prosthesis and of a consecutive series of 119 patients.Br J Surg 80:602–604
26. Feussner H, Stein HJ (1994) Minimally invasive esophageal surgery. Laparoscopic antireflux surgery and cardiomyotomy. Dis Esoph 7:17–23
27. Feussner H, Horvath OP, Siewert JR (1992) Vicrylscarf induced scarring around the esophagogastric junction as treatment of esophageal reflux disease. Dig Dis Sci 37:875–881
28. Fuchs KH, DeMeester TR, Albertucci M (1987) Specificity and sensitivity of objective diagnosis of gastroesophageal reflux disease. Surgery 102:575–580
29. Fuchs KH, Freys SM, Heimbucher J, Thiede A (1993) Erfahrungen mit der laparoskopischen Technik in der Antirefluxchirurgie. Chirurg 64:317–323
30. Fuchs KH, Heimbucher J, Freys SM, Thiede A (1994) Management of gastro-esophageal reflux disease 1995. Tailored concept of anti-reflux operations. Dis Esoph 7:250–254
31. Fuchs KH, Engemann R, Thiede A (1994) Chirurgische oder konservative Therapie des Barrett-Oesophagus? Chirurg 65:88–95
32. Fuchs KH, Freys SM, Heimbucher J, Fein M, Thiede A (1995) Pathophysiologic spectrum in patients with gastroesophageal reflux disease in a surgical GI function laboratory. Dis Esoph 8:211–217
33. Gear MWL, Gillison WE, Dowling BL (1984) Randomized prospective trial of the Angelchik antireflux prosthesis. Br J Surg 71:681–683
34. Hetzel DJ, Dent J, Reed WD, Narielvala FM et al. (1988) Healing and relapse of severe peptic esophagitis after treatment with omeprazole. Gastroenterology 95:903
35. Hill ADK, Walsh TN, Bolger CM, Byrne PJ, Hennessy TPJ (1994) Randomized controlled trial comparing Nissen fundoplication and the Angelchik prosthesis. Br J Surg 81:72–74

36. Hill LD (1967) An effective operation for hiatal hernia: an eight year appraisal. Ann Surg 166:681–692
37. Hinder RA, Filipi CJ, Wetscher G, Neary P, DeMeester TR, Perdikis G (1994) Laparoscopic Nissen fundoplicatio is an effective treatment for gastroesophageal reflux disease. Ann Surg 220:472–483
38. Hohle KD, Kümmerle F (1972) Eine neue Methode zur Behandlung von Hiatushernien durch Fundopexie und Hiatuseinengung. Langenbecks Arch Chir (Suppl):225
39. Jamieson CG, Watson DI, Britten-Jones R, Mitchell PC, Anvari M (1994) Laparoscopic Nissen fundoplicatio. Ann Surg 220:137–145
40. Janssen IMC, Gouma DJ, Klementschitsch P, van der Heyde MN, Obertop H (1993) Prospective randomized comparison of teres cardiopexy and Nissen fundoplicatio in the surgical therapy of gastro-oesophageal reflux disease. Br J Surg 80:875–878
41. Klauser AG, Schindlbeck NE, Müller-Lissner SA (1990) Symptoms in gastro-oesophageal reflux disease. Lancet 335:205
42. Kmiot WA, Kirby RM, Akinola D, Temple JG (1991) Prospective randomized trial of Nissen fundoplicatio and Angelchik prosthesis in the surgical treatment of medically refractory gastro-oesophageal reflux disease. Br J Surg 78:1181–1184
43. Koop H, Arnold R (1991) Long-term maintenance treatment of reflux esophagitis with omeprazole. Prospective study with H_2-blocker-resistant esophagitis. Dig Dis Sci 36:552
43 a. Kunath U (1979) Die Biomechanik der unteren Speiseröhre. Thieme, Stuttgart
44. Kozarek RA, Phelps JE, Grobe JL et al. (1982) Assessment of a prosthetic device for the correction of esophageal reflux. Gastroenterology 82:1106
45. Lerut T, Coosemans W, Christiaeus R, Gruwez JA (1990) The Belsey mark IV antireflux procedure: Indications and Long-Term Results. In: Little AG, Ferguson MK, Skinner DP (eds) Diseases of the esophagus, vol II: Benign diseases. Futura, Mount Kisco/NY, pp 181–188
46. Lortat-Jacob JL (1957) Le traitement chirurgical des maladies du reflux gastro-oesophagien: Malpositions cardiotuberositaires, hernies hiatales, brachyoesophages. Presse Med 65:455–456
47. Morris DL, Jones J, Evans DF et al. (1985) Reflux versus dysphagia: an objective evaluation of the Angelchik prosthesis. Br J Surg 72:1017–1020
48. Negre JB, Markkula HT, Keyrilainen O, Matikainen M (1983) Nissen-fundoplicatio. Results at 10 years follow-up. Am J Surg 146:635
49. Nissen R (1956) Eine einfache Operation zur Beeinflussung der Refluxoesophagitis. Schweiz Med Wochenschr 86:590
50. Orringer MB, Skinner DB, Belsey RHR (1972) Long-term results of the Mark IV operation for hiatal hernia and analyses of recurrences and their treatment. J Thorac Cardiovasc Surg 63:25–31
51. Peters JH, Heimbucher J, Kauer WKH, Incarbone R, Bremner CG, DeMeester TR (1995) Clinical and physiologic comparison of laparoscopic and open Nissen fundoplicatio. J Am Coll Surg 180:385
52. Peters JH, Kauer W, DeMeester TR, Heimbucher J, Ireland AP, Bremner CG (1995) Optimal surgical therapy for gastro-oesophageal reflux disease requires a tailored surgical approach. J Thorac Cardiovasc Surg 7:141–146
53. Polk HC (1976) Fundoplicatio for reflux esophagitis: misadventures with the operation of choice. Ann Surg 183:645
54. Rösch W (1992) Hat die Antirefluxchirurgie noch eine Indikation? – aus gastroenterologischer Sicht. Chirurg Gastroenterol 8:179–183
55. Rossetti M, Hell K (1977) Fundoplication for the treatment of gastroesophageal reflux in hiatal hernia. World J Surg 1:439–444
56. Segol P, Hay JM, Pottier D (1989) Traitement chirurgical du reflux gastro-oesophagien: quelle intervention choisir: Nissen, Toupet ou Lortat-Jacob? Essai multicentrique par tirage au sort. Association Universitaire de Recherche en Chirurgie. Gastroenterol Clin Biol 13:873–879
57. Shirazi SS, Schulze K, Scoper RT (1987) Long-term follow-up for treatment of complicated chronic reflux esophagitis. Arch Surg 122:548–552

58. Siewert R (1978) Operative Behandlung der Refluxkrankheit. Chirurg 49:137–145
59. Siewert JR, Feussner H (1987) Early and long-term results of antireflux surgery. A critical look. In: Baillière's Clinical Gastroenterology. Saunders, Oxford, pp 821–842
60. Siewert JR, Feussner H (1988) Die Angelchik-Prothese – Zwischenbilanz und Wertung. Z Gastroenterol 26:421
61. Siewert JR, Isolauri J, Feussner H (1989) Reoperation following failed fundoplication. World J Surg 13:791
62. Skinner DB, Belsey RHR (1967) Surgical management of esophageal reflux with hiatus hernia: Long-term results with 1030 cases. J Thorac Cardiovasc Surg 53:33–54
63. Skinner DB, Klementschitsch P, Little AG, DeMeester TR, Belsey RHR (1985) Assessment of failed antireflux repairs. In: DeMeester TR, Skinner DB (eds) Esophageal disorders: Pathophysiology and therapy. Raven Press, New York, pp 303–313
64. Starling JR (1987) Evaluation of the Angelchik prosthesis. In: Starling JR (ed) Reflux esophagitis and the Angelchik prosthesis. Elsevier, New York, pp 93–102
65. Stein HJ, Siewert JR (1993) Endobrachyösophagus. Pathogenese, Epidemiologie und maligne Degeneration. Dtsch Med Wochenschr 118:511–519
66. Stein HJ, Feussner H, Siewert JR (1994) Management of gastro-esophageal reflux disease 1995.Surgical therapy of gastro-esophageal reflux: which patient, which procedure, which approach? Dis Esoph 7:239–244
67. Stein HJ, Feussner H, Holste J, Kraemer SJM, Siewert JR (1995) Experimentelle Ergebnisse mit einem partiell resorbierbaren Implantat zur Verhinderung des gastroösophagealen Refluxes. Langenbecks Arch Chir Forum:547–550
68. Stelzner A, Lierse W (1978) Weitere Untersuchungen zur Insuffizienz des Dehnverschlusses der terminalen Speiseröhre. Langenbecks Arch Chir 436:177
69. Stewart KC, Urschel JD, Hallgren RA (1994) Reoperation for complications of the Angelchik antireflux prosthesis. Ann Thorac Surg 57:1557–1558
70. Stipa S, Fegiz G, Iascone C, Paolini A, Moraldi A, De Marchi C, Chieco PA (1989) Belsey and Nissen operations for gastroesophageal reflux. Ann Surg 210:583–589
71. Stuart RC, Dawson K, Keeling P, Byrne PJ, Hennessy TP (1989) A prospective randomized trial of Angelchik prosthesis versus Nissen fundoplicatio. Br J Surg 76:86–89
72. Thor KBA, Solander S (1989) A long-term randomized prospective trial of the Nissen procedure versus a modified technique. Ann Surg 210:719–724
73. Tissot E, Naouri AR, Naouri CM, Barruel-Brussin S, Zeid M, Minaire Y (1994) Five-year follow-up results of the posterior hemi-fundoplicatio procedure. Dis Esoph 7:262–264
74. Toupet A (1963) Technique d'oesophago-gastroplastie avec phrénogastropexie appliquée dans la cure radicale des hernies hiatales et comme complément de l'opération d'Heller dans les cardiospasmes. Mem Acad Chir 89:394
75. Walker SJ, Holt S, Sanderson CJ, Stoddard CJ (1992) Comparison of Nissen total and Lind partial transabdominal fundoplicatio in the treatment of gastro-oesophageal reflux. Br J Surg 79:410–414
76. Wamsteker H, Lagerberg MA (1990) The Belsey mark-IV procedure in gastro-esophageal reflux and hiatal hernia. Netherl J Surg 42:9–13
77. Watson A, Jenkinson LR, Ball CS, Barlow AP, Norris TL (1991) A more physiological alternative to total fundoplicatio for the surgical correction of resistant gastro-oesophageal reflux. Br J Surg 78:1088–1094
78. Watson DI, Reed MWR, Johnson AG, Stoddard CJ (1994) Laparoscopic fundoplicatio for gastro-esophageal reflux. Ann Roy Coll Surg Engl 4:264–268
79. Weerts JM, Dallemagne B, Hamoir E et al. (1993) Laparoscopic Nissen fundoplication: Detailed analysis of 132 patients. Surg Laparosc Endosc 3:359–364
80. Willmen HR (1987) Die „Wende" in der Therapie von Inguinal- und Hiatushernien durch Induktion tragfähigen Narbengewebes. Chirurg 58:300
81. Lundell L, Abrahamsson H, Ruth M, Rydberg L, Lönro H, Olbie L: Long-term results of a prospective randomized compraison of total fundic wrap (Nissen-Rossetti) or semifundoplication (Toupet) for gastro-esophageal reflux. Br. J Surg 1996, 83:830–835

6

Die fehlgeschlagene Antirefluxoperation: Fehlerursachen und Managementstrategien

H.J. Stein und J.R. Siewert

Mit der weiten Verbreitung laparoskopischer chirurgischer Methoden erlebt die Antirefluxchirurgie in vielen Ländern der Erde derzeit eine Renaissance als attraktive, minimal-invasive und kosteneffektive Alternative zu einer potentiell lebenslangen medikamentösen Therapie für Patienten mit gastroösophagealer Refluxkrankheit. In vielen europäischen und amerikanischen Zentren hat die Anzahl der durchgeführten Antirefluxoperationen in den letzten Jahren geradezu explosionsartig zugenommen. Die erfolgreiche laparoskopische Durchführung einer Antirefluxoperation erfordert jedoch große Erfahrung im laparoskopischen Operieren. So gab es selbst in Zentren mit großer laparoskopischer Erfahrung eine steile „learning curve" bei der Durchführung laparoskopischer Antirefluxeingriffe. Dies ist an der hohen Anzahl von Konversionen auf offenes Vorgehen und den relativ langen Operationszeiten bei den 20–30 ersten laparoskopischen Antirefluxeingriffen ersichtlich. Auch in erfahrenen Händen ist die laparoskopische Antirefluxchirurgie jedoch nicht ohne Gefahren. So ist die Prävalenz an Komplikationen, Nebenwirkungen und Refluxrezidiven bei laparoskopischen Antirefluxeingriffen in einzelnen Serien sogar höher als bei der offenen, d.h. via Laparotomie oder Thorakotomie durchgeführten Antirefluxchirurgie [1, 13, 14, 20, 26, 29].

Definition und Prävalenz

Von einer fehlgeschlagenen Antirefluxoperation ist zu sprechen, wenn ein Patient nach dem Eingriff nicht in der Lage ist, normal zu schlucken, wenn er während des Essens oder postprandial epigastrische oder retrosternale Beschwerden verspürt oder wenn die Refluxbeschwerden, die zur Operation geführt haben, persistieren oder erneut auftreten [6, 19, 27]. Die Abklärung dieser Beschwerden, die Identifizierung ihrer Ursachen und das Management der betroffenen Patienten stellen eine diagnostische und therapeutische Herausforderung dar. Eine Durchsicht der Literatur zeigt, daß sich 5–20% aller Patienten, bei denen eine Antirefluxoperation durchgeführt worden war, wegen persistierender oder rezidivierender Refluxsymptomen oder postoperativ neu aufgetretener Beschwerden erneut in Behandlung begeben [6, 19, 27]. Nach

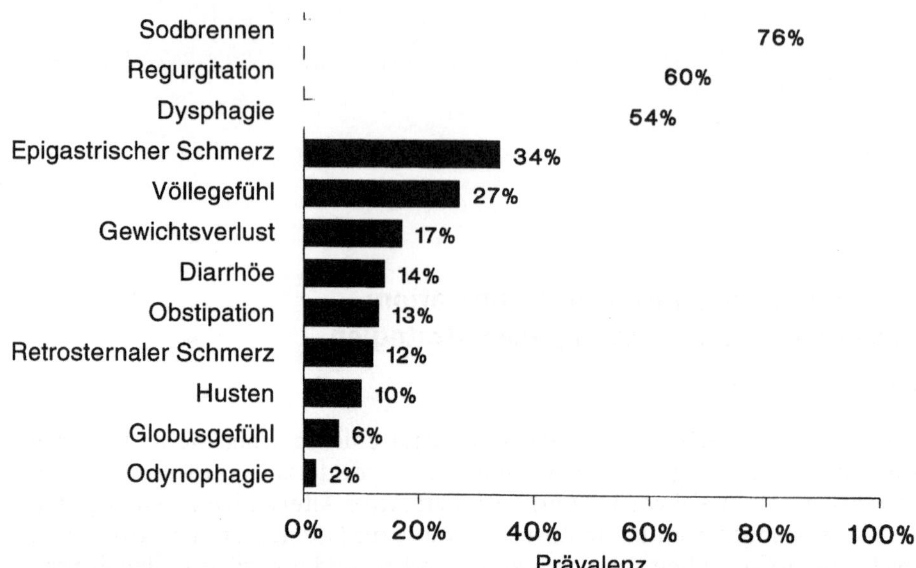

Abb. 1. Prävalenz verschiedener Symptome bei 105 konsekutiven Patienten mit fehlgeschlagener Antirefluxoperation. (Nach [27])

unserer Erfahrung sind rezidivierende Refluxbeschwerden die häufigste Ursache für einen erneuten Arztbesuch bei Patienten mit fehlgeschlagener Antirefluxoperation, gefolgt von einer Kombination aus Dysphagie und Refluxsymptomen und von Dysphagie als alleinigem Symptom. Im Gegensatz dazu ist das sog. Denervations- oder Gas-bloat-Syndrom nach Antirefluxeingriffen eher selten (Abb. 1, 2) [27].

In großen publizierten Serien ist nach kompletter 360°-Nissen-Fundoplikatio ein rezidivierender oder persistierender Reflux bei etwa 8 % der Patienten beschrieben. Zu Refluxrezidiven kommt es dabei v. a. während der ersten 2 Jahre nach Fundoplikatio [12]. Im Vergleich dazu liegt die Häufigkeit eines Refluxrezidives nach partieller Fundoplikatio während der ersten beiden postoperativen Jahre ebenfalls bei ca. 5–10 %, scheint aber im Gegensatz zur Nissen-Fundoplikatio im Verlauf der weiteren Jahre nach dem Eingriff weiter deutlich zuzunehmen [6, 20].

Die Prävalenz einer persistierender Dysphagie nach Antirefluxoperation hängt ebenfalls vom Typ der Antirefluxoperation ab. Die Wahrscheinlichkeit einer postoperativen Dysphagie ist bei der partiellen Fundoplikatio sowie der kurzen und betont lockeren 360°-Fundoplikatio mit 3–5 % der Patienten am geringsten und ist nach Einlage einer Silikon-Angelchik-Antirefluxprothese mit ca. 20 % am höchsten [6, 20]. Weiter werden nach einem Antirefluxeingriff häufig postprandiales Völlegefühl und epigastrische Beschwerden angegeben. Diese Beschwerden werden gewöhnlich auf eine Magenentleerungsstörung nach Fundoplikatio oder intraoperative Schädigung des N. Vagus zurückge-

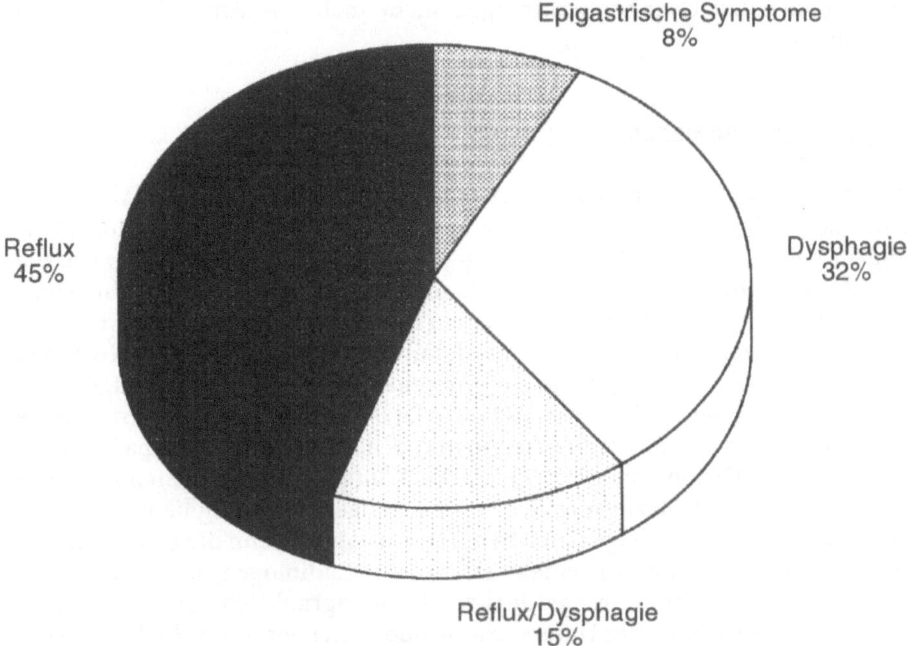

Abb. 2. „Dominierende" Symptome oder Symptomkomplexe bei 105 konsekutiven Patienten mit fehlgeschlagener Antirefluxoperation. (Nach [27])

führt. In einer kürzlich publizierten randomisierten prospektiven Vergleichsstudie zwischen medikamentöser und chirurgischer Therapie der gastroösophagealen Refluxkrankheit konnte jedoch gezeigt werden, daß postprandiales Völlegefühl und andere epigastrische Beschwerden bei medikamentös therapierten Patienten genauso häufig auftreten wie bei operativ behandelten Patienten [22]. Dies zeigt, daß epigastrische Beschwerden bei Patienten nach einer Antirefluxoperation nicht notwendigerweise durch den operativen Eingriff bedingt sind, sondern auf eine möglicherweise zugrundeliegende generalisierte gastrointestinale Motilitätsstörung hinweisen, deren Symptome bislang von den vorherrschenden Refluxbeschwerden überdeckt worden waren.

Obwohl die überwiegende Mehrzahl der Patienten mit persistierenden, rezidivierenden oder neuen Symptomen nach einer Antirefluxoperation medikamentös behandelt werden kann, wird bei einer nicht unbeträchtlichen Anzahl von Patienten ein Revisionseingriff erforderlich. Die Häufigkeit von Reeingriffen wird in der Literatur mit 3–6% aller Patienten, bei denen eine Antirefluxoperation durchgeführt wurde, angegeben [6, 20]. Diese Zahl ist identisch für die Nissen-Fundoplikatio, die verschiedenen Formen der partiellen Fundoplikatio und die Operation nach Hill. Mit 5–25% liegt die Reoperationsrate nach Implantation einer Angelchik-Antireflux-Prothese jedoch deutlich höher [2]. Die Implantation einer Angelchik-Prothese wird daher von den meisten Ösophaguschirurgen nicht mehr als Antirefluxoperation empfohlen.

Diagnostisches Vorgehen

Die anamnestischen Angaben zu Art, Intensität und Zeitpunkt des Auftretens neuer oder Wiederauftretens alter Symptome nach dem initialen Antirefluxeingriff geben wichtige Hinweise, zeigen jedoch nicht notwendigerweise die Ursache des Fehlschlagens der Antirefluxoperation an. Vielmehr ist ein detailliertes diagnostisches Vorgehen bei jedem Patienten erforderlich, der nach einem Antirefluxeingriff weiter oder wieder über gastrointestinale Beschwerden klagt (Tabelle 1). Das diagnostische Vorgehen beinhaltet eine Röntgenkontrastdarstellung der Speiseröhre und des Magens, eine obere gastrointestinale Endoskopie und die Funktionsdiagnostik, d.h. eine Ösophagusmanometrie und eine 24-h-Ösophagus-pH-Metrie. Die Röntgenkontrastdarstellung kann den Status und die Plazierung der vorangegangenen Fundoplikatio im Verhältnis zum gastroösophagealen Übergang aufzeigen, wenn die Untersuchung mit adäquater Technik von einem erfahrenen Radiologen, idealerweise im Beisein des Chirurgen, durchgeführt wird. Videographische oder kinematographische Aufnahmen der Untersuchung oder einer Serie von Hochfrequenzdigitalaufnahmen sind dabei dem klassischen Bariumbreischluck zur Abklärung der anatomischen Situation und Funktion vorzuziehen. Die Endoskopie mit Biopsie auffälliger Läsionen ist notwendig zur Dokumentation oder zum Ausschluß einer Ösophagitis, Stenose oder eines Endobrachyösophagus. Darüber hinaus kann mittels Retroflexion im Magen endoskopisch bereits der Status einer Fundoplikatio am Vorhandensein der typischen Schleimhautverwerfung an der Kardia – dem „Nissen nipple" [12] – gut beurteilt werden. Die Ösophagusmanometrie ist zur Abklärung der Funktion des unteren Ösophagussphinkters und der Beurteilung der Kontraktilität und peristaltischen

Tabelle 1. Diagnostisches Vorgehen bei Patienten mit persistierenden, rezidivierenden oder neuen Symptomen nach einer Antirefluxoperation

Erforderliche Basis-Diagnostik
Anamnese und Befund
Röntgenkontrastdarstellung der Speiseröhre und des Magens
Obere gastrointestinale Endoskopie
Ösophagusmanometrie
24-h-Ösophagus-pH-Metrie
Weiterführende Diagnostik
Ösophagustransitszintigraphie
Magenentleerungsszintigraphie
24-h-Magen-pH-Metrie
24-h-Magen- und Ösophagus-Bilirubinmessung (sog. Bilitec-Messung)
Intestinographie

Aktivität der tubulären Speiseröhre erforderlich. Die Clearance-Funktion der tubulären Speiseröhre kann durch Ösophagustransitszintigraphie weiter quantifiziert werden. Pathologischer gastroösophagealer Säurereflux läßt sich objektiv nur mittels 24-h-Ösophagus-pH-Metrie nachweisen und quantifizieren. Bei Verdacht auf eine postoperative Magenentleerungsstörung sollte zusätzlich eine Magenentleerungsszintigraphie mit Markern für die solide und flüssige Phase durchgeführt werden. Die Säuresekretionskapazität des Magens läßt sich am besten mit der 24-h-Magen-pH-Metrie evaluieren. Duodenogastroösophagealer Reflux kann seit kurzem mittels 24-h-Magen- und -Ösophagus-Bilitec-Messung objektiv gemessen werden [24, 25].

Ursachen

Zusammen mit einer sorgfältigen Anamnese erlaubt der dargestellte diagnostische Zugang in der Regel, die Ursache für die Beschwerden des Patienten in eine der folgenden Kategorien zu klassifizieren [19, 20]:

- rezidivierender Reflux aufgrund einer partiellen oder kompletten Auflösung der Antirefluxmanschette (Abb. 3d);
- Dysphagie mit oder ohne Refluxbeschwerden bei einer inkorrekt plazierten Manschette (Abb. 3b), dem sog. Teleskopphänomen (Abb. 3c), oder aufgrund einer Refluxstenose im distalen Ösophagus oder einer paraösophagealen Hernierung;

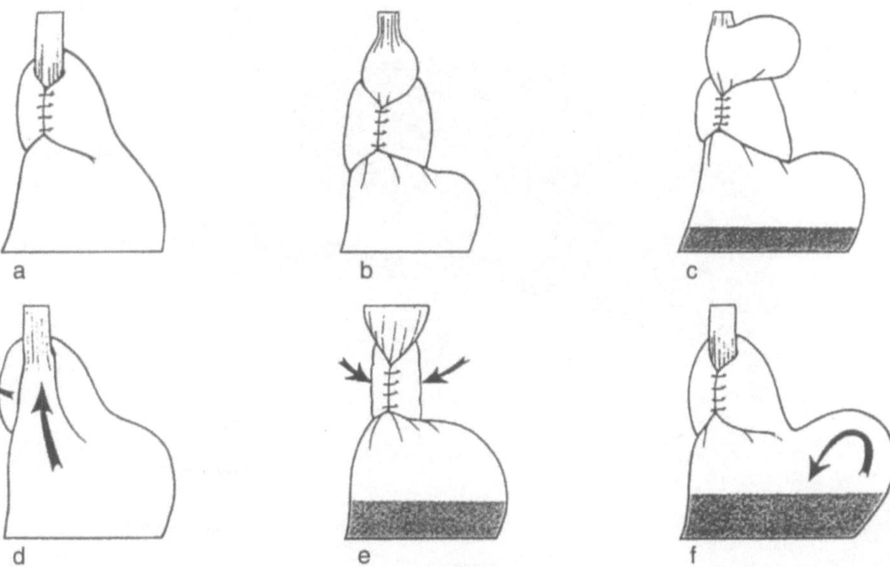

Abb. 3a–f. Technische Komplikationsmöglichkeiten der Fundoplikatio. **a** Intakte Fundoplikatio, **b** fehlplazierte Fundoplikatio, **c** das sog. Teleskopphänomen, **d** aufgelöste Fundoplikatio, **e** Fundoplikatio zu lang oder zu eng, **f** „Denervationssyndrom". (Nach [19])

- Dysphagie bei einer zu engen oder zu langen Fundoplikatio (Abb. 3e), einem zu engen Verschluß des Hiatus oder einer zugrundeliegenden primären oder sekundären Motilitätsstörung der tubulären Speiseröhre;
- epigastrische Beschwerden beim sog. Denervationssyndrom (Abb. 3f) oder persistierende und präoperativ nicht erkannte andere gastroenterologischen Funktionsstörungen.

Die komplette oder partielle Auflösung einer Antirefluxmanschette stellt heute die häufigste Ursache für ein Refluxrezidiv nach Antirefluxoperation dar (Abb. 4) [27]. Die Auflösung einer kompletten 360°-Nissen-Fundoplikatio beruht häufig auf der Verwendung von resorbierbaren Nähten bei der Fixierung der Manschette oder einer ungenügenden Mobilisation des distalen Ösophagus und Fundus mit konsekutiver Spannung auf der intraabdominalen Fundoplikatio. Fehlerhafte Nahttechnik mit Ausreißen der seroserösen Nähte kann ebenfalls zu einer Auflösung der Manschette beitragen. Da für die Schaffung einer partiellen Fundoplikatio ein längeres intraabdominales Ösophagussegment benötigt wird und die Festigkeit der partiellen Fundoplikatio von der Fixierung an den Ösophagus abhängt, ist die Gefahr der Auflösung bei der partiellen Fundoplikatio höher als bei der kompletten 360°-Fundoplikatio. Durch Verwendung von nicht resorbierbarem Nahtmaterial bei der Fixierung der Manschette, ausreichende Mobilisation von Ösophagus und Fundus sowie sorgfältige Nahttechnik läßt sich eine Auflösung der Manschette in den meisten Fällen zuverlässig vermeiden.

Ein Auskrempeln der Manschette, der sog. „slipped Nissen" oder das Teleskopphänomen, ist eine typische Komplikation der 360°-Nissen-Fundoplika-

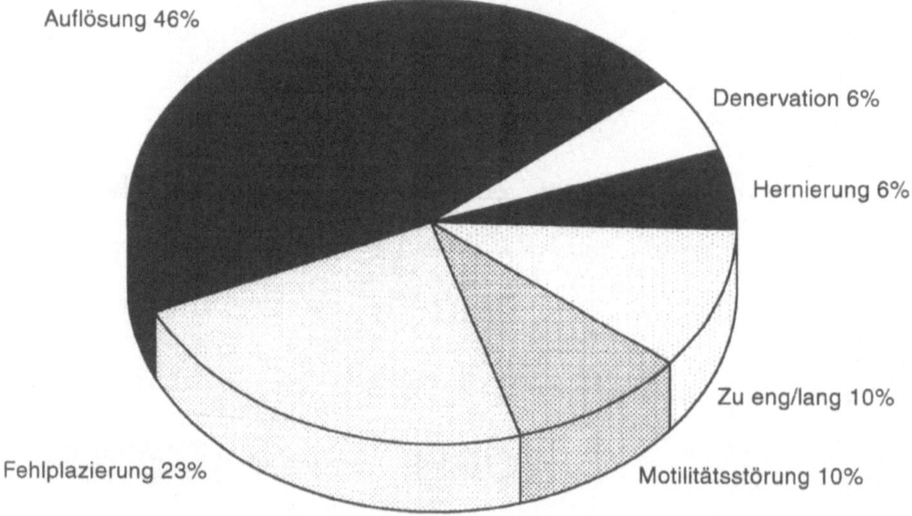

Abb. 4. Verteilung der Fehlerursachen bei 105 konsekutiven Patienten mit persistierenden, rezidivierenden oder neuen Symptomen nach einer vorangegangenen Antirefluxoperation. (Nach [27])

tio. Diese Komplikation entsteht, wenn durch Spannung am Ösophagus die Kardia - einem Teleskopmechanismus vergleichbar - durch die Manschette nach oral disloziert und die Fundoplikatio damit um das Korpus des Magens zu liegen kommt [18] (Abb. 3c, Abb. 5). Eine Prädisposition für die Entwicklung dieser Komplikation wird bei der Erstoperation geschaffen, wenn der Fundus nicht ausreichend mobilisiert, eine proximal-selektive Vagotomie zusammen mit der Fundoplikatio durchgeführt oder die Manschette nicht an der Kardia fixiert wurde. Die betroffenen Patienten berichten in der Regel über das Wiederauftreten von Refluxbeschwerden gemeinsam mit Dysphagie nach einem zunächst beschwerdefreien Intervall. Eine ähnliche morphologische

Abb. 5. Röntgenkontrastdarstellung eines sog. Teleskopphänomens nach Nissen-Fundoplikatio

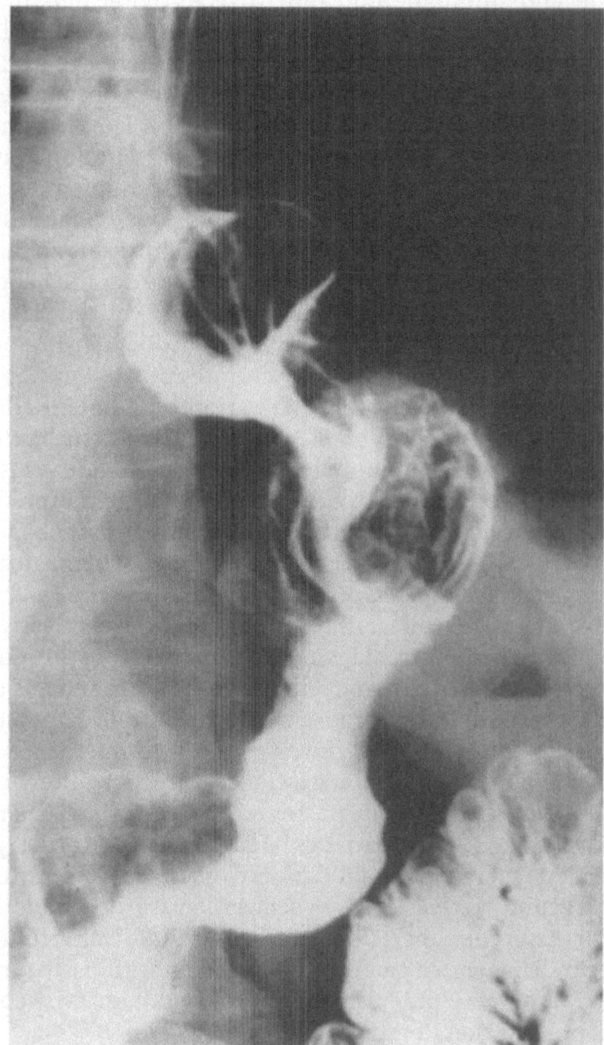

Situation besteht, wenn aufgrund unzureichender Mobilisation des Ösophagus und Magenfundus die Antirefluxmanschette primär um das Magenkorpus und nicht um den distalen Ösophagus angelegt wurde (Abb. 3b). In dieser Situation bestehen bereits unmittelbar postoperativ eine persistierende Dysphagie und Refluxbeschwerden. Die Symptomatik erklärt sich durch die Obstruktion, verursacht durch die zu tief gelegene Manschette und Reflux aus dem oberhalb der Manschette gelegenen säuresezernierenden Magenanteil.

Eine zu lange oder zu enge Antirefluxmanschette manifestiert sich klinisch unmittelbar postoperativ durch eine persistierende Dysphagie (Abb. 3e). Die postoperative Manometrie zeigt bei diesen Patienten am gastroösophagealen Übergang eine ausgeprägte Hochdruckzone ohne schluckreflektorische Relaxation. Häufig kann mittels Manometrie bei diesen Patienten auch eine überwiegend simultane und repetitive Aktivität der tubulären Speiseröhre oder peristaltische Aktivität mit hoher Kontraktionsamplitude als Ausdruck einer distalen Obstruktion dokumentiert werden. Die Konstruktion einer zu engen oder zu langen Antirefluxmanschette war vor 1980 der häufigste Fehler bei der Durchführung einer Fundoplikatio [19]. Dies beruhte auf einer fehlerhaften Vorstellung vom Wirkmechanismus der Fundoplikatio. Mit dem zunehmenden Verständnis der physiologischen Prinzipien der Antirefluxchirurgie, d.h. ausgiebige Mobilisation des Fundus sowie Schaffung einer betont lockeren und kurzen Manschette [3], hat die Häufigkeit zu langer oder zu enger Antirefluxmanschetten in der letzten Dekade deutlich abgenommen.

Eine epiphrenische Hernierung der Antirefluxmanschette in den Thorax kann auftreten, wenn ein weiter Hiatus bei der Erstoperation nicht verschlossen wurde. Obwohl auch die intrathorakale Fundoplikatio zuverlässig gegen Reflux schützt, stellt diese Situation eine potentielle Gefahrenquelle dar. So wird bei epiphrenisch gelegenen Manschetten häufig eine Stauungsgastritis oder ein Manschettenulkus mit Penetration oder Blutung beobachtet [15]. Eine inadäquate Hiatoplastik im Rahmen der primären Antirefluxoperation kann postoperativ auch zur Ausbildung einer paraösophagealen Hernie führen. Dieses Problem scheint nach laparoskopischen Antirefluxoperationen besonders häufig aufzutreten, da die laparoskopische Durchführung einer Hiatoplastik anspruchsvoll ist und somit häufig vernachlässigt wird [29].

Eine verzögerte Magenentleerung mit postprandialem Völlegefühl, postoperativem Meteorismus und Diarrhöe können aus einer Schädigung der Vagusfasern im Rahmen der primären Antirefluxoperation resultieren (Abb. 3f). Dieser Fehler läßt sich durch sorgfältige Operationstechnik in der Regel vermeiden und ist in den letzten Jahren deutlich seltener geworden. Bei der Mehrzahl der Patienten mit postoperativen epigastrischen Beschwerden zeigt eine sorgfältige Anamnese jedoch, daß die Beschwerden jedoch bereits vor der initialen Operation bestanden und erst nach dem Antirefluxeingriff in den Vordergrund treten. Diese Beschwerden werden daher häufig fälschlicherweise der Antirefluxoperation angelastet. Eine weiterführende Abklärung der zugrundeliegenden gastrointestinalen Funktionsstörung zeigt bei diesen Patienten dann eine präexistente Ulkuskrankheit, Dyspepsie oder exzessiven duodenogastralen Reflux.

Eine falsche Indikationsstellung ist eine komplett vermeidbare Ursache für ein Fehlschlagen der Antirefluxoperation [23]. In der Regel handelt es sich hierbei um Patienten, bei denen der primäre Antirefluxeingriff ohne objektive präoperative Dokumentation der Refluxkrankheit durchgeführt worden war, oder um Patienten, bei denen eine zugrundeliegende primäre oder sekundäre Motilitätsstörung der tubulären Speiseröhre, wie z. B. eine Achalasie oder ein diffuser Ösophagusspasmus, übersehen worden war. Eine sorgfältige präoperative Diagnostik einschließlich 24-h-pH-Metrie und Manometrie der Speiseröhre ist daher vor Durchführung einer Antirefluxoperation unverzichtbar.

Komplikationen nach Einlage einer Silikon-Angelchik-Antirefluxprothese sind in der Regel auf eine Dislokation, Penetration oder Öffnung der Prothese zurückzuführen. Nach technischer Verbesserung der Prothese sind diese Komplikationen jedoch heute eher selten. Dagegen ist das Auftreten einer postoperativen persistierenden Dysphagie nach Einlage einer Angelchik-Prothese nach wie vor ein Problem, das nur durch Entfernung der Prothese behoben werden kann.

Eine Analyse größerer Serien zeigt, daß technische Probleme bei der Erstoperation oder eine inadäquate Patientenselektion für die Mehrzahl der postoperativen Probleme nach Antirefluxeingriffen verantwortlich sind. Diese Probleme können durch eine sorgfältige präoperative Diagnostik, Patientenselektion und Operationstechnik vermieden werden [23]. Die Erfahrung des Chirurgen, der die Erstoperation durchführt, ist daher der wesentliche prognostische Faktor für das Gelingen einer Antirefluxoperation.

Reoperation

Eine Reoperation nach einem fehlgeschlagenen Antirefluxeingriff ist mit einer nicht zu vernachlässigenden Morbidität und Mortalität verbunden. So wird in der Mehrzahl der publizierten Serien über eine postoperative Mortalität von etwa 2 % und eine beträchtliche Morbidität zwischen 20 und 40 % (Tabelle 2) berichtet. Dies unterstreicht die Tatsache, daß es sich bei Reeingriffen am gastroösophagealen Übergang um technisch deutlich schwierigere Eingriffe als bei der primären Antirefluxoperation handelt. Reeingriffe nach fehlgeschlagener Antirefluxoperation sollten also nur an erfahrenen Zentren durchgeführt werden.

Trotz einiger enthusiastischer Berichte ist die Erfolgswahrscheinlichkeit beim Reeingriff auch in erfahrenen Zentren deutlich geringer als beim Ersteingriff. Gute oder zufriedenstellende Resultate können mit Reeingriffen nur bei etwa 80 % der Patienten erwartet werden (Tabelle 2). Das Ergebnis des Reeingriffs ist jedoch überwiegend von der Selektion der Patienten und der Art des Reeingriffs abhängig. Adäquate Patientenselektion und die Wahl des Eingriffs stellen somit die größte Herausforderung für den behandelnden Chirurgen dar.

Als allgemeine Regel gilt, daß Patienten mit Refluxrezidiv ohne Dysphagie mit konservativen, medikamentösen Maßnahmen, d. h. Protonenpumpen-

Tabelle 2. Literaturzusammenstellung: Ergebnisse von Reeingriffen nach fehlgeschlagener primärer Antirefluxoperation

Autor/Jahr	Anzahl der Reeingriffe	Typ der Reoperation	Mortalität	Morbidität	„Gute" Ergebnisse
Maher et al. 1985 [9]	55	Nissen (n = 32) Thal-Nissen (n = 12) Thal (n = 11)	4%	–	89%
Stirling u. Orringer 1986 [28]	98	Collis-Nissen (n = 59) Collis-Belsey (n = 14) Resektion (n = 23) Sonstiges (n = 2)	1,8%	–	76%
Little et al. 1986 [7]	61	Nissen (n = 18) Belsey (n = 22) Hill (n = 5) Resektion (n = 14) Sonstiges (n = 2)	4,6%	33%	75%
Low et al. 1988 [8]	109	Hill (n = 109)	2,6%	–	86%
Martin u. Crookes 1990 [10]	10	Nissen (n = 10)	0%	–	90%
Fekete et al. 1992 [5]	50	Refundoplikatio (n = 35) „Duodenal diversion" (n = 15)	0%	–	93%
Rieger et al. 1994 [16]	61	Refundoplikatio (n = 39) Collis-Nissen (n = 11) „Duodenal diversion" (n = 4) Sonstiges (n = 7)	3,3%	26%	84%
Eigene Daten [27]	71	Refundoplikatio (n = 42) Gastropexie/Hiatoplastik (n = 12) Resektion (n = 7) Sonstiges (n = 10)	1,5%	23%	85%

hemmern und/oder Prokinetika, gut therapiert werden können. Eine Reoperation sollte bei diesen Patienten nur dann erwogen werden, wenn das Risiko des Eingriffs als gering eingestuft wird, es sich um einen relativ jungen Patienten handelt und ein ausgeprägter Leidensdruck besteht. Im Gegensatz dazu ist bei Patienten mit postoperativ persistierender Dysphagie mit oder ohne gleichzeitig bestehenden Refluxsymptomen in der Regel eine chirurgische Revision erforderlich. In unserer Erfahrung konnten etwa die Hälfte aller Patienten mit Refluxrezidiv nach Antirefluxoperation mit gutem Ergebnis konservativ therapiert werden, während bei 88% der Patienten mit postoperativer Dysphagie ein Reeingriff erforderlich war (Tabelle 3). Die Indikation zur Durchführung eines Reeingriffs nach fehlgeschlagener Antirefluxoperation wird somit vom dominierenden Symptom oder Symptomkomplex und der zugrundeliegenden Fehlerursache bestimmt.

Die Wahl der idealen Reoperation nach einer fehlgeschlagenen Antirefluxoperation wird kontrovers diskutiert. Das Spektrum der verfügbaren Eingriffe reicht von einer einfachen Refundoplikatio über die partielle Fundoplikatio, die sog. „Gastroplasty" mit oder ohne Fundoplikatio, die Gastropexie bis hin zu resektiven Eingriffen wie einer distalen Magenresektion mit Vagotomie und Roux-Y-Galleableitung oder einer Ösophagusresektion mit Magen-, Kolon- oder Dünndarminterposition [21] (Tabelle 2).

Patienten, bei denen der Ersteingriff auf einer falschen Diagnose basierte, kann in aller Regel durch eine Auflösung der vorangegangenen Antirefluxoperation und Therapie der zugrundeliegenden Erkrankung geholfen werden. In ähnlicher Weise kann eine paraösophageale Hernie nach Antirefluxoperation durch eine einfache chirurgische Hernienreduktion, Pexie und Hiatoplastik therapiert werden. Bei Patienten mit inadäquat durchgeführter initialer Antirefluxoperation, Auflösung der initialen Antirefluxoperation oder bei Patienten mit dem sog. Teleskopphänomen kann zumindest ein weiterer chirurgi-

Tabelle 3. Fehlerursache bei Patienten mit fehlgeschlagener primärer Antirefluxoperation und Anzahl der Patienten, bei denen ein Revisionseingriff erforderlich wurde. (Nach [27])

Fehlerursache	Gesamtzahl	Reeingriff erforderlich	Alleinige konservative Therapie
Rezidivierender/persistierender Reflux als Hauptsymptom			
Auflösung der Manschette	48	25 (52%)	23 (48%)
Postoperative Dysphagie oder Dysphagie kombiniert mit Reflux als Hauptsymptom			
Fehlplazierte Manschette	24	22 (92%)	2 (8%)
Zu enge/lange Manschette	11	9 (72%)	2 (18%)
Primäre Motilitätsstörung (falsche Diagnose)	10	8 (80%)	2 (20%)
Hernierung	6	5 (83%)	1 (17%)
Epigastrische Beschwerden als Hauptsymptom			
„Denervationssyndrom"	6	2 (33%)	4 (67%)
Gesamt	105	71	34

scher Therapieversuch unternommen werden. Die Erfolgswahrscheinlichkeit einer Refundoplikatio liegt bei diesen Patienten bei über 85%, vorausgesetzt die Indikationsstellung zur Erstoperation war korrekt und die peristaltische Aktivität der tubulären Speiseröhre ist durch die Voroperation nicht beeinträchtigt (Abb. 6).

Bei Patienten mit gestörter Peristalsis oder schwacher Kontraktilität der tubulären Speiseröhre ist eine Refundoplikatio nicht indiziert, da eine Obstruktion der distalen Speiseröhre durch eine komplette 360°-Fundoplikatio in dieser Situation eine ausgeprägte Dysphagie verursachen kann. Ein weniger obstruktiver Reeingriff, wie z.B. eine partielle Fundoplikatio, Gastropexie oder eine Kombination dieser Methoden, wird von manchen Autoren in dieser Situation empfohlen. Dies basiert auf der Annahme, daß eine partielle Fundoplikatio oder Gastropexie eine geringere Obstruktion für die geschädigte tubuläre Speiseröhre bieten und dabei dennoch gegen Reflux schützen soll. In kontrollierten prospektiven Studien konnte diese Hypothese bisher jedoch nicht bestätigt werden. Bei Patienten mit gestörter Funktion der tubulären Speiseröhre halten wir somit derzeit keinerlei Form der Fundoplikatio für indiziert. Vielmehr sollte bei diesen Patienten versucht werden, mit aggressiver medikamentöser Säuresuppression und Prokinetika Beschwerdefreiheit zu erzielen. Als chirurgische Alternative kann bei Patienten mit medikamentös nicht beherrschbaren Beschwerden eine subtotale Gastrektomie mit trunkulärer Vagotomie und Roux-Y-Galleableitung erwogen werden, v.a. dann, wenn

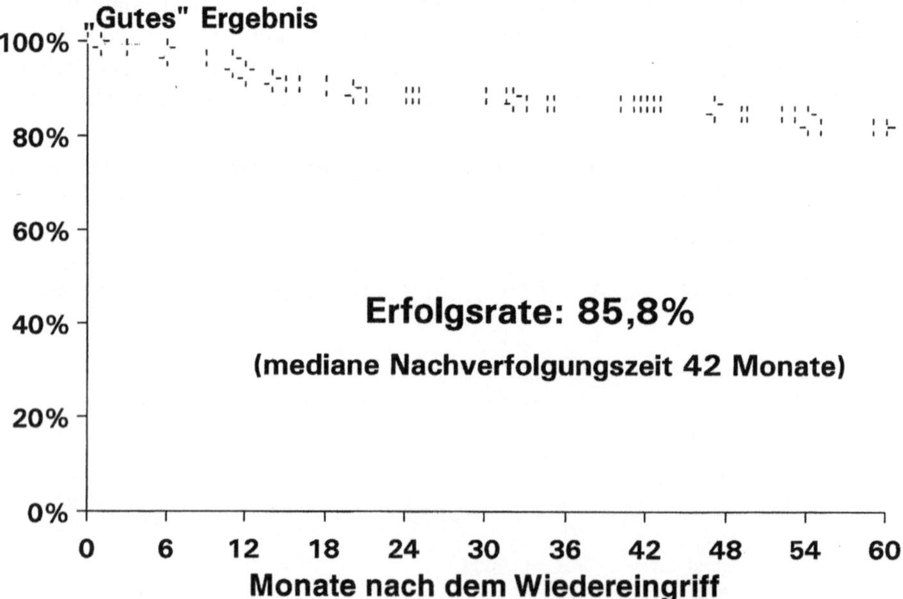

Abb. 6. Erfolgsrate („gute" Ergebnisse) einer Refundoplikatio bei Patienten mit einer oder mehreren vorangegangenen und gescheiterten Antirefluxoperationen. (Nach [27])

die funktionelle Diagnostik eine biliäre Komponente im Refluat aufzeigt und das operative Risiko als niedrig eingestuft wird.

Bei Patienten mit verkürztem Ösophagus, wie er gelegentlich bei großen Hiatushernien oder beim Endobrachyösophagus vorkommt, wird von manchen Autoren zur Erzielung einer spannungsfreien Fundoplikatio eine Ösophagusverlängerung durch eine sog. „Collis Gastroplasty" empfohlen. Die künstliche Schaffung eines aperistaltischen Segments mit Magenmukosa oberhalb der eigentlichen Fundoplikatio ist jedoch aus physiologischer Sicht problematisch und wird deswegen von uns und anderen Autoren abgelehnt. Durch ausgedehnte Mobilisierung des Ösophagus kann darüber hinaus nahezu immer eine intraabdominale Fundoplikatio spannungsfrei angelegt werden. In allen anderen Fällen sollte eine Interposition eines Dünn- oder Dickdarmsegments zwischen Ösophagus und Magen oder eine subtotale Gastrektomie mit trunkulärer Vagotomie und Roux-Y-Ableitung erwogen werden [4, 17].

Für das Management von Patienten mit zwei oder mehreren fehlgeschlagenen Antirefluxeingriffen besteht keine allgemeine Übereinstimmung. Little et al. sowie Skinner konnten eine Korrelation zwischen dem Erfolg einer erneuten Antirefluxoperation und der Anzahl vorangegangener Antirefluxoperationen aufzeigen [7, 21]. In der Erfahrung dieser Experten kann bei 84% der Patienten mit nur einer vorangegangenen Antirefluxoperation ein gutes Ergebnis mit erneuter Fundoplikatio erwartet werden. Im Gegensatz dazu profitieren nur 42% der Patienten mit drei oder mehr vorangegangenen Antirefluxeingriffen von einer erneuten Fundoplikatio. Unsere Erfahrung bestätigt dieses Vorgehen und zeigt darüber hinaus auf, daß bei Patienten mit Refluxrezidiv eine erneute Fundoplikatio nur dann durchgeführt werden sollte, wenn die funktionellen Untersuchungen eine ausreichende peristaltische Clearance-Aktivität der tubulären Speiseröhre zeigen. Bei Patienten mit postoperativer Dysphagie und schwer gestörter Clearance-Funktion der tubulären Speiseröhre sollte eine Ösophagusresektion erwogen werden, v.a. dann, wenn mehrere fehlgeschlagene Antirefluxoperationen vorangegangen sind, wenn eine derbe, nicht dilatierbare Stenose im distalen Ösophagus besteht oder ausgedehnte Vernarbungen im Operationsgebiet eine Refundoplikatio unmöglich machen. Nach unserer Erfahrung ist in dieser Situation die distale Ösophagusresektion mit Interposition eines kurzen gestielten Jejunumsegments, die sog. Merendino-Operation [11], eine attraktive Alternative zur Koloninterposition oder zum Magenhochzug.

Der Zugangsweg zur Kardia, d.h. Laparotomie oder Thorakotomie, ist ein weiterer, kontrovers diskutierter Punkt bei der chirurgischen Therapie einer fehlgeschlagenen Antirefluxoperation. Zumindest theoretisch erscheint der Zugang zum gastroösophagealen Übergang über die noch unberührte Körperhöhle attraktiver. Bei der überwiegenden Anzahl der Patienten mit fehlgeschlagener Antirefluxoperation würde das im Fall der Reoperation eine Thorakotomie bedeuten. In der Praxis bevorzugt jedoch die Mehrzahl aller Chirurgen den ihnen am meisten vertrauten Zugangsweg, in der Regel also die Laparotomie. Von einem laparoskopischen Zugang zur Therapie einer fehlgeschlagenen Fundoplikatio raten wir ab.

Zusammenfassung

Mit der Renaissance der Antirefluxchirurgie – bedingt durch die Verfügbarkeit minimal-invasiver laparoskopischer Operationstechniken – werden Patienten mit persistierenden, rezidivierenden oder neuen Symptomen nach einer vorausgegangenen Antirefluxoperation in naher Zukunft häufiger gesehen werden. Ein Refluxrezidiv nach vorangegangener Antirefluxoperation ist dabei in der Regel auf eine Auflösung der Antirefluxmanschette zurückzuführen. Dieses Problem kann in der Regel konservativ, d.h. medikamentös mit Protonenpumpenhemmern und/oder Prokinetika, oder durch eine erneute Fundoplikatio therapiert werden. Aufgrund der hohen Morbidität eines Reeingriffs sollte jedoch eine erneute Antirefluxoperation in dieser Situation nur dann erwogen werden, wenn es sich um Patienten mit geringem operativen Risiko handelt und der Leidensdruck hoch ist. Im Gegensatz dazu ist eine postoperative Dysphagie nach vorangegangenem Antirefluxeingriff immer ein ernstzunehmendes Problem. Die Ursachen für eine postoperative Dysphagie mit oder ohne begleitende Refluxsymptomatik sind vielfältig: eine fehlplazierte Manschette, das sog. Teleskopphänomen, eine zu enge oder zu lange Manschette, eine zu enge Hiatoplastik, eine Ösophagusstenose bei persistierendem Reflux, eine zugrundeliegende und nicht erkannte primäre Motilitätsstörung der tubulären Speiseröhre oder eine Kombination dieser Faktoren. Diese Probleme können in der Regel nicht durch medikamentöse Maßnahmen behoben werden. Das erfolgreiche Management dieser Patienten erfordert ein individuelles Vorgehen, basierend auf dem Beschwerdebild des Patienten, den Ergebnissen von Funktionstests, und den intraoperativen Befunden. Reeingriffe nach fehlgeschlagener Antirefluxoperation sollten somit nur an Zentren mit Erfahrung im gesamten Spektrum der resektiven und rekonstruktiven Chirurgie des gastroösophagealen Übergangs durchgeführt werden.

Literatur

1. Collard JM, Verstraete L, Otte JB (1996) Reoperations for unsatisfactory outcome of laparoscopic antireflux surgery. Dis Esoph 9:56–62
2. Crookes PF, DeMeester TR (1994) The Angelchik prosthesis: What have we learned in fifteen years? Ann Thorac Surg 57:1385–1386
3. DeMeester TR, Stein HJ (1992) Minimizing the side effects of antireflux surgery. World J Surg 16:335–336
4. Ellis FH, Gibb PS (1994) Vagotomy, antrectomy, and Roux-en-Y diversion for complex reoperative gastroesophageal reflux disease. Ann Surg 220:536–546
5. Fekete F, Gayet B, Deslabdes M, Dubertret M (1992) Reinterventions pour échec de la chirurgie du reflux gastro-oesophagien. Ann Chir 46:44–50
6. Jamieson GG (1993) The results of anti-reflux surgery and reoperative anti-reflux surgery. Gullett 3:41–46
7. Little AG, Ferguson MH, Skinner DB (1986) Reoperations for failed antireflux operations. J Thorac Cardiovasc Surg 91:511–519
8. Low DE, Mercer CD, James EC, Hill LD (1988) Post Nissen syndrome. Surg Gynecol Obstet 167:1–9

9. Maher JW, Hocking MP, Woodward ER (1985) Reoperations for esophagitis following failed antireflux procedures. Ann Surg 201:723
10. Martin CJ, Crookes PF (1990) Reoperation for failed antireflux surgery. Aust NZ J Surg 60:773–775
11. Merendino KA, Dillard DH (1955) The concept of sphincter substitution by an interposed jejunal segment for anatomic and physiologic abnormalities at the esophagogastric junction. Ann Surg 142:486–493
12. O'Hanrahan T, Marples M, Bancewicz J (1990) Recurrent reflux and wrap disruption after Nissen fundoplication: detection, incidence and timing. Br J Surg 77:545–548
13. Peracchia A, Bancewicz J, Bonavina L et al. (1995) Fundoplication is an effective treatment for gastroesophageal reflux disease. Gastroenterol Int 8:1–7
14. Peters JH, Heimbucher J, Kauer WKH, Incarbone R, Bremner CG, DeMeester TR (1995) Clinical and physiological comparison of laparoscopic and open Nissen fundoplication. J Am Coll Surg 180:385–393
15. Richardson JD, Larson GM, Polk HC (1982) Intrathoracic fundoplication for shortened esophagus. Treacherous solution to a challenging problem. Am J Surg 143:29–35
16. Rieger NA, Jamieson GG, Britten-Jones R, Tew S (1994) Reoperation after failed antireflux surgery. Br J Surg 81:1159–1161
17. Salo JA, Lempinen M, Kivilaakso E (1985) Partial gastrectomy with Roux-en-Y reconstruction in the treatment of persistent or recurrent esophagitis after Nissen fundoplication. Br J Surg 72:623–626
18. Siewert JR, Lepsien G, Weiser HF, Schattenmann G, Peiper HJ (1979) Das Teleskop-Phänomen. Chirurg 48:640–645
19. Siewert JR, Isolauri J, Feussner H (1989) Reoperation following failed fundoplication. World J Surg 13:791–798
20. Siewert JR, Stein HJ, Feussner H (1995) Reoperation after failed antireflux procedures. Ann Chir Gynecol 84:122–128
21. Skinner DB (1992) Surgical management after failed antireflux operations. World J Surgery 16:359–365
22. Spechler SJ, and the Dept of Veterans Affairs Gastroesophageal Reflux Study Group (1992) Comparison of medical and surgical therapy for complicated gastroesophageal reflux disease in veterans. N Engl J Med 326:786–792
23. Stein HJ, DeMeester TR (1992) Who benefits from antireflux surgery? World J Surg 16:313–319
24. Stein HJ, DeMeester TR, Hinder RA (1992) Outpatient physiologic testing and surgical management of foregut motility disorders. Curr Probl Surg 29:415–555
25. Stein HJ, Kraemer SMJ, Feussner H, Siewert JR (1994) Quantifizierung des intestino-ösophagealen Refluxes mit einer fiberoptischen Bilirubin-Meßsonde. Z Gastroenterol 32:247–251
26. Stein HJ, Feussner H, Siewert JR (1994) Surgical therapy of gastroesophageal reflux disease: Which patient, which procedure, which approach? Dis Esoph 7:239–245
27. Stein HJ, Feussner H, Siewert JR (1996) Causes of failure of antireflux surgery and management strategies. Am J Surg (in preparation)
28. Stirling MC, Orringer MB (1986) Surgical treatment after the failed antireflux operation. J Thorac Cardiovasc Surg 92:667–676
29. Watson DI, Jamieson GG, Devitt PG et al. (1995) Paraesophageal hiatus hernia: an important complication of laparoscopic Nissen fundoplication. Br J Surg 82:521–523

6

Pathophysiologie und Diagnose des Barrett-Ösophagus*

R.M. Bremner und C.G. Bremner

Pathophysiologie

Anhand klinischer Befunde und experimenteller Studien wurde als Pathogenese des für den Barrett-Ösophagus charakteristischen Zylinderepithels die chronische Verletzung des Plattenepithels im distalen Ösophagus, meistens durch gastroösophagealen Reflux, nachgewiesen. Die Theorie einer angeborenen Veranlagung konnte pathologischerseits nicht erhärtet werden, obwohl immerhin zu bedenken bleibt, daß der embryologische Ösophagus durch kubische Zellen ausgekleidet ist und besonders im oberen Anteil „inlet patches" hinterlassen kann. Das Hauptgewicht der gegenwärtigen Kontroverse um den Barrett-Ösophagus hat sich jedoch von der „Angeboren"- bzw. „Erworben"-These hin zur Frage des Ursprungs der Zylinderzellen verlagert. Es wird daher angenommen, daß das Zylinderepithel entweder als Ersatz für das Plattenepithel gilt, das durch den gastroösophagealen Reflux zerstört wird, oder daß es sich um ein Epithel handelt, das sich aus Plattenepithel oder kardialen bzw. submukösen Stammzellen herausdifferenziert. Als mögliche Ursprungszellen kommen daher in Frage: das angrenzende Magenepithel [8, 22, 30, 41], das submuköse Drüsenepithel [17, 19], plattenepitheliale Basalzellen [29], pluripotente Stammzellen [43] oder die charakteristischen metaplastischen Epithelzellen [47].

Beschaffenheit des Zylinderepithelersatzes

Von Paull et al. [37] wurden 3 Arten des Zylinderepithels beim Barrett-Ösophagus definiert, und zwar 1. ein atrophisches Magenepithel vom Fundustyp mit Haupt- und Parietalzellen, 2. Zylinderepithel vom Kardiatyp mit kardialen Schleimdrüsen und 3. ein charakteristisch spezielles Zylinderepithel mit villiformer Oberflächenstruktur, Schleimdrüsen und intestinalen Becherzellen. Der Nachweis dieses speziell ausgeprägten Zylinderepithels ist heutzutage die Grundlage der histologischen Charakterisierung des Barrett-Ösophagus.

---

* Aus dem Englischen von U. Hoede und K.-H. Fuchs.

Das Zylinderepithel beim Barrett-Ösophagus unterscheidet sich vom Gewebe des übrigen Gastrointestinaltraktes. Berenson et al. [4] machten erstmals auf die Tatsache aufmerksam, daß das Epithel beim Barrett-Ösophagus keinerlei Disaccharidaktivität aufweist und sich histochemisch vom Dünndarm- und Magenfundusepithel unterscheidet. Ebenfalls konnten sie eine beim Barrett-Ösophagus geringere β-Galaktosidase-Aktivität nachweisen, als dies in der Darmmukosa der Fall ist, sowie eine im Vergleich zum Fundusgewebe erhöhte Glukoronidaseaktivität. Die Autoren äußerten den Verdacht einer Metaplasie des Epithels mit Ursprung aus primordialen Stammzellen aus dem Ösophagus und Magen. Hierdurch wurde eine Flut von wissenschaftlichen Arbeiten zur licht- und elektronenmikroskopischen Struktur des Barrett-Ösophagus ausgelöst, die aus dem Zeitraum 1957–1970 von Berardi u. Devaiah [3] zusammenfassend dargestellt wurden. Auch in diesen Studien wurde auf Parietalzellen, Haupt-Zellen und Paneth-Zellen hingewiesen. Im Rahmen von histologischen Studien des Barrett-Epithels erkannten Rindi et al. [43] 5-Hydroxytryptamin, Somatostatin, Motilin, Pankreaspolypeptid, glukoseabhängiges insulintrophisches Polypeptid, Gastrin, Glukagon, Peptidtyrosin, Sekretin und Neurotensin.

Zur Kennzeichnung des Barrett-Epithels wurden auch immunhistochemische Studien herangezogen. Wu et al. [54] berichten über den Nachweis von Saccharaseisomaltose-Messenger-RNA in 76% des untersuchten Barrett-Epithels und in 82% ösophagealer Adenokarzinome, was auf eine phänotypische Ähnlichkeit der Zylinderepithelzellen beim Barrett-Ösophagus mit solchen Zellen hinweist, die aus intestinalen Metaplasien der Magenmukosa gewonnen wurden. Im Barrett-Epithel sind sowohl der Glutathion-Gehalt als auch die Glutathion-S-Transferase-Enzymaktivität und der Glutathion-S-Transferase-pi-Gehalt signifikant geringer als in der normalen Ösophagusmukosa, während sie in einer dem Magenepithel ähnlichen Anzahl vorhanden sind [40]. Diese Enzyme wurden mit der Abwehr gegen zelluläre bzw. zytogenetische Schädigung in Zusammenhang gebracht und könnten nach Peters et al. [40] bei dem erhöhten Tumorrisiko im befallenen Gewebe eine erhebliche Rolle spielen.

Im Vergleich zur Magenmukosa ist der bei der gastrointestinalen Mitogenese und Onkogenese implizierte epidermale Wachstumsfaktor („epidermal growth factor", EGF) in außergewöhnlich hohem Ausmaß im Zytoplasma der Epithelzellen der Barrett-Mukosa vorhanden [24]. Das Vorhandensein des EGF stellt vermutlich einen weiteren histologischen Marker für die durch gastroösophagealen Reflux bedingte vermehrte Zellproliferation im Ösophagus dar [25].

Die Proteinsyntheserate der Mukosa beim Zylinderepithel des Barrett-Ösophagus ist im Vergleich zur Synthese in der Mukosa des Magenfundus und Antrum sowie im normalen Plattenepithel des Ösophagus erheblich geringer [36]. Das Barrett-Epithel unterscheidet sich daher auch metabolisch vom normalen Magen- und Ösophagusepithel. Die geringere Proteinsyntheserate beim Zylinderepithel des Barrett-Ösophagus weist vermutlich auch auf eine reduzierte Abwehr gegen schädigende Substanzen, wie z. B. den Gallereflux, hin.

Ursprung des ösophagealen Zylinderepithels

„Creeping substitution" – aufsteigender Ersatz

Das Vorhandensein von Zylinderepithel im distalen Ösophagus in der Kontinuität des Magenepithels läßt eine Ausbreitung von der Kardia hin in Aufwärtsrichtung vermuten, beweist allerdings nicht den Ursprung des neuen Epithels. Es existiert ein Einzelfallbericht über Barrett-Ösophagus von Goldman u. Beckman [22] aus dem Jahr 1960, worin das aufsteigende Zylinderepithel eindeutig dokumentiert wurde. In diesem Fallbericht wird davon ausgegangen, daß das Zylinderepithelwachstum als Heilungsreaktion auf eine Läsion kardialer Schleimdrüsen am Schleimhautübergang zu werten sei. Als Alternative käme in Frage, daß das Zylinderepithel aus den in der Lamina propria vorhandenen ösophagealen Schleimdrüsen entstanden sein könnte. Aufgrund zahlreicher endoskopischer Untersuchungen kamen Naef u. Savary [30] zu der Schlußfolgerung, das Zylinderepithel müsse von der Kardia in den distalen Ösophagus aufsteigen und die peptische Ulzeration des Plattenepithels während des Heilverlaufs allmählich durch Zylinderepithelmetaplasie ersetzen. Über die Entstehung von Zylinderepithel im Ösophagus wurde auch nach totaler Gastrektomie mit Jejunumrekonstruktion berichtet [29]. In diesem Bericht wird ferner erläutert, daß das Zylinderepithel auch bei nicht vorhandener Magensekretion entstehen kann, und zwar einzig als Reaktion auf die durch Duodenalinhalt erzeugte Irritation. Ähnliche Entwicklungen wurden auch nach Ösophagogastrektomie [23], nach Ösophagomyotomie wegen Achalasie [21] und bei Sklerodermie [42] beobachtet.

Im ersten experimentellen Modell zur Reproduktion eines zylinderepithelbefallenen Ösophagus wurde davon ausgegangen, daß es sich bei dieser Erkrankung um einen erworbenen und mit dem gastroösophagealen Reflux zusammenhängenden Zustand handelt [8]. In diesem Modell wurden aus den unteren 10 cm des Ösophagus die Mukosa und die submukösen Schleimdrüsen entfernt und exzessiver Reflux durch Zerstörung des unteren ösophagealen Sphinkters ausgelöst (Abb. 1). Die Säuresekretion wurde durch tägliche Injektionen von Histamin stimuliert. „Creeping substitution" sorgte anstelle der abpräparierten Schleimhautanteile für einen schrittweisen aufsteigenden Ersatz durch Zylinderzellen. Die proximale Zellregenerationsgrenze bestand initial aus einer einfachen Schicht kuboidaler Zellen. Diese bildete mit der Zeit eine dickere Schicht, und die Zellen verlängerten sich schließlich zu Zylinder-

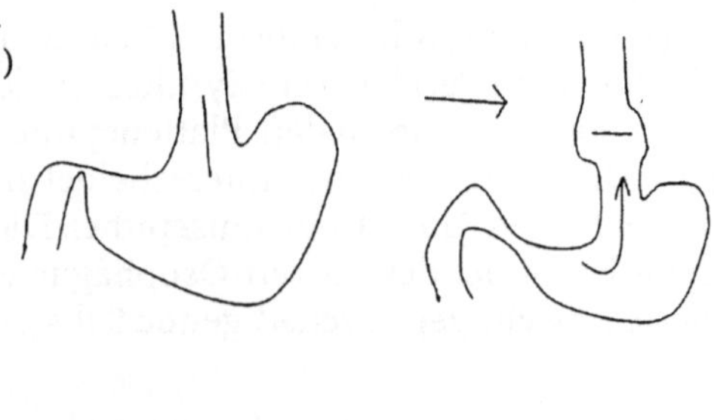

Abb. 1. Reproduktion eines zylinderepithelbelegten Ösophagus im Tiermodell. (Aus [8])

zellen. Die photomikrographischen Abbildungen in der Originalarbeit illustrieren muköse und Becherzellen [8]. Während normalerweise die Schleimdrüsenschicht beim Hund an der Plattenepithelschicht adhärent ist, konnte nach dem Experiment die Schleimdrüsenschicht der Barrett-Tiere in einer natürlichen Dissektionsebene aus dem 10 cm großen Anteil leicht abgezogen werden. Diese Tatsache beweist, daß die Regeneration nicht von dieser Zellschicht ihren Ausgang nahm, sondern weiter distal aus dem Bereich der Kardia stammen muß. In der ersatzweise entstandenen Zylinderepithelschicht waren keine regenerierten submukösen Schleimdrüsen nachweisbar.

Dagegen war im Modell ohne Reflux (ohne Kardiaplastik) die Reepithelialisierung nach etwa 8 Wochen durch normales Plattenepithel erfolgt. Dieses Modell wurde von Pollara et al. [41] mit ähnlichen Ergebnissen wiederholt, wenngleich die Studiendauer begrenzt war.

Sind submuköse Drüsenkörper auslösende Ursache?

Im Jahre 1963 berichtete Adler [1] über 250 Autopsiefälle, an denen die Ösophagusmukosa in gesamter Länge untersucht und festgestellt wurde, daß diese Drüsenkörper in einigen Ösophagi diffus verteilt über die Gesamtlänge vorkommen. Die oberflächlichen Drüsen einiger Resektatproben von Patienten mit Zylinderepithel schienen des öfteren auszukeimen und das entblößte Plattenepithel bedecken zu wollen. Er vertrat die Ansicht, daß die ösophagealen Drüsen vom Kardiatyp als Hauptquelle für das Zylinderepithel dienten.

Es wäre denkbar, daß durch gastroosöphagealen Reflux verursachte Mukosaläsionen die darunterliegenden Schleimdrüsen, aus denen das Zylinderepithel seine Regenerationsfähigkeit erhält, freilegen. Submuköse Drüsen kommen im Menschen zwar nur vereinzelt vor, sind aber im allgemeinen in der Kardiagegend zu finden und könnten als Ursprung des Zylinderepithels in Frage kommen. Die submuköse Drüsenschicht im Ösophagus des Hundes bildet auf ganzer Länge eine durchgehende Schicht, und wenn diese Drüsen andauerndem gastroösophagealen Reflux ausgesetzt werden, könnten sie durchaus für ein Ersatzepithel aus Zylinderzellen verantwortlich sein. Im Hunderefluxmodell beobachtete der Autor eine Hypertrophie der submukösen Drüsenschicht und einen engen Kontakt dieser Drüsen mit dem Plattenepithel in bestimmten Bereichen. Im Refluxtiermodell von Gillen et al. [19] wird nachgewiesen, daß der Ersatz des Zylinderepithels nicht unbedingt durch das Heraufwachsen der Zellen aus der Kardia erfolgen muß. Die Arbeitsgruppe um Gillen ging in ihrem Refluxmodell genauso vor wie im obigen Hundemodell, führte aber 2 separate zirkuläre Schleimhautmanschettenresektionen des Plattenepithels durch, eine am gastroösophagealen Übergang und die andere etwas höher, so daß ein Plattenepithel-Mukosa-Streifen dazwischen erhalten blieb (Abb. 2). Beide Abschnitte heilten gleichermaßen mit Zylinderepithel ab, und die Autoren vertraten die Ansicht, daß der Zylinderepithelersatz sowohl in submukösen Drüsen seinen Ursprung habe als auch von der Kardia ausgehe.

Auf diesbezügliche Kontroversen wird in einer neueren Veröffentlichung über die Ergebnisse bei duodenogastroösophagealem Reflux an einem weite-

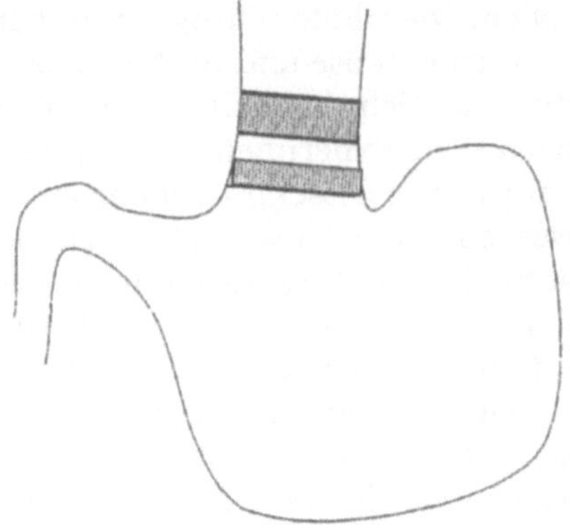

Abb. 2. Diagramm des von Gillen et al. [19] verwendeten Modells. Bei vorhandenem Reflux wurde in beiden Arealen das entfernte Plattenepithel (*schattiert*) durch Zylinderepithelzellen ersetzt

ren Hundemodell ohne Mukosektomie hingewiesen [31]. Narbona-Arnau et al. erzeugten gastroösophagealen Reflux nach Wendel-Kardiaplastik sowie duodenogastralen Reflux durch Anlage einer Jaboulay-Pyloroplastik [31] (Abb. 3). Das Ergebnis war eine ausgeprägte Ösophagitis mit Zylinderepithelmetaplasie, Magendrüsengewebe, Becherzellen, positiver Histochemie der Muzine, Dysphagie und Ulzeration. Die Verteilung des Zylinderepithels auf den Plattenepithelarealen wies eher auf ein In-situ-Phänomen hin als auf eine aufsteigende Substitution aus der Kardiamukosa. In dieser Studie wird die Meinung vertreten, daß bei der Pathogenese des Barrett-Ösophagus die Kombination von Magen- und Duodenalinhalt eine Rolle spielt, da der alleinige Magenreflux für Zylinderepithelveränderungen nicht ausreichte.

Von Seto u. Kobori [46] wurden Zylinderepithelveränderungen im Rattenmodell durch totale Gastrektomie und Ösophagoduodenostomie erzielt. Eine Versuchsgruppe wurde mit gesäuertem Sirup (pH 1,8) gefüttert, die andere mit normalem Sirup. Bei einer von 12 Ratten der Kontrollgruppe bildete sich Zylinderepithel, während dies bei 3 von 12 der mit gesäuertem Sirup gefütterten Ratten der Fall war. Von Bedeutung ist der Hinweis auf die Tatsache, daß es im Ösophagus der Ratte keine submukösen Drüsen gibt, das Zylinderepithel also auch nicht aus solchen entstanden sein könne. Somit muß das Ersatz-

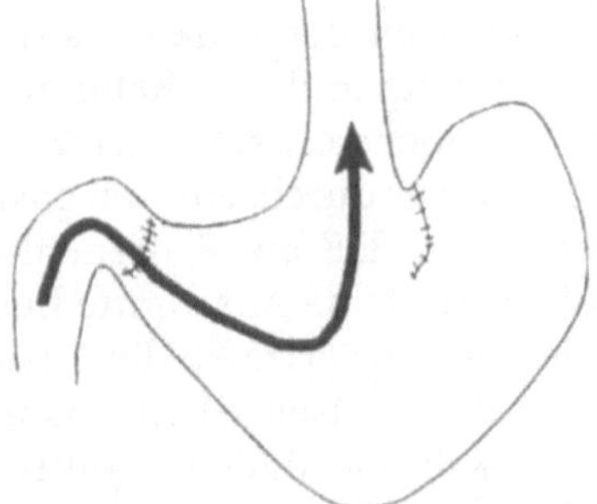

Abb. 3. Diagramm des von Nabona-Arnau et al. [31] verwendeten Modells zur Induktion von duodenogastroösophagealem Reflux. Ohne Mukosektomie hat sich ein Zylinderepithel im unteren Ösophagus gebildet

epithel in diesem Rattenmodell entweder durch eine aufsteigende Substitution aus Duodenalmukosa oder eine metaplastische Veränderung des Plattenepithels entstanden sein.

Metaplasie der Basalzellen des Plattenepithels oder der pluripotenten Stammzellen

Als dritte Möglichkeit für den Ursprung von Zylinderepithelzellen kommt eine metaplastische Veränderung präexistenter Epithelzellen in Frage, die sich entweder aus Plattenepithelbasalzellen oder aus pluripotenten Stammzellen bilden.

Nach der Theorie von Meyer et al. [29] entsteht die Metaplasie zwar in der Basalzellschicht des Plattenepithels, seinem Bericht über die Entwicklung von Zylinderepithel nach totaler Gastrektomie mit Rekonstruktion durch Jejunostomie zufolge könnte jedoch auch eine „creeping substitution" aus jejunaler Mukosa daran beteiligt sein. Anhand histochemischer Untersuchungen wiesen Rindi et al. [43] zahlreiche Peptide im Epithel des Barrett-Ösophagus nach, wodurch die Theorie der Genese des Barrett-Ösophagus aus pluripotenten Stammzellen erhärtet wird. Allerdings gibt dies noch keinerlei Hinweis darauf, ob diese Stammzellen nun in der Kardia- oder Ösophagusbasalzellschicht ihren Ursprung haben. Dagegen vertreten Pera et al. den Standpunkt, daß proliferative Stammzellen der Plattenepithelbasalzellschicht im Rattenmodell eine doppelte Differenzierungsfähigkeit bei der Reaktion auf duodenalrefluxbedingte Irritation besitzen. In ihrem Experiment bestand die Reaktion auf Läsionen durch Duodenalreflux und Nitrosamin entweder in der Ausbildung eines Plattenepithelkarzinoms oder eines Adenokarzinoms [38, 39].

In einer Vergleichsstudie von Feurle et al. [17] wurden die Haupteigenschaften des Zylinderepithels der „inlet patches" des oberen Ösophagus dem Zylinderepithelbelag von Barrett-Ösophagus-Patienten gegenübergestellt. Beide Epithelien enthielten endokrine Zellen, die immunreaktiv auf Antiseren gegen Serotonin, Glukagon, Somatostatin und Pankreaspolypeptid waren. Zusätzlich fanden sich im Barrett-Ösophagus-Epithel neurotensinimmunreaktive Zellen. Glukagon- und neurotensinimmunreaktive Zellen sind in der Magenschleimhaut des erwachsenen Menschen nicht nachzuweisen. Die Autoren führten also den Ursprung des spezialisierten Zylinderepithels auf eine völlig unreife multipotente Stammzelle zurück.

In einer neueren Publikation beschreiben Shields et al. [47] den Platten-Zylinder-Epithel-Übergangsbereich beim Barrett-Ösophagus anhand von Elektronenmikroskop-, Scanner- und lichtmikroskopischen Untersuchungen. Sie beschrieben eine besondere Zellart, deren Hauptmerkmale einem Zwischending aus Platten- und Zylinderepithel entsprechen. Kennzeichen dieser „transition-zone"-Zelle waren zwei an sich unvereinbare Oberflächenstrukturen, die im Gastrointestinaltrakt normalerweise nicht auf einer Zelle gemeinsam vorkommen, nämlich Mikrovilli und interzelluläre Wülste. Diese Zellen, die nur bei Patienten mit Barrett-Epithel nachgewiesen wurden, waren nicht zu unterscheiden von solchen aus der Uterus-Zervix-Transformationszone.

Die Autoren vermuten, daß es sich bei diesen besonderen Zellen um ein Übergangsstadium während der Entstehungs- bzw. Heilungsphase des Barrett-Epithels handelt, wodurch die Koexistenz von Zylinder- und Plattenepithelzellen auf ein und derselben Zelle ermöglicht würde.

Zusammenfassung der klinischen und experimentellen Ergebnisse

Trotz ausgedehnter und anspruchsvoller Forschung bleibt der genaue Ursprung des Zylinderepithels beim Barrett-Ösophagus nach wie vor umstritten. Trotz experimenteller und klinischer Anhaltspunkte für die Theorie einer aufwärtsgerichteten Ausbreitung des Ersatzepithels aus dem Magen ist aber der neu angepaßte Belag äußerst komplex und unterscheidet sich vom übrigen Intestinalepithel derart, daß irgendein Transformationsprozeß naheliegend erscheint. Möglicherweise wirkt das Pankreassekret auslösend auf diese Entwicklung. Des Rätsels Lösung wird wohl nur durch die Beobachtung der Zellveränderungen von galle- und pankreassekretexponierten Gewebsschichten zu finden sein. Die laufenden experimentellen Untersuchungen werden sicherlich demnächst Aufschluß hierüber erteilen.

Diagnose

Als direkte Konsequenz der Kontroversen um die Pathogenese des Barrett-Ösophagus gibt es auch keine klare Definition dieser Erkrankung. Die in der Praxis gebräuchliche Definition eines sich mehr als 3 cm oberhalb des gastroösophagealen Überganges ausbreitenden Zylinderepithels bedarf einer Umformulierung. Allerdings bestehen auch bei kürzerem Zylinderepithelsegment ähnliche Probleme und Risiken wie bei längeren Segmenten. Die Befunderhebung eines als „kurzstreckig" bezeichneten Barrett-Ösophagus wurde häufig bagatellisiert, was angesichts des gleichen Malignitätspotentials wie bei einer Ausdehnung von mehr als 3 cm problematisch ist. Ausgehend von der Erkenntnis der unterschiedlichen Malignitätspotentiale der 3 Zelltypen, wird die Diagnose des Barrett-Ösophagus inzwischen bei Nachweis des charakteristischen Epithels gestellt.

Im allgemeinen stützt sich die Diagnose auf endoskopische und bioptische Befunde. Es wurden aber auch andere diagnostische Methoden angewandt, deren Kenntnis bei Risikopatienten mit Verdacht auf Barrett-Ösophagus wichtig sein kann.

Anamnese

Ein interessantes Phänomen bei Patienten mit Barrett-Ösophagus und gleichzeitig exzessivem gastroösophagealen Reflux ist das oft nur gering ausgeprägte Sodbrennen. Dies könnte auf eine Sensibilitätsveränderung der Mukosa [14] oder unterschiedliche Refluxkomponenten zurückzuführen sein. Bei Patienten mit Barrett-Ösophagus kommt es nicht selten vor, daß ein „vor langer Zeit" quälendes Sodbrennen jahrelang gar nicht mehr auftritt. Wie bereits erwähnt, ist bei Patienten mit Erkrankungen des Gastrointestinaltraktes die Symptomatologie unzuverlässig, und die Problematik läßt sich am Beispiel der Barrett-Ösophagus-Patienten verdeutlichen [7]. Das Ausmaß an Sodbrennen und Erbrechen kann kaum mit dem Refluxschweregrad in Bezug gesetzt werden und gibt nur einen geringen Hinweis auf das mögliche Vorhandensein von Zylinderepithel im Ösophagus. Besteht in der Anamnese jedoch eine Dysphagie (bedingt durch Motilitätsstörungen oder Striktur) bzw. auffällige pulmonale Symptome (chronische Aspiration von Magenreflux ohne Sodbrennen) und „abgeklungenem" Sodbrennen, so sollte die Differentialdiagnose eines Barrett-Ösophagus ins Auge gefaßt und weiterführende Untersuchungen veranlaßt werden.

Röntgen

Bei Vorliegen einer hohen Striktur, einer Hiatushernie, freiem Reflux und/oder ösophagealer Ulzeration sollte an die Diagnose eines Barrett-Ösophagus gedacht werden [10, 44]. Leider umfaßt die Vielzahl verschiedener radiologischer Befunde bei dieser Erkrankung das gesamte Spektrum der oben erwähnten klassischen Merkmale bis zum Normalbefund. Levine et al. [27] berichten über eine netzartige Struktur des Schleimhautreliefs, wobei allerdings eine präzise Doppelkontrasttechnik und ein geschultes Auge erforderlich sind. Aber auch für den geübten Diagnostiker ist eine klare Aussage schwierig, besonders wenn keine Striktur bzw. Hiatushernie vorliegt, da nämlich oberflächliche Karzinome, Varizen und eine arzneimittelbedingte Ösophagitis das gleiche Erscheinungsbild vortäuschen können [16]. Dennoch haben Gilchrist et al. [18] den Versuch gemacht, die Genauigkeit der Röntgendiagnostik zu steigern. Sie unterteilten die Patienten in Gruppen mit hohem, mäßigem und geringem Risiko. Patienten mit einer hochgelegenen Striktur, Ulkus oder netzartiger Struktur des Schleimhautreliefs wurden der Gruppe mit hohem Risiko zugeordnet. Diese Ergebnisse werden durch eine eigene Studie an 100 Patienten mit Barrett-Ösophagus im Bariumösophagogramm erhärtet [6] (Abb. 4]. Die sog. „netzartige Struktur" des Schleimhautreliefs wurde in seltenen Fällen gesehen, vermutlich wegen der bei den meisten Patienten angewandten Einfachkontrasttechnik. In Abb. 5a–e ist die Vielfalt der bei dieser Erkrankung auftretenden Strikturen zu erkennen. In Übereinstimmung mit Chernin halten wir eine vorhandene Striktur und deren Beschaffenheit für das Hauptmerkmal, das bei der Diagnostik des Barrett-Ösophagus ausschlaggebend ist [11]. Wie von Lackey et al. [26] erörtert, kommt die Striktur meist am Plattenepithel-Zylinderepithel-Übergang, aber auch etwas tiefer, vor. Nahezu 60% unserer Patienten hatten eine Striktur, und bei mehr als 40% aller Patienten fand diese sich höher als 5 cm vom gastroösophagealen Übergang entfernt. In einer neueren Arbeit wies Glick darauf hin, daß fokale Wandveränderungen in Verbindung mit Querfaltung und verringerter ösophagealer Dehnbarkeit auf die Diagnose eines Barrett-Ösophagus schließen lassen sollten [20]. Inwieweit diese Erkenntnis zutreffend und spezifisch ist, bleibt jedoch unbeantwortet.

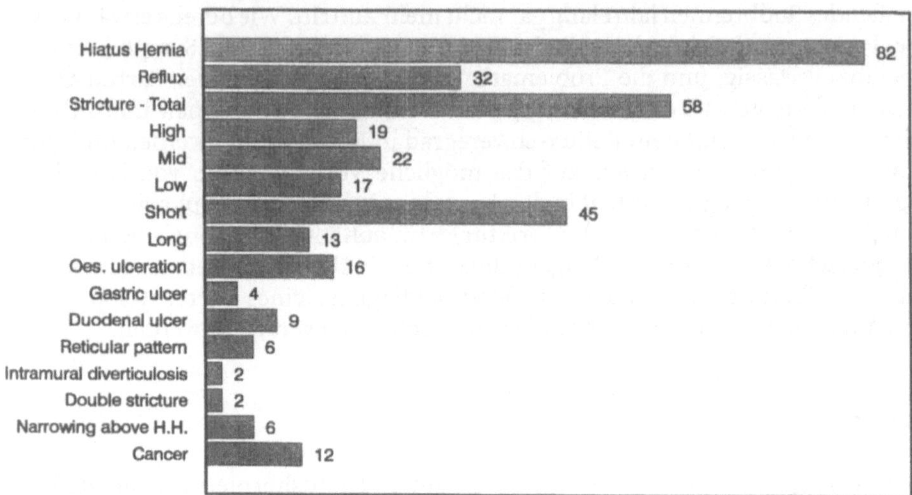

Abb. 4. Radiologisch vorherrschende Befunde beim Barium-Ösophagogramm an 100 Patienten mit bioptisch gesichertem Barrett-Ösophagus

Szintigraphie

^{99m}Tc-Pertechnetat kann im Magenepithel vom Fundustyp selektiv konzentriert werden und kam bei Diagnostik und Nachsorge von Barrett-Ösophagus-Patienten zum Einsatz [5]. Da aber leider das Testverfahren hochspezifisch ist, werden positive Testergebnisse meist nur bei sehr ausgeprägtem Krankheitsbild erzielt, und nur in einer einzigen Studie lag die Trefferquote bei 47% [55]. Der diagnostische Wert ist also ziemlich eingeschränkt.

Potentialdifferenz

Erwiesenermaßen hat das Zylinderepithel beim Barrett-Ösophagus eine andere Potentialdifferenz als das Plattenepithel des Ösophagus [35]. Selbst Experten konnten bedauerlicherweise bei den Testergebnissen nur eine Trefferquote von maximal 70% erzielen [34]. Daher haben derartige Untersuchungen nur einen geringen praktischen Nutzen für die Diagnostik des Barrett-Ösophagus.

Ösophagus-Manometrie und -pH-Metrie

Da der Barrett-Ösophagus bekanntlich in aller Regel als Folge einer lang andauernden schweren gastroösophagealen Refluxkrankheit auftritt, ist die Funktionsdiagnostik des oberen Gastrointestinaltraktes von größter Bedeutung. Viele Parameter erreichen bei dieser Erkrankung pathologische Werte,

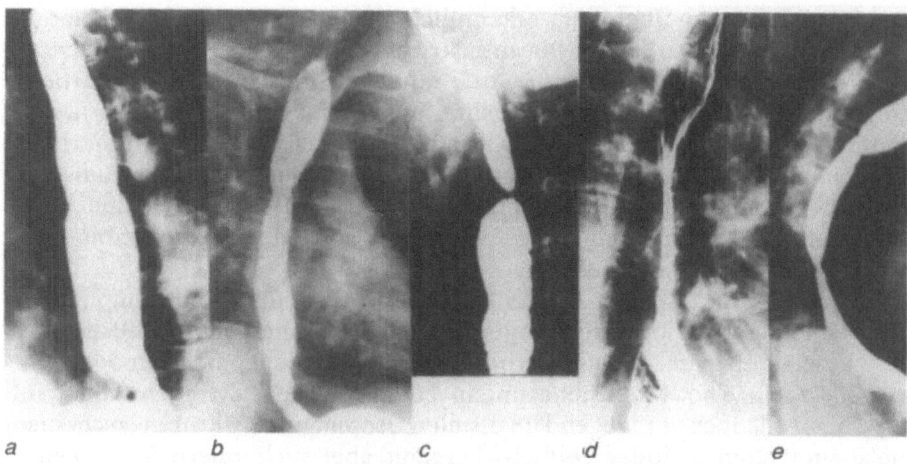

Abb. 5a–e. Beispiele zu den beim Barrett-Ösophagus auftretenden Strikturen. **a** Frühe Striktur am Platten-Zylinderepithel-Übergang, **b** hohe, kurze Striktur am Platten-Zylinderepithel-Übergang, **c** enge Striktur in Ösophagusmitte, **d** lange Striktur mit Hiatushernie, **e** Doppelstriktur – die obere findet sich am Platten-Zylinderepithel-Übergang, die untere im Zylinderepithelanteil weist vermutlich auf eine stattgehabte Ulzeration hin. (Aus [6])

so zum Beispiel die Inkompetenz des unteren ösophagealen Sphinkters [48]. Die Gesamtlänge, die intraabdominale Länge und die Druckprofile des unteren ösophagealen Sphinkters sind allesamt niedriger als bei Patienten mit pathologischem Reflux geringeren Ausmaßes. Wesentlich ist dabei die eingeschränkte Motilität im unteren Ösophagus, die zu einer längeren Exposition der Ösophagusmukosa mit dem Refluat führt. Dies wurde sowohl stationär als auch anhand von 24-h-Manometrie-Studien nachgewiesen [9]. Ebenso haben die Ergebnisse von pH-Metrie-Untersuchungen gezeigt, daß hier sowohl die Säure als auch alkalische Sekrete auf den Ösophagus einwirken. Es gibt jedoch keinen Anhalt für spezifische pH- und Motilitäts-Werte, die eine zuverlässigere Diagnostik des Barrett-Ösophagus gestatten. Wir vertreten den Standpunkt, daß der Befund eines sehr schwachen unteren ösophagealen Sphinkters und eine reduzierte Ösophagusmotilität in Verbindung mit stark vermehrter ösophagealer Exposition mit alkalischen Säften und Säure die Verdachtsdiagnose auf ein Zylinderepithel im Ösophagus nahelegen sollte.

Endoskopie und Biopsie

Die anderen oben beschriebenen Methoden können zwar Hinweise liefern, aber ohne histologischen Befund ist eine Diagnose unmöglich. Endoskopisch ist der Barrett-Ösophagus klar definiert. Die charakteristischen rosafarbenen Zylinderepithelzungen heben sich deutlich vom weißen Plattenepithel der Mukosa ab. Das Ausmaß der Mukosaveränderung wird im Verhältnis zum gastroösophagealen Übergang, erkenntlich an der proximalen Ausdehnung der Magenschleimhautfalten (Plicae gastricae), gemessen [28, 50, 52]. Der zylinderepithelbefallene Abschnitt wurde durch Ausdrücke wie „lachsfarbene Zungen" bzw. „flammenförmige Ausbreitungen" ins umgebende „perlweiße Plattenepithel" hinein bezeichnet. Mitunter seien auch vereinzelte rosafarbene Epithelinseln sichtbar. Die Mukosa selbst wirke irgendwie atrophisch und sei vergleichbar mit dem Befund bei atrophischer Gastritis, wobei Gefäße durch das Zylinderepithel sichtbar seien. Es wurden auch ein feinknotiger bis „mamillärer" Aspekt beschrieben [51].

Wie bereits im Abschnitt zur Röntgendiagnostik betont, sind Komplikationen beim Barrett-Epithel nicht ungewöhnlich. Es können oberflächliche oder tiefe Ulzera auftreten, auch in Verbindung mit weißlichen Belägen oder Blutungen, vereinzelt oder vermehrt und in jeder Schicht des Zylinderepithels, im allgemeinen jedoch vorwiegend im distalen Ösophagus. Strikturen erscheinen meist am Platten-Zylinder-Epithel-Übergang, aber auch innerhalb des Zylinderepithelanteils, wo sie vermutlich auf eine abgeheilte Ulzeration rückschließen lassen. Strikturen können langstreckig sein und mehr als 5 cm vom gastroösophagealen Übergang entfernt sein.

Bei Patienten mit sehr langstreckigen Barrett-Abschnitten kann es sein, daß die Diagnose nicht ganz klar ersichtlich ist, und es wird berichtet, daß der weiß-rosafarbene Übergangsbereich sogar fehlte. Man kann sich dabei mit einer 50 %igen Lugol-Färbung behelfen [33], die vom Glykogen der oberflächlichen Plattenepithelzellen des normalen Ösophagusbelages angenommen wird, nicht aber von Zylinderepithelzellen. Diese Technik kommt im klinischen Alltag jedoch selten zur Anwendung.

Der Barrett-Ösophagus wird entsprechend der vorhandenen Zylinderepithelstrecke definiert. Auch beim gesunden Menschen gibt es unterschiedliche Variationen am Schleimhautübergang. Bei den Patienten wird die endoskopische Messung erschwert durch den unregelmäßigen proximalen Rand des Barrett-befallenen Abschnittes. Für die Definition des Krankheitsbildes wurden Zylinderepithelstrecken von 2 bis 5 cm Länge benutzt. Am weitesten verbreitet ist die Definition des Barrett-Epithels, wenn zwischen dem oberen Ende des Zylinderepithelabschnittes und dem gastroösophagealen Übergang bei der endoskopischen Diagnose eine Länge von 3 cm und mehr gemessen wird [15]. Der geübte Endoskopiker erzielt bei der Diagnostik des Barrett-Ösophagus eine Genauigkeit von 91 % [53].

Bei endoskopischem Verdacht auf einen Barrett-Ösophagus sollten multiple Biopsien entnommen werden, um einerseits die Diagnose zu bestätigen und andererseits die Möglichkeit einer Dysplasie oder einer malignen Erkrankung auszuschließen. Da aber maligne Erkrankungen endoskopisch nicht ohne weiteres erkenntlich sind, haben einige Autoren spezielle Schemata zur Technik der Biopsie erarbeitet. Tytgat et al. beschreiben die Vierquadrantenbiopsien des Zylinderepithels in Abständen von je 2 cm [52], während Nishimaki et al. [32] die Ansicht vertreten, den Bereich unmittelbar über dem endoskopisch einsehbaren Zylinderepithel besonders sorgfältig zu biopsieren, da dieser in höchstem Maße dysplasie- und malignitätsanfällig sei.

Wie bereits erwähnt, wurden drei verschiedene Arten von Zylinderepithelzellen für das Zylinderepithel beim Barrett-Ösophagus beschrieben, nämlich solche, die 1. im Magenfundus ihren Ursprung haben mit Schleim-, Parietal- und Hauptzellen; 2. solche aus dem Übergangsepithel mit Schleimzellen, die jenen aus der Kardia sehr ähnlich sehen; und 3. speziell ausgebildete Zylinderepithel mit Zellen, die jenen aus dem Darmtrakt gleichen [37]. Es ist nicht bekannt, welche Bedeutung die beiden erstgenannten haben, das intestinale Epithel tritt jedoch in Verbindung mit schweren Dysplasien und Adenokarzinomen auf [49]. Es ist inzwischen erwiesen, daß eine schwere Dysplasie und das Adenokarzinom in Zylinderepithelsegmenten von weniger als 3 cm entstehen können. Es wurde also zu Recht die Diagnose eines sog. kurzstreckigen Barrett-Ösophagus formuliert, und die Bedeutung von Biopsien unmittelbar am endoskopisch sichtbaren gastroösophagealen Übergang wird hierdurch hervorgehoben. Clark et al. [12] stellten vor kurzem fest, daß 13 von 31 (42%) Adenokarzinomen der Kardia in Verbindung mit einem Barrett-Ösophagus auftraten, wobei die Definition sich auf das Vorhandensein von speziell ausgebildetem Zylinderepithel stützt. Die Autoren empfehlen routinemäßige Rückzugsbiopsien aus dem gastroösophagealen Übergang in Inversion, um einen kurzstreckigen Barrett-Ösophagus möglichst noch vor Karzinomausbildung zu diagnostizieren.

Dieses spezielle intestinale Zylinderepithel hat malignes Potential, und zahlreiche Autoren fordern inzwischen einen histologischen Befund dieser Zellen, um einen Barrett-Ösophagus zu diagnostizieren. Hierbei werden allerdings zwei Tatsachen außer acht gelassen: Zum ersten können zwei histologisch verschiedene Zylinderepithelzellen im selben Patienten vorhanden sein, so daß sich in einer Biopsie spezielles intestinales Epithel möglicherweise gar nicht findet. Zum zweiten kann auch in einem Barrett-Segment von mehr als 3 cm Längenausdehnung kein Nachweis spezialisierter intestinaler Zellen möglich sein. Der Widerstand einiger Autoren, dieses Krankheitsbild wegen der Ungewißheit, ob die Biopsie aus dem Ösophagus selbst oder aus der Kardia stammt, als Barrett-Ösophagus zu bezeichnen, kann entkräftet werden durch den Nachweis einer Säure und Mukus produzierenden submukösen Drüse unter dem Epithel bzw. eines das Epithel penetrierenden Drüsenganges, wie aus einer Arbeit von Appelman [2] hervorgeht. Darüber hinaus ist wichtig, daß Zylinderepithelzellen ohne spezielle intestinale Anteile sich, wenn auch geringfügig, von den Zellen der Magenkardia unterscheiden. Die villiforme Oberfläche der Barrett-Zellen wird in den normalen Zellen der Kardia nicht beobachtet, ebenso weniger und in geringerer Ballung auftretende Drüsen vom Kardiatyp.

Basierend auf diesen Erkenntnissen kann man die Diagnose eines Barrett-Ösophagus bei Zylinderepithel jeder Längenausdehnung mit spezialisierten intestinalen Epithelzellen sowie bei Zylinderepithel mit mehr als 3 cm Ausdehnung auch ohne den histologischen Nachweis von spezialisierten Intestinalzellen stellen. Damit würden auch solche Patienten mit „kurzstreckigem" Zylinderepithel erfaßt, bei denen das Risiko einer künftigen Dysplasie und eines Adenokarzinoms besteht, und weitere Patienten mit langen Zylinderepithelabschnitten, bei denen vermutlich, aber nicht sicher harmlose Zellen vorliegen.

Literatur

1. Adler RH (1963) The lower esophagus lined by columnar epithelium. Its association with hiatal hernia, ulcer, stricture and tumor. J Thorac Cardiovasc Surg 45:13–34
2. Appelman HD (1994) Is the presence of specialized epithelium necessary for the diagnosis of Barrett's esophagus? In: Guili R, Tytgat GNJ, DeMeester TR, Galmiche JP (eds) The esophageal mucosa. Elsevier, Amsterdam, pp 878–879
3. Berardi RS, Devaiah KA (1983) Barrett's esophagus. Surg Gynecol Obstet 156:521–537
4. Berenson MM, Herbst JJ, Freston JW (1974) Enzyme and ultrastructural characteristics of esophageal columnar epithelium. Dig Dis 19:895–907
5. Berquist TH, Nolan NG, Stevens DH et al. (1975) Radioisotope scintigraphy in diagnosis of Barrett's esophagus. Am J Radiol 123:401–411
6. Bremner RM, Bremner CG (1990) Barrett's esophagus – radiological features in 100 cases. SAMJ 78:660–664
7. Bremner RM, DeMeester TR (1994) How can sensitivity of the esophagus to acid be assessed quantitatively? In: Guili R, Tytgat GNJ, DeMeester TR, Galmiche JP (eds) The esophageal mucosa. Elsevier, Amsterdam, pp 263–267
8. Bremner CG, Lynch VP, Ellis FH, jr. (1970) Barrett's esophagus: Congenital or acquired? An experimental study of esophageal mucosal regeneration in the dog. Surgery 68:209–216
9. Bremner RM, Hoeft SF, Costantini M, Crookes PF, Bremner CG, DeMeester TR (1993) Pharyngeal swallowing: the major factor in clearance of esophageal reflux episodes. Ann Surg 218(3):364–370
10. Chen YM, Gelfand DW, Ott DJ et al. (1985) Barrett's esophagus as an extension of severe esophagitis: analysis of radiologic signs in 29 cases. Am J Radiol 145:275–281
11. Chernin MM, Amberg HR, Kogan FJ, Morgan TR, Sampliner RE (1986) Efficacy of radiologic studies in the detection of Barrett's esophagus. AJR 147:257–260
12. Clark GW, Smyrk TC, Burdiles P et al. (1994) Is Barrett's metaplasia the source of adenocarcinomas of the cardia? Arch Surg 129:609–614
13. Clarke GWB, Smyrk TC, Mirvish SS, Anselmino M, Yamashita Y, Hinder RA, DeMeester TR, Birt DF (1994) Effect of gastroduodenal juice and dietary fat on the development of Barrett's esophagus and esophageal neoplasia. Ann Surg Onc 129:534–539
14. Costantini M, Crookes PF, Bremner RM, Hoeft SF, Afshin S, Peters JH, Bremner CG, DeMeester TR (1993) Value of physiologic assessment of foregut symptoms in a surgical practice. Surgery 114(4):780–787
15. Dent J, Bremner CG, Collen MJ, Haggit RC, Spechler SJ (1991) Barrett's esophagus. J Gastroenterol Hepatol 6:1–22
16. Ekberg O (1994) How useful is a reticular mucosal pattern as a specific indicator of Barrett's mucosa? In: Guili R, Tytgat GNJ, DeMeester TR, Galmiche JP (eds) The esophageal mucosa. Elsevier, Amsterdam, pp 856–860
17. Feurle GE, Helmstaedtler V, Buehring A, Bettendorf U, Eckardt VI (1990) Distinct immunohistochemical findings in columnar epithelium of esophageal inlet patch and of Barrett's esophagus. Dig Dis Sci 35:86–92
18. Gilchrist AM, Levine MS, Carr RF et al. (1988) Barrett's esophagus: diagnosis by double contrast esophagography. Am J Radiol 150:97–102
19. Gillen P, Keeling P, Byrne PJ, West AB, Hennessey TPJ (1988) Experimental columnar metaplasia of the canine oesophagus. Br J Surg 75:113–115
20. Glick SN (1994) Barium studies in patients with Barrett's esophagus. AJR 163:65–67
21. Goldblum JR, Whyte RI, Orringer MB, Appelman HD (1994) Achalasia: A morphologic study of 42 resected specimens. Am J Surg Pathol 18:327–337
22. Goldman MC, Beckman RC (1960) Barrett's syndrome. Case report with discussion about concepts of pathogenesis. Gastroenterology 39:104–110
23. Hamilton SR, Yardley JH (1977) Regeneration of cardiac type mucosa after esophagogastrectomy. Gastroenterology 72:669–675
24. Jankowski J, Coghill G, Tregaskis B, Hopwood D, Wormsley KG (1992) Epidermal growth factor in the esophagus. Gut 33:1448–1451

25. Jankowski J, Murphy S, Coghill G, Grant A, Wormsley KG, Sanders DSA, Kerr M, Hopwood D (1992) Epidermal growth factor receptors in the oesophagus. Gut 33:439–443
26. Lackey C, Rankin RA, Welsh JD (1984) Stricture location in Barrett esophagus. Gastrointest Endosc 153:333–335
27. Levine MS, Kressel HY, Caroline DF, Läufer I, Herlinger H, Thompson JI (1983) Barrett's esophagus: reticular pattern of the mucosa. Radiology 147:663–667
28. McClave SA, Boyce HW, Gottfried MR (1987) Early diagnosis of columnar-lined esophagus: a new endoscopic diagnostic criterion. Gastrointest Endosc 33:413
29. Meyer N, Volimar F, Barr W (1979) Barrett's esophagus following total gastrectomy. Endoscopy 11:121–126
30. Naef AP, Savary M (1972) Conservative operations for peptic esophagitis with stenosis in columnar lined lower esophagus. Ann Thorac Surg 13:543–551
31. Narbona-Arnau B, Argente-Narvarro P, Miguel Lloris-Carsí J, Calvo-Bermúdez MA, Cejalvo-Lapeña D (1994) Experimental endobrachyesophagus in dogs. A model without mucosectomy. Dis Esoph 7:112–117
32. Nishimaki T, Holsher AH, Schuler M, Bollschweiller E, Becker K, Siewert JR (1991) Histopathologic characteristics of early adenocarcinoma in Barrett's esophagus. Cancer 68:1731–1736
33. Nothman BJ, Wright JR, Schuster MM (1972) In vivo staining as an aid to identification of esophagogastric mucosal junction in man. Am J Dig Dis 17:919–924
34. Orlando RC (1985) Transmural electrical potential difference measurements in Barrett's esophagus. In: Spechler SJ, Goyal RK (eds) Barrett's esophagus. Pathophysiology, diagnosis, and management. Elsevier, New York, pp 121–127
35. Orlando RC, Powell DW, Bryson JC et al. (1982) Electrical potential difference measurements in esophageal disease. Gastroenterology 83:1026–1032
36. Park KGM, Thompson AM, Munro A, Langlois N, McNurlan MA, Eremin O, Garlick PJ (1994) In vivo rates of mucosal protein synthesis in patients with Barrett's oesophagus. Dis Esoph 7:107–111
37. Paull A, Trier JS, Dalton MD et al. (1976) The histologic spectrum of Barrett's esophagus. N Engl J Med 295:476–480
38. Pera M, Cardesa A, Bombi JA et al. (1989) The influence of esophagojejunostomy on the induction of adenocarcinoma of the distal esophagus in Sprague-Dawley rats by subcutaneous injection of 2,6-dimethylnitrosomorpholine. Cancer Res 49:6803–6808
39. Pera M, Trastek VF, Carpenter HA, Fernandez PL, Cardesa A, Mohr U, Pairolero PC (1993) Influence of pancreatic and biliary reflux on the development of esophageal carcinoma. Ann Thorac Surg 55:1386–1393
40. Peters WHM, Roelofs HMJ, Hectors MPC, Nagengast FM, Jansen JBMJ (1993) Glutathione and glutathione S-transferase in Barrett's epithelium. Br J Cancer 67:1413–1427
41. Pollara WM, Zilberstein B, Cecconello I, Filho UL, Pinotti HW (1985) Regeneration of esophageal epithelium in the presence of gastroesophageal reflux. In: DeMeester TR, Skinner DB (eds) Esophageal disorders: Pathophysiology and therapy. Raven Press, New York, pp 225–231
42. Recht MP, Levine MS, Katzka DA, Reynolds JC, Saul SH (1988) Barrett's esophagus in scleroderma: Increased prevalence and radiographic findings. Gastrointest Radiol 13:1–5
43. Rindi G, Bishop AE, Daly MJ, Isaacs P, Lee FI, Polak JM (1987) A mixed pattern of endocrine cells in metaplastic Barrett's esophagus. Evidence that the epithelium derives from a pluripotent stem cell. Histochemistry 87:377–383
44. Robbins AH, Hermos JA, Schimmel EM et al. (1977) The columnar lined esophagus: analysis of 26 cases. Radiology 147:663–667
45. Schnell TG, Sontag SJ, Chejfer G (1992) Adenocarcinomas arising in tongues or short segments of Barrett's esophagus. Dig Dis Sci 37:137–143
46. Seto Y, Kobori O (1993) Role of reflux oesophagitis and acid in the development of columnar epithelium in the rat oesophagus. Br J Surg 80:467–470
47. Shields HM, Zivas F, Antonioli DA, Doos WG, Kim S, Spechler SJ (1993) Detection by scanning electron microscopy of a distinctive esophageal surface cell at the junction of squamous and Barrett's epithelium. Dig Dis Sci 38:97–108

48. Stein HJ, Hoeft SF, DeMeester TR (1993) Functional foregut abnormalities in Barrett's esophagus. J Thoracic Cardiovasc Surg 105:107–111
49. Thompson JJ, Sinsser KR, Enterline HT (1983) Barrett's metaplasia and adenocarcinoma of the esophagus and gastro-esophagealjunction. Hum Pathol 14:42–60
50. Tytgat GNJ (1989) Endoscopic diagnosis of columnar-lined esophagus. Motility 7:14–15
51. Tytgat GNJ (1994) What are the endoscopic criteria for diagnosing columnar metaplasia? In: Guili R, Tytgat GNJ, DeMeester TR, Galmiche JP (eds) The esophageal mucosa. Elsevier, Amsterdam, pp 795–798
52. Tytgat GNJ, Hameeteman W, Onstenk R, Schotborg R (1989) The spectrum of columnar-lined esophagus – Barrett's esophagus. Endoscopy 21:177–185
53. Woolf GM, Riddel RH, Irvine EJ, Hunt RH (1989) A study to examine agreement between endoscopy and histology for the diagnosis of columnar-lined (Barrett's) esophagus. Gastrointest Endosc 35:541–544
54. Wu GD, Beer GD, Moore JH, Orringer MB, Appelman HD, Traber PG (1993) Sucrase-isomaltase gene expression in Barrett's esophagus. Gastroenterology 105:837–844
55. Yegelwel EJ, Bushnell DL, Fisher SG, Keshavarzian A (1989) Technetium pertechnetate esophageal imaging for detection of Barrett's esophagus. Dig Dis Sci 34:1075–1078

6

Therapie des benignen Barrett-Ösophagus

K.-H. Fuchs und S. M. Freys

Der Barrett-Ösophagus (oder Endobrachyösophagus) kann als mögliches, aber nicht zwingendes Endstadium der gastroösophagealen Refluxkrankheit betrachtet werden, und demzufolge gelten die Therapierichtlinien für die gastroösophageale Refluxkrankheit im allgemeinen. Es sind jedoch besondere Aspekte des Barrett-Epithels bei der Therapie zu bedenken [4, 8, 21]. Die Zylinderzellausbreitung der distalen Speiseröhre muß als besonderes Abheilungsphänomen von Ösophagusschleimhautschäden angesehen werden, was für die betroffenen Patienten nachhaltige Konsequenzen mit sich bringen kann. Abhängig von der Definition der Erkrankung und den Kriterien des untersuchten Patientenkollektivs müssen 10–20% der Refluxkranken im Laufe ihrer Erkrankung mit einem Barrett-Epithel im Ösophagus rechnen. die besondere pathophysiologische Situation bei Barrett-Patienten ist v.a. in den letzten 5 Jahren anhand von Funktionsuntersuchungen nachgewiesen worden [7, 22]. Die 3 Ursachengruppen der primären gastroösophagealen Refluxkrankheit, d.h. die mechanische Inkompetenz des unteren ösophagealen Sphinkters, eine insuffiziente Ösophaguspumpleistung und die gastralen Funktionsstörungen mit Auswirkung auf die Speiseröhre, sind beim Barrett-Patienten besonders häufig nachzuweisen [10, 22]. Interessanterweise haben mehrere Studien gezeigt, daß über 90% der Barrett-Patienten einen inkompetenten unteren ösophagealen Sphinkter und damit diese wesentliche Ursache für den pathologischen Reflux aufweisen und daß über 80% dieser Patienten eine insuffiziente oder zumindest gestörte Ösophagusperistaltik haben, durch deren schlechte Pumpfunktion die Erklärung des toxischen Refluates verzögert wird. Darüber hinaus ist gesichert, daß bei den meisten Barrett-Patienten nicht nur der Ösophagus, sondern der gesamte obere Gastrointestinaltrakt in seinem physiologischen Funktionsablauf gestört ist, denn bei diesen Patienten bestehen nebeneinander eine exzessive Magensäureproduktion sowie eine antroduodenale Motilitätsstörung mit pathologischem duodenogastralen Reflux. Demzufolge sind beim Barrett-Ösophagus nicht nur alle physiologischen Antirefluxmechanismen ausgeschaltet oder behindert, sondern die Zusammensetzung des Refluates ist durch die Kombination von Säure, Galle und Pankreasenzymen besonders toxisch für die Ösophagusschleimhaut [12]. Damit sind sowohl die Qualität als auch die Quantität des Refluxes beim Barrett-Patienten, verglichen mit sonstigen Refluxkranken, verändert [22]. Dies unterstreicht – auch ohne überhaupt die Gefahr der malignen Entartung bei der Argumentation heranzuziehen – die Notwendigkeit einer effizienten Therapie.

Therapieziel

Basierend auf den pathophysiologischen Aspekten und der besonderen Häufigkeit von Komplikationen sowie der potentiellen malignen Entartung beim benignen Barrett-Ösophagus müssen folgende Therapieziele gefordert werden:

1) die dauerhafte Beseitigung aller Symptome,
2) die Beseitigung aller bereits aufgetretenen Komplikationen und
3) die dauerhafte Ausschaltung des pathologischen Refluxes in seiner abnormalen Qualität und Quantität durch Beseitigung aller pathophysiologisch wirksamen Ursachen, um ein Fortschreiten der Erkrankung so unwahrscheinlich wie möglich zu machen [8].

Die Indikation zur konservativen bzw. chirurgischen Therapie

Einigkeit besteht darüber, daß ein akuter Schub einer Ösophagitis und/oder akute Symptome bestens durch geeignete Medikamente, d.h. eine potente Säurereduktion, ggf. kombiniert mit Prokinetika, behandelt werden können [14, 15, 17, 20]. Einigkeit besteht wahrscheinlich auch darüber, daß seltene Komplikationen, wie Penetration und Perforation des Barrett-Ulkus, einer sofortigen Intervention – meist chirurgisch – bedürfen. Peptische Stenosen können praktisch immer durch eine konsequente endoskopische Bougierungstherapie geöffnet werden.

Kontrovers wird die langfristige Therapieplanung gesehen. Beim Barrett-Ösophagus ohne Beschwerden und ohne floride Ösophagitis sehen einige Autoren keine Indikation zur Behandlung [18]. Wie problematisch das klinische Warnsignal der Symptome gerade bei Patienten mit Barrett-Epithel funktioniert, wurde bereits angesprochen [2, 4]. Daher sollte immer durch entsprechende Funktionsuntersuchungen das subklinische Fortbestehen des pathologischen Refluxes – nicht nur des Säurerefluxes – festgestellt oder ausgeschlossen werden, wenn man auf jegliche Therapie verzichten will [7, 8].

Erwartungsgemäß sehen die Mehrzahl der Autoren aus Zentren mit gastroenterologisch chirurgischem Schwerpunkt die therapeutische Indikation beim benignen Barrett-Epithel ohne Dysplasie genauso wie bei der zugrundeliegenden Refluxkrankheit [1, 7, 8, 21]. Alle Patienten mit benignem Barrett-Epithel sollten zunächst einer gründlichen Abklärung der beteiligten Funktionsdefekte unterzogen werden. Basierend auf diesen Ergebnissen sollten alle Patienten primär konservativ gezielt mit Medikamenten behandelt und die pathologische Qualität und Quantität des Refluxes ausgeschaltet werden. Eine einfache medikamentöse Säurereduktion reicht in diesen Fällen zwar für eine

Beschwerdefreiheit des Patienten aus, in den wenigsten Fällen aber für eine komplette Ausschaltung des pathologischen Refluxes. Auch bei Beschwerdefreiheit sollte die Effizienz der Therapie überprüft werden. Da in den meisten Fällen (> 90 %) ein beträchtlicher Sphinkterdefekt vorliegt, ist die langfristige Prognose der konservativen Therapie bei nachlassender Compliance dieser Patienten ungünstig, und folglich sollte bei entsprechendem Allgemeinzustand die Indikation zur operativen Sphinkterverstärkung großzügig gestellt werden. Bei Persistieren oder Rezidivieren der Beschwerden und damit eingeschränkter Lebensqualität des Patienten sowie bei persistierender oder rezidivierender florider Ösophagitis, Ulkus oder Stenose sollte spätestens die Indikation zur Operation gestellt werden.

Konservative Therapie

Medikamentös können eine Säurereduktion in der Speiseröhre, eine Verbesserung der Ösophaguspumpkraft, eine beschleunigte Magenentleerung und/oder ein zusätzlicher Schleimhautschutz der Speiseröhrenmukosa erreicht werden [15, 18, 20]. Im klinischen Alltag steht die Säurereduktion mit H_2-Blockern und Omeprazol im Vordergrund [19, 20]. Die Abheilung einer floriden Ösophagitis kann innerhalb von 2 Monaten zu 80 % mit Ranitidin bzw. zu 90 % mit Omeprazol erreicht werden. Die Dosierung von H_2-Blockern wird üblicherweise mit 2 · 150 mg/Tag Ranitidin angegeben, kann aber auch ggf. auf 1200 mg/Tag gesteigert werden. Omeprazol wird meistens mit 20 mg/Tag bei der gastroösophagealen Refluxkrankheit verabreicht, in schwereren Fällen kann jedoch eine Verdoppelung der Dosis auf 40 mg/Tag notwendig werden.

Der große Erfolg der konservativen Therapie in der Akutbehandlung der Refluxösophagitis bringt der Mehrzahl der Patienten ein rasches Abheilen von akuten Entzündungserscheinungen in der Speiseröhre und einen Rückgang der Beschwerden. Die Probleme der konservativen Langzeittherapie liegen einerseits in der z. T. problematischen Compliance der Patienten, andererseits im eingeschränkten Komfort und der reduzierten Lebensqualität dieser Patienten, ständig Medikamente einnehmen zu müssen. Dies ist sicher individuell vom Patienten abhängig. Einige Patienten schreckt der Gedanke an die Operation ab, andere die Perspektive der lebenslangen Medikamenteneinnahme, denn Beschwerden und Ösophagitis kehren nach Absetzen der Therapie, auch nach Omeprazol, innerhalb von wenigen Wochen zurück [11]. Bis zu 90 % der Patienten weisen 6 Monate nach Absetzen von Omeprazol ein Ösophagitisrezidiv auf [11, 14]. Die Prophylaxe mit Omeprazol in der Dosierung von 20 mg/Tag erreicht eine Rezidivfreiheit bei 80–90 % der Patienten mit gastroösophagealer Refluxkrankheit [19, 20]. Tabelle 1 demonstriert die Erfolgsrate der konservativen Langzeittherapie. Hier ist anzumerken, daß Omeprazol auch bei mehrfachen Rezidiven wirksam sein kann. Eine Gabe von Omeprazol jeden 2. Tag kann bei einigen Refluxkranken offenbar ausreichen, eine Gabe nur am Wochenende war jedoch nicht ausreichend [19].

Tabelle 1. Ergebnisse der konservativen Langzeittherapie

Therapie	Autor	Jahr	Gute Resultate (%)	rezidivierender oder persistierender Reflux (%)
Omeprazol 40 mg	Bardhan et al. [3]	1987	87	13
Omeprazol 20 mg	Klinkenberg-Knol u. Meuwissen [14]	1990	75	25
Omeprazol 20 mg	Lundell et al. [16]	1991	67	33
Omeprazol 20 mg	Koop u. Arnold [15]	1991	68	32

Chirurgische Therapie

Es steht außer Zweifel, daß die medikamentöse Therapie bei den meisten Refluxkranken die Therapie der Wahl ist. Bei den Refluxkranken mit bereits bestehendem Barrett-Epithel oder sogar anderen Komplikationen ist es fraglich, ob die oben formulierten Therapieziele durch eine langandauernde Säurereduktion erreicht werden können. Man muß akzeptieren, daß der Ersatz des normalen Plattenepithels durch Zylinderepithel für den Barrett-Patienten eine besondere Situation darstellt, die von Arzt und Patient Konsequenzen verlangt. Bei den meisten Patienten, deren Refluxkrankheit durch das Entstehen eines Zylinderepithels im distalen Ösophagus kompliziert wurde, liegen eine Sphinkterinkompetenz, ein Säureüberangebot im Magen und ein zusätzlicher alkalischer Reflux aus dem Duodenum vor.

Der Beschwerderückgang wird nicht zuletzt durch die nachgewiesene verminderte Sensibilität des Zylinderepithels gegen den Säurereiz erreicht. Der gastroösophageale Reflux selbst wird jedoch nicht immer verhindert, sondern nur sein Säuregehalt. Letzteres birgt jedoch die Gefahr, daß eine scheinbare Beseitigung des Problems bei subjektiver Beschwerdefreiheit des Patienten vorliegt, subklinisch jedoch durch den weiter fortbestehenden schwachen Sphinkter alkalischer Duodenalsaft mit proteolytischen Pankreasenzymen in den Ösophagus gelangen und zur Progression des Barrett-Epithels führen. Bei Weiterführen der medikamentösen Langzeittherapie ist deswegen der Nachweis des Ausschaltens von Säure und alkalischem Reflux wichtig.

Da bei Vorliegen eines benignen Barrett-Epithels die Wahrscheinlichkeit groß ist, daß bei diesen Patienten nicht nur die erhöhte Säureexposition in der Speiseröhre, sondern mehrere Ursachenkomponenten beteiligt sind, sollte in allen Fällen eine diagnostische Abklärung des Funktionsstatus sowohl der Speiseröhre als auch des Magens veranlaßt werden.

Bei Patienten mit nachgewiesenem inkompetenten unteren ösophagealen Sphinkter ist eine Antirefluxoperation indiziert, es sei denn, der Allgemeinzustand des Patienten erlaubt diese Maßnahme nicht [7, 8]. Selbstverständlich wird die Operationsindikation zwingend, wenn eingetretene Komplikationen

Tabelle 2. Ergebnisse der Antirefluxchirurgie

Operationstyp	Autor	Jahr	Anzahl	++*	+*	-*
Nissen	DeMeester et al. [7]	1990	30	77	20	3
Nissen	Attwood [1]	1994	19	79	10,5	10,5

* ++ sehr gute und gute Ergebnisse (%)
+ rezidivierender oder persistierender Reflux (%)
- Dysphagie (oder Gas-Bloat)

oder der Leidensdruck des Patienten durch die medikamentöse Therapie nicht zu beeinflussen sind. Letztere Kriterien werden von den meisten Gastroenterologen als die einzigen Indikationen zur operativen Therapie gesehen. Es ist jedoch aufgrund pathophysiologischer Überlegungen und der Gefahr der Progression des Zylinderepithels sowie des Risikos der malignen Entartung bei Barrett-Patienten sinnvoll, vor Eintritt der medikamentös nicht mehr zu korrigierenden Komplikationen den pathologischen Reflux - sowohl die saure als die alkalische Komponente - definitiv auszuschalten. Der differenzierte Einsatz der Operationsmethoden - Vollmanschette (Nissen) oder Halbmanschette (Hemifundoplikationes) - basiert auf den Ergebnissen der Funktionsuntersuchungen, die gerade bei Barrett-Patienten besonders wichtig erscheinen, da mehrere Ursachen zugrunde liegen können.

Die ersten Berichte nach Einführung der minimal invasiven Operationstechnik in der Antirefluxchirurgie sind vielversprechend [5, 6, 9, 23]. Die sichere technische Durchführbarkeit bei entsprechendem Training bietet keine wesentlichen Probleme. Es bleibt abzuwarten, ob die guten funktionellen Frühergebnisse mit Zunahme der Nachbeobachtungszeit bestehen bleiben. Die Anwendung der laparoskopischen Techniken speziell bei Patienten mit Barrett-Syndrom bedarf noch einiger Bemerkungen. Die Manipulationsmöglichkeiten mit den laparoskopischen Instrumenten können am gastroösophagealen Übergang von abdominal her durch einen relativ engen Hiatus so eingeschränkt sein, daß ein optimaler Operationsablauf aufgrund eines zu kurzen Ösophagus nicht möglich ist. Ein frühzeitiges Konvertieren zur Laparotomie erscheint sinnvoll, um das funktionelle Spätergebnis der Operation nicht zu gefährden. Ist präoperativ bereits ein kurzer Ösophagus mit großer Hiatushernie und erheblichen periösophagealen Gewebereaktionen erkennbar, so sollte bereits primär ein transthorakaler Zugang in Erwägung gezogen werden.

In einem spezialisierten Zentrum liegen die Behandlungserfolge der Operationen beim Barrett-Ösophagus bei 80 %, bei Patienten mit gastroösophagealer Refluxkrankheit bei 90 % [1, 7, 8] (Tabelle 2).

Literatur

1. Attwood SEA (1994) Alkaline gastro-esophageal reflux. Alkaline gastro-esophageal reflux and esophageal carcinoma: experimental evidence and clinical implications. Diseases of the Esophagus 7:87–92
2. Ball CS, Norris T, Watson A (1988) Acid sensitivity in reflux oesophagitis with and without complications. Gut 29:799
3. Bardhan KD, Morris P, Thompson M et al. (1987) Value of omeprazole in the management of erosive oesophagitis refractory to high dose cimetidine. Gut 28:A1375
4. Bremner CG, Mason RJ (1993) „Bile" in the oesophagus. Br J Surg 80:1374–1376
5. Cuschieri A, Hunter J, Wolfe B, Swanstrom LL, Hutson W (1993) Multicenter prospective evaluation of laparoscopic antireflux surgery. Preliminary report. Surg Endosc 7:505–510
6. Dallemagne B, Weerts JM, Jehaes C, Markiewicz S, Lombard R (1993) Techniques and Results of Endoscopic Fundoplication. End Surg 1:72–76
7. DeMeester TR, Attwood SEA, Smyrk TC, Therkildsen DH, Hinder RA (1990) Surgical therapy in Barrett's esophagus. Ann Surg 212:528–542
8. Fuchs KH, Engemann R, Thiede A (1994) Chirurgische oder konservative Therapie des Barrett-Ösophagus? Chirurg 65:88–95
9. Fuchs KH, Heimbucher J, Freys SM, Thiede A (1994) Management of gastro-esophageal reflux disease 1995. Tailored concept of anti-reflux operations. Diseases of the Esophagus 7:250–254
10. Fuchs KH, Freys SM, Heimbucher J, Fein M, Thiede A (1995) Pathophysiologic spectrum in patients with gastroesophageal reflux disease in a surgical GI function laboratory. Dis Esoph 8:211–217
11. Hetzel DJ, Dent J, Reed WD, Narielvala FM et al. (1988) Healing and relapse of severe peptic esophagitis after treatment with omeprazole. Gastroenterology 95:903
12. Johnson LF, Harmon JW (1986) Experimental esophagitis in a rabbit model. Clinical relevance. J Clin Gastroenterol 8:26–44
13. Klinkenberg-Knol EC, Meuwissen SGM (1989) Treatment of reflux oesophagitis resistant to H_2-receptor antagonists. Digestion 44:47
14. Klinkenberg-Knol EC, Meuwissen SGM (1990) Temporary cessation of long-term maintenance treatment with omeprazole in patients with H_2-receptor-antogonist-resistant reflux oesophagitis. Scand J Gastroenterol 25:1144–1150
15. Koop H, Arnold R (1991) Long-term maintenance treatment of reflux esophagitis with omeprazole. Perspective study with H_2-blocker-resistant esophagitis. Dig Dis Sci 36:552
16. Lundell L, Backman L, Ekström P et al. (1991) Prevention of relapse of reflux esophagitis after endoscopic healing: The efficacy and safety of omeprazole compared with ranitidine. Scand J Gastroenterol 26:248
17. Ottenjann R (1990) Regression der Zylinderepithel-Metaplasie bei Barrett-Ösophagus. Dtsch Med Wochenschr 115:916
18. Ottenjann R, Auer H (1990) Therapie des Barrett-Ösophagus. Dtsch Med Wochenschr 115:636
19. Protzer U, Holtermüller KH (1993) Omeprazol. Dtsch Med Wochenschr 118:230
20. Rösch W (1992) Hat die Antirefluxchirurgie noch eine Indikation? – aus gastroenterologischer Sicht. Chirurg Gastroenterol S. Karger 8:179–183
21. Stein HJ, Siewert JR (1993) Endobrachyösophagus. Pathogenese, Epidemiologie und maligne Degeneration. Dtsch Med Wochenschr 118:511–519
22. Stein HJ, Barlow AP, DeMeester TR, Hinder RA (1992) Complications of gastroesophageal reflux disease: Role of the lower esophageal sphincter, esophageal acid/alkaline exposure, and duodenogastric reflux. Ann Surg 216:35–43
23. Stein HJ, Feussner H, Siewert JR (1994) Management of gastro-esophageal reflux disease 1995. Surgical therapy of gastro-esophageal reflux: which patient, which procedure, which approach? Diseases of the Esophagus 7:239–244

6

Regression und Progression des Barrett-Epithels

K.-H. Fuchs und H. J. Stein

Es gilt als gesichert, daß die Zylinderepithelauskleidung des Barrett-Ösophagus eine erhöhte Gefahr der malignen Entartung besitzt [1, 19]. Darüber hinaus hat das Barrett-Adenokarzinom in den letzten Jahren an Häufigkeit erheblich zugenommen [2, 7, 22]. Deswegen erscheint es erstrebenswert, durch eine geeignete Therapie die Entwicklung des Barrett-Epithels zu verhindern, bereits entstandene Zylinderepithel rückgängig zu machen oder zumindest eine weitere Entwicklung aufzuhalten, um die maligne Entartung auszuschließen [7, 17, 22].

Es ist gesichert, daß sich bei vielen Patienten mit gastroösophagealer Refluxkrankheit, bei denen sich noch kein Barrett-Epithel entwickelt hat, die Schleimhautschäden (Ösophagitis) durch eine geeignete Therapie mit gutem Erfolg beseitigen zu lassen [17]. Das Beste ist demzufolge die primäre Verhütung des Barrett-Epithels überhaupt [9, 22].

Hat sich einmal Barrett-Epithel gebildet, so werden die vorliegenden Ergebnisse in der Literatur kontrovers diskutiert [4, 11, 13]. Tabelle 1 gibt eine Übersicht über die verschiedenen Mitteilungen in der Literatur. Als Resümee muß man trotz einiger Erfolgsbeobachtungen derzeit akzeptieren, daß eine Regression des Barrett-Epithels und ein erneuter Ersatz des Zylinderepithels durch Plattenepithel weder durch eine medikamentöse noch durch eine operative Therapie bei der Mehrzahl der behandelten Patienten zu erwarten sind. Die Tatsache, daß in einigen Fällen eine Progression des Barrett-Epithels und sogar eine maligne Entartung sowohl nach medikamentöser als auch nach operativer Therapie beobachtet wurden, unterstreicht das maligne Potential des Zylinder-Barrett-Epithels [3, 11]. Da diese Entwicklung jedoch auch auf wenige Patienten und nicht selten mit unvollständiger Refluxkontrolle beschränkt war, bedeutet sie auf keinen Fall, daß die medikamentöse oder operative Therapie in diesen Fällen unnötig oder gar schädlich wäre [7, 22].

Gesichert ist jedoch gegenwärtig, daß die effektive Beseitigung der Schleimhautschäden und vor allem des pathologischen Refluxes (sowohl in seiner abnormalen Qualität als auch in seiner abnormalen Quantität) am besten das Fortschreiten des Zylinderepithels und die Progression der Erkrankung verhindert [1, 7, 13].

Tabelle 1. Regression des Barrett-Epithels unter Therapie

Therapie	Autor	Publikation	Angegebene Regression
H_2-Blocker	Patel et al. [16]	1982	partiell: 1 Patient
H_2-Blocker plus Antazida	Stoddard et al. [23]	1984	keine: 20 Patienten
H_2-Blocker	Cooper u. Barbezat [6]	1987	keine
H_2-Blocker plus Antazida	Mann et al. [12]	1989	keine: 20 Patienten
H_2-Blocker	Ollyo et al. [14]	1990	partiell: 1 Patient
Omeprazol	Deviere et al. [8]	1988	komplett: 1 Patient, partiell: 2 Patienten
Omeprazol	Ottenjann [15]	1990	partiell: 2 Patienten
Omeprazol	Gore et al. [10]	1990	partiell: 14 Patienten 7,21 (3,4 SD) auf 6,0 cm (2,7 SD)
Omeprazol plus Laser	Sampliner et al. [18]	1993	partiell: 1 Patient
Antirefluxoperation	Brand et al. [3]	1980	partiell: 2 von 3 Patienten Regr.: 4 von 10 Patienten
Antirefluxoperation	Skinner et al. [20]	1983	komplett: 1 Patient partiell: 1 von 10 Patienten
Antirefluxoperation	Sprung et al. [21]	1984	partiell: 4 von 15 Patienten
Antirefluxoperation	Williamson et al. [24]	1990	partiell: 4 von 37 Patienten
Antirefluxoperation	DeMeester et al. [7]	1990	keine: 35 Patienten
Antirefluxoperation	Ollyo et al. [14]	1990	partiell: 1 Patient
Antirefluxoperation	Cheu et al. [5]	1992	keine
Antirefluxoperation	Attwood et al. [1]	1992	komplett: 2 von 19 Patienten

Literatur

1. Attwood SEA, Barlow AP, Norris TL, Watson A (1992) Barrett's oesophagus: effect of anti-reflux surgery on symptom control and development of complications. Br J Surg 79:1060–1063
2. Blot WJ, Devesa SS, Kneller RW (1991) Rising incidence of adenocarcinoma of the esophagus and gastric cardia. JAMA 265:1287–1289
3. Brand DL, Ylvisaker JT, Gelfand M, Pope CE (1980) Regression of columnar esophageal (Barrett's) epithelium after anti-reflux surgery. N Engl J Med 302:844
4. Bremner CG, Hamilton DG (1985) Barrett's esophagus: Controversial aspects. In: Esophageal disorders: Pathophysiology and therapy. Hrsg. TR DeMeester, DB Skinner, Raven Press, New York. S. 223
5. Cheu HW, Grosfeld JL, Heifetz SA, Fitzgerald J et al. (1992) Persistence of Barrett's esophagus in children after antireflux surgery: Influence on follow-up care. J Pediatr Surg 27:260
6. Cooper BT, Barbezat GO (1987) Treatment of Barrett's esophagus with H_2-blockers. J Clin Gastroenterol 9:139
7. DeMeester TR, Attwood SEA, Smyrk TC, Therkildsen DH, Hinder RA (1990) Surgical therapy in Barrett's esophagus. Ann Surg 212:528–542

8. Deviere J, Buset M, Dumonceau JM, Rickaert F, Cremer M (1988) Regression of Barrett's epithelium with omeprazole.N Engl J Med 320:1497
9. Fuchs KH, Engemann R, Thiede A (1994) Chirurgische oder konservative Therapie des Barrett-Oesophagus? Chirurg 65:88–95
10. Gore S, Sutton R, Eyre-Brook IA, Gear MWL et al. (1990) Regression of columnar epithelium in Barrett's oesophagus with omeprazole (Abstract) Gut 31:A1191
11. Haggitt RC, Tryzelaar J, Ellis FH, Colcher H (1978) Adenocarcinoma complicating columnar-epithelium-lined (Barrett's) esophagus. Am J Clin Pathol 70:1
12. Mann NS, Tsai MF, Nair PK (1989) Barrett's esophagus in patients with symptomatic reflux esophagitis. Am J Gastroenterol 84:1494
13. McCallum RW, Polepalle SC, Davenport K, Bayd S (1991) Role of antireflux surgery against dysplasia in Barrett's esophagus. Gastroenterology 100:121
14. Ollyo JB, Gonvers JJ, Froehlich F, Restellini A et al. (1990) L'endobrachy-oesophage regresse-t-il après traitement efficacé du reflux gastro-oesophagien? Schweiz Med Wochenschr 120:716
15. Ottenjann R (1990) Regression der Zylinderepithel-Metaplasie bei Barrett-Ösophagus. Dtsch Med Wochenschr 115:916
16. Patel GK, Clift SA, Schaefer RA, Read RC, Texter EC (1982) Resolution of severe dysplasia (Ca in situ) changes with regression of columnar epithelium in Barrett's esophagus on medical treatment (Abstract). Gastroenterology 82:1147
17. Rösch W (1992) Hat die Antirefluxchirurgie noch eine Indikation? – aus gastroenterologischer Sicht. Chir Gastroenterol 8:179–183
18. Sampliner RE, Hixson LJ, Fennerty MB, Garewal HS (1993) Regression of Barrett's esophagus by laser ablation in an anacid environment. Dig Dis Sci 38:365
19. Siewert JR, Weiser HF, Lepsien G, Peiper H-J (1979) Endobrachyoesophagus und Adenocarcinom der Speiseröhre. Chirurg 50:675
20. Skinner DB, Walther BC, Riddell RH, Schmidt H, Iascone C, DeMeester TR (1983) Barrett's Esophagus. Comparison of benign and malign cases. Ann Surg 198:554–566
21. Sprung DJ, Ellis FJ jr, Gibb SP (1984) Regression of Barrett's epithelium after anti-reflux surgery (Abstract). Am J Gastroenterol 79:817
22. Stein HJ, Siewert JR (1993) Endobrachyösophagus. Pathogenese, Epidemiologie und maligne Degeneration. Dtsch med Wochenschr 118:511–519
23. Stoddard CJ, Patterson JE, Flook D (1984) Is a columnar-lined (Barrett's) oesophagus reversible with medical treatment? (Abstract) Gut 25:A1150
24. Williamson WA, Ellis HF, Gibb SP, Shahian DM, Aretz HT (1990) Effect of antireflux operation on Barrett's mucosa. Ann Thorac Surg 49:537

6

Gastroösophagealer Reflux im Kindesalter

K. Heller und P. Ahrens

Der gastroösophageale Reflux im Kindesalter ist kein einheitliches Krankheitsbild mit fest umrissenen diagnostischen und therapeutischen Prinzipien. Schon die Abgrenzung des physiologischen vom pathologischen Reflux bereitet Schwierigkeiten. Nach Menardi [59] liegt ein pathologischer Reflux vor, wenn er Symptome verursacht oder nach dem 6. Lebensmonat auftritt.

Koch et al. [50] ordnen den klinischen Zeichen des Refluxes pathologische Ausfälle der wichtigsten Untersuchungsmethoden zu. Die Erkennung pathologischer Veränderungen richtet sich nach den angewandten diagnostischen Verfahren, die den Reflux in unterschiedlicher Häufung dokumentieren. Um der Wertigkeit einzelner Parameter Rechnung zu tragen, wurden Scores eingeführt, die eine summarische Beurteilung und Vergleichsmöglichkeiten erleichtern. Aus diesen einzelnen Daten eine therapeutische Konsequenz abzuleiten, ist problematisch. Die Einbeziehung der klinischen Beobachtung in die Beurteilung des Refluxes und seiner Folgen ist unabdingbar. Die klinische Wertigkeit des Refluxes oder eine seiner Folgen kann so gravierend sein, daß allein dadurch das therapeutische Handeln bestimmt wird.

Symptome

Leitsymptom ist das rezidivierende Erbrechen, das vom Charakter her zumeist ein schlaffes Erbrechen ist und gelegentlich Hämatinbeimengungen zeigt. Damit verbunden sind Trinkschwäche, Gedeihstörungen und Dystrophie, in extremen Fällen Unernährbarkeit. An zweiter Stelle stehen respiratorische Probleme, die sich durch rezidivierende Bronchitiden, Asthma-bronchiale-Äquivalente, Pneumonien, Hustenattacken (auch nächtliche), Apnöe- und Zyanoseanfälle bis hin zum „near-miss"-SIDS („sudden infant death syndrome") äußern. Retrosternale Schmerzen und Sodbrennen werden nur von größeren Kindern geäußert, bei kleineren Kindern entspricht dies intermittierenden Unruhezuständen. Gelegentlich ist eine ausgeprägte Anämie infolge von Mikroblutungen Anlaß zur Krankenhausaufnahme.

Diagnostik

Die Diagnostik entspricht der des Erwachsenenalters, im Vergleich dazu sind beim Kind die diagnostischen Maßnahmen viel aufwendiger, da die Mitarbeit des Patienten nicht immer gegeben ist. Im einzelnen sind die 24-h-pH-Metrie (mit Registrierung des klinischen Verhaltens, „periods of interest"), obere Magen-Darm-Passage, Szintigraphie, Sonographie, Druckmessung, Ösophagoskopie mit Probeexzisionen und Tracheobronchoskopie mit Lavage möglich. Die Untersuchungen sind hinreichend standardisiert, so daß eine Vergleichbarkeit zumindest in akzeptablen Grenzen gewährleistet ist [28, 82]. Eine Beschränkung der Untersuchungen ist aus zeitlichen und ökonomischen Gründen und zur Vermeidung von Beanspruchungen und (Strahlen-)Belastungen der Patienten notwendig. So wurden diagnostisch-therapeutische Organisationsschemata erstellt, die je nach Ausgangslage den einzuschlagenden Weg festlegen oder vereinheitlichen [50, 99]. Trotz der weitreichenden diagnostischen Möglichkeiten wird bei Patienten mit typischen Refluxbeschwerden häufig die Diagnose einer Gastritis gestellt [78].

Im Erwachsenenalter klagen 18% der Bevölkerung über Refluxsymptome. Zirka 6% der Erwachsenenbevölkerung konsultieren einen Arzt wegen dieser Beschwerden, rund 2% werden als refluxkrank identifiziert, und bei 0,5% wird die Diagnose einer refluxinduzierten Ösophagitis endoskopisch verifiziert [65]. In den USA wird heute jedes dritte diagnostische Ösophaguskarzinom als Adenokarzinom auf dem Boden eines Barrett-Ösophagus interpretiert.

Auch im Kindesalter muß der gastroösophageale Reflux als eine häufige Erkrankung mit erheblicher Morbidität und sogar Mortalität angesehen werden [17, 54, 84]. Wenn man nur gastroenterologisch symptomatische Kinder einbezieht, so muß man mit einer Inzidenz der gastroösophagealen Refluxkrankheit von 1:500 Lebendgeborene rechnen.

Nach Zeitpunkt des Auftretens, Symptomatik und assoziierten Erkrankungen bietet die Refluxkrankheit im Kindesalter unterschiedliche Aspekte, so daß aus klinischer und didaktischer Sicht die Trennung in verschiedene Gebiete vorgenommen wird, wobei allerdings Überschneidungen auftreten. Die operativen Konsequenzen sind dann wieder annähernd identisch.

Gastroösophagealer Reflux im Säuglingsalter

Der gastroösophageale Reflux im Säuglingsalter ist häufig und selbst bei auftretendem Erbrechen nicht primär als pathologisch einzustufen. Voraussetzung ist ein gutes Gedeihen der Kinder und das Fehlen von sonstigen Symptomen.

Die Ursache der Refluxhäufigkeit liegt in anatomischen und funktionellen Besonderheiten des zum Zeitpunkt der Geburt 6–8 cm langen Ösophagus. Die Fixation des Ösophagus durch die Manschette des Lig. oesophagophrenicum (Bertelli-Laimer-Membran) am Hiatus ist locker. Dadurch gleitet die Kardia stärker im Hiatus, abhängig vom Füllungszustand von Ösophagus und Magen, den elastischen Grundeigenschaften des Ösophagus und den Atemexkur-

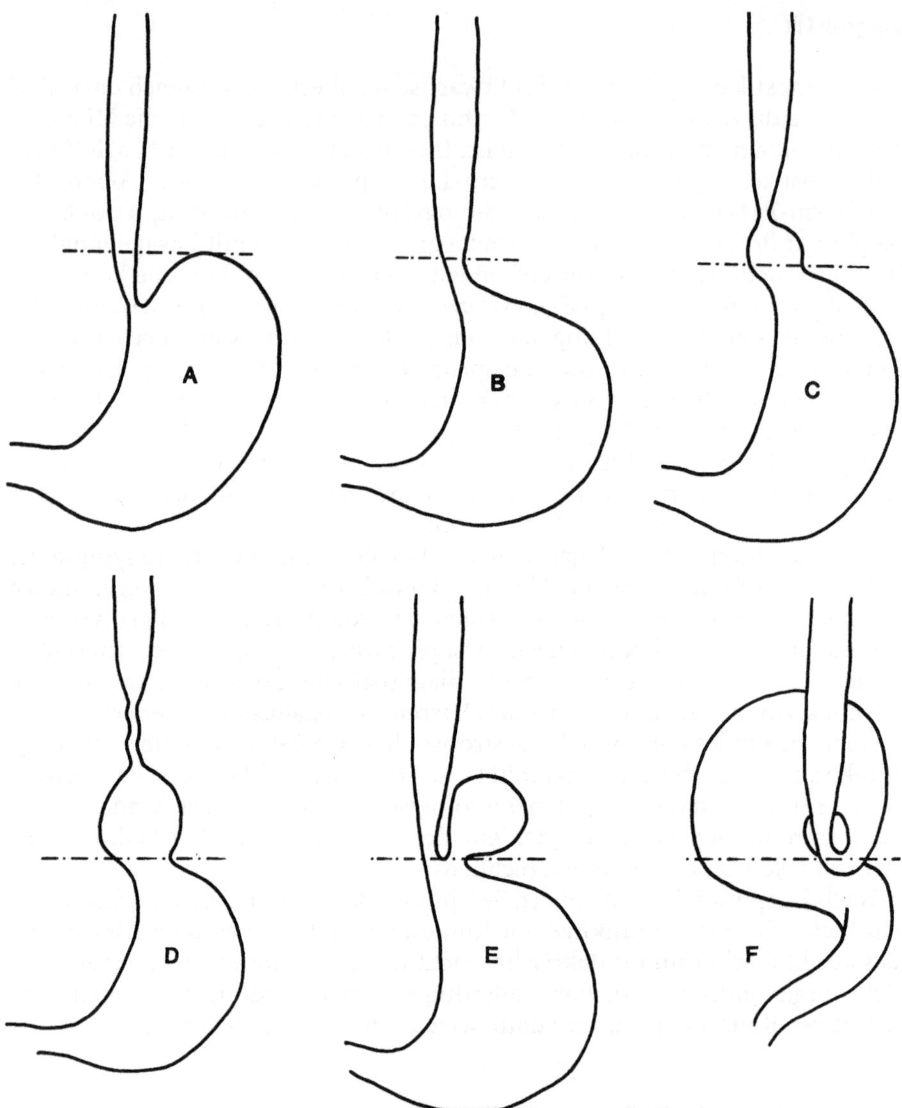

Abb. 1 a–f. Anatomische Formvarianten des ösophagogastralen Überganges bei gastroösophagealem Reflux. **a** Normalzustand, **b** Forme mineure der Hiatushernie, **c** axiale Gleithernie, **d** Endobrachyösophagus, **e** präösophageale Hernie, **f** „upside-down stomach"

sionen mit ihren wechselnden Druckdifferenzen zwischen Thorax und Abdomen. Der His-Winkel kann bei Neugeborenen noch recht- oder gar stumpfwinklig sein (Forme mineures der Hiatushernie bzw. Kardia-Fundus-Fehlanlage nach [79]). Der intraabdominale Verlauf des Ösophagus ist verkürzt (Abb. 1a–f). Diese Normvariante geht fließend über in die pathologischen Formen (axiale Gleithernie, paraösophageale Hernie und Endobrachyösopha-

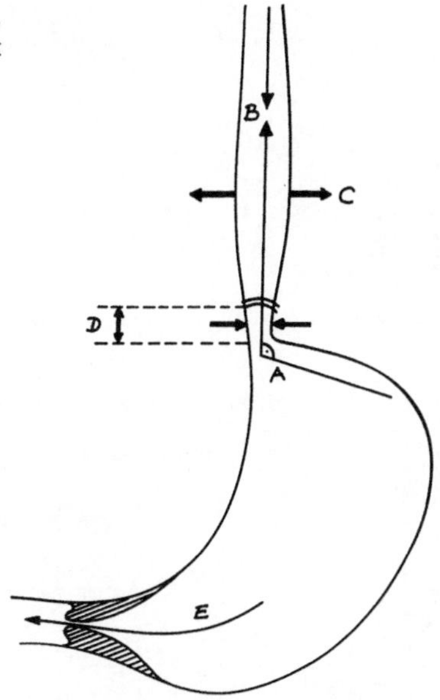

Abb. 2. Faktoren der Refluxentstehung beim Säugling. **a** Stumpfer His-Winkel, **b** elastische Grundeigenschaft des Ösophagus, **c** Unterdruck im Thorax, **d** Kürze des intraabdominalen Ösophagus und der Hochdruckzone, **e** verzögerte Magenentleerung

gus), wie sie Åkerlund 1926 klassifizierte (Abb. 2). Bei der extremen Form der paraösophagealen Hernie, dem „upside-down stomach", findet sich der gesamte Magen im Mediastinum, wobei infolge ihrer Beweglichkeit die große Kurvatur den kranialen Umfang der Hernie bildet, während die kleine Kurvatur stärker fixiert ist. Diese Form existiert bereits im frühen Kindesalter (Abb. 3).

Funktion der Speiseröhre

Die Funktion der Speiseröhre wurde überwiegend durch röntgenkinematographische Untersuchungen und Druckmessungen erforscht. Im Vergleich zu späteren Lebensabschnitten finden sich eine langsamere propulsive Peristaltik, häufiges Auftreten pathologischer Peristaltik mit singulären und simultanen Kontraktionen ohne effektive Propulsion und langdauernde spontane Relaxationen des unteren Ösophagussphinkters [44]. Letzterer ist verkürzt, weist aber schon beim Neugeborenen einen Druck von 15–25 mm Hg auf. Die Länge des unteren Ösophagussphinkters nimmt innerhalb des 1. Lebensjahres um ca. 1 cm zu (von 1,0 auf 2,3 cm). Durch Reifung bilden sich die Funktionsstörungen innerhalb der ersten Lebensjahre zurück.

Spontanverlauf

Innerhalb der ersten 18 Lebensmonate sistiert das Erbrechen in 60 % der Fälle, 30 % der Kinder behalten Probleme bis zum 4. Lebensjahr, während 10 % Kom-

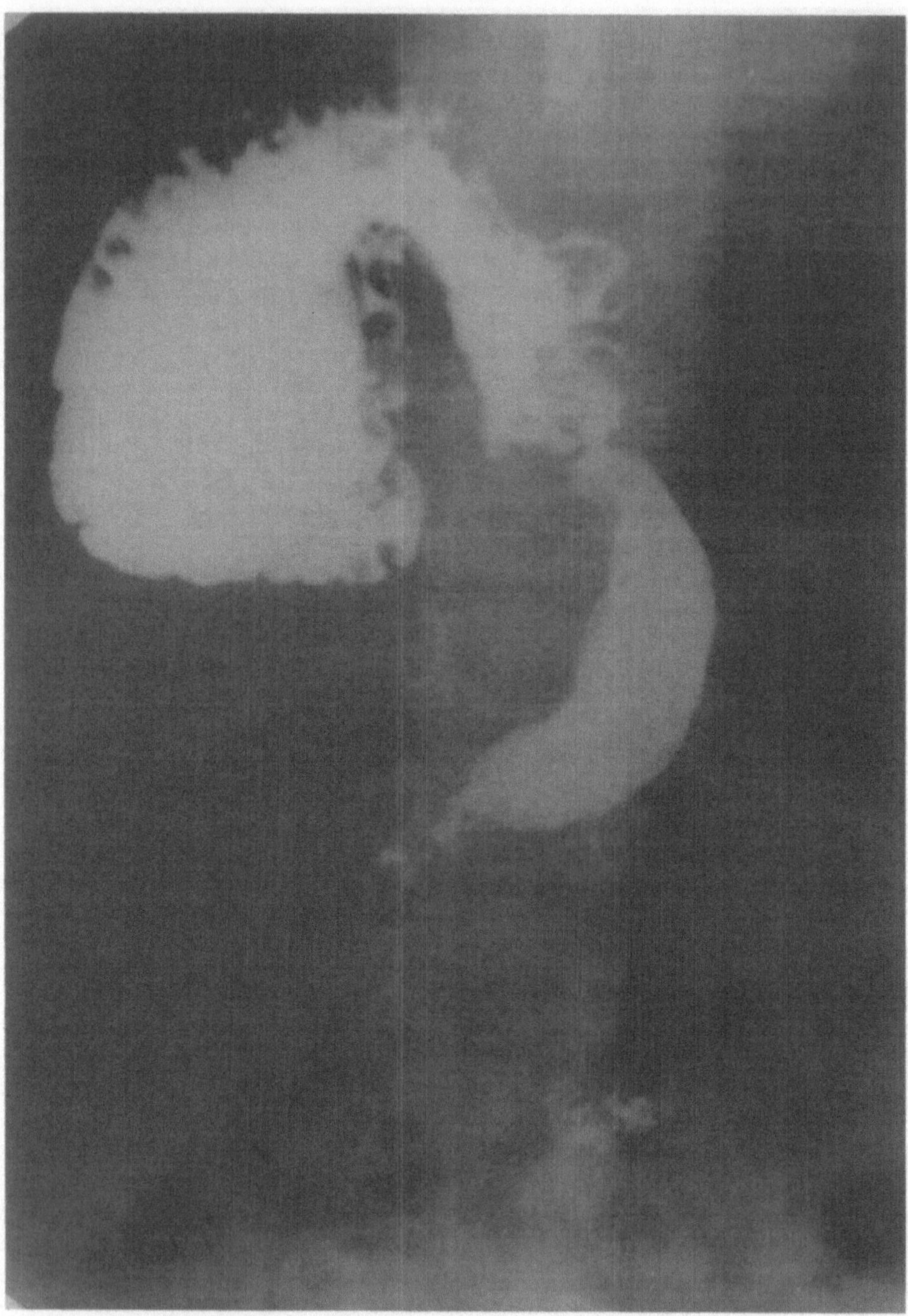

Abb. 3. „Upside-down stomach" bei einem 2 Jahre alten Kind. Anlaß der Klinikaufnahme war eine extreme Anämie mit einem Hb-Wert von 3,8 g/100 ml

plikationen entwickeln [17]. Diese bestehen zu 5% in schweren Ösophagitiden mit Strikturen, und 5% der unbehandelten Kinder versterben infolge der gastroösophagealen Refluxkrankheit. Als mittelbare Todesursache spielen Mangelernährung und Pneumonien eine erhebliche Rolle [38].

Fortführende Diagnostik und Kontrollen sind bei häufigem Erbrechen und insbesondere beim Hinzutreten von Symptomen der Atemwege oder Gedeihstörungen erforderlich. Es existieren keine sicheren Anhaltspunkte, ob und wann ein Reflux spontan sistiert oder zu lokalen oder allgemeinen Komplikationen führt. Isoliert zu betrachten sind Säuglinge mit assoziierten Erkrankungen, die einerseits häufiger einen therapieresistenten Reflux entwickeln, andererseits aber auch an sich ein schlechtes Gedeihen bedingen können.

Im frühen Säuglingsalter kann der Reflux kombiniert mit einer spastisch-hypertrophischen Pylorusstenose vorkommen, bezeichnet als Roviralta-Syndrom [80]. Das Erbrechen ist bei diesen Kindern nicht schlaff, sondern ausgesprochen kraftvoll.

Therapie

Die Therapie im Säuglingsalter erfolgt in abgestufter Weise.

Konservative Therapie

Zunächst werden kleinere Mahlzeiten von angedickter Nahrung verabfolgt. Sorgfältiges Abwarten des postprandialen Aufstoßens vermindert den intragastralen Druck. Die steile Lagerung soll den passiven Reflux vermindern. Dabei ist zu bedenken, daß bei einer Ösophaguslänge von ca. 10 cm bei einer Neigung von 45° ein Gefälle von ca. 7 cm H_2O zu erreichen ist. Empfohlen wird immer noch die Bauchlage mit erhöhtem Kopf [99], obwohl die flache Bauchlage leichter anwendbar ist und im Vergleich zur Bauchschräglage keine Nachteile bieten soll [69]. Medikamentös kann eine zeitweilige Sedierung die Refluxaktivität hemmen. Propulsin und vergleichbare Medikamente stimulieren die Ösophagusperistaltik und verbessern damit die Clearance der Speiseröhre von refluierter Säure. Diese kann auch durch Antazida geblockt bzw. absorbiert werden. Die lokalen Folgen des sauren Refluxes sind auf diese Weise therapierbar.

Die konservative Therapie kann je nach Beschwerdebild einige Wochen und bei Anzeichen einer deutlichen Besserung auch bis zu 6 Monaten durchgeführt werden. Da sowohl die klinische Beobachtung als auch Refluxnachweis und Therapie nach sehr unterschiedlichen Kriterien vorgenommen wird, gibt es keine festgeschriebene Vorgehensweise, die auf vergleichbaren Daten beruht.

Operative Therapie

Beim Versagen der konservativen Therapie oder beim Auftreten schwerer Komplikationen ist die Operation erforderlich. Eine absolute Operationsindikation besteht nach Koch et al. [50] für Säuglinge bei Zeichen der Refluxkrankheit im Ösophagus (Ösophagitis, Stenose, Endobrachyösophagus), bei rezidivierenden Aspirationen oder iatrogenen Kardialäsionen. Eine relative Operationsindikation stellen eine langfristige Persistenz des Erbrechens mit Gedeihstörung oder hochgradiger Pflegebeeinträchtigung, geringgradige endoskopische Befunde der Ösophagitis und rezidivierende Bronchopneumonien dar. Bezüglich unserer Einstellung zur pulmonalen Problematik verweisen wir auf den Beitrag S. 622 und S. 633.

Die operativen Methoden unterscheiden sich nicht vom Vorgehen bei größeren Kindern.

Beim Roviralta-Syndrom wird zunächst nur eine Pyloromyotomie nach Weber-Ramstedt durchgeführt, da sie einen kleinen Eingriff darstellt und sehr effektiv ist. Erst bei anhaltender Refluxkrankheit ist auch die Korrektur des ösophagogastralen Überganges zu erwägen.

Lokale Folgen

Ösophagitis

Im Rahmen der Refluxkrankheit ist die Schleimhaut des Ösophagus Noxen ausgesetzt, die zur Ösophagitis führen können. Koch et al. [50] stellten protektive Faktoren (intramuköse Substanzen, ösophageale Clearance durch Salivation und Peristaltik, Ernährung und Körperhaltung) den aggressiven Faktoren (Magensaft, Inkompetenz der antirefluxiven Mechanismen, Erhöhung des Mageninnendruckes) gegenüber. Die Ösophagitis ist durch die Ösophagoskopie, die wir in Narkose, möglichst gleichzeitig mit der Tracheobronchoskopie und Lavage des Bronchialsystemes, vornehmen, gut beurteilbar und wird in verschiedene Stadien eingeteilt. Das Vorkommen und der Grad der Ösophagitis gehen nicht immer parallel mit dem Beschwerdebild, so daß auch klinisch unerkannte schwere Ösophagitiden mit Ulzerationen vorkommen können. Die sicherste Beurteilung erlauben die Entnahme und histologische Aufarbeitung von Biopsien. Bei Refluxpatienten kommt die Ösophagitis zu 48–79 % vor [99].

Barrett-Ösophagus

Durch chronische Ösophagitiden kann es zum Umbau der Ösophagusschleimhaut kommen (s. Kapitel Bremner). Diesem Umstand wurde im Kindesalter bislang wenig Bedeutung beigemessen, erst 1987 machten Cooper et al. darauf aufmerksam [21]. Sie berichteten über 11 Fälle von Zylinderepithel-Auskleidung des Ösophagus infolge eines Refluxes. 5 dieser Kinder hatten bereits Stenosen. Tovar et al. [95] suchten in einer Serie von 364 refluierenden Kindern und Jugendlichen innerhalb eines Zeitraums von 4 Jahren gezielt nach Schleimhautveränderungen. Sie fanden in 12 Fällen mit einem Durchschnittsalter von 14 Jahren einen Barrett-Ösophagus. Die Refluxsymptome dieser Patienten ließen sich jeweils bis ins frühe Kindesalter zurückverfolgen. Sieben dieser Kinder waren neurologisch gestört, 2 waren an einer Ösophagusatresie operiert worden. Die Rolle des Heliobacter pylori, den die Autoren bei 8 dieser Patienten nachweisen konnten, war noch nicht endgültig beurteilbar. Lindahl et al. [56] untersuchten 39 Patienten im Mittel 7,6 Jahre nach operierter Ösophagusatresie. 21 dieser Patienten wiesen eine Ösophagitis, 3 eine Metaplasie der Ösophagusschleimhaut auf. Die Befunde korrelierten nicht mit der Klinik, so daß gezielte Nachuntersuchungen gefordert werden. Das Risiko einer malignen Entartung derartiger Veränderungen im Kindesalter ist nicht bekannt. Es gibt aber nach Lindahl et al. keinen Grund anzunehmen, die Läsion sei günstiger als im Erwachsenenalter einzuschätzen. Mit dieser Aussage korreliert die Beschreibung eines Adenokarzinoms des Ösophagus 20 Jahre nach operierter Atresie von Adzick et al. [1] und die Beschreibung zweier Adenokarzinome nach Reflux und Ösophagitis im Alter von 11 und 15 Jahren durch Hoeffel et al. [43].

Pulmonale Aspekte und bronchopulmonale Komplikationen

Ein erheblicher Anteil der Morbidität und Mortalität der gastroösophagealen Refluxkrankheit geht auf bronchopulmonale Komplikationen zurück. Soweit bisher epidemiologische Daten vorliegen, sind diese aber immer von mit typischer gastroenterologischen Symptomen der Refluxkrankheit diagnostizierten Kindern abgeleitet. Das Beziehungsgefüge Reflux – pulmonale Erkrankung gestaltet sich jedoch weitaus komplexer: Die Mehrheit der durch gastroösophageale Refluxkrankheit pulmonal symptomatischen Kinder zeigt keinerlei „klassischen“ Symptome – sie fallen also nicht durch Erbrechen, retrosternale Schmerzen oder eine Oberbauchsymptomatik auf! 1986 berichtete Buts über 36 Kinder, die keinerlei gastroenterologische Problematik zeigten und wegen rezidivierender bronchopulmonaler Erkrankungen als einziger präsentierter Symptomatik untersucht wurden [14]. Das Spektrum der Erkrankungen reichte von chronischem nachtbetontem Husten, rezidivierender obstruktiver Bronchitis und rezidivierender Laryngitis bis zu rezidivierenden Pneumonien. Eine gastroösophageale Refluxkrankheit wurde durch obere Magen-Darm-Passage, 24-h-pH-Metrie im Bereich des distalen Ösophagus und durch Ösophagogastroskopie bei 61% (n = 22) nachgewiesen. Neun dieser Kinder wurden nach Scheitern einer konservativen Therapie operativ durch Fundoplikatio versorgt: Alle zeigten eine komplette Heilung oder zumindest erhebliche Verbesserung in bezug auf die respiratorischen Symptome. Bei weiteren neun Kindern war eine konservative Antirefluxtherapie erfolgreich. Der Begriff des „silenten“ gastroösophagealen Refluxes beschreibt diese Situation treffend: Weder für den Patienten noch für den Arzt sind klinisch hinweisende unmittelbare Symptome für das Vorliegen einer Refluxkrankheit erkennbar.

Der silente Reflux wurde seitdem vielfach in seiner Bedeutung für die Entstehung chronisch-pulmonaler Erkrankungen bestätigt [6, 29, 57] und ist sicherlich eine der wesentlichsten Ursachen chronischer Lungenerkrankungen [2].

Obwohl mittlerweile eine wahre Datenfülle die Zusammenhänge zwischen gastroösophagealer Refluxkrankheit und chronisch pulmonalen Erkrankungen belegt, besteht unverändert eine kontroverse Diskussion zur Dimension dieses Krankheitsbildes. Probleme entstehen durch die ungewöhnliche klinische Variabilität des Krankheitsbildes: die klinische Präsentation reicht von sog. „near-missed-sudden-infant-death"-Ereignissen im Säuglingsalter über Asthma, rezidivierende obstruktive Bronchitiden und Pneumonien bis hin zur Bronchiektasie. Die Bedeutung dieser klinischen Vielgestaltigkeit wird durch zwei Publikationen der Pediatric Clinics of North America deutlich: Der Band Asthma von 1991 beschreibt die Probleme des Zusammenhanges von Reflux und chronisch obstruktiver Erkrankung der Lunge unter „Complicating features" [75]. Der Band *Difficult Diagnoses in Pediatrics* widmet dem chronischen Husten (durch gastroösophagealen Reflux) ein ganzes Kapitel [47]. Es spiegelt sich hier die große Unsicherheit im täglichen Umgang mit diesem Krankheitsbild wider, das einerseits banal erscheint, andererseits unter dem Aspekt der schwierigen Diagnose publizistische Aufmerksamkeit findet. Interessante Gesichtspunkte in diesem Zusammenhang bietet auch das sog. „intrinsische Asthma" im Kindesalter, ein diagnostisch beschreibender Sammeltopf plurikausaler obstruktiv-dyspnöischer Erkrankungen. Die Zuweisung dieser Diagnose bedeutet für den Patienten allzu häufig nicht den Beginn einer adäquaten Therapie, sondern ist der Anfang einer lediglich am Symptom „Obstruktion" orientierten Behandlung mit häufig deletärer Tendenz. Grundsätzlich sollte die Diagnose eines intrinsischen Asthma bronchiale Anlaß für weitergehende kausal orientierte Untersuchungen sein. Insbesondere stellt sich aber hier die Frage nach der pulmonalen Relevanz einer gastroösophagealen Refluxaktivität. Es ist in diesem Zusammenhang jedoch schwierig, etablierte diagnostische Verfahren, wie z.B. obere Magen-Darm-Passage und pH-Metrie, unter pulmologischen Gesichtspunkten zu bewerten. Kontrovers sind auch die Ansichten zur therapeutischen Vorgehensweise. Ist unter gastroenterologischen Gesichtspunkten einer konservativen Therapie den Vorzug zu geben, stellt sich für den Pulmologen das Problem, welche konservative Versagerquote bei einem möglicherweise vorhandenen kontinuierlichen Säure- und Nahrungseintrag als noch akzeptabel angesehen werden kann. Ist für den Gastroenterologen eine Refluxanzahl von 20 ± 15 pro 24 h normal [89], so muß aus pulmologischer Sicht möglicherweise bereits ein einziger Reflux wöchentlich, der zur Aspiration führt, als hochpathologisch und ursächlich für eine chronische Lungenerkrankung gewertet werden.

Es besteht Übereinkunft, daß Kinder mit schwerer und potentiell lebensbedrohlicher Symptomatik, wie z.B. rezidivierenden Apnöen oder chronischer Aspiration, einer chirurgischen Therapie zugeführt werden sollten. Es existiert bisher allerdings kein exaktes Einzelverfahren, um genau diese Kinder zu identifizieren.

Diagnostische Verfahren

Obere Magen-Darm-Passage und Sonographie

Die obere Magen-Darm-Passage ist geeignet, anatomische und strukturelle Veränderungen des oberen Intestinaltraktes zu erfassen. Zuverlässig erkennbar ist die Gleithernie als eine der wesentlichsten Ursachen der Refluxkrankheit im Kindesalter. Für die Diagnose des Refluxes – als pathologisch gilt ein Rückfluß über mehr als $^1/_3$ der Ösophaguslänge – ergeben sich jedoch erhebliche Einschränkungen durch die hohe Rate falsch positiver (ca. 30%) und falsch negativer (ca. 15%) Ergebnisse [62, 66]. Fehlerquellen des Verfahrens sind reichhaltig, die Einschränkungen in der Pädiatrie unmittelbar einleuchtend und die Ergebnisse auch im positiven Fall nur selten für eine Aussage in bezug auf die pulmonale Relevanz des Refluxes zu verwerten (Abb. 4). Der ultrasonographische Nachweis eines gastroösophagealen Refluxes hat etwa die gleiche Sensitivität und Spezifität wie die obere Magen-Darm-Passage [67] und stellt ebenfalls keine Beziehung der Erkrankung zur Lunge her. Die Übereinstimmung ultrsonographischer Ergebnisse mit der pH-Metrie ist gut [76].

Szintigraphie

Die Magenentleerungsszintigraphie dient der Objektivierung von Magenentleerungsstörungen. Gemessen wird mit einer ^{99m}-Tc-markierten Testmahlzeit. Eine verzögerte Magenentleerung wird als ein wesentlicher pathogenetischer Faktor der gastroösophagealen Refluxkrankheit angesehen [41, 42, 58], so daß die Methode durchaus wertvolle ergänzende Informationen im Rahmen der Gesamtdiagnostik liefert (Abb. 5). Zu berücksichtigen ist allerdings, daß etablierte Normwerte für das Kindesalter nicht vorliegen.

Die Methode wird auch für den Aspirationsnachweis propagiert – die Rate falsch positiver und auch falsch negativer Ergebnisse ist jedoch hoch [30]. Die Problematik des silenten Refluxes bleibt unberücksichtigt, da hierbei in der Regel relativ geringe Mengen aspiriert werden und sich die in die Lunge eingetragene Aktivität damit bei verantwortbarer Strahlenbelastung durch die Testmahlzeit einem Nachweis entzieht. Auch die Szintigraphie stellt ebenso wie die obere Magen-Darm-Passage und die Sonographie nur eine Momentaufnahme dar und ist damit nicht geeignet, nur akzidentell auftretende Ereignisse hinreichend sicher zu erfassen.

24-h-pH-Metrie

Einer der ersten Übersichtsartikel über Technik, Indikationen und klinischen Nutzen des Verfahrens wurde 1980 von DeMeester publiziert [24]. Seitdem hat sich das Verfahren zum Standard der Refluxdiagnostik entwickelt, wobei die Langzeitmessung über 24 h als aussagefähigste Untersuchungsform allgemein akzeptiert ist. Um pulmonale Erkrankungen auf dem Hintergrund einer Refluxkrankheit erklären zu können, ist jedoch die Durchführung einer

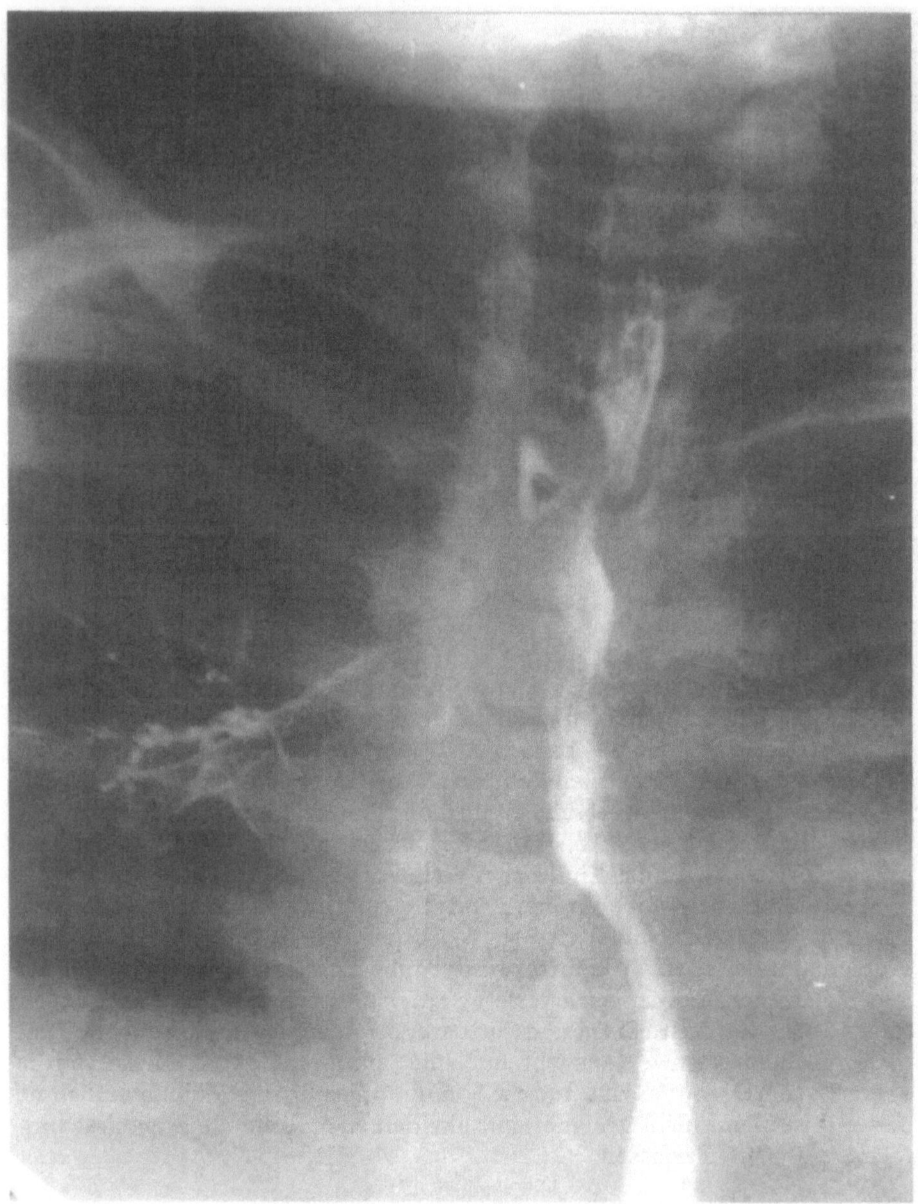

Abb. 4. Bronchogramm durch aspiriertes Kontrastmittel während einer oberen Magen-Darm-Passage

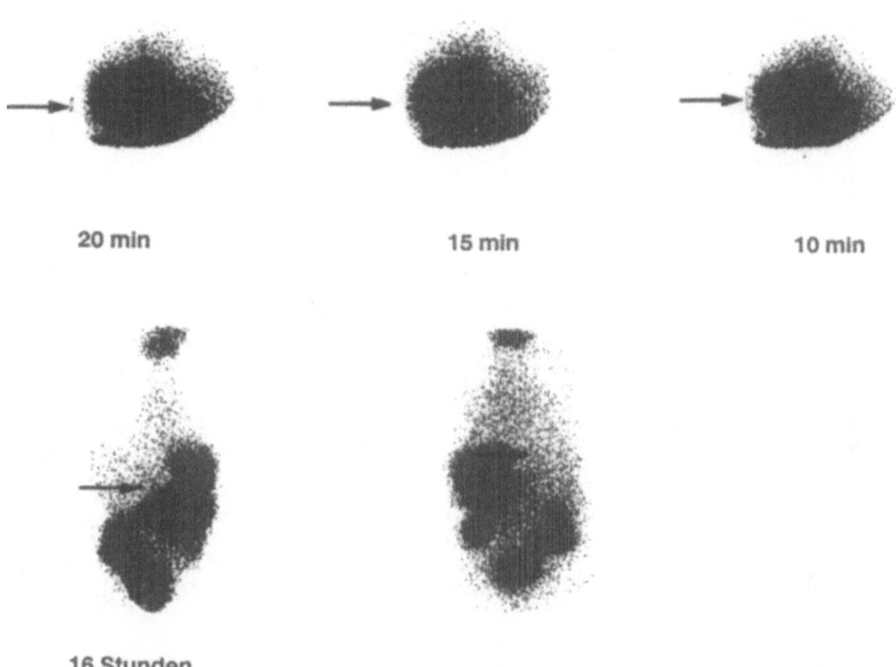

Abb. 5. Die Magenentleerungsszintigraphie zeigt noch 16 h nach dem Essen Reste der Testmahlzeit (Magen durch *Pfeile* gekennzeichnet)

2-Punkt-pH-Metrie sinnvoll. Bei diesem Verfahren wird der distale Meßpunkt in die typische „gastroenterologische" Position gebracht, der proximale Meßpunkt sollte in Klavikulahöhe positioniert sein. Eine radiologische Kontrolle der Sondenlage ist unverzichtbar. Die 2-Punkt-pH-Metrie erlaubt eine Einschätzung der pulmonalen Relevanz des Refluxgeschehens [45]. Ermittelt werden für den proximalen Meßpunkt die Anzahl von hohen Refluxen, die Anzahl der Refluxe über 5 min Dauer, der längste Reflux und der prozentuale Anteil der Zeit unter pH 4 an der Gesamtmeßzeit („fraction time"). Die Interpretation der Meßergebnisse ist nicht unkompliziert und erheblich durch Plausibilitätsüberlegungen geprägt (Abb. 6, 7, 8, 9). Echte Normwerte für das Kindesalter liegen aktuell noch nicht vor. Das Meßverfahren ist belästigend und quasi-invasiv, so daß nichtindizierte Messungen gesunder Kinder zur Normwertfindung aus ethischen Gründen nicht durchgeführt wurden. Eine Abschätzung normaler Refluxaktivitätsmuster für den proximalen Meßpunkt wurde in einer eigenen Untersuchung erreicht, indem aus 154 Messungen bei Kindern mit einem Durchschnittsalter von 4 Jahren diejenigen ausgesucht

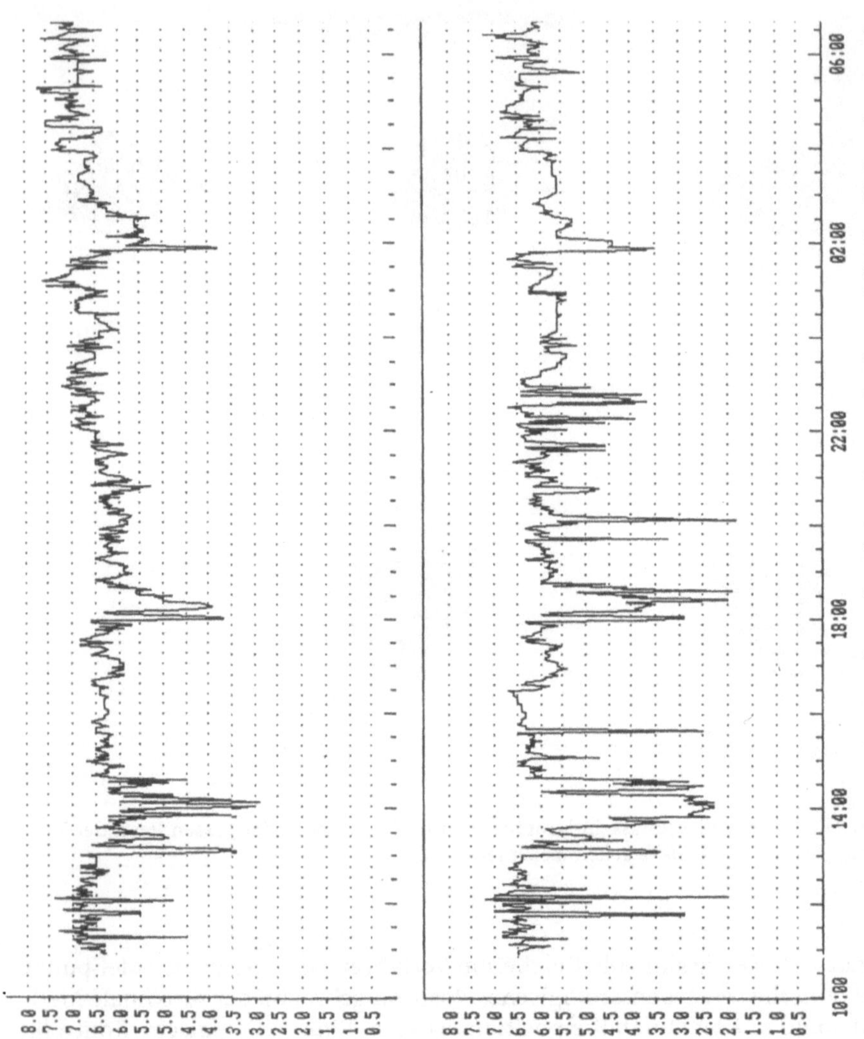

Abb. 6. 24-h-pH-Metrie mit der 2-Punkt-Meßsonde. Für den proximalen und distalen Meßpunkt normale 2-Punkt-pH-Metrie

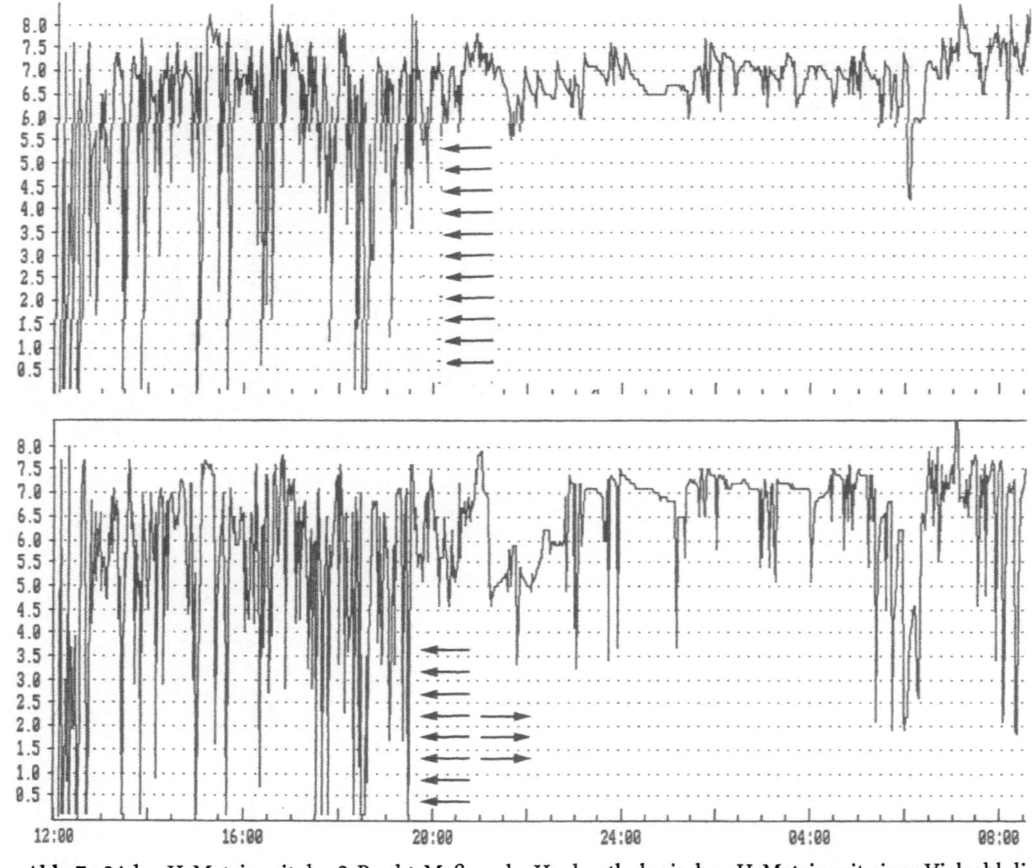

Abb. 7. 24-h-pH-Metrie mit der 2-Punkt-Meßsonde. Hochpathologische pH-Metrie mit einer Vielzahl distaler und proximaler kurzzeitiger Refluxereignisse fast nur während des Tages. Es liegt schweres, steroidpflichtiges „intrinsisches" Asthma bronchiale vor

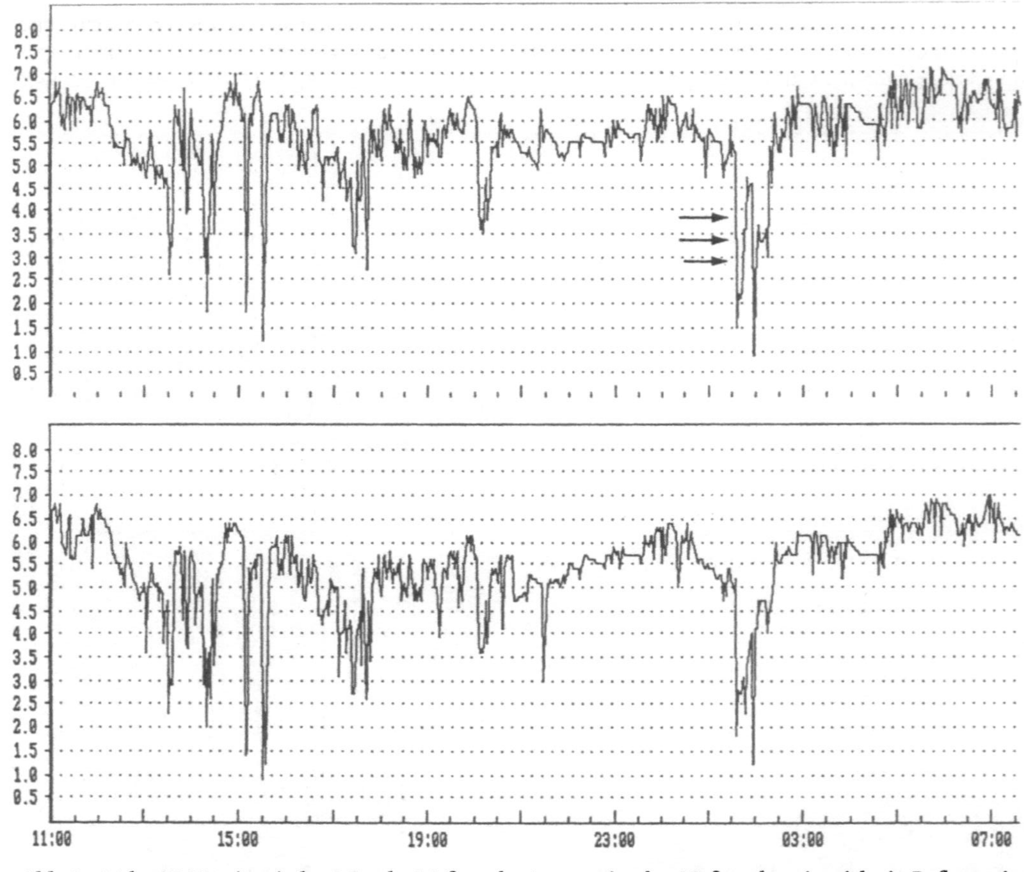

Abb. 8. 24-h-pH-Metrie mit der 2-Punkt-Meßsonde. Am proximalen Meßpunkt zeigt sich ein Refluxereignis über insgesamt fast 1 h Dauer (*Pfeile*), dem unter Plausibilitätsgesichtspunkten eine pulmonale Relevanz zukommen könnte. Die pH-Metrie ist jedoch numerisch normwertig

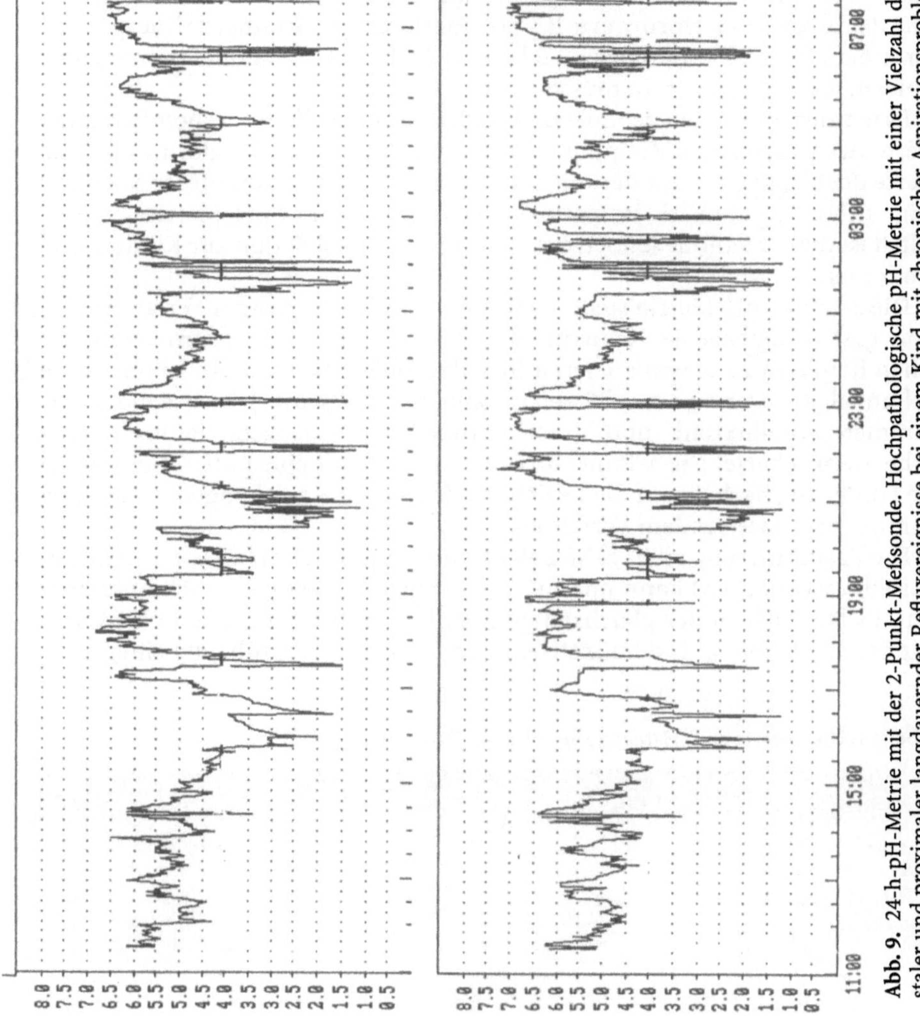

Abb. 9. 24-h-pH-Metrie mit der 2-Punkt-Meßsonde. Hochpathologische pH-Metrie mit einer Vielzahl distaler und proximaler langdauernder Refluxereignisse bei einem Kind mit chronischer Aspirationsproblematik

wurden, die für den distalen Meßpunkt Normalwerte hatten [101]. Der Ermittlung der proximalen Normwerte lag die Überlegung zugrunde, daß ausgehend von einem Normalbefund distal (Tabelle 1) auch die korrespondierenden proximalen Werte normal sein müssen.

Es wurden 3 Gruppen gebildet und für jede Gruppe die korrespondierenden Werte des proximalen Meßpunktes ermittelt (Tabelle 2). Vergleicht man die Werte der Gruppe der Kinder mit chronischer Aspiration mit dieser Norm, so zeigt sich eine gute Diskriminationsschärfe der 2-Punkt-pH-Metrie. Im Einzelfall ist diese Methode jedoch ebenfalls nicht ohne Relation zur Klinik interpretierbar.

Die 2-Punkt-pH-Metrie stellt damit ein relativ zuverlässiges Verfahren dar, eine gastroösophageale Refluxkrankheit einerseits nach gastroenterologischen Kriterien zu diagnostizieren (distaler Meßpunkt) und andererseits die pulmonale Relevanz einzuschätzen (proximaler Meßpunkt). Insbesondere die Parameter „Refluxzahl“ und „fraction time“ sowie „längster Reflux“ haben hohe Trennschärfe. Die 2-Punkt-pH-Metrie ist damit eine gute Näherung an die Forderung nach einem die Beziehung des Refluxes zur Lungenerkrankung unmittelbar beweisendem Verfahren.

Die Positionierung einer 2. Meßelektrode in die Trachea (als aspirationsbeweisendes Verfahren) kann nur auf experimentelle Bereiche beschränkt bleiben. Es läßt sich so der gleichzeitige Abfall des intrabronchialen pH-Wertes mit dem Refluxereignis demonstrieren und – nach Durchführung einer Anti-

Tabelle 1. Normwerte der pH-Metrie des distalen Ösophagus

	Säuglinge [99] und Kinder [29]	Erwachsene [24]
Anzahl der Refluxe/24 h	20 ± 16	21 ± 15
Refluxe > 5 min/24 h	3,2 ± 2,4	0,6 ± 1,2
Zeit in % pH < 4,0/24 h	4,2 ± 2,6	1,5 ± 1,3
Längster Reflux (min)	3,9 ± 2,7	11,8 ± 7,8

Tabelle 2. Normwerte der pH-Metrie des proximalen Ösophagus (Mittelwert und Spannweite), ermittelt auf der Basis normaler distaler Ergebnisse mit der 2-Punkt-pH-Metrie bei Kindern von 18 Monaten bis 12 Jahren.
Gruppe 1: Distale Werte sind alle unterhalb des Mittelwertes x gesunder Kinder
Gruppe 2: Distale Werte liegen zwischen x und x + 1 SD ($n = 20$)
Gruppe 3: Distale Werte zwischen x + 1 SD und x + 2 SD ($n = 20$)
Gruppe 4: Kinder mit chronischer Aspiration bei gastroösophagealem Reflux ($n = 18$)

	Gruppe 1	Gruppe 2	Gruppe 3	Gruppe 4
Anzahl/24 h	5,0 (0–19)	10,9 (2–26)	16 (4–32)	34,8 (6–107
Refluxzeit > 5 min	0,2 (0–2)	0,3 (0–3)	1 (0–9)	1,3 (0–5)
Längster Reflux	2,5 (0–18)	4,5 (1–29)	8,6 (0–48)	12,2 (1–90)
Zeit pH < 4 (%)	0,4 (0–2,5)	1,0 (1–5,1)	2,3 (2–17)	2,5 (1–11,6)

refluxoperation – das Ausbleiben eines intrabronchialen Signals. Dieses Ergebnis war koinzident mit einer Verbesserung der Asthmasymptome bei 2 von 3 untersuchten Patienten [25].

Spezielle Probleme ergeben sich bei der pH-Metrie von Säuglingen. Der Zusammenhang von Apnöeereignissen mit einer gastroösophagealen Refluxkrankheit begründet wegen des hier vitalbedrohlichen Charakters einen erhöhten ärztlichen Handlungsbedarf [39, 61, 92]. Die Diagnostik ist jedoch durch den in dieser Altersgruppe noch vorliegenden „physiologischen Reflux" erschwert. Darüber hinaus erfolgt bei vorwiegender Milchernährung eine Pufferung der Magensäure, so daß der für die Registrierung eines Refluxereignisses notwendige Grenz-pH-Wert von 4,0 wegen bereits höher liegendem Magen-pH postprandial häufig über Stunden nicht erreicht wird [99]. Es werden falsch normale Ergebnisse erhalten. Lösungsansätze zeichnen sich hier ebenfalls durch einen zusätzlichen Messungspunkt ab, der im Magen plaziert ist und einen zweiten Meßpunkt im mittleren Ösophagusdrittel [74]. Es wird empfohlen, ein standardisiertes Ernährungsprotokoll einzuhalten. Die Diagnosesicherheit wird mit der Einführung neuer 3-Kanal-Meßgeräte und 3-Punkt-Meßsonden steigen, die eine simultane Messung von Magen, distalem und proximalem Ösophagus über nur einen Meßkatheter erlauben.

Endoskopie

Die *Ösophagoskopie* kann im Rahmen der Gesamtdiagnostik insofern einen Beitrag liefern, als daß sie durch den Nachweis einer Ösophagitis das diagnostische Repertoire ergänzt. Das endoskopische Bild ist dabei wenig hinweisend. Es finden sich in der Regel nur gering ausgeprägte Entzündungszeichen oder normale Befunde [8, 88, 90]. Die Entnahme von 2 Biopsien aus dem distalen Ösophagus führt zum histologischen Nachweis der Ösophagitis bei 95 % makroskopisch normal befundeter Erwachsener [5, 18]. Ähnliche Verhältnisse werden auch für Kinder berichtet [86]. In eigenen Untersuchungen wurde bei einem nur 4 Monate alten Säugling bei makroskopischem Normalbefund histologisch eine chronisch vernarbende Ösophagitis mit Schleimhautdefekten, Zell- und Kernatypien und einem subepithelial faserreichen und verstärkt vaskularisierten Bindegewebe mit entzündlichen Infiltraten beschrieben (Abb. 10). Dieser Befund illustriert beeindruckend den möglichen Krankheitswert des gastroösophagealen Refluxes auch im Säuglingsalter: Das Kind war seit seiner 2. Lebenswoche wegen pulmonaler Probleme intensivtherapiepflichtig und wurde letztlich beatmet einer (erfolgreichen) operativen Versorgung durch Hemifundoplikatio modifiziert nach Thal zugeführt. Eine Ösophagogastroskopie aus pulmonaler Indikation muß daher zwingend mit dem Versuch einer bioptischen Diagnosesicherung der Ösophagitis verbunden werden.

Die einmalige Massenaspiration von Mageninhalt führt zu einem charakteristischen Krankheitsbild, das nach seinem Erstbeschreiber als Mendelson-Syndrom in die medizinische Literatur eingegangen ist [60]. Klinisch kommt es zur Ausbildung von Atelektasen und einer schweren, in der Regel abszedie-

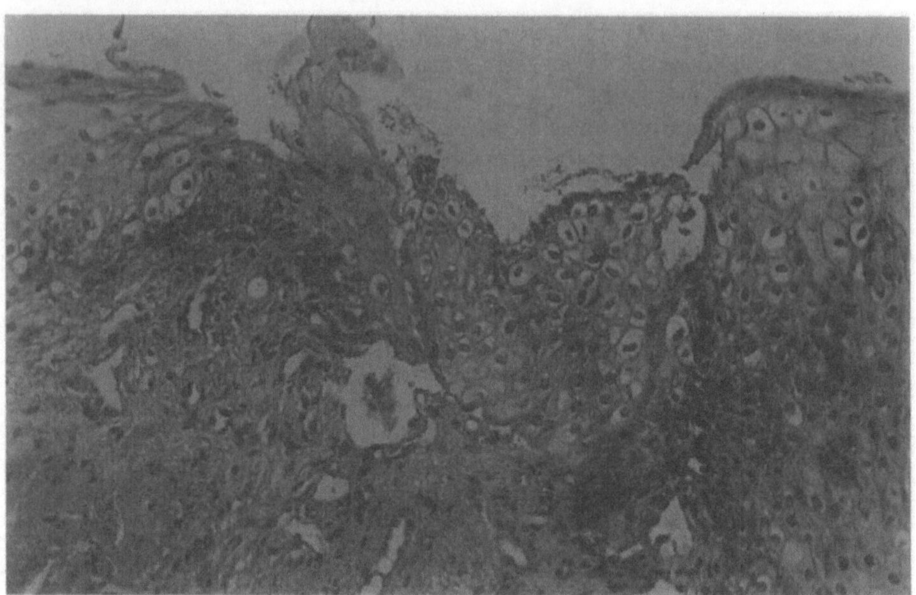

Abb. 10. Crhonisch vernarbende Ösophagitis bei einem 4 Monate alten Säugling mit gastroösophagealer Refluxkrankheit und chronischer Aspirationsproblematik

renden Pneumonie. Bei der chronischen, silenten Aspiration findet sich endoskopisch ein vergleichbares, jedoch in seiner Ausprägung deutlich schwächeres Krankheitsbild: Das Bronchialsystem stellt sich nahezu immer mit einer massiven glasigen Hypersekretion dar (Abb. 11), gelegentlich findet sich ein zäh-eitriges Sekret mit nebeneinander vorliegenden Zeichen einer akuten und chronischen Entzündung (Abb. 12). Neben Schleimhautödem und Erythem zeigen sich Narbenstraßen im Bereich der Hauptbronchien und narbige Verziehungen der Ostien. Nach dem üblicherweise bereits in der Vordiagnostik erfolgten Ausschluß einer Mukoviszidose, eines α-1-Antitrypsinmangels und einer Erkrankung des allergologischen und des immunologischen Formenkreises ist dieses endoskopische Bild ein wichtiger Hinweis auf das Vorliegen einer silenten Aspirationsproblematik. Die *Bronchoskopie* führt darüber hinaus zum weiteren Ausschluß einer Vielzahl möglicher Differentialdiagnosen. Das Spektrum reicht von Tracheomalazie, ösophagotrachealer Fistel und chronischem Fremdkörper bis zu Fehlbildungen der großen herznahen Gefäße mit Stenosierung der Trachea und des Ösophagus, angeborenen oder iatrogenen Stenosen der Atemwege und genetisch determinierten Erkrankungen wie z. B. eine primäre ziliäre Dyskinesie, die durch direkte Zilienfrequenzmessung einer bronchial entnommenen Schleimhautbiopsie und evtl. elektronenoptischer Untersuchung erkannt bzw. ausgeschlossen werden kann.

Diagnostisch häufig wegleitend ist die *bronchoalveoläre Lavage*. Der Nachweis und die Quantifizierung fettbeladener Alveolarmakrophagen stellt ein

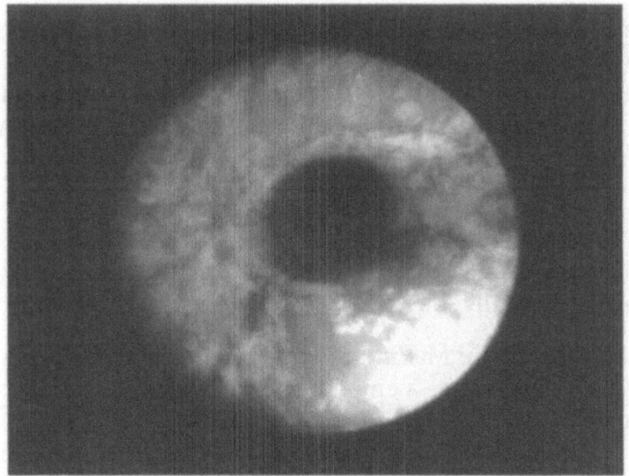

Abb. 11. Bronchoskopisches Bild des rechten Hauptbronchus bei chronischer Aspiration mit massiver glasiger Hypersekretion und Schleimhautödem

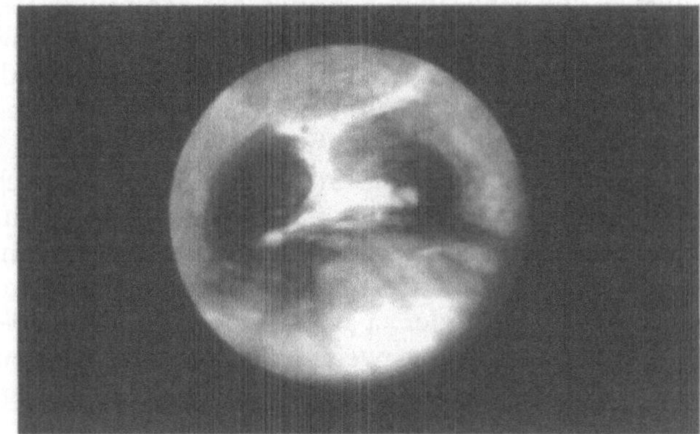

Abb. 12. Bronchoskopisches Bild der Bifurkation mit zäh-eitrigen Sekretauflagen, Ödem und massiver Gefäßinjektion im Bereich beider Hauptbronchien bei einem Kind mit chronischer Aspiration

diagnostisches Verfahren dar, das eine unmittelbare Beziehung zwischen gastroösophagealem Reflux und dem dadurch vermittelten chronischen Nahrungseintrag in die Lunge herstellt [20, 68]. Tierexperimentelle Ergebnisse lassen den Schluß zu, daß nach einem einmaligen Aspirationsereignis über ca. 2–3 Tage phagozytierte Lipidsubstanzen in Makrophagen nachweisbar bleiben [20]. Die Tatsache, daß auch bei Gesunden fettbeladene Makrophagen gefunden werden, relativiert die Ergebnisse. Trotzdem konnte der hohe diagnostische Wert der Lavage mit Quantifizierung der Makrophagen durch vergleichende Untersuchungen mit 2-Punkt-pH-Metrie und oberer Magen-Darm-Passage bei Kindern mit chronischer Aspirationsproblematik demonstriert werden [2].

In einer eigenen Untersuchung wurde erstmals die Fettlast von Alveolarmakrophagen von gesunden Kindern, von Kindern mit rezidivierenden Pneumonien bekannter Ursache (Tracheomalazie, Stenosen, Zust. nach Fremdkörperaspiration, Immundefekte, primäre ziliäre Dyskinesie) und von Kindern mit chronischer Aspiration bei gastroösophagealer Refluxkrankheit gegenübergestellt. Die Quantifizierung der Makrophagen erfolgte durch Beurteilung von 300 Makrophagen eines Zytozentrifugenpräparates nach Sudanrotfettfärbung und deren Einordnung in 5 Typen (Abb. 13):

- Typ 0: kein Fett nachweisbar 0 Punkte,
- Typ 1: wenig, kleintropfiges Fett nachweisbar 1 Punkt,
- Typ 2: wenig, auch großtropfiges Fett nachweisbar 2 Punkte,
- Typ 3: großtropfig, die Zelle fast ausfüllend 3 Punkte,
- Typ 4: prallvolle Zelle 4 Punkte.

Es ist damit ein Maximum von 1200 Punkten möglich (alle 400 Makrophagen werden in Gruppe 4 eingeordnet) bzw. ein Minimun von 0 Punkten (kein Fett in allen 300 Makrophagen nachweisbar).

Die Verteilung der Makrophagentypen ist in Abb. 14 wiedergegeben. Es zeigt sich ein Verteilungsmuster mit nahezu identischen Anzahlen für „Gesunde" und „rez. Pneumonien anderer Ursachen" und ein signifikanter Unterschied zu den Kindern mit chronischer Aspiration. Der Überlappungsbereich zeigt jedoch, daß nur beim Überschreiten von Grenzwerten diagnostische Sicherheit erreicht wird. Die Unterschiede werden deutlicher nach Quantifizierung der verschiedenen Typen 1–4 und Bildung eines Scores (Abb. 15). Zwischen den Gruppen „Gesund" und „rezidivierender Pneumonien" bestehen keine Unterschiede, die Gruppe der Kinder mit „chronischer Aspiration" weicht hochsignifikant ab. Definiert man bei den gesunden Kindern den Mittelwert plus 2 Standardabweichungen als normal, so muß man ab einem Score von 60 eine chronische Aspirationsproblematik annehmen. Dieser Score wurde von 15 (44%) der 34 aspirierenden Kindern überschritten. Dies bedeutet, daß der direkte Nachweis der pulmonalen Relevanz einer gastroösophagealen Refluxkrankheit durch bronchovaleoläre Lavage in fast der Hälfte aller

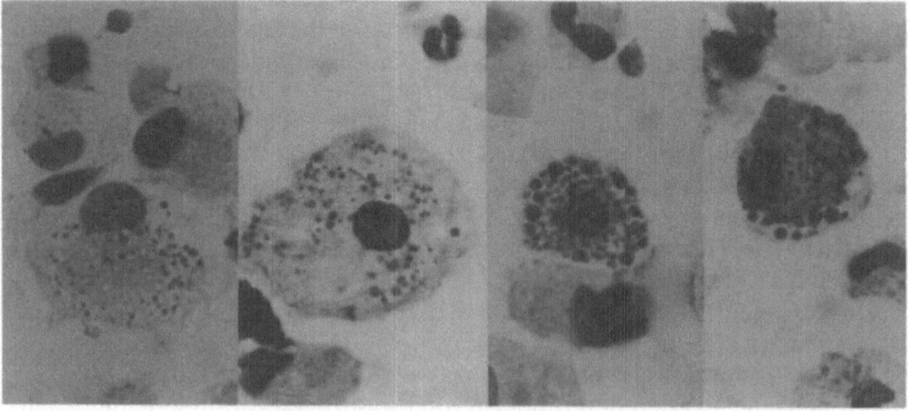

Abb. 13. Unterschiedlich fettbeladene Alveolarmakrophagen (Sudanrotfärbung). Von links nach rechts Zellen vom Typ I, II, III, IV

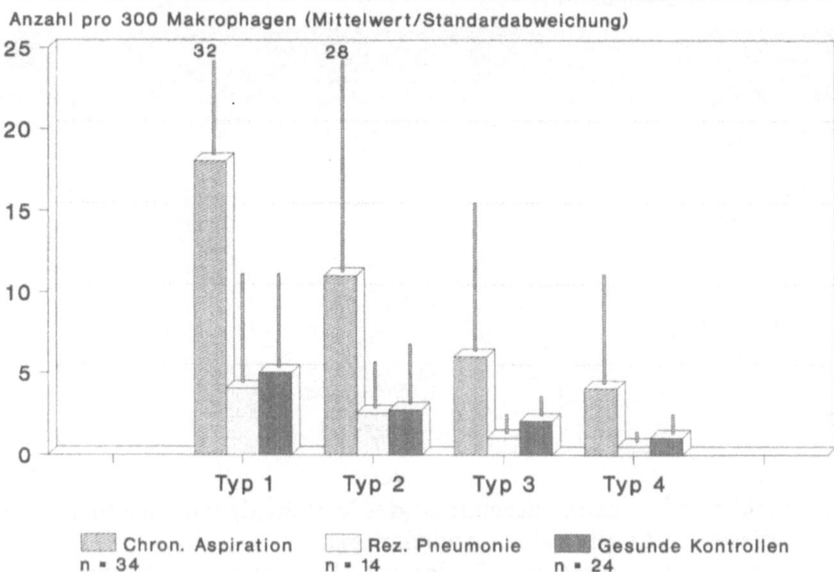

Abb. 14. Fettbeladene Makrophagen bei gesunden Kontrollen, bei chronischer Aspiration und rezidivierenden Pneumonien ohne Reflux

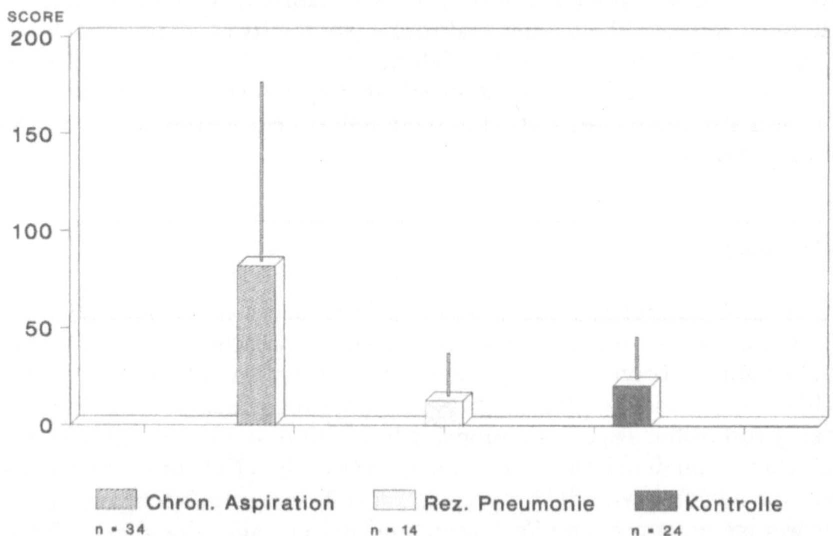

Abb. 15. Score fettbeladener Makrophagen bei Kindern mit chronischer Aspiration, rezidivierenden Pneumonien anderer Ursachen sowie Kontrollen

Tabelle 3. Übersicht der Ergebnisse der verschiedenen diagnostischen Verfahren bei Kindern mit chronischer Aspiration durch gastroösophageale Refluxkrankheit (jeweils Anzahl der positiven Diagnosen zur Gesamtzahl)

Klinische Symptomatik	Bronchoskopie	2-P-pH-Metrie	obere MDP	LLAM
Rezidivierende obstruktive Bronchitis	17/21	19/21	19/21	9/21
Rezidivierende Pneumonie	2/4	3/4	2/4	2/4
„Intrinsic asthma“	2/4	4/4	2/4	1/4
Chronische Laryngitis	1/1	1/1	1/1	1/1
Rezidivierende Apnöen	1/1	1/1	0/1	0/1
Primär Verdacht auf gastroösophagealen Reflux	1/3	3/3	2/3	2/3
Gesamt	24/34	31/34	26/34	15/34
%	70,6	91,2	76,5	44,0

Fälle erbracht werden kann. Ergebnisse der verschiedenen diagnostischen Verfahren dieser Studie gibt Tabelle 3 wieder.

In klinischer Validierung ist z.Z. der sog. Kohletest zum Nachweis der Aspiration. Die Kinder bekommen während 10 Tagen vor der Bronchoskopie täglich 1 Gramm feinstpulverisierte Aktivkohle in einem Getränk verabreicht. Aktivkohle wird ebenfalls von Makrophagen phagozytiert (Abb. 16), kann jedoch nicht wie Fett eliminiert werden. Mit Kohle können somit auch länger zurückliegende Aspirationsereignisse noch entdeckt werden. Da Alveolarmakrophagen bei gesunden Kindern keine Kohleeinschlüsse enthalten, ist der direkte Nachweis kohlebeladener Makrophagen bereits als diagnostisch aussagefähig. Die für den individuellen Fall nicht unproblematische statistische Entscheidung bei fettbeladenen Makrophagen („außerhalb des Normbereiches“) kann also möglicherweise durch ein nahezu pathognomonisches Phänomen ergänzt werden.

Schlußfolgerungen

Das Spektrum pulmonaler Erkrankungen, verursacht durch gastroösophagealen Reflux, reicht von chronischem Husten, chronischer Laryngitis, chronisch obstruktiver Bronchitis und Pneumonie bis zur Bronchiektasie, Asthma bronchiale und dem sog. plötzlichen Kindstod. Im eigenen Krankengut wurden bei 13 von bisher 134 aus pulmonaler Indikation operierten Kindern eine Bronchiektasie auf dem Hintergrund eines chronischen Nahrungs- und Säureeintrages in die Lunge durch High-resolution-CT der Lunge nachgewiesen.

Nur wenige diagnostische Verfahren sind in der Lage, eine direkte Beziehung der pulmonalen Erkrankung zur Refluxaktivität herzustellen. Hierzu gehört insbesondere der Nachweis von fett- und kohlebeladenen Makropha-

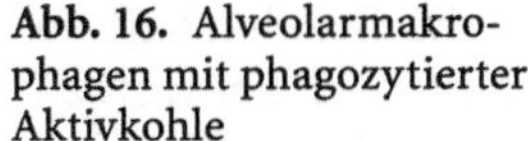
Abb. 16. Alveolarmakrophagen mit phagozytierter Aktivkohle

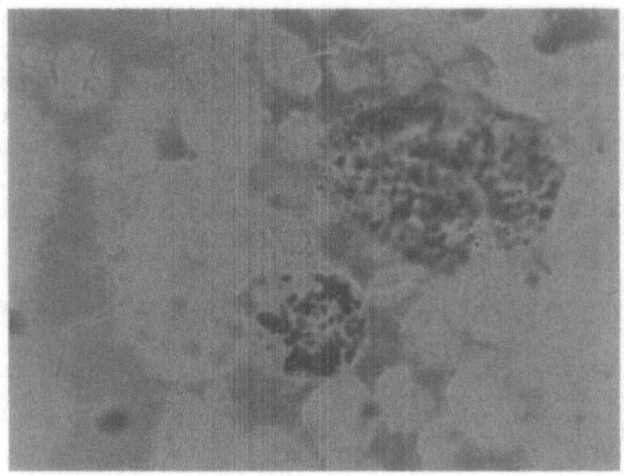

gen aus der bronchoalveolären Lavage. Eine gute Beurteilbarkeit einer möglichen pulmonalen Relevanz erlaubt die 2-Punkt-pH-Metrie über 24 h Meßzeit. Keine unmittelbare Aussage möglich ist mit der konventionellen pH-Metrie, radiologischen und szintigraphischen Techniken und Sonographie. Die notwendige Gesamtdiagnostik umfaßt neben den oben aufgeführten diagnosestützenden Maßnahmen eine konsequente Ausschlußdiagnostik sämtlicher Differentialdiagnosen. Selbst bei sorgfältiger Vorgehensweise nach diesem Prinzip verbleibt eine Anzahl von Patienten, die sich letztlich nicht in ein objektivierendes Konzept einfügen lassen. Die therapeutischen Ergebnisse sind bei konsequenter Vorgehensweise jedoch insgesamt befriedigend, wie eine Umfrage bei 57 durch modifizierte Antirefluxplastik nach Thal versorgten Kindern 1 Jahr postoperativ belegt (Abb. 17). Vor dem Hintergrund von 10% praktisch irreversibel geschädigten Lungen (Bronchiektasie) können günstigere Ergebnisse kaum erwartet werden.

Der mit dem Problem pulmonaler Auswirkungen der gastroösophagealen Refluxkrankheit beschäftigte Arzt braucht, wie es Siewert [87] formuliert hat,

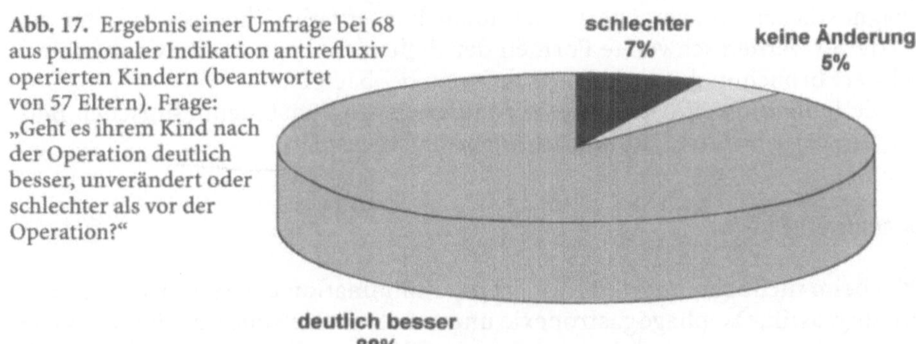

Abb. 17. Ergebnis einer Umfrage bei 68 aus pulmonaler Indikation antirefluxiv operierten Kindern (beantwortet von 57 Eltern). Frage: „Geht es ihrem Kind nach der Operation deutlich besser, unverändert oder schlechter als vor der Operation?“

„weitere Qualitäten, wie Phantasie und Imagination und die Bereitschaft zu interdisziplinärer Zusammenarbeit, um diesem Krankheitsbild gerecht zu werden". Vielleicht sind es diese Eigenschaften, die dazu führen, daß in den USA zwischen 45 und 65% der Indikationen für eine operative Intervention bei Refluxkrankheit wegen respiratorischer Probleme gestellt werden. Eine Umfrage an europäischen Zentren hat ergeben, daß bei uns lediglich 5% der Antirefluxoperationen aus pulmonaler Indikation ausgeführt werden.

Gastroösophagealer Reflux bei neurologischen Grunderkrankungen

Neurologisch kranke Kinder stellen – regional unterschiedlich – etwa $^1/_3$ aller zur Antirefluxoperation vorgesehenen Patienten, bei [63] stellen sie sogar die Majorität.

Die neurologischen Störungen sind durch perinatale Hypoxie, Hydrozephalus, Microzephalus, Meningitis, Enzephalopathie und Enzephalitis, chromosomale Defekte, verschiedene Syndrome und posttraumatische Zustände bedingt. Oft bestehen schwere körperliche und geistige Behinderungen. Schluckstörungen infolge von Hirnnervenläsionen erschweren die Beurteilung.

Ursachen

Als Ursachen des gehäuften Auftretens des Refluxes bei neurologisch kranken Kindern kommen eine Reduktion des Druckes im unteren Ösophagussphinkter, die Ösophagusdysmotilität, abdominale Druckerhöhung durch Skoliosen oder Tetraspastik, verzögerte Magenentleerung oder Immobilität verbunden mit dauerhafter Rückenlage in Betracht [77].

Klinik

Klinisch stehen Erbrechen, Probleme bei der Nahrungsaufnahme (bis zur Unernährbarkeit), Blutungen, Stenosen und häufige Aspirationen im Vordergrund. Selbst über Magensonden verabfolgte Kost wird wieder erbrochen. Die Diagnostik setzt oft verzögert ein, und die konservative Therapie ist selten effektiv. So werden schwerste Formen der Refluxösophagitis mit Stenosen und schwere bronchopulmonale Destruktionen beobachtet.

Die *Indikation zur Operation* wird überwiegend nach dem klinischen Bild mit den oft schweren Sekundärveränderungen gestellt.

Operationsmethoden

Wie beim nicht behinderten Kind ist die Kombination aus retroösophagealer Hiatusplastik, Ösophagogastropexie und vorderer Gastropexie möglich. Viele Autoren bevorzugen allerdings die Fundoplikatio nach Nissen. Borgstein et al.

[12] wenden die alleinige anteriore Gastropexie nach Boerema [11] an. Sie erreichten damit bessere Ergebnisse als mit der Fundoplikatio [37]. Da 38% der Patienten eine Motilitätsstörung des Ösophagus aufweisen [31], kann eine feste Nissen-Manschette Passageprobleme zur Folge haben. In diesem Sinne könnte eine Thal-Operation von Vorteil sein. Gleiches berichtete Ashcraft an einem großen Krankengut von 1000 Thal-Operationen [4]. Die Operation muß gelegentlich, aber nicht routinemäßig, mit einer Pyloroplastik oder Gastrostomie kombiniert werden.

Operationsergebnisse

Sowohl die frühen als auch die späten postoperativen Ergebnisse sind im Vergleich zu unbehinderten Kindern schlechter [71, 96]. Pneumonien, Verzögerung der Magenentleerung, paraösophageale Hernien, Refluxrezidive und Ösophagusstenosen bilden die Hauptkomplikationen, die in bis zu 50% der Fälle zu erwarten sind. Rice et al. [77] hatten in ihrem Kollektiv von 77 Kindern eine perioperative Letalität von 6% bei neurologisch gestörten Kindern, dagegen keine Todesfälle bei neurologisch Gesunden. Anhaltende postoperative Nahrungsprobleme sollten durch kontinuierliche Ernährung (anstatt der Bolusgabe) über eine via Gastrostomie gelegte transpylorische Sonde behandelt werden. Insgesamt profitieren die Kinder nach Operation des Refluxes im Hinblick auf die Symptomfreiheit, Gewichtsentwicklung, Pflegemöglichkeiten und Zahl der stationären Aufnahmen und Pflegetage [77]. Deshalb ist bei der Indikationsstellung zur Operation streng zwischen den Risiken der ursprünglichen Situation und denen der Operation und ihren Komplikationsmöglichkeiten abzuwägen.

Gastroösophagealer Reflux bei verschiedenen Syndromen

Sandifer-Syndrom

Das Sandifer-Syndrom, erstmalig von Kinsburn 1964 beschrieben [49], stellt eine seltene Form der Komplikation dar, die mit neurologischen Symptomen einhergeht. Diese bestehen in einer typischen Haltung des Kopfes, der bis zur maximalen Beweglichkeitsgrenze des Halses nach links gerichtet wird (Abb. 18). Begleitet werden die Kopfbewegungen gelegentlich von Opisthotonus, Dystonien des Rumpfes, Singultus und geblähtem Abdomen.

Der pathophysiologische Zusammenhang von Reflux und neurologischen Symptomen ist unklar. Reflektorische Muskelkontraktionen im Hals- und Thoraxbereich infolge refluxbedingter Reizung wurden diskutiert. Die Patienten verspüren aber auch Erleichterung durch die eingenommene Haltung [81], so daß sie als Schonhaltung angesehen werden kann. Puntis et al. [73] konnten manometrisch bei eingenommener Schonhaltung eine deutliche Verbesserung der Ösophagusperistaltik nachweisen.

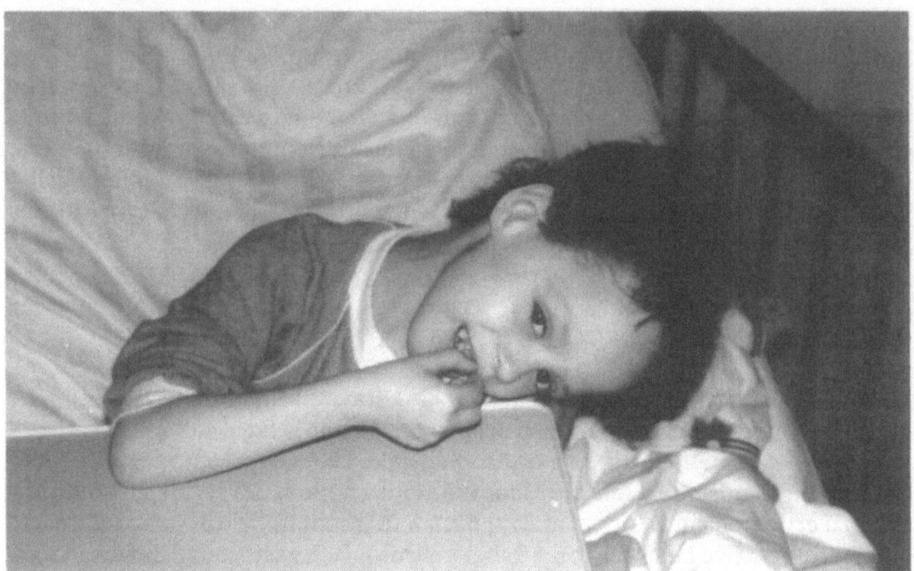

Abb. 18. Typische Kopfhaltung bei einem Jungen mit Sandifer-Syndrom. (Mit Genehmigung des Patienten)

Bis der Zusammenhang von neurologischer Symptomatik und Reflux aufgedeckt ist, haben die Kinder meist einen langen Leidensweg durch die gesamte neurologische Diagnostik einschließlich EEG, CT, MRT und psychiatrische und psychologische Therapien hinter sich. Bisher sind 34 Fälle, zumeist als Einzeldarstellungen, veröffentlicht worden. Insgesamt dürfte das Sandifer-Syndrom aber häufiger und unerkannt vorkommen.

Die Therapie der Wahl ist die operative Beseitigung des Refluxes. Die Symptome verschwinden innerhalb von 14 Tagen nach der Operation vollständig. Bei einem Kind wurde als Folge eines Refluxrezidivs 1 Jahr nach Fundoplikatio erneut ein Sandifer-Syndrom beobachtet [13].

Während beim Sandifer-Syndrom der Reflux die Ursache der pathologischen Folgezustände ist, gibt es einige Syndrome, bei denen der Reflux häufig vorkommt (Down-Syndrom) und eine spezielle Bedeutung hat. Einige Syndrome, die mit z.T. schweren neurologischen Störungen einhergehen, haben auf diese Weise die Bahnung zum Reflux (Cri-du-chat-Syndrom usw.). Eine weitere Gruppe von Grunderkrankungen geht mit einer Erhöhung des Atemwiderstandes einher und ist deshalb mit einer vermehrten Atemarbeit und stärkeren Druckschwankungen im Thorax verbunden. Dazu gehören Tracheomalazie, Trachealstenosen unterschiedlicher Genese, Choanalatresien und -stenosen, Mukoviszidose u.a. Wang et al. haben durch Druckmessungen nachgewiesen, daß es durch erhöhte Atemexkursionen zur Verkürzung des intraabdominalen Segmentes des Ösophagus und einer Zunahme des thorakoabdominalen Druckgradienten kommt. Auf diese Weise kann ein Reflux geffördert werden. Es könnte durch Obstruktion, Reflux, Aspirationen mit nachfolgender Verstärkung der Obstruktion beispielsweise bei der Mukoviszidose ein Circulus vitiosus entstehen, der die ohnehin schlechte pulmonale Situation der Patienten zusätzlich beeinträchtigt.

CHARGE-Assoziation

Der Name dieser erstmals von Hall et al. [33] beschriebenen Assoziation stellt ein Akronym dar (aus „Colobomata, Heart defect, choanal Atresia, groth and/or developement Retardation, Genital hypoplasia, Ear abnomalities"). Zusätzliche Fehlbildungen der Nieren, des Ösophagus und der Trachea sind häufig. Die Fehlbildungen treten sporadisch auf, das Vorkommen bei monozygoten Zwillingen und familiäre Häufungen wurden beschrieben [36].

Die Vielfalt der Fehlbildungen erfordert ein multidisziplinäres Vorgehen in der Therapie. Die Probleme des Wachstums und der Entwicklung sind häufig verbunden mit Störungen der Nahrungsaufnahme infolge von Schluckstörungen, chronischen Aspirationen von Speichel und Nahrung infolge funktioneller und struktureller Defekte im Larynx und gastroösophagealem Reflux.

In der Arbeit von Blake et al. [10], die den Verlauf von 50 Patienten beschreibt, benötigten 12 der 37 überlebenden Patienten ein Fundoplikatio nach Nissen, z.T. kombiniert mit einer Gastrostomie zur Ernährung und einer Tracheostomie. Dies deckt sich mit unseren Erfahrungen. Die Prognose der Erkrankung wird überwiegend durch die Schwere des Herzfehlers bestimmt.

Kongenitale Mikrogastrie

Die kongenitale Mikrogastrie ist eine seltene Fehlbildung, die stets mit anderen Malformationen, z.B. von Lunge, Herz, Skelett, ZNS und Gastrointestinaltrakt assoziiert ist. Einige Fälle sind mit einer Asplenie, symmetrisch aufgebauter Leber und intestinaler Malrotation vergesellschaftet. Bisher wurden 40 Fälle beschrieben [40]. Der Fehlbildung liegt eine Störung der Magenentwicklung, beginnend in der 5. Embryonalwoche zugrunde. Die kausale Genese ist unbekannt. Der Magen verbleibt in seiner medianen Position, ohne daß sich eine große und kleine Kurvatur ausbildet. Infolge seiner Hypoplasie hat er keine Fähigkeit, Nahrung zu speichern. Diese verläßt den Magenschlauch schnell und kann so Dumping-Symptome hervorrufen.

Durch die fehlende Ausbildung des Magenfundus fehlt auch jeglicher Antirefluxmechanismus (Abb. 19). So können Erbrechen, mangelhaftes Gedeihen und rezidivierende Aspirationen klinisch im Vordergrund stehen. Die Therapie des Refluxes ist schwierig, da infolge des fehlenden Magenfundus und der Kleinheit des Magens insgesamt die üblichen Operationsverfahren nicht zur Anwendung kommen können. Interpositionen von Dünndarm sind möglich. Wir haben bei einem Kind eine Klappe durch eine Ösophagogastropexie gebildet. Die Prognose ist abhängig von der Schwere der Begleitfehlbildungen, insbesondere des Herzens.

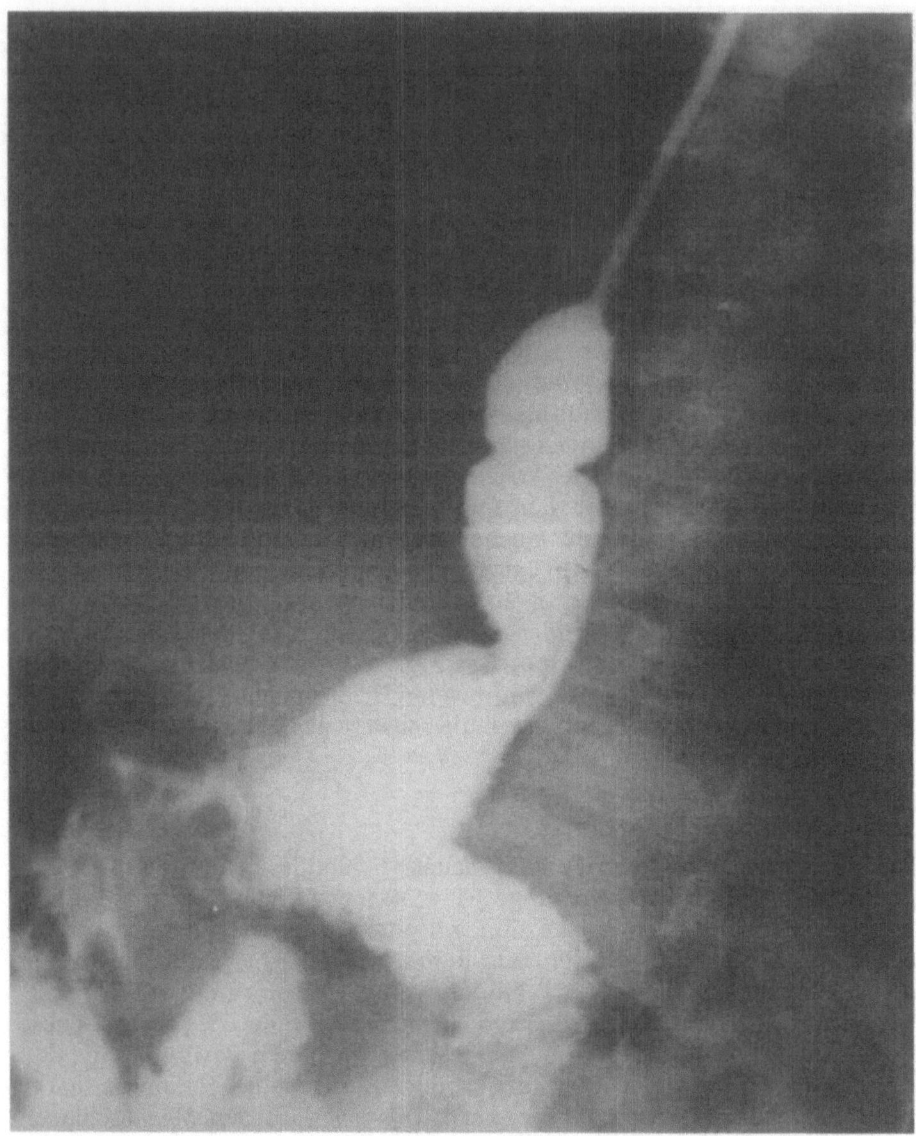

Abb. 19. Obere Magen-Darm-Passage bei Mikrogastrie. Der Miniaturmagen hat weder die Möglichkeit der Nahrungsspeicherung noch der Refluxverhütung

„Münchhausen-by-proxy"

Dieses Syndrom bezeichnet einen sehr komplizierten Krankheitszustand, bei dem Symptome von den Eltern induziert oder unterhalten werden. Lacey et al. stellten verschiedene Muster von Symptomen zusammen, unter denen sich das Syndrom äußern kann. Einige davon sind durchaus den Refluxsymptomen entsprechend, namentlich Apnöe, Zyanose und Erbrechen. Der Nachweis ist außerordentlich schwierig und erfordert die Trennung von Kind und Bezugsperson. Das kann mit diagnostischen Maßnahmen begründet werden. Die Symptome verschwinden prompt mit der Trennung.

Gastroösophagealer Reflux bei postoperativen Zuständen

Ösophagusatresie und gastroösophagealer Reflux

Nach operierter Ösophagusatresie treten, manometrisch und radiologisch gesichert, Motilitätsstörungen des Ösophagus auf. Diese reduzieren sich im Verlaufe der ersten drei Lebensjahre, sind aber auch später noch nachweisbar. Die Ursache der Motilitätsstörung, die sich in Hypo-, Retro- und Aperistaltik und simultanen oder singulären Kontraktionen ohne Propulsion äußern, wird kontrovers diskutiert. Ursache könnte die fehlende Möglichkeit sein, den Schluckakt pränatal zu trainieren. So gehören gezwungenermaßen Schlucken und Regurgitieren zusammen. In Form von Pendelbewegungen (Yoyo-Phänomen) bleibt dieses Muster postnatal erhalten. Shono et al. [85] konnten dagegen bei Patienten vor der Anastomosierung einer Ösophagusatresie ohne Fistel eine regelrechte Peristaltik mit Relaxation des unteren Ösophagussphinkters trotz bestehender Kontinuitätsunterbrechung messen. Die postoperativen Störungen führten sie auf die Mobilisation der Stümpfe mit vagalen Läsionen zurück. Takano et al. [93] halten die ösophagokardialen Motilitätsstörungen und reduzierte Drücke und Verkürzungen des unteren Ösophagussphinkters für ein kongenitales Problem.

Mögliche Komplikationen von Grunderkrankung und Operation sind Stenose, Fistelrezidiv zur Trachea und gastroösophagealer Reflux. Diese Komplikationen, wie auch eine übersehene Fistel, können sich durch rezidivierende Aspirationen äußern und erfordern eine diagnostische Abklärung.

Je nach Untersuchungsmethode ist der Reflux in 30–50% der Patienten nachweisbar [22]. Parker et al. [70] konnten bei 14 einer randomisierten Gruppe von 17 Patienten durch eine der angewandten Untersuchungen (Breischluck, pH-Metrie, Technetium-99-TE-Scan, Druckmessung, Endoskopie) einen Reflux nachweisen. Patienten mit schweren klinischen Symptomen bedürfen der operativen antirefluxiven Therapie, sie stellen 8% der Fälle [64].

Besonders häufig tritt der Reflux auf, wenn die Distanz zwischen beiden Ösophagusenden relativ groß war, so daß die Anastomose nur unter größerer Spannung bei gleichzeitig notwendiger maximaler Mobilisierung des aboralen Ösophagus angelegt werden konnte [64]. Dabei wird die Kardia nach kranial gezogen und der Magen im Sinne einer axialen Hernie nach intrathorakal verlagert. In vielen Kliniken ist es noch üblich, routinemäßig eine Gastrostomie nach, in besonderen Fällen auch vor der Korrektur der Ösophagusatresie anzulegen. Dies erhöht durch Zug am Magenfundus die Refluxrate, indem der His-Winkel vergrößert wird. Black et al. [9] beobachteten Refluxe bei

Kindern nach Korrektur einer Ösophagusatresie mit Gastrostomie in 45,5%, ohne Gastrostomie in 35,5% der Fälle.

Bei langstreckigen Atresien, die ohne zusätzliche Maßnahmen eine primäre End-zu-End-Anastomosierung nicht zulassen, kann die Kontinuität des Magen-Darm-Traktes durch einen primären [83, 100] oder sekundären [91] Magenhochzug bewerkstelligt werden. Hierbei ist der natürliche Antirefluxmechanismus vollständig aufgehoben. Es ist allerdings möglich, intrathorakal bereits bei der Erstoperation eine Manschette zur Refluxverhütung zu bilden. Diese kann auch bei einem Zweiteingriff gebildet und nach Mobilisation des Ösophagus evtl. schon nach intraperitoneal verlagert werden [83].

Umgekehrt hat auch der Reflux Auswirkungen auf die Operationsverhältnisse nach Korrektur der Ösophagusatresie. Pieretti et al. [72] zeigten, daß der Reflux zu einer erhöhten Rate an therapieresistenten Stenosen führt. Erst nach Beseitigung des Refluxes sind die Stenosen durch Ballondilatationen therapierbar.

Aufgrund der Häufigkeit und Folgen der gastroösophagealen Refluxe sind alle Kinder einer Langzeitkontrolle zu unterziehen, die nach Lindahl et al. [56] die Ösophagoskopie mit einschließen sollte.

Gastroösophagealer Reflux und Gastrostomie

Verschiedene Operateure halten die Anlage einer Gastrostomie im Rahmen der Behandlung der Ösophagusatresie für erforderlich. Kiely et al. [48] haben festgestellt, daß Patienten mit einer Stammgastrostomie häufiger einen Reflux entwickeln als ohne Gastrostomie. Jolley et al. [46] fanden eine Reduzierung des Druckes im unteren Ösophagussphinkter und noch deutlicher eine Reduktion der Länge der Hochdruckzone nach simulierter oder realer Anlage einer Gastrostomie. Black et al. [9] verglichen ein sonst identisches Krankengut von Patienten mit und ohne Gastrostomie und stellten den gleichen Unterschied im Refluxverhalten fest (45,5% mit, 35,5% ohne Gastrostomie), hielten dies aber für nicht signifikant.

1985 hatten bereits Mollitt et al. auf das Entstehen eines gastroösophagealen Refluxes bei neurologisch gestörten Kindern nach Anlage einer Gastrostomie hingewiesen [63]. Eine mögliche Erklärung dieses Umstandes wird in dem Zug gesehen, der auf den Magenfundus wirkt, wenn das Stoma mehr an der großen Kurvatur plaziert ist. Dies führt zur Vergrößerung des His-Winkels. Aus diesem Grunde sollte eine Gastrostomie, wenn überhaupt nötig, möglichst nahe an die kleine Kurvatur angelegt werden. Dies hätte gleichzeitig den Effekt einer Gastropexie.

Gastroösophagealer Reflux nach operierter Zwerchfellücke/Zwerchfellhernie

Der Entwicklung eines gastroösophagealen Refluxes nach überlebter Operation einer Zwerchfellücke/-hernie wurde bislang wenig Beachtung beigemessen. Dabei kann dieser das Gedeihen des Kindes nachhaltig beeinträchtigen. Die Inzidenz wurde in retrospektiven Serien mit 20–30 % angegeben. Koot et al. [51] stellten allerdings in gezielten Untersuchungen einer prospektiven Studie eine Häufigkeit von 54 % ein halbes Jahr nach der Geburt fest. Sie konnten keine prädisponierenden Faktoren für die Entwicklung eines Refluxes erkennen. Die Ergebnisse lassen eine routinemäßige Suche nach einem Reflux notwendig erscheinen.

Operationstechnik

Die Operationstechnik, die bei Kindern angewandt wird, unterscheidet sich nicht prinzipiell von der Erwachsenen.

Durch die Operation werden folgende *Ziele* angestrebt:

- Beseitigung der Hiatushernie,
- Einengung des Hiatus oesophagei,
- Verlängerung des intraabdominalen Ösophagusabschnitts,
- Verkleinerung des His-Winkels,
- Konstruktion einer antirefluxiven Klappe,
- Verhindern des erneuten Gleitens der Kardia in das Mediastinum.

Zugangsweg

Die Operationen werden üblicherweise von abdominal her ausgeführt. Der transthorakale Zugang wird gewählt, wenn mehrere Operationen und pathologische Ereignisse im Oberbauch stattgefunden haben, die schwere Verwachsungen vermuten lassen [32]. Der thorakale Zugang ist gangbar, wenn in gleicher Sitzung eine Lobektomie wegen Bronchiektasen auf der Basis rezidivierender Aspirationen stattfindet. Auch extreme Skoliosen können den abdominalen Zugang so erschweren, daß transthorakales Vorgehen vorteilhaft ist [26]. Im Bedarfsfall wird gleichzeitig eine distale Ösophagusstenose behoben. Zu diesem Zwecke geben Thal et al. [94] sowohl den abdominalen als auch den linksseitigen thorakalen Zugangsweg an.

Die laparoskopische Operationstechnik ist prinzipiell auch bei Kindern möglich und in ausgewählten Fällen auch durchgeführt worden. Wir besitzen keine einschlägigen klinischen Erfahrungen, haben aber ein laparoskopisch-mikrochirurgisches Trainingsmodell zum Üben der Fundoplikatio und Gastropexie an der Ratte entwickelt und eingeführt.

Methoden

Dabei handelt es sich um folgende:

- Gastropexie (nach Boerema);
- Fundoplikatio, Semifundoplikatio, Ösophagogastropexie;
- Hiatusplastik (anterior und posterior);
- Rekonstruktion des His-Winkels (nach Collis).

Unser *eigenes operatives Vorgehen* spiegelt diese Prinzipien wider: Über eine mediane Laparotomie im Oberbauch, häufig mit einer queren Fortsetzung nach links, wird das Operationsfeld dargestellt. Der linke Leberlappen wird mobilisiert, indem das Ligamentum triangulare durchtrennt wird. Anschließend wird der Leberlappen nach rechts geschlagen (Abb. 20).

Über eine eingebrachte Magensonde wird der Mageninhalt abgesaugt. Durch Zug am Magen wird eine evtl. bestehende Hiatushernie reponiert. In diesem Falle ist die Milz bis an den Hiatus herangezogen und muß mobilisiert werden. Es erfolgt die Inzision des Peritoneum und das Anschlingen des Ösophagus (Abb. 21). Der distale Ösophagus wird mobilisiert und nach intraabdominal verlagert. Retroösophageal wird der Hiatus durch 2–3 Nähte der Hiatusschenkel eingeengt. (Abb. 22). Als Nahtmaterial dient Ethibond 2-0 oder 3-0. Die Magensonde wird zunächst entfernt. Mittels einer Sonde von 22–28 Charr. (je nach Größe des Patienten) wird die glatte Durchgängigkeit des Hiatus geprüft und anschließend wieder eine Magensonde eingeführt. Eine zusätzliche anteriore Naht ist möglich (Abb. 23). Zur Vermeidung einer paraösophagealen Hernie wird der Ösophagus mit Vicryl 4-0 am Peritoneum fixiert. Mit dem gleichen Material erfolgt die Ösophagogastropexie, die wir in 2 Nahtreihen durchführen. Sie entspricht dem Vorgehen nach Lortat-Jacob der 2. Operationsvariante nach Thal et al. [94] ohne Inzision des Ösophagus (Abb. 24 und 25). Den Abschluß der Operation bildet die anteriore Gastropexie nach Boerema [11], bei der wir ebenfalls Ethibond verwenden.

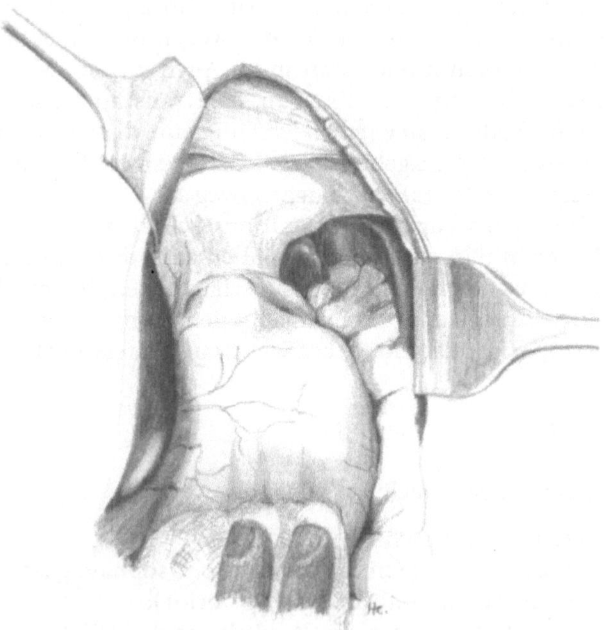

Abb. 20. Operationstechnik. Exposition des Operationsgebietes nach Mobilisation des linken Leberlappens

Abb. 21. Präparation und Anschlingen des Ösophagus

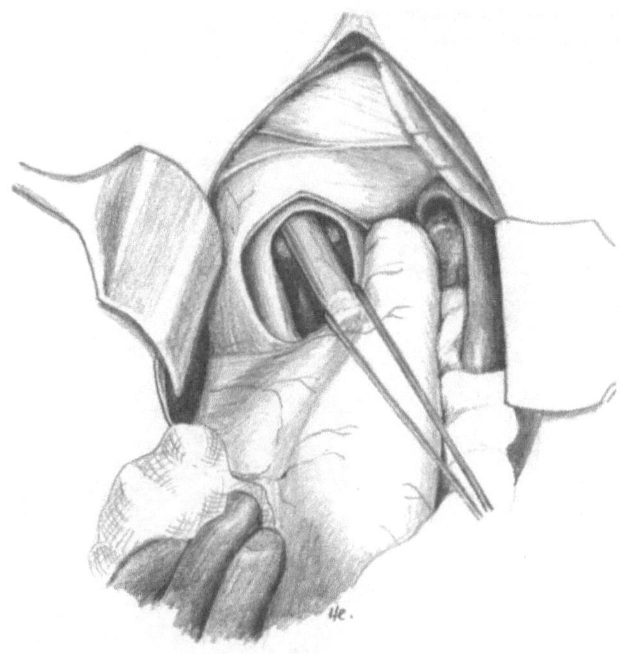

Abb. 22. Hiatusplastik mit 2–3 Nähten

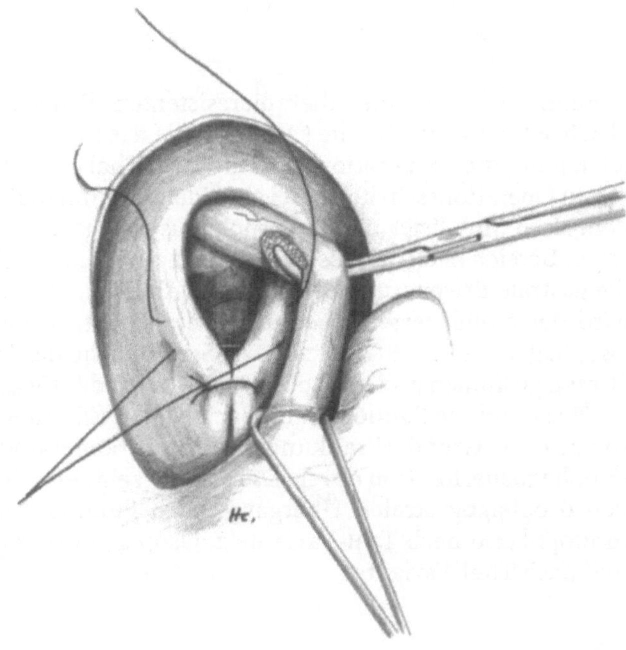

Abb. 23. Fakultative anteriore Naht zur Einengung des Hiatus

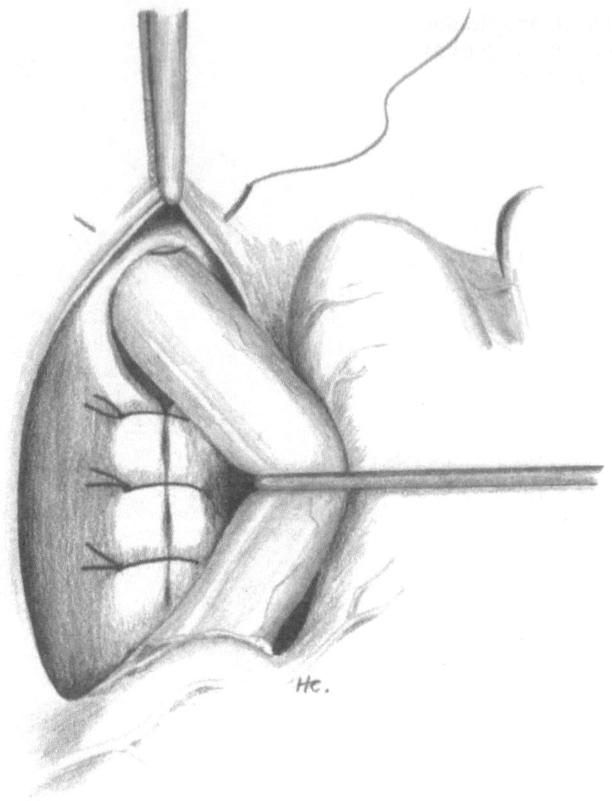

Beim Vorliegen einer therapieresistenten distalen Ösophagusstenose und gleichzeitiger Hiatushernie (Abb. 26), die das Bild eines Brachyösophagus bietet, kommt die 1. Operationsvariante nach Thal et al. [94] zur Anwendung. Die ersten Operationsschritte dabei sind identisch mit dem oben erwähnten Vorgehen. Nach Mobilisierung des Ösophagus erfolgt die Längsinzision im stenotischen Bereich nach oral bis in den normal weiten Abschnitt, nach aboral bis in die gastrale Erweiterung des Lumens (Abb. 27). In den entfalteten Ösophagus wird der mobilisierte Magenfundus eingenäht, so daß die Funduswand den Ösophagus erweitert (Abb. 28). Die Serosafläche des Fundus gelangt dabei ins Ösophaguslumen und epithelisiert sich sekundär (Spätergebnis in Abb. 29).

Die komplette Fundoplikatio nach Nissen führen wir bei Kindern mit neurologischen Grunderkrankungen oder intraoperativen Komplikationen wie Ösophagusperforation durch. Die Abb. 30 zeigt im schematischen Querschnitt den ösophagogastralen Übergang: nach Fundoplikatio nach Nissen, Semifundoplikatio nach Tahl-Variante 2, Ösophagogastropexie nach Lortat-Jacob und nach Thal-Variante 1.

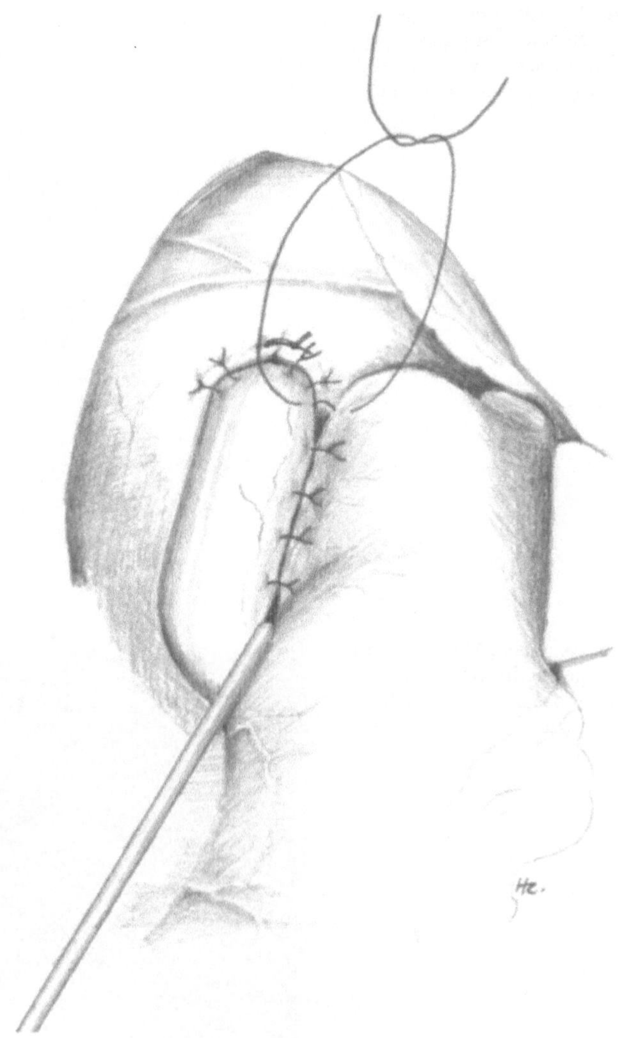

Abb. 24. Naht der hinteren Reihe der Ösophagogastropexie, nachdem der Ösophagus zur Prophylaxe einer postoperativen paraösophagealen Hernie ans Peritoneum genäht worden ist

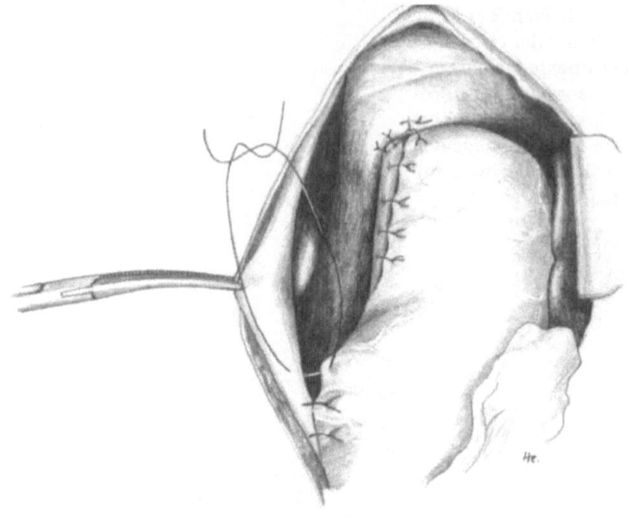

Abb. 25. Naht der vorderen Reihe der Ösophagogastropexie und vordere Gastropexie nach Boerema

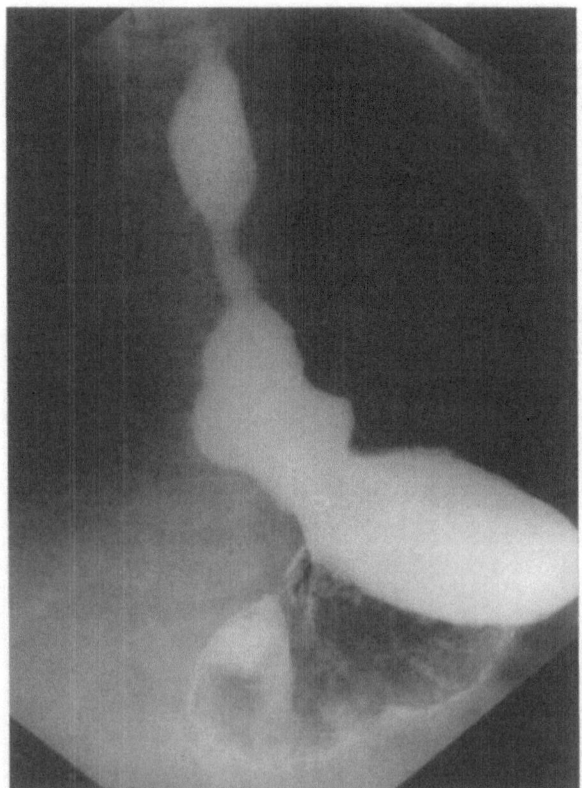

Abb. 26. Obere Magen-Darm-Passage bei distaler Ösophagusstenose mit Endobrachyösophagus

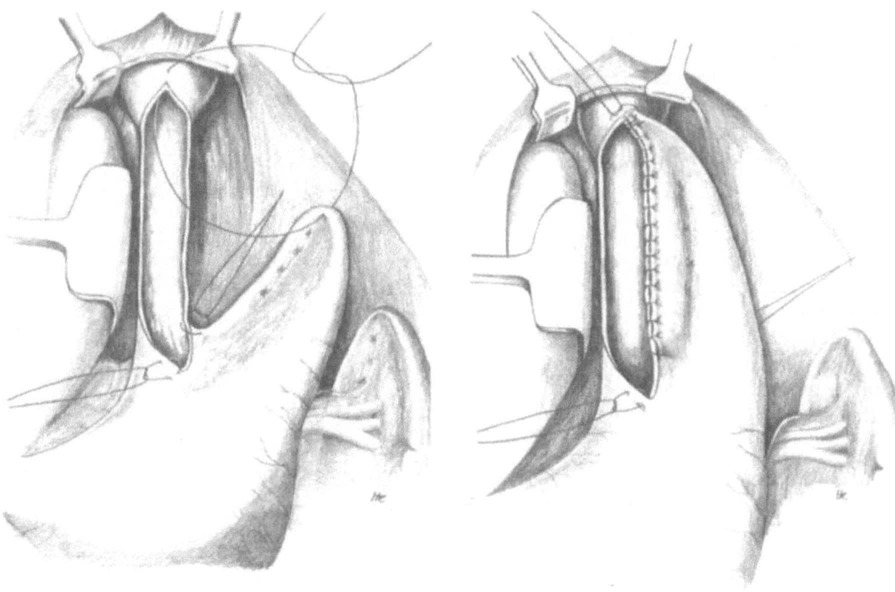

Abb. 27. Transabdominale Operation nach Thal bei Stenose. Längsinzision des Ösophagus im stenotischen Abschnitt

Abb. 28. Naht des mobilisierten Magenfundus in den Defekt zur Erweiterung des Ösophaguslumens bei gleichzeitigem antirefluxivem Mechanismus

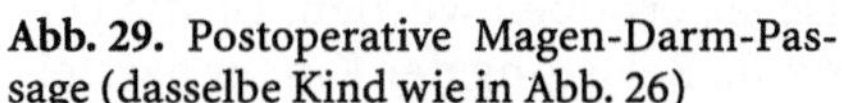

Abb. 29. Postoperative Magen-Darm-Passage (dasselbe Kind wie in Abb. 26)

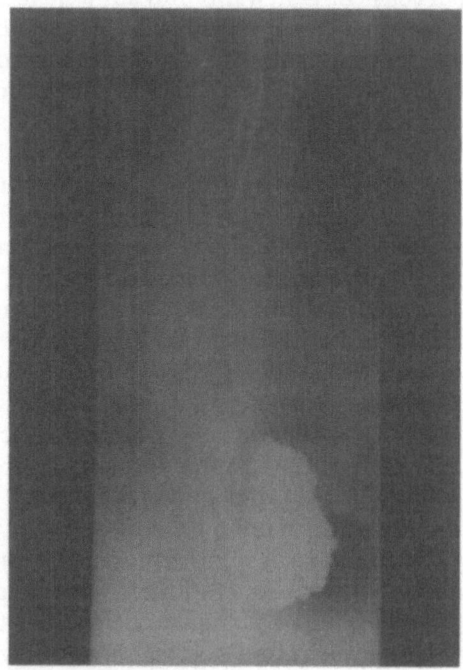

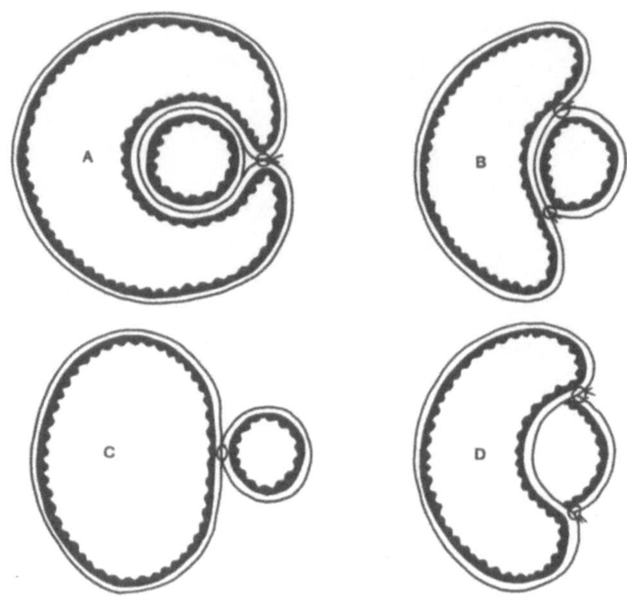

Abb. 30. Schematische Querschnitte in Höhe des intraabdominalen Ösophagus nach verschiedenen Antirefluxoperationen. **a** Fundoplikatio nach Nissen, **b** Ösophagogastropexie nach Thal (Semifundoplikatio), **c** Ösophagogastropexie nachLortat-Jacob, **d** Thal-Operation im Inzision des Ösophagus zur Beseitigung einer Stenose. Die Serosa im Lumen des Ösophagus wird sekundär epithelisiert

Ergebnisse

Die Wertung der Operationsergebnisse nach Antirefluxoperationen hat zu berücksichtigen, wann und auf welche Weise sie erhoben wurden. Da die Untersuchungen zum Nachweis eines Refluxes eine Belastung der Kinder darstellen, teils mit Isotopen oder Röntgenstrahlen verbunden sind oder nur in Narkose (Ösophagoskopie, Tracheobronchoskopie, Lavage des Bronchialbaums) durchgeführt werden können, ist es ethisch nicht zu verantworten, generell die Kinder apparativ nachzuuntersuchen. Deshalb muß man sich auf klinische Angaben verlassen, die bei Nachuntersuchungen oder Fragebogenauswertungen erhältlich sind. Bei postoperativ auftretenden Problemen ist aber eine eingreifende Diagnostik erforderlich. Allerdings werden bei diesem Vorgehen einige Refluxrezidive unerkannt bleiben. Fonkalsrud et al. [31] entdeckten bei 186 postoperativen oberen Magen-Darm-Passagen 11 Rezidivrefluxe, die keine klinische Symptomatik boten. Eine entscheidende Größe ist die Zusammensetzung des Krankengutes. So ist der Anteil der neurologisch Kranken und der Kinder im Zustand nach Korrektur einer Ösophagusatresie bedeutsam, da beide Konstellationen mit eindeutig schlechteren Ergebnissen einhergehen. Die Anlage einer Gastrostomie, die gerade in diesen beiden Gruppen häufig ist, kompliziert die Auswertung. Auch sollten unterschiedliche Operationsmethoden nicht unkommentiert miteinander verglichen werden.

Beurteilt nach dem Sistieren der primären Refluxsymptome lassen sich nach Antirefluxoperationen und gegebenenfalls Rezidivoperationen zu 92–98 % gute Ergebnisse erzielen. Beurteilt nach klinischer Symptomatik, Gewichtszuwachs und postoperativer Magen-Darm-Passage registrierten Cahill et al. [15] 46% gute, 27% mäßige und 27% schlechte Ergebnisse. Die fehlende Gewichtsentwicklung kann ihre Ursache im Persistieren des Refluxes, einer falschen Indikationsstellung zur Operation und im Charakter der Grundkrankheit liegen.

Selbst in der mit Rezidiven belasteten Gruppe der neurologisch kranken Kinder sind die Operationserfolge, gemessen an der Ernährbarkeit und besseren Pflegemöglichkeit und der zur Behandlung von Refluxkomplikationen nötigen stationären Aufnahmen, sehr günstig [77].

Komplikationen

Die Komplikationsrate nach Nissen-Fundoplikatio ist hoch: bei Turnage et al. [97] 45%, Hanimann et al. [34] 40%, Kuffer et al. [52] 30%. Trotz der hohen Komplikationsrate profitieren die Patienten von Operation und evtl. nötiger Reoperation, so daß sich gute Ergebnisse in über 90% erzielen lassen [7, 27, 34, 35, 55]. Die von Ashcraft et al. propagierte und an 1000 Patienten vorgenommene Thal-Operation scheint weniger Komplikationen zur Folge zu haben (3,4% Fehlerrate) [4].

Rezidive

Rezidive entstehen durch Nahtruptur oder -dehiszenz oder durch das sog. Nippelgleiten, bei dem sich durch Zug in Längsrichtung die Duplikationsmanschette allmählich auflösen kann. Die Anzahl der Rezidive ist bei Antirefluxoperationen aus neurologischer Indikation 5 bis 10 mal höher als bei neurologisch Gesunden. Ein [27] beobachtete in 1,6% Rezidive bei normalen, dagegen 16% bei neurologisch auffälligen Kindern. Bei Tuggle et al. [96] beträgt das Verhältnis 3 zu 16%. Coran et al. stellten 10% Rezidive bei neurologisch kranken Kindern fest [23].

Gleiches gilt für Antirefluxoperationen nach Ösophagusatresie. Die Rezidivrate der Nissen-Fundoplikatio beträgt 38% bei Lindahl [56], 28% bei Cainano et al. [16], 25% bei Corbally et al. [22]. Wheatley et al. erlebten nach 21 Nissen-Operationen ihrer Ösophagusatresiepatienten 7 Rezidive. Von diesen erhielten 6 eine Redo-Fundoplikatio, was bei 3 Patienten zu exzellenten Resultaten führte.

Bolusinkarzeration

Nach der Operation besteht im Operationsgebiet eine Schwellung, so daß wir für 6 Wochen postoperativ eine breiige Kost empfehlen. Beim anschließenden Übergang auf normale Nahrungsformen kann, insbesondere bei hastigem Essen und ungenügendem Kauen, Nahrung im Ösophagus steckenbleiben. Dabei handelt es sich überwiegend um Fleisch, Wurst und rohes Obst und Gemüse (Abb. 31). Meist würgen die Patienten den festen Bolus wieder heraus. Nur in Ausnahmefällen ist die endoskopische Entfernung erforderlich.

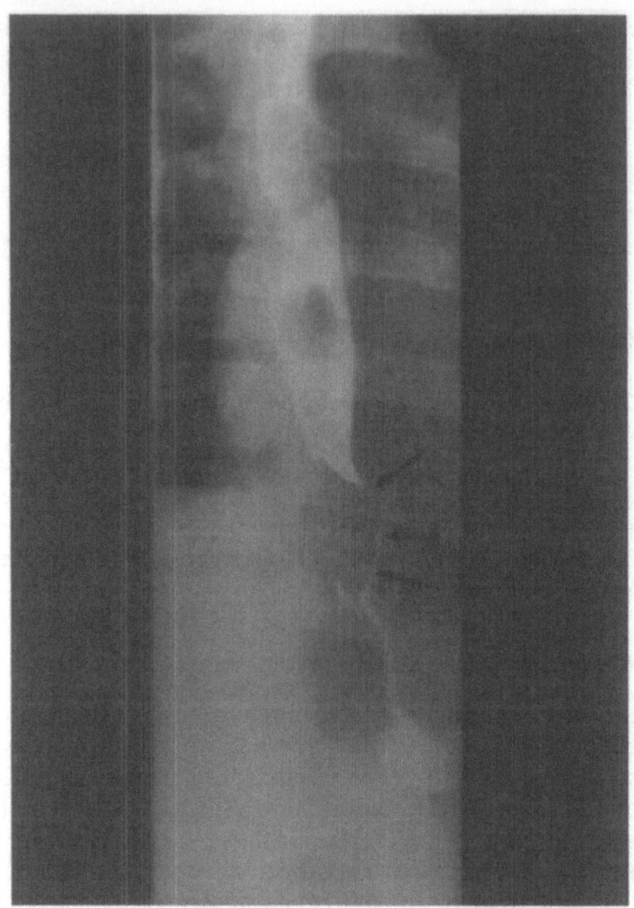

Abb. 31. Eingeklemmter Bolus (Rehbraten) nach Antirefluxoperation

Stenose

Diese ist bei wiederholten derartigen Ereignissen zu vermuten und wird röntgenologisch nachgewiesen sowie mittels Ballondilatation behandelt (Abb. 32). Eine einmalige Dilatation ist zumeist ausreichend. Durch die gute Behandlungsmöglichkeit ist die Stenose als relativ harmlose Komplikation zu betrachten. Bettex et al. [7] fanden 1 Stenose bei 112 Fällen, Leape et al. [55] 1 bei 100 Fundoplikationen. In unserem Krankengut kam sie in 3 % der Fälle vor.

Paraösophageale Hernie

Diese entsteht bei postoperativ regelrechter Lage der Kardia, wenn neben dem Ösophagus Magenanteile in das Mediastinum vordringen. Die Ursache liegt überwiegend in der Operationstechnik begründet. Eine ungenügende Adaption der Hiatusschenkel und die mangelhafte oder fehlende Fixation von Öso-

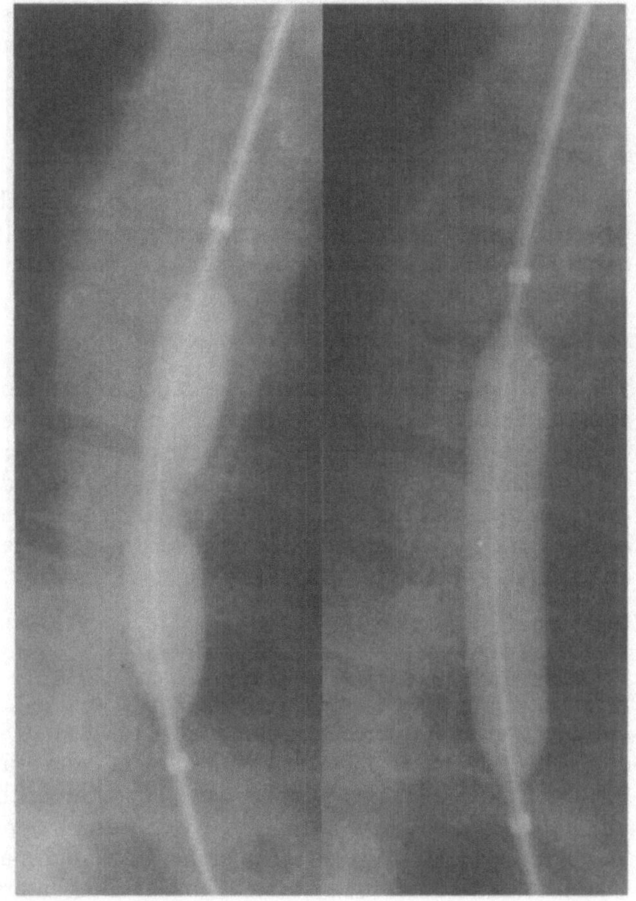

Abb. 32. Postoperative Stenose, Beseitigung durch einmalige Dilatation (*links* zu Beginn, *rechts* am Ende der Dilatation)

phagus und/oder Magen am diaphragmalen Peritoneum lassen den Weg für intraabdominale Organe mediastinalwärts frei. Die extrem hohe Rate an paraösophagealen Hernie in ihrem Krankengut führen Alrabeeah et al. [3] eben auf diese technischen Mängel zurück. Von 89 seiner nach Nissen operierten Patienten konnten 55 mittels oberer Magen-Darm-Passage nachuntersucht werden. Dabei wurden 15 (27% der nachuntersuchten, 17% aller Patienten) paraösophageale Hernien entdeckt. Eine ebenfalls hohe Rate von 11% berichten Hanimann et al. [34]. Ansonsten werden Häufigkeiten von 0,3% [16], 0,9% [7], 2,6% [50] und 4% [35] mitgeteilt.

Gas-bloat-Syndrom

Ein Gas-bloat-Syndrom, bedingt durch die Unfähigkeit aufzustoßen, ist nach kompletter Fundoplikatio häufig. Leape et al. [55] beobachteten es in 5% der Fälle. Es verliert sich zumeist innerhalb der ersten 6 postoperativen Wochen.

Harnsberger et al. [35] fand es bei 17 von 37 nachuntersuchten Patienten in unterschiedlicher Stärke und Häufigkeit sowohl nach Gastropexie als auch nach Fundoplikatio.

Dumping-Syndrom

Ein solches haben wir postoperativ nur einmal beobachtet und zwar bei einem Kind mit kongenitaler Mikrogastrie. Hanimann et al. [35] berichten über 4 Patienten.

Adhäsionsileus

Wie bei allen Laparotomien entstehen auch bei der Antirefluxoperation intraabdominale Verwachsungen, die einen postoperativen Früh- oder Spätileus bedingen können. Die Gefahr ist jedoch relativ gering, da Querkolon und Netz das gesamte Darmkonvolut abdecken und die Dünndarmschlingen während der Operation nicht exponiert werden. Wir beobachteten bislang keinen postoperativen Ileus, in der Literatur wird der Ileus in einer Häufigkeit von ca. 3% angegeben.

Letalität

Diese ist in unkomplizierten Fällen mit ca. 1% gering. Sie wird bestimmt durch den Schweregrad assoziierter Fehlbildungen und pulmonaler Komplikationen. Bei Caiano et al. [16] starben 3 von 364 Patienten, bei Leape et al. [55] 1 von 100, bei Fonkalsrud et al. [31] 3 von 420 innerhalb der ersten 3 postoperativen Wochen, 17 (4%) bis zum 4. postoperativen Jahr an Komplikationen der Grundkrankheit. Auch hier besteht eine großer Unterschied zwischen neurologisch Gesunden und Kranken bezüglich der Operations- und Spätletalität. Rice et al. [77] berichten über eine perioperative Letalität von 0 bei neurologisch normalen und 6% bei neurologisch kranken Kindern. Die Spätletalität verhält sich ähnlich. 1 neurologisch normales Kind starb an einem Ileus mit Darmgangrän, während 4 neurologisch gestörte Kinder zu Hause einen unklaren plötzlichen Tod erlitten. In unserem Krankengut, in dem nur wenige neurologisch Kranke enthalten sind, beträgt die Letalität 0.

Zusammenfassung

Der gastroösophageale Reflux im Kinderalter ist sehr variabel in seiner Symptomatik, so daß Symptome völlig fehlen können oder nicht primär an einen Reflux denken lassen. Verschiedene Erkrankungen, Syndrome und postoperative Zustände sind gehäuft mit einem Reflux vergesellschaftet, so daß gezielte Nachforschungen nötig sind. Die Trennung von physiologischem und pathologischem Reflux wird nicht immer eindeutig zu ziehen sein. Die konservative

Therapie, die am Beginn steht, läßt sich nicht unbegrenzt fortsetzen, so daß sich die Operation anschließt. Die Antirefluxoperation in den üblichen Methoden kann als sichere Methode zu Behandlung der gastroösophagealen Refluxkrankheit im Kindesalter eingestuft werden. Die der Operation anzulastende Komplikationsrate ist bezüglich der kompletten 360°-Fundoplikatio nach Nissen relativ hoch. Die Semifundoplikatio nach Thal in Kombination mit der Hiatusplastik und Gastropexie hat eine geringe Komplikationsrate. Im Hinblick auf die schweren Verläufe, die ohne adäquate Therapie zu beobachten sind, profitieren die Patienten von der Operation in hohem Maße, gleich ob die Operation aus gastroenterologischer, bronchologischer oder neurologischer Indikation durchgeführt werden mußte.

Literatur

1. Adzick NS, Fisher JH, Winter HS, Sandler RH, Hendren WH (1989) Esophageal adenocarcinoma 20 years after esophageal atresia repair. J Pediatr Surg 24:741–744
2. Ahrens P, Heller K, Keul HG, Zielen S, Kitz R, Hofmann D (1993) Recurrent aspiration in children: The diagnostic value of bronchoalveolar lavage. Am Rev Resp Dis 147:585
3. Alrabeeah A, Giacomantonio M, Gillis DA (1988) Paraesophageal hernia after Nissen fundoplication: A real complication in pediatric patients. J Pediatr Surg 23:766–768
4. Ashcraft KW, Holder TM, Amoury RA, Sharp RJ, Murphy JP (1984) The Thal fundoplication für gastroesophageal reflux. J Pediatr Surg 19:480–483
5. Behar J, Sheahan D (1975) Histologic abnormalities in reflux esophagitis. Arch Pathol 9:387–391
6. Berquist WE, Rachelefsky GS, Kadden M, Siegel S (1981) Gastroesophageal reflux-associated recurrent pneumonia and chronic asthma in children. Pediatrics 68:29–35
7. Bettex M, Kuffer F (1969) Long-term results of fundoplication in hiatus hernia and cardio-esophageal chalasia in infants and children. J Pediatr Surg 4:526–530
8. Biller JA (1983) Are endoscopic changes predictive of histologic esophagitis in children. J Pediatr 103:215–218
9. Black TL, Fernandes ET, Ellis DG, Hollabaugh RS, Hixson SD, Mann CM, Miller JP, Wrenn Jr. E (1991) The effect of tubegastrostomy on gastroesophageal reflux in patients with esophageal atresia. J Pediatr Surg 26:168–170
10. Blake KD, Russell-Eggit IM, Morgan DW, Ratcliffe JM, Wyse RKH (1990) Who's in CHARGE? Multidisziplinary management of patients with CHARGE association. Arch Dis Childhood 65:217–223
11. Boerema I (1969) Hiatus hernia: repair by rightsided, subhepatic, anterior gastropexy. Surgery 65:884–893
12. Borgstein ES, Heij HA, Beugelaar JD, Ekkelkamp S, Vos A (1994) Risks and benefits of antireflux operations in Neurologically impaired children. Eur J Pediatr 153:248–251
13. Bray PF, Herbst JJ, Johnson DG, Book LS, Ziter FA, Condon VR (1977) Childhood gastroesophageal reflux. neurologic and psychiatric syndromes mimicked. JAMA 237: 1342–1345
14. Buts JP, Barudi C, Moulin D, Claus D, Cornu G (1986) Prevalence and treatment of silent gastro-oesophageal reflux in children with recurrent respiratory disorders. Europ J Pediatr 145:396–400
15. Cahill JL, Aberdeen E, Waterston DJ (1969) Results of surgical treatment of esophageal hiatal hernia in infancy and childhood. Surgery 66:597–602

16. Caniano DA, Ginn-Pease ME, King DR (1990) The failed antireflux procedure: Analysis of risk factors and morbidity. J Pediatr Surg 25:1022–1026
17. Carre JJ (1959) The natural history of the partial thoracic stomach (hiatal hernia) in children. Arch Dis Child 34:344–348
18. Collins BJ, Elliott H, Sloan JM (1985) oesophageal histology in reflux oseophagitis. J Clin Pathol 38:1265–1272
19. Colombo J (1987) Lipid-laden alveolar macrophage quantitation. Ped Pulmol 3: 86–89
20. Colombo JJ, Hallberg T, Sammut P (1992) Time course of lipid-laden pulmonary macrophages with acute and recurrent milk aspiration in rabbits. Ped Pulmol 12:95–98
21. Cooper JE, Spitz L, Wilkins BM (1987) Barrett's esophagus in children: A histologic and histochemical study of 11 cases. J Pediatr Surg 22:191–196
22. Corbally MT, Muftah M, Guiney EJ (1992) Nissen fundoplication for gastro-esophageal reflux in repaired tracheo-esophageal fistula. Eur J Pediatr Surg 2:332–335
23. Coran A (1990) Diskussion zu Caniano et al. [16]
24. DeMeester TR (1980) Technique, indications and clinical use of 24 hour esophageal pH monitoring. J Thorac Cardiovasc Surg 79:656–670
25. Donelly RJ, Berrisford RG, Jack C (1993) Simultaneous tracheal and esophageal pH monitoring: Investigating reflux-associated asthma. Ann Thorac Surg 56:1029–1034
26. Drucker DEM, Michna BA, Krummel TM, Hunt PK, Hartenberg MA, Salzberg AM (1989) Transthoracic Nissen fundoplication for gastroesophageal reflux in patients with severe kypho-roto-scoliosis. J Pediatr Surg 24:46–47
27. Ein S (1990) Diskussion zu Caniano et al. [16]
28. ESPGAN-Working Group of the European Society of Pediatric Gastroenterology and Nutrition (1990) A standardized protocol for the methodology of esophageal pH-Monitoring and interpretation of data for the diagnosis of gastroesophageal reflux. J Ped Gastroent Nutr 14:467–471
29. Euler AR, Byrne WJ (1979) Recurrent pulmonary disease in children: A complication of gastroesophageal reflux. Pediatrics 63:47–51
30. Fawcett HD, Hayden CK, Adams JC (1988) How useful is gastroesophageal reflux scintigraphy in suspected childhood aspiration. Pediatr Radiol 18:311–313
31. Fonkalsrud EW, Foglia RP, Ament ME, Berquist W, Vargas J (1989) Operative treatment for the gastroesophageal reflux syndrome in children. J Pediatr Surg 24:525–529
32. Gdanietz K, Lempe M (1991) The transthoracic hiatoplasty for cases of non-operable gastroesophageal reflux. Eur J Pediatr Surg 1:230–232
33. Hall BD (1979) Choanal atresia and associated multiple anomalies. J Pediatr 95:395–398
34. Hanimann B, Sacher P, Stauffer UG (1993) Complications and long-term results of the Nissen fundoplication. Eur J Pediatr Surg 3:12–14
35. Harnsberger JK, Corey JJ, Johnson DG, Herbst JJ (1983) Long-term follow-up of surgery for gastroesophageal reflux in infants and children. Pediatrics 102:505–508
36. Harvey AS, Leaper PM, Bankie A (1991) CHARGE association: Clinical manifestations and developement outcome. Am J Med Genetics 39:48–55
37. Heij HA, Ekkelkamp S, Vos A (1988) Long-term results of anterior gastropexy of gastroesophageal reflux in children. Pediatr Surg Int 4:256–259
38. Herbst JJ (1981) Gastroesophageal reflux. J Pediatr 98:859–870
39. Herbst JJ, Minton SD, Book LS (1979) Gastroesophageal reflux causing respiratory distress and apnoe in newborn infants. J Pediatr 95:763–768
40. Hernáiz Driever P, Göhlich-Rathmann G, König R et al. (1995) Congenital microgastria and associated malformations. Europ J Pediatrics (in press)
41. Hillemeier AC, Lange R, McCallum R (1981) Delayed gastric emptying in infants with gastrooesophageal reflux. J Pediatr 98:190–193
42. Hillemeier AC, Grill BB, McCallum R (1983) Esophageal and gastric motor abnormalities in gastroesophageal reflux during infancy. Gastroenterology 84:741–745
43. Hoeffel JC, Nihoul-Fékété C, Schmitt M (1989) Esophageal adenocarcinoma after gastroesophageal reflux in children. J Pediatrics 115:259–261

44. Höllwarth ME, Uray E, Deinsberger R (1991) Stellenwert und Behandlung des gastroösophagealen Reflux im Kindesalter. Chir Gastroenterol 1:15–22
45. Johansson KE, Tibbling L (1985) Evaluation of the 24-hour pH-test at two different levels of the oesophagus. In: DeMeester TR, Sinner DB (eds) Esophageal disorders: Pathophysiology and therapy. Raven Press New York, 88:579–582
46. Jolley SG, Tunell WP, Hoelzer DJ et al. (1986) Lower esophageal pressure changes with tube gastrostomy: a causative factor of gastroesophageal reflux in children? J Pediatr Surg 21:624–627
47. Kamei R (1991) Chronic cough in children. Pediatr Clin North Am 38:741–745
48. Kiely E, Spitz L (1987) Is routine gastrostomy necessary in the management of esophageal atresia. Pediatr Surg Int 2:6–9
49. Kinsburn M (1984) Hiatus hernis with contorsions of the neck. Lancet 1:1058–1064
50. Koch A, Rohr S, Plaschkes J, Bettex M (1986) Incidence of gastroesophageal reflux following repair of esophageal atresia. Prog Pediatr Surg 19:103–113
51. Koot VCM, Bergmeijer HJ, Bos AP, Molenaar JC (1993) Incidence and management of gastroesophageal reflux after repair of congenital diaphragmatic hernia. J Pediatr Surg 28:48–52
52. Kuffer F, Bettex M (1984) Die Hiatushernie des Kleinkindes. Früh- und Spätkomplikationen nach Fundoplikatio. Z Kinderchir 14:153–164
53. Lacey SR, Cooper C, Runyan DK, Azizkhan RG (1993) Munchausen syndrome by proxy: Patterns of presentation to pediatric surgeon. J Pediatr Surg 28:827–832
54. Lancet (1982) Leading article. Gastro-oesophageal reflux in children. Lancet 1:144–145
55. Leape IL, Ramenofsky ML (1980) Surgical treatment of gastroesophageal reflux in children. Am J Dis Child 134:935–938
56. Lindahl H, Rintala R, Sariola H (1993) Chronic esophagitis and gastric metaplasia are frequent late complications of esophageal atresia. J Pediatr Surg 28:1176–1180
57. Malfroot A, Vandenplas Y, Verlinden M, Piepsz A (1987) Gastroesophageal reflux and unexplained chronic respiratory disease in infants and children. Pediatr Pulmol 3:208–213
58. McCallum R, Berkowitz DM, Lerner E (1981) Gastric emptying in patients with gastroesophageal reflux. Gastroenterology 80:285–291
59. Menardi G: Der gastro-ösophageale Reflux (1983) Z Allg Med 59:1525–1528
60. Mendelson C (1946) The aspiration of stomach contents into the lungs during obstetric anesthesia. Am J Obstet Gynecol 52:191–205
61. Menon A, Schefft G, Thach B (1985) Apnoe associated with regurgitation in infants. J Pediatr 106:625–629
62. Meyers WF (1985) Value of tests for evaluation of gastroesophageal reflux in children. J Pediatr Surg 20:515–520
63. Mollitt DL, Golladay S, Seibert JJ (1985) Symptomatic gastroesophageal reflux in neurologically mpaired patients. Pediatrics 75:1124–1128
64. Montgomery M, Frenckner B (1993) Esophageal atresia: Mortality and complications related to gastroesophageal reflux. Eur J Pediatr Surg 3:335–338
65. Müller-Lissner S, Starlinger M, Koelz HR (1989) Reflux-Fibel. Springer, Berlin Heidelberg New York Tokyo
66. Naik DR, Moore DJ (1984) Ultrasound diagnosis of gastroesophageal reflux. Arch Dis Childh 59:366–379
67. Naik DR, Bolia A, Moore DJ (1985) Comparison of barium swallow and ultrasound in diagnosis of gastro-oesophageal reflux in children. Br Med J 29:1943–1945
68. Nussbaum E, Maggi C, Mathis R (1987) Association of lipid-laden alveolar macrophages and gastroesophageal reflux in children. J Pediatr 110:190–194
69. Orenstein SR (1990) Prone positioning in infant gastroesophageal reflux: Is elevation of the head worth the trouble? J Pediatrics 117:184–187
70. Parker AF, Christie DL, Cahill (1979) Incidence and significance of gastroesophageal reflux following repair of esophageal atresia and tracheoesophageal fistula and the need for anti-reflux procedures. J Pediatr Surg 14:5–8

71. Pearl RH, Robie DK, Ein SH et al. (1990) Complications of gastroesophageal antireflux surgery in neurologically impaired versus neurologically normal children. J Pediatr Surg 25:1169–1173
72. Pieretti R, Shanding B, Stephens A (1974) Resistant esophageal stenosis associated with reflux after repair of esophageal atresia: A therapeutic approach. J Pediatr Surg 9: 355–357
73. Puntis JWL, Smith HL, Buick RG, Booth IW (1989) Effect of dystonic movements on oesophageal peristalsis in Sandifer's syndrome. Arch Dis Childh 64:1311–1313
74. Rakowsky T (1994) Ösophagus-pH-Metrie und simultane Magen-Ösophagus-pH-Metrie bei milchernährten Säuglingen. Monatsschr Kinderheilk 142:52–56
75. Reid N (1992) Complicating features of asthma. Pediatr Clin North Am 39:1327–1342
76. Riccabona M, Maurer U, Lackner H, Uray E (1992) The role of sonography in the evaluation of gastro-oesophageal reflux – correlation to pH-metry. Eur J Pediatr 151:655–657
77. Rice H, Seashore JH,Touloukian RJ (1991) Evaluation of Nissen fundoplication in neurologically impaired children. J Pediatr Surg 26:697–701
78. Rösch W, Armstrong D, Blum AL (1993) Volkskrankheit Sodbrennen: Vom „pathologischen Reflux" zur Refluxösophagitis. Dtsch Ärztebl 90:152–157
79. Rossetti M (1966) Traitement chirurgical des hernies hiatales. J Chir (Paris) 92:88–93
80. Roviralta AE (1951) Las asociaciones etiologicas en los sindromes ementizantes del lactante. El sindrome freno-pilorico. Med Clin (Barcelona) 16:408–416
81. Sacher M, Novak W (1987) Dystonie als Komplikation bei gastrooesophagealem Reflux: Sandifer Syndrom. Monatsschr Kinderheilk 135:857–858
82. Savary M, Miller G (1977) Ösophagus – Lehrbuch und Atlas. Gassmann, Solothurn
83. Schärli AF (1992) Esophageal reconstruction in very long atresias by elongation of the lesser curvature. Pediatr Surg Int 7:101–105
84. Shepherd RW, Wren J, Evans S, Lander M, Ong T (1987) Gastroesophageal reflux in children. Clin Pediatr 26:55–60
85. Shono T, Suita S, Arima T, Handa N, Ishii K, Hirose R, Sakaguchi T (1991) Motility function of the esophagus before primary anastomosis in esophageal atresia. J Pediatr Surg 28:673–676
86. Shub M, Ulshen M, Hargrove C (1984) Esophagitis: A frequent consequence of gastroesophageal reflux in infancy. J Pediatr 107:881–884
87. Siewert J, Classen M (eds) (1993) Gastroenterologische Diagnostik. Schattauer, Stuttgart New York
88. Sladen GE, Riddell RH, Willoughby JM (1975) Oesophagoscopy, biopsy and acid perfusion test in diagnosia of „reflux oesophagitis". Br Med J 1:71–76
89. Sondheimer J (1988) Gastroesophageal reflux: Update on pathogenesis and diagnosia. Pediatr Clin North Am 35:103–116
90. Sonnenberg A, Lepsien G, Müller-Lissner S (1982) When is esophagitis healed? Dig Dis Sci 27:297–302
91. Spitz L (1984) Gastric transposition via the mediastinal route for infants with long-gap esophageal atresia. J Pediatr Surg 19:149–154
92. Steinschneider A, Weinstein S, Diamond E (1982) The Sudden Infant Death Syndrome and apnoe/obstruction during neonatal sleep and feeding. Pediatrics 70:858–863
93. Takano K, Iwafuchi M, Uchiyama M, Yagi M, Ueno A, Iwasaki M (1988) Evaluation of lower esophageal sphincter function in infants and children following esophageal surgery. J Pediatr Surg 23:410–414
94. Thal AP, Hatafuku T, Kurtzman R (1965) New operation for distal esophageal stricture. Arch Surg 90:464–472
95. Tovar JA, Gorostiaga L, Echeverry J, Torrado J, Eizaguirre I, Garay I (1993) Barretts's oesophagus in children and adolescents. Pediatr Surg Int 8:389–394
96. Tuggle DW, Tunell WP, Hoelzer DJ, Smith EI (1988) The efficacy of Thal fundoplication in the treatment of gastroesophageal reflux: The influence of central nervous system impairment. J Pediatr Surg 23:638–640

97. Turnage RH, Oldham KT, Coran AG, Blane CE (1989) Late results of fundoplication for gastroesophageal reflux in infants and children. Surgery 457-463
98. Vandenplas Y (1992) Oesophageal pH monitoring for gastro-oesophageal reflux in infants and children. Wiley, Chichester New York Brisbane Toronto Singapore
99. Yandenplas Y, Sacre L, Loeb H (1989) pH-Monitoring in children. Neth J Med 34: 62-73
100. Waag KL, Heller K, Brand M (1990) Gastric transposition for primary anastomosis in long-gap esophageal atresia. In: Willital GH, Nihoul-Fékété C, Myers N (eds) Management of esophageal atresia. Urban & Schwarzenberg, München Wien Baltomore, pp 61-65
101. Willigens P, Ahrens P, Kitz R, Zielen S, Hofmann D (1994) Diagnostik der gastroösophagealen Refluxkrankheit. Normwerte für die 2-Punkt-pH-Metrie. Monatsschr Kinderheilk (Suppl) 143:315

7 Non-ulcer-Dyspepsie

Pathophysiologie

K.-H. Fuchs und M. Ritter

Einführung und Epidemiologie

Die Dyspepsie ist eine Diagnose, die zunehmend an Bedeutung gewinnt und gleichzeitig aufgrund ihres multifaktoriellen Hintergrundes, ihrer problematischen Definitionen, ihres heterogenen klinischen Bildes und wechselnder und nicht vereinheitlichter diagnostischer Basisforderungen ein erhebliches Problem darstellt [35, 38, 71, 74]. Zudem werden die Begriffe „dyspeptische Beschwerden", „chronische Dyspepsie", „funktionelle Dyspepsie" und „Non-ulcer-Dyspepsia" häufig für denselben klinischen Problemkomplex eingesetzt. Dyspeptische Symptome werden im oberen Abdomen angegeben, können sich jedoch auch fortsetzen oder ausstrahlen in den thorakalen Bereich [77, 81]. Diese Symptome unterscheiden sich nicht zwangsläufig von den spezifischen und unspezifischen Symptomen, die wir von anderen Erkrankungen des Gastrointestinaltraktes kennen. So klagen viele der Patienten über retrosternales Brennen, retrosternale Krämpfe und Schmerzen, Sodbrennen, Völlegefühl, Aufstoßen, epigastrische Schmerzen, zum Teil auch ausstrahlend nach dorsal oder nach kranial [34]. Die Beschwerden können kombiniert sein mit Beschwerden im Mittel- und Unterbauch. Bei manchen Patienten treten sie in Zusammenhang mit der Nahrungsaufnahme auf, bei anderen fehlt dieser Zusammenhang.

Epidemiologische Studien aus den USA, England und Schweden belegen Prävalenzen von diesen sog. dyspeptischen Symptomen zwischen 20 und 30 % in der Durchschnittsbevölkerung [34, 35, 77, 79]. Die Prävalenz ist bei Männern und Frauen gleich hoch und hat sich im Gegensatz zur Prävalenz der Ulkuserkrankung im Verlauf der letzten 30 Jahre kaum verändert [35, 86]. Eine 1985 in Schweden (Gesamtbevölkerung ca. 8 Mio.) durchgeführte Studie zu den volkswirtschaftlichen Auswirkungen von Dyspepsie ergab, daß jährlich etwa 47 Mio. US-Dollar an Behandlungskosten anfallen, während sich die Gesamtkosten unter zusätzlicher Berücksichtigung von Verdienstausfall und Krankengeld auf ca. 506 Mio. US-Dollar belaufen [59]. Dabei stellen sich lediglich etwa 25 % der von dyspeptischen Symptomen Betroffenen beim Arzt vor.

Gemäß einer epidemiologischen Untersuchung aus England und Schottland ist das Vorstellungsverhalten vom Lebensalter und der sozialen Schichtzugehörigkeit abhängig [35]. Die Häufigkeit von dyspeptischen Symptomen nimmt mit dem Alter ab, während der relative Anteil der betroffenen älteren Menschen, die wegen ihrer Symptome ärztlichen Rat suchen, zunimmt. Patienten aus einer sozial niedrigen Schicht tendieren dazu, häufiger den Arzt aufzusuchen, wobei innerhalb dieser Gruppe der Anteil an Patienten mit Ulkuserkrankung auf bis zu 17% ansteigt, im Vergleich zu 4,7% in der sozial höchsten Schicht [35]. Bei etwa 40% derjenigen, die sich mit dyspeptischen Beschwerden beim Arzt vorstellen, kann keine organische Ursache nachgewiesen werden, und die Diagnose „Funktionelle Oberbauchbeschwerden" oder „Non-ulcer-Dyspepsie" wird gestellt [31].

Das wesentliche Prinzip bei der Diagnosestellung der Dyspepsie ist der Ausschluß anderer, klar umschriebener Krankheitsbilder mit morphologischen Veränderungen im oberen Gastrointestinaltrakt, besonders jedoch der Ausschluß von malignen Erkrankungen. Refluxösophagitis, ein gastroduodenales Ulkus, Cholelithiasis, chronische Pankreatitis und Magen- sowie Pankreaskarzinom können mit peptischen Beschwerden einhergehen und gerade deswegen erscheint die Diagnosestellung einer Dyspepsie vor Durchführung invasiver Diagnostik wie die Endoskopie des oberen Gastrointestinaltraktes oder bildgebende Verfahren zum Ausschluß von Veränderungen in den parenchymatösen Organen gefährlich. Auch wird von einigen Autoren eine Mindestdauer von dyspeptischen Symptomen, z.B. über einen Zeitraum von 1 Monat gefordert, bevor man die Diagnose einer Dyspepsie stellen kann [77, 81].

Definitionen

Mehrere Arbeitsgruppen haben sich in den letzten 5 Jahren mit einer Definition dieses Krankheitsbildes beschäftigt [1, 77, 81]. Die Dyspepsie wird am besten mit der Präsenz von persistierenden oder rezidivierenden abdominalen Beschwerden definiert, wobei sich die Beschwerden als einziges konstantes Zeichen im oberen Abdominalbereich oder im Epigastrium lokalisieren lassen. Die Beschwerden selbst können sehr vielfältig sein, wie bereits oben beschrieben, und beinhalten Oberbauchschmerzen, retrosternale Schmerzen und Krämpfe, Unbehagen, Übelkeit, Erbrechen und auch andere, noch seltenere Symptome, die sich dem oberen Verdauungstrakt zuordnen lassen. Für die Definition der chronischen Dyspepsie wird meistens ein Andauern der Beschwerden über mindestens einen Monat gefordert [9, 77, 81]. Allen Definitionen gemeinsam ist die Bedingung, daß keine organischen Läsionen im Bereich des oberen Gastrointestinaltraktes gefunden werden und auch keine Systemerkrankungen vorliegen.

Man kann natürlich von einer „organischen Dyspepsie" dann sprechen, wenn aufgrund von spezifischen organischen Veränderungen, wie Gastroduodenalulkus, Refluxösophagitis, Cholelithiasis oder Karzinom, entsprechende Oberbauchbeschwerden vorliegen [9]. Die organischen Läsionen sollten durch entsprechende diagnostische Untersuchungen ausgeschlossen sein. Genau an diesem Punkt muß eine Schwäche der Definition angesprochen werden, denn während die Endoskopie des Gastrointestinaltraktes als Mindestanforderung zum Ausschluß von organischen Läsionen gelten muß, kann bereits über eine 24-h-Ösophagus-pH-Metrie zum Ausschluß eines pathologischen gastroösophagealen Refluxes bei epigastrischen Beschwerden diskutiert werden.

Bei dieser Ausgangsdefinition findet man unter dem Sammelbegriff „Dyspepsie" durchaus ein Beschwerdebild, das den Befrager und Untersucher spontan an eine gastroduodenale Ulkuskrankheit erinnert, bei epigastrischen Schmerzen, die im Vordergrund stehen und möglicherweise nahrungsabhängig sind, während der Untersucher bei regurgitationsartigen Symptomen und gelegentlichem Sodbrennen sicher primär an eine gastroösophageale Refluxkrankheit denkt. Werden durch die entsprechenden morphologischen Untersuchungen (Endoskopie, Radiographie) und die funktionellen Untersuchungen (24-h-Ösophagus-pH-Metrie und -Manometrie), gastroduodenale Ulkuskrankheit und Refluxkrankheit ausgeschlossen, so bleibt als Diagnose die funktionelle oder chronische Dyspepsie. Die Non-ulcer-Dyspepsie wird meistens für den gleichen Krankheitskomplex wie die funktionelle Dyspepsie verwendet. Letztlich soll hiermit besonders angedeutet werden, daß es sich um Beschwerden handelt, die den Befrager an eine Ulkuskrankheit denken lassen, bei den morphologischen Untersuchungen wird ein Ulkus jedoch ausgeschlossen.

Klassifikationen

Eine ursachenorientierte Einteilung der Dyspepsie stellt die folgende Klassifizierung der Dyspepsie dar [9, 77, 81]:

Gruppe I: Patienten mit dyspeptischen Beschwerden, bei denen letztlich durch die Diagnostik eine identifizierbare morphologische oder funktionelle Störung festgestellt werden kann (gastroduodenale Ulkuskrankheit, gastroösophageale Refluxkrankheit, Malignom, Pankreaserkrankung, Cholelithiasis).

Gruppe II: Patienten mit dyspeptischen Beschwerden, bei denen eine Funktionsstörung oder ein potentieller Grund der Beschwerden festgestellt werden kann, die jedoch keinen sicheren Beweis darstellen (Helicobacter pyloris, histologisch nachgewiesene Gastritis und Duodenitis, gastrale oder antroduodenale Motilitätsstörungen).

Gruppe III: Patienten mit dyspeptischen Beschwerden, bei denen weder die morphologischen noch die Funktionsuntersuchungen irgendeinen Hinweis auf die Ursache der Beschwerden liefern.

Gruppe II und III sind letztlich die Gruppen, die hier von besonderem Interesse sind.

Eine weitere Differenzierung wurde etabliert, die dem im Vordergrund stehenden Symptom besondere Bedeutung beimißt und letztlich auch eine

Therapiekonsequenz nach sich ziehen könnte [16, 40, 77]. Diese Einteilung hat fünf Gruppen:

I. „gastro-oesophageal reflux-like dyspepsia",
II. „dysmotility-like dyspepsia",
III. „ulcer-like dyspepsia",
IV. Aerophagiedyspepsie,
V. idiopathische oder essentielle Dyspepsie.

Entsprechend dieser Einteilung, auf die in den letzten Jahren häufig Bezug genommen wird, dominieren bei diesen Patienten z.B. refluxartige Symptome, wie retrosternales Brennen, epigastrischer Druck und Regurgitation. Die Symptome treten in erster Linie postprandial auf und sind unabhängig von der Körperhaltung. Bei der „ulcer-like"-Dyspepsie stehen Schmerzen im Vordergrund, die postprandial oder durch Einnahme von Säureblockern gelindert werden können. Bei der „dysmotility-like" Dyspepsie stehen eher diffuse abdominale Schmerzen, Spannungen oder Krämpfe im Oberbauch im Vordergrund, die durch die Nahrungsaufnahme verschlechtert werden können. Ein frühes Sättigungsgefühl, Nausea und Aufstoßen sind weitere Begleitsymptome. Bei der Aerophagiedyspepsie stehen Völlegefühl und Aufstoßen, was dann als unangenehme Belastung empfunden wird, besonders im Vordergrund. Auch Blähungen und häufiges Schlucken können assoziiert sein. 25% aller Patienten mit Non-ulcer-Dyspepsie lassen sich aufgrund ihrer unspezifischen Symptomatik keiner der ersten 4 Gruppen zuordnen und müssen deswegen als idiopathische oder essentielle Dyspepsie klassifiziert werden [9].

Eine Unterteilung von Patienten mit Non-ulcer-Dyspepsie basierend auf Symptomen muß aus verschiedenen Gründen kritisch gesehen werden. Symptome im Bereich des oberen Verdauungstrakts sind unspezifisch, was zu großen Überschneidungen zwischen den Untergruppen führt. Eine 1992 erschienene epidemiologische Untersuchung, die von Dyspepsie betroffene Studienteilnehmer gemäß obigem Vorschlag einteilt, zeigt, daß 43% aller dyspeptischen Patienten mehr als einer Gruppe zugeordnet werden können. Zudem hatte $^1/_3$ aller Betroffenen Symptome, die auf das zusätzliche Vorliegen eines Colon irritabile schließen ließen [78]. Die starke Assoziation von Non-ulcer-Dyspepsie mit Colon irritabile und umgekehrt wird in obiger Einteilung nicht berücksichtigt, obwohl der Anteil der Patienten, die unter einem Colon irritabile leiden und dyspeptische Symptome aufweisen, in der Literatur mit bis zu 87% angegeben wird [15].

Eine Abgrenzung der Untergruppe mit „gastro-oesophageal-reflux-like" Dyspepsie von Patienten mit manifester Refluxkrankheit aufgrund von Symptomen und negativem Endoskopiebefund alleine ist fraglich. Die Einführung und allgemeine Verbreiterung der ambulanten ösophagealen 24-h-pH-Metrie ermöglicht es zusammen mit dem Endoskopiebefund, Patienten mit Refluxkrankheit von solchen mit Non-ulcer-Dyspepsie und refluxähnlichen Symptomen objektiv abzugrenzen [30, 38].

Klauser et al. konnten zeigen, daß für die Symptome von etwa der Hälfte (47%) der Patienten mit der Diagnose Non-ulcer-Dyspepsie nach einer über die Routinediagnostik hinausgehenden, umfassenden diagnostischen Aufarbeitung eine mögliche Erklärung gefunden werden konnte [38]. Obige Einteilung war in bezug auf eine Vorhersage der Diagnose bei diesen Patienten von eingeschränktem Nutzen.

Ein weiterer wesentlicher Kritikpunkt an der Einteilung ist das Fehlen eines pathophysiologischen Erklärungsmodells für die den einzelnen Untergruppen zugrunde liegenden Symptomkomplexe.

Pathophysiologische Mechanismen

Die pathophysiologischen Mechanismen, die für das Entstehen der Non-ulcer-Dyspepsie verantwortlich gemacht werden, sind ebenso mannigfaltig wie umstritten und gegenwärtig Gegenstand intensiver gastroenterologischer Grundlagenforschung. Die wichtigsten in Betracht gezogenen Mechanismen werden im folgenden kurz dargestellt.

Magensäuresekretion

Die Hypothese einer erhöhten Magensaftsekretion bei Patienten mit Non-ulcer-Dyspepsie kann aufgrund der gegenwärtig zur Verfügung stehenden Daten nicht aufrecht erhalten werden. Studien, die Basis- und stimulierte Magensäuresekretion von Patienten mit Non-ulcer-Dyspepsie zu Normstichproben verglichen, konnten keine signifikanten Unterschiede feststellen [6, 10, 61, 80]. Eine Studie berichtet sogar von einer negativen Korrelation zwischen der Intensität dyspeptischer Symptome und dem Maximum der Magensäuresekretion [6]. Die Mehrzahl plazebokontrollierter klinischer Studien, die den Effekt einer H_2-Rezeptor-Antagonisten Behandlung auf Patienten mit Non-ulcer-Dyspepsie untersuchen, beschreiben eine signifikante Verbesserung der Symptomatik im Verlauf der Behandlung [25, 39, 44, 60, 76]. Von wenigen Ausnahmen abgesehen [25, 39] besteht allerdings kein klinisch signifikanter Unterschied zwischen der Wirksamkeit der H_2-Rezeptor-Antagonisten und dem bei diesen Patienten häufig zu beobachtenden erheblichen Plazeboeffekt [44, 60, 76].

Helicobacter pylori

In Sektion 8, S. 694, wird besonders auf die helikobakterassoziierte Gastritis eingegangen. Im Verlauf des letzten Jahrzehnts wurde die Bedeutung einer Helicobacter-pylori-Infektion immer wieder als pathophysiologischer Mechanismus bei der Entstehung der Dyspepsie diskutiert [3, 63]. Studien aus den USA, den Niederlanden, England und Australien belegen eine Kolonisierung der Magenschleimhaut mit Helicobacter pylori bei einem hohen Prozentsatz (43–87%) der Patienten mit Non-ulcer-Dyspepsie [42, 63, 66]. Allerdings wird die Prävalenz von Helicobacter pylori in der Durchschnittsbevölkerung jenseits des 4. Lebensjahrzehnts ebenfalls mit bis zu 50 % und steigender Tendenz mit zunehmendem Alter angegeben [14, 33, 54, 56, 72]. In der Mehrzahl der Studien konnten keine signifikanten Korrelationen zwischen dem Vorliegen einer Helicobacter-pylori-Infektion und der Anwesenheit, Intensität oder Art dyspeptischer Symptome aufgezeigt werden [5, 11, 27, 70, 83].

Talley evaluierte die Methodik und Resultate von zwischen 1984 und 1993 publizierten klinischen Studien, die den Effekt einer Helikobakterbehandlung bei Patienten mit helikobakterpositiver Non-ulcer-Dyspepsie untersuchten [73] (Tabelle 1). Es wurden ausschließlich vollständig publizierte Studien berücksichtigt, die eine Kontrollgruppe enthielten. Insgesamt verblieben 16 klinische Studien zur eingehenderen Analyse, von denen 8 einen signifikanten Effekt einer Helikobakterbehandlung bei Patienten mit Non-ulcer-Dyspepsie nachwiesen [26, 29, 36, 37, 43, 58, 67, 82], während 8 keinen signifikanten Vorteil einer Behandlung erkennen konnten [20, 22, 24, 47, 50, 52, 62, 87]. Letztendlich bleibt die Frage nach einem eindeutigen Nutzen einer Helikobaktertherapie bei Patienten mit Non-ulcer-Dyspepsie noch offen.

Gastrale Motilität

Pathologische Veränderungen der gastralen Motilität können sich vielfältig äußern [49]. Eine Gastroparese kann durch den verzögerten Weitertransport der Nahrung vom Fundus in das Antrum zu einer erheblichen Distension mit entsprechendem Unbehagen und Völlegefühl bis hin zu krampfartigen Schmerzen und Erbrechen führen. Eine verzögerte Magenentleerung auf-

Tabelle 1. Übersicht der randomisierten Studien Helikobaktertherapie bei funktioneller Dyspepsie. (Nach [73])

Autoren	Jahr	Anzahl	Nachbeobachtung	Behandlungserfolg
McNulty et al. [52]	1986	100	keine	erfolgreich
Rokkas et al. [67]	1988	52	keine	erfolgreich
Kang et al. [36]	1990	51	keine	erfolgreich
Goh et al. [26]	1990	71	1 Monat	erfolgreich
Kazi et al. [37]	1990	52	keine	erfolgreich
Vaira et al. [82]	1992	80	2 Monate	erfolgreich
Nafeeza et al. [58]	1992	43	keine	erfolgreich
Lambert et al. [43]	1989	78	keine	positiver Trend
Holcombe et al. [29]	1992	130	keine	positiver Trend
Loffeld et al. [47]	1989	50	keine	nicht erfolgreich
Marshall et al. [50]	1993	50	6 Monate	nicht erfolgreich
Glupczynski et al. [24]	1988	45	keine	nicht erfolgreich
GPW-Gruppe [22]	1988	69	6 Wochen	nicht erfolgreich
Patchett et al. [62]	1991	90	12 Monate	nicht erfolgreich
Westblom et al. [87]	1992	18	1 Monat	nicht erfolgreich
Frazzoni et al. [20]	1993	20	10 Monate	nicht erfolgreich

grund einer antroduodenalen Motilitätsstörung kann das eine oder andere eben beschriebene Symptom noch akzentuieren. Eine besondere Form der antroduodenalen Motilitätsstörung ist die retrograde Pulsion von Dünndarminhalt.

Duodenogastraler Reflux ist ein physiologisches Phänomen [57]. Wenn es jedoch, bedingt durch eine antroduodenale Motilitätsstörung, zu einer exzessiven Ausprägung dieses Phänomens kommt, kann es zu epigastrischen Schmerzen, Nausea und Erbrechen führen [45, 64, 65, 68]. Dieses Erbrechen kann dann im Gegensatz zu der Behinderung bei der Magenentleerungsstörung auch im nüchternen Zustand auftreten. Häufig steht galliges Erbrechen im Vordergrund, was zu einer solchen Einschränkung der normalen Verdauungsfunktion führt, daß hiermit auch ein Gewichtsverlust einhergeht [65]. Bei entsprechend langer Exposition der Magenschleimhaut mit exzessivem duodenogastralem Reflux kommt es früher oder später auch zu Schleimhautschäden [17, 64]. Die Inzidenz und das Ausmaß des pathologischen duodenogastralen Refluxes waren bisher aufgrund der diagnostischen Schwierigkeiten bei diesem Phänomen immer problematisch nachzuweisen [65]. Dies führte letztlich dazu, daß die Bedeutung dieses pathophysiologischen Mechanismus nach wie vor umstritten ist und die klinischen Konsequenzen, die sich daraus ergeben, noch begrenzt sind [68]. Ritchie hat den exzessiven duodenogastralen Reflux auf einer symptomatischen Basis definiert [65]. Das beschriebene Phänomen kann als pathologisch diagnostiziert werden, wenn die Symptome von epigastrischen Schmerzen, intermittierender Nausea und galligem Erbrechen zusammen mit histologisch nachgewiesener Gastritis auftreten. Gerade Patienten mit einem weniger ausgesprochen klinischen Bild als das von Ritchie beschriebene werden aber häufig unter der Diagnosegruppe Non-ulcer-Dyspepsie klassifiziert.

Eine Reihe verschiedener Untersuchungstechniken wurde entwickelt, um pathologischen duodenogastralen Reflux nachzuweisen [2, 4, 18, 21, 65]. Will man therapeutische Konsequenzen bei Patienten mit diagnostischen Hinweisen auf einen exzessiven duodenogastralen Reflux als Ursache seiner Dyspepsie ziehen, so empfiehlt es sich gegenwärtig, soviel wie möglich klinische und diagnostische Fakten zu sammeln, denn keines der Symptome noch der diagnostischen Untersuchungen, wie Szintigraphie, 24-h-Magen-pH-Metrie und fiberoptische 24-h-Bilirubinmessungen, sind ein vollständiger Beweis. Es besteht weiterhin Unsicherheit über die präzise pathophysiologische Rolle der alkalischen und toxischen Refluxkomponenten bezüglich Symptomentstehung und Magenschleimhautschädigung. Diese Schwäche beruht auf einer diagnostischen Unsicherheit der zur Verfügung stehenden Untersuchungsmethoden.

Eine *verzögerte Magenentleerung* aufgrund von Veränderungen der antroduodenalen Motilität wird als weiterer pathophysiologischer Mechanismus bei der Entstehung der Non-ulcer-Dyspepsie diskutiert [48]. Malagelada u. Stranghellini fanden pathologische Veränderungen der Magen-Darm-Motorik bei 75 von 104 aufgrund funktioneller Oberbauchbeschwerden mit stationärer antroduodenaler Motilität evaluierter Patienten [49]. Bei 43 Patienten lagen isolierte Veränderungen der antralen Motorik vor, während bei 32 Patienten kombinierte Störungen der antralen und duodenalen Motilität zu beobachten waren. Der hohe Anteil positiver Testergebnisse innerhalb der untersuchten Stichprobe ist sicherlich mitbedingt durch einen relativ hohen Anteil an Patienten mit neurologischen und urologischen Erkrankungen sowie Stoffwechselstörungen, die nicht von der Studie ausgeschlossen wurden. Allerdings beschreiben auch Di Lorenzo et al. einen ähnlich hohen Anteil (80%) pathologischer Manometriebefunde bei 35 Erwachsenen und 34 Kindern, die aufgrund von Non-ulcer-Dyspepsie mit Mindesterkrankungsdauer von 2 Jahren mit antroduodenaler Manometrie evaluiert wurden [13]. Es handelte sich dabei überwiegend um für eine Neurophathie typische Veränderungen, vergleichbar den Befunden, die bei chronischer intestinaler Pseudoobstruktion zu beobachten sind. Patienten mit gastrointestinalen Manifestationen anderer Primärerkrankungen (Sklerodermie, Diabetes mellitus, Amyloidose, Hypothyreose, muskuläre Dystrophie und Zerebralparese) und endoskopisch nachweisbaren organischen Läsionen im Bereich des oberen Gastrointestinaltrakts wurden von dieser Untersuchung ausgeschlossen. Malagelada konnte anhand einer begrenzten Stichprobe zeigen, daß bei Patienten mit „dysmotility-like" Symptomen häufiger eine verlangsamte Magenentleerung zu beobachten war, die auf einer Hypomotilität des Antrums oder erhöhten Entleerungswiderstand aufgrund duodenaler Dysmotilität zurückzuführen war [8].

Die Prävalenz einer verzögerten Magenentleerung, diagnostiziert mit radionuklidszintigraphischen Techniken bei Patienten mit Non-ulcer-Dyspepsie wird in der Literatur mit 50% beschrieben [32, 41, 84, 85]. Mit Hilfe der Elektrogastrographie (EGG) kann die elektrophysiologische Eigenaktivität der glatten Magenmuskulatur erfaßt werden. Pathologische myoelektrische Muster, insbesondere Tachygastrien, werden bei etwa 50% von Patienten mit Non-ulcer-Dyspepsie beschrieben [23, 88].

Hinsichtlich *peripherer* und *zentraler neuraler Mechanismen*, die bei der Schmerzentstehung von Patienten mit funktionellen Darmerkrankungen eine Rolle spielen können, erschienen in jüngster Vergangenheit Publikationen mit tragfähigen Hypothesen. Demnach besteht bei Patienten mit funktionellen Darmerkrankungen eine Hypersensitivität der Viszera und in Verbindung damit eine Hyperalgesie [51]. Stimuli, die von symptomfreien Individuen als normal empfunden werden, werden von Patienten mit funktionellen Darmerkrankungen als schmerzhaft wahrgenommen. Die neurophysiologische Basis für chronische Hyperalgesie bilden veränderte periphere viszeral afferente Mechanismen und/oder Veränderungen in der Exzitabilität zentraler Neuronen, auf die diese peripheren viszeralen Afferenzen projiziert werden. Das Konzept einer veränderten viszeral afferenten Komponente bei Patienten mit Non-ulcer-Dyspepsie stützt sich auf mehrere klinische Studien, die eine gesteigerte Schmerzwahrnehmung bei intragastraler Ballondistension beschreiben [7, 46, 53]. Primär viszeral afferente Nervenfasern bilden unter anderem den Input für komplexe Refluxbögen, die für die Modulation des enterischen Nervensystems verantwortlich sind. Eine gesteigerte Antwort des autonomen Nervensystems auf physiologische viszerale Stimuli kann wiederum weitreichende Auswirkungen auf verschiedene Funktionen des Intestinaltrakts (Motilität, Sekretion, Blutversorgung) haben. Bei Patienten mit Non-ulcer-Dyspepsie wurde eine defekte Fundusrelaxation nach intragastraler Ballondilatation beschrieben. Auf eine veränderte Integrationsfunktion zentraler Neurone deuten die Ergebnisse von Untersuchungen hin, die eine Veränderung der somatischen Bezugsareale bei Patienten mit funktionellen Darmerkrankungen zeigen [12, 55].

Eine Mitbeteiligung *psychologischer Faktoren* in der Pathogenese von funktionellen Darmerkrankungen wird durch eine Vielzahl von Studien gestützt. Bei Gesunden wurde gezeigt, daß Streß zu einer veränderten gastrointestinalen Motilität führt. Akuter Streß – induziert z.B. durch das Eintauchen einer Hand in eiskaltes Wasser – verursacht antrale und duodenale Hypomotilität, und intermittierender oder Dauerstreß führt zu einer verminderten der Anzahl von „migrating motor complexes" (MMC) [19, 69].

Patienten mit Non-ulcer-Dyspepsie erzielen höhere Scores bei Persönlichkeitsmerkmalen wie Ängstlichkeit, Neurotizismus, Depression und Hypochondrie im Vergleich zu Gesunden und Patienten, die unter Ulkus-Dyspepsie oder Gallensteinen leiden [19, 69, 75]. Dyspeptische Patienten sind häufiger unzufrieden mit dem Arbeitsplatz sowie ihrer finanziellen und Wohnsituation [69, 75]. Psychosoziale und Persönlichkeitsfaktoren sind mit Non-ulcer-Dyspepsie assoziiert, während noch Unklarheit über ihre Rolle in der Pathogenese der Erkrankung herrscht.

Zusammenfassend liegt bei der Dyspepsie sicher kein einheitlicher pathophysiologischer Mechanismus zugrunde. Viele zugrundeliegende Komponenten werden diskutiert. Allen gemeinsam ist der unspezifische Charakter der Symptome und die diagnostische Unsicherheit im Nachweis ihrer Präsenz, ganz zu schweigen vom fehlenden Beweis der Korrelation mit den Symptomen. Der Zusammenhang mit psychosozialen Faktoren bei diesen Beschwerden läßt eine präzise Erfassung des Zusammenhangs zwischen Ursachenmechanismus und auftretenden Symptomen und damit einer gezielten therapeutischen Konsequenz in weite Ferne rücken.

Literatur

1. Barbara L, Camilleri M, Corinaldesi R et al. (1989) Definition and investigation of dyspepsia. Consensus of an international ad hoc working party. Dig Dis Sci 34:1272
2. Bechi P, Pucciani F, Baldini F et al. (1993) Long-term ambulatory enterogastric reflux monitoring – validation of a new fiberoptic technique. Dig Dis Sci 38:1297–1306
3. Blaser MJ (1987) Gastric Campylobacter-like organisms, gastritis and peptic ulcer disease. Gastroenterology 93:371
4. Blum AL, Heading R, Müller-Lissner S, Olbe L (1989) Is duodenogastric reflux clinically relevant? Gastroenterol Int 2:1–8
5. Börsch G, Schmidt G, Wegener M et al. (1988) Campylobacter pylori: Prospective analysis of clinical and histological factors associated with colonization of the upper gastrointestinal tract. Eur J Clin Invest 18(2):133–138
6. Bonnevie OH, Kallehauge HE, Wulff HR, Wulff MR (1971) Prognostic value of the augmented histamine test in ulcer disease and X-ray negative dyspepsia. Scand J Gastroenterol 6:723–729

7. Bradette M, Pare P, Douville P, Morin A (1991) Visceral perception in health and functional dyspepsia. Crossover study of gastric distension with placebo and dromperidone. Dig Dis Sci 36:52–58
8. Camilleri M, Brown ML, Malagelada JR (1986) Relationship between impaired gastric emptying and abnormal gastrointestinal motility. Gastroenterology 91:94–99
9. Colin-Jones DG, Bloom B, Bodemar G, Crean GP, Freston J, Gugler R et al. (1988) Management of dyspepsia: report of a working party. Lancet 1:576–579
10. Collen MJ, Loebenberg MJ (1989) Basal gastric acid secretion in nonulcer dyspepsia with or without duodenitis. Dig Dis Sci 34:246–250
11. Collins JSA, Knill-Jones RP, Sloan JM et al. (1991) A comparison of symptoms between non-ulcer dyspepsia patients positive and negative for Helicobacter pylori. Ulster Med J 60:21–27
12. Dawson AM (1985) Origin of pain in the irritable bowel syndrome. In: Read NW (ed) Irritable bowel syndrome. Grune & Stratton, Philadelphia, pp 155–162
13. Di Lorenzo C, Hyman PE, Flores AF, Kashyap P, Tomomasa T, Snape jr LO (1994) Antroduodenal manometry in children and adults with severe nonulcer dyspepsia. Scand J Gastroenterol 29(9):799–806
14. Dooley CP, Cohen H, Fitzgibbons P, Bauer M, Appleman MD, Perez-Perez GI, Blaser MJ (1989) Prevalence of Helicobacter pylori and histologic gastritis in asymptomatic persons. N Engl J Med 321:1562–1566
15. Dotevall G, Svedlund J, Sjödin I (1982) Symptoms in irritable bowel syndrome. Scand J Gastroenterol 17 (Suppl 79):16–19
16. Drossman DA, Thompson WG, Talley NJ, Funch-Jensen P, Janssens J, Whitehead W (1990) Identification of subgroups of functional gastrointestinal disorders. Gastroenterol Int 3:159
17. Du Plessis DH (1965) Pathogenesis of gastric ulceration. Lancet 1:974–978
18. Fein M, Fuchs K-H, Bohrer T, Freys S, Thiede A (1995) Fiberoptic technique for 24 hour bile reflux monitoring – standards and normal values for gastric monitoring. Dig Dis Sci 41:216–225
19. Fone DR, Horowitz M, Maddox A, Ackermans LMA, Read NW, Dent J (1990) Gastroduodenal motility during the delayed gastric emptying induced by cold stress. Gastroenterology 98:1155–1161
20. Frazzoni M, Lonardo A, Grisendi A, Casa GD, Pulvirenti M, Ferrari AM (1993) Are routine duodenal and antral biopsies useful in the management of „functional" dyspepsia? A diagnostic and therapeutic study. J Clin Gastroenterol 17:101–108
21. Fuchs K-H, DeMeester TR, Hinder RA, Stein HJ, Barlow AP, Gupta NC: Computerized identification of pathologic duodenogastric reflux using 24-hour gastric pH monitoring. Ann Surg 213:13–20
22. The Gastrointestinal Physiology Working Group of Cayetano Heredia and the Johns Hopkins University, Morgan D, Kraft W, Bender M, Pearson A (1988) Nitrofurans in the treatment of gastritis associated with Campylobacter pylori. Gastroenterology 95:1178–1184
23. Geldorf H, Van der Schee EJ, Van Blankenstein M, Grashuis JL (1986) Electrogastrographic study of gastric myoelectrical activity in patients with unexplained nausea and vomiting. Gut 27:799–808
24. Glupzynski Y, Burette A, Labbe M, Deprez C, De Reuck M, Deltenre M (1988) Campylobacter pylori associated gastritis: a double-blind placebo-controlled trial with amoxycillin. Am J Gastroenterol 83:365–372
25. Gofthard R, Bodemar G, Brodin U, Jönsson KA (1988) Treatment with cimetidine, antacid, or placebo in patients with dyspepsia of unknown origin. Scand J Gastroenterol 23:7–18
26. Goh KL, Parasakthi N, Peh SC, Wong NW, Lo YL, Puthucheary SD (1991) Helicobacter pylori infection and non-ulcer dyspepsia: the effect of treatment with colloidal bismuth subcitrate. Scand J Gastroenterol 26:1123–1131
27. Guerre J, Berthe Y, Chaussade S et al. (1989) Has Campylobacter pylori gastritis a specific clinical symptomatology? (abstract) Klin Wochenschr 67 (Suppl 18):25–26
28. Heatley RV, Rathbone BJ (1987) Dyspepsia: A dilemma for doctors? Lancet 2:779

29. Holcombe C, Thom C, Kaluba J, Lucas SB (1992) Helicobacter pylori clearance in the treatment of non-ulcer dyspepsia. Aliment Pharmacol Ther 6:119–123
30. Jamieson JR, Stein HJ, DeMeester TR et al. (1992) Ambulatory 24-h esophageal pH monitoring: normal values, optimal thresholds, specificity, sensitivity, and reproducibility. Am J Gastroenterol 87(9):1102–1111
31. Jebbink HJA, Smout AJPM, Van Berge-Henegouwen GP (1993) Pathophysiology and treatment of functional dyspepsia. Scand J Gastroenterol 28 (Suppl 200):8–14
32. Jian R, Ducrot F, Ruskone A (1989) Symptomatic radionuclide and therapeutic assessment of chronic idiopathic dyspepsia. A double-blind placebo-controlled evaluation of cisapride. Dig Dis Sci 34:657–664
33. Jones DM, Eldridge J, Fox AJ et al. (1986) Antibody to the gastric Campylobacter-like organism („Campylobacter pyloris") – clinical correlations and distribution in the normal population. J Med Microbiol 22:57–62
34. Jones R, Lydeard S (1989) Prevalence of symptoms of dyspepsia in the community. Br Med J 298:30–32
35. Jones R, Lydeard S, Hobbs FD, Kenkre JE, Williams EI, Jones SJ et al. (1990) Dyspepsia in England and Scotland. Gut 31:401–405
36. Kang JY, Tay HH, Wee A, Guan R, Math MV, Yap I (1990) Effect of colloidal bismuth subcitrate on symptoms and gastric histology in non-ulcer dyspepsia. A double-blind placebo controlled study. Gut 31:476–480
37. Kazi JL, Jafarey NA, Alam SM, Zuberi SJ, Kazi AM, Qureshi H et al. (1990) A placebo controlled trial of bismuth salicylate in Helicobacter pylori associated gastritis. JPMA 40:154–156
38. Klauser AG, Voderholzer WA, Knesewitsch PA, Schindlbeck NE, Müller-Lissner SA (1993) What is behind dyspepsia? Dig Dis Sci 38:147–154
39. Kleveland PM, Larsen S, Sandvik L et al. (1985) The effect of cimetidine in non-ulcer dyspepsia. Experience with a multi-cross-over model. Scand J Gastroenterol 20:19–24
40. Knill-Jones RP (1985) A formal approach to symptoms in dyspepsia. Clin Gastroenterol 14:517
41. Labo G, Bortolotti M, Vezzadini P, Bonara G, Bersani G (1986) Interdigestive gastroduodenal motility and serum motilin levels in patients with idiopathic delay in gastric emptying. Gastroenterology 90:20–26
42. Lambert JR (1993) The role of Helicobacter pylori in nonulcer dyspepsia: a debate – for. Gastroenterol Clin North Am 22:141–151
43. Lambert JR, Dunn K, Borromeo M, Korman MG, Hansky J (1989) Campylobacter pylori – a role in non-ulcer dyspepsia? Scand J Gastroenterol 24 (Suppl 160):7–13
44. Lance P, Wastell C, Schiller KF (1986) A controlled trial of cimetidine for the treatment of non-ulcer dyspepsia. J Clin Gastroenterol 8:414–418
45. Lawson HH (1964) Effect of duodenal contents on the gastric mucosa under experimental conditions. Lancet 1:469–472
46. Lemann M, Dederding JP, Flourie B, Franchisseur C, Rambaud JC, Jian R (1991) Abnormal perception to visceral pain in response to gastric distension in chronic idiopathic dyspepsia. The irritable stomach syndrome. Dig Dis Sci 36:1249–1254
47. Loffeld RJ, Potters HV, Stobberingh E, Flendrig JA, Van Spreeuwel JP, Arends JW (1989) Campylobacter associated gastritis in patients with non-ulcer dyspepsia: a double blind placebo controlled trial with colloidal bismuth subcitrate. Gut 30(9):1206–1212
48. Malagelada JR (1991) Gastrointestinal motor disturbances in functional dyspepsia. Scand J Gastroenterol 26 (Suppl 182):29
49. Malagelada JR, Stranghellini V (1985) Manometric evaluation of functional upper gut symptoms. Gastroenterology 88:1223–1231
50. Marshall BJ, Valenzuela JE, McCallum RW et al. (1993) Bismuth subsalicylate suppression of Helicobacter pylori in nonulcer dyspepsia: a double-blind placebo-controlled trial. Dig Dis Sci 38:1674–1680
51. Mayer EA, Gebhart GF (1994) Basic and clinical aspects of visceral hyperalgesia. Gastroenterology 107:271–293

52. McNulty CAM, Gearty JC, Crump B, Davis M, Donovan IA, Melikian V et al. (1986) Campylobacter pyloridis and associated gastritis: investigator blind placebo-controlled trial of bismuth salicylate and erythromycin ethyl-succinate. Br Med J 293:645–649
53. Mearin F, Cucala M, Azpiroz F, Malagelada JR (1991) The origin of symptoms on the brain-gut axis in functional dyspepsia. Gastroenterology 101:999–1006
54. Mégraud F, Brassens-Rabbé M-P, Denis F et al. (1989) Seroepidemiology of Campylobacter pylori infection in various populations. J Clin Microbiol 27:1870–1873
55. Mertz H, Sytnik B, Galen S, Mayer EA (1993) Evidence for altered spinal processing of gastric afferent information in non-ulcer dyspepsia (Abstract). Gastroenterology 104:A 551
56. Morris A, Nicholson G, Lloyd G et al. (1986) Seroepidemiology of Campylobacter pyloridis. N Z Med J 99:657–665
57. Müller-Lissner SA, Fimmel CJ, Sonnenberg A, Will N, Müller-Duysing W, Heinzel F, Müller R, Blum AL (1983) Novel approach to quantify duodenogastric reflux in healthy volunteers and in patients with type I gastric ulcer. Gut 24:510–518
58. Nafeeza MI, Shahimi MM, Kudva MV et al. (1992) Evaluation of therapies in the treatment of Helicobacter pylori associated non-ulcer dyspepsia. Singapore Med J 33:570–574
59. Nyrén O, Adami HO, Gustavsson S, Lööf L, Nyberg A (1985) Social and economic effects of non-ulcer dyspepsia. Scand J Gastroenterol 20 (Suppl 109):41–47
60. Nyrén O, Adami HO, Bates S, Bergström R, Gustavsson S, Lööf L, Nyberg A (1986) Absence of therapeutic benefits from antacids or Cimetidien in non-ulcer dyspepsia. N Engl J Med 314:339–343
61. Nyrén O, Adami HO, Gustavsson S, Lindgren PG, Lööf L, Nyberg A (1987) The „epigastric distress syndrome": a possible disease entity identified by history and endoscopy in patients with non-ulcer dyspepsia. J Clin Gastroenterol 9:303–309
62. Patchett S, Beattie S, Leen E, Keane C, O'Morain C (1991) Eradicating Helicobacter pylori and symptoms of non-ulcer dyspepsia. Br Med J 303:1238–1240
63. Pettross CW, Appleman MD, Cohen H et al. (1988) Prevalence of Campylobacter pylori and association with antral mucosal histology in subjects with and without upper gastrointestinal symptoms. Dig Dis Sci 33:649–653
64. Rhodes J, Barnardo DE, Philips SF et al. (1969) Increased reflux of bile into the stomach in patients with gastric ulcer. Gastroenterology 57:241–252
65. Ritchie WP (1980) Alkaline reflux gastritis: An objective assessment of its diagnosis and treatment. Ann Surg 92:288–298
66. Rokkas T, Pursey C, Uzoechina E, Dorrington L, Simmons NA, Filipe MI (1987) Campylobacter pylori and non-ulcer dyspepsia. Am J Gastroenterol 82:1149–1152
67. Rokkas T, Pursey C, Uzeochina E, Dorrington L, Simmons NA, Filipe MI, Sladen GE (1988) Non-ulcer dyspepsie and short-term De-Nol therapy: a placebo controlled trial with particular reference to the role of Campylobacter pylori. Gut 29:1386–1391
68. Schumpelick W (1984) Duodenogastraler Reflux – Faktum oder Fiktion. Dtsch Med Wschr 109:1205–1210
69. Stanghellini V, Malagelada JR, Zinsmeister AR, Go VLW, Kao PC (1987) Stress induced gastroduodenal motor disturbances in humans: possible humoral mechanisms. Gastroenterology 85:83–91
70. Strauss RM, Wang TC, Kelsey PB et al. (1990) Association of Helicobacter pylori infection with dyspeptic symptoms in patients undergoing gastroduodenoscopy. Am J Med 89:464–469
71. Talley NJ (1991) Helicobacter pylori. Scand J Gastroenterol 26 (Suppl 182):47–60
72. Talley NJ (1993) The role of Helicobacter in nonulcer dyspepsia: a debate – against. Gastroenterol Clin North Am 22:153–167
73. Talley NJ (1994) A critique of therapeutic trials in Helicobacter pylori-positive functional Dyspepsia. Gastroenterology 106:1174–1183
74. Talley NJ, Philips SF (1988) Non-ulcer dyspepsia: Potential causes and pathophysiology. Ann Intern Med 108:865
75. Talley NJ, Fung LH, Gilligan IJ, McNeil D, Piper DW (1986) Association of anxiety, neuroticism, and depression with dyspepsia of unknown cause. A case control study. Gastroenterology 90:886–892

76. Talley NJ, McNeil D, Hayden A, Piper DW (1986) Randomized, double-blind, placebo-controlled crossover trial of Cimetidine and Pirenzepine in nonulcer dyspepsia. Gastroenterology 91:149–156
77. Talley NJ, Colin-Jones D, Koch KL, Koch M, Myrén O, Stanghellini V (1991) Functional dyspepsia: A classification with guidelines for diagnosis and management. Gastroenterol Int 4:145
78. Talley NJ, Zinsmeister AR, Schleck CD, Melton III LJ (1992) Dyspepsia and dyspepsia subgroups: A population-based study. Gastroenterology 102:1259–1268
79. Tibblin G (1985) Introduction to the epidemiology of dyspepsia. Scand J Gastroenterol 20 (Suppl 109):29–33
80. Tucci A, Corinaldesi R, Stanghellini V, Tosetti C, Di Febo G, Paparo GF et al. (1992) Helicobacter pylori infection and gastric function in patients with chronic idiopathic dyspepsia. Gastroenterology 103:768–774
81. Tytgat GNJ, Heading RC, Knill-Jones RP, Malagelada JR, Nyren O, Talley NJ (1991) Towards understanding dyspepsia. An update and consensus from an international working party. Scand J Gastroenterol 26 (Suppl 182):1
82. Vaira D, Holton J, Ainley C et al. (1992) Double blind trial of colloidal bismuth subcitrate versus placebo in Helicobacter pylori positive patients with non-ulcer dyspepsia. Ital J Gastroenterol 24:400–404
83. Villako K, Ihamaki T, Tamm A et al. (1984) Upper abdominal complaints and gastritis. Ann Clin Res 16:192–194
84. Waldron B, Cullen PT, Kumar R, Smith J, Jankowski J, Hopwood D, Sutton D, Kennedy N, Campbell FC (1991) Evidence for hypomotility in non-ulcer dyspepsia: a prospective multifactorial study. Gut 32:246–251
85. Wegener M, Börsch G, Schaffstein J, Schultz-Flacke C, Mai U (1988) Dose gastric Campylobacter cause delay of gastric emptying in non-ulcer dyspepsia? Am J Gastroenterol 83(7):737–740
86. Weir RD, Backett EM (1968) Studies of the epidemiology of peptic ulcer in a rural community: prevalence and natural history of dyspepsia and peptic ulcer. Gut 9:75–83
87. Westblom TU, Maden E, Subik MA, Duriex DE, Midkiff BR (1992) Double-blind randomized trial of bismuth subsalicate and clindamycin for treatment of Helicobacter pylori infection. Scand J Gastroenterol 27:249–252
88. You CH, Lee, KY, Chey WY, Menguy R (1980) Electrogastrographic study of patients with unexplained nausea, bloating and vomiting. Gastroenterology 79:311–314

7

Diagnostik

J. Heimbucher, M.P. Ritter und K.H. Fuchs

Da es sich bei der Diagnose „Funktionelle Oberbauchbeschwerden" oder Non-ulcer-Dyspepsie gemäß Definition um eine Ausschlußdiagnose handelt, müssen die differentialdiagnostisch in Frage kommenden Erkrankungen mit organisch nachweisbaren Läsionen von Non-ulcer-Dyspepsie abgegrenzt werden.

Es handelt sich dabei im wesentlichen um:

- Magenkarzinom,
- peptische Ulkuserkrankung,
- gastroösophageale Refluxerkrankung,
- Erkrankungen der Gallenblase und des ableitenden Gallengangsystems,
- chronische Pankreatitis,
- Syndrom des Colon Irritabile.

Anamnese

Am Anfang jeder Differentialdiagnose steht in jedem Fall eine umfassende Anamnese. Insbesondere bei Vorliegen einer gastroösophagealen Refluxerkrankung oder Cholelithiasis können aus der Anamnese wertvolle Hinweise auf das betroffene Organsystem gewonnen werden. Neben der Schilderung der Symptome muß hierbei auch die Dauer und Periodik der Beschwerden, das Auftreten der Beschwerden unter bestimmten Voraussetzungen, wie Zusammenhang mit der Nahrungsaufnahme generell oder mit einzelnen Nahrungsmitteln oder auch in Abhängigkeit von besonderen Lebensumständen, geklärt werden. Oft ist es hilfreich, die Symptomatik mehrfach zu erfragen und die verschiedenen Symptome vom Patienten gewichten zu lassen. Auf diese Weise kann häufig schon eine gewisse Eingrenzung des Krankheitsbildes hinsichtlich des oder der betroffenen Organe vorgenommen werden.

So tritt der mit Cholelithiasis verbundene Schmerz episodisch auf und kann über Stunden anhalten [14]. Das Fehlen dieses typischen „Galleschmerzes" schließt ein Gallensteinleiden als Ursache von Oberbauchbeschwerden unklarer Genese weitgehend aus [59]. Gallenkolikartige Schmerzen, die bei Patienten mit vorangegangener Cholecystektomie auftreten, können auf ein Postcholezystektomie-Syndrom [5], Steine oder Strikturen im Bereich des ableitenden

Gallengangsystems hindeuten. Ein unter Umständen schwer zu diagnostizierendes Krankheitsbild, das mit Symptomen vergleichbar mit einer Gallenkolik einhergehen kann, ist die biliäre Dyskinesie. Es handelt sich dabei um eine Motilitätsstörung im Bereich des Gallenwegssystems mit einer verzögerten Entleerung von Galle in das Duodenum. Sodbrennen, Dysphagie, Regurgitation von Säure und Nahrungsbestandteilen können auf das Vorliegen einer gastroösophagealen Refluxerkrankung hinweisen. Einige Autoren betrachten eine entsprechende Anamnese sogar als hinreichend sensitiven und spezifischen Indikator zur Diagnose der Erkrankung [4, 33, 39]. Im Gegensatz dazu konnten Constantini et al. zeigen, daß Symptome bei funktionellen Oesophaguserkrankungen einschließlich der gastro-ösophagealen Refluxkrankheit weder sensitiv noch spezifisch sind und daß zur adäquaten Diagnosestellung objektive Funktionstests (Motilität, 24-h-pH-Metrie) unumgänglich sind [6]. Bei einer Ausstrahlung der Oberbauchbeschwerden in den Rücken sollte an eine Erkrankung des Pankreas gedacht werden. Eine Insuffizienz des exokrinen Pankreas bei Patienten mit Non-ulcer-Dyspepsie ist – wenn auch selten – in der Literatur beschrieben [1, 45]. Weiter besteht sicher eine weite Überschneidung zwischen Patienten mit vermuteter Non-ulcer-Dyspepsie einerseits und irritablem Darmsyndrom bzw. Colon irritabile andererseits [11, 44]. In einer Reihe von Untersuchungen konnten dyspeptische Symptome im Bereich des oberen Gastrointestinaltrakts durch Balloninsufflation in verschiedenen Bereichen des Kolons reproduziert werden, was den besonders hohen Anteil von Patienten mit Colon irritabile und gleichzeitigem Vorliegen von Non-ulcer-Dyspepsie-typischen Symptomen erklären mag [31, 36, 42]. Da auch beim Colon irritabile der Nachweis eines zugrundeliegenden pathophysiologischen Mechanismus noch aussteht [48], kann das Syndrom nur auf der Grundlage von Symptomen definiert und abgegrenzt werden [25]. Manning et al. konnten zeigen, daß Patienten mit Colon irritabile aufgrund ihrer Symptomatik erfolgreich von Patienten mit organischen Erkrankungen unterschieden werden konnten [25]. Kardinalsymptome des Colon irritabile sind demnach eine Häufung der Stühle und ein Verlust der Stuhlkonsistenz mit dem Einsetzen von Schmerzen, ein Nachlassen des Schmerzes nach Defäkation, Distension des Abdomens, das Gefühl einer unvollständigen Stuhlentleerung nach Defäkation und peranaler Schleimabgang. Patienten, bei denen solche Colon-irritabile-typtischen Symptome im Vordergrund stehen, sollten von Patienten, die primär über dyspeptische Symptome klagen, unterschieden werden. Die beiden wichtigsten differentialdiagnostisch von Non-ulcer-Dyspepsie abzugrenzenden Erkrankungen sind die peptische Ulkuskrankheit und das Magenkarzinom. Während bei der Ulkuskrankheit die Beschwerden intermittierend über 1–4 Wochen mit freien Intervallen von Wochen bis Monaten, manchmal auch mehreren Jahren auftreten, bestehen beim Magenkarzinom perisitierende, progrediente Beschwerden. Die Diagnose einer Ulkuserkrankung allein auf der Grundlage klassischer Symptome ist jedoch häufig falsch [7, 20, 46]. Auch Tumoren in anderen Abschnitten des Gastrointestinaltraktes (Kolon, Pankreas) können mit einer dyspepsieähnlichen Symptomatik in Erscheinung treten. Je nach individueller Präsentation eines Patienten muß dann die weiterführende apparative und Labordiagnostik geplant werden. Dabei sollte für jede Untersuchung eine präzise Fragestellung formuliert werden und eine Konsequenz aus dem Untersuchungsergebnis für die weitere Behandlung des Patienten möglich sein. Auch die Invasivität und nicht zuletzt die Kosten der diagnostischen Maßnahmen sollten in die Überlegungen mit einbezogen werden.

Bildgebende Diagnostik: Sonographie, Endoskopie mit Histologie und Nachweis von Helicobacter pylori

Bei den meisten Patienten, welche mit Verdachtsdiagnose Non-ulcer-Dyspepsie evaluiert werden, werden eine abdominale Sonographie sowie die Endoskopie des oberen Gastrointestinaltraktes bereits im Rahmen der Routinediagnostik vorgenommen worden sein. Falls die jeweiligen Ergebnisse älteren Datums oder zweifelhaft ist, sollten diese Untersuchungen jedoch wiederholt werden. Die Sonographie kann neben dem Nachweis von Konkrementen in der Gallenblase oder im Gallenwegssystem auch Informationen über Pankreas und Magenwand liefern. Die sonographische Erfassung der Magenentleerungsfunktion gelingt nur für Flüssigkeiten, der diagnostische Gewinn ist somit limitiert [8, 10, 26]. Für Leitungswasser als Testmahlzeit wurde bei 60% der Patienten vom Dysmotilitätstyp eine verzögerte Magenentleerung beschrieben, bei anderen Formen wurde überwiegend (76%) eine normale Entleerungszeit beobachtet [10]. In anderen Studien konnte sonographisch eine abnormale intragastrische Verteilung des Mageninhaltes und eine postprandiale Distension des Antrums bei Patienten mit Non-ulcer-Dyspepsie gezeigt werden [16, 17, 53]. Als wenig invasive Methode kann die Sonographie damit erste Hinweise auf pathophysiologische Hintergründe einer bestehenden Non-ulcer-Dyspepsie liefern, sie erlaubt jedoch sicher keine definitive Beurteilung der vorhandenen Funktionsstörungen.

Die Ösophagogastroduodenoskopie gestattet den Ausschluß peptischer Läsionen und Tumoren. Auch bei makroskopisch unauffälligem Befund sollte immer eine Biopsie aus dem Antrum mit Helicobacter-pylori-Test vorgenommen werden, obgleich der Zusammenhang zwischen Helicobacter-pylori-Infektion und dyspeptischen Beschwerden noch nicht vollständig geklärt ist. Studien hinsichtlich der Motilität bei Helicobacter-pylori-positiven Individuen haben unterschiedliche Ergebnisse hervorgebracht [2, 30, 34, 41, 54, 55, 57]. Des weiteren konnte keine feste Relation zwischen vorhandenen Symptomen und Motilitätsstörungen beobachtet werden [47]. An dieser Stelle ist jedoch anzumerken, daß in den verschiedenen Studien kein einheitliches Untersuchungsprotokoll angewandt wurde, insbesondere ist die Erfassung der gastralen Motilität sicher nicht zwischen allen Studien vergleichbar. Hieraus ergibt sich die Notwendigkeit einer umfassenden funktionsdiagnostischen Abklärung der betroffenen Patienten. Zusammenfassend kann aus den vorgenannten Studien gefolgert werden, daß ein nicht unerheblicher Anteil der Non-ulcer-Dyspepsie-Patienten Helicobacter-pylori-positiv ist, und daß unter

Helicobacter-pylori-positiven wie Helicobacter-pylori-negativen Non-ulcer-Dyspepsie-Patienten gehäuft Funktionsstörungen der Motilität und der Säuresekretion zu beobachten sind. Eine Korrelation zwischen Helicobacter-pylori-Infektion und Funktionsstörungen ist bis jetzt nicht gesichert.

Eine Ösophagogastroduodenoskopie bei jedem Patienten, der sich aufgrund dyspeptischer Beschwerden beim Arzt vorstellt, ist kaum durchführbar. Es erhebt sich infolgedessen die Frage, welcher Patienten wann endoskopiert werden sollte. Fjösne und Mitarbeiter berichten, daß eine frühe Endoskopie des oberen Verdauungstrakts bei nur 30 % der über 40jährigen Patienten mit Dyspepsie zur Diagnose führte, während der Anteil bei über 65jährigen Patienten auf nahezu 60 % anstieg [12]. Eine frühe Endoskopie wird bei Patienten mit Einsetzen dyspeptischer Symptome jenseits des 40. Lebensjahres empfohlen, ferner bei Patienten mit chronisch-dyspeptischen Symptomen, die nie zuvor abgeklärt wurden, und bei Patienten, deren klinische Präsentation (Gewichtsverlust, Dysphagie, Blutung, Anämie, Erbrechen, Ulkuserkrankung in der Familiengeschichte) eine organische Ursache der Erkrankung nahelegt [43].

Demgegenüber empfahl das „Health and Public Policy Committee of the American College of Physicians“ eine Endoskopie in erster Linie bei denjenigen Patienten, die auf eine 6–8 Wochen dauernde symptomatische Therapie nicht ansprechen [18]. Vorteile der primär endoskopischen Diagnostik gegenüber radiologischen Verfahren sind die gleichzeitige Erfassung möglicher Veränderungen im Ösophagus, Magen und Duodenum, makroskopische und histologische Informationen (einschließlich Helicobacter pylori) sowie fehlende Strahlenbelastung. Auch die Kosten-Nutzen-Relation ist günstig.

Funktionsdiagnostik

pH-Metrie

Bei Patienten mit refluxartigen Beschwerden ist die ambulante 24-h-pH-Metrie des Ösophagus zum Nachweis bzw. Ausschluß einer gastroösophagealen Refluxerkrankung heute als Standard anzusehen. Sie ist einfach durchzuführen und bietet hohe Sensitivität und Spezifität, die eine objektive Abgrenzung der Patienten mit gastroösophagealer Refluxerkrankung von solchen mit Non-ulcer-Dyspepsie und refluxähnlichen Symptomen ermöglicht [21]. Eine der 24-h-pH-Metrie vorangehende stationäre Ösophagusmanometrie kann weiteren Aufschluß über die einem evtl. vorhandenen Reflux zugrunde liegenden Mechanismen (mechanisch inkompetenter unterer Ösophagussphinkter oder Dysmotilität des tubulären Ösophagus) geben. Die 24-h-pH-Metrie des Magens ist noch nicht als Standardmethode anzusehen. Jedoch bieten sich auch hier bei einer Reihe von Patienten interessante Aspekte, welche den pathophysiologischen Hintergrund verschiedener Symptome mittels typischer Erscheinungen wie persistierender Azidität oder Hinweisen auf alkalischen duodenogastralen Reflux eingrenzen können. In einem Kollektiv von 72 Patienten mit Non-ulcer-Dyspepsie fanden wir bei 28 % eine persisitierende gastrale Azidität, während 42% ein abnormales alkalisches pH-Milieu zeigten. Darüber hinaus kann die Magen-pH-Metrie auch eine begrenzte indirekte Information über die Magenentleerungsgeschwindigkeit liefern.

Barostat und antroduodenale Manometrie

Die Manometrie in Magen und Duodenum ist ebenfalls noch kein Standardverfahren. Im Magen müssen hierbei der proximale (Fundus und Korpus) und der distale Abschnitt (Antrum) mit unterschiedlichen Techniken erfaßt werden. Zur Manometrie in Fundus und Korpus wird der sog. Barostat eingesetzt. Diese Technik liefert eine Darstellung der Druck- und Volumenschwankungen dieses Bereiches mittels eines in den Magen eingebrachten Ballons. Non-ulcer-Dyspepsie-Patienten, die mit dem Barostat untersucht wurden, zeigten überwiegend eine normale Fundusfunktion [28], während die antrale Motilität sowie die Transitzeit im oberen Gastrointestinaltrakt pathologisch verändert waren. Die Manometrie im distalen Magenabschnitt wird sinnvollerweise mit einer duodenalen Manometrie kombiniert [18a]. Damit können abnormale Kontraktionsmuster im Nüchternzustand und postprandial erfaßt werden. Für Non-ulcer-Dyspepsie-Patienten sind in erster Linie Zeichen einer Hypomotilität vom neurogenen Typ beschrieben worden. Diese wurden in erster Linie deutlich durch einen erniedrigten digestiven Motilitätsindex bei normaler interdigestiver Motilität [23, 32]. Bei fester Nahrung war die Hypomotilität ausgeprägter als bei flüssiger Kost [24]. Weiterhin wurde auch ein Ausbleiben oder eine Verzögerung der Konversion zum „fed pattern" beschrieben [3]. Seltener fanden sich auch Veränderungen der interdigestiven Motilität [49]. Hier war die Inzidenz der „interdigestive motor complex" (IMC) reduziert, wobei die Reduktion bei Patienten mit einer assoziierten Gastritis ausgeprägter war. Auch simultane oder retrograd migrierende MMC („migrating motor complex") konnten beobachtet werden [3, 9] (Kapitel 1, S. 201). Diese Veränderungen werden jedoch nur bei 30–60% der Non-ulcer-Dyspepsie-Patienten gefunden und korrelieren auch nicht immer mit der individuellen Symptomatik [35]. Der Nachweis von duodenogastralem Reflux, der Bestandteil der Pathophysiologie bei Non-ulcer-Dyspepsie sein kann, ist mit der antroduodenalen Manometrie unsicher [27].

Magenentleerungsszintigraphie

Die Magenentleerungsszintigraphie kann entweder mit der antroduodenalen Manometrie kombiniert durchgeführt werden oder auch bei Patienten mit entsprechender Symptomatik als weniger belastende und am besten klinisch validierte Untersuchung zu Beginn der Evaluierung der Magenentleerungsleistung indiziert sein [40]. Die ambulante Technik dieser Methode kann bei intermittierend auftretender Symptomatik ein umfassendes Bild der Magenentleerung unter weitgehend normalen Umständen liefern [37]. Bei 20–50% der Non-ulcer-Dyspepsie-Patienten ist eine verzögerte Magenentleerung nachweisbar [13, 56, 58]. Auch hier ist – wie auch bei der antroduodenalen Manometrie – die Veränderung bei fester Kost deutlicher als bei flüssiger Testmahlzeit. Andererseits wurden auch biphasische Entleerungskurven sowie eine beschleunigte Magenentleerung beschrieben [15]. Letztendlich wird das Ergebnis der Magenentleerungsszintigraphie allein nur in einigen Fällen das therapeutische Konzept maßgeblich bestimmen.

Bilitec

Liefern Magen-pH-Metrie oder Entleerungsszintigraphie Hinweise auf duodenogastralen Reflux, ist eine Quantifizierung des Gallensaftrefluxes mit dem Bilitec möglich (s. Kapitel 1, S. 151). Die pathophysiologische Bedeutung des duodenogastralen Refluxes wurde lange Zeit kontrovers diskutiert, doch die schädigende Wirkung der Gallensalze auf die Magenschleimhaut ist inzwischen gesichert. Inwieweit ein pathologischer duodenogastraler Reflux auch bei Non-ulcer-Dyspepsie-Patienten Bestandteil der Pathophysiologie ist, kann aufgrund der bislang erfolgten Studien noch nicht präzise angegeben werden. Es ist zu erwarten, daß in Kürze entsprechende Daten zur Verfügung stehen werden und damit eine weitere interessante Perspektive zur Non-ulcer-Dyspepsie-Diagnostik zur Verfügung steht.

Sonstige diagnostische Methoden

Eine Ex-iuvantibus-Diagnose durch symptomatische Therapie mit H_2-Blockern wird kontrovers diskutiert. Obwohl die Prävalenz von Patienten, die sich bei ihrem Hausarzt mit dyspeptischen Symptomen aufgrund eines Magenkarzinoms vorstellen, sicherlich niedrig ist [22, 38], kann eine symptomatische H_2-Blocker-Behandlung vorhandene Symptome maskieren und maligne Ulzera vorübergehend zur Abheilung bringen. Infolgedessen ist die Aussagekraft einer späteren Endoskopie eingeschränkt [29, 52]. Die richtige Diagnose kann damit unter Umständen über den kritischen Zeitpunkt hinaus, zu dem eine kurative Behandlung mit guter Überlebensprognose noch möglich gewesen wäre, verschleppt werden. Bei Verdacht auf Gallenwegsdyskinesie ist eine endoskopisch-retrograde Cholezystopankreatikographie (ERCP) und Manometrie des Sphincter Oddi erforderlich [2, 12, 47]. Weitere charakteristische Befunde sind eine Erhöhung der Serumwerte für alkalische Phosphatase und Bilirubin, eine Erweiterung des Ductus choledochus und ein verzögerter Abfluß von Kontrastmittel bei der ERCP in Abwesenheit eines Abflußhindernisses (Stein, Striktur).

Zusammenfassung

Bei Patienten mit vermuteter Non-ulcer-Dyspepsie müssen organische Läsionen in jedem Fall durch Sonographie und Endoskopie sicher ausgeschlossen werden. Eine differenzierte Anamnese stellt die Basis für eine rationale weiterführende Diagnostik dar. Da die Non-ulcer-Dyspepsie kein einheitliches Krankheitsbild ist, gibt es auch kein routinemäßig anwendbares diagnostisches Schema. Vielmehr stützt sich die Durchführung einzelner spezieller Untersuchungen auf die individuelle Symptomatik eines einzelnen Patienten. Zur Evaluierung des pathophysiologischen Hintergrundes steht eine Reihe von spezifischen funktionsdiagnostischen Verfahren zur Verfügung. Im einzelnen können pH-Metrie, Manometrie, Szintigraphie und Bilitec im Ösophagus und im Magen eingesetzt werden.

Literatur

1. Andersen BN, Scheel J, Rune SJ, Worning H (1982) Exocrine pancreatic function in patients with dyspepsia. Hepatogastroenterology 6:35–37
2. Barnett JL, Behler EM, Appelman HD, Elka GH (1989) Campylobacter pylori is not associated with gastroparesis. Dig Dis Sci 34:1677–1680
3. Bassotti G, Pelli MA, Morelli A (1990) Duodenal motor activity in patients with chronic dyspeptic symptoms. J Clin Gastroenterol 12(1):17–21
4. Beck IT (1982) Why, when, and how to investigate gastroesophageal reflux disease. J Clin Gastroenterol 4:468–473
5. Bodvall B (1973) The postcholecystectomy syndromes. Clin Gastroenterol 2:103–126
6. Constantini M, Crookes PF, Bremner RM, Peters JH, Bremner CG, DeMeester TR (1993) Value of physologic assessment of foregut symptoms in a surgical practice. Surgery 114(4):780–786
7. De Dombal FT (1981) Analysis of foregut symptoms. In: Baron JH, Moody FC (eds) Butterworth's international medical reviews. Gastroenterology I: Foregut. Butterworth, London Boston, pp 49–66
8. Desaga JF, Hixt U (1987) Sonographische Bestimmung der Magenentleerung. Ultraschall 8:138–141
9. Di Lorenzo C, Hyman PE, Flores AF, Kashyap P, Tomomasa T, Lo S, Snape W jr (1994) Antroduodenal manometry in children and adults with severe nonulcer dyspepsia. Scand J Gastroenterol 29:799–806
10. Dorlars D, Schilling D, Riemann JF (1994) Möglichkeiten der Sonographie bei der Beurteilung von Magenmotilitätsstörungen. Dtsch Wschr 119:575–580
11. Dotevall G, Svedlund J, Sjödin I (1982) Symptoms in Irritable Bowel Syndrome. Scand J Gastroenterol 17 (Suppl 79):16–19
12. Fjösne U, Kleveland PM, Waldum H, Halvorsen T, Petersen H (1986) The clinical benefit of routine upper gastrointestinal endoscopy. Scand J Gastroenterol 21:433–440
13. Fox A (1989) Postprandial antral hypomotility in patients with idiopathic nausea and vomiting. Gut 30:54–59
14. French EB, Robb W (1963) Bilary and renal colic. Br Med J 2:135–138
15. Galil MA, Critchley M, Mackie CR (1993) Isotope gastric emptying tests in clinical practice: expectation, outcome, and utility. Gut 34:916–919
16. Hausken T, Berstad A (1992) Wide gastric antrum in patients with non-ulcer dyspepsia. Effect of Cisapride. Scand J Gastroenterol 27:427–432
17. Hausken T, Berstad A (1994) Effect of Glyceryl Trinitrate on antral motility and symptoms in patients with functional dyspepsia. Scand J Gastroenterol 29:23–28
18. Health And Public Policy Committee, American College of Physicians (1985) Endoscopy in the evaluation of dyspepsia. Ann Intern Med 102:266–269

18a. Heimbucher J, Ritter MP (1995) Antroduodenal motility in foregut disease. In: Bremner CG, DeMeester TR, Perrachia A (eds) Modern approach to benign esophageal disease, Quality Med. Publishing St Louis, 213–233

19. Hogan WJ, Greenen JE, Toouli J, Dodds WJ, Arndorfer RC (1983) Motility and bilary dyskinesia. In: Chey WY (ed) Functional disorders of the digestive tract. Raven Press, New York, pp 267–175
20. Horrocks JC, De Dombal FG (1978) Clinical presentation of patients with „dyspepsia“: detailed symptomatic study of 360 patients. Gut 19:19–26
21. Jamieson JR, Stein HJ, DeMeester TR et al. (1992) Ambulatory 24-h esophageal pH monitoring: normal values, optimal thresholds, specificity, sensitivity, and reproducibility. Am J Gastroenterol 87(9):1102–1111
22. Kahn KL, Greenfield S (1986) The efficacy of endoscopy in the evaluation of dyspepsia. A review of the literature and development of a sound strategy. J Clin Gastroenterol 8:346–358
23. Kerlin P (1989) Postprandial antral hypomotility in patients with idiopathic nausea and vomiting. Gut 30:54–59
23a. Lempinen M (1985) Bilary dyskinesia. Scand J Gastroenterol 109 (Suppl):103–106
24. Malagelada JR, Stanghellini V (1985) Manometric evaluation of functional upper gut symptoms. Gastroenterology 88:1223–1231
25. Manning AP, Thompson WG, Heaton KW, Morris AF (1978) Towards positive diagnosis of the irritable bowel. Br Med J 2:653–654
26. Marzio L, Giacobbe A, Conoscitore P, Facciorusso D, Frusciannte V, Modoni S (1989) Evaluation of the use of ultrasonography in the study of liquid gastric emptying. Am J Gastroenterol 84:496–500
27. Mearin F, Rodriguez R, Cucala M, Malagelada JR (1990) Is duodenogastric reflux a pathogenic factor in chronic functional dyspepsia? Gastroenterology 98:A88
28. Mearin F, Cucala M, Aspiroz F, Malagelada JR (1991) The origin of symptoms on the brain-gut axis in functional dyspepsia. Gastroenterolgy 101:999–1006
29. Meier RF, Sieber R, Bauerfeind P, Blum AL (1986) Endoscopy as a final arbiter in controlled clinical trials in peptic disorders. Clin Gastroenterol 15:377–391
30. Minocha A, Mokshagundam S, Gallo SH, Raahal PS (1994) Alterations in upper gastrointestinal motility in Helicobacter pylori-positive nonulcer dyspepsia. Am J Gastroenterol 10:1797–1800
31. Moriarty KJ, Dawson AM (1982) Functional abdominal pain: further evidence that whole gut is affected. Br J Clin Res 284:1670–1672
32. Pieramico O, Ditschuneit H, Malfertheiner P (1993) Gastrointestinal motility in patients with non-ulcer-dyspepsia. A role for helicobacter pylori infection? Am J Gastroenterol 88:364–368
33. Pope CE (1983) Gastroesophageal reflux disease. In: Sleisenger MH, Fordtran JS (eds) Gastrointestinal Disease. Saunders, Philadelphia, pp 449–476
34. Prakash C, Marshal BJ, Plankey MW (1987) Gastric emptying of solids in patients with Campylobacter pylori gastritis. Am J Gastroenterol 82:935
35. Rees WDW, Miller LJ, Malagelada JR (1980) Dyspepsia, antral motor dysfunction and gastric stasis of solids. Gastroenterology 78:360–365
36. Ritchie J (1973) Pain from distension of the pelvic colon by inflating a balloon in the irritable colon syndrome. Gut 14:125–132
37. Ritter MP, Heimbucher J, Hoeft SF, Firoozmand E, Bremner CG, Peters JH, DeMeester TR (1995) Ambulatory measurement of gastric emptying: introduction of an intragastric gamma detecting probe. Gastroenterology 108(4):A1242
38. Sampliner RE (1986) Are H_2 blockers for symptom relief? (Editorial) J Clin Gastroenterol 8:8–9
39. Silverstein BD, Pope CE 2nd (1980) Role of diagnostic tests in esophageal evaluation. Am J Surg 139:744–748
40. Smout A, Horowitz M, Armstrong D (1994) Methods to study gastric emptying. Dig Dis Sci 39 12:130 S–132 S
41. Stanghellini V, Ghidini C, Maccarini MR (1992) Fasting and postprandial gastrointestinal motility in ulcer and nonulcer dyspepsia. Gut 33:246–251
42. Swarbrick ET, Hegarty JE, Bat L, Williams CB, Dawson AM (1980) Site of pain from the irritable bowel. Lancet 2:443–446

43. Talley NJ (1988) Non-ulcer dyspepsia: Potential causes and pathophysiology. Ann Intern Med 108:865–879
44. Talley NJ, Piper DW (1985) The association between Non-ulcer dyspepsia and other gastrointestinal disorders. Scand J Gastroenterol 20:896–900
45. Talley NJ, Cutler M, Smith RC (1987) Abnormal exocrine pancreatic function in non-ulcer dyspepsia (abstract). Am J Gastroenterol 82:932
46. Talley NJ, McNeil D, Piper DW (1987) Discriminant value of dyspeptic symptoms: a study of the clinical presentation of 221 patients with dyspepsia of unknown cause, peptic ulceration, and cholelithiasis. Gut 28:40–46
47. Talley NJ, Shuter B, McCrudden G et al. (1989) Lack of association between gastric emptying of solids and symptoms in nonulcer dyspepsia. J. Clin Gastroenterol 11:625–630
48. Taylor I (1985) Colonic motility and the irritable bowel syndrome. In: Read NW (ed) Irritable bowel syndrome. Grune & Stratton, New York, pp 89–103
49. Teatoni PA, Bagnolo F, Tittobello A (1992) Interdigestive antroduodenal motor disorders in functional dyspepsia. Associated chronic gastritis correlates with a further motor impairment. Ital J Gastroenterol 24, 8:440–445
50. Thompson WG (1985) The irritable bowel: one disease, or several, or none? In: Read NW (ed) Irritable bowel syndrome. Grune & Stratton, New York, pp 3–16
51. Tondelli P, Gyr K (1983) Bilary tract disorders. Postsurgical syndromes. Clin Gastroenterol 12:231–254
52. Träghard B, Haglund U (1985) Endoscopic diagnosis of gastric ulcer. Evaluation of the benefits of endoscopic follow-up observation for malignancy. Acta Chirg Scand 151:37–41
53. Troncon LEA, Bennet RJM, Ahluwalia NK, Thompson DG (1992) Intragastric nutrient maldistribution in functional dyspepsia. Gut 3 (Suppl 1):9
54. Tucci A, Corinaldesi R, Stanghellini V (1992) Helicobacter pylori infection and gastric function in patients with chronic idiopathic dyspepsia. Gastroenterology 103:768–774
55. Tytgat GNJ, Noach LA, Rauws EAJ (1991) Is gastroduodenitis a cause of chronic dyspepsia? Scand J Gastroenterol 26 (Suppl 182):33–36
56. Waldron B, Cullen PT, Kumar R et al. (1991) Evidence for hypomotility in non-ulcer dyspepsia: A prospective multifactorial study. Gut 32:246–251
57. Wegener M, Börsch G, Schaffstein J et al. (1988) Are dyspeptic symptoms in patients with Campylobacter pylori-associated type B gastritis linked to delayed gastric emptying? Am J Gastroenterol 83:737–740
58. Wegener M, Börsch G, Schaffstein J, Reuter C, Leverkus F (1989) Frequency of idiopathic gastric stasis and intestinal disorders of solids and symptoms in non-ulcer dyspepsia. J Clin Gastroenterol 11:163–168
59. Wegge C, Kjaergaard J (1985) Evaluation of symptoms and signs of gallstone disease in patients admitted with upper abdominal pain. Scand J Gastroenterol 20:933–936

7

Konservative Therapie

M. P. Ritter und J. Heimbucher

Die konservative Therapie der Non-ulcer-Dyspepsie wird sich zunächst im wesentlichen auf die vorhandene Symptomatik beziehen. Sind jedoch im Rahmen der weiterführenden Diagnostik bestimmte Funktionsstörungen erfaßt worden, können diese zum Teil auch mit konservativen Therapiemaßnahmen gezielt beeinflußt werden. Neben einer medikamentösen Therapie sind andere allgemeine Änderungen des Lebensstils oder diätetische Modifikationen der Ernährung in vielen Fällen logisch und sinnvoll.

Allgemeine Maßnahmen

Refluxähnliche Symptome können häufig durch nichtmedikamentöse Maßnahmen wie Gewichtsabnahme, Erhöhung des Kopfendes des Bettes während der Nachtruhe, Abstinenz von zu viel Schokolade oder Kaffee und das Vermeiden von Medikamenten mit anticholinerger Wirkung gebessert werden. Während kein Unterschied in der Häufigkeit des Kaffeegenusses zwischen Patienten mit Non-ulcer-Dyspepsie, Ulkuserkrankung und Gesunden besteht, geben bis zu 50% der Patienten mit Non-ulcer-Dyspepsie Symptome nach Kaffeegenuß an [9]. Eine fettarme Diät mag dazu beitragen, die häufig beschriebene verlangsamte Magenentleerung [17, 20, 31, 34] zu verbessern. Nicht steroidale antiphlogistisch wirksame Medikamente (NSAID) können, besonders in hohen Dosierungen, häufig dyspeptische Symptome verursachen. Die Einjahresprävalenz dyspeptischer Symptome erreichte bei Patienten, die aufgrund rheumatologischer Erkrankungen NSAID einnahmen, bis zu 62% [23]. In einer anderen Studie wird von einer Prävalenz dyspeptischer Symptome bei NSAID-Einnahme zwischen 34 und 46% in Abhängigkeit vom jeweils benutzten Präparat berichtet [3]. Die Dosierung dieser Medikamente sollte deshalb bei Patienten mit Non-ulcer-Dyspepsie so niedrig wie möglich gehalten werden, oder es sollte im Idealfall ganz auf ihren Gebrauch verzichtet werden. Alkohol, Nikotinkonsum und Analgetika werden häufig als Risikofaktoren bei der Entstehung von Non-ulcer-Dyspepsie angesehen. Talley et al. konnten allerdings in einer umfassenden epidemiologischen Studie keinen Zusammenhang zwischen Alkohol oder Nikotinkonsum, dem Verzehr von Analgetika und dem Auftreten von Non-ulcer-Dyspepsie nachweisen [27].

Medikamentöse Therapie

Die am häufigsten zum Einsatz kommenden Medikamente bei der pharmakologischen Therapie der Non-ulcer-Dyspepsie sind H_2-Rezeptor-Antagonisten. In der Mehrzahl der publizierten kontrollierten Studien konnte allerdings kein signifikanter Vorteil der H_2-Rezeptor-Antagonisten Behandlung gegenüber einem Plazeboeffekt aufgezeigt werden [1, 2, 19, 21, 22, 26]. Das mag auch daran liegen, daß kontrollierte Studien an genau definierten Untergruppen dyspeptischer Patienten noch ausstehen. Es gibt beispielsweise keine plazebokontrollierte Studie, die den Effekt einer H_2-Blocker-Therapie bei Patienten mit refluxähnlicher Dyspepsie nach Ausschluß von manifester Refluxerkrankung durch 24-h-pH-Metrie und Endoskopie in Verbindung mit Biopsie darstellt. Generell wird eine Therapie mit H_2-Rezeptor-Antagonisten bei den Untergruppen dyspeptischer Patienten empfohlen, bei denen reflux- oder ulkusähnliche Symptome im Vordergrund stehen [4, 14, 16, 25].

Falls eine symptomatische Therapie mit H_2-Antagonisten ohne weitergehende diagnostische Aufarbeitung erwogen wird, sollte diese auf Patienten beschränkt werden, die sich aufgrund ihrer Gesamtpräsentation nicht für eine frühe Endoskopie qualifizieren. Es handelt sich dabei um Patienten, die nicht älter als 40 Jahre sind, bei denen aufgrund ihrer Symptomatik nicht an eine organische Erkrankung gedacht werden muß und die sich zum ersten Mal mit dyspeptischen Symptomen vorstellen. Die symptomatische Therapie sollte auf 4–6 Wochen beschränkt werden [16]. Falls innerhalb dieses Zeitraums keine Besserung der Symptome eintritt, muß eine weitergehende diagnostische Aufarbeitung unter Einbezug einer Endoskopie erfolgen. Omeprazol, der im Augenblick potenteste Inhibitor der Magensäuresekretion, ist bei Patienten mit Non-ulcer-Dyspepsie ohne nachgewiesene Hyperazidität nicht indiziert.

Da bei einem hohen Anteil der Patienten mit Non-ulcer-Dyspepsie Veränderungen der gastrointestinalen Motilität und der Magenentleerung nachweisbar sind, scheint der Gebrauch prokinetisch wirksamer Pharmaka erfolgversprechend zu sein. Cisaprid repräsentiert nach Metoclopramid und Domperidon die dritte Generation prokinetisch wirksamer Medikamente, wirkt als ein indirekter cholinerger Agonist und besitzt keinen zentralen oder peripheren antidopaminergen Effekt wie Metoclopramid [11]. Kontrollierte klinische Studien zum Einsatz von Cisaprid bei Patienten mit Non-ulcer-Dyspepsie beschreiben eine signifikante symptomatische Besserung im Vergleich zu dem auch bei diesen Studien zu beobachtenden erheblichen Plazeboeffekt [5, 6, 8, 10, 28, 30]. Die symptomatische Verbesserung ist vergleichbar zur Gabe von Domperidon und Metoclopramide [18]. Wurden objektive Parameter als Zielkriterium zugrunde gelegt, konnte gezeigt werden, daß Cisaprid im Vergleich zu Plazebogabe [17] und zum Befund vor Pharmakotherapie [32] eine signifikante Beschleunigung der Magenentleerung bewirkt und in der Lage ist, pathologische antroduodenale Motilitätsmuster zu normalisieren [32].

Ein Nachteil aller oben erwähnten Studien ist der mit zwischen 2 und 6 Wochen beschränkte Beobachtungszeitraum, so daß der Nachweis einer symptomatischen Verbesserung über einen längeren Zeitraum noch aussteht. Abgesehen von seiner prokinetischen Wirksamkeit führt Domperidon gemäß einer Studie zu einer Erhöhung des Schwellenwerts der Symptomwahrnehmung bei Patienten mit Non-ulcer-Dyspepsie [7]. Inwieweit Domperidon imstande ist, eine bei Non-ulcer-Dyspepsie vorhandene viszeral afferente Dysfunktion zu modulieren und damit die oben angesprochene viszerale Hyperalgesie zu therapieren, muß in weiteren klinischen Studien geklärt werden.

Spasmolytische Medikamente mit unspezifischer anticholinerger Wirkung konnten bei Patienten mit Non-ulcer-Dyspepsie keinen Vorteil gegenüber einem Plazeboeffekt zeigen [15, 33]. Der anfänglich berichtete Erfolg mit Pirenzepin, einem selektiven Blocker muskarinischer Rezeptoren, konnte durch weitere Studien nicht bestätigt werden [24]. Erste Erfahrungen mit dem Somatostatinanalog Octreotide zeigten eine Beeinflussung der antroduodenalen Motilität im Sinne einer Unterdrückung der antralen Aktivität und Induktion von Aktivitätsfronten im Dünndarm [12]. Kurzzeitige Besserungen der vorhandenen Dyspepsiesymptomatik wurden hierbei auf eine zugrundeliegende antroduodenale Koordinationsstörung zurückgeführt, die mit den Octreotide-Effekt gebessert werde. Langzeiterfolge dieser Substanz sind bisher nicht beschrieben.

Glyzeryltrinitrat wirkt über eine NO-Freisetzung als Vagotonikum. Bei Anwendung dieser Substanz bei Non-ulcer-Dyspepsie-Patienten wurde eine Tonisierung des vorher distendierten Antrums beobachtet [13]. Dieser Effekt war auch mit einer graduellen Symptomverbesserung, insbesondere bei postprandial symptomatischen Patienten, verbunden. Jedoch stehen auch hier Langzeitbeobachtungen noch aus.

Da über die Rolle von Helicobacter pylori in der Pathogenese und Symptomgenese von Non-ulcer-Dyspepsie noch Unklarheit besteht [34, 35], kann zum gegenwärtigen Zeitpunkt eine Therapie mit dem Ziel der Unterdrückung oder Eliminierung dieses Keims nicht empfohlen werden.

Zusammenfassung

Die konservative Therapie der Non-ulcer-Dyspepsie umfaßt allgemeine und diätetische Maßnahmen sowie diverse Pharmaka, in erster Linie säurereduzierende und prokinetisch wirksame Substanzen. Die Therapie richtet sich im wesentlichen nach den vorhandenen Symptomen und den durch Untersuchungen gesicherten Funktionsstörungen.

Literatur

1. Bendtsen F, Dano P, Guldhammer B, Remvig L, Krogsoe O (1983) Cimetidine therapy in radio-negative dyspepsia. Ugeskr Laeger 145:3090–3093
2. Brooy SL, Lowell D, Miesiewicz JJ (1978) The treatment of non-ulcer dyspepsia. In: Wastell C, Lance P (eds) Cimetidine. The Westminster Hospital Symposium. Churchill Livingstone, Edinburgh, pp 131–137
3. Coles LS, Fries JF, Kraines KG, Roth SH (1983) From experiment to experience: Side effects of nonsteroidal anti-inflammatory drugs. Am J Med 74:820–828

4. Colin-Jones DG, Bloom B, Bodemar G et al. (1988) Management of dyspepsia: report of a working party. Lancet 1:576–579
5. Corinaldesi R, Raiti C, Stanghellini V (1987) Comparative effects of oral cisapride and metoclopramide on gastric emptying of solids and symptoms in patients with functional dyspepsia and gastroparesis. Curr Ther Res 42:428–435
6. Coutant G, Francois I, De Nutte N, De Cock G, Borgers B, Rutgeerts L (1987) Dose-response study of cisapride in the management of non-ulcer dyspepsia. Progr Med 43 (suppl 1): 91–96
7. Dal Monte PR, D'Imperio N, Accardo P, Daniotti S (1982) Pirenzepine in non-ulcer dyspepsia. A double-blind placebo-controlled trial. Scand J Gastroenterol 17 (suppl 72): 247–250
8. Deruyttere M, Lepoutre L, Heylen H, Samain H, Pennoit H (1987) Cisapride in the management of chronic functional dyspepsia: a multicenter, double-blind, placebo-controlled study. Clin Ther 10:44–51
9. Elta GH, Behler EM, Colturi TJ (1990) Comparison of coffee intake and coffee-induced symptoms in patients with duodenal ulcer, nonulcer dyspepsia, and normal controls. Am J Gastroenterol 85:1339–1342
10. Francois I, De Nutte N, Hannon R (1987) Cisapride in the treatment of non-ulcer dyspepsia. Progr Med 43 (Suppl 1):91–96
11. Hannon R (1987) Efficacy of cisapride in patients with nonulcer dyspepsia: a placebo controlled study. Curr Ther Res 42:814–822
12. Haruma K, Wiste JA, Camilleri M (1994) Effect of octreotide on gastrointestinal pressure profiles in health and in functional and organic disorders. Gut 35:1064–1069
13. Hausken T, Berstad A (1994) Effect of Glyceryl Trinitrate on antral motility and symptoms in patients with functional dyspepsia. Scand J Gastroenterol 29:23–28
14. Health And Public Policy Committee, American College Of Physicians (1985) Endoscopy in the evaluation of dyspepsia. Ann Intern Med 102:266–269
15. Hradsky M, Wikander M (1982) Effect of Pirenzepine in the treatment of non-ulcer dyspepsia. A double-blind study. Scand J Gastroenterol (suppl 72):251–254
16. Jebbink HJA, Smout AJPM, Van Berge-Henegouwen GP (1993) Pathophysiology and treatment of functional dyspepsia. Scand J Gastroenterol 28 (suppl 200):8–14
17. Jian R, Ducrot F, Ruskone A (1989) Symptomatic radionuclide and therapeutic assessment of chronic idiopathic dyspepsia. A double-blind placebo-controlled evaluation of cisapride. Dig Dis Sci 34:657–664
18. Kagan G, Huddlestone L, Wolstencroft P (1984) Comparison of dicyclomine with antacid and without antacid in dyspepsia. J Int Med Res 12:174–178
19. Kelbaek H, Linde J, Eriksen J, Munkgaard S, Moesgaard F, Bonnevie O (1985) Controlled clinical trial of treatment with cimetidine for non-ulcer dyspepsia. Acta Med Scand 217:281–287
20. Labo G, Bortolotti M, Vezzadini P, Bonara G, Bersani G (1986) Interdigestive gastroduodenal motility and serum motilin levels in patients with idiopathic delay in gastric emptying. Gastroenterology 90:20–26
21. Lance P, Filipe MI, Schiller KFR, Wastell C (1981) Cimetidine for non-ulcer dyspepsia. Gastroenterology 80:1203 (abstract)
22. Lance P, Wastell C, Schiller KF (1986) A controlled trial of cimetidine for the treatment of non-ulcer dyspepsia. J Clin Gastroenterol 8:414–418
23. Larkaj EN, Smith JL, Lidsky MD, Sussoms SL, Graham DY (1989) Dyspepsia in NSAIDS users: The size of the problem. J Clin Gastroenterol 11:158–162
24. McCallum RW (1985) Review of the current status of prokinetic agents in gastroenterology. Am J Gastroenterol 80:1008–1016
25. Talley NJ (1988) Non-ulcer dyspepsia: Potential causes and pathophysiology. Ann Intern Med 108:865–879
26. Talley NJ, McNeil D, Hayden A, Piper DW (1986) Randomized, double-blind, placebo-controlled crossover trial of Cimetidine and Pirenzepine in nonulcer dyspepsia. Gastroenterology 91:149–156

27. Talley NJ, Zinsmeister AR, Schleck CD, Melton III LJ (1994) Smoking, alcohol, and analgesics in dyspepsia and among dyspepsia subgroups: lack of an association in a community. Gut 35:619–624
28. Testoni PA, Bagnolo F, Fanti L, Passaretti S, Titobello A (1988) Effect of long-term oral therapy on the interdigestive antro-duodenal motility pattern in dyspeptic patients. Curr Ther Res 43:1118–1126
29. Tucci A, Corinaldesi R, Stanghellini V (1992) Helicobacter pylori infection and gastric function in patients with chronic idiopathic dyspepsia. Gastroenterology 103:768–774
30. Verhägen H, De Cree J, Leempoels J (1987) Treatment of chronic dyspepsia with cisapride and domperidone. Acta Ther 13:385–394
31. Waldron B, Cullen PT, Kumar R et al. (1991) Evidence for hypomotility in non-ulcer dyspepsia: a prospective multifactorial study. Gut 32:246–251
32. Walters JM, Crean P, McCarthy CF (1980) Trimebutine, a new antispasmodic in the treatment of dyspepsia. Ir Med J 73:380–381
33. Weberg R, Berstad A (1988) Low-dose antacids and pirenzepine in the treatment of patients with non-ulcer dyspepsia and erosive prepyloric changes: A randomized, double-blind, placebo-controlled trial. Scand J Gastroenterol 23:237–243
34. Wegener M, Börsch G, Schaffstein J, Schultz-Flacke C, Mai U (1988) Does gastric Campylobacter cause delay of gastric emptying in non-ulcer dyspepsia? Am J Gastroenterol 83:737–740
35. Wegener M, Börsch G, Schaffstein J et al. (1988) Are dyspeptic symptoms in patients with campylobacter-associated type B gastritis linked to delayed gastric emptying? Am J Gastroenterol 83:737–740

7

Chirurgische Therapie

K.-H. Fuchs und S. M. Freys

Es gibt nur eine sehr kleine Gruppe von Patienten mit hohem Leidensdruck, bei denen die Indikation zu einer chirurgischen Maßnahme unter der Diagnose „Dyspepsie" überhaupt diskutiert werden sollte. Dies sollten die Patienten sein, die über viele Jahre letztlich erfolglos konservativ behandelt wurden, bei denen sich durch wiederholte Untersuchungen pathologische Motilitätsphänome im Magen nachweisen ließen und bei denen möglicherweise auch Schleimhautschäden der Magenmukosa makroskopisch oder histologisch auffallen, so z. B. bei therapierefraktäre Magenentleerungsstörung oder ein pathologischer duodenogastraler Reflux [4, 5, 21]. In diesen Fällen funktioniert der physiologische Ablauf der antroduodenalen Fortbewegung nicht, und im Falle einer totalen Entleerungsstörung kann durch eine distale Magenresektion der Übertritt von Nahrung in den Dünndarm ermöglicht werden, oder ein duodenogastraler Reflux kann durch eine duodenale Umleitungsoperation beseitigt werden [5, 7, 8].

Bei anhaltender therapiefraktärer Gastroparese kann als letzte Möglichkeit die Magenpassage durch die $^2/_3$-Resektion des Magens verkürzt werden [11, 16, 21]. Die Rekonstruktion erfolgt dann je nach „Schule" durch einen Erhalt der Duodenalpassage bei der Billroth-I-Rekonstruktion oder mit der Roux-Y-Rekonstruktion. Für beide Verfahren gibt es Vor- und Nachteile zu berichten [3, 8, 13, 19]. Während nach der Billroth-I-Operation eine erhöhte Inzidenz an ekzessivem duodenogastralen Reflux festgestellt wurde, konnten in einigen Studien wiederum Entleerungsprobleme der hochgezogenen Jejunalschlinge nach Roux-Y-Rekonstruktion nachgewiesen werden [9, 10, 20].

Die meisten Autoren bevorzugen als klassische Methoden zur duodenalen Umleitungsoperation die distale Magenresektion und Roux-Y-Rekonstruktion [8]. Andererseits ist eine Reihe von Nachteilen mit dieser Operationstechnik verbunden. Durch die distale Magenresektion werden viele physiologische Mechanismen des antroduodenalen Überganges zerstört [12, 14]. Darüber hinaus kommt es zu einer erheblichen Verkleinerung des Magenreservoirs. Als Alternative kommt eine magenerhaltende duodenale Umleitungsoperation in Fragen, die von DeMeester et al. beschrieben wurde [5]. Es handelt sich um eine suprapapilläre Roux-Y-Duodenojejunostomie unter Erhalt des Magens, des Pylorus und des proximalen duodenalen Bulbus (Abb. 1). Die Vorzüge dieser sog. „duodenal-switch"-Operation basieren auf einer minimalen Dissek-

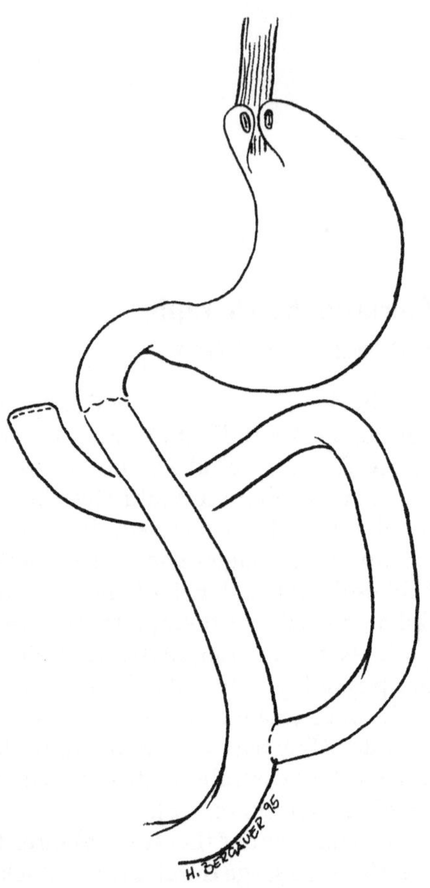

Abb. 1. „Duodenal-switch“-Operation

tion am duodenalen Bulbus sowie dem zumindest partiellen Erhalt vieler antroduodenaler Steuerungsmechanismen der neuronalen und humoralen Verdauungssysteme.

Bei dieser Operation wird das Duodenum zunächst durch ein Kocher-Manöver mobilisiert, um die Position der Papilla Vateri zu bestimmen und proximal davon das Duodenum vom Pankreaskopf im Bereich eines etwa 1–2 cm breiten Kanals freizupräparieren. Hier besteht eine innige Verbindung zwischen Duodenalwand und Pankreas, so daß in kleinen Präparationsschritten vorgegangen werden sollte. Nachdem das Duodenum über diesen Kanal angeschlungen werden kann, wird nach distal hin das Duodenum mit einem Linearstapler verschlossen. Die skelettierte 2. Jejunalschlinge wird retrokolisch hochgezogen und mit dem proximalen Duodenalstumpf, der vom Pylorus eine Länge von mindestens 3 cm haben sollte, anastomosiert. Es ist von größter Bedeutung, darauf zu achten, daß der proximale Duodenalstumpf postpylorisch eine Mindestlänge von 3 cm hat, denn nur diese Mindestlänge erhält genügend Rezeptoren für den in diesem Bereich lokalisierten duodenalen Säureinhibitionsreflex [5]. Nur dann ist gewährleistet, daß der in das Duodenum und Jejunum abfließende saure Chymus die Säuresekretion des Magens inhibiert und damit eine zu hohe Säureexposition der Jejunalschleimhaut verhindert. Letzteres ist die Voraussetzung, ein Ulcus pepticum jejuni zu vermeiden. Die proximale Jejunumschlinge wird dann End-zu-Seit mit dem abführenden Jejunumschenkel etwa 50 – 55 cm distal der Duodenojejunostomie anastomosiert.

Es ist in der präoperativen diagnostischen Vorbereitung dieser Patienten wichtig, die Säuresekretion bzw. die Säureexposition im Magenlumen zu bestimmen, um im Falle einer peristierenden gastralen Azidität diese Operation mit einer selektiv-proximalen Vagotomie ggf. zu kombinieren, wiederum, um die Säureexposition im hochgezogenen Jejunumschenkel zu reduzieren.

Es sei hier nochmals betont, daß diese Operationsmethode keinesfalls die Therapie der ersten Wahl darstellt, sondern nach erfolglosen, langandauernden und wiederholten konservativen Therapieversuchen bei entsprechendem Leidensdruck des Patienten und Ausschluß anderer, z. B. psychosozialer Ursachen der dyspeptischen Beschwerden in Erwägung gezogen werden kann. Nur eine Arbeitsgruppe berichtete in den letzten 5 Jahren über größere klinische Ergebnisse mit dieser Methode, die erwartungsgemäß aufgrund des hochselektierten und problematischen Patientengutes nur eine Erfolgsrate von etwa 70 % aufweisen [22].

Zusammenfassend bleibt eine große Unsicherheit über die pathophysiologische Rolle der gastralen Motilitätsstörung, insbesondere des pathologischen duodenogastralen Refluxes als zugrundeliegenden Funktionsdefektes der Non-ulcer-Dyspepsie [1, 2, 6, 17]. Daher ist eine strengste Selektion dieser Patienten zur Indikationsstellung einer operativen Maßnahme notwendig, und eine solche sollte nur nach umfangreichen diagnostischen Maßnahmen und nach wiederholten konservativen Therapieversuchen sowie erst nach Abklärung auch psychosozialer Faktoren, in Erwägung gezogen werden.

Literatur

1. Blum AL, heading R, Müller-Lissner S, Olbe L (1989) Is duodenogastric reflux clinically relevant? Gastroenterology International 2:1 – 8
2. Bost R, Hostein J, Valenti M, Bonaz B, Payen N, Faure H, Fournet J (1990) Is there an abnormal lasting duodenogastric reflux in nonulcer dyspepsia? Dig Dis Sci 35:193 – 199
3. Cay EL, Philip AE, Small WP (1975) Patient's assessment of the result of surgery for peptic ulcer. Lancet, IV:29 – 31
4. Davidson E, Hersh T (1975) Bile reflux gastritis: Contribution of inadequate gastric emptying. Am J Surg 130:514
5. DeMeester TR, Fuchs KH, Ball CS et al. (1987) Experimental and clinical results with proximal end-to-end duodenojejunostomy for pathologic duodenogastric reflux. Ann Surg 206:414 – 426
6. Fuchs KH, DeMeester TR, Hinder RA, Stein HJ, Barlow AP, Gupta NC (1991) Computerized identification of pathological duodenogastric reflux using 24-hour gastric pH monitoring. Ann Surg 213:13 – 20
7. Herrington JL, Sawyers JL, Whitehead WA (1974) Surgical management of reflux gastritis. Ann Surg 180:526 – 537

8. Hinder RA, Bremner CG (1987) The uses and consequences of the Roux-en-Y operation. Surg Annu 19:151–174
9. Hinder RA, Esser J, DeMeester TR (1988) Management of gastric emptying disorders following the Roux-en-Y procedure. Surgery 104:765–772
10. Hocking JP, Vogel SB, Falasca CA et al. (1981) Delayed gastric emptying of liquids and solids following Roux-en-Y biliary diversion. Ann Surg 194:494–501
11. Karlstrom L, Kelly KA (1989) Roux-Y gastrectomy for chronic gastric atony. Am J Surg 157:44
12. Kelly KA, Becker JM, van Heerden A (1981) Reconstructive gastric surgery. Br J Surg 68:687–691
13. Madsen P, Kronborg O, Hansen OH, Pedersen T (1976) Billroth I gastric resection versus truncal vagotomy and pyloroplasty in the treatment of gastric ulcer. Acta Chir Scand 142:151
14. Malagelada JR, Phillips SF, Shorter RG et al. (1985) Postoperative reflux gastritis: pathophysiology and long-term outcome after Roux-en-Y diversion. Ann Int Med 103:178–183
15. Mattioli S et al. (1990) Ambulatory 24-h pH monitoring of the esophagus, fundus, and antrum. Dig Dis Sci 35:929–938
16. McCallum RW, Polepalle SC, Schirmer B (1991) Completion gastrectomy for refractory gastroparesis following surgery for peptic ulcer disease. Long-term follow-up with subjective and objective parameters. Dig Dis Sci 36:1556–1561
17. Ritchie WP jr (1986) Alkaline reflux gastritis: Late results on a controlled trial of diagnosis and treatment. Ann Surg 203:537–544
18. Schumpelick W (1984) Duodenogastraler Reflux – Faktum oder Fiktion. Dtsch Med Wschr 109:1205–1210
19. Siewert R (1977) Chirurgische Verfahrenswahl: Billroth I oder Billroth II. In: Becker HD, Peiper HJ (Hrsg) Ulcus ventriculi. Thieme Stuttgart
20. Vogel SB, Brock Vair D, Woodward ER (1983) Alterations in gastrointestinal emptying of 99m-technetium-labelled solids following sequential antrectomy, truncal vagotomy and Roux-en-Y gastroenterostomy. Ann Surg 198:506–515
21. Warshaw AC (1979) Bile gastritis without prior gastric surgery, contributing role of cholecystectomy. Am J Surg 137:527–531
22. Wilson P, Anselmino M, Hinder RA (1993) The duodenal switch operation for duodenogastric reflux. Problems in General Surgery 10:242–252

8 Gastritis

H. Koop

Definition

Obwohl die Gastritis im streng medizinischen Sinne klar definiert ist, wird der Begriff v.a. im alltäglichen Bereich („Magenschleimhautentzündung"), aber auch in der medizinischen Umgangssprache unscharf gebraucht, indem er oft als Synonym für Oberbauchbeschwerden ohne klar erkennbare Ursache benutzt wird. Vor diesem Hintergrund wird verständlich, daß die „Gastritis" die häufigste gastroenterologische Diagnose darstellt.

Sinnvoll erscheint es jedoch, die Gastritis ausschließlich im morphologischen Sinne als eine – akute oder chronische – Entzündung der Magenschleimhaut mit Infiltraten inflammatorischer Zellen zu verstehen. Doch auch die rein morphologisch begründete Definition ist problematisch, da die Mukosa bei endoskopisch-makroskopisch gestellter Diagnose einer „akuten Gastritis" mit Erosionen und Hämorrhagien histologisch kaum inflammatorische Charakteristika aufweist [16]. Diese Läsionen kommen v.a. nach Exposition mit exogenen Noxen (z.B. Alkohol) vor, haben aber eine sehr rasche Spontanheilungstendenz. Entzündliche Veränderungen der Magenmukosa, d.h. Infiltrationen mit Entzündungszellen wie Lymphozyten und Plasmazellen, aber auch Granulozyten finden sich überwiegend bei den Formen der chronischen Gastritis (Helicobacter-pylori-induziert, autoimmune Form der chronisch-atrophischen Gastritis) bzw. bei spezifischen Gastritiden [Morbus Crohn, eosinophile Gastr(oenter)itis, Gastritis durch eine Sarkoidose etc.]. In den letzten Jahren sind erhebliche Fortschritte im Hinblick auf die Entstehungsmechanismen und die Therapie chronischer Gastritiden gemacht worden. Dieser Erkenntniszuwachs ist eng verknüpft mit der Helicobacter-pylori (H.p.)-Forschung, die diesen Keim als *den* wesentlichsten Auslöser der chronischen Gastritis identifiziert hat. Die H.-p.-induzierte Gastritis hat beträchtliche Bedeutung insofern, als sie heute als Grundkrankheit für eine Reihe weiterer gastraler Erkrankungen gilt: nicht nur bei der gastroduodenalen Ulkuskrankheit spielt H.p. eine wesentliche Rolle, wie die drastisch gesenkte Rezidivneigung nach erfolgreicher H.-p.-Eradikation ausweist [Tytgat, 1994], sondern auch Magenkarzinom und niedrig malignes Non-Hodgkin-Lymphom (MALT-Lymphom) gelten heute als Folgekrankheiten der H.-p.-Gastritis (Abb. 1) mit potentiellen therapeutischen Implikationen [32]. Schließlich wird die B-Gastritis auch als eine mögliche Ursache des Reizmagens (Non-ulcer-Dyspepsie) diskutiert.

Abb. 1. Die Helicobacter-pylori (H.p.)- induzierte B-Gastritis und mögliche Folgekrankheiten. Die schraffierten *Pfeile* deuten (vielfach unbekannte) Kofaktoren an, die in Zusammenwirken mit H. p. an der Entstehung der Folgekrankheiten mitwirken

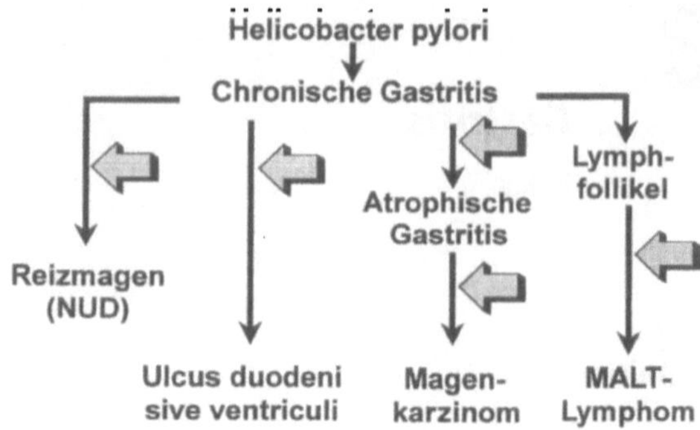

In der folgenden Erörterung soll weniger das morphologische Erscheinungsbild der Gastritis im Vordergrund stehen (vgl. hierzu die ausgiebige Literatur [5, 19]) als vielmehr mögliche pathophysiologische Störungen, deren klinische Folgen sowie Therapieansätze der Gastritis.

Pathologisch-anatomische Aspekte

Neuere Klassifikationen der chronischen Gastritis versuchen, neben der deskriptiven Analyse zugleich auch etwas über die zugrundeliegende Ursache auszusagen. Dieser Anforderung trägt die Sidney-Klassifikation [28] nur partiell Rechnung. Dagegen versucht die v. a. von deutschen Pathologen [11], aber auch von Wyatt u. Dixon [47] vorgeschlagene „ABC"-Klassifikation (Tabelle 1), die Gastritis nicht nur in einprägsamer Form einzuteilen, sondern noch stärker den pathogenetischen Aspekt in den Vordergrund zu rücken: die A-Gastritis als *A*utoimmunerkrankung, die B-Gastritis mit der *b*akteriell-infektiösen Genese und die *c*hemisch induzierte C-Gastritis. Daneben werden weitere seltene Gastritiden unter „Sonderformen" subsumiert.

Die *A-Gastritis* mit Befall des säureproduzierenden Teils des Magens ist als autoimmune Erkrankung aufzufassen und weist als Hauptbefund eine dichte lympho-plasma-zelluläre Infiltration mit progredientem Verlust der Parietalzellen und konsekutivem Ersatz durch intestinale Metaplasien auf. Es ist inzwischen bekannt, daß die Parietalzellantikörper gegen die Protonenpumpe, das membranständige Enzym für den letzten Schritt der Säuresekretion durch die Belegzelle, gerichtet sind [12]. Das Antrum wird von den entzündlichen Veränderungen nicht betroffen, daher ist ein wesentliches Charakteristikum ein deutlich massiv erhöhter Gastrinspiegel.

Der *B-Gastritis* [32] liegt in der ganz überwiegenden Zahl der Fälle eine H.-p.-Infektion zugrunde; sehr seltene weitere Erreger sind Gastrospirillum hominis (Helicobacter Heilmannii), als Raritäten das Zytomegalievirus oder invasive Bakterien. Die Helikobakterinfektion wird ganz überwiegend im Kindesalter und in der übergroßen Mehrzahl der Fälle über den fäkal-oralen Weg

Tabelle 1. Das ABC der Gastritis: die 3 wichtigsten Formen

Gastritistyp	Häufigkeit	Ätiopathogenese
A-Gastritis	3–6%	Autoimmunerkrankung mit Bildung von Parietalzellantikörpern (ca. 90%)
B-Gastritis	80–90%	nahezu ausschließlich H. p.-Infektionen; sehr selten H.-Heilmannii-Infektion (bis 0,3%), extrem selten virale Gastritis (Zytomegalievirus) oder Gastritis durch invasive Bakterien
C-Gastritis	7–15%	Antirheumatika, Azetylsalicylsäure, Gallereflux

erworben, jedoch kommt auch ein oral-oraler Infektionsweg in Frage. Wesentliches Keimreservoir ist der Mensch, jedoch gelang in Peru auch der Nachweis von Helicobacter pylori im Trinkwasser. Die H.-p.-Gastritis manifestiert sich sowohl in Form eines Infiltrates von Lymphozyten und Plasmazellen als auch – als Zeichen der Aktivität – mit einer Durchsetzung der Schleimhaut mit Granulozyten. Dabei besteht eine enge Abhängigkeit von der Dichte der H.-p.-Besiedlung und der Schwere und Aktivität der Gastritis [15, 33]. Die Gastritis kann als vorwiegend oberflächlich lokalisierte Entzündung imponieren, aber auch bis zur Atrophie der gesamten Magenschleimhaut fortschreiten, jedoch ist dann in der Regel kein H.p. (mehr) nachweisbar.

Wesentlicher Auslöser der *C-Gastritis* ist zum einen duodenogastraler Reflux (v. a. nach den Pylorus einbeziehenden operativen Eingriffen am Magen) und Hemmstoffe der gastralen Prostaglandinsynthese (nichtsteroidale Antirheumatika, Azetylsalizylsäure). Morphologische Besonderheiten sind prominente Fasern glatter Muskulatur und eine foveoläre Hyperplasie [7, 38].

Die Zuordnung der *Sonderformen* ist aufgrund der spezifischen Charakteristika zu bestimmten Erkrankungen (z. B. bei granulomatöser, eosinophiler und kollagener Gastritis) zwar in der Regel möglich, jedoch ist die zugrundeliegende Ursache zumeist unklar.

Funktionsstörungen bei Gastritis und ihre Pathophysiologie

Säuresekretion

Bei der *A-Gastritis* führt der Verlust an Belegzellmasse naturgemäß zum Verlust der Säuresekretion. Daher besteht bei voll ausgebildeter Atrophie eine komplette, auch gegenüber jedweden Stimuli der Säuresekretion (Pentagastrin, Histamin) refraktäre Achlorhydrie. Im Gefolge kommt es durch die ausfallende Säurebremse zu einer Enthemmung der gastrinproduzierenden G-Zellen des Antrums und damit zu einer deutlichen massiven Hypergastrinämie (s. unten).

Die atrophische Pangastritis im Gefolge einer H.p.-induzierten *B-Gastritis* führt ebenfalls zu einem Verlust der Säuresekretion, jedoch fehlt unter diesen

Bedingungen oft die Hypergastrinämie, da das Antrum in die Umbildung der Mukosa mit Ausbildung intestinalen Metaplasien einbezogen ist. H.p. ist in diesem Endstadium – wie auch bei der immunologisch bedingten A-Gastritis – dann nicht (mehr) nachweisbar.

Relevante Auswirkungen der Achlorhydrie auf digestive Funktionen sind begrenzt. Relativ selten wird eine Malabsorption für Eisen beobachtet, da die gastrale Azidität die Umwandlung von Fe^{+++} in das besser lösliche Fe^{++} vermittelt. Die Inzidenz der Eisenmangelanämie bei der chronisch-atrophischen Gastritis ist aber relativ selten, häufiger dagegen nach operativen und v.a. resezierenden Eingriffen am Magen, die ihrerseits aber beträchtliche Einschnitte in die Physiologie des oberen Gastrointestinaltraktes darstellen und somit zusätzliche mögliche Pathomechanismen für die Entstehung des Eisenmangels eröffnen. Obwohl Pepsin im hohen pH des Magens nicht mehr enzymatisch aktiv ist, braucht keine Proteinmalabsorption befürchtet zu werden.

Klinisch bedeutsam ist dagegen bei der Achlorhydrie auf dem Boden einer atrophischen Gastritis der Verlust des von den Belegzellen gebildeten Intrinsic-Faktors, der zur Unterbrechung der Vitamin-B_{12}-Resorption aus der Nahrung führt; nach Erschöpfung der Vitamin-B_{12}-Speicher kommt es dann nach mehreren Jahren zum Bild der makrozytären Anämie (perniziöse Anämie) und/oder neurologischen Symptomen (funikuläre Myelose). Therapeutisch steht hier die Substitutionstherapie mit Vitamin B_{12} im Vordergrund.

Die Auswirkungen der nicht-atrophischen Formen der H.-p.-Gastritis auf die Säuresekretion sind widersprüchlich. In den akuten Infektionsversuchen durch Marshall et al. [20] und Morris u. Nicholson [22] sank die Säuresekretion temporär ab. In der chronischen Phase der H.-p.-Infektion sind die Daten über die Säure weniger eindeutig: beim jüngeren Patienten mit einer H.-p.-positiven Gastritis, d.h. vor Einsetzen einer möglichen Atrophie, findet sich eine allenfalls gering verminderte Säuresekretion [10], wenngleich im Einzelfall eine breite Überlappung mit Gesunden existiert. In die gleiche Richtung weisen Berichte von Bechi et al. [1] und Tucci et al. [35], während El-Omar et al. [6] bei H.-p.-positiven gesunden Probanden eine um das dreifache erhöhte stimulierte Säuresekretion beobachteten. Untersuchungen der Säuresekretion vor und nach Eradikation zeigen eine Abnahme der Säuresekretion nach erfolgreicher Eradikation, der von einem Abfall der Gastrinsekretion begleitet wird [6, 9, 17, 23]. Einschränkend muß aber hier vermerkt werden, daß es sich bei den untersuchten Kollektiven um Patienten mit Ulcus duodeni handelt, also um eine H.-p.-Gastritis *mit* Ulkuskrankheit; inwieweit diese Befunde auf Patienten ohne Ulkus übertragbar sind, muß offenbleiben.

Bei der Umsetzung möglicher Effekte der H.-p.-Infektion auf die Säuresekretion in die klinische Situation des Patienten mit Oberbauchbeschwerden und ausschließlicher Gastritis (*ohne* Ulkus, Karzinom oder Lymphom) sollte berücksichtigt werden, daß eine direkte Induktion von Symptomen durch die Säure eher bezweifelt werden muß [13, 34]; daher ist ein Erklärungsversuch der Pathophysiologie des Reizmagens allein über diesen Weg außerordentlich kritisch zu sehen.

Endokrinologie des Magens

Die Hypergastrinämie bei der A-Gastritis ist infolge vollkommen erloschener Säuresekretion und der damit fehlenden „Säurebremse" der G-Zelle [4] beträchtlich und in der Regel um das mindestens 10- bis 20fache der Norm erhöht. Die Folgen einer ausgeprägten Erhöhung der zirkulierenden Gastrinspiegel sind zwar sehr kontrovers diskutiert worden, jedoch sind Auswirkungen außer auf endokrine Zellen des Magens vermutlich nicht zu erwarten [13]. Im Gefolge der exzessiven Erhöhung der zirkulierenden Gastrinspiegel proliferieren lediglich die „enterochromaffin-like" (ECL-)Zellen der Fundusmukosa; diese neuroendokrinen Zellen produzieren – neben anderen putativen, bisher aber nicht identifizierten Sekretionsprodukten – bei der Ratte und vermutlich auch beim Menschen Histamin, das seinerseits die Belegzellfunktion stimuliert. Zwischen Ausmaß der ECL-Zell-Proliferation und Höhe der zirkulierenden Gastrinspiegel besteht eine enge Korrelation [3]. Die fortschreitenden Stadien der ECL-Zell-Hyperplasie mit Ausbildung von Mikronoduli bis hin zu Karzinoidtumoren („ECLome") sind aber ganz überwiegend als Folge der Aggregation von ECL-Zellnestern aufzufassen, die durch die Atrophie der Schleimhaut „zusammenrücken" [31]. Eine alleinige, auch exzessive Hypergastrinämie führt zwar zu einer numerischen Zunahme der ECL-Zellen, jedoch nicht zum ECL-Zelltumor; die Mikrokarzinoidose und das Vollbild eines ECL-Zellkarzinoids („ECLom") erfordert einen weiteren Defekt: entweder einen immunologischen wie bei der autoimmunen, mit Belegzellantikörpern einhergehenden Form der chronisch-atrophischen Gastritis oder aber einen genetischen Defekt wie bei der endokrinen Neoplasie, also einer pluriglandulären Störung. Diese auch als „Gastrinhypothese" bezeichneten Proliferationsmechanismen dürfen inzwischen durch vielfältige experimentelle Studien als gesichert gelten [4, 13, 31].

Bei nicht-atrophischen Formen, d.h. der oberflächlich ausgebildeten Gastritis durch H. p., führt Eradikation des Keims zumindest bei Patienten mit Ulcus duodeni zu einem wesentlichen Abfall der Säuresekretion, parallel begleitet von einem Abfall des Gastrinspiegels. Möglicherweise ist die Abnahme der sekretorischen Aktivität der Somatostatin-bildenden D-Zelle der entscheidende Mechanismus [23, 25]: Helikobakter bzw. die durch den Keim ausgelöste Gastritis hemmt die gastrale Somatostatinsekretion; durch die erniedrigte Somatostatinsekretion wird die Gastrinzelle „enthemmt" mit der Folge des Gastrinanstiegs. Wird durch die Eradikation die Somatostatinfreisetzung normalisiert, kommt es nach diesem Konzept wieder zu einer Bremsung der Gastrinsekretion durch endogenes Somatostatin.

Motilität

Die Frage, ob eine Gastritis auch zu Veränderungen der gastralen Motilität führt, erscheint relevant vor dem Hintergrund, daß zum einen die H.-p.-Gastritis als ursächlicher Faktor des Reizmagens diskutiert wird, zum anderen Änderungen der Motilität auch bei der Ulkuskrankheit beobachtet werden.

Der Reizmagen (Synonyma: funktionelle Oberbauchbeschwerden, Nonulcer-Dyspepsie) stellt ein vermutlich heterogenes Konglomerat ganz unterschiedlicher Störungen dar [13], die Gruppe der Patienten mit einem „Dysmotilitätstyp", d.h. den Leitsymptomen postprandiales Völlegefühl und Schmerzen, frühe Sättigung etc., stellt dabei zahlenmäßig den größten Anteil. Es wird derzeit kontrovers diskutiert, ob und inwieweit faßbare Motilitätsstörungen bei diesen Patienten vorliegen. Eine Abgrenzung von anderen, an den Leitsymptomen orientierte Formen des Reizmagens ist aber schwierig. Daher ist eine Zuordnung der verschiedenen Erscheinungsformen der Dyspepsie zu pathophysiologischen Mechanismen letztlich nicht möglich [2].

Angesichts unzureichender Kenntnisse über die Pathophysiologie dieser Störungen und ihrer begrenzten therapeutischen Beeinflussung lag es nahe, auch die mögliche Bedeutung von H.p. zu untersuchen. Studien zur ösophagogastroduodenalen Motilität bei Patienten mit und ohne H.-p.-Gastritis ließen aber keine spezifischen Unterschiede der gemessenen Parameter erkennen: in klinischen Studien fand sich weder verstärkter gastro-ösophagealer Reflux noch eine verzögerte Magenentleerung [21, 26, 27, 30, 35]. Daher ist es relativ unwahrscheinlich, daß eine H.-p.-Infektion Auswirkungen auf die Motilität des Magens hat. Veränderungen der Motilitätsparameter bei der A-Gastritis sind nicht bekannt, während bei der C-Gastritis zumindest im operierten Magen eingriffsbedingte Alterationen obligat sind.

Angesichts dieser fehlenden Effekte der H.-p.-Gastritis auf pathophysiologische Störungen ist auch die Therapie des Reizmagens nicht primär auf H.p. ausgerichtet (s. unten).

Diagnostik

Die Diagnose der Gastritis erfolgt endoskopisch-bioptisch, eine zuverlässige Diagnose der Gastritis allein aufgrund des endoskopisch-makroskopischen Befundes ist nicht zuverlässig möglich. Die Bedeutung der Endoskopie liegt darin, daß neben der direkten bioptischen Diagnose einer Gastritis auch die Erkennung der Gastritisfolgekrankheiten (Ulkus, Lymphom, Karzinom) ermöglicht wird. Insbesondere bei Bestehen einer Ulkuskrankheit sind heute erhebliche therapeutische Konsequenzen aus dem Nachweis von H.p. abzuleiten, während die Behandlungsbedürftigkeit der Gastritis ohne weitere Folgekrankheiten noch umstritten ist (s. unten).

Nichtinvasive Verfahren zur Diagnose der Gastritis sind beschränkt aussagefähig: Zwar können z.B. Belegzellantikörper oder eine Hypergastrinämie auf eine A-Gastritis bzw. Helikobakterantikörper auf eine B-Gastritis hinweisen, jedoch können diese diagnostischen Verfahren die morphologische Sicherung nicht ersetzen. Allein durch einen ^{13}C-Harnstoff-Atemtest kann auf nichtinvasivem Wege eine H.-p.-Infektion (und damit eine B-Gastritis) sicher nachgewiesen werden [18]. Alle Sonderformen der Gastritis können ohnehin nur durch einen erfahrenen Pathologen erkannt werden.

Klinisch am bedeutsamsten ist die Sicherung bzw. der Ausschluß einer Besiedlung des Magens mit H. p. (Übersicht bei [19]). Kulturelle Verfahren eignen sich für diesen Zweck nicht, da sie zum einen störanfällig sind und zum anderen relativ lange Inkubationszeiten erfordern. In der klinischen Routine dominieren Ureasetests und der histologische Nachweis. H. p. verfügt über eine hohe Ureaseaktivität, die sich der Ureasetest zunutze macht: Überführen von Biopsiematerial in eine mit einem Indikator versehene Harnstofflösung induziert durch Bildung von Ammoniak und Bikarbonat einen pH-Anstieg, der zu einem Farbumschlag der Lösung führt. Der Ureasetest ist bei richtiger Anwendung (Entnahme von Biopsien abseits von intestinalen Metaplasien, je 2 Proben aus Antrum *und* Korpus) ein sensitiver Test zur Erkennung einer H.-p.-Besiedlung. Histologisch kann der Keim bereits von geübten Pathologen mit großer Sicherheit im HE-Schnitt identifiziert werden, ggf. aber zuverlässig nach Spezialfärbungen (Warthin-Starry, Giemsa). Goldstandard ist der ^{13}C-Harnstoff-Atemtest, bei dem Harnstoff mit dem stabilen Isotop ^{13}C markiert ist. Der Harnstoff verteilt sich global im Magen, bei H.-p.-Besiedlung entstehendes Bikarbonat wird als $^{13}CO_2$ abgeatmet und kann mittels Massenspektroskopie in der Atemluft nachgewiesen werden, insbesondere in der H.-p.-Diagnostik zur Überprüfung einer Eradikationstherapie. Serologische Tests eignen sich für den klinischen Gebrauch nur sehr eingeschränkt, da sie auch nach Helikobaktereradikation persistieren, wenngleich der Titer langsam abfällt; daher sind Bestimmungen des Antikörpers gegen H. p. vor allem bei epidemiologischen Untersuchungen sinnvoll.

Therapie

Ob eine Therapie sinnvoll und möglich ist, richtet sich nach der Artdiagnose der Gastritis und den klinischen Befunden. Bei der A-Gastritis ist zwar durch eine Steroidtherapie eine Rückbildung möglich [29], wegen der marginalen klinischen Relevanz dieser Gastritisform verglichen mit den möglichen Nebenwirkungen einer Behandlung mit Kortikosteroiden wird man sich bei diesen Patienten allein auf die Substitutionstherapie mit Vitamin B_{12} beschränken.

Es ist noch immer Gegenstand heftiger Kontroversen, ob die chronische B-Gastritis per se Beschwerden induzieren kann, somit als Ursache z. B. für eine Non-ulcer-Dyspepsie angesehen werden kann [2, 14]. Unstrittig ist die Behandlung, wenn die H.-p.-Gastritis die Grunderkrankung einer Ulkuskrankheit, eines Lymphoms oder einer Riesenfaltengastritis (Morbus Menetrier) darstellt. Umstritten ist dagegen bereits, ob eine auf H. p. ausgerichtete Therapie zur Prävention des Karzinoms sinnvoll ist.

Die Eradikationstherapie von H. p. als Behandlungsmaßnahme einer ausschließlichen Gastritis ohne assoziierte Erkrankungen (s. oben), also des Reizmagens, wird derzeit in großen Studien überprüft, um ggf. diejenigen Patienten zu identifizieren, die von einer solchen Therapie profitieren. Derzeit besteht keine klare Indikation zur Therapie bei diesen Fällen. Dies liegt v. a.

daran, daß die bisher durchgeführten Studien zu vielfältiger Kritik Anlaß geben: sie leiden unter anderem an kleinen Fallzahlen, fehlender Blindung, ungeeigneten Therapiemodalitäten und unbefriedigender Symptombeurteilung.

Wichtig erscheint die H.-p.-Eradikation vor Durchführung einer Langzeittherapie mit Protonenpumpenblockern, da unter einer über Jahre gehenden stärkeren Säuresuppression (z.B. in der Therapie der Refluxkrankheit) die H.-p.-Gastritis im Korpus zunehmen kann und sich in Einzelfällen u.U. bis hin zur Atrophie entwickelt. Wenngleich diese atrophischen Veränderungen nach ersten kasuistischen Beobachtungen nach Absetzen der Protonenpumpenblocker offenbar zumindest teilweise, vielleicht sogar vollständig rückbildungsfähig sind, sollte durch eine vorausgehende H.-p.-Eradikation einer solchen Entwicklung vorgebeugt werden.

Vergleicht man die unterschiedlichen Verfahren zur Eradikation, so geht der Trend von der dualen Therapie mit 40–80 mg Omeprazol kombiniert mit Amoxicillin (2 · 1 g/Tag) oder dem Makrolidantibiotikum Clarithromycin (minimale Dosis 1 g/Tag) hin zu einer Dreifachkombination („italienische" Tripletherapie), bestehend aus 20 mg Omeprazol, 2 · 400 mg Metronidazol und 2 · 250 mg Clarithromycin [8]. Unter letztgenannter Therapie werden Eradiaktionsraten von über 90 % angegeben.

Die Behandlung chemisch induzierter Gastriden besteht einerseits im Absetzen mukosaschädigender Pharmaka (nichtsteroidale Antirheumatika, Azetylsalizylsäure) oder Ausschaltung von Noxen (Alkohol!), eine spezifische, weitergehende Therapie ist dann in der Regel nicht erforderlich. Andererseits ist die klinische Relevanz und damit die Therapiebedürftigkeit der Gallerefluxgastritis umstritten; bei schweren, klinisch mit erheblichen Beschwerden einhergehenden Formen kommt u.U. die Gabe von gallensäurebindenden Antazida oder Cholestyramin in Frage.

Zusammenfassung

Die Diagnose einer Gastritis erfordert endoskopisch-bioptisches Vorgehen. Zahlenmäßig dominiert die durch H.p. induzierte Gastritis. Die klinische Relevanz dieser Entität, d.h. ihre Behandlungsbedürftigkeit, ist, sofern nicht mit Folgekrankheiten (insbesondere der Ulkuskrankheit) assoziiert, derzeit noch umstritten, während es für die übrigen Formen der Gastritiden spezifische Maßnahmen zu beachten gilt.

Literatur

1. Bechi P, Dei R, Amarosi A, Marcuzzo G, Cortesini C (1992) Helicobacter pylori and luminal gastric pH. Relationship in nonulcer dyspepsia. Dig Dis Sci 37:378–384
2. Blum AL, Kreiss C, Armstrong D (1995) Funktionelle Dyspepsie: Ansätze für eine Helicobacter pylori-Eradikationstherapie. Leber Magen Darm 25:112–120
3. Borch K, Renvall H, Liedberg G, Anderssen BN (1986) Relations between circulating gastrin and endocrine cell proliferation in the atrophic gastric gland mucosa. Scand J Gastroenterol 21:357–363

4. Creutzfeld W, Lamberts R (1991) Is hypergastrinaemia dangerous to man? Scand J Gastroenterol 26 [Suppl 180]: 179–191
5. Dooley CP, Cohen H (eds) Helicobacter pylori infection (1993) Gastroenterol Clin N Am 22:1–211
6. El-Omar E, Penman I, Dirrian CA, Ardill JES, McColl KEL (1993) Eradicating Helicobacter pylori infection lowers gastrin mediated acid secretion by two thirds in patients with duodenal ulcer. Gut 34:1060–1065
7. El-Zimaity H, Graham DY, Genta RM (1995) Chemical gastropathy. An underdiagnosed entity in search of new diagnostic criteria (abstract). Gastroenterology 108: A
8. Goddard A, Logan R (1995) One-week low-dose triple therapy: new standards for Helicobacter pylori treatment. Eur J Gastroenterol Hepatol 7:1–3
9. Graham DY, Opekun A, Lew GM et al. (1990) Ablation of exaggerated meal simulated gastrin release in duodenal ulcer patients after clearance of H. pylori infection. Am J Gastroenterol 85:394–398
10. Haruma K, Kawaguchi H, Yoshihara M et al. (1994) Relationship between Helicobacter pylori infection and gastric acid secretion in young healthy subjects. J Clin Gastroenterol 19:20–22
11. Heilmann KL, Stolte M, Borchard F et al. (1989) Gastritis-Graduierung und Klassifikation. Pathologe 10:194–196
12. Jones CM, Callaghan JM, Gleeson PA et al. (1991) The parietal cell autoantigens recognized in neonatal thymectomy-induced murine gastritis are the alpha and beta subunits of the gastric proton pump. Gastroenterology 101:287–294
13. Koop H (1991) Reizmagen und funktionelle Oberbauchbeschwerden. In: Gerok W, Hartmann F, Pfreundschuh M, Philipp T, Schuster HP, Sybrecht GW (Hrsg) Klinik der Gegenwart. Urban & Schwarzenberg, München Wien Baltimore, S 1–25
14. Koop H, Eissele R (1991) Gastrale Säurereduktion: Pathophysiologie und klinisch relevante Folgen. Z Gastroenterol 29:613–617
15. Koop H, Stumpf M, Eissele R et al. (1991) Antral Helicobacter pylori-like organisms in different states of gastric acid secretion. Digestion 48:230–236
16. Laine L, Weinstein WM (1988) Histology of alcoholic hemorrhagic „gastritis“: a prospective evaluation. Gastroenterology 94:1254–1262
17. Levi S, Beardshall K, Swift I et al. (1989) Antral Helicobacter pylori hypergastrinaemia and duodenal ulcers: effect of eradicating the organism. Br Med J 299:1504–1505
18. Logan RPH, Polson RJ, Misiewicz JJ et al. (1991) A simplified single sample ^{13}C urea breath test for Helicobacter pylori: comparison with histology, culture and ELISA serology. Gut 31:1461–1464
19. Malfertheiner P (Hrsg) (1994) Helicobacter pylori – von der Grundlage zur Therapie. Thieme, Stuttgart New York
20. Marshall BJ, Armstrong JA, McGechie DB, Glancy RJ (1985) Attempt to fulfill Koch's postulate for pylric Campylobacter. Med J Aust 142:436–439
21. Minocha A, Mokshagundam S, Gallo SH, Rehal PS (1994) Alteration in upper gastrointestinal motility in Helicobacter pylori-positive nonulcer dyspepsia. Am J Gastroenterol 89:1797–1800
22. Morris A, Nicholson G (1987) Ingestion of Campylobacter pyloridis causes gastritis and raised fasting gastric pH. Am J Gastroenterol 82:192–199
23. Moss SF, Legon S, Bishop AE, Polak JM, Calam J (1992) Effect of Helicobacter pylori on gastric somatostatin in duodenal ulcer disease. Lancet 340:930–932
24. Moss SF, Calam J (1993) Acid secretion and sensitivity to gastrin in patients with duodenal ulcer: effect of eradication of Helicobacter pylori. Gut 34:888–892
25. Ødum L, Petersen HD, Andersen IB, Hansen BF, Rehfeld JF (1994) Gastrin and somatostatin in Helicobacter pylori infected antral mucosa. Gut 35:615–618
26. Pfeiffer A, Aronbayer J, Schmidt T, Wendl B, Kaess H (1992) Gastric emptying, esophageal 14-hour pH and gastric potential difference measurements in non-ulcer dyspepsia. Gastroenterol Clin Biol 16:395–400
27. Pieramico Ditschuneit H, Malfertheiner P (1993) Gastrointestinal motility in patients with non-ulcer dyspepsia: a role for Helicobacter pylori infection? Am J Gastroenterol 88:364–368

28. Price AB (1991) The sidney system: histological division. J Gastroenterol Hepatol 6:209–222
29. Rösch W, Demling L, Elster K (1975) Is chronic gastritis a reversible process? Follow-up study of gastritis by stepwise biopsy. Acta Hepato-Gastroenterol 22:252
30. Scott AM, Kellow JE, Shuter B et al. (1993) Intragastric distribution and gastric emptying of solids and liquids in functional dyspepsia: lack of symptom subgroups and H. pylori-associated gastritis. Dig Dis Sci 38:2247–2254
31. Solcia E, Rindi G, Silini E, Villani L (1993) Enterochromaffin-like (ECL) cells and their growth: relationship to gastrin, reduced acid secretion and gastritis. Ball Clin Gastroenterol 7:149–165
32. Stolte M (1994) Pathologie der Helicobacter-Krankheiten. In: Malfertheiner P (Hrsg) Helicobacter pylori – von der Grundlage zur Therapie. Thieme, Stuttgart New York, S 19–37
33. Stolte M, Eidt S (1989) Campylobacter pylori und Gastritis: Assoziation oder Induktion? Pathologe 10:21–26
34. Talley NJ (1994) A critique of therapeutical trials in Helicobacter-positive functional dyspepsia. Gastroenterology 106:1174–1183
35. Tucci A, Corinaldesi R, Stanghellini V et al. (1992) Helicobacter pylori infection and gastric function in patients with chronic idiopathic dyspepsia. Gastroenterology 103:768–774
36. Tytgat GNJ (1994) Review article: treatments that impact favourably upon the eradication of Helicobacter pylori and ulcer recurrence. Aliment Pharmacol Ther 8:359–368
37. Wyatt JI, Dixon MF (1988) Chronic gastritis – a pathogenic approach. J Pathol 154:113–124
38. Yardley JH, Hendrix TR (1995) Gastritis, duodenitis, and associated ulcerative lesions. In: Yamada T (Hrsg) Textbook of gastroenterology, 2 edn. Lippincott, Philadelphia

9 Gastroduodenales Ulkus

Pathophysiologie

K.-H. Fuchs

Die Entstehung von Geschwüren im Magen und Duodenum wurde bisher auf eine Störung des Verhältnisses zwischen protektiven Faktoren der Schleimhaut und aggressiven intraluminalen Faktoren zurückgeführt. Während auf der aggressiven Seite neben externen toxischen Faktoren hauptsächlich Säure und Pepsin bekannt waren gehörten zur Protektion der Schleimhaut die Mukus-Bikarbonat-Barriere und die verschiedenen Komponenten der Epithelregeneration [3, 39, 50, 52, 57]. Aufgrund der therapeutischen Effektivität säurereduzierender Medikamente und Maßnahmen standen Säuresekretion und Pepsin bei der Beurteilung der aggressiven Faktoren in der Vergangenheit fast ausschließlich im Vordergrund [16, 18, 19, 41, 45, 46].

Aufgrund des gegenwärtigen Wissensstandes muß die Pathophysiologie der gastroduodenalen Ulzera in einem völlig neuen Licht gesehen werden [3, 33, 34]. Vielfach wird derzeit der Begriff „Infektionskrankheit durch Helicobacter pylori" verwendet. Allerdings ist es eine Tatsache, daß zahlreiche Faktoren mit der Entstehung von Geschwüren in Verbindung gebracht werden können. Es handelt sich offenbar nicht um „eine" gastroduodenale Ulkuskrankheit, sondern um einen weitaus komplexeren, multifaktoriell bestimmten Prozeß, an dem viele pathophysiologische Komponenten beteiligt sein können. Vordergründig fallen gegenwärtig zwei wesentliche Komponenten auf: einerseits die Helikobakter-assoziierten Geschwüre und zweitens die mit nichtsteroidalen Antirheumatika (non steroidal antiinflammatory drugs", NSAID) assoziierten Geschwüre [33–35, 56, 59]. Einige Autoren fordern nur die Berücksichtigung dieser beiden Ursachenkomponenten. Dies stellt zwar eine sinnvolle Vereinfachung des Problems in der täglichen Routinepraxis dar, wird jedoch den komplizierten Geschwüren sowie deren Ursachenfindung und Langzeittherapie nicht unbedingt gerecht [2, 9, 25, 43, 61]. Trotz der erfolgreichen konservativen Therapie mit Eradikationsschemata und potenten Säureblockern sowie der neuen pathophysiologischen Erkenntnisse konnte die Komplikationsrate der gastroduodenalen Ulzera in den letzten 5–10 Jahren nicht wesentlich gesenkt werden, und die Erkrankung hat weiter eine beachtliche Letalität [7, 21].

Hinter den beiden o.g. Ursachenkomponenten steht eine Vielfalt von verschiedenen anderen assoziierten Funktionsstörungen und Auffälligkeiten, deren wichtigster Faktor weiterhin die Säuresekretion und den damit verbundenen diagnostischen und therapeutischen Möglichkeiten bleibt.

Assoziierte pathophysiologische Faktoren bei der Entstehung von gastroduodenalen Geschwüren

NSAID-assoziierte Ulzera

Es ist anzunehmen, daß etwa 10–30% der Patienten, die unter einer NSAID-Therapie stehen, gastroduodenale Geschwüre entwickeln, während bei fast der Hälfte der Patienten endoskopisch auffällige Schleimhautläsionen wie Erosionen festgestellt werden können [35, 59]. Man kann deswegen 3 verschiedene Mukosaläsionen in Zusammenhang mit der NSAID-Einnahme unterscheiden: die oberflächlichen Schleimhautveränderungen, die endoskopisch verifizierbaren subklinischen Geschwüre und die klinisch symptomatischen Geschwüre. Nicht selten führen diese Geschwüre bei Weiterführung der NSAID-Therapie zu Komplikationen wie z. B. Blutungen. Der Mechanismus der Ulkusentstehung bei NSAID-Einnahme kann sowohl mit lokaler Infiltration der Mukosazellen und Entstehung von oberflächlichen Erosionen und Blutungen als auch systemisch durch Behinderung der Prostaglandinproduktion in der Mukosa erklärt werden [22, 47].

Helicobacter pylori

Helicobacter-pylori ist ein Bakterium, das im Magen festgestellt werden kann und in der Bevölkerung niedrig entwickelter Länder häufiger vorkommt als in der Bevölkerung der westlichen Industrieländer [1, 8, 11, 23, 24]. Das Lebensalter, in dem die Infektion oder Kontamination auftritt, ist regional unterschiedlich und wurde in niedriger sozialökonomischer Umgebung bereits im Kindesalter festgestellt. In den westlichen Industrieländern nimmt das Infektionsausmaß mit zunehmendem Alter zu. Es erscheint inzwischen als gesichert, daß die mit dem Ulkus assoziierte Gastritis auf die Helikobakterinfektion zurückzuführen ist, denn es besteht eine sehr enge Beziehung zwischen der Anwesenheit von Helicobacter-pylori und einer histologisch nachgewiesenen Gastritis im Antrum. Nach Eradikation kann auch die Antritis positiv beeinflußt werden. In einer interessanten Studie konnte Sipponen zeigen, daß im Gegensatz zu asymptomatischen Personen ohne Gastritis Personen mit Helikobakter-assoziierter Gastritis im Laufe von 10 Jahren signifikant mehr Patienten gastroduodenale Geschwüre entwickelten [54].

Auch wenn ein Zusammenhang zwischen Helikobakterpräsenz und Ulkusentstehung klar ist, so ist der genaue pathogenetische Mechanismus der Ulkusentwicklung selbst weiterhin nicht hundertprozentig gesichert [33]. Helicobacter-pylori befindet sich in der Regel in der Mukusschicht über dem Epithel. Inwieweit die Virulenz der einzelnen Stämme oder eine immunologische Reaktion auf die Infektion eine Rolle spielen, ist noch nicht geklärt. Es wird angenommen, daß das Bakterium selbst oder seine Zytotoxine eine inflammatorische Reaktion hervorrufen und dadurch die Epithelzelle geschädigt wird. Makrophagen werden aktiviert und setzen, bedingt durch die inflammatorische Reaktion, Zytokine frei [33, 44]. Eine Erklärung wäre, daß das durch Urease und Harnstoffspaltung freikommende Ammoniak die Schleimbarriere zerstört und der damit verbundene lokale pH-Anstieg die Schleimhaut direkt schädigt [33, 53].

Eine Hypothese bei der Entstehung eines duodenalen Geschwüres ist die möglicherweise gleichzeitig bestehende erhöhte Säuresekretion, die die gastrale Metaplasie im Duodenum fördert und dadurch die Helikobakterbesiedlung erleichtert, die wiederum zu einer größeren inflammatorischen Reaktion führt [60]. Möglicherweise ist ein bestimmtes Ausmaß der Helikobakterbesiedlung notwendig, bevor der ureaseabhängige Prozeß in Gang gebracht wird und ein Ulkus entsteht. Der beschriebene Entstehungsmechanismus des Duodenalulkus über die säurebedingte Induktion der gastralen Metaplasie im Duodenum könnte den Zusammenhang zwischen Helikobakterpräsenz, gastraler Hyperazidität und Duodenalulkus erklären helfen.

Azidität

Das Schwarzsche Diktum „Kein Ulkus ohne Säure" hat fast 100 Jahre alle pathophysiologischen und therapeutischen Überlegungen beim gastroduodenalen Ulkus bestimmt [3, 52]. Gegenwärtig ist aufgrund der faszinierenden neuen Erkenntnisse bezüglich NSAID und Helicobacter-pylori-Infektion der Einfluß der Säure und des Pepsins bei der Diskussion über die Ulkuspathogenese in den Hintergrund gerückt [33]. Mehr noch, es entsteht in vielen Publikationen der Eindruck, daß die Säuresekretion und das intraluminale Säuremilieu keine Bedeutung in der Pathogenese der gastroduodenalen Ulzera haben. Jedoch bestätigt die klinische Erfahrung der letzten Jahre indirekt, daß ein erfolgreiches Eradikationsschema ohne Beteiligung einer potenten Säurereduktion nicht denkbar ist [4, 19, 34, 36]. Die Säure ist in die Ulkuspathogenese durchaus involviert, allerdings im Rahmen von komplexen Vorgängen. Die Tatsache, daß in seltenen Fällen Geschwüre auch ohne Säure Hypersekretion oder sogar bei Achlorhydrie entstehen können, unterstreicht nur die Tatsache, daß das gastroduodenale Ulkus einen multifaktoriellen Prozeß darstellt und man nicht von „einer" Erkrankung sprechen kann [51]. Die Inzidenz von gastroduodenalen Geschwüren hat einen Zusammenhang mit der Säuresekretion sowie mit der gesamten Parietalzellmasse [3, 6, 14, 18, 42]. Bereits Dragsted hat auf die nächtliche Säuresekretion bei peptischen Geschwüren hingewiesen und einen deutlichen Anstieg der nächtlichen Säuresekretion bei Ulcus-duodeni-Patienten gegenüber einem Kontrollkollektiv von Magenulcuspatienten festgestellt [12]. Neuere Untersuchungen mit der 24-h-Magen-pH-Metrie zeigen eine erhöhte Säureexposition im Magenlumen bei Ulcus-duodeni-Patienten [18, 19, 41]. Allerdings wird die persistierende Azidität im Magenlumen auch bei vielen gesunden Probanden beobachtet [18, 20, 55]. Johnson hat versucht, der Ulkuslokalisation eine pathophysiologische Bedeutung bezüglich des Säuresekretionsstatus zuzuordnen (Abb. 1). Eine weitere

Abb. 1. Ulkus Typ I: am Angulus gelegenes Magenulkus, das dem hypoaziden Status zugeordnet wird; Typ II: das kombinierte Ulkus, das durch ein früher bestehendes Ulkus im Duodenum nach Vernarbung und Stasebildung im weiteren Verlauf präpylorisch entstehen kann; Typ III: das präpylorische Ulkus, das Johnson dem hyperaziden Ulcus duodeni zuordnete

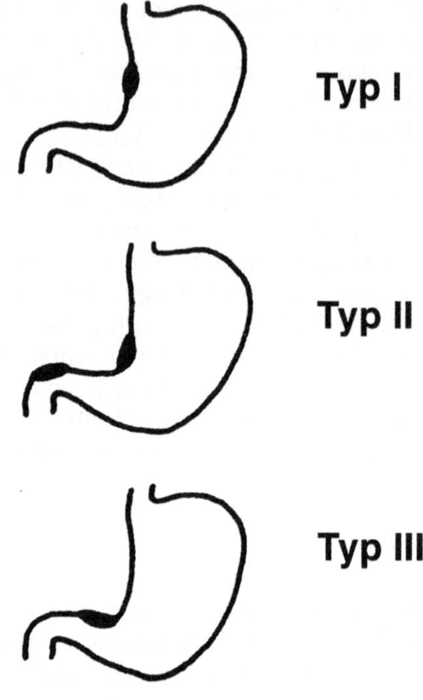

Differenzierung der verschiedenen feststellbaren Ursachenkomponenten erscheint für die Diagnostik notwendig, denn es gibt Patienten mit Ulkuskomplikationen sowohl mit normalem 24-h-Säureprofil als auch mit einer persistierenden gastralen Azidität. Diese Tatsache und die weiterhin hohe Inzidenz von Ulkuskomplikationen trotz optimaler konservativer Therapie unterstreicht den multifaktoriellen Charakter der Erkrankung und fordert ein differenziertes Vorgehen in Diagnostik und Therapie [20, 38].

Mögliche Faktoren, die bei der Säurehypersekretion involviert sein können, sind vagale Einflüsse sowie die gesteigerte Gastrinstimulierung durch die Helikobakterinfektion. Abbildung 2 demonstriert das 24-h-Magenprofil bei Patienten mit Magengeschwüren, basierend auf der Johnson-Klassifikation [20, 31]. Auch hier zeigt sich, daß zwar die proximalen Geschwüre, wie bereits bei der Sekretionsanalyse festgestellt, ein niedriges Säureniveau aufweisen, im Einzelfall aber durchaus eine persistierende gastrale Azidität nachweisbar sein kann. Andere Patientengruppen mit Ulzera im distalen Magen zeigen ebenfalls ein heterogenes Bild mit pathologisch alkalischem, persistierend azidem und normalem pH-Milieu im Magenlumen.

Zusammenfassend müssen weiterhin Säure und Pepsin als wesentlicher Faktor in der Pathogenese des gastroduodenalen Ulkus festgehalten werden. Das Schwarzsche Diktum sollte, wie von Koop beschrieben, zumindest um den Helikobakter oder eine andere externe Noxe erweitert werden [20, 33, 52].

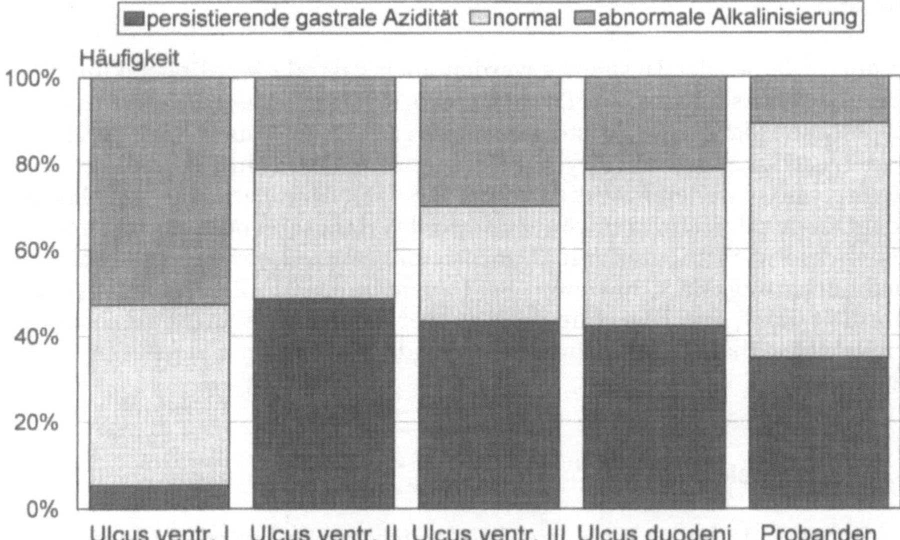

Abb. 2. Übersicht über Ergebnisse der 24-h-Magen-pH-Metrie bei Patienten mit gastroduodenalem Ulkus. Die Graphik demonstriert, daß erstaunlich viele Patienten mit Ulcera ventriculi und Ulcera duodeni ein abnormal alkalisches Magen-pH-Profil aufweisen, während sich nur bei knapp der Hälfte der Patienten mit dem kombinierten, präpylorischen und Ulcus duodeni eine persistierende gastrale Azidität feststellen läßt

Zytoprotektion

Unter dem Begriff Zytoprotektion kann eine Reihe von Faktoren zusammengefaßt werden, die die Schleimhautabwehr unterstützen oder bei Störungen zur Ulkusentstehung beitragen. Hierunter fallen v.a. in den Protektionsmechanismen involvierte Prostaglandine [5, 26]. Die Bikarbonatsekretion der duodenalen Schleimhaut spielt bei der Verhinderung von Schleimhautschäden eine wesentliche Rolle [29]. Die Verminderung der Bikarbonatsekretion im Duodenum bei Ulcus-duodeni-Patienten wurde nachgewiesen und kann möglicherweise auf eine eingeschränkte Prostaglandinsynthese zurückgeführt werden [5, 30]. Dabei bleibt die Bikarbonatsekretion in der Magenschleimhaut normal [15].

Weitere Faktoren der Zytoprotektion sind in der Mukosaabwehr bzw. in der Ulkusentstehung involviert, wie die mukosale Durchblutung, die Fähigkeit der Schleimhautregeneration, der epidermale Wachstumsfaktor („epidermal growth factor“, EGF), der auch von den Brunner-Drüsen sezerniert werden kann, sowie die normalen Wundheilungsmechanismen [33, 37].

Motilität

Ähnlich wie bei der Dyspepsie werden auch gastrale Motilitätsfaktoren in der Ulkusgenese diskutiert. Die Stasetheorie nach Dragsted basiert auf der Hypothese, daß eine gestörte Magenentleerung über eine reaktive Hypergastrinanämie und Hyperazidität zum Ulkus führt. Allerdings sind die Ergebnisse weiterer Studien kontrovers [32], denn Patienten mit Magen- oder Duodenalgeschwüren können sowohl verlangsamt oder normal entleeren ebenso wie Patienten mit Dyspepsie ohne Ulzera [27]. Darüber hinaus bleibt auch ungeklärt, inwieweit bei Patienten mit Motilitätsstörungen die Motilität durch das Ulkus und die Wandveränderung bedingt sind, oder inwieweit das Ulkus durch primär bestehende Motilitätsstörungen mitverursacht wurde.

Duodenogastraler Reflux

Du Plessis und Rhodes haben auf die Möglichkeit der gastralen Ulkusentstehung durch einen pathologischen duodeno-gastralen Reflux hingewiesen [13, 48]. Während dieser Nachweis und Rückschluß am operierten Magen relativ einfach nachzuweisen ist, stößt diese Überlegung beim primären Ulkus auf große Schwierigkeiten [17, 28, 49]. Aufgrund der Seltenheit eines primären exzessiven duodenogastralen Refluxes am nicht operierten Magen aufgrund einer primären antroduodenalen Motilitätsstörung und der diagnostischen Schwierigkeiten, diesen Zusammenhang nachzuweisen, bleiben die pathophysiologische Bedeutung und die klinische Relevanz problematisch [10, 17, 40, 58].

Pathophysiologischer Überblick

Zusammenfassend lassen sich eine Reihe von Ursachenkomponenten zur Ulkusentstehung auflisten, die den multifaktoriellen Prozeß in der Übersicht verdeutlichen (Tabelle 1). Zweifellos sind die Einnahme von NSAIDs, die Helicobacter-pylori-Infektion und die Säure die wesentlichen pathopysiologischen Faktoren, die dem Magenulkus und Duodenalkulkus zugrundeliegen. Während bei einem Großteil der Patienten das Ulkusleiden auf NSAID-Einnahme und Helikobakterinfektion zurückzuführen ist, muß bei Helikobakter-negativen Ulzera und leerer Anamnese bei 5–8% der Patienten weiterhin eine persistierende Säureexposition als wesentlicher Grund angenommen werden.

Der psychosoziale Hintergrund eines Patienten spielt ebenfalls eine Rolle und wird in Abbildung 3 verdeutlicht. Die psychische Konstitution und das soziale Umfeld können bei Störungen, gegebenenfalls in Kombination mit prädisponierenden Faktoren wie Hyperazidität und/oder Helikobakterinfektion, leichter zum Ulkus führen. Die Mukosaresistenz wird durch die Mukus-Bikar-

Tabelle 1. Pathophysiologische Faktoren beim gastroduodenalen Ulkus

1. Helikobakterinfektion
2. NSAID-assoziierte Ulzera
3. Streßulzera
4. Hyperazidität:
   - funktionelle persistierende gastrale Azidität
   - Gastrinom/Zollinger-Ellison
   - antrale Gastrinzellhyperplasie
   - basophile Mastzellenvermehrung
5. Stase, duodenale Obstruktion
6. Durchblutungsstörung
7. externe Noxen, Infektionen

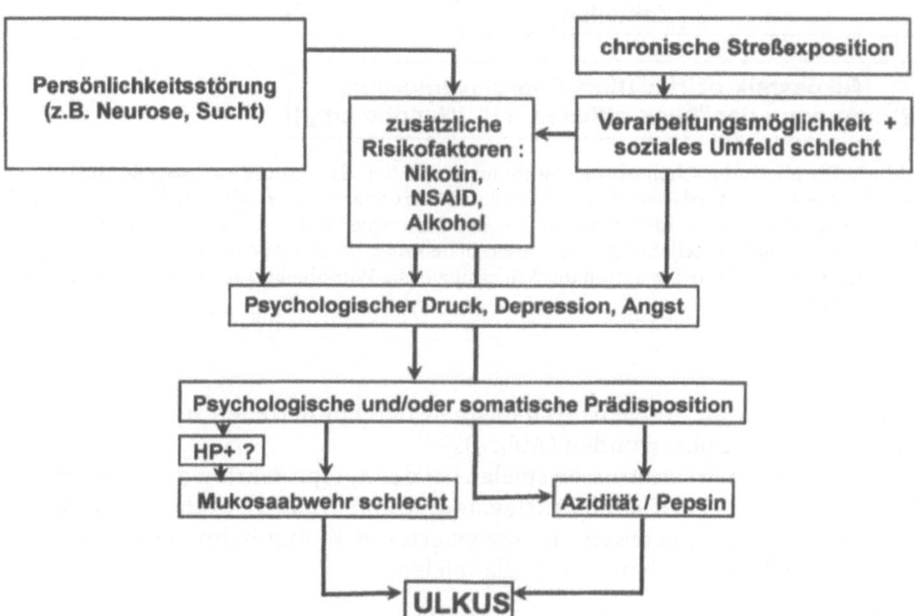

Abb. 3. Schematische Darstellung der psychosozialen Ursachen im Rahmen der Entstehung des gastroduodenalen Ulkus. Entweder Streßexposition oder Persönlichkeitsstörung mit begleitenden zusätzlichen Risikofaktoren kann letztendlich über psychologische und somatische Faktoren zur Ulkusentstehung beitragen

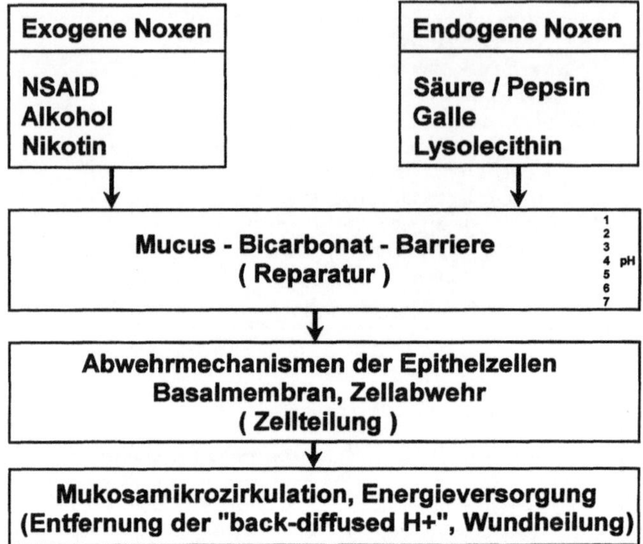

Abb. 4. Die physiologischen Abwehrmechanismen in der Magenwand auf exogene und endogene Noxen sind in vorderster Linie die Mukus-Bicarbonat-Barriere, die bei Einbrüchen immer wieder repariert werden kann. In zweiter Linie spielen der Abwehrmechanismus der Epithelzellen und die Zellabwehr eine wesentliche Rolle. Ist einmal ein Ulkus entstanden, so wird bei intakter Mikrozirkulation der Schleimhaut die Wundheilungsprozesse zur Ulkusabheilung führen können

bonat-Barriere, die Abwehrmechanismen der Epithelzellen und die Wundheilungsprozesse überwunden (Abb. 4).

Nach neueren Erkenntnissen spielen bei der Zytoprotektion der epidermale Wachstumsfaktor (EGF) und Prostaglandine eine wichtige Rolle [33]. Noch ist nicht klar, ob und inwieweit alle involvierten Faktoren beim Ulcus duodeni auch beim Ulcus ventriculi eine Rolle spielen.

Literatur

1. Asaka M, Kimura T, Kudo M et al. (1992) Relationship of Helicobacter pylori to serum pepsinogens in an asymptomatic Japanese population. Gastroenterology 102:760
2. Ayogi T, Summerskill WHJ (1966) Gastric secretion with ulcerogenic islet cell tumor; importance of basal acid output. Arch Intern Med 117:667
3. Baron JH (1963) The relationship between basal and maximum acid output in normal subjects and patients with duodenal ulcer. Clin Sci 24:357
4. Bayerdörffer E, Mannes G, Sommer A et al. (1992) Long-term follow-up after Helicobacter pylori eradication with combined omeprazole and amoxyclin treatment. Eur J Gastroenterol Hepatol 4:697–702
5. Bukhave K, Rask-Madsen J, Hogan DL, Koss MA, Isenberg JI (1990) Proximal duodenal prostaglandin E2 release and mucosal bicarbonate secretion are altered in patients with duodenal ulcer. Gastroenterology 99:951

6. Cheng FCY, Lam SK, Ong GB (1977) Maximum acid output to graded doses of pentagastrin and its relation to parietal cell mass in Chinese patients with duodenal ulcer. Gut 18:827
7. Christensen A, Bousfield R, Christiansen J (1988) Incidence of perforated an bleeding ulcers before and after the introduction of Hk-2 receptor antagonists. Annals of Surgery 207:4–6
8. Coelho LGV, Passos MCF, Chausson Y et al. (1992) Duodenal ulcer and eradication of Helicobacter pylori in a developing country. An 18-month follow-up study. Scand J Gastroenterol 27:362–366
9. Collen MJ, Lewis JH, Benjamin SB (1990) Gastric acid hypersecretion in refractory GERD. Gastroenterology 98:654–661
10. DeMeester TR, Fuchs KH, Ball CS et al. (1987) Experimental and clinical results with proximal end-to-end duodenojejunostomy for pathologic duodenogastric reflux. Ann Surg 206:414–426
11. Dooley CP, Cohen H, Fitzgibbons H, Bauer PL, Bauer M, Appleman MD, Perez-Perez GI, Blaser MJ (1989) Prevalence of Helicobacter pylori infection and histologic gastritis in asymptomatic persons. N Eng J Med 321:1562
12. Dragstedt LR (1967) Gastric secretion tests (editorial). Gastroenterology 52:587
13. Du Plessis DH (1965) Pathogenesis of gastric ulceration. Lancet 1:974–978
14. Eysselein VE, Kovacs TOG, Kleibeuker JH, Maxwell V, Reedy T, Walsh JH (1992) Regulation of gastric acid secretion by gastrin in duodenal ulcer patients and healthy subjects. Gastroenterology 102:1142–1148
15. Feldman M, Barnett CC (1985) Gastric bicarbonate secretion in patients with duodenal ulcer. Gastroenterology 88:1205
16. Feldman M, Burton ME (1990) $Histamine_2$-receptor antagonists. Standard therapy for acid-peptic diseases (first of two parts). N Engl J Med 323:1672
17. Fuchs KH, DeMeester TR, Hinder RA, Stein HJ, Barlow AP, Gupta NC (1991) Computerized identification of pathological duodenogastric reflux using 24-hour gastric pH monitoring. Ann Surg 213:13–20
18. Fuchs KH, Selch A, Freys SM, DeMeester TR (1992) Gastric acid secretion and gastric pH measurement in peptic ulcer disease. Probl Gen Surg 9:138–151
19. Fuchs KH, Freys SM, Fein M, Thiede A (1994) Current aspects of gastroduodenal ulcer disease: diagnosis of pathophysiologic background and indications for operative therapy. Endosc Surg 2:91–94
20. Fuchs KH, Fein M, Stein HJ, DeMeester TR (1997) Twenty four-hour gastric pH monitoring in health and disease. (in preparation)
21. Gilinsky NH (1990) Peptic ulcer disease in the elderly. Gastroenterol Clin North Am 19:255–271
22. Graham DY (1990) The relationship between nonsteroidal anti-inflammatory drug use and peptic ulcer disease. Gastroenterol Clin North Am 19:171
23. Graham DYI (1991) Helicobacter pylori: Its epidemiology and its role in duodenal ulcer disease. J Gastrohepatol 6:97
24. Graham DY, Malaty HM, Evans DG, Evans DJ jr, Klein PD, Adam E (1991) Epidemiology of Helicobacter pylori in an asymptomatic population in the United States: Effect of age, race, and socioeconomic status. Gastroenterology 100:1495
25. Hassal E, Dimmick JE (1991) Unique features of Helicobacter pylori disease in children. Dig Dis Sci 36:417
26. Hawkey CJ, Rampton DS (1985) Prostaglandins and the gastrointestinal mucosa: Are they important in its function, disease, or treatment? Gastroenterology 89:1162
27. Heimbucher J, Kauer WKH, Peters JH (1994) Pathophysiologic basis of peptic ulcer disease. In: JH Peter, TR DeMeester (eds) Minimally invasive surgery of the foregut. Quality Medical Publishing, St. Louis, pp 199–214
28. Herrington JL, Sawyers JL, Whitehead WA (1974) Surgical management of reflux gastritis. Ann Surg 180:526–537
29. Isenberg JI, Hogan DL, Koss MA, Stelling JA (1986) Human duodenal mucosal bicarbonate secretion. Evidence for basal secretion and stimulation by hydrochloric acid and a synthetic prostaglandin E1 analogue. Gastroenterology 91:370

30. Isenberg JI, Selling JA, Hogan DL, Koss MA (1987) Impaired proximal duodenal mucosal bicarbonate secretion in patients with duodenal ulcer. New Engl J Med 316:374
31. Johnson HD (1965) Gastric ulcer: Classification, blood group characteristics, secretion patterns and pathogenesis. Ann Surg 162:996
32. Kerrigan DD, Read NW, Houghton LA, Taylor ME, Johnson AG (1991) Disturbed gastroduodenal motility in patients with active and healed duodenal ulceration. Gastroenterology 100:892
33. Koop H (1992) Neue Aspekte in der Pathogenese des Gastroduodenalulcus. Dtsch Med Wschr 117:1243–1246
34. Koop H (1992) Neue Therapieansätze bei Ulcus duodeni und ventriculi. Dtsch Med Wschr 117:1247–1250
35. Kurata JH (1991) An assessment of nonsteroidal anti-inflammatory drugs as a risk factor in ulcer disease. Ann Intern Med 114:311
36. Labenz J, Gyenes E, Tühl GH, Börsch G (1992) Amoxycillin/omeprazole cures ulcer disease associated with Helicobacter pylori infection. Am J Gastroenterol 87:1270
37. Maccini DM, Velt BC (1990) Salivary epidermal growth factor in patients with and without acid peptic disease. Am J Gastroenterol 85:1102
38. Malfertheiner P (1994) Gibt es eine effektive medikamentöse Prophylaxe der Ulcuskomplikationen? Langenbecks Arch Chir (Suppl):391–397
39. Matthews JB, Garner A (1991) Review article: Stomach wars – a mucosal defense initiative. Aliment Pharmacol Ther 5:105
40. McCallum RW, Polepalle SC, Schirmer B (1991) Completion gastrectomy for refractory gastroparesis following surgery for peptic ulcer disease. Long-term follow-up with subjective and objective parameters. Dig Dis Sci 36:1556–1561
41. Merki HS, Fimmel CJ, Walt RP, Harre K, Rohmel J, Witzel J (1988) Pattern of 24-hour intragastric acidity in active duodenal ulcer disease and in healthy controls. Gut 29:1583
42. Moore JG, Halberg F (1986) Circadian rhythm of gastric acid secretion in men with active duodenal ulcer. Dig Dis Sci 31:1185
43. Oderda G, Vaira D, Holton J et al. (1991) Helicobacter pylori in children with peptic ulcer and their families. Dig Dis Sci 36:572
44. Peterson WL (1991) Helicobacter pylori and peptic ulcer disease. N Engl J Med 324:1043
45. Prichard PJ, Yeomans ND, Mihaly GW, Jones DB, Buckle PJ, Smallwood RA, Louis WJ (1985) Omeprazole: A study of its inhibition of gastric pH and oral pharmacokinetics after morning or evening dosage. Gastroenterology 88:64
46. Protzer U, Holtermüller KH (1993) Omeprazol. Dtsch Med Wochenschr 118:230
47. Rainsford KD (1989) Mechanisms of gastrointestinal toxicity of non-steroidal anti-inflammatory drugs. Scand J Gastroenterol 24:9
48. Rhodes J, Barnardo DE, Philips SF et al. (1969) Increased reflux of bile into the stomach in patients with gastric ulcer. Gastroenterology 57:241–252
49. Ritchie WP (1980) Alkaline reflux gastritis: An objective assessment of its diagnosis and treatment. Ann Surg 92:288–298
50. Robert A (1979) Cytoprotection by prostaglandins. Gastroenterology 77:761
51. Rotter JI (1981) Gastric and duodenal ulcer – are each many different diseases? Dig Dis Sci 26:154
52. Schwartz K (1910) Über penetrierende Magen- und Jejunalgeschwüre. Beitr Klin Chir 67:96
53. Sidebotham RL, Batten JJ, Karim QN, Spencer J, Baron JH (1991) Breakdown of gastric mucus in the presence of H. pylori. J Clin Pathol 14:52
54. Sipponen P, Varis K, Fraki O, Korri U-M, Seppala K, Siurala M (1990) Cumulative 10-year risk of symptomatic duodenal and gastric ulcer in patients with or without chronic gastritis. Scand J Gastroenterol 25:966
55. Stein HJ, DeMeester TR, Peters JH, Fuchs KH (1994) Technique, indications, and clinical use of ambulatory 24-hour gastric pH monitoring in a surgical practice. Am Surg 116:758–767
56. Tytgat GNJ, Rauws EAJ (1990) Campylobacter pylori and its role in peptic ulcer disease. Gastroenterol Clin North Am 19:183

57. Wallace JL (1989) Gastric resistance to acid: Is the „mucus-bicarbonate barrier" functionally redundant? Am J Physiol 256:G31
58. Warshaw AC (1979) Bile gastritis without prior gastric surgery, contributing role of cholecystectomy. Am J Surg 137:527–531
59. Weinstein WM (1991) Differentiation of nonsteroidal anti-inflammatory drug-associated and „ordinary" peptic ulcers. In: Soll AH (moderator): Nonsteroidal anti-inflammatory drugs and peptic ulcer disease. Ann Intern Med 114:307
60. Wyatt JI, Rathbone BJ, Sobala GM, Shallcross T, Heatley RV, Axon ATR, Dixon MF (1990) Gastric epithelium in the duodenum: Its association with Helicobacter pylori and inflammation. J Clin Pathol 43:981
61. Zollinger RM, Ellison EH (1955) Primary peptic ulcerations of the jejunum associated with islet cell tumors of the pancreas. Ann Surg 142:709

9

Diagnostik

K.-H. Fuchs, M. Fein und J. Heimbucher

Endoskopie

Die flexible Endoskopie des oberen Gastrointestinaltraktes spielt in der Diagnostik des Magen-Darm-Ulkus eine zentrale Rolle. Die endoskopische Inspektion ist, gemessen an den Vorteilen der diagnostischen Aussagekraft der Untersuchung, von vertretbarer Invasivität und bietet den Vorteil, neben einer genauen makroskopischen Beurteilung auch eine histologische Untersuchung von auffälligen Befunden durchführen zu können. Die Untersuchung kann bei einem kooperativen nüchternen Patienten ohne weitere Maßnahmen erfolgen, kann aber auch entweder als Routinekonzept oder, auf Wunsch des Patienten sowie in speziell indizierten Fällen bei ängstlichen Patienten, unter Sedierung durchgeführt werden. Zur Sedierung eignen sich z. B. Benzodiazepane wie Midazolam zwischen 2 und 5 mg i. v. Wegen der respiratorischen Depression sollte letzteres über einen Venenweg injiziert werden, um ggf. das Antidot Anexate geben zu können. Alle Regionen des Ösophagus, Magen und Duodenum sollten inspiziert werden und jede auffällige Läsion, insbesondere des Magens, sollte biopsiert werden, um ein Malignom auszuschließen. Beim gastroduodenalen Ulkus ist eine Biopsieentnahme aus dem Randbereich wichtig, um auch kleinere Karzinome entdecken zu können, die sich durch Biopsie des fibrinösen Ulkusgrundes nicht feststellen lassen würden. Im Rahmen der endoskopischen Inspektion sollte darüber hinaus die Helikobakterbestimmung durch Biopsie zur Routinemaßnahme gehören.

Die Ulkuslokalisation wird zunächst anatomisch zugeordnet und insbesondere in bezug auf den Pylorus oder Bulbusausgang bei Geschwüren in dieser Region beschrieben [5]. Das intrapylorische Ulkus mit einem proximalen und distalen Abstand von weniger als 0,5 cm zum Pylorus kann dem Ulcus duodeni zugeordnet werden. Die nachfolgend beschriebene Klassifikation der gastroduodenalen Ulzera nach Johnson beruht auf pathophysiologischen Überlegungen bezüglich der mit dem Ulkus verbundenen Säuresekretion [22]. Dabei wird unterschieden das Ulkus Typ I (hochsitzendes Magenulkus am Angulus an der kleinen Kurvatur), das Typ-II-Ulkus, ebenfalls ein hochsitzendes Magenulkus sowie Zeichen eines Kombinationsulkus mit entweder frischen oder vernarbten Veränderungen im Duodenum oder Pylorus, und das

Tabelle 1. Blutungsaktivität der Ulkusblutung. (Nach [12, 18])

Aktive Blutung bei der endoskopischen Untersuchung	
Ia	arteriell spritzende Blutung (großer Gefäßstumpf; kleiner Gefäßstumpf)
Ib	Sickerblutung (großer Gefäßstumpf; kleiner Gefäßstumpf)
Keine aktive Blutung zum Untersuchungszeitpunkt	
IIa	sichtbares, nicht blutendes Gefäß („visible vessel") (großer Gefäßstumpf; kleiner Gefäßstumpf)
IIb	Blutkoagel auf dem Ulkusgrund
IIc	sog. dunkler Ulkusgrund (Hämatin im Ulkusgrund sichtbar)
III	Ulkus ohne Zeichen einer stattgehabten Blutung

Typ-III-Ulkus, eine Ulkuslokalisation präpylorisch in einem Bereich von 0,5–2 cm proximal des Pylorus.

Ulkuskomplikationen können mit Hilfe der Endoskopie verifiziert werden. Durch die Tiefe des Ulkuskraters und die Lokalisation des Ulkus kann eine Penetration des Ulkus beurteilt werden und auf die Gefahr einer Perforation hindeuten. Bei Verdacht auf Perforation eines Ulkus sollte keine Endoskopie erfolgen, sondern die Diagnose mit Hilfe von freier Luft auf der radiographischen Abdomenübersichtsaufnahme festgestellt werden. Dieses Zeichen fehlt bei gedeckter Perforation und die endoskopische Abklärung der Oberbauchbeschwerden kann dann einen Hinweis liefern. Bei der Ulkusblutung kommt der Endoskopie die größte Bedeutung zu, denn die Blutung kann sowohl lokalisiert und in ihrer Intensität beurteilt als auch behandelt werden [6, 15, 31, 35]. Die Notfallendoskopie ermöglicht in den meisten Fällen der oberen gastrointestinalen Blutung die primäre Blutstillung sowie eine Risikobeurteilung bezüglich der Gefahr einer Rezidivblutung. Die Entscheidung zur Indikation zur frühelektiven Operation oder Weiterführung der endoskopischen Therapie basiert auf den notfallendoskopischen Befunden. Hierbei hat sich die von Forrest ursprünglich gewählte Einteilung der Blutungslokalisation mit Blutungsstigmata bewährt [12]. Die Forrest-Einteilung wurde inzwischen von mehreren Arbeitsgruppen weiter modifiziert. Tabelle 1 zeigt die verschiedenen Beurteilungskriterien [15, 38, 39]. In letzter Zeit wurden mit der Doppelsonographie Erfahrungen zur Beurteilung der Blutungsrezidivgefahr gemacht [23]. Zur Blutstillung werden verschiedene endoskopische Verfahren verwendet. Bei der Injektionsmethode kommen Adrenalin (1:10 000), Fibrinkleber, Thrombin oder Polidokanol zur Anwendung [8, 24, 25, 36, 37]. In geübten Händen kann auch eine thermische Koagulation mit der Elektrohydrothermosonde oder eine Clip-Applikation eine erfolgreiche Blutstillung gewährleisten [4, 8].

Radiographie und Sonographie

Die unspezifischen epigastrischen Symptome, die sich bei der Ulkuskrankheit präsentieren, zwingen in der Regel zu einer Umfelddiagnostik, um andere Erkrankungen im Oberbauch auszuschließen. Hier kommt der Ultraschalldiagnostik besondere Bedeutung zu, insbesondere bei der Feststellung der Cholelithiasis. Auch bei akuten abdominalen Beschwerden und beim akuten Abdomen wird die Ultraschalluntersuchung zum Nachweis von freier Flüssigkeit herangezogen. Zur Feststellung oder zum Ausschluß freier Luft ist die Abdomenübersicht im Stehen und in Linksseitenlage vorzuziehen. Die radiographische Magen-Darm-Passage mit Kontrastmittel zur Darstellung des Ulkus in der Primärdiagnostik ist in den letzten Jahren aufgrund der optimalen Untersuchungsmöglichkeiten der Endoskopie aus der Routine zum großen Teil verdrängt worden. Nur noch für spezielle Fragestellungen ist diese Untersuchungsmethode indiziert. So kann bei unklaren anatomischen Verhältnissen oder bei endoskopisch beobachteten Veränderungen oder Impressionen des Magens von außen diese Untersuchungsmethode mehr Informationen liefern. Es ist jedoch ein neues Untersuchungsfeld hinzugekommen, das gerade bei Magenfunktionsstörungen und Magenmotilitätsstörungen Informationen bieten kann. Die Videogastrographie zeigt nicht nur die morphologische Veränderung bei der Magenausgangsstenose, sondern kann bei Magenentleerungsstörungen einen Anhalt für diese Diagnose liefern. Die Information über die Magenmotorik kann ergänzt werden auch mit Hilfe einer Barium-Sandwich-Untersuchung, die nach radiographischen Kontrolluntersuchungen im Stundenabstand nach der Einnahme des Barium-Sandwiches einen Anhalt für die Magenentleerung mit festen Speisen geben kann.

Helicobacter-pylori-Bestimmung

Zum Nachweis dieses Bakteriums stehen in der Klinik eine Reihe verschiedener Verfahren zur Verfügung. Der histologische Nachweis ist gegenwärtig weit verbreitet und gilt in der klinischen Routine als der aktuelle Goldstandard. Der Nachweis mit Hilfe der Biopsiekultur hat eine geringere Sensitivität als der histologische Nachweis und die serologischen Untersuchungen.

Der Ureaseschnellzeittest kann als Bedside-Test im Rahmen der Endoskopie verwendet werden [2]. Da Helicobacter pylori Urease produziert, kann der Test nach Ablauf von 20–60 min in 75% der Fälle positiv ausfallen. Mehr als 90% der Helikobakter-befallenen Patienten zeigen einen positiven Test, wenn man 6–24 h wartet. Ideale Verfahren für epidemiologische Untersuchungen sind die Serologie oder der C-13-/C-14-Atemtest. Letzterer ist eine gute, nichtinvasive Methode, aber sie steht nicht flächendeckend zur Verfügung [20, 32].

In der praktischen Routine werden letztlich die Histologie und der Ureaseschnelltest verwendet. Die Kontrolle des Eradikationserfolges wird in der Regel zusammen mit der endoskopischen Kontrolle durchgeführt.

Magensäuresekretionstest

Die Magensekretionsanalyse wurde über Jahre als wesentliche Stütze in der pathophysiologischen Ursachenabklärung angesehen und auch angewendet

[10, 40]. Es zeigten sich jedoch zwischen gesunden Probanden und Patienten erhebliche Überlappungen der Sekretionswerte, die aufgrund von großen Schwankungen zu einer erheblichen inter- und intraindividuellen Variabilität führte [10, 40]. Deswegen ist die diagnostische Wertigkeit dieser Untersuchungen nur sehr begrenzt [11, 35, 40]. Auch für die Indikationsstellung zur Operation ist die Heranziehung der Magensekretionsanalyse als Entscheidungskriterium fraglich. Nur bei besonders hohen Sekretionsraten, die häufig beim Ulcus duodeni oder beim präpylorischen Ulkus auftraten, konnten einigermaßen sichere Aussagen getroffen werden [13]. Wenn die Basalsekretion 50 % oder mehr der Maximalsekretion betrug, war ein sicherer Hinweis auf ein Zollinger-Ellison-Syndrom oder eine antrale Hyperplasie naheliegend [13]. Eine wesentliche Einschränkung der Sekretionsanalyse liegt in der Kürze des Meßzeitraumes von 1–2 oder höchstens 3 h. Wesentliche Bestandteile des zirkadianen Rhythmus sind Schlafphasen und Mahlzeiten, und hier stößt die Aspirationstechnik an die Grenzen [3, 7, 14]. Exzessiv hohe Werte des basalen „acid output" (BAO) über 15 mval/h oder des maximalen „acid output" (MAO) über 40 mval/h kennzeichnen das Zollinger-Ellison-Syndrom oder eine persistierende gastrale Azidität [1, 14, 17]. Andererseits kann bei Achlorhydrie bei atrophischer Gastritis die BAO nahe 0 mval/h und die MAO unter 15 mval/h liegen.

Die Gastrinbestimmung ist zur Diagnostik bzw. zum Ausschluß eines Zollinger-Ellison-Syndroms oder der noch selteneren G-Zell-Hyperplasie relevant [21, 33]. Hierbei werden massiv erhöhte Werte über 1000 pg/ml für das Zollinger-Ellison-Syndrom gemessen. Bei grenzwertigen Serumspiegeln sollte ein Stimulationstest mit Sekretin erfolgen und differentialdiagnostisch Klarheit schaffen. Normalerweise beträgt beim jungen Patienten der Serumgastrinspiegel nüchtern zwischen 20 und 30 pg/ml und nimmt mit steigendem Lebensalter zu bis zu Werten von 300 pg/ml. Bei Patienten mit Ulkuskrankheit, besonders mit Ulcus duodeni, finden sich häufig leicht erhöhte Werte, die jedoch wenig hilfreich bei der Diagnose oder Therapieentscheidung sind, da auch im Rahmen der Helikobakterinfektion oder nach Protonenpumpenhemmertherapie ein Gastrinanstieg festzustellen ist. Nur bei klinischem Verdacht auf einen endokrinen Tumor, wie z. B. ein Glukagenom, erscheint die weiterführende Kontrolle von anderen gastrointestinalen Hormonen sinnvoll.

24-h-Magen-pH-Metrie

Bei Patienten mit gastroduodenalen Ulzera wurde die 24-h-Magen-pH-Metrie zu Beginn hauptsächlich zur Therapiekontrolle einer antisekretorischen Behandlung eingesetzt [27, 29]. Im Rahmen dieser Untersuchungen fiel dann auch ein fragliches diagnostisches Potential besonders bezüglich der Hyperazidität beim Ulcus duodeni auf. Zur Therapiekontrolle hat sie sich inzwischen als sehr effizientes Verfahren etabliert, und der Effekt der Säureblockade kann mit Hilfe der 24-h-Magen-pH-Metrie bestens überwacht werden [9, 30].

Weitere Hoffnungen beruhten jedoch auf den diagnostischen Möglichkeiten dieser Untersuchungsmethode, insbesondere um eine pathologische

Säureexposition im Magenlumen und fraglich pathologischen duodenogastralen Reflux zu verifizieren und daraus therapeutische Konsequenzen zu ziehen [14, 16]. Große methodische und diagnostisch-technische Probleme dieses Untersuchungsverfahrens haben jedoch die anfangs in die Methode gesetzten Erwartungen nicht erfüllen können. Mehrere Arbeiten zeigen eine signifikante Hyperazidität bei Patienten mit Ulcus duodeni im Gruppenvergleich mit normalen gesunden Kontrollpersonen oder Patienten mit Ulcus ventriculi [17, 34]. Demgegenüber stehen jedoch Untersuchungen an großen Patientenkollektiven, die nur im Einzelfall Patienten mit einer persistierenden gastralen Azidität zu selektieren vermögen [19, 28]. Selbst beim Ulcus duodeni hat ein beträchtlicher Teil der Patienten ein physiologisches Magen-pH-Profil sowie sogar ein abnormales alkalisches Niveau. Ein exzessives Säuremilieu konnte nur bei etwa 40 % der Ulcus-duodeni-Patienten festgestellt werden.

Unterschiede in der Azidität zwischen Patienten mit einem Ulcus duodeni und gesunden Probanden wurden in einer Reihe von Arbeiten untersucht. Im Hinblick auf die Ergebnisse ist es nicht überraschend, daß in der pH-Metrie signifikante Unterschiede zwischen diesen beiden Gruppen festgestellt werden können. Bisher wird der Vergleich der Ergebnisse jedoch dadurch erschwert, daß nahezu jeder Autor andere Parameter und andere Analyseverfahren bei der Auswertung verwendet. Merki et al. wiesen signifikante Unterschiede für die pH-Mediane bei einer Auswertung der Gesamtzeit am Tag und in der Nacht nach. Gleichzeitig wird jedoch auch festgestellt, daß 25 % der Ulkuspatienten ein völlig normales pH-Profil aufweisen [29]. Savarino et al. finden in ihrer ersten Arbeit im Vergleich von 19 Gesunden und 37 Ulcus-duodeni-Patienten deutliche Unterschiede in der Azidität für bestimmte Tageszeiten [34]. Interessanterweise wird über diese Unterschiede bei Anwuchs der Kollektive auf jeweils 100 Patienten nicht mehr berichtet [28]. Die 24-h-Magen-pH-Metrie hat die Hoffnung auf eine genauere pathophysiologische Differenzierung beim gastroduodenalen Ulkus nicht vollständig erfüllt. Am ehesten läßt sich eine Differenzierung bei Ulkuspatienten, die bereits voroperiert wurden und bei denen eine distale Magenresektion durchgeführt wurde, feststellen [19, 26]. Abbildung 1 demonstriert die Unterschiede in den einzelnen Patientengruppen. Hieraus lassen sich Hinweise für die Ursache für die Anastomosengeschwüre feststellen und Therapieentscheidungen treffen. So kann man bei einer weiterbestehenden Hyperazidität trotz durchgeführter distaler Magenresektion auf eine zu große Parietalzellmasse schließen, und die Therapie der Wahl besteht in einer Nachresektion. Bei exzessivem duodenogastralem Reflux nach distaler Magenresektion ist dagegen die Indikation für eine duodenale Umleitungsoperation bei rezidivierenden Anastomosengeschwüren indiziert.

Inwieweit weitere speziellere Funktionsuntersuchungen diagnostische Wertigkeit besitzen, ist sehr umstritten. Wie aus der Vielfalt der pathophysiologischen Mechanismen beim gastroduodenalen Ulkus ersichtlich ist, können einige dieser Komponenten, z. B. exzessiver Gallereflux oder eine gestörte gastrale Motilität nur mit speziellen Funktionsuntersuchungen überprüft werden; andererseits stehen bei der übergroßen Mehrzahl der Ulkuspatienten die

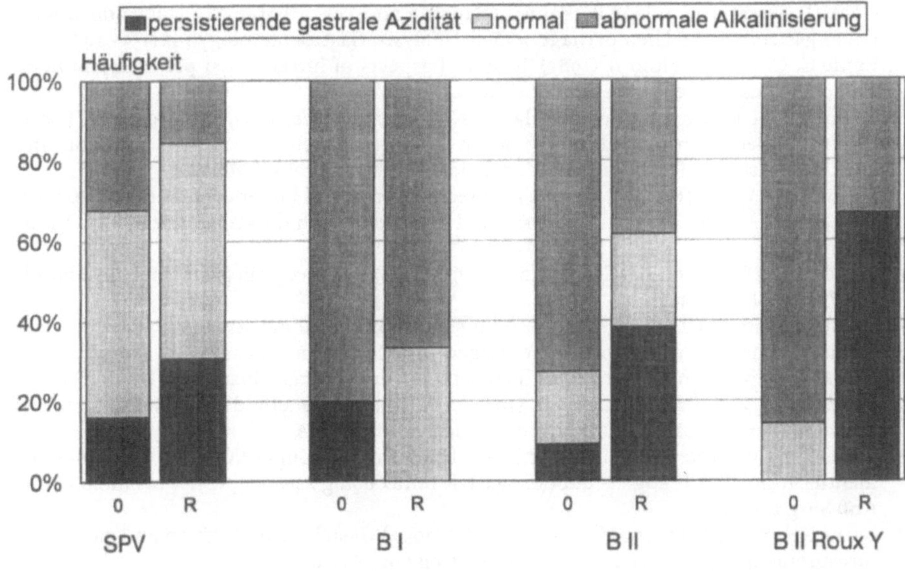

Abb. 1. Darstellung der pH-Profile bei Patienten mit Voroperationen am Magen. Die 24-h-Magen-pH-Metrie-Ergebnisse zeigen eine deutliche Verteilung in hyperazide und alkalische Profile (s.Kapitel 1, S. 131)

Helikobakterinfektion, die NSAID-Einnahme, bestenfalls noch die Hyperazidität im Vordergrund. Diese drei letztgenannten Komponenten lassen sich mit Untersuchungen mit vertretbarer Invasivität wie der Endoskopie und 24-h-Magen-pH-Metrie abklären.

Literatur

1. Baron JH (1963) The relationship between basal and maximum acid output in normal subjects and patients with duodenal ulcer. Clin Sci 24:357
2. Barthel JS, Everett ED (1990) Diagnosis of Campylobacter pylori infections: The „gold standard" and the alternatives. Rev Infect Dis 12:S107
3. Bauerfeind P, Cilluffo T, Fimmel CJ et al. (1985) Die intragastrale Langzeit-pH-Metrie. Schweiz Med Wschr 115:1630–1641
4. Binmoeller KF, Thonke F, Soehendra N (1993) Endoscopic hemoclip treatment for gastrointestinal bleeding. Endoscopy 25:167–170
5. Blackstone MO (1984) Normal and pathologic appearances of the gastrointestinal tract. In: Endoscopic interpretation. Raven Press New York, pp 87–136
6. Branicki FJ, Boey J, Fok PJ et al. (1990) A prospective evaluation of risk factors for rebleeding and death. Ann Surg 212:411–418
7. Clemencon G (1972) Nocturnal intragastric pH measurements. Scand J Gastroenterol 7:293–298

8. Cook DJ, Guyatt GH, Salena BJ, Laine LA (1992) Endoscopic therapy for acute nonvariceal upper gastrointestinal hemorrhage: a meta-analysis. Gastroenterology 102:139–148
9. Emde C, Garner A, Blum A (1987) Technical aspects of intraluminal pH-metry in man. Current status and recommendations. Gut 23:1177–1188
10. Feldman M, Dickerman RM, McClelland RN, Cooper KA, Walsh JH, Richardson CT (1979) Effect of selective proximal vagotomy on food-stimulated gastric acid secretion and gastrin release in patients with duodenal ulcer. Gastroenterology 76:926
11. Fordtran JS, Walsh JH (1973) Gastric acid secretion rate and buffer content of the stomach after eating. Results in normal subjects and in patients with duodenal ulcer. J Clin Invest 52:645
12. Forrest JAH, Finlayson NDC, Shearmann DJC (1974) Endoscopy in gastrointestinal bleeding. Lancet II:394–397
13. Friesen SR, Tomita T (1981) Pseudo-Zollinger-Ellison syndrome. Am Surg 94:481
14. Fuchs KH (1991) Die diagnostische Magen-pH-Metrie. In: Fuchs K-H, Hamelmann J (Hrsg) Gastrointestinale Funktionsdiagnostik in der Chirurgie. Blackwell, Berlin, S 122
15. Fuchs K-H, Wirtz HJ, Schaube H (1984) Die Injektionsmethode zur Blutstillung bei gastroduodenalen Läsionen. Dtsch Med Wschr 109:813–816
16. Fuchs KH, DeMeester TR, Hinder RA, Stein HJ, Barlow AP, Gupta NC (1991) Computerized identification of pathological duodenogastric reflux using 24-hour gastric pH monitoring. Ann Surg 213:12–20
17. Fuchs KH, Selch A, Freys SM, DeMeester TR (1992) Gastric acid secretion and gastric pH measurement in peptic ulcer disease. Probl Gen Surg 9:138–151
18. Fuchs K-H, Wirtz H-J, Schaube H (1992) Endoskopisch-chirurgische Blutstillung im Gastrointestinaltrakt. In: Fuchs K-H, Hamelmann H, Manegold BC (Hrsg) Chirurgische Endoskopie im Abdomen. Blackwell, Berlin, S 47–69
19. Fuchs KH, Fein M, Stein HJ, DeMeester TR (1997) Twenty four-hour gastric pH monitoring in health and disease. (in preparation)
20. Graham DY, Klein PD, Evans DJ jr, Evans DG, Alpert LC, Opekun AR, Boutton TW (1987) Campylobacter pylori detected noninvasively by the ^{13}C-urea breath test. Lancet I: 1174
21. Gregory RA, Grossman MI, Tracy HJ, Bentley PH (1967) Nature of gastric secretagogue in Zollinger -Ellison tumors. Lancet II:543
22. Johnson HD, Love AHG, Rogers NC, Wyatt AB (1964) Gastric ulcer blood groups and acid secretion. Gut 5:402
23. Kohler B, Riemann JF (1993) Endoscopic injection therapy of Forrest II and III gastroduodenal ulcers guided by endoscopic Doppler ultrasound. Endoscopy 25:219–223
24. Lai KH, Peng SN, Guo WS et al. (1994) Endoscopic injection for the treatment of bleeding ulcers: local tamponade or drug effect? Endoscopy 26:338–341
25. Lin H-J, Perng C-L, Lee F-Y, Chan C-Y, Huang Z-C, Lee S-D, Lee CH (1993) Endoscopic injection for the arrest of peptic ulcer hemorrhage: final results of a prospective, randomized comparative trial. Gastrointest Endosc 39:15
26. Mann O, Glaser J, Pausch J, Rosemeyer D, Tibroni T (1993) Prognostischer Wert der Langzeit-pH-Metrie im B-II-resezierten Magen. Z Gastroenterol 31:392–394
27. Meiners D, Clift S, Kaminski D (1982) Evaluation of various techniques to monitor intragastric pH. Arch Surg 117:228–291
28. Mela GS, Savarino V, Malesci A, Di Mario F, Sossai P, Vigneri S, Zambotti A (1994) New method for improving accuracy of 24-hour continuous intragastric pH-metry. Reflections on physiological and pharmacological studies. Dig Dis Sci 39:1416–1424
29. Merki HS, Witzel L, Harre H et al. (1986) Circadian pattern of intragastric acidity in duodenal ulcer patients. A comparison with healthy controls. Gastroenterol 90:1549
30. Merki HS, Witzel L, Walt RP et al. (1988) Day-to-day variation of 24-hour intragastric acidity. Gastroenterology 94:887–891
31. Pimpl W, Boeckl O, Heinermann M, Dapunt O (1989) Emergency endoscopy: A basis for therapeutic decisions in the treatment of severe gastroduodenal bleeding. World J Surg 13:592

32. Rauws EA, Royen EA, Langenberg W, Woensel JV, Vrij AA, Tytgat GN (1989) ^{14}C-urea breath test in C. pylori gastritis. Gut 30:798
33. Sanzenbacher LJ, King DR, Zollinger RM (1973) Prognostic implication of calcium-mediated gastrin levels in the ulcerogenic syndrome. Am J Surg 125:116
34. Savarino V, Mela GS, Zentilin P et al. (1993) Circadian acidity pattern in prepyloric ulcers: a comparison with normal subjects and duodenal ulcer patients. Scand J Gastroenterol 28:772–776
35. Soehendra N, Kniper A (1982) Endoskopische Unterspritzung zur Blutstillung im Verdauungstrakt. Dtsch Med Wschr 102:1688–1690
36. Soehendra G, Grimm H, Maydeo A, Nam VC, Eckmann B, Brückner M (1991) Endoscopic sclerotherapy – personal experience. Hepatogastroenterol 38:220–223
37. Sugawa C, Steffes CP, Nakamura R, Sferra JJ, Sferra CS, Sugimura Y, Fromm D (1990) Upper GI bleeding in an urban hospital. Etiology, recurrence, and prognosis. Ann. Surg. 212:521–527
38. Thon K, Röher HD (1985) Das blutende Ulcus pepticum – Therapie? Wann ? Welche? (Kongreßbericht) Langenbecks Arch Chir 366:99
39. Wirtz HJ, Fuchs K-H, Bauer E, Hamelmann H (1984) Operation oder konservative Therapie? Neue Gesichtspunkte durch weitere Differenzierung des notfallendoskopischen Befundes bei Blutungen gastroduodenaler Ulcera. Chirurg 55:444–447
40. Wormsley KG, Grossmann MI (1965) Maximal histalog test in control subjects and patients with peptic ulcer. Gut 6:427–435

9

Konservative Therapie

M. Scheurlen

Therapeutische Prinzipien

In den letzten 10 Jahren haben sich die bis dahin gültigen Konzepte zur Pathogenese der Ulkuskrankheit durch die Wiederentdeckung von Helicobacter pylori verändert; darüber hinaus wurden die therapeutischen Möglichkeiten durch die Einführung der Protonenpumpenblocker erweitert. Dadurch unterliegen die therapeutischen Standards derzeit einem Wandel, der bislang noch nicht abgeschlossen ist. Das im folgenden beschriebene Vorgehen der Behandlung gastroduodenaler Ulzera wird deshalb in den nächsten Jahren vermutlich noch weiter modifiziert werden.

Entsprechend den Faktoren, die für die Pathogenese der Ulkuskrankheit als bedeutsam erkannt wurden, greift die medikamentöse Therapie im wesentlichen an 3 Punkten an:

1) Hemmung der Magensäureproduktion durch H_2-Blocker oder Protonenpumpenhemmer,
2. Mukosaprotektion durch Sucralfat oder stabile Prostaglandine,
3) Eradikation von Helicobacter pylori durch eine antibiotische Therapie.

Diese verschiedenen therapeutischen Prinzipien sollen im folgenden zunächst hinsichtlich ihrer pharmakologischen Aspekte aufgeführt werden. Anschließend wird ihr praktischer Einsatz in der Behandlung der Ulkuskrankheit beschrieben.

Säurehemmung

Auch wenn die Ulkuskrankheit eine Folge des Zusammenwirkens vielfältiger individueller und exogener Faktoren ist, stellt doch die Hemmung der Magensäureproduktion den wichtigsten therapeutischen Angriffspunkt bei akuten Ulcera ventriculi und duodeni dar. Unabhängig von den Mechanismen, die zu der initialen Schleimhautläsion führen, ist die schädigende Auswirkung der Magensäure der wichtigste Faktor für die Entstehung großflächiger, tiefer und chronischer Läsionen. Das Postulat: „Kein Ulkus ohne Säure“ basiert auf dieser Erkenntnis und wird durch die therapeutische Effektivität der Säurehemmung bestätigt.

Histamin-H_2-Rezeptorenblocker

Die H_2-Blocker wirken durch die kompetitive Hemmung der Histamin-H_2-Rezeptoren an der Parietalzelle. Derzeit sind in Deutschland 5 Substanzen eingeführt:

- Cimetidin (Tagamet, diverse Generika),
- Ranitidin (Sostril, Zantic),
- Famotidin (Pepdul, Ganor),
- Nizatidin (Nizax),
- Roxatidin (Roxit).

Alle H_2-Blocker werden nach oraler Applikation gut resorbiert und stehen auch in parenteralen Darreichungsformen zur Verfügung. Da die Ausscheidung überwiegend renal erfolgt, muß bei reduzierter Nierenfunktion die Dosis entsprechend angepaßt werden. Gleiches gilt für die Medikation bei alten Menschen, bei denen die Halbwertszeit, verglichen mit jungen Individuen, mehr als verdoppelt sein kann. In der Stärke ihrer pharmakologischen Wirkung auf den H_2-Rezeptor an der Parietalzelle unterscheiden sich die einzelnen Substanzen voneinander: Cimetidin ist am schwächsten wirksam, Ranitidin, Nizatidin und Roxatidin besitzen eine mittlere Potenz, die größte pharmakologische Wirkung besitzt Famotidin. Entsprechend unterscheiden sich die Standarddosierungen: die jeweiligen Tagesdosen für die Therapie des Ulcus ventriculi oder duodeni sind 800–1200 mg Cimetidin, jeweils 300 mg Ranitidin, Nizatidin oder Roxatidin und 40 mg Famotidin.

Es handelt sich um relativ sichere Präparate. Die meisten Nebenwirkungen wurden für Cimetidin beschrieben, was nicht allein Folge der höheren Dosierungen ist, die bei diesem Medikament verabreicht werden müssen. Insbesondere die Effekte auf das Endokrinum und die Interaktionen mit anderen Arzneimitteln werden bei den übrigen H_2-Blockern nicht oder nur ganz selten beobachtet. Cimetidin führt dosisabhängig zu einem Anstieg des Serumprolaktins (dieser Effekt wird in geringerem Maß auch unter Ranitidin beobachtet), worauf die gelegentlich unter Cimetidin beobachtete Brustschwellung und Galaktorrhöe bei Frauen und die Gynäkomastie bei Männern zurückzuführen sind [28, 44]. Cimetidin hemmt außerdem die Bindung von Dihydrotestosteron an den Androgenrezeptor und den Metabolismus von Östradiol [19, 28], was die Ursache für die gelegentlich unter Cimetidin beobachtete Impotenz sein dürfte. Die Bindung von Cimetidin an das Zytochrom P_{450} der mischfunktionellen Oxidasen führt zu einer Reihe von Arzneimittelinteraktionen, die auch klinisch relevante Nebenwirkungen nach sich ziehen können (als Übersicht s. [17]). Diese Besonderheit von Cimetidin wird von den anderen H_2-Blockern nicht geteilt.

Die häufigsten Nebenwirkungen können Tabelle 1 entnommen werden.

Tabelle 1. Subjektive und objektive Nebenwirkungen unter H_2-Blockern

Durchfälle	1–3%
Kopfschmerzen	2–3%
Schwindel	1–2%
Müdigkeit	2%
Muskelschmerzen	2%
Obstipation	1%
Unter 1% Häufigkeit	
Verwirrtheit	
Somnolenz	
Impotenz	
Libidoverlust	
Neutro- oder Thrombopenie	
Erhöhte Leberwerte	
Fieber	
Allergien	
Kreatininerhöhung	
Interstitielle Nephritis	
Arthralgien, Myalgien	
Tachykarde oder bradykarde Herzrhythmusstörungen	

Protonenpumpenblocker

Aufgrund ihrer deutlich stärkeren pharmakologischen Wirksamkeit haben die Protonenpumpenblocker sich seit der Zulassung von Omeprazol Ende der 80er Jahre in der Therapie peptischer Erkrankungen durchgesetzt und die H_2-Antagonisten bei dieser Indikation weitgehend verdrängt.

Pharmakologisch handelt es sich bei allen auf dem Markt befindlichen Substanzen um Prodrugs, die für ihre Aktivierung das saure Milieu in den Kanalikuli der Parietalzellen benötigen. Omeprazol wird dort in ein tetrazyklisches Molekül, ein Sulfenamid, umgewandelt [56], bei den anderen Protonenpumpenblockern geht die Aktivierung in identischer Weise vonstatten. Diese Sulfenamide sind stark reaktiv und binden kovalent und irreversibel an die Alphakette der in unmittelbarer nähe lokalisierten H^+-K^+-ATPase. Da es sich um eine irreversible Inhibition handelt, ist für eine Rekonstitution der Säuresekretion die Neusynthese von H^+-K^+-ATPase-Molekülen erforderlich. Aus diesem Grund genügt eine einmal tägliche Einnahme, um das pH des Magensaftes für mehr als 16 h in den therapeutischen Bereich (> 3,0) anzuheben.

Die derzeit in Deutschland zugelassenen Protonenpumpenblocker Omeprazol (Antra, Gastroloc), Pantoprazol (Pantozol, Rifun) und Lansoprazol (Agopton) besitzen eine einander ähnliche Pharmakokinetik. Alle werden nach oraler Gabe zu über 50% resorbiert. Die pharmakologische Potenz ist bei allen Substanzen vergleichbar. Als Standarddosierungen werden für Omeprazol 20 mg, für Lansoprazol 30 mg und für Pantoprazol 40 mg täglich empfohlen.

Die unerwünschten Wirkungen sind denen der H_2-Blocker vergleichbar [26] (Tabelle 2).

Tabelle 2. Subjektive und objektive Nebenwirkungen unter Protonenpumpenblockern. (Nach [26])

Kopfschmerzen	2-3%
Durchfälle	2-3%
Bauchschmerzen	1-2%
Müdigkeit	1-2%
Blähungen	1-2%
Obstipation	1-2%
Schwindel	1%
Unter 1% Häufigkeit	
Rückenschmerzen	
Dyspepsie	
Aufstoßen	

Unter einer Therapie mit einem Protonenpumpenblocker steigen als Reaktion auf die starke Hemmung der Magensäureproduktion die Gastrinproduktion im Antrum und der Serumgastrinspiegel an. Dies gilt vor allem für die Langzeittherapie [35]. Dieser Gastrinanstieg ist mäßig und überschreitet auch unter Dauermedikation mit 40 mg Omeprazol täglich nur bei etwa 20% der Patienten das 4fache des oberen Normwertes. Gegenstand intensiver Diskussionen war in diesem Zusammenhang die Beobachtung, daß bei Ratten unter Dauermedikation mit Omeprazol eine Hyperplasie der enterochromaffinen Zellen des Magens als Folge der Hypergastrinämie beobachtet wird, die initial rückbildungsfähig ist, jedoch bei mehr als zweijähriger Einnahmedauer des Medikamentes zur Ausbildung von Karzinoiden in der Korpusschleimhaut führen kann [22]. Beim Menschen werden ähnliche Beobachtungen nur bei einer extremen Hypergastrinämie gemacht, wie sie beispielsweise bei der autoimmun vermittelten chronisch atrophischen Gastritis auftritt [7]. Karzinoide unter einer Dauertherapie mit Protonenpumpenblockern wurden bisher beim Menschen nicht dokumentiert.

Bemerkenswert ist die Beobachtung, daß es unter einer Langzeittherapie mit Omeprazol zur Ausbildung einer atrophischen Korpusgastritis kommen kann [30]. Diese scheint allerdings nicht ein Effekt der Therapie zu sein, sondern vorwiegend dann aufzutreten, wenn gleichzeitig eine Infektion mit Helicobacter pylori besteht. Die Helikobaktereradikationstherapie bei Patienten, bei denen eine Langzeitbehandlung mit Omeprazol geplant ist (beispielsweise bei schwerer Refluxkrankheit), wird als Konsequenz aus diesem Befund diskutiert.

Große Beachtung fanden Berichte, nach denen es bei schwerkranken Intensivpatienten, die unter anderem auch Omeprazol in parenteraler Form erhielten, in einigen Fällen zur Erblindung gekommen war [51]. Eine Expertenkommission setzte sich daraufhin mit diesen und 17 weiteren Fällen von Sehstörungen unter Omeprazol auseinander und kam zu dem Ergebnis, daß ein Zusammenhang der Erblindung mit der Omeprazolmedikation nicht festzustellen war und daß die Fälle von Erblindung auf eine anteriore ischämische Optikusneuropathie zurückzuführen seien [14]. Obwohl ein Ausschuß der Kommission der Europäischen Union zu einem ähnlichen Ergebnis gekommen war, ruht derzeit die Zulassung für die intravenöse Applikationsform von Omeprazol in Deutschland.

Mukosaprotektion

Sucralfat

Sucralfat ($SO_3[Al_2(OH)_5 \cdot (H_2O)_2]$) ist eine Verbindung aus Sucrosesulfat und Aluminiumhydroxid. Es ist nur schwer wasserlöslich und bildet im Magen eine gelartige Suspension, die mit hoher Affinität an gesunde und erodierte Schleimhaut bindet. Der exakte Wirkungsmechanismus für die Ulkusprophylaxe und -therapie ist bisher nicht bekannt; unter anderem werden ein physikalischer Effekt durch die Ausbildung einer Schutzschicht, eine Hemmung der proteolytischen Aktivität intragastraler Enzyme, eine Steigerung der Bikarbonatproduktion des Magens und die Bindung von Gallensäuren diskutiert. In allen plazebokontrollierten Studien zur Ulkusheilung war Sucralfat signifikant überlegen, in den kontrollierten Studien zum Vergleich mit Cimetidin (800–1200 mg/Tag) war jeweils kein Unterschied in der Wirksamkeit zwischen den beiden Präparaten festzustellen (als Übersicht s. [40]). Derzeit wichtigste Indikation für Sucralfat ist die Prophylaxe von Streßulzera bei Intensivpatienten. Da Sucralfat den Magensaft-pH nicht senkt, bleibt die antibakterielle Wirkung der Magensäure erhalten. Die Rate nosokomialer Pneumonien bei diesen Patienten war zumindest in einem Teil der vorliegenden Studien gegenüber Antazida oder H_2-Blockern reduziert.

Misoprostol

Prostaglandine hemmen die Magensäureproduktion über eine Inhibition der histamininduzierten Säuresekretion [10]. Daneben werden diejenigen schleimhautschädigenden Wirkungen nichtsteroidaler Antirheumatika antagonisiert, die Folge der Hemmung der endogenen Prostaglandinproduktion sind.

Misoprostol (15-deoxy-15-hydroxy-16-methyl-PGE_1) wird im Unterschied zu den natürlich vorkommenden Prostaglandinen langsamer metabolisiert und kann oral verabreicht werden [42]. Neben einer Hemmung der Magensäureproduktion besitzt die Substanz eine schleimhautschützende Wirkung, vermutlich durch eine Verbesserung der Mukosadurchblutung und eine Steigerung der Schleim- und Bikarbonatsekretion. Misoprostol führt in der Standarddosierung von 4·200 μg/Tag immerhin in etwa 15% der Fälle zu Durchfällen und Bauchkrämpfen. Da das Medikament Uteruskontraktionen induziert, ist der Einsatz bei Schwangeren kontraindiziert [6]. Das ungünstige Verhältnis von therapeutischer Wirkung zu Nebenwirkungen, insbesondere im Vergleich mit den anderen Ulkustherapeutika, hat verhindert, daß sich Misoprostol in der Therapie der peptischen Ulkuskrankheit durchsetzen konnte. Die Indikation beschränkt sich derzeit auf Therapie und Prophylaxe von Ulzera unter nichtsteroidalen Antirheumatika.

Antibiotische Therapie

Anläßlich einer Konsensuskonferenz des National Institute of Health [45] wurde als eines der Ergebnisse festgehalten, daß „Ulkuspatienten mit gleichzeitiger Infektion mit Helicobacter pylori zusätzlich zu den säurehemmenden Medikamenten eine Behandlung mit Antibiotika erhalten sollen, unabhängig davon, ob es sich um eine Erstmanifestation oder um ein Ulkusrezidiv handelt". In der Tat ist die ausgesprochen geringe Rate von Ulkusrezidiven nach erfolgreicher Helikobaktereradikation [13, 18, 47] bemerkenswert. Die Reinfektionsrate nach erfolgreicher Eradikation scheint in den Industrienationen nur gering zu sein. Sie beträgt weniger als 1% pro Jahr [8], während in einer brasilianischen Studie eine sehr hohe Reinfektionsrate (mehr als 20% in 18 Monaten) beobachtet wurde [12].

Derzeit besteht noch das Problem, daß ein ideales Therapieregime für die Eradikation von Helicobacter pylori bisher nicht zur Verfügung steht (eine Zusammenstellung einiger der häufigsten Therapieregimes zeigt Tabelle 3). Eine Säuresekretionshemmung mit Omeprazol wirkt bakteriostatisch, eliminiert den Keim jedoch nicht [38]. Amoxicillin ist in vitro gut wirksam, benötigt jedoch am Wirkort einen neutralen pH, der nur durch gleichzeitige hochdosierte Gabe eines Protonenpumpenblockers erreicht werden kann. Das gleichfalls sehr effektive Metronidazol weist eine hohe Rate von in vitro-Resistenzen auf (in Europa etwa 20%) [5], in vivo dürfte die Empfindlichkeit des Keimes auf Metronidazol allerdings etwas höher liegen.

Am effektivsten sind Tripeltherapien, wobei das klassische Regime mit Wismut, Metronidazol und Tetrazyklin eine hohe Eradikationsrate von bis über

Tabelle 3. Wichtigste antibiotische Therapieschemata für die Eradikation von Helicobacter pylori (Literatur s. Text). Die Medikamentenpreise wurde der Roten Liste 1995 entnommen

	Antibiotika und Tagesdosen	Therapie-dauer (Tage)	Eradi-kations-rate (%)	Kosten DM
Klassisches Dreifachschema	Tetracyclin 4 × 500 mg Metronidazol 3 × 250 mg Wismut-Subsalicylat 3 × 600 mg	14	70–94	ca. 195.–
Klassisches Zweifachschema	Omeprazol 2 × 40 mg (Omeprazol 2 × 20 mg) Amoxicillin 2 × 1 g	14	60–82	ca. 350.– (ca. 230.–)
Alternatives Zweifachschema	Omeprazol 40 mg Clarithromycin 2 × 500 mg	14	ca. 80	ca. 460.–
„Italienische" Therapie	Omeprazol 20 mg Clarithromycin 2 × 250 mg Metronidazol 2 ××x 400 mg	7	ca. 90	ca. 220.–
Dreifachschema mit Ranitidin	Amoxicillin 3 × 750 mg Metronidazol 3 × 500 mg Ranitidin 300 mg nocte	12	ca. 80	ca. 270.–

90% erreicht [11], jedoch mit beträchtlichen subjektiven Nebenwirkungen behaftet ist. Neben der Resistenz des Erregers auf die eingesetzten Antibiotika ist es denn auch v.a. die durch eine schlechte Verträglichkeit der Eradikationstherapie, eine zu lange Einnahmedauer oder ein zu kompliziertes Einnahmeschema reduzierte Compliance der Patienten, die die Eradikationsrate negativ beeinflußt.

Deutlich besser verträglich ist die Kombination aus Amoxicillin und Omeprazol; mit dieser Behandlung werden Eradikationsraten von bis zu 82% angegeben [3]. Der Einnahmemodus ist hier von Bedeutung (Amoxicillin soll frühestens 30 min nach Omeprazol eingenommen werden); ebenso ist die Höhe der Omeprazoldosis wichtig für die Eradikationsrate. Diese liegt bei einer Dosis von 2 · 40 mg/Tag etwas höher als unter 2 · 20 mg/Tag. Nachteil dieses Schemas sind eine geringe Wirkung bei Patienten, die zuvor bereits mit Omeprazol behandelt wurden, und hohe Therapiekosten.

Die Kombination aus Omeprazol und Clarithromycin [31, 32, 37] ist mindestens ebenso effektiv, allerdings noch teurer. Sie wird derzeit daher überwiegend bei Patienten mit Penizillinallergie eingesetzt.

Einer „idealen" Helikobaktereradikationsbehandlung kommt die sog. „italienische" Therapie [4, 31, 32, 41] bisher am nächsten. Vorteil dieses Behandlungsschemas ist eine Therapiedauer von lediglich einer Woche. Omeprazol, Clarithromycin und Metronidazol werden jeweils relativ niedrig dosiert. Die Kosten der Behandlung sind von allen Eradikationsschemata am niedrigsten. Allerdings fehlen zu dieser Therapie derzeit noch weitergehende Erfahrungen.

Sofern gut wirksame Antibiotika appliziert werden, muß die Säureblockade nicht unbedingt mit Omeprazol erfolgen; eine kürzlich erschienene Publikation [23] belegt die gute Effektivität einer Dreifachkombination von Metronidazol, Amoxicillin und Ranitidin (Eradikationsrate 87,5%).

Therapeutisches Vorgehen

Peptische Ulkuskrankheit

Therapie florider Ulcera ventriculi oder duodeni

Die Hemmung der Magensäureproduktion ist der wichtigste Angriffspunkt für die medikamentöse Behandlung florider Ulzera. Die H_2-Blocker bildeten seit ihrer Einführung für diese Indikation zunächst den therapeutischen Standard. In der Wirksamkeit bei der Ulkustherapie sind die Protonenpumpenblocker den H_2-Blockern allerdings deutlich überlegen. Diese Überlegenheit korreliert direkt mit Ausmaß und Dauer der Säurehemmung. Die Tageszeit, zu der die maximale Säurehemmung erreicht wird, scheint dagegen von untergeordneter Bedeutung zu sein. Während H_2-Blocker am effektivsten in der Suppression der nächtlichen histaminstimulierten Säuresekretion sind, ist die Wirkung von Protonenpumpenblockern aufgrund ihrer Langzeitwirkung von der Tageszeit unabhängig.

Eine Analyse der Effektivität verschiedener Therapieregimes mit Antazida, H_2-Blockern, Enprostil und Omeprazol ergab, daß Dauer und Ausmaß der Säurehemmung die wichtigsten Determinanten für den Erfolg der Ulkustherapie sind. Um über 90% der Ulzera innerhalb von 4 Wochen zur Abheilung bringen zu können, sollte der intragastrale pH für etwa 18–20 h täglich auf über 3,0 angehoben werden [9].

Wegen ihrer Überlegenheit hinsichtlich Dauer und Ausmaß der Säuresekretion haben sich die Protonenpumpenblocker durchgesetzt. Es liegt mittlerweile eine Reihe von kontrollierten Vergleichen zwischen Ranitidin bzw. Cimetidin und Omeprazol in der Therapie des aktiven Ulcus ventriculi oder duodeni vor. Bei beiden Indikationen zeigte sich in der überwiegenden Zahl der Studien eine klare Überlegenheit des Protonenpumpenblockers [16]. Die Abheilungsrate bei Ulcera duodeni beträgt nach dieser Metaanalyse nach 2 und 4 Wochen unter 20 mg Omeprazol/Tag 62% bzw. 87%, unter 300 mg Ranitidin/Tag 46% bzw. 76%. Beim Ulcus ventriculi heilen nach 2 und 4 Wochen 69% bzw. 86% unter Omeprazol, jedoch nur 59% bzw. 79% unter Ranitidin ab. Sowohl bei Magen- als auch unter Duodenalulzera tritt unter Omeprazol signifikant schneller Beschwerdefreiheit ein. Die Studien zum Vergleich der anderen Protonenpumpenblocker Lansoprazol und Pantoprazol mit Ranitidin bzw. Famotidin (als Übersicht s. [29]) zeigen vergleichbare Ergebnisse. Im Vergleich zwischen Omeprazol und Sucralfat beim Ulcus ventriculi war Omeprazol gleichfalls signifikant überlegen [53].

Aufgrund dieser klaren Ergebnisse und der mittlerweile erwiesenen guten Verträglichkeit und geringen Nebenwirkungsrate werden aktive Ulcera ventriculi oder duodeni derzeit mit einem Protonenpumpenblocker in der Standarddosis (20 mg Omeprazol bzw. 30 mg Lansoprazol bzw. 40 mg Pantoprazol) behandelt.

Da mittlerweile etabliert ist, daß jeder Patient mit peptischer Ulkuskrankheit als Sekundärprophylaxe auch eine antibiotische Therapie zur Helikobaktereradikation erhalten sollte, wurde in einer kürzlich erschienenen Studie [54] die Frage untersucht, ob eine antibiotische Therapie ohne vorherige oder gleichzeitige säurehemmende Medikation ausreichend für eine Ulkusheilung ist. In dieser Untersuchung war eine 2wöchige antibiotische Tripeltherapie (Tetrazyklin, Metronidazol, Wismut) einer 4wöchigen Behandlung mit Omeprazol hinsichtlich der Abheilungsrate von Ulcera ventriculi gleichwertig; lediglich Schmerzfreiheit trat unter der Säureblockade früher ein. Sollten sich diese Ergebnisse in anderen Studien erhärten lassen, dürften sie die Strategie der Behandlung der peptischen Ulkuskrankheit wesentlich beeinflussen. Mit anderen, einen Protonenpumpenblocker enthaltenden Eradikationsschemata dürfte der Nachteil der verzögerten Beschwerdefreiheit nicht bestehen.

Rezidivprophylaxe

Nach Abheilung des akuten Ulkusschubes kommt es in bis zu der Hälfte der Fälle innerhalb eines Jahres zu einem Rezidiv. Diese hohe Rezidivrate kann durch die kontinuierliche abendliche Gabe eines H_2-Blockers in reduzierter

Dosierung gesenkt werden. Allerdings kann auch durch eine mehrjährige Säureblockade offensichtlich die Ulkus"krankheit" nicht geheilt werden. Die Prädisposition für ein Rezidivulkus bleibt auch nach noch so langer antisekretorischer Therapie bestehen; wird die Behandlung abgesetzt, kommt es mit dem gleichen Risiko wie beim unbehandelten Patienten wieder zu einem Ulkusrezidiv. Dies wird durch eine Studie von Penston et al. [46] belegt. Ulkuspatienten, die unter einer kontinuierlichen Rezidivprophylaxe mit Ranitidin über durchschnittlich 7,5 Jahre gestanden hatten, erhielten anschließend entweder weiter Ranitidin oder Plazebo. Nach 6 Monaten Nachbeobachtungszeit waren in der Ranitidingruppe nur 9%, in der Plazebogruppe dagegen 48% der Patienten wieder symptomatisch geworden.

Die Indikation zu einer Langzeittherapie mit H_2-Blockern bei Patienten, die bereits eine Ulkus*blutung* hinter sich hatten, war bislang als eine zweifelsfreie Indikation angesehen worden. Rezidivblutungen können hierdurch signifikant besser verhindert werden, während es unter einer Plazebobehandlung gehäuft zu Blutungsrezidiven kommt. So fanden Jensen et al. in einer Studie zur Sekundärprophylaxe der Ulkusblutung nach einer Beobachtungszeit von 61 Wochen bei 12 von 33 Patienten unter Plazebo, aber nur bei 3 von 32 Patienten unter einer Dauertherapie mit Ranitidin (150 mg/Tag) eine erneute Ulkusblutung [25].

Seitdem bekannt ist, daß sich Ulkusrezidive durch eine Helikobaktereradikation nahezu vollständig verhindern lassen, ist eine Sekundärprophylaxe mit H_2-Blockern nicht mehr erforderlich. Mittlerweile konnte gezeigt werden, daß sich auch Rezidivblutungen durch eine Helikobaktereradikation verhindern lassen [20, 24, 48]. Sofern die erfolgreiche Eradikation sicher dokumentiert wurde (Kontrollgastroskopie mit Biopsieentnahme frühestens 4, besser 6 Wochen nach dem Ende der Antibiotikaeinnahme), kann auch bei diesen Patienten auf die bisher trotz vorangegangener Eradikationstherapie noch empfohlene Prophylaxe mit einem H_2-Blocker verzichtet werden.

Mit nichtsteroidalen Antirheumatika (NSAID) assoziierte Ulzera

Helikobaktereradikation als prophylaktische oder therapeutische Maßnahme?

Die Pathogenese NSAID-assoziierter Ulzera unterscheidet sich von der „normaler" Ulzera. Eine Helikobakterbesiedlung oder eine präexistente Gastritis sind nicht Vorbedingung für die Ulkusentstehung unter NSAID. Im Gegenteil weisen retrospektive Daten darauf hin, daß von Patienten mit Ulcera ventriculi diejenigen mit gleichzeitiger Einnahme von Aspirin seltener eine Gastritis haben [39]. Patienten mit NSAID-assoziierten Ulcera ventriculi haben signifikant seltener eine Infektion mit Helicobacter pylori als Patienten mit „spontanen" Ulcera ventriculi [34]. An gesunden Freiwilligen wurde gezeigt, daß nach einer 4wöchigen Einnahme von nichtsteroidalen Antirheumatika das Vorhandensein einer Gastritis allein durch die Helikobakterpositivität bestimmt wurde; ein additiver Effekt von Helikobakter und NSAID ließ sich nicht nachweisen [34]. In einer prospektiven Untersuchung an Patienten mit Einnahme von NSAID entwickelten sich gleich viele Ulzera bei Helikobakter-negativen wie -positiven Patienten; in einer Regressionsanalyse war die Helikobakterpositivität keine Risikovariable für die Ulkusentstehung [27]. Diese Daten unterstreichen übereinstimmend die unterschiedliche Pathogenese NSAID-assoziierter und peptischer Ulzera. Es existieren derzeit keine Daten, aus denen sich eine Empfehlung zur prophylaktischen oder therapeutischen Helikobaktereradikation bei Patienten mit Einnahme nichtsteroidaler Antirheumatika ableiten ließe.

Ulkusprophylaxe unter NSAID-Einnahme

Die Häufigkeit von Ulcera ventriculi oder duodeni bei Patienten mit Einnahme von NSAID wird mit 10–30% angegeben [43, 52]. Die ausführlichsten Daten zu einer Prophylaxe liegen bisher für Misoprostol vor, das sich in der Prävention gastroduodenaler Läsionen in einer Vielzahl von Studien gegenüber Plazebo als überlegen erwies (als Übersicht s. [2]). Eine signifikante Überlegenheit besteht auch gegenüber Sucralfat [1]. Ranitidin ist Misoprostol in der Prävention duodenaler Läsionen gleichwertig, bei gastralen Läsionen jedoch unterlegen [15]. Ähnliches scheint für Omeprazol zu gelten. In der Prophylaxe von Ulzera unter NSAID-Einnahme ist Misoprostol derzeit somit die effektivste Substanz, wobei der Stellenwert der Protonenpumpenblocker noch genauer zu definieren ist. Unklarheit herrscht über das Patientenkollektiv, das prophylaktisch zu behandeln ist. Es sollte nach derzeitiger Ansicht auf jeden Fall Personen mit Ulkusanamnese sowie ältere Patienten und solche Personen umfassen, die durch eine Ulkuskomplikation vital bedroht wären.

Therapie NSAID-induzierter Ulzera

Die effektivste Maßnahme beim Auftreten von gastroduodenalen Ulzera unter der Einnahme nichtsteroidaler Antirheumatika ist das Absetzen des Medikaments. Die anschließende Ulkusheilung kann durch Misoprostol signifikant beschleunigt werden (nach 4 Wochen 95% Heilung gegenüber 75% für Plazebo) [21]. Die Effektivität von H_2-Blockern scheint dagegen geringer zu sein [36]. Wenn die NSAID-Medikation fortgesetzt werden muß, heilen innerhalb von 8 Wochen sowohl Ulcera ventriculi (62% vs. 32%) als auch Ulcera duodeni (86% vs. 53%) unter Misoprostol besser ab als unter Plazebo [50]. H_2-Blocker sind bei dieser Indikation ineffektiv [49]. Omeprazol (20 mg/Tag) scheint dagegen eine dem Misoprostol vergleichbare Effektivität zu besitzen, obwohl Studien zum direkten Vergleich der beiden Substanzen bei dieser Indikation bisher ausstehen [55].

Literatur

1. Agrawal NM, Roth S, Graham DY, White RH, Germain B, Brown JA, Stromatt SC (1991) Misoprostol compared with sucralfate in the prevention of nonsteroidal anti-inflammatory drug-induced gastric ulcer. A randomized, controlled study. Ann Intern Med 115:195–200

2. Ballinger AB, Kumar PJ, Scott DI (1992) Misoprostol in the prevention of gastroduodenal damage in rheumatology. Ann Rheum Dis 51:1089–1093
3. Bayerdörffer B, Mannes GA, Sommer A (1992) High dose omeprazole treatment combined with amoxicillin eradicates Helicobacter pylori. Eur J Gastroenterol Hepatol 4:697–702
4. Bazzoli F, Zagari RM, Fossi S et al. (1994) Short-term low-dose triple therapy for the eradication of Helicobacter pylori. Eur J Gastroenterol Hepatol 6:773–777
5. Bell GD, Powell KU, Weil J (1991) Experience with omeprazole in combination with either amoxicillin or colloidal bismuth subcitrate in patients with metronidazole-resistant Helicobacter pylori. Eur J Gastroenterol Hepatol 3:923–926
6. Bianchi Porro G, Parente F (1989) Side effects of anti-ulcer prostaglandins: an overview of the worldwide clinical experience. Scand J Gastroenterol (Suppl 164):224–229
7. Borch K, Renvall A, Liedberg G (1985) Gastric endocrine cell hyperplasia and carcinoid tumors in pernicious anemia. Gastroenterology 88:638–648
8. Borody T, Andrews P, Mancuso N, Janiewicz E, Brandl S (1992) Helicobacter pylori reinfection 4 years post-eradication. Lancet 339:1295
9. Burget DW, Chiverton SG, Hunt RH (1990) Is there an optimal degree of acid suppression for healing of duodenal ulcers? A model of the relationship between ulcer healing and acid suppression. Gastroenterology 99:345–351
10. Chen MC, Amirian DA, Toomey M, Sanders MJ, Soll AH (1988) Prostanoid inhibition of canine parietal cells: Mediation by the inhibitory guanosine triphosphate-binding protein of adenylate cyclase. Gastroenterology 94:1121–1129
11. Chiba N, Rao BV, Rademaker JW (1992) Meta-analysis of the efficacy of antibiotic therapy in eradicating helicobacter pylori. Am J Gastroenterol 87:1716–1727
12. Coelho LGV, Passos MCF, Chausson Y, Costa EL, Maia AF, Brandao MJCC, Rodrigues DC, Castro LP (1992) Duodenal ulcer and eradication of helicobacter pylori in a developing country: An 18-month follow-up study. Scand J Gastroenterol 27:362–366
13. Coghlan JG, Gilligan D, Humphries H, McKenna D, Dooley C, Sweeney E, Keane C, O'Morain C (1987) Campylobacter pylori and recurrence of duodenal ulcers: a 12-month follow-up study. Lancet 2:1109–1111.
14. Creutzfeldt W, Blum AL (1994) Safety of omeprazole. Lancet 343:1098
15. Ehsanullah RSB, Page MC, Tildesley G, Wood JR (1988) Prevention of gastro-duodenal damage induced by nonsteroidal anti-inflammatory drugs: controlled trial of ranitidine. Br Med J 297:1017–1021
16. Eriksson S, Langström G, Rikner L, Carlsson R, Naesdal J (1995) Omeprazole and H_2-receptor antagonists in the acute treatment of duodenal ulcer, gastric ulcer and reflux oesophagitis: a meta-analysis. Eur J Gastroenterol Hepatol 7:467–475
17. Feldman M, Burton ME (1990) Histamine$_2$-receptor antagonists. Standard therapy for acid-peptic diseases. N Engl J Med 323:1672–1680 (Teil 1); 1749–1755 (Teil 2)
18. Forbes GM, Glaser ME, Cullen DJE, Warren JR, Christiansen KJ (1994) Duodenal ulcer treated with Helicobacter pylori eradication: seven-year follow-up. Lancet 343:258–260
19. Galbraith RA, Michnovicz JJ (1989) The effects of cimetidine of the oxidative metabolism of estradiol. N Engl J Med 321:269–274
20. Graham D, Jaszewski R, Stromatt S, Brown J (1990) Treatment of NSAID induced gastric ulcer with misoprostol. Gastroenterology 98:A52
21. Graham DY, Hepps KS, Ramirez PC, Lew GM, Saeed ZA (1993) Treatment of helicobacter pylori reduces the rate of rebleeding in peptic ulcer disease. Scand J Gastroenterol 28:939–942
22. Havu N (1986) Enterochromaffin-like cell carcinoids of gastric mucosa in rats after lifelong inhibition of gastric secretion. Digestion 35 (Suppl 1):42–55
23. Hentschel E, Brandstätter G, Dragosics B, Hirschl AM, Nemec H, Schütze K, Taufer M, Wurzer H (1993) Effect of ranitidine and amoxicillin plus metronidazole on the eradication of Helicobacter pylori and the recurrence of duodenal ulcer. N Engl J Med 328:308–312
24. Jaspersen D, Koerner T, Schorr W, Brennenstuhl M, Raschka C, Hammar C-H (1995) Helicobacter pylori eradication reduces the rate of rebleeding in ulcer hemorrhage. Gastrointest Endosc 41:5–7

25. Jensen DM, Ceng S, Kovacs TOG, Randall G, Jensen ME, Reedy T, Frankl H, Machiado G, Smith J, Silpa M, Van Deventer G (1994) A controlled study of ranitidine for the prevention of recurrent hemorrhage from duodenal ulcer. N Engl J Med 330:382–386
26. Joelson S, Joelson IB, Lundborg P, Walan A, Wallander MA (1992) Safety experience from long-term treatment with omeprazole. Digestion 51 (Suppl 1):93–101
27. Kim JG, Graham DY, Misoprostol Study Group (1994) Helicobacter pylori infection and development of gastric or duodenal ulcer in arthritic patients receiving chronic NSAID therapy. Am J Gastroenterol 89:203–206
28. Knigge U, Dejgaard A, Wollessen F, Ingerslev O, Bennett P, Christiansen PM (1983) The acute and long-term effect of the H_2-receptor antagonists cimetidine and ranitidine on the pituitary-gonadal axis in men. Clin Endocrinol 18:307–813
29. Koop H (1995) Der Stellenwert der Protonenpumpenblocker in der Therapie der Ulkuskrankheit. Z Gastroenterol 33:22–26
30. Kuipers EJ, Klinkenberg-Knol EC, Havu N, Festen HPEM, Lamers CBHW, Jansen IBMJ, Dalväg A, Snel P, Nelis GF, Meuwissen SGM (1995) Helicobacter pylori and development of atrophic gastritis during omeprazole maintenance therapy. Gastroenterology 108:137 (Abstr)
31. Labenz J, Stolte M, Rühl GH, Becker T, Tillenburg B, Sollbohmer M, Borsch G (1995) One week low dose triple therapy for cure of Helicobacter pylori infection. Eur J Gastroenterol Hepatol 7:9
32. Labenz J, Stolte M, Domian C, Bertrams J, Börsch G (1995) High-dose omeprazole plus amoxicillin or clarithromycin cures Helicobacter pylori infection in duodenal ulcer patients. Digestion 56:14–20
33. Laine L, Martin-Sorensen M, Weinstein WM (1992) Nonsteroidal antiinflammatory drug-associated gastric ulcers do not require Helicobacter pylori for their development. Am J Gastroenterol 87:1398–1402
34. Laine L, Cominelli F, Sloane R, Casini-Raggi V, Marin-Sorensen M (1995) Interaction of NSAIDs and Helicobacter pylori on gastrointestinal injury and prostaglandin production: a controlled double-blind trial. Aliment Pharmacol Ther 9:127–135
35. Lamberts R, Creutzfeld W, Struber HG, Brunner G, Solcia E (1993) Long-term omeprazole therapy in peptic ulcer disease: Gastrin, endocrine cell growth and gastritis. Gastroenterology 104:1356–1370
36. Lancaster Smith MJ, Jaderberg ME, Jackson DA (1991) Ranitidine in the treatment of non-steroidal anti-inflammatory drug associated gastric and duodenal ulcer. Gut 32:252–255
37. Logan RPH, Gummett PH, Schaufelberger HD, Greaves RRFH, Mendelson GM, Walker MM, Thomas PH, Baron JH, Misiewicz JJ (1994) Eradication of Helicobacter pylori with clarithromycin and omeprazole. Gut 35:323–326
38. Louw JA, Zak J, Jaskiewicz K et al. (1992) Omeprazole may clear but does not eradicate H. pylori. Eur J Gastroenterol Hepatol 4:481–485
39. MacDonald CW (1973) Correlation of mucosal histology and aspirin intake in chronic gastric ulcer. Gastroenterology 65:381–389
40. McCarthy DM (1991) Sucralfate. N Engl J Med 325:1017–1025
41. Moayeddi P, Axon ATR (1994) Efficacy of a new one-week triple therapy regime in eradicating Helicobacter pylori. Gut 35:F248
42. Monk JP, Clissold SP (1987) Misoprostol – A preliminary review of its pharmacodynamic and pharmakokinetic properties, and therapeutic efficacy in the treatment of peptic ulcer disease. Drugs 33:1–30
43. Morris AD, Holt SD, Silvoso GR et al. (1981) Effect of anti-inflammatory drug administration in patients with rheumatoid arthritis. Scand J Gastroenterol 18:131–135
44. Nelis GF, Van de Meene JG (1980) Comparative effect of cimetidine and ranitidin on prolactin secretion. Postgrad Med J 56:478–480
45. NIH Consensus Conference (1994) Helicobacter pylori in peptic ulcer disease. JAMA 272:65–69
46. Penston JG, Dixon JS, Boyd EJS, Wormsley KG (1993) A placebo-controlled investigation of duodenal ulcer recurrence after withdrawal of long-term treatment with ranitidine. Aliment Pharmacol Ther 7:259–265

47. Rauws EAJ, Tytgat GNJ (1990) Cure of duodenal ulcer associated with eradication of Helicobacter pylori. Lancet 2:1233–1235
48. Rokkas T, Karameris A, Mavrogeorgis A, Rallis E, Giannikos N (1995) Eradication of Helicobacter pylori reduces the possibility of rebleeding in peptic ulcer disease. Gastrointest Endosc 41:1–4
49. Roth SH, Bennett RE, Mitchell CS (1987) Cimetidine therapy in non-steroidal anti-inflammatory drug gastropathy. Arch Intern Med 147:1498–1801
50. Roth SH, Agrawal NM, Mahawald M, Montoya H, Robbins D, Miller S, Nutting E, Woods E, Crager M, Nissen C (1989) Misoprostol heals gastroduodenal injury in patients with rheumatoid arthritis receiving aspirin. Arch Intern Med 149:775–779
51. Schönhöfer PS (1994) Intravenous omeprazole and blindness. Lancet 342:665
52. Silvoso GR, Ivey KJ, Butt JH et al. (1979) Incidence of gastric lesions in patients with rheumatoid disease on chronic aspirin therapy. Ann Intern Med 91:517–520
53. Sorensen TH, Rasmussen HH, Balslev I, Boesby S, Bone J, Kruse A, Rasmussen SN (1994) Effect of omeprazole and sucralfate on prepyloric gastric ulcer. A double-blind comparative trial and one year follow up. Gut 35:837–840
54. Sung JJY, Chung SCS, Ling TKW, Yung MY, Leung VKS, Ng EWW, Li MKK, Cheng AFB, Li AKC (1995) Antibacterial treatment of gastric ulcers associated with Helicobacter pylori. N Engl J Med 332:139–142
55. Walan A, Bader JP, Classen M, Lamers CB, Piper DW, Rutgersson K, Eriksson S (1989) Effect of omeprazole and ranitidine on ulcer healing and relapse rates in patients with benign gastric ulcer. N Engl J Med 320:69–75
56. Wallmark B, Brändström A, Larsson H (1984) Evidence for acid-induced transformation of omeprazole into an active inhibitor of (H^+ + K^+)-ATPase within the parietal cell. Biochim Biophys Acta 778:549–558

9

Chirurgische Therapie

K. H. Fuchs und S. M. Freys

Neue pathophysiologische Erkenntnisse und neue konservative Behandlungskonzepte haben in den letzten 10 Jahren zu einem dramatischen Rückgang in der elektiven Ulkuschirurgie geführt. Während früher Operationen am Magen wegen eines Geschwürleidens an der Tagesordnung waren, werden in den meisten Kliniken gegenwärtig höchstens 5 elektive Ulkusoperationen im Jahr durchgeführt [21a, 48, 51, 52, 76]. Es ist erstaunlich, daß trotz dieser Entwicklung der Anteil der Operationen wegen Ulkuskomplikationen weiterhin auf dem gleichen Niveau bleibt. Nach wie vor sterben Patienten an Ulkuskomplikationen, und es ist trotz verbesserter konservativer Möglichkeiten nicht zu einer entscheidenden Reduzierung des Inzidenz der Ulkuskomplikationen gekommen [4, 57]. Dies wird einerseits auf die weiterhin notwendige Einnahme von NSAID-Medikation (NSAID = „non steroidal antiinflammatory drugs", nichtsteroidale Antirheumatika) bei Patienten mit Erkrankungen aus dem rheumatischen Formenkreis erklärt, andererseits werden gerade unter diesen Patienten mit therapierefraktären Eradikationsversuchen oder Helikobakter-negativer persistierender gastraler Azidität eine Reihe von Ulzera festgestellt [27, 28]. Die gegenwärtige Chirurgie des benignen Magen- und Duodenalulkus findet ihre Indikationen bei Patienten mit Ulkuskomplikationen und zu einem geringen Teil bei Patienten mit persistierenden oder rezidivierenden Ulzera, bei denen besondere pathophysiologische Situationen bestehen. Diese Rahmenbedingungen stellen eine völlig neue Situation in der Ulkuschirurgie dar, so daß die früher gemachten Erfahrungen und Indikationen zum operativen Eingriff nur bedingt anzuwenden sind.

Die Geschichte der Ulkuschirurgie und die Vielfalt der im Laufe der Jahrzehnte entwickelten Operationsverfahren sowohl der Vagotomietechniken wie auch der Rekonstruktionsverfahren nach distaler Magenresektion verdeutlichen den Wunsch der Chirurgen, gezielt die pathophysiologischen Ursachen auszuschalten, die für die Ulkuserkrankung verantwortlich sind, und so wenig wie möglich die physiologische Funktion durch eine Operation zu stören. Mit der partiellen Resektion des Magens konnte ein wesentlicher Anteil der Parietalzellmasse als säureproduzierende Kapazität entfernt werden, um die Säurebelastung für den ulkustragenden Magenausgang oder das Duodenum zu reduzieren, und damit eine relativ rezidivarme Situation geschaffen werden [48, 76]. Gegen eine Magenresektion konnte aufgrund einer gewissen Letalität und einer langfristigen postoperativen Morbidität argumentiert werden. Dies führte zwangsläufig zur Suche nach ungefährlicheren und besseren Alternativen. Diese glaubte man mit Hilfe der Vagotomie gefunden zu haben, basierend auf der Vorstellung, daß praktisch alle Geschwüre durch eine Säurereduktion zu heilen seien [5, 41, 43]. Die enttäuschenden Ergebnisse der Vagotomie, nicht nur beim Ulkus im Magen, sondern auch bei der beachtlichen Rezidivrate unter den Ulcus-duodeni-Patienten ist bekannt [32, 40, 42, 76, 79]. Gerade in diesem Zusammenhang muß nachdrücklich darauf hingewiesen werden, daß die Säurereduzierung durch eine proximal-gastrale Vagotomie (PGV) oder selektiv-proximale Vagotomie (SPV) bei vielen Patienten zur Ausheilung des Ulkusproblems geführt hat, denn eine Rezidivrate bis zu 20 % bedeutet gleichzeitig, daß 70–80 % der Patienten ein zufriedenstellendes Resultat erreichen. Aus diesen Ergebnissen läßt sich weiter interpretieren, daß es in der Vergangenheit nicht möglich war, präoperativ eine optimale Selektion der Patienten für diese Operation zu etablieren, die von der Operation profitieren würden [27]. Aus heutiger Sicht ist dies natürlich verständlich, denn bei diesen Patienten spielte die Säurereduktion nur eine untergeordnete Rolle, da die Helikobakterinfektion im Vordergrund stand.

Gegenwärtig läßt sich die Indikation zur Operation beim gastroduodenalen Ulkus in die selteneren elektiven Indikationen und die Operationsindikation bei Komplikationen unterteilen.

Elektive Indikationen

Derzeit wird die Indikation zu einer operativen Therapie beim benignen Ulkus im Magen oder im Duodenum nur dann gestellt, wenn ein rezidivierendes Ulkus trotz konsequenter konservativer Therapie nach den neuesten Richtlinien der Eradikation und Säurereduktion nicht abheilt. Darüber hinaus gilt es, für das Ulkus im Magen bei Nichtabheilung eine Malignität sicher auszuschließen. Ebenso sollte bei Patienten mit einer Befundkombination aus Helikobakter-negativem Ulkus, leerer NSAID-Anamnese, rezidivierenden Geschwüren und nachgewiesener persistierender gastraler Azidität eine operative Säurereduktion diskutiert werden. Die Operationsindikationen sind in Tabelle 1 zusammengefaßt.

Verfahrenswahl

Obwohl in der Vergangenheit viele Tausende von Patienten mit einer distalen Magenresektion versorgt wurden, fehlen aus dieser Zeit Ergebnisse gut konzi-

Tabelle 1. Indikationen zur Ulkusoperation

Rezidivierende oder therapierefraktäre Ulzera
Helicobacter-pylori-negativ und NSAID-negativ
Helicobacter-pylori-positiv nach mehrfachen Eradikationsversuchen
Persistierende gastrale Azidität

pierter randomisierter Studien, um genaue Indikationsabgrenzungen zwischen den verschiedenen Rekonstruktionsverfahren, z.B. bezüglich eines bestimmten Ulkustyps, optimal festzulegen. Nach wie vor wird die Entscheidung, ob eine Billroth-I-Rekonstruktion unter Erhalt der Duodenalpassage oder eine Billroth-II-Rekonstruktion durchgeführt werden soll, eher von der chirurgischen Schule des Operateurs abhängig gemacht. Diese Entscheidung kann nicht auf eindeutige Studienergebnisse oder auf fundierte pathophysiologische Erkenntnisse zurückgeführt werden [1, 37, 48, 71]. Es gibt gewisse Argumente, den Erhalt der Duodenalpassage zu bevorzugen. So findet man in der Literatur immer wieder den Hinweis auf die pankreozibale Asynchronie mit entsprechender Malabsorption bei der Billroth-II-Rekonstruktion [71, 72]. Andererseits wurde beim Erhalt der Duodenalpassage und Anfertigung einer Billroth-I-Anastomose häufig ein exzessiver alkalischer Reflux in den Magenstumpf nachgewiesen mit entsprechenden Folgeerscheinungen der Refluxgastritis, ggf. sogar eine Refluxösophagitis und den damit verbundenen Problemen und Beschwerden [6, 54, 69, 72]. Andererseits kommt es durch den Wegfall des antroduodenalen Übergangs mit seiner Fähigkeit einer komplex gesteuerten portionierten Entleerung und Vorbereitung des Speisebreis vor seinem Einlaß in das Duodenum sowohl bei der Billroth-I-Rekonstruktion als auch bei der Billroth-II-Rekonstruktion zu erheblichen funktionellen Störungen [6, 54, 69].

Postoperative Funktionsstörungen treten v.a. bei der früher häufig verwendeten Variante der Billroth-II-Rekonstruktion mit kurzer zuführender Schlinge und einer breiten Gastrojejunostomie ohne Braun-Fußpunktanastomose auf [36, 39, 65]. Hier kommt es neben einer Entkoppelung der Sekretion von Verdauungssäften durch schnellen Eintritt von Mageninhalt in den Dünndarm auch zu einem massiven, gewissermaßen erzwungenen Rückfluß oder gar Durchfluß von Dünndarmsäften in den Magenstumpf. Ausgeprägte Gastritis, manchmal sogar Refluxösophagitis und entsprechende Beschwerden sind die Folgen. Selbst unter Verwendung einer längeren Jejunalschlinge und Anlage einer Fußpunktanastomose ist weiterhin ein alkalischer Reflux in den Magenstumpf möglich.

Eine dritte Möglichkeit der Rekonstruktion nach distaler Magenresektion ist das Roux-Y-Verfahren [54, 67]. Bei dieser Variante werden die alkalischen Refluxprobleme ausgeschaltet, es wurden jedoch von einigen Autoren Motilitätsstörungen und Entleerungsprobleme der abführenden Jejunalschlinge beschrieben [39, 56, 58]. Funktionelle Störungen nach der Operation wurden nicht von allen Autoren einheitlich gesehen. Die Schlingenlänge scheint eine wichtige Rolle zu spielen. Bei zu kurzer Schlinge kann es trotz des Roux-Y-Prinzips zu einem alkalischen Reflux kommen, bei zu langer Schlinge ist eine erhöhte Inzidenz von Anastomosenulzera möglich [70].

Die Entwicklung der Vagotomie, besonders der proximal-gastralen oder selektiv-proximalen Vagotomie, war Ausdruck einer gezielten Reduktion der Säuresekretion des parietalzelltragenden Anteils des Magens, um so die Hauptursache der Geschwüre, wie man glaubte, auszuschalten [5, 41]. Nach experimentellen Vorarbeiten entwickelte sich die Vagotomie hauptsächlich im europäischen Raum nach den Pionierarbeiten von Holle, Amdrup und Johnston [3, 19, 34, 41, 43]. Die Notwendigkeit einer Drainage durch eine Pyloroplastik wurde besonders von Holle propagiert, später aber von Wastell durch eine randomisierte Studie widerlegt [80]. Die Problematik der Vagotomie lag in einer hohen Rezidivrate sowohl beim Magenulkus als auch letztlich in Langzeitstudien beim Ulcus duodeni und besonders beim präpylorischen Ulkus [32, 40, 48, 76, 79]. Die Chirurgen haben daraufhin die Methode als solche verworfen, obwohl ein erheblicher Anteil der Patienten nach Vagotomie langfristig eine erstaunlich gute Lebensqualität erreichte [2, 12, 20, 61]. Zwischen 1970 und 1990 wurde die selektiv-proximale Vagotomie klassischerweise bei Patienten mit rezidivierenden Ulcera duodeni eingesetzt und dort als das operative Verfahren der Wahl von den meisten Autoren angesehen [4, 76]. Einige Studien überprüften die Indikation der Vagotomie beim Ulcus ventriculi in Kombination mit der Exzision des Ulkus, fanden jedoch eine erhebliche Rezidivrate der Geschwüre, was wiederum auf die mangelnden Selektionsmöglichkeiten der Patienten in dieser Zeit hindeutete [25, 27, 45, 48].

Als Resümee für die Verfahrenswahl lassen sich derzeit aus Ergebnissen von randomisierten Therapiestudien keine endgültigen Schlüsse ziehen, da solche Studien nach den gegenwärtig bekannten pathophysiologischen Vorstellungen nicht existieren. Nur wenige Patienten werden elektiv operiert. Derzeit wird in den meisten Kliniken die distale Magenresektion beim Magenulkus als Therapie der Wahl angesehen, vielfach auch beim rezidivierenden komplizierten Ulcus duodeni. Die Wahl des Rekonstruktionsverfahrens hängt im wesentlichen von der praktizierten chirurgischen Schule ab, so daß auch hier keine generelle Richtlinie gilt. Die Anhänger des Roux-Y-Rekonstruktionsprinzips zur Ausschaltung des alkalischen enterogastralen Refluxes stehen den Anhängern der Erhaltung der Duodenalpassage mit Verwendung einer Billroth-I-Rekonstruktion und den Anhängern der Billroth-II-Rekonstruktion als klassischer Variante gegenüber. Die Vagotomie wird nur noch in Einzelfällen beim rezidivierenden Ulcus duodeni durchgeführt. In den vergangenen 3 Jahren wurde die laparoskopische Vagotomie in verschiedenen technischen Varianten in die Klinik eingeführt [14, 35, 49, 59]. Es bedarf jedoch einer strengen klinischen Erprobung, bevor hier Empfehlungen ausgesprochen werden können. Einige Autoren verwenden die laparoskopisch einfacher durchzuführende Taylor-Vagotomievariante, während andere an den klassischen Prinzipien der selektiv-proximalen Vagotomie auch in der laparoskopischen Technik festhalten. Wegen der niedrigen Zahl der Fälle pro Klinik in einem Jahr sind valide Studien mit entsprechenden Langzeitergebnissen auch in den nächsten Jahren zu diesem Thema nicht zu erwarten.

Die Ergebnisse der verschiedenen Operationsverfahren bezüglich ihrer Letalität und Morbidität sind in Tabelle 2 zusammengefaßt. Tabelle 3 demonstriert die langfristigen funktionellen Ergebnisse.

Billroth-I-Rekonstruktion

Die distale Magenresektion beginnt mit der Festlegung der Resektionsgrenzen sowie der Skelettierung der großen und kleinen Kurvatur nach proximal und

Tabelle 2. Vergleich von Elektiveingriffen bei Duodenalulkus. (Sammelstatistik aus [7, 13, 29–31, 38, 44, 46, 47, 50, 60, 64, 68])

Art des Eingriffes	Anzahl der Patienten	Mortalität (%)	Rezidive (%)	Dumping (%)	Diarrhöe (%)	Visick I, II (%)
Subtotale Gastrektomie ohne Vagotomie	453	1,5	4,6	23,0	10,6	81
Trunkusvagotomie mit Antrektomie	774	0,4	2,6	13,7	23,0	83
Trunkusvagotomie mit Drainage	984	0,7	9,5	10,8	22,2	75
Selektiv-proximale Vagotomie	2020	0,3	14,1	1,6	2,4	80

Tabelle 3. Ergebnisse nach proximaler Vagotomie wegen Duodenalulkus

Autor	Anzahl der Patienten	Follow up (Jahre)	Rezidive (%)	Dumping (%)	Diarrhöe (%)	Visick I, II (%)
Hoffmann et al. [40]	197	11–15	39,3	2,2	4,4	43,1
Byrne et al. [13]	244	1–14	11,2	1	1	83,4
Jordan et al. [47]	100	8–10	10,1	5	0	89
Koo et al. [50]	50	1–6	18	0	10,2	81,2
Sawyers et al. [68]	86	0,5–4	3,2	1	1	82,6
Gonzalez et al. [31]	829	4–6	3,5	1,5	0	92
Herrington et al. [38]	109	6–13	9,2	1,9	2,8	83
von Holstein et al. [79]	100	10	18			
Johnston et al. [44]	305	10–20	15			77,0

distal. Etwa $^1/_3$ des Magens bleibt nach proximal stehen. Nach distal wird die Präparation bis zum Bulbus duodeni geführt. Hierbei wird die genaue Resektionslinie von der Ulkuslokalisation bzw. den Vernarbungen im Bereich des gastroduodenalen Übergangs bestimmt. Bei den Resektionen ist eine Antibiotikakurzprophylaxe mit einem Zephalosporin der 2. Generation (z.B. Cefotaxim) sinnvoll und empfehlenswert. Die Billroth-I-Rekonstruktion wird von vielen Autoren als Therapie der Wahl beim Ulcus ventriculi angesehen, da hier ein unverbrauchter Bulbus duodeni zur Anastomosierung herangezogen werden kann. Das Duodenum wird ebenfalls mobilisiert und dann in der Regel eine Gastroduodenostomie als Gastrostomia oralis partialis inferior spannungsfrei angelegt. Die Anastomosentechnik kann durch Handnähte, aber auch durch Verwendung von linearen oder zirkulären Klammernahtinstrumenten durchgeführt werden (Abb. 1). Der Magen kann mit einem linearen Klammerinstrument (TA 90) abgesetzt werden, um dann anschließend die Anastomose in der Handnahttechnik fertigzustellen. Alternativen zu dieser Anastomosentechnik sind die terminolaterale Anastomose zwischen Duodenum und Magen, die z.B. bei einem stark vernarbten Bulbus duodeni mit schwieriger End-zu-End-Anastomosierungsmöglichkeit, verwendet werden kann.

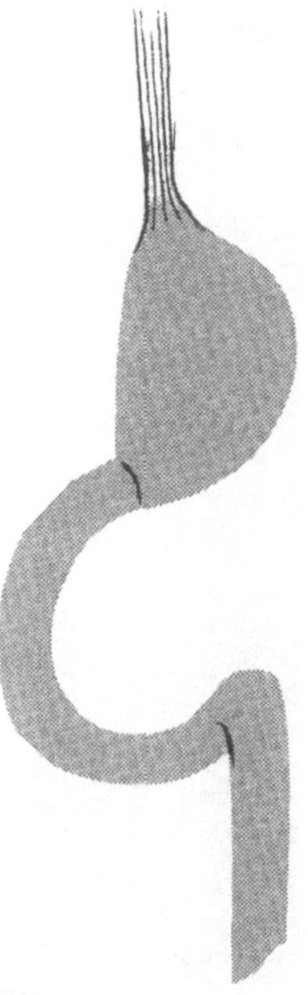

Abb. 1. Schematische Darstellung einer distalen Magenresektion und Billroth-I-Rekonstruktion mit Gastroduodenostomie

Billroth-II-Rekonstruktion

Die distale Magenresektion erfolgt selbstverständlich nach den gleichen Prinzipien, wobei diese Rekonstruktionstechnik besonders in Frage kommt, wenn eine spannungsfreie Gastroduodenostomie schwierig ist, wenn der Duodenalstumpf für eine Anastomosierung problematisch erscheint oder wenn man aus grundsätzlichen Überlegungen von einer Billroth-I-Anastomosierung Abstand nehmen will. Eine weitere Entscheidung muß bezüglich der ante- oder retrokolischen Lage der Jejunumschlingen getroffen werden. Während man beim Malignom eine Stenosierung der retrokolisch gelagerten Jejunalschlinge aufgrund einer Lymphknotenmetastasierung befürchten muß, erscheint das Argument einer leichteren Revidierbarkeit einer antekolisch geführten Anastomose nicht unbedingt ausschlaggebend, besonders im Hinblick auf eine gute, langfristige Funktion.

Der Kompromiß einer wenig ausgedehnten Resektion zur Reduzierung der Parietalzellmasse, zu der man bei der Billroth-I-Rekonstruktion zur Vermeidung von Spannung verleitet wird, stellt bei der Billroth-II-Rekonstruktion kein Problem dar, da der Duodenalstumpf verschlossen und in der Regel die 1.

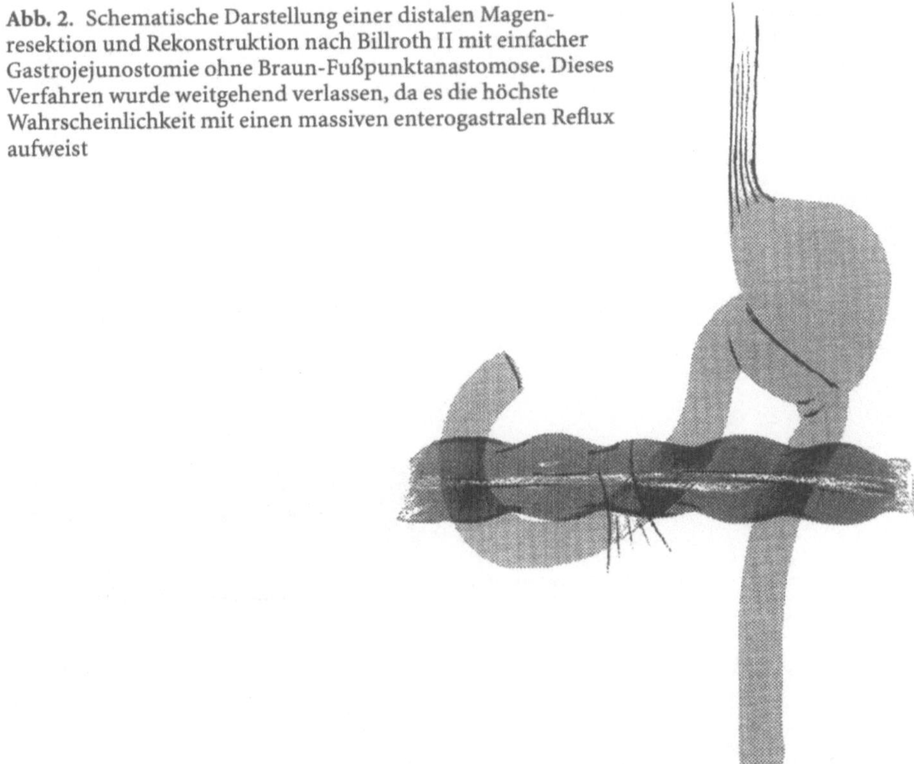

Abb. 2. Schematische Darstellung einer distalen Magenresektion und Rekonstruktion nach Billroth II mit einfacher Gastrojejunostomie ohne Braun-Fußpunktanastomose. Dieses Verfahren wurde weitgehend verlassen, da es die höchste Wahrscheinlichkeit mit einen massiven enterogastralen Reflux aufweist

oder 2. Jejunumschlinge mühelos zur Anastomose nach kranial gezogen werden kann. Technische intraoperative und auch postoperative Komplikationen können allerdings beim Verschluß des Duodenalstumpfes auftreten. Die Wahl einer funktionell optimalen Anastomose für das langfristige Ergebnis läßt sich aus der Literatur der vergangenen Jahrzehnte wiederum nicht eindeutig beantworten [48]. Die kurze, hochgezogene erste Jejunalschlinge hinter dem Treitz-Band zur einfachen Gastrojejunostomie mit der Möglichkeit eines massiven enterogastralen Refluxes erscheint die an Nebenwirkungen reichste Variante zu sein (Abb. 2). Dieser massive Reflux kann z.T. durch die Anlage einer längeren Jejunalschlinge mit Anfertigung einer Braun-Fußpunktanastomose einigermaßen verhindert, aber nicht ausgeschlossen werden. Der distale Magen wird mit dem linearen Stapler abgesetzt und gleichzeitig der Magenstumpf verschlossen. Die 1. oder 2. hochgezogene Jejunalschlinge kann entweder in der Handnahttechnik, in der Klammernahttechnik oder mit dem biofragmentablen absorbierbaren Ring (BAR) durchgeführt werden [21]. Auch die Braun-Fußpunktanastomose kann mit einer dieser Techniken angefertigt werden, wobei die ökonomisch günstigste Variante sicher die Handnaht ist (Abb. 3).

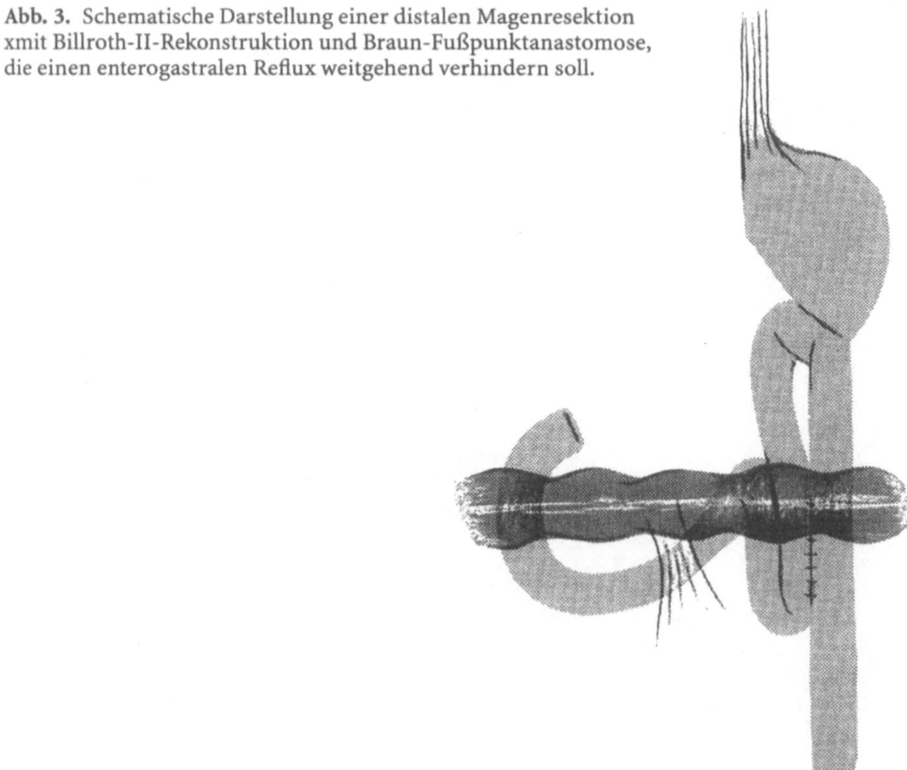

Abb. 3. Schematische Darstellung einer distalen Magenresektion xmit Billroth-II-Rekonstruktion und Braun-Fußpunktanastomose, die einen enterogastralen Reflux weitgehend verhindern soll.

Roux-Y-Rekonstruktion

Diese Rekonstruktionstechnik wird in der Absicht angewendet, jede Möglichkeit eines enterogastralen Refluxes zu vermeiden [39, 56, 69]. Die Resektion erfolgt in der üblichen Weise. Nach Verschluß des Duodenalstumpfes werden die 1. oder 2. Jejunalschlinge je nach Mesenteriumbeschaffenheit identifiziert, das Mesenterium skelettiert und das Jejunum an dieser Stelle durchtrennt. Die abführende Jejunalschlinge wird dann in der Regel retrokolisch nach kranial gezogen und mit dem Magenstumpf großkurvaturseitig anastomosiert (Abb. 4). Wiederum können alle drei o.g. Anastomosierungstechniken (Handnaht, Staplertechnik, biofragmentable absorbierbare Ringe) zur Anastomosierung verwendet werden. Eine zeitsparende gängige Technik ist die Verwendung eines zirkulären Staplers, der in den Jejunumzipfel eingebracht und nach Vorlegen einer Tabaksbeutelnaht im Magenstumpf vor Einbringen der Gegendruckplatte mit dieser konnektiert wird. Die Anastomose wird dann durch Auslösen des Staplers fertiggestellt. Der überstehende Jejunumzipfel kann mit einem Linearstapler verschlossen werden. Für die distale Roux-Y-Jejunojejunostomie bieten sich zur Anastomosierung die BAR-Technik oder die Handnahttechnik an.

Abb. 4. Distale Magenresektion und Rekonstruktion nach Roux-Y. Mit dieser Rekonstruktionsmethode wird ein enterogastraler Reflux praktisch ausgeschlossen. Kritiker führen gegen dieses Rekonstruktionsverfahren die Entleerungsprobleme an

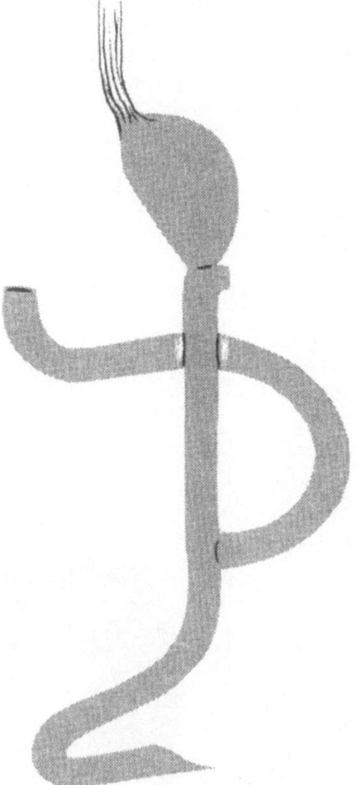

Vagotomie

Während die trunkuläre Vagotomie eine Unterbrechung der vagalen Innervationen des Gesamt-Magen-Darm-Traktes nach sich zieht und deshalb eine hohe Rate an Nebenwirkungen aufweist, kamen den selektiven Verfahren, wie der gastralen Vagotomie oder der proximal-gastralen Vagotomie, eine wesentlich größere klinische Bedeutung zu [19, 41, 43]. Es gilt als gesichert, daß die proximal-gastrale Vagotomie (PGV) oder selektiv-proximale Vagotomie (SPV) durch eine gezielte Unterbindung der Vagusäste, die den säureproduzierenden proximalen Magenanteil versorgen, die besten funktionellen Ergebnisse erzielten [41, 43]. Diese Operationen erreichten eine Reduktion der Säuresekretion von 50–80% unter Schonung der zum distalen Magen laufenden Vagusäste. Dadurch wurde die Magenmotorik des antroduodenalen Segmentes erhalten. Unter diesen Voraussetzungen kam es zu einer gezielten Säurereduktion und einer Vermeidung von unangenehmen Nebenwirkungen.

Bei dieser Operationsmethode ist es von entscheidender Bedeutung, den sog. „Krähenfuß" am Magenangulus zu identifizieren (Abb. 5). Dies ist eine Gefäß-Nerven-Verzweigung, die den Startpunkt der Skelettierung der kleinen

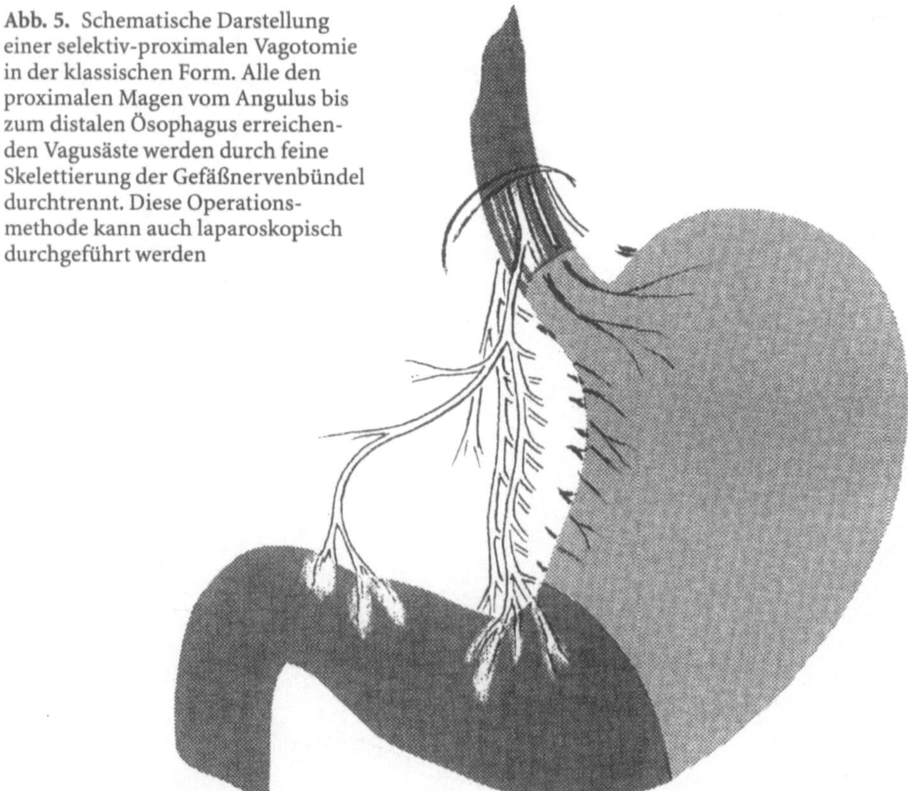

Abb. 5. Schematische Darstellung einer selektiv-proximalen Vagotomie in der klassischen Form. Alle den proximalen Magen vom Angulus bis zum distalen Ösophagus erreichenden Vagusäste werden durch feine Skelettierung der Gefäßnervenbündel durchtrennt. Diese Operationsmethode kann auch laparoskopisch durchgeführt werden

Kurvatur zur Unterbrechung der proximalen Vagusäste darstellt. An dieser Gefäßaufteilung begleiten einige Vagusäste die Gefäße wieder nach kranial zur kleinen Kurvatur, während die mehr distal vom Latarjet-Nerv verlaufenden Nervenäste das Antrum innervieren und dort für die Motilität verantwortlich sind. Letztere müssen unbedingt geschont werden, um ein optimales funktionelles Ergebnis zu erhalten. Die Skelettierung der kleinen Kurvatur erfolgt in mindestens 3 Schichten. Die erste läuft zunächst vom Angulus bis zum His-Winkel. Es werden an der Ösophagusvorderwand die kleinen Vagusäste, die in den Ösophagus und den proximalen Magenanteil laufen, durchtrennt, während der anteriore Vagusstamm vom Ösophagus und proximalen Magen nach rechts zur Seite geschoben wird. In einer 2. Schicht werden die feinen Vagusäste entlang der kleinen Kurvatur, die zwischen den beiden Peritonealblättern laufen, von Magen und distalen Ösophagus abgetrennt. In einer 3. Schicht skelettiert man die Gefäße und Nervenbündel mit dem Peritonealblatt der Bursa omentalis und öffnet somit letztere während der Präparation. Es ist von großer Bedeutung, die distalen 5 cm des Ösophagus ebenfalls von kleinen Vagusästen zu befreien, um die proximal-gastrale Vagotomie zu vervollständigen.

Die Notwendigkeit einer gleichzeitig durchgeführten Drainageoperation, wie von Holle gefordert, wurde nach der randomisierten Studie von Wastell widerlegt. Werden absichtlich oder unabsichtlich im Laufe der Operation die für die zentrale Motilität verantwortlichen Äste ebenfalls durchtrennt, so sollte eine Drainagemaßnahme angeschlossen werden. Hier haben sich die Pyloroplastik nach Heinecke-Mikulicz und die Finney-Plastik am ehesten bewährt [4, 11, 48, 71].

Kombinierte Operation

Aufgrund der hohen Rezidivrate der präpylorischen Ulzera nach selektiv-proximaler Vagotomie wurde die sog. kombinierte Operation, d.h. die selektiv-gastrale Vagotomie und Antrektomie zeitweise bevorzugt [76]. Mit dieser Technik konnten sowohl eine effektive Säurereduktion als auch eine Reduzierung der Ulkusrezidivrate erreicht werden. Andererseits sind nach dieser Operation eine erhöhte Morbidität und Letalität im postoperativen Verlauf aufgrund der involvierten Resektion beschrieben. Darüber hinaus kommt es zu einer beträchtlichen Rate an postoperativen Funktionsstörungen, wie z.B. dem Dumping-Syndrom, bei 10–20% der Patienten. Die Antrektomie wird im Sinne einer distalen Magenresektion mit Wegnahme des Pylorus durchgeführt, die Rekonstruktion erfolgt wie eine Billroth-I-Rekonstruktion mit Gastroduodenostomie. Da das Resektionsausmaß des Magens sich auf das Antrum beschränkt und die Säurekapazität des gesamten Korpus und Fundus belassen bleibt, ist die selektiv-gastrale Vagotomie zur Säurereduzierung des Restmagens unbedingt erforderlich.

Ulkuskomplikationen

Im Gegensatz zur Indikation der elektiven Ulkuschirurgie hat die Chirurgie des komplizierten Ulkus nicht an Bedeutung verloren. Die wesentlichen Komplikationen des gastroduodenalen Ulkus sind die Perforation, die Blutung und die Stenosierung des Magenausgangs sowie die Penetration in benachbarte Organe, wie das Pankreas oder das Lig. hepatoduodenale.

Perforation

Perforationen treten meistens bei Geschwüren im Pyloruskanal und im Bulbus duodeni auf, auch wenn sie insgesamt weniger häufig sind als Blutungen [9, 15, 66]. Geschwüre im Pyloruskanal perforieren in der Regel an der Vorderwand, während weiter proximal gelegene Magengeschwüre meistens zur kleinen Kurvatur hin perforieren. Viele Patienten werden von der Perforation überrascht und bieten ein klassisches klinisches Bild mit plötzlichem Schmerz und peritonitisch gespanntem Abdomen. Trotzdem kann in der Regel bei bis zu 80 % der Patienten eine Ulkusanamnese festgestellt werden, während bei 20 % der Patienten das Ulkus akut ohne Vorwarnung auftritt und regelhaft dann im Zusammenhang mit einer NSAID-Einnahme gesehen werden kann. Die übliche Therapie einer Ulkusperforation besteht in der chirurgischen Übernähung [10, 66]. Weitere Maßnahmen, wie z.B. die früher kombinierte routinemäßige Vagotomie bei nicht ausgeprägter Peritonitis, gehören nach den neuen pathophysiologischen Vorstellungen eher der Vergangenheit an. Ziel der chirurgischen Therapie ist es, das Leck dauerhaft abzudichten. Eine Alternative bietet in den letzten Jahren die konservative Therapie unter kontinuierlicher Absaugung der Magenflüssigkeit und Entlastung des Magen-Darm-Traktes. In einer randomisierten Studie konnten mit diesem konservativen Therapieregime ähnliche Ergebnisse wie nach Operation erzielt werden [17]. Trotzdem bleibt die konservative Therapie eines perforierten Ulkus mit erheblichen Risiken behaftet. Bei Zeichen einer anhaltenden oder zunehmenden Peritonitis muß die Operation sofort durchgeführt werden [66].

Basierend auf den neuen pathophysiologischen Erkenntnissen der Erkrankung sollte nach Perforation der operative Verschluß durchgeführt werden, gefolgt von einer Eradikationstherapie im Falle einer Helikobakterinfektion [4, 57]. Liegt keine Helikobakterinfektion vor und konnte als Ursache eine NSAID-Einnahme ausgeschlossen werden, kann nach Feststellung einer persistierenden gastralen Azidität eine selektiv-proximale Vagotomie weiterhin indiziert sein. Dies trifft jedoch nur auf Einzelfälle zu. Tief penetrierende Geschwüre in das kleine Netz oder in das Lig. hepatoduodenale können erhebliche chirurgisch-technische Probleme bieten und den Operateur zu einer Resektion zwingen. Beim perforierten Ulkus ist die Verhinderung einer ausgedehnten Peritonitis für den Patienten lebenswichtig. Deswegen erscheint eine umgehende Operation mit Verschluß des Lecks am sinnvollsten.

Stenosen

Nach langdauernder Ulkusanamnese kann es zu ausgeprägten Vernarbungen und Stenosierungen im Bereich des Magenausgangs kommen [78, 81]. Diese Befunde dürfen nicht mit der Verschwellung der Duodenalwand beim akuten Ulkus verwechselt werden. In jedem Fall sollte zunächst versucht werden, durch konservative Maßnahmen das Ulkus abzuheilen, um die lokal entzündlichen Veränderungen des Gewebes zu minimieren, bevor der operative Eingriff stattfindet. Für die Beseitigung der Stenose kommt einerseits eine Manschettenresektion in Frage, wenn es der Zustand des Duodenums erlaubt. Hierbei wird der unmittelbare, in der Regel kurze Bereich der Stenose reseziert und eine End-zu-End-Anastomose des Duodenums angestrebt [4]. Diese erfolgt in der Regel in der Handnahttechnik. Ist die Stenose ausgedehnt und erscheint der Duodenalstumpf für eine Anastomosierung zu problematisch, kann man sich zu einer distalen Magenresektion entscheiden [78, 81]. Die Rekonstruktion erfolgt dann in aller Regel durch eine Billroth-II- oder eine Roux-Y-Rekonstruktion. Bei der Stenose kann als lokale Maßnahme eine Pyloroplastik nach Heinike-Mikulicz, nach Finney oder eine Antroduodenostomie durchgeführt werden. Die früher übliche einfache Gastrojejunostomie oder Gastroenterostomie wurde wegen ihrer schlechten funktionellen Resultate praktisch verlassen.

Blutung

Die obere gastrointestinale Blutung ist eine häufige Notfallsituation. Ursache der Blutung ist in mindestens der Hälfte der Fälle ein blutendes Geschwür [18, 26]. Hämatemesis, Melänä und/oder Hämatochezie können auf Ort und Intensität der Blutung hinweisen. Bei der Magenblutung fällt der Endoskopie eine zentrale diagnostische und auch therapeutische Rolle zu. Mit Hilfe der modernen Notfallendoskopie kann die Blutungsquelle in der übergroßen Mehrzahl der Fälle sofort lokalisiert und diagnostiziert werden [23, 24, 62, 73]. Eine endoskopische Blutstillung wird in der Mehrzahl der Fälle die akute spritzende oder sickernde Blutung zum Stillstand bringen. Die endoskopische Blutstillung ist inzwischen zu einer Routinemaßnahme geworden [16, 26, 75]. Hierbei können eine Reihe verschiedener endoskopischer Blutstillungsverfahren, wie z.B. Injektionsmethode, Clip-Applikation oder Lasertherapie, angewendet werden [8, 22, 74]. Die Wahl des optimalen Behandlungskonzeptes, d.h. eine konservative, endoskopische oder operative Therapie, muß von mehreren Faktoren abhängig gemacht werden. Die Faktoren beruhen auf der Wahrscheinlichkeit einer Rezidivblutung einer bestimmten Läsion, den örtlichen Verhältnissen und der Leistungsfähigkeit der endoskopischen Blutstillung sowie dem Allgemeinzustand des Patienten [26]. Anhand von bestimmten Stigmata, z.B. der Größe des Ulkus, der Größe des blutenden Gefäßstumpfes und der Lokalisation des Geschwüres kann die Blutungsrezidivgefahr eingeschätzt werden [11, 63, 77, 82]. Bei einer Ulkuslokalisation auf der Hinterwand des duodenalen Bulbus ist die Wahrscheinlichkeit eines ernsten Blutungsrezidivs aufgrund der unmittelbaren Umgebung der A. gastroduodenalis höher. Nur bei der massiven, endoskopisch unstillbaren Blutung ist gegenwärtig eine Sofortoperation unumgänglich, was in der Regel bei weniger als 4% der Ulkusblutungen notwendig ist. Bei allen anderen aktiven Blutungen wird durch die Notfallendoskopie und die endoskopische Blutstillung zunächst Zeit gewonnen. Die Injektionsmethode erscheint derzeit das von der Kosten-Nutzen-Relation effektivste und sinnvollste Verfahren zu sein [11, 16, 26, 55, 77]. Anschließend können die konservative Ulkustherapie und auch die Eradikationstherapie begonnen und das Ulkus zur Abheilung gebracht werden, um damit weitere Blutungsrezidive zu vermeiden [33]. Sind bei einem Patienten mehrere Risikofaktoren vereint, z.B. ein großes Geschwür mit einem großen blutenden Gefäß an der Magenhinterwand bei gleichzeitig reduziertem Allgemeinzustand des Patienten, so kann man sich kein weiteres Blutungsrezidiv erlauben [26, 77]. Hier ist eine frühelektive Operation indiziert. Mit diesem Konzept konnte in den letzten 10–15 Jahren die Letalität der gastroduodenalen Ulkusblutung gesenkt werden. Was für das operative Ziel der Perforation gilt, ist auch beim blutenden Ulkus sinnvoll. Das primäre Therapieziel ist die Blutstillung, denn die kausale Therapie kann in vielen Fällen durch die Helikobaktereradikation oder durch die Reduktion der NSAID-Medikation realisiert werden. Nur in wenigen selektierten Fällen ist nach Ausschluß einer NSAID-Anamnese und einer Helikobakterinfektion eine operative kausale Therapie bei bestehender persistierender gastraler Azidität erwägenswert.

Literatur

1. Adkins RB jr, Delozier III JB, Scott HW jr, Sawyers JL (1985) The management of gastric ulcers. A current review. Ann Surg 201:471
2. Alexander-Williams J (1991) A requiem for vagotomy. Br Med J 302:547–548
3. Amdrup E, Jensen H (1970) Selective vagotomy of the parietal cell mass preserving innervation of the undrained antrum. Gastroenterology 59:522
4. Bauer H (1994) Gibt es eine effektive Prophylaxe der Ulcuskomplikationen? Aus chirurgischer Sicht (elektive Eingriffe). Langenbecks Arch Chir (Suppl) 398–404
5. Bauer H, Brückner W, Welsch KH, Holle F (1978) Therapeutisches Prinzip: Vagotomie. In: Blum AL, Siewert R (Hrsg) Ulcus-Therapie. Springer, Berlin Heidelberg New York, pp 355–397
6. Becker HD (1985) Aufrechterhaltung der Duodenalpassage – ja oder nein? Langenbecks Arch Chir 366:241–247
7. Berger T, Kock NG, Norberg PB (1972) Truncal vagotomy with antrectomy or pyloroplasty for duodenal ulcer: A five-year followup study. Acta Chir Scand 138:499
8. Binmoeller KF, Thonke F, Soehendra N (1993) Endoscopic hemoclip treatment for gastrointestinal bleeding. Endoscopy 25:167–170
9. Boey J, Wong J (1987) Perforated duodenal ulcers. World J Surg 11:319
10. Boey J, Choi SKY, Poon A, Alagaratnam TT (1987) Risk stratification on perforated duodenal ulcers: A prospective validation of predictive factors. Ann Surg 205:22
11. Branicki FJ, Boey J, Fok PJ et al. (1990) A prospective evaluation of risk factors for rebleeding and death. Ann Surg 411–418
12. Bünte H (1993) Abschied von der Vagotomie. Chir Prax 46:1

13. Byrne DJ, Brock BM, Morgan G, McAdam WAF (1988) Highly selective vagotomy: a 14-year experience. Br J Surg 75: 869
14. Cadiére GB, Himpens J, Bruyns J (1994) Laparoscopic proximal gastric vagotomy. Endosc Surg 2:105–108
15. Coggon D, Lampert P, Langman MJS (1981) 20 years of hospital admissions for peptic ulcer in England and Wales. Lancet I:1302–1304
16. Cook DJ, Guyatt GH, Salena BJ, Laine LA (1992) Endoscopic therapy for acute non-variceal upper gastrointestinal hemorrhage: a meta-analysis. Gastroenterology 102:139–148
17. Crofts TJ, Park KGM, Steel RJC, Chung SSC, Li AKC (1989) A randomized trial of non-operative treatment for perforated peptic ulcer. J Engl J Med 320:970
18. deDombal FT, Clarke JR, Clamp SE, Malizia G, Kotwal MR, Morgan AG (1986) Prognostic factors in upper GI bleeding. Endoscopy 18:6–10
19. Donahue PE, Richter HM, Lui KJM, Anan K, Nyhus LM (1993) Experimental basis and clinical application of extended highly selective vagotomy for duodenal ulcer. Surg Gynecol Obstet 176:39–48
20. Emas S, Grupcev G, Eriksson B (1993) Six-year results of a prospective, randomized trial of selective proximal vagotomy with and without pyloroplasty in the treatment of duodenal, pyloric, and prepyloric ulcers. Ann Surg 217:6–14
21. Engemann R, Lünstedt B, Fuchs K-H, Thiede A (1993) Der Einsatz von Klammernahtgeräten im oberen Gastrointestinaltrakt. Zentrabl Chir 118:440–445
21a. Fischer AB (1984) Twenty-five years after Billroth II gastrectomy for duodenal ulcer. World J Surg 8:293
22. Fleischer D (1986) Endoscopic therapy of upper gastrointestinal bleeding in humans. Gastroenterology 90:217
23. Forrest JAH, Finlayson NDC, Shearmann DJC (1974) Endoscopy in gastrointestinal bleeding. Lancet II:394–397
24. Fuchs K-H, Wirtz HJ, Schaube H (1984) Die Injektionsmethode zur Blutstillung bei gastroduodenalen Läsionen. Dtsch Med Wschr 109:813–816
25. Fuchs KH, Selch A, Freys SM, DeMeester TR (1992) Gastric acid secretion and gastric pH measurement in peptic ulcer disease. Probl Gen Surg 9:138–151
26. Fuchs K-H, Wirtz H-J, Schaube H (1992) Endoskopisch-chirurgische Blutstillung im Gastrointestinaltrakt. In: Fuchs K-H, Hamelmann H, Manegold BC (Hrsg) Chirurgische Endoskopie im Abdomen. Blackwell, Berlin, S 47–69
27. Fuchs K-H, Freys SM, Fein M, Thiede A (1994) Current aspects of gastroduodenal ulcer disease: diagnosis of pathophysiologic background and indications for operative therapy. Endosc Surg 2:91–94
28. Fuchs K-H, Beese G, Maroske J (1997) Indikation und Stellenwert der laparoskopischen selektiven Vagotomie. Chirurg (in Vorbereitung)
29. Goligher JC, Pulvertaft CM, deDombal FT et al. (1968) Five-to eight-year results of Leeds/York controlled trial of elective surgery for duodenal ulcer. Br Med J I:781
30. Goligher JC, Pulvertaft CM, Irvin TT et al. (1972) Five-to eight-year results of truncal vagotomy and pyloroplasty for duodenal ulcer. Br Med J I:7
31. Gonzalez EM, Arnau BN, Dupont TC, Andollo JF (1983) Proximal gastric vagotomy: a prospective study of 829 patients with four-year follow-up. Acta Chir Scand 149:69
32. Graffner HO, Liedberg GF, Oscarson JEA (1985) Recurrence after parietal cell vagotomy for peptic ulcer disease. Am J Surg 50:336–340
33. Graham DY, Hepps KS, Ramirez FC, Lew GM, Saeed ZA (1993) Treatment of Helicobacter pylori reduces the rate of rebleeding in peptic ulcer disease. Scand J Gastroenterol 28:939–942
34. Griffith CA, Harkins HN (1957) Partial gastric vagotomy: An experimental study. Gastroenterology 32:96
35. Helms B, Czarnetzki H-D, Scharlau U (1994) Laparoscopic proximal vagotomy – neuralgic points of technique. End Surg 2:109–112
36. Herrington JL, Sawyers JL, Whitehead WA (1974) Surgical management of reflux gastritis. Ann Surg 180:526–537

37. Herrington JL, Scott HW, Sawyers JL (1984) Experiences with vagotomy-antrectomy and Roux-en-Y gastrojejunostomy in the surgical treatment of duodenal, gastric and stomal ulcers. Ann Surg 199:590
38. Herrington JL, Davidson J, Shumway SJ (1986) Proximal gastric vagotomy: follow-up of 109 patients for 6–13 years. Ann Surg 204:108
39. Hinder RA, Esser J, DeMeester TR (1988) Management of gastric emptying disorders following the Roux-en-Y procedure. Surgery 104:765–772
40. Hoffmann J, Jensen H, Christiansen J, Oleson A, Loud FB, Hauch O (1989) Prospective controlled vagotomy trial for duodenal ulcer: Results after 11–15 years. Ann Surg 209; 1:40–45
41. Holle F (1969) New method for surgical treatment of gastroduodenal ulceration. In: Harkims HN, Nyhus LM (eds) Surgery of the stomach and duodenum, 2nd edn. Little Brown, Boston, p 629
42. Johnston D, Axon ATR (1980) Long-term results of highly selective vagotomy (HSV) in the treatment of benign gastric ulcer. Gut 21:455
43. Johnston D, Wilkinson A (1969) Selective vagotomy with innervated antrum without drainage for duodenal ulcer. Br J Surg 56:626
44. Johnston GW, Spencer EFA, Wilkinson AJ, Kennedy TL (1991) Proximal gastric vagotomy: Follow-up at 10–20 years. Br J Surg 78:20
45. Jordan PH (1981) Treatment of gastric ulcer by parietal cell vagotomy and excision of ulcer: Rationale and early results. Arch Surg 116:1320
46. Jordan PH, Condon RE (1970) A prospective evaluation of vagotomy-pyloroplasty and vagotomy-antrectomy in the elective treatment of duodenal ulcer. Ann Surg 172:547
47. Jordan PH, Thornby J (1987) Should it be parietal cell vagotomy or selective vagotomy-antrectomy for treatment of duodenal ulcer: A progress report. Ann Surg 205:572
48. Junginger TH, Walgenbach S (1990) Elektiveingriffe wegen Gastroduodenalulcus. Chirurg 61:10–15
49. Katkhouda N, Heimbucher J, Mouiel J (1994) Laparoscopic posterior vagotomy and anterior seromytotomy. Endosc Surg 2:95–99
50. Koo J, Lam SK, Chan P, Lee NW, Lam P, Wong J, Ong GB (1983) Proximal gastric vagotomy, truncal vagotomy for chronic duodenal ulcer: A prospective randomized trial. Ann Surg 197:265
51. Koop H (1992) Neue Aspekte in der Pathogenese des Gastroduodenalulcus. Dtsch Med Wschr 117:1243–1246
52. Koop H (1992) Neue Therapieansätze bei Ulcus duodeni und ventriculi. Dtsch Med Wschr 117:1247–1250
53. Lai KH, Peng SN, Guo WS et al. (1994) Endoscopic injection for the treatment of bleeding ulcers: local tamponage or drug effect? Endoscopy 26:338–341
54. Langhans P (1984) Das Krebsrisiko des operierten Magens – eine Standortbestimmung. In: Häring R (Hrsg) Therapie des Magenkarzinoms. Edition Medizin, Weinheim S 31–56
55. Lin H-J, Perng C-L, Lee F-Y, Chan C-Y, Huang Z-C, Lee S-D, Lee CH (1993) Endoscopic injection for the arrest of peptic ulcer hemorrhage: final results of a prospective, randomized comparative trial. Gastrointest Endosc 39:15–19
56. Malagelada JR, Phillips SF, Shorter RG, Higgins JA, Magrina C, van Heerden JA, Adson MA (1985) Postoperative reflux gastritis: pathophysiology and long-term outcome after Roux-en-Y diversion. Ann Int Med 103:178–183
57. Malfertheiner P (1994) Gibt es eine effektive medikamentöse Prophylaxe der Ulcuskomplikationen? Langenbecks Arch Chir (Suppl) 391–397
58. Mathias JR, Fernandez A, Sninsky CA, Clench MH, Davis RH (1985) Nausea, vomiting, and abdominal pain after Roux-en-Y anastomosis: Motility of the jejunal limb. Gastroenterology 88:101–107
59. Mouiel J, Katkhouda N (1993) Laparoscopic vagotomy for chronic duodenal ulcer disease. World J Surg 17:34–39
60. Mulholland M, Morrow C Dunn DH, Schwartz ML, Humpfrey EW (1982) Surgical treatment of duodenal ulcer: A prospective randomized study. Arch Surg 117:393

61. Müller C, Engelke B, Fiedler L, Marrie A, Mühe E, Schmitz-Harbauer W, Zumtobel V (1983) How do clinical results after proximal gastric vagotomy compare with the Visick grade pattern of healthy controls? World J Surg 7:610–615
62. Peterson WL, Barnett CC, Smith JH, Allen MH, Corbett DB (1981) Routine early endoscopy in upper-gastrointestinal tract bleeding. A randomized, controlled trial. N Engl J Med 304:925–929
63. Pimpl W, Boeckl O, Heinermann M, Dapunt O (1989) Emergency endoscopy: A basis for therapeutic decisions in the treatment of severe gastroduodenal bleeding. World J Surg 13:592
64. Price WE, Grizzle JE, Postlethwait RW, Johnson WD, Grabicki P (1970) Results of operation for duodenal ulcer. Surg Gynecol Obstet 131:233
65. Ritchie WP (1980) Alkaline reflux gastritis: An objective assessment of its diagnosis and treatment. Ann Surg 92:288–298
66. Rothmund M, Pitsch W (1985) Perforation: Welche Therapie ist gesichert beim Ulcus ventriculi und Ulcus duodeni? Langenbecks Arch Chir 366:113–119
67. Roux C (1898) De la gastroentérostomie. Etude, basée sur les operations pratiquées du 21 Juin 1888 aus 1 Septembre 1896. Zentralbl Chir 25:508–510
68. Sawyers JL, Herrington JL, Burney DB (1978) Proximal gastric vagotomy compared with vagotomy and antrectomy and selective gastric vagotomy and pyloroplasty. Ann Surg 186:510
69. Schumpelick W (1984) Duodenogastraler Reflux – Faktum oder Fiktion. Dtsch Med Wschr 109:1205–1210
70. Schumpelick W, Arlt G, Riechert B, Klapdor R (1984) Ulkusrisiko refluxverhütender Rekonstruktion nach Magenresektion – Eine tierexperimentelle Studie. Z Gastroenterol 22:630–643
71. Schumpelick W, Arlt G, Winkeltau G, Klinge U (1987) Gastroduodenales Rezidivulcus: Kontroversen bei Primär- und Sekundäreingriffen. Langenbecks Arch Chir 372:189–198
72. Schumpelick W, Faß J, Bares R (1993) Vergleich von Roux-Y-Rekonstruktion und jejunaler Interposition nach Gastrektomie. In: Fuchs K-H, Engemann R, Thiede A (Hrsg) Klammernahttechnik in der Chirurgie. Springer, Berlin Heidelberg New York Tokyo, S 91–107
73. Soehendra N, Kniper A (1982) Endoskopische Unterspritzung zur Blutstillung im Verdauungstrakt. Dtsch Med Wschr 102:1688–1690
74. Soehendra N, Grimm H, Maydeo A, Nam VC, Eckmann B, Brückner M (1991) Endoscopic sclerotherapy – personal experience. Hepato-Gastroenterol 38:220–223
75. Sugawa C, Steffes CP, Nakamura R, Sferra JJ, Sferra CS, Sugimura Y, Fromm D (1990) Upper GI bleeding in an urban hospital. Etiology, recurrence, and prognosis. Ann Surg 212:521–527
76. Teichmann RK, Cappeller WA, Krämling HJ, Pratschke E (1985) 10-Jahres-Ergebnisse nach proximal selektiver Vagotomie beim Ulcus duodeni-Leiden. Eine prospektive Studie. Chirurg 56:515–521
77. Thon K, Röher HD (1985) Das blutende Ulcus pepticum – Therapie? Wann? Welche? Langenbecks Arch Chir 366:99
78. Vestweber K-H, Troidl H, Koslowski A, Bouillon B (1985) Magenausgangsstenose (benigne): Definition, Häufigkeit, Therapie? Langenbecks Arch Chir 366:107–111
79. Von Holstein CS, Graffner H, Oscarson J (1987) One hundred patients 10 years after parietal cell vagotomy. Br J Surg 74:101–103
80. Wastell C, Colin J, Wilson T, Walker E, Gleeson J, Zeegan R (1977) Prospectively randomised trial of proximal gastric vagotomy either with or without pyloroplasty in treatment of uncomplicated duodenal ulcer. Br Med J 2:851
81. Weiland D, Dunn DH, Humpfrey EW, Schwartz ML (1982) Gastric outlet obstruction in peptic ulcer disease: An indication for surgery. Am J Surg 143:90
82. Wirtz HJ, Fuchs K-H, Bauer E, Hamelmann H (1984) Operation oder konservative Therapie? Neue Gesichtspunkte durch weitere Differenzierung des notfallendoskopischen Befundes bei Blutungen gastroduodenaler Ulcera. Chirurg 55:444–447

10 Dünndarmmotilitätsstörungen

Physiologische Grundlagen

E. Schippers

Die wesentlichen Funktionen des Verdauungstraktes, wie Digestion und Absorption, spielen sich in Duodenum und Jejunum ab. Die kontraktile Aktivität des Dünndarmes unterstützt diese Funktion durch:

1) Mischung des Chymus mit den Verdauungssäften,
2) Exposition der Mischung gegenüber der intestinalen Absorptionsfläche und
3) Propulsion des Darminhaltes und Entleerung der nicht absorbierten Bestandteile in Ileum und Zäkum.

Myoelektrische Signale der Darmwand regulieren die Kontraktionen der Tunica muscularis der Darmwand. Zur Beurteilung der motorischen Eigenschaften des Dünndarmes und der Ileozäkalregion bedarf es daher der Kenntnis physiologischer elektrischer und mechanischer Basisphänomene in der Darmwand. Herausragende elektrische Phänomene sind der basale elektrische Rhythmus (BER) und die „Aktionspotentiale". Sie bilden die Grundlage für unterschiedliche Motilitätsmuster.

Eine exakte Beschreibung dieser Muster in der Spezies Tier liegt für die interdigestive und postprandiale Motilität vor. Ihr Auftreten wird koordiniert durch die Eigenaktivität der Muskelzelle und unterliegt einer Modulation durch nervale, humorale und intraluminale Faktoren. Für den Menschen liegt nur eine begrenzte Erfassung der Dünndarmmotilität vor. Unter Berücksichtigung von speziesbedingten Varianten ist dennoch eine Extrapolation tierexperimenteller Ergebnisse zur Beschreibung der Motilität im Menschen möglich.

Elektrische Aktivität des Dünndarmes

In Analogie zur elektrischen Aktivität des Magens lassen sich in der Dünndarmwand zwei Arten elektrischer Phänomene nachweisen: die glatte Muskelzelle weist in beiden Schichten ein instabiles Ruhemembranpotential von 50 mV auf. Diese rhythmischen Schwankungen von 0,5–1 s Dauer treten mit einer konstanten Frequenz in jedem Dünndarmabschnitt auf [1]. Die langsamen Potentialschwankungen, ebenfalls „slow waves" (SW), basaler elektrischer

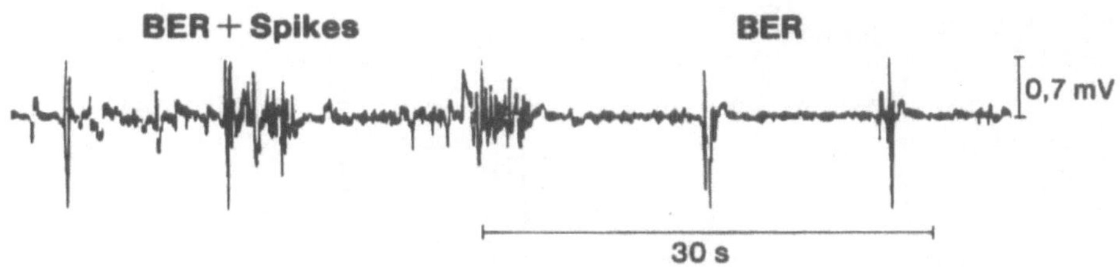

Abb. 1. Erscheinungsform des basalen elektrischen Rhythmus der Darmwand (*BER*). Aktionspotentiale (*Spikes*) auf die Plateauphase des BER aufgelagert

Rhythmus (BER) oder Schrittmacherpotentiale genannt, gehen nur mit schwachen Kontraktionen des Darmes einher. Diese Kontraktionen dienen im wesentlichen der Tonisierung der Darmwand (Abb. 1). Kommt es zu starken Kontraktionen des Darmes, sind diesen SW rapide Schwankung des elektrischen Potentials, „Spikes", „Spikebursts", Aktionspotentiale oder auch „electrical response activity" (ERA) genannt, aufgelagert [44]. Ursprungsort des BER sind die Zellen der longitudinalen Muskelschicht. Sie werden elektrisch in die tieferliegende Ringmuskelschicht weitergeleitet, wo sie die phasischen Änderungen der Muskelerregbarkeit in Verbindung mit rhythmischen Kontraktionen regulieren. Obwohl jederzeit an jedem Ort des Dünndarmes ein BER registriert wird, treten diese nicht simultan auf und sind von unterschiedlicher Frequenz. Die Frequenz nimmt von oral nach anal ab. Im Hund wurden im Duodenum Frequenzen von 19/min registriert, die bis ins teminale Ileum stufenweise auf eine Frequenz von 13–14/min abnahmen [9, 18, 57]. Aufzeichnungen der elektrischen Aktivität des Intestinaltraktes beim Menschen zeigten ebenfalls eine kontinuierliche Abnahme von 11,9/min im Duodenum auf 7/min im terminalen Ileum [33]. Im proximalen Duodenum findet sich die höchste Eigenfrequenz. Ihr wird eine Schrittmacherfunktion für die darunter liegenden Darmabschnitte zugesprochen [24]. Als Erklärung für die gegenseitige Beeinflussung wird das Modell der gekoppelten, in Serie geschalteten, relaxierenden Oszillatoren angeführt [40]. Relaxierende Oszillatoren mit gering unterschiedlicher Frequenz schwingen bei geeigneter Kopplung in der gleichen Frequenz. Oszillatoren mit größerem Unterschied in der Eigenfrequenz sind jedoch nicht in der Lage, dieser Frequenz zu folgen, so daß es zu einem Frequenzsprung (Plateauphase) kommt. Spikepotentiale werden ebenfalls in der glatten Muskelzelle erzeugt. Sie lassen sich während der Depolarisierungsphase des BER nachweisen und erscheinen als rasche Depolarisation der Zellmembran mit einer Dauer von 0,5–1,0 s, begleitet von einer mechanischen Kontraktion [16, 43] (Abb. 2). Spikepotentiale unterliegen neurohumoralen Einflüssen und sind nicht immer anzutreffen [15]. Voraussetzung ist jedoch die Depolarisationsphase des BER. Dieser terminiert somit die Frequenz der mechanischen Kontraktion [3].

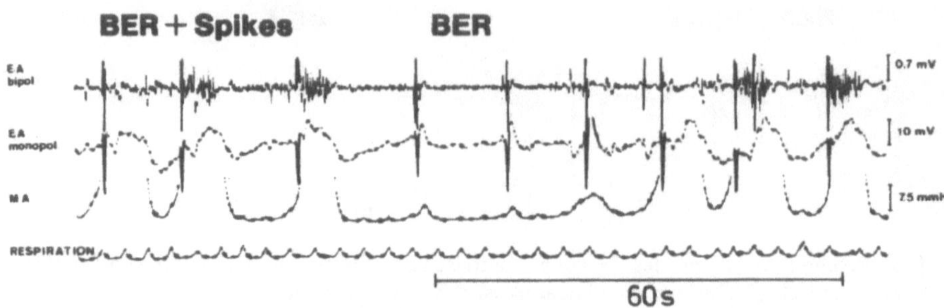

Abb. 2. Simultane Registrierung der elektrischen (*EA*) und mechanischen Aktivität (*MA*) der Magenwand demonstriert schwache Kontraktionen parallel zum basalen elektrischen Rhythmus (*BER*) und starke Kontraktionen während Spikeaktivität

Mechanische Aktivität des Dünndarms

Die Grundphänomene, auf denen die motorische Leistung des Dünndarmes beruht, sind peristaltische Wellen, Segmentationen und Pendelbewegungen. Die ersten beiden beruhen auf Kontraktionen der Ringmuskulatur, während Pendelbewegungen, die in periodisch ablaufenden Verlängerungen und Verkürzungen der Dünndarmsegmente bestehen, auf Aktivierung der Längsmuskulatur basieren. Die nicht propulsiven Segmentationen und Pendelbewegungen durchmischen den Darminhalt, indem sie den Dünndarm in viele kleine Segmente mit Kontraktionen ohne nachfolgende Propulsion unterteilen. Propulsion ist anhand kombinierter radiologischer und manometrischer Messungen sowohl bei tonischen als auch bei lang anhaltenden phasischen Wellen nachweisbar [14]. Obwohl die nichtpropulsiven Kontraktionen sich nicht fortpflanzen, schieben sie den Darminhalt langsam vorwärts, da die Frequenz der segmentären Kontraktionen in den oberen Darmabschnitten höher ist als in den distalen Segmenten. Die peristaltische Welle besteht aus einer Kontraktion der Darmwand 2–3 cm oberhalb und einer Erschlaffung 3–4 cm unterhalb [4, 10]. Aufgrund ihrer Vorwärtsbewegung wird der Chymus durch ein langes Dünndarmsegment getrieben. Die Peristaltik beginnt mit einer Kontraktion der Längsmuskelschicht und erfaßt dann die Ringmuskulatur weiter distal. Kurz anhaltende phasische Kontraktionen während der Segmentation können ebenfalls mit einer peristaltischen Welle einhergehen [9, 55]. Eine exakte Beschreibung der Kontraktilität der Darmwand während einer peristaltischen Welle liegt noch nicht vor.

Regulation der intestinalen Kontraktionen

Die Kontraktion der Darmwand resultiert aus einer Längenänderung der glatten Muskelzelle. Das jeweilige Kontraktionsmuster wird von den die glatte Muskelzelle beeinflussenden Faktoren bestimmt. Dies sind folgende: Die

Eigenschaften der Zelle selbst, die Aktivität des intrinsischen Nervensystem, der Einfluß extrinsischer parasympathischer und sympathischer Nerven sowie verschiedener chemischer Substanzen (Hormone, Neurotransmitter, und parakriner Agenzien), die Nerven und Muskelzelle erreichen. Auf die Rolle der Eigenaktivität der Zelle wurde bereits eingegangen. Dem intrinsischen Nervensystem, gebildet aus dem Plexus myentericus, dem Auerbach-Plexus und verbindenden Neuronen, wird sowohl eine tonische inhibitorische Komponente, die Kontraktionen unterdrückt [40], als auch ein stimulierender Effekt zugeschrieben [25, 66].

Studien an extrinsisch denervierten Darmschlingen in vivo sowie an isolierten Darmsegmenten in vitro zeigten eine zyklisch wiederkehrende Aktivität, so daß dem intrinsischen Nervensystem möglicherweise eine kontrollierende Funktion für die unterschiedlichen Motilitätsmuster des Darmes zukommt. Der Einfluß des extrinsischen Nervensystem läßt sich unterscheiden in die kontraktionsfördernde Wirkung der parasympathischen Nerven und den kontraktionshemmenden Einfluß der sympathischen Nerven [30, 31]. Die intestinalen Reflexe werden ebenfalls über extrinsische Bahnen geleitet [23]. Pharmakologische Studien mit intrazerebraler Injektion von Agenzien unterstreichen die Bedeutung extrinsischer Nerven in der Übermittlung motilitätsbeeinflussender Impulse vom Gehirn zur Darmwand [8, 53]. Als Erfolgsorgan der extrinsischen Nerven wird sowohl die Muskelzelle als auch der Plexus myentericus angeführt [22, 67]. Neben den nervalen Stimuli unterliegt die Muskelzelle auch dem Einfluß einer Vielzahl chemischer Substanzen [2, 19, 49]. Azetylcholin als Neurotransmitter löst über Muskarinrezeptoren Kontraktionen aus [15]. Im Gegensatz hierzu kommt es nach Katecholaminen, z.B. Norepinephrin, zu einer Hemmung der Kontraktionen [15, 31]. Die Reaktion der Darmwand auf Serotonin ist komplex, in der Regel wird jedoch eine Stimulation der Kontraktionen beschrieben [15].

Obwohl für eine Vielzahl von Hormonen ein Einfluß auf die Motilität beschrieben wurde, blieb oft der Nachweis einer physiologischen Bedeutung aus [29]. Während bei Gastrin, Motilin und Cholezystokinin (CCK) eine Steigerung der Kontraktionen zu beobachten ist, inhibieren Sekretin, Glukagon, das vasoaktive intestinale Peptid (VIP) und das gastrisch inhibitorische Polypeptid (GIP) deutlich die mechanische Aktivität.

Motilitätsmuster des oberen Gastrointestinaltraktes

„Migrating motility complex" (MMC)

Registrierungen der motorischen Aktivität des oberen Gastrointestinaltraktes über einen längeren Zeitraum ließen neben den lokal auftretenden Kontraktionen eine zyklisch wiederkehrende Motorik höherer Ordnung vermuten. Die erste Beschreibung einer derartigen zyklischen Aktivität ist auf Boldyreff [5] zurückzuführen, der periodisch auftretende Kontraktionen im Magen beschrieb. In der Folge konnte Szurszewski [56] mittels Elektroden, implantiert entlang des Dünndarmes, ein im nüchternen Zustand auftretendes Band von elektrischen Aktionspotentialen mit großer Amplitude aufzeigen. Dieser sich nach kaudal ausbreitende „electric complex" startet im Duodenum und pflanzt sich bis ins terminale Ileum fort.

Das Zeitintervall zwischen den Komplexen liegt zwischen 115 und 183 min. Die Ausbreitungsgeschwindigkeit variiert zwischen 6,1 und 3,5 cm/min in den oberen Abschnitten und 1,9–1,2 cm/min in den unteren Abschnitten. Der elektrische Komplex ist jedoch nur der charakteristischste Anteil innerhalb von 4 aufeinanderfolgenden, relativ scharf voneinander abgrenzbaren Phasen. Eine genauere Beschreibung dieser 4 Phasen erfolgte im Tierexperiment durch Code und Marlett [14]. Phase I dieser von ihnen „interdigestive myoelectric complex" benannten zyklisch auftretenden Aktivität ist gekennzeichnet durch das Fehlen jeglicher Spikeaktivität (Abb. 3). Phase II ist die Periode mit gelegentlichem Auftreten von Spikes (Abb. 4). Phase III korrespondiert mit dem von Szurszewski beschriebenen „electric complex", sie ist gekennzeichnet durch Spikeaktivität, aufgelagert auf jeden BER (Abb. 5). Dies entspricht einem Maximum an kontraktiler Aktivität. Nach dieser leicht zu identifizierenden Periode kommt es während Phase IV zu einem raschen Abfall der Aktivität auf das Niveau der Phase I (Abb. 6). Alle 4 Phasen des Komplexes wandern unter Einbeziehung des Magens entlang des gesamten Dünndarmes.

In der Folge kam es zu Beschreibungen zyklischer Aktivität des Dünndarmes im Nüchternzustand bei einer Vielzahl anderer Tierspezies [45, 46, 48]. Die Erstbeschreibung zyklisch auftretender Aktivität des Dünndarmes beim Mensch gelang Vantrappen et al. 1977 durch intraluminal im oberen Jejunum plazierte Perfusionskatheter [60]. Das mechanische Korrelat aller vier Phasen des Motilitätskomplexes trat regelmäßig in 84- bis 112minütigem Abstand auf

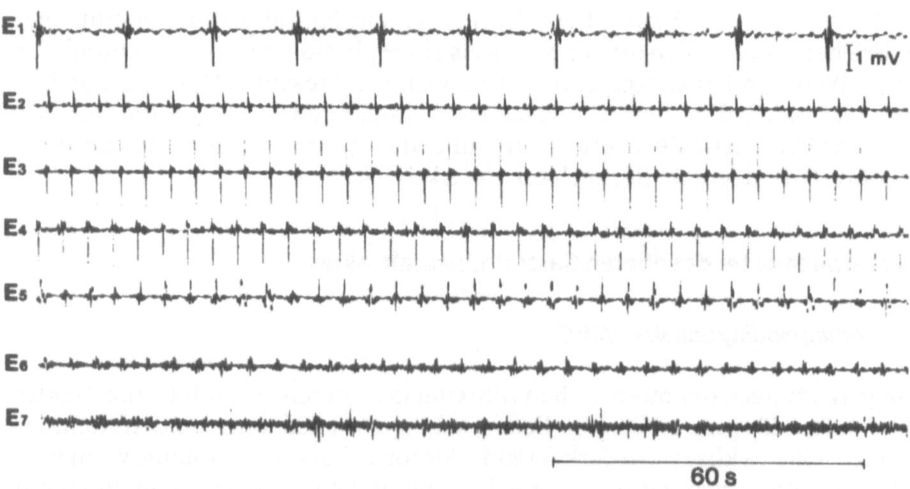

Abb. 3. Phase I des MMC. Basaler elektrischer Rhythmus ohne Spikeaktivität in Magen (*E1*) und Dünndarm (*E2–E7*)

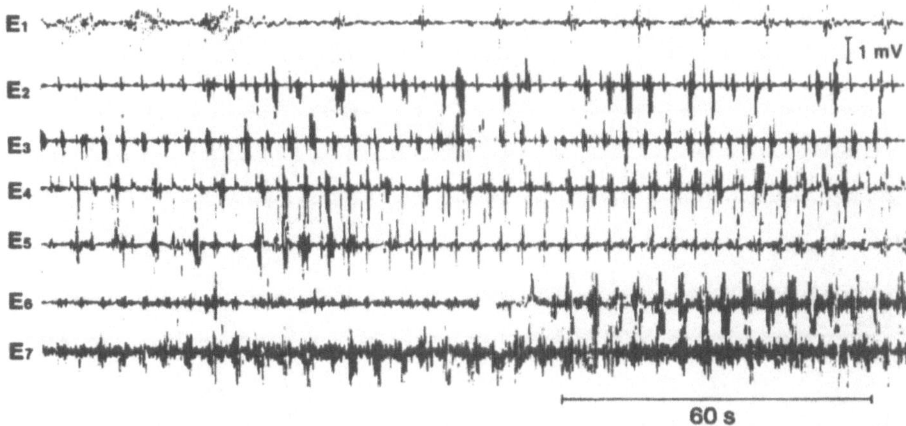

Abb. 4. Phase II des MMC. Vereinzelte Spikeaktivität in Magen (*E1*) und Dünndarm (*E2–E7*)

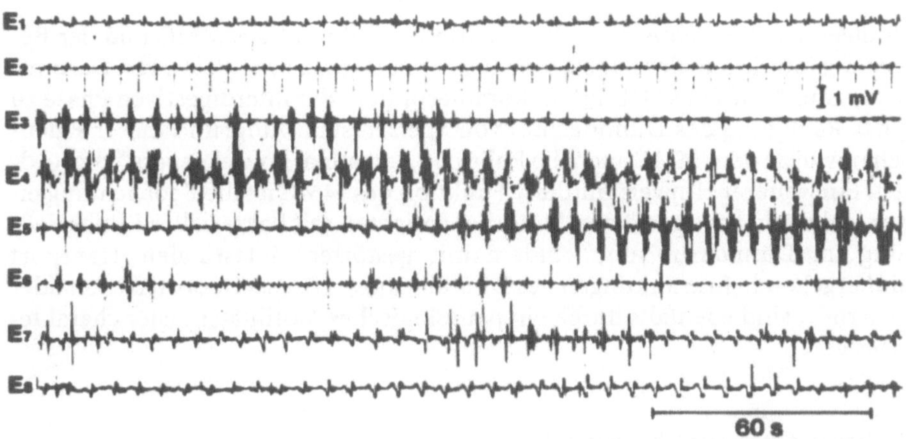

Abb. 5. Phase III des MMC. Ein sich nach kaudal ausbreitendes Band elektrischer Spikeaktivität. Ende der Aktivitätsfront auf *E3*, maximale Aktivität auf *E4* und Beginn der Aktivitätsfront auf *E5*

und wanderte mit einer Ausbreitungsgeschwindigkeit von 6–8 cm/min entlang des Darmes. Fleckenstein [21] registrierte in Analogie hierzu die elektrische Aktivität des Intestinums beim Mensch mit 11 Saugelektroden.

In Abhängigkeit von der verwandten Methodik und der untersuchten Spezies wurde das Nüchternmotilitätsmuster mit unterschiedlicher Terminologie belegt. Der von der Erstbeschreibung abstammende Begriff des „interdigestiven“ Musters war nach der Beschreibung ähnlicher Muster in Tierspezies mit kontinuierlicher Nahrungsaufnahme nicht mehr allgemein gültig. Der Terminus „migrating motility complex“ (MMC) ist zutreffender und unabhängig von der verwandten Methodik und den Untersuchungsbedingungen. Untersu-

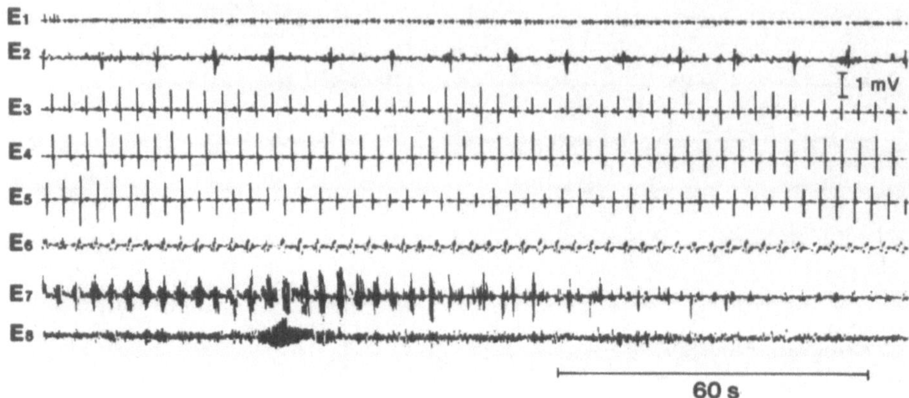

Abb. 6. Phase IV des MMC. Rascher Abfall der elektrischen Spikeaktivität im Anschluß an die Phase III auf *E7*

chungen zur Korrelation von Kontraktionen während des MMC und der Bewegung intraluminaler Substanzen beschrieben eine Propulsion von Darminhalt parallel zur Phase III [13]. Es kommt somit in der interdigestiven Phase zu einer Reinigung des Dünndarmes von Speiseresten. Aufgrund dieser Eigenschaft wurde dem MMC auch die Rolle des „intestinal housekeepers" zugeordnet. Ein weiterer Hinweis für diese Funktion des MMC ist die Beobachtung eines fehlenden bzw. gestörten MMC bei Patienten mit bakterieller Fehlbesiedlung im Dünndarm [60]. Andere mit gestörtem intestinalen Transport einhergehende Erkrankungen des Dünndarmes, z.B. Pseudoobstruktion oder Diarrhöe, sind ebenfalls durch ein pathologisches Motilitätsmuster charakterisiert [32].

Postprandiales Muster („fed pattern")

Die Beschreibung des Motilitätsmusters nach Nahrungsaufnahme ist nicht so eindeutig wie in der Nüchternphase. Nahrungsaufnahme unterbricht bei mehreren Tierspezies und beim Mensch den MMC auf jedem Darmabschnitt, unabhängig von der gerade ablaufenden Phase [37, 48, 60]. Ein unregelmäßiges, nicht periodisch auftretendes Muster, das sog. „fed pattern" tritt in der postprandialen Phase an die Stelle des MMC. Myoelektrisch besteht das „fed pattern" aus einer Vielzahl von wie zufällig auftretenden Spikepotentialen (s. Abb. 6). Seine Dauer hängt von der untersuchten Spezies, der Menge der eingenommenen Nahrung, deren Zusammensetzung, Konsistenz und kalorischem Wert [14, 17, 51, 63] ab. DeWever et al. beschrieben einen direkten linearen Zusammenhang zwischen Nahrungsmenge und Dauer des „fed pattern" [17]. Im Einklang mit Schang et al. [51] beobachteten sie weiter eine unterschiedlich lange Unterbrechung des MMC nach Fütterung äquikalorischer

Mengen von Glukose, Fett und Eiweiß. Die Unterbrechung der Nüchternmotilität scheint beim Mensch nicht so ausgeprägt zu sein. Eine gemischte Mahlzeit von 450 kcal unterbricht die interdigestive Motilität nur 3,5 h [60].

Regulation der Motilitätsmuster

„Migrating motility complex"

Drei wesentliche Charakteristika des MMC bedürfen der Regulation:

1) MMC treten in regelmäßigen Abständen in Magen bzw. Duodenum auf.
2) Jeder MMC besteht aus 3 bzw. 4 Phasen.
3) Jede Phase eines MMC wandert aboral entlang des Dünndarmes.

Mit der Entdeckung des Motilins durch Brown et al. [6] gelang erstmals die Isolation eines Hormones, dem eine Rolle in den genannten Regulationsprozessen zukommt. Itoh et al. [27] induzierten durch intravenöse Applikation von Motilin „premature MMC" im Hund, die sich im Erscheinungsbild und in der Ausbreitung nicht von normalen MMC unterschieden. Beim Mensch ließ sich eine frühzeitige Induktion von MMC durch exogene Motilingabe ebenfalls nachweisen [61].

Ein weiterer Hinweis für die Rolle von Motilin bei der Regulation des MMC ergab sich aus der simultanen Bestimmung des Motilinplasmaspiegels und der Registrierung des MMC sowohl im Tierexperiment als auch beim Menschen [28, 35, 58, 61]. Hier zeigten sich zyklische Schwankungen der Motilinlevels mit

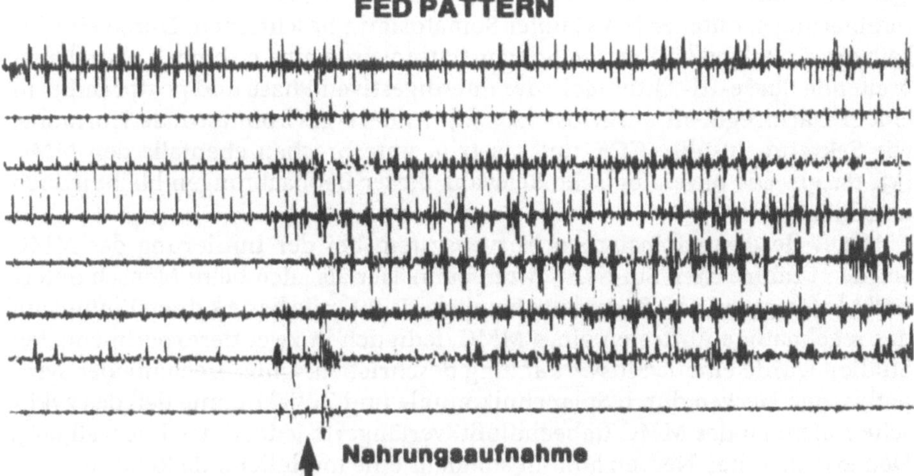

Abb. 7. Postprandiales Motilitätsmuster im Dünndarm. „Fed pattern" gekennzeichnet durch unregelmäßige Spikeaktivität auf allen Darmabschnitten unmittelbar nach Nahrungsaufnahme

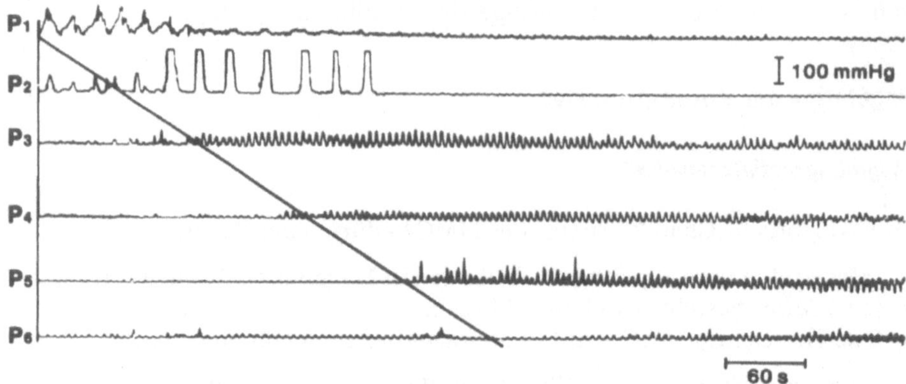

Abb. 8. Registrierung der Nüchternmotilität im Probanden mit intraluminaler Druckmeßsonde (Millar-Instruments). Die Aktivitätsfront des MMC endet auf P3 und breitet sich nach distal bis ins Jejunum (*P6*) aus

einem Peak unmittelbar vor der Phase III des MMC. Als Wirkungsort für Motilin wird die Muskelzelle des oberen Dünndarmes diskutiert. Strunz et al. [54] fanden in isolierten Muskelzellen aus dieser Region eine wesentlich höhere Sensibilität für Motilin im Vergleich zum restlichen Intestinum.

Neben Motilin wird Somatostatin eine mögliche Rolle in der Regulation des MMC zugesprochen. Die Beschreibungen sind zum Teil widersprüchlicher Natur. Thor et al. [59] beobachteten unter Somatostatingabe beim Hund eine Zunahme der MMC-Frequenz, im Gegensatz zu Ormsbee et al. [41], die eine Inhibierung spontaner MMC unter Somatostatin beschrieben. Durch eine lokalbegrenzte Applikation von Somatostatin wurde eine sich nach aboral ausbreitende Phase-III-Aktivität in der interdigestiven Phase und postprandial in einem Darmsegment ausgelöst [26, 52]. Andere gastrointestinale Hormone, wie Sekretin, Insulin, CCK und Gastrin, unterbrechen ebenfalls den MMC [35, 38, 39]. Die physiologische Relevanz dieser Beobachtungen bleibt jedoch ungeklärt.

Die Rolle des extrinsischen Nervensystem bei der Initiierung des MMC wurde in zahlreichen Studien sowohl beim Tier als auch beim Mensch untersucht [9, 12, 35, 47, 62]. Komplette trunkale Vagotomie hatte keinen Einfluß auf das regelmäßige Auftreten eines MMC, lediglich in zwei tierexperimentellen Studien wurde eine Zyklusverkürzung beschrieben. Unterbrechung der sympathischen Nerven durch Splanchnikotomie und Zöliakotomie ließ das zyklische Auftreten des MMC unbeeinflußt, verlängerte jedoch das Intervall [36]. Den extrinsischen Nerven kommt allenfalls eine modulierende Rolle zu.

Die Bedeutung der Darmkontinuität und damit die Intaktheit des intrinsischen Nervensystem wird unterschiedlich diskutiert. So registrierten Carlson et al. [11] in Hunden mit einer Thiry-Vella-Schlinge ein Überleiten der Phase

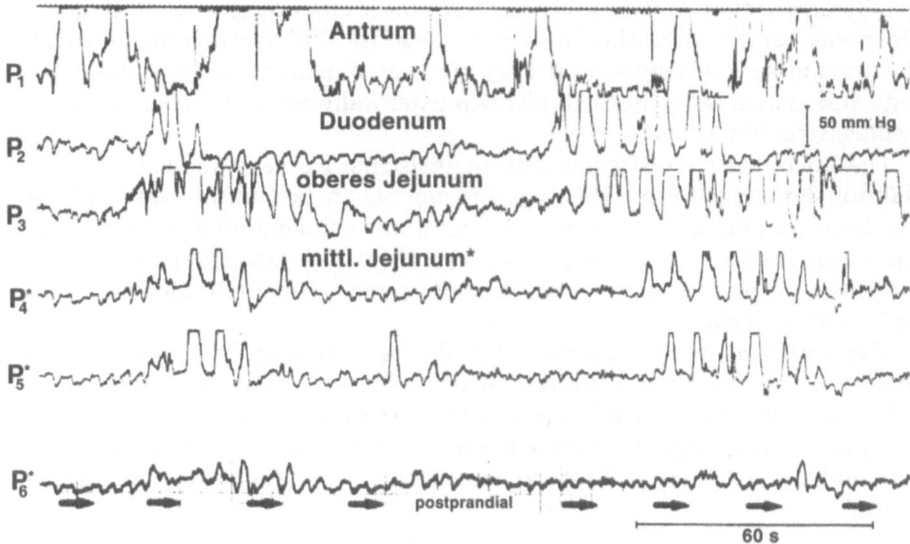

Abb. 9. Registrierung des postprandialen Motilitätsmusters beim Probanden mit intraluminaler Druckmeßsonde (Millar Instruments). Vermehrte kontraktile Aktivität in Antrum (*P1*), Duodenum (*P2*) und Jejunum (*P3–P6*) mit segmentaler Ausbreitung nach aboral

III auf die isolierte Schlinge mit anschließender Fortleitung distal der Anastomose. Im Gegensatz hierzu beobachteten Bueno et al. [10] nach Transektion des Darmes einen Abbruch des MMC in 38 % unmittelbar an der Anastomose.

„Fed pattern"

Nahrungsaufnahme modifiziert eine Vielzahl von Parametern im Organismus, von denen jeder potentiell die Motilität des Gastrointestinaltraktes beeinflußt. An erster Stelle ist hier die intraluminale Zunahme an Speisen und der Anstieg an zirkulierenden Stoffwechselprodukten im Blut zu nennen. Untersuchungen im Tierexperiment am Hund mit aus der Speisepassage ausgeschalteten Thiry-Vella-Schlingen zeigten eine Unterbrechung des MMC nach Nahrungsaufnahme auch in der Schlinge [42, 62]. Die isolierte Perfusion der Thiry-Vella-Schlinge mit hochprozentiger Glukoselösung verhinderte wiederum das Auftreten von MMC in der Schlinge allein [20].

Ein Persistieren des MMC während langfristiger parenteraler Ernährung beim Hund unterstreicht die Bedeutung im Blut zirkulierender Verdauungsprodukte für die Induktion eines Fed pattern [62]. Die Nahrungszufuhr geht auch mit der Freisetzung einer Vielzahl gastrointestinaler Hormone einher. Exogene Zufuhr von Pentagastrin, Insulin, CCK und Glukagon unterbrach im Tierexperiment den MMC und induzierte ein Motilitätsmuster, das dem nach Nahrungsaufnahme ähnelt [7, 35, 39, 62, 65]. Postprandial erhöhte Serumspiegel dieser Hormone unterstützen die Hypothese einer möglichen Rolle dieser Hormone bei der Induktion des Fed pattern. Im Widerspruch hierzu stehen die Ergebnisse von Wingate et al. [64], die zwar eine Unterbrechung des MMC, jedoch kein dem Fed pattern ähnliches Muster während Infusion von CCK und Pentagastrin beschrieben.

Die Rolle des extrinsischen und intrinsischen Nervensystems bei der Induktion des Fed pattern wird als gering angesehen. Scheinfütterung und Magendistension hatten ebenso wie die Vagotomie keinen Einfluß auf die Unterbrechung des MMC postprandial [14, 47]. Nach Vagotomie war lediglich die zur Unterbrechung erforderliche Nahrungsmenge größer und die Periode des Fed pattern verkürzt [14, 35, 47].

Das Auftreten des Fed pattern nach Nahrungsaufnahme ist somit auf die Interaktion verschiedener Faktoren zurückzuführen. Hormone und/oder extrinsische Nerven vermitteln die Motilitätsveränderungen auch an entfernte Darmabschnitte. Diese unterliegen jedoch einer lokalen Modifikation durch Darminhalt, der über intrinsische Nerven und lokal freigesetzte Substanzen wirkt.

Literatur

1. Alvarez WC, Mahoney LJ (1922) Action currents in stomach and intestine. Am J Physiol 58:476–493
2. Anuras S, Faulk DL, Christensen J (1979) Effects of some autonomic drugs on duodenal smooth muscle. Am J Physiol 236:E33–E38
3. Bass P (1968) In vivo electrical activity of the small bowel. In: Code CF (ed) Handbook of Physiology, vol 4, section 6: Motility. Williams & Wilkins, Baltimore, pp 2051–2074
4. Bayliss WM, Starling EH (1899) The movements and innervation of the small intestine. J Physiol 24:99–143
5. Boldyreff E (1911) Einige neue Seiten der Tätigkeiten des Pankreas. Ergebn Physiol 11: 121–217
6. Brown JC, Cook MA, Dryburgh JR (1972) Motilin a gastric motor activity stimulating polypeptide. Final purification, amino-acid composition and C-terminal residues. Gastroenterology 62:401–404
7. Bueno L, Ruckebusch M (1976) Insulin and jejunal electrical activity in dogs and sheep. Am J Physiol 230:1538–1544
8. Bueno L, Ruckebusch Y (1978) Origine centrale de l'action excitomotrice de l'intestin par la morphine. Comptes Rendus Biologie 172:927–977
9. Bueno L, Fioramonti J, Ruckebusch Y (1975) Rate of flow of digestive and electrical activity of the small intestine in dogs and sheep. J Physiol 249:69–85
10. Bueno L, Prudbande F, Ruckebusch Y (1979) Propagation of electrical spiking activity along the small intestine. Intrinsic versus extrinsic neutral influences. J Physiol 292: 16–26
11. Bunker CE, Johnson LP, Nelson TS (1967) Chronic in situ studies of the electrical activity of the small intestine. Arch Surg 95:259–268
12. Cannon WB (1902) The movement of the intestine studied by means of the roentgen rays. Am J Physiol 6:251–277
13. Carlson GM, Bedi BS, Code CF (1972) Mechanism of propagation of intestinal interdigestive myoelectric complex. Am J Physiol 222:1027–1030
14. Catchpole BN, Duthie HL (1978) Postoperative gastrointestinal complexes. In: Duthie HL (ed) Gastrointestinal motility in health and disease. MTP Press, Lancaster, pp 33–41

15. Code CF, Marlett JA (1974) Modern medical physiology: Canine tachygastria. Mayo Clin Proc 49:325–332
16. Code CF, Marlett JA (1975) The interdigestive myoelectric complex of the stomach and small bowel of dogs. J Physiol 246:289–309
17. Daniel EE (1968) Pharmacology of the gastrointestinal tract. In: Code CF (ed) Handbook of physiology, section 6, volume 4: Motility. Williams & Wilkins, Baltimore, pp 2267–2324
18. Daniel EE, Wachter BT, Honour AJ, Bogoch A (1960) The relationship between electrical and mechanical activity of the small intestine of dog and man. Can J Biochem Physiol 38:777–801
19. DeWever I, Eeckhout C, Vantrappen G, Hellemanns J (1978) Disruptive effect of the test meals on interdigestive motor complex in dogs. Am J Physiol 235:E661–E665
20. Diamant NE, Bortoff A (1969) Nature of the intestinal slow-wave frequency gradient. Am J Physiol 216:301–307
21. Dubois A, Bremer A (1972) Jejunal propulsive motility of the dog. Influence of neostigmin and dihydroergotamine. Arch Int Pharmacodyn Ther 198:162–172
22. Eeckhout C, DeWever I, Vantrappen G, Hellemanns J (1979) Local disorganization of the interdigestive migrating motor complex (MMC) by perfusion of a Thiry-Vella loop. Gastroenterology 76:1127
23. Fleckenstein P (1978) Migrating electrical spike activity in the fasting human small intestine. Am J Dig Dis 23:769–775
24. Gabella G (1972) Innervation of the intestinal muscular coat. J Neurocytol 1:341–362
25. Gregory RA (1947) The nervous pathways of intestinal reflexes associated with nausea and vomiting. J Physiol 106:95–103
26. Hermon-Taylor J, Code CF (1971) Localization of the duodenal pacemaker and its role in the organization of duodenal myoelectrical activity. Gut 12:40–47
27. Hidaka T, Kuriyama H (1969) Response of the smooth muscle membrane of guinea-pig jejunum elicitated by field stimulation. J Gen Physiol 53:471–486
28. Hostein J, Schippers E, Janssens J, Vantrappen G, Vandeweerd M, Leman G, Peeters TL (1984) Somatostatin induces ectopic activity fronts of the migrating motor complexes via a local mechanism. In: Romain C (ed) Gastrointestinal motility. MTP Press, Lancaster, pp 239–241
29. Itoh Z, Honda R, Hiwatashi K, Takeuchi S, Aizawa I, Takayanagi R, Couch EF (1976) Motilin induced mechanical activity in the canine alimentary tract. Scand J Gastroenterol (Suppl 39):93–110
30. Itoh Z, Takeuchi S, Aizawi I, Mori K, Taminato T, Seino Y, Imura H, Yanashara N (1978) Changes in plasma motilin concentration and gastrointestinal contractile activity in conscious dogs. Dig Dis Sci 23:929–935
31. Johnson LR (1977) Gastrointestinal hormones and their functions. Annu Rev Physiol 39:135–158
32. Kewenter J (1965) The vagal control of the jejunal and ileal motility and blood flow. J. Physiol. 251:3–68
33. Kosterlitz HW (1968) Intrinsic and extrinsic nervous control of motility of the stomach and the intestine. In: Code CF (ed) Handbook of physiology, section 6, vol 4: Motility. Williams & Wilkins, Baltimore, pp 2147–2171
34. Kumpuris DD, Brannan PG, Goyal RK (1979) Characterization of motor activity in the jejunum of normal subjects and two patients with idiopathic intestinal pseudoobstruction syndrome (IIPS). Gastroenterology 76:1177
35. Labo G, Lanfranchi GA, Bortalotti M, Miglioli M, Barbara L (1972) The electrical activity of the human intestine. Rendic Gastroenterol 4:87
36. Lee KY, Chey WY, Yajima H (1978) Radioimmunoassay of motilin: validation of studies on the relationship between plasma motilin and interdigestive myoelectric activity of the duodenum of dog. Am J Dig Dis 23:789–795
37. Marik F, Code CF (1975) Control of the interdigestive myoelectric activity in dogs by vagus nerves and pentagastrin. Gastroenterology 69:387–395

38. Marlett JA, Code CF (1979) Effects of celiac and superior mesenteric ganglionectomy on interdigestive myoelectric complex in dogs. Am J Physiol 237:E432–E436
39. Moore EP, Copeland EM, Dudrick SJ, Weisbrodt NW (1976) Effect of an elemental diet on the electrical activity of the small intestine in dogs. J Surg Res 20:533–537
40. Mukhopadhyay AK, Johnson LR, Copeland EM, Weisbrodt NW (1975) Effects of secretin on electrical activity of small intestine. Am J Physiol 229:484–488
41. Mukhopadhyay AK, Thor PJ, Copeland EM, Johnson LR, Weisbrodt NW (1977) Effect of cholecystokinin on myoelectrical activity of small bowel of the dog. Am J Physiol 232:E44–E47
42. Ohkawa H, Prosser CL (1972) Electrical activity in myenteric and submucous plexuses of cat intestine. Am J Physiol 222:1412–1419
43. Ormsbee HS, Koehler SL, Telford GL (1978) Somatostatin inhibits motilin induced interdigestive contractile activity in the dog. Am J Dig Dis 23:781–788
44. Pearce EA, Wingate DC (1979) The role of the myenteric plexus. Gastroenterology 76:1215
45. Prosser CB (1974) Smooth muscle. Ann Rev Physiol 36:503–535
46. Puestow CB (1932) The activity of isolated intestinal segment. Arch Surg 24:565–573
47. Ruckebusch Y, Bueno L (1973) The effect of weaning on the motility of the small intestine in the calf. Br J Nutr 30:491–499
48. Ruckebusch Y, Bueno L (1976) The effect of feeding on the motility of the stomach and small intestine in the pig. Br J Nutr 35:397–405
49. Ruckebusch Y, Bueno L (1977) Migrating myoelectrical complex of the small intestine. Gastroenterology 73:1309–1314
50. Ruckebusch M, Fioramenti J (1975) Electrical spiking activity and propulsion in small intestine in fed and fasted rats. Gastroenterology 68:1500–1508
51. Sandors K, Ross G (1978) Effect of endogenous prostaglandin E on intestinal motility. Am J Physiol 234:E204–E208
52. Sarna S, Daniel EE, Kingma YJ (1971) Stimulation of slow wave electrical activity of small intestine. Am J Physiol 221:166–173
53. Schang JC, Dauchel J, Sara P, Angel F, Bouchet P, Lambert A, Grenier JF (1978) Specific effects of different food components on intestinal motility. Eur Surg Res 10:425–432
54. Schippers E, Janssens J, Vantrappen G, Vandeweerd M, Peeters TL (1986) Evidence for the role of somatostatin in the local restoration of activity fronts in the postprandial state. Am J Physiol 250:G149–G154
55. Stewart JJ, Weisbrodt NW, Burks TF (1978) Central and peripheral actions of morphine on intestinal transit. J Pharmacol Exp Ther 205:547–555
56. Strunz U, Domschke W, Miznegg P, Domschke S, Schubert E, Wunsch E, Jaeger E, Demling L (1975) Analysis of the motor effects of 13-norleucin motilin on the rabbit, guinea pig, rat, and human alimentary tract in vitro. Gastroenterology 68:1485–1491
57. Summers RW, Helm J, Christensen J (1976) Intestinal propulsion in the dog. Gastroenterology 70:753–758
58. Szurszewski JH (1969) A migrating electrical complex of the canine small intestine. Am J Physiol 217:1757–1763
59. Szurszewski JH, Elvaback LR, Code CF (1970) Configuration and frequency gradient of electric slow wave over canine small bowel. Am J Physiol 218:1468–1473
60. Thomas PA, Kelly KA, Go VLW (1979) Does motilin regulate interdigestive gastric motility? Dig Dis Sci 24:577–582
61. Thor P, Krol R, Konturek SJ, Coy DH, Schally AV (1978) Effect of somatostatin on myoelectric activity of small bowel. Am J Physiol 235:E249–E254
62. Vantrappen G, Janssens J, Ghoos Y (1977) The interdigestive motor complex of normal subjects and patients with bacterial overgrowth of the small intestine. J Clin Invest 59:1158–1166
63. Vantrappen G, Janssens J, Peeters TL, Bloom SR, Christofides ND, Hellemans J (1979) Motility and the interdigestive motor complex in man. Dig Dis Sci 24:497–500
64. Weisbrodt NW, Copeland EM, Moore EP, Kearley RW (1965) Effect of vagotomy on electrical activity of the small intestine of dog. Am J Physiol 228:650–654

65. Weisbrodt NW, Copeland EM, Thor PJ, Mukhopadhyay AK, Johnson LR (1976) Nervous and humoral factors with influence the fasted and fed patterns of intestinal myoelectrical activity. In: Vantrappen G (ed) Proceedings of the 5th International Symposium on Gastrointestinal Motility. Typoff, Herentals, pp 82–87
66. Wingate DL, Pearce EA, Hutton M, Dand A, Thompson H, Wunsch E (1978) Quantitative comparison of the effects of cholecystokinin, secretin, and pentagastrin on gastrointestinal myoelectric activity in the conscious fasted dog. Gut 19:593–601
67. Wingate DL, Pearce E, Ling A, Boucher B, Thompson H, Hutton M (1979) Quantitative effect of oral feeding on gastrointestinal myoelectric activity in the conscious dog. Dig Dis Sci 24:417–423
68. Wood JD, Perkins WE (1970) Mechanical interaction between longitudinal and circular axes of the small intestine. Am J Physiol 218:762–768
69. Youmans WB (1972) Do adrenergic nerves innervate smooth muscle in the intestinal wall? Gastroenterology 62:1278–1279

10

Pathophysiologie, Diagnostik und Therapie

R.M. Liehr und E.O. Riecken

Pathophysiologie der chronischen intestinalen Pseudoobstruktion

Bei der chronischen intestinalen Pseudoobstruktion handelt es sich um ein klinisches Syndrom, das durch eine ineffektive Propulsion verursacht wird und durch Zeichen der Obstruktion bei Fehlen einer okkludierenden Läsion charakterisiert ist. Die chronisch intestinale Pseudoobstruktion kann sekundär bei systemischen Erkrankungen wie Sklerodermie, progressiver muskulärer Dystrophie oder Amyloidose oder als primäre Störung auftreten. Eine Klassifikation der möglichen Entitäten ist in Tabelle 1 zusammengestellt. Dabei werden Störungen der glatten Muskulatur (Myopathie) von Störungen des Plexus myentericus abgegrenzt (Neuropathie).

Die viszerale Myopathie umfaßt eine Gruppe von Erkrankungen, bei der typischerweise eine vakuolige Degeneration und Fibrose der Muscularis propria gefunden wird [42]. Manifestationen der Störung der glatten Muskulatur finden sich dabei auch an Harnblase, Uterus und Iris [2]. Die Erkrankungen dieser Gruppe können sporadisch oder familiär gehäuft auftreten. Die familiäre viszerale Myopathie tritt als autosomal dominante oder rezessive Form auf und kann sich in jedem Alter manifestieren [1]. Bei anderen Störungen der glatten Muskulatur findet sich zwar eine Fibrose und Atrophie der Muskulatur, es fehlt jedoch die vakuolige Degeneration. Solche Veränderungen sind typisch bei Sklerodermie, progressiver muskulärer Dystrophie und Amyloidose. Bei der Amyloidose finden sich zusätzlich Ablagerungen von Amyloid in der glatten Muskulatur. Eine sehr seltene Störung ist die diffuse Infiltration der glatten Muskulatur durch lymphoplasmazelluläre Zellen [33].

Die viszeralen Neuropathien sind durch eine Degeneration des Plexus myentericus, selten auch des Plexus submucosus, charakterisiert. Ähnlich wie bei den viszeralen Myopathien sind sporadische und familiäre Formen beschrieben. Mit Hilfe der Silberfärbung (s. unten) finden sich hierbei eine Reihe von degenerativen Veränderungen an den Neuronen, Axonen und Dendriten. Nicht selten können begleitend entzündliche Reaktionen des Plexus myentericus mit lymphoplasmazellulären Zellen und vereinzelter Eosinophilie gefunden werden. Eine Sonderform der mit entzündlichen Veränderungen des Plexus einhergehenden Neuropathie ist die paraneoplastische, beim kleinzelligen

Tabelle 1. Klassifikation der chronischen intestinalen Pseudoobstruktion

1	Störungen der glatten Muskulatur
1.1	Primär Familiäre viszerale Myopathie Typ I – autosomal dominant Typ II – autosomal rezessiv, mit Ptosis und Exophthalmus Typ III – autosomal rezessiv, mit Dilatation des gesamten Gastrointestinaltraktes Sporadische viszerale Myopathie
1.2	Sekundär Sklerodermie Progressive muskuläre Dystrophie Amyloidose Ehlers-Danlos-Syndrom
1.3	Diffuse lymphozelluläre Infiltration
2	Störungen des Plexus myentericus
2.1	Familiäre viszerale Neuropathie Rezessive Form mit intranukleären Einschlüssen Rezessive Form mit Steatorrhöe und Kalzifikation der Basalganglien Dominante Form ohne die oben genannten Störungen POLIP-Syndrom
2.2	Sporadische viszerale Neuropathie Degenerativ, nicht-entzündlich Degenerativ, entzündlich Infektiös (Chagas, Zytomegalie) Idiopathisch
2.3	Entwicklungsstörungen Komplette Aplasie der Ganglien am Kolon und Dünndarm Reifungsstörung isoliert am Plexus myentericus mit mentaler Retardierung Intestinale neuronale Dysplasie isoliert am Dünndarm mit Neurofibromatose mit multipler endokriner Neoplasie Typ II B
3	Dünndarmdivertikulose

Bronchialkarzinom zu beobachtende Form. Die Bildung neuronaler Autoantikörper spielt hierbei eine wichtige Rolle [29].

Entwicklungsstörungen des Plexus myentericus, deren Manifestation im Säuglings- oder Kindesalter erfolgt, stellen eine dritte Gruppe der viszeralen Neuropathien dar. Zu diesem Formenkreis zählt die komplette Aplasie der Ganglien des Kolons und Dünndarms sowie die Reifungsstörungen des Plexus myentericus [35]. Bei der letzteren Form besteht ein Mangel an argyrophilen Neuronen. Eine ähnliche Störung ist die intestinale neuronale Dysplasie, bei der Anteile der Plexus myentericus fehllokalisiert sind, z.B. in der glatten Muskulatur [15]. Die gestörte Kontrolle der Proliferation entsprechender Neurone führt zur Bildung von Neurofibromen im Plexus myentericus, wie sie bei Neurofibromatose oder multipler endokriner Neoplasie Typ II B gefunden werden.

Eine häufige Assoziation findet sich zwischen der Dünndarmdivertikulose und Degenerationen des Plexus myentericus sowie der glatten Muskulatur des Dünndarms. Die Atrophie der glatten Muskulatur führt zur Ausbildung von Divertikeln. Nicht selten verursacht eine gleichzeitige Dysfunktion des Plexus myentericus eine gestörte Peristaltik, die ebenfalls zu einer Protusion der Mukosa mit konsekutiver Divertikelbildung führt [26].

Allgemeine Diagnostik

Die intestinale Obstruktion ist gekennzeichnet durch eine Behinderung oder Unterbrechung der Darmpassage. Sie kann mechanisch (z. B. durch Entzündung, Tumor oder Adhäsion) oder durch funktionelle Alteration (Pseudoobstruktion) des Dünndarms verursacht sein. Die funktionellen Störungen werden in die akute Pseudoobstruktion (z. B. postoperativ, bei Sepsis oder Urämie) und die chronische Pseudoobstruktion (z. B. Neuro- oder Myopathie des Dünndarms) unterteilt.

Aus der Vielzahl der pathologischen Ursachen von Dünndarmmotilitätsstörungen ergibt sich, daß die diagnostische Vorgehensweise wesentlich durch die Ätiologie der vermuteten Störung bestimmt ist. Diagnostisch von besonderer Bedeutung ist der Ausschluß einer akuten intestinalen Obstruktion, da hier die frühzeitige operative Intervention für die Prognose des Patienten entscheidend ist, insbesondere wenn es zur Ischämie von Dünndarmanteilen gekommen ist. Bis zu 20 % der chirurgischen Notfallpatienten haben eine mechanische Obstruktion, die in 60 % der Fälle zu einem kompletten Verschluß des Dünndarms geführt hat. Die differentialdiagnostischen Kriterien für die Unterscheidung der akuten intestinalen Obstruktion von der chronischen intestinalen Pseudoobstruktion werden im folgenden dargestellt und sind in Tabelle 2 zusammengefaßt.

Akute intestinale Obstruktion und Pseudoobstruktion

Klinische Symptomatik

Abdominale Schmerzen, Erbrechen, Obstipation und Distension des Dünndarms sind Leitsymptome der *akuten intestinalen Obstruktion*. Die vom Patienten angegebenen Schmerzen sind diffus und haben häufig krampfartigen Charakter. Die Zunahme der abdominalen Schmerzen im zeitlichen Verlauf und das Auftreten ununterbrochener Schmerzen zeigen häufig eine Strangulation von Dünndarmanteilen an, die eine unmittelbare operative Intervention erforderlich machen. Hinweise auf die Lokalisation der Obstruktion lassen sich zum Teil aus den Symptomen erschließen. Eine proxi-

Tabelle 2. Differentialdiagnose der akuten intestinalen Obstruktion und chronischen intestinalen Pseudoobstruktion

Akute intestinale Obstruktion	Chronische intestinale Pseudoobstruktion
Obstipation	Diarrhöe oder Obstipation
Keine ösophagealen oder gastralen Probleme	Häufig andere gastrointestinale Symptome (Dysphagie, gastrale Atonie)
Symptomfreie Intervalle zwischen den Schmerzepisoden	Übelkeit, Erbrechen und Dysphagie auch zwischen den Schmerzepisoden
Keine Kachexie	Häufig Kachexie
Keine urogenitalen Symptome	Urinretention oder -infektion
Keine systemische Grunderkrankung	Zeichen und Symptome einer systemischen Grunderkrankung (Sklerodermie, muskuläre Dystrophie)
Keine Familienanamnese	Familienanamnese
Abdomenübersichtsaufnahme zeigt keine Luft distal der Obstruktion	Luft im gesamten Dünndarm und Kolon möglich
Ösophagogramm normal	Ösophagogramm zeigt Dilatation oder Aperistalsis
Gastrografinschluck zeigt Obstruktion	Sellink zeigt Dilatation des gesamten Dünndarms mit oder ohne Divertikelbildung
i.v.-Pyellogramm unauffällig	i.v.-Pyelogramm zeigt Megazystis oder Megaureter
Ösophagusmanometrie unauffällig	Ösophageale Hypomotilität und Sphinkterinsuffizienz
Dünndarmmanometrie zeigt regelrechten migrierenden Motorkomplex während der Nüchternphase	Fehlen eines regelrechten migrierenden Motorkomplex, kein Wechsel auf postprandiales Kontraktionsmuster
Verifizierung der Obstruktion durch explorative Laparotomie	Kein mechanisches Hindernis in der explorativen Laparotomie

mal im Dünndarm gelegene Stenose kann bei raschem Einsetzen krampfartiger Beschwerden, nicht-fäkulentem Erbrechen und fehlender abdominaler Distension vermutet werden. Liegen fäkulentes Erbrechen und abdominale Distension vor, ist eine distale Lokalisation der Stenose anzunehmen. Auskultatorisch findet sich eine Obstruktionsperistaltik mit klingenden, hochgestellten, zum Teil auch spritzenden Geräuschen. Allerdings ist zu beachten, daß bei länger bestehender kompletter Obstruktion und Peritonitis eine Darmparalyse eintritt, bei der keine Darmgeräusche auskultierbar sind. Geringer Hautturgor, Tachykardie, Oligurie und Hypotension deuten ebenfalls auf eine länger bestehende Obstruktion hin.

Davon abzugrenzen ist der paralytische Ileus, auch als *akute intestinale Pseudoobstruktion* bezeichnet. Er tritt sekundär in Antwort auf akute Erkrankungen auf, z.B. bei akuter Pankreatitis, Nierenkolik, Myokardinfarkt, Sepsis, Urämie, am häufigsten aber postoperativ. Hierbei findet sich ein meteoristisch geblähtes Abdomen, der Auskultationsbefund ist durch spärliche oder fehlende Darmgeräusche gekennzeichnet. Tritt die akute intestinale Pseudoobstruktion isoliert am Kolon auf, spricht man vom Ogilvie-Syndrom.

Diagnostik

Anamnestische Hinweise auf vorangegangene Bauchoperationen, zurückliegende Episoden mit Obstruktion, Hernien oder entzündlichen Veränderungen des Dünndarms und Abdomens sind von Bedeutung für die Einschätzung des Krankheitsbildes. Rasch sollte eine Bewertung des Ausmaßes der Obstruktion und der Ausschluß eines Peritonismus erfolgen.

Laborchemische Parameter dienen der Abschätzung des Schweregrades der akuten intestinalen Obstruktion. Elektrolytverschiebungen können rasch einsetzen und müssen ebenso wie der Säure-Basen-Haushalt und der Hämatokrit geprüft werden. Metabolische Azidose und ansteigende Leukozytose werden mit zunehmender Dauer der Obstruktion gefunden. Nicht selten liegt eine unspezifische Erhöhung der α-Amylase vor.

Die radiologische Untersuchung des Abdomens liefert zusammen mit den klinischen Symptomen die Diagnose. Eine Abdomenübersichtsaufnahme im Stehen oder in Seitenlage erlaubt den Nachweis von stehenden Schlingen und Spiegelbildungen (s. Abb. 1). Durch eine Thoraxaufnahme im Stehen gelingt

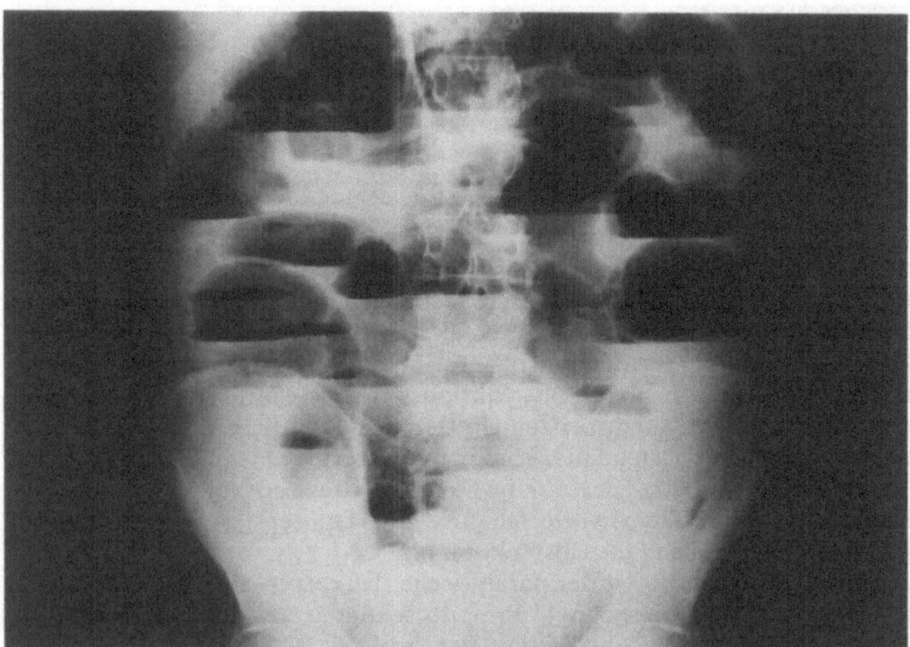

Abb. 1. Abdomenübersichtsaufnahme eines Patienten mit mechanischem Dünndarmileus im Stehen. Zahlreiche dilatierte, stehende Dünndarmschlingen mit Spiegelbildungen

der Nachweis von freier Luft unter den Zwerchfellkuppeln. Auf eine Untersuchung mit Kontrastmittel sollte in der Regel verzichtet werden.

Chronische intestinale Pseudoobstruktion

Klinische Symptomatik

Die chronische intestinale Pseudoobstruktion ist ein klinisches Syndrom, das durch eine ineffektive intestinale Propulsion verursacht ist. Typischerweise finden sich Symptome und Zeichen der Obstruktion, ohne daß sich ein morphologisches Korrelat einer Okklusion findet. Pathogenetisch relevante Faktoren sind Störungen der glatten Muskulatur (Myopathie), des Plexus myentericus (Neuropathie) oder extraintestinale Störungen des Nervensystems. Die Diagnose der chronischen intestinalen Pseudoobstruktion ist an das Vorliegen von Symptomen *und* radiologischen Zeichen der Obstruktion, wie Spiegelbildung oder Dilatation von Dünndarmschlingen, gebunden. Häufig geht die Erkrankung mit strukturellen Veränderungen des Dünndarms einher, z.B. einem Megaduodenum oder Megajejunum oder einer Divertikulose des Dünndarms [27]. Fehlen Zeichen der Obstruktion in den bildgebenden Verfahren, spricht man von Dysmotilität des Dünndarms.

Die chronische intestinale Pseudoobstruktion kann sich in jedem Lebensalter manifestieren und zeigt eine Geschlechtsverteilung zwischen Frauen und Männern von 2:1. Das Ausmaß der abdominalen Schmerzen variiert erheblich, und die Häufigkeit der Schmerzepisoden reicht von sporadischen Beschwerden bis zu nahezu ununterbrochenen Leibschmerzen. Bei der Mehrzahl der Patienten bestehen die Symptome seit längerer Zeit. Neben den Schmerzen, die direkt mit dem Grad der Distension des Dünndarms korrelieren, spielen spastische Kontraktionen der glatten Muskulatur, die auch ohne Distension des Darms auftreten, eine Rolle. Bei Vorliegen Stase erzeugender anatomischen Veränderungen, z.B. von Divertikeln, kommt es zu einer bakteriellen Fehlbesiedlung des Dünndarms, die zu Diarrhöe und Steatorrhöe führen können. Ist der Dickdarm in die Erkrankung mit einbezogen, können Diarrhöe und Obstipation im Wechsel auftreten. Insbesondere die abdominalen Schmerzen führen zu einer verminderten Nahrungsaufnahme, so daß es zur Gewichtsabnahme kommt, nicht selten bildet sich eine Kachexie aus. Die Malnutrition wird oft durch eine Malabsorption infolge bakterieller Fehlbesiedlung des Dünndarms begleitet. In die Erhebung der Anamnese des Patienten sollten Fragen nach extraintestinalen Manifestationen zentraler oder peripherer neurologischer Erkrankungen und die Familienanamnese (in ca. 30 % der Patienten positiv) aufgenommen werden. Ergeben sich hierdurch Hinweise auf eine chronische Pseudoobstruktion, helfen zunächst Untersuchungen des autonomen Nervensystems weiter ([11], Plasmanorepinephrinkonzentrationen, kardiovaskuläre Tests, Plasmaspiegel des pankreatischen Polypeptids nach Scheinmahlzeit, Schweißtest [QSART]).

Die Frage nach regelmäßiger Medikamenteneinnahme hilft bei der Identifizierung von Substanzen, die die Dünndarmmotilität beeinflussen können.

Phenothiazine, Clonidin und Parkinson-Medikamente können durch ihren anticholinergen Wirkungsanteil neben Dysmotilität am Kolon auch zu Motilitätsstörungen des Dünndarms führen. Dies gilt auch für trizyklische Antidepressiva und Opiate.

Diagnostik

Klinisch fällt eine Distension des Abdomens mit tympanistischem Klopfschall auf. Liegt eine ausgeprägte Dilatation einzelner Dünndarmabschnitte vor, kann die Peristaltik der Schlingen direkt durch Bewegungen der Bauchdecke erkennbar werden. Auskultatorisch können lebhafte oder plätschernde Darmgeräusche vorliegen.

Laborchemisch finden sich Veränderungen, die das Ausmaß der Malabsorption reflektieren. Neben einer Anämie, verursacht durch Folsäure- oder Eisenmangel, können sich Hypoproteinämie, Hypokalzämie, Vitamin-B_{12}-Mangel und erniedrigte Cholesterinspiegel finden. Bei der sekundären intestinalen Pseudoobstruktion sollte nach laborchemischen Hinweisen auf die Grunderkrankung gesucht werden (Diabetes mellitus, Myxödem, Hypoparathyreoidismus, Schilddrüsenerkrankung, akute intermittierende Porphyrie). Bei Patienten mit Verdacht auf eine Erkrankung des Formenkreises der „mixed connective tissue diseases" sollten spezifische serologische Parameter untersucht werden (ANA, SCL-90, Rheumafaktor). Muskuläre Dystrophien geben Anlaß zur Bestimmung der CPK und ihrer Isoenzyme. Liegen Hinweise auf einen Aufenthalt in Zentral- oder Südamerika vor, sollten Hämagglutinations- und Komplementbindungsreaktionen zum Ausschluß einer Chagas-Erkrankung durchgeführt werden.

Röntgenologisch findet sich bei ungefähr 20 % der Patienten in der Abdomenübersichtsaufnahme ein unauffälliger Befund. Bei der Mehrzahl der Patienten sind Veränderungen erkennbar, die sowohl dem Bild des paralytischen Ileus entsprechen, als auch Zeichen, die einen mechanischen Ileus vortäuschen können. Daher ist die antegrade Kontrastmitteldarstellung des Dünndarms nach Sellink eine entscheidende Untersuchung zur Sicherung der Diagnose. Sie dient in erster Linie dem Ausschluß eines mechanischen Hindernisses. Darüber hinaus lassen sich aus der Qualität der zu beobachtenden Kontraktilität des Dünndarms Rückschlüsse auf die zugrundeliegende Störung ableiten. Erkrankungen der glatten Muskulatur manifestieren sich durch Hypomotilität und in z. T. umschriebenen Dilatationen des Dünndarms. Dagegen findet man bei viszeralen Neuropathien ungeordnete, hyperaktive Kontraktionen. Häufig sind die Motilitätsstörungen des Dünndarms vergesellschaftet mit Störungen der Magenentleerung und Dickdarmmotilitätsstörungen. Ein Megaduodenum ist besonders charakteristisch für die autosomal dominante Form der viszeralen Myopathie. Bei der autosomal rezessiven Form dagegen ist der gesamte Dünndarm mäßig dilatiert und es finden sich zahlreiche Divertikel. Bei der Sklerodermie mit intestinaler Manifestation finden sich Dilatationen und Aussackungen des Jejunums. Die wichtigsten röntgenologischen Manifestationen sekundärer Dünndarmmotilitätsstörungen sind in Tabelle 3 zusammengefaßt.

Tabelle 3. Fakultative Manifestationen sekundärer Dünndarmmotilitätsstörungen im Röntgenbild

Grunderkrankung	Manifestation am Dünndarm
Sklerodermie	Megaduodenum, diffuse Dilatation des Dünndarms
Lupus erythematodes	Megaduodenum
Dermatomyositis/Polymyositis	Megaduodenum, selten Dilatation
Amyloidose	Dilatation
Neurofibromatose	Dilatation
Parkinson-Erkrankung	Dilatation
Diabetes mellitus	Verzögerter Transit
Chagas-Krankheit	proximale Dilatation

Da die intestinale Pseudoobstruktion nicht auf den Dünndarm beschränkt ist, finden sich bei der röntgenologischen Untersuchung von Organen mit glatter Muskulatur, wie Ösophagus, Ureteren und Harnblase, bei einigen Patienten morphologische Veränderungen wie Megazystis und bilaterale Hydronephrose. Zum Ausschluß von Störungen der extrinsischen neuralen Versorgung des Dünndarms können kraniale Computertomographie und NMR eingesetzt werden.

Die histologische Beurteilung von tiefen Duodenalbiopsien kann in der Diagnostik weiterhelfen. Durch sie lassen sich Sprue, Lymphome und Amyloidose des Dünndarms erkennen. Für die Diagnose der viszeralen Myopathie und der viszeralen Neuropathie ist die endoskopische Biopsie nicht ausreichend, da in der Regel keine Anteile der Muscularis propria oder des Plexus myentericus enthalten sind. Sichern läßt sich eine Erkrankung aus diesem Formenkreis nur durch eine diagnostische Laparotomie mit Gewinnung von Dünndarmgewebe. Im histologischen Präparat wird der Plexus myentericus durch die Silberfärbung nach Smith optimal dargestellt [27], während sich Zelldegenerationen der glatten Muskulatur durch die Trichromfärbung nach Masson [43] am besten nachweisen lassen. Ob tiefe Rektumbiopsien, die in Einzelfällen indirekt zur Diagnose von Neuro- und Myopathien des Dünndarms beigetragen haben [4, 30], eine sinnvolle Ergänzung der Diagnostik darstellen, bleibt abzuwarten.

Irritables Darmsyndrom

Während die chronische intestinale Pseudoobstruktion eine relativ seltene Entität darstellt, kommt das irritable Darmsyndrom häufig vor. Es liegen Untersuchungen vor, aus denen hervorgeht, daß 70 % der Patienten mit gastrointestinalen Beschwerden an dieser Störung leiden. Hierbei handelt es sich um eine Motilitätsstörung, bei der organische Ursachen ausgeschlossen sind. Die Vielzahl der Synonyme dieser funktionellen Störung („nervöser Dickdarm", „spastisches Kolon") reflektiert die Schwierigkeiten einer exakten Zuordnung der Diagnose, die durch folgende Symptome definiert ist: abdominale Beschwerden, insbesondere im Rahmen der Defäkation, Obstipation oder Diarrhöe, Entleerung von Mukus und das Gefühl der inkompletten Stuhlentleerung. Die Assoziation der subjektiven Beschwerden mit psychischer Belastung stellt ein weiteres typisches Merkmal dar.

Das irritable Darmsyndrom, dessen typisches „Erfolgsorgan" der Dickdarm ist, geht auch mit Störungen der Dünndarmmotilität einher. Da der Dünndarm Untersuchungen der Motilität und myoelektrischen Ableitungen schwer zugänglich ist, beruhen die meisten pathophysiologischen Daten beim irritablen Darmsydnrom auf Untersuchungen des Kolons. Allerdings konnte gezeigt werden, daß bei Patienten mit irritablem Darmsyndrom, bei denen die Diarrhöe im Vordergrund steht, im Vergleich zum Gesunden verkürzte Dünndarmtransitzeiten zu verzeichnen waren [13].

Spezielle Diagnostik von Dünndarmmotilitätsstörungen

H_2-Exhalationstests

H_2-Exhalationstest mit Laktulose

Der H_2-Exhalationstest besitzt die klinisch größte Bedeutung in der Prüfung der Dünndarmmotilität. Er erlaubt eine Abschätzung der Geschwindigkeit, die eine Testmahlzeit vom Mund bis zum Zökum benötigt. Der Test beruht auf folgendem Prinzip: Ein im Dünndarm nicht resorbierbares Kohlenhydrat wird nach Übertritt in das Kolon durch anaerobe Bakterien fermentiert. Dabei entsteht unter anderem H_2, das aufgrund seiner geringen Molekülgröße im Kolon resorbiert wird, zur Lunge gelangt, und über die Ausatemluft zeitabhängig gemessen werden kann [9]. Voraussetzung für die Zuverlässigkeit des Tests sind Ergebnisse an gesunden Probanden, die zeigen, daß nur eine minimale H_2-Produktion durch Bakterien im Dünndarm erfolgt und daß nur geringe Mengen H_2 durch Fermentation endogener Substrate gebildet werden.

In der praktischen Durchführung sind einige Aspekte zu beachten. Die Patienten sollten mindestens 8 h nüchtern sein, 12 h nicht geraucht haben (Erhöhung der endexpiratorischen H_2-Konzentration durch Zigaretten [40]) und keine Kaugummis (sorbithaltig) konsumieren. Unmittelbar vor dem Test wird die Mundflora durch eine Mundspülung reduziert [49]. Als Testsubstrate eignen sich natürlich vorkommende Oligosaccharide wie Stachyose oder Raffinose (hohe Konzentrationen in Gemüsen) und das synthetische Disaccharid Laktulose, das in der Praxis weite Verbreitung gefunden hat. Laktulose (10 oder 25 g) wird in 300 ml Wasser gelöst und rasch getrunken. Wichtig für die Bewertung des Tests und die Festlegung der Normwerte ist die eingesetzte Zuckermenge, da sich die Laktulosemenge umgekehrt proportional zur Transitzeit verhält. Für die Dauer von 30 min wird die endexpiratorische Luft (ca. 20 ml) eine einer Spritze oder einem Spezialkatheter (Haldane-Priestley-Rohr) in 5-min-Abständen gesammelt („single-breath"-Technik). Anschließend wird das Sammelintervall auf 10 min verlängert, die Messung insgesamt 2 h durchgeführt, mindestens jedoch bis zum Erreichen eines signifikanten Anstiegs der

H_2-Konzentration. Die Bestimmung der H_2-Konzentration erfolgt gaschromatographisch in kommerziell erhältlichen Analysegeräten und wird in „parts per million" (ppm) angegeben. Trägt man die Werte über die Zeit auf, so erhält man eine typische Kurve (Abb. 2). Die basale H_2-Konzentration beträgt 3 bis maximal 20 ppm [38]. Ein erster kleiner Anstieg der H_2-Konzentration ist nach

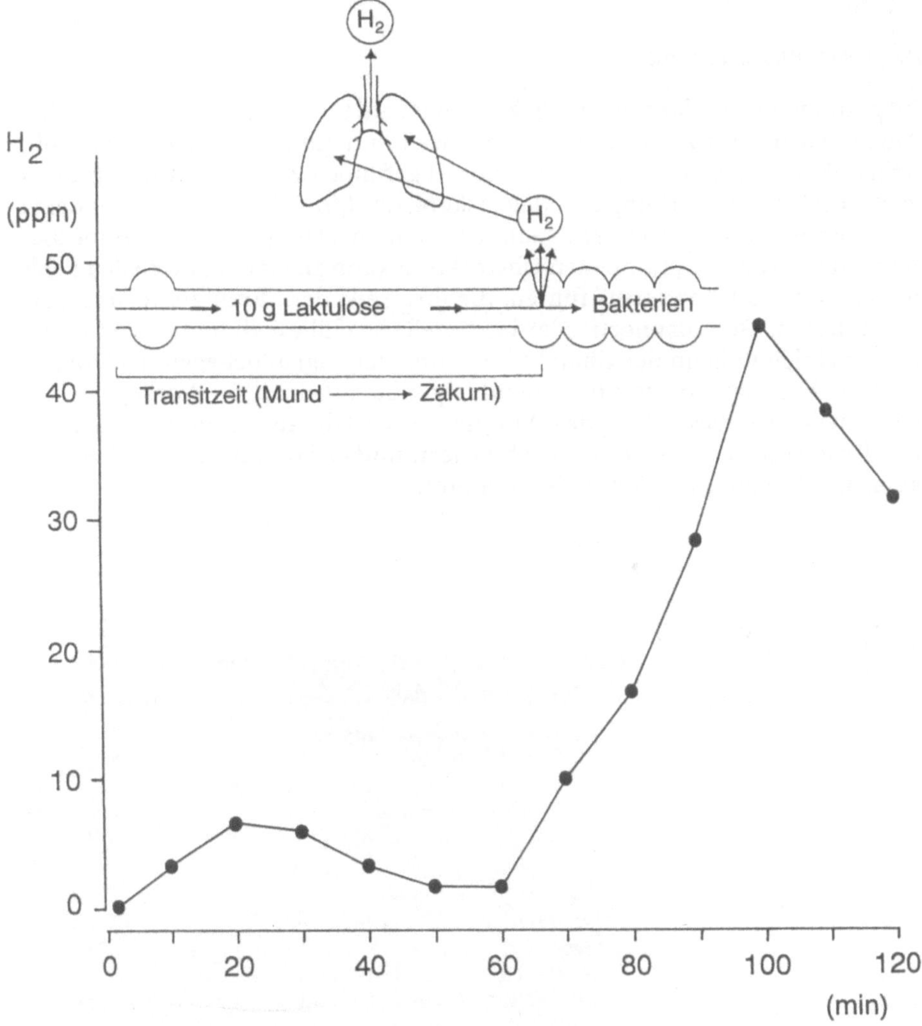

Abb. 2. H_2-Exhalationstest mit Laktulose beim Gesunden. Nach Einnahme von 10 g Laktulose ist nach 20 min ein erster, kleiner Anstieg der H_2-Konzentration erkennbar, der durch die Entleerung unverdauter Kohlenhydratreste vorangegangener Mahlzeiten in das Zökum hervorgerufen wird. Nach 60 min erfolgt dann ein signifikanter zweiter Anstieg der H_2-Konzentration. Die Mund-Zökum-Transitzeit wird durch den ersten Meßwert des zweiten Gipfels markiert, im vorliegenden Fall beträgt sie 70 min

15–20 min erkennbar. Hierbei handelt es sich um die Entleerung unverdauter Kohlenhydratreste vorangegangener Mahlzeiten in das Zökum [38]. Der maximale Anstieg der H_2-Konzentration erfolgt nach ca. 60 min. Eine beschleunigte Transitzeit liegt vor, wenn der Anstieg innerhalb von 40 min erfolgt, eine verlängerte Transitzeit bei Werten über 120 min (s. auch Abb. 2). Die Dünndarmtransitzeiten unterschiedlicher physiologischer und pathophysiologischer Bedingungen sind in Tabelle 4 dargestellt.

H_2-Exhalationstest mit Glukose

Im gesunden Dünndarm ist der Bakteriengehalt, insbesondere im proximalen Anteil, gering (bis zu 10^3 Keime/mm^3), während zum terminalen Ileum hin höhere Keimzahlen (10^9–10^{12} Keime/mm^3) gefunden werden. Dieser Gradient wird durch die Einwirkung der Magensäure, der IgA-Sekretion im Dünndarm und die peristaltische Clearance aufrechterhalten. Das Vorliegen einer mechanischen und/oder funktionellen Obstruktion kann zu einer bakteriellen Fehlbesiedlung des Dünndarms führen, die ihrerseits der Motilitätsstörung Vorschub leistet. Der Diagnostik der bakteriellen Fehlbesiedlung kommt daher eine wichtige Rolle in der Charakterisierung der zugrundeliegenden Störung zu. Der H_2-Exhalationstest basiert auf folgendem Prinzip: Bei Vorliegen einer bakteriellen Fehlbesiedlung des Dünndarms wird die aufgenommene Glukose bereits dort durch Bakterien metabolisiert, und es kommt zum raschen Anstieg der H_2-Konzentration in der Atemluft.

Tabelle 4. Ursachen veränderter Dünndarmtransitzeiten im H_2-Exhalationstest

	Quelle
Verkürzte Dünndarmtransitzeit	
Hyperthyreoidismus	[50]
Irritables Darmsyndrom mit Diarrhöe	[22]
Alkoholiker mit Diarrhöe	[25]
Zustand nach Gastrektomie	[10]
Verlängerte Dünndarmtransitzeit	
Körperliche Betätigung	[34]
Lebensalter über 70 Jahre	[17]
Hypothyreoidismus	[50]
Diabetes mellitus mit autonomer Neuropathie	[24]
Zustand nach Cholezystektomie	[36]
Irritables Darmsydnrom mit Obstipation	[13]
Sprue mit Steatorrhöe	[44]
Adipositas	[7]
Amyloidose	[32]
Anorexia nervosa	[18]
Hypnose	[8]
Loperamidtherapie	[6]

Stellenwert des H_2-Exhalationstests für die Bewertung von Dünndarmmotilitätsstörungen

Der H_2-Exhalationstest gibt Auskunft über die Mund-Zökum-Transitzeit. Sie setzt sich zusammen aus der Dauer der Magenentleerung und der Dünndarmtransitzeit. Falsch positive Ergebnisse im Sinne einer verlängerten Mund-Zökum-Transitzeit können durch eine Gastroparese verursacht sein, die zu einer Verzögerung der Passage der Testmahlzeit in den Dünndarm führt, obwohl die Motilität des Dünndarms normal ist. Umgekehrt finden sich verkürzte Transitzeiten bei Patienten, die am Magen operiert sind. Fehler in der Interpretation des H_2-Exhalationstest entstehen auch, wenn die Untersuchung unter einer laufenden Behandlung mit Antibiotika [37], Laxanzien oder prokinetischen Medikamenten vorgenommen wird. Eine bakterielle Fehlbesiedlung des Dünndarms führt ebenfalls zu einer Beschleunigung der Transitzeit und sollte daher immer durch einen H_2-Exhalationstest mit Glukose ausgeschlossen werden. Bei Patienten mit fehlendem H_2-Anstieg („non-responder") liegt ein Mangel an H_2-bildenden Keimen vor (Inzidenz 2–5% in der Normalbevölkerung [41]).

Die H_2-Exhalationstest haben wegen ihrer einfachen Durchführbarkeit, fehlenden Invasivität und hohen Sensitivität einen bedeutenden Stellenwert in der Dünndarmdiagnostik erlangt. Berücksichtigt man, daß die interindividuellen Variationen der Transitzeiten zum Teil erheblich sein können (25–120 min nach 10 g Laktulose), wird deutlich, daß geringe funktionelle Störungen allein mit dieser Methode nicht detektiert werden können. Die Kombination der H_2-Exhalationstests mit Laktulose und Glukose ermöglicht eine differentialdiagnostische Beurteilung der zugrundeliegenden Motilitätsstörung. Wird zusätzlich eine radiologische Beurteilung der Dünndarmmotilität durch einen erfahrenen Untersucher durchgeführt, kann in vielen Fällen eine richtungsweisende Diagnose gestellt werden.

Szintigraphie des Dünndarms

Eine neuere und bisher nur in wenigen Zentren geübte diagnostische Möglichkeit der Dünndarmmotilitätsprüfung ist die Dünndarmszintigraphie [39]. Zwei Nachteile des H_2-Exhalationstests bestehen darin, daß nicht-resorbierbare Kohlenhydrate eingesetzt werden, die ihrerseits die Motilität beeinflussen können, und daß eine Kolonisation des Dickdarms mit Anaerobiern notwendig ist, die das applizierte Kohlenhydrat aufschließen können. Eine solche Kolonisation fehlt bei 2–5% in der Normalbevölkerung („non-responder"). Diese Nachteile können durch die Szintigraphie umgangen werden. Nach einer nächtlichen Fastenperiode erhält der Patient eine Testmahlzeit, die mit ^{99m}Technetium-markierten Schwefelkolloiden angereichert ist. Eine über dem liegenden Patienten positionierte Gammakamera zeichnet in 5-min-Intervallen die Verteilung der Radioaktivität auf. Mit Hilfe von rechnergestützten Algorithmen ist neben der quantitativen Analyse der Magenentleerung, die Berechnung der Verweildauer der Nahrung im Dünndarm und die durchschnittliche Dünndarmpassagezeit möglich.

Die Nachteile der Methode liegen in der radioaktiven Belastung und der langen Aufzeichnungszeit von bis zu 10 h, während der der Patient auf dem Rücken liegen muß. Welchen Stellenwert vereinfachte szintigrafische Verfahren für die Beurteilung der Dünndarmmotilität haben werden, bleibt abzuwarten. Neuere Methoden der nichtinvasiven Transitzeitmessung am Dünndarm sind in der klinischen Erprobung. Die Bestimmung der orozäkalen Transitzeit kann z.B. mit Hilfe eines oral applizierten, magnetisierten Markers akkurat vorgenommen werden, der mit Hilfe eines biomagnetischen Superleiters lokalisiert wird [5].

Manometrie des Dünndarms

Technik

Prinzipiell stehen für die Untersuchung der Dünndarmmotilität 3 Verfahren zur Verfügung: die kutane Ableitung, die serosale Ableitung und die intraluminale Ableitung. Die ersten beiden Verfahren geben nur Auskunft über die myoelektrischen Phänomene, während die intraluminale Ableitung auch die Messung der kontraktilen Aktivität ermöglicht. Die kutane Ableitung hat sich für die Beurteilung der Magenmotilität (Elektrogastrographie) als hilfreich erwiesen, für die Beurteilung des Dünndarms ist sie jedoch wenig geeignet. Eine serosale Ableitung ist nur im Rahmen operativer Eingriffe durch direkte Fixierung der Elektrode an der Organserosa möglich und stellt damit ebenfalls kein Verfahren für die klinische Routine dar. Intraluminale Druckmessungen sind mit unterschiedlichen Verfahren durchführbar. Der Einsatz von pneumohydraulischen, kapillären Perfusionssystemen [3], wie sie für die Motilitätsmessungen des Ösophagus und Anorektums üblich sind, haben auch Eingang in die Motilitätsmessung des Dünndarms gefunden. Ein typischer Meßkatheter verfügt meist über 6–12 konstant flüssigkeitsperfundierte Einzelkanäle. Die Öffnungen der Einzelkanäle liegen in definierten Abständen von der Spitze des Katheters entfernt. Eine Druckerhöhung an der Öffnung des Einzelkanals führt zu einer Änderung des Durchflusses und damit über einen Druckwandler zu einem analogen oder digitalen Signal.

Daneben stehen Meßkatheter zur Verfügung, die mehrere Mikrotransducer enthalten [16]. Sie bieten eine hohe Meßgenauigkeit und erfordern kein externes Perfusionssystem, womit sie besondere Vorteile in der ambulanten Untersuchung von Patienten bieten. Ihr Nachteil liegt im relativ hohen Anschaffungspreis und der geringeren Lebensdauer. Radiotelemetrische Systeme sind weitgehend verlassen worden.

Die Meßkatheter können über einen endoskopisch applizierten Führungsdraht eingeführt und bis in das distale Duodenum vorgeschoben werden. Durch Aufblasen eines Ballons an der Spitze des Katheters wird der Katheter passiv durch die propulsive Peristaltik bis in das Ileum transportiert. Die aktive endoskopische Einlage des Meßkatheters stellt bei Patienten mit ausgeprägter Myo- oder Neuropathie des Dünndarms nicht selten die einzige Möglichkeit dar, den Katheter zu plazieren.

Physiologische Dünndarmmotilität

Um die pathologischen Veränderungen der Dünndarmmotilität besser verstehen zu können, ist eine kurze Rekapitulation der physiologischen Phänomene hilfreich. Die Ableitung rhythmischer Aktivität am Dünndarm und die Beschreibung ihrer Variabilität gelang erstmalig Szurszewski et al. an wachen Hunden [47]. Die Autoren konnten eine periodische myoelektrische Aktivität aufzeichnen, die als „migrating myoelectric complex" (MMC) beschrieben wurde. Vantrappen et al. [51] konnten erstmals zeigen, daß auch am menschlichen Dünndarm dieser migrierende Motorkomplex das charakteristische Kontraktionsmuster im Nüchternzustand darstellt. Die periodische Aktivität am Dünndarm ist ein triphasischer Zyklus, dessen Phase I durch nahezu vollständige Ruhe der elektrischen und motorischen Aktivität gekennzeichnet ist. Die Phase II besteht aus ungeordneter kontraktiler Aktivität, die dann in die Phase III übergeht (Übersicht bei [52]). Nur die Phase III ist entscheidend für die Propulsion von Darminhalt, sie ist durch kräftige, repetitive Muskelkontraktionen für die Dauer von 3–7 min charakterisiert.

Dieses Motilitätsmuster wird nach Nahrungsaufnahme durch eine ununterbrochene Sequenz von Kontraktionen ersetzt, die keine definierte Abfolge erkennen läßt. Die Dauer der postprandialen Aktivität korreliert mit der Dauer der vollständigen Magenentleerung und wird dann wieder abgelöst durch die 3 Phasen des MMC. Im Mittel finden sich beim Gesunden 8 MMC pro 24 h (Range: 1–19 pro 24 h). Optimal ist die Ableitung der zyklischen Aktivität des Dünndarms während der Nachtstunden, da hier die Periodizität einer geringeren Variabilität unterliegt. Diese Tatsache unterstreicht den Stellenwert der ambulanten 24-h-Langzeitmessung, der mit zunehmender Vereinfachung der Aufzeichnungsgeräte zukünftig eine größere Bedeutung in der Diagnostik von Dünndarmmotilitätsstörungen zukommen könnte.

Neben der Identifikation des MMC war die Erkenntnis bedeutsam, daß die intrinsischen Nervengeflechte des Dünndarms als autonomes Nervensystem funktionieren und die Rhythmizität des MMC bestimmen („gut brain"). Das enterale Nervensystem einerseits unterliegt über extrinsische, autonome Fasern einem modulierenden Einfluß durch das Zentralnervensystem. Mentaler Streß konnte als wichtige Determinante der Aktivität der MMC etabliert werden. Psychische Belastung führt beim Gesunden zur Verlängerung der Intervalle zwischen den MMC. Die *nächtliche* Ableitung der Dünndarmmotilität ermöglicht es, Motilitätsstörungen, die eine zentralnervöse Komponente haben (z.B. das irritable Darmsydnrom), von Störungen auf der enteralen Ebenen (z.B. Myopathien) abzugrenzen. Nur die Störungen der enteralen Funktionsebene treten auch im Schlaf auf. Grundsätzlich gilt, daß die Dünndarmmotilität des nüchternen Probanden sich von der postprandialen Motilität unterscheidet. Während sich im Nüchternzustand zyklische Muster der migrierenden Motorkomplexe finden, ist bisher kein spezifisch postprandiales Motilitätsmuster gefunden worden.

Richtungsweisende manometrische Befunde bei der intestinalen Pseudoobstruktion

Zur Verifizierung einer intestinalen Pseudoobstruktion kommt der Langzeitmessung in Zukunft Bedeutung zu [45]. Im Unterschied zum irritablen Darmsyndrom bleiben bei der intestinalen Pseudoobstruktion die pathologischen Kontraktionsmuster auch während des Schlafes erhalten. Findet sich ein normales Aktivitätsmuster der MMC mit pathologisch verminderten Kontraktionsamplituden, so deutet das auf eine intestinale *Myopathie* hin. Dies kann bei fortgeschrittener Erkrankung mit Fibrose der glatten Muskulatur zu einem fast vollständigen Verschwinden von Kontraktionsereignissen führen.

Finden sich dagegen pathologische Konfigurationen der interdigestiven migrierenden Motorkomplexe, deutet dies eher auf das Vorliegen einer intestinalen *Neuropathie* hin. Auch die fehlende postprandiale Konversion eines Nüchternmotilitätsmusters in ein Aktivitätsmuster, wie es nach Nahrungsaufnahme beobachtet wird, scheint ein Indikator für eine intestinale Neuropathie zu sein.

Nur Patienten mit ausgeprägter Störung der intrinsischen Innervation des Dünndarms werden klinisch auffällig. Bei ihnen lohnt sich die Dünndarmmanometrie, da die Diagnose einer intestinalen Pseudoobstruktion erhebliche prognostische Implikationen für den Patienten hat.

Richtungsweisende manometrische Befunde beim irritablen Darmsyndrom

Häufige Kontraktions-Cluster des Dünndarms sind beim Gesunden selten, treten jedoch beim irritablen Darmsyndrom gehäuft und verlängert auf [22]. Die Repetitionsfrequenz eines Clusters liegt bei ca. 1 mm („Minutenrhythmus") und dauert im Unterschied zum Gesunden mindestens 10 min an. In systematischen Untersuchungen finden sich bei 70–80% der Patienten mit klinischem Verdacht auf ein irritables Darmsyndrom solche Motilitätsmuster des Dünndarms. Die Kontraktionen stehen im zeitlichen Zusammenhang mit abdominalen Beschwerden der Patienten und treten nur im Wachzustand auf [23]. Sie können durch mentalen Streß ausgelöst werden.

Stellenwert der Manometrie für die Bewertung von Dünndarmmotilitätsstörungen

Die Manometrie des Dünndarms ist ein Verfahren, das einen wichtigen diagnostischen Beitrag zur Charakterisierung von pathologischen Kontraktionsmustern leistet. Wegen des apparativen Aufwands kann es bisher nur in Spezialzentren durchgeführt werden und bleibt Situationen vorbehalten, in denen klinisch Zweifel an der Diagnose bestehen. Die ambulante Langzeitmessung der Dünndarmmotilität ist besonders aufschlußreich bei Patienten mit irritablem Darmsyndrom, deren subjektive Beschwerden häufig als belastungsabhängig angegeben werden. Durch eine Ereignistaste ist die Korrelation von Motilitätsmustern mit subjektiven Beschwerden des Patienten möglich. Darüber hinaus kann die Dünndarmmanometrie wichtige Informationen zur Charakterisierung der intestinalen Pseudoobstruktion beitragen. Da isolierte Dünndarmmotilitätsstörungen äußerst selten sind, ist die Suche nach Dysmotilität in anderen Abschnitten des Gastrointestinaltraktes Teil des diagnostischen Vorgehens. Die Manometrie des Ösophagus stellt daher eine sinnvolle Ergänzung der Diagnostik dar. Zukünftige Studien zur Pathophysiologie von Dünndarmmotilitätsstörungen und die technische Weiterentwicklung ambulanter Manometriegeräte werden eine weitere Differenzierung der großen Gruppe von Patienten mit sog. funktionellen Beschwerden erlauben.

Praktisches Vorgehen in der Diagnostik von Dünndarmmotilitätsstörungen

Der rasche und sichere Ausschluß von akuten Obstruktionen des Dünndarms stellt in der Regel im klinischen Alltag kein Problem dar. Bei hinreichendem Verdacht auf eine akute Obstruktion, insbesondere bei beeinträchtigter Perfusion von Dünndarmanteilen, besteht immer eine Indikation zur operativen Intervention. Schwieriger dagegen ist die Bewertung chronischer Beschwerden, die auf eine intestinale Pseudoobstruktion hinweisen. Neben der Anamnese sind strukturelle und funktionelle Untersuchungen notwendig, um zur Diagnose zu gelangen. Abbildung 3 zeigt einen Algorithmus, der eine Charakterisierung der zu Grunde liegenden Störung ermöglicht.

Konservative Therapie der intestinalen Obstruktion

Therapie der akuten intestinalen Obstruktion

Die konservativen Maßnahmen bei einer akuten Obstruktion haben den raschen parenteralen Ausgleich von Flüssigkeitsverschiebungen und Elektrolytimbalanzen zum Ziel. Eine stabile kardiopulmonale Funktion ist wichtige Voraussetzung für die erfolgreiche Operation und verbessert die Prognose des Patienten. Die Mehrzahl der Patienten mit einer partiellen Obstruktion kommt ohne eine Operation aus. Nahrungskarenz und effektive Dekompression des Dünndarms durch nasogastrale Sonden können ausreichen, die akute Obstruktion zu beheben. Insbesondere bei Patienten mit rezidivierenden Episoden von Dünndarmobstruktion, Morbus Crohn, Strahlenenteritis und bekanntem abdominalem Karzinom scheint ein konservativer Behandlungsversuch angemessen. Eine Besserung der klinischen Symptomatik sollte innerhalb der ersten 48 h der Behandlung eintreten.

Therapie der chronischen intestinalen Pseudoobstruktion

In der Behandlung der chronischen intestinalen Pseudoobstruktion kommen symptomatische und supportive Maßnahmen zum Einsatz. Die Erfahrungen mit Medikamenten, die die Motilität des Dünndarms unspezifisch stimulieren, zeigen, daß die Mehrzahl der Patienten nicht von einer solchen Medikation profitieren. Substanzen, die die Dünndarmmotilität beim Gesunden stimulie-

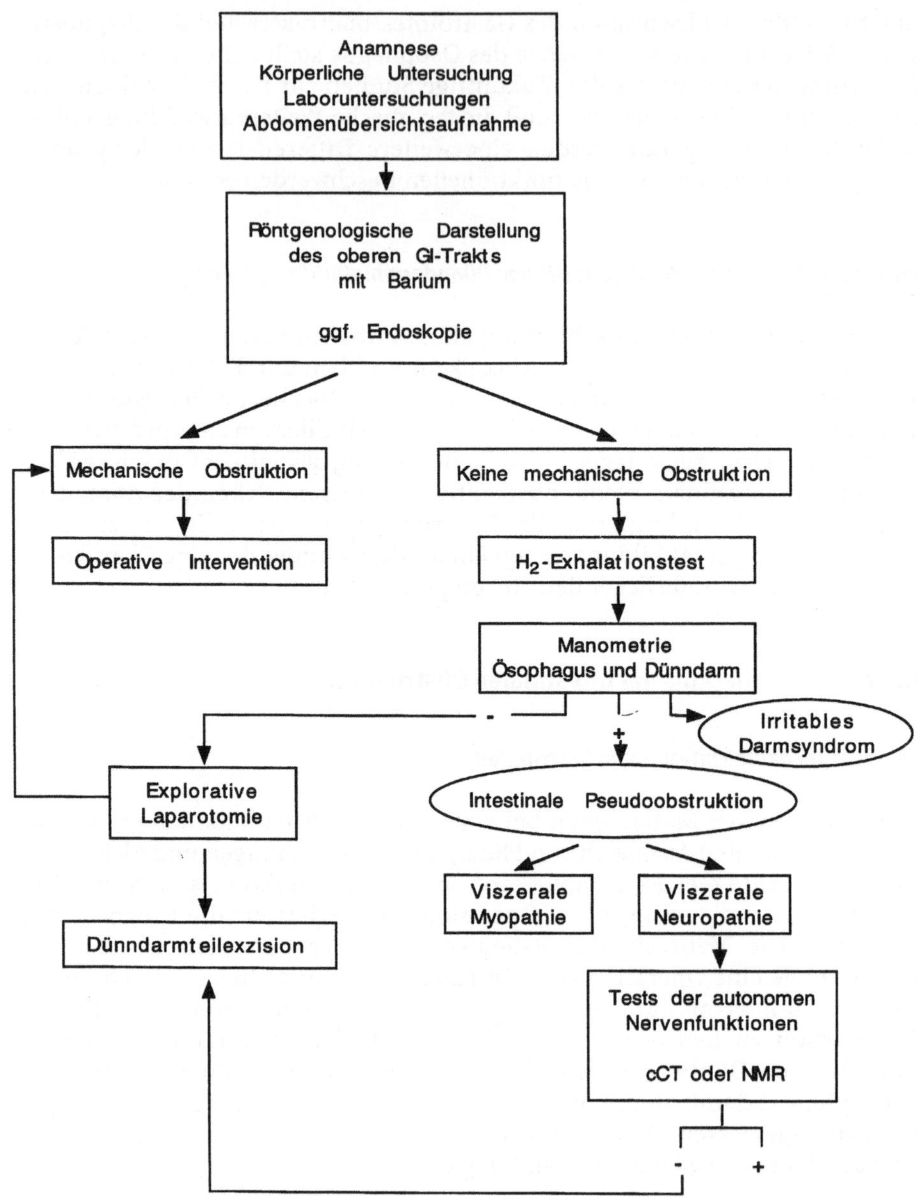

Abb. 3. Algorithmus zur Eingrenzung von Dünndarmmotilitätsstörungen

ren, wie Bethanechol, Prostigmin oder Metoclopramid, führen zu keiner Verbesserung der klinischen Symptomatik bei Patienten mit viszeraler Myopathie oder Neuropathie.

Zu den selektiv prokinetisch wirksamen Substanzen zählt das Cisaprid. Cisaprid führt zu einer verstärkten Freisetzung von Azetylcholin aus Nervenendigungen des myenterischen Plexus und hat durch diesen selektiven Angriffspunkt kaum Nebenwirkungen, wie sie bei anderen cholinergen Agonisten beobachtet werden. Obwohl in kleinen Kollektiven gezeigt werden konnte, daß Cisaprid die Propulsion des Dünndarms stimulieren konnte, verbessert sich die klinische Symptomatik bei Patienten mit chronisch intestinaler Pseudoobstruktion nicht [12]. Hier bleiben größere Studien abzuwarten, in denen neben unterschiedlichen Cisapridkonzentrationen auch Langzeiteffekte geprüft werden.

Vielversprechender sind Ansätze mit dem prokinetisch wirksamen Erythromycin und seinen Derivaten [20]. Ein neues Erythromycinderivat (EM 523L) ist um den Faktor 18 potenter als natives Erythromycin und zeigt keine antibakterielle Wirkung [19]. Mit ihm gelingt es beim Menschen, das Auftreten von migrierenden Motorkomplexen in Magen und Duodenum zu stimulieren. Ob dieses Derivat auch am Dünndarm wirksam ist, bleibt abzuwarten.

Auch für die α-Glukosidase-Inhibitoren Acarbose und Miglitol wurde eine Verkürzung der orozökalen Transitzeit berichtet [28]. Diese beruht auf der induzierten Kohlenhydratmalabsorption und dem konsekutiven Anstieg von Metaboliten der bakteriellen Fermentation, die ihrerseits die Dünndarmmotilität stimulieren. Für die Behandlung des postoperativen Ileus wurde im Tierexperiment für Ketorolac [21], ein nichtsteroidales Antiphlogistikum, und Atipamezol [48], einen α-Antagonisten, ein positiver Effekt gefunden. Zu den genannten Substanzen fehlen jedoch größere klinische Studien, die abgewartet werden müssen.

Besonders interessant für die Zukunft könnte die Identifikation von Stickstoffoxyd als nonadrenerger, noncholinerger, inhibitorischer Neurotransmitter am Darm sein [46]. Potente Stickstoffoxyd-Antagonisten wie *N*-nitro-*L*-Arginin stellen eine völlig neue Gruppe von potentiell prokinetisch wirksamen Substanzen dar [31]. Hier bleibt abzuwarten welchen Stellenwert diese Substanzen in der klinischen Anwendung erlangen.

Zu den supportiven Maßnahmen rechnet eine abgestimmte Ernährung mit Ausgleich der Malnutrition. Neben normaler Kost sollte eine Abdeckung des kalorischen Bedarfs durch nährstoffdefinierte Diäten, die als Trinkdiäten kommerziell erhältlich sind, erfolgen. Sie gewährleisten eine erleichterte Entleerung des Dünndarms und eine verbesserte Absorption der Nährstoffe. In schweren Fällen können chemisch definierte Oligopeptiddiäten eingesetzt werden, die eine optimale Ausnutzung der Inhaltsstoffe gewährleisten. Spurenelemente und Vitamine sollten substituiert werden. Bei besonders ausgeprägten Dünndarmmotilitätsstörungen mit schwerer Malabsorption ist eine temporäre parenterale Ernährung notwendig.

Eine bakterielle Fehlbesiedlung kann durch antibiotische Behandlung korrigiert werden. Tetrazykline oder Metronidazol und Ampicillin für die Dauer von 7–10 Tagen sind in der Behandlung sinnvoll. Bei hartnäckiger bakterieller Fehlbesiedlung und häufigen Rezidiven der Diarrhöe kann die antibiotische Therapie intermittierend durchgeführt werden (z.B. einmal pro Monat für 6 Tage).

In Zukunft könnte das elektrische Pacing des Dünndarms durch miniaturisierte Schrittmacheraggregate eine Möglichkeit der konservativen Behandlung von Dünndarmmotilitätsstörungen darstellen [14]. Prospektive Untersuchungen, insbesondere im Vergleich zu den operativen Verfahren, sind hierzu notwendig.

Literatur

1. Anuras S, Mitros FA, Milano A, Kuminsky R, Decanio R, Green JB (1986) A familial visceral myopathy with dilatation of the entire gastrointestinal tract. Gastroenterology 90:385–390
2. Anuras S, Mitros FA, Nowak TV, Ionasescu VV, Gurll NJ, Christensen J, Green JB (1983) A familial visceral myopathy with external ophthalmoplegia and autosomal recessive transmission. Gastroenterology 84:346–353
3. Arndorfer RC, Stef JJ, Dodds WJ, Linehan JH, Hogan WJ (1977) Improved infusion system for intraluminal esophageal manometry. Gastroenterology 73:23–27
4. Barnett JL, McDonnell WM, Appelman HD, Dobbins WO (1992) Familial visceral neuropathy with neuronal intranuclear inclusions: diagnosis by rectal biopsy. Gastroenterology 102:684–691
5. Basile M, Neri M, Carriero A, Casciardi S, Comani S, Del GC, et al. (1992) Measurement of segmental transit through the gut in man. A novel approach by the biomagnetic method. Dig Dis Sci 37:1537–1543
6. Basilisco G, Camboni G, Bozzani A, Paravicini M, Bianchi PA (1987) Oral naloxone antagonizes loperamide-induced delay of orocecal transit. Dig Dis Sci 32:829–832
7. Basilisco G, Camboni G, Bozzani A, Vita P, Doldi S, Bianchi PA (1989) Orocecal transit delay in obese patients. Dig Dis Sci 34:509–512
8. Beaugerie L, Burger AJ, Cadranel JF, Lamy P, Gendre JP, Le QY (1991) Modulation of orocaecal transit time by hypnosis. Gut 32:393–394
9. Bond JH, Levitt MD (1975) Investigation of small bowel transit time in man utilizing pulmonary hydrogen (H2) measurements). J Clin Med 85:546–555
10. Bond JH, Levitt MD (1977) Use of breath hydrogen (H2) to quantitate small bowel transit time following partial gastrectomy. J Lab Clin Med 90:30–36
11. Camilleri M (1990) Disorders of gastrointestinal motility in neurologic diseases. Mayo Clin Proc 65:825–846
12. Camilleri M, Malagelada JR, Abell TL, Brown ML, Hench V, Zinsmeister AR (1989) Effect of six weeks of treatment with cisapride in gastroparesis and intestinal pseudoobstruction. Gastroenterology 96:704–712
13. Cann PA, Read NW, Brown C, Hobson N, Holdsworth CD (1983) Irritable bowel syndrome: relationship of disorders in the transit of a single solid meal to symptom patterns. Gut 24:405–411
14. Eagon JC, Soper NJ (1993) Gastrointestinal pacing. Surg Clin North Am 73:1161–1172
15. Feinstat T, Tesluk H, Schuffler MD, Krishnamurthy S, Verlenden L, Gilles W, Frey C, Trudeau W (1984) Megacolon and neurofibromatosis: a neuronal intestinal dysplasia. Case report and review of the literature. Gastroenterology 86:1573–1579
16. Gill RC, Kellow JE, Browning C, Wingate DL (1990) The use of intraluminal strain gauges for recording ambulant small bowel motility. Am J Physiol 258:G610–G615
17. Haboubi NY, Hudson P, Rahman Q, Lee GS, Ross A (1988) Small-intestinal transit time in the elderly [letter]. Lancet 1:933

18. Hirakawa M, Okada T, Iida M, Tamai H, Kobayashi N, Nakagawa T, Fujishima M (1990) Small bowel transit time measured by hydrogen breath test in patients with anorexia nervosa. Dig Dis Sci 35:733–736
19. Kawamura O, Sekiguchi T, Itoh Z, Omura S (1993) Effect of erythromycin derivative EM523L on human interdigestive gastrointestinal tract. Dig Dis Sci 38:1020–1031
20. Kawamura O, Sekiguchi T, Kusano M, Nishioka T, Itoh Z (1993) Effect of erythromycin on interdigestive gastrointestinal contractile activity and plasma motilin concentration in humans. Dig Dis Sci 38:870–876
21. Kelley MC, Hocking MP, Marchand SD, Sninsky CA (1993) Ketorolac prevents postoperative small intestinal ileus in rats. Am J Surg 165:107–111
22. Kellow JE, Gill RC, Wingate DL (1990) Prolonged ambulant recordings of small bowel motility demonstrate abnormalities in the irritable bowel syndrome. Gastroenterology 98:1208–1218
23. Kellow JE, Phillips SF (1987) Altered small bowel motility in irritable bowel syndrom is correlated with symptoms. Gastroenterology 92:1885–1893
24. Keshavarzian A, Iber FL (1986) Intestinal transit in insulin-requiring diabetics. Am J Gastroenterol 81:257–260
25. Keshavarzian A, Iber FL, Dangleis MD, Cornish R (1986) Intestinal transit and lactose intolerance in chronic alcoholics. Am J Clin Nutr 44:70–76
26. Krishnamurthy S, Kelly MM, Rohrmann CA, Schuffler MD (1983) Jejunal diverticulosis. A heterogenous disorder caused by a variety of abnormalities of smooth muscle or myenteric plexus. Gastroenterology 85:538–547
27. Krishnamurthy S, Schuffler MD (1987) Pathology of neuromuscular disorders of the small intestine and colon. Gastroenterology 93:610–639
28. Ladas SD, Fryda A, Papdopoulos V, Raptis SA (1992) Effects of alpha-glucosidase inhibitors on mouth to caecum transit times in humans. Gut 33:1246–1248
29. Lennon VA, Sas DF, Busk MF, Scheithauer B, Malagelada JR, Camilleri M, Miller LJ (1991) Enteric neuronal autoantibodies in pseudoobstruction with small-cell lung carcinoma. Gastroenterology 100:137–142
30. Leon SH, Schuffler MD (1986) Visceral myopathy of the colon mimicking Hirschsprung's disease. Diagnosis by deep rectal biopsy. Dig Dis Sci 31:1381–1386
31. Maczka M, Thor P, Lorens K, Konturek SJ (1993) Nitric oxide inhibits the myoelectric activity of the small intestine in dogs. J Physiol Pharmacol 44:31–42
32. Matsumoto T, Iida M, Hirakawa M, Hirakawa K, Kuroki F, Lee S, Nanbu T, Fujishima M (1991) Breath hydrogen test using water-diluted lactulose in patients with gastrointestinal amyloidosis. Dig Dis Sci 36:1756–1760
33. McDonald GB, Schuffler MD, Kadin ME, Tytgat GN (1985) Intestinal pseudoobstruction caused by diffuse lymphoid infiltration of the small intestine. Gastroenterology 89:882–889
34. Meshkinpour H, Kemp C, Fairshter R (1989) Effect of aerobic exercise on mouth-to-cecum transit time [see comments]. Gastroenterology 96:938–941
35. Navarro J, Sonsino E, Boige N, Nabarra B, Ferkadji L, Mashako LM, Cezard JP (1990) Visceral neuropathies responsible for chronic intestinal pseudo-obstruction syndrome in pediatric practice: analysis of 26 cases. J Pediatr Gastroenterol Nutr 11:179–195
36. Penagini R, Spiller RC, Misiewicz JJ, Frost PG, Silk DB (1988) Effect of cholecystectomy on mouth-to-cecum transit of a liquid meal. Dig Dis Sci 33:19–22
37. Rao SS, Edwards CA, Austen CJ, Bruce C, Read NW (1988) Impaired colonic fermentation of carbohydrate after ampicillin. Gastroenterology 94:928–932
38. Read NW, Al JM, Bates TE, Holgate AM, Cann PA, Kinsman RI, McFarlane A, Brown C (1985) Interpretation of the breath hydrogen profile obtained after ingesting a solid meal containing unabsorbable carbohydrate. Gut 26:834–842
39. Read NW, Al JM, Holgate AM, Barber DC, Edwards CA (1986) Simultaneous measurement of gastric emptying, small bowel residence and colonic filling of a solid meal by the use of the gamma camera. Gut 27:300–308
40. Rosenthal A, Solomons NW (1983) Time-course of cigarette smoke contamination of clinical hydrogen breath-analysis tests. Clin Chem 29:1980–1981

41. Saltzberg DM, Levine GM, Lubar C (1988) Impact of age, sex, race, and functional complaints on hydrogen (H2) production. Dig Dis Sci 33:308–313
42. Schuffler M, Beegle R (1979) Progressive systemic sclerosis of the gastrointestinal tract and hereditary hollow visceral myopathy: two distinguishable disorders of intestinal smooth muscle. Gastroenterology 77:664
43. Schuffler M, Lowe M, Bill A (1977) Studies of idiopathic intestinal pseudo-obstruction. I. Hereditary hollow visceral myopathy: Clinical and pathological studies. Gastroenterology 73:327
44. Spiller RC, Lee YC, Edge C, Ralphs DN, Stewart JS, Bloom SR, Silk DB (1987) Delayed mouth-caecum transit of a lactulose labelled liquid test meal in patients with steatorrhoea caused by partially treated coeliac disease. Gut 28:1275–1282
45. Stanghellini V, Camilleri M, Malagelada JR (1987) Chronic idiopathic intestinal pseudo-obstruction: clinical and intestinal manometric findings. Gut 28:5–12
46. Stark ME, Bauer AJ, Sarr MG, Szurszewski JH (1993) Nitric oxide mediates inibitory nerve input in human and canine jejunum. Gastroenterology 104:398–409
47. Szurszewski JH (1969) A migrating electrical complex of the canine small intestine. Am J Physiol 217:1757–1763
48. Tanila H, Kauppila T, Taira T (1993) Inhibition of intestinal motility and reversal of post-laparotomy ileus by selective $alpha_2$-adrenergic drugs in the rat. Gastroenterology 104:819–824
49. Thompson DG, O'Brien JD, Hardie JM (1986) Influence of the oropharyngeal microflora on the measurement of exhaled breath hydrogen. Gastroenterology 91:853–860
50. Tobin MV, Fisken RA, Diggory RT, Morris AI, Gilmore IT (1989) Orocaecal transit time in health and in thyroid disease. Gut 30:26–29
51. Vantrappen G, Janssens J, Hellemans J, Ghoos Y (1977) The interdigestive motor complex of normal subjects and patients with bacterial overgrowth of the small intestine. J Clin Invest 59:1158–1166
52. Weisbrodt NW (1987) Motility of the small intestine. In: Johnson LR (ed) Physiology of the gastrointestinal tract. Raven Press, New York, pp 631–663

10

Pathophysiologie und Therapie chirurgisch induzierter Dünndarmmotilitätsstörung

E. Schippers

Abdominalchirurgische Eingriffe gehen immer mit einer postoperativen Störung der gastrointestinalen Motilität, dem sog. physiologischen Ileus einher. Diese Störung der Motilität findet ihren Ausdruck im klinischen Bild einer Passagestörung, gekennzeichnet durch abdominale Distension, verzögerten Stuhlgang und evtl. Übelkeit und Erbrechen. Für diesen zeitlich begrenzten Ileus werden die Eröffnung des Bauchraumes und die Manipulation am Darm verantwortlich gemacht. Langfristige bzw. persistierende Störungen der motorischen Aktivität werden dagegen spezifischen chirurgischen Maßnahmen wie z.B. der Vagotomie und der Magen- bzw. Darmresektion angelastet. Obwohl das klinische Bild nach abdominalchirurgischen Eingriffen eine Störung der Motilität des Magen-Darm-Traktes als pathogenetisches Prinzip vermuten läßt, sind Ursache und Art der Störung weitgehend unbekannt. In der Literatur vorliegende Beschreibungen der postoperativen Motilität im Tierexperiment und beim Menschen anhand audiometrischer, ballonkymographischer und spezieller radiologischer Untersuchungstechniken sind indirekt und erlauben keine Aussage über Natur und Ursache der vorliegenden Motilitätsstörung. Die Verwendung unterschiedlicher Methoden führte zu nicht vergleichbaren Ergebnissen mit teilweise divergierenden Aussagen. Darüber hinaus lag lange Zeit keine exakte Beschreibung der physiologischen Motilität des Darmtraktes vor.

Erst die direkte Messung der elektromyographischen Aktivität der Darmwand mittels implantierter Elektroden durch Szurszewski führte 1969 im Tierexperiment zur Beschreibung des „migrating motility complex" (MMC), einem im nüchternen Zustand auftretenden Band elektrischer Aktionspotentiale mit großer Amplitude, die sich von oral nach kaudal ausbreiteten. 1977 gelang es Vantrappen, durch intraluminale Druckmessung ein dem MMC entsprechendes mechanisches Aktivitätsmuster des Darmes beim Menschen nachzuweisen. Die Verbesserung der Methodik und die Kenntnis physiologischer Motilitätsmuster in verschiedenen Tierspezies und auch beim Menschen ermöglichte eine Objektivierung und präzise Beschreibung kurzfristiger und persistierender Veränderungen der Darmmotilität nach abdominalchirurgischen Eingriffen.

Ileus

Der Ileus wird definiert als Störung der peristaltischen Fortbewegung des Darminhaltes. Es kommt hier zu einer Behinderung der Passage, die in der Folge zu einer Darmdistension mit intraluminärem Druckanstieg und Stase führt. Bleibt der Darmverschluß unbehandelt, so führt die Dilatation der Darmwand zur Schädigung zahlreicher Organsysteme des gesamten Organismus und zur Ileuskrankheit. Grundsätzlich sind zwei Ileusformen zu unterscheiden:

Beim mechanischen Ileus besteht eine gestörte Transportfunktion in einzelnen Darmabschnitten. Ursächlich für den Verschluß des Darmlumens sind Tumor, Fremdkörper, Abknickung oder Torquierung des Lumen mit gleichzeitiger Behinderung der Durchblutung.

Der funktionelle Ileus ist im Gegensatz zum klar definierten mechanischen Verschluß keine primäre Erkrankung, sondern eine unspezifische Reaktion des Gastrointestinaltraktes auf lokale allgemeine Reize mit reflektorischer Lähmung des Darmes. Er findet sich als Reaktion auf verschiedene Organerkrankungen, Entzündungsfolgen, Verletzungen oder Stoffwechselstörungen und als postoperative Atonie. Unbehandelt geht der mechanische Ileus im weiteren Verlauf ebenfalls in einen funktionellen Ileus über.

Postoperative Atonie

Die Eröffnung des Bauchraumes führt regelhaft zur postoperativen Darmatonie unterschiedlichen Ausmaßes mit Unterbrechung der normalen Motilität des Gastrointestinaltraktes. Während sich physiologische Motilitätsmuster wie MMC und „fed pattern“ nicht mehr nachweisen lassen, ist der basale elektrische Rhythmus (BER) ebenso wie vereinzelte Spikeaktivität auch unmittelbar postoperativ zu verzeichnen [19]. Tierexperimentelle Studien zur postoperativen Motilität konzentrieren sich daher auf das Wiederauftreten einer Phase III des MMC, als Indikator für eine Normalisierung der Motilität in der frühen postoperativen Periode [8, 12, 16, 44]. Das zyklische Auftreten des MMC mit fortgeleiteten Kontraktionen kommt unabhängig von der Art der durchgeführten Operation zum Erliegen (Abb. 1) [70]. Smith et al. [75] konnten durch die Verfolgung von Plastikpartikeln im Gastrointestinaltrakt nachweisen, daß dieser Verlust der Nüchternmotilität in der frühen postoperativen Phase mit einem erheblich verzögerten intestinalen Transit einhergeht.

Art und Dauer des postoperativen Ileus werden in der Literatur unterschiedlich diskutiert. Ellis beschreibt eine Unterbrechung der Darmmotorik nach alleiniger mechanischer Irritation der Bauchdecke bzw. nach trivialen intraabdominalen Eingriffen. Im Gegensatz hierzu beobachteten Baker et al. [3] und Carmichael et al. [12] eine ungestörte Motilität nach Cholezystektomie bzw. nach Durchtrennung des Dünndarmes. Unterschiedliche Spezies und differierende Untersuchungsmethoden erklären zum Teil diese Widersprüche [18, 24, 65].

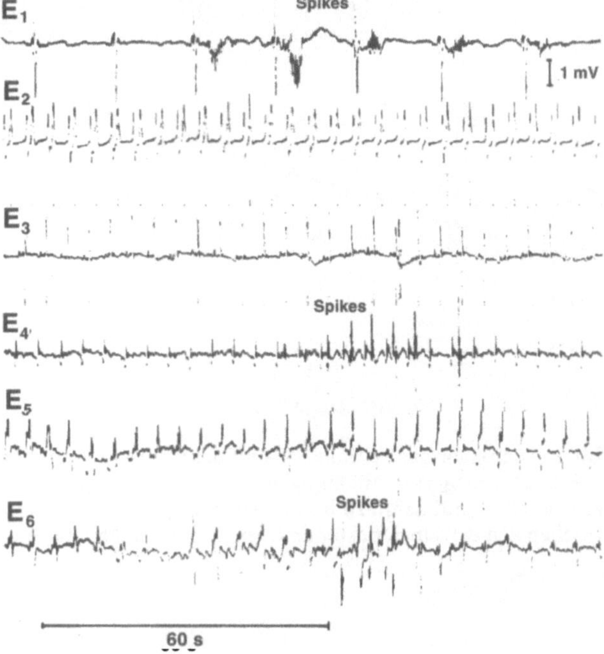

Abb. 1. Registrierung der elektrischen Aktivität in Antrum *(E1)* und Dünndarm *(E2–E6)* mittels implantierter bipolarer Silberelektroden unmittelbar postoperativ nach Laparotomie im Hund. Regelmäßiger BER mit vereinzelten Spikes von geringer Aktivität

Beim Mensch konnten mittels implantierter Serosa-Elektroden ausgeprägte Störungen des basalen elektrischen Rhythmus der Dünndarmwand nachgewiesen werden [18]. Manometrisch wird sowohl unmittelbar postoperativ ein Auftreten [5] als auch eine deutliche Reduktion der Phase-III-Aktivität während der ersten 24 h postoperativ beschreiben [72, 77]. Der Zeitpunkt für das Wiederauftreten der Phase III nach abdominalchirurgischen Eingriffen variierte in Abhängigkeit von Art und Dauer des operativen Traumas [77].

Die ersten MMC-Zyklen sind zunächst deutlich verlängert, normalisieren sich jedoch 24–60 h postoperativ [12, 77] (Abb. 2). Ein zunächst persistierendes Fehlen der Phase-II-Aktivität, die intraluminalen Inhalt weitertransportiert [85], wurde sowohl im Tierexperiment [75] als auch beim Patienten beschrieben [5, 77] (Abb. 3). Mit zunehmender Verlängerung der MMC-Periode kommt es auch zu einem Wiederauftreten der Phase II.

Rothnie et al. [65] führte anhand radiologischer Studien den frühen postoperativen Ileus weniger auf fehlende Aktivität des Darmes als auf einen Mangel an Darminhalt zurück.

Tierexperimentelle Studien zur postprandialen Motilität in der frühen postoperativen Phase zeigten jedoch, daß Nahrungsaufnahme vor Restauration einer Phase III nicht zur Induktion eines postprandialen „fed pattern" führt [70]. Erst mit Restaurierung der Phase-III-Aktivität reagiert die Darmwand wieder auf nervale, humorale und intraluminale Reize mit entsprechenden Motilitätsphänomenen. Eine normale Nüchternmotilität scheint somit Voraussetzung für das postprandiale Motilitätsmuster zu sein.

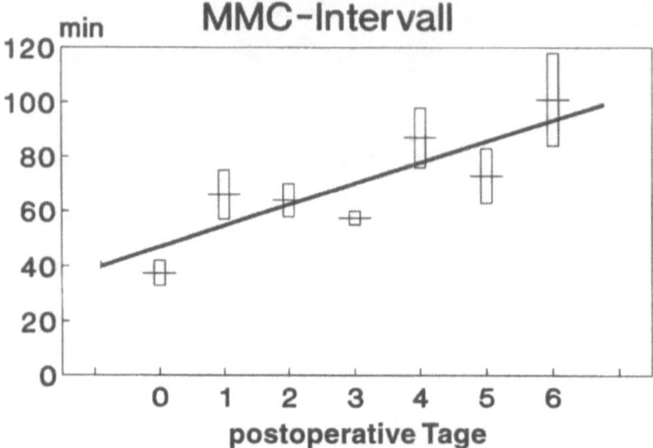

Abb. 2. Die Dauer des Zeitintervalls für das zyklische Auftreten der Aktivitätsfront des MMC im Patienten variiert in Abhängigkeit vom postoperativen Tag. Das Intervall war kurz am Tag der Operation und nahm zu bis auf Normalwerte am 6. postoperativen Tag. Der Unterschied zwischen den einzelnen postoperativen Tagen war statistisch signifikant (p < 0,05)

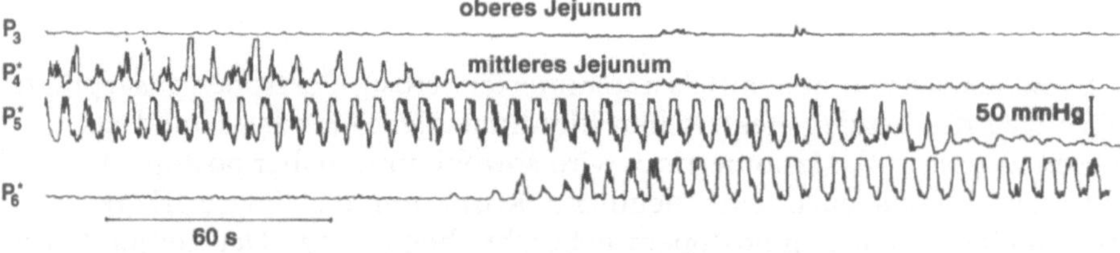

Abb. 3. Registrierung der mechanischen Aktivität des Dünndarmes mit intraluminaler Druckmeßsonde (Millar Instruments). Am 4. postoperativen Tag nach Hemikolektomie rechts beim Patienten breitet sich die erste postoperative Aktivitätsfront von *P4* über *P5* nach *P6* aus. Phase-II- bzw. Phase-VI-Aktivität ist nicht zu verzeichnen

Die Beobachtung spontaner Spikeaktivität des Intestinums unmittelbar postoperativ sowie die pharmakologische Stimulierbarkeit durch Ceruletid und andere Substanzen [70] zeigen auf, daß der Terminus paralytischer Ileus für die Motilitätsstörung in der frühen postoperativen Phase unzutreffend ist. Der Effekt abdominalchirurgischer Eingriffe auf die gastrointestinale Motilität ist am ehesten durch eine inhibitorische Wirkung adrenerger Substanzen und weniger durch eine Paralyse zu erklären. Smith et al. [75] fanden ebenso wie Dubois et al. [24] erhöhte Katecholaminspiegel im Plasma unmittelbar postoperativ. Die Bedeutung des sympathischen Nervensystems für die Entstehung des postoperativen Ileus wird durch eine Reduktion der postoperativen Darmatonie – Auslöschung der Phase III – durch α- und β-Blockade unterstrichen. Unterstützt wird dies durch Verkürzung postoperativer Ileuszustände durch Splanchnikektomie [8, 11] bzw. anästhesiologische oder chemische Blockade des sympathischen Nervensystems [13, 24, 41, 45]. Eine Unterbrechung der Dominanz des sympathischen Nervensystems in der postoperativen Phase gelang durch Gabe eines Sympatholytikums. Dihydroergotamin induziert eine zusätzliche Phase-III-Aktivität am 3. postoperativen Tag sowie eine vermehrte Spikeaktivität [2].

Eine Stimulation der postoperativen Motilität durch gastrointestinale Hormone (CCK, Gastrin) beschrieben Dauchel et al. [19]. Im Patienten ist durch Ceruletid zwar eine Zunahme segmentaler Kontraktionen nachweisbar, die Induktion geordneter Peristaltik bzw. ein frühzeitiges Einsetzen normaler Motilitätsphänomene ließ sich jedoch nicht herbeiführen [72] (Abb. 4).

Sowohl der Größe der Peritonealinzision als auch der Manipulation intestinaler Organe kommt pathognomonisch eine Bedeutung für das Ausmaß des postoperativen Ileus zu. Der zunehmenden Verbreitung minimal invasiver Techniken in der Abdominalchirurgie ist somit eine präventive Bedeutung bezüglich der postoperativen Darmatonie zuzuschreiben.

Klinische Verläufe nach laparoskopischer Cholezystektomie [55] lassen eine deutliche Reduktion der postoperativen Darmatonie vermuten. In tierexperimentellen Untersuchungen konnte ein signifikant früheres Auftreten der Phase-III-Aktivität nach laparoskopischer Cholezystektomie im Vergleich zur offenen Technik belegt werden [73].

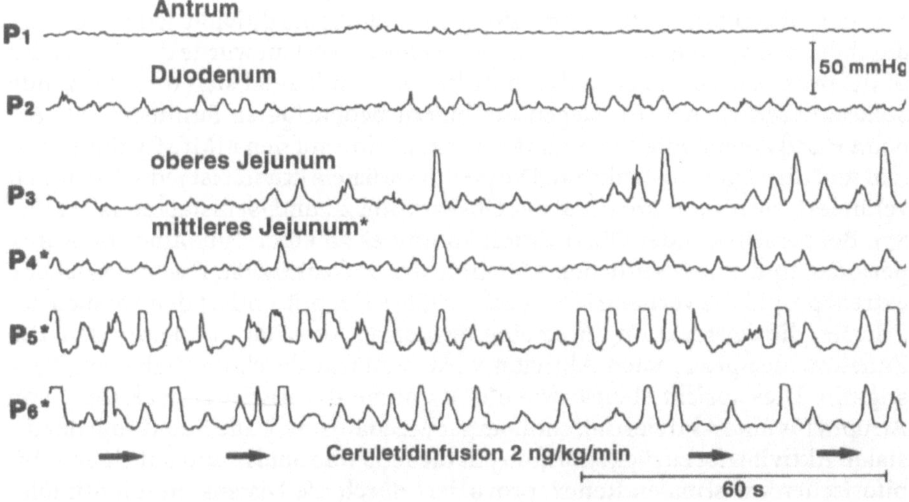

Abb. 4. Typisches Beispiel für den Effekt von Ceruletid 2 ng/kg/min i.v. beim Patienten am ersten postoperativen Tag nach Kolonresektion. Keine Kontraktionen im Antrum *(P1)*, jedoch vermehrte unkoordinierte mechanische Aktivität in Duodenum *(P2)* und Jejunum *(P3–P6)*

Paralytischer Ileus

Motilitätsstudien beim paralytischen Ileus, einem im Vergleich zum postoperativen Ileus eher seltenen Phänomen, liegen für Patienten nicht vor. Im Tierexperiment gibt es vereinzelte Untersuchungen, welche sich auf eine Beobachtung der Motilität nach peritonealer Reizung beschränken. So beschrieb Aray 1922 nach intraperitonealer Injektion von Jod bzw. pathogenen Keimen einen verzögerten Transport von Kontrastmittel im Darm. Dieser Effekt ließ sich durch Splanchnikektomie verhindern. Intraperitoneale Injektion eines chemischen Agents (Jod bzw. Jodtrichlorsäure) führte durch Stimulation peritonealer Nozizeptoren in der Ratte zu einem verzögerten intestinalen Transit, ein Effekt der sich durch Capsaicin reduzieren ließ [38]. Auch andere Mediatoren scheinen neben dem sympathischen Reflex in der Pathogenese des paralytischen Ileus involviert zu sein.

Mechanische Obstruktion

Die mechanische Obstruktion des Dünndarms führt zu einer Akkumulation von Flüssigkeit und Gas proximal der Enge mit konsekutiver Distension des Darmes. Frühe Untersuchungen im Tierexperiment zeigten eine Zunahme der intestinalen kontraktilen Aktivität proximal und Abnahme distal der Stenose. Registrierung der Slow waves im Hund nach Obstruktion von Summers et al. [86, 87] ergab keine Änderung der Slow waves, im Gegensatz zu Lausen, der beim Kaninchen eine signifikant reduzierte Frequenz der Slow waves proximal der Obstruktion nachweist. Die Registrierung der interdigestiven Spikeaktivität bei akuter Obstruktion des Dünndarmes [25] zeigte keinen Effekt proximal der Obstruktion, distal war die geordnete Spikeaktivität jedoch ersetzt durch intensive irreguläre Aktivität. Im weiteren Verlauf wurde der Zyklus des MMC proximal der Stenose durch diskrete, nach kaudal sich fortpflanzende Spikeaktivität ersetzt. Im Gegensatz hierzu beobachteten Summers [86, 87] beim Hund keinen Effekt der akuten Obstruktion auf den MMC-Zyklus proximal und distal der Obstruktion. Die postprandiale Aktivität ist jedoch deutlich verändert, sie nimmt proximal der Obstruktion zu und ist distal reduziert [86, 87]. Bei persistierender Obstruktion kommt es zu einer Zunahme von Ruheperioden und einer deutlichen Abnahme der Spikeaktivität. Die beschriebene extrem propulsive vermehrte Spikeaktivität [84] repräsentiert den Versuch des Darmes, die Obstruktion durch eine vermehrte Aktivität zu überwinden. Die Zunahme der proximalen Aktivität wird verstärkt durch die Gabe von Neostigmin. Dies spricht ebenso wie die Abnahme der Aktivität nach Gabe von Atropin für eine Aktivierung cholinerger Mechanismen. Die Reduktion der distalen Aktivität ist zurückzuführen auf die fehlende Speise und auf einen inhibitorischen intestinalen Reflex, provoziert durch die Distension mit Stimulation von Mechanorezeptoren proximal der Stenose [56] Im Patienten alteriert die subakute Obstruktion die Nüchternaktivität des Dünndarms nicht [87]. Das postprandiale Motilitätsmuster ist jedoch verändert und charakterisiert durch aboral sich fortpflanzende gruppenförmige Kontraktionen. Zusätzlich zu der postprandialen in Gruppen auftretenden Aktivität zeigte Camillieri 1989 simultane prolongierte Einzelkontraktionen im nüchternen und postprandialen Stadium. Ähnliche fortgeleitete mechanische Kontraktionen wurden im Dünndarm im Patienten nach Proktokolektomie und ileopouchanaler Anastomose beschrieben [83]. Sie sind möglicherweise Ausdruck einer adaptierten Antwort auf die Dünndarmdistension.

Therapie

Die Behandlung des Ileus ist grundsätzlich in eine Therapie der Ursache und der Folgen einzuteilen (Tabelle 1). Beides ist zeitlich parallel anzustreben. Hierzu gehört die Wiederherstellung der Homöostase durch Elektrolyt- und Flüssigkeitszufuhr. Beim paralytischen Ileus ist zusätzlich die Anregung der Peristaltik mit Prostigmin oder anderen Parasympathomimetika indiziert.

Tabelle 1. Therapie der Ileuskrankheit

Konservativ
Dekompression des Gastrointestinaltraktes:
Magensonde
Dennis-Sonde
Darmrohr
Einläufe
Medikamentöse Therapie:
Peristaltika
- Sympathikolytika (α- und β-Rezeptoren-Blocker)
- Parasympathikomimetika
- Kombinationstherapie mit Sympathikolytika und Parasympathikomimetika
Weitere Medikamente
- Aldosteronantagonisten
- Antibiotika
- Vitamin B (Panthothensäure)
- niedermolekulare Dextrane mit Sorbit
Intravenöse Flüssigkeits- und Elektrolytsubstitution
Operation
Mechanischer Ileus: Beseitigung des mechanischen Hindernisses
- Resektion
- Umgehungsanastomose
- Kolostomie oder Ileostomie
Paralytischer Ileus: Therapie der Noxe
- Abszeßausräumung
- Resektion des entzündlichen Herdes
Intraoperative Darmdekompression:
- Dennis-Sonde
- Ausstreifen und Absaugen
Therapie des Grundleidens und der Begleiterkrankungen

Zusätzlich ist eine medikamentöse Stimulation durch Metoclopramid, Cisaprid und Panthothensäure zu erreichen. Unabhängig von der Ileusform ist eine Dekompressionsbehandlung durch Magensonde, Dünndarmsonde (Dennis-Sonde) und Darmrohr einzuleiten. Die Dennis-Sonde wird in der Regel endoskopisch plaziert und wandert bei verbliebener Restperistaltik in tiefere Dünndarmabschnitte. Hierzu muß sie unterstützend immer wieder vorgeschoben werden. Ein mechanisches Hindernis ist so früh wie möglich operativ anzugehen. Gleiches gilt für chirurgisch zu sanierende Ursachen eines paralytischen Ileus.

Ziel einer operativen Therapie ist eine Wiederherstellung der Blutzirkulation und der Passage. Intraoperativ muß der Darm entlastet und dekomprimiert werden. Dies gelingt durch retrogrades Ausstreifen des Darmes und Absaugen über die unter Fingerführung vorgeschobene Dennis-Sonde, im Zweifelsfalle auch durch Enterotomie. Liegt ein Adhäsionsileus vor, bewirkt die bis an das colon ascendens vorgeschobene Dennis-Sonde eine präventive Darmschienung in der frühen postoperativen Phase. Scharfwinklige Abknickungen sind so zu vermeiden [69]. Die Sonde verbleibt bis zum 12. postoperativen Tag und lenkt eventuell neu entstehende Adhäsionen in geordnete Bahnen (Abb. 5). Bei fortgeschrittener Ileuskrankheit, z.B. chronischem Ileus auf dem Boden eines Karzinoms, kann zur raschen Besserung des Allgemeinzustandes des Patienten ein Deviationsstoma mit Entlastung des Darmes indiziert sein. Die definitive Beseitigung der Stenose erfolgt elektiv im Zweiteingriff.

Vagotomie

Mit Einführung der Vagotomie zur Therapie der Duodenalulzera durch Dragstedt und Owens 1943 [22] zeigte sich, daß diese nicht nur die Magensekretion reduziert, sondern auch mit einer deutlich verminderten motorischen Aktivität des Magens einhergeht [82]. Magenentleerungsstudien nach Vagotomie belegen eine initial beschleunigte Entleerung flüssiger und deutlich verzögerte Entleerung fester Speisen [46, 96]. Elektromyographische Aufzeichnungen im Tierexperiment nach Vagotomie beschreiben eine Störung des BER [1, 46, 80]. Das Ausmaß der Rhythmusstörungen (Tachygastrie, Tachyarrhythmie) korreliert mit dem Ausmaß der Vagotomie [80]. Langzeitbeobachtungen bis zu 2 $^{1}/_{2}$ Jahren nach Vagotomie zeigten zwar eine Abnahme der Frequenz der Störung des BER, jedoch keine Änderung ihrer Qualität [81]. Simultane Registrierung der elektrischen und mechanischen Aktivität im Tierexperiment im Magen nach Vagotomie belegt den deutlichen Verlust an mechanischer Aktivität parallel zu den Rhythmusstörungen (Abb. 6) [72]. Abdominale Beschwerden in Kombination mit gastralen Tachyarrhythmien unterstreichen die klinische Relevanz dieser Rhythmusstörungen [15, 88].

Am Dünndarm führt jedoch selbst eine komplette extrinsische Denervierung nur zu marginalen Veränderungen der Motilität von fraglicher pathogenetischer Bedeutung [68]. Es werden nur minimale Veränderungen von Periodizität und Dauer des MMC beschrieben [91]. Die verschiedenen Phasen

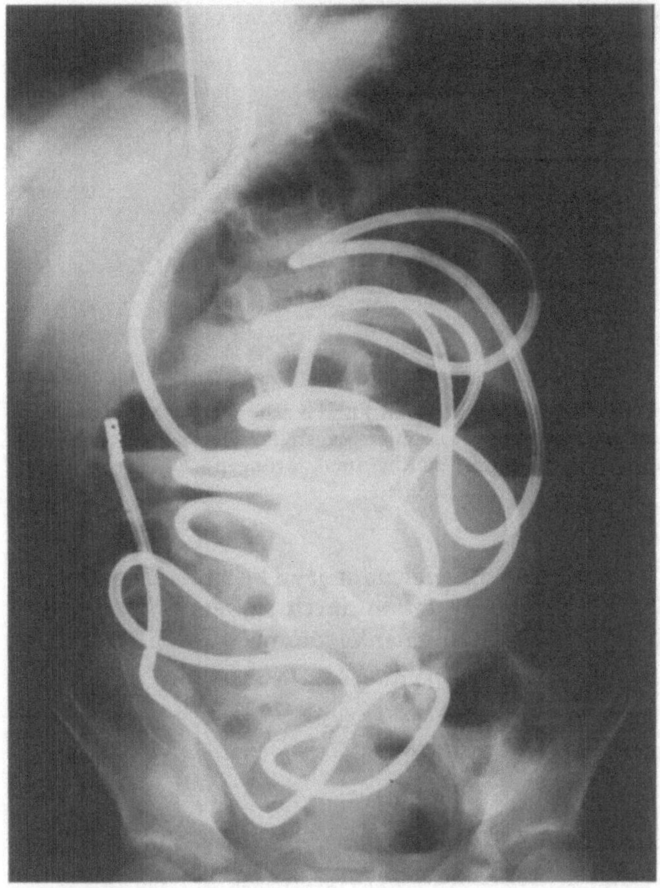

Abb. 5. Röntgenologische Darstellung einer intraoperativ im Colon ascendens plazierten Dennis-Sonde, die den Dünndarm in der frühen postoperative Phase schient

des MMC sind deutlich von einander abgrenzbar. Auch das postprandiale Motilitätsmuster wird durch die Vagotomie nur bedingt beeinflußt, lediglich die Dauer des „fed pattern" ist reduziert. Klinisch wird als weitere Motilitätsstörung nach Vagotomie die sog. Postvagotomiediarrhöe beschrieben. Es handelt sich hier um intermittierend auftretende Episoden von Diarrhöen. Unabhängig von der Nahrungsaufnahme oder einer gleichzeitig bestehenden Dumping-Symptomatik treten diese gehäuft nach trunkulärer Vagotomie auf [52, 60]. Vermutet wird hier ein Verlust der cholinergen autonomen Kontrolle über die intestinale Motilität.

Therapie

Ausgeprägte Formen der Malnutrition nach Vagotomie, charakterisiert durch einen exzessiven Gewichtsverlust, sind durch die Umkehr eines 10 cm langen

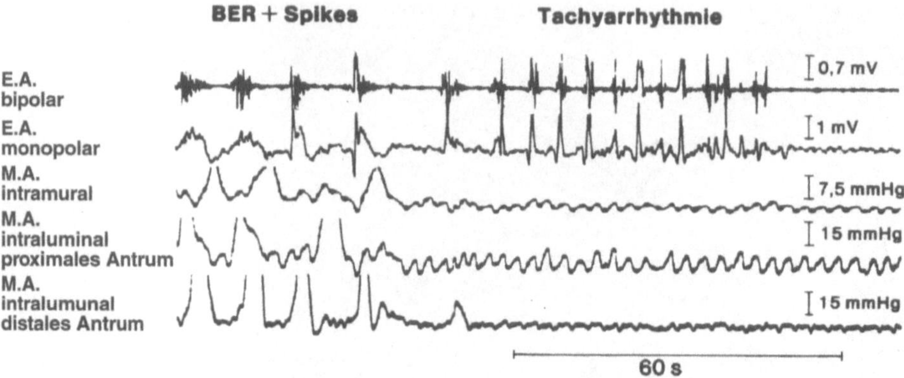

Abb. 6. Simultane Registrierung der elektrischen *(E.A.)* und mechanischen Aktivität *(M.A.)* nach trunkulärer Vagotomie im Hund zeigt im gesamten Magen intraluminal und intramural den Verlust der mechanischen Aktivität parallel zu Rhythmusstörungen

Dünndarmsegmentes in mittleren Dünndarmanteil zu beheben. Die effektivste Therapie besteht jedoch in der Prävention durch Anwendung adäquater Form der Vagotomie. Nach selektiv proximaler Vagotomie wurden diese extremen Folgezustände nicht beschrieben.

Eingriffe am Dünndarm

Transsektion

Die Transsektion der Darmwand geht mit einer Unterbrechung der myogenen und neurogenen Transmission einher, begleitet von ausgedehnten Veränderungen der intestinalen Motilität. Der Verlust der myogenen Kopplung mit dem proximalen duodenalen Schrittmacher führt zur Dominanz einer niedrigeren intrinsischen Frequenz der Slow waves aus dieser Region [20]. Die Frequenz des basalen elektrischen Grundrhythmus ist unmittelbar hinter der Transsektion deutlich reduziert. Im Tierexperiment wird eine retrograde Ausbreitung von Slow waves beschrieben [87]. Die Fortleitung des MMC wird durch die Transsektion mit Reanastomosierung ebenfalls beeinflußt [9, 57, 67]. Während der ersten 30–40 Tage nach intestinaler Transsektion und Reanastomosierung wandert der MMC nicht über die Anastomose hinweg. Er tritt unabhängig voneinander in den einzelnen Segmenten auf [67]. Nach 98–108 Tagen kommt es jedoch zu einer Fortleitung des MMCs über die Anastomose. Galligan et al. [28] führen dies auf ein erneutes Einwachsen der intrinsischen Nerven zurück. Der direkte Vergleich einer End-zu-End- und einer Seit-zu-Seit-Anastomose belegte den Einfluß der Anastomosentechnik auf die Fortleitung des MMC [36]. 12–20 Wochen postoperativ wanderten 91% der MMC über die End-zu-End-Anastomose, nur 22% jedoch überwanden die Seit-zu-

Seit-Anastomose. Selbst 2 Jahre später wanderten nur 56% der MMC über die Seit-zu-Seit-Anastomose.

Der Einfluß der Anastomosentechnik auf den Transit im proximalen Dünndarm wurde von Nygaard [47] untersucht. Es kam hier zu einer deutlichen Verzögerung im Tierexperiment mit Seit-zu-Seit-Anastomose, aber nicht nach End-zu-Seit- oder End-zu-End-Anastomose. Die Rückkehr der MMC-Koordination wird daher von der Anastomosentechnik wesentlich mitbestimmt.

Das „fed pattern“ wird durch die Transsektion im Gegensatz zu dem Effekt auf die Slow waves und den MMC wenig beeinflußt [59]. Dies steht im Einklang mit der Vorstellung, daß die Induktion des „fed pattern“ im wesentlichen auf extrinsische Fasern des autonomen Nervensystems, auf zirkulierende Hormone und auf den intraluminalen Kontakt mit Speisen zurückzuführen ist. Gustavsson et al. [33] beobachteten dennoch einen verzögerten Transport und eine vermehrte Durchmischung der Speisen nach End-zu-End-Anastomose. Simultane Motilitätsaufzeichnung liegen jedoch nicht vor.

Dünndarmresektion und Bypass

Der Dünndarm hat eine ausgeprägte funktionelle Reserve, die eine deutliche Reduktion in der Länge, sei es durch Resektion oder Bypass, erlaubt. Eine komplette Entfernung des Jejunums kann ohne klinische Manifestation einer Maldigestion oder Absorption erfolgen. Die Resektion des Ileums ist jedoch assoziiert mit einer nur schwierig zu beherrschenden Diarrhöe. Obwohl Mukosa und Muskularis des verbliebenen Intestinums auf ein Vielfaches bezüglich der Dicke und Funktion zunehmen, existieren nur wenige Studien, die das Ausmaß der Adaptation des Dünndarms als Antwort auf die Resektion beschreiben. Ausschlaggebend für die postoperative Diarrhöe ist die Fähigkeit des Ileums, Gallensalze zu reabsorbieren. Nichtabsorbierte Gallensalze führen zu einer verminderten Wasserrückresorption im Kolon mit vermehrtem Flüssigkeitsverlust. Eine weitere Bedeutung kommt dem modulierenden Effekt der „ileac brake“ auf den gastrointestinalen Transit zu. Nahrungsbestandteile, instilliert in das Ileum, induzieren eine deutlich verzögerte Entleerung des Magens und des intestinalen Transits. Hieraus resultiert eine verstärkte intestinale Absorption. Der Verlust des terminalen Ileums und der Ileozäkalklappe führt daher ebenfalls zu einem vermehrten Flüssigkeits- und Elektrolytverlust in den Dickdarm. Eine Resektion der Ileozäkalklappe unter Belassung des Ileums in situ geht jedoch nicht mit einer Diarrhöe einher [23].

Das Ileum ist als kritisches Segment in dem aboralen Transport und Reabsorption von Elektrolyten und Nahrungsmitteln anzusehen. Erfahrungen mit der jejunealen Bypass-Operation zur Behandlung der chronisch morbiden Fettsucht belegen seine Bedeutung. Die Reduktion der Dünndarmfunktion auf ca. 50 cm Darmlänge ist assoziiert mit einem Gewichtsverlust durch Malabsorption. Sie ist assoziiert mit einer erheblichen Diarrhöe und einer akuten metabolischen Entgleisung von Flüssigkeit und Elektrolyten. Dies bedingt bei der Vielzahl der Patienten eine operative Reintervention mit Rekonstruktion der normalen Passage. Etwa 50 cm Ileum sind zur normalen Absorption der gastrointestinalen Sekretion und der Nahrungsmittel erforderlich. Nach Resektion von ca. 15% des Ileums kam es bei der Ratte zu einer deutlich beschleunigten Magenentleerung und Verkürzung des intestinalen Transits [48, 97]. Resektion von 15% Jejunum hatte jedoch keinen Einfluß auf die Magenentleerung, der intestinale Transit war eher verzögert. Myoelektrische Aufzeichnungen in der Ratte zeigten, daß eine Entfernung von ca. 40% Dünndarm zu einer Verlängerung des individuellen MMC-Zyklus mit Reduktion der Dauer der Phase I und einer deutlichen Zunahme der Phase II führte.

Für Patienten liegen bisher nur wenige Studien zur Motilität beim Shortbowel-Syndrom vor. Remington et al. [63] beschrieben einen kürzeren MMC-Zyklus und eine Verkürzung der MMC-Phase II bei einer relativ kleinen Gruppe von Patienten. Die postprandiale motorische Aktivität war in den verbliebenen Dünndarmabschnitten vergleichbar mit Kontrollgruppen.

Der chirurgische Bypass des Jejunums hatte wenig Effekte auf die Nüchternmotilität [97]. Studien bezüglich des Effektes auf die postprandiale Motilität zeigten, daß die Dauer der postprandialen Unterdrückung des MMCs durch die Nahrung verlängert war, eine Veränderung, die Verdauung und Absorption fördern sollte [98].

Der Dünndarmbypass mit Ausschaltung einer Schlinge vom intestinalen Strom ist in der Regel assoziiert mit der Entwicklung einer bakteriellen Fehlbesiedelung. Obwohl Veränderungen der Morphologie der intestinalen Darmmuskulatur ebenso wie die In-vitro-Funktion beschrieben wurden [95], ist die Rolle einer evtl. gestörten Motilität in der Pathogenese dieser Komplikation nicht definiert. Die zur Verfügung stehende Literatur gibt wenig Hinweise auf den Effekt des Bypasses auf die Motilität des im Nebenschluß liegenden Segmentes [97, 98].

Therapie

Chirurgische Verfahren zur Therapie des Short-bowel-Syndroms haben das Ziel, die intestinale Passage im verbliebenen Dünndarm zu verlängern. Zur Anwendung kommt die Anlage eines künstlichen Sphinkterapparates, die antiperistaltische Implantation von Dünndarmsegmenten und das intestinale „pacing". Der künstliche Sphinkter und das antiperistaltische Segment erscheinen hier am vielversprechendsten. In tierexperimentellen Studien [31, 78, 79] als auch beim Patienten [94] konnte eine Verlängerung des Transits mit Zunahme der Absorption und Verbesserung der klinischen Symptomatik nach Anlage eines Sphinkterersatzes dokumentiert werden. Langzeitergebnisse mit vergleichenden Untersuchungen der einzelnen Sphinktermodelle und ihren Einfluß auf die Motilität liegen nicht vor. Quigley et al. [57] untersuchten im Tierexperiment den Einfluß einer invertierten Nippelklappe im mittleren Jejunum auf die Motilität proximal und distal dieser Klappe. Sie fanden eine Abnahme der Phase-III-Aktivität, proximal der Klappe mit wiederauftretenden „bursts" von weitergeleiteter Spikeaktivität in der interdigestiven Periode. Das postprandiale myoelektrische Muster wurde nicht verändert. Während diese Ergebnisse vergleichbar sind mit einer Motilitätsveränderung nach geringgradiger Obstruktion, ließ sich klinisch, radiologisch und auch bei der Autopsie kein Hinweis für eine intestinale Obstruktion zeigen. Weiterführende Untersuchungen zum Einfluß eines Sphinkterersatzes auf die motorische Aktivität und die Ernährung nach einer 75%igen Resektion des distalen Dünndarms [59] zeigten, daß der künstliche Sphinkter zu einem verzögerten Transit in dem verbliebenen Dünndarm führte und so die klinisch deletären Folgen der Malnutrition deutlich reduzierte. Eine Vielzahl von Beschreibungen der Motilität nach Implantation eines anisoperistaltischen Dünndarmsegmentes belegen einen verzögerten Transit [39, 74, 87]. Beim Patienten kam es jedoch nicht zur breiten Anwendung. Die erforderliche Länge eines anisoperistaltischen Segmentes, die eine effektive Verlängerung des Transits bewirkt eine mechanische Obstruktion zu erzeugen, ist nicht definiert [74, 87]. Als ursächlich für die Verzögerung des Transportes wurde von Mitchell et al. [43] eine Unterdrückung der myoelektrischen Spikeaktivität in Kombination mit einer erhöhten Wasser-, Glukose- und Elektrolytrückresorption sowie hormonale Effekte [4] beschrieben. Ein weiterer therapeutischer Ansatz zur Verlängerung des Transits beim Short-bowel-Syndrom besteht im retrograden Pacing von Dünndarmsegmenten. Im Tiermodell ist die duodenale Transsektion eine Voraussetzung für das erfolgreiche Pacing [30]. Durch Isolierung des Dünndarms vom duodenalen Schrittmacher tritt eine niedrige intrinsische Aktivität auf, die sich durch den Pacer auf normale Frequenzen stimulieren läßt. Im Patienten ist der Gradient der Slow waves entlang des Intestinums jedoch weniger ausgeprägt. Richter u. Kelly [64] fanden nach jejunaler Transsektion einen minimalen Frequenzabfall von 0,3. Stimulation einer aus der intestinalen Passage ausgeschlossenen Schlinge führte im Tierexperiment zu einer Suppression der Motilität mit gesteigerter Absorption im intakten Dünndarm [61]. Dieser Effekt, möglicherweise von Vorteil in der Behandlung des Short Bowel Syndroms, ließt sich jedoch nicht durch Pacing des intakten Dünndarmes hervorrufen [62].

Roux-Y-Rekonstruktion

Die Roux-Y-Rekonstruktion nach partieller bzw. totaler Gastrektomie geht gehäuft mit einer klinischen Symptomatik einher, die auf eine Störung der Motilität als ursächliches Prinzip hinweist. Ein Teil der Patienten entwickelt insbesondere nach Nahrungsaufnahme einen Symptomenkomplex der aus chronischem Abdominalschmerz, Übelkeit und Erbrechen besteht, von Mathias et al. [42] als Roux-Y-Syndrom zusammengefaßt. Die Häufigkeit wird von Gustavsson et al. [33] mit 30% nach Gastrojejunostomie bzw. 8% nach Ösophagojejunostomie angegeben. Elektromyographische Aufzeichnungen der Darmwandaktivität symptomatischer Patienten zeigten darüber hinaus eine Umkehr des SW-Gradienten [92]. Kombinierte manometrische und nuklearmedizinische Untersuchungen von Motilität und Transport in der Roux-

Schlinge belegten parallel zu den Störungen der Motorik einen verzögerten Transit [54].

Der der Stase zugrundeliegende Pathomechanismus wird unterschiedlich diskutiert. Initiale tierexperimentelle Untersuchungen von Höcking et al. [35] beschrieben szintigraphisch eine deutlich verzögerte Entleerung aus dem Restmagen nach Roux-Y-Syndrom. Eine gleichzeitig angelegte gastrokutane Fistel machte die Interpretation der Ergebnisse jedoch schwierig. Vogel et al. [93] konnten im Tierexperiment nur noch in 25% der Untersuchungen und nur bei gleichzeitig durchgeführter Vagotomie eine verzögerte Entleerung beobachten. In der Folge durchgeführte Untersuchungen beim Patienten waren ähnlich widersprüchlicher Natur. Während Fiore et al. [27] bis zu 80% verzögerte Entleerung von festen Nahrungspartikel beschrieben, traten bei Britton et al. [7], Donovan et al. [21] sowie Perino et al. [54] keinerlei Störung der Magenentleerung auf. Über 30–40% verzögerte Entleerung aus dem Restmagen berichten Hinder et al. [34] sowie Pellegrini et al. [53]. Zusätzlich beobachteten Pellegrini et al. jedoch bei weiteren 40% ihrer Patienten eine beschleunigte Entleerung. Als weiterer Pathomechanismus wird eine gestörte Entleerung aus der Roux-Schlinge postuliert. So beschreiben Vogel et al. [93] im Tierexperiment bis zu 45% verzögerten Transport in der Roux-Schlinge, allerdings nur bei gleichzeitig erfolgter Vagotomie. Entsprechende szintigraphische Untersuchungen an Patienten ließen keine bzw. nur vereinzelt eine gestörte Passage vermuten [34, 26]. Perino et al. [54] beschreiben sowohl eine stark beschleunigte als auch eine extrem verzögerte Passage.

Widersprüchliche Ergebnisse anhand nuklearmedizinischer Untersuchungstechniken erlauben daher keine endgültige Interpretation der Pathogenese des Roux-Y-Syndroms. Eindeutiger sind hingegen die Ergebnisse aufgrund manometrischer Untersuchungen bei symptomatischen Patienten nach Roux-Y-Syndrom. Mathias et al. [42] beobachteten unter Verwendung einer intraluminalen Druckmeßsonde beim Patienten ein komplettes Verschwinden bzw. ausgeprägte Störungen des MMC. Nahrungsaufnahme führte bei keinem Patienten zu dem typischen postprandialen „fed pattern“. Diese Ergebnisse wurden in der Folge von Perino et al. [54] bestätigt, die ebenfalls manometrisch eine gestörte Nüchternmotilität mit Ausbleiben des MMC und ein fehlendes „fed pattern“ bei symptomatischen Patienten beschrieben. Die Anzahl der vorausgegangenen Operationen korrelierte mit der Häufigkeit des Roux-Y-Syndroms. Er folgert daraus, daß das Roux-Y-Syndrom nicht aus der Roux-Y-Schlingenführung, sondern aus der Vielzahl der vorausgegangenen Oberbaucheingriffe resultiert. Im Gegensatz zu diesen Beschreibungen war in tierexperimentellen Studien die Nüchtern- sowie die postprandiale Motilität in der Roux-Schlinge weitgehend ungestört [70]. Alle 4 Phasen des MMC ohne Beeinträchtigung ihrer Charakteristika waren auf der Roux-Schlinge nachweisbar und wanderten entlang der Roux-Schlinge bis ins distale Jejunum (Abb. 7). Nahrungsaufnahme ging in allen Untersuchungen mit einer Unterbrechung der Nüchternmotilität und dem typischen „fed pattern“ einher. Im Einklang hiermit konnte Coelho et al. [17] bei zwei Patienten ca. 5 Jahre nach Roux-Y-Syndrom elektromyographisch eine ungestörte Motilität in der Roux-

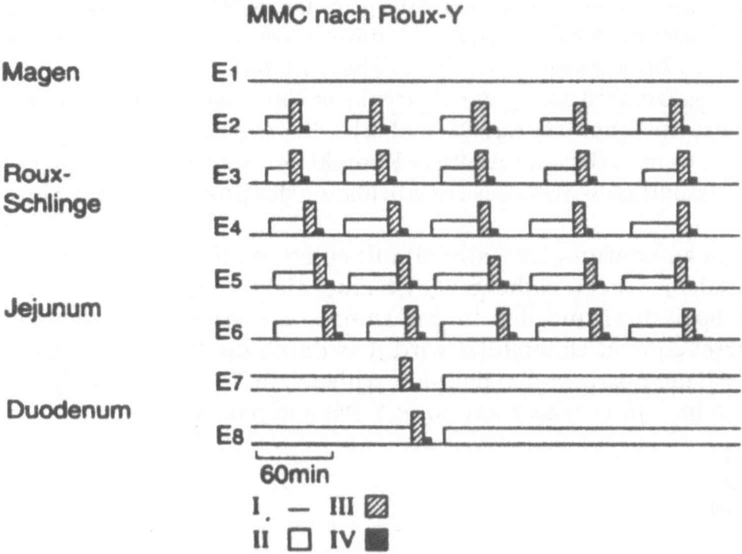

Abb. 7. Schematische Darstellung der einzelnen Phasen des MMC nach Roux-Y-Rekonstruktion im Hund. Phase III wanderte in regelmäßigem Abstand von *E3* nach *E6*, implantiert auf der hochgezogenen Jejunumschlinge. Kam es zu einer Phase III auf *E7* und *E8*, implantiert auf dem ausgeschalteten Duodenum, war diese zeitlich nicht mit Phase III, beginnend auf *E2* koordiniert

Schlinge verzeichnen. Diese Patienten waren jedoch im Gegensatz zu dem Patientengut von Mathias et al. [42] sowie Perino et al. [54] asymptomatisch.

Die Bedeutung der von Morrison et al. [44] im Tierexperiment und von Vantrappen et al. [92] in symptomatischen Patienten beschriebenen Umkehr des BER-Gradienten mit retrograder Ausbreitung für die Pathogenese des Roux-Y-Syndroms ist ungeklärt. Eine retrograde Ausbreitung der elektrischen Aktivität wurde auch bei Patienten mit erhaltener Darmkontinuität beschrieben [89]. Im Tierexperiment war ein deutlicher Abfall der Frequenz des BER in der proximalen Roux-Schlinge zu beobachten [70]. Die Unterbrechung der Darmkontinuität führt offensichtlich zu einem Verlust der Stimulation durch das im Duodenum vermutete Schrittmacherzentrum des Dünndarmes. Zentren niedrigerer Ordnung übernehmen in der proximalen Roux-Schlinge die Schrittmacherfunktion und stimulieren den distal gelegenen Dünndarm in ihrer Eigenfrequenz [10, 66]. In der ausgeschalteten Schlinge ist ein erheblicher Motilitätsverlust im Nüchternzustand und postprandial zu verzeichnen. Eine Aktivitätsfront trat zu 25 % auf und war zeitlich nicht mit der Aktivitätsfront in der Roux-Schlinge koordiniert. Die ausgeprägte Hypomotilität in der Nüchternphase führt zu einer chronischen Stase, die eine bakterielle Fehlbesiedlung mit konsekutiver Cholangitis z.B. nach biliodigestiver Anastomose begünstigt [37]. Der MMC kann hier seine Funktion als interdigestiver „housekeeper“ nicht mehr ausüben. Die hohe Rate von Cholangitiden nach biliodigestiven Anastomosen sowie der szintigraphische Nachweis hypomotiler Jejunumschlingen nach biliodigestiver Anastomose mit Roux-Y-Syndrom unterstreichen die klinische Relevanz dieses Phänomens [40, 99].

Der nur geringgradige Anstieg der Aktivität in der postprandialen Phase läßt sich durch die Ausschaltung des Darmabschnittes aus der direkten Speisepassage erklären. Es fehlt der unmittelbare Kontakt von Speisepartikel mit der Darmwand als wesentlicher Stimulus zur Auslösung des postprandialen Motilitätsmuster.

Da der Verlust an kontraktiler Aktivität mit einem verzögertem Transport von intraluminalem Sekret einhergeht, ist eine nicht zeitgerechte Durchmischung von Speisebrei und den in das Duodenum sezernierten Verdauungssäfte wahrscheinlich. Unterstützt wird dies durch die Beobachtung von Bradley et al. [6], die postprandial deutlich erniedrigte Trypsin- und Lipasekonzentrationen im Jejunalsekret von Roux-Y-Patienten nachwiesen.

Dünndarmpouch

Die Proktokolektomie zur chirurgischen Therapie der Colitis ulcerosa und der familiären Polyposis coli geht mit einem deutlich verkürzten intestinalen Transit einher [76]. Erfahrungen mit der endständigen Ileostomie zeigten, daß der Flüssigkeitsverlust über das Ileostoma mit der Zeit zwar abnimmt, ein Stuhl von fester Konsistenz jedoch nicht erreicht wird. Die Anlage eines Dünndarmreservoirs ermöglicht ein längeres Verweilen des Stuhles mit Eindickung und Stuhlverhalt für mehrere Stunden bis zur Entleerung des Pouchs. Die Anlage einer Ileostomie ohne Pouch hat wenig Einfluß auf den intestinalen Transit bzw. auf die Dünndarmmotilität. Im Pouch sind jedoch große Kontraktionswellen, ähnlich den Kontraktionen bei mechanischer Obstruktion des Dünndarms, beschrieben. Mit der Zeit kommt es zu einer Adaptation, die mit einer Zunahme der Pouchgröße einhergeht. Krampfartige Abdominalschmerzen, die initial die großen Kontraktionswellen begleiten, werden seltener. Studien zum gastrointestinalen Transit nach ileopouchanaler Rekonstruktion zeigten eine deutliche Verlängerung (178 ± 26 Minuten) im Vergleich zu Patienten mit alleiniger Ileostomie (80 ± 32 min) [76].

Funktionelle Untersuchungen bezüglich Stuhlspeicherung und Entleerung zeigten die besten Ergebnisse nach J-Pouch-Konfiguration der Dünndarmschlingen. Es kann hier Stuhl von ca. 300–350 ml mit semisolider Konsistenz gesammelt werden, bevor ein Stuhldrang auftritt. Die Stuhlfrequenz läßt sich bei nächtlicher Kontinenz auf 6–7 Stühle pro Tag reduzieren. Die Stuhlfrequenz korreliert jedoch nicht mit der Rate des intestinalen Transits.

Der anale Sphinkterapparat nach ileopouchanaler Anastomose wird durch mehrere Faktoren beeinflußt. Wesentlich sind die Pouchkapazität, die Menge an Stuhl, die pro Zeiteinheit ankommt, und eine inkomplette Entleerung des Pouch. O'Connell zeigte, daß die Kapazität und die Dehnbarkeit des Dünndarmpouchs vom J-Typ vergleichbar ist mit dem normalen Rektum. Patienten mit höherer Pouchkapazität (409 ± 33 ml) zeigten hier ein besseres Ergebnis als solche mit geringerer Pouchkapazität (290 ± 27 ml). Die Dehnbarkeit korrelierte jedoch nicht mit dem klinischen Befund. Als weiterer die Stuhlfrequenz beeinflussender Faktor wurde die enterale Bakteriologie beschrieben. Bei Patienten mit schlechtem funktionellem Ergebnis nach Dünndarmpouch fand sich eine anaerobe und aerobe bakterielle Fehlbesiedelung bis ins Jejunum. Eine Korrelation zwischen Pouchitis, histologischen Zeichen der Entzündung des Dünndarmpouchs, bakterieller Fehlbesiedelung und Stuhlfrequenz konnte nicht aufgezeigt werden. Patienten mit episodenhaft auftretender Inkontinenz haben einen geringen transanalen Sphinkterdruck im Vergleich zu jenen mit normaler Kontinenz. Obgleich die Frequenz der analen Slow waves nach Mukosektomie und ileopouchanaler Anastomose abnimmt, konnte keine Korrelation zwischen elektrischer Aktivität und dem Auftreten der Inkontinenz beschrieben werden. Perioperative Komplikationen im Sinne von perianalen Abszessen, Sinusbildung, Fisteln, intraabdominalen Abszessen und Anastomosestrikturen sind wesentliche Ursachen für eine Pouchdysfunktion. Sie führen zu bis zu 20% zur Pouchektomie mit definitivem Ileostoma [28].

Dünndarmtransplantation

Im Vorfeld der Allotransplantation des Dünndarms wurden im Tierexperiment Langzeiteffekte der jejunoilealen Autotransplantation auf die Motilität und Absorption untersucht [58, 59, 91]. Hier zeigte sich nach initial unterbrochener interdigestiver Motoraktivität eine zunehmende Organisation der Motilität im Tierexperiment [58]. 12–20 Monate nach Autotransplantation waren 88% der MMC in normaler Sequenz nachweisbar. Langzeitbeobachtungen der myoelektrischen Aktivität ergaben eine progressive Organisation und Zunahme der Motorfunktion in dem denervierten Intestinum. Eine Korrelation mit dem proximalen intakten Dünndarm trat jedoch nicht wieder auf. An pathologischen Motilitätsmustern ließen sich im autotransplantierten Segment in der Nüchternperiode rasch fortschreitende Gruppen von Spikeaktivität, verlängerte Perioden einer Phase-III-Aktivität und Phasen einer ununterbrochenen Spikeaktivität nachweisen. Im Gegensatz zur sich regenerierenden Nüchternmotilität wurde die postprandiale Motilität durch die Transplantation auf Dauer deutlich alteriert. In dem extrinsisch denervierten Intestinum kommt es zu einem verzögerten Auftreten und einer verkürzten Dauer des postprandialen Motilitätsmusters [59]. Weiter zeigten sich ein persistierender Defekt der Fett- und D-Xyloloseabsorption sowie wäßrige Stühle [59, 91]. Unterstrichen wird die Bedeutung der Motilitätsstörung nach Transplantation durch den Nachweis einer signifikanten bakteriellen Fehlbesiedelung mit fäkaler Flora in dem Autotransplantat.

Literatur

1. Aeberhard P, Bedi S (1977) Effects of proximal gastric vagotomy (PGV) followed by total vagotomy (RV) on postprandial and fasting myoelectrical activity of the canine stomach and duodenum. Gut 18:515–523
2. Altaparmakov I, Erckenbrecht JF, Wienbeck M (1984) Modulation of the adrenergic system in the treatment of postoperative bowel atonia. Scand J Gastroenterol 19:1104–1106
3. Baker LW, Webster DR (1968) Postoperative intestinal motility. Br J Surg 55:374–378
4. Barros d'Sa AAB, Parks TG, Kennedy TL, et al. (1976) Hormonal alterations caused by segmental reversal after massive small bowel resection. Eur Surg Res (Suppl) 8:3–4
5. Benson MH, Roberts J, Wingate DL, Rogers J, Castillo FD, Williams NS (1992) Small bowel motility following major bowel trauma. Gastroenterology 102:Abstract 424
6. Bradley EL, Isaacs JT, Del Mazo J, Hersh T, Chey WY (1977) Pathophysiology and significance of malabsorption after Roux-en-Y reconstruction. Surgery 81:684–699
7. Britton JP, Johnston D, Ward DC, Axon ATR, Barker MCJ (1987) Gastric emptying and clinical outcome after Roux-en-Y diversion. Br J Surg 74:900–904
8. Bueno L, Ferre JP, Ruckebush Y (1978) Effects of anesthesia and surgical procedures on intestinal myoelectric activity in the dog. Am J Surg 23:690–695
9. Bueno L, Prudbande F, Ruckebusch Y (1979) Propagation of electrical spiking activity along the small intestine. Intrinsic versus extrinsic neural influences. J Physiol 292: 16–26
10. Bunker CE, Johnson LP, Nelson TS (1960) Chronic in situ studies of the electrical activity of the small intestine. Arch Surg 95:29–268
11. Cannon WB, Murphy FT (1907) Physiologic observations on experimentally produced ileus. JAMA 49:840–843
12. Carmichael MJ, Weisbrodt NW, Copeland EM (1977) Effect of abdominal surgery on intestinal myoelectric activity in the dog. Am J Surg 133:34–38
13. Catchpole BN (1969) Ileus: Use of sympathetic blocking agents in its treatment. Surgery 66:811–820
14. Catchpole BN, Duthie HL (1978) Postoperative gastrointestinal complexes. In: Duthie HL (ed) Gastrointestinal motility in health and disease. MTP Press, Lancaster, pp 33–41
15. Chey WY, You CH, Lee KY, Menguy R (1983) Gastric dysrhythmia: Clinical aspects. In: Chey WY (ed) Functional disorders of the digestive tract. Raven Press, New York, pp 175–181
16. Coelho JC, Gouma DJ, Moody FG, Li YF (1985) Gastrointestinal myoelectric activity following abdominal operations in the opossum. World J Surg 9:612–618
17. Coelho JC, Pupo CA, Matias JE, Marchesini JC (1990) Elektromyographic evaluation of the gastrointestinal tract in patients with chronic Roux-En-Y limb. Surg Gynecol Obstet 170:399–402
18. Dahlgren S, Selking O (1972) Postoperative motility of the small intestine. Ups J Med Sci 217:202–204
19. Dauchel J, Schang JC, Kachelhofer J, Eloy R, Grennier JF (1976) Effect of some drugs on electrical activity of the gut in the postoperative period. Eur Surg Res 8:26–38
20. Diamant NE, Bortoff A (1969) Nature of the intestinal slow-wave frequency gradient. Am J Physiol 216:301–307
21. Donovan IA, Drumm J, Alexander-Williams J (1987) Effect of Roux-en-Y reconstruction on the gastric emptying of a solid meal. Br J Surg 74:491–492
22. Dragstedt LR, Owens FM (1943) Supradiaphragmatic section of the vagus nerves in the treatment of duodenal ulcer. Proc Soc Exp Biol Med 53:152–156
23. Drapanos T, Pennington DG, Kappelmen M, Lindsey ES (1973) Emergency subtotal colectomy: preference approach to management of massively bleeding diverticular disease. Ann Surg 177:519–526
24. Dubois A, Weise VK, Kopin IJ (1973) Postoperativ ileus in the rat: Physiopathology, etiology and treatment. Ann Surg 178:781–786

25. Enochson L, Hellström PM, Nylander G, Johnson C (1987) Myoelectrical motility patterns cheering mechanical obstruction and paralysis of the small intestine in the rat. Scand J Gastroenterol 22:969–974
26. Ferguson GH, Rose M, MacLennan I, Taylor RV, Torrance HB (1990) Vomiting after Roux-en-Y biliary diversion: relationship to surgical technique. Br J Surg 77:548–550
27. Fiore AC, Malangoni MA, Broadie TA, Madura JA, Jesseph JE (1982) Surgical management of alkaline reflux gastritis. Arch Surg 117:689–694
28. Galandiuks R, Scott NA, Dozois RR (1990) Ileal pouch-anal anastomosis. Ann Surg 212:446–454
29. Galligan JJ, Furness JB, Costa M (1989) Migration of the myoelectric complex after interruption of the myenteric plexus: intestinal transection and regeneration of enteric nerves in the guinea pig. Gastroenterology 97:1135–1146
30. Gladen HE, Kelly KA (1981) Electrical pacing for the short bowel syndrome. Surg Gynecol Obstet 153:697–700
31. Grieco GA, Reyes HM, Ostrovsky E (1983) The role of the modified intussusception jejunocolic valve in short-bowel syndrome. J Pediatr Surg 18:354–359
32. Gustavsson S (1979) Transport of small bowel contents after interposition of an antiperistaltic jejunal segment in the rat. Eur Surg Res 11:381–391
33. Gustavsson S, Ilstrup DM, Morrison P, Kelly KA (1988) Roux-Y stasis syndrome after gastrectomy. Am J Surg 155:490–494
34. Hinder RA, Esser J, DeMeester TR (1988) Management of gastric emptying disorders following the Roux-en-Y procedure. Surgery 104:765–772
35. Hocking MP, Vogel SP, Falasca CA, Woodward ER (1981) Delayed gastric emptying of liquids and solids following Roux-en-Y biliary diversion. Ann Surg 194:494–499
36. Hocking MP, Carlson RG, Courington KR, et al. (1990) Altered motility and bacterial flora after functional end-to-end anastomosis. Surgery 108:384–392
37. Hölscher AH, Chapman N, Siewert JR, Blümel G, Ruckdeschl G (1987) Bakteriologische Fehlbesiedlung als obligate Folge der Roux'schen Schlingenbildung. In: Peiper HJ (Hrsg) Chirurgisches Forum '87 für experimentelle und klinische Forschung. Springer, Berlin Heidelberg New York Tokyo, S 103–107
38. Holzer P, Lippe IT, Holzer-Petsche U (1986) Inhibition of gastrointestinal transit due to surgical trauma or peritoneal irritation is reduced in capsaicin-treated rats. Gastroenterology 91:360–363
39. Lloyd PA (1981) Antiperistaltic colonic interposition following massive small bowel resection in rats. J Pediatr Surg 16:64–69
40. Löhlein D, Reichelt HG, Ziegler H, Pichlmayr R (1979) Diagnostik organischer und funktioneller Störungen des Gallenflusses nach biliodigestiven Anastomosen durch hepatobiliäre Sequenzszintigraphie. Langenbecks Arch Chir 350/2:72–82
41. Markowitz J, Cambell WR (1927) The relief of experimental ileus by spinal anesthesia. Am J Physiol (1927) 81:101–106
42. Mathias JR, Fernandez A, Sninsky CA, Clench MA, Davis RH (1985) Nausea, vomiting and abdominal pain after Roux-en-Y anastomosis: Motility of the jejunal limb. Gastroenterology 88:101–107
43. Mitchell A, Collin J, Denton TG (1983) Effects of retrograde luminal perfusion of the canine jejunum on intestinal absorption and myoelectrical activity. Eur J Clin Invest 13:245–254
44. Morris IR, Darby CF, Hammond P, Taylor I (1983) Changes in small bowel myoelectrical activity following laparotomy. Br J Surg 70:547–548
45. Neely J, Catchpole B (1971) Ileus: The restoration of alimentary-tract motility by pharmacological means. Br J Surg 58:21–28
46. Nelsen TS, Eigenbrodt EH, Keoshian LA, Bunker C, Johnson L (1967) Alterations in muscular and electrical activity of the stomach following vagotomy. Arch Surg 94:821–835
47. Nygaard K (1967) Gastrointestinal motility after resections and bypass-operation on the small intestine in rats. The effect of different types of anastomosis. Acta Chir Scan 133:653–663

48. Nylander G (1967) Gastric evacuation and propulsive intestinal motility following resection of the small intestine in the rat. Acta Chir Scand 133:131–138
49. O'Connell PR, Rankin DR, Weiland LH, Kelly KA (1986) Enteric bacteriology, absorption, morphology and emptying after ileal pouch-anal anastomosis. Br J Surg 73:909–914
50. O'Connell PR, Pemberton JH, Brown ML, Kelly KA (1987) Determinants of stool frequency after ileal pouch-anal anastomosis. Am J Surg 153:157–164
51. O'Connell PR, Stryker SJ, Metcalf EM (1988) Anal canal pressure and motility after ileoanal anastomosis. Surg Gynecol Obstet 166:47–54
52. Parr NJ, Grime S, Brownless S (1988) Relationship between gastric emptying of liquid and postvagotomy diarrhoea. Br J Surg 75:279–282
53. Pellegrini CA, Patti MG, Lewin M, Way LW (1985) Alkaline reflux gastritis and the effect of biliary diversion on gastric emptying of solid food. Am J Surg 150:166–171
54. Perino LE, Adcock KA, Goff JS (1988) Gastrointestinal symptoms, motility, and transit after the Roux-en-Y operation. Am J Gastroenterol 83:X380–385
55. Perissat JD, Collet D, Belliard R (1990) Gallstones. Laparoscopic treatment, cholecystectomy and lithotripsy. Our own technique. Surg Endosc 3:15–20
56. Prihoda M, Flatt, A, Summers RW (1984) Mechanism of motility changes during acute intestinal obstruction in the dog. Am J Physiol 247:G37–G42
57. Quigley EMM, Thompson JS, Lof J (1989) Disruption of jejunal interdigestive myoelectrical activity by an artificial ileocecal sphincter. Studies of the intestinal motor response to a surgically-fashioned sphincter substitute. Dig Dis Sci 34:1434–1442
58. Quigley EMM, Spanta AD, Rose SG, et al. (1990) Longterm effects of jejunoileal autotransplantation on myoelectrical activity in the canine small intestine. Dig Dis Sci 35:1505–1517
59. Quigley EMM, Thompson JS, Rose SG (1992) The longterm function of canine jejunoileal autotransplant – insights into allo-graft physiology. Transplant Proc 24: 1105–1106
60. Raimes SA, Smirniotis V, Wheldon EJ (1986) Postvagotomy diarrhoe put into perspective. Lancet IV:851–853
61. Reiser SB, Weiser HW, Schusdziarra V (1989) Effect of pacing on small intestinal motor activity and hormonal response in dogs. Dig Dis Sci 34:579–584
62. Reiser SB, Schusdziarra V, Bollschweiler E (1991) Effect of enteric pacing on intestinal motility and hormone secretion in dogs with short bowel. Gastroenterology 101: 100–106
63. Remington M, Malagelada JR, Zinsmeister AR (1983) Abnormalities in gastrointestinal motor activity in patients with short bowels: effect of a synthetic opiate. Gastroenterology 85:29–36
64. Richter HM III, Kelly KA (1986) Effect of transection and pacing on human jejunal pacesetter potential. Gastroenterology 91:1380–1385
65. Rothnie NG, Kemp Harper RA, Catchpole BN (1963) Early postoperative gastrointestinal activity. Lancet II:64–67
66. Sarna S, Daniel EE, Kingma YJ (1971) Stimulation of slow wave electrical activity of small intestine. Am J Physiol 221:166–173
67. Sarna S, Stoddard C, Belbeck L (1981) Intrinsic nervous control of migrating myoelectric complexes. Am J Physiol 241:G16–G23
68. Sarr MG, Duenes JA, Zinsmeister AR (1990) Factors in the control of interdigestive and postprandial myoelectric patterns of canine jejunoileum: role of extrinsic and intrinsic nerves. J Gastrointest Mot 2:247–257
69. Schippers E, Langer S (1982) Erfahrungen mit der Dünndarmschienung bei chronischem Adhäsionsileus und dem frühen postoperativen Ileus anhand von 124 Fällen. Aktuelle Chirurgie 17:92–94
70. Schippers E, Braun J, Erhard W, Schumpelick V (1990) Frühe postoperative Motilität nach abdominalchirurgischen Eingriffen im Tierexperiment. Langenbecks Arch Chir 375:175–180

71. Schippers E, Hölscher AH, Bollschweiler E, Siewert JR (1991) Return of the interdigestive motor complex after abdominal surgery: end of postoperative ileus? Dig Dis Sci 36:621–626
72. Schippers E, Vantrappen G, Braun J, Schumpelick V (1991) Elektromyographische und manometrische Studien zur Motilität des Magens nach Vagotomie. Z Gastroenterol 29:581–584
73. Schippers E, Öttinger AP, Anurov M, Polivoda M, Schumpelick V (1993) Laparoscopic cholecystectomy: a minor abdominal trauma? World J Surg 17:539–543
74. Sidhu GS, Narasimharao KL, Rani VU (1985) Absorption studies after massive small bowel resection and anti-peristaltic colon interposition in rhesus monkeys. Dig Dis Sci 30:483–488
75. Smith J, Kelly KA, Weinshilboum RM (1977) Pathophysiology of postoperative ileus. Arch Surg 112:203–209
76. Soper NJ, Orkin BA, Kelly KA, et al. (1989) Gastrointestinal transit after proctocolectomy with ileal pouch-anal anastomosis or ileostomy. J Surg Res 46:300–305
77. Soper NJ, Sarr MG, Kelly KA (1990) Human duodenal myoelectric activity after operation and with pacing. Surgery 108:63–68
78. Stacchini A, Di Dio LJ, Primo ML (1986) Intestinal transit time is delayed by artificial sphincters after massive enterectomy in dogs. Am J Surg 151:480–483
79. Stahlgren LM, Roy R, Umana G (1964) A mechanical impediment to intestinal flow: physiological effects on intestinal absorption. JAMA 187:141–144
80. Stoddard CJ, Smallwood RH, Duthie HL (1973) The effects of varying the extent of vagotomy on the myoelectrical and motor activity of the stomach. Gut 14:657–664
81. Stoddard CJ, Smallwood R, Brown BH, Duthie HL (1975) The immediate and delayed effects of different types of vagotomy on human gastric myoelectrical activity. Gut 16:165–170
82. Storer EH, Thornton TF, Dragstedt LR (1945) Supradiaphragmatic section of the vagus nerves and gastric motility in patients with peptic ulcer. Proc Soc Exp Biol 59:141–142
83. Stryker SJ, Borody TJ, Phillips SF, Kelly KA, Dozois RR, Beart RW (1985) Motility of the small intestine after proctocolectomy and ileal pouch-anal anastomosis. Ann Surg 201:351–356
84. Summers RW, Dusdieker NS (1981) Patterns of spike burst spread and flow in the canine small intestine. Gastroenterology 81:742–750
85. Summers RW, Helm J, Christiansen J (1975) Intestinal propulsion in the dog: its relation to food intake and the migratory myoelectric complex. Gastroenterology 70: 753–758
86. Summers RW, Yanda R, Prihoda M, Flatt K (1983) Acute intestinal obstruction: an electromyographic study in dogs. Gastroenterology 85:1301–1306
87. Summers RW, Anuras S, Grenn J (1983) Jejunal manometry patterns in health, partial intestinal obstruction, and pseudoobstruction. Gastroenterology 85:1290–1300
88. Tanner WA, O'Leary JF, Byrne PJ (1978) The effect of reversed jejunal segments on the myoelectrical activity of the small bowel. Br J Surg 65:657–571
89. Telander RL, Morgan KG, Kreulen DL, Schmalz PF, Kelly KA, Szurszewski JH (1978) Human gastric atony with tachygastria and gastric retention. Gastroenterology 75: 497–501
90. Thompson DG, Ritchie HD, Wingate DL (1982) Patterns of small intestine motility in duodenal ulcer patients before and after vagotomy. Gut 23:517–523
91. Thompson JS, Quigley EMM (1991) Effects of small intestinal serosal patch on small intestinal and colonic motor activity: the effects of a lateral enterotomy on small intestinal myoelectrical activity. J Invest Surg 4:203–215
92. Thompson JS, Rose SG, Spanta AD (1992) The longterm effects of jejunoileal autotransplantation on intestinal function. Surgery 111:62–68
93. Vantrappen G, Coremans G, Janssens J, Penninckx F, Kerremans R (1988) Inversion of the slow wave frequency gradient in symptomatic patients with Roux-en-Y anastomosis. Hepatogastroenterology 35:195

94. Vogel SB, Brock Vair D, Woodward ER (1983) Alterations in gastrointestinal emptying of 99m-Technetium labeled solids following sequential antrectomy, truncal vagotomy and Roux-Y gastroenterostomy. Ann Surg 198:506–515
95. Waddell WR, Kern F, Halgrimson CG (1970) A simple jejunocolic „valve". Arch Surg 100:438–444
96. Weisbrodt NW, Nemeth PR, Bowers RL et al. (1985) Functional and structural changes in intestinal smooth muscle after a jejunoileal bypass in rats. Gastroenterology 88:958–963
97. Wilbur BG, Kelly KA (1973) Effect of proximal gastric, and truncal vagotomy on canine gastric electric activity, motility and emptying. Ann Surg 178:295–303
98. Wittmann T, Crenner F, Grenier JF (1986) Cyclic motor activity and trophicity after jejunal resection and bypass in rats. Dig Dis Sci (1986) 31:65–72
99. Wittmann T, Crenner F, Koenig M (1988) Adaptive changes in postprandial motility after intestinal resection and bypass. Electromyographic study in rats. Dig Dis Sci 33: 1370–1376
100. Zeman RK, Lee C, Stahl RS (1982) Ultrasonography and hepatobiliary scintigraphy in the assessment of biliar-enteric anastomoses. Radiology 145:109–115

11 Irritabiles Kolon

M. Karaus

Definition und Epidemiologie

Das irritable Kolon ist eine der häufigsten gastrointestinalen Funktionsstörungen. Es ist charakterisiert durch das gleichzeitige Auftreten von Leibschmerzen und Stuhlgangsunregelmäßigkeiten (Obstipation, Diarrhöe, beides alternierend). Häufig treten auch zusätzlich Blähbeschwerden als drittes Leitsymptom auf. Ein einheitlicher pathophysiologischer Mechanismus, der den gesamten Symptomenkomplex erklärt, ist bis heute nicht gefunden worden. Vielmehr lassen sich bei diesem Krankheitsbild verschiedene Funktionsstörungen des Magen-Darmtraktes nachweisen. Diese Störungen beschränken sich dabei nicht nur auf den Dickdarm – wie der Begriff Colon irritabile nahelegt –, sondern sind auch in den oberen Abschnitten des Gastrointestinaltraktes nachweisbar. Deshalb wird heute der Terminus „Syndrom des irritablen Darms" oder „Reizdarmsyndrom" bevorzugt, der auch im folgenden verwendet wird.

Da es sich um einen heterogenen Symptomenkomplex mit einem sehr vielfältigen Beschwerdebild ohne bisher nachweisbaren pathophysiologischen Marker handelt, erfolgt die Definition dieses Syndroms anhand von Symptomenkonstellationen. Auf der letzten internationalen Arbeitstagung zur Definition gastrointestinaler Funktionsstörungen wurden die in Tabelle 1 angegebenen Symptomkriterien (sog. Rom-Kriterien) für das Syndrom des irritablen Darms festgelegt [76]. Diese Symptomkriterien dienen vornehmlich dem ein-

Tabelle 1. Symptomkriterien des Syndroms des irritablen Darms. (Nach [76])

Seit mindestens 3 Monaten andauernde oder rezidivierende Symptome von:

1. Bauchschmerzen oder abdominalem Unwohlsein, die
   - durch Stuhlgang vermindert werden,
   - und/oder mit einer veränderten Häufigkeit des Stuhls einhergehen
   - und/oder mit einer veränderten Konsistenz des Stuhls einhergehen,

sowie:

2. zwei oder mehr der folgenden Beschwerden während mindestens $^1/_4$ der Zeit:
   - veränderte Stuhlfrequenz (> 3/Tag oder < 3/Woche),
   - veränderte Stuhlkonsistenz (schafskotartig, hart, dünn, wäßrig),
   - veränderter Stuhlabgang (starkes Pressen beim Stuhlgang, plötzlicher Stuhldrang, Gefühl der unvollständigen Entleerung),
   - Schleimabgang,
   - Blähbeschwerden oder Gefühl der Leibauftreibung

heitlichen Erfassen von Patientenkollektiven für Studienzwecke. Für den klinischen Alltag hat es sich hingegen bewährt, ein chronisches Beschwerdebild mit den Symptomen Leibschmerzen, Stuhlunregelmäßigkeiten und ggf. Blähbeschwerden bei Ausschluß einer organischen Erkrankung als Reizdarmsyndrom oder Colon irritabile zu bezeichnen.

Zahlreiche epidemiologische Studien aus verschiedenen Ländern haben inzwischen zeigen können, daß das Reizdarmsyndrom in der Allgemeinbevölkerung sehr verbreitet ist. Die Angaben zur Prävalenz des Reizdarmsyndroms aufgrund von Fragebogenerhebungen schwanken zwischen 11 und 22%, wobei die Unterschiede auch auf die nicht einheitlichen Eingangskriterien zurückgeführt werden können [7, 16, 19, 36, 72]. Da es sich bei diesen Untersuchungen um einzeitige Bestandsaufnahmen handelt, wird die wahre Häufigkeit des Reizdarmsyndroms bezogen auf die gesamte Lebensdauer eher unterschätzt. Talley et al. konnten zeigen, daß eine Reizdarmpopulation nicht stabil ist [73]. Von 582 beschwerdefreien Personen einer ersten Schätzung entwickelten 9% in den nachfolgenden 2 Jahren Symptome des Reizdarmsyndroms, während 38% der initialen Reizdarmpatienten zum Zeitpunkt der Nachuntersuchung die Kriterien nicht mehr erfüllten. Extrapoliert auf die Gesamtlebenszeit heißt dies, daß fast alle Menschen irgendwann in ihrem Leben einmal Symptome des Reizdarmsyndroms entwickeln, aber auch zum größten Teil wieder verlieren.

Nur eine Minderheit des großen Bevölkerungsanteils mit Symptomen des Reizdarmsyndroms sucht ärztliche Hilfe, wird also zum eigentlichen Reizdarmpatienten. Sandler schlußfolgerte aus den Ergebnissen von 6 nationalen Befragungen in den USA, daß in ca. 2,9% der Bevölkerung die Diagnose Reizdarmsyndrom gestellt wurde [66]. Diese Patienten hatten deswegen folglich einen Arzt aufgesucht. Die Symptome der Reizdarmpatienten, die einen Arzt aufsuchen, sind in der Regel stärker ausgeprägt und häufiger als bei den sog. Nichtpatienten [30].

Pathophysiologie

Psychologische Faktoren

Seitdem es Berichte über das Reizdarmsyndrom gibt, wird auch über einen Zusammenhang dieses Beschwerdebildes mit psychologischem Streß und Psychopathologien der Patienten diskutiert. Einige Autoren behaupten sogar, daß das Syndrom selbst eine psychiatrische Erkrankung ist, die durch eine fehlerhafte Interpretation normaler Körperempfindungen gekennzeichnet ist [50]. Wenn auch diese extreme Position nur von wenigen geteilt wird, so ist doch unbestritten, daß psychologische Faktoren auf verschiedene Weise in dem Krankheitsprozeß des Reizdarmsyndroms involviert sind.

Tabelle 2. Prävalenz psychiatrischer Diagnosen bei Patienten mit Reizdarmsyndrom (Daten aus 6 Studien, n = 179. Nach [5, 51, 53, 81, 87])

	Prozent	Bereich
Psychiatrische Diagnose überhaupt	73	46–100
Depression	26	8– 61
Angstsyndrom	25	3– 61
Hysterie oder Somatisation	13	0– 32

Psychopathologie beim Reizdarmpatienten

Patienten mit Reizdarmsyndrom haben häufig ein abnormes Persönlichkeitsprofil. Bei vielen von ihnen können psychiatrische Diagnosen gestellt werden (Tabelle 2). Die Prävalenz dieser Störungen liegt demnach zwischen 46 und 100 %. Dadurch wird allerdings die Rolle der Psychopathologie in der Pathogenese der Reizdarmsymptome überschätzt. Denn nur eine Minderheit des Bevölkerungsanteils mit Reizdarmsymptomen sucht wegen ihrer Beschwerden einen Arzt auf. Bei den sog. Nichtpatienten ist hingegen eine gestörte Psyche nicht häufiger als bei einem entsprechenden Kontrollkollektiv [17, 86]. Von diesen Autoren wird daraus gefolgert, daß die psychologischen Faktoren nicht für die Entstehung der Reizdarmsymptome verantwortlich gemacht werden können, sondern nur für das Krankheitsverhalten der Patienten und ihre Entscheidung, damit zu einem Arzt zu gehen, maßgeblich sind.

Eine weitere Hypothese zur Genese der häufigen Psychopathologien beim Syndrom des irritablen Darms besteht darin, daß die psychoneurotischen Manifestationen bei Reizdarmpatienten eher sekundäre Komponenten als primäre Ursache der Reizdarmsymptome sind [31]. Dagegen spricht, daß Patienten mit Laktosemalabsorption und solche mit chronisch entzündlichen Darmerkrankungen, die lebenslang mindestens gleichstarke abdominale Symptome zeigen wie Reizdarmpatienten, ein niedrigeres psychoneurotisches Profil aufweisen [83, 86].

Obwohl viele psychologische und psychiatrische Störungen bei Patienten mit Reizdarmsyndrom sicher häufiger sind als bei Gesunden, konnte bisher keine Studie ein spezifisches psychologisches Profil des Reizdarmpatienten aufzeigen. Vielmehr zeigt die große Reichweite der psychopathologischen Veränderungen die geringe Spezifität dieser Befunde an [21].

Gelerntes Krankheitsverhalten beim Syndrom des irritablen Darms

Inzwischen haben verschiedene Studien gezeigt, daß sich das schon in der Kindheit gelernte Krankheitsverhalten zwischen Reizdarmpatienten, Gesunden und organisch Kranken unterscheidet. Dabei wurden Reizdarmpatienten in ihrer Kindheit häufiger aufgrund von geringfügigen Krankheiten oder Beschwerden mit Aufmerksamkeit belohnt oder verwöhnt [54, 85]. Ein derart gelerntes Krankheitsverhalten kann miterklären, weshalb nur eine Minderheit von Personen mit Reizdarmsymptomen einen Arzt aufsucht. Unterstützt wird diese Hypothese durch die Unterschiede im Krankheitsverhalten von Reizdarmpatienten in verschiedenen Kulturen. In der westlichen Gesellschaft gehen mehr Frauen als Männer mit irritablem Darm zum Arzt, während dies in Indien mit einer mehr matriarchalischen Gesellschaft genau umgekehrt ist [31, 63].

Psychologischer Streß beim Syndrom des irritablen Darms

Zwischen 50 und 85% der Patienten und auch der Nichtpatienten mit Reizdarmsymptomen berichten über einen Zusammenhang von streßvollen Lebensbelastungen und einer Symptomverstärkung [16, 17, 86]. Bei ca. der Hälfte der Patienten war zudem ein solches Ereignis dem ersten Auftreten der Symptome vorausgegangen [32]. Auch scheint die Deprivation von sozialen Bindungen in der frühen Kindheit eine auslösende Rolle zu spielen [33]. Frauen mit Reizdarmsyndrom berichten oft, in der Kindheit sexuell mißbraucht oder geschlagen worden zu sein [18]. Allerdings treten belastende Lebensereignisse als auslösender Faktor nicht nur bei Reizdarmpatienten, sondern auch bei anderen psychosomatischen und somatischen Erkrankungen auf [20]. Somit besteht diesbezüglich keine Spezifität für das Syndrom des irritablen Darms. Drossman et al. fanden heraus, daß auch Normalpersonen Veränderungen der Stuhlfrequenz in Reaktion auf einen Stressor angaben, dabei berichteten 45% über abdominale Schmerzen in Reaktion auf eine familiäre Belastung [16]. Auch wenn Reizdarmpatienten über mehr Lebensbelastungen berichten als Vergleichsgruppen [60], sind die Wirkungen von belastenden Ereignissen auf den Gastrointestinaltrakt daher nicht spezifisch für Reizdarmpatienten.

Allerdings ist die Ausprägung der gastrointestinalen Reaktionen auf Streß bei Reizdarmpatienten stärker als bei Normalpersonen. Bereits vor über 40 Jahren berichteten Almy u. Tulin, daß verschiedene Formen von psychologischem Streß die Darmfunktion beeinflussen können [2]. Schmerzreize und emotionale Stressoren bewirken beide eine Stimulation der Motilität des linken Kolons, wobei die Höhe dieser Streßreaktion bei Reizdarmpatienten vermehrt ist [82, 84]. Da der Darm aber auch auf andere Reize als Streß, wie z.B. Dehnung, Hormone und Mahlzeiten, gesteigert bei Reizdarmpatienten reagiert, wird angenommen, daß das irritable Darmsyndrom mit einer nichtspezifischen Hyperreaktivität des Darms einhergeht (s. unten). Außerdem konnte bisher nicht gezeigt werden, daß die Streßreaktionen des Darms auch verantwortlich für die Beschwerden sind. Symptome und motorische Veränderungen lassen sich nur sehr schlecht miteinander korrelieren.

Eine psychologische Erklärung für den Einfluß von Streß auf Körpersymptome wurde hingegen durch eine Untersuchung von Mechanic postuliert: Streß bewirkte hier eine vermehrte Introversion, wodurch eine verstärkte Wahrnehmung von Körperempfindungen auftrat [59].

Zusammengefaßt spielten eine Reihe psychologischer Faktoren eine Rolle bei der Manifestation und der Exazerbation des Reizdarmsyndroms und bei dem Krankheitsverhalten der Patienten, insbesondere ihrer Entscheidung, mit ihren Beschwerden zum Arzt gehen (Abb. 1). Die Tatsache, daß Reizdarmsymptome auch bei psychologisch unauffälligen sog. Nichtpatienten sehr häufig auftreten, spricht aber gegen eine ursächliche Bedeutung dieser Faktoren für

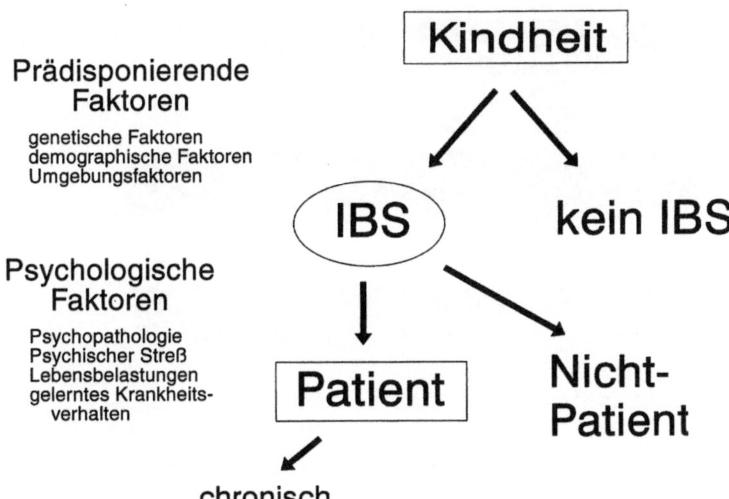

Abb. 1. Einfluß allgemeiner und psychologischer Faktoren auf die Entstehung von Reizdarmsymptomen und das Krankheitsverhalten eines Teils der betroffenen Personen (Reizdarmpatienten)

die Symptomentstehung. Dennoch können die psychologischen Faktoren maßgeblich den Erfolg einer medizinischen Therapie beeinflussen und müssen in einem Behandlungsplan dieser Patienten mitberücksichtigt werden (s. unten).

Motilitätsstörungen beim Syndrom des irritablen Darms

Motilitätsstörungen des Gastrointestinaltraktes beim Reizdarmsyndrom sind so heterogen wie dessen klinische Symptomatik. Sie treten nicht nur im Dickdarm auf, sondern finden sich im gesamten Magen-Darm-Trakt. Die pathogenetische Bedeutung dieser Störungen ist für die Stuhlgangsunregelmäßigkeiten, die bei Reizdarmsyndrom auftreten, umstrittig. Ob sie auch für die Symptome Bauchschmerzen und Blähbeschwerden zumindest teilweise verantwortlich sind, ist noch unklar. Dabei ist es sehr schwer, die relative Bedeutung einer Motilitätsstörung für ein globales Symptom wie Leibschmerzen zu bestimmen. Oft können auch verschiedene Änderungen der Motilität mit dem gleichen Symptom einhergehen. Eine allen Symptomen zugrundeliegende Störung der motorischen Grundaktivität, wie sie zunächst für die elektrische Kontrollaktivität des Kolons postuliert [68] und inzwischen weitgehend widerlegt wurde [67] ist nach heutigem Kenntnisstand sehr unwahrscheinlich.

Motilitätsstörungen bei Stuhlgangsunregelmäßigkeiten

Veränderungen der Motilität sind sowohl im Dünn- als auch im Dickdarm im Zusammenhang mit den Symptomen Diarrhöe und Obstipation beschrieben

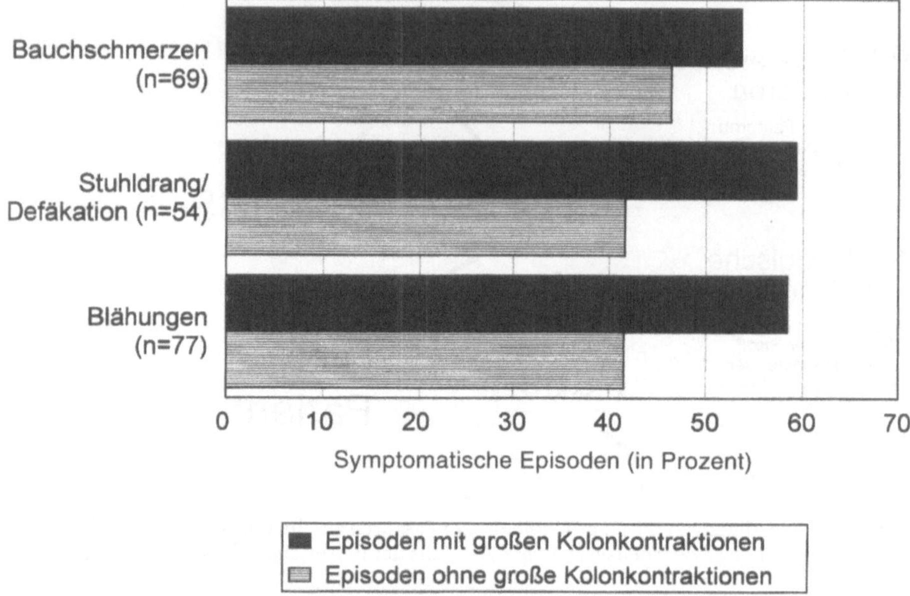

Abb. 2. Koinzidenz symptomatischer Episoden von Patienten mit Reizdarmsyndrom oder funktioneller Diarrhöe mit großen Kolonkontraktionen (> 75 mmHg) während einer Langzeitmanometrie des Dickdarms. Insgesamt wurden 490 Stunden aufgezeichnet. (Nach [41])

worden. Bei Reizdarmpatienten mit dem vorherrschenden Symptom Diarrhöe wurden verkürzte Zyklen des migrierenden Motorkomplexes des Dünndarms [43] und vermehrt große migrierende Kontraktionen im Dickdarm [38] im Vergleich zu Reizdarmpatienten ohne Diarrhöe beschrieben. Obstipationspatienten zeigten hingegen weniger hochamplitudige fortgeleitete Kontraktionen als Normalpersonen [3, 15]. Diese gegensätzlichen Motilitätsstörungen bei den verschiedenen Patientengruppen des Reizdarmsyndroms erklären die Schwierigkeit, einen einheitlichen pathophysiologischen Mechanismus zu definieren.

Motilitätsstörungen bei Blähbeschwerden und Leibschmerzen

Für das häufige Symptom Blähbeschwerden oder aufgetriebener Leib bei Reizdarmpatienten ist noch kein sicherer pathogenetischer Mechanismus gefunden worden. In einer Studie wurde zwar eine verzögerte ileozäkale Clearance bei Reizdarmpatienten mit vorherrschenden Blähungen nachgewiesen [78]. Gelegentlich werden auch große migrierende Kontraktionen im Dickdarm als Blähbeschwerden empfunden (Abb. 2). Es ist aber unwahrscheinlich, daß solche Motilitätsphänomene dieses Symptom in seinen vielfältigen Erscheinungsformen erklären können. Wichtiger erscheint die Tatsache, daß die intraabdominale Gasmenge bei Reizdarmpatienten mit Blähbeschwerden nicht anders ist als die von Normalpersonen [49], so daß hier eher Perzeptionsstörungen eine Rolle spielen (s. unten).

Verschiedene Motilitätsstörungen des Dünn- und Dickdarms treten gehäuft im Zusammenhang mit abdominalen Schmerzen oder Unwohlsein auf. Im Jejunum sind dies sog. Gruppenkontraktionen und im Ileum prolongierte großamplitudige Kontraktionen [41]. Mentaler Streß und Stimuli wie Cholezystokinin, fettreiche Mahlzeiten oder Dehnung des Ileums vermögen bei Reizdarmpatienten die normale Variabilität der Nüchternmotilität des Dünndarms und das Auftreten von Dysrhythmien zu verstärken. Solche Dysrhythmien waren bei den Patienten auch gelegentlich von abdominalen Mißempfindungen begleitet, was bei Normalpersonen nicht der Fall war [41, 42, 47].

Die Studien zur motorischen Basalaktivität des Dickdarms beim Reizdarmsyndrom sind nicht einheitlich, und es fehlt bis heute der Nachweis, daß hier eine generalisierte Störung vorliegt, die auch für die Symptomatik des Reizdarms von Bedeutung ist [40]. Hingegen wurden abnorme Reaktionen der Kolonmotilität auf verschiedene Stimuli (Cholezystokinin, Mahlzeiten, Gallensäuren, Streß) nachgewiesen. Dies könnte die abdominalen Beschwerden bei manchen Patienten, z.B. nach Mahlzeiten oder während Streß, erklären, ohne daß dieser Zusammenhang bisher bewiesen ist [39]. Während langzeitmanometrischer Untersuchungen im Dickdarm bei Patienten mit Reizdarm und funktioneller Diarrhöe traten während symptomatischer Phasen mit Leibschmerzen, Blähbeschwerden und Stuhldrang sehr häufig großamplitudige Kolonkontraktionen auf (s. Abb. 2). Umgekehrt wurde jedoch nur ein geringer Teil dieser Kontraktionen von den Patienten überhaupt empfunden, so daß noch andere Mechanismen, wie z.B. sensorische Störungen, zu der Entstehung der Symptome beitragen müssen [41]. Marcus u. Heaton konnten allerdings zeigen, daß durch Änderungen der Motilität die typischen Reizdarmsymptome wie Schmerzen, Blähungen und das Gefühl der unvollständigen Entleerung beeinflußt werden können [56]. Bei Reizdarmpatienten wurde die Symptomatik durch Laxativa gebessert, umgekehrt wurde bei gesunden Freiwilligen, die durch Loperamid obstipiert wurden, eine typische Reizdarmsymptomatik ausgelöst.

Zusammengefaßt kann eine Reihe von Motilitätsstörungen aber auch physiologische Motiliätsphänomene im Dünn- und Dickdarm mit abdominalen Schmerzen einhergehen. Es scheint aber, daß diese Mechanismen mit einer Änderung in der Darmperzeption einhergehen müssen, um die Symptome zu erzeugen.

Hypersensibilität des Darms beim Reizdarmsyndrom

Da die zuvor beschriebenen Motilitätsstörungen beim Reizdarmsyndrom allein nicht alle Symptome erklären können, werden zusätzlich Störungen in der Wahrnehmung von Darmfunktionen und von intraluminalen Reizen, wie z.B. Dehnung, als pathophysiologischer Mechanismus diskutiert. Zuerst wurde dies anhand von Ballondehnungen im Dickdarm gezeigt, wobei Reizdarmpatienten bereits bei geringeren Volumina Schmerzen angaben als Normalpersonen [65, 84]. Dabei bezog sich die höhere Empfindlichkeit nur auf die Schmerzschwelle bei rektaler Dehnung, während die Wahrnehmungsschwellen zwischen Reizdarmpatienten und Normalpersonen nicht unterschiedlich waren [87]. Die gesteigerten Dehnungsempfindungen werden über afferente Nerven im Splanchnikus, die zum thorakolumbalen Rückenmark ziehen, vermittelt [52]. Es steht aber gegenwärtig nur eine geringe Zahl von Untersuchungsstrategien zur Erforschung dieser afferenten Verbindungen zwischen Darm und Gehirn beim Menschen zur Verfügung, so daß deren genaue Rolle für die viszerale Hypersensitivität noch ungeklärt ist. Möglich sind periphere, spinale oder auch zentrale Änderungen in der Erregbarkeit viszeraler afferenter Nervenleitbahnen. Die Perzeptionsstörung scheint aber auf das Intestinum beschränkt zu sein, weil im Unterschied zu der gesteigerten Sensibilität des Darms auf schmerzhafte Dehnungsreize Reizdarmpatienten gegenüber somatischen, kutanen Schmerzreizen eine verminderte Empfindlichkeit zeigen [13]. Die viszerale Hypersensibilität wurde hingegen auch im Dünndarm nachgewiesen. So registrieren Reizdarmpatienten physiologische Motilitätsmuster des Dünndarms wie die Phase 3 des migrierenden Motorkomplexes häufiger als Normalpersonen als abdominale Empfindungen [44].

Unklar ist bei diesem Konzept nach wie vor, wie es zu einer solchen intestinalen Hypersensibilität kommen kann. Mögliche Erklärungen sind akute oder frühere Entzündungen [12, 57] oder allergische Reaktionen auf Nahrungsaufnahme [94]. Auch eine kolonunspezifische systemische Erkrankung wird diskutiert. Dafür sprechen nicht nur die erhöhte Reagibiliät und motorische Störungen in anderen Darmabschnitten wie Ösophagus [88], Magen [92], Gallenblase [37] und Dünndarm [43], sondern auch Hinweise auf eine allgemeine autonome Dysregulation beim Syndrom des irritablen Darms [1, 8].

Diagnostik

Organdiagnostik

Eine positive Diagnose des Reizdarmsyndrom aufgrund von pathophysiologischen Markern ist bis heute nicht möglich. Daher ist bei Vorliegen der entsprechenden Symptomkonstellation eine Organdiagnostik zum Ausschluß anderer Erkrankungen in gewissem Umfang unumgänglich. Nach internationalem Konsens sollte jedoch dabei die invasive Diagnostik auf ein Minimum beschränkt werden [76]. Insbesondere sollte darauf geachtet werden, daß bei gleichbleibender Symptomatik Untersuchungen nicht kurzfristig wiederholt werden. Andererseits muß besonders auf anamnestische Angaben über Gewichtsverlust, Fieber, Darmblutung oder eine kurzfristige Änderung in der Darmsymptomatik geachtet werden, da diese einer umfassenderen Abklärung bedürfen. Ist dies nicht der Fall, so ist in der Regel die Diagnostik auf das in Ta-

Tabelle 3. Minimaldiagnostik beim Syndrom des irritablen Darms

Blutbild
Blutsenkungsgeschwindigkeit
Stuhluntersuchung auf okkultes Blut
Rektosigmoidoskopie
Laktosetoleranztest oder H2-Atemtest mit Laktose

belle 3 angegebene Minimalprogramm zu beschränken. Insbesondere sollte dabei Wert auf den Ausschluß der Laktoseintoleranz gelegt werden, da sich deren Symptomatik und die des Reizdarmsyndroms oft nicht unterscheiden [22]. Aber auch bei Vorliegen einer nachweisbaren Laktoseintoleranz kann zusätzlich ein Reizdarmsyndrom bestehen, so daß darüber erst nach einer probatorischen laktosefreien Diät entschieden werden kann [22, 62]. Die in Tabelle 3 aufgeführte Rektosigmoidoskopie soll zum Ausschluß entzündlicher Darmerkrankungen bzw. zum Nachweis begleitender Störungen wie der Melanosis coli durchgeführt werden. Die oft empfohlene routinemäßige Rektumbiopsie kann dabei meist entfallen, da deren Wert zum Ausschluß der kollagenen Kolitis bei ansonsten normalem makroskopischen Befund nur bei dauerhafter wäßriger Diarrhöe gesichert ist [58]. Weitere Untersuchungen sind natürlich in Abhängigkeit von der individuellen Symptomatik und vom Alter des Patienten gelegentlich indiziert. Bei Erstdiagnostik und einem Alter von über 40 Jahren wird heute eine komplette Koloskopie oder eine Kolonröntgenuntersuchung angeraten [74]. Weitergehende Stuhluntersuchungen auf pathogene Keime, Würmer und Parasiten können bei vorherrschender Diarrhöe notwendig werden.

Funktionsdiagnostik

Funktionsuntersuchungen haben beim Reizdarmsyndrom nur dann einen Sinn, wenn sich daraus diagnostische oder therapeutische Konsequenzen ergeben würden. Eine positive Diagnose des Syndroms des irritablen Darms mittels eines Funktionstests ist bis heute nicht möglich, da es keinen einheitlichen pathophysiologischen Mechanismus gibt. Hingegen lassen sich Funktionsstörungen bei Untergruppen des Reizdarmsyndroms, insbesondere der mit vorherrschender Obstipation, nachweisen. So haben langzeitmanometrische Untersuchungen zeigen können, daß bei dieser Untergruppe die großamplitudigen fortgeleiteten Kontraktionen deutlich reduziert sind [15]. Der Nachweis dieser Störung hat jedoch für Diagnose und Therapie dieser Patienten nur selten Relevanz. Im Einzelfall empfiehlt sich bei Patienten mit Reizdarmsyndrom und vorherrschender Obstipation eine Dickdarmpassagezeitmessung mit röntgendichten Markern und eine anorektale Funktionsdiagnostik, um Patienten mit eine verzögerten Darmpassage oder einer funktionellen anorektalen Obstruktion von solchen zu unterscheiden, die nur das Gefühl einer Verstopfung bei normalen Funktionstests haben [80]. Dies hätte dann durchaus therapeutische Konsequenzen. Manometrische Untersuchungen im Dünn- oder Dickdarm haben bis heute keinen klinischen Stellenwert beim Reizdarmsyndrom. Im Einzelfall kann es für die Führung des Patienten hilfreich sein, ihm mittels einer Manometrie ein mögliches Korrelat seiner Beschwerden präsentieren zu können, um die positive Diagnose zu unterstützen [38]. Dies rechtfertigt aber nicht die Anwendung dieser aufwendigen Methoden bei allen Patienten.

Diagnostische Scores und Sicherheit der Diagnose

Mit dem Ziel aufgrund alleiniger Symptomkonstellationen [55] bzw. weniger klinischer Daten und laborchemischer Parameter [46] zu einer positiven Diagnose des Reizdarmsyndroms zu kommen, wurden diagnostische Scores bzw. diagnostische Kriterien definiert. Diese erreichen zwar für die Diagnosestellung des Reizdarmsyndroms eine hohe Spezifität von 74–95 %, aber nur eine geringe Sensitivität von 47–58 % [24, 71], so daß sie für die klinische Diagnose allein nicht ausreichen. Trotz der praktischen Unmöglichkeit, das Reizdarmsyndrom ohne Ausschlußdiagnostik positiv sicher zu diagnostizieren, wird allgemein empfohlen, schon zu einem frühen Zeitpunkt die Verdachtsdiagnose Syndrom des irritablen Darms positiv gegenüber dem Patienten zu formulieren. Diese Diagnose sollte dann erst im weiteren Verlauf durch die sich anschließende Organdiagnostik gefestigt werden [74]. Eine solch frühe Diagnose des Reizdarmsyndroms ist für die Führung des Patienten und den Erfolg therapeutischer Maßnahmen außerordentlich wichtig und muß dem Patienten gegenüber konsequent vertreten werden. Eine einmal gestellte Diagnose Reizdarmsyndrom ist sehr sicher, wie Langzeitbeobachtungen zeigen konnten [34]. Wichtig ist dabei jedoch, auf deutliche Änderungen in der Symptomatik im Verlauf zu achten und dann eine entsprechende Diagnostik einzuleiten.

Therapie

Allgemeiner Therapieplan

Eine erfolgreiche Behandlung des Reizdarmsyndroms erfordert eine überzeugende Diagnosestellung und einen den individuellen Bedürfnissen angepaßten Therapieplan. Da die oben genannten psychologischen Faktoren entscheidend die Schwere des Krankheitsbildes, das Krankheitsgefühl und das Krankheitsverhalten der Patienten beeinflussen, müssen diese Faktoren in jeden Therapieplan von vornherein miteinfließen. Dazu gehört die frühe positive Diagnose, die genaue Erklärung des funktionellen Charakters der Störungen und der dem Patienten überzeugend vermittelte Ausschluß organischer Erkrankungen. Wiederholte oder nutzlose Untersuchungen vermitteln eine Unsicherheit des Untersuchers mit seiner Diagnose und fördern das Mißtrauen des Patienten. Die exakte Evaluation der den Krankheitsprozeß auslösenden, verstärkenden oder unterhaltenden Allgemeinfaktoren bei dem einzelnen Patienten (z.B. akute Lebensbelastungen, Karzinophobie oder auch psychiatrische Störungen wie Depressionen) ist für einen solchen individuellen Therapieplan unverzichtbar. Eine diesen Problemen angepaßte, begleitende psychologische Unterstützung ist der Grundpfeiler jeder Therapie des Reizdarmsyndroms und sollte von dem primär behandelnden Arzt durchgeführt werden. Die meisten Patienten profitieren von dieser sog. kleinen Psychotherapie, so daß nur wenige Patienten die Hilfe von Psychologen oder Psychiatern oder eine Psychopharmakatherapie benötigen [69]. Diätetische oder medikamentöse Maßnahmen können diese Behandlung flankieren, wobei es bei der Heterogenität des Reizdarmsyndroms kein allen Symptomen Rechnung tragendes Therapeutikum geben kann. So ist es nicht verwunderlich, daß bis heute alle Studien zu medikamentösen Therapieansätzen des gesamten Symptomenkomplexes ohne überzeugenden Erfolg blieben oder aufgrund methodischer Mängel nicht überzeugten [45]. Hinzu kommt eine Plazeboansprechrate des Reizdarmsyndroms von 40–70%, was in der Praxis oft eine Pseudoeffektivität verschiedenster Maßnahmen suggeriert. Dieser starke Plazeboeffekt kann aber auch gezielt bei der Therapie mit entsprechend harmlosen Substanzen oder Maßnahmen ausgenutzt werden.

Diätetische Maßnahmen

Eine diätetische Beratung des Reizdarmpatienten ist wichtig. Bei Nachweis einer Laktoseintoleranz muß eine laktosefreie Diät zunächst strikt eingehalten werden, bevor die Restsymptomatik beurteilt werden kann. Individuelle Nahrungsmittelunverträglichkeiten sollten in einem Diätplan berücksichtigt werden, wobei insbesondere blähende Speisen generell gemieden werden sollten. Ansonsten gibt es keine spezifische Kostform des Reizdarmsyndroms. Wichtig sind regelmäßige Mahlzeiten in einer ruhigen Umgebung.

Die globale Effektivität einer konsequenten ballaststoffreichen Diät beim Reizdarmsyndrom konnte bisher nicht überzeugend belegt werden [9]. Zumindest bewirken Ballaststoffe in ausreichender Menge (> 30 g) eine Erleichterung bei der Obstipation und bei dem Symptom plötzlicher Stuhldrang [48]. Einige Patienten berichten unter ballaststoffreicher Diät auch über weniger Durchfälle und weniger Schmerzen. Hierbei könnte es sich aber auch um Plazebowirkungen handeln. Insgesamt erscheinen die Ballaststoffe, solange sie gut vertragen werden, als ein sicheres und kostengünstiges Therapeutikum der ersten Wahl, nicht zuletzt um den bedeutsamen Plazeboeffekt auszunutzen.

Medikamentöse Therapieansätze

In seiner kritischen Untersuchung aller kontrollierten Studien zur medikamentösen Behandlung des Reizdarmsyndroms der letzten 20 Jahre mußte Klein feststellen, daß keine dieser Studien überzeugte [45]. Oft waren die Eingangskriterien unklar, die Patientengruppen waren zu klein, die Studiendauer zu kurz oder es gab zu viele „drop-outs", um zu einer sinnvollen Aussage zu kommen. In anderen Untersuchungen waren die Studiendesign oder statistische Verfahren nicht adäquat. Fazit dieser wichtigen Untersuchung ist, daß es bis heute keine Substanz gibt, die sich als global wirksam beim Reizdarmsyndrom erwiesen hat. Daher sollte der Arzt darauf achten, daß der dauerhafte kostenträchtige Gebrauch dieser oft nicht nebenwirkungsfreien Medikamente beim Reizdarmsyndrom vermieden wird. Dennoch gibt es einen Platz für eine medikamentöse Behandlung, die sich dann aber an den individuell Im Vordergrund stehenden Symptomen orientieren sollte und nicht die Therapie des gesamten Symptomenkomplexes zum Ziel haben kann [74]. Folgende Substanzgruppen werden hierfür diskutiert:

Anticholinergika sind die am häufigsten untersuchten Reizdarmtherapeutika [35]. Aufgrund ihrer motilitätsreduzierenden Wirkung werden sie oft zur versuchsweisen Behandlung von abdominalen Schmerzen des Reizdarmpatienten eingesetzt, obwohl der Zusammenhang von gesteigerter Motilität und Schmerzentstehung nicht gesichert ist. Da diese Substanzen zudem mit typischen anticholinergen Nebenwirkungen einhergehen, sollten sie allenfalls nur kurzfristig in hochsymptomatischen Phasen eingesetzt werden. Weitere als spasmolytisch eingestufte Substanzen wie Mebeverin oder Pfefferminzöl sind in der Schmerzbehandlung des Reizdarmsyndroms wenig überzeugend [45, 61].

Zur Behandlung des beschleunigten Transits bei vorherrschendem Durchfall haben sich Opioide vom Typ Loperamid bewährt [10]. Auch Kalziumantagonisten können hier von Nutzen sein. Bei hartem Stuhl oder anderen Obstipationsbeschwerden sollte zunächst die Wirkung der Ballaststofftherapie abgewartet werden, bevor zusätzlich Medikamente appliziert werden. Prokinetika wie Cisaprid können dann eine positive Wirkung haben [79], ansonsten müssen Lanxanzien (z. B. Anthrachinone oder Bisacodyl) bedarfsweise eingesetzt werden, wodurch eine Verbesserung der Allgemeinsymptomatik der Reizdarmpatienten mit Obstipation erzielt werden kann [56].

Blähbeschwerden oder das Gefühl des aufgetriebenen Leibes lassen sich bisher durch kein Medikament zufriedenstellend behandeln [23], so daß die Wirksamkeit von symptomatischen Maßnahmen, wie z. B. Simethiconpräparaten, am ehesten durch den Plazeboeffekt zu erklären ist. Wichtiger erscheint hier eine diätetische Beratung zur Vermeidung blähender Speisen.

Neue Therapieansätze zielen auf die gesteigerte viszerale Sensibilität beim Reizdarmsyndrom. Hierzu gibt es nur experimentelle Ansätze und noch keine kontrollierten Studien. Folgende Substanzgruppen könnten dabei in der Zukunft eine Rolle spielen: Somatostatinanaloga vom Typ des Octreotids [11], Antagonisten spezieller Serotoninrezeptoren [70] und Kappa-Opiatrezeptor-Agonisten vom Typ des Fedotozins [25]. Auch Psychopharmaka wurden mit Erfolg beim Reizdarmsyndrom eingesetzt. Insbesondere Antidepressiva haben sich bei der Behandlung von Reizdarmpatienten mit vermehrter Ängstlichkeit oder Depression bewährt [14, 77]. Patienten mit Diarrhöe profitieren davon mehr als obstipierte Reizdarmpatienten, nicht zuletzt auch aufgrund der per se obstipierenden Wirkung der trizyklischen Antidepressiva [26].

Psychotherapie

Eine spezialisierte Psychotherapie ist indiziert, wenn die medizinischen Behandlungsmaßnahmen, flankiert von der „kleinen Psychotherapie", ohne Erfolg bleiben oder die pathologischen Persönlichkeitszüge und Verhaltensweisen der Patienten so vordergründig sind, daß ein vertrauensvolles Arzt-Patient-Verhältnis primär nicht erreichbar ist. Verschiedene kontrollierte Studien haben inzwischen die hohe Effizienz psychotherapeutischer Verfahren bei der Behandlung des ansonsten therapierefraktären Reizdarmsyndroms aufzeigen können. Dabei wurden vornehmlich 3 Behandlungsverfahren eingesetzt: Verhaltenstherapie, Hypnose und individuelle Psychotherapie.

Die Ergebnisse der Verhaltenstherapiestudien sind nicht einheitlich, wobei insbesondere die Kurzzeitwirkungen gegenüber der Standardbehandlung nicht überzeugend besser waren [28]. Eine Follow-up-Studie konnte hingegen zeigen, daß ein verhaltenstherapeutischer Ansatz, der Entspannung, Biofeedbacktraining und kognitive Therapie umfaßte, noch nach 2 Jahren eine signifikante Symptomreduktion bewirkte [4]. Pharmakologische Behandlungen konnten solch anhaltende Wirkungen nicht erzielen. Patienten mit psychiatrischen Störungen scheinen allerdings schlechter auf diese Therapieform anzusprechen [6]. Die Hypnose hat sich in verschiedenen Studien als sehr effizient bei der Therapie des therapierefraktären Reizdarmsyndroms erwiesen [29, 89]. Sie ist der alleinigen „kleinen Psychotherapie" und einer medizinischen Standardtherapie überlegen. Insbesondere sprechen dabei Patienten mit typischem Reizdarmsyndrom an (95%), wohingegen sich Patienten mit starken psychischen Auffälligkeiten, atypischen Symptomen oder solche mit einem Alter von über 50 Jahren weniger darunter besserten [90]. Bei der individuellen Psychotherapie wird auf eine sehr enge, intensive und vertrauensvolle Bindung zu dem Patienten Wert gelegt, wobei ihm die Zusammenhänge zwischen seinen abdominellen Symptomen und emotionalen Konflikten näher gebracht werden. In zwei kontrollierten Studien war dieses Behandlungsverfahren, das zusätzlich zu der konventionellen Therapie eingesetzt wurde, der alleinigen medizinischen Therapie hinsichtlich Symptomreduktion eindeutig überlegen [28, 69]. Über 60% der Patienten mit ansonsten therapierefraktärem Reizdarmsyndrom sprachen darauf an. Der Behandlungseffekt war bei einer Nachkontrolle nach einem Jahr noch vorhanden.

Zusammengefaßt sind Hypnose und individuelle Psychotherapie die derzeit wirkungsvollsten Therapieverfahren zur Behandlung des therapierefraktären Reizdarmsyndroms. Dabei sprechen auf die Hypnosebehandlung besonders Patienten ohne auffallende Psychopathologie an. Dies läßt sich wahrscheinlich dadurch erklären, daß mittels Hypnose Darmfunktionen wie die rektale Sensibilität und die Dickdarmmotilität selbst beeinflußt werden [64, 91]. Hingegen ist die individuelle Psychotherapie gerade für Patienten mit psychischen Störungen geeignet [28]. So sollte das psychopathologische Profil der Patienten die Entscheidung, welches Therapieverfahren gewählt wird, mitbestimmen.

Literatur

1. Aggarwal A, Cutis TF, Abell TL, Cardoso S, Familoni B, Bremer J, Karas J (1994) Predominant symptoms in irritable bowel syndrome correlate with specific autonomic nervous system abnormalities. Gastroenterology 106:945–950
2. Almy TP, Tulin M (1947) Alterations in colonic function in man under stress: experimental production of changes simulating the „irritable colon". Gastroenterology 8:616–626
3. Bassotti G, Gaburri M, Imbimbo BP, Rossi L, Farroni F, Pelli MA, Morelli A (1988) Colonic mass movements in idiopathic chronic constipation. Gut 29:1173–1179
4. Blanchard EB, Schwarz SP, Neffs DF (1988) Two year follow up of behavioral treatment of irritable bowel syndrome. Behav Ther 19:67–73
5. Blanchard EB, Scharff L, Schwarz SP, Suls JM, Barlow DH (1990) The role of anxiety and depression in the irritable bowel syndrome. Behav Res Ther 28:401–405
6. Blanchard EB, Scharff L, Payne A, Schwarz SP, Suls JM (1992) Prediction of outcome from cognitive-behavioral treatment of irritable bowel syndrome. Behav Res Ther 30: 647–650
7. Bommelaer G, Rouch M, Dapoigny M, Pais D, Loisy P, Gualino M, Tournut R (1986) Épidémiologie des troubles fonctionnels intestinaux dans une population apparemment saine. Gastroenterol Clin Biol 10:7–12
8. Camilleri M, Ford MJ (1994) Functional gastrointestinal disease and the autonomic nervous system: A way ahead? Gastroenterology 106:1114–1118
9. Cann PA, Read NW, Holdsworth CD (1984) What is the benefit of coarse wheat bran patients with irritable bowel syndrome? Gut 25:168–173
10. Cann PA, Read NW, Holdsworth CD, Barends D (1984) Role of loperamide and placebo in management of irritable bowel syndrome. Dig Dis Sci 29:239–247
11. Chey WD, Beydoun A, Hasler W, Kim M, Owyang C (1994) Octreotide reduces spinal afferent transmission in response to rectal electrical stimulation in diarrhea-predominant irritable bowel patients. Gastroenterology 106:A478
12. Collins SM (1992) Is the irritable gut an inflamed gut? Scand J Gastroenterol 27 (Suppl 192):102–105
13. Cook IJ, Eeden v A, Collins SM (1987) Patients with irritable bowel syndrom have greater pain tolerance than normal subjects. Gastroenterology 93:727–733
14. Creed F, Guthrie E (1989) Psychological treatment of the irritable bowel syndrome: a review. Gut 30:1601–1609
15. Crowell MD, Whitehead WE, Cheskin LJ, Schuster MM (1989) Twenty-four hour ambulatory monitoring or peristaltic activity from the colon in normals and constipation-predominant IBS patients. Gastroenterology 96:A103
16. Drossman DA, Sandler RS; McKee DC, Lovitz AJ (1982) Bowel patterns among subjects not seeking health care. Gastroenterology 83:529–534
17. Drossman DA, McKee DC, Sandler RS, Mitchell CM, Cramer EM, Lowman BC, Burger AL (1988) Psychological factors in the irritable bowel syndrome. A multivariate study of patients and non-patients with irritable bowel syndrome. Gastroenterology 95: 701–708
18. Drossman DA, Leserman J, Nachman G, Li Z, Gluck H, Toomey TC, Mitchell CM (1990) Sexual and physical abuse in women with functional or organic gastrointestinal disorders. Ann Intern Med 113:828–833
19. Drossman DA, Li Z, Andruzzi E, Temple R et al. (1993) US householder survey of functional gastrointestinal disorders. Dig Dis Sci 38:1569–1580
20. Enck P, Rausch K (1982) Soziographie und Epidemiologie einer psychosomatischen Krankheit (Morbus Crohn). Medizin Mensch Gesellschaft 7:190–196
21. Enck P, Wienbeck M (1993) Epidemiology and psychological factors of the irritable bowel syndrome. Eur J Gastroenterol Hepatol 5:979–989
22. Enck P, Kremer A, Kuhlbusch R, Niederau C, Erckenbrecht JF, Berges W (1990) Prevalence of lactose malabsorption among patients with functional bowel disorders. Z Gastroenterol 28:239–241

23. Fardy J, Sullivan SN (1988) Recent advances in pharmacotherapy: gastrointestinal gas. Can Med Assoc J 139:1137–1142
24. Frigerio G, Beretta A, Orsenigo G, Tadeo G, Imperiali G, Minoli G (1992) Irritable bowel syndrome. Still far from a positive diagnosis. Dig Dis Sci 37:164–167
25. Galmiche JP, de Meynard C, Abitbol JL, Scherrer B, Fraitag B (1994) Effects of Fedatozine in chronic idiopathic dyspepsia: a double blind, placebo controlled multicenter study. Gastroenterology 106:A502
26. Greenbaum DS, Mayle JE, Vanegeren LE et al. (1987) Effects of desipramine on irritable bowel syndrome compared with atropine and placebo. Dig Dis Sci 32:257–266
27. Guthrie E, Creed F (1994) The difficult patient: treating the mind and the gut. Eur J Gastroenterol Hepatol 6:489–494
28. Guthrie E, Creed F, Dawson D, Tomeson B (1991) A controlled trial of psychological treatment for the irritable bowel syndrome. Gastroenterology 100:450–457
29. Harvey RF, Hinton RA, Gunary RM, Barry RE (1989) Individual and group hypnotherapy in treatment of refractory irritable bowel syndrome. Lancet I:424–425
30. Heaton KW, Gosh S, Braddon FEM (1991) How bad are the symptoms and bowel dysfunction of patients with the irritable bowel syndrome? A prospective, controlled study with emphasis on stool form. Gut 32:73–79
31. Heaton KW, O'Donnell LJD, Braddon FEM, Mountford RA, Hughes AO, Cripps PJ (1992) Symptoms of irritable bowel syndrome in a British urban community: consulters and nonconsulters. Gastroenterology 102:1962–1967
32. Hislop IG (1971) Psychological significance of the irritable colon syndrome. Gut 12:452–457
33. Hislop IG (1979) Childhood deprivation: an antecedent of the irritable bowel syndrome. Med J Aust 1:372–374
34. Holmes KM, Salter RH (1982) Irritable bowel syndrome – a safe diagnosis? Br Med J 285:1533–1534
35. Ivey KJ (1975) Are anticholinergics of use in the irritable bowel syndrome? Gastroenterology 68:1300–1307
36. Jones R, Lydeard S (1992) Irritable bowel syndrome in the general population. Br Med J 304:87–90
37. Kamath PS, Gaisano HY, Phillips SF, Miller LJ, Charboneau JW, Brown ML, Zinsmeister AR (1991) Abnormal gallbladder motility in irritable bowel syndrome: evidence for target-organ defect. Am J Physiol 260:G375–376
38. Karaus M (1993) Untersuchungen der Dickdarmmotilität 1993: Auf der Schwelle zwischen Grundlagenforschung und klinischer Bedeutung. Z. Gastroenterol 31 (Suppl 3):61–65
39. Karaus M, Müller-Lissner SA (1993) Motility and lower gut symptoms. Eur J Gastroenterol Hepatol 5:990–998
40. Karaus M, Wienbeck M (1991) Colonic motility in humans – a growing understanding. Baillières Clin Gastroenterol 5:453–478
41. Karaus M, Körber J, Veltzke W, Hampel KE (1993) Symptom correlates of colonic motor patterns in patients with IBS. Gastroenterology 104:A531
42. Kellow JE, Phillips SF (1987) Altered small bowel motility in irritable bowel syndrome is correlated with symptoms. Gastroenterology 92:1885–1893
43. Kellow JE, Phillips SF, Miller LJ, Zinsmeister AR (1988) Dysmotility of the small intestine in irritable bowel syndrome. Gut 29:1236–1243
44. Kellow JE, Gill RC, Wingate DL (1990) Prolonged ambulant recordings of small bowel motility demonstrate abnormalities in the irritable bowel syndrome. Gastroenterology 98:1208–1218
45. Kellow JE, Eckersley GM, Jones MP (1991) Enhanced perception of physiological intestinal motility in the irritable bowel syndrome. Gastroenterology 101:1621–1627
46. Klein KB (1988) Controlled treatment trials in the irritable bowel syndrome: a critique. Gastroenterology 95:232–241
47. Kruis W, Thieme C, Weinzierl M, Schüssler P, Holl J, Paulus W (1984) A diagnostic score for the irritable bowel syndrome. Gastroenterology 87:1–7
48. Kumar D, Wingate DL (1985) The irritable bowel syndrome: A paroxysmal motor disorder. Lancet II:973–977

49. Lambert J, et al. (1991) The value of prescribed ‚high-fibre' diets for the treatment of the irritable bowel syndrome. Eur J Clin Nutr 45:601–609
50. Lasser RB, Bond JH, Levitt MD (1975) The role of intestinal gas in functional abdominal pain. N Engl J Med 293:524–526
51. Latimer PR (1981) Irritable bowel syndrome: a behavioural model. Behav Res Ther 19:475–483
52. Latimer P, Sarna S, Campbell D, Latimer M, Waterfall W, Daniel EE (1981) Colonic motor and myoelectrical activity: a comparative study of normal subjects, psychoneuroic patients, and patients with irritable bowel syndrome. Gastroenterology 80:893–901
53. Lembo T, Munakata J, Mertz H, Niazi N, Kodner A, Nikas V, Mayer EA (1994) Evidence for the hypersensitivity of lumbar splanchnic afferents in irritable bowel syndrome. Gastroenterology 107:1686–1696
54. Liss JL, Alpers D, Woodruff RA Jr (1973) The irritable colon syndrome and psychiatric illness. Dis Nerv Sys 34:151–157
55. Lowman BC, Drossman DA, Cramer EM, McKee DC (1987) Recollection of childhood events in adults with irritable bowel syndrome. J Clin Gastroenterol 9:324–330
56. Manning AP, Thompson WG, Heaton KW, Morris AF (1978) Towards positive diagnosis of the irritable bowel. Br Med J 2:653–654
57. Marcus SN, Heaton KW (1987) Irritable bowel-type symptoms in spontaneous and induced constipation. Gut 28:156–159
58. Mayer EA (194) The sensitive and reactive gut. Eur J Gastroenterol Hepatol 6:470–477
59. McIntosh DG, Thompson WG, Patel DG, Barr R, Guindi M (1992) Is rectal biopsy necessary in irritable bowel syndrome? A J Gastroenterol 87:1407–1409
60. Mechanic D (1983) Adolescent health and illness behavior: review of the literature and a new hypothesis for the study of stress. J Hum Stress 9:4–13
61. Mendeloff AI, Monk M, Siegel CI, Lilienfeld A (1970) Illness experience and life stresses in patients with irritable colon and with ulcerative colitis. An epidemiologic study of ulcerative colitis and regional enteritis in Baltimore, 1960–1964. New Engl J Med 282:14–17
62. Nash P, Gould SR, Bernardo DE (1986) Peppermint oil does not relieve the pain of irritable bowel syndrome. Br J Clin Pract 40:292–293
63. Pena AS, Truelove SC (1972) Hypolactasia and the irritable bowel syndrome. Scand J Gastroenterol 7:433–438
64. Pimparkar BD (1970) Irritable colon syndrome. J Indian Med Assoc 54:95–105
65. Prior A, Colgan SM, Whorwell PJ (1990) Changes in rectal sensitivity after hypnotherapy in patients with irritable bowel syndrome. Gut 31:896–898
66. Ritchie JA (1973) Pain from distension of the pelvic colon by inflating a balloon in the irritable bowel syndrome. Gut 14:125–132
67. Sandler RS (1990) Epidemiology of irritable bowel syndrome in the United States. Gastroenterology 99:409–415
68. Sarna SK (1989) Colonic electrical control activity as an indicator of colonic motor function. In: Read NW (ed) Gastrointestinal motility: Which test? Wrightson Biomedical, Petersfeld, pp 203–211
69. Snape WJ Jr, Carlson GM, Cohen S (1976) Colonic myoelectric activity in the irritable bowel syndrome. Gastroenterology 70:326–330
70. Svedlund J, Sjödin I, Ottosson JO, Dotevall G (1983) Controlled study of psychotherapy in irritable bowel syndrome. Lancet II:589–592
71. Talley NJ (1992) 5-hydroxytryptamine agonists and antagonists in the modulation of gastrointestinal motility and sensation: clinical implications. Aliment Pharmacol Ther 6:273–289
72. Talley NJ, Phillips SF, Mulvihill C, Wiltgen C, Zinsmeister AR (1990) Diagnostic value of the Manning criteria in irritable bowel syndrome. Gut 31:77–81
73. Talley NJ, Zinsmeister AR, VanDyke C, Melton III LJ (1991) Epidemiology of colonic symptoms and the irritable bowel syndrome. Gastroenterology 101:927–934
74. Talley NJ, Weaver AL, Zinsmeister AR, Melton LJ (1992) Onset and disappearance of gastrointestinal symptoms and functional gastrointestinal disorders. Am J Epidemiol 136:165–167

75. Thompson WG (1993) Irritable bowel syndrome: pathogenesis and management. Lancet 341:1569–1572
76. Thompson WG, Heaton KW (1980) Functional bowel disorders in apparently healthy people. Gastroenterology 79:283–288
77. Thompson WG, Creed F, Drossman DA, Heaton KW, Mazzacca G (1992) Functional bowel disease and functional abdominal pain. Gastroenterol Int 5:75–91
78. Tollefson GD, Luxenberg M, Valentine R, Dunsmore G, Tollefson SL (1991) An open label trial of alprazolam in comorbid irritable bowel syndrome and generalized anxiety disorder. J Clin Psychiatr 52:502–503
79. Trotman IF, Price CC (1986) Bloated irritable bowels syndrome defined by dynamic ^{99m}Tc bran scan. Lancet II:364–366
80. Van Outryve M, Milo R, Capozzi C, Verlinden M (1991) Prokinetic treatment of constipation predominant irritable bowel syndrome: a placebo-controlled study of cisapride. J Clin Gastroenterol 13:49–57
81. Wald A (1986) Colonic transit and anorectal manometry in chronic idiopathic constipation. Arch Int Med 136:1713–1716
82. Walker EA, Roy-Byrne PP, Katon WJ, Li L, Amos D, Jiranek G (1990) Psychiatric illness and irritable bowel syndrome: a comparison with inflammatory bowel disease. Am J Psychiatry 154:1656–1661
83. Welgan P, Meshkinpour H, Beeler M (1988) Effect of anger on colon motor and myoelectric activity in irritable bowel syndrome. Gastroenterology 94:1150–1156
84. West KL (1970) MMPI correlates of ulcerative colitis. J Clin Psychol 26:214–229
85. Whitehead WE, Engel BT, Schuster MM (1980) Irritable bowel syndrome. Physiological and psychological differences between diarrhea-predominant and constipation-predominant patients. Dig Dis Sci 25:404–413
86. Whitehead WE, Winget C, Fedoravicius AS, Wooley S, Blackwell B (1982) Learned illness behaviour in patients with irritable bowel syndrome and peptic ulcer. Dig Dis Sci 27:202–208
87. Whitehead WE, Bosmajian I, Zonderman AB, Costa PT Jr, Schuster MM (1988) Symptoms of psychologic distress associated with irritable bowel syndrome: comparison of community and medical clinic samples. Gastroenterology 95:709–714
88. Whitehead WE, Holtkotter B, Enck P, Hoelzl R, Homes KD, Anthony J, Shabsin HS, Schuster MM (1990) Tolerance for rectosigmoid distension in irritable bowel syndrome Gastroenterology 98:1187–1192
89. Whorwell PJ, Clouter C, Smith CL (1981) Oesophageal motility in the irritable bowel syndrome. Br Med J 282:1101–1102
90. Whorwell PJ, Prior A, Faragher EB (1984) Controlled trial of hypnotherapy in the treatment of severe refractory irritable bowel syndrome. Lancet II:1232–1234
91. Whorwell PJ, Prior A, Colgan SM (1987) Hypnotherapy in severe irritable bowel syndrome: Further experience. Gut 28:423–425
92. Whorwell PJ, Houghton LA, Taylor EE, Maxton DG (1992) Physiological effects of emotion: assessment via hypnosis. Lancet II:69–72
93. Wijk HJV, Smout AJPM, Akkermans LMA. Roelofs JMM (1992) Gastric emptying and dyspeptic symptoms in the irritable bowel syndrome. Scand J Gastroenterol 27:99–102
94. Young SJ, Alpers DH, Norland CC, Woodruff RA Jr (1976) Psychiatric illness and the irritable bowel syndrome: Practical implications for the primary physician. Gastroenterology 70:162–166
95. Zwetchkenbaum JF, Burakoff F (1988) Food allergy and the irritable bowel syndrome. Am J Gastroenterol 83:901–904

12 Obstipation

Pathophysiologie

K.-H. Fuchs, M. Sailer und M. Kraemer

Epidemiologie und Definition

Die Prävalenz von Obstipationsbeschwerden wird in den westlichen Industrieländern auf zwischen 5 und 10 % geschätzt, in den USA liegt die Prävalenz der schweren Obstipation bei 2–5 %. Besonders unter den älteren Menschen kann der Anteil der Personen, die regelmäßig unter obstipationsbedingten Beschwerden leiden, 20 % der entsprechenden Altersschicht in der Bevölkerung erreichen [17, 23]. Betroffen sind überwiegend Frauen und ältere Menschen, bei denen nicht selten ein jahrzehntelanger Laxanzienabusus zu erheben ist, obwohl Abführmittel seit längerem von den Krankenkassen nicht mehr bezahlt werden und die Erkenntnis der schädigenden Wirkung einer dauerhaften Laxanzieneinnahme zunehmend Verbreitung gefunden hat [10].

Obstipation kann für die Betroffenen mit einer geringen Störung des alltäglichen Lebens einhergehen, sie kann aber auch zu einer erheblichen Einschränkung der Lebensqualität mit Nachfolgeerscheinungen führen [6, 24].

Der Begriff Obstipation wird durchaus nicht einheitlich verwendet oder gar verstanden. Er muß deshalb in einer sorgfältigen Anamnese näher differenziert und überprüft werden. Verschiedene Autoren, aber auch die Betroffenen selbst verstehen darunter so unterschiedliche Dinge wie eine Reduktion der Stuhlfrequenz, die Verhärtung des Stuhls, das Gefühl der inkompletten Stuhlentleerung, die Reduzierung des Stuhlvolumens sowie die Notwendigkeit von zusätzlichen Maßnahmen wie übermäßiges Pressen oder Manipulationen, um eine Stuhlentleerung herbeizuführen. Spezifiziert man nun bei der Definition der Obstipation einen dieser Parameter, so wird man nicht allen Patienten mit dieser komplexen Störung gerecht und verliert dabei die Sensitivität der Definition. Darüber hinaus bestehen in Abhängigkeit vom Kulturkreis, besonders den Ernährungsgewohnheiten und dem Zivilisationsgrad, erhebliche Unterschiede bezüglich einer „normalen" Stuhlentleerung und „normalen" Stuhlfrequenz. Unter den ballaststoffarmen Ernährungsgewohnheiten der westlichen Zivilisation liegt die Stuhlfrequenz bei normalen gesunden Probanden zwischen 3 Entleerungen am Tag und 3 Entleerungen in der Woche. Unter dieser eher weitgefaßten Definition lassen sich sicher auch die Personen klassifizieren, die latent und ernährungsbedingt obstipiert sind.

Zweifellos besteht hier eine erhebliche Überlappungszone zwischen Patienten mit symptomfreien Stuhlgewohnheiten und solchen mit latenter oder manifester Störung und beginnender Einschränkung der Lebensqualität. Sicherlich ist die landläufige Definition einer Verstopfung ebenso unzureichend wie ein seltener oder in der Konsistenz zu harter Stuhlgang. Tatsächlich gibt es selbst hochgradig obstipierte Patienten, die mehrmals täglich breiigen Stuhl absetzen. Oft sind gerade breiiger Stuhl und Blähungen Ausdruck einer latenten Obstipation. Dies kann von einer übermäßigen bakteriellen Vergärung des Stuhls infolge einer verlängerten Darmpassage verursacht werden [26].

Eine bessere Definition könnte eine erweiterte Form sein, in der Patienten mit einer erschwerten, unregelmäßigen, manchmal schmerzhaften Defäkation zusammengefaßt werden. Diese erweiterte Definition beinhaltet auch die unter dem Begriff der anorektalen Obstruktion zusammengefaßten Störungen und Probleme, die auf strukturelle und funktionelle Störungen im Anorektum und Beckenboden zurückgeführt werden können. Eine mehr quantifizierte Definition wird von einer internationalen Arbeitsgruppe von Spezialisten angegeben, die unter chronischer Obstipation die regelmäßige Notwendigkeit bei mehr als 25 % der Defäkationen zum heftigen Pressen angeben, um ohne zusätzliche Maßnahmen, wie pharmakologische, chemische oder mechanische Hilfsmittel, eine Defäkation zu erzielen und/oder eine Stuhlfrequenz von weniger als 3mal pro Woche mit Beschwerden angeben [1].

Vielen Definitionen gemeinsam ist die Angabe einer Stuhlfrequenz von weniger als 3mal pro Woche und die Angabe des Patienten, auffallend stark zu pressen bzw. an einem erschwerten unregelmäßigen und manchmal schmerzhaften Defäkationsvorgang zu leiden. Die intraindividuelle Veränderung der Stuhlgewohnheiten eines Patienten kann ebenfalls die Diagnose einer Obstipation rechtfertigen, selbst wenn sich die Stuhlfrequenz im „Normalbereich" bewegt.

Pathophysiologische Ursachenkomponenten

Die oben genannten Beschwerden und Symptome können eine Vielzahl von Ursachen haben. Bei der Obstipation scheint eine gestörte Motilität eine zentrale Rolle zu spielen. Das Kolon ist normalerweise für den Flüssigkeitsentzug des Stuhls verantwortlich, so daß täglich nur etwa 50–100 ml Flüssigkeit über den Stuhl ausgeschieden werden. Die Flüssigkeitsresorption erfolgt im proximalen Kolon, von dem aus der Darminhalt durch sog. „giant motor complexes" in das linke Kolon gelangt. Das Sigma hat eine gewisse Sammelfunktion, bevor der Stuhl in das Rektum vorgetrieben wird und zur Defäkation bereitsteht. Im Rektum wird bei Stuhlfüllung über Dehnungsrezeptoren eine unwillkürliche Erschlaffung des M. sphincter ani internus (sog. Internusrelaxation) und der Puborektalisschlinge sowie eine willkürliche Kontraktion des M. sphincter ani externus ausgelöst. Über das sensible Anoderm erfolgt die Feinsteuerung und der willkürliche Einfluß. Wenn alle Mechanismen optimal funktionieren, stellt die Bauchpresse lediglich ein zusätzliches Hilfsmittel dar, um den Stuhl auszutreiben.

Tabelle 1. Funktionelle Obstipation

1. Kolontransitstörung:
   „slow transit constipation"
   „colonic inertia"
   segmental verzögerter Transit
   idiopathische intestinale Pseudoobstruktion
   Colon elongatum
   Colon irritabile
2. Funktionelle anorektale Obstruktion:
   Rektozele
   Enterozele
   Rektumintussuszeption
   Anismus
   postoperative Obstruktion (Rektopexie)

Die Ursachen der Obstipation können bei ihrer Vielfalt in 3 verschiedene große Gruppen eingeteilt werden. Man unterscheidet eine chronisch-idiopathische, eine funktionelle oder primäre Form. Mit der zunehmenden Erkenntnis der kolorektoanalen Physiologie und infolge der Entwicklung verfeinerter diagnostischer Möglichkeiten gelingt es, einige funktionelle Hintergründe dieser Störungen zu erkennen und differenzieren zu lernen [2, 4, 8, 17, 19, 26]. Da zunehmend die Ursachenmechanismen aufgedeckt werden, ist der Begriff „idiopathisch" heutzutage in den wenigsten Fällen gerechtfertigt. Einige Autoren ziehen die Bezeichnung „therapierefraktäre Obstipation" vor, da es sich häufig um konservativ, mit konventionellen Maßnahmen nicht therapierbare Obstipationsformen handelt. Aber auch diese Bezeichnung beschreibt nur einen Teil des Problems. Am sinnvollsten erscheint der Begriff der funktionellen Obstipation (Tabelle 1).

Funktionelle Obstipation

Die Diagnose einer funktionellen (oder idiopathischen) Obstipation kann sicher erst dann etabliert werden, wenn alle anderen Ursachen durch umfassende Untersuchungen ausgeschlossen sind. Danach können die Patienten mit einer funktionellen Obstipation in solche eingeteilt werden, deren Transit gestört ist oder bei denen eine funktionelle anorektale Obstruktion besteht.

Kolontransitstörungen können auf einer globalen Kolonmotilitätsstörung (Inertia coli) beruhen [20]. Dabei ist der gesamte Transit durch das Kolon verzögert und therapeutisch durch konservative Maßnahmen schwer zu beeinflussen. Ursachen einer primär verlangsamten Kolonmotilität sind bisher wenig bekannt. Ähnlich der gestörten Motilität bei der Achalasie im Ösophagus kann im Kolon eine Degeneration des Auerbach- und/oder Meißner-Plexus gefunden werden, wobei die Ursache der Degeneration ungeklärt bleibt [22]. Auch Patienten mit kombinierter globaler Kolontransitstörung und anorektaler Obstruktion sind beschrieben [9, 12]. Zum anderen können auch segmentale Transitstörungen vorliegen, typischerweise im Colon sigmoideum [16].

Zwei weitere Passagestörungen seien in diesem Zusammenhang ebenfalls erwähnt, 1. die idiopathische intestinale Pseudoobstruktion (Ogilvie-Syndrom), die eine primäre Motilitätsstörung auch des Kolons darstellt und ein Beschwerdebild ähnlich dem mechanischen Ileus bieten kann [18]. Darüber hinaus wird die Obstipation oftmals beim Colon irritabile (s. Karaus, S. 809) beschrieben.

Die funktionelle anorektale Obstruktion oder auch „pelvic outlet obstruction" wurde in den letzten Jahren näher untersucht. Bei diesen Patienten können schwerwiegende morphologische Veränderungen und/oder funktionelle Störungen des rektoanalen Kontinenzsystems für das Beschwerdebild verantwortlich gemacht werden. So werden diese Stuhlentleerungsstörungen entweder mechanisch durch eine Obstruktion der Stuhlpassage oder funktionell durch einen gestörten Defäkationsablauf verursacht [3, 14, 24, 27].

Die morphologischen Veränderungen sind Rektumintussuszeptionen, Rektozelen oder höher gelegene Enterozelen. Durch Einwölbung oder gar Einklemmung eines Teils der Rektumwand in das Darmlumen oder in den Analkanal kann die freie Stuhlpassage behindert werden. Die Behinderung der Stuhlpassage muß nicht immer auf einem lumenversperrenden Prozeß beruhen. Gerade bei der Rektozele ist die indirekte Form der Obstruktion durch eine Überdehnung der Rektumampulle erklärbar. Diese häufig bei Frauen bestehende Form der Entleerungsstörung kommt dadurch zustande, daß beim Defäkationsvorgang der Stuhl in die Rektozele gepreßt wird, deren Wand nicht in der Lage ist, den Stuhl wieder herauszupressen. Hierdurch wölbt sich taschen- oder sackförmig die vordere Rektozele stuhlgefüllt in die Scheide vor. Manche Patientinnen können sich nur dadurch behelfen, daß sie die hintere Scheidenwand manuell stabilisieren oder gar massieren, um das Rektum zu entleeren.

Mechanisch bedingte Stuhlentleerungsstörungen können auch postoperative, z.B. infolge von Hysterektomien und Rektopexien, auftreten [25]. Nach Hysterektomien ist insgesamt eine vermehrte Anfälligkeit für alle Formen der Beckenbodeninsuffizienz zu verzeichnen (siehe dort). Hinzu kommt, daß bei diesen Patienten das häufig schon von vorneherein elongierte Sigma oder gar Transversum als Darmkonvolut siphonartig in das kleine Becken herabhängt, was zur Abknickung und somit zu Erschwernissen des Stuhltransportes führen kann (Abb. 1). Diese Kolonelongationen, entweder segmental oder das gesamte Kolon betreffend, können natürlich, müssen aber nicht zwangsläufig zu erheblichen Passagestörungen führen. Die nach Rektopexien manchmal zu beobachtenden Stuhlentleerungsstörungen beruhen in der Regel auf einer zu breiten Anheftung des Rektums, was die Stuhlpassage mechanisch behindert [21, 26]. Zusätzlich kann es in Fällen, bei denen nicht gleichzeitig eine Sigmaresektion durchgeführt wurde, auch hier zu Abknickungsphänomenen zwischen dem nach oben gestrafften Rektum und dem dadurch noch mehr nach kaudal in das kleine Becken hineinhängenden Sigma kommen.

Der Begriff „Anismus" beschreibt die paradoxe Kontraktion des M. puborectalis während der Defäkation [3, 6,11]. Die Puborektalisschlinge ist Teil der

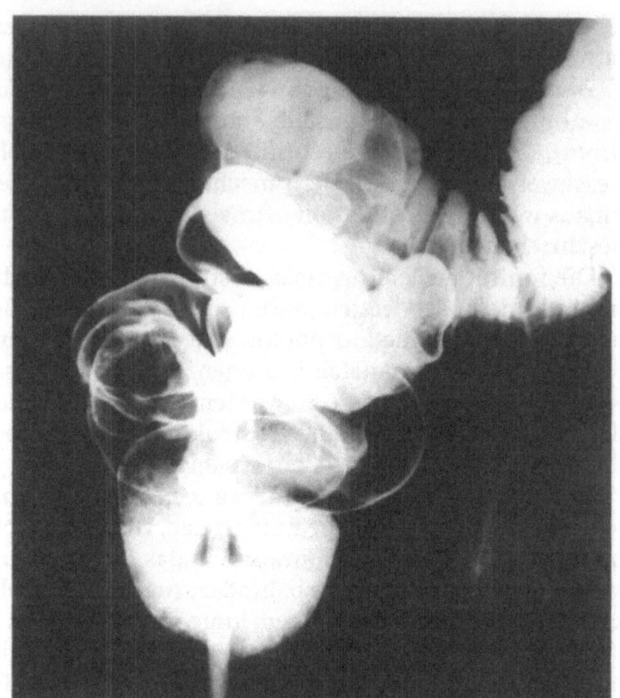

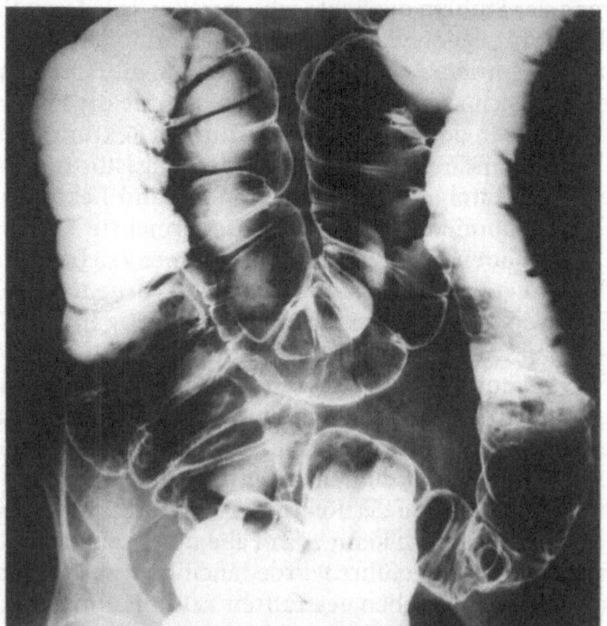

Abb. 1. Colon elongatum mit Passagestörungen

Levatormuskulatur. Sie verschließt den anorektalen Übergang und zieht ihn in Richtung auf das Schambein, wodurch eine kontinenzbegünstigende Abwinkelung zwischen Analkanal und Rektum (anorektaler Winkel) erreicht wird. Während der Defäkation relaxiert die Schlinge im Normalfall, und es kommt zu einer Vergrößerung des anorektalen Winkels, was eine weite trichterförmige Öffnung des Analkanals zur Folge hat. Im Gegensatz dazu kommt es bei Patienten mit Anismus nicht zu einer Relaxierung der Puborektalisschlinge, sondern diese bleibt kontrahiert oder die Kontraktion wird paradoxerweise verstärkt. Dies führt zu einer erheblichen Widerstandserhöhung im Analkanal und zur Behinderung der Defäkation. Diese Patienten sind gezwungen, bei der Defäkation den Widerstand der kontrahierten Puborektalisschlinge mit Hilfe der Bauchpresse zu überwinden, um den Stuhl über dieses Passagehindernis hinwegzupressen. Dieser Mechanismus führt neben der Behinderung des Defäkationsvorganges zu einer langfristigen Überdehnung aller Strukturen des Beckenbodens, die schließlich in eine manifeste Beckenbodeninsuffizienz mündet (s. dort).

Akute Erkrankungen, wie z.B. Analfissuren oder chronisch entzündliche Darmerkrankungen, können im Verlauf ebenfalls Obstipationsbeschwerden verursachen, sollten aber bei der objektiven proktologischen Untersuchung auffallen. Üblicherweise stehen auch andere Symptome im Vordergrund, die für eine Diagnosesicherung richtungsweisend sind.

Weitere Ursachen der Obstipation sind in Tabelle 2 zusammengefaßt und fallen unter die Gruppe der medikamenteninduzierten bzw. sekundären Obstipationsformen. Eine Reihe endokriner Erkrankungen und Stoffwechselstörungen kann von einer Obstipation begleitet sein [13, 26]. Hier sind insbesondere die Schilddrüsenunterfunktion, alle Arten der Hyperkalzämie, Hyperphosphatämie und seltener auch das Phäochromozytom zu nennen. In manchen Fällen ist während der Schwangerschaft eine vermehrte Obstipationsneigung zu verzeichnen. Die weiblichen Geschlechtshormone scheinen, aufgrund ihrer pharmakologischen Wirkung auf die glatte Muskulatur, eine Obstipation zu begünstigen.

Eine Vielzahl neurologischer Störungen kann zur Obstipation führen [13, 26]. Die angeborene Agangliose des Auerbach-Plexus (Morbus Hirschsprung) ist selten, kann aber insbesondere in der kurzen und ultrakurzen Variante verspätet im Erwachsenenalter durch eine schwerwiegende Obstipation auffallen [5]. Häufiger sind erworbene Schädigungen des Plexus myentericus. Ursachen hierfür sind insbesondere ein langjähriger Laxanzienabusus (z.B. Bisacodylpräparate), aber auch die chronische Einnahme anderer Medikamente, wie z.B. Anticholinergika, trizyklischer Antidepressiva und Neuroleptika. Eine direkte Schädigung der Innervation kann auch durch Sklerodermie, Diabetes mellitus, Morbus Crohn und Amyloidose verursacht werden. Diese Schädigung der autonomen Darmnerven verursacht Störungen der Peristaltik und kann schließlich zu einer Dilatation des Darmes führen und damit eine funktionelle Obstruktion auslösen. Eine weitere neurologische Variante ist die sog. „traumatische" Obstipation als Folge von Rückenmarksverletzungen [7]. Die Ursachen hierfür sind neben dem Verlust der sensiblen Wahrnehmung und

Tabelle 2. Mit einer Obstipation assoziierte Erkrankungen und Medikamente

Endokrine Erkrankungen und Stoffwechselstörungen:
Hypothyreose
Hyperparathyreoidismus
Phäochromozytom
Diabetes mellitus
Urämie
Amyloidose
Hyperkalzämie, Hypokaliämie
Neurologische Erkrankungen:
zentrale Störungen (z.B. Tumoren, zerebrovaskulär)
Morbus Hirschsprung
erworbene Schädigung des Plexus myentericus
traumatische Obstipation
Morbus Parkinson
Psychiatrische Erkrankungen:
Depression
Angstzustände
Medikamentöse Ursachen:
Anästhetika
Analgetika
Anticholinergika
Antazida, Kalzium und Aluminium
Antikonvulsiva
Antidepressiva (z.B. Monoaminoxidaseinhibitoren, Phenothiazin, Trizyklika)
Antihistaminika
Bariumsulfat
Wismuth
Diuretika, Hypokaliämie
Parkinson-Therapeutika
Ganglionblocker
Eisen
Hypotensiva
Laxativa
Muskelrelaxanzien
Opiate, Kodein, Dihydrokodein
Oralkontrazeptiva
Psychotrope Medikamente

kortikalen Steuerungsmöglichkeit der Defäkation, die Unterbrechung der sakralen Segmente des Rückenmarks mit der parasympathischen Versorgung des Anorektums, wodurch eine normale Stuhlentleerung verhindert wird.

Literatur

1. Akkermans LMA, Birkner B, Bleijenberg G et al. (1989) In: Müller-Lissner SA, Akkermans LMA (Hrsg) Chronische Obstipation und Stuhlinkontinenz. Springer, Berlin Heidelberg New York Tokyo, S 9–14
2. Barnes PRH, Lennard-Jones JE (1985) Balloon expulsion from the rectum in constipation of different types. Gut 26:1049–1052

3. Bartolo DCC, Roe AM, Virjee J, Mortensen NJMcC, Locke-Edmunds JC (1988) An analysis of rectal morphology in obstructed defaecation. Int J Colorectal Dis 3:17–22
4. Bassotti G, Crowell MD, Whitehead WE (1993) Contractile activity of the human colon: lessons from 24 hour studies. Gut 34:129–133
5. Debus ES, Beese G, Kirchner T, Thiede A (1993) Morbus Hirschsprung – eine seltene Ursache schwerster Obstipation bei einem 56jährigen Patienten. Kontinenz 2:76–79
6. Dent OF, Goulston JH, Zubrzycki J, Chapuis (1986) Bowel symptoms in an apparently well population. Dis Colon Rect 29:243
7. Devroede G, Arhan P, Duguay C (1979) Traumatic constipation. Gastroenterology 77: 1258–1267
8. Freys SM, Fuchs K-H, Heimbucher J, Beese G, Thiede A (1993) Vektorvolumen-Bestimmung des analen Sphinktersystems. Kontinenz 2:67–70
9. Henry MM (1989) Surgery for constipation. Br Med J 298:346
10. Hutt HJ (1991) Abführmittel zwischen Nutzen und Mißbrauch. Coloproctology 13, 6:383–384
11. Johansson C, Ihre T, Ahlback SO (1985) Disturbances in the defecation mechanism with special reference to intussusception of the rectum (internal procidentia). Dis Colon Rectum 28:920–924
12. Keighley MRB, Shouler P (1984) Outlet syndrome: is there a surgical option? J R Soc Med 77:559–563
13. Kruis W (1989) Obstipation als Begleitsymptom und als unerwünschte Arzneimittelwirkung. In: Müller-Lissner SA, Akkermans LM (Hrsg) Chronische Obstipation und Stuhlinkontinenz. Springer, Berlin Heidelberg New York Tokyo, S 201–211
14. Kuijpers HC (1990) Application of the colorectal laboratory in diagnosis and treatment of functional constipation. Dis Colon Rect 33:35–39
15. Kujpers HC, Bleijenberg G (1985) The spastic pelvic floor syndrome. A cause of constipation. Dis Colon Rectum 28:669–672
16. Metcalf AM, Philips SF, Zinsmeister AR, MacCarty RL, Beart RW, Wolff BG (1987) Simplified assessment of segmental colonic transit. Gastroenterology 92:40–47
17. Müller-Lissner SA (1990) Welche Formen der Obstipation können von einer Behandlung mit motilitätswirksamen Pharmaka profitieren? Z Gastroent (Suppl 1) 28:89–91
18. Ogilvie M (1948) Large intestine colic due to sympathic deprivation: A new clinical syndrome. Br Med J, II:671
19. Pemberton JH, Rath DM, Ilstrup DM (1991) Evaluation and surgical treatment of severe chronic constipation. Ann Surg 214:403–413
20. Read NW, Timms JM, Barfield LJ, Donnelly TC, Bannister JJ (1986) Impairment of defecation in young women with severe constipation. Gastroenterology 90:53–60
21. Schneider J, Kraemer M, Thiede A (1993) Therapie der Beckenbodeninsuffizienz. Dtsch Med Wschr 118:869–872
22. Smith B, Grace RH, Todd IP (1977) Organic constipation in adults. Br J Surg 64:313–314
23. Sonnenberg A (1989) Epidemiologie der analen Inkontinenz. In: Müller-Lissner SA, Akkermans LM (Hrsg) Chronische Obstipation und Stuhlinkontinenz. Springer Berlin Heidelberg New York Tokyo, S 157–162
24. Talley NJ, Weaver AL, Zinsmeister AR, Melton LJ (1993) Functional constipation and outlet delay: a population-based study. Gastroenterology 105:781–790
25. Taylor T, Smith AN, Fulton PM (1989) Effect of hysterectomy on bowel function. Br Med J 299:300–301
26. Thiede A, Kraemer M, Fuchs K-H (1995) Diagnostik der chronischen Obstipation. Dtsch Med Wschr 120:449–453
27. Watier A, Devroede G, Duguay C, Duranceau A, Arhan P, Toppercar A (1979) Mechanisms of idiopathic constipation: colonic inertia. Gastroenterology 76:1267

12

Diagnostik

M. KRAEMER, D. BUSSEN und M. GRAF

Zur gezielten diagnostischen Abklärung einer chronischen Obstipation steht eine Reihe von Untersuchungen zur Verfügung. Es empfiehlt sich ein stufenweiser Einsatz dieser Spezialuntersuchungen, um der Gefahr einer übermäßigen Belastung der Patienten mit diagnostischen Prozeduren zu entgehen.

Anamneseerhebung und allgemeine Untersuchung

Bei der Anamneseerhebung ist eine ausführliche Befragung nach Ernährungsgewohnheiten geboten. Hierdurch können bereits in vielen Fällen die weit verbreiteten und obstipationsbegünstigenden Diätfehler, unzureichende Flüssigkeitsaufnahme und ballaststoffarme Kost, aufgedeckt werden. Detailliert befragt werden sollte der Patient auch nach seinem Stuhlgang. Nicht nur Häufigkeit und Konsistenz sind hierbei von Wichtigkeit, sondern auch die Notwendigkeit des Pressens und das Gefühl der unvollständigen Entleerung, das manchmal einen Hinweis auf anorektale Obstruktion gibt.

Die Untersuchung des Patienten sollte eine kurze Beurteilung des Funktionszustandes des Gebisses beinhalten. Nicht selten beruhen obstipationsfördernde Diätfehler auf einem mangelhaften Zahnstatus oder einer schlechtsitzenden Zahnprothese, und eine Sanierung kann in diesen Fällen bereits nach kurzer Zeit Abhilfe verschaffen. Die abdominale Untersuchung dient dem Ausschluß grobpathologischer Veränderungen, etwa durch Tumoren.

Proktologische Untersuchung

Zusätzlich zur abdominalen Untersuchung ist die proktologische Untersuchung integraler Bestandteil bei der Beurteilung obstipierter Patienten. Der Untersucher kann hier bereits neben dem Ausschluß akuter proktologischer Erkrankungen erste Hinweise auf Probleme im Bereich des Beckenbodens (anorektale Obstruktion) gewinnen. So spricht ein deutliches Tiefertreten des Beckenbodens auf Bauchpresse für eine muskuloligamentäre Schwächung im Sinne eines Descensus perinei.

Rektal-digital läßt sich zuverlässig die Sphinkterfunktion beurteilen und ggf. eine vordere Rektozele nachweisen (Abb. 1). Eine fehlende Öffnung der

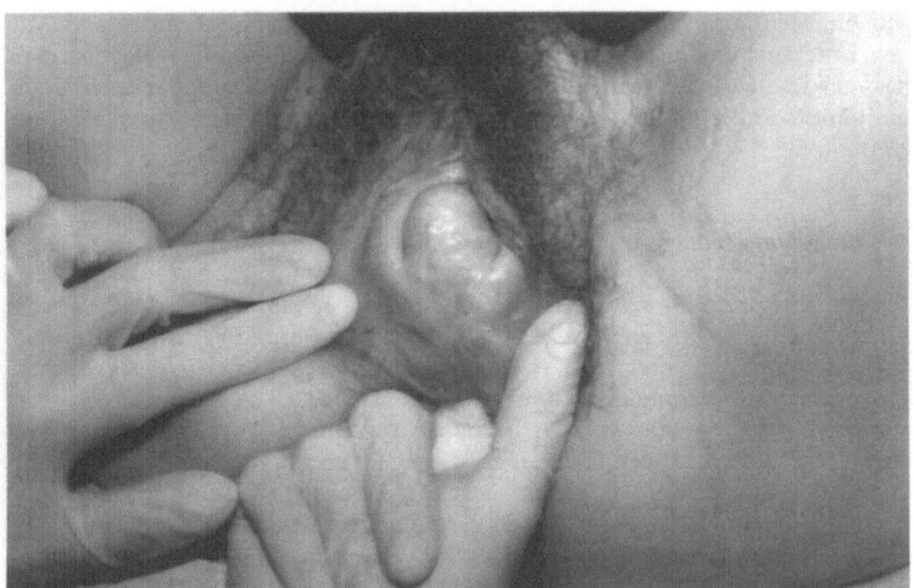

Abb. 1. Ausgeprägte vordere Rektozele bei 55jähriger Frau, die sich digital über die Vagina hervorluxieren läßt. Dies demonstriert die Auffangkapazität der Rektozele

Puborektalisschlinge auf Bauchpresse kann auf einen Anismus deuten. Ebenfalls auf Bauchpresse lassen sich manchmal Intussuszeptionen tasten.

Proktoskopie und Rektoskopie lassen anorektale Veränderungen erkennen. Proktoskopisch läßt sich ein Rektumvorderwandprolaps nachweisen, wenn man den Patienten beim Zurückziehen des Gerätes pressen läßt und sich an der vorderen Zirkumferenz Mukosa in das Proktoskop einstülpt. Bei entsprechendem Verdacht kann eine tiefe Rektumbiopsie knapp oberhalb der Linea dentata zum Ausschluß eines Morbus Hirschsprung durchgeführt werden. Zuvor sollte mit dem Pathologen geklärt sein, ob die Möglichkeit einer histochemischen Azetylcholinesterasebestimmung besteht und daher eine reine Schleimhautbiopsie ausreicht oder ob durch eine Rektumsaugbiopsie die Submukosa mitgefaßt werden muß. Schließlich sollten noch routinemäßig bestimmte Laborwerte kontrolliert werden, vor allem Elektrolyte, Schilddrüsenwerte, Glukose.

Insbesondere bei kürzerer Anamnese der Obstipation ist eine Kolonabklärung durch Kolonkontrasteinlauf oder Endoskopie zum Ausschluß eines tumorösen Prozesses zwingend geboten.

Funktionsdiagnostik

Zur weiteren diagnostischen Abklärung von Patienten, bei denen ein konservativer Therapieversuch fehlgeschlagen ist, stehen einige Spezialuntersuchungen zur Verfügung, auf die im folgenden näher eingegangen werden soll. Mit den Untersuchungen sollen einerseits Transportverzögerungen des Darmes nachgewiesen werden, zum anderen wird der Defäkationsvorgang untersucht, um bereits angesprochene Störungen bei der Stuhlentleerung feststellen zu können.

Kolontransituntersuchungen

Als einfache Methode zur Bestimmung der Transitzeit hat sich die Gabe von röntgendichten Markern bewährt [2]. Die Marker werden, je nach Methodik, entweder einmalig oder bis zur Erlangung eines Gleichgewichtes zwischen Einnahme und Ausscheidung über mehrere Tage gegeben. Sie bestehen meist aus Polyethylen, werden von der Industrie angeboten, können aber auch kostengünstig und relativ einfach selber hergestellt und in Kapseln verpackt werden. Mit einer Abdomenübersichtsaufnahme, vorzugsweise im Liegen, kann nach 5–7 Tagen die Anzahl der noch verbliebenen Marker bestimmt und eine Motilitätsverlangsamung objektiviert werden. Anhand des Verteilungsmusters ergeben sich in einigen Fällen auch Hinweise auf segmentale Transportstörungen.

Gelingt der Nachweis eines verzögerten Kolontransits, so sind immer noch Stuhlentleerungsstörungen auszuschließen, da diese durch retrograde Stauung auch zu einer verzögerten Stuhlpassage führen oder in Kombination mit einer gestörten Kolonmotilität auftreten können.

Defäkographie

Die Defäkographie ermöglicht es, eine Reihe von morphologischen und funktionellen Veränderungen während der Defäkation aufzudecken, die mit klinischen und endoskopischen Untersuchungsmethoden schwer nachzuweisen sind [4]. Es können sowohl statisch die Verhältnisse am Beckenboden ausgemessen als auch dynamisch die Bewegungsabläufe während der Stuhlentleerung beurteilt werden. So können mit dieser Untersuchung obstruierende Veränderungen wie Rektumintussuszeptionen und Rekto- bzw. Enterozelen dargestellt werden. Gelegentlich ist eine persistierende M.-puborectalis-Impression während der Defäkation richtungsweisend für die Diagnose eines Anismus. Als Hinweis für eine obstruktive Komponente ist auch ein Megarektum zu werten, hier sollte insbesondere bei jüngeren Patienten auch an eine kurze oder ultrakurze Variante des Morbus Hirschsprung gedacht werden. Die dynamischen Abläufe der Stuhlentleerung lassen sich am besten mit der Videodefäkographie darstellen. Die Untersuchung sollte unter physiologischen Bedingungen durchgeführt werden, hierfür haben sich speziell zur Röntgendiagnostik angefertigte Toilettenstühle bewährt. Weniger aussagekräftig ist dagegen die Untersuchung in Seitenlage. Das Kontrastmittel sollte in etwa der Konsistenz von Stuhl entsprechen. An manchen Zentren wird die

Defäkographie unter Videoüberwachung, d.h. ohne Anwesenheit von medizinischem Personal, durchgeführt, und damit eine etwaige Beeinflussung der Untersuchung durch das Schamgefühl des Patienten zu minimieren.

Elektromyographie

Die Elektromyographie (EMG) dient in erster Linie einer Beurteilung der Intaktheit der nervalen Versorgung des Sphinkterapparates. Mit Hilfe der relativ einfach durchzuführenden Ableitung eines Oberflächen-EMG, beispielsweise mit dem sog. St.-Mark's-Handschuh, kann ein Summationsbild der Sphinkteraktivität in Ruhe, bei Kontraktion (Aktivitätssteigerung) und beim Pressen (Defäkationsversuch: Aktivitätsminderung) gemessen werden. Der Beitrag des EMG zur Diagnostik einer chronischen Obstipation ist begrenzt: besteht ein Anismus, dann wäre in Folge der paradoxen Kontraktion des M. puborectalis beim Defäkationsversuch eine Aktivitätssteigerung nachzuweisen [1]. Bei sorgfältiger klinischer Untersuchung des Patienten und nach Durchführung einer aussagekräftigen Defäkographie kann auf das EMG in der Regel verzichtet werden.

Ballontests

Durch spezielle Ballonkatheter können die Rektumkapazität gemessen und Sensibilitätsstörungen des Rektums erfaßt werden. Hierbei wird der Ballon zunehmend mit Flüssigkeit gefüllt und gemessen, wann die Füllung bemerkt wird, wann der Defäkationsdrang einsetzt und welches Volumen maximal toleriert wird. Bei chronischer Obstipation mit anorektaler Obstruktion können häufig vermehrte Rektumtoleranzen und damit eine verminderte Rektumsensibilität festgestellt werden. Umgekehrt gibt es Expulsionstests, bei denen etwa ein mit 50 ml Kochsalzlösung gefüllter Ballon durch den Patienten abgeführt werden soll. Gelingt dies nicht, spricht dies ebenfalls für eine anorektale Obstruktion, mehr im Sinne eines Anismus [3]. Die Ballontests besitzen eine nur geringe diagnostische Aussagekraft, es bestehen zudem beträchtliche Überschneidungen der Meßwerte zwischen normalem und erkranktem Kollektiv.

Literatur

1. Athansiadis S (1992) Elektromyographische und funktionsanalytische Befunde bei obstruktiven Defäkationsstörungen. Langenbecks Arch Chir 377:244–252
2. Bouchoucha M, Devroede G, Arhan P, Strom B et al. (1992) What is the meaning of colorectal transit time measurement? Dis Colon Rectum 35:773–782
3. Fleshman JW, Dreznik Z, Cohen E, Fry RD, Kodner IJ (1992) Balloon expulsion test facilitates diagnosis of pelvic floor outlet obstruction due to nonrelaxing puborectalis muscle. Dis Colon Rectum 35:1019–1025
4. Turnbull GK, Bartram CI, Lennard-Jones JE (1988) Radiological studies in adults with idiopathic constipation. Dis Colon Rectum 31:190–197

12

Konservative Therapie

G. Lux, K. H. Orth, T. Bozkurt, U. Stabenow-Lohbauer und M. Langer

Allgemeinmaßnahmen

In erster Linie gilt es hier dem Aberglauben, täglicher Stuhlgang gehöre zum gesunden Leben, und dem „horror autotoxicus" zu begegnen. Altüberkommene Vorstellungen übertragen sich von den Eltern auf die Kinder und werden durch eine aggressive Werbung noch verstärkt. Der Arzt hat hier die Aufgabe, darüber aufzuklären, was physiologisch, was normal und was gesund ist. Nicht jeder, der über Verstopfung klagt, ist auch obstipiert. Andererseits muß natürlich auch dieser Patient beraten und behandelt werden. Der Obstipierte wird in aller Regel bereits einen Laxanzienge- bzw. -mißbrauch betreiben. Die vorrangige Frage ist, ob sich dieser in angemessene Bahnen lenken oder beseitigen läßt.

Allgemeinmaßnahmen stehen am Anfang einer jeden Therapie. Hierzu zählen körperliche Aktivität, ballaststoffreiche Nahrung, reichliches Trinken oder die Konditionierung des Stuhlganges sowie das Meiden von Laxanzien. Allgemeinmaßnahmen führen leider häufig nicht zur Zufriedenheit des Patienten. Entweder hat dieser bereits vor der Konsultation die Allgemeinmaßnahmen eingehalten oder diese sind in der Tat nicht in der Lage, die Obstipationsbeschwerden ausreichend zu beeinflussen. Ballaststoffe bestimmen Stuhlvolumen und intestinale Transitzeit [6, 47]. Auch nach Zugabe von Ballaststoffen bleiben Stuhlgewicht und Transitzeit von Obstipierten unter den Werten von Nicht-Obstipierten [46]. Obstipierte nehmen nicht weniger Ballaststoffe zu sich als Nicht-Obstipierte [54]. Die Prinzipien der ballaststoffreichen Ernährung können dem Patienten anhand von Diätplänen, besser durch eine Diätassistentin erläutert werden. Eine Normalisierung von Transitzeit (die der Patienten nicht spürt) oder Stuhlvolumen läßt sich durch alleinige Erhöhung der Ballaststoffe nicht erreichen, obwohl sich die Beschwerden bei einer Reihe von Patienten unter der Diät bessern. Ein nicht ausreichender Therapieerfolg durch Zugabe von Ballaststoffen liegt nicht immer an der unzureichenden Dosierung oder an der Compliance des Patienten, sondern an den begrenzten Möglichkeiten dieses Therapieprinzips.

Eine erhöhte Flüssigkeitszufuhr ist Voraussetzung für den Erfolg von Ballaststoffen wie Kleie oder Plantago afra (Mucofalk). Durch diuretisch wirkende Teesorten oder durch Flüssigkeitsrestriktion wird bei gesunden Probanden die Stuhlfrequenz und das Stuhlgewicht gesenkt. Allerdings trinken Obstipierte nicht weniger als Nicht-Obstipierte [48]. Somit stellt die Flüssigkeitszufuhr zwar eine wichtige Maßnahme in der Therapie der Obstipation dar, die Erwartungen von Patient und Arzt an den Erfolg sollten jedoch nicht zu hoch angesetzt werden.

Körperliche Immobilität führt besonders bei älteren Patienten [4, 5, 73] zu einer deutlichen Verlängerung der Kolontransitzeit. Daraus darf allerdings nicht der Schluß gezogen werden, daß besonders viel körperliche Aktivität zu einer Normalisierung der Transitzeit des Kolon beitragen könne. Dennoch wird zu Recht allen Patienten mit Obstipation, besonders den immobilen und körperlich wenig aktiven, sinnvollerweise eine Steigerung der körperlichen Aktivität empfohlen. Besondere Bedeutung kommt den an der Defäkation beteiligten Muskelgruppen der Bauchdecke und des Beckenbodens zu. Besonders Patienten mit schlaffen Buchdecken und solchen mit einer Beckenbodeninsuffizienz sollten im Rahmen eines speziellen Übungsprogrammes unterwiesen werden.

Die morgendliche Aktivität und die Nahrungsaufnahme nach dem Aufstehen stellen die besten physiologischen Stimuli der Kolonmotilität dar. Die postprandiale Stimulierung der Kolonmotilität wird bestimmt vom Energie- und Fettgehalt der Nahrung. Die beste Gelegenheit zum „Wiedererlernen" der Defäkation ist der Zeitpunkt nach dem Frühstück, das somit genügend Kalorien enthalten und nicht nur aus einem „Glas Wasser" bestehen sollte. Weiter muß im morgendlichen Terminplan ausreichend Zeit zum Toilettenbesuch enthalten sein. Das Aufsuchen der Toilette auch ohne Stuhldrang kann bei einer Reihe von Patienten, insbesondere bei Kindern, sinnvoll sein. In keinem Falle soll es allerdings Patienten mit einer Beckenbodenschwäche zum ungezügelten Betätigen der Bauchpresse verleiten, da so Rektozele oder Rektumprolapssyndrom und somit auch die Entleerungsstörung weiter verstärkt werden. Bei entsprechend disponierten Personen kann das wiederholte Unterdrücken der Defäkation den Beginn eines „Obstipationsleidens" bilden.

Indikation zur medikamentösen Stuhlregulierung

Bei der medikamentösen Beschleunigung der Stuhlpassage sollte man die Darmreinigung und die Stuhlregulierung unterscheiden.

Die Darmreinigung ist indiziert vor diagnostischen Eingriffen wie Koloskopie oder Kolonkontrasteinlauf vor Darmoperationen und im Rahmen von Wurmkuren oder Entgiftungsmaßnahmen. Bei obstipierten Patienten finden sie nur Anwendung bei Stuhlimpaktion, hier in Verbindung mit Klysmata und manueller Ausräumung.

Laxanzien sollte nur der nehmen, der nicht chronisch obstipiert ist. Häufig werden Laxanzien in unkontrollierter Selbstmedikation oder auf Verschreibung eines resignierenden Arztes eingenommen. Andererseits läßt es sich nicht verleugnen, daß es Patienten mit einer ausgeprägten Obstipation gibt, die ohne Laxanzien – möglicherweise auch nur vorübergehend – nicht auskommen. Bevor diese Patienten der Laienaufklärung überlassen bleiben, sollte der Arzt zumindest die minimal erforderliche Dosis eines möglichst unschädlichen Laxans zusammen mit dem Patienten herausfinden.

Zu den Indikationen für Laxanzien gehören außer der chronische Obstipation Zustand nach Myokardinfarkt, nach Operationen, nach Entbindung oder die dekompensierte Leberzirrhose.

Nebenwirkungen und Kontraindikationen

Während seit Jahrtausenden Abführmittel einen großen Stellenwert in der Medizin einnahmen und das Purgieren mit – möglichst frischer – Ochsengalle oder der Klistierspritze im Mittelalter zu einer der wesentlichen ärztlichen Handlungen hochstilisiert wurde, wird seit dem Beginn des letzten Jahrhunderts zunehmend vor der unkontrollierten Einnahme von Laxanzien gewarnt. Bereits frühzeitig wurde erkannt, daß der chronische Laxanziengebrauch in vielen Fällen zur „Atonie", dem heutigen Laxanziendarm, führen kann [9].

Laxanzien haben Kontraindikationen und Nebenwirkungen. Letzere können unspezifisch, d.h. alle Substanzgruppen betreffend, oder spezifisch, d.h. an bestimmte Wirkungsweisen gebunden sein. Da häufig bei Selbstmedikation, insbesondere auch bei den sog. „natürlichen" Abführmitteln, Mischpräparationen genommen werden, sollen die Nebenwirkungen zusammenfassend abgehandelt werden.

Nahezu alle Laxanzien führen über einen Flüssigkeits- und Elektrolytverlust, besonders über die Hypokaliämie, zur Herabsetzung der Kolonmotilität. Die nachfolgende Erhöhung der Laxanziendosierung kann zur Einnahme von nicht vorstellbaren Dosierungen von mehreren Hundert Dragees pro Tag führen. In Extremfällen resultiert ein dilatiertes, atonisches Kolon ohne Haustrierung, der sogenannte Laxanziendarm. Als Ursache wurden besonders anthrachinonhaltige Abführmittel angesehen, bei denen eine Schädigung der Neuronen des Plexus myentericus beschrieben wurde. Nicht geklärt bleibt, ob es sich bei den Schäden nicht primär um die Ursache der Obstipation handelt. Bei normaler Dosierung und Verlaufsbeobachtung über ein Jahr haben sich in vergleichenden Untersuchungen an chronisch obstipierten Frauen mit und ohne Laxanzieneinnahme keine anthrachinoninduzierten Schäden nachweisen lassen [58]. Anthrachinone führen darüber hinaus – wahrscheinlich durch Ablagerung ihrer Abbauprodukte – zur an sich harmlosen Melanosis coli, die sich möglicherweise nach Absetzen der Anthrachinone langsam zurückbildet. An der Melanosis coli läßt sich im positiven Fall ein anamnestisch verneinter Laxanzienabusus beweisen.

Es klingt widersprüchlich, auch die laxierende Wirkung, oftmals in Begleitung von Meteorismus, abdominalen Schmerzen, Übelkeit und Erbrechen unter „Nebenwirkungen" zu erwähnen. Nicht selten werden Galle, Blutreinigungs- oder Milchzuckerpräparate vom Patienten eingenommen und nicht als Laxanzien erkannt, erst die Nebenwirkungen führen zum Arzt.

Auch Ballaststoffe sind nicht frei von Nebenwirkungen. Akut können sie insbesonders bei Stenosen des Gastrointestinaltraktes oder bei unzureichender Flüssigkeitszufuhr zum Darmverschluß führen [43]. Weiter wurden selten allergische Reaktionen bei Psylliumpräparaten beobachtet [8, 68]. Chronischer Gebrauch kann zu Eisen- und/oder Kalziummangel führen [33, 52]. Besonders Kleie verursacht, wie auch nicht resorbierbare Kohlenhydrate (Laktose, Laktulose), durch bakterielle Fermentation Meteorismus und abdominale Schmerzen.

Salinische Abführmittel mit Sulfat-, Magnesium-, Phosphat- und Citrationen werden bis zu 20% absorbiert, deshalb sollten sie bei Patienten mit Herz- und Niereninsuffizienz und bei Kindern mit entsprechender Vorsicht eingesetzt werden [44, 78].

Gleitmittel in Form von Paraffinöl kann zu Fettaspiration, bei chronischem Gebrauch zu verminderter Aufnahme von fettlöslichen Vitaminen führen [22].

Diphenylmethane wie Bisacodyl (z.B. Dulcolax) und Phenolphtalein können eine Schädigung der Schleimhaut in Dünn- und Dickdarm, Malabsorption von Vitamin D und Kalzium und hypersensitive Hauterscheinungen wie toxische Nekrolyse der Epidermis und Photodermatosen verursachen. Differentialdiagnostisch nicht einfach zu erkennen ist das laxanzieninduzierte Pseudo-Bartter-Syndrom [37].

Auch Rizinusöl führt zu toxischen Schleimhautschäden in Dünn- und Dickdarm und sollte deshalb nur dem Akutgebrauch, z.B. im Rahmen der Darmreinigung vor Eingriffen, vorbehalten bleiben.

Klistiere, ob vom Laien oder im Krankenhaus appliziert, führen nicht selten zu ausgedehnten Rektumverletzungen.

Medikamente mit intraluminaler Wirkung

Die Substanzen dieser Gruppe bewirken eine Erhöhung des Darmvolumens durch Vermehrung der Ballaststoffe und des Stuhlwassers, bei bakteriell spaltbaren Ballaststoffen auch eine Erhöhung der Bakterienmasse. Die Dehnung des Darmes stimuliert die propulsive Darmmotilität und fördert somit die Passage des durch den erhöhten Wassergehalt weniger konsistenten Darminhalt. Die schnellere Darmpassage bedingt ihrerseits durch die geringere Kontaktzeit und die damit verbundene geringere Wasserresorption einen erhöhten Stuhlwassergehalt. Die nichtabsorbierbaren Salze scheinen auch direkt motilitätsstimulierende Eigenschaften zu besitzen.

Ballaststoffe

Ballaststoffe sind höhermolekulare Nahrungsbestandteile, die durch körpereigene Enzyme nicht weiter spaltbar sind. Lignin, ein Polymer von Phenolalkoholen, ist wasserunlöslich. Neben dem Lignin gibt es die Gruppe der Nicht-Stärke-Polysaccharide, die unterteilt werden kann in Zellulose und die Nicht-Zellulosen (Hemizellulosen, Muzilagenosa, Karaya-Gummi und Pektine) [35]. Lignin und Zellulose werden bakteriell wenig fermentiert, binden deshalb Wasser, erhöhen damit das Stuhlvolumen und verkürzen die Transitzeit.

Hemizellulose, Karaya-Gummi und Pektine werden nahezu vollständig fermentiert, wobei der Wassergehalt reduziert wird (Wirksamkeit auch bei Diarrhöe), der Einfluß auf das Stuhlvolumen und die Transitzeit ist geringer ausgeprägt.

Weizenkleie enthält ein Gemisch aus Lignin und Hemizellulosen. Feine Kleie wird besser fermentiert als grobe.

Auch Nahrungsmittel unterscheiden sich in ihrem Gehalt an Ballaststoffen. Getreide und Körner mit Lignin und Hemizellulosen sind wasserunlöslich, werden wenig fermentiert, erhöhen das Stuhlvolumen und verkürzen die Transitzeit. Gemüse und Früchte sind reich an Pektinen und Hemizellulose, sind wasserlöslich, werden fermentiert, reduzieren die Stuhlkonsistenz, sind weniger effektiv auf die Transitzeit und das Stuhlvolumen. Hülsenfrüchte enthalten vorwiegend Muzilagenosa und Gummi und werden fast vollständig fermentiert. Die Wirksamkeit auf Stuhlvolumen und -Passage ist weniger ausgeprägt, dafür scheint der Effekt auf die Lipidsenkung besonders positiv.

Reicht der Ballastgehalt der Nahrung nicht aus, so empfiehlt sich die Substitution mit Kleie (15–30 g/Tag), oder von Psylium-Schalen (Plantago afra, Plantago ovata als Mucofalk, Metamucil, Agiocur) in einer Dosierung von 10–20 g/Tag unter gleichzeitiger ausreichender Flüssigkeitszufuhr.

Salinische Abführmittel (nicht absorbierbare Salze)

Magnesiumsulfat (Glaubersalz) und Natriumsulfat (Bittersalz) wirken 30–180 Minuten nach oraler Einnahme. Als Wirkungsmechanismus werden Osmose und eine CCK-Freisetzung mit Stimulierung der intestinalen Sekretion und Motilität diskutiert [26]. Jedenfalls werden die Sigmamotilität und die „giant motor complexes" stimuliert [25]. Da eine, wenn auch geringe Absorption nicht auszuschließen ist, sollten Patienten mit Herz- und Niereninsuffizienz sowie Kinder mit entsprechender Vorsicht behandelt werden. Glauber- oder Bittersalz (10–20 g als isotonische Lösung) eignen sich vorwiegend zur einmaligen Behandlung und zur Unterstützung der Koloskopievorbereitung.

Polyethylenglykol (Golytely) hat sich ebenfalls bei der Koloskopievorbereitung bewährt und läßt sich auch bei der Stuhlimpaktion zur initialen Entleerung des Darmes einsetzen.

Nichtabsorbierbare Zucker und Alkohole

Mannitol, Sorbitol und Glyzerin weisen als nichtabsorbierbare Alkohole eine relativ gering laxierende Wirkung auf. Laktulose besteht aus Fruktose und Galaktose, wird bis ins Zäkum nicht gespalten, folglich auch nicht absorbiert. Durch bakterielle Fermentierung im Kolon entstehen kurzkettige Fettsäuren, die osmotisch wirksam sind und folglich laxieren. In der Dosierung 10 – 40 ml hat sich Laktulose als wirksam erwiesen [11, 59]. Sie ist jedoch verhältnismäßig teuer.

Gleitmittel

Paraffinöl (Obstinol) soll die Darmwand gleitfähig machen und so ein „Steckenbleiben" des Stuhles vermeiden. Bei längerem Gebrauch ist es weniger wirksam, es besteht die Gefahr der Lipoidpneumonie und der verminderten Aufnahme fettlöslicher Vitamine.

Rektale Entleerungshilfen

Obwohl die angewandten Klysmata und Suppositorien unterschiedlich zusammengesetzt sind, werden sie über einen ähnlichen Mechanismus wirksam. Der Defäkationsreflex wird durch eine osmotische Volumenzunahme des Rektuminhaltes ausgelöst. Phosphathaltige Suppositorien (Optipurgan, Lecicarbon) setzen CO_2 frei und dehnen das Rektum noch zusätzlich. Weichmacher sollen harte Kotballen zusätzlich auflösen, z. B. durch Freisetzen von Zitrationen (Microlist).

Antiresorptiv-sekretagog wirkende Prokinetika

Diese Gruppe gehört zu den meistverwendeten Laxanzien, dennoch existieren nur wenige Langzeitstudien. Die Wirkung betrifft sowohl die Flüssigkeits- und Elektrolytsekretion mit Hemmung der Na-K-Pumpe und einer aktiven Cl-Sekretion. Die Substanzen scheinen eine proinflammatorische Wirkung auf die Schleimhaut des Dünn- und Dickdarmes zu besitzen, mit Erhöhung der Prostaglandinsynthese und/oder Erhöhung des intrazellulären cAMP [24]. Daneben besteht eine prokinetische Wirkung auf die Kolonmuskulatur [55].

Anthrachinone

Substanzen wie Denthron, Senna, Aloe und Cascara werden zumeist aus Kräutern gewonnen und häufig in getrocknetem Zustand verarbeitet. Die Wirkung setzt 6 – 12 h nach oraler Einnahme ein, wobei die Aktivierung im Kolon durch bakterielle Einwirkung erfolgt. Die Wirkung besteht in einer aktiven Ionensekretion und einem prokinetischen Effekt auf die Kolonmotilität („high-amplitude progressive contractions", HAPC) [23]. Anthrachinonderivate haben sich als klinisch wirksam erwiesen. Sie beschleunigen die Transitzeit und erhöhen das Stuhlfeucht- und -Trockengewicht [35]. Anthrachinone sind besser wirksam als Magnesiumhydroxid und Paraffinöl in Kombination [29], wirken bei älteren Patienten [4] und wirken besser als Ballaststoffe [40, 50]. Die Nebenwirkungen wurden unterschiedlich diskutiert. Nach den bislang vorliegenden Ergebnissen scheinen in normaler Dosierung keine Bedenken vorzuliegen, insbesondere scheinen die früher angenommenen neuronalen Schäden sich nicht bestätigt zu haben [35, 58].

Diphenylmethane

Zu der Gruppe der Diphenylmethane gehören die beiden Substanzen Bisacodyl und Phenolphtalein; Oxyphenisaton wurde wegen der Hepatoxizität aus dem Handel gezogen.

Bisacodyl (Dulcolax) wird als Prodrug aufgenommen, im Dünndarm absorbiert, in der Leber glukoronidiert, über die Galle ausgeschieden und im Kolon nach Dekonjugation zur wirksamen Substanz Picosulfat umgewandelt [67]. Die Wirkung tritt 8–10 h nach oraler oder 30 min nach rektaler Aufnahme ein. Natriumpicosulfat (Laxoberal) wirkt bereits nach 2–4 h. Im Jejunum werden die Natriumsekretion und die Wasserausscheidung stimuliert [20, 21]. Weiter kommt es zu vermehrten Durchlässigkeit der „tight junctions" [3]. Im Kolon resultiert eine propulsive Peristaltik, ähnlich den „mass movements" bzw. den „high amplitude peristaltic contractions" [24]. Phenolphtalein macht einen ähnlichen Aktivierungsprozeß durch wie Bisacodyl. Gelbes Phenolphtalein ist etwa 3mal wirksamer als weißes. Die Wirkung ähnelt der von Bisacodyl.

Über die Langzeitapplikation existieren wenige Daten. Dreiling therapierte 1959 32 Patienten mit chronischer Obstipation über 6 Monate mit Bisacodyl ohne wesentliche Nebenwirkungen. Auch hier gibt es keine positiven Hinweise, daß diese Medikamentengruppe in niedriger und intermittierender Dosierung schädlich ist [48].

Natriumdioctylsulfocuccinat wird meist nur als Mischpräparat mit Bisacodyl (Agaroletten, Florisan) angewandt. Hydroxyfettsäuren wie Rizinusöl werden wegen der Gefahr der Lipoidpneumonie heute kaum mehr eingesetzt.

Prokinetika

Dabei handelt es sich nicht um eigentliche Laxanzien, sondern um Substanzen, die ihre prokinetische Wirkung auf den Gastrointestinaltrakt über spezifische neuromuskuläre Rezeptoren ausüben. Für die meisten Substanzen sind Rezeptoren und somit Wirkungsmechanismus noch nicht vollkommen geklärt. Die Anwendung der Prokinetika in der Therapie der chronischen Obstipation wird sich auf wenige Patienten und auf eine zeitlich begrenzte probatorische Gabe beschränken.

Bethanechol

Bethanechol wirkt an den Muskarinrezeptoren [57]. Die Stimulierung von Motilität und Sekretion des Darmes ist unspezifisch und wird durch eine Reihe von Nebenwirkungen wie abdominalen Krämpfen, Diarrhöen, Bradykardie und Sehstörungen erkauft. Bethanechol scheint beim postoperativen Ileus in einigen Fällen erfolgreich [60]. In Amerika wurde Bethanechol bei der gastroösophagealen Refluxkrankheit angewandt. Möglicherweise läßt sich eine Indikation für Bethanechol bei Patienten mit einer durch trizyklische Antidepressiva ausgelösten Obstipation sehen [19], sonst ist die Substanz zur Obstipation nicht im Gebrauch.

Metoclopramid, Domperidon

Metoclopramid und Domperidon sind Dopamin(D_2)-Antagonisten mit unterschiedlichem Verhalten an der Blut-Liquor-Schranke. Beide Substanzen haben am oberen Verdauungstrakt einen prokinetischen Effekt und wirken antiemetisch. Eine Wirkung auf die Kolonmotilität mit Beschleunigung der Transitzeit oder auf Obstipation und Pseudoobstruktion [32] ist nicht beschrieben.

Cisaprid

Die prokinetische Wirkung von Cisaprid wird wahrscheinlich über eine präsynaptische Freisetzung von Azetylcholin vermittelt. Wahrscheinlich erfolgt die Stimulierung des Plexus myentericus über 5-HT4-Rezeptoren [49]. Die prokinetische Wirkung von Cisaprid ist am oberen Verdauungstrakt ausgeprägter und wird hier therapeutisch genutzt. Als einziges Prokinetikum zeigt Cisaprid jedoch auch einen prokinetischen Effekt am Kolon. Bei Kindern mit chronischer Obstipation fand sich eine Erhöhung der Stuhlfrequenz, eine Verkürzung der Transitzeit und ein verminderter Gebrauch an Laxanzien [66], ähnliche Effekte wurden bei Patienten mit irritablem Darm und Obstipationsneigung nachgewiesen [71]. In einer deutschen Studie konnte bei Patienten mit chronischer Obstipation doppelblind und „cross over“ eine Reduktion der Laxanziendosis erreicht werden, ein Effekt, der auch nach der 3wöchigen Therapie weiter anhielt [45]. Bei Patienten mit Pseudoobstruktion konnte die Transitzeit gesenkt werden [10]. Interessanterweise scheint Cisaprid nicht nur die Kolonpassage zu beschleunigen, sondern auch die rektale Reizschwelle für den inhibitorischen Relaxationsreflex und den Defäkationsreflex bei obstipierten Patienten zu senken [47]. Bei ausgeprägten Formen der chronischen Obstipation lassen sich mit Cisaprid nur selten befriedigende Therapieergebnisse erzielen.

Erythromycin

Erythromycin stimuliert die Motilität über die Motilinrezeptoren. Motilin induziert interdigestive Motorkomplexe im Magen, seine Wirkung ist weniger ausgeprägt auf den Dünndarm. Erythromycin verkürzt die orozäkale Transitzeit [39] und beschleunigt die Magenentleerung bei der diabetischen Gastroparese [30]. Eine sichere Wirkung auf die Kolonmotilität konnte bislang nicht nachgewiesen werden.

Opioidantagonisten

Aus der Schmerztherapie bekannt ist eine ausgeprägt obstipierende Wirkung von Morphinderivaten. Wahrscheinlich spielen die endogenen Morphinrezeptoren nicht nur eine Rolle bei der morphininduzierten Obstipation, sondern auch bei anderen gastrointestinalen Erkrankungen [35]. Nach der enteralen Absorption von Naloxon kommt es zu einem ausgeprägten First-pass-Effekt, so daß orales Naloxon vorwiegend als Opoidantagonist im Bereich des Darmes wirkt [35]. Bei zwei Patienten konnte durch orales Naloxon eine ausgeprägte Obstipation gebessert werden, bei einem Patienten mit intestinaler Pseudoobstruktion kam es zu einer eindrucksvollen Besserung der Magenentleerung und intestinalen Transitzeit durch subkutan appliziertes Naloxon [62]. Allerdings ist die Wirksamkeit der Naloxontherapie bislang nicht an einem größeren Kollektiv nachgewiesen, Naloxon muß parenteral (subkutan, i.m.) appliziert werden, die Therapie ist teuer, zudem kann es zu unangenehmen, entzugsartigen Nebenwirkungen kommen.

Prostaglandin E (Misoprostol)

Misoprostol wurde als synthetisches Prostaglandin-E1-Analogon zur Therapie des peptischen Ulkus entwickelt. In 10–12% kam es als Nebenwirkung zum Auftreten einer Diarrhöe, die in der Therapie der Obstipation genutzt werden kann [65]. Bei schwer zu therapierender Obstipation kann mit Misoprostol 2 · 200 mg pro Tag, evtl. auch in höherer Dosierung, ein zufriedenstellender Effekt bei 26% der Patienten mit schwer therapierbarer Obstipation erzielt werden.

M-1-Rezeptor-Antagonisten (Pirenzepin)

Anticholinergika sind in der Lage, die postprandiale Stimulierung der Kolonmotilität zu reduzieren. Patienten mit einer sog. „spastischen" Obstipation könnten demzufolge von einer Anticholinergikatherapie profitieren [74]. Pirenzepin wurde zur Therapie des peptischen Ulkus entwickelt. Als Nebenwirkung kam es nicht selten zum Auftreten von Diarrhöen. Da Pirenzepin die interdigestive gastrale Motilität stimuliert [38], scheint ein Therapieversuch bei Patienten mit chronischer, schwer zu therapierender Obstipation gerechtfertigt. Allerdings gibt es derzeit keine Studie, die dieses Theapieprinzip belegen würde.

Praktisches Vorgehen

Initialtherapie

Bei Patienten, die wegen ihrer Obstipation noch nicht konsequent behandelt worden waren, sollte zunächst eine sekundäre Obstipation durch Erkrankungen bzw. Medikamente ausgeschlossen werden. Medikamente sollten abgesetzt bzw. entsprechend reduziert werden. Dazu gehören auch die stimulierenden Laxanzien. Erkrankungen, die zu einer sekundären Obstipation führen, wie z.B. Hypothyreose oder Hyperparathyreoidismus, sollten spezifisch behandelt werden. Im weiteren empfiehlt es sich, entsprechend der unter den allgemeinen Maßnahmen aufgeführten Punkte vorzugehen mit Aufklärung, diätetischen Maßnahmen, Zugabe von Ballaststoffe und ausreichender Flüssigkeitsmenge sowie den entsprechenden Maßnahmen zur Konditionierung des Stuhlganges. Oftmals läßt sich hier die intermittierende Gabe von Laxanzien in niedriger Dosierung - Anthrachinone, Diphenylmethane - nicht vermeiden.

Schwer therapierbare Obstipation

Patienten mit schwer zu therapierenden Formen der Obstipation müssen einer speziellen Obstipationsdiagnostik unterzogen werden, da diese wegweisend ist für die weitere Therapie (Tabelle 1) [48, 64, 73].

Tabelle 1. Therapeutisches Vorgehen bei Obstipation

Initialtherapie
Ausschluß sekundärer Obstipation (Medikamente, Erkrankungen)
Aufklärung, Diät, Ballaststoffe,
Konditionsierungstraining (intermittierende Gaben von Laxantien)
Schwer therapierbare Obstipation
1. Verzögerter Kolontransit:
Ballaststoffe
Cisaprid
intermittierend Laxanzien (osmolisch wirkende Laxanzien, antiresorptiv-sekretagoge Laxantien)
Psychotherapie, evtl. operative Therapie
2. Entleerungsstörungen:
Rektozele: Meiden von Pressen, Beckenbodengymnastik, Ballaststoffe, Entleerungshilfen
Innerer Prolaps: Meiden von Pressen, Sklerosierung, evtl. operative Therapie, Ballaststoffe, evtl. Laxanzien (z.B. Lactulose), Entleerungshilfen
„Anismus“: Biofeedback-Training, Entleerungshilfen

Obstipation bei verzögertem Transit

Sind Entleerungsstörungen ausgeschlossen und eine verlängerte Kolontransitzeit nachgewiesen, so sind zunächst Therapieversuche mit prokinetischen Medikamenten (Cisaprid) für eine begrenzte Zeit von 3–4 Wochen indiziert. Als zusätzliche Therapiemaßnahmen können Misoprostol oder Pirenzepin eingesetzt werden. Läßt sich auch durch diese Maßnahmen kein für den Patienten befriedigender Erfolg einstellen, so sollte zunächst eine psychosomatische Diagnostik bzw. Therapie erfolgen. Läßt sich auch hiermit keine Besserung erzielen, so sollte in einem chirurgisch-gastroenterologisch-psychosomatischen Konzil die Möglichkeiten einer Kolonresektion erörtert werden. Sicherlich kommen hierfür auch in einer gastroenterologischen Spezialpraxis nur wenige Patienten in Frage.

Obstipation bei funktioneller anorektaler Obstruktion

Megarektum kongenitum (Morbus Hirschsprung)

Operative Entfernung des Segmentes, evtl. anale Myotomie (s. Beitrag Thiede et al., S. 853).

Megarektum

Betroffen sind Kinder und alte Patienten. Zunächst gilt es, Kolon und Rektum von den impaktieren harten Stuhlmassen zu befreien. Dies gilt durch konsequente Anwendung von Einläufen bzw. Klysmata, die 2mal täglich an 3–4 Tagen appliziert werden. Unterstützend kann die Gabe von 4–8 l Golytely-Lösung sein. Bei Kindern ist es zweifelsohne erforderlich, daß diese Maßnahmen von mit diesem Krankheitsbild erfahrenen Kinderklinikern durchgeführt wird. Nach Ausschluß eines Morbus Hirschsprung (Analsphinktermanometrie, Biopsie) erfolgt bei Kindern ein entsprechendes Konditionierungstraining, bei dem zunächst unterstützend Laxanzien (z. B. Lactulose 15–30 ml pro Tag) gegeben wird, um einen täglichen Stuhlgang zu erreichen. Bei Kindern ist es wichtig, regelmäßig nach dem Frühstück auf einen regelmäßigen, ausreichend langen Toilettengang zu achten. In erfahrenen Kliniken bzw. Praxen läßt sich bei ca. 80 % der Kinder ein zufriedenstellender Therapieerfolg erzielen.

Bei älteren Patienten kommt es ebenfalls darauf an, nach Entleerung des Dickdarmes für einen regelmäßigen Stuhlgang, z. B. mit Lactulose, zu sorgen. Möglicherweise läßt sich allerdings hier die Zugabe von Laxanzien vom Anthrachinon- bzw. Diphenylmethantyp nicht vermeiden. Nicht geklärt ist die Frage, ob bei älteren Patienten Ballaststoffe hinzugegeben werden sollen oder ob auf eine ballaststoffarme Diät übergegangen werden soll. In jedem Falle muß auf eine regelmäßige Stuhlentleerung geachtet werden bzw. muß diese evtl. durch rektale Entleerungshilfen gefördert werden.

Beckenbodendyssynergie (Anismus)

Da bei diesen Patienten die Koordination der Beckenbodenmuskulatur, insbesondere die Relaxation bei der Defäkation, gestört ist, soll durch Biofeedback-Training ein physiologisches Defäkationsverhalten neu erlernt werden. Dabei wird die Relaxation (manometrisch oder elektromyographisch) gemessen und dem Patienten durch ein akustisches oder visuelles Signal übermittelt. Durch Rückkopplung erkennt der Patient, wenn er richtigerweise bei der Defäkation den Analsphinkter (Sphincter ani externus) und die Puborektalisschlinge erschlaffen läßt. Der Defäkationsvorgang wird neu erlernt. Andere Verfahren vermitteln dem Patienten das Relaxieren durch die Entleerung von Haferbrei bzw. Ballonsonden aus dem Rektum. Die Biofeedback-Verfahren sollten von Therapeuten, die über entsprechende Erfahrung verfügen, durchgeführt werden [18], der Erfolg liegt bei ca. 70 %.

Rektumprolaps

Das Rektumprolapssyndrom kann durch unphysiologisches Pressen bzw. durch eine entsprechende Beckenbodenschwäche gefördert werden. Neben der Beckenbodengymnastik kann eine Sklerosierungstherapie – ähnlich der Hämorrhoidalsklerosierung – versucht werden. Dem Patienten soll von allzu langen Defäkationsversuchen mit unphysiologischem Pressen abgeraten werden. Unterstützend ist auf einen normal konsistenten Stuhl zu achten. Das Rektumprolapssyndrom ist bei Obstipierten nicht selten und oft nicht kausal für die Beschwerden. Operative Verfahren sind deshalb mit Zurückhaltung einzusetzen.

Rektozele

Rektozelen sind bei Obstipierten nicht selten und oft nur bedingt für die Beschwerden verantwortlich. Vermeiden werden sollte übermäßiges Pressen beim Stuhlgang. Zur Indikation einer operativen Therapie kann der Nachweis hilfreich sein, daß die Entleerung (Defäkografie) durch Fingerdruck der Patientin auf die Hinterwand der Vagina verbessert wird.

Literatur

1. Bartolo DCC, Roe AE, Virjee N, McMortens NJ (1985) Evacuation proctography in obstracted defaecation and rectal intussusception. Br J Surg 72 (Suppl): 111
2. Bassotti G, Gaburri M (1988) Manometric investigation of high amplitude propagated contractile activity of the human colon. Am J Physiol (Gastrointest Liver Physiol 18) 255: G660–G664
3. Beubler E (1985) Influence of chronic bisacodyl treatment on the effect of acute bisacodyl on water and electrolyt transport in the rat colon. J Pharm Pharmacol 37: 131–133
4. Brocklehurst JC (1985) Colonic disease in the elderly. Clin Gastroenterol 14: 725
5. Brocklehurst JC, Khan Y (1969) A study of fecal stasis in old age and use of Dorbanes in its prevention. Gerontol Clin 2: 295

6. Burkitt DP, Walker AR, Painter NS (1972) Effect of dietary fibre on stools and the transit-times, and its role in the causation of disease. Lancet 2:1408–1412
7. Burleigh DE, Dmello A (1983) Neural and pharmacologic factors affecting motility of the internal anal sphincter. Gastroenterology 84:409
8. Busse WW, Schoenwetter WF (1975) Asthma from psyllium in laxative manufacture. Ann Intern Med 83:361–362
9. Buxbaum B (1906) Erkrankungen der Verdauungsorgane. Stuttgart, Enke
10. Camilleri M, Brown ML, Malagelada JR (1986) Impaired transit of chyme in chronic intestinal pseudoobstruction. Correction by cisapride. Gastroenterology 91:619–626
11. Connolly P, Hughes IW, Ryan G (1974) Comparison of Duphalec and irritant laxatives during and after treatment of chronic constipation: a preliminary study. Curr Med Res Opin 2:620–625
12. Crowell ME, Bassotty G, Cheskin LJ, Schuster MM, Whitehead WE (1991) Method for prolonged ambulatory monitoring of high amplitude propagated contractions from colon. Am J Physiol 261:G263–G268
13. Davies GJ, Crowder M, Reid B, Dickerson JWT (1986) Bowel function measurement of individuals with different eating patterns. Gut 27:164
14. Dent OF, Goulston KJ, Zubrzycki J, Chapuis (1986) Bowel symptoms in an apparently well population. Dis Colon Rect 29:243
15. Devroede G (1988) Constipation. In: Kumar D, Gustavsson G (eds) Gastrointestinal motility. Wiley, Chichester New York, Brisbane Toronto Singapore, pp 411–445
16. Dreiling DA, Fischl RA, Fernandez O (1959) The therapeutic usefulness of Dulcolax (bisacodyl), a new nonpurgative laxativ. Am J Dig Dis 4:311–320
17. Drossman DA, Sandler RS, McKee DC, Lovitz AJ (1982) Bowel patterns among subjects not seeking health care. Gastroenterology 83:529
18. Enck P (1994) Biofeedback-Behandlung der Stuhlinkontinenz und der Obstipation. Therapeutische Umschau 51:203–207
19. Everett HC (1975) The use of bethanechol chloride with tricyclic antidepressants. Am J Psychiatr 132:1202–1204
20. Ewe K (1987) Effect of bisacodyl on intestinal electrolyte and water net transport and transit. Perfusion studies in men. Digestion 37:247–253
21. Farack UM, Gruber E, Loeschke K (1985) The influence of bisacodyl and deacetylbisacodyl on mucus secretion, mucus synthesis and electrolyte movements in the rat colon in vivo. Eur J Pharmacol 117:215–222
22. Fingl E, Freston JW (1979) Antidiarrhoeal agents and laxatives: Changing concepts. Clin Gastroenterol 8:161–185
23. Frexinos J, Staumont G, Fioramonti J, Bueno L (1989) Effects of sennosides on colonic myoelectrical acitivity in man. Dig Dis Sci 34:214–219
24. Hardcastle JD, Mann CV (1970) Physical factors in the stimulation of colonic peristalsis. Gut 11:41–46
25. Harvey RF, Read AE (1973) Effects of oral magnesium sulphate on colonic motility. Gut 14:425–425
26. Harvey RF, Read AE (1975) Mode of action of the saline purgatives. Am Heart J 89:810–812
27. Herman AG, Vane JR (1975) Endotoxin and production of prostaglandins by the isolated rabbit jejunum. Influence of indometacin. Arch Int Pharmacodyn Ther 213:328–329
28. Huizinga JD, Stern HS, Chow E, Diamant T, El-Sharkawy Y (1985) Electrophysiologic control of motility in the human colon. Gastroenterology 88:500
29. Izard MW, Ellison FS (1962) Treatment of drug-induced constipation with a purified senna derivative. Conn Med 26:589–492
30. Janssens J, Peters T, Vantrappen G (1990) Improvement of gastric emptying in diabetic gastroparesis by erythromycin: preliminary studies. N Engl J Med 322:1028–1031
31. Keighley MRB, Shouler P (1984) Clinical and manometric features of the solitary rectal ulcer syndrom. Dis Colon Rect 27:507
32. Kilbinger H, Weihrauch TR (1982) Drugs increasing gastrointestinal motility. Pharmacology 25:61–72

33. Kinnunen O, Salokannel J (1989) Comparison of the effects of magnesium hydroxide and a bulk laxative on lipids, carbohydrates, vitamins A and E, and minerals in geriatric hospital patients in the treatment of constipation. J Int Med Res 17:442–454
34. Kreek MJ, Schaefer RA, Hahn EF, Fishmann J (1981) Naloxane, a specific, opioid antagonist, reverses chronic idiopathic constipation. Lancet I:261–262
35. Kreek MJ, Culpepper-Morgan JA (1994) Constipation syndromes. In: Lewis JH (ed) Pharmacologic approach to gastrointestinal disorders. Williams & Wilkins, Baltimore, pp 179–208
36. Lafranchi GA, Bazzoichi G, Brigniola C, Campieri M, Labo G (1984) Different patterns of intestinal transit time and motility in painful and painless chronic constipation. Gut 25:1352–1357
37. Laxatives and cathartics (1992) In: AMA drug evaluations annual 1992. American Medical Association, Chicago, pp 863–877
38. Lederer PC, Thiemann R, Ellermann A, Radeck J, Lux G (1984) Differential effects of pirencepine (P) on esophagea interdigestive and sigmoid motility. Gastroenterology 86:1156A
39. Lehtola J, Jauhonen P, Kesaniemi A, Wikberg R, Gordin A (1990) Effect of erythromycin on the oro-caecal transit time in man. Eur J Clin Pharmacol 39:555–558
40. Marlett JA, Li BU, Patrow, CJ, Bass P (1987) Comparative laxation of psyllium with and without senna in an ambulatory constipated population. Am J Gastroenterol 82:333–337
41. Martinelli H, Duguay C, Devroede C, Arhan A, Domia D, Faverdin D (1978) Some parameters of large bowel function in normal man. In: Sleisinger M, Ordtran JS, Ingelfinger FJ (eds) Constipation: Mechanisms and management in Gastrointestinal disease. Saunders, Philadelphia London Toronto
42. Meunier P (1985) Rectoanal dyssynergia in constipated children. Dig Dis Sci 30:784
43. Miller DL, Miller PF, Dekker JJ (1990) Small-bowel obstruction from bran cereal (Letter) JAMA 263:813–814
44. Mofenson HC, Caraccio TR (1991) Magnesium intoxication in a neonate from oral magnesium hydroxide lacative. J Toxicol Clin Toxicol 29:215–222
45. Müller-Lissner SA (1987) Treatment of chronic constipation with cisapride an placebo. Gut 28:1033–1038
46. Müller-Lissner SA (1988) Effect of wheat bran on weight of stool and gastrointestinal transit time: a metaanalysis. Br Med J 296:615–617
47. Müller-Lissner SA (1990) Welche Formen der Obstipation können von einer Behandlung mit motilitätswirksamen Pharmaka profitieren? Z Gastroenterol (Suppl 1) 28:89–91
48. Müller-Lissner SA, Akkermans LMA (Hrsg) (1989) Chronische Obstipation und Stuhlinkontinenz. Springer, Berlin Heidelberg New York
49. Nemeth PR, Gullikson GW (1989) Gastrointestinal motility stimulating drugs and 5-HT receptors on myenteric neurons. Eur J Pharmacol 166:387–391
50. Odes HS, Madar Z (1991) A double-blind trial of a celandin, aloe vera and psyllium laxative preparation in adult patient with constipation. Digestion 49:65–71
51. Percora P, Suraci D, Antonelli H, Demaria S, Marocco W (1981) Constipation and obesity: a statistical analysis. Bull Soc It Biol Sper 57:2384
52. Persson I, Raby K, Fonss-Bech P, Jensen E (1976) Effect of prolonged bran administration on serum levels of cholesterol, ionized calcium and iron in the elderly. J Am Geriatr Soc 24:334–335
53. Preston DM, Lennard-Jones JE (1985) Pelvic motility and response to a intraluminal bisacodyl in slow transit constipation. Dig Dis Sci 30:289
54. Preston DM, Lennard-Jones JE (1986) Severe chronic idiopathic constipation of young women: idiopathic slob transit constipation. Gut 27:41–48
55. Read NW (1988) Colon: relationship between epithelial transport and motility. Pharmacology 36:120–125
56. Rendtorff RC, Kashgarian M (1967) Stool patterns of healthy adult males. Dis Colon Rectum 10:222
57. Reynolds JC (1989) Prokinetic agents: a key in the futur of gastroenterology. Gastroenterol Clin North Am 18:437–457

58. Riecken EO (1990) The effect of anthrachinone laxative on colonic nerve tissue. A controlled trial in constipated women. Z Gastroenterol 28:660–664
59. Rouse M, Chapmann N, Mahapatra M, Grillage M, Atkinson SN, Prescott P (1991) An open, randomised, parallel group study of lactulose versus ispaghula in the treatment of chronic constipation in adults. Br J Clin Pract 45:28–30
60. Ruoff HJ, Fladung B, Demol P, Weirauch RTR (1991) Gastrointestinal receptors and drugs in motility disorders. Digestion 48:1–17
61. Sandler RW, Drossman DA (1987) Bowel habits in apparently healthy young adults. Dig Dis Sci 32:841–845
62. Schang JC, Devroede G (1985) Beneficial effects of naloxone in a patient with intestinal pseudoobstruction. Am J Gastroenterol 80:407–411
63. Schang JC, Devroide G, Duguay D, Hemond M, Hebert M (1985) Constipation par inertie colique et obstruction distale: etude electromyographique. Gastroenterol Clin Biol 9:480
64. Schmidbauer W, Korda-Schmidbauer P, Wienbeck W (1994) Therapeutische Strategie bei Obstipation. Therapeutische Umschau 51:190–202
65. Soffer E (1993) Misoprostol is an effective treatment for patients with severe chronic constipation (abstract). Gastroenterology (Suppl) 104:A585
66. Staiano A, Cucchiara S, Andreotti MR, Minella R, Manzi G (1991) Effect of cisapride on chronic idiopathic constipation in children. Drig Dis Sci 36:733–736
67. Sund RB, Songedal K, Harestad T, Salvesen B, Kristiansen S (1981) Enterohepatic circulation, urinary excretion and laxative action of some bisacodyl derivatives after intragastric administration in the rat. Acta Pharmacol Toxicol (Copenh) 48:73–80
68. Sussman GL, Dorian W (1990) Psyllium anaphylaxis. Allergy Proc 11:241–242
69. Thompson WG, Heaton KW (1980) Functional bowel disorders in apparently healthy people. Gastroenterology 79:283
70. Tjeerdsma JC, Smout AJPM, Akkermans LMA (1991) Voluntary suppression of defrecation delays gastric emptying. Gastroenterology 1100:A501
71. Van Outryve M, Milo R, Toussaint J, Van Eeghem P (1991) Prokinetic treatment of constipation-predominant irritable bowel syndrome: a placebo-controlled study of cisapride. J Clin Gastroenterol 13:49–57
72. Verduron A, Devroede G, Bouchouch M, Arhan P, Schang JC, Poisson J, Hemond M, Herbert M (1988) Megarectum. Dig Dis Sci 33:1164–1174
73. Wald A (1990) Constipation and fecal incontinence in the elderly. Gastroenterol Clin North Am 19:405–418
74. Wald A (1994) Constipation. In: Barkin JS, Rogers AI (eds) Difficult decisions in digestol disease. Mosby, St. Louis, pp 277–284
75. Watier A, Devordede G, Duranceau A et al. (1983) Constipation with colonic inertia. A manifestation of systemic disease? Dig Dis Sci 28:1025
76. White M, Findlay JM, Price JJ (1980) The occult rectal prolapse syndrome. J Surg 67:528
77. Womack MR, Williams NS, Holmfield JM, Morrison JFB, Simpkins KS (1985) New method for the dynamic assessment of anorectal function in constipation. Br J Surg 72:994
78. Woodard JA, Shannon M, Lacouture PG, Woolf A (1990) Serum magnesium concentrations after repetitive magnesium cathartic administration. Am J Emerg Med 8:297–300
79. Youle MS, Read NW (1984) Effect of painless rectal distension on gastrointestinal transit of solid meal. Dig Dis Sci 29:902

12

Chirurgische Therapie

A. Thiede, M. Kraemer und K.H. Fuchs

Als Ursachen für mechanisch bedingte Stuhlentleerungsstörungen kommen im Bereich des Rektums Rektozelen, Rektumintussuszeptionen, Zysto- und Enterozelen in Betracht. Syphonartige Abknickungen in der Darmkontinuität, bedingt durch elongierte Sigmaschleifen, stellen manchmal ebenfalls ein mechanisches Hindernis der Stuhlpassage dar. Dies kann besonders in der Folge resezierender gynäkologischer Eingriffen zu Problemen führen. Die Durchtrennung der Parametrien bedeutet immer auch eine strukturelle Schwächung des Beckenbodens und begünstigt somit alle unter dem Begriff der Beckenbodeninsuffizienz zusammengefaßten Veränderungen. Diese können paradoxerweise besonders in der Anfangsphase Stuhlentleerungsstörungen verursachen, in der späteren Entwicklung aber auch zur analen Inkontinenz führen. Darüber hinaus können nach resezierenden Beckeneingriffen Dünn- und Dickdarmschleifen weitgehend ungehindert in das kleine Becken herabragen, was Abknickungen im Darmverlauf verursachen und auch zur Entstehung von Enterozelen beitragen kann.

Während vordere Rektozelen bei vielen Frauen jenseits des 4. Dezenniums zu finden sind, verursachen sie nur bei einer Minderheit Beschwerden. Bestehen Stuhlentleerungsstörungen, dann muß trotz des Nachweises einer Rektozele immer auch noch nach anderen Ursachen gefahndet werden. Rektozelen werden gehäuft auch bei Patientinnen mit Anismus oder verlängertem Kolontransit beobachtet [8].

Da Rektozelen sich häufig auch als Vorderwandprolaps im Rektum bemerkbar machen, kann versucht werden, kleinere Rektozelen durch lokale Maßnahmen zu beheben, beispielsweise durch Applikation von Gummibandligaturen. Die chirurgische Behandlung größerer Rektozelen kann von vaginal oder von rektal erfolgen. Besteht eine Stuhlentleerungssymptomatik, erscheint eine rektale Vorgehensweise sinnvoll, um die Einwölbung überschüssiger Darmwand in das Rektumlumen zu vermeiden, was wiederum erneute Probleme verursachen könnte. Zunehmende Verbreitung hat eine Modifikation der Operation nach Delorme gefunden. Dieses Verfahren wurde um die Jahrhundertwende zur transanalen Behebung eines Rektumprolapses entwickelt, zwischenzeitlich wieder verlassen und kommt heute zur Behandlung des manifesten Rektumprolapses allenfalls bei stark erhöhtem Operationsrisiko in Betracht [4, 7]. Die transanale submuköse Raffung der Rektumwand ist aber gut zur Obliteration von Rektozelen geeignet und ist bei entsprechender Indikationsstellung ein einfacher, aber wirksamer Eingriff [1].

Umfangreicher obstruierende Veränderungen (partielle oder totale Invagination, Rektumprolaps) eignen sich in der Regel nicht für Rektumprolaps) eignen sich in der Regel nicht für transanale Maßnahmen. Sie sind Ausdruck einer Beckenbodeninsuffizienz und erfordern eine umfassende Korrektur durch den transabdominales Vorgehen.

Idiopathische Darmträgheit („slow transit")

Die Behandlung der schweren idiopathischen Obstipation stellt ein großes Problem dar und ist nicht immer zufriedenstellend. Für eine chirurgische Therapie kommen selbstverständlich nur diejenigen Patienten in Betracht, bei denen alle konservativen Maßnahmen ausgeschöpft sind und deren Leidensdruck entsprechend hoch ist. Man spricht in diesen Fällen besser von einer chronischen therapierefraktären Obstipation. Vor einer Erwägung chirurgischer, d.h. in der Regeldickdarmresezierender Verfahren, muß in allen Fällen eine umfangreiche und zielgerichtete Diagnostik gewährleistet sein. So ist immer eine anorektale Obstruktion auszuschließen, die übrigens eine therapierefraktäre Darmträgheit nicht selten begleitet. Sie sollte sinnvollerweise erst behoben werden, bevor drastischer chirurgische Maßnahmen ins Auge gefaßt werden. Die Wirksamkeit konservativer Maßnahmen bei verzögerter Stuhlpassage kann natürlich erst nach Behandlung der anorektalen Obstruktion wirklich beurteilt werden. Dies vermeidet auch unnötige „Rezidive" nach Resektionen in Folge der unbehandelten (weil nicht diagnostizieren) rektalen Obstipation. So konnte erwartungsgemäß nachgewiesen werden, daß Patienten, die unfähig waren, einen in das Rektum eingeführten 50-ml-Ballon auszuscheiden (was für das Vorliegen einer anorektalen Obstruktion spricht) schlechte funktionelle Resultate nach Kolektomie zeigten [12].

Es gilt zudem, sorgfältig Fälle mit einem irritablen Darmsyndrom zu identifizieren, die zwar obstipationsähnliche Beschwerden zeigen, insbesondere krampfartige Bauchbeschwerden, Blähungen, Stuhlunregelmäßigkeiten, die aber nachweislich eine normale Darmtransitzeit haben. Man weiß wenig über die Ursachen dieses Leidens. Das Problem beginnt häufig schon im Dünndarm und beruht eher auf einer fehlgesteuerten und unkoordinierten statt auf einer pathologisch verlangsamten Peristaltik. Diese Patienten profitieren von resezierenden Verfahren nicht [2].

Es ist wahrscheinlich, daß ein Teil der immer wieder publizierten Therapieversager nach chirurgischer Behandlung der chronischen Obstipation Patienten mit nicht diagnostiziertem irritablen Darmsyndrom oder rektaler Obstipation sind.

Als chirurgische Verfahren zur Beseitigung der schweren chronischen und therapierefraktären Darmträgheit kommen segmentale oder subtotale Kolonresektionen in Betracht bis hin zu Kolektomie mit ileoanalem Pouch und als Ultima ratio die Anlage eines Ileostomas.

Segmentale Resektionen

Obwohl das Konzept reizvoll ist, segmentale Transitstörungen durch diverse diagnostische Verfahren aufzudecken und mittels Resektion der entsprechenden Darmabschnitte zu behandeln, gelingt die Identifizierung derartiger Segmente nur selten. Dies mag z. T. daran liegen, daß der diagnostische Nachweis segmentaler Transitstörungen schwierig ist. Entscheidend ist es aber, daß es sich bei der idiopathischen Transitverzögerung um ein in der Regel den gesamten Dickdarm betreffendes Problem handelt, in einigen Fällen konnte bei diesen Patienten sogar bereits eine Passageverzögerung des Dünndarmes nachgewiesen werden [2]. Entsprechend enttäuschend sind die Ergebnisse segmentaler Resektionen bei chronischer Obstipation [10, 13]. Angaben über die Rate der durch das Verfahren nicht gebesserten Patienten bzw. Rezidive schwanken zwischen 30 und 40%.

Dennoch bieten sich segmentale Resektionen bei Patienten mit morphologischen Veränderungen an, die Obstruktionen begünstigen können. Hierzu zählen ausgeprägte Elongationen vor allem des Deszendens und des Sigmas (Passageerschwernis durch Abknickungen und rezidivierender Volvulus), das Megakolon, ausgeprägte Verlagerungsanomalien infolge Malrotation oder fehlende Fixation einzelner Darmabschnitte (z.B. Caecum mobile) und das seltene sog. Doppelflintensyndrom [5, 11], d.h. auf längere Strecken parallel verlaufende, flächenhafte Verwachsungen benachbarter Dickdarmabschnitte, insbesondere im Bereich der Kolonflexuren.

Kolektomien

Bei nachgewiesener globaler Transitverlangsamung des Kolons ist die Kolektomie das Verfahren der Wahl. Ein derartiger Eingriff ist natürlich nur bei entsprechend großem Leidensdruck und dem nachgewiesenen Versagen aller anderen Therapieformen zu rechtfertigen. Dies gilt um so mehr, als das Verfahren bei Patienten mit Obstipation relativ komplikationsbehaftet ist. So sind bei bis zu 44% [13] der Patienten postoperativ adhäsionsbedingte Obstruktionen bis hin zum revisionsbedürftigen Ileus zu verzeichnen, d.h. deutlich mehr als nach Kolektomien bei anderer Indikationsstellung. Möglicherweise ist dies Ausdruck von nicht nur auf den Dickdarm begrenzter Motilitätsstörungen. Bei einem ebenfalls nicht zu vernachlässigendem Prozentsatz der Patienten [12–24%] muß letztlich ein Stoma angelegt werden [12]. Dennoch ist bei korrekter Patientenselektion in über 80% der Patienten mit zufriedenstellenden Ergebnissen zu rechnen.

Kontroversen bestehen noch in bezug auf Ausdehnung der Resektion, subtotale Resektion mit zäkorectaler Anastomose oder Kolektomie mit ileorektaler Anastomose, wobei bessere Ergebnisse und vor allem geringere Rezidivraten für das letztere Verfahren sprechen [3, 6]. In vereinzelten Fällen kann bei Auftreten eines Rezidives nachileorektaler Anastomose die Umwandlung in einen ileoanalen Pouch erwogen werden [9].

Bei eingeschränkter Operabilität und im Falle eines nicht zu beherrschenden Rezidivs nach ileorektaler Anastomose die Umwandlung in einen ileoanalen Pouch erwogen werden [9].

Bei eingeschränkter Operabilität und im Falle eines nicht zu beherrschenden Rezidivs nach Kolektomie bleibt als letzter Ausweg in Anlage eines Ileostaomas. Mit diesem Verfahren ist die Lebensqualität dieser Patienten deutlich verbessert, die Unannehmlichkeiten des Stomas werden dafür in der Regel akzeptiert.

Literatur

1. Berman IR, Harris MS, Leggett IT (1987) Rectal reservoir reduction procedures for internal rectal prolapse. Dis Colon Rectum 30:765–771
2. Berman IR, Manning DH, Harris MS (1990) Streamlining the management of defecation disorders. Dis Colon Rectum 33:778–785
3. Braun J, Pfingsten F-P, Faß J, Schumpelick V (1991) Chirurgische Therapie der chronischen Obstipation. Chirurg 62:103–109
4. Christiansen J, Kirkegaard P (1981) Delorme's operation for complete rectal prolapse. Br J Surg 68:537–538
5. Dobroschke J, Feustel H, Schwemmle K (1974) Zur chirurgischen Therapie der chronischen Obstipation. Dtsch Med Wschr 99:1125–1128
6. Fasth S, Hedlund H, Svaninger G (1983) 149:623–627
7. Gundersen AL, Cogbill TH, Landercasper (1985) Reappraisal of Delorme's procedure for rectal prolapse. Dis Colon Rectum 28:721–724
8. Johansson C, Ihre T, Ahlback SO (1985) Disturbances in the defacation mechanism with special reference to intussusception of the rectum (internal procidentia). Dis Colon Rectum 28:920–924
9. Nicholls RJ, Kamm MA (1988) Proctocolectomy with restorative ileoanal reservoir for severe idiopathic constipation: report of two cases. Dis Colon Rectum 3:968–969
10. Preston DM, Hawley PR, Lennard-Jones JE, Todd IP (1984) Results of colectomy for several idiopathic constipation in women. Br J Surg 7:547–552
11. Reifferscheid M (1984) Die chirurgische Behandlung der chronischen Obstipation. Dtsch Ärztebl 81:1539–1548
12. Vasilevsky CA, Nemer FD, Balcos EG, Christenson CE, Goldberg SM (1988) Is subtotal colectomy a viable option in the management of chronic constipation. Dis Colon Rectum 31:679–681
13. Weber J, Ducrotte P, Touchais JY, Roussignol Ch, Denis Ph (1987) Biofeedback training for constipation in adults and children. Dis Colon Rectum 30:844–846

13 Beckenbodeninsuffizienz

Funktionelle Anatomie

M. Kraemer und R. Leppert

Beckenboden

Der Beckenboden besteht im wesentlichen aus einer Platte aus Skelettmuskulatur (M. levator ani) und zugehörigen Faszien, die trichterförmig auf den äußeren analen Schließmuskel zulaufen und sich in ihm fortsetzen (Abb. 1). Der Übergang der Beckenbodenmuskulatur in den M. sphincter ani externus entspricht der Mündung des Trichters.

Die Funktion des Trichters beruht auf einem Kompromiß. Einerseits besteht mit Erlangen des aufrechten Ganges die Notwendigkeit einer vermehrten Abstützung des Becken- und Bauchinhalts gegen die Schwerkraft. Gleichzeitig vollziehen sich durch den Beckenboden aber lebenswichtige Entleerungsfunktionen, was wiederum nur über strukturelle Schwachstellen im bindegewebig-muskulösen Beckenbodenabschluß erreicht werden kann. Besonders deutlich wird dies bei der weiblichen Anatomie, die für den Erhalt der Gebärfähigkeit sowohl ein breiteres Becken als auch für die Passage des Fetus einen entsprechend großen „Defekt" im Beckenboden aufweist. Der Preis dafür ist die für Frauen im fortgeschrittene Alter bekannte Anfälligkeit für alle Formen der Beckenbodeninsuffizienz.

Die medialen Anteile des symmetrisch angeordneten M. levator ani haben ihren Ursprung am Schambein (M. puborectalis) und ziehen schlingenförmig um das obere Ende des Analkanals. Zwischen den freien Schenkeln der Puborektalisschlinge befindet sich das Diaphragma urogenitale (Mm. transversi perinei einschließlich der zugehörigen Faszien).

Durch Zug der Puborektalisschlinge wird beim Gesunden im Ruhezustand eine Abwinkelung des Analkanals von etwa 90° in Richtung Schambein erreicht. Dieser anorektale Winkel stellt einen wichtigen statischen Kontinenzfaktor dar.

Die medialen Anteile der Puborektalisschlinge sind mit dem oberen Externusanteil, die Pars profunda des M. sphincter ani externus, verwoben, während sich die innersten Fasern in der äußeren, longitudinalen Muskelschicht der Muscularis propria im posterokaudalen Aspekt des Rektums verlieren [2].

Die übrigen Anteile des M. levator ani verschließen fächerförmig vom unteren Kreuzbein und Steißbein ausgehend den Beckenboden und bilden eine Pars

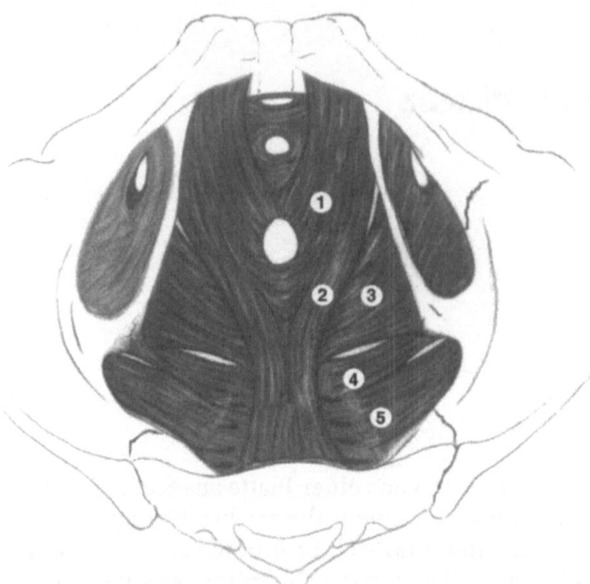

Abb. 1. Anatomie des Beckenbodens, Sicht von innen.
1 M. puborectalis } Pars pubica, M. levator ani
2 M. pubococcygeus
3 M. ileococcygeus } Pars iliaca, M. levator ani
4 M. coccygeus
5 M. piriformis

pubica und eine Pars iliaca. Sie entspringen nahe der Beckeneingangsebene dem unteren Schambeinbereich (M. pubococcygeus) und von einem Sehnenbogen des M. obturatorius (M. iliococcygeus). Posterolateral setzt sich die Beckenbodenmuskulatur fort in die Mm. coccygeus und piriformis, die für die Statik des Beckenbodens jedoch nur eine untergeordnete Bedeutung haben.

Kontinenzorgan

Der anale Sphincter besteht aus einem inneren Schließmuskel (M. sphincter ani internus), der sich in Fortsetzung der inneren zirkulären Schicht der Muscularis propria der Rektumwand bildet, und einem teleskopartig darüber gestülpten äußeren Schließmuskel (M. sphincter ani externus), der aus der Beckenbodenmuskulatur hervorgeht (Abb. 2, 3). Zwischen innerem und äußerem Schließmuskel befindet sich eine dünne, muskulär-bindegewebliche intersphinktere Schicht, die sich aus der teils längs, teils spiralförmig verlaufenden äußeren Muskelschicht der Muscularis propria des Rektums entwickelt. Einige der Muskelfasern dieser Schicht durchqueren oberflächliche Anteile des M. sphincter ani externus und strahlen in die Perianalregion aus.

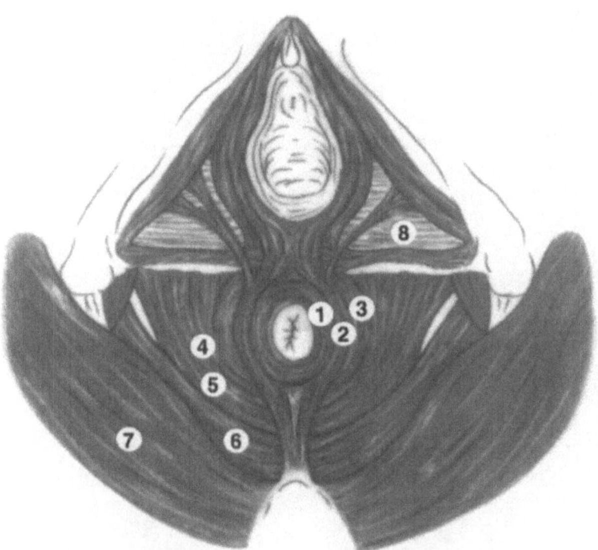

Abb. 2. Anatomie des Beckenbodens, Sicht von außen.

1 Pars subcutanea	}	M. sphincter ani externus
2 Pars superficialis		
3 Pars profundas		
4 M. puborectalis	}	Pars pubica, M. levator ani
5 M. pubococcygeus		
6 M. ileococcygeus	}	Pars iliaca, M. levator ani
7 M. glutaeus maximus		
8 Diaphragma urogenitale		

Der funktionell als Einheit agierende M. sphincter ani externus besteht anatomisch aus 3 Anteilen, was sich mit Hilfe der Endosonographie neuerdings auch gut am Patienten nachvollziehen läßt. Die Pars profundas entwickelt sich aus medialen Anteilen der Puborectalisschlinge mit der sie verwoben ist und umgibt kaudalwärts zunehmend den Analkanal nach ventral mit Schließmuskelanteilen. Die Pars superficialis, die den Hauptteil des M. sphincter ani externus ausmacht, umgibt zirkulär und weitgehend symmetrisch den Analkanal. Fasern aus diesem Bereich setzen teilweise an der Kokzyxspitze an und bilden das Lig. anococcygeale. Die Pars subcutanea befindet sich beim nicht relaxierten Patienten in der Regel unterhalb des inneren Schließmuskels. Dieser Sphinkteranteil ist morphologisch zudem durch die Einstrahlung von Muskelfasern aus der intersphinkteren Schicht gekennzeichnet. Diese Fasern setzen in die Haut der Perianalregion an (M. corrugator ani), bewirken die typische Fältelung in diesem Bereich und möglicherweise bei der Defäkation einen den Analkanal verkürzenden Zug.

Bei Frauen ist der äußere Schließmuskel ventral in den oberen Bereichen des Analkanals deutlich schwächer ausgeprägt als bei Männern, zudem ist der Analkanal insgesamt in der Regel kürzer.

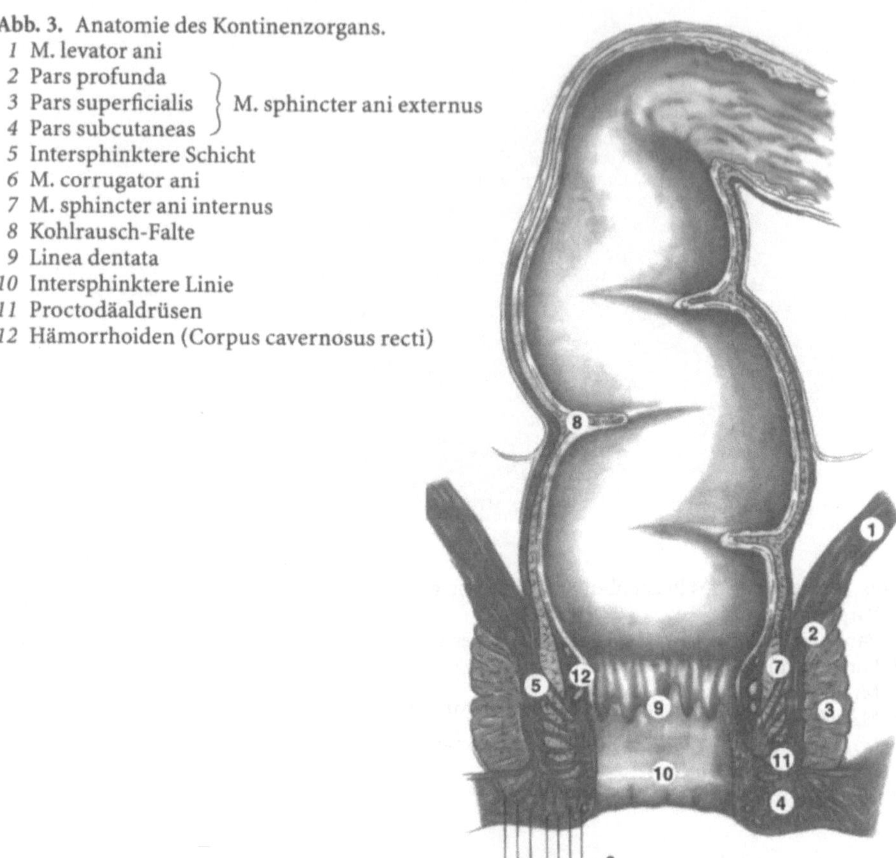

Abb. 3. Anatomie des Kontinenzorgans.
1 M. levator ani
2 Pars profunda } M. sphincter ani externus
3 Pars superficialis } M. sphincter ani externus
4 Pars subcutaneas } M. sphincter ani externus
5 Intersphinktere Schicht
6 M. corrugator ani
7 M. sphincter ani internus
8 Kohlrausch-Falte
9 Linea dentata
10 Intersphinktere Linie
11 Proctodäaldrüsen
12 Hämorrhoiden (Corpus cavernosus recti)

Ähnlich wie Beckenboden- und Bauchwandmuskulatur ist der M. sphincter ani externus zu einer Dauerkontraktion fähig, die reflektorisch gesteuert wird. Er stellt so als quergestreifter Muskel eine Besonderheit dar. Darüber hinaus kann er auch willkürlich aktiviert werden, wodurch im Bedarfsfall eine zusätzliche Kontinenzleistung erbracht wird. Der M. sphincter ani internus entspricht einer sich nach distal verdickenden Fortsetzung der inneren Ringmuskelschicht des Rektums. Dieser glatte Muskel wird zunehmend aganglionär und dient als eine Art „Wellenbrecher" [6] für die propulsiven Peristaltikwellen der oberen Darmregionen. Er erhält ebenfalls einen Dauertonus aufrecht, der den Analkanal in einer andauernden Kontraktion geschlossen hält. Eine Relaxierung erfolgt nur, wenn durch zunehmende Füllung des Rektums mit steigendem Druckaufbau ein Grenzwert überschritten wird. Diese Relaxierung kann dann, wissentlich gesteuert, durch Kontraktion des den Sphincter ani internus vollständig überlagernden äußeren Schließmuskel begegnet werden.

Die Rektumampulle ist umgeben von perirektalen Fett und einer Faszienkapsel. Deren posteriorer Bereich wird als Waldeyer-Faszie bezeichnet, die sich nach kranial im retroperitonealen Bindegewebe des Mesosigmas verliert.

Die lateralen Ausläufer dieser Faszie bilden das flügelförmig angelegte sog. Mesorektum, das seitlich übergeht in die pelvine Faszienauskleidung der Beckenwand. Das Mesorektum ist die Durchtrittsstelle der lokal versorgenden Gefäße und Nerven. Die Vorderwand der Faszienkapsel wird bei der Frau durch die rektovaginale Faszie, beim Mann durch die prostataoperineale Faszie (Dennonvillier) gebildet.

Im Ruhezustand ist das Rektum leer und „kollabiert". Ein Druckgradient zwischen Rektum und Rektosigmoid sorgt dafür, daß der Darminhalt, d.h. die Kotsäule, zunächst oberhalb des Rektums bleibt.

Eine zusätzliche Entlastung des Kontinenzorgans wird durch weitere statische Faktoren begünstigt. Das Rektum bildet sowohl in der sagittalen als auch in der transversalen Ebene mehrere Kurven. Es folgt im Verlauf der sakralen Höhle und bildet zusätzlich nach dem rektosigmoidalen Übergang typischerweise eine Rechts- und eine Linkskurve, die sich im Schleimhautniveau als transverse Falten (Houston) bemerkbar macht. Die mittlere der 3 Falten befindet sich in Höhe des peritonealen Umschlags (Kohlrausch-Falte). Zusätzliche statische Entlastung verschafft die anorektale Winkelung durch Zug der Puborektalisschlinge.

Das Rektum bildet knapp oberhalb des Übergangs in den Analkanal 6–12 längsgerichtete Schleimhautfalten (Columnae anales), die Muskularisstränge, Lymph- und Blutgefäße enthalten und die bei Neugeborenen besonders ausgeprägt sind. Die unteren Enden dieser Columnae anales sind durch Schleimhautfalten verbunden und bilden schwalbennestartige Taschen (Analkrypten), in die feine Ausführungsgänge der beim Menschen nur noch rudimentär angelegten Proktodäaldrüsen münden. Diese befinden sich im gefäßarmen intersphinkteren Raum und sind entwicklungsgeschichtliche Überbleibsel analer Duftdrüsen. Krypten und Proktodäaldrüsen sind beim Menschen häufig Ausgangspunkt diverser akuter entzündlicher Erkrankungen wie Analfissuren und Fisteln.

Die Schleimhautfalten der Krypten sind in einer Linie miteinander verbunden und stellen einen markanten Orientierungspunkt bei der Untersuchung dar. Wegen ihrer regelmäßigen Erhabenheiten wird diese Linie Linea dentata genannt. Sie markiert die teilweise sensible Übergangszone zwischen der unsensiblen Rektumschleimhaut und dem hochsensiblen Anoderm, die den Analkanal auskleidet und aus trockenem, nicht verhornenden Plattenepithel besteht. Der Erhalt der Sensibilität des Analkanals ist ein bedeutsamer Kontinenzfaktor, da hierdurch Stuhl und Flatus unterschieden werden können.

Oberhalb der Linea dentata, im unsensiblen Bereich der Schleimhaut, liegen die von Stelzner als Corpus cavernosus recti bezeichneten Hämorrhoiden, die als Schwellkörper den Eingang zum Analkanal überlagern und zusätzlich abdichten. Der Abfluß dieser Schwellkörper erfolgt über die Schließmuskulatur, wodurch verständlich wird, daß eine Prominenz dieser Polster besonders im kontrahierten, geschlossenen Zustand des Schließmuskels erreicht wird, bei relaxiertem Sphinkter während der Defäkation die Polster aber an Prominenz verlieren.

Bei der rektal-digitalen Untersuchung des nicht-relaxierten Patienten kann etwa 1 cm oberhalb der anokutanen Linie eine ringförmige Kerbe getastet werden (intersphinktere Linie), die den Intersphinkterraum zwischen innerem und äußerem Schließmuskel markiert. In relaxiertem Zustand (z. B. Narkose) kommt es zu einer weitgehenden Erschlaffung der Beckenbodenmuskulatur und des äußeren Schließmuskels, der dadurch relativ zum inneren Schließmuskel zurückgleitet und ihn im unteren Bereich nicht mehr überlagert. Es kommt dadurch zu einer Prominenz des Sphincter ani internus, der häufig nun auch von außen sichtbar wird.

Nervenversorgung

Levator ani und Coccygeus werden von Ästen des Plexus sacralis versorgt, in der Regel von ventralen Ästen des 3. und 4. Sakralnerven. Diese ziehen von der dorsalen Beckenwand ventral- und kaudalwärts und verlaufen im allgemeinen entlang der inneren, kranialen Oberfläche dieser Muskeln.

Die nervale Versorgung des M. puborectalis ist in der Literatur umstritten. Einige Studien berichten von einer Versorgung dieses Muskels direkt aus den Wurzeln der Sakralnerven [7], während andere Arbeitsgruppen zu dem Ergebnis gelangen, daß der M. puborectalis vom N. pudendus versorgt wird [8]. Wahrscheinlich besteht in diesem Muskel eine überlappende Innervation [2, 5].

Der M. sphincter ani externus wird durch Äste des N. pudendus innerviert. Dieser Nerv bezieht seine Fasern ebenfalls aus dem Plexus sacralis (S2 – S4). Er verläßt das kleine Becken durch das Foramen infrapiriforme in die Regio glutaea, die er jedoch zusammen mit den Vasa pudenda nach kurzem Verlauf wieder verläßt, indem er durch das Foramen ischiadicum minus in die Fossa ischiorectalis eintritt. Hier liegt er an der lateralen Wand (dem R. ossis ischii), von der Fascia obturatoria bedeckt, und teilt sich in seine Endäste. Die Nn. rectales inferior durchziehen die Fossa ischiorectalis medianwärts zur motorischen Versorgung des äußeren Schließmuskels sowie zur sensiblen Versorgung von Analkanal und Perianalregion. Die übrigen Endäste (Nn. perineales) versorgen den Dammbereich und die äußeren Genitale.

Wie der Rest des Intestinums werden auch Rektum und innerer Schließmuskel autonom sowohl parasympathisch als auch sympathisch innerviert. Die sympathische Versorgung entstammt den oberen lumbalen Ganglien des Grenzstranges (L1, L2) und verläuft über den Plexus aorticus abdominalis entlang der Aorta, von wo aus einige Fasern entlang der A. mesenterica inferior via Plexus mesentericum inferior das Rektum erreichen. Der Rest verläuft entlang der Iliakalgefäße und bildet den Plexus praesacralis (Plexus hypogastricus superior), von wo aus das Rektum über die paarig angelegten Nn. hypogastrici versorgt wird. Die Nn. hypogastrici breiten sich seitlich am Rektum geflechtförmig aus, erhalten zusätzlich Fasern aus den sakralen Ganglien des Grenzstranges und bilden so den Plexus pelvicus (Plexus hypogastricus inferior), der den inneren Schließmuskel versorgt.

Ebenfalls über den Plexus pelvicus werden Rektum und innerer Schließmuskel von parasympathischen Nerven versorgt. Diese nehmen Ursprung im sakralen Teil des Paramsympathikus (S2 – S4) und ziehen als Nn. erigentes zum Plexus pelvicus. Die Nn. erigentes enthalten auch die viszeralen afferenten Fasern.

Durch den Parasympathikus wird die Versorgung die Motilität von Rektum und inneren Schließmuskel sowie die Sekretion der Schleimhaut erhöht, der Sympathikus hemmt diese Funktionen. Allerdings ist für das Kontinenzorgan offenbar nur die parasympathische Funktion von Bedeutung: die Funktion des inneren Schließmuskels wird durch Schädigung der parasympathischen Nerven (z. B. Sakrumläsionen) fast vollständig aufgehoben. Ebenso werden Viszeralschmerzen im Bereich des Rektums im Gegensatz zum Rest des Intestinums ausschließlich parasympathisch vermittelt [2]. Dagegen hat eine Sympathektomie im Bereich des kleinen Beckens keine offensichtlichen Folgen.

Gefäßversorgung

Rektum und Analkanal werden hauptsächlich durch die A. rectalis superior und durch die gepaarte A. rectalis inferior versorgt, während die A. rectalis media in vielen Fällen nur schwach ausgebildet ist. Die A. rectalis superior beginnt als direkte Fortsetzung der A. mesenterica inferior etwa am Kreuzungspunkt dieses Gefäßes mit der linken A. iliaca communis. Sie zieht hinter dem Mastdarm in das kleine Becken und versorgt ungefähr die oberen $^{2}/_{3}$ des Mastdarms. Die Hämorrhoidenpolster werden aus den sehr variablen Endaufzweigungen der A. rectalis superior gespeist.

Die A. rectalis media entstammt der A. iliaca interna und anastomosiert im submukösen Bereich sowohl mit der oberen als auch mit der unteren Rektumarterie. Die A. rectalis inferior zweigt aus der A. pudenda interna auf deren Weg durch die Fossa ischiorectalis ab. Sie teilt sich auf, durchzieht den äußeren Schließmuskel und versorgt den unteren Analkanal.

Der venöse Abfluß folgt im wesentlichen der arteriellen Versorgung. Aufgrund der reichhaltigen Anastomosierung im arteriellen und im venösen Bereich toleriert das Rektum im allgemeinen die Durchtrennung sowohl der oberen als auch der mittleren Rektumgefäße. Die reichhaltigen Anastomosierungen bewirken auch, daß eine Stauung im Pfortaderkreislauf für die Hämorrhoidenentstehung keine Bedeutung hat. Mehrere Untersuchungen belegen mittlerweile, daß es keine Assoziation zwischen portaler Hypertonie und der Entstehung von Hämorrhoiden gibt [1, 3, 4].

Kontinenzfunktion

Kontinenz beruht somit auf einem komplexen Zusammenspiel verschiedener Faktoren. Der innere Schließmuskel hält in Folge seiner Dauertonisierung den Analkanal geschlossen. Mit zunehmender Füllung des Rektums kommt es zu einem Druckaufbau im Rektum, der über Dehnungsrezeptoren vermittelt wird. Diese scheinen teilweise auch außerhalb des Rektums in der Levatormuskulatur zu liegen, da ein Gefühl rektaler Füllung auch nach ileoanaler oder koloanaler Anastomose erhalten bleibt, obwohl das Rektum entfernt wurde. Erreicht die Druckzunahme im Rektum einen gewissen Schwellenwert, kommt es zu einer kurzzeitigen reflektorischen Erschlaffung des inneren Schließmuskels. Die Kontinenz wird in diesem Moment durch zunehmende Kontraktion des äußeren Schließmuskels und der Puborektalisschlinge gewährleistet. Die kurzzeitige Erschlaffung des inneren Sphinkters läßt Rektuminhalt in die sensible Zone des Analkanals vordringen und erlaubt so die bewußte Differenzierung von Stuhl und Gas (sog. „sampling"-Reflex). Wird die Entleerung von Rektuminhalt nicht zugelassen, führt die allmähliche Volumenzunahme im Rektum zu einer Tonuszunahme von Puborektalisschlinge und äußerem Schließmuskel. Dies bewirkt eine entsprechende Verkleinerung der anorektalen Abwinkelung, wodurch sich in einem klappenartigen Mechanismus der Analkanal verschließt. Der Eingang zum Analkanal wird zusätzlich noch durch die in dem Zustand der zunehmenden Sphinktertonisierung besonders prominenten Hämorrhoidenpolster abgedichtet. Ein Anstieg des intraabdominalen Druckes (Husten, Niesen, Heben von Lasten) bewirkt ebenfalls einen reflektorischen Anstieg der Tonisierung von äußerem Schließmuskel und Puborektalis. Eine zusätzliche Kontinenzleistung kann kurzzeitig durch die bewußte Kontraktion des äußeren Schließmuskels erbracht werden. Darüber hinaus vermag das Rektum, ähnlich der Blase, im bestimmten Rahmen eine Drucksteigerung durch zunehmende Wandrelaxation zu akkomodieren. Offensichtlich kann diese adaptive Reaktion zu einem gewissen Grade auch von anderen Darmsegmenten oberhalb einer enteroanalen Anastomose übernommen werden [2].

Von Stelzner [9] wurde auf die Bedeutung der Tonisierung der Beckenorgane zur störungsfreien Entleerung der Beckenhohlorgane hingewiesen. Er bezeichnet das Sphinktersystem als Außentür, die sich nach Erreichen der Füllungsgrenze öffnet. Die Verstärkung der Hohlmuskeln treibt einerseits den Inhalt der Hohlorgane aus. Sie stabilisiert andererseits aber auch im Verbund mit den übrigen Beckenorganen den Beckenbodenabschluß, bewirkt somit dessen Verlagerung nach innen (innere Tür). Die Stuhlentleerung erfolgt durch Kontraktion des Rektums und bedarf nicht der zusätzlichen Bauchpresse, die, wenn forciert betrieben, zu einer Schädigung des Kontinenzorganes führen kann.

Literatur

1. Bernstein WC (1983) What are hemorrhoids and what is their relationship to the portal venous system? Dis Colon Rectum 26:829–834
2. Huber A (1990) Surgical anatomy of the rectum, anal canal, and perineum. In: Martic C, Givel JC, Surgery of anorectal diseases. Springer, Berlin Heidelberg New York Tokyo, pp 1–9
3. Hunt AH (1958) A contribution to the study of portal hypertension. Livingstone, Edinburgh
4. Johansen K, Bardin J, Orloff MJ (1980) Massive bleeding from hemorrhoidal varices in portal hypertension. JAMA 244:2084–2085
5. Lawson J (1981) Motor nerve supply of pelvic floor. Lancet:999
6. Müller-Lobeck H (1989) Analerkrankungen. Gastroenterol Hepatol 21:152–174
7. Percy JP, Parks AG (1981) The nerve supply of the pelvic floor. Schweiz Rundschau Med 70:640–642
8. Shephard JJ (1980) Anorectal function. Scientific foundations of gastroenterology. London, Heinemann
9. Stelzner F (1991) Das Faszienskelett der Bauchhöhle – Hernien und anorektale Inkontinenz. Langenbecks Arch Chir 376:108–120

13

Pathophysiologie

K.-H. Fuchs, M. Sailer und M. Kraemer

Der Begriff Beckenbodeninsuffizienz wird für eine Reihe charakteristischer morphologischer Veränderungen des Beckenbodens sowie seiner Einzelstrukturen, wie das Faszienskelett, die Muskulatur und ihre Innervation, verwendet. Gleichzeitig charakterisiert dieser Begriff aber auch die aus diesen morphologischen Veränderungen resultierenden funktionellen Defizite, die sich in mehr oder weniger ausgeprägten kolorektalen und anorektalen Störungen äußern [4, 9, 13, 15, 20]. Die mit der Beckenbodeninsuffizienz assoziierten morphologischen und funktionellen Veränderungen sind in Tabelle 1 zusammengefaßt. Auch wenn diese Begriffe vielfach überlappend gebraucht werden, so ist ihre pathophysiologische Strukturierung doch sinnvoll und letztlich unbedingt notwendig, will man ein differenziertes Behandlungskonzept darauf aufbauen [8, 19]. Noch fehlen detaillierte Informationen über die präzisen Zusammenhänge zwischen den verschiedenen morphologischen und funktionellen Veränderungen sowie über deren zeitliche Abhängigkeit und das Zusammenspiel von Ursache und Wirkung. So wurde für den häufig in diesem Zusammenhang beobachteten Rektumprolaps ein Intussuszeptionsmechanismus, eine Beckenbodenschwäche sowie eine Sphinkterschwäche postuliert [4, 7, 10, 12, 16]. Mit zunehmender Verfeinerung der morphologischen und funktionellen Untersu-

Tabelle 1. Assoziierte morphologische und funktionelle Störungen bei Beckenbodeninsuffizienz

Morphologische Störungen
Descending-perineum-Syndrom
Rektozele/Zystozele
Mukosaprolapssyndrom
Rektumprolaps (Grad I–IV)
Lageveränderungen der gynäkologischen Organe mit Krankheitserscheinungen
Ulcus simplex recti
Funktionelle Störungen
Sekundäre neuromuskuläre Schädigung
Sphinkterschwäche
Gestörte Analsensibilität
Unkoordinierter Defäkationsakt
Inkontinenz (Stuhl/Urin)

chungsmöglichkeiten [6, 12, 14, 17] lassen sich letztlich doch einige pathophysiologische Mechanismen ableiten (s. Beitrag Bernini et al., S. 289).

Definition

Zusammenfassend versteht man unter Beckenbodeninsuffizienz einen Sammelbegriff morphologischer und funktioneller Störungen, die zu einer pathologisch veränderten Stuhlpassage und/oder -entleerung führen.

Pathophysiologische Faktoren

Es sei vorausgeschickt, daß alle im folgenden erwähnten Faktoren bei Patienten in den verschiedenen Kombinationen vorliegen können. Dennoch zeichnen sich in den Erkenntnissen der letzten Jahre einige grundlegende Regelmäßigkeiten ab. Man kann zwischen den Störungen bei jungen und älteren Menschen unterscheiden, denn hier scheinen zwei verschiedene Mechanismen involviert zu sein. Selten kommt es bei jungen Männern und Frauen zu einer „Beckenbodeninsuffizienz" mit Prolapsbildung. In dieser eher kleinen Gruppe von Patienten findet man eine normale muskuläre Beckenbodenanatomie und -funktion [12, 18]. Auch die Inkontinenz ist in dieser Gruppe der jungen Patienten deutlich geringer als bei einem älteren Vergleichskollektiv [11]. Junge Männer wurden ebenfalls mit diesem Problem beschrieben, allerdings auffallend häufig im Zusammenhang mit infektiösen Diarrhöen [1]. Bei diesen jungen Menschen scheint also aufgrund einer eher lokalen Lockerung des Rektums ein Prolaps zu entstehen, ohne die viel häufiger festgestellten manifesten Veränderungen des gesamten Beckenbodens und des Kolons, wie sie beim älteren Menschen typisch sind.

Eine ausgeprägte Beckenbodeninsuffizienz entsteht häufig auf dem Boden eines colon elongatum und/oder einer Kolontransitstörung mit Obstipation und der Notwendigkeit einer jahrelangen erhöhten Bauchpresse zur Defäkation [13]. Dies führt zu einer Belastung des Faszienskelettes und der Beckenbodenmuskulatur mit sekundären morphologischen Veränderungen wie das „descending perineum syndrome", Sphinkterschwäche, Douglas-Hernie [13, 19] (s. Beitrag Kraemer u. Leppert, S. 857) (Abb. 1a, b). Eine zweite wesentliche Ursache kann eine konstitutionelle Auflockerung des Faszienskelettes oder eine sekundär erworbene Überdehnung des Beckenbodens durch mehrere Geburten sein. Veränderungen der Eingeweidearchitektur des kleinen Beckens (z.B. Hysterektomie) können ebenfalls zur Alteration der Stuhlpassage im Kolon und der Stuhlentleerung im Anorektum führen. Selbstverständlich sind Individuen besonders dann betroffen, wenn mehrere dieser eben beschriebenen 3 Faktoren zusammentreffen. Hinzu kommt der physiologische Alterungsprozeß der bei den genannten Patientengruppen zwangsläufig zu einer Aggravierung der Symptomatik führt. Selbst bei Nullipara kann sich im Alter ein Rektumprolaps entwickeln, wobei 90% dieser Frauen älter als 60 sind [11]. Insgesamt 64% die-

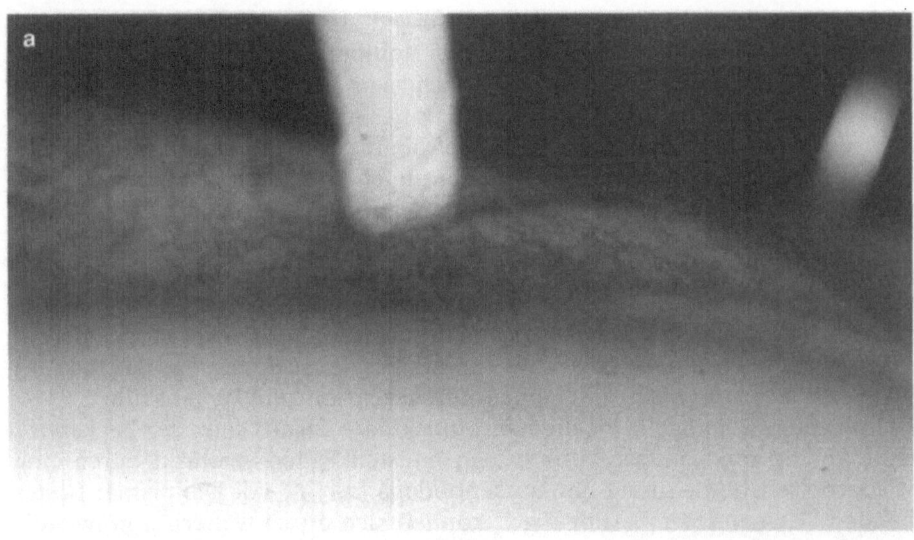

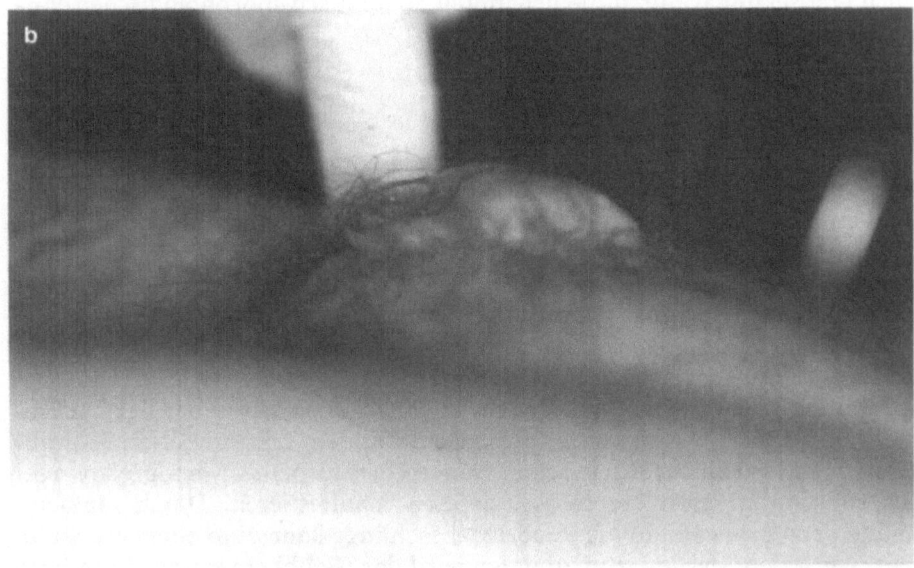

Abb. 1a, b. „Descending perineum syndrome". Deutlich ist der Unterschied zwischen **a** (vor Bauchpresse) und **b** (während Bauchpresse) zu erkennen. Während der Buchpresse wölbt sich der gesamte Beckenboden nach kaudal vor

ser Frauen waren inkontinent. Die häufig erwähnte Assoziation zwischen Rektumprolaps und Stuhlinkontinenz liegt bei Nullipara mit 22% und deutlich unter der 85%-Inzidenz bei Patientinnen nach vaginalen Geburten.

Man muß deshalb davon ausgehen, daß besonders ältere Menschen durch eine Beckenbodeninsuffizienz gefährdet sind, denn hier können nach Geburtstrauma und postoperativen Veränderungen und durch den Alterungsprozeß bedingte Alterationen der Muskulatur und des Faszienskelettes die anatomischen Voraussetzungen für eine weiter fortführende morphologische Veränderung und funktionelle Störung wirksam werden. Bei jungen Menschen erscheinen weniger die massiven Veränderungen der anatomischen Verhältnisse im kleinen Becken und des muskulären Beckenbodens verantwortlich zu sein, als vielmehr eine lokale Schwäche des Faszienskelettes, das das Rektum hält und dessen Schwäche über eine Intussuszeption zum Prolaps führt.

Im weiteren Verlauf wird die neuromuskuläre Insuffizienz der Beckenboden- und Sphinktermuskulatur in den meisten Fällen verstärkt durch eine wiederholte Überdehnung des Beckenbodens [2, 3, 5, 13]. Die primär bestehenden Darmentleerungsstörungen können sich durch weiterhin notwendiges übermäßiges Pressen bei der Defäkation verschlechtern. Sie können aber auch erst sekundär durch die genannten anatomisch-morphologischen Voraussetzungen in Gang gebracht werden.

Klinische Aspekte

Ausgeprägte Folgezustände der Beckenbodeninsuffizienz treten am häufigsten im mittleren Lebensalter auf, und hier überwiegt eindeutig, schon allein aufgrund der weiteren Beckenmaße, das weibliche Geschlecht. Eine beginnende Beckenbodenschwäche kann sich durch ein unbestimmtes perineales Druckgefühl, manchmal auch durch perineale Schmerzen bemerkbar machen. Durch langes Stehen können diese Beschwerden verschlimmert werden, während sie sich meist im Liegen bessern. In der Regel werden Defäkationsbeschwerden von Patienten angegeben, in Einzelfällen wird aber der Defäkationsakt als solcher subjektiv als normal empfunden. Tritt einmal ein Rektumprolaps auf, so kann er sich in seiner frühen Form als Vorderwandprolaps oder als vollständige zirkuläre Intussuszeption manifestieren. Durch Einklemmung der Darmwand in die Puborektalisschlinge kann zum einen die Stuhlpassage verlegt werden, zum anderen wird das Gefühl einer unvollständigen Stuhlentleerung ausgelöst. Das zieht wiederum frustrane Preßversuche nach sich und kann einen Circulus vitiosus in Gang setzen (Abb. 2). Rektozelen und Zystozelen sowie lange Sigma- oder Transversumschlingen können die freie Stuhlpassage erschweren und als zentrale Symptom die Obstipation zeigen (s. Beitrag Fuchs et al., S. 826). Das immer mit einem Schleimhautprolaps vergesellschaftete Ulcus simplex recti macht sich manchmal durch Blut- und Schleimabgang bemerkbar. Eine Störung der Feinkontinenz, verbunden mit vermehrtem peranalem Nässen, erklärt den quälenden Pruritus ani und das nachfolgende perianale Ekzem.

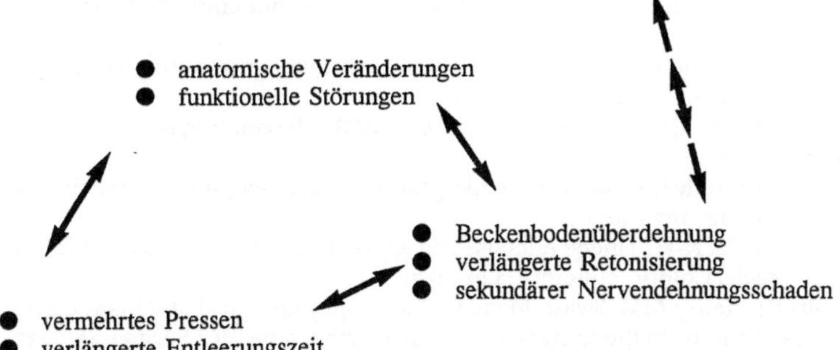

Abb. 2. Ätiologische Faktoren der Beckenbodeninsuffizienz und Darstellung des Circulus vitiosus, wenn der Prozeß einmal in Gang gesetzt worden ist

Bei der fortgeschrittenen Beckenbodeninsuffizienz stehen selbstverständlich die morphologischen Veränderungen neben den funktionellen Störungen im Vordergrund. Hier findet sich dann ein manifester Rektumprolaps mit einer Inkontinenz neben den beschriebenen abdominalen und Defäkationsbeschwerden.

Literatur

1. Abou-Enein A (1978) Prolapse of the rectum in young men: treatment with a modified Roscoe Graham operation. Dis Colon Rectum 22:117–119
2. Athanasiadis S (1992) Elektromyographische Befunde an der Beckenbodenmuskulatur von Patienten mit anorektaler Inkontinenz. Chirurg 63:822–826
3. Bartolo DCC, Jarrat JA, Read NW (1983) The use of conventional electromyography to assess external sphincter neuropathy in man. J Neurol Neurosurg Psychiat 46:1115
4. Broden B, Snellman B (1968) Procidentia of the rectum studied with cineradiography: a contribution to the discussion of consecutive mechanism. Dis Colon Rectum 11:330–347
5. Felt-Bersma RJF, Luth WJ, Janssen MB, Meuwissen SGM (1990) Defecography in patients with anorectal disorders. Which findings are clinically relevant? Dis Colon Rect 33: 277–284
6. Freys SM, Fuchs K-H, Heimbucher J, Beese G, Thiede A (1993) Vektorvolumen-Bestimmung des analen Sphinktersystems. Kontinenz 2:67–70
7. Friedman R, Muggia-Sulum M, Freund HR (1983) Experience with the one stage perineal repair of rectal prolapse. Dis Colon Rectum 26:789–791
8. Hansen HH (1989) Pathophysiologie der Beckenbodeninsuffizienz. Langenbecks Arch Chir Suppl II:749

9. Henry MM, Parks AG, Swash M (1982) The pelvic floor musculature in the descending perineum syndrome. Brit J Surg 69:470
10. Hoffmann MJ, Kodner JJ, Fry RD (1984) Internal intussusception of the rectum: diagnosis and surgical management. Dis Colon Rectum 27:435–441
11. Keighley MRB, Williams NS (1993) Rectal prolaps in surgery of the anus, rectum and colon. In: Keighley MRB, Williams NS (eds) Saunders, London, pp 675–719
12. Keighley MRB, Makuria T, Alexander-Williams J, Arabi Y (1980) Clinical and manometric evaluation of rectal prolapse and incontinence. Br J Surg 67:54–56
13. Kraemer M, Schneider J, Thiede A (1993) Diagnostik der Beckenbodeninsuffizienz. Dtsch Med Wschr 118:827–830
14. Kuijpers HC (1990) Applications of the colorectal laboratory in diagnosis and treatment of functional constipation. Dis Colon Rect 33:35–39
15. Parks AG, Porter NH, Hardcastle J (1966) The syndrome of the descending perineum. Proc Roy Soc Med 59:477–482
16. Piloni V, Ascoli G, Marmorale C (1988) Die Defäkographie in der Diagnose der fäkalen Inkontinenz. Colo-Proctol 10:297–301
17. Sailer M, Leppert R, Fuchs K-H, Thiede A (1995) Die endorektale Sonographie. Indikationen und Befundbeispiele. Coloproctology 4:149–157
18. Snooks SJ, Nicholls RJ, Henry MM, Swash M (1985) Electrophysiological and manometric assessment of the pelvic floor in the solitary rectal culcer syndrome. Br J Surg 72:131–133
19. Stelzner F (1991) Das Faszienskelett der Bauchhöhle – Hernien und anorektale Inkontinenz. Langenbecks Arch Chir 376:108–120
20. Yoshioka K, Hyland G, Keighley MRB (1989) Anorectal function after abdominal rectopexy: parameters of predictive value in identifying return of continence. Br J Surg 76:64–68

13

Diagnostik

M. Kraemer, R. Leppert und S. M. Freys

Klinische Untersuchung

Der erste Schritt ist die Inspektion von Perianalregion und Perineum. Hierbei kann ein klaffender Anus beim Spreizen der Nates bereits als Hinweis auf eine Sphinkterschwäche gedeutet werden. Es werden dann die Tubera ischiadica mit dem Daumen markiert, der Patient wird zum Pressen aufgefordert. Ein Tiefertreten des Beckenbodens unter die Tuberlinie spricht für eine muskuläre Beckenbodeninsuffizienz im Sinne eines Descensus-perinei-Syndroms. Bei diesem Manöver wird ein manifester Rektumprolaps häufig bereits augenfällig. Sollte es dem Patienten in der Untersuchungsposition nicht möglich sein, den Preßversuch adäquat auszuführen, kann die Wiederholung in Hockstellung oder auf der Toilette hilfreich sein.

Die rektale digitale Untersuchung dient im wesentlichen der Prüfung des Sphinkterapparates. Eine ungefähre Beurteilung des Ruhetonus des Sphincter ani internus erlaubt den Druck, der aufgewendet werden muß, um in den Analkanal einzudringen. die aktiv kontraktilen Anteile des Sphinkterapparates lassen sich beurteilen, wenn der Patient aufgefordert wird, zu kneifen. Ein muskulärer oder neurogener Defekt läßt sich auch durch Zug des in den Analkanal eingelegten Fingers nach dorsal verifizieren, wenn der Analkanal nach vorne zum Klaffen kommt.

Proktoskopie und Rektoskopie geben die Möglichkeit, die Schleimhaut des Enddarmes zu beurteilen. Proktoskopisch läßt sich ein bestehender Rektumvorderwandprolaps nachweisen, wenn man den Patienten beim Zurückziehen des Gerätes pressen läßt und sich an der vorderen Zirkumferenz Mukosa in das Proktoskop einstülpt.

Anorektale Funktionsdiagnostik

Eine sorgfältig durchgeführte Anamneseerhebung und Untersuchung lassen in den meisten Fällen einer Beckenbodeninsuffizienz bereits definitive Aussagen über Kontinenzleistung und morphologische Veränderungen zu. Selbstverständlich sollte bei allen anorektalen Funktionsstörungen zunächst akute

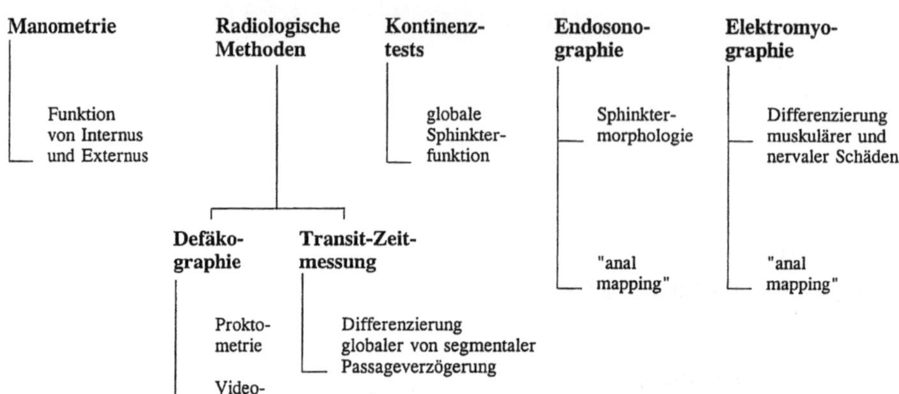

Abb. 1. Funktionsdiagnostik bei Beckenbodeninsuffizienz

Erkrankungen (Tumoren, Entzündungen, Fisteln, Fissuren) ausgeschlossen werden. Für die weiterführende Diagnostik stehen eine Reihe von Verfahren zur Verfügung (Abb. 1), deren Beitrag zur wissenschaftlichen Bearbeitung des komplexen Problems der Beckenbodeninsuffizienz war unbestritten ist, deren Wertigkeit in der Praxis aber zum Teil noch diskutiert wird. Sie dienen in erster Linie der Objektivierung der Sphinkterfunktion, einer Differenzierung von neurogenen und myogenen Schäden sowie der Beurteilung von morphologischen Veränderungen mit Blick auf eventuelle rekonstruktive Verfahren.

Verfahren zur Objektivierung der Kontinenzleistung

Mit Hilfe der einfach durchzuführenden *Kontinenztests* (Flüssigkeits- und Festkörperretentionstest) kann die globale Kontinenzleistung objektiviert werden, was bei Patienten mit analer Inkontinenz zur Beurteilung eines Therapieerfolges sinnvoll sein kann. Durch langsame Instillation von körperwarmer Kochsalzlösung in das Rektum wird bei dem Flüssigkeitsretentionstest das Volumen bestimmt, bei dem zum ersten Mal Flüssigkeit aus dem Anus abtropft. Durch spezielle Ballonkatheter können die Rektumkapazität gemessen und Sensibilitätsstörungen des Rektums erfaßt werden. Hierbei wird der Ballon zunehmend mit Flüssigkeit gefüllt und gemessen, wann die Füllung bemerkt wird, wann der Defäkationsdrang einsetzt und welches Volumen maximal toleriert wird. Eine verminderte Rektumkapazität und damit ein Reservoirverlust wird häufig bei chronischen Reizzuständen (z.B. entzündlich, Diarrhöen) beobachtet, während bei bestimmten Obstipationsformen häufig vermehrte Rektumtoleranzen und damit eine verminderte Rektumsensibilität festgestellt werden kann. Bei den verschiedenen Festkörperretentionstests wird ein Fremdkörper, in der Regel ebenfalls ein Ballon, in den Enddarm eingeführt und die Kraft bestimmt, die erforderlich ist, ihn nach außen zu ziehen. Umgekehrt gibt es Expulsionstests, bei denen etwa ein mit 50 ml Kochsalzlösung gefüllter Ballon durch den Patienten abgeführt werden soll. Gelingt dies nicht, ist es als Hinweis für eine Obstruktion der Rektumpassage zu werten, z.B. Anismus (paradoxe M.-puborectalis-Kontraktion während der Defäkation). Die Kontinenztests dienen in erster Linie der Quantifizierung der Kontinenzleistung. Sie besitzen eine allenfalls geringe Aussagekraft bezüglich der Genese einer analen Inkontinenz. Darüber hinaus bestehen beträchtliche Überschneidungen der Werte zwischen kontinenten und inkontinenten Patienten [7]. Sie sind dennoch gut geeignet zur Erfolgskontrolle einer Therapie.

Die *anorektale Manometrie* ist eine einfache Methode zur objektiven Messung der Sphinkterleistung. Hierbei kommen meist entweder offene Wasserperfusionskatheter oder geschlossene Ballonsysteme zur Anwendung. Mit der Manometrie können der sog. Ruhedruck, zu 60–80% eine Leistung des Sphincter ani internus, und der Druck bei aktiver Kontraktion gemessen werden. Die Länge des Analkanals ist die Distanz, über die der basale Ruhedruck gemessen werden kann. Das Druckprofil kann mit modernen Geräten graphisch dreidimensional dargestellt werden, wodurch ein plastisches Bild der Druckzonen des Sphinkterapparates vermittelt wird. Anwendbarkeit und Nützlichkeit der anorektalen Manometrie in der Klinik sind unzureichend definiert, und die Methode ist nicht standardisiert. Studien belegen eine gute Korrelation des geschätzten Analdruckes durch Fingerpalpation mit manometrisch gemessenen Werten [7]. Neuromuskuläre Schäden können nicht differenziert werden. Die anorektale Manometrie ist jedoch für Studienzwecke und zum objektiven Vergleich der prä- und postoperativen Funktion gut geeignet [8].

Elektrophysiologische Verfahren zur Beurteilung von Funktionsreserven des Sphinkterapparates

Die *Elektromyographie* (EMG) erlaubt eine Aussage über die Intaktheit der nervalen Versorgung des Sphinkterapparates. Das *Nadel-EMG* läßt eine Differenzierung in myogene und neurogene Schäden zu [1]. Hierbei wird eine feine Nadelelektrode zunächst in den externen Sphinkter eingebracht, dann in die Puborektalisschlinge vorgeschoben. Gemessen werden Potentiale bei Ruhe, bei maximalem Kneifen, bei versuchter Defäkation (veminderte Aktivität) und bei plötzlicher intraabdominaler Druckerhöhung (Husten, Valsava: erhöhte Aktivität). Während die aufwendige und für den Patienten unangenehme Untersuchungsmethode für die Erforschung der Physiologie des Sphinkterapparates und die Klärung der Ätiologie verschiedener Inkontinenzformen einen wichtigen Beitrag leistet, wird der klinische Einsatz zur Bestimmung noch kontraktiler Areale („anal mapping") für die Planung rekonstruktiver Verfahren heute zunehmend durch die Endosonographie ersetzt.

Die einfacher durchzuführende Ableitung eines *Oberflächen-EMG* ergibt nur ein Summationsbild der globalen Sphinkterfunktion [2]. Die Untersuchung ist geeignet, Reflexlatenzen und Reizantworten zu messen, deren Bestimmung in bestimmten Fällen von prognostischer Bedeutung sein kann. Eine differenzierte Aussage über degenerative Veränderungen in der quergestreiften Muskulatur des Beckenbodens ist damit nicht zu erzielen, der Beitrag zur Therapieplanung ist somit begrenzt.

Bildgebende Verfahren zur Beurteilung morphologischer Veränderungen

Von zunehmender Bedeutung für die morphologische Darstellung des Sphinkterapparates ist die *Endosonographie.* Mit ihr läßt sich der Sphinkter in seiner Länge und Breite darstellen und ausmessen. Es können detailliert die Strukturen des muskulären Kontinenzorgans (Mm. sphincter ani internus und externus, Puborektalisschlinge) dargestellt und beschrieben werden. Neben der Bestimmung der Stärken der einzelnen Kontinenzmuskeln, wobei der M. sphincter ani externus in seine 3 Anteile differenziert werden kann, ist die Endosonographie eine wertvolle Hilfe vor rekonstruktiven Eingriffen durch die Darstellung narbiger Areale und noch funktionstüchtiger Sphinkteranteile [5]. Dieses schonende, nicht schmerzhafte Verfahren kann in den Händen eines erfahrenen Untersuchers das elektromyographische „anal mapping“ (s. oben) ersetzen.

An radiologischen Methoden in der anorektalen Funktionsdiagnostik stehen Defäkographie, Kontrasteinlauf und Kolontransitzeit zur Verfügung.

Die *Defäkographie* erlaubt die Aufdeckung einer Reihe morphologischer Veränderungen im Anorektalbereich, die mit klinischen und endoskopischen Untersuchungsmethoden schwer darzustellen sind. Mit ihr kann man sowohl statisch die Verhältnisse am Beckenboden ausmessen als auch dynamisch die Bewegungsabläufe während der Stuhlentleerung beurteilen. Die Defäkographie ist gerade in bezug auf die morphologischen Veränderungen bei einer Beckenbodeninsuffizienz die einzige apparative Untersuchungsmethode, mit der sich diese Veränderungen nachweisen lassen. Konkrete Aussagen können getroffen werden bezüglich Form, Lage und Beziehung von Rektum, rektoanalen Übergang und Analkanal. Gemessen werden die Beckenbodenbewegung, die Weite des Rektums, Länge und Breite des Analkanals sowie Veränderungen des Winkels zischen der Längsachse des Analkanals und der Achse der dorsalen Rektumwand (sog. Anorektalwinkel) [4]. Nach Parks [9, 11] ist der normale anorektale Winkel eine der wesentlichen Voraussetzungen für die normale Kontinenzleistung. Durch die dynamische Darstellung der Defäkation können auch subtilere Normabweichungen erfaßt werden, z. B. eine persistierende Puborektalisimpression, eine prolongierte Stuhlaustreibungsphase, rektorektale oder rektoanale Intussuszeptionen. Die Defäkographie ist die einzige Methode, die Rektozelen und Frühstadien eines Prolapses zuverlässig erkennen läßt [3]. Einige Autoren weisen darauf hin, daß die Ausmessung des anorektalen Winkels und eines Descensus perinei auf Bauchpresse zwar Einsichten bezüglich der Pathophysiologie der Defäkation vermitteln kann, daß die Befunde aber wegen großer Überschneidungen zwischen kontinenten und inkontinenten Patienten alleine genommen von nur begrenzter klinischer Aussagekraft sind [6, 12].

Erbringt die Untersuchung des Enddarmes kein positives Ergebnis bei der Abklärung einer chronischen Obstipation oder von Stuhlentleerungsstörungen, so sind weiterführende radiologische Methoden wie Kolonkontrasteinlauf und Transitzeitmessung angezeigt. Während der *Kolonkontrasteinlauf* morphologische Veränderungen (stenosierende Prozesse, Colon elongatum) aufdeckt, kann man mit der *Transitzeitmessung* eine mangelhafte Propulsion als Ursache einer chronischen Obstipation im Kolon beurteilen. Hier ist die Differenzierung der globalen von der segmentalen Transitzeit für eventuelle resezierende Verfahren von Bedeutung [10].

Literatur

1. Athanasiadis S (1992) Elektromyographische Befunde an der Beckenbodenmuskulatur von Patienten mit anorektaler Inkontinenz. Chirurg 63:822–826
2. Bartolo DCC, Jarrat JA, Read NW (1983) The use of conventional electromyography to assess external sphincter neuropathy in man. J Neurol Neurosurg Psychiatr 46:1115
3. Bartolo DCC, Bartram CI, Ekberg O (1988) Symposium: Proctography. Int J Colorect Dis 4:67–89
4. Berberich G, Hopfner W, Barnert J, Wienbeck M (1991) Anorektale Funktionsdiagnostik. Z Gesamte Inn Med 46(9):321
5. Cuesta MA, Meijer S, Derksen EJ, Boutkan H, Meuwissen SGM (1992) Anal sphinkter imaging in fecal incontinence using endosonography. Dis Colon Rectum 35:59
6. Felt-Bersma RJF, Luth WJ, Janssen MB, Meuwissen SGM (1990) Defecography in patients with anorectal disorders. Which findings are clinically relevant? Dis Colon Rectum 33:277–284
7. Felt-Bersma RJF (1990) Clinical indications for anorectal function investigations. Scand J Gastroenterol 25 (Suppl 178):1–6
8. Graham RR (1985) The operative repair of massive rectal prolapse. Dis Colon Rectum 28:374
9. Henry MM, Parks AG, Swash M (1982) The pelvic floor musculature in the descending perineum syndrome. Br J Surg 69:470
10. Kuijpers HC (1990) Application of the colorectal laboratory in diagnosis and treatment of functional constipation. Dis Colon Rectum 33:35–39
11. Parks AG, Porter NH, Hardcastle J (1966) The syndrome of the descending perineum. Proc Roy Soc Med 59:377–482
12. Piloni V, Ascoli G, Marmorale C (1988) Die Defäkographie in der Diagnose der fäkalen Inkontinenz. Coloproctology 10:297–301

13

Konservative Therapie

M. Kraemer und M. Sailer

Konzepte zur Therapie der Beckenbodeninsuffizienz dürfen sich nach heutigem Verständnis nicht nur an den Erscheinungsformen und Folgezuständen orientieren, sondern müssen die Ursachen berücksichtigen und möglichst deren Korrektur anstreben. In ärztliche Behandlung gelang der Patient in der Regel erst dann, wenn Folgen der Beckenbodeninsuffizienz sich auf den Enddarm auswirken und zu einer Stuhlinkontinenz, einem Darm- oder nur Schleimhautvorfall oder perinealen Schmerzen führen. Entscheidend für die erfolgreiche Therapie der Beckenbodeninsuffizienz ist eine dem Schweregrad des Krankheitsbildes und dem Leidensdruck des Patienten angepaßte Verfahrenswahl. Außer Diskussion steht hier die Notwendigkeit einer operativen Therapie des Rektumprolapses. Schwieriger ist die Indikationsstellung zwischen operativer, endoskopischer und konservativer Behandlung bei leichteren Formen der analen Kontinenz, Vorstufen des kompletten Prolapses, wie Mukosaprolapssyndrom, Rektumvorderwandprolaps und Intussuszeption sowie das Descending-Perineum-Syndrom.

Mukosaprolaps

Da die mit dem Begriff des Mukosaprolapssyndroms versehenen Veränderungen, insbesondere das Ulcus simplex recti, immer durch den zugrundeliegenden Schleimhautprolaps verursacht werden [2], hat sich die Therapie an den ursächlichen Veränderungen zu orientieren und nicht an den Folgeschäden, die an der Schleimhaut zu Tage treten. Bei der überwiegenden Mehrzahl der Patienten findet sich ein falsches Stuhlverhalten mit vermehrtem Pressen bei der Defäkation. Daher ist der erste Schritt der konservativen Therapie die Aufklärung über die schädigende Wirkung von vermehrtem Pressen auf den Beckenboden. Eine Erhöhung der Flüssigkeitszufuhr und des Faseranteils in der Nahrung und verschiedene laxierend wirkende Suppositorien können hierbei flankierende Maßnahmen sein. Verschiedene endoskopisch anwendbare Techniken stehen zur Verfügung, um einen Schleimhautprolaps geringerer Ausprägung zu behandeln, wodurch in vielen Fällen Symptome wie Blutungen und perineale Schmerzen gebessert werden können. Hierbei erweisen sich Gummibandligaturen und Sklerosierungsverfahren der weniger verbreiteten Kryotherapie oder Infrarotkoagulation gegenüber als überlegen, da sie zu einer Fixierung der prolabierenden Schleimhaut auf die darunterliegende Rektumwand führen. Die besseren Ergebnisse der Gummibandligatur sind wahrscheinlich auf die Entfernung überschüssigen Gewebes zurückzuführen. Durchgeführt wird diese Technik ähnlich wie bei der Hämorrhoidenbehandlung. Der Unterschied liegt in der Plazierung der Gummiringe, die beim Mukosaprolaps nicht in der typischen Hämorrhoidalposition, sondern an der Stelle des stärksten Vorfalles appliziert werden.

Descending-Perineum-Syndrom (DPS)

Dieser Begriff beschreibt nach der Definition von Hardcastle u. Parks 1970 [1] ein Tiefertreten des Perineums unter die Ebene der Tuber ischiadici während des Pressens. Das häufig zu beobachtende Syndrom ist als Begleitphänomen einer Beckenbodeninsuffizienz anzusehen, deren jeweilige Ausprägungsform bei der Behandlung im Vordergrund steht. An konservativen Maßnahmen stehen aber auch hier eine diätetische Stuhlregulierung, laxierend wirkende Suppositorien und die Beckenbodengymnastik zur Verfügung. Bei vorhandenem Rektumvorderwandprolaps ist ein Behandlungsversuch mit Gumibandligaturen oder Sklerosierung immer lohnenswert.

Anale Inkontinenz

Nicht immer sind alle an der Aufrechterhaltung der Kontinenzleistung beteiligten Strukturen bei der Beckenbodeninsuffizienz von der Schädigung betroffen. Es können alle möglichen Kombinationen beobachtet werden. So gibt es Patienten mit einem deutlichen Descending-Perineum-Syndrom mit völlig intaktem Sphincter ani externus et internus. Andere Patienten zeigen eine Lähmung des Externussystems bei funktionierendem Internus, aber auch der umgekehrte Fall kann auftreten. Beim Vollbild der Inkontinenz mit Lähmung beider Systeme und des Beckenbodens kann manchmal ein beginnender oder komplette Rektumprolaps gefunden werden. Begleitet ist der Rektumprolaps in 60–70% der Fälle von einer analen Inkontinenz, wobei sich dann häufig komplex morphologische und funktionelle Störungen finden (s. Beitrag Fuchs et al., S. 865).

Bei der leichtgradigen Inkontinenz kann ein konservativer Behandlungsversuch in Erwägung gezogen werden. Es stehen hier diätetische Maßnahmen zur Stuhlregulierung, Beckenmuskeltraining, Elektrosimulation und Biofeedback-Methoden zur Verfügung. In einigen Fällen ist hiermit ein Behandlungserfolg zu erzielen, der aber nur selten von Dauer ist.

Literatur

1. Hardcastle JD, Parks AG (1970) A study of anal incontinence and some principles of surgical treatment. Proc R Soc Med 63:116
2. Kraemer M, Remmele W, Müller-Lobeck H (1989) The mucosal-prolapse syndrome. Clinical and pathologic investigation of 154 cases and review of the literature. Prog Surg Pathol 10:211–236

13

Chirurgische Therapie

A. Thiede, M. Kraemer und K.-H. Fuchs

Die Beckenbodeninsuffizienz – das funktionelle Versagen des Beckenbodens – ist nicht als isoliertes Phänomen oder isolierte Erkrankung zu sehen, sondern steht in Zusammenhang oder tritt in Kombination mit anderen morphologischen – Rektumprolaps – und funktionellen – analer Inkontinenz und Obstipation – Veränderung auf. Der Versuch einer therapeutischen Beeinflussung, z.B. durch operative Korrektur, muß neben der Beseitigung der mit einem Rektumprolaps einhergehenden Beckenbodeninsuffizienz auch die anderen Phänomene, nämlich die anale Inkontinenz und die Obstipation berücksichtigen. Ziel ist immer die gleichzeitige Behebung oder Verbesserung der auslösenden oder begleitenden funktionellen Störungen. Bevor auf die Therapie eingegangen wird, bedarf es der Definition und Deskription der einzelnen Begriffe: Morphologisch ist dem funktionellen Begriff der Beckenbodeninsuffizienz häufig ein *Descensus perinei* um viele Zentimeter (ca. 8–12 cm bei maximaler Ausprägung) zuzuordnen. Ein *Rektumprolaps* ist durch den Vorfall des Rektums durch den Analkanal definiert. Als Vorstufe ist der *innere Rektumprolaps* anzusehen, der meistens nicht mit analer Inkontinenz, häufig aber mit erheblichen *Obstipationen* einhergeht. Die anale Inkontinenz ist das Unvermögen alle Stuhlqualitäten – Wind, Flüssigkeit, fester Stuhl – kontrolliert zurückzuhalten.

Die Stuhlkontinenz bzw. -inkontinenz läßt sich grobschematisch in 4 Kontinenzgrade – komplette Kontinenz, Feinverschmutzung, Grobverschmutzung, komplette Inkontinenz – einteilen und ist vom Alter und vielen übergeordneten Faktoren, als nicht nur von anatomischen und funktionellen Einzelfaktoren im kleinen Becken und im Beckenbodenbereich abhängig.

Unter dem Begriff Obstipation – Verstopfung – werden nach Scaglia et al. (1994) [30] eine stark verminderte Stuhlfrequenz, der wiederholte Bedarf an Abführmitteln bzw. Einläufen, eine verhärtete Stuhlkonsistenz, ein mangelnder Stuhldrang und Austreibungsprobleme bei langen Stuhlsitzungen (exzessives Pressen, Obstruktionsgefühl und Unvollständigkeit der Stuhlaustreibung) subsumiert. Jeder operative Eingriff, der das Zusammenspiel von Stuhlrückhaltung und -austreibung verändert, wird letztendlich daran gemessen, inwieweit er langfristig nicht nur eine Teilkomponente, z.B. den Rektumprolaps beeinflußt, sondern wie er sich auf die Beckenbodeninsuffizienz, die anale Inkontinenz und die Obstipation langfristig auswirkt.

Die Möglichkeit einer therapeutischen Beeinflussung der analen Inkontinenz bei der Beckenbodeninsuffizienz ergibt sich besonders in den Fällen, bei denen neben den funktionellen Störungen auch anatomisch korrigier- und rekonstruierbare Veränderungen vorliegen. Die Einteilung des Kontinenzorganes in Funktionseinheiten erleichtert die Differenzierung des ursächlichen Schadens und beeinflußt somit das Therapiekonzept, in dem chirurgisch angehbare und nicht zu beeinflussende Faktoren festgelegt werden [21]. Operativ korrigierbar sind in erster Linie muskuläre und bindegewebliche Schädigungen (z. B. geburtstraumatische Folgen oder Rektumprolaps). Durch plastische Maßnahmen ebenfalls korrigierbar ist der Verlust sensibler Rezeptoren des Analkanals. Chirurgisch nicht direkt behebbar sind demgegenüber primäre oder sekundäre neurogene Schäden, wobei aber die Erfahrung zeigt, daß sich dehnungsbedingte neurogene Folgeschäden nach Korrektur der Beckenbodeninsuffizienz in aller Regel bessern.

Sicher ist neben der Korrektur von morphologischen Veränderungen im Bereich des Beckenbodens auch die Eingangsebene des kleinen Beckens mit in Betracht zu ziehen. Sigma elongatum und Divertikulose bzw. Divertikelkrankheit bedürfen unter Entfernung der Hochdruckzone der gleichzeitigen Sanierung.

Für die Planung des chirurgischen Vorgehens ist die präoperative Feststellung der geschädigten Komponenten des Kontinenzorganes von Bedeutung. Bei der Inkontinenz mit Prolapserscheinungen steht die Beseitigung des Prolapses im Vordergrund. Rekonstruktive Verfahren beinhalten die plastische Wiederherstellung des sensiblen Analkanals, die Straffung des Beckenbodens und der Sphinkteren durch die Elevatoren- und Sphinkterraffung (pre/postanal Repair) [4, 25], den Sphinkterersatz durch Muskeltransposition quergestreifter Muskulatur (M. gracilis) [11] oder glatte Muskulatur der Darmwand (Ersatzplastik nach Schmitt) [13] und die Sphinkterunterstützung durch eine konzentrische Einengung des Analkanals (Schlingenoperation nach Stelzner) [33].

Der Sphinkterersatz durch einen artifiziellen Neosphinkter befindet sich im Stadium der klinischen Erprobung. Dabei wird ein aufblasbarer Ring um den Analkanal implantiert, dessen Füllung und Entleerung vom Patienten gesteuert werden kann. Die von einer dänischen und amerikanischen Arbeitsgruppe berichteten 14 Fälle zeigen bei einer niedrigen Komplikationsrate befriedigende Ergebnisse, wenngleich die Beobachtungszeit für eine abschließende Beurteilung zu kurz ist [39].

Auf die Therapie der analen Inkontinenz wird im Beitrag Bruch, S. 929, detailliert eingegangen.

Rektumprolaps

Wie bei allen Folgezuständen der Beckenbodeninsuffizienz, ist auch bei Patienten mit Prolapserscheinungen zu unterscheiden, ob die klinische Symptomatik mehr von der gestörten Defäkation oder der Inkontinenz bestimmt wird. Nicht nur der komplette, sondern auch der beginnende Rektumprolaps und dessen Vorstufen sind eine Indikation zur operativen Therapie, da diesen Patienten durch das anhaltende Prolapsgeschehen die Inkontinenz droht, sofern sie nicht bereits besteht. Sie ist zum einen Folge eines Nervendehnungsschadens durch das anhaltende Prolapsgeschehen, zum anderen kommt es zu einer direkten Schädigung des Schließmuskels, der durch die Rektumintussuszeption übermäßig beansprucht wird.

Ausgeprägtere Formen des Schleimhautprolapses, die häufig Entleerungsstörungen und/oder Stuhlschmieren verursachen und die für eine Behandlung mit Gummibandligaturen nicht geeignet sind, können durch eine lokale Exzision mit Rekonstruktion des Analkanals behandelt werden. Dies kann in der Technik nach Parks für die Hämorrhoidenoperation durchgeführt werden, die eine Resektion überschüssiger Schleimhaut und eine gleichzeitige Rekonstruktion des Analkanals mit Fixierung des Anoderms am Oberrand des inneren Schließmuskels beinhaltet. Alternativ kann eine transanale submukosale Raffung der Rektumwand als Modifikation in der von Delorme beschriebenen Technik durchgeführt werden, auf die im weiteren noch detailliert eingegangen wird. Diese Operation ist aufgrund höherer Rezidivraten zur dauerhaften Behebung eines manifesten Rektumprolapses eigentlich nicht geeignet, und kommt allenfalls in Fällen eingeschränkter Operabilität bei älteren Patienten in Betracht. Gute Ergebnisse lassen sich mit diesem wenig belastenden transanalen Eingriff bei der Korrektur inkompletter Prolapserscheinungen erreichen, vor allem beim Rektumvorderwandprolaps.

Bei Patienten mit manifestem Rektumprolaps steht immer dessen Behebung im Vordergrund, wobei die Behandlung die individuellen anatomischen und funktionellen Veränderungen bei diesen Patienten berücksichtigen und entsprechend auch Maßnahmen zur Beseitigung einer chronischen Obstipation oder zur Stabilisierung des Beckenbodens und zur Verbesserung der Inkontinenz beinhalten sollte. Zu den zu berücksichtigenden anatomischen Begleitveränderungen beim Rektumprolaps zählen typischerweise eine Diastase der Levatorenschenkel mit insgesamt deutlicher struktureller Schwächung des Beckenbodens und unzureichender Abstützung der übrigen Beckenorgane. Vor allem bei Frauen findet sich praktisch immer eine tief in das Becken reichende peritoneale Umschlagsfalte (Excavatio rectovaginalis rectovesicalis). Die Paraproktien und die pelvine Anheftung des Rektums sind ausgedünnt, es besteht zudem häufig ein elongiertes Sigma (insbesondere nach Pexie des Rektums).

Je nach Belastbarkeit des Patienten werden transabdominale oder posteriore (perineale) Verfahren angewandt (Tabelle 1). Das transabdominale Vorgehen umfaßt nahezu immer eine Rektopexie mit oder ohne Fremdmaterial. Eine gleichzeitige Kolonresektion erscheint sinnvoll bei einem Colon elongatum mit verlängertem Kolontransit und chronischer Obstipation. Hierdurch soll eine Entlastung des Beckenbodens erreicht und eine ungehinderte Stuhlpassage gefördert werden. Zur Rekonstruktion des Beckenbodens kann von transabdominal oder von perineal eine vordere und/oder hintere Levatorplastik durchgeführt werden. Vorteile des transabdominalen Vorgehens sind die

zirkuläre anale T.	hintere perineale T.	vordere perineale T.	peranale T.	transabdominale T.
zirkumanale Drahtschlinge Thiersch 1891	postanal repair Parks 1975	anteriore Sphinktero-plastik	ant. rekt. Mukosektomie Nicholls/Glass 1985	Rektopexie Sudeck 1922
zirkumanaler Narbenring Sarafoff 1937	postrectal buttress repair Wyatt 1981		Mukosektomie mit Plikatur Delorme 1900	Rektopexie Ivalon-sponge Wells 1951
Silastikring				
Notarus 1973			Rektosigmoid-resektion mit Levator Altemeier 1952	Rektopexie Merlex/Teflon Ripstein 1965
				Rektopexie mit Resektion Frykman/Goldberg 1969
				Rektopexie, Resektion u. Levatorplastik Graham 1942 Goligher 1957/80

Möglichkeit einer umfassenden und an pathophysiologischen Gesichtspunkten orientierten Korrektur des Prolapses und seiner Begleitphänomene. Dies schlägt sich nieder in den im Vergleich zu den perinealen Verfahren etwas niedrigeren Rezidivraten (0–9%) [9, 15, 17] und in den deutlich besseren funktionellen Ergebnissen in Bezug auf postoperative Inkontinenz und Obstipationsbeschwerden [28]. Die hauptsächlichen Nachteile einer transabdominalen gegenüber der perinealen Vorgehensweise liegen in der größeren operativen Belastung eines Baucheingriffes, und, im Falle der Resektion, den zusätzlichen Risiken einer intraperitonealen Anastomose.

Die posterioren Verfahren sind zur Behandlung von Risikopatienten mit eingeschränkter Operabilität geeignet. Sie können in Lokalanästhesie durchgeführt werden, Komplikationen sind in der Regel lokal beherrschbar. Wenn auch in jüngster Zeit mit verfeinerten Techniken für posteriore Verfahren, insbesondere für perineale Rektosigmoidresektionen und Delorme-Operationen, bessere Ergebnisse berichtet werden [10, 14, 26, 38] sind diese Verfahren vor allem wegen der schlechteren funktionellen Ergebnisse für jüngere Patienten eher nicht zu empfehlen.

Perineale Verfahren

Thiersch-Ring

Prinzip der Operation ist die zirkuläre Einengung des Analkanals mit einem Fremdmaterial, wodurch die Protrusion des Rektumprolapses durch den Schließmuskel verhindert wird. Ursprünglich wurde hierfür Draht verwendet, wegen einer hohen Rate zum Teil schwerwiegender Komplikationen (Infekte, Drahtbruch, Nekrosen) sind auch andere, meist elastische Kunststoffmaterialien verwendet worden. Ein weiteres Problem ist die richtige Dosierung der Einengung des Analkanals. Die Operation ist einfach durchzuführen, dafür aber mit Rezidivraten bis zu 67 % wenig effizient, so daß das Verfahren zur Behebung eines Rektumprolapses nur noch vereinzelt Anwendung findet [35].

Wir verwenden eine elastische Kunststoffschlinge in Höhe des inneren Analringes als Zweiteingriff nur bei bleibender analer Inkontinenz nach zuvor transanal durchgeführter Korrekturoperation beim Rektumprolaps [33].

Multiple Mukosaligaturen (Gant-Miwa)

Prinzip des Verfahrens ist die narbige Schrumpfung des Prolapses durch das fortlaufend zirkuläre Plazieren zahlreicher submukosaler Durchstichligaturen am prolabierten Rektumsegment, wodurch kleinere Schleimhautareale abgeschnürt werden. Die abgeschnürten Bereiche werden nekrotisch und verursachen submukosale Vernarbungen und Fibrosen. Der Analkanal wird vor Abschluß der Operation im Sinne eines Thiersch-Ringes eingeschnürt. Aus Japan werden für dieses Verfahren Rezidivraten von unter 10 % berichtet [22].

Submukosale Rektumwandraffung (Delorme)

Dieses lange Zeit wegen hoher Rezidivraten verlassene Verfahren ist in den letzten Jahren wieder populärer geworden, wahrscheinlich als Folge einer verbesserten Technik. Prinzip der Operation ist die submukosale Plikatur und Raffung der Rektumwand. Hierfür wird, etwa 1 cm oberhalb der Linea dentata beginnend, die Mukosa zirkulär von dem prolabierenden Rektumabschnitt abpräpariert. Die Präparation umfaßt die gesamte Rektumintussuszeption. Dabei ist es wichtig, bereits frei präparierte Rektumwandanteile wieder in das Becken zurückzudrücken, um an noch höher gelegene Bereiche zu kommen. Die freipräparierte Rektumwand wird durch mehrere Nähte gerafft, die, ausgehend vom Rand der Mukosapräparation um die ganze Rektumzirkumferenz plaziert werden. Dabei wird die Rektumwand fortlaufend mit mehreren längs nach proximal gerichteten Stichen gefaßt, so daß durch Verknoten der Nähte die überschüssigen Darmwandanteile zusammengezogen werden. Der Mukosaüberstand wird nach der Darmwandplikatur reseziert und die Mukosaränder entweder bereits durch die Raffungsnähte mitgefaßt oder durch eine zweite Nahtreihe adaptiert. Die Plazierung der Raffungsnähte soll nach Möglichkeit transanal erfolgen (Kennedy, 1993) [16]. Sie ist im prolabierten Zustand zwar leichter durchzuführen, dafür aber weniger effektiv, wodurch sich das Rezidivrisiko erhöht. Die Raffung der Rektumwand bewirkt neben einer Kürzung des Rektums auch eine gewisse Einschnürung im Sinne eines Thiersch-Ringes.

Dieses komplikationsarme Verfahren hat als Alternative bei Patienten mit stark erhöhtem Operationsrisiko zunehmende Verbreitung gefunden. In der Literatur werden akzeptable Rezidivraten von 5–16% berichtet, wobei in circa 50% der Fälle auch mit einer verbesserten Kontinenzleistung zu rechnen ist [10, 14]. Die Obstipation kann bei Delorme-Operation von 31% präoperativ auf 16% postoperativ absinken (Senapati et al. 1994) [32].

Eine technisch einfach durchzuführende Modifikation der Operation nach Delorme hat sich auch zur Behebung von symptomatischen Rektozelen bewährt. Die Raffung beschränkt sich hierbei nur auf den Bereich der Rektozele.

Perineale Rektosigmoidektomie mit Levatorplastik

Eine Alternative zur Operation nach Delorme ist bei Hochrisikopatienten die perineale Resektion des Prolapses. Neben dem Vorteil der Entfernung von überschüssigem Rektosigmoid und dadurch Straffung des Enddarmes (Mikulicz, 1889) [19] kann bei diesem Verfahren gleichzeitig eine Levatorplastik durchgeführt werden. Das prolabierte Rektum wird etwa 1 cm oberhalb der Linea dentata zirkulär eingeschnitten und bis in das perirektale Fett durchtrennt. Von hier ausgehend erfolgt die Mobilisation zur Rektumwand und nach proximal, das ausgedünnte Mesorektum und die Paraproktien werden dabei schrittweise durchtrennt und ligiert bzw. elektrokoaguliert. Die Präparation wird bis zu einer Höhe durchgeführt, bei der sich erhöhter Zugwiderstand des Kolons aufbaut.

Vor der Resektion und Anastomosierung wird eine Levatorplastik in üblicher Weise durch anteriore oder posteriore Adaptation der Levatorenschenkel mittels einiger Einzelknopfnähte durchgeführt.

Die Resektion des Darmes erfolgt schrittweise und unter Sicherung des Stumpfes mit Haltenähten, um zu verhindern, daß sich das Darmende in die Tiefe des Beckens verliert. Hierfür wird zunächst in Resektionshöhe $^1/_4$ bis $^1/_3$ der Zirkumferenz inzidiert. An den Rändern der Inzision werden Haltefäden plaziert, dazwischen die Anastomosennähte gelegt. Die Anastomose wird so abschnittsweise fortgesetzt, bis die ganze Zirkumferenz komplettiert ist.

Rezidivraten werden in der Literatur zwischen 5 und 10% angegeben [26, 28]. Mit Durchführung der Levatorplastik kann in den meisten Fällen eine Kontinenzbesserung erreicht werden (Williams, Madoff 1993) [37].

Transabdominale Verfahren

Extraperitoneale Anheftung des Sigmas

Hier wird das voll mobilisierte Rektosigmoid außerhalb des Peritoneums entweder an die hintere Rektusscheide geheftet [20] oder an der dorsolateralen Bauchwand befestigt [2]. Größere Erfahrungen existieren bei beiden Verfahren nicht, auch sind die Vorteile gegenüber einer konventionellen Rektopexie nicht in Gänze nachvollziehbar.

Anteriore Rektopexie (Ripstein)

Bei diesem Verfahren wird das mobilisierte und hochgezogene Rektum durch eine um das Rektum gelegte Schlinge aus Kunststoff oder Faszie an das Kreuzbein geheftet. Die Fixierung erfolgt somit anterior und an beiden Seiten des Rektums. Häufig bewirkt der das Rektum umgebende Fremdkörper noch eine zusätzliche fibröse Reaktion, die eine stenosierende Einschnürung verursachen und eine Obstipation mit Entleerungsstörungen nach sich ziehen kann [12]. Dieses Verfahren ist daher mittlerweile weitgehend verlassen und durch Verfahren der posterioren Rektopexie ersetzt worden.

Posteriore Rektopexie mit Fremdmaterial

Hier wird das Rektum posterior an das Kreuzbein geheftet, wobei zur Förderung einer fibrösen Reaktion Fremdmaterial verwendet wird (Teflon, Polypropylene, Ivalonschwämme). Das Material wird zwischen der hinteren Rektumwand und der präsakralen Anheftung plaziert. Aufgrund der Erkenntnis, daß Fremdmaterial zur dauerhaften Rektumfixation nicht erforderlich ist, und wegen vereinzelter schwerer septischer Komplikationen [18] werden Rektopexien heute im allgemeinen ohne Fremdmaterial durchgeführt.

Fremdmaterialien führen zu Fibrose und fixieren damit das Rektum hervorragend im kleinen Becken. Prolapsrezidive sind kaum zu befürchten. Die massive Fibrosereaktion schnürt jedoch das Rektum ein und kann neben einer Stenosesymptomatik zu einer schweren Störung der anorektalen Funktion, einer Störung des Zusammenspiels von Rektumampulle und Austrittskanal – Erschlaffung und Kontraktion der Rektumampulle und Dauertonus und Erschlaffung des analen Sphinkterapparates – führen.

Posteriore Rektopexie ohne Fremdmaterial

Hier erfolgt die Anheftung nur durch einzelne Nähte, die zwischen hinterer Rektumwand und der präsakralen Faszie plaziert werden. Die Nähte sollten in der Mittellinie des Sakrums gestochen werden, um die präsakralen Venen zu schonen, die beidseits der Mittellinie verlaufen. Als Nahtmaterial empfiehlt sich Prolene, vereinzelt ist man aber auch schon dazu übergegangen, resorbierbares Material zu verwenden. Die abdominale posteriore Rektopexie ist ein erfolgreiches Verfahren, Rezidivraten bewegen sich unter 5 % [28, 41].

In Kombination mit einer Rektosigmoidresektion nach Frykman und Goldberg (1969) [5] wird in Fällen von massivem „Slow transit" eine wesentliche Verbesserung der Obstipationssymptomatik erreicht.

Anteriore Rektumresektion

Vereinzelt wird die anteriore Rektumresektion zur Behebung eines Rektumprolapses propagiert [31]. Während ein Rektumprolaps mit diesem Eingriff tatsächlich behoben ist, zudem auch überschüssiges Sigma mitreseziert werden kann, liegt der Nachteil dieses Vorgehens in dem allgemein erhöhten Anastomosenrisiko von Rektumresektionen. Durch Mitresektion des Rektums sind zudem die berichteten funktionellen Resultate schlechter als bei der konventionellen Rektopexie und Rektosigmoidresektion.

Transabdominale Levatorplastik

Hiermit wird in der Regel eine Besserung der Kontinenzleistung erreicht. Zwar ist eine Beckenbodenplastik von perineal aufgrund des besseren Zugangs leichter durchzuführen, die Levatorenschenkel lassen sich dennoch in der Regel auch gut von transabdominal darstellen. Anterior, posterior oder beidseits des Rektums werden mit Einzelknopfnähten die Levatorenschenkel soweit adaptiert, daß jeweils noch ein Finger zwischen Rektum und Levatoren passieren kann. Der Eingriff kann im Bedarfsfall auch noch als Zweiteingriff nach Rektopexie von perineal erfolgen.

„Handling" der seitlichen Aufhängebänder

Die Durchtrennung der seitlichen Aufhängebänder erleichtert rein anatomisch zwar die Reposition des Rektums ins kleine Becken und die Fixierung am Os sacrum, hat aber nach den Untersuchungen von Scaglia et al. (1994) [30] schwere Funktionsstörungen der Koordination von Rektummobilität und Schließmuskelapparat zur Folge und sollte daher unterlassen werden. Ebenso kann durch eine radikale Durchtrennung der Paraproktien es zumindest temporär zu schweren Blasenfunktionsstörungen und evtl. bleibenden Sexualstörungen kommen.

Kombinationsverfahren

Beim eigenen Vorgehen wird in Anlehnung an Graham [8] und Goligher [6] und in Anpassung an Geschlecht und Erscheinungsformen transabdominal in mehreren Schritten eine pathophysiologisch korrigierende Operation angestrebt, mit dem Ziel einer weitgehenden Wiederherstellung der Funktion und somit einer Beseitigung der Krankheitssymptome. Folgende Punkte werden bei diesem Konzept berücksichtigt:

- *Präoperative Darmlavage und perioperative Antibiotikaprophylaxe* (z.B. Zephalosporin der 2. Generation).
- Eine weitgehende dorsolaterale *Mobilisation des Rektums* bis zur Levatorplatte unter weitmöglichster Schonung der seitlichen Aufhängebänder, um so eine *hintere Beckenbodenplastik* in Form einer retrorektalen Raffung der Levatorenschenkel zu ermöglichen.
- Die *Rektopexie* wird in einer modifizierten Form und ohne wesentliche Mengen an Fremdmaterial mit einem monofilen, nicht resorbierbaren Nahtmaterial durchgeführt. Hierbei wird zunächst das Rektum dorsal mobilisiert und diese Mobilisierung bis zum Beckenboden vorangetrieben. Dies gelingt meistens stumpf. Das Peritoneum wird entlang der peritonealen Umschlagfalte inzidiert. Dabei sollte darauf geachtet werden, daß der gesamte kaudale Bereich der Douglashöhle am Rektum verbleibt. Dies gelingt, indem entweder am Uterus oder an der Blase und entsprechend der Prostata das Peritoneum zum Rektum hin abgeschoben wird, so daß vor und an dem Rektum sowie nach lateral hin starke peritoneale Gewebezüge bleiben, die später bei der Fixierung des Rektums nach dorsal als Zügel dienen können (Abb. 1). Das auf diese Weise mobilisierte Rektum kann nach seiner Befreiung in die Bauchhöhle hochgezogen werden, so wird der Rektumprolaps beseitigt. Die Fixierung der Zügel durch wenige, meistens zwei, Nähte mit dem oben beschriebenen monofilen Nahtmaterial wird nach dorsal hin an der präsakralen Faszie (Lig. longitudinale anterius) angenäht. Es ist darauf zu achten, daß der Zügel, der am Kreuzbein fixiert ist, die Rek-

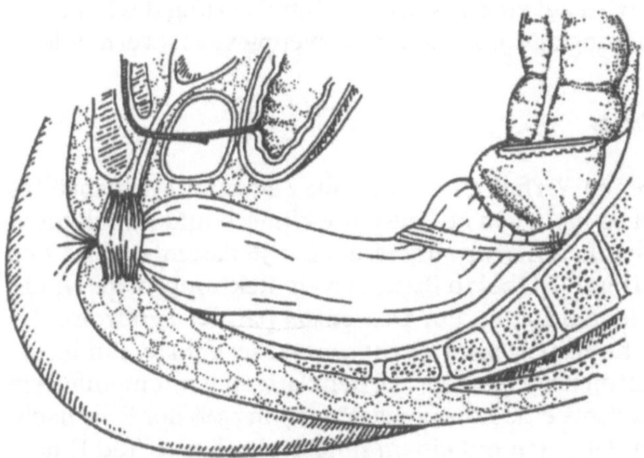

Abb. 1. Schematische Darstellung der Peritonealzügelbefestigung sowie der Sigmasegmentresektion und dem Verschluß des Kolons

tumvorderwand nicht einengt, um Obstruktionen zu vermeiden. Ist nach Abschluß der Rektopexie eine Einengung zu verspüren, so muß der peritoneale Zügel an der Rektumvorderwand etwas gespalten werden. In jedem Fall muß jedoch auf eine ausgiebige Durchtrennung der seitlichen rektalen Aufhängebänder verzichtet werden. Eine Durchtrennung der hier verlaufenden nervalen Versorgungsstrukturen gefährdet die anorektale Innervation sowie die Blasen- und Sexualfunktion.
- Die Peritonealisierung des Beckeneinganges mit *Beseitigung der Douglas-Hernie* schließt die rekonstruktiven Maßnahmen am Beckenboden ab.

Um eine zusätzliche Straffung und Fixierung des Rektums auf dem so fixierten Niveau zu erhalten und abzusichern, ist besonders bei elongiertem Kolon als letzter Schritt eine *Resektion* des elongierten Abschnittes sinnvoll. Die Reanastomosierung nach Sigmasegmentresektion oder Hemicolektomie wird durch End-zu-End-Anastomosierung manuell oder mechanisch mit Klammernahtinstrumenten (EEA) oder alternativ mit Kompressionsringen (Valtrac) erreicht (Abb. 1).

Dazu wird meistens ein 28-mm-CEEA-Instrument transanal in das Rektumlumen eingeführt. Die beiden Resektionsenden werden entsprechend freipräpariert und Tabaksbeutelnähte auf beiden Seiten vorgelegt. Bei Erreichen des Staplerkopfes an der kaudalen Resektionslinie wird der Stapler geöffnet, und der Zentraldorn schiebt die Druckplatte nach oben. Hierdurch kommt der Zentraldorn frei, und nach vollständigem Ausfahren des Staplers kann die kaudale Tabaksbeutelnaht um den Zentraldorn geknüpft werden. Die Druckplatte wird nun im proximalen Sigma- oder Colon-descendens-Stumpf versenkt und auch hier die Tabaksbeutelnaht um den Zentraldorn geknüpft. Nach Kontrolle der richtigen Ausrichtung der beiden Kolonsegmente wird nun das zirkuläre Klammernahtinstrument approximiert und nach einer erneuten Kontrolle abgefeuert. Nach Entfernen des zirkulären Staplers sollten die Schnittringe um den Zentraldorn auf ihre Vollständigkeit überprüft werden.

Bei jüngeren Männern wird auf eine ausgiebige Mobilisierung des Rektums verzichtet, um eine Schädigung des präsakralen Nervenplexus zu vermeiden.

Ergebnisse des eigenen Verfahrens

Mit dem oben beschriebenen Verfahren wurden im Zeitraum März 1988 bis Dezember 1994 insgesamt 82 Patienten operiert, die klinisch und radiologisch Zeichen einer Beckenbodeninsuffizienz aufwiesen. Bei 56 Patienten fand sich ein Rektumprolaps Grad II und III, bei 10 Patienten ein Rektumprolaps Grad I (innerer Prolaps). 16 Patienten hatten ein Descensus-perinei-Syndrom, das wegen einer assoziierten Kontinenzstörung zur Operation führte. Bei insgesamt 77 % fanden sich Kontinenzstörungen. Bei den Patienten mit manifestem Prolaps (Grad II und III) konnte eine Kontinenzstörung in 73 % der Fälle nachgewiesen werden, bei den Patienten mit einem inneren Prolaps (Grad I) fand sich in 70 % der Fälle eine verminderte Kontinenzleistung, bei Descensus-perinei-Syndrom 97 %.

Alle Patienten wurden im Prinzip nach dem oben beschriebenen Verfahren operiert. Bei 93% wurde zusätzlich eine Sigmaresektion bzw. bei massiver Transitstörung eine Hemikolektomie links durchgeführt. Die Nachbeobachtungszeit beträgt bisher 6–72 Monate.

Die Charakterisierung des eigenen Krankengutes zeigt bei transabdominalem Vorgehen eine mediane Liegezeit von 19 Tagen. Dies umfaßt die präoperative Ergänzung der Diagnostik sowie die Vorbereitung und die postoperative Liegezeit. Allgemeine Komplikationen wie Pneumonie (n = 2) und Lungenembolie (n = 1) sahen wir insgesamt bei 4%. Operationstechnische Probleme wurden bei 10% registriert: protrahierte Darmatonie (n = 2), Anastomoseninsuffizienz (n = 2, eine Revision), Wundheilungsstörungen (n = 3), Dünndarmperforation mit Revision (n = 1). Verloren haben wir einen Patienten postoperativ am 3. Tag nach gleichzeitiger gynäkologischer Operation an einem unklaren septischen Multiorganversagen ohne operationstechnische Komplikationen. In der Nachbeobachtungszeit von 6–72 Monaten sind 2 Patienten an Herz-Kreislauf-Erkrankungen gestorben. Ein Patient ist unbekannt verzogen. Teilrezidive des Prolapses sahen wir bei 2, Vollrezidive bei keinem Patienten. Eine Zunahme der konservativ behandlungsbedürftigen Obstipationsbeschwerden trat in 20%, vor allem bei Patienten mit weitgehender Durchtrennung der seitlichen Aufhängebänder, auf. Das Kontinenzverhalten bzw. Kontinenzverbesserungen sind in Abb. 2 dargestellt.

Zusammengefaßt ergibt sich folgende Entwicklung: Kein Patient wies postoperativ eine Verschlechterung der Kontinenz auf. Bei 28% des Gesamtkollektivs blieb das Kontinenzverhalten gleich, allerdings sind in dieser Gruppe lediglich Patienten enthalten, die präoperativ volle Kontinenz (Grad 1) oder

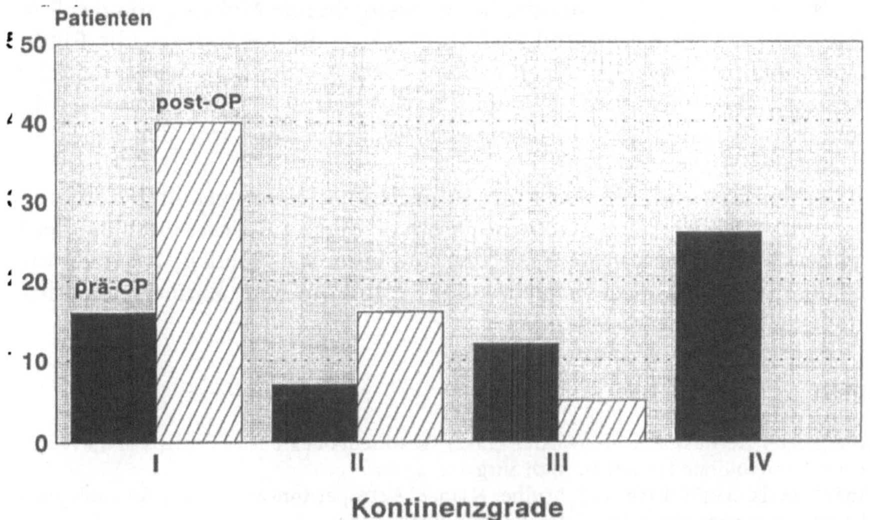

Abb. 2. Kontinenzgrade vor und nach rekonstruktiven Maßnahmen bei Beckenbodeninsuffizienz

Feinverschmutzungen (Grad 2) aufwiesen. Um eine Stufe verbesserte sich das Kontinenzverhalten bei 28%, um 2 Stufen bei 25% und um 3 Stufen bei 18%. Keiner der ursprünglichen 27 voll inkontinenten Patienten blieb voll inkontinent, 50% dieser Gruppe wurden sogar voll kontinent.

Prinzip unserer Operationstechnik und -strategie ist es, ohne Verwendung von Fremdmaterialien die pathologisch-anatomischen Veränderungen unter Beachtung funktioneller Entwicklungen (Stuhlinkontinenz und Obstipation) soweit wie möglich zu korrigieren. Dazu erscheint uns das transabdominale Vorgehen sinnvoll, da dazu auch die Veränderungen am Beckeneingang (Kolonresektion, Entfernung der Hochdruckzone) mit korrigierbar sind. Neuerdings scheint uns der Erhalt der seitlichen Aufhängebänder und damit die nervale Versorgung von Rektum, Blase und Sexualorganen sehr wesentlich. Ob die laparoskopische Technik, die zweifelsohne das Bauchdeckentrauma vermindert, es in gleicher Weise ermöglicht, alle bei offener transabdominaler Operation als wesentlich erachteten Faktoren bei diesen Patienten zu berücksichtigen, muß die Zukunft zeigen.

Eine Besserung der Kontinenzleistung war postoperativ bei allen komplett inkontinenten Patienten (Kontinenzgrad IV) festzustellen. Insgesamt konnte die Gruppe der vollständig kontinenten Patienten (Kontinenzgrad I) von präoperativ 26% auf 66% gesteigert werden. Eine Verschlechterung der Kontinenz trat postoperativ bei keinem Patienten auf. Bei den bisherigen Nachuntersuchungen konnte kein Prolapsrezidiv beobachtet werden. Lediglich bei 2 Patienten fand sich ein Teilrezidiv in Form eines Mukosaprolaps.

Die vergleichsweise große Zahl von Behandlungsverfahren des Rektumprolapses zeigt, daß ein vollständig befriedigendes Konzept noch nicht gefunden wurde. Ziel unseres Vorgehens ist nicht nur die Behebung einer Teilkomponente der Beckenbodeninsuffizienz, sondern die Korrektur aller morphologischen Veränderungen. Dies beinhaltet die weitgehende Mobilisation des Rektums und dessen Straffung und Fixierung durch die Rektopexie, die Einengung der Levatordistase mit weitgehender Wiederherstellung des anorektalen Winkels, die Beseitigung der Douglas-Hernie durch Peritonealisierung des Beckeneingangs und die Entlastung des Beckenbodens mit der Resektion überschüssiger Darmanteile.

Im Vergleich zu anderen Verfahren ist nach der hier vorgestellten Kombinationstechnik bei einer geringen postoperativen Morbititätsrate mit einer deutlichen Besserung der Kontinenzleistung und einer sehr niedrigen Rezidivrate zu rechnen (s. Abb. 2). Bei verbleibender Restinkontinenz können posteriore Zweiteingriffe erwogen werden.

Literatur

1. Altemeier WA, Giuseffi J, Hoxworth P (1952) Treatment of extensive prolaps of the rectum in aged or debilitated patients. Arch Surg 65:72–80
2. Ananthakrishnan N, Parkash S, Sridher K (1988) Retroperitoneal colopexy for adult procidentia, a new procedure. Dis Colon Rectum 31:104–106
3. Delorme R (1900) Sur le traitement de prolapsus du rectum totaux par l'excision de la muquese rectable au rectocolique. Bull Mem Soc Chir Paris 26:498–499

4. Fleshmann JW, Peters WR, Shemesh EI, Fry RD et al. (1991) Anal sphincter reconstruction: anterior overlapping muscle repair. Dis Colon Rectum 34:739–745
5. Frykman HM, Goldberg SM (1969) The surgical treatment of rectal procidentia. Surg Gynecol Obstet 129:1225–1230
6. Goligher JC (1975) Prolaps of the rectum. In: Goligher JC (ed) Surgery of the anus, rectum and colon. Baillière Tindall, London, p 292
7. Goligher JC (1980) Surgery of the anus, rectum and colon. 4th edn. Baillière Tindall, London
8. Graham RR (1942) The operative repair of massive rectal prolapse. Ann Surg 115: 1007–1014
9. Graham W, Clegg JF, Taylor V (1984) Complete rectal prolapse: repair by a simple technique. Ann R Coll Surg Engl 66:87–89
10. Gundersen AL, Cogbill TH, Landercasper J (1985) Reappraisal of Delorme's procedure for rectal prolapse. Dis Colon Rectum 28:721–724
11. Heine AJ (1992) Electrostimulated neosphincter for the treatment of fecal incontinence. 54th Course Colon and Rectal Surgery, University of Minnesota
12. Holmstrom B, Broden G, Dolk A (1986) Results of Ripstein operation in the treatment of rectal prolapse and internal rectal procidentia. Dis Colon Rectum 29:845–848
13. Holschneider AM (1985) Free and reverse smooth muscle plasty in rats and goats. Dis Colon Rectum 28:786–790
14. Houry S, Lechaux JP, Huguier M, Molkhou JM (1987) Treatment of rectal prolapse by Delorme's operation. Int J Colorectal Dis 2:149–152
15. Husa A, Sainio, P, Von Smitten K (1988) Abdominal rectopexy and sigmoid resection for rectal prolapse. Acta Chir Scand 154:221–224
16. Kennedy HL (1993) Rectal prolaps: perineal approach (Délorme operation). In: Fielding LP, Goldberg SM (eds) Surgery of the colon, rectum and anus, 5th edn. Butterworth-Heinemann Ltd, Oxford London Boston Munich New Dehli Singapore Sydney Tokyo Toronto Wellington, pp 721–725
17. Madoff RD, Williams JG, Wong WD, Rothenberger DA, Goldberg SM (1992) Long-term functional results of colon resection and rectopexy for overt rectal prolapse. Am J Gastroenterol 87:101–104
18. Mann CV, Hoffmann C (1988) Complete rectal prolapse: the anatomical and functional results of treatment by an extended abdominal rectopexy. Br J Surg 75:34–37
19. Miculicz J (1889) Zur operativen Behandlung des prolapsus recti et coli vaginati. Arch Klin Chir 38:74–97
20. Mortensen NJ, Vellacott KD, Wilson MG (1984) Lathaut's operation for rectal prolapse. Ann R Coll Surg Engl 66:17–18
21. Müller-Lobeck H, Raulf F (1989) Chirurgische Therapie der Inkontinenz. In: Müller-Lissner SA, Akkermans LMA (Hrsg) Chronische Obstipation und Stuhlinkontinenz. Springer, Berlin Heidelberg New York Tokyo, S 331
22. Muto T, Konishi F, Kamiya J, Sawada T, Sugihara K, Morioka Y (1984) Gant-Miwa technique (mucosal plication of prolapsed rectum) with Thiersch operation in the treatment of rectal prolapse. Coloproctology 6:310–314
23. Nicholls J, Glass R (1988) Koloproktologie. Springer, Berlin Heidelberg New York Tokyo
24. Notaras MJ (1973) The use of Mersilene mesh in rectal prolaps repair. Proc Roy Soc Med 66:684–686
25. Parks AG (1975) Anorectal incontinence. Proc R Soc Med 68:681–690
26. Ramanujam PS, Venkatesh KS (1988) Perineal excision of rectal prolapse with posterior levator ani repair in elderly high-risk patients. Dis Colon Rectum 31:704–706
27. Ripstein CB (1965) Surgical care of massive rectal prolaps. Dis Colon Rectum 8:34–38.
28. Sayfan J, Pinho M, Alexander-Williams J, Keighley MRB (1990) Sutured abdominal rectopexy with sigmoidectomy compared with Marlex rectopexy for rectal prolapse. Br J Surg 77:143–145
29. Sarafoff D (19937) Ein einfaches ungefährliches Verfahren zur operativen Behandlung des Mastdarmvorfalles. Arch Klin Chir (1937) 190:219

30. Scaglia M, Fasth S, Hallgren T, Nordgren S, Öresland T, Hulten L (1994) Abdominal rectopexy for rectal prolapse. Dis Colon Rectum 37:805–813
31. Schlinkert RT, Beart RW, Wolf BG, Pemberton JH (1985) Anterior resection for complete rectal prolapse. Dis Colon Rectum 28:409–412
32. Senapati A, Nicholls RJ, Thomson JPS, Phillips RKS (1994) Results of Delorme's Procedure for rectal prolaps. Dis Colon Rectum 37:456–460
33. Stelzner F (1991) Die anorectale Inkontinenz – Ursache und Behandlung. Chirurg 62:17
34. Sudeck P (1922) Rektumprolapsoperation durch Auslösung des Rektums aus der Excavatio sacralis. Zentralbl Chir 49:698–699
35. Vonsangnak V, Varma JS, Smith AN (1985) Reappraisal of Thiersch's operation for complete rectal prolapse. J R Coll Surg Edinb 30:185–187
36. Wells C (1959) New operation for rectal prolaps. Proc R Soc Med 52:602–604
37. Williams JG, Madoff RD (1993) Rectal prolapse: perineal rectosigmoidectomy with levatorplasty. In: Fielding LP, Goldberg SM (Hrsg) Surgery of the colon rectum and anus, 5th edn. Butterworth-Heinemann Ltd, Oxford London Boston Munich New Dehli Singapore Sydney Tokyo Toronto Wellington, pp 730–735
38. Williams JG, Rothenberger DA, Madoff RD, Goldberg SM (1992) Treatment of rectal prolapse in the elderly by perineal rectosigmoidectomy. Dis Colon Rectum 35:830–834
39. Wong WD (1992) An artificial anal sphincter for anal incontinence. 54th Course Colon and Rectal Surgery, University of Minnesota
40. Wyatt AP (1981) Perineal rectopexy for rectal prolapse. Br J Surg 68:717–719
41. Yoshioka K, Heyen F, Keighley MRB (1989) Functional results after posterior abdominal rectopexy for rectal prolapse. Dis Colon Rectum 32:835–838

14 Inkontinenz

Pathophysiologie

H.-P. Bruch, T. Schiedeck und A. Herold

Unter Kontinenz versteht man die Fähigkeit, Fäzes und Urin willkürlich zurückzuhalten, um Ort und Zeit der Entleerung möglichst unabhängig von äußeren Umständen zu bestimmen. Kontinenz ist eine der wesentlichen Voraussetzungen für die Sozialisation des Menschen. Kontinenz muß während der frühen Kindheitsphase erfahren und erlernt werden. Sie bedarf des harmonischen Zusammenspieles vegetativ und willentlich gesteuerter Komponenten, und sie hat komplex funktionierende Perzeptions- und Reflexmechanismen zur Voraussetzung. Entscheidend dafür sind die normale Motilität des Colons, insbesondere aber des Colon sigmoideum, Dehnungs- und Anpassungsprozesse im Bereich des Rektum, die unter den Begriffen rektale Compliance und Reservoirfunktion zusammengefaßt werden, die sensiblen Qualitäten, die über Rezeptoren des Rektum und des kleinen Beckens vermittelt werden und die Aufschluß geben über den Füllungszustand der Ampulla recti, der Sphinkter ani internus als zentrales Kontinenz garantierendes Organ mit Dauertonus und der Fähigkeit zur reflektorischen Erschlaffung, schließlich die Puborektalisschlinge und der Sphinkter ani externus, die die rektale Angulierung besorgen und die Notfallfunktion garantieren, die bis zu einer Minute aufrechterhalten werden kann. Unterstützt wird der Sphinkter ani externus durch die Levatormuskulatur und – sofern nötig – durch die mächtigen Glutäi [9].

Ganz wesentlich für die Kontinenz sind auch die angiomyomatösen Verschlußmechanismen im Analkanal, deren sichtbares Substrat die Columnae anales sind, die sich interdigitierend aneinanderlegen und den gas- und wasserdichten Abschluß des Rektum garantieren. Voraussetzung für diese hohe Leistung allerdings ist die intakte Sensibilität des hochempfindlichen Analkanales, der über den Probierreflex dem Gehirn die Qualität der andrängenden Fäzes vermittelt [2].

Inkontinenz entsteht, wenn eine oder mehrere der wesentlichen Komponenten ge- oder zerstört sind oder wenn die Koordination auf der Ebene unbewußter oder erlernter reflektorischer Mechanismen nicht mehr bzw. nicht ausreichend funktioniert.

Kolorektaler Transport

Koloanale Transitzeit, Stuhlkonsistenz und intakte Innervation sind entscheidend für den geordneten Transport der Fäzes vom Kolon in das Rektum. Viele Patienten mit sog. idiopathischer Inkontinenz leiden unter Diarrhöen mit einer extrem kurzen Transitzeit. Nicht selten wird das sog. irritable Kolon beobachtet, der Ruhedruck und die Motilität des Sigmas sind erhöht; dies kann verstärkt werden durch chronisch entzündliche Erkrankungen wie Divertikulitis, unspezifische Kolitiden oder entzündliche Darmerkrankungen. Die Fäzes erreichen das Rektum unter hohem Druck mit hoher Geschwindigkeit, die Reflexmechanismen reagieren zu träge, und es entsteht eine Inkontinenz unterschiedlichen Grades, die nach Normalisierung der Stuhlkonsistenz in der Regel verschwindet. Demgegenüber stehen Patienten mit extrem langer Transitzeit (> 70 h), die in der Regel über erhebliche chronische Obstipation klagen. Die zunehmende Resorption von Wasser während der Kolonpassage führt vor allem beim älteren, meist inaktiven Patienten zur Impaktierung der Fäzes und zur Überlaufinkontinenz.

Auch der tiefe Querschnitt und Verletzungen des sakralen Markes beeinträchtigen den kolorektalen Transport. Die geordnete kolorektale Motilität unterliegt neuralen und hormonalen Einflüssen, sie wird gleichzeitig gesteuert von intraluminalen Faktoren, so daß auch nach Verletzungen oder Zerstörungen des Rückenmarks durch entzündliche oder tumoröse Einflüsse Regulationsmechanismen partiell intakt bleiben können. Der Enddarm wird innerviert von parasympathischen Fasern, die dem Sakralplexus entspringen und von sympathischen Fasern, lumbalen Ursprungs. Höher gelegene Veränderungen des Rückenmarks unterbrechen damit vor allem inhibitorische Effekte, die die muskuläre Aktivität des linken Kolon, des Rektosigmoids und der Sphinkteren negativ beeinflussen. Die vermehrte Muskelspannung vermindert die Compliance des linken Kolons und verlängert die Transitzeit. So kann ebenfalls eine chronische Obstipation entstehen. Da die reflektorische Aktivität des Anorektum erhalten bleibt, aber keiner übergeordneten Regulation mehr unterliegt, kann die Füllung der Rektumampulle mit spontaner reflektorischer Entleerung und damit Inkontinenz beantwortet werden.

Rektale Compliance und maximal tolerables Volumen

Der geordnete Transport des Fäzes und die Kontrolle über die Defäkationsvorgänge hängen auch und ganz wesentlich von der Kapazität und der Dehnbarkeit des Rektums ab. Diese wird am häufigsten durch operative Interventionen (tiefe anteriore Resektion, totale Kolektomie etc.) beeinflußt, sie wird aber auch von entzündlichen Darmerkrankungen, Prozessen im kleinen Becken und etwa der progressiven Sklerose im Rahmen von Kollagenosen beeinträchtigt. Mit zunehmendem Durchschnittsalter der Bevölkerung muß auch zunehmend häufiger mit ischämiebedingter Verminderung der rektalen Compliance gerechnet werden. In ganz seltenen Fällen kann dies nach Abusus mit mutterkornalkaloidhaltigen Suppositorien auch bei jüngeren Patienten beobachtet werden. Je nachdem, wie sehr Compliance und Kapazität des Rektum durch diese Prozesse beeinflußt werden, oder diese auch auf den Schließmuskelapparat übergreifen, klagen die Patienten über imperativen Stuhldrang, Stuhlschmieren und Inkontinenz.

Rektale und pelvine Perzeption

Wenngleich das Rektum keine Schmerzrezeptoren enthält, reagiert das Organ doch hochsensibel auf Spannungs- und Dehnungsreize. Das minimale Füllungsvolumen, das zu einer Wahrnehmung führt, liegt zwischen 15 und 50 ml. Zunehmende Füllungsvolumina des Rektum führen zum Stuhldrang, der beim maximal tolerablen Volumen imperativ wirkt. Wir wissen, daß Inkontinenz nicht notwendigerweise mit einer Veränderung der rektalen Perzeption einhergehen muß [3]. Bei etwa $^1/_3$ der Patienten mit Inkontinenz wird die Dehnung des Rektums verzögert wahrgenommen. Ein relativ großer Anteil dieser Patienten leidet unter einem Diabetes mellitus, oder es läßt sich anamnestisch ein Schlaganfall verifizieren.

Das Kontinenzorgan

Nach Stelzner [7] besteht das Kontinenzorgan aus extra- und intramuralen Anteilen. Extramural liegen die Puborektalisschlinge und der M. sphincter ani externus, intramural der angiomuskuläre Dehnverschluß der aganglionäre M. sphincter ani internus, der innere Plexus rectalis und spezifische Kollagene und elastische Fasernetze, die dem Canalis analis zusammen mit der glatten Muskulatur spezifische plastische und viskoelastische Eigenschaften verleihen.

Der Sphincter ani internus entwickelt sich aus der Zirkulärmuskulatur des Enddarmes. Er besitzt spezifische strukturelle und funktionelle Eigenschaften. Er generiert langsame, rhythmisch wiederkehrende elektrische Wellen, es können jedoch keine Aktionspotentiale nachgewiesen werden. Der Sphincter ani internus ist aganglionär und besitzt alphaadrenerge exzitatorische sowie betaadrenerge inhibitorische Rezeptoren. Funktionsstörungen des M. sphincter ani internus, die auf einen Defekt der Innervation oder der Rezeptoren im Bereich des Sphincter ani internus zurückgeführt werden könnten, wurden pathophysiologisch als Ursache der Inkontinenz immer wieder diskutiert, sind bislang jedoch nie nachgewiesen worden. Man weiß allerdings, daß die Aktivität des Sphincter ani internus vollständig verlorengeht, wenn die parasympathischen Nerven (S2–S4) zerstört werden. Erstaunlicherweise vermag der Sphincter ani internus auch unter den Bedingungen der Spinalanästhesie oder des Pudendusblockes noch etwa 50 % des Ruhedruckes aufrechtzuerhalten, auch wenn der Sphincter ani externus ausfällt.

Sphinkterfunktionsstörungen betreffen in der überwiegenden Mehrzahl der Fälle Frauen. Das Kontinenzorgan des Mannes ist phylogenetisch sehr viel mächtiger angelegt als das der Frau und toleriert dementsprechend partielle Funktionsverluste sehr viel besser. Störungen der Sphinkterfunktion, die zur Inkontinenz führen, haben vielfältige Ursachen. Sehr häufig handelt es sich um Zerreißungen und Verletzungen, die durch äußere Gewalt, z.B. durch Pfählungsverletzungen oder aber durch Gefügedilatationen und Dammrisse geburtstraumatisch verursacht werden.

Immer wieder aber sieht man schwerwiegende Inkontinenzprobleme nach chirurgischen Maßnahmen, etwa Sphinkterdefekte und Schlüssellochphänomene nach operativer Korrektur von Analfisteln, nach Sphinkterotomien oder Hämorrhoidektomien. Unter Umständen addiert sich das rezidivierende Trauma multipler Operationen im Bereich des Kontinenzorgans, und der marginal kontinente Patient wird nach jedem weiteren Eingriff inkontinent. Immer muß, wenn die Pathophysiologie der Inkontinenz erforscht werden soll, auch an entzündliche Veränderungen gedacht werden wie rezidivierende Abszesse, entzündliche Darmerkrankungen etc., die durch fibrotische Verwachsungen zur Immobilisierung des Sphincter ani internus beitragen können. Ähnliches gilt natürlich auch für alle Neoplasmen, die den Sphincter ani internus direkt affizieren.

Rektoanaler Inhibitionsreflex und angiomuskulärer Verschluß des Analkanales

Wird die Rektumampulle plötzlich distendiert – es genügen dabei 20 bis 30 ml Luft –, aber auch über intramurale Bahnen vermittelte Aktivierung und Inhibition verbundener Oszillatoren, als die die glatten Muskelzellen des Rektum angesehen werden können, wird die präperistaltisch deszendierende Relaxationswelle angestoßen, die im Bereich des Sphincter ani internus als rektoanaler Relaxationsreflex bezeichnet wird. Gar nicht selten fällt der Druck im oberen Analkanal stark ab, während im unteren Analkanal, vermittelt durch Sphincter ani externus und internus eine Drucksteigerung nachweisbar ist. Die Antwort scheint durch einen spinalen Reflex, der von Penninckxs et al. 1989 zum ersten Mal nachgewiesen werden konnte [5], moduliert zu werden. Über diese Rückkoppelung wird die Kontraktion des M. sphincter ani externus um so intensiver stimuliert, je größer das Volumen der andrängenden Fäzes ist.

Der rektoanale Inhibitionsreflex ist entscheidend für die Kontrolle über den Defäkationsvorgang und damit für die Kontinenz. Wenn sich der obere Analkanal reflexartig öffnet, tritt der Inhalt der Rektumampulle tiefer und nimmt Kontakt auf mit dem hochsensiblen Epithel der analen Übergangszone. Die Rezeptoren in diesem sehr kurzen Segment vermitteln die bewußte Information über den Aggregatzustand des Darminhaltes – fest, flüssig und gasförmig. Je nach persönlicher Erfordernis wird nun entweder der Defäkationsvorgang eingeleitet oder es werden die quergestreiften Muskeln des Sphincter ani externus, des Beckenbodens und u.U. die Glutäen aktiviert, um den Bolus ins Rektum zurückzutransportieren und Retroperistaltik auszulösen. Der Analkanal schließt sich wieder.

Die Frage, über welche Bahnen dem Gehirn die Information über den Inhalt des Analkanales zukommt, ist bei widersprüchlichen Meßergebnissen derzeit noch Gegenstand intensiver wissenschaftlicher Diskussion.

Die reflektorischen Vorgänge am und im Kontinenzorgan sind komplex und entsprechend störanfällig. So ist der Probierreflex bei inkontinenten Patienten sehr viel häufiger gestört als bei kontinenten Patienten. In der Regel läßt sich dann ein sensorischer Defekt nachweisen, als Folge dessen die „Empfindlichkeit“ der Rektumampulle und des Analkanales abnimmt, der rektoanale Inhibitionsreflex also später ausgelöst wird.

Der Probierreflex bleibt postoperativ erhalten, sofern der Analkanal bewahrt wird. Der rektoanale Inhibitionsreflex allerdings geht sowohl nach Durchtrennung des distalen Rektum als auch nach tiefer anteriorer Resektion verloren. Relaxationsreflexähnliche Muster werden möglicherweise über extramurale Bahnen vermittelt. Der Relaxationsreflex selbst kehrt nach tiefen anterioren Resektionen jedoch gegen Ende des 2. Jahres zurück. Dies spricht dafür, daß der Inhibitionsreflex intramurale Bahnen benutzt, die im postoperativen Verlaufe erneut rekrutiert werden.

Rektoanale Koordinationsstörungen („outlet obstruction")

Die Ursachen der Outlet-obstruction oder auch des „frozen pelvis“ sind vielfältig. Es werden Inertia recti und Inertia des gesamten Kolons diskutiert, die sich kenntlich machen durch eine extrem verlängerte Passagezeit. Das gleiche Resultat kann jedoch auch erzielt werden durch ein Cul-de-sac-Phänomen, durch einen inkompletten Rektumprolaps mit Intussuszeption bzw. große Entero- und Rektozelen. Die rektoanale Koordinationsstörung ist dadurch gekennzeichnet, daß der Inhibitionsreflex pervertiert wird, d.h. beim Defäkationsvorgang erschlafft der Sphincter ani internus, gleichzeitig aber kontrahieren der Sphincter ani externus und die Beckenbodenmuskulatur, und dies führt zum akuten Verschluß des Analkanals. Diese Koordinationsstörungen werden häufiger bei Kindern beobachtet, sind aber auch im Erwachsenenalter anzutreffen und führen durch den Zwang zu anhaltendem Pressen während des Defäkationsvorganges, um den Widerstand der quergestreiften Muskulatur zu überwinden, im Verlaufe vieler Jahre zum Deszensus des Beckenbodens, zur Störung der Pudendusinnervation und schließlich zur Intussuszeption und zum Rektumprolaps mit vollständigem Verlust des Sphinktertonus, - damit einhergehend natürlich vollständiger Inkontinenz. Eine partielle Inkontinenz kann jedoch a priori bestehen, da bei praktisch immer gefüllter Rektumampulle ein Überlaufstuhlschmieren nicht selten ist.

Rektumprolaps

Der Rektumprolaps ist in der Regel Folge einer zunehmenden Intussuszeption. Diese wiederum wird begünstigt durch angelegte anatomische Besonderheiten, wie etwa die laxe Verankerung des Rektums im Kollagengerüst des kleinen Beckens, oder aber durch sekundäre Veränderungen wie das Cul-de-Sac-Phänomen, das deszendierende Perineum im Gefolge von Geburtstraumen, die Diastase der Levatoren und die damit verbundene Retroposition des Analkanales, nicht selten verstärkt nach gynäkologischen Voroperationen, die die Statik des kleinen Beckens zerstören und zu einer Exkavation des Douglas-Raumes führen. Die daraus resultierende perirektale Perineozele läßt sich unter den Bedingungen des Überdruckes und der Relaxation während der laparoskopischen Untersuchung ideal darstellen. Partielle und totale Intussuszeption, die dem Rektumprolaps in der Regel vorausgehen, führen nicht zur Inkontinenz. Inkontinenz tritt dann auf, wenn die Rektumschleimhaut vor den Sphinkterapparat fällt und damit eine ständige Verunreinigung der Wäsche durch die Schleimbildung des Rektums entsteht. Wiederholt sich die Episode des Prolapses über viele Jahre und wird der Rektumprolaps schließlich permanent, so resultiert daraus im allgemeinen eine vollständige Inkontinenz. Die komplexen Veränderungen, die zum Rektumprolaps führen, müssen bei der Indikation zum operativen Vorgehen berücksichtigt werden.

Plexus rectalis

Der Plexus rectalis besteht aus einem funktionellen und einem nutritiven Kreislauf, wie Stelzner [7, 8] angibt. Für die Abschlußfunktion des Anorektums ist vor allem der funktionelle Kreislauf von entscheidender Bedeutung. Die Äste der A. rectalis superior münden hier direkt in venöse Kissen ein. Diese hoch vaskularisierten interdigitierenden Kissen verschließen den Analkanal vollständig und ermöglichen erst den luft- und wasserdichten Abschluß. Das Hämorrhoidalleiden betrifft zunächst das funktionelle System, um später auch auf das nutritive System überzugreifen. Daraus wird ersichtlich, daß jede Zerstörung des angiomatösen Feinabschlusses im Bereich des Rektums, sei dies durch Verödung oder durch operative Intervention im Rahmen der Hämorrhoidalektomie, immer die Gefahr der partiellen Inkontinenz in sich birgt.

Zum anderen wird das sensible Epithel des Analkanales beim Hämorrhoidalleiden nach kaudal gerückt. Im Extremfall entsteht der Analprolaps, der immer einen gestörten Probierreflex zur Folge haben muß. Die Problematik wird verstärkt, wenn ungeeignete Operationsverfahren, wie etwa das Whitehead-Verfahren oder die ausgedehnte Hämorrhoidektomie nach Milligan Morgan, wesentliche Anteile der Bedeckung des sensiblen Analkanales irreversibel zerstören. Partieller oder totaler Diskriminationsverlust und Inkontinenz für Gas und Flüssigkeit sind die notwendige Folge.

Gestörte Funktion des Sphincter ani externus und des Beckenbodens

Die Beckenbodenmuskulatur und der Sphincter ani externus zeichnen sich durch permanente tonische und phasische Aktivität aus. Phylogenetisch stammen sie ab von der Schwanzmuskulatur. Die Muskelmasse der Schließmuskeln ist bei der Frau viel geringer als beim Manne. Der M. puborectalis besitzt phylogenetisch möglicherweise einen anderen Ursprung. Er wird von S4 innerviert, die motorische Latenz der Innervation ist sehr viel geringer als die des Pudendus. Der Pudendus selbst entstammt den vorderen Ästen des 2., 3. und 4. Sakralnerven. Er innerviert den Levator ani sowie den Sphincter ani externus und entsendet sensible Fasern zum Analkanal; ein perinealer Ast versorgt den gesamten Damm.

Hohe Läsionen des Rückenmarks verursachen komplexe Störungen der Motilität des Dick- und Enddarmes. Tiefe Läsionen, wie neurologische Erkrankungen, Tumoren, Diskusprolaps, Trauma, Entzündungen etc., im Bereich der Kauda und der Sakralwurzeln zeigen ein uneinheitliches Bild von Retention bis zu totaler Inkontinenz. Insbesondere die streng unilaterale Läsion kann u. U. fast vollkommen kompensiert werden. Ist die Zerstörung jedoch subtotal oder total, wird das Perineum gefühllos, die rektale Füllung wird kaum mehr wahrgenommen, die Rektumampulle dehnt sich in der Regel, da sie Tonus und motorische Aktivität fast vollständig einbüßt. Allein der rektoanale Inhibitionsreflex als Ausdruck der präperistaltischen deszendierenden Relaxationswelle und der autonomen durch intramurale Prozesse gesteuerten Aktivität der glatten Muskulatur kann erhalten bleiben. Der Sphincter ani externus ist denerviert, die Sensibilität des Analkanals geht verloren, der Beckenboden tritt tiefer und es entsteht eine totale Inkontinenz. Die krankhaften Prozesse im Sakralmark oder im Bereich der Cauda equina sind jedoch nicht sehr häufig, sehr viel weniger häufig jedenfalls als idiopathische Beeinträchtigungen nervöser Funktionen etwa der Denervation des Puborektalis [1, 4, 8].

Am häufigsten aber verursachen mechanische Phänomene eine Beeinträchtigung der Nervenleitgeschwindigkeit oder eine axonale Schädigung im Nervus pudendus bis hin zur partiellen oder totalen Denervation. Besonders zu nennen sind hier chronisches Pressen im Rahmen des „pelvic-outlet"- oder des Cul-de-Sac-Phänomens bzw. narbige Verziehungen an den Sphinkteren, weiter Traumen wie Pfählungsverletzungen, Verletzungen durch Motorradsattel und Tankverschluß. Die wesentlichste Ursache ist und bleibt aber zweifellos das Geburtstrauma. Besonders betroffen sind Multiparä, die große Kinder geboren haben, die unter Umständen mit mechanischer Hilfe, d. h. Forzeps oder Saugglocke, entwickelt wurden, speziell aber Frauen, die einen Darmriß erlitten haben, dessen innere Ausdehnung mit Gefügezerreißung und Zerstörung der Dammuskulatur in der Regel nicht sicher abgeschätzt werden kann. Die Rolle der Puborektalisschlinge für die Kontinenz wird dabei kontrovers diskutiert, da das Phänomen des Klappenschlusses durch die Ventralverlagerung des anorektalen Überganges niemals korrekt nachgewiesen wurde und Penninckxs et al. [6] gezeigt haben, daß der anorektale Winkel von verschiedenen Untersuchern sehr unterschiedlich beurteilt wird und weiterhin Kontinenz durchaus bestehen kann, auch wenn der anorektale Winkel pathologisch ist.

Schließlich ist an das sehr seltene Nervenkompressionssyndrom des N. pudendus im Allcock-Kanal zu denken, das zu typischer mehr oder weniger vollständiger Denervation führen kann. Die Diagnose wird durch Elektromyographie und Messung der Nervenleitgeschwindigkeit gestellt. Spaltung des Allcock-Kanales sowie äußere und evtl. innere Neurolyse sollen die Symptome bessern.

Literatur

1. Henry MM, Parks AG, Swash M (1982) The pelvic floor musculature in the descending perineum syndrome. Br J Surg 69:470
2. Jorge JMN, Wexner SD (1993) Etiology and management of fecal incontinence. Dis Colon Rectum 36:77–97
3. Keighley MRB, Williams NS (1993) Surgery of the anus, rectum and colon. WB Saunders Company Ltd., London Philadelphia Toronto Sydney Tokyo, Vol 1
4. Parks AG, Porter NH, Hardcastle J (1966) The syndrome of the descending perineum. Proc R Soc Med 59:377–482
5. Penninckx FM, Lestar B, Kerremans RP (1989) A new balloon-retaining test for evaluation of anorectal function in incontinent patients. Dis Colon Rectum 32:202–205
6. Penninckx FM, Debruyne C, Lestar B, Kerremans R (1990) Observer variation in the radiological measurement of the anorectal angle. Int J Colorectal Dis 5:94–97
7. Stelzner F (1980) Die Anatomie des analen Sphinkterorgans wie der Chirurg sie sieht. Z Anat Entwicklungsgesch 121:525
8. Stelzner F (1990) Komplexe Traumen des Perineums, speziell des anorektalen Kontinenzorgans. Langenbecks Arch Chir 375:55
9. Stelzner F (1991) Die anorektale Inkontinenz – Ursache und Behandlung. Chirurg 62:17–24

14

Diagnostik

A. Herold

Die anale Inkontinenz ist immer noch eine stetige Herausforderung an die moderne Chirurgie, vor allem wegen ihrer heterogenen Ätiologie sowie ihrer niederschmetternden psychosozialen Auswirkungen. Da die komplexe Funktion des Analsphinkters sich aus mehreren Einzelkompartimenten zusammensetzt, ist es erforderlich, diese gezielt und differenziert zu untersuchen und so für jeden Patienten eine individuelle, adäquate Therapieempfehlung zu finden. Dank wissenschaftlicher Fortschritte hat sich die Diagnostik in den vergangenen Jahren wesentlich erweitert und verbessert. Der Bogen der zur Verfügung stehenden Methoden spannt sich hier vom Palpationsfinger des Proktologen bis zu neuesten Entwicklungen der Medizintechnik.

Anamneseerhebung

Da die Inkontinenz sehr oft im Rahmen einer allgemeinen Anamneseerhebung vom Patienten nicht erwähnt wird, ist eine sehr sorgfältige klinische Exploration erforderlich, um dieses Problem aufzudecken. Da es sich hierbei um eine subjektive Einschätzung des Patienten selbst handelt, werden gleichrangige Probleme von unterschiedlichen Patienten mitunter sehr different beurteilt: Der eine Patient fühlt sich nur unwesentlich in seinem täglichen Leben belästigt, während der andere schwer beeinträchtigt ist und unter psychosozialen Folgen leidet.

Da die Inkontinenz in verschiedenen Schweregraden auftritt, ist eine einheitliche objektive Einteilung zur vergleichenden Beurteilung erforderlich. Die einfachste Graduierung unterscheidet in große und kleine Inkontinenzprobleme. Sehr häufig angewandt wird eine klinische Einteilung anhand der Patientenanamnese in 4 Stufen: 1. kontinent, 2. Inkontinenz für Luft, 3. Inkontinenz für flüssigen Stuhl, 4. Inkontinenz für festen Stuhl. Da auch diese Grobkategorisierungen sehr ungenau für eine differenzierte Kontinenzbeurteilung sind, wurden in der Vergangenheit ausführlichere „Kontinenzscores" entwickelt, um anhand der reinen Patientenbefragung bereits eine weitere Differenzierung in Ursache, Ausprägung und Schweregrad der Störung zu erhalten. Wir selbst verwenden in der täglichen Routine einen nach Kelly/Koltai und

Tabelle 1. Kontinenzscore

Beurteilungskriterien	Befund	Punkte
1. Stuhlhäufigkeit	1-2/Tag	2
	3-5/Tag	1
	häufiger	0
2. Stuhlkonsistenz	normal geformt	2
	breiig	1
	flüssig	0
3. Sensibilität	normal	2
	vermindert	1
	fehlend	0
4. Diskrimination	normal	2
	mangelhaft	1
	fehlend	0
5. Warnungsperiode bzgl. Punkt 2	normal (Min.)	2
	verkürzt (Sek.)	1
	fehlend	0
6. Stuhlschmieren	fehlend	4
	1-2/Monat	3
	1/Woche	2
	3/Woche	1
	mehrmals/Tag	0
7. Stuhlzeichnen	fehlend	2
	gelegentlich	1
	regelmäßig	0
8. Medikamente/Diät	nein	0
	ja	-1

13-16 Punkte kontinent, 7-12 Punkte teilkontinent
0-6 Punkte inkontinent.

Hohlschneider modifizierten Score, da dieser mit über 80% richtiger Vorhersagewahrscheinlichkeit eine gute Einstufung des Einzelpatienten ermöglicht (Tabelle 1). Einen in der Literatur einheitlich verwandten Kontinenzscore gibt es nicht, so daß in der Zwischenzeit weit über 20 unterschiedliche Scores beschrieben sind, die sich mehr oder weniger unterscheiden. Exemplarisch seien hier noch einige Beispiele genannt: Kontinenzscore nach Miller (Tabelle 2), Kontinenzscore nach Jostarndt (Tabelle 3), Kontinenzscore nach Jorge u. Wexner (Tabelle 4). Der Score nach Schärli berücksichtigt in besonderem Maße die Pflegebedürftigkeit; er wird daher häufig bei Kindern angewandt (Tabelle 5). Darüber hinaus ist es empfehlenswert, eine standardisierte Befragung des Patienten, z.B. mit Hilfe eines definierten Fragebogens, vorzunehmen. Derartige Einteilungen erlauben eine objektive Vergleichbarkeit der Ausprägung der Inkontinenz innerhalb von Patientengruppen und ermöglichen vor allem einen prä- und postoperativen Vergleich. Darüber hinaus wird nicht nur ein Vergleich des Einzelpatienten im Verlauf, sondern auch ein Vergleich verschiedener Kliniken möglich.

Tabelle 2. Kontinenzscore nach Miller

Häufigkeit der Inkontinenz	Gas	flüssig	fest
Weniger als 1mal pro Monat	1	4	7
Weniger als 1mal pro Monat, mehr als 1mal pro Woche	2	5	8
Mehr als 1mal pro Woche	3	6	9
Score = Summe der Punkte			

Tabelle 3. Kontinenzscore nach Jostarndt

Beurteilungskriterien	Befund	Punkte
Stuhlhäufigkeit	1–2 × /die	2
	3–5 × /die	1
	> 5 × /die	0
Konsistenz	geformt	2
	breiig	1
	dünn	0
Stuhlschmieren	nicht	2 × 3
	bei Streß/Durchfall	1 × 3
	ständig	0
Stuhldrang, Völlegefühl	normal	2
	unsicher	1
	fehlend	0
Warnungsperiode	normal (Minuten)	2
	verkürzt (Sekunden)	1
	fehlend	0
Diskrimination	normal	2
	mangelhaft	1
	fehlend	0
Pflegebedarf	nicht notwendig	2
	gelegentlich	1
	ständig	0
Inkontinenz für Winde	nein	2 × 3
	gelegentlich	1 × 3
	ständig	0
Inkontinenz für dünnen Stuhl	nein	2 × 3
	gelegentlich	1 × 3
	regelmäßig	0
Inkontinenz für geformten Stuhl	nein	2 × 3
	gelegentlich	1 × 3
	ständig	0

Score = Summe der errechneten Punktzahl/Anzahl der beantworteten Fragen.

Faktor 3,1 – 3,6	vollständige Stuhlkontinenz.
Faktor 2,4 – 3,0	Feinkontinenz (Halteschwäche für Winde, Stuhlzeichen in der Unterwäsche).
Faktor 1,2 – 2,3	Grobverschmutzung (Kontinenzschwäche für Winde und weichen Stuhl).
Faktor 0 – 1,1	komplette Stuhlinkontinenz.

Tabelle 4. Kontinenzscore nach Jorge u. Wexner

Art der Inkontinenz	Häufigkeit				
	Nie	Selten Weniger als 1mal pro Monat	Manchmal Mehr als 1mal pro Woche Mehr als 1mal pro Monat	Gewöhnlich Weniger als 1mal pro Tag Mehr als 1mal pro Woche	Immer Mehr als 1mal pro Tag
fest	0	1	2	3	4
flüssig	0	1	2	3	4
Gas	0	1	2	3	4
Vorlage	0	1	2	3	4
Änderung der Lebensgewohnheit	0	1	2	3	4

Score = Summe der Punkte (0 = kontinent, 20 = inkontinent).

Die Anamneseerhebung gibt darüber hinaus erste Hinweise auf die Ätiologie der Kontinenzstörung; z. B. Trauma, gynäkologische Voroperation, begleitender Rektumprolaps, Morbus Crohn mit Fistelerkrankung, Diabetes mellitus, vorausgegangene Bestrahlungen u. ä.

Klinische Untersuchung

Bei jeder anorektalen Erkrankung ist eine proktologische Basisdiagnostik mit Inspektion, Palpation, Proktoskopie und Rektoskopie unerläßlich. Dies sollte vor jeder weiterführenden Spezialdiagnostik erfolgen, da hierdurch bereits eine Selektion der erforderlichen Untersuchungen vorgenommen werden kann, um dem Patienten gegebenenfalls überflüssige Untersuchungen zu ersparen.

Inspektion und Palpation

Alleinige Betrachtung der Perianalregion kann ins Auge springende Veränderungen wie Mißbildungen, Vernarbungen und Hautveränderungen zeigen. Hämorrhoiden, Marisken, Fisteln, Mukosaprolaps, Fissuren und Analprolaps sind zweifelsfrei zu diagnostizieren. Funktionsbeurteilungen des Beckenbodens und der Kontraktion der Muskulatur sowie unter Betätigung der Bauchpresse geben erste Hinweise für einen Beckenbodentiefstand, für lokalisierte Muskeldefekte, für eine Perineozele und auch urologische bzw. gynäkologische Begleitveränderungen. Bestreichen der Analhaut und Auslösen des ano-

Tabelle 5. Kontinenzscore nach Schärli

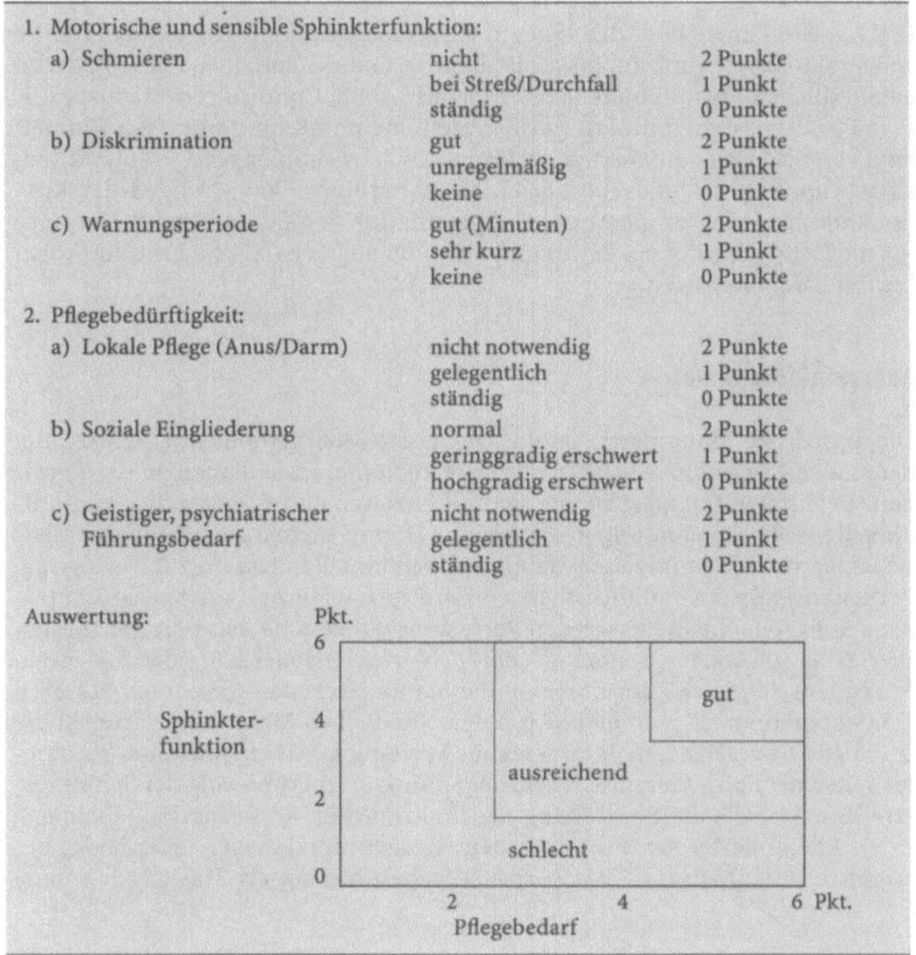

1. Motorische und sensible Sphinkterfunktion:		
a) Schmieren	nicht	2 Punkte
	bei Streß/Durchfall	1 Punkt
	ständig	0 Punkte
b) Diskrimination	gut	2 Punkte
	unregelmäßig	1 Punkt
	keine	0 Punkte
c) Warnungsperiode	gut (Minuten)	2 Punkte
	sehr kurz	1 Punkt
	keine	0 Punkte
2. Pflegebedürftigkeit:		
a) Lokale Pflege (Anus/Darm)	nicht notwendig	2 Punkte
	gelegentlich	1 Punkt
	ständig	0 Punkte
b) Soziale Eingliederung	normal	2 Punkte
	geringgradig erschwert	1 Punkt
	hochgradig erschwert	0 Punkte
c) Geistiger, psychiatrischer Führungsbedarf	nicht notwendig	2 Punkte
	gelegentlich	1 Punkt
	ständig	0 Punkte

Auswertung:

kutanen Reflexes kann erste Hinweise auf eine neurologische Läsion sein. Die digitale Palpation bei verschiedenen Funktionszuständen des Beckenbodens und der Sphinkteren gibt erste groborientierende Hinweise auf Ruhedruck Kneifdruck, kleine Sphinkterdefekte, Analkanallänge, Rektozele, Intussuszeption und Vernarbungen nach Voroperation wieder. Inspektion und Palpation durch einen erfahrenen Untersucher liefern in den meisten Fällen bereits suffiziente, qualitative Aussagen über Ausmaß und Art der Störung und können mitunter ohne weitere spezielle Untersuchungsdiagnostik eine entsprechende Therapie implizieren (z. B. beim Rektumprolaps mit konsekutiver Inkontinenz).

Proktoskopie und Rektoskopie

Die visuelle Beurteilung des inneren Analkanals und des Rektums mit Hilfe von Proktoskopie und Rektoskopie dient in erster Linie dem Ausschluß von entzündlichen Erkrankungen (z.B. Morbus Crohn, Colitis ulcerosa, unspezifische Proktitis) und Tumoren (große Adenome und Karzinome), der Darstellung von Schleimhautdefekten - wie einem Ulcus simplex recti -, einer Intussuszeption, eines Mukosaprolapses sowie narbigen Verziehungen der Rektumampulle nach Voroperation. Die Insufflation von Luft gibt erste Hinweise für die Dehnbarkeit der Rektumampulle oder zeigt spastische Kontraktionen bei irritablem Kolon an.

Anorektale Manometrie

Die anorektale Manometrie ist die wichtigste Meßmethode zur Beurteilung der analen Kontinenz. Sie ist in der Lage, die unterschiedlichen an der Kontinenz beteiligten Kompartimente zu differenzieren und so wesentlich zur individuellen Therapiefindung beizutragen. Hierzu stehen verschiedene Meßsysteme, die sich in folgende Hauptgruppen einteilen lassen, zur Verfügung: Perfusionskatheter, Ballonkatheter, Microtiptransducer und Spezialsonden. Am häufigsten eingesetzt werden Perfusionskatheter, da diese die genauesten Werte bei geringster systematischer Fehlerbreite liefern (s. Beitrag Freys, S. 255). Im Vergleich zum EMG hat die Manometrie den wesentlich besseren „Patientenkomfort" zu bieten. An unterschiedlichen Meßkriterien stehen die in Tabelle 6 aufgelisteten Parameter zur Verfügung. Als Standardmeßparameter gelten der Sphinkterruhedruck, der Sphinkterwillkürdruck, der Sphinkterstreßdruck sowie die Beurteilung der funktionellen Koordination (Tabelle 6: 1–4). Alle anderen Parameter werden je nach individueller Erfordernis bestimmt. Ruhedruck und Willkürdruck gelten hierbei als Maß für die mus-

Tabelle 6. Meßparameter

1. Sphinkterruhedruck
2. Sphinkterwillkürdruck
3. Sphinkterstreßdruck
4. Funktionelle Koordination
5. Sphinkterdruckprofil
6. Sphinkterarbeit
7. Analkanallänge
8. Anokutaner Reflex
9. Rektoanaler Inhibitionsreflex (Internusrelaxation)
10. Rektoanaler Kontraktionsreflex
11. Rektale Compliance
12. Rektale Kapazität
13. Rektale und anale Motilität
14. Anorektale Sensibilität

kuläre Kontraktionskraft und somit Verschlußkraft des analen Sphinkterapparates. Streßdruck, funktionelle Koordination sowie speziell der rektoanale Inhibitionsreflex sind ein Maß für die neurologische Reflexaktivität, rektale Compliance und Kapazität stehen zur Beurteilung der Reservoireigenschaften des Rektums zur Verfügung. Die Beurteilung der anorektalen Sensibilität ermöglicht darüber hinaus die Bewertung einer sensiblen Kontinenzstörung.

Zur Veranschaulichung dienen folgende Beispiele: In Abb. 1a ist der Manometriedruckkurvenverlauf eines Normalpatienten mit Ruhe-, Kneifdruck und Internusrelaxation wiedergegeben; in Abb. 1b ein Patient mit Rektumproplaps und konsekutiver Inkontinenz, die sich an deutlicher Reduktion von Ruhe- und Kneifdruck widerspiegeln. Abbildung 1c zeigt die Druckmessung des Patienten aus Abb. 1b in 8-Kanal-Darstellung. Abbildung 1d zeigt die Druckwerte eines Patienten nach Pfählungsverletzung mit Sphinkterläsion. Deutlich erniedrigter Kneifdruck (= Maß der Externusfunktion) als Hinweis auf eine Verletzung des M. sphincter ani externus. Weiterführende Diagnostik mit analer Endosonographie, Beckenboden-EMG und Messung der Pudendusleitgeschwindigkeit sind zusätzlich erforderlich, um eine suffiziente Therapieplanung zu ermöglichen.

Aufgrund der oben bereits dargestellten unterschiedlichen Meßtechnik können nur für jedes System gültige Normalwerte angegeben werden. Es ist

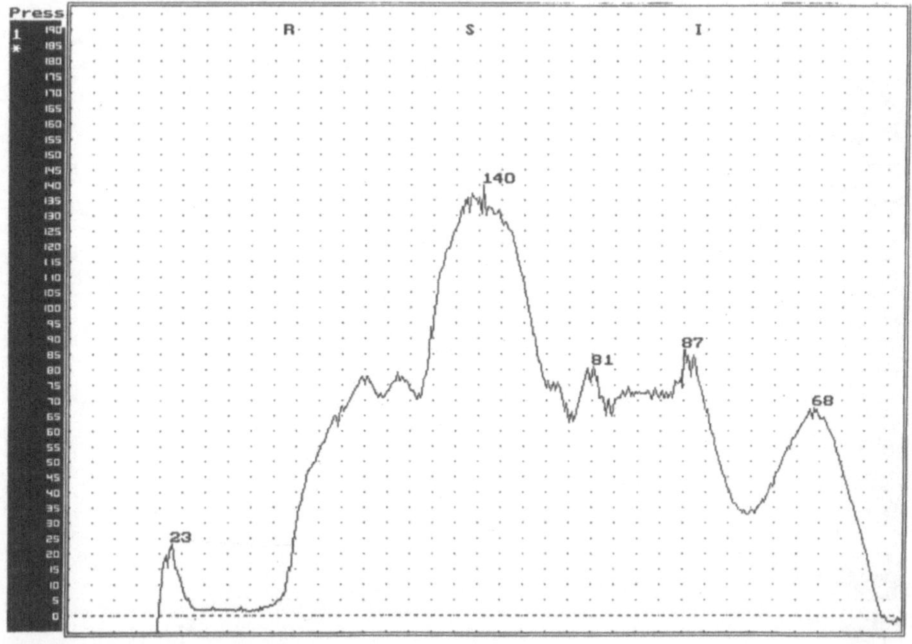

Abb. 1a. Manometriedruckkurvenverlauf. a Normalpatient mit Ruhe- und Kneifdruck sowie Internusrelaxation

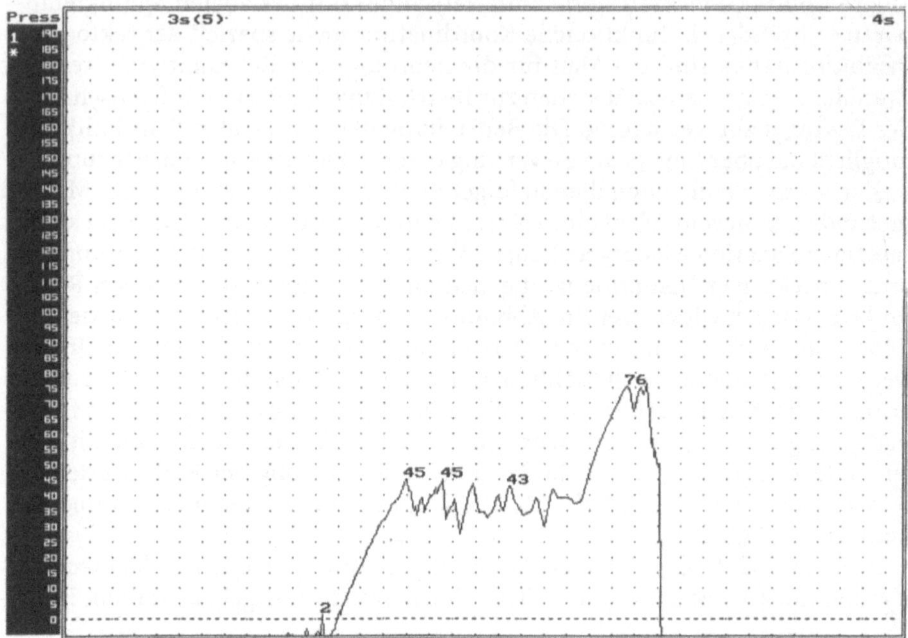

Abb. 1b. Manometriedruckkurvenverlauf. **b** Patient mit Rektumprolaps und konsekutiver Inkontinenz

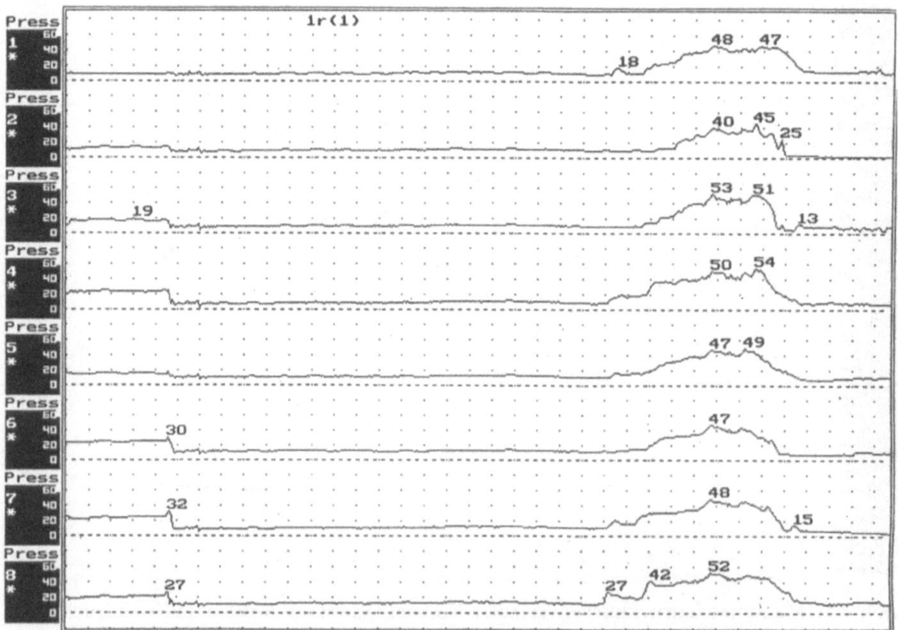

Abb. 1c. Manometriedruckkurvenverlauf. **c** Patient aus **b** in 8-Kanal-Darstellung

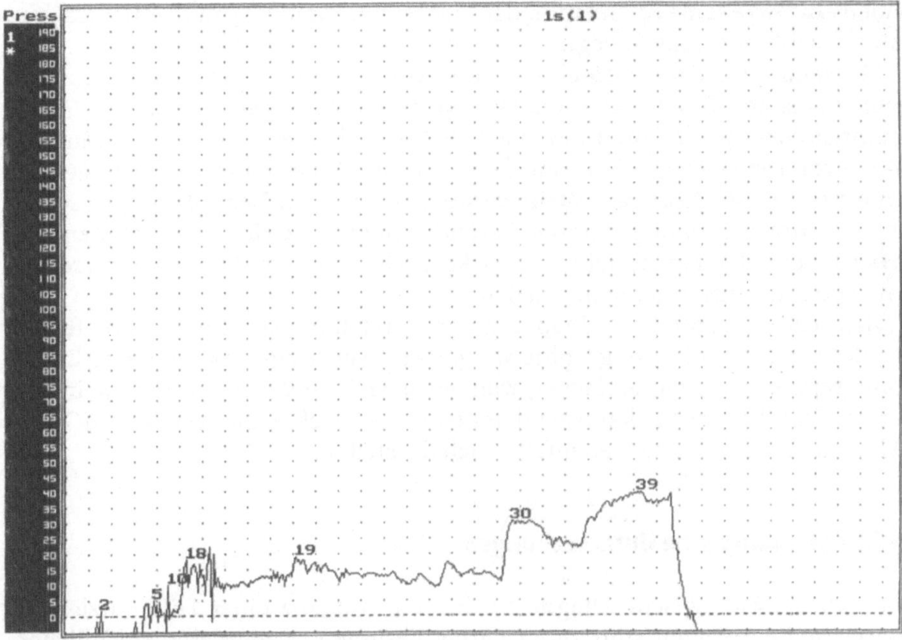

Abb. 1d. Manometriedruckkurvenverlauf. **d** Patient nach Pfählungsverletzung mit Sphinkterläsion

daher immer erforderlich, bei der Angabe von Manometriewerten das verwendete System und den Normalbereich zu benennen.

Im Gegensatz zu den global beurteilenden Kontinenz-Tests ist die anorektale Manometrie in der Lage, die der Inkontinenz zugrunde liegende Störung weiter zu differenzieren und das erkrankte Kompartiment zu identifizieren. Verschiedene Studien konnten aufzeigen, daß bei motorischer Inkontinenz allein durch die Bestimmung von Ruhe- und Kneifdruck die Kontinenzstörung mit einer Vorhersagewahrscheinlichkeit von 85–90% entdeckt wird. Überschreitet ein Patient definierte Minimalwerte für Ruhe- und Kneifdruck, so ist eine 95%ige korrekte Vorhersagewahrscheinlichkeit für die Eingruppierung „kontinent" gegeben. Dies liegt höher, als die Eingruppierung anhand eines subjektiven Kontinenz-Scores.

Endosonographie

Ein sehr gutes Untersuchungsverfahren zur morphologischen Beurteilung des Analkanals ist die Endosonographie. Mit heutigen Geräten läßt sich der M. sphinkter ani internus vom M. sphinkter ani externus und M. puborectalis differenzieren sowie Begleitveränderungen, z.B. Fistelgänge, kleinere Abszesse und Vernarbungen aufdecken. Untersuchungen mehrerer Arbeitsgruppen haben eine exzellente Korrelation der Endosonographiebefunde mit intraoperativen Veränderungen belegt.

Verwendet werden Endorektalsonden von 1,5–2 cm Durchmesser mit einem 7- bis 10-MHz-Schallkopf. Die Sonden liefern neben radialen Querschnittsbildern auch longitudinale Echodarstellungen. Neben der Muskelstärke von Internus und Externus kann darüber hinaus auch die Echogenität der einzelnen Muskeln dargestellt werden. Hyperdense Veränderungen scheinen ein Hinweis auf degenerative Veränderungen, wie sie mit zunehmendem Lebensalter auftreten, zu sein. Die Dicke des Sphincter ani internus korreliert dabei gut mit dem Analkanalruhedruck.

Das früher geübte EMG-Mapping zur Darstellung von Sphinkterdefekten wurde von der Endosonographie weitgehend verdrängt, da die anale Endosonographie schneller, einfacher, weniger invasiv und schmerzfrei anzuwenden ist. Darüber hinaus kann sie tiefergelegene Defekte, die von der EMG-Nadel nicht erreicht werden, ebenfalls noch darstellen.

Elektrophysiologische Untersuchungen

Die neurophysiologische Diagnostik hat die Aufgabe einer Differenzierung zwischen neurogenen und muskulären Läsionen. Neben der eigentlichen Beckenbodenelektromyographie wird die Leitgeschwindigkeit des N. pudendus bestimmt (s. Beitrag Jost, S. 269).

Elektromyographie

Die Elektromyographie des M. sphincter ani externus und M. puborectalis dient der Messung der elektrischen Aktivität und damit der Darstellung von Denervationsveränderungen ebenso wie der Identifikation von Narben bei Fehlen jeglicher elektrischer Aktivität. Oberflächenelektroden sind zwar für den Patienten wenig belastend, zeigen jedoch nur eine globale Beurteilung und reichen für eine differenzierte Fragestellung nicht aus. Ein Nadel-EMG ist für den Patienten schmerzhaft, ermöglicht aber eine gute Differenzierung und im Falle einer Einzelphasenableitung, die wiederum sehr aufwendig auszuführen ist, eine exakt quantifizierte Defektbeurteilung.

„Pudendus nerve terminal motor latency" (PNTML)

Die Latenzzeitmessung des N. pudendus besteht aus der Messung verschiedener Laufzeiten zwischen Stimulationsort und Reizantwort in Relation zur durchlaufenden Strecke. Untersuchungen werden an beiden Nn. pudendi vorgenommen, da traumatische Läsionen asymmetrisch nur eine Beckenseite betreffen können. Zur Verfügung stehen die konventionelle Pudendusleitgeschwindigkeitsmessung (St.-Marks-Fingerelektrode), die Bestimmung von

Reflexlatenzzeit sowie die Bestimmung evozierter Potentiale. Die beiden letzten können hierbei die Reizleitung in beiden Richtungen, d.h. afferent und efferent beurteilen. Eine sehr elegante neue, für den Patienten angenehme Möglichkeit ist die zentrale Magnetstimulation, bei der durch Stimulation mit Hilfe einer Magnetspule über dem Os sacrum der gesamte periphere Verlauf des N. pudendus beurteilt werden kann. Durch die längere gemessene Strecke wird die Fehlerbreite im Vergleich zur konventionellen Messung geringer. In gleicher Technik können kortikale Stimuli ausgelöst werden und so der gesamte spinale Nervenverlauf einschließlich des peripheren Verlaufs beurteilt werden. Die klinische Wertigkeit dieser Messungen läßt sich am deutlichsten beim tiefen Descensus perinei aufzeigen. Im Vergleich zur normalen Leitgeschwindigkeit findet sich eine pathologische Verlängerung auf mehr als das Doppelte der Norm. Hieraus resultiert dann eine zunehmende Kontinenzstörung bei fehlender Innervation und konsekutiver Hypotrophie der Sphinktermuskulatur. Bei idiopathischer Inkontinenz zeigt sich die PNTML ebenfalls verlängert. Bei der Interpretation der Meßergebnisse muß berücksichtigt werden, daß mit zunehmendem Alter ebenfalls eine physiologische Veränderung der Normalwerte eintritt. Aufgrund der interindividuellen Streubreite der physiologischen Parameter sowie der technisch aufwendigen Diagnostik blieb die elektrophysiologische Beurteilung des Beckenbodens auf wenige Spezialkliniken beschränkt.

Zusammenfassend ist es mit Hilfe der genannten elektrophysiologischen Untersuchungen möglich, zwischen muskulär und neurogen, zentral und peripher sowie zwischen akut und chronischer Läsion zu unterscheiden. Dies ermöglicht mitunter eine Prognosebeurteilung.

Sensibilitätstests

Die anorektale Sensibilität ist ein elementares Kontinenzkompartiment, dessen Ausfall allein zur Inkontinenz führen kann. Globale Testung mit Hilfe eines Ballons im unteren Rektum im Rahmen der Manometrie kann bereits auf eine Läsion hinweisen. Klinische Prüfung des sensiblen Anoderms mit Nadel und Pinsel ergänzt die Grobbeurteilung. Spezielle Untersuchungstechniken beurteilen die Elektrosensitivität sowie die Temperatursensitivität. Mit Hilfe einer Sonde wird über 2 Elektroden Gleichstrom niedriger Intensität appliziert. Die Intensität wird schrittweise bis zur Sensibilisierungsschwelle gesteigert, die der Patient subjektiv als Kribbeln oder Brennen berichtet. Bei neurogener Kontinenzstörung ist die anorektale Sensibilität meist mitgestört. Die Temperaturempfindung wird über eine wasserperfundierte Temperatursonde registriert. Inkontinente Patienten sind hierfür signifikant weniger empfindlich. Hiermit wird die Diskrimination des Anorektums getestet.

Defäkographie

Die Defäkographie – am besten über Videobildverstärkerkette – erlaubt eine radiologische Darstellung des dynamischen Defäkationsvorganges. Dies ist bei der Beurteilung einer Inkontinenz von untergeordneter Bedeutung; jedoch ist in manchen Fällen von sekundärer Inkontinenz die primäre Ursache zu erkennen, z.B. bei großer Rektozele oder obstruierender Enterozele. Die Beurteilung statischer Bilder in Ruhe beim Pressen und Kneifen ermöglicht die Bestimmung des anorektalen Winkels, der Beckenbodenebene sowie der Analkanallänge. Pathologische morphologische Veränderungen wie Strikturen, Rektozelen, Intussuszeption, Rektumprolaps und rektale Entleerung werden dynamisch beurteilt. Die Fähigkeit, die Defäkation willkürlich zu unterbrechen, kann als Grobbeurteilung der Sphinkterfunktion gelten. Eine videographische Aufzeichnung hat eine relativ geringe Strahlenbelastung im Vergleich zur kinematographischen Untersuchung. Letztere bietet dafür eine geringfügig bessere Auflösung.

Kontinenztests

Allgemeine globale Kontinenztests wurden in den letzten Jahren von den genannten sehr differenzierten Untersuchungsmöglichkeiten weitestgehend verdrängt. Sie geben jedoch eine gute Hilfe zur Globalbeurteilung der Kontinenzfunktion in Zweifelsfällen wieder. Der einfachste Kontinenztest ist die Instillation von Quark- bzw. Milchbrei und die Aufforderung an den Patienten, dies über 15 min anzuhalten, umherzugehen und dann eine normale Defäkation auszuführen. Ähnlich ist ein sog. „Flüssigkeitstest" zu beurteilen, bei dem 500 ml Wasser ins Rektum instilliert werden, was eine wesentlich höhere Kontinenzleistung erfordert. Ein etwas differenzierter Globaltest ist der Kugeltest, bei welchem dem Patienten eine 2 cm große Kugel oder Ballon ins Rektum eingeführt wird. Diese ist über einen Faden mit einem Gewicht verbunden. Gemessen wird das maximale Gewicht, bei dem es dem Patienten in Ruhe und unter Kontraktion möglich ist, die Kugel über eine definierte Zeit zu halten.

Urologische und gynäkologische Begleituntersuchung

Liegt eine isolierte anale Kontinenzstörung vor und Anamnese und koloproktologische Diagnostik ergeben keinen Hinweis auf das Vorliegen von gynäkologischen und urologischen Begleitveränderungen, so kann auf diese Untersuchungen sicherlich verzichtet werden. Finden sich jedoch aufgrund der nachbarschaftlichen Beziehung fachübergreifenden pathologischen Veränderungen, so sind ergänzende Untersuchungen im Konsil einzuholen. Zu nennen sind hierbei urodynamische Untersuchungen, Zystogramm, Zysturethrogramm, vaginale Sonographie und Urogramm.

Ergänzende Untersuchungen

Da eine Kontinenzstörung selten primär, sondern häufig sekundär als Folge anderer Erkrankungen auftritt, ist eine Diagnostik dieser Primärerkrankung erforderlich, um nach Möglichkeit eine Therapie der Grunderkrankung einzuleiten. Bei angeborenen Mißbildungen, z. B. einer Analatresie, ist ein Computertomogramm zu empfehlen. Eine wesentlich bessere Beurteilung würde jedoch eine Magnetresonanztomographie des Beckenbodens bieten. Kontinenzprobleme im Rahmen entzündlicher Darmerkrankungen erfordern immer eine Abklärung der zugrundeliegenden Erkrankung, z. B. mittels Koloskopie oder Kolonkontrasteinlauf. Häufig ist die Kontinenzproblematik nur sekundär und mit der Therapie der Grunderkrankung bereits rückläufig. Tritt die Kontinenzstörung als Folge einer jahrelangen chronischen Obstipation auf, so sind Transitzeituntersuchungen des Gastrointestinaltraktes sowie speziell des Kolons indiziert.

Diagnostik bei Kindern

Die anale Inkontinenz tritt bei Kindern sehr selten auf. Meist liegt die Ursache in angeborenen Mißbildungen (z. B. Morbus Hirschsprung und Analatresie) oder auch psychischen Störungen. Da anamnestische Befragungen sehr schwierig und meist nur mit Unterstützung der Eltern hilfreich sind (s. Tabelle 5), kommt der anorektalen Manometrie eine wesentliche Bedeutung zu. Da diese nicht schmerzhaft ist, kann sie bei Kindern ab 4 Jahren „spielerisch" durchgeführt werden. Damit ist eine erste Beurteilung meist ausreichend. Ergänzend hilfreich sind im Falle von Mißbildungen eine Endosonographie und Magnetresonanztomographie, da diese auch keine Strahlenbelastung für das Kind haben. Ausführliche Evaluation durch einen Kinder- und Jugendpsychiater ist speziell dann indiziert, wenn die Manometrie keine Störung zeigt und auch keine Mißbildung vorliegt. In den letzten Jahren hat sich jedoch auch gezeigt, daß bei vielen Kindern mit Störung der analen Kontinenz und primär vermuteter „psychosomatischer" Ursache (z. B. Enkopresis) die anale Manometrie funktionelle und auch morphologische Störungen nachwies, so daß der Einsatz differenzierter Untersuchungsmöglichkeiten genutzt werde sollte.

Literatur

1. Athanasiadis S, Heiligers J, Kossivakis D (1992) Anteriore und posteriore Rektopexie mit Levatorraffung bei Patienten mit Rektumprolaps und Inkontinenz. Langenbecks Arch Chir 377:288–294
2. Bannister JJ (1987) Effect of aging on anorectal function. GUT 353–357
3. Brühlmann W, Müller-Duysing W (1992) Defaecography: Technique and radiation exposure. In: Brühlmann W (ed) Investigations of anorectal function disorders. Springer Berlin Heidelberg New York Tokyo, pp 42–49
4. Deen KI, Kumar D, Williams JG, Olliff J, Keighley MRB (1993) The prevalence of anal sphincter defects in faecal incontinence: a prospective endosonic study. Gut 34:685–688

5. Delechnault lP, Leroi AM, Bruna T, Denis P, Weber J (1993) Cerebral potentials evoked by electric stimulation of the anal canal. Dis Colon Rectum 36:55–60
6. Felt-Bersma RJF, Cuesta MA (1994) Faecal incontinence 1994: which test and which treatment. Neth J Med 44:182–188
7. Gemsenjäger E (1990) Methoden der anorektalen Funktionsuntersuchung. Schweiz Med Wochschr 120:903–910
8. Goei R (1992) Defaecographic parameters in asymptomatic subjects. In: Brühlmann W (ed) Investigations of anorectal function disorders. Springer Berlin Heidelberg New York, Tokyo, pp 50–60
9. Gowers WR (1877) The automatic action of the sphincter ani. Proc R Soc Med 26:77–84
10. Hancke E (1988) Anorectale Manometrie mit Mikrotip – Transducern. Chirurg 59:119–122
11. Herold A, Bruch HP, Imhof M (1985) Die physiologische Internusrelaxation – Ablauf und klinische Wertigkeit. Langenbecks Arch (Suppl) 2:1036–1037
12. Herold A (1992) Analsphinktermanometrie beim Erwachsenen. In: Lux N, Hager T (Hrsg) Aktuelle Koloproktologie, 9. Nymphenburg München, S 46–55
13. Hill J, Corson RJ, Brandon H (1994) History and examination in the assessment of patients with idiopathic fecal incontinence. Dis Colon Rectum 37:473–477
14. Jorge JMN, Wexner SD (1993) Etiology and managment of fecal incontinence. Dis Colon Rectum 36:77–97
15. Jost WH, Raulf F, Mielke U, Schimirgk K (1992) Rationelle neurologische Diagnostik bei Stuhlinkontinenz. Z Ges Inn Med 47:154–158
16. Jost WH, Schimrigh K (1994) Magnetic Stimulation of the Pudendal Nerve. Dis Colon Rectum 37:697–699
17. Karulf RE, Coller JA, Bartolo DCC (1991) Anorectal physiology testing. A survey of availability and use. Dis Colon Rectum 34:464–468
18. Kraemer M, Schneider J, Thiede A (1993) Diagnostik der Beckenbodeninsuffizienz. Dtsch Med Wochenschr 118:827–830
19. Kuijpers HC, Schauer M (1990) Disorders of impaired fecal control. Dis Colon Rectum 33:207–211
20. Loening-Baucke V, Anuras S (1985) Effects of age, gender and parity on anal canal pressure. Am J Gastroenterol 80:50–53
21. Miller R (1991) The measurement of anorectal sensation. In: Kumar D, Waldron DJ, Williams NS (eds) Clinical measurment in coloproctology. Springer Berlin Heidelberg New York Tokyo, pp 60–66
22. Orrom WJ, Miller R, Comes H, Duthie G, Mortensen NJMcC, Bartolo DCC (1991) Comparison of anterior sphincteroplasty and post anal repair in the treatment of ideopathic fecal incontinence. Dis Colon Rectum 35:305–310
23. Pescatori M, Anastasio G, Bottini C, Mentasti A (1992) New grading and scoring for anal incontinence. Dis Colon Rectum 35:482–487
24. Rogers J (1992) Testing for and the role of anal and rectal sensation. Baillieres Clin Gastroenterol 6:179–191
25. Stelzner M (1988) Eine Methode zur Funktionsmessung des Kontinenzorgans. Chirurg 59:155–158
26. Vela AR (1990) The microtip pressure transducer technique. In: Smith LE (ed) Practical guide to anorectal testing. Igaku-Shoin New York, pp 31–37
27. Vernava AM, Longo WE, Daniel GL (1993) Pudendal neuropathy and the importance of EMG evaluation of fecal incontinence. Dis Colon Rectum 36:23–27

14

Konservative Therapie

W. Schmidbaur, J. Barnert und M. Wienbeck

Die Behandlung der analen Inkontinenz verfolgt folgende Ziele:

- Verlangsamung der Darmpassage,
- Steigerung der Rektumelastizität,
- Verbesserung der rektalen Sensibilität,
- Tonussteigerung der Analsphinkteren,
- Steigerung des Selbstvertrauens des Patienten.

Mit Ausnahme der primären Indikationen für eine chirurgische Therapie der Inkontinenz, wie z.B. infolge eines Prolapses oder einer traumatisch bedingten Muskellücke, müssen die Möglichkeiten der konservativen Behandlung vor einer operativen Korrektur voll ausgeschöpft werden. Die konservativen Strategien beruhen neben Allgemeinmaßnahmen zum einen auf der pharmakologischen Beeinflussung des Kontinenzorgans und zum anderen auf aktiven oder passiven Trainingsmethoden.

Allgemeinmaßnahmen und Verhaltensmodifikation

Die allgemeinen Maßnahmen umfassen Stuhlgangsregulierung, lokale pflegerische Maßnahmen und ggf. Behandlung des Grundleidens.

Mit der Stuhlgangsregulierung sollen Stuhlentleerungen möglichst zu festgelegten Zeiten erreicht werden, damit in den Zeitabschnitten dazwischen der Mastdarm weitgehend leer ist und dementsprechend der Gelegenheit zu unkontrolliertem Stuhlabgang entgegengewirkt wird. Die Patienten sollten 2 bis 3mal täglich zur Toilette gehen und sich um eine Entleerung bemühen. Vor allem bei älteren oder bettlägerigen Patienten kann dies auch in Form einer durch Einläufe induzierten Entleerung erfolgen [13, 32]. Starkes Pressen beim Stuhlgang sollte vermieden werden, um einen Beckenbodendeszensus nicht zu verstärken.

Eine wichtige Verhaltensänderung ist auch die Entwöhnung von Laxanzienmißbrauch, da durch diese Pharmaka eine Inkontinenz verschlimmert wird.

Die lokalen pflegerischen Maßnahmen haben zum Ziel, Reizerscheinungen um den After und das Fremdkörpergefühl durch abgegangenen Stuhl möglichst gering zu halten. Als Einlagen eignen sich bei leichteren Verschmutzungen Damenbinden, bei größerem Stuhlverlust Windeln.

Als sehr hilfreich hat sich das Führen eines Patiententagebuchs erwiesen, das zum einen eine objektive Dokumentation zur Therapiesteuerung darstellt, zum anderen auch dem Patienten selbst die Fortschritte vor Augen führen kann.

Gerade dieser letzte Punkt spielt eine große Rolle. Ein wesentlicher Teil der vom Patienten empfundenen Beeinträchtigung der Lebensqualität geht auf psychologische Probleme zurück, die sich aus der Furcht vor einem „Mißgeschick“ in der Öffentlichkeit entwickelt. Inkontinente Patienten erleben nicht selten einen bedeutenden Einbruch im Familienleben, insbesondere in Hinsicht auf sexuelle Aspekte und auch Auswirkungen auf die Berufstätigkeit [26]. Nicht selten findet deshalb ein Rückzug aus dem sozialen Leben statt. Eine umfassende und ganzheitliche Betreuung sollte deshalb bei Bedarf auch Hilfen zur beruflichen Wiedereingliederung und psychotherapeutische Maßnahmen umfassen [33].

Medikamentöse Therapie

Eine alleinige medikamentöse Therapie der Inkontinenz kann es nicht geben. Medikamente sind aber vor allem dann sinnvoll, wenn die Inkontinenz mit einer gestörten Darmmotilität einhergeht. Bei Diarrhöe kann der Einsatz von Opiaten nützlich sein. Ihre Wirkung basiert auf einer Verlangsamung der Darmpassage und damit Förderung der Flüssigkeitsrückresorption. Loperamid, das derzeit nebenwirkungsärmste Opioid kann darüber hinaus eine günstige Wirkung auf das Kontinenzorgan haben [19, 24, 38]. Es soll den Analsphinktertonus erhöhen, die Reservoirfunktion des Rektums verbessern und die Relaxation des M. sphincter ani internus hemmen. Auch bei inkontinenten Patienten ohne Diarrhöe kann ein Therapieversuch mit Loperamid gerechtfertigt sein. Vorsicht ist bei Patienten mit Passagehindernissen und Colitis ulcerosa geboten: Hier können in seltenen Fällen Opiate einen Ileus oder ein toxisches Megakolon auslösen. Die maximale Tagesdosis von Loperamid beträgt 10 Kapseln à 2 mg, in der Regel werden aber 2 bis 3mal täglich 2 mg genügen. Für den α_2-Agonisten Clonidin konnte gezeigt werden, daß es eine Nettoflüssigkeitssekretion in eine Nettoflüssigkeitsresorption umwandelt [50]. Ist die Ursache der Durchfälle eine entzündliche Darmerkrankung, wird man natürlich zuerst die Grundkrankheit behandeln. Durch Rückgang der entzündlichen Wandinfiltrate wird auch die Dehnbarkeit der Rektumwand und damit die Speicherfähigkeit des Kontinenzorganes gesteigert [8].

Bei der *Überlaufinkontinenz* ist die digitale Ausräumung der Stuhlmassen aus dem Mastdarm unumgänglich. Die weitere Therapie des Patienten wird darauf abzielen, eine erneute Impaktierung von Stuhl zu vermeiden, d.h. die zugrundeliegende Obstipation zu behandeln. Empfehlenswert sind in erster Linie Glyzerinzäpfchen und kohlendioxidentwickelnde Suppositorien. Diese Suppositorien werden 10 bis 20 min vor der gewünschten Stuhlentleerung eingeführt. Sie können auch vorübergehend bei nicht obstipierten, inkontinenten Patienten eingesetzt werden, um den Defäkationsreflex in Gang zu bringen.

Gelegentlich wird es sich bei der weiteren Behandlung der Überlaufinkontinenz nicht umgehen lassen, Medikamente wie Cisaprid oder intermittierend auch Laxanzien (Laktulose oder Sennaglykoside) einzusetzen, die sonst bei der Behandlung der Inkontinenz wegen ihres ungünstigen Einflusses auf Stuhlfrequenz und -konsistenz keinen Platz haben. Cisaprid senkt zudem noch den Ruhetonus des Analsphinkters.

Unkontrollierte Trainingsmethoden

Ein althergebrachter Rat von Proktologen für inkontinente Patienten waren bis zu 100 Kneifübungen mit Betätigung des Sphinktermuskels am Tag; eine objektive Überprüfung fand nicht statt; es ist aber anzunehmen, daß in bescheidenem Rahmen dadurch Besserungen erzielt werden konnten. Weiter werden als physikalische Therapie die Beckenbodengymnastik oder spezifische Übungsverfahren des Sphinkters unter Anleitung eingesetzt. Diesen Methoden fehlt allerdings die unmittelbare Überprüfbarkeit ihrer Effektivität - erst bei der Biofeedbackmethode ist dies gewährleistet.

Biofeedback-Training

Seit mehreren Jahren wird das Biofeedback-Training der Analmuskulatur als eine aus der Psychologie entstammende Lernstrategie (engl. „operant conditioning“ oder „biofeedback conditioning“) auch in Deutschland eingesetzt. Die bisher vorliegenden Ergebnisse lassen das Biofeedback als Behandlungsmethode der ersten Wahl bei vielen Patienten mit Inkontinenz erscheinen. Das Prinzip des Biofeedback-Trainings besteht darin, daß eine auch nur teilweise bewußte physiologische Funktion, z. B. die Kontraktion des äußeren Analsphinkters nach einem Dehnungsreiz im Rektum als optisches oder akustisches Signal dem Patienten „zurückgefüttert“ wird. Diese Rückmeldung erlaubt dem Patienten eine rasche Kontrolle darüber, ob er seine Übungen korrekt ausführt. Dies verstärkt seine Motivation. Die Sphinkterkontraktion kann sowohl manometrisch mit einer Mehrballonsonde als auch myoelektrisch mittels des Oberflächen-EMG registriert werden. Die Erfolgsrate von 63–80% (Literaturbeispiele: [10, 17, 30, 42, 48]) ist bei beiden Sondentypen gleich [17], wobei der Vorteil der EMG-Sonde in der einfacheren Handhabung liegt. Wir verwenden ein Oberflächen-EMG-Gerät (Abb. 1), das die Stärke der vornehmlich vom äußeren Sphinkter stammenden Potentiale mittels einer Leuchtdiodenreihe anzeigt. Die Ableitung erfolgt über einen im Analkanal plazierten Akrylstöpsel mit zentraler Bohrung für einen Ballon zur Rektumdehnung, der wiederholt während des Trainings aufgeblasen wird. Der Patient erhält eine unmittelbare optische und wunschweise auch akustische Rückmeldung über die Korrektheit seiner Übungen und erkennt im Verlauf auch seinen Fortschritt anhand der Anzahl der aufleuchtenden Dioden. Die Übungsstunden erfolgen nach einem Standardprotokoll (Tabelle 1). Sie werden wöchentlich

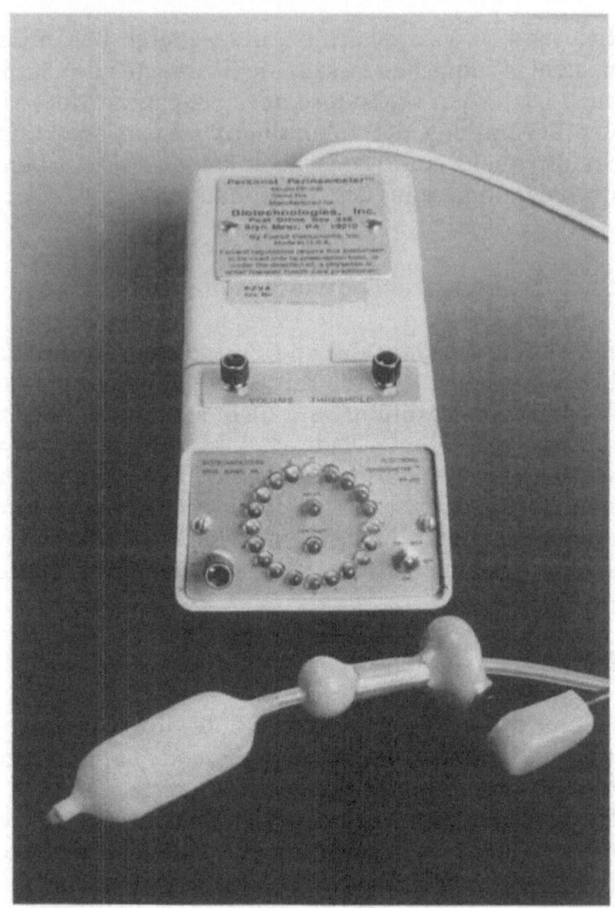

Abb. 1. Oberflächen-EMG-Gerät. Daneben der Akrylstöpsel zur Plazierung im Analkanal mit den eingelassenen Stahlelektroden und zentraler Bohrung zum Einführen des Ballons für die Rektumstimulation

Tabelle 1. Ablauf einer Anal-Biofeedback-Trainingsstunde

Übung 1	Aufblasen des Ballons im Rektum bis zu leichtem Defäkationsdrang, dann kurze Kontraktion des Analsphinkters (über 5 s). *Übung 10mal wiederholen*
Übung 2	Kontraktion des Analsphinkters mit etwa der Hälfte der maximal möglichen Kraft über mindestens 1 min. *Übung 5mal wiederholen*
Übung 3	Ballonblähung wie in Übung 1, jetzt Maximalkontraktion über 10 s halten. *Übung 10mal wiederholen*
Übung 4	Wiederholung der Übung 1

wiederholt und umfassen in der Regel 10 Sitzungen zu je 1 h. Zusätzlich werden die Patienten angehalten, die Übungen auch zu Hause für etwa eine halbe Stunde täglich zu wiederholen, wobei auf die Ballonblähung verzichtet werden muß.

Die Patienten werden angehalten, bereits 2 Wochen vor dem Beginn des Trainingsprogramms ein Inkontinenztagebuch zu führen. Dadurch wird für den Patienten und den Therapeuten eine unmittelbare Erfolgskontrolle erleichtert.

Für eine Effizienz dieser Behandlungsmethode ist allerdings eine vernünftige Patientenauswahl notwendig. Um Aussicht auf Erfolg zu haben, sollte der Patient folgende Grundvoraussetzungen mitbringen: die Fähigkeit rektale Dehnungsreize zu empfinden (wenn auch auf einem höheren Schwellenwert als Gesunde), eine erhaltene Restfunktion des Analsphinkters, gute Motivation und die geistige Leistungsfähigkeit, Anordnungen zu verstehen. Für Patienten mit Demenz oder völligem Fehlen der sensomotorischen Sphinkerkontrolle kann kein Erfolg erwartet werden.

Interessant ist auch, inwieweit sich der Behandlungserfolg des Biofeedback-Trainings objektivieren läßt bzw. worauf der Erfolg beruht.

In unserem Patientengut (Abb. 2) stieg bei den Patienten mit erfolgreicher Therapie der maximale Kontraktionsdruck des Analsphinkters um 32 mmHg von durchschnittlich 118 auf 150 mmHg an. Das EMG-Summenpotential ver-

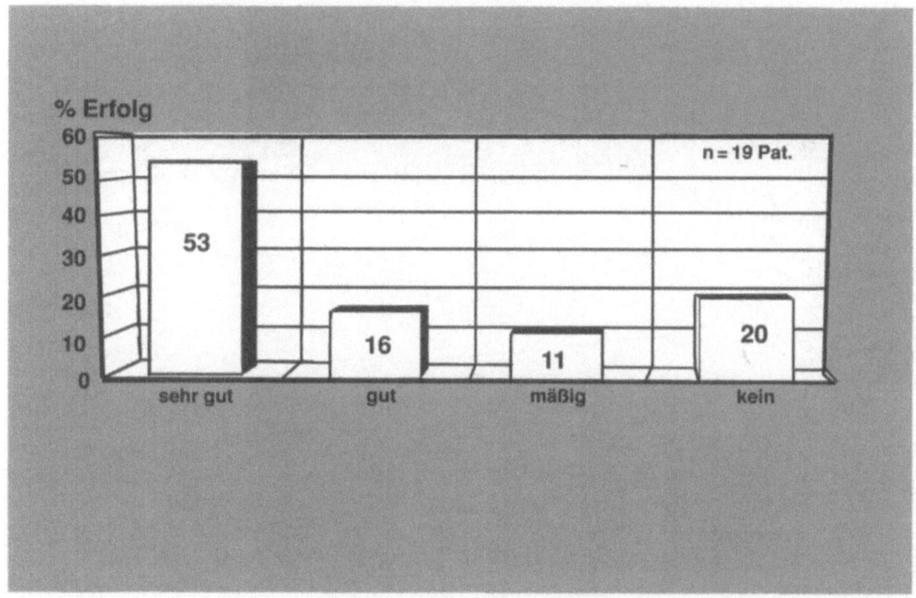

Abb. 2. Erfolgsraten des Biofeedback-Trainings bei analer Inkontinenz. Als „sehr guter" Erfolg galt ein Verschwinden der Inkontinenz, als „gut" das Auftreten von Inkontinenzepisoden höchstens einmal pro Monat. Bei „mäßigem" Erfolg kam es einmal pro Woche zu Inkontinenz (Nach [42])

zeichnete bei den erfolgreich therapierten Patienten mit 7 mV einen höheren Anstieg als mit 2 mV bei erfolgloser Therapie ($p < 0{,}05$). Die Höhe des Ausgangs-EMG erlaubte keine prognostischen Aussagen. Keine Veränderungen zeigten Ruhedruck, Empfindungsschwelle und Relaxation des inneren Sphinkters bei intrarektaler Ballonblähung. Auch der Quotient aus Relaxations- und Empfindungsschwelle erbrachte keine Unterschiede nach der Behandlung gegenüber zuvor (Abb. 3) [42, 43]. Dies zeigt, daß die Kräftigung des

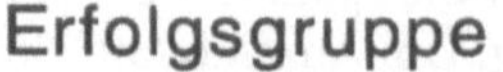

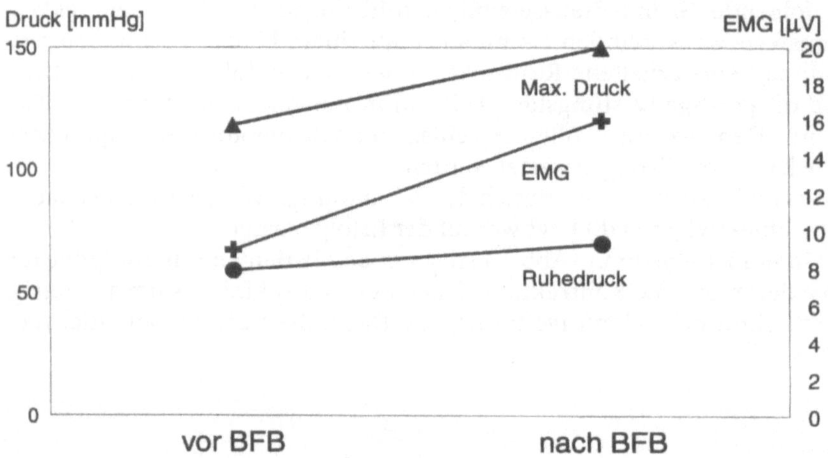

Mißerfolgsgruppe

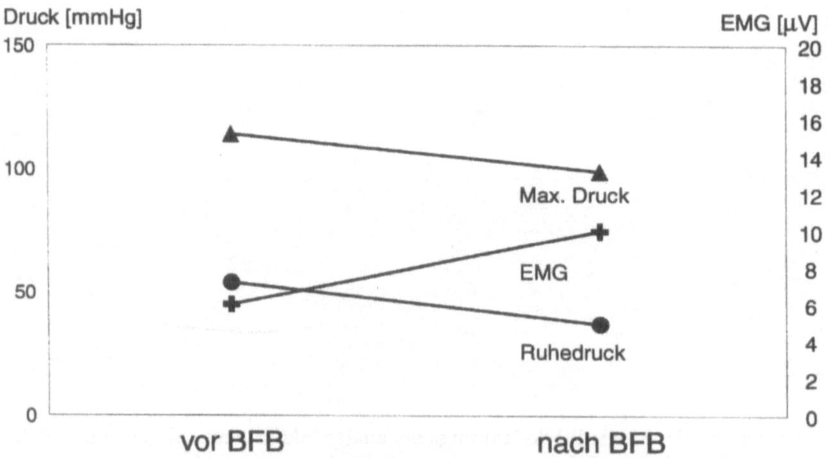

Abb. 3. Ergebnisse der Funktionsuntersuchungen vor und nach Biofeedback-Training *(BFB)*. Getrennte Darstellung der Gruppen mit und ohne Therapieerfolg. (Nach [42])

äußeren Analsphinkters einen wesentlichen Faktor für den Therapieerfolg in unserer Patientengruppe darstellte.

Andere Arbeitsgruppen sehen in einer Besserung der Wahrnehmung rektaler Dehnungsreize den Schlüssel zum Therapieerfolg [29, 40]. Möglicherweise sind diese Diskrepanzen in den heterogenen Behandlungsmethoden der einzelnen Arbeitsgruppen zu sehen – bei interessanterweise ähnlichen Erfolgsrate. Welcher der Faktoren zum Erfolg des Biofeedback-Trainings und der begleitenden Allgemeinmaßnahmen am maßgeblichsten beiträgt, ist letztlich noch ungeklärt bzw. umstritten. Neben den einfach meßbaren Parametern sollten auch Faktoren wie die Besserung der „rektoanalen Koordination", nur mittelbar verknüpfte Maßnahmen wie eine Änderung des Stuhlverhaltens und die psychische Komponente nicht unterschätzt werden. Die Patienten gewinnen wieder an Selbstvertrauen und erleben, daß sie mit dem Symptom Inkontinenz ernst genommen und akzeptiert werden.

Eine bislang offene Frage war, wie lange die Effekte des Biofeedback-Trainings anhalten. Bei einer Untersuchung und Befragung von 13 unserer Patientinnen durchschnittlich 25 Monate (8–36) Monate nach Therapieende bestätigten die Mehrzahl, daß der Effekt des Biofeedback-Trainings anhielt (Abb. 4 und 5). Die Anzahl der Patienten mit spontaner weiterer Besserung und mit Verschlechterung – gemessen an Stuhlschmieren, Verlust größerer Stuhlmengen und Stuhlabgang vor Erreichen der Toilette – hielt sich in etwa die Waage [1]. Die Düsseldorfer Arbeitsgruppe kommt auch noch nach einer Latenz von 4 Jahren zu ähnlichen Ergebnissen [18].

Leider ist das Biofeedbacktraining noch nicht Bestandteil des kassenärztlichen Leistungskatalogs, es wird also in der Regel nicht bezahlt. Auf der Basis direkter fallbezogener Vereinbarungen sind aber viele lokale gesetzliche Krankenkassen bereit, Sonderregelungen für die Vergütung zu treffen. Dies ist jedoch ein großes Hindernis für die Verbreitung dieser erfolgreichen Behandlungsmethode. Mit Personal- und Sachkosten von etwa DM 85–90/Therapiestunde muß gerechnet werden. Wegen dieser nicht unerheblichen Kosten

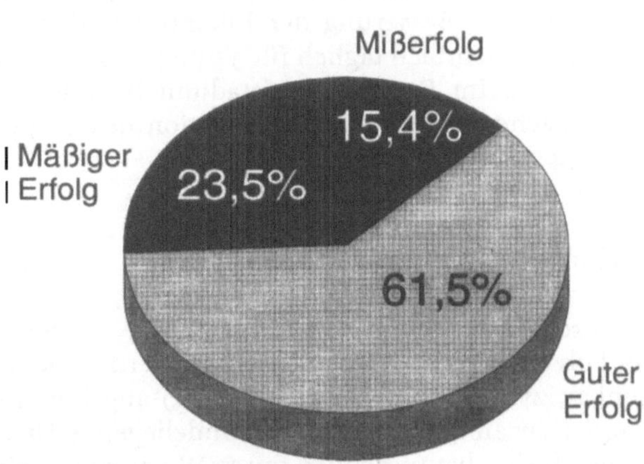

Abb. 4. Selbsteinschätzung des Therapieerfolgs bei 13 Patientinnen im Schnitt 25,4 Monate (8–36) nach Biofeedback. (Nach [1])

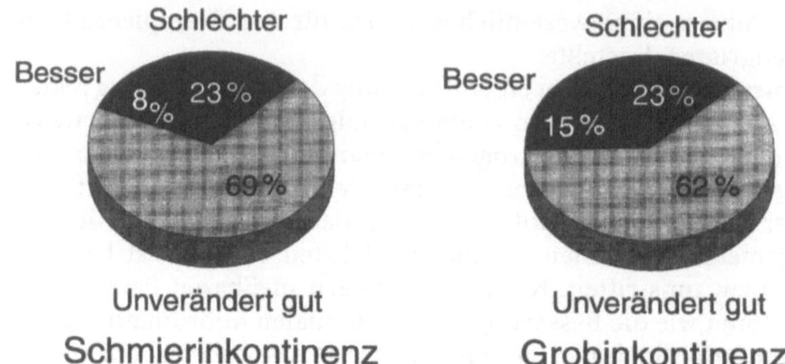

Abb. 5. Verlaufsbeurteilung 25,4 Monate nach Biofeedback (gleiche Patientinnen wie in Abb. 4); getrennte Darstellung nach Fein- und Grobinkontinenz. (Nach [1])

wurde bereits versucht, den Patienten nach einer Einführungssitzung ein Biofeedback-Gerät zum Selbsttraining für einige Monate mit nach Hause zu geben. Über den Erfolg eines solchen Vorgehens gibt es noch keine Daten; unserer Meinung nach kommt diese Methode wegen des wesentlich höheren Anspruchs an den Patienten bezüglich Eigeninitiative und Compliance nur für einen kleinen Teil der Betroffenen in Frage.

Elektrostimulation

Bereits in den 60er Jahren waren Versuche zur Elektrostimulation des Analkanals oder der perianalen Haut unternommen worden [9]. Trotz langjähriger Bemühungen der Herstellerfirmen um eine weitere Verbreitung muß die Wirksamkeit dieser Methode wegen des Fehlens von kontrollierten Studien als nicht belegt angesehen werden. Bei neueren, ebenfalls unkontrollierten Arbeiten wurde eine Besserung der Inkontinenz durch eine transanale Elektrostimulation mehrfach täglich für 5 min [5] bzw. einmal täglich für 30 min [37] beschrieben. Im Experimentalstadium befinden sich auch implantierbare Schrittmacher zur direkten Stimulation des N. pudendus bzw. des Sakralplexus [44].

Tampons

Zur direkten mechanischen Abdichtung wird der Einsatz von Analtampons aus Polyvinylalkohol propagiert. Sie werden in unterschiedlichen Formen (konkav, zylindrisch und kugelförmig) angeboten – laut Hersteller deshalb adaptierbar an die jeweilige zugrundeliegende Ursache der Inkontinenz. Sie wurden bisher hauptsächlich durch Werbung in Zeitschriften der Selbsthilfeorganisationen propagiert und vor allem bei Kindern mit Inkontinenz bei Spina bifida angewandt. In einer kürzlich veröffentlichten Studio konnte zwar bei 9 von 14 erwachsenen Patienten eine Kontinenz erzielt werden, Probleme verursachten aber das Verrutschen des Tampons und die Mißempfindungen durch den Fremdkörper. Die Autoren kamen zu dem Schluß, daß sich der Tampon zum Einsatz bei speziellen Gelegenheiten, aber nicht zum täglichen Gebrauch eignet [11].

Bewertung bei verschiedenen Grunderkrankungen und Differentialtherapie

Einen Überblick über die Differentialtherapie zeigt Tabelle 2.

Inkontinenz beim alten Menschen

Inkontinenz ist ein ernstzunehmendes Problem bei alten Menschen. Neben häufig bestehenden Grunderkrankungen wie Diabetes mellitus oder geburtstraumatischen Schäden bei Frauen (s. unten) beeinträchtigt das Alter die Sphinkterruhedrücke, die Compliance und die Reservoirfunktion des Rektums. Zusätzliche Faktoren wie Einschränkungen in den Hirnleistungen, Immobilität oder Stuhlimpaktation begünstigen das Auftreten einer Inkontinenzsymptomatik. Bei diesen Patienten ist ein medikamentöser Therapieansatz oft erfolgversprechend, ansonsten sollte Biofeedback erwogen werden, falls die Grundvoraussetzungen bezüglich der Kooperationsfähigkeit gegeben sind. Die Indikationen für chirurgische Maßnahmen sind bei dieser Patientengruppe sicherlich sehr stark einzugrenzen. Die Therapie der bei alten Menschen nicht seltenen *Überlaufinkontinenz* wurde bereits bei der Besprechung der pharmakologischen Therapie angeführt.

Tabelle 2. Differenzierte konservative Therapieverfahren

Inkontinenzursachen	Biofeedback	Loperamid	Sonstiges
Im Alter	(+)		Bei Obstipation: rektale Entleerungshilfen, Cisaprid, Laxanzien
ZNS-Läsionen		(+)	Regelmäßige Einläufe
Idiopathisch	+		
Diabetes mellitus	+	+	Stoffwechseleinstellung, evtl. Clonidin
Postoperativ oder nach Trauma	(+)		
Chronisch entzündliche Darmerkrankung	(+)	(+)	Glukokortikoide, 5-ASA, SASP
Sporadische Inkontinenz		+ (bei Bedarf)	
Irritabler Darm			Psyllium

Zentralnervöse Läsionen

Zahlreiche neurologische Erkrankungen können zu Kontinenzstörungen führen. Am häufigsten ist dies bei zerebrovaskulären Erkrankungen der Fall. Selbst bei frühen Stadien einer multiplen Sklerose ist eine anale Inkontinenz nicht selten [25]; insgesamt haben 51% aller Kranken mit multipler Sklerose zumindest zeitweise Kontinenzprobleme. Besonders Frauen mit zusätzlichen Nervenläsionen sind hier betroffen. In der Regel ist mit Allgemeinmaßnahmen oder medikamentöser Behandlung ein ausreichender Erfolg zu erzielen.

Die Inkontinenz bei Querschnittsgelähmten hängt von der Höhe der Spinalschädigung ab. Generell ist hier der therapeutische Ansatz in der medikamentösen Stimulation einer regelmäßigen Defäkation, z. B. durch Einläufe, zu sehen.

Periphere Nervenschäden und idiopathische Inkontinenz

Bei den meisten Patienten bleibt die Ätiologie der Inkontinenz trotz eingehender Diagnostik unklar. Diese idiopathische Inkontinenz betrifft fast ausschließlich Frauen, besonders im höheren Lebensalter. Bei ca. 75% dieser Patientinnen [45] ist ein Denervierungsschaden des M. sphincter ani externus und M. puborectalis erkennbar; dies äußert sich sowohl in typischen histologischen Muskelveränderungen als auch in charakteristischen EMG-Veränderungen. Die Ursache der Störung scheint ein Dehnungsschaden des N. pudendus und anderer sakraler Nerven durch häufiges Tiefertreten des Beckenbodens beim Pressen oder bei der Geburt zu sein; 40–60% dieser Patientinnen berichten über schwierige Entbindungen, und 60% weisen eine Beckenbodensenkung auf [36]. Begünstigend wirkt wohl die Tatsache, daß die Analsphinkterdrucke bei Frauen niedriger liegen als bei Männern und auch mit zunehmendem Alter deutlich abnehmen [19, 34]. Dies erklärt auch, warum vor allem ältere Menschen von der Analinkontinenz betroffen sind.

Findet sich kein nachvollziehbarer Schaden des M. sphincter externus und trotzdem ein manometrisch erniedrigter maximaler Willkürtonus, ist eine Nervenläsion sehr wahrscheinlich.

Die Therapie der Wahl ist zwecks Vermeidung weiterer Dehnungsschäden des N. pudendus eine Änderung des Defäkationsverhaltens, d. h. eine Entleerung ohne Einsatz der Bauchpresse, und darüber hinaus das Biofeedback-Training, falls der äußere Sphinkter nicht bereits zu stark geschädigt ist.

Diabetes mellitus

Beim Diabetes mellitus wird auf gezieltes Befragen nicht selten eine partielle oder komplette Inkontinenz angegeben. Zum einen sind neurale Afferenzen des Kontinenzorganes gestört, erkennbar an einer erhöhten Empfindungsschwelle für die bewußte Wahrnehmung der Rektumdehnung [48]; zum anderen ist die Sphinkterfunktion gestört, wobei sowohl Ruhe- als auch Willkürdrucke erniedrigt sind [20, 41]. Diese Inkontinenz bei Diabetes läßt sich allerdings nur zum Teil mit einer autonomen oder peripheren Neuropathie erklären. Zusätzlich erschwert wird die Situation durch die nicht seltene diabetische Diarrhöe, die zunächst intensiv medikamentös angegangen werden sollte. Hier kommt in erster Linie Loperamid zum Einsatz, weiter kann ein Therapieversuch mit dem α_2-Agonisten Clonidin unternommen werden. Falls die Stuhlinkontinenz auch nach Besserung der Diarrhöe fortbesteht, ist als nächster Schritt das Biofeedback-Training erfolgversprechend [48]. Eine Besserung der auf die Neuropathie zurückzuführenden Inkontinenz durch konsequente normoglykämische Stoffwechseleinstellung wurde postuliert [22].

Geburtstraumatische und andere Läsionen

Neben den genannten neuralen Läsionen kann es bei schwierigen Geburten auch zu Schäden an der muskulären Struktur des Sphinkters kommen, vor allem bei Zangengeburten oder nach einem Dammriß. Die Inkontinenz kann unmittelbar im Anschluß an die Läsion oder erst nach Jahren klinisch relevant werden.

Anatomische Sphinkterdefekte sollten chirurgisch korrigiert werden, dies betrifft neben den genannten geburtstraumatischen Läsionen natürlich im besonderen auf andere strukturelle Schädigungen wie z. B. nach Pfählungsverletzungen zu. Ist eine zusätzliche Nervenläsion anzunehmen, empfiehlt sich eine begleitende konservative Behandlung wie das Biofeedback.

Chronisch entzündliche Darmerkrankungen

Entzündliche Veränderungen der Rektumschleimhaut können auf mehrfache Weise die Kontinenzfähigkeit beeinflussen. Sowohl beim Morbus Crohn als auch bei der Colitis ulcerosa besteht eine inverse Beziehung zwischen Grad der Proktitis und der Rektumkapazität [21]. Imperativer Stuhldrang wird vor allem bei Befall des Dünndarms durch den Morbus Crohn beobachtet [8]; verantwortlich hierfür sind die hohe Stuhlfrequenz und die verminderte Rektumcompliance. Es ist zu erwarten, daß die Symptomatik sich mit dem Abklingen des entzündlichen Schubs bessert oder verschwindet.

Vermutlich ist die Inkontinenz nach Operation eines Rektumkarzinoms mit anschließender Radiatio auf ähnliche Ursachen zurückzuführen. Die Therapie ist aber ungleich schwieriger und nicht so erfolgversprechend, da sich die Compliance und Reservoirfunktion auch nach Abklingen der akuten Entzündungsreaktion nicht so gut bessern wie bei den chronisch entzündlichen Darmerkrankungen. Meist bleibt nur ein medikamentöser Versuch zur Verminderung der Stuhlfrequenz und Besserung der Stuhlkonsistenz. Insbesondere problematisch ist auch die Behandlung der Durchfälle im Rahmen einer radiogenen Kolitis.

Sporadische Inkontinenz und Syndrom des irritablen Kolons

Auch bei gesunden Menschen können heftige Durchfälle das Kontinenzorgan überfordern und zu einer (passageren) Inkontinenz führen. Wahrscheinlich ist dieser Mechanismus auch für die Inkontinenz beim irritabilen Darm verantwortlich; bis zu 20% [14] der Patienten mit einem Reizdarm berichten auf Befragen über partielle Inkontinenz und Stuhlschmieren. Bei der passageren Inkontinenz ist entweder keine Therapie notwendig oder sie erfolgt im Rahmen der Diarrhöebehandlung. Für Reizdarmpatienten erscheint eine Änderung der Stuhlkonsistenz bzw. das Vermeiden starker Schwankungen der Konsistenz mittels Ballaststoffen sinnvoll, z.B. durch Gabe von Psyllium (Plantago ovata).

Rektumprolaps

Viele Patienten (30–50%) mit Rektumprolaps haben Kontinenzprobleme [15]. Obwohl die ständige Weitung des Analkanales durch die prolabierende Rektumschleimhaut inkontinenzfördernd wirkt, führt erst der Denervierungsschaden der quergestreiften Beckenbodenmuskulatur zur dauerhaften Inkontinenz. Therapie der ersten Wahl sind chirurgische Maßnahmen, wie z.B. die Rektumpexie. Bei ungenügendem Therapieerfolg kann ein Biofeedback angeschlossen werden.

Zusammenfassung

Die anale Inkontinenz stellt für den betroffenen Patienten wegen des hohen Leidensdrucks und der gesellschaftlichen Stigmatisierung ein eminentes psychisches und soziales Problem dar. Mittels eingehender Diagnostik kann in der Regel die Ursache differenziert werden und ein darauf abgestimmter Therapieplan aufgestellt werden. Wie ausführlich die Diagnostik jeweils betrieben wird, muß sicherlich auch aus Kostengründen auf den Einzelfall abgestimmt werden. Neben der Therapie einer Grundkrankheit (soweit möglich) und den Allgemeinmaßnahmen stellt das Analbiofeedback trotz des nicht unerheblichen Aufwandes eine Methode mit hoher Erfolgsrate und gutem Langzeiteffekt dar. Chirurgische Maßnahmen sind abgesehen von selteneren primären Indikationen erst nach Versagen der konservativen Therapie angezeigt.

Literatur

1. Barnert J, Schmiedbaur W, Korda P, Wienbeck M (1992) Biofeedback (BFB) bei Stuhlinkontinenz: Wie lange hält der Erfolg an? Z Gastroenterol 30:607
2. Berges W, Wienbeck M (1985) Anorektalmanometrie. In: Blum AL, Siewert JR, Ottenjann R, Lehr L (Hrsg) Aktuelle gastroenterologische Diagnostik. Springer, Berlin Heidelberg New York, S 445–455

3. Bielefeldt K, Enck P, Erckenbrecht JF (1990) Sensory and motor function in maintenance of anal continence. Dis Colon Rectum 33:674–678
4. Bielefeldt K, Enck P, Wienbeck M (1990) Diagnosis and treatment of fecal incontinence. Dig Dis 8:179–188
5. Binnie NR, Kawimbe BM, Papachrysostomou M, Smith An (1990) Use of the pudendo-anal reflex in the treatment of neurogenic fecal incontinence. Gut 31:1051
6. Browning GGP, Parks AG (1983) Postanal repair for neuropathic faecal incontinence: correlation of clinical result and anal canal pressures. Br J Surg 70:101–104
7. Buchmann P (1985) Lehrbuch der Proktologie. Huber, Bern
8. Buchmann P, Mogg GAG, Alexander-Williams J, Allan RN, Keighley MRB (1980) Relationship of proctitis and rectal capacity in Crohn's disease. Gut 21:137–140
9. Caldwell KPS (1963) The electrical stimulation of sphincter incompetence. Lancet II:174
10. Cerulli MA, Nikoomanesh P, Schuster MM (1979) Progress in biofeedback conditioning for fecal incontinence. Gastroenterology 76:742–746
11. Christiansen J; Roed-Petersen K (1993) Clinical assessment of the anal continence plug. Dis Colon Rectum 36(8):740–742
12. Devroede G, Vobecky S, Masse S, Arhan P, Leer C, Duguay C, Hemond M (1982) Ischemic fecal incontinence and rectal angina. Gastroenterology 83:970–980
13. Dodge J, Bachmann C, Silverman H (1988) Fecal incontinence in elderly patients. Postgrad Med 83:258
14. Drossman DA, Sandler RS, Broom M, McKee DC (1986) Urgency and fecal soiling in people with bowel dysfunction. Dig Dis Sci 31:1221–1225
15. Duthie HL (1979) The rectum and anal canal. Clin Gastroenterol 8:443–454
16. Duthie HL (1982) Defecation and the anal sphincters. Clin Gastroenterol 11:621–631
17. Enck P, Kränzle U, Schwiese J, Dietz M, Lübke HJ, Erckenbrecht JF, Wienbeck M, Strohmeyer (1988) Biofeedback-Behandlung bei Stuhlinkontinenz. Dtsch Med Wschr 113:1789–1794
18. Enck P, Musial F, Däublin G, Gantke B, Koletzko S, Lübke HJ (1992) Still stable after all these years: Long-term efficacy of biofeedback training in fecal incontinence. Gastroenterology 103:1380
19. Enck P, Wienbeck M (1988) Diagnostik und Therapie der Analinkontinenz. Intern Welt 11:26–34
20. Erckenbrecht JF, Winter HJ, Cicmir I, Berger H, Gries FA, Berges W, Wienbeck M (1983) Rekto-anale Kontinenzfunktion bei Diabetes mellitus. Verh Dtsch Ges Inn Med 89:899–900
21. Farthing MJG, Lennard-Jones JE (1978) Sensibility of the rectum to distension and the anorectal distension reflex in ulcerative colitis. Gut 19:64–69
22. Feldman M, Schiller LR (1983) Disorders of gastrointestinal motility associated with diabetes mellitus. Ann Intern Med 98:378
23. Ferguson JA (1959) Repair of „Whitehead deformity" of the anus. Surg Gynecol Obstet 108:115–116
24. Göke M, Donner K, Meyer zum Büschenfelde H (1990) Einfluß von Loperamid und Loperamidoxid auf den Analsphinkter. Z Gastroenterol 28:481
25. Hinds H, Wald A, Eidelman H (1988) Bowel dysfunction in a multiple sclerosis population. Gastroenterology 94:187
26. Huppe D, Enck P, Kruskemper G, May B (1992) Psychosoziale Aspekte der Stuhlinkontinenz. Leber Magen Darm 22(4):138–142
27. Keighley MER (1984) Postanal repair for faecal incontinence J R Soc Med 77:285–288
28. Krautzberger W, Bittner R, Berger FHG (1984) Wiederherstellung der Analinkontinenz durch ein freies Darmmuskeltransplantat – klinische Erfahrung bei 5 Patienten. In: Farthmann E, Fiedler L (Hrsg) Die anale Kontinenz und ihre Wiederherstellung. Urban & Schwarzenberg, München, S 99–102
29. Latimer P, Campbell D, Kasperkii J (1984) A component analysis of biofeedback in the treatment of fecal incontinence. Biofeedback Selfregulation 9:311–324
30. MacLeod JH (1987) Management of anal incontinence by biofeedback. Gastroenterology 93:291–294

31. Mahieu P, Pringot J, Bodart P (1984) Defecography: II. Contribution to the diagnosis of defecation disorders. Gastrointest Radiol 9:253–261
32. Malone PS, Ransley PG, Kiely EM (1990) Preliminary report: the antegrade continence enema. Lancet 336:1217
33. Mandelstam DA (1984) Faecal incontinence. A. Social and economic factors. In: Henry MM, Swasch M (eds) Coloproctology and the pelvic floor. Pathophysiology and management. Butterworth, London, pp 217–222
34. McHugh SM, Diamant NE (1987) Effect of age, gender, and parity on anal canal pressures. Dig Dis Sci 32:726–736
35. Parks AG (1975) Anorectal incontinence. Proc R Soc Med 68:1187–1189
36. Parks AG, Swash M, Ulrich H (1977) Sphincter denervation in anorectal incontinence and rectal prolapse. Gut: 18:656–665
37. Pescatori M, Pavesio R, Anastasio G, Daini S (1991) Transanal electrostimulation for fecal incontinence: Clinical, psychologic and manometric prospective study. Dis Colon Rectum 34:540
38. Read M, Read NW, Barber DC, Duthie HL (1982) Effects of loperamide on anal sphincter function in patients complaining of chronic diarrhea with fecal incontinence and urgency. Dig Dis Sci 27:807–814
39. Read NW, Harford WV, Schmulen AC, Read MG, Santa Ana C, Fordtran JS (1979) A clinical study of patients with fecal incontinence and diarrhea. Gastroenterology 76:747–756
40. Rühl A, Gantke B, Enck P (1992) Biofeedback training in fecal incontinence. In: Demling L, Frühmorgen P (eds) Non-neoplastic diseases of the anorectum. Lancaster, Kluwer, pp 37–44
41. Schiller LR, Santa Anna CA, Schmulen AC, Hendler RS, Harford WV, Fordtran JS (1982) Pathogenesis of fecal incontinence in diabetes mellitus. Evidence of internal-anal-sphincter dysfunction. N Engl J Med 307:1666–1671
42. Schmidbaur W, Barnert J, Jakubowitz M, Wienbeck M (1991) Biofeedback bei analer Inkontinenz – Was kennzeichnet den Erfolg? Z Gastroenterol 29:501
43. Schmidbaur W, Barnert J, Wienbeck M (1992) Anal incontinence: evaluation and biofeedback therapy. Mater-Med Pol 24(3):181–184
44. Shafik A (1993) Basic testing of an artificial pacemaker in the normal and incontinent anorectum. Digestion 54(2):112–117
45. Swash M (1985) Histopathology of the pelvic floor muscles. In: Henry MM, Swash M (eds) Coloproctology and the pelvic floor. Butterworths, London, p 129–150
46. Thomas TM, Egan M, Walgrove A (1984) The prevalence of faecal and double incontinence. Community Med 6:216–220
47. Varma JS, Smith AN, Busuttil A (1986) Function of the anal sphincters after chronic radiation injury. Gut 27:528–533
48. Wald A, Tunuguntla AK (1983) Anorectal sensomotoric dysfunction in fecal incontinence and diabetes mellitus. N Engl J Med 310:1282–1287
49. Whitehead W, Schuster MM (1987) Anorectal physiology and pathophysiology. Am J Gastroenterol 82:487–497
50. Wienbeck M, Karaus M, Frieling T (1987) Nervale Regulation der Dünndarm- und Dickdarmsekretion. Z Gastroenterol 25:55–60

14

Chirurgische Therapie der Inkontinenz

H.-P. Bruch, T. Schiedeck und A. Herold

Die Inkontinenz hat eine multifaktorielle Genese. Diese multifaktorielle Genese erfordert eine adäquate Diagnostik, aus der sich eine adäquate, u. U. multimodale Therapie ableitet. Bevor an eine chirurgische Therapie gedacht wird, ist es notwendig, den Grad der Inkontinenz zu definieren. Es hat sich bewährt, die Inkontinenz in 3 Grade einzuteilen:

I. Inkontinenz für Gase,
II. Inkontinenz für flüssigen Stuhl,
III. Inkontinenz für festen Stuhl.

Insbesondere leichtere Grade der Inkontinenz, wie der imperative Stuhldrang, das Stuhlschmieren und die Inkontinenz für Gase, bedürfen in der Regel keiner chirurgischen Therapie. Sie werden häufig verursacht durch entzündliche Veränderungen im Bereich des Rektums, den Verlust der rektalen Compliance nach tiefer Anastomose und die Zerstörung des angiomatösen Dehnverschlusses im Gefolge von Fistelerkrankungen oder Hämorrhoidaloperationen bzw. Verödungen.

Stuhlschmieren kann aber auch verursacht sein durch einen Defekt im Bereich des Sphinkter ani internus, etwa einen Schlüssellochdefekt nach iatrogener oder traumatischer Sphinkterläsion. Daraus kann sich dann eine Indikation zur operativen Intervention gegeben. Alle schweren Formen der Inkontinenz, d.h. Inkontinenzgrad II und III und Inkontinenz im Gefolge neurologischer Störungen der Muskulatur des Dickdarms und des Rektums, der Sphinkteren und des Beckenbodens zwingen dazu, über die chirurgische Rekonstruktion nachzudenken. Der Anus praeter naturalis sollte heute die Ultima ratio bedeuten. Die Probleme und Schwierigkeiten, die ein Stoma für den Patienten bedeutet, die soziale Isolation, der sich der Patient möglicherweise trotz ideal angelegten Stomas und bester Stomaversorgung auferlegt, schränken die Lebensqualität erheblich ein. Das Stoma verändert das Körpergefühl des Patienten und wird in der Regel als schwerer Eingriff in die körperliche Integrität und in den Selbstwert empfunden. Außerdem findet sich in der Literatur erstaunlich wenig konsistentes Zahlenmaterial zur Frage der Stomakomplikationen. Wenn heute auch die Aussage von Sir Allen Parks, die kumulative Komplikationsrate der Stomata sei, warte man nur lange genug, über 100 %, sicher nicht mehr ganz zutrifft, ist mit einer Komplikationsrate von > 30 % doch

Tabelle 1. Operative Inkontinenztherapie

Sphinkterrekonstruktion
1. Direkte End-zu-End-Naht
2. Überlappende Naht

Sphinkterraffung
1. ventral: „preanal repair“
2. dorsal: „postanal repair“
3. kombiniert: Beckenbodenrekonstruktion

Zirkuläre Augmentation
1. Kunststoffe (z.B. Silasticring nach Stelzner, Angelchik-Prothese)
2. Faszienstreifen
3. Muskeltransposition:
   - M. gracilis (dynamische Grazilisplastik)
   - M. glutaeus maximus
4. Muskeltransplantation:
   glattmuskuläre Sphinkterplastik – frei transplantiert / gestielt transplantiert (Umkipplastik)

Aktive Verschlußsysteme
1. Magnetverschluß
2. Aufblasbare Ballonprothesen

Kontinenter Kolonconduit

Rekonstruktive Intervention an Kolon und Rektum
1. Rektopexie
2. Präanale Resektion
3. Rehm-Delorme
4. Rektozelenraffung

Abdominales Stoma

zu rechnen. Viele Autoren sind heute der Ansicht, daß ein partiell kontinenter Anus oder Neoanus für das Selbstwertgefühl des Patienten immer noch besser sei als ein abdominales Stoma. Eine Vielzahl operativer Techniken wurde entwickelt, um Kontinenz partiell oder total wieder herzustellen. Die Kunst des Chirurgen besteht darin, für den Einzelfall die adäquate Technik auszuwählen und in möglichst optimaler Form anzuwenden (Tabelle 1) [12].

Operationsvorbereitung

Die operativen Interventionen am Beckenboden und am Schließmuskelsystem bedürfen der intensiven Darmvorbereitung mit orthograder Lavage. Am Abend vor der Operation werden 750 mg Metronidazol oral verabreicht. In der Regel wird in Intubationsanästhesie operiert. Während der Narkoseeinleitung erhält der Patient ein Zweitgenerationszephalosporin in Kombination mit Metronidazol als Antibiotikaprophylaxe. Bei längeren Interventionen sollte ein Harnblasenkatheter eingelegt werden. Je nach Erfordernis wird der Patient in

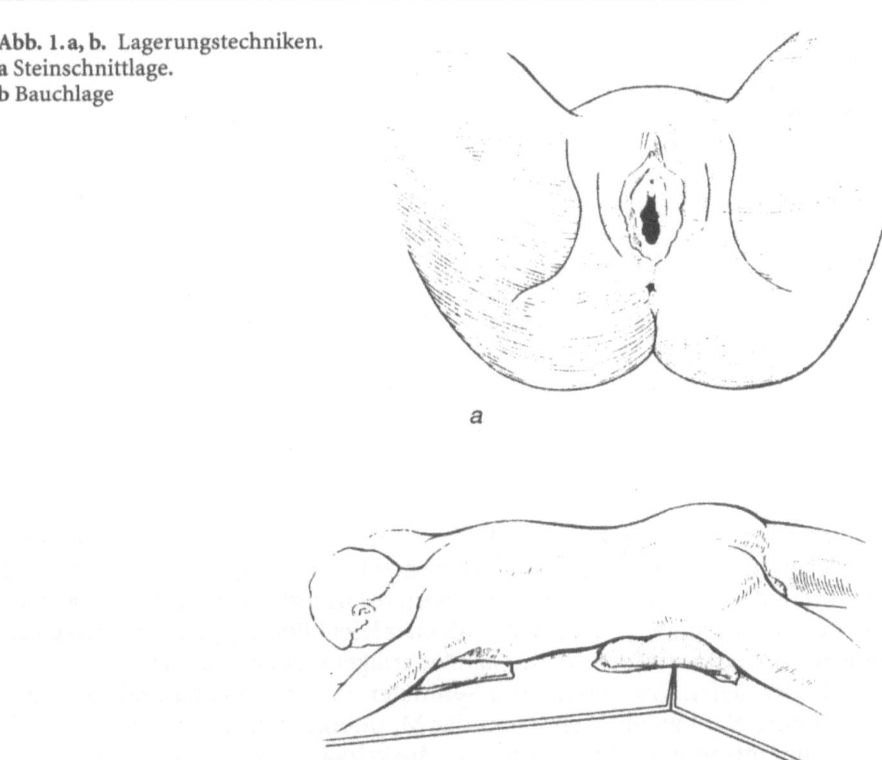

Abb. 1.a, b. Lagerungstechniken.
a Steinschnittlage.
b Bauchlage

Steinschnittlage, Bauchlage mit gebeugten Hüften oder in Vierfüßlerstellung gelagert (Abb. 1). Eine primäre Deviationsenterostomie wird nur vor sehr ausgedehnten operativen Interventionen oder nach Kontamination des Wundgebietes angelegt.

Sphinkterrekonstruktion bei Defekten

Die traumatische Inkontinenz des Sphincter ani externus und/oder des Sphincter ani internus wird durch Sphinkterrekonstruktion behandelt. Die postoperativen Ergebnisse sind sehr günstig. Traumatische Sphinkterläsionen werden verursacht durch Geburtstraumen, Verkehrsunfälle, Pfählungsverletzungen und iatrogene Sphinkterläsionen.

Je nach Lage des Defektes, der sich häufig palpatorisch, meist jedoch durch Endosonographie darstellen läßt und nur in extrem seltenen Fällen der Bildgebung durch NMR oder Tomographie bedarf, erfolgt die Inzision beim Externusdefekt dorsal oder ventral des Anus. Der Sphinkter kann sehr weit retrahiert sein und der Defekt $^1/_3$ bis $^1/_2$ der Zirkumferenz betragen. Die Narbe wird dargestellt, die Präparation erfolgt möglichst atraumatisch und im Zweifels-

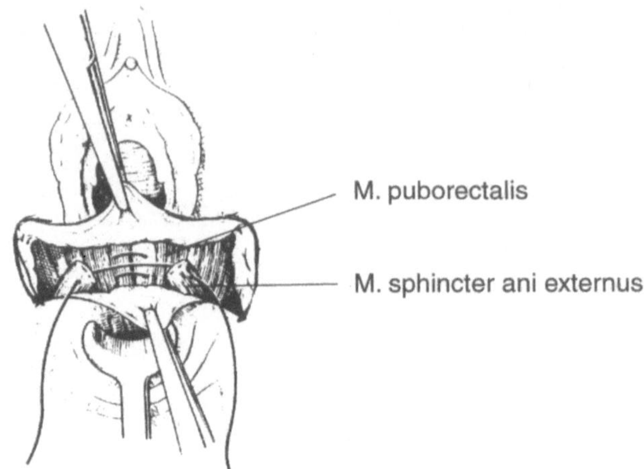

Abb. 2. Vordere Levatoroplastik und Rekonstruktion des Sphincter ani externus. (Aus [23])

falle unter Lupenbrillenkontrolle. Die angrenzenden Anteile des M. sphincter ani externus werden freipräpariert. Bei breiten Defekten wird die Narbe partiell exzidiert und der Externus wird mit langsam resorbierbarem Nahtmaterial oder monofilen Kunststoffäden Stoß-auf-Stoß oder leicht überlappend rekonstruiert, wobei die vernarbten Muskelenden als Widerlager dienen (Abb. 2).

Sollte der Defekt im Bereich des Sphincter ani externus zu breit sein, um eine primäre Naht zuzulassen, kann der M. puborectalis der Gegenseite weit ventral durchtrennt und als zirkuläre Muskelplastik verwandt werden, wie dies von Christiansen u. Pedersen [8] beschrieben wurde (Abb. 3).

Betrifft der Defekt den Internus, wird über dem Defekt die Haut des Analkanales von distal herkommend abpräpariert. Die gesamte Narbenregion wird dargestellt. Die gesunden Enden des Sphinkters werden aufgesucht. Die Narbe wird durchtrennt und partiell reseziert, an den Sphinkterstümpfen verbleibt ein schmaler Narbensaum. Dieser dient als Widerlager für die Stoß-auf-Stoß- oder die leicht überlappende Naht [2, 15]. Die Analkanalhaut wird mit resorbierbaren Einzelknopfnähten rekonstruiert. Transsphinktere Defekte erfordern primär die Rekonstruktion des Sphincter ani internus und darüber dann die des Sphincter ani externus (Abb. 4).

Die Ergebnisse der Sphinkterrekonstruktion sind mit einer Konsistenz von 50–80% exzellent. Nur 5–25% der Patienten bleiben inkontinent. Allerdings sind die Ergebnisse um so günstiger, je definierter die Läsion ist. Multiple Läsionen und Läsionen, die assoziiert sind mit einer traumatischen Läsion oder Zerstörung des N. pudendus, haben eine eher ungünstige Prognose. Es ist in der Regel überflüssig, eine Deviationsenterostomie anzulegen, sofern die Sphinkterläsionen geschlossen sind. Es genügt die präoperative Darmlavage in Kombination mit einer adäquaten Antibiotikatherapie. Als Ausnahme von dieser Regel sind die traumatischen Sphinkterzerstörungen mit Kontamination des Sphinkterapparates und der Beckenweichgewebe anzusehen. Hier sollte primär eine Deviationsenterostomie angelegt und ein intraoperativer distaler Kolon-wash-out durchgeführt werden [23].

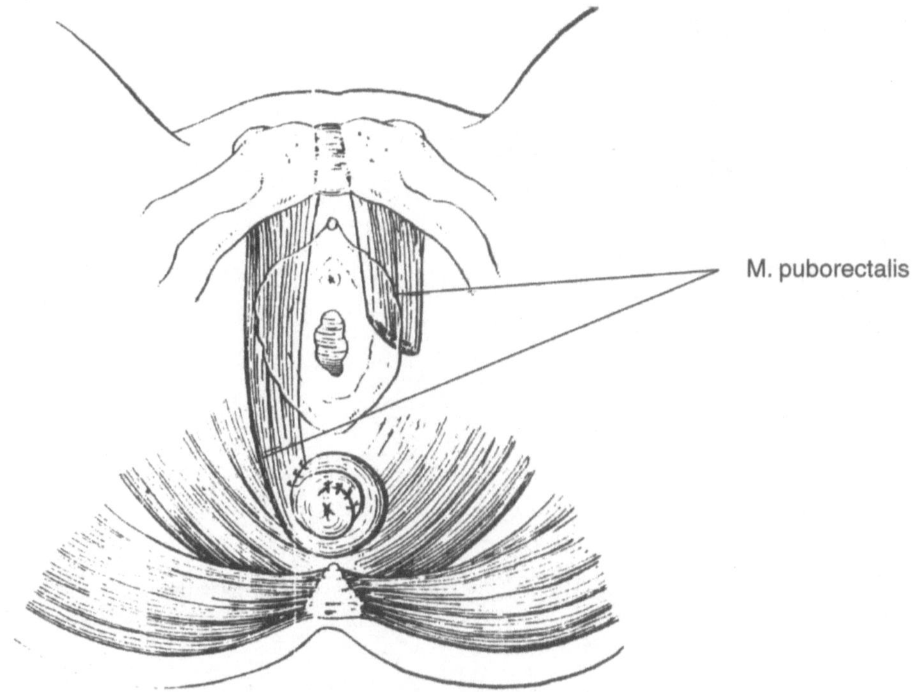

Abb. 3. M. puborectalis als „Externusaugmentation". (Aus [23])

Die primäre Sphinkterrekonstruktion muß mit größter Sorgfalt und Sachkenntnis ausgeführt werden, da jedwede operative Intervention mit narbigen und entzündlichen Veränderungen einhergeht und daher sekundäre Reinterventionen eine extrem ungünstige Prognose haben.

Besteht eine Inkontinenz 2. oder 3. Grades mit Defekt und Ausdünnung der ventralen Beckenbodenmuskulatur, ist ein „preanal repair" in Kombination mit der Rekonstruktion der Sphinkteren angezeigt. Hierzu wird eine quere Inzision direkt hinter dem Introitus vaginae ausgeführt. Das Septum rectovaginale wird gespalten, wobei darauf geachtet werden muß, daß die Vagina geschlossen bleibt. Allfällige Blutungen aus retrovaginalen Venen sollten mit der bipolaren Pinzette koaguliert werden, um ein möglichst geringes Trauma zu setzen.

Ausgedehnte breite Narbenfelder zwingen in Einzelfällen dazu, den narbigen Anteil der Vaginalhinterwand mitzuresezieren und die Vagina nach der Rekonstruktion der Sphinkteren mit resorbierbaren Einzelknopfnähten zu rekonstruieren. Immer aber werden der Sphinkter ani externus und die beiden Schenkel des Levator ani bzw. des Puborektalis dargestellt. Der Sphincter ani externus wird gedoppelt oder plikiert, und die vorderen Anteile des Levator ani werden zur Mittellinie hin gerafft. Alle Nähte (Polydioxanon oder Polypropylene) werden vorgelegt und nach Beendigung der Nahtreihe geknotet. We-

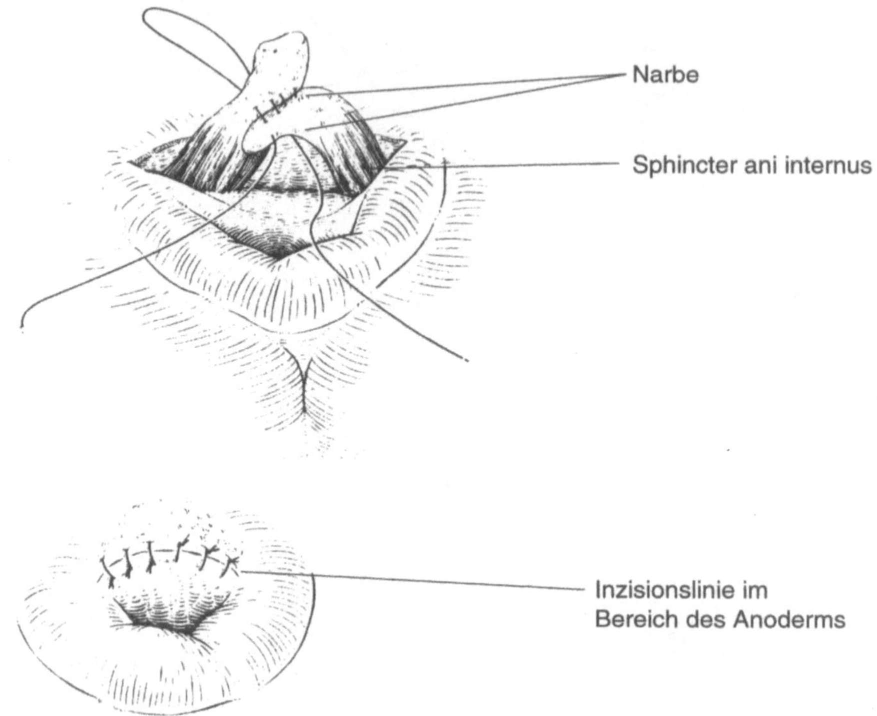

Abb. 4. Rekonstruktion des Sphincter ani internus. (Aus [23])

gen der postoperativen Blutungsgefahr empfiehlt es sich, eine oder zwei Redon-Drainagen zu plazieren bevor die Haut verschlossen wird. Vor allem jüngere Patientinnen sollten darauf hingewiesen werden, daß nach einem „preanal repair" für einige Wochen mit einer Dyspareunie zu rechnen ist [29, 30] (Abb. 5).

Zirkuläre Sphinkteraugmentation bei idiopathischer Inkontinenz

Die idiopathische Inkontinenz Grad II und III, häufig verbunden mit einer Neuropathie oder einer neurogenen Inkontinenz und einem Descensus perinei, betrifft vornehmlich Frauen. In der Anamnese finden sich meist mehrere Geburten mit geburtstraumatischer Schädigung des Beckenbodens, Obstipation mit chronischem Pressen, ein Cul-de-Sac-Phänomen oder ein Rektumprolaps. Beim Pressen wölbt sich der Beckenboden vor, die distale Rima ani verschwindet weitgehend und der Anus selbst wird nach dorsokaudal verlagert [23].

Der Druck im Analkanal ist minimal, häufig klafft der Anus. Der Sphinkterapparat ist extrem kurz. Hier empfiehlt sich ein postanal repair nach Parks [31,

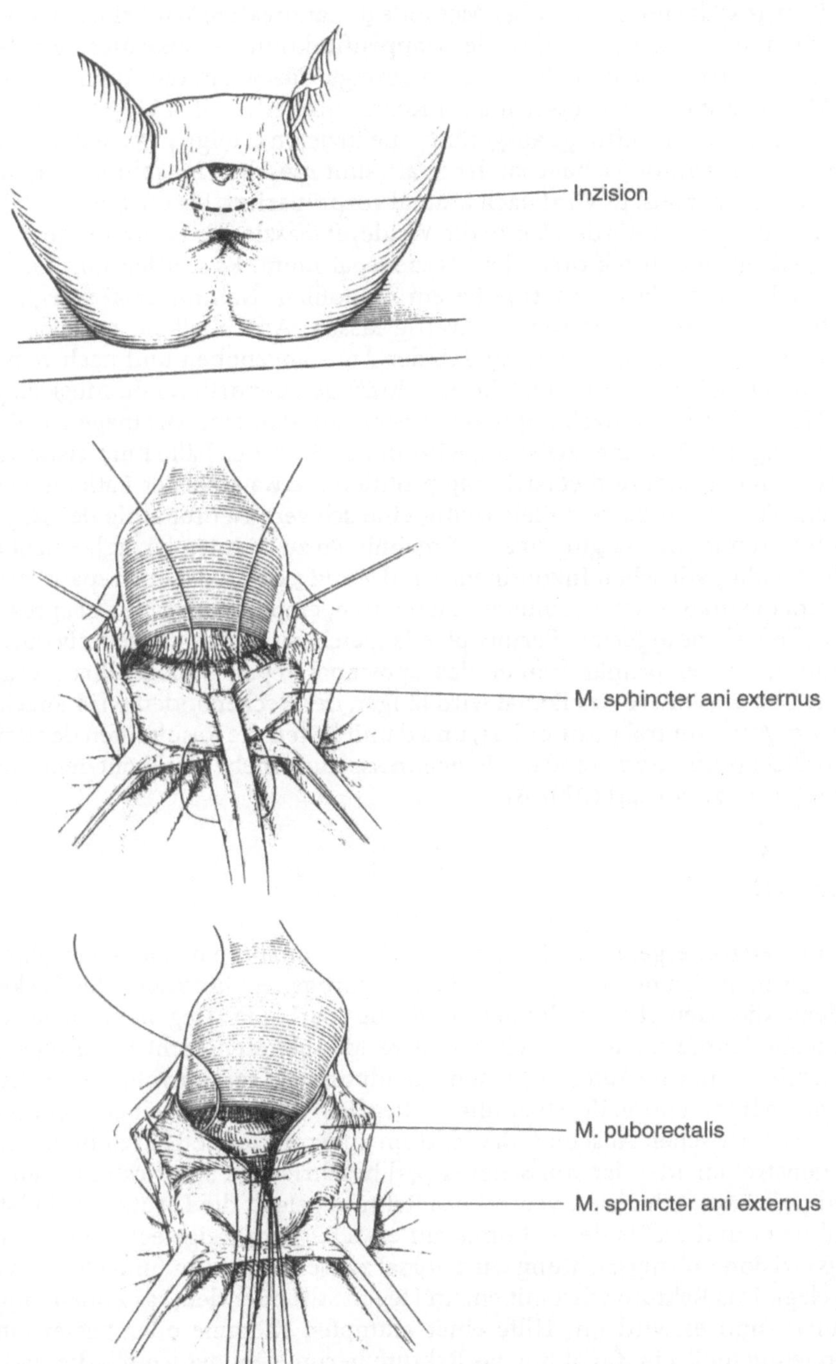

Abb. 5. „Preanal repair" oder anteriore Levatoroplastik. (Aus [23])

32]. Primär sollte mit Hilfe dieser Methode der anorektale Winkel wieder hergestellt und damit die anorektale Klappenfunktion rekonstruiert werden. Neuere Untersuchungen haben jedoch gezeigt, daß allein die Augmentation der Muskulatur eine Verbesserung der Kontinenz herbeiführt [47]. Die Operation wird in Steinschnittlage ausgeführt, die Inzision erfolgt 4–5 cm dorsal des Anus. Die Präparationsebene ist der Spaltraum zwischen M. sphincter ani internus und externus. Es wird nach kranial vorpräpariert, bis die Puborektalisschlinge dargestellt werden kann; die Waldeyer-Faszie wird durchtrennt, und man gelangt in den rektorektalen Faszienspaltraum. Es werden nun Einzelknopfnähte mit schwer resorbierbarem monofilem Nahtmaterial gelegt, die die beiden Schenkel des Levator kräftig fassen. Anschließend wird der M. sphincter ani externus gerafft, so daß der Anus angehoben und nach ventral positioniert wird. Dorsal entsteht eine kräftige supportierende Muskellage. Die Haut wird mit Einzelknopfnähten verschlossen, eine Drainage ist nicht notwendig. Die Kontinenzleistung wird in 60–80% der Fälle kurzfristig verbessert. In der Langzeitbeobachtung profitieren etwa 50% der Patienten von diesem Verfahren. Besteht gleichzeitig eine schwere Neuropathie des N. pudendus, ist mit noch ungünstigeren Ergebnissen zu rechnen [11, 42]. Reicht im Falle der idiopathischen Inkontinenz Grad 2 und 3 das „postanal repair" nicht hin, um die Inkontinenz zumindest zu bessern, empfiehlt es sich, ein „preanal repair" oder eine anteriore Perineoplastik gleichzeitig oder konsekutiv durchzuführen, wobei primär immer das „postanal repair" ausgeführt werden sollte. Der muskuläre Analkanal wird länger, der Beckenboden wird angehoben, der Anus ventral positioniert, und damit lasten die Resultanten der Kräfteparallelogramme während der Bauchpresse nicht mehr direkt auf dem Analkanal [13, 21, 26, 30, 44] (Abb. 6).

Silasticschlingen

Da die Langzeitergebnisse des „pre-" und „postanal repair" weniger günstig sind, als man sich primär erhoffte, da die neurogenen Störungen des Beckenbodens die Gefügezerreißungen und die narbigen Degenerationen der Beckenbodenmuskulatur durch operative Maßnahmen nicht beseitigt werden, stehen einzelne Autoren auf dem Standpunkt, es sei sinnvoller, eine kleine operative Intervention durchzuführen, die allein darauf zielt, einen mehr oder weniger elastischen Abschluß des Rektum zu garantieren. Hierzu bieten sich Faszienstreifen oder der von Stelzner [45] beschriebene Silasticstreifen an. Es wird primär eine Inzision ventral des Rektum gelegt, die Levatormuskulatur wird links und rechts des Rektums auf etwa 2–3 cm freigelegt, eine weitere Hilfsinzision in Längsrichtung wird dorsal zwischen Rektum und Os coccygis angelegt. Das Rektum wird mit einem Heger-Stift oder dem tastenden Finger armiert, und es wird mit Hilfe einer stumpfen Klemme oder besser eines „tunneling tool" ein Kanal um das Rektum herum gebildet. Durch diesen Kanal wird ein Silasticstreifen eingezogen, der in seiner Spannung unter Kontrolle des tastenden Fingers so definiert wird, daß die Rektumwand und die

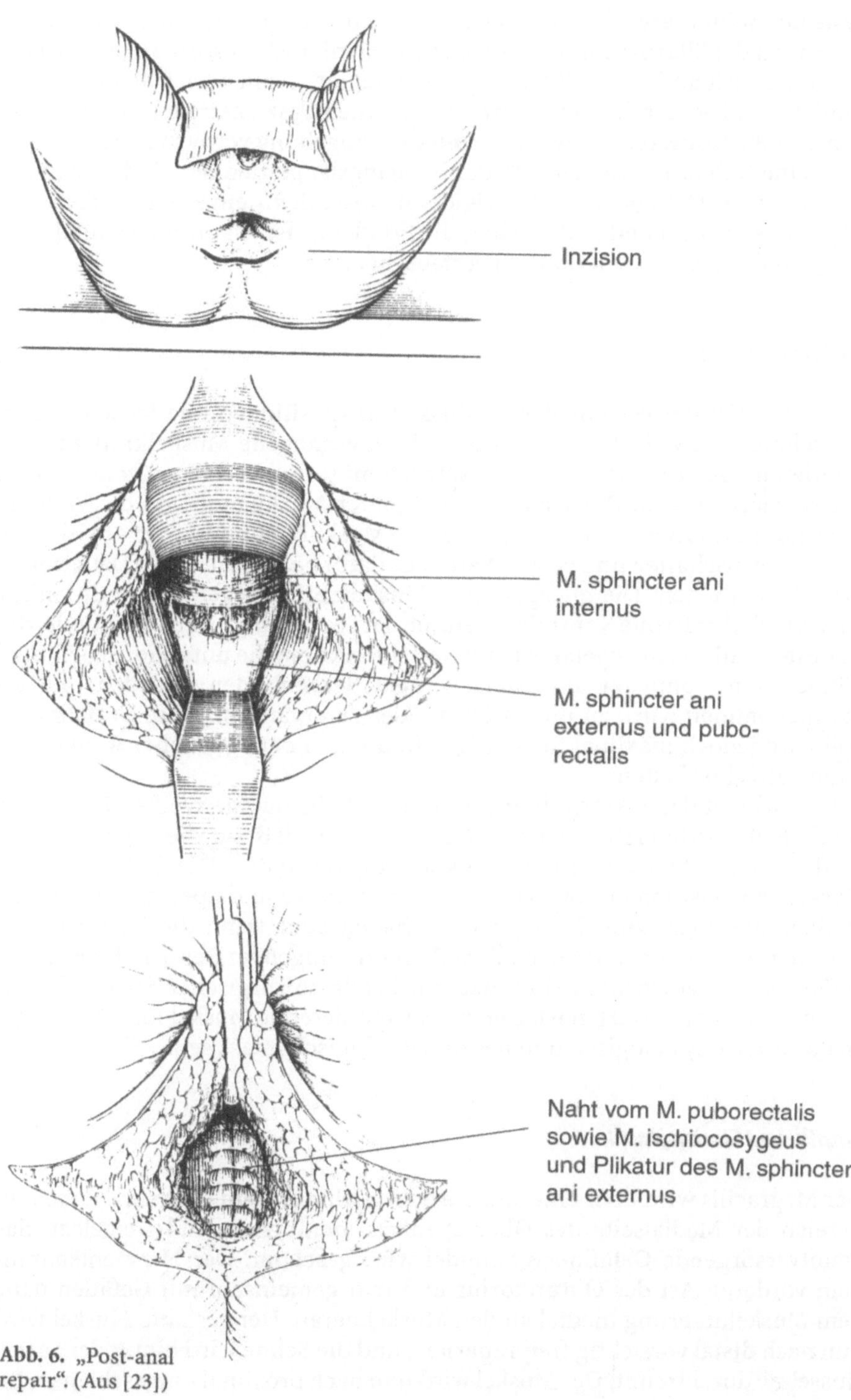

Abb. 6. „Post-anal repair". (Aus [23])

Reste der Sphinkteren dem tastenden Finger unter elastischem Zug anliegen. Die Enden der Silasticschlinge werden ventral mit nicht resorbierbarem Nahtmaterial miteinander vernäht. Ein „preanal repair" schließt sich an [45]. Einen ähnlichen Effekt erreicht man etwa durch einen Faszienstreifen. Da die Faszienstreifen, insbesondere wenn sie mit der Umgebung vernarben, jedoch nur noch eine Dehnung von etwa 5% der Ausgangslänge zulassen, induziert man mit diesem Verfahren eher eine rigide Stenose, denn einen elastischen Abschluß des Rektum und läuft Gefahr, die Probleme der Inkontinenz mit denen der „pelvic outlet obstruction" zu vertauschen.

Muskeltransposition

Es ist das Ziel der verschiedenen Muskeltranspositionen, die in den letzten Jahrzehnten entwickelt wurden, die verlorengegangene Muskelkraft zu augmentieren oder zu ersetzen. Grundsätzlich müssen 2 Verfahren voneinander differenziert werden: Die Transposition glatter Muskulatur und die Verlagerung quergestreifter Muskulatur. Die glatte Muskulatur besitzt per se viskoelastische Eigenschaften und ist von Natur aus dafür bestimmt, einen Dauertonus aufrechtzuerhalten. Die quergestreifte Muskulatur dagegen ist konditioniert für schnelle, kraftvolle Kontraktionen. Sie hat eine geringe Halteökonomie, die im besten Falle dazu angetan ist, die Notfallfunktion, die unter normalen Umständen vom Sphincter ani externus, dem Beckenboden und den Glutäen wahrgenommen wird, zu unterstützen oder zu ergänzen. Diese Notfallfunktion wird jedoch maximal für wenige Minuten, in der Regel aber weniger als 1 min aufrechterhalten.

Es erscheint daher sinnvoll und konsequent, die quergestreifte Muskulatur durch Elektrostimulation so zu konditionieren, daß sie die Eigenschaften kraftvoller Kontraktion mit Halteökonomie verbindet. Die Indikation zur Muskeltransposition ergibt sich, wenn konservative und operative Standardmaßnahmen nicht zum Erfolg geführt haben oder wenn die Zerstörungen bzw. neurologischen und muskulären Veränderungen im Bereich des Beckenbodens so fortgeschritten sind, daß ein Erfolg chirurgischer Standardmaßnahmen nicht zu erwarten ist. Der zu transponierende Muskel muß allerdings anatomisch, physiologisch und neurophysiologisch intakt sein.

Grazilis- und Glutäusplastik

Der M. gracilis wird über eine längere oder mehrere kleine Hilfsinzisionen im Bereich der Medialseite des Oberschenkels identifiziert und freigelegt, das hauptversorgende Gefäßnervenbündel wird geschont. Der Nerv entstammt dem vorderen Ast des Obturatorius und tritt gemeinsam mit Gefäßen nahe dem Muskelursprung medial an den Muskel heran. Der gesamte Muskel wird nun nach distal vorsichtig freipräpariert, und die Sehne wird hinter der Sartoriussehne durchtrennt. Der Muskel wird nun nach proximal umgeschlagen. Im

Bereich des Perineums ventral und dorsal des Rektums werden 2 Hilfsinzisionen angelegt, und der Muskel wird über einen subkutanen Tunnel entsprechend der Technik, die von Pickrell et al. [37] angegeben wurde und vergleichbar dem Stelznerschen Silasticring [45] um den Analkanal mit seiner Muskulatur herumgeführt, und die Sehne wird im Bereich der Tuberositas ischiadica mit starkem, nicht resorbierbarem Nahtmaterial fixiert. Die Grazilisplastik kann unilaterial oder bilateral angelegt werden. Wird die Grazilisplastik bilateral eingebracht, werden die Sehnen der den Analkanal gegenläufig umrundenden Grazilismuskeln im Bereich der Raphe perinei mit sich selbst vernäht. Die Verbesserung der Kontinenz durch das herkömmliche Verfahren der Grazilisplastik bleibt unbefriedigend.

Ähnliches gilt für die Glutaeus-maximus-Plastik. Die Aponeurose des M. glutaeus maximus wird dabei, ausgehend von schrägen Inzisionen die ihren Ursprung nehmen von der Mitte des Os sacrum und leicht distal konvex in Richtung der Trochanterspitze ziehen, freigelegt. Die Aponeurose wird auf etwa 5 cm Länge am Unterrand des Glutäus vom Os sacrum, Os coccygis und den Lig. sacratuberalia abgelöst. Das entstehende Muskelsegment wird nach distal präpariert, bis man auf das versorgende Gefäßnervenbündel stößt. Der Unterrand des Glutaeus maximus wird danach weiter mobilisiert, so daß sich das freigelegte Muskelbündel problemlos bis zum Anus verlagern läßt. Ähnlich der Grazilisplastik wird der Analzylinder nun ausgehend von zwei Hilfsinzisionen zirkulär präpariert, die beiden Glutäusschenkel werden subkutan an den Anus herangeführt. Verschiedene Möglichkeiten bieten sich nun an, die Glutäusplastik auszuführen. Werden die Muskelsegmente in ganzer Breite erhalten, kann das eine ventral, das kontalaterale dorsal um den Analkanal herumgeführt werden und die Muskeln werden jeweils mit dem kontralateralen Muskel vernäht. Es besteht weiter die Möglichkeit, die Muskulatur im Sinne einer Schere zu teilen, um den Analkanal zu führen und hier entweder im Sinne einer doppellagigen Augmentation jeweils mit sich selbst zu vernähen oder aber die Scherenenden miteinander zu vereinigen. Wenngleich die Druckerhöhung durch die Muskelplastik im postoperativen Verlauf nachweisbar bleibt, ist der Gewinn für die Kontinenz ähnlich dem nach Grazilisplastik, also als eher gering einzustufen. Die Notfallfunktion allerdings soll nach Glutäusplastik leichter erlernt werden, da der Glutaeus maximus auch unter physiologischen Bedingungen im Extremfall als Hilfsmuskel der Kontinenz eingesetzt werden kann, während die willentliche Innervation des M. gracilis einen komplexen Umdenkprozeß erfordert [10, 14, 20, 34].

Daher erscheint es sinnvoll, wie dies für die Grazilisplastik von Baeten et al. [3] beschrieben wurde, der Phase 1, nämlich der Verlagerung des M. gracilis, eine Phase 2 folgen zu lassen, während deren Elektroden an das hauptversorgende Nervenbündel angelegt werden, die mit einem Elektrostimulator konnektiert sind. Es schließt sich nun eine 8wöchige Trainingsphase an, während derer der Skelettmuskel zum konditionierten Muskel umgewandelt wird. Dies läßt sich histologisch zeigen. Die sehr ermüdbaren Typ-2-Fasern nehmen ab, und die ermüdungsbeständigen Typ-1-Fasern nehmen auf über 60 % der Muskelmasse zu. Nach dieser Stimulierungsphase kann der Elektrostimulator auf

Dauerbetrieb umgestellt werden. Die Defäkation erfolgt, wenn der Stimulator abgeschaltet wird. Mindestens $^2/_3$ der Patienten sollen damit kontinent werden.

Alle Muskeltranspositionsmaßnahmen erfordern eine Deviationsenterostomie, d. h. entweder eine doppelläufige Ileostomie oder eine Deviationskolostomie. Kontraindikationen sind dann zu sehen, wenn ein fortgeschrittenes Tumorleiden vorliegt, wenn im Bereich des Perineum septische Prozesse fortbestehen, wie dies etwa beim Morbus Crohn nicht selten zu sehen ist, wenn Interferenzen mit einem implantierten Herzschrittmacher auftreten können, wenn die mentale Compliance des Patienten nicht ausreicht oder die zu transponierende Muskulatur myogene bzw. neurogene Defekte aufweist [4, 5, 7, 24, 25, 38, 40, 46] (Abb. 7, 8).

Glattmuskuläre Sphinkterplastik

Die Funktion des glatt muskulären Sphincter ani internus kann bis zu einem gewissen Grade augmentiert bzw. wiederhergestellt werden. Man verwendet

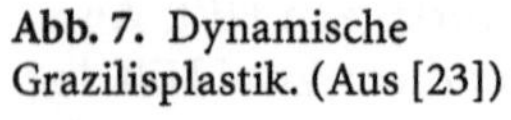

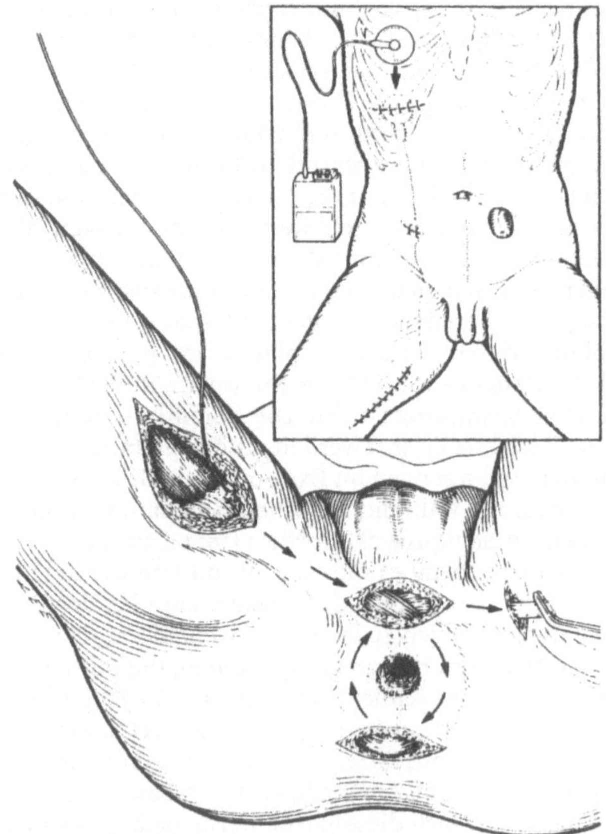

Abb. 7. Dynamische Grazilisplastik. (Aus [23])

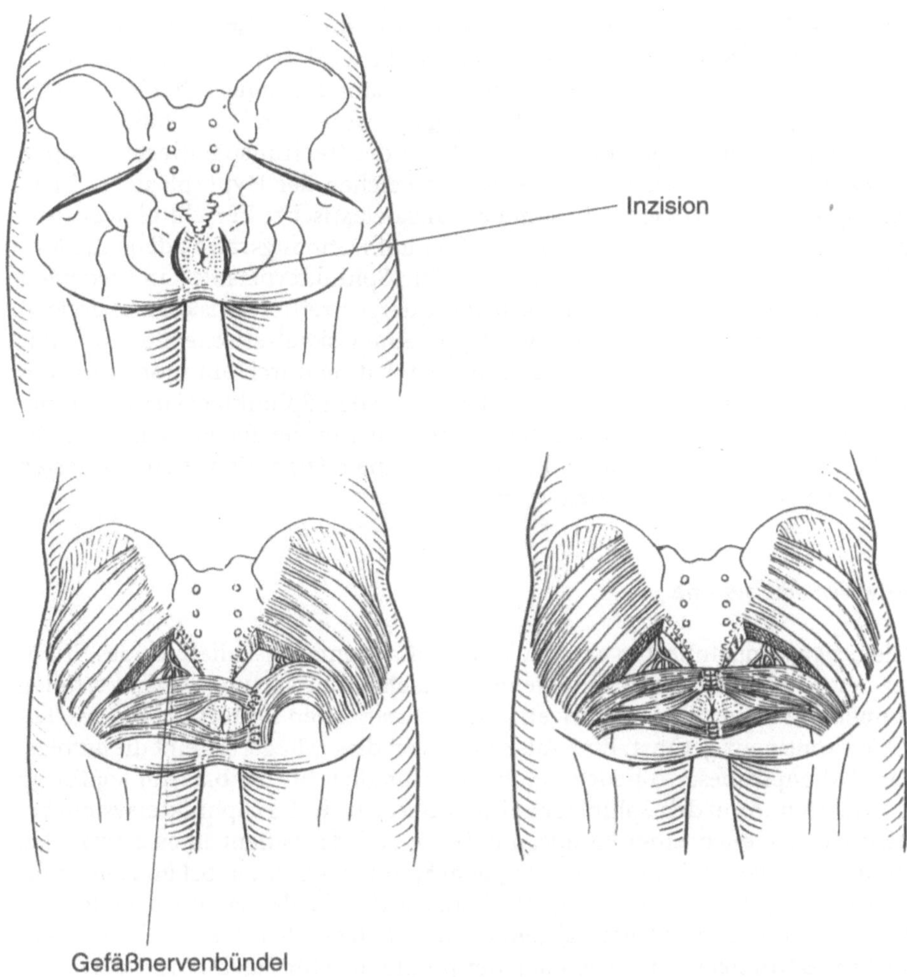

Abb. 8. Glutäusplastik. (Aus [23])

dazu frei oder gestielt transplantierte glatte Muskulatur des Kolons. Dies erscheint besonders dann indiziert, wenn eine perineale Kolostomie geplant ist und die Beckenbodenmuskulatur und zumindest Teile des Sphincter ani externus normal arbeiten. Der distale Bereich des Kolons (10 – 12 cm) wird von anhängendem Fettgewebe befreit, der entstehende Kolonzylinder wird im Bereich der Taenia libera inzidiert, und die Kolonmukosa wird in der Ebene der Lamina submucosa in toto exzidiert. Der so entstandene, zirkulär gestielte Muskellappen wird in Aminoglykosidlösung 40 mg (Aminoglykosid/100 ml Ringer-Lösung) für 5 min eingelegt, danach proximal umschlagen und entlang der Taenia libera mit fortlaufenden resorbierbaren Nähten unter geringfügiger Spannung fixiert. Sodann wird der Kolonlappen zirkulär um das distale Kolon mit seiner Blutversorgung und anhängendem Fettgewebe herumgeführt. Der Lappen sollte auf etwa das Doppelte seiner ursprünglichen Breite zum sog. Arbeitsoptimum gedehnt werden. Er wird dementsprechend Stoß-auf-Stoß oder überlappend mit sich selbst vernäht. Das eingescheidete Fettgewebe des Mesokolons wirkt ähnlich einem hydraulischen Verschluß.

In über 80 % der Fälle werden die gestielt oder frei transplantierten Lappen revaskularisiert, die Muskulatur weist die Zeichen der Hyperplasie und Hypertrophie auf, und es entsteht somit ein viskoelastischer Verschlußmechanismus, der jedoch den Vorteil besitzt, daß er auf Dehnungsreize adäquat, nämlich durch Kontraktion reagieren kann. Die Sphinkterplastik kann jederzeit durch eine der genannten Plastiken mit quergestreifter Muskulatur ergänzt werden. Da die perineale Sphinkterplastik eine viskoelastische Stenose induziert, ist es in der Regel notwendig, die Defäkation durch ein morgendliches Klysma einzuleiten. Die Ergebnisse der perinealen Sphinkterplastik sind befriedigend. Da die Compliance des Neorektums in der Regel vermindert ist und die sensible Perzeption fehlt, kann nur eine relative Kontinenz für festen und salbenartigen Stuhl erzielt werden.

Aktive Verschlußsysteme

Alle bislang implantierten aktiven Verschlußsysteme einschließlich des Erlanger Magnetverschlusses haben die in sie gesetzten Erwartungen nicht erfüllen können und zu großen operativen und postoperativen Problemen bei zweifelhafter Kontinenz geführt. Eine Ausnahme von dieser Regel scheint die aufblasbare Ballonprothese zu bedeuten, die ursprünglich für die Blaseninkontinenz entwickelt und auf den Sphincter ani adaptiert wurde. Das Sphinktersystem besteht aus 3 Anteilen: einer Pumpe, mit deren Hilfe der Patient einen artifiziellen Sphinkter füllen und entleeren kann, dem Sphinkersystem selbst und einem für die Druckregulation notwendigen Ballon. Die den Analkanal umgebende Muskulatur wird über 2–3 Hilfsinzisionen – wie oben beschrieben – freipräpariert, ein breiter Tunnel wird vorbereitet, der problemlos für einen Finger eingängig ist und ventral die Raphe perinei, dorsal das Lig. anococcygeum unterfährt, um den künstlichen Schließmuskel in optimaler Position zu halten. Die Pumpe wird in das linke Skrotalfach oder die linke große Schamlippe subkutan versenkt. Subkutane Silasticschläuche verbinden die Pumpe mit dem Schließmuskel einerseits und einem 40 mm fassenden Reservoir andererseits, das extraperitoneal im linkslateralen Anteil des Cavum retzii liegt [9] (Abb. 9).

Die Indikation zum aktiven Verschlußsystem muß immer dann überdacht werden, wenn die betroffenen Patienten unter neuromuskulären Erkrankungen leiden und eine wie auch immer geartete konventionelle operative Technik einschließlich der Muskeltransposition keinen Erfolg verspricht oder bereits versagt hat.

Die Ergebnisse der Implantation sind in jüngerer Zeit sehr ermutigend, allerdings läßt sich gelegentliches Stuhlschmieren nicht vermeiden, und häufig muß die Defäkation ähnlich wie bei der Sphinkterplastik durch ein Laxativum bzw. ein Klysma oder eine Irrigationsbehandlung in Gang gebracht werden.

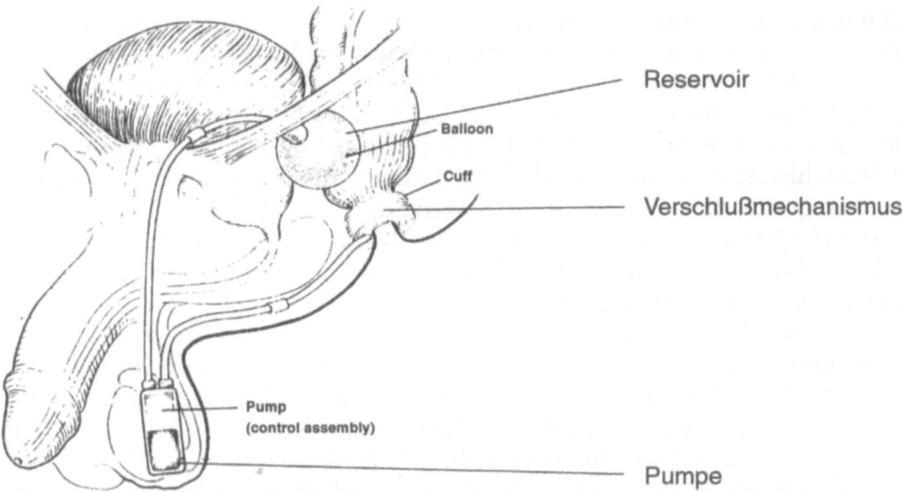

Abb. 9. Implantierbares Sphinctersystem. (Aus [23])

Elektrostimulation des Kolons und „Neuroprothese"

In jüngerer Zeit wurde verschiedentlich versucht, die Defäkation zu beeinflussen. Dies ist insbesondere von Interesse etwa nach neurologischen Erkrankungen (Myelomeningozele) und nach abdominoperinealer Rektumexstirpation mit perinealer Kolostomie oder nach tiefer anteriorer Resektion mit Kolonpouch. Es werden dabei zwei Wege beschritten: Wenn die Perzeption und Kontraktilität des Rektum aufgehoben ist, scheint die Stimulation der versorgenden Nervenwurzeln nach vorheriger Austestung sinnvoll. Entsprechende Neurostimulatoren können implantiert werden. In experimentellen Anordnungen hat sich auch die direkte Stimulation der Kolonmuskulatur bewährt. Allerdings sind alle Mitteilungen als vorläufig und experimentell zu bewerten [18].

Subtotale Kolektomie und kontinenter Kolonconduit

Bis zu 10% der chronisch obstipierten Patienten, die in der Regel eine Kolontransitzeit von weit mehr als 100 h aufweisen, leiden unter mehr oder weniger ausgeprägten Veränderungen des colonischen intrinsischen Nervensystemes.

Hinzu gesellt sich eine Vielzahl von sehr alten Patienten. Patienten mit Stoffwechselerkrankungen und solchen, die in der Anamnese über einen chronische Laxanzienabusus berichten. In neuerer Zeit muß stets auch an eine medikamenteninduzierte Verzögerung der Stuhlpassage gedacht werden. Die verzögerte Passage führt zu einer zunehmenden Eindickung der Fäzes. Die Rektumampulle füllt sich mit impaktierten Skybala, eine spontane Entleerung ist nicht mehr möglich, und es tritt das Symptom des chronischen Überlaufschmierens auf. Wenn bei diesem Patientenkollektiv gleichzeitig die Magenentleerung und die Dünndarmpassage stark verzögert sind und konservative Behandlungsmöglichkeiten ausgeschöpft wurden, aber nicht zum Ziel führten, muß über die Indikation zur subtotalen Kolektomie nachgedacht werden. Da sich in dem betroffenen Patientenkollektiv aber überproportional viele hochbetagte und multimorbide Menschen finden, sollten alternative, weniger eingreifende Verfahren bedacht werden.

Von Hughes u. Williams [19] wurde etwa der kontinente Kolonconduit vorgestellt. Über eine kleine Oberbauchlaparotomie wird die rechte Flexur freigelegt und mobilisiert und das Querkolon distal der rechten Flexur wird durchtrennt, das proximale Colon transversum wird mobilisiert, so daß es spannungsfrei zur vorderen Bauchwand angehoben werden kann. Es wird sodann eine Nippelklappe angelegt und ein sehr kleines kontinentes rechtsseitiges Transversostoma eingenäht. Das Colon ascendens wird End-zu-Seit mit dem Colon transversum anastomosiert. Über das kontinente Transversostoma kann nun je nach Bedarf ein Spülkatheter vorgeschoben werden, mit Hilfe dessen es problemlos gelingt, die abhängigen Partien des Kolons zu spülen und über den Anus zu entleeren. Die postoperativen Ergebnisse sind ermutigend. Inwieweit mit Hilfe des kontinenten Kolonconduits unterschiedliche Formen der Inkontinenz beherrschbar werden, wird die Zukunft zeigen müssen (Abb. 10).

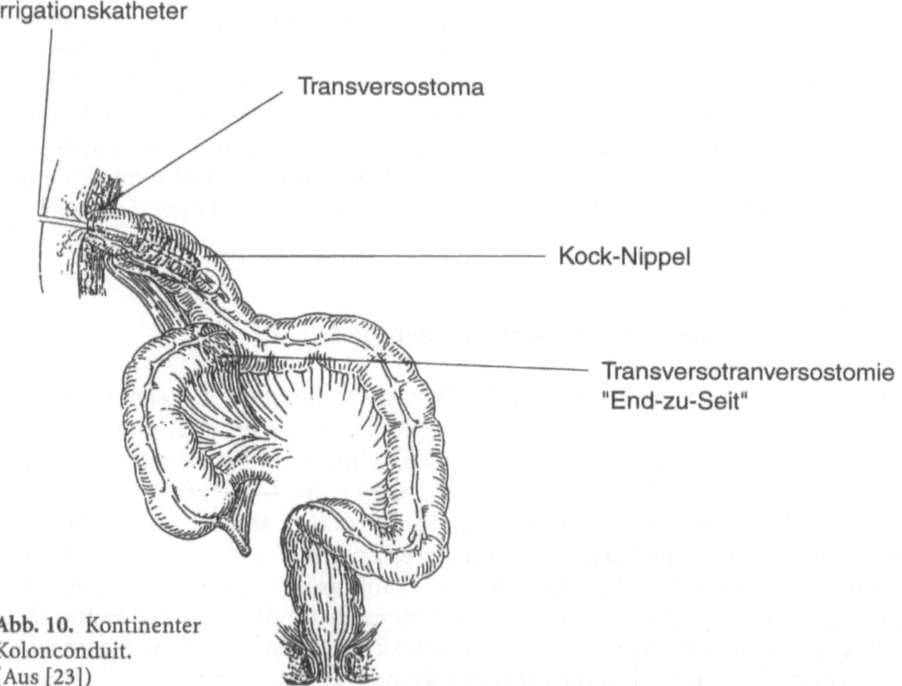

Abb. 10. Kontinenter Kolonconduit. (Aus [23])

Rekonstruktive Interventionen an Kolon und Rektum

Rektopexie

Die Indikation zur Rektopexie wird beim manifesten Rektumvorfall gestellt. Abe auch die Intussuszeption mit chronischem Ulcus simplex recti, Cul-de-Sac-Phänomen oder sehr großen Rektozelen bzw. einer Perineozele kann die Indikation zur Rektopexie bedingen. Eine Vielzahl von Verfahren wurde beschrieben, von denen sich in der offenen Technik die Verfahren nach Wells sowie das nach Ripstein durchgesetzt haben. Das Verfahren nach Wells hat den großen Nachteil, daß es die Paraproktien mit den Aa. u. Vv. hämorrhoidales mediae durchtrennt und damit zu einer Denervation des Rektums führt. Postoperative Entleerungsstörungen mit u. U. Überlaufstuhlschmieren sind die Folge. Weniger ausgeprägt scheinen diese postoperativen Störungen beim Verfahren nach Ripstein zu sein, das die lateralen Ligamente erhält. Beide Verfahren verwenden jedoch Marlex oder Polypropylene-Mesh, um das Rektum in seiner gestreckten Position vor dem Os sacrum zu fixieren [6, 27, 28, 39].

Nach Einführung der laparoskopischen Technik wurde ein sehr altes Verfahren wiederentdeckt – das nach Sudeck. Es wird das Rektum im retrorektalen Faszienspaltraum bis über das Steißbein hinaus mobilisiert und gestreckt. Es wird das laterale Peritoneum bei der Frau inzidiert, und diese Inzision wird bis prärektal fortgesetzt, die Paraproktien werden bis zu den mittleren Hämorrhoidalgefäßen durchtrennt und das Rektum wird weit nach distal mobilisiert, so daß auch eine ventrale Rektozele durch Streckung des Rektums behoben werden kann. Beim Mann – der Rektumprolaps ist hier extrem selten – wird die Präparation nur lateral ausgeführt, das ventrale Douglas-Peritoneum bleibt unversehrt, um Störungen der Potenz zu vermeiden.

Das gestreckte Rektum wird nun durch Einzelknopfnähte an der Fascia praesacralis fixiert, es hat sich jedoch gezeigt, daß diese Nähte nicht unbedingt notwendig sind, wenn das Peritoneum verschlossen wird, wobei das laterale Beckenperitoneum durch fortlaufende Nähte so gerafft wird, daß ein starker Zug am Rektum nach oben entsteht und das Rektum gestreckt nach distal verläuft. Wenn sich beim Cul-de-Sac-Phänomen nach Streckung des Rektum eine große Sigmaschlaufe ergibt oder wenn eine Verzögerung der Transitzeit über 80 h besteht, ist die Rektopexie stets mit einer Sigmaresektion zu kombinieren. Die Präparation kann laparoskopisch oder laparoskopisch assistiert erfolgen. Es ist darauf zu achten, daß die A. haemorrhoidalis superior in ihrer Kontinuität erhalten bliebt und die Fascia Gerota als Präparationsebene dient, um die pelvinen Plexus mit Sicherheit nicht zu schädigen. Die Anastomosierung erfolgt extrakorporal durch Handnaht oder intrakorporal durch laparoskopisch assistierte Stapler- oder Doppelstaplertechnik. Die Ergebnisse des Sudeck-Verfahrens sind, was die Rezidivrate anlangt, denen des Wells- bzw. Ripsteinverfahrens adäquat. Die postoperative Störung der Darmmotilität ist allerdings wesentlich geringer ausgeprägt. Das Sudeck-Verfahren verwendet kein Fremdmaterial, und es kann daher jederzeit in Kombination mit einer Sigmaresektion oder einer ausgedehnteren Kolonresektion angewendet werden.

Liegt ein Descensus perinei vor und sind die Levatorenschenkel weit auseinander getrieben bzw. läßt sich eine Perineozele nachweisen, so daß der von der Puborektalisschlinge abgeschlossene Externuszylinder weit klafft, sollte intraoperativ eine hintere Levatoroplastik mit kräftigem Nahtmaterial angelegt werden [26].

Präanale Resektion von Rektum und Sigma

Die Indikation zur präanalen Rektum- bzw. Sigmaresektion wird bei sehr alten, multimorbiden Patienten gestellt, die unter einem extremen Rektumprolaps leiden und bei denen der Rektumprolaps aus pflegerischen Gründen beseitigt werden muß. Da die laparoskopischen Techniken auch in sehr fortgeschrittenem Lebensalter im Verhältnis zu anderen Operationstechniken kein erhöhtes Operationsrisiko aufzuweisen scheinen, wird man sich in Zukunft wohl häufiger zur laparoskopischen Rektopexie entscheiden können.

Die operative Intervention wird in Steinschnittlage ausgeführt. Der Rektumprolaps wird maximal evertiert, die Mukosa mit Adrenalinlösung unterspritzt. Das Rektum wird etwa 4–5 cm distal der Linea dentata durchtrennt, um zumindest einen kleinen Teil der Rektumampulle zu erhalten. Der Rektumschlauch wird nun nach distal gezogen und die Paraproktien bzw. das Mesosigma werden schrittweise vom Rektum und Sigma abgelöst, bis der Intestinalschlauch unter Spannung kommt. Der Darmschlauch wird sodann reseziert, und es wir alternativ eine Stapler- oder eine handgenähte präanale Anastomose angelegt. Das Rektum wird anschließend reponiert. In zweiter Sitzung kann ein „postanal repair“ zur Augmentation der Beckenbodenmuskulatur sinnvoll sein.

Die Ergebnisse der präanalen Rektumresektion können nicht günstig sein, da das Rektum mit seiner Compliance geopfert wird und die Kontinenzleistung des Verschlußapparates postoperativ nur unwesentlich zunimmt. Da die Maßnahme aber sehr häufig bei psychiatrischen oder stark pflegebedürftigen, alten Patienten angewandt wird, die per se eine Obstipation aufweisen, sind die funktionellen Ergebnisse nicht selten dennoch befriedigend.

Rektozelenraffung nach Rehm-Delorme

Der mäßige Rektumprolaps bei hinfälligen und alten Patienten mit einer geringen Lebenserwartung kann durch das Verfahren nach Rehm-Delorme behandelt werden. Der Rektumprolaps wird hierzu in Steinschnittlage maximal ausgestülpt, die Mukosa wird mit Adrenalinlösung unterspritzt und beginnend ab Linea dentata über eine Strecke von 5–15 cm abpräpariert. Es werden dann zirkuläre Nähte vorgelegt, die den verbleibenden Kolonmuskelschlauch im Sinne einer Ziehharmonika fassen und raffen. Damit wird ein kräftiger Muskelwulst geschaffen, der etwaige Rektozelen und den Rektumprolaps aufhebt. Die Schleimhaut wird in Höhe der Linea dentata mit Einzelknopfnähten readaptiert. Die Ergebnisse des Verfahrens nach Rehm-Delorme entsprechen in etwa denen nach Rektopexie, allerdings ist innerhalb von 2–4 Jahren mit einem Rezidiv des Rektumprolapses zu rechnen [41].

Sollte eine große anteriore, posteriore oder laterale Rektozele bzw. eine Kombination von Rektozelen häufigen Stuhldrang bzw. Stuhlschmieren verursachen, empfiehlt es sich, die Rektozele durch äußere Raffnähte im Rahmen des „pre-“ und „postanal repair“ bzw. durch innere Raffung und Doppelung der Rektumwand zu beheben. Anstelle der Rektozele erhält man dann pointierten Columnae anales vergleichbare Doppelungen der Rektumwand, die schiffskielartig in das Rektum hineinragen, die Rektozelen jedoch zumindest auf Zeit suffizient beheben (Abb. 11).

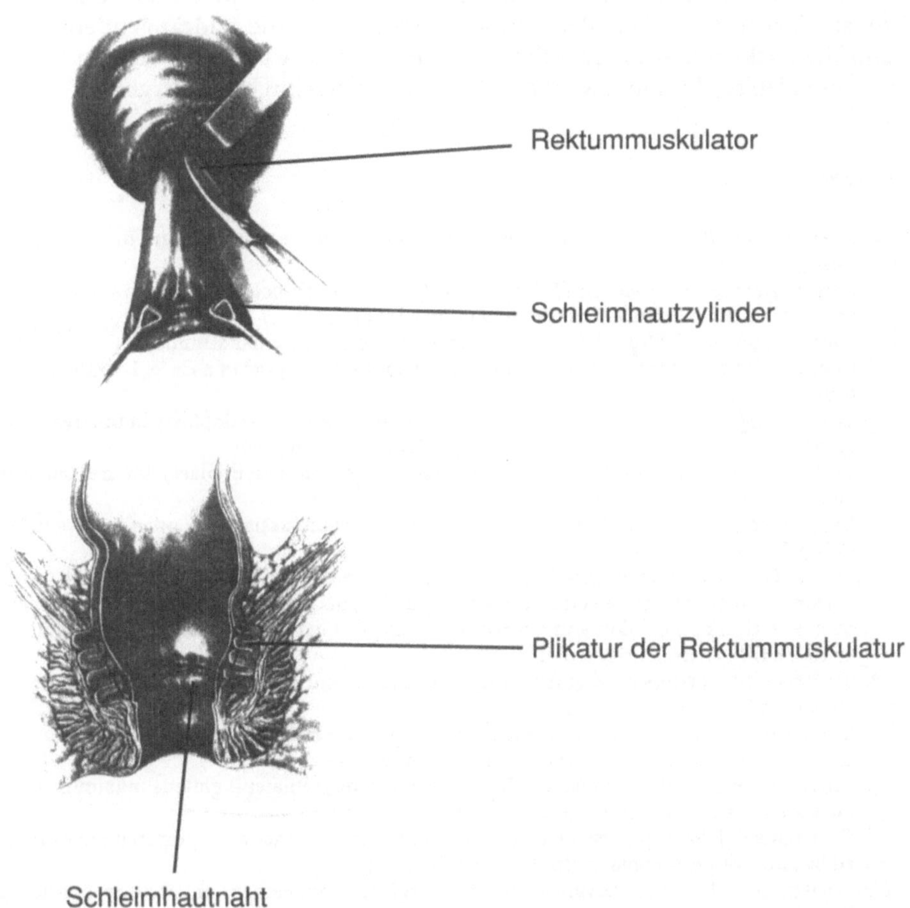

Abb. 11. Verfahren nach Rehm-Delorme

Zusammenfassung

In den letzten beiden Dekaden wurde eine Vielzahl unterschiedlicher Operationen weiterentwickelt und neu eingeführt mit dem Ziel, die Inkontinenz zu behandeln. Die Fortentwicklung der Operationstechnik sowie technische Hilfsmittel wie künstliche Schließmuskeln und Elektrostimulatoren verbessern die Funktion des anorektalen Verschlußorgans und ermöglichen den Patienten, den Defäkationsvorgang zumindest partiell wieder zu kontrollieren. So gelingt es in der überwiegenden Mehrzahl der Fälle, das für den Patienten extrem belastende Stoma zu vermeiden und – wie dies Abercrombie [1] ausdrückt – den Anus praeternaturalis in die Analen der chirurgischen Geschichte zu verbannen. Alle Erfolge dürfen jedoch nicht darüber hinwegtäuschen, daß Kontinenz aus dem Zusammenspiel motorischer, sensorischer und sensibler Komponenten erwächst. Die motorischen Komponenten können rekonstruiert werden. Das Perzeptionsvermögen für die andrängenden Fäzes und die Diskrimination zwischen fest, flüssig und gasförmig bleiben häufig verloren. Dieses Problem wird die Chirurgie weiterhin beschäftigen.

Literatur

1. Abercrombie JE, Williams NS (1995) Total anorectal reconstruction. Br J Surg 82: 438–442
2. Arnaud A, Sarles JC, Sielezneff I, Orsoni P, Joly A (1991) Sphincter repair without overlapping for fecal incontinence. Dis Colon Rectum 34:744–747
3. Baeten C, Spaans F, Fluks A (1988) An implanted neuromuscular stimulator for fecal continence following previously implanted gracilis muscle: Report of a Case. Dis Colon Rectum 31:134–137
4. Baeten CG, Geerdes BP, Adang E, et al. (1995) Anal dynamic graciloplasty in the treatment of intractable fecal incontinence. New Engl J Med 332:1600–1605
5. Baeten CGM, Konsten J, Spaans F, et al. (1991) Dynamic graciloplasty for treatment of faecal incontinence. Lancet 338:1163–1165
6. Baker R, Senagore AJ, Luchtefeld MA (1995) Laparoscopic-assisted vs. open resection. Dis Colon Rectum 38:199–201
7. Cavina E, Seccia M, Evangelista G, Chiarugi M, Buccianti P, Tortora A, Chirico A (1990) Perianal colostomy and electrostimulated gracilis „neosphincter" after abdomino-perineal resection of the colon and anorectum: a surgical experience and follow-up study in 47 cases. Int J Colorect Dis 5:6–11
8. Christiansen J, Pedersen IK (1987) Traumatic anal incontinence: results of surgical repair. Dis Colon Rectum 30:189–191
9. Christiansen J, Lorentzen M (1989) Implantation of artificial sphincter for anal incontinence: report of five cases. Dis Colon Rectum 32:432–436
10. Christiansen J, Ronholt Hansen C, Rasmussen O (1995) Bilateral gluteus maximus transposition for anal incontinence. Br J Surg 82:903–905
11. Christiansen J, Skomorowska E (1987) Persisting incontinence after postanal repair treated by anterior perineoplasty. Int J Colorect Dis 2:9–11
12. Christiansen J (1992) Advances in the surgical management of anal incontinence. Baillières Clin Gastroenterol 6:43–57
13. Deon KI, Kumar D, Williams JG, Grant EA, Keighley MRB (1995) Randomized trial of internal anal sphincter plication with pelvic floor repair for neuropathic fecal incontinence. Dis Colon Rectum 38:14–18

14. Devesa J, Vicente E, Enríquez JM, Nuno J, Bucheli P, de Blas G, Villanueva MG (1992) Total fecal incontinence – a new method of gluteus maximus transposition: preliminary results and report of previous experience with similar procedures. Dis Colon Rectum 35:339–349
15. Fleshman JW, Peters WR, Shemesh EI, Fry RD, Kodner IJ (1991) Anal sphincter reconstruction: anterior overlapping muscle repair. Dis Colon Rectum 34:739–743
16. Graf W, Stefansson T, Arvidsson D, Pahlmann L (1995) Laparoscopic suture rectopexy. Dis Colon Rectum 38:211–212
17. Henry MM, Parks AG, Swash M (1982) The pelvic floor musculature in the descending perineum syndrome. Br J Surg 69:470
18. Hughes SF, Scott SM, Pilot MA, Williams NS (1995) Electrically stimulated colonic reservoir for total anorectal reconstruction. Br J Surg 82:1321–1326
19. Hughes SF, Williams NS (1995) Continent colonic conduit for the treatment of faecal incontinence associated with disordered evacuation. Br J Surg 82:1318–1320
20. Iwai N, Kaneda H, Tsuto T, Yanagihara J, Takahashi T (1985) Objective Assessment of anorectal function after sphincter reconstruction using the gluteus maximus muscle: report of a case. Dis Colon Rectum 28:973–977
21. Jameson JS, Speakman CTM, Darzi A, Chia YW,Henry MM (1994) Audit of postanal repair in the treatment of fecal incontinence. Dis Colon Rectum 37:369–372
22. Jorge JMN, Wexner SD (1993) Etiology and management of fecal incontinence. Dis Colon Rectum 36:77–97
23. Keighley MRB, Williams NS (1993) Surgery of the anus, rectum and colon, vol 1. Saunders, London Philadelphia Toronto Sydney Tokyo
24. Konsten J, Baeten CG, Havenith MG, Soeters PB (1993) Morphology of dynamic graciloplasty compared with the anal sphincter. Dis Colon Rectum 36:559–563
25. Konsten J, Baeten CG, Spaans F, Havenith MG, Soeters PB (1993) Follow-up of anal dynamic graciloplasty for fecal continence. World J Surg 17:404–409
26. Kottmeier PK, Velcek FT, Klotz DH, Coren CV, Hansbrough F, Price AP (1986) Results of levatorplasty for anal incontinence. J Pediatr Surg 21:647–650
27. Kwok SPY, Carey DP, Lau WY, Li AKC (1994) Laparoscopic rectopexy. Dis Colon Rectum 37:947–948
28. Mellgren A, Dolk A, Johansson C, Bremmer S, Anzen B, Holmström B (1994) Enterocele is correctable using the Ripstein rectopexy. Dis Colon Rectum 37:800–804
29. Miller R, Bartolo DCC, Locke-Edmunds JC, Mortensen NJ (1988) Prospective study of conservative and operative treatment for faecal incontinence. Br J Surg 75:101–105
30. Miller R, Orrom WJ, Cornes H, Duthie G, Bartolo DCC (1989) Anterior sphincter plication and levatorplasty in the treatment of faecal incontinence. Br J Surg 76:1058–1060
31. Parks AG, Swash M (1989) Denervation of the anal sphincter causing idiopathic anorectal incontinence. J R Coll Surg Edinb 24:94–96
32. Parks AG (1977) Postanal pelvic floor repair (and the treatment of anorectal incontinence). In: Rob C, Smith E (eds) Operative surgery, 3rd edn. Colon, Rectum and Anus. Butterworth, London, pp 249–253
33. Parks AG, Porter NH, Hardcastle J (1966) The syndrome of the descending perineum. Proc R Soc Med 59:477–482
34. Pearl RK, Prasad ML, Nelson RL, Orsay CP, Abcarian H (1991) Bilateral gluteus maximus transposition for anal incontinence. Dis Colon Rectum 34:478–481
35. Penninckx FM, Debruyne C, Lestar B, Kerremans R (1990) Observer variation in the radiological measurement of the anorectal angle. Int J Colorectal Dis 5:94–97
36. Penninckx FM, Lestar B, Kerremans RP (1989) A new balloon-retaining test for evaluation of anorectal function in incontinent patients. Dis Colon Rectum 32:202–205
37. Pickrell KL, Broadbent TR, Masters FW, Metzger JT (1952) Construction of a rectal sphincter and restoration of anal continence by transplanting the gracilis muscle. Ann Surg 135:853–862
38. Rosen HR, Feil W, Novi G, Zöch G, Dahlberg S, Schiessel R (1994) The electrically stimulated (dynamic) graciloplasty for faecal incontinence – first experiences with a modified muscle sling. Int J Colorect Dis 9:184–186

39. Scaglia M, Fasth S, Hallgren T, Nordgren S, Öresland T, Hultén L (1994) Abdominal rectopexy for rectal prolapse: influence of surgical technique on functional outcome. Dis Colon Rectum 37:805–813
40. Seccia M, Menconi C,, Balestri R Cavina E (1994) Study protocols and functional results in 86 electrostimulated graciloplasties. Dis Colon Rectum 37:897–904
41. Senapati A, Nicholls RJ, Thomson JPS, Phillips RKS (1994) Results of Delorme's procedure for rectal prolapse. Dis Colon Rectum 37:456–460
42. Setti Carraro P, Nicholls RJ (1994) Postanal repair for faecal incontinence persisting after rectopexy. Br J Surg 81:305–307
43. Stelzner F (1980) Die Anatomie des analen Sphinkterorgans wie der Chirurg sie sieht. Z Anat Entwicklungsgesch 121:525
44. Stelzner F (1990) Komplexe Traumen des Perineums, speziell des anorektalen Kontinenzorgans. Langenbecks Arch Chir 375:55
45. Stelzner F (1991) Die anorektale Inkontinenz – Ursache und Behandlung. Chirurg 62: 17–24
46. Williams NS, Patel J, George BD, Hallian RI, Watkins ES (1991) Development of an electrically stimulated neoanal sphincter. Lancet 338:1166–1169
47. Womack NR, Morrison JFB, Williams NS (1988) Prospective study of the effects of postanal repair in neurogenic faecal incontinence. Br J Surg 75:48–52

Sachwortverzeichnis

E

H

N